11

Salle

3

BIBLIOGRAPHIE

DES

SCIENCES MÉDICALES

BIBLIOGRAPHIE

DES

SCIENCES MÉDICALES

BIBLIOGRAPHIE — BIOGRAPHIE — HISTOIRE — ÉPIDÉMIES — TOPOGRAPHIES — ENDÉMIES

PAR

ALPHONSE PAULY,
de la Bibliothèque nationale,
chargé du Catalogue des Sciences médicales.

DÉDIÉ A L'ASSOCIATION GÉNÉRALE DES MÉDECINS DE FRANCE

PARIS
LIBRAIRIE TROSS
5, rue Neuve-des-Petits-Champs.
1874

BIBLIOGRAPHIE

DES

SCIENCES MÉDICALES.

(Le titre définitif, l'introduction, la préface et les tables paraîtront avec le troisième fascicule.)

BIBLIOGRAPHIE

DES

SCIENCES MÉDICALES

PAR

ALPHONSE PAULY,

de la Bibliothèque nationale, chargé du Catalogue des Sciences médicales.

AVEC UNE INTRODUCTION

PAR

LE D^R. CH. DAREMBERG,

Professeur d'histoire à la Faculté de Médecine, Membre de l'Académie de Médecine, Bibliothécaire de la Bibliothèque Mazarine.

DÉDIÉE A L'ASSOCIATION GÉNÉRALE DES MÉDECINS DE FRANCE.

Ier FASCICULE.

PARIS

LIBRAIRIE TROSS

5, Rue neuve-des-petits-champs, 5

1872

Préface.

Cette Bibliographie, entreprise, en 1859, sous l'inspiration du Dr Charles Daremberg, membre de l'Académie de médecine, et avec ses excellents conseils, devait être précédée d'une introduction par l'éminent professeur de l'histoire de la médecine à la Faculté. C'était pour moi une bonne fortune de voir en tête de mon travail une étude critique faite par l'historien que, dès 1847, le Dr Rosenbaum, dans la dédicace des „Additamenta ad Lud. Choulanti Bibliothecam medicochirurgicam", désignait comme le Français ayant, après M. Littré, le mieux mérité de l'histoire de la médecine.

Hélas! une mort prématurée, à laquelle n'ont pas été étrangers les événements des dernières années, est venue, pendant l'impression du deuxième fascicule, m'enlever ce bienveillant et précieux guide, ce savant aimable et dévoué, avec lequel j'avais eu de si agréables relations pendant de longues années. Il me faut donc faire disparaître du titre le nom de M. Daremberg, et me priver d'une introduction écrite par un tel maître, introduction sur laquelle je fondais de grandes espérances pour patroner, auprès du corps médical français et étranger, cet essai de Bibliographie bibliographique, biographique, historique et géographique de la médecine.

Lorsque j'ai commencé ce travail, je pensais m'en tenir aux écrits concernant l'histoire de la médecine et aux principaux ouvrages médicaux imprimés pendant les XVe, XVIe et XVIIe siècles; ce devait être seulement un catalogue de la riche collection du Dr Daremberg[1]), dont les desiderata eussent été complétés à l'aide des Bibliothèques publiques de Paris et des travaux de Haller et

---

[1]) Cette précieuse Bibliothèque, qui réunissait un ensemble unique en son genre, a été achetée par l'État, sur la proposition de M. Jules Simon, ministre de l'instruction publique, et est devenue la propriété de l'Académie de médecine.

de Choulant. Le hasard m'ayant fait tomber sous les yeux un article de M. le Dr Amédée Latour, dans l'Union médicale de 1862, sur l'„Essai d'une bibliographie universelle de la médecine, de la chirurgie et de la pharmacie militaires", publié par V. Rozier, j'eus l'idée de suivre l'exemple qui m'était donné, et de contribuer aussi au monument que l'on désirait voir élever à la science. Je me lançai alors dans de nouvelles recherches, et, à la partie déjà achevée, j'ajoutai la bibliographie, la biographie, l'histoire de la pathologie et des maladies, les hôpitaux, les épidémies et enfin la géographie médicale; de plus je me décidai à donner tous les écrits médicaux imprimés jusqu'en 1700, avec une description exacte et détaillée des incunables.

M. le Dr Daremberg ne pouvait manquer d'encourager ce projet de reprendre les travaux de Haller, de Choulant, de Callisen, etc. etc., de les compléter et de les continuer. Loin de me détourner de m'engager seul dans une entreprise de si longue haleine, l'infatigable historien de la médecine m'entraîna dans une voie dont je craignais tout d'abord de ne pouvoir sortir; il me conseilla de dépouiller l'immense collection des thèses de la Bibliothèque nationale, les journaux médicaux, les publications des sociétés savantes et les bibliographies générales et spéciales. C'est ainsi qu'une œuvre qui ne devait avoir que 25 à 30 feuilles in 8°, formera deux parties distinctes dont la première seule comprend 55 feuilles, sans la préface et les tables.

Mon but ayant été, avant tout, de faire un livre utile, pratique, destiné à faciliter les recherches des travailleurs, je n'ai pas cru devoir conserver la méthode adoptée par Choulant, ni le mode de classement employé pour le catalogue de la Bibliothèque nationale; le plan que j'ai suivi est moins scientifique, mais beaucoup plus simple, comme on peut le voir par la table des divisions.

Bibliographie, biographie, histoire générale de la médecine, histoire professionnelle, histoire des écoles, des sociétés, des contestations, des doctrines, de la philosophie et de la littérature médicales; histoire des différentes branches de la médecine en y comprenant celle des maladies; histoire des hôpitaux, des épidémies; topographies et endémies; tels sont les principaux chapitres de ce travail, subdivisés en généralités, détails, histoire par époques, par nations. Dans chaque subdivision, les ouvrages ont été classés par ordre chronologique d'impression, et l'ordre alphabétique a été adopté chaque fois qu'il a été possible. Afin de faciliter les recherches, les noms des auteurs, en petites capitales, ont été mis en tête des articles, excepté dans la partie relative à la Biographie, où le nom du biographié, en caractères gras, précède celui de l'auteur. Les titres des ouvrages ont été reproduits exactement et les suppressions indiquées par . . . Quand je n'ai pu me procurer les originaux, j'ai désigné les sources où j'avais puisé, par une abréviation dont la liste est après cette préface.

Cette première partie, comme je l'ai déjà dit, ne comprend que les publications relatives à la bibliographie, à la biographie, à l'histoire de la médecine, aux hôpitaux, aux épidémies, aux topographies et aux endémies. J'insiste sur ce point, parce que des médecins m'ont exprimé leur étonnement de ne pas trouver dans un seul volume tous les écrits concernant les différentes branches de la médecine. J'étais loin de m'attendre à une semblable observation, car les sous-titres que j'ai ajoutés au titre général, sont, je crois, suffisants pour éviter toute méprise; de plus, les médecins bibliophiles et travailleurs, qui connaissent d'autres ouvrages que ceux de leur collection particulière, savent que les Bibliothèques de Haller (pour l'anatomie, la médecine pratique et la chirurgie) forment à elles seules 8 volumes in 4°.

Puisque je viens de répondre à une objection qui m'a été faite au sujet des deux premiers fascicules, je vais parler d'une observation relative au système très abréviatif adopté pour les Biographies individuelles, et dire un mot des raisons qui m'ont fait agir ainsi. La Biographie n'entrait pas dans le premier plan: un tel appendice devait beaucoup grossir le volume et augmenter les frais déjà si considérables; afin de concilier les intérêts de l'éditeur et ceux des travailleurs, j'ai cru devoir abréger les titres le plus possible, supprimer les prénoms des auteurs et remplacer par . . . les noms des biographiés qui se trouvaient en tête de chaque article; cependant, malgré cette réduction, ce chapitre comprend encore 354 colonnes. Quelques personnes s'étant plaintes de l'embarras qui en résultait pour les recherches, quand on n'avait pas l'habitude de consulter les catalogues, je renonçai, de l'avis de M. Edwin Tross, à cette combinaison pour les autres parties à imprimer, et j'ai seulement supprimé ce qui était de la superfétation et n'aidait en rien à l'intelligence du texte. C'est ce qui explique le défaut d'harmonie qui existe entre le 1er et le 3e fascicule.

Je ne veux pas laisser échapper l'occasion qui se présente de rendre hommage à l'éditeur de cette Bibliographie, M. Edwin Tross, qui n'a reculé devant aucun sacrifice pour mener ce travail à bonne fin, et qui a adopté avec empressement toutes les modifications au plan primitif, quand elles avaient pour but d'améliorer ou de compléter l'ouvrage. Les éditeurs désintéressés qui ne craignent pas de courir les risques de publications utiles pour tous, mais improductives pour eux, sont assez rares à notre époque pour qu'on puisse les signaler. Je ne dois pas non plus oublier M. Georges Masson, libraire de l'Académie de médecine, qui, après la publication du premier fascicule, a bien voulu m'offrir de profiter de la grande publicité dont il dispose.

Un ouvrage de cette nature ne peut jamais être complet; quelque soin qu'on y apporte, quelque longues et consciencieuses recherches qu'on ait faites, il reste toujours imparfait. Plus on approche de la fin, plus on sent le besoin d'un supplément pour contenir tout ce qui a échappé, tout ce qui a été retrouvé pendant le cours de l'impression. Au lieu de publier maintenant le supplément qui laisserait encore beaucoup à désirer, j'attendrai qu'il ait été augmenté par de nouvelles recherches et surtout par les communications que j'espère de la part de ceux qui s'intéressent à ce travail, le premier de ce genre qui ait été tenté en France. Aussi je fais un pressant appel à tous les membres du corps médical français et étranger, et je les prie de vouloir bien m'adresser les rectifications et les additions, afin que le supplément ne nécessite pas, comme cela a eu lieu pour Choulant, la publication, dans un bref délai, de deux compléments pour les ouvrages qui, par leur date d'impression, devraient figurer dans ce volume.

Mon unique but, en entreprenant ce long ouvrage, a été de faciliter les travaux historiques des médecins et de leur éviter les pertes de temps inséparables de toute recherche bibliographique. C'est donc pour être utile aux membres du corps médical que j'ai essayé de combler une lacune de la littérature médicale de notre pays; aussi est-ce aux médecins français représentés par l'Association générale des médecins de France que j'ai désiré dédier cet essai de bibliographie. Avant d'en commencer l'impression, je me suis adressé à M. le professeur Tardieu pour le prier d'agréer et de faire agréer à l'Association générale dont il est le président, l'hommage de cette Bibliographie et pour demander l'autorisation de la publier sous ce haut patronage. La bienveillante réponse[1]) que je reçus quelques jours après, a été pour moi un doux dédommagement de l'aridité du travail que j'avais entrepris et une récompense de mes efforts pour faire une œuvre aussi digne que possible des savants auxquels je m'adressais. C'est grâce aux encouragements et aux bons conseils de

---

[1]) Association générale de prévoyance et de secours mutuels des médecins de France. — Paris le 25 juillet 1869.

Le Président de l'Association
à M. A. Pauly.

Monsieur,

Vous m'avez fait l'honneur de m'adresser une lettre dans laquelle vous exprimez le désir de dédier à l'Association générale des médecins de France l'ouvrage important que vous êtes sur le point de publier sous le titre de Bibliographie des sciences médicales.

Je vous remercie très-vivement, Monsieur, de cette bonne pensée. L'Association que j'ai l'honneur de présider, bien que vouée avant tout à une œuvre de mutualité confraternelle, ne saurait oublier qu'elle est composée de savants qui ne sauraient rester indifférents à des travaux aussi utiles et aussi considérables que celui dont les sciences médicales vont vous être redevables. Aussi le Conseil général de l'Association à qui j'ai communiqué votre demande si flatteuse et si honorable, a-t-il été unanime à l'accueillir.

J'accepte donc de grand cœur, Monsieur, au nom de l'Association générale des médecins de France, la dédicace que vous avez bien voulu lui offrir de votre Bibliographie des sciences médicales.

Veuillez agréer, Monsieur, l'assurance
de ma considération la plus distinguée.
A. Tardieu.

MM. les Drs Amédée Latour, Chereau, Damaschino et Decaisne, c'est grâce à la haute protection du président et des membres du Conseil de l'Association générale des médecins de France que cet essai de bibliographie médicale a pu être entrepris, continué et terminé ; c'est ainsi que j'ai pu voir se relever mon courage abattu quand je considérais la longueur de la route que j'avais à parcourir, et quand j'étais effrayé par la difficulté de m'orienter au milieu du labyrinthe où je n'avais pas craint de m'aventurer ; aussi je prie ces excellents conseillers de vouloir bien agréer l'expression de ma vive gratitude.

Je ne dois pas non plus, en terminant, oublier MM. les Drs Raige Delorme et Beaugrand, de la Bibliothèque de la Faculté, M. le Dr Lempereur, de la Bibliothèque de l'Académie, et M. Trianon, de la Bibliothèque Sainte-Geneviève, qui, avec un cordial empressement, ont mis à ma disposition toutes les richesses bibliographiques confiées à leurs soins. Enfin j'adresse tous mes sincères remerciements à ceux de mes collègues de la Bibliothèque nationale auxquels je suis redevable de plusieurs communications importantes, MM. Gabriel Marcel, Paul Billard, Albert Roussaux, et tout particulièrement M. George Barringer, qui m'a prêté un concours très actif pour tous les ouvrages anglais, ainsi que M. Charles Letort, qui a bien voulu revoir plusieurs épreuves de ce volume et dont les judicieuses observations m'ont été fort utiles.

ALPHONSE PAULY.

A

L'ASSOCIATION GÉNÉRALE

DES

MÉDECINS DE FRANCE

ALPHONSE PAULY.

Table des divisions.

I.

Bibliographie.

II.
Biographie.

III.
Histoire.

IV.

Histoire des épidémies.

V.

Géographie médicale.

Liste des abréviations.

A. B. Antiquarisches Bücherlager von Kirchhoff und Wigand.
B. B. Bibliothecæ Bodleianæ librorum impressorum catalogus.
B. D. Catalogue of the books bequeathed by F. Douce to the Bodleian library.
B. L. Catalogue Bouillon-Landais, 1873.
B. M. Librorum impressorum qui in Museo Britannico adservantur catalogus.
B. R. The British and foreign medical Review.
B. T. Catalogus librorum bibliothecæ Collegii Trinitatis juxta Dublin.
C. Callisen, Medicinisches Schriftsteller-Lexicon.
C. E. A Catalogue of the library of the East-India Company.
Ch. Choulant, Bibliotheca medico-chirurgica.
C. J. Canstatt's Jahresbericht.
C. W. Catalogue of books added to the library of Congress, Washington.
D. Delecourt, Bibliographie de l'histoire du Hainaut.
Da. Catalogue de la bibliothèque du Dr Danyau.
D. D. Dictionnaire encyclopédique des sciences médicales, dirigé par Dechambre.
E. Engelmann, Bibliotheca medico-chirurgica.
F. Frari. Della Peste. Venezia, 1840.
G. Gruner, Catalogus bibliothecæ.
H. Bibliothecæ Hallerianæ.
H. B. Horn, an Introduction to the study of bibliography.
L. Lowndes, the Bibliographer's manual of english literature.
L. R. La Roche. Yellow fever. Philadelphia, 1855.
M. Verzeichniss der von Mayer und Wolff hinterlassenen Bibliotheken.
M. B. Martin, A bibliographical Catalogue of books privately printed.
M. M. Rozier, Essai d'une bibliogr. de la méd., de la chir. et de la pharmacie militaires.
N. M. Catalogus der boekerij der Nederl. Maatsch. tot bevordering der Genaeskunst.
O. Oettinger, Bibliographie biographique universelle.
P. Petzholdt, Bibliotheca bibliographica.
P. L. P. Lelong, Bibliothèque historique de la France.
R. Roy, Catalogus bibliothecæ medicæ.
Ro. Rosenbaum, Additamenta ad Lud. Choulanti Bibliothecam medico-historicam.
R. S. Catalogue of the scientific books in the library of the Royal Society.
S. D. Sabin, A Dictionary of books relating to America.
S. J. Schmidt, Jahrbücher.
T. The Transactions of the Provincial med. and chir. Association.
T. B. Transactions of the Med. and phys. Society of Bombay.
T. C. Transactions of the Med. and phys. Society of Calcutta.
T. N. Transactions of the Med. Society of the State of New-York.
V. Virchow, Archiv.
W. Watt, Bibliotheca Britannica.

BIBLIOGRAPHIE

DES

SCIENCES MÉDICALES.

I.

Bibliographie.

1.

Généralités.

GALLUS (Paschalis). Bibliotheca medica, sive catalogus illorum, qui ex professo artem medicam in hunc usque annum scriptis illustrarunt: nempe quid scripserint, ubi, qua forma, quove tempore scripta excusa, aut manuscripta habeantur... Basileæ, Waldkirch, 1590, in 8⁰.

SPACHIUS (Israel). Nomenclator scriptorum medicorum. Hoc est: elenchus eorum, qui artem medicam suis scriptis illustrarunt, secundum locos communes ipsius medicinæ; cum duplici indice et rerum et auctorum . . . Francofurti, Bassæus, 1591, in 8⁰.

SCHENKIUS (Joan.-Georg.). Biblia iatrica, sive Bibliotheca medica macta, continuata, consummata, qua velut favissa auctorum in sacra medicina scriptis cluentium reiq; medicæ monumentorum ac divitiarum thesaurus cluditur . . . Francofurti, Hummius, 1609, in 8⁰.

Bibliographie générale, analytique et descriptive.

VAN DER LINDEN (Joannes-Antonides)... de scriptis medicis libri duo. Quibus præmittitur ad D. Petrum Tulpium manuductio ad medicinam . . . Amstelodami, 1637, in 8.

Autres éd. 1651, Amstelodami, in 8⁰.
1662, Amstelodami, in 8⁰.

Par ordre alphabétique des prénoms des auteurs.

— Lindenius renovatus sive Johannis-Antonidæ Van der Linden de scriptis medicis libri duo: quorum prior omnium ... latino idiomate typis unquam expressorum scriptorum medicorum consummatissimum catalogum continet... posterior vero cynosuram medicam, sive rerum et materiarum indicem... exhibet... continuati, dimidio pene amplificati... a Georg.-Abrah. Mercklino... Norimbergæ, 1686, in 4⁰. Avec frontispice gravé.

CASTRO (Petrus a). Bibliotheca medici eruditi. Patavii, 1654, in 12.

Autres éd. 1716. ed. Meuschen. Hagæ Comitis, in 4⁰.
1742. ed. Pasta. Bergami, in 8⁰.

LIPENIUS (Mart.). ... Bibliotheca realis medica omnium materiarum, rerum, et titulorum, in universa medicina occurrentium. Ordine alphabetico... disposita... Francofurti ad Mœnum, 1679, in fol.

Comprenant la médecine, la théologie et la jurisprudence.

HALLER (Albert de). (Bibliothecæ Hallerianæ, 1700—1788.)

Voyez ci-après Bibliographie de l'Anatomie, de la Pathologie et de la Thérapeutique médicales et chirurgicales et de la Botanique.

MURR (Chph.-Theoph. de) ... Annotationes ad Bibliothecas Hallerianas botanicam, anatomicam, chirurgicam et medicinæ practicæ, cum variis ad scripta Mich. Serveti pertinentibus. Erlangæ, 1805, in 4°.

MEYER (H. - Lohalm). Bibliographia physico-medica, das ist: historische Abhandlung derer vornehmsten physicalischen und medicinischen Bücher, welche von uralten Zeiten her bis auf uns geschrieben sind... Lüneburg, 1704, in 12.

Par ordre méthodique.

MANGETUS (Jo.-Jac.).... Bibliotheca scriptorum medicorum veterum et recentiorum, in qua sub omnium qui a mundi primordiis ad usque sæc. Christ. XVIII initia vixerunt, nominibus ordine alphab. adscriptis, vitæ, opiniones et scripta recensentur... Genevæ, 1731, 4 vol. in fol. Avec portrait.

GOELICKE (Andr.-Ottom.). Introductio in historiam litterariam scriptorum qui institutiones medicinæ scriptis suis illustrare cordi habuerunt. Francofurti ad Viadrum, 1735, in 4°.

(PLANQUE). Bibliographia medica. (s. l. n. d.,) in 4°.

Cet ouvrage n'a pas été continué ni mis en vente; il ne comprend que les pages 1-626, A-Cat., sans frontispice, ni indication du nom de l'auteur, du lieu ni de la date d'impression. — D'après une note manuscrite du temps reliée en tête de l'exemplaire de la Bibliothèque impériale, il aurait été imprimé en 1744 chez d'Houry et aurait été abandonné par l'auteur pour la publication de la Bibliothèque choisie de médecine.

KESTNER (Christ.-Guil.). ... Bibliotheca medica, optimorum per singulas medicinæ partes auctorum delectu circumscripta. Ienæ, 1746, in 8°.

Par ordre méthodique.

BOËRHAAVE (Hermann).... Methodus studii medici emaculata et accessionibus locupletata ab Alberto ab Haller... Amstelodami, 1751, 2 vol. in 4°.

Avec un frontispice gravé. — La pagination continue d'un volume à l'autre.

PEREBOOM (Corn.). Index auctorum et rerum maxime memorabilium Methodi studii medici Hermanni Boërhaave... Lugduni Batavorum, 1759, in 4°. (Ch.)

MURRAY (Jo.-Andreas). ... Enumeratio librorum præcipuorum medici argumenti. Lipsiæ, 1773, in 8°.

1792. recudi curavit et auxit Frid.-Guill. von Halem. Aurici, in 8°.

Par ordre méthodique. Tiré pour la majeure partie de la Bibliothèque de Gœttingue.

BLUMENBACH (Joh.-Frid.).... Introductio in historiam medicinæ litterariam. Gottingæ, 1786, in 8°.

Depuis les temps les plus reculés jusqu'à jours.

Taschenbuch oder Verzeichniss von medicinischen, botanischen, physikalischen, anatomischen und alchymistischen Büchern. Breslau, 1787, in 8°. (Ch.)

PALM (Jo.-Jac.). Versuch einer medicinischen Handbibliothek. Erlangen, 1788, in 8°. (Ch.)

Catalogue de libraire avec prix.

METZGER (Joh.-Dan.). Skizze einer pragmatischen Literärgeschichte der Medicin... Königsberg, 1792, in 8°.

Compilation de l'Introduction de Blumenbach et des Bibliothèques de Haller.

— Zusätze und Verbesserungen zu seiner Skizze einer pragmatischen Literärgeschichte der Medicin... Königsberg, 1796, in 8°.

KÜHN (C.-G.).... Bibliotheca medica continens scripta medicorum omnis ævi ordine methodico disposita... Lipsiæ, 1794, in 8°.

Volumen I. C'est tout ce qui a paru.

ROTHE (Immanuel-Vertraugott). Handbuch für die medizinische Litteratur nach allen ihren Theilen, oder Anleitung zur Kenntniss der besten auserlesenen medizinischen Bücher mit beigesetztem Inhalt, Werth, Jahrzahl, angeführten Rezensionen, historischen, biographischen und andern Anmerkungen, in systematischer Ordnung. . . Leipzig, 1799, in 8°.

Nieuwe Catalogus van de meeste en nieuwste natuur- genees- heel- ontleed- verlos- kruid- and scheikundige boeken. Amsterdam, 1804, in 8°. (Ch.)

Meyer (Imman.). Encyclopädisch scientifische Literatur der Medicin. (7 Heft de Krug: Der encyclopädischen Literatur. Züllichau, 1805.) (Ch.)

— Repertorium der gesammten medicinischen Literatur... Berlin, 1809, 2 vol. in 8°.

Kòrtum (Carl-Arnold). Skizze einer Zeit- und Literärgeschichte der Arzneikunst, von ihrem Ursprunge an bis zum Anfange des neunzehnten Jahrhunderts ... mit des Verfassers Portrait. Unna, 1810, in 8°.

Autre éd. 1819, Leipzig, in 8°.

Burdach (Carl-Friedr.). Die Literatur der Heilwissenschaft... Gotha, 1810—1821, 3 vol. in 8°.

Le tome III a un second titre portant: „Handbuch der neuesten in- und ausländischen Literatur der gesammten Naturwissenschaften und der Medicin und Chirurgie...“

Villars (D.). Essai de littérature médicale... Strasbourg, 1811, in 8°.

Watt (Robert). Catalogue of medical books for the use of students attending lectures on the principles and practice of medicine... Glasgow, 1812, in 8°. (W.)

Maygrier (J.-P.). Bibliographie à l'usage de l'étudiant en médecine. (p. 104 de Guide de l'étudiant en médecine. 2e éd. Paris, 1818.)

Dufriche - Desgenettes (René-Nicol.). Essais de biographie et de bibliographie médicales. Paris, 1825, in 8°.

Tiré à 50 ex.

Monfalcon (J.-B.). Précis de l'histoire de la médecine et de la bibliographie médicale, contenant l'indication et la classification des ouvrages les meilleurs, les plus utiles, la description des éditions rares ou de luxe... Paris, 1826, in 8°.

— Précis de bibliographie médicale. Paris, 1827, in 18.

Naam-lijst der meest in gebruik zijnde natuur-, genees-, heel-, verlos-, schei-, plant- en kruidkundige Boeken, welke worden afgeleverd voor de daar nevenstaande prijzen. Amsterdam, (1828,) in 8°. (N. M.)

Broussais (Casimir). Atlas historique et bibliographique de la médecine... Paris, 1829, in fol.

Autre éd. 1834.

Nopitsch (Carl-Friedr.). Chronologia et litteratura medicinæ, sive repertorium de medicinæ, chirurgiæ, pharmaciæ et chemiæ historia ac litteratura, a rerum initio usque ad nostra tempora deductum. Norimbergæ, 1830, in 4°. (Ch.)

Fasciculus primus. C'est tout ce qui a paru.

Voss (Leop.). Bibliotheca physico-medica. Verzeichniss wichtiger älterer sowohl, als sämmtlicher seit 1821 in Deutschland gedruckter Bücher aus den Fächern der Physik, Chemie, Geognosie, Mineralogie, Botanik, Zoologie, vergleichenden und menschlichen Anatomie, Physiologie, Pathologie, Therapie, Materia medica, Chirurgie, Augenheilkunde, Geburtshülfe, Staatsarzneikunde, Pharmacie, Thierarzneikunde. Leipzig, 1832, in 8°. (Ch.)

Autre éd. 1835.

Catalogue de libraire par ordre alphabétique, avec prix.

Notice bibliographique à l'usage des élèves en médecine (p. 155 de Plan d'études médicales... par M. M***... Paris, 1834.)

Atkinson (James). Medical bibliography. A. B. London, 1834, in 8°. (Ch.)

Forbes (John). A manual of select medical bibliography, in which the books were arranged chronologically according to the subjects, and the derivations of the terms and the nosological and vernacular synonyms of the diseases are given. With an appendix containing lists of the collected works of authors, systematic treatises on medicine, transactions of societies, journals, etc. London, 1835, in 8°.

2.

Détails.

Boerner (Frid.). Bibliothecæ librorum rariorum physico-medicæ specimen 1 (et secundum). Helmestadii, 1731—1752, in 4°. (Ch.)

— Relationes de libris physico-medicis, partim antiquis, partim raris... fasciculus I. Vitembergæ, 1756, in 8°.

Heffter (Jo.-Car.). Museum disputatorium physico-medicum tripartitum. Zittaviæ, 1756—1764, 2 vol. in 4°. (Ch.)

0382 dissertations.

(Retz). Nouvelles instructives, bi[illegible]graphiques, historiques et critiques de médecine et de chirurgie... (Tomes I—IV, 1785—1787). Paris, 4 vol. in 16.

Continué sous le titre de „Nouvelles ou Annales de l'art de guérir..." 1789—1791.

Sue. Séance publique de l'École de santé, du 25 vendémiaire an IV. Discours... sur la bibliographie médicale. Paris, in 8°.

Goerling (Jo.-Chr.). Catalogus dissertationum et programmatum ad medicinam spectantium. Erfordiæ, 1796, in 8°. (Ch.)

Sue (Pierre). Discours au Corps législatif sur le cours de bibliographie de l'École de santé. Paris, 1798, in 8°. (Ch.)

Knebel (Immanuel-Gottlieb). Versuch einer chronologischen Uebersicht der Literargeschichte der Arzneiwissenschaft... Breslau, 1799, in 8°.

Chronologie médicale, rédigée sous forme de tableaux synoptiques, avec l'indication des principaux ouvrages relatifs à l'histoire de la médecine.

Kühnholtz (H.). Cours d'histoire de la médecine et de bibliographie médicale, fait, en 1836, dans la Faculté de médecine de Montpellier... Montpellier, 1837, in 8°.

Bibliotheca dissertationum tomus 1 (—2), sive collectio dissertationum medicarum, chemicarum, physicarum... Lipsiæ, 1839, in 4°. (Ro.)

Choulant (Ludovicus). Bibliotheca medico-historica sive catalogus librorum historicorum de re medica et scientia naturali systematicus... Lipsiæ, 1842, in 8°.

Rosenbaum (Julius). Additamenta ad Lud. Choulanti Bibliothecam medico-historicam... Halis Saxonum, 1842, in 8°.

— — Specimen secundum. Halis Saxonum, 1847, in 8°.

Broeckx. Bibliographie. Analyse d'un ouvrage intitulé: „Bibliotheca medico-historica... Collegit... L. Choulant." (s. l., 1842,) in 8°. (Gazette médicale Belge.)

Grässe (Jo.-Ge.-Theod.). Bibliotheca magica et pneumatica, oder wissenschaftlich geordnete Bibliographie der wichtigsten in das Gebiet des Zauber-, Wunder-, Geister- und sonstigen Aberglaubens vorzüglich älterer Zeit einschlagenden Werke. Mit Angabe der aus diesen Wissenschaften auf der Königl. Sächsischen öffentlichen Bibliothek zu Dresden befindlichen Schriften. Ein Beitrag zur sittengeschichtlichen Literatur. Leipzig, 1843, in 8°.

Broeckx. Notice sur un livre de médecine prétendument imprimé en 1401... Anvers, 1847, in 8°. (Annales de l'Académie d'archéologie de Belgique.)

CHOULANT (Ludwig). Graphische Incunabeln für Naturgeschichte und Medicin... Nebst Nachträgen zu des Verfassers Geschichte und Bibliographie der anatomischen Abbildung. Leipzig, 1858, in 8⁰.

CHÉREAU (A.). Bibliographie du journalisme médical français. (p. 22 de Essai sur les origines du journalisme médical français. Paris, 1867.)

3.

Bibliographies limitées à certaines époques.

Antiquité.

CHOULANT (Ludwig). ... Handbuch der Bücherkunde für die ältere Medicin, zur Kenntniss der griechischen, lateinischen und arabischen Schriften im ärztlichen Fache und zur bibliographischen Unterscheidung ihrer verschiedenen Ausgaben, Uebersetzungen und Erläuterungen. Leipzig, 1828, in 8⁰.

2te Auflage. Leipzig, 1841, in 8⁰. Avec un second titre en regard... portant: „Geschichte und Literatur der älteren Medicin. I. Theil, enthaltend die Bibliographie der gesammten Medicin des griechischen und römischen Alterthumes, der Medicin des Morgenlandes und der abendländischen Medicin des frühern Mittelalters.“

CONRINGIUS (Herm.). ... De scriptoribus XVI. post Christum natum seculorum commentarius, cum prolegomenis antiquiorem eruditionis historiam sistentibus, notis perpetuis, et additionibus, quibus scriptorum series usque ad finem seculi XVII. continuatur. Wratislaviæ, 1727, in 4⁰.

XVe Siècle.

CHÉREAU (Achille). La Bibliothèque d'un médecin au commencement du XVe siècle... Paris, 1864, in 8⁰. (Bulletin du Bibliophile.)

XVIe Siècle.

BARON (H.-T.). Quæstionum medicarum, quæ circa medicinæ theoriam et praxim, ante duo sæcula in scholis Facultatis medicinæ parisiensis, agitatæ sunt et discussæ... Parisiis, 1752, in 4⁰.

BARON (H.-T.). Quæstionum medicarum, quæ circa medicinæ theoriam et praxim per decennium proxime elapsum in scholis Facultatis medicinæ parisiensis agitatæ sunt... Parisiis, 1763, in 4⁰.

XVIIe Siècle.

SPIES (Christ.-Dav.-Jac.). Catalogus dissertationum inauguralium medicarum Academiæ altorfinæ; cum appendice dissertationum eiusdem argumenti sub præsidio habitarum ab inaugurationis anno 1623 ad hæc usque tempora concinnatus. Altorfii, 1797, in 4⁰. (Ch.)

Avec un supplément publié à Nuremberg en 1806.

BEUGHEM (Cornel. a). Bibliographia medica et physica... sive conspectus primus catalogi librorum medicorum, chymicorum, anatomicorum, chyrurgicorum, botanicorum ut et physicorum etc. quotquot currente hoc semisæculo ... per universam Europam, in quavis [illegible] typis prodierunt... Amstelo[illegible]1, in 12.

[illegible]ibliographie des ouvrages publiés depuis 1652.

XVIIIe Siècle.

BLUMENBACH (Jo.-Frid.). Synopsis systematica scriptorum quibus, inde ab inauguratione Academiæ Georgiæ-Augustæ D. XVII sept. MDCCXXXVII usque ad solemnia istius inaugurationis semi sæcularia MCCLXXXVII, disciplinam suam augere et ornare studuerunt professores medici gottingenses... Gottingæ, 1788, in 4⁰.

Par ordre méthodique.

HALLER (Albert de). Tagebuch der medicinischen Literatur der Jahre 1744 bis 1774, gesammelt, herausgegeben und mit verschiedenen Abhandlungen aus der Geschichte und Literatur der Medicin begleitet, von Jo.-Jac. Römer und Paul Usteri. Bern, 1789—1791, 3 vol. in 4⁰.

ERSCH (J.-Sam.). Literatur der Medicin, seit der Mitte des achtzehnten Jahrhunderts bis auf die neueste Zeit, systematisch bearbeitet und mit den nöthigen Registern versehen. Amsterdam und Leipzig, 1812, in 8°.

Neue fortgesetzte Ausgabe von F.-A.-Benj. Puchelt. Leipzig, 1822, in 8°.
Par ordre méthodique.

BERNSTEIN (Joh.-Gottl.) Medicinisch-chirurgische Bibliothek oder Verzeichniss der medicinisch-chirurgischen Schriften, ingleichen der in sämmtlichen Zeitschriften des In- und Auslandes befindlichen Abhandlungen, Beobachtungen und Erfahrungen. Von 1750 bis mit Einschluss 1828. Frankfurt a. M., 1829, in 8°.

SPRENGEL (Curt.). Literatura medica externa recentior seu Enumeratio librorum plerorumque et commentariorum singularium ad doctrinas medicas facientium, qui extra Germaniam ab anno inde 1750 impressi sunt... Leipzig, 1829, in 8°.

EYRING (Jerem.-Nicol.). Literatur der Arzeneygelehrsamkeit auf die Jahre 1775 bis 1777... Göttingen, 1779, in 8°. (Ch.)

DÖRING (Sebast.-Joh.-Ludw.) Critisches Repertorium der auf in- und ausländischen Lehranstalten vom Jahre 1781 bis 1800 herausgekommenen Probe- und Einladungsschriften aus dem Gebiete der Arzneygelahrtheit und Naturkunde. Herborn, 1803, in 4°. (Ch.)

1. Abtheilung, das Verzeichniss der Schriften von 1781—1790 enthaltend. C'est tout ce qui a paru.

ERSCH (Jo.-Sam.). Systematisches Verzeichniss der in der medicinischen, physicalischen, chemischen und naturhistorischen Literatur in d. J. 1785 bis 1790 herausgekommenen deutschen und ausländischen Schriften. Mit Nachweisung der in den vornehmsten kritischen Journalen von ihnen enthaltenen Recensionen, auch Anzeige vieler in periodischen Schriften zerstreuten einzelnen Abhandlungen. Iena, 1795, in 4°.

1791—1800. Weimar, 1807, in 4°. (Ch.)

USTERI (Paul). Repertorium der medicinischen Literatur der Jahre 1789 bis 1794. Zürich und Leipzig, 1790—1796, in 8°. (Ch.)

XIXe Siècle.

Journal de bibliographie médicale par une société de médecins. Paris, 1809—1819, 6 vol. in 8°.

Indice delle dissertazioni che per occasione di laurea in medicina si publicarono nell' I. R. Università di Pavia in uno dieciottenio fra il 1818 e il 1835. Pavia, 1836, in 8°. (Ro.)

(NARDO [Gio-Dom.]). Elenco degli scritti, riguardanti le scienze naturali, la medicina, la tecnologia, ec., pubblicati dall' anno 1821 al 1838, letti ad accademia ed inediti. (Venezia, 1838,) in 8°.

CALLISEN (Adolph-Carl-Peter). Medicinisches Schriftstellerlexikon der jetzt lebenden Aerzte, Wundärzte, Geburtshelfer, Apotheker und Naturforscher aller gebildeten Völker... Copenhagen, 1830—1845, 33 vol. in 8°.

Bulletin bibliographique des sciences médicales et des sciences qui s'y rapportent, ou indication de tous les ouvrages qui se publient en France sur la médecine, la chirurgie, l'anatomie, la physiologie, la physique, la chimie, etc. Paris, Baillière, 1843—1846, in 8°.

DAREMBERG (Charles). Revue des travaux relatifs à l'histoire et à la littérature de la médecine, publiés en France et à l'étranger depuis le commencement de 1846. (Archives générales de médecine, 1847—1848, XV, 409 et 502 et XVI, 284.)

RUPRECHT (Carl-Joh.-Fr.-W.). Bibliotheca medico-chirurgica, pharmaceutico-chemica et veterinaria oder geordnete Uebersicht aller in Deutschland (und im Ausland) neu erschienenen medicinisch-chirurgisch-geburtshülflichen, pharmaceutisch-chemischen und veterinär-wissenschaftlichen Bücher... Göttingen, 1847—1868, 22 vol. in 8⁰.

Continue à paraître.

4.

Bibliographies limitées à certaines nations.

Allemagne.

Medicinische Bibliothek, oder Verzeichniss aller vorzüglichen in Deutschland erschienenen medicinischen und chirurgischen Werke. Berlin, 1815, in 8⁰. (Ch.)

PFEIFFER (Louis). Universalrepertorium der deutschen medicinischen, chirurgischen und obstetricischen Journalistik des neunzehnten Jahrhunderts. Nach alphabetischer Ordnung zusammengestellt. Cassel, 1833, in 8⁰. (Ch.)

THEILE (J.-E.). Bibliothek der medicinischen, chirurgischen und pharmaceutischen Wissenschaften neuerer Zeit, oder Verzeichniss aller Schriften über Medicin, Chirurgie, Geburtshülfe, Pharmacie und dahin gehörende Chemie und Botanik, welche seit Anfang des Jahres 1836 in Deutschland erschienen oder neu aufgelegt worden sind... Leipzig, 1837—1838, in 8⁰. (P.)

ENSLIN (Theod. - Christ. - Friedr.). Bibliotheca medico-chirurgica et pharmaceutico-chemica, oder Verzeichniss derjenigen medizinischen, chirurgischen, geburtshülflichen und pharmazeutisch-chemischen Bücher, welche vom Jahre 1750 bis zur Mitte dés Jahres 1837 in Deutschland erschienen sind... Von neuem gänzlich umgearbeitet von Wilhelm Engelmann. Fünfte... Auflage... Leipzig, 1838, in 8⁰.

Supplement-Heft 1837—1840. Leipzig, 1841.

ENGELMANN (Wilhelm). Bibliotheca medico-chirurgica et anatomico-physiologica. Alphabetisches Verzeichniss der medizinischen, chirurgischen, geburtshülflichen, anatomischen und physiologischen Bücher, welche vom Jahre 1750 bis zu Ende des Jahres 1847 in Deutschland erschienen sind... Sechste... Auflage der „Bibliotheca medico-chirurgica" von Enslin. Leipzig, 1848, in 8⁰.

Supplement-Heft 1848—1867. Leipzig, 1868.

VAIDY. Bibliographie médicale de l'Allemagne pendant l'année 1812. (Journal général de médecine, 1816, LVII, 305.)

CHOULANT (Ludwig). Historisch-literarisches Jahrbuch für die deutsche Medicin... 1838 — 1840. Leipzig, 3 vol. in 16.

Angleterre.

Tableau de la littérature médicale anglo-américaine pendant les années 1843—1847. (Archives générales de médecine, 1845—1847, VII, 124; X, 246 et XIV, 400.)

Belgique.

BROECKX (C.). Coup d'œil sur les institutions médicales belges, depuis les dernières années du XVIIIe siècle jusqu'à nos jours, suivi de Bibliographie de cette époque. Bruxelles, 1841, in 8⁰.

— Documents pour servir à l'histoire de la bibliographie médicale belge avant le XIXe siècle. Anvers, 1847, in 8⁰. (Annales de l'Académie archéologique de Belgique.)

Suivi d'un Premier Supplément en 1858.

HOLTROP (L.-S.-A.). Bibliotheca medico-chirurgica et pharmaceutico-chemica, sive catalogus alphabeticus omnium librorum, dissertationum, etc. ad anatomiam, artem medicam... pertinentium, et in Belgio ab anno 1790 ad annum 1840 editorum, cum separatim, tum in diariis criticis et actis societatum... Hagæ Comitis, 1842, in 8⁰.

Un second titre en regard porte: „Bibliotheek voor genees- heel- schei- en Artsenimengkunde..."

Bohême.

JOHN (Jon.-Dion.). Arzneiwissenschaftliche Aufsätze böhmischer Gelehrten, nebst einem Verzeichnisse der böhmischen lebenden medicinischen Schriftsteller mit Anzeige ihrer Schriften. Mit 1 Kpf. Dresden, 1798, in 8°. (Ch.)

Bordeaux.

TOURNON (J.). Liste chronologique des ouvrages des médecins et chirurgiens de Bordeaux et de ceux qui ont exercé l'art de guérir dans cette ville, avec des annotations et l'Éloge de Pierre Desault ... Bordeaux, 1799, in 8°.

— Supplément à la Liste chronologique des ouvrages des médecins et chirurgiens de Bordeaux... Toulouse, 1806, in 8°.

Suivi de l'éloge de Marc-Hilaire Vilaris.

Danemarck.

WINTHER (M.). Bibliotheca Danorum medica sive conspectus litterarum medicarum et hisce affinium in Dania, Norwegia, Holsatia usque ad annum 1832. Hafniæ, 1832, in 8°.

Hollande.

MOURIK. Naamrol der medicinaale, chirurgicaale, chimische, natuurkundige en astronomische schrijvers, welke over alle medicinaale zaaken... in 't Neder. geschreeven hebben. Aangetoond door een alphab. Register... Amsterdam, (1740,) in 4°. (N. M.)

Nederlandsche Bibliographie voor Genees-, Heel- en Verloskunde. Veeartsenijkunde en Artsenijbereidkunde. Leijden, 1852, in 8°. (N. M.)

Deel 1. C'est tout ce qui a paru.

Portugal.

BENEVICHS (Ign.-Ant. da Fonseca). Bibliographia medica portugueza. Lisboa, 1840, in 8°. (Ro.)

Russie.

BALDINGER (Ern.-Gfr.). Russische physikalisch-medicinische Literatur dieses Jahrhunderts. 1. Stück. Deutsche Aerzte und Naturforscher in Russland von Peter I. bis Katharina II. Marburg, 1792, in 8°. (Ch.)

KREBEL (R.). Russlands naturhistorische und medicinische Literatur. 1. Abtheilung. Die in nicht-russischer Sprache erschienenen Schriften und Abhandlungen... Jena, 1847, in 8°.

Savoie.

MALACARNE (Vincenzio). Delle opere de' medici e de' cerusici che nacquero o fiorirono prima del secolo XVI negli stati della real casa di Savoja, altri monumenti... Torino, 1786—1789, in 4°.

5.
Manuscrits médicaux.

KNIPHOF (J.-H.). De manuscriptis præcipue medicis commentatio. Erfordiæ, 1745, in 4°. (R.)

MÖHSEN (J.-C.-W.). Dissertatio epistolica prima (—secunda) de manuscriptis medicis quæ inter codices bibliothecæ Berolini servantur. Berolini, 1746—1747, in 4°.

DAREMBERG (Charles). Rapport adressé à M. le Ministre de l'instruction publique... (15 avril 1845.) Paris, in-8°.

Sur les mss. médicaux existant dans les bibliothèques de l'Allemagne.

HENSCHEL (A.-G.-E.-Th.)... Synopsis chronologica scriptorum medii ævi medicorum ac physicorum quæ codicibus bibliothecarum vratislaviensium continentur. Vratislaviæ, 1847, in 4°.

DAREMBERG (Charles). Résumé d'un voyage médico-littéraire en Angleterre; lu à l'Académie des inscriptions et belles-lettres, dans la séance du 6 octobre... (Paris, 1848,) in 8°. (Gazette médicale de Paris.)

Au sujet des mss. médicaux existant dans les bibliothèques de l'Angleterre.

BROECKX (C.). Bibliographie sur deux missions médico-littéraires, l'une en Allemagne et en Belgique, l'autre en Angleterre, dont a été chargé M. le Dr. Ch. Daremberg... Anvers, 1851, in 8°.

DAREMBERG (Charles). Notices et extraits des manuscrits médicaux grecs, latins et français des principales bibliothèques de l'Europe... 1re partie. Manuscrits grecs d'Angleterre, suivis d'un fragment inédit de Gilles de Corbeil et de scolies inédites sur Hippocrate. Paris, imp. impériale, 1853, in 8°.

FRANKLIN (Alfred). Recherches sur la bibliothèque de la Faculté de médecine de Paris, d'après des documents entièrement inédits; suivies d'une notice sur les manuscrits qui y sont conservés ... Paris, 1864, in 8°.

6.

Catalogues de Bibliothèques publiques.

Amiens. GARNIER (J.). Catalogue méthodique de la bibliothèque communale de la ville d'... Médecine. Amiens, 1853, in 8°.

Amsterdam. Catalogus der Bibliotheek van het Genootschap ter bevordering der Genees- en Heelkunde... Amsterdam, 1856, in 8°. (N. M.)

— Catalogus van Natuur-Geneeskundige Journalen, uitmakende de boekerij van het Medisch Leesmuseum... Ald., 1857, in 8°. (N. M.)

— Catalogus der boekerij der Nederlandsche Maatschappij tot bevordering der Geneeskunst. Voorlooper eener Nederlandsche Geneeskundige Bibliographie. Amsterdam, 1861, in 8°.

Avec un second titre latin en regard.

Bordeaux. Catalogue des livres composant la bibliothèque de la ville de... Sciences et arts. Paris, imp. royale, 1830, in 8°.

Médecine Nos. 4878—6977.

— Supplément. Bordeaux, 1848. Nos. 1051—1547.

Boulogne sur mer. Catalogue méthodique de la bibliothèque de... Boulogne sur mer, 1865, in 8°.

Médecine Nos. 6419—6732.

— Supplément Nos. 3328—3439.

Brighton. Catalogue of the library of the Brighton and Sussex medico-chirurgical Society. Brighton, 1854, in 8°.

Edimbourg. Catalogus librorum ad rem medicam spectantium in bibliotheca Academiæ edinburgiceæ... Edinburgi, 1773, in 12.

— Catalogue of the library of the royal College of physicians of... Edinburgh, 1863, in 8°.

Grenoble. DUCOIN. Catalogue des livres que renferme la bibliothèque publique de... Grenoble, 1831, in 8°.

Médecine Nos. 12378—13036.

Liège. FIESS (J.). Catalogue des livres de médecine de la bibliothèque de l'Université de... Liège, 1844, in 8°. (Ro.)

Lille. Catalogue de la bibliothèque de la ville de... Sciences et arts. Lille, 1839, in 8°.

Médecine Nos. 823—1147.

Londres. MERRETT. Catalogus librorum, instrumentorum chirurgicorum... Coll. med. lond. quæ habentur in musæo Harveano... Londini, 1660, in 4°. (B.M.)

— Bibliothecæ Collegii regalis medicorum londinensis catalogus. London, 1757, in 8°.

— Catalogue of the library of the medical Society instituted A. D. 1773. London, 1803, in 8°.

Autre éd. 1829.

Londres. Catalogue of the library of the medical and chirurgical Society of... London, 1816—1819, in 8⁰.

Autres éd. 1844 et 1856, avec index publié en 1860.

— Catalogue of the library of the royal College of surgeons. London, 1831—1860, 4 vol. in 8⁰.

Avec index publié en 1853 et additions parues en 1855.

— Catalogue of the scientific books in the library of the royal Society. London, 1839, in 8⁰.

Médecine pp. 459—580.

Milan. Catalogo metodico dei libri appartenenti alla sezione medica della Società d'incorraggiamento di scienze, lettere ed arti in... Milano, 1855, in 8⁰. (P.)

Nantes. PÉHANT. Catalogue méthodique de la bibliothèque publique de... Nantes, 1861, in 8⁰.

Médecine Nos. 14245—17743.

Niort. Catalogue des livres composant la bibliothèque de... Sciences et arts. Niort, 1861, in 8⁰.

Médecine Nos. 1717—2652.

Norwich. Catalogue of the books belonging to the Norwich and Norfolk united medical Book society. Norwich, 1826, in 8⁰.

Nuremberg. TRAUTNER (J.-R.). Wissenschaftliches Verzeichniss der in der Stadt-Bibliothek zu Nürnberg enthaltenen Ausgaben, Uebersetzungen und Erläuterungen medicinisch-physikalischer Werke der griechischen und arabischen, dann der ältern lateinischen Literatur bis zum XIII. Jahrhundert. Nürnberg, 1843, in 8⁰. (Ro.)

Paris. Bibliothèque impériale. Département des imprimés. Catalogue des sciences médicales. Paris, 1867, in 4.

Tome I: Histoire, polygraphie, traités généraux, journaux et écrits périodiques, anatomie, physiologie, hygiène et première partie de la pathologie médicale. Le tome II, contenant la fin de la médecine proprement dite, à l'exception des thèses, est sous presse et paraîtra cette année.

Paris. Val de grâce. Bibliothèque. Catalogue méthodique. Paris, 1861, in 8⁰.

Le titre commence par ces mots: „Ministère de la guerre. École impériale d'application de médecine et de pharmacie militaires."

Pensylvanie. (MALIN.) Pennsylvania Hospital. Catalogue of the medical library. Philadelphia, 1829, in 8⁰. (C. W.)

— FISHER. Pennsylvania Hospital. Catalogue raisonné of the medical library. Philadelphia, 1857, in 8⁰. (C.W.)

Reims. Le Catalogue des imprimés de la bibliothèque de... Sciences et arts. Reims, 1844, in 8⁰.

Médecine Nos. 1027—1519.

Rouen. LICQUET et POTTIER. Catalogue des livres de la bibliothèque de... Sciences et arts. Rouen, 1833, in 8⁰.

Médecine Nos. 1631—2245.

Sussex. Catalogue of the library of the East-Sussex medico-chirurgical Society. Hastings, 1855, in 8⁰.

2nd ed. 1858. Avec un supplément publié en 1868.

Troyes. PIGEOTTE. Catalogue de documents concernant l'histoire de la médecine à Troyes, appartenant à la bibliothèque de cette ville et provenant du cabinet de feu M. François Carteron ... Troyes, 1869, in 8⁰.

Versailles. Bibliothèque de la ville de... Catalogue des sciences médicales. Versailles, 1865, in 4⁰.

Zélande. Verzameling van Geschriften van Zeeuwsche geneeskunstoefenaren, of betrekkelijk der natuur en geneeskundigen staat van Zeeland. (Overdr. uit den Catal. der Prov. Biblioth. v. Zeeland.) Middelburg, 1860, in 8⁰. (N. M.)

7.

Catalogues des Bibliothèques particulières les plus importantes.

ANDRY (Charles-Louis-François). Catalogue des livres de la bibliothèque de... Paris, 1830, in 8°.

ASKEW (Anthony). Bibliotheca Askeviana, sive catalogus librorum rarissimorum... Londini, 1775, in 8°. (B. D.)

ASTRUC. Catalogue des livres de... Paris, 1766, in 8°.

BAKKER (Gerbr.). Catalogus bibliothecæ imprimis medicæ, quæ studiis inserviit... Groningæ, 1828, in 8°. (N. M.)

BALDINGER (Ern.-Godofr.). Catalogus bibliothecæ medico-physicæ... Curavit, præfatus est, notas rarioribus libris adjecit Jo.-Guil.-Henric. Conradi. Marburgi, 1805, 2 vol. in 8°. (P.)

BARON (Hyacinthe-Théodore). Catalogue de la bibliothèque de... Paris, 1788, in 8°.

BÉCLARD (Pierre-Augustin). Catalogue des livres composant la bibliothèque de feu... Paris, (1825,) in 8°.

BERNARD (Charles). Bibliotheca Bernardina; or a catalogue of the library of... by Bateman. London, 1710—1711, in 8°. (B. B.)

BERNARD (Francis). Auction catalogue of his library in various languages — London, 1698, in 8°. (B. B.)

BEZOLD. Catalogus librorum bibliothecæ medicæ... aliorumque quorundam clar. medicorum... Norimbergæ, 1861, in 12.

BIRCH (John). A catalogue of the entire library of... London, 1730, in 8°. (B. M.)

BOECLER (Jo. de). Catalogus bibliothecæ quoad maximam partem physico-medicæ quam in proprios usus collegit ... Hamburgi, 1706, in 8°.

D'après une note sur un ex. ayant appartenu à Van Praet, tous les livres de médecine ont été acquis par l'Université d'Heidelberg.

BOEHMER (Joh.-Benj.)... Bibliotheca medico-philosophica. Lipsiæ, 1755, in 8°. (P.)

BOERHAAVE (Hermann). Bibliotheca Boerhaaviana, sive catalogus librorum instructissimæ bibliothecæ... Lugduni in Batavis, 1739, in 12.

BOSQUILLON. Catalogue des livres rares et précieux de... Paris, 1815, in 8°.

BOSSCHA (H.). Catalogus van boeken ... Amsterdam, 1829, in 8°. (N. M.)

BOURDELIN (L.-C.-L.). Notice des principaux articles de la bibliothèque de... Paris, 1777, in 8°.

BROOK (Humphry). A catalogue of his library. London, 1719, in 8°. (B. B.)

BROWN. A catalogue of the libraries of the learned Sir Thomas Brown and Dr. Edward Brown, his son. London, 1710—1711, in 8°. (B. M.)

BROWN (Charles). Auction catalogue of his very valuable library. London, 1814, in 8°. (B. B.)

BUCHOZ. Catalogue des livres de la bibliothèque de... disposé et mis en ordre par Guillaume De Bure fils aîné. Paris, 1778, in 8°.

BURETTE (Pierre-Jean). Catalogue de la bibliothèque de... Paris, 1748, 3 vol. in 8°.

CAMPER (Petrus). Pars bibliothecæ Camperianæ, sive catalogus librorum... Lugduni Batavorum, 1790, in 8°. (N.M.)

CHAUNCY (Charles). Auction catalogue of his... library... London, 1790, in 8°. (B. D.)

COCQ (J. de). Catalogus van de anatomische, medicynsche, chirurgische, botanische en pharmaceutische boeken ... legaat aan het Theatrum anatomicum te 's Hage geschonken in 1721, 2e druk. 's Hage, 1794, in 8⁰. (N. M.)

CONRINGIUS. Catalogus bibliothecæ ... Helmstadii, 1694, in 8⁰. (G.)

COOPER (Guilielmus). Catalogus librorum medicorum. London, 1686, in 4⁰. (R. S.)

CURRY (James). Auction catalogue of his library. London, 1820, in 8⁰. (B. B.)

DANTY D'ISNARD. Catalogue des livres de ... Paris, 1744, in 12.

DESGENETTES (Baron R.). Catalogue des livres composant la bibliothèque de ... Paris, 1837, in 8⁰.

DEZEIMERIS. Catalogue des livres d'agriculture, de médecine, d'anatomie, de chirurgie ... français et étrangers, composant la bibliothèque de ... Paris, 1852, in 8⁰.

DODART (Jean-Baptiste). Catalogus librorum ... Parisiis, 1781, in 8⁰.

DRIESSEN (P.). Catalogus librorum quibus usus est ... Groningæ, 1829, in 8⁰. (N. M.)

FALCONET. Catalogue de la bibliothèque de ... Paris, 1763, 2 vol. in 8⁰.

FOTHERGILL (John). Auction catalogue of the library of ... London, 1781, in 8⁰. (B. B.)

FRANCK (James). Auction catalogue of his valuable library. London, 1843, in 8⁰. (B. B.)

FREIND (John). The library of the late Dr. ... (s. l., 1728,) in 8⁰. (B. M.)

FUIREN (Henricus). Bibliotheca medica ... quam patriæ Academiæ legavit, cum præfatione Thomæ Fuiren. Hafniæ, 1659, in 4⁰. (P.)

GAUBIUS (Hier.-Dav.). Bibliotheca Gaubiana, sive catalogus librorum ... Lugduni Batavorum, 1783, in 8⁰. (N. M.)

GRANVILLE (Augustus Bozzi). Auction catalogue of a valuable portion of his medical library. London, 1840, in 8⁰. (B. B.)

GRAY (Robert). A catalogue of the library of ... London, 1730, in 8⁰. (B. M.)

GRUNER (Chr.-Gottfr.). Catalogus bibliothecæ ... Pars 1. Libri medici. Ienæ, (1818,) in 8⁰.

Rédigé par Gruner et publié par Loebenstein-Loebel.

GUNZIUS. Bibliotheca ... Dresdæ, 1755, in 8⁰. (G.)

HALL (Stephen). A catalogue of the libraries of the rev. Rob. Kilburn ... of the rev. John Marshall ... and lastly of Stephen Hall, M. D. ... London, 1732, in 8⁰. (B. M.)

HALLÉ (Jean-Noel). Catalogue des livres de la bibliothèque de ... Paris, 1823, in 8⁰.

HARLESS (Chr.-Fr.). Katalog der von ... hinterlassenen Bibliothek aus allen Zweigen der Medicin ... Bonn, 1853, in 8⁰. (P.)

Avec un second titre latin. Publié par Heberle.

HARWOOD (Sir Bucey). Auction catalogue of the medical part of his library. London, 1815, in 8⁰. (B. B.)

HEBENSTREIT (J.-C.). Delectus bibliothecæ a ... collectæ. Accedit appendix. Lipsiæ, 1797, in 8⁰. (G.)

KEILL (John). Librorum ex bibliothecis Joannis Keill, M. D. et Richardi Fuller, LLD. catalogus. — Londini, (1727,) in 8⁰. (B. M.)

KÜHN (Carl-Gottlob). Verzeichniss der von ... hinterlassenen, in den Fächern der alten Literatur und der Medicin bedeutenden Bibliothek. Nebst einem Anhange, welcher die Büchersammlung des Schott und einige andere aus allen Fächern der Wissenschaften enthält. Leipzig, 1840, gr. in 8⁰. (P.)

Avec une Préface de E.-G. Gersdorf.

LA FAILLE (Jacob Baart de). Catalogus der uitgebreide Bibliotheek nagelaten door den heer... Eerste gedeelte bevattende de afdeelingen genees-, heel- en Verloskunde, en Vereartsenijkunde... Te Groningen, 1868, in 8⁰.

LANGGUTH (C.-A.). Bibliotheca... Vitebergæ, 1815, in 8⁰. (G.)

LAUTH (Alexandre). Catalogue de la bibliothèque de... Strasbourg, 1837, in 8⁰.

LA VALLIÈRE (Duc de). Catalogue des livres de la bibliothèque de... Paris, 1783—1788, in 8⁰.

Médecine 1re partie, t. 1, Nos. 1687—1788.
2e partie, t. 2, Nos. 5394—6382.

LE MONNIER (Louis-Guillaume). Catalogue des livres de la bibliothèque et notice d'instrumens de physique... provenant du cabinet de... précédés d'un extrait historique sur sa vie, par Gaudefroy. Paris, an XII—1803, in 8⁰.

LORRY (Aimé-Charles). Catalogue de la bibliothèque de MM... Paris, 1791, in 8⁰.

Comprenant aussi la bibliothèque de son frère qui était avocat.

LUCHTMANS (Petrus). Catalogus librorum ad medicinam... pertinentium... Ultrajecti, 1800, in 8⁰. (B. B.)

LUDWIG. Bibliotheca... Lipsiæ, 1774, in 8⁰. (P.)

MACQUELYN (J.) Catalogus librorum medicorum... Lugduni Batavorum, 1851, in 8⁰. (N. M.)

MAYER (A.-F.-J.-C.). Verzeichniss der von den Herren... und... Karl Wolff hinterlassenen Bibliotheken... Bonn, 1867, in 8⁰.

MEAD (Richard). Bibliotheca Meadiana sive Catalogus librorum... Londini, 1754, in 8⁰. (B. B.)

Autre éd. 1755. (W.)

MONRO (John). Auction catalogue of his valuable library. — London, 1792, in 8⁰. (B. D.)

MORAND (Sauveur-François). Catalogue des livres de la bibliothèque de... Paris, 1774, in 8⁰.

MOSELY (Benjamin). Auction catalogue of his library. London, 1814, in 8⁰. (B. D.)

NAEGELE (Franz-Karl). Medicinische Bibliothek meist aus dem Nachlasse des... Breslau, (1860,) in 8⁰. (P.)

PAITONI (Joh.-Bapt.). Auction catalogue of his library. London, 1790, 2 part. in 8⁰. (B. B.)

PELLET (Thomas). Auction catalogue of his curious and valuable library. London, 1744—1745, in 8⁰. (B. B.)

PETIT (Ant.-François). Catalogue des livres de la bibliothèque de... Paris, an V (1796), in 8⁰. (H. B.)

PULTENEY (Richard). A catalogue of the library of natural history and medicine of... London, 1802, in 8⁰. (B. M.)

REGA (Henr.-Jos.). Catalogus librorum in omni facultate et scientiarum genere, præcipue autem ad artem medicam... quos reliquit... Lovanii, 1755, in 12.

RIOLAN (Jean). Catalogus librorum rei medicæ, herbariæ et chymicæ bibliothecæ... Londini, 1655, in 4⁰. (B. M.)

ROY (Cornelius-Henricus a). Catalogus bibliothecæ medicæ... Amstelodami, 1830, 5 vol. in 8⁰.

SALMON (William). Bibliotheca Salmoniana, pars prima... Londini, 1713, in 8⁰. (B. B.)

SANDIFORT (Edvardus). Bibliothecæ Sandifortianæ pars, continens collectionem pretiosam librorum in plurimis facultatibus... præstantissimorum... Lugduni Batavorum, 1816, in 8⁰. (B. B.)

SANDIFORT (Ger.). Catalogus librorum medicorum... Lugduni Batavorum, 1849, in 8⁰. (N. M.)

SCARBOROUGH (Sir Charles). Bibliotheca Scarburghiana or a sale catalogue of the incomparable library of Sir Charles Scarburgh (sic). London, 1695, in 8⁰. (B. B.)

SIBBALD (Sir Robert). A catalogue of the library of... Edinburgh, 1722, in 4⁰. (W.)

STUKELEY (William). Auction catalogue of his genuine library... London, 1766, in 8⁰. (B. B.)

TREW (Chr.-Jac.). Catalogus bibliothecæ medicæ, philosophicæ et miscellaneæ, quam cum physiotameo suo Academiæ altorfinæ post fata sua ultima tradendam consecravit... Norimbergæ, 1768, 5 vol. in 8⁰.

TRILLER (D.-W.) Catalogus bibliothecæ... Vitebergæ, 1783, in 8⁰. (G.)

TRONCHIN. Catalogue des livres de... Paris, 1784, in 8⁰.

VAN DER BREGGEN (F.). Catalogus bibliothecæ medicæ... Amsterdam, 1849, in 8. (N. M.)

VAN DOEVEREN (Gualtherus). Bibliotheca Doeveriana, sive Catalogus librorum... Lugduni Batavorum, 1784, in 8⁰. (N. M.)

VAN WACHENDORFF (E.-J.). Bibliotheca Wachendorfiana sive catalogus librorum... Trajecti ad Rhenum, 1759, in 8⁰. (B. B.)

VOGEL. Bibliotheca... medica selecta. Gœttingæ, 1775, in 8⁰. (G.)

VROLIK (G.). Catalogue de la Bibliothèque... de... Amsterdam, 1860, in 8⁰. (N. M.)

WILKINSON (John). Auction catalogue of his medical and miscellaneous library ... London, 1819, in 8⁰. (B. B.)

WITTVER (Philippus - Ludovicus). Bibliotheca a... collecta, libros exquisitissimos ad medicinam non solum sed ad alia quoque scientiarum artiumque genera spectantes complectens. Norimbergæ, 1794, in 8⁰. (P.)

WOLFF (Karl). Verzeichniss der von den Herren A.-F.-J.-C. Mayer... und ... hinterlassenen Bibliotheken... Bonn, 1867, in 8⁰.

WOLTHERS (H.). Bibliotheca Woltheršiana, seu catalogus librorum quos sibi comparavit... Groningæ, 1858—1859, 2 vol. in 8⁰. (N. M.)

WOODWARD (John). Auction catalogue of the library of... London, 1728, in 8⁰. (B. B.)

WRANGHAM (Francis). Auction catalogue of his extensive and valuable library. London, 1843, 2 part. in 8⁰. (B. B.)

WRIGHT (Richard). Auction catalogue of his library. London, 1787, in 8⁰. (B. B.)

8.

Anatomie et physiologie.

Généralités.

GOELICKE (Andreas-Ottomarus). Historia anatomiæ nova æque ac antiqua, seu conspectus plerorumque, si non omnium, tam veterum quam recentiorum, scriptorum, qui, a primis artis medicæ originibus usque ad præsentia nostra tempora, anatomiam operibus suis illustrarunt... Una cum decade observationum physico-anatomico-chirurgicarum appendicis loco subjuncta et indice nominum rerumque locupletissimo. Halæ Magdeburgicæ, 1713, in 8⁰.

DOUGLAS (Jac.). Bibliographiæ anatomicæ specimen: sive catalogus omnium pene auctorum qui ab Hippocrate ad

Harvæum rem anatomicam ex professo, vel obiter scriptis illustrarunt; opera singulorum et inventa juxta temporum seriem complectens. Londini, 1715, in 8°.

2a ed. cui accedunt additamenta quædam Bern.-Sigfr. Albini. Lugduni Batavorum, 1734, in 8°.

GOELICKE (Andr.-Ottom.). Introductio in historiam litterariam anatomes, seu conspectus plerorumque... scriptorum qui... anatomiam operibus suis illustrarunt. Una cum indice... Francofurti ad Viadrum, 1738, in 4°.

GRUNER (Chr.-Alb.-Gottl.). Dissertatio epistolica qua consilium bibliothecæ physiologicæ historico-literariæ conscribendæ aperit... Altorfii, 1747, in 4°.

KNOLLE (Jo.-Frid.). Decas librorum anatomicorum rariorum. Commentatio ad... G.-F. Fischerum sub præsidio E.-G. Bosii... Lipsiæ, 1761, in 4°.

PORTAL. Catalogue des ouvrages d'anatomie et de chirurgie, des mémoires académiques, des dissertations insérées dans les journaux et de la plupart des thèses qui ont été soutenues dans les Facultés de médecine de l'Europe. (Histoire de l'anatomie et de la chirurgie. Paris, 1770.)

HALLER (Albert von). Bibliotheca anatomica, qua scripta ad anatomen et physiologiam facientia a rerum initiis recensentur... Lugduni Batavorum, 1774—1777, 2 vol. in 4°.

SCHWEICKHARD (Christ.-Ludw.). Tentamen catalogi rationalis dissertationum ad anatomiam et physiologiam spectantium ab anno 1539 ad nostra usque tempora... Tubingæ, 1798, in 12.

3328 dissertations.

CHOULANT (Ludwig). Die anatomischen Abbildungen des XV. und XVI. Jahrhunderts. Denkschrift zur Feier des fünfundzwanzigjährigen Bestehens... Dresden, 1818, in 4°.

MEYRANX. Bibliographie anatomique, ou Catalogue raisonné des meilleurs ouvrages écrits sur l'anatomie. (p. 335 de Anthropographie... Paris, 1827.)

TIEDEMANN (Friedrich). Literatur der Physiologie. (p. 55 de Physiologie des Menschen... Darmstadt, 1830.)

Vollständiges Verzeichniss der Literatur der allgemeinen Anatomie des Menschen und der Haussäugethiere. Bern, 1840, in 8°. (Ro.)

CHOULANT (Ludwig). Geschichte und Bibliographie der anatomischen Abbildung nach ihrer Beziehung auf anatomische Wissenschaft und bildende Kunst... Nebst einer Auswahl von Illustrationen nach berühmten Künstlern... in 43 Holzschnitten und 3 Chromolithographien beigegeben von Rudolph Weigel. Leipzig, 1852, in 4°.

Absorption.

SCOUTETTEN. Bibliographie des ouvrages publiés sur l'absorption cutanée (p. 20 de Lettre circulaire... Pièces concernant l'absorption cutanée. Metz, 1869.)

Anatomie comparée.

JOURDAN (A.-J.-L.). Esquisse d'une histoire et d'une bibliographie sur l'anatomie comparée. (p. IX de Carus : Traité élémentaire d'anatomie comparée... traduit par Jourdan. Paris, 1835.)

Appareil circulatoire.

NOPITSCH (Carl-Friedr.). Versuch einer Chronologie und Literatur nebst einem System der Blutentziehungen in besonderer Beziehung auf das physiologische und pathologische Verhältniss des Blutes sowie dessen Berücksichtigung in gerichtlichen Fällen. Aus den vorzüglichsten Werken geschöpft... Nürnberg, 1833, in 8°.

CHASSAIGNAC (E.). Données historiques sur la structure de l'appareil circulatoire, suivies d'une bibliographie. (p. 201 de Le cœur, les artères et les veines [texture et développement.] Dissertation présentée au concours pour la chaire d'anatomie de la Faculté de médecine de Paris. Paris, 1836.)

Hermaphrodisme.

GUENTHER (A.-Fr.). Index librorum de hermaphroditismo agentium. (p. 1 de Commentatio de hermaphroditismo. Lipsiæ, 1846.)

Rate.

GIESKER (J.-C.-H.). Literatur der Milz. (p. 7 de Anatomisch-physiologische Untersuchungen über die Milz des Menschen. Zürich, 1835.)

Poils.

SCHMIGE (J.). Librorum de pilis hominum et de pilorum morbis scriptorum index. (p. 49 de Adumbratio brevis morborum pilorum corporis humani. Berolini, 1838.)

Psychologie.

GRÄSSE (J.-G.-Th.). Bibliotheca psychologica oder Verzeichniss der wichtigsten über das Wesen der Menschen- und Thierseelen und die Unsterblichkeitslehre handelnden Schriftsteller älterer und neuerer Zeit, in alphabetischer Ordnung zusammengestellt und mit einer wissenschaftlichen Uebersicht begleitet. Leipzig, 1845, in 8°. (Ro.)

Vaisseaux lymphatiques.

LUDWIG (Chr.-Frid.). Catalecta litteraria, physica et medica. I. Bibliographia vasorum lymphaticorum. Lipsiæ, 1806, in 4°. (Ch.)

Voix.

LISKOVIUS (K.-F.-S.). Literatur der Physiologie der menschlichen Stimme von der ältesten bis auf die neueste Zeit, chronologisch geordnet, nebst zugehöriger Kritik. (p. 71 de Physiologie der menschlichen Stimme. Leipzig, 1846.)

9.

Hygiène.

BECKER (Johann-Herrmann)... Versuch einer Literatur und Geschichte der Nahrungsmittelkunde. Mit einer Vorrede von S.-G. Vogel. Stendal, 1810—1812, in 8°.

Avec un second titre portant: „Versuch einer allgemeinen und besondern Nahrungsmittelkunde."

MEIRIEU (A.-P.) Bibliographie hygiénique ou catalogue raisonné des meilleurs ouvrages écrits sur l'hygiène. (p. 257 de Résumé complet d'hygiène privée... Paris, 1828.)

CROKE (Alexander). A Catalogue of the printed editions and of manuscripts of the Schola Salerni. (p. 67 de Regimen sanitatis salernitanum. Oxford, 1830.)

Die deutsche Literatur von 1854—1867 über öffentliche Gesundheitspflege, zunächst in technischer Beziehung. Nebst einigen Mittheilungen aus der englischen und französischen Literatur und einer Uebersicht englischer Patente über Kloakenwesen, Desinfection und Verwerthung der Abfallstoffe... München, 1868, in 8°.

Mort apparente et inhumations précipitées.

FAVROT. (p. 301 de Funérailles et sépultures. Histoire des inhumations. Paris, 1868.)

GANNAL (Félix). (p. IX de Mort réelle et mort apparente. Paris, 1868.)

10.

Pathologie et thérapeutique médicales et chirurgicales.

Généralités.

GOELICKE (Andreas-Ottomarus). Historia chirurgiæ antiqua, seu conspectus plerorumque... scriptorum veterum, qui... usque ad seculum decimum quintum inclusive chirurgicen operibus suis exornarunt... Halæ Magdeburg., 1713. — Historia chirurgiæ recentior, seu series plerorumque... scriptorum novissimorum, qui seculo decimo sexto et circa initium decimi septimi chirurgicen operibus suis illustrarunt... Halæ Magdeburgicæ, 1713. — Le tout en 1 vol. in 8°.

— Institutiones medicæ secundum principia mechanico-organica reformatæ ... una cum introductione brevi atque succincta in historiam litterariam auctorum qui hanc elementarem artis medicæ partem ad hæc usque nostra tempora scriptis suis illustrare cordi habuere... Francofurti cis Viadrum, 1735, in 4°.

HALLERUS (Albertus). Bibliotheca chirurgica, qua scripta ad artem chirurgicam facientia, a rerum initiis recensentur. Bernæ, 1774—1775, 2 vol. in 4°.

— Bibliothecæ medicinæ practicæ qua scripta ad partem medicinæ practicæ facientia a rerum initiis ad A. MDCCLXXV recensentur... Bernæ, 1776—1787, 4 vol. in 4°.

Le tome IV, comprenant les années 1686—1707, a été publié par Brandis, après la mort de l'auteur.

VIGILIIS A KREUZENFELD (Stephan.-Hieron. de). Bibliotheca chirurgica, in qua res omnes ad chirurgiam pertinentes ordine alphabetico, ipsi vero scriptores quotquot ad annum usque 1779 innotuerunt ad singulas materias ordine chronologico exhibentur... Vindobonæ, 1781, 2 vol. in 4°.

SA MATTOS (Manuel de). Bibliotheca chirurgico-anatomica, ou Compendio historico-critico e chronologico sobre a cirurgia e anatomia, com e especificação de seus auctores, suas obras... Porto, 1788, in 4°. (P.)

PLOUCQUET (Guil.-Godofr.). Initia bibliothecæ medico-practicæ et chirurgicæ realis sive Repertorii medicinæ practicæ et chirurgiæ... Tubingæ, 1793, 8 vol. in 4°.

— Bibliotheca medico-practica et chirurgica realis recentior sive continuatio et supplementa Initiorum bibliothecæ medico-practicæ... Tubingæ, 1799—1803, 4 vol. in 4°.

— Literatura medica digesta, sive Repertorium medicinæ practicæ, chirurgiæ atque rei obstetriciæ... Continuatio et supplementum I... Tubingæ, 1808—1813, 5 vol. in 4°.

Anvisning på tjenlige böcker for dem som studera chirurgiska vetenskapen. Stockholm, 1799, in 8°. (Ch.)

VACQUIÉ (Félix). Bibliographie pathologique ou Catalogue raisonné des meilleurs ouvrages écrits sur la médecine. (p. 247 de Résumé complet de médecine et de pathologie interne... Paris, 1826.)

MEIRIEU (A.-P.). Bibliographie chirurgicale, ou Catalogue raisonné des meilleurs ouvrages écrits sur la chirurgie. (p. 267 de Résumé complet de chirurgie... Paris, 1826.)

KRÜGER (M.-S.). Handbuch der Literatur für die praktische Medicin und Chirurgie, nach den einzelnen Fächern systematisch geordnet... Berlin, 1842, in 8°.

Un second titre en regard porte: „Scripta medico-chirurgica selecta...“

CHELIUS (Maximilian-Joseph). Literatur der Chirurgie. (t. 1. pp. XX—XXX de Handbuch der Chirurgie, 6te Auflage. Wien, 1843.)

Copland (James). A copious bibliography of practical medicine. (A Dictionary of practical medicine. London, 1844 – 1858.)

Zeis (Eduard). Die Literatur und Geschichte der plastischen Chirurgie... Leipzig, 1863, in 8°.

Cancer.

Canquoin. Bibliographie ou Indication des auteurs qui ont écrit spécialement sur le cancer. (p. 433 de Traitement du cancer... Paris, 1838.)

Beauvoisin. Bibliographie ou Indication des auteurs qui ont écrit spécialement sur le cancer, au point de vue chirurgical. (p. IX de Du cancer et de son traitement... Paris, 1842.)

Reproduction de la bibliographie précédente.

Crétinisme.

Literatur des Cretinismus. (Deutsche Vierteljahrs-Schrift, 1845, 23.)

Dents.

Duval. Notice des travaux entrepris sur les dents en France depuis 1790... Paris, 1814, in 8°. (Nouvelle Bibliothèque médicale.)

Maury. Bibliographie de la plupart des auteurs qui ont écrit sur l'art du dentiste ou sur quelques-unes de ses parties. (p. 447 de Traité complet de l'art du dentiste. Paris, 1841.)

Désirabode. Aperçu historique et chronologique des travaux imprimés sur l'art du dentiste, depuis Hippocrate jusqu'à nous... (p. 787 de Nouveaux Eléments complets de la science et de l'art du dentiste. Paris, 1843.)

Rogers (William). Dictionnaire de bibliographie dentaire avec l'indication et l'appréciation des ouvrages qui doivent se trouver dans la bibliothèque d'un dentiste. (p. 219 de Dictionnaire des sciences dentaires. Paris, 1846.)

Harris (Chapin). Dictionary of dental science, biography, bibliography... Philadelphia, 1849, in 8°. (C. W.)

Diathèse purulente.

Ravel (Charles). Recherches bibliographiques sur la diathèse purulente. Paris, 1863, in 8°. (L'Art Médical.)

Eléphantiasis.

Danielssen et Boeck. Bibliographie de... (p. 529 de Traité de la spédalskhed ou éléphantiasis des Grecs. Paris, 1848.)

Epidémies.

Hæser (Henr.). Bibliotheca epidemiographica sive catalogus librorum de historia morborum epidemicorum cum generali, tum speciali conscriptorum... Ienæ, 1842, in 8°.

Autre éd. Gryphiswaldiæ, 1862, in 8°.

Thierfelder (Jo.-Theoph.). Additamenta ad H. Hæseri Bibliothecam epidemiographicam... Misenæ, 1843, in 8°.

Fièvre jaune.

La Roche (R.). Bibliography of yellow fever. (p. XVII de Yellow fever considered in its historical... relations... Philadelphia, 1855.)

Fièvres intermittentes.

Monfalcon (J.-B.). Bibliographie de l'histoire des marais, contenant l'indication des principaux ouvrages qui ont été publiés sur ce sujet et des remarques critiques sur la plupart de ces productions. (p. 479 de Histoire des marais. Paris, 1824.)

Folie.

Friedreich (Jo.-Bapt.). Versuch einer Literärgeschichte der Pathologie und Therapie der psychischen Krankheiten. Von den ältesten Zeiten bis zum neunzehnten Jahrhundert. Würzburg, 1830, in 8°.

FRIEDREICH (Jo.-Bapt.). Synopsis librorum de pathologia et therapia morborum psychorum. Heidelbergæ et Lipsiæ, 1830, in 12.

— Systematische Literatur der ärztlichen und gerichtlichen Psychologie... Berlin, 1833, in 8°.

— Zur psychiatrischen Literatur des XIX. Jahrhunderts (1801—1836). Regensburg, 1842, in 8°. (Ro.)

Goutte.

BRIAU (R.-M.). Bibliographie. (p. 169 de Considérations pratiques sur la goutte. Paris, 1843.)

Hémacelinose.

PIERQUIN DE GEMBLOUX (Claude-Charles). Bibliographie de l'hémacelinose. (Recherches sur... Montpellier, 1820.)

Hémorrhoïdes.

LEPELLETIER (Alm.). Bibliographie des hémorrhoïdes. (p. 156 de Des hémorrhoïdes et de la chûte du rectum. Paris, 1834.)

Luxations.

MELICHER (Ludwig-Joseph). Literatur der angebornen Verrenkungen. (p. 217 de Die angebornen Verrenkungen. Wien, 1845.)

Noyés.

PIA. Notice chronologique des livres, opuscules et avis imprimés sur les noyés et sur les secours qu'on peut leur donner. (p. 97 de Détail des succès de l'établissement que la Ville de Paris a fait établir en faveur des personnes noyées. Amsterdam et Paris, 1773.)

Ophthalmologie.

JUGLER (Jo.-Henr.). Bibliothecæ ophthalmicæ specimen primum... Hamburgi, 1783, in 8°.

Réimprimé en 1785 dans „Opuscula bina medico-litteraria". — Comprend les oculistes célèbres jusqu'à Serenus Sammonicus.

BEER (G.-Joseph). Bibliotheca ophthalmica, in qua scripta ad morbos oculorum facientia, a rerum initiis usque ad finem anni MDCCXCVII breviter recensentur ... Vindobonæ, 1799, 3 vol. in 4°.

Avec un second titre portant: „Repertorium aller bis zu Ende des Jahres 1797 erschienenen Schriften über die Augenkrankheiten ..."

VAN ONSENOORT (A.-G.). Verzeichniss der vornehmsten Originalwerke, welche über die Lehre von den Augenkranhheiten im Allgemeinen handeln. (p. 67 de Geschichte der Augenheilkunde. Bonn, 1838.)

Paralysies.

RAVEL. Recherches bibliographiques sur les paralysies consécutives aux maladies aiguës. Cavaillon, 1864, in 8°.

Pellagre.

CARENO (Aloysius). Auctores præcipui qui de pellagra usque adhuc scripserunt. (p. 135 de Observationes de epidemica constitutione anni 1789 in civico nosocomio viennensi. Accedit tentamen de morbo pellagra. Vindobonæ, 1794.)

Peste.

HANISIUS (Dav.). Catalogus scriptorum et tractatuum de peste. Guelpherbii, 1680, in fol. (Ro.)

BERNT (Car.). Dissertatio inauguralis medico-litteraria exhibens loimographos sæculi XIV et XV. Vindobonæ, 1831, in 8°. (Ch.)

DUFTSCHMID (Jo.). Dissertatio inauguralis medico-litteraria exhibens loimographos sæculi XIV et XV. Vindobonæ, 1832, in 8°. (Ch.)

HAMPE (Clemens). Dissertatio inauguralis medico-litteraria exhibens loimographos sæculi XV. Vindobonæ, 1832, in 8°. (Ch.)

CURCI (Leopoldo). Autori che hanno scritto su le pesti, e febbri pestilenziali: su gli avvelamenti da' rettili velenosi;

e sulle verminazioni. (p. 113 de Nuove scoverte... per guarirsi dal morbo colera ... Napoli, 1837.)

Coletti (Gi.-B.). Bibliografia sanitaria ossia Descrizione alfabetica degli Autori e dei titoli delle opere, memorie, opuscoli, regolamenti, istituzioni... che trattano e fanno menzione di pesti orientali, di contagi e di amministrazione sanitaria... Firenze, in 8°. (P.)

En cours de publication. A commencé à paraître en 1856. — Edité par Morelli.

Phthisie.

Le Couppey. Table des principaux ouvrages publiés sur la phthisie pulmonaire. (p. 23 de Comment on peut guérir la phthisie pulmonaire... Paris, 1847.)

Scarlatine.

Noirot (L.). Bibliographie de la scarlatine. (p. 379 de Histoire de la scarlatine. Paris, 1847.)

Scorbut.

Krebel (R.). Geschichte und chronologische Uebersicht der Gesammtliteratur des Scorbuts... St. Petersburg, 1849, in 8°.

Syphilis.

Astruc. Index chronologicus auctorum qui de lue venerea, vel luis venereæ remediis, scripserunt ab ingressu morbi ad exitum usque seculi decimi sexti, cum brevi plerorumque operum analysi et epicrisi. (p. 537 de De morbis venereis libri novem... Lutetiæ Parisiorum, 1740.)

Lefevre de St. Ildefond. Suite de la Bibliographie de M. Astruc. (t. I, p. 64, de Le Médecin de soi-même. Paris, 1775.)

Gruner (C.-G.) ... Spicilegium scriptorum de morbo gallico. I. (—XV.) Ienæ, 1799—1802, in 4°.

Hacker. (Heinr.-Aug.). Literatur der syphilistischen Krankheiten vom Jahre 1794 bis mit 1829, als Fortsetzung der Girtannerschen Literatur zu betrachten, welche in dem 2. und 3. Bande seines Werkes „Abhandlung über die venerischen Krankheiten" enthalten ist und bis zum Jahre 1794 reicht. Leipzig, 1830, in 8°.

— Neueste Literatur der syphilitischen Krankheiten von 1830 — 1838, nebst Nachträgen zu früheren Jahren. Leipzig, 1839, in 8°.

Vaccine.

Krünitz (Joh.-Georg). Verzeichniss der vornehmsten Schriften von den Kinderpocken und deren Einpfropfung ... Leipzig, 1768, in 8°.

Olberg (Franz). Beiträge zur Literatur der Blattern und deren Einimpfung, vom Jahre 1768 bis 1790, 1 Bändchen. Halle, 1791, in 8°. (Ch.)

Ring (Jo.). An account of the various publications which have appeared on the vaccine inoculation in Great-Britain and other parts of the world. (A Treatise of cowpox... London, 1801 —1803.) (Ro.)

Schweikhard (Chr.-L.). Beiträge zur Literatur über die Kuhpocken und ihre Impfung, vom Jahre 1795—1807. Carlsruhe, 1809, in 8°. (Ro.)

Maygrier (A.). Essai d'une Bibliographie sommaire et raisonnée de la vaccine ou revue rapide des principaux écrits, travaux et discussions sur cette maladie depuis Jenner jusqu'aux dernières expériences de MM. Lafosse, H. Bouley et Chauveau... Paris, juillet 1865, in 8°.

11.

Obstétrique.

SCHENCK A GRAFFENBERG (Jo.-Geo.). Pinax auctorum in re medica, Græcorum, Latinorum priscorum, Arabum, Latino-barbarorum, Latinorum recentium tum et peregrinis linguis cluentium, extantium, mss., promissorum, vel desideratorum, qui gynæcia sive muliebria ex instituto scriptis excoluerunt et illustrarunt. Argentorati, 1606, in 8°. (Ch.)

SCHWEICKHARD (Christ.-Ludov.). Tentamen catalogi rationalis dissertationum ad artem obstetriciam spectantium ab anno MDXV. ad nostra usque tempora... Francofurti ad Mœnum, 1795, in 8°. (P.)

1197 dissertations.

PLOUCQUET (Guil.-Godofr.). Litteratura medica digesta sive Repertorium medicinæ practicæ, chirurgiæ atque rei obstetriciæ... — continuatio et supplementum I... Tubingæ, 1808—1813, 5 vol. in 4°.

DAVIDSON. Zur geburtshülflichen Bibliographie. (Monatsschrift für Geburtskunde, 1864, XXIII, 336.) (C. J.)

JOULIN. Index des ouvrages publiés sur les accouchements. (pp. VII—XII de Traité complet d'accouchements, 1866.)

12.

Homœopathie.

Bibliotheca homœopathica. Verzeichniss der für die Homöopathie erschienenen Schriften. Arnsberg, 1832, in 8°. (Ch.)

SCHRECK (Ludwig). Bibliotheca homœopathica oder Verzeichniss aller bis zur Mitte des Jahres 1833 erschienenen Werke und Schriften über Homöopathie. Nach den Namen der Verfasser alphabetisch geordnet. Leipzig, 1833, in 12. (C.)

2. Auflage. Leipzig, 1842, in 8°.
3. Auflage bearbeitet von Kleinert. Leipzig, 1862, in 8°.

13.

Médecine militaire.

BALDINGER (Ern.-Godofr.)... Introductio in notitiam scriptorum medicinæ militaris antehac edita, nunc vero limitatior (sic) et additamentis ab auctore additis recusa. Berolini, 1764, in 8°.

LE BEGUE DE PRESLE. Catalogue des ouvrages qui traitent de la conservation de la santé des soldats, de leurs maladies, des hôpitaux et des remèdes. (t. I, p. CCXLIX de Monro, Médecine d'armée, traduction de l'anglais. Paris, 1769.)

IRVING (James). A concise View of the progress of military medical literature in this country, being a chronological arrangement of authors, with critical remarks on their works. (Edinb. Journ., 1845, LXIII, 83, 285 et LXIV, 115.)

Essai d'une bibliographie universelle de la médecine, de la chirurgie et de la pharmacie militaires. Paris, 1862, in 8°. Tome I.

14.

Matière médicale et pharmacie.

Généralités.

BALDINGER (Ern.-Godofr.). Catalogus dissertationum quæ medicamentorum historiam, fata et vires exponunt. Altenburgi, 1768, in 4°.

— Litteratura universa materiæ medicæ, alimentariæ, toxicologiæ, pharmaciæ et therapiæ generalis, medicæ atque chirurgicæ, potissimum academica. Marburgi, 1793, in 8°. Avec portrait.

Autre éd. de l'ouvrage précédent.

Kuinneth (Geo.-Frid.)... Specimen bibliothecæ selectæ artis pharmaceuticæ oder Versuch einer Bibliothek der Apothekerkunst... Francofurti et Lipsiæ, 1796, in 8°.

Sterler (Aloys). Darstellung der Fortschritte und des gegenwärtigen Zustandes der Pharmacie in Baiern, mit Hinsicht auf die landesherrlichen Verordnungen und vorzüglicher Würdigung des pharmaceutischen Vereins in Baiern. München, 1818, in 8°. (Ch.)

Contenant la liste des anciens ouvrages de pharmacie imprimés en Bavière.

Scherer (Alex.-Nic. a). Literatura pharmacopœarum... Lipsiæ et Soraviæ, 1822, in 8°.

Un second titre en regard porte: „Codex medicamentarius europæus. Sectio septima, literaturam pharmacopœarum exhibens."

Mèze (P. de). Fastes de la pharmacie française. Exposé des travaux scientifiques publiés depuis quarante années par les pharmaciens français, avec l'indication des ouvrages dans lesquels ces travaux ont été consignés; suivis d'un dictionnaire des résultats obtenus de l'analyse des substances végétales; précédé d'un annuaire indiquant, mois par mois, l'époque ordinaire et la récolte des plantes indigènes, et présentant, par ordre alphabétique, le nom des pharmaciens dont les travaux ont enrichi la science... Publié sous la direction de M. A. Chevallier. Paris, 1830, in 8°.

Engelmann (Wilh.). Bibliotheca pharmaceutico-chemica oder Verzeichniss derjenigen pharmaceutisch-chemischen Bücher, welche seit der Mitte des vorigen Jahrhunderts bis zur Mitte des Jahres 1837 in Deutschland erschienen sind. Ein besonderer Abdruck aus der „Bibliotheca medico-chirurgica et pharmaceutico-chemica". Leipzig, 1838, in 8°. (Ch.)

Pereira (J.). Tabular View of the literature and history of the materia medica. London, 1840, in 8°. (Ro.)

Botanique médicale.

Trew (Chr.-Jac.). Librorum botanicorum catalogi duo, quorum prior recentiores quosdam, posterior plerosque antiquos ad annum 1550 usque excusos ad ductum propriæ collectionis breviter recenset. Norimbergæ, 1752, in fol. — Catalogus tertius, in quo recentiores quosdam... recenset. Norimbergæ, 1757, in fol.

Seguier (Jo.-Franc.). Bibliotheca botanica, sive catalogus auctorum et librorum, qui de re botanica, de medicamentis ex vegetabilibus paratis, de re rustica, et de horticultura tractant... Accessit Bibliotheca botanica Jo.-Ant. Bumaldi, seu potius Ovidii Montalbani, Bononiensis, nec non auctarium in Bibliothecam botanicam cl. Seguierii, opera Laur.-Theod. Gronovii. Lugduni Batavorum, 1760, 2 parties en 1 vol. in 4°.

Haller (Albert de). Bibliotheca botanica, quâ scripta ad rem herbariam facientia, a rerum initiis recensentur... Tiguri, 1771—1772, 2 vol. in 4°.

Eaux minérales.

Grosse (Joh.-Matth.). Bibliotheca hydrographica das ist vollständiges Verzeichniss aller bekannten Schriften, welche von den Heil-, Gesund- und Sauerbrunnen, warmen und wilden Bädern, mineralischen und metallischen Wassern, sowohl in- als ausserhalb Deutschland handeln, mit Vorrede von Jo.-Jac. Baier. Nürnberg, 1729, in 4°. (Ch.)

Carrère (J.-B.-F.). Catalogue raisonné des ouvrages qui ont été publiés sur les eaux minérales en général et sur celles de la France en particulier, avec une notice de toutes les eaux minérales de ce royaume, et un tableau des différens degrés de température de celles qui sont thermales. Publié d'après le vœu de la Société royale de médecine. Paris, 1785, in 4°.

(FINSTER [Jac.]). Alphabetisches Verzeichniss der Schriften über Bäder und Mineralwasser, welche sich in der Bibliothek der medicinisch-chirurgischen Lesegesellschaft in Zürich befinden. Zürich, 1832, in 8°. (Ch.)

Catalogue de 1094 ouvrages laissés par Usteri.

CHENU. Catalogue des ouvrages généraux et particuliers publiés sur les eaux minérales. (t. I, p. 391 de Essai pratique sur l'action thérapeutique des eaux minérales, suivi d'un Précis analytique des sources minéro-thermales connues. Paris, 1840.)

(DIETRICH [E.]). Bibliotheca hydriatica, oder Verzeichniss der wichtigsten bis zur Jubilate-Messe 1842 erschienenen Werke und Schriften über Wasserheilkunde, nebst den neuesten Schriften über vorzügliche Mineralbäder, und dem Verzeichniss bereits vorhandener Wasserheilanstalten. Nach den Namen der Verfasser alphabetisch geordnet. Leipzig, 1842, in 8°.

Sangsues.

MOQUIN-TANDON. Bibliographie des sangsues. (p. 399 de Monographie de la famille des hirudinées. Paris, 1846.)

15.

Médecine légale et Jurisprudence médicale.

GOELICKE (Andr.-Ottom.). Introductio in historiam litterariam scriptorum qui medicinam forensem commentariis suis illustrarunt. Francofurti ad Viadrum, 1723, in 4°. (Ch.)

Autre éd. 1735.

DANIEL (Christ.-Friedr.)... Entwurf einer Bibliothek der Staats-Arzneikunde oder der gerichtlichen Arzneikunde und medicinischen Polizey von ihrem Anfange bis auf das Jahr 1784. Halle, 1784, in 8°.

WEBER (Aug.-Gottl.). Entwurf einer Bibliothek der Volksarzneikunde, von ihrer Entstehung bis auf das Jahr 1787. (p. 41 de Vermischte Abhandlungen aus der Arzneiwissenschaft. Leipzig, 1788.) (Ro.)

SCHWEICKARD (C.-L.). Tentamen catalogi rationalis dissertationum ad medicinam forensem et politiam medicam spectantium ab anno 1569 ad nostra usque tempora. Francofurti ad Mœnum, 1796, in 8°. (Ch.)

616 Dissertations.

KNEBEL (Imman.-Gli.). Handbuch der Literatur für die gerichtliche Arzneikunde bis zu Ende des achtzehnten Jahrhunderts. Erste Abtheilung. Görlitz, 1806, in 8°. (Ch.)

WILDBERG (Chr.-Fr.-Ludov.). Bibliotheca medicinæ publicæ, in qua scripta ad medicinam et forensem et politicam facientia ab illarum scientiarum initiis ad nostra usque tempora digesta sunt. Berolini, 1819, 2 vol. in 4°.

SCHURÉ. Literatur der französischen Staatsarzneikunde. (Schneider, Annalen der gesammten Staatsarzneikunde, 1836, I.) (Ro.)

KAPPLER (Friedr.). Handbuch der Literatur des Criminalrechts und dessen philosophischer und medicinischer Hülfswissenschaften. Stuttgart, 1838, in 8°. (Ch.)

BECK. Catalogue of books refering to medical jurisprudence. (p. 1097 de Elements of medical jurisprudence. London, 1842.)

16.

Art vétérinaire.

KRÜNITZ (Joh.-Georg). Verzeichniss der vornehmsten von der Rindviehseuche ... Leipzig, 1767, in 8°.

KRÜNITZ (Joh.-Georg). Nachrichten von veterinarischen Werken als Commentar über seinen Entwurf. Erster Band. Stendal, 1785, in 8°. (Ch.)

HENZE (Jo.-Carl-Gli.). Entwurf eines Verzeichnisses veterinarischer Bücher und einzelner Abhandlungen, die zur theoretischen und practischen Kenntniss von Pferden, Eseln, Mauleseln, Rindvieh, Schaafen, Ziegen und Schweinen den Vieharzneikundigen nützen können. Göttingen und Stendal, 1781, in 8°. (Ch.)

RODRIGUEZ. Catalogo de algunos auctores Españoles, que han escrito de veterinaria, agricoltura... Madrid, 1790, in 4°. (Ch.)

BÜRGER (H.). Bibliothek der Veterinairkunde. Berlin, 1823, in 8°. (Ch.)

LEUCKART (F.-S.). Einleitung in die Organiatrik und insbesondere die Zoiatrik oder Thierarzneikunde. Nebst Angabe der wichtigeren allgemeinen, teutschen und ausländischen thierarzneilichen Schriften. Heidelberg, 1832, in 8°. (Ch.)

ENSLIN (Theodor-Christian-Friedr.). Bibliotheca veterinaria oder Verzeichniss der in älterer und neuerer Zeit bis zur Mitte des Jahres 1842 in Deutschland erschienenen Bücher über alle Theile der Thierarzneikunde... Von neuem gänzlich umgearbeitet von Wilhelm Engelmann... Zweite... Auflage. Leipzig, 1843, in 8°.

Supplément à l'ouvrage ayant pour titre: „Bibliotheca medico-chirurgica."

LAZARO (Ramon-Llorente). Compendio de la Bibliografia de la veterinaria española, con algunas noticias históricas de este ciencia en nuestra patria, y con las reglas de moral á que debe el veterinario ajustar su conducta facultativa... Madrid, 1856, in 8°. (P.)

SCHRADER (G.-W.). Biographisch-literarisches Lexicon der Thierärzte aller Zeiten und Länder, sowie der Naturforscher, Aerzte, Landwirthe, Stallmeister u. s. w., welche sich um die Thierheilkunde verdient gemacht haben... Vervollständigt und herausgegeben von Eduard Hering. Mit 43 Portraits und 95 Namenzügen. Stuttgart, 1863, in 8°. (P.)

II.
Biographie.

1.
Généralités.

CHAMPIER (Symphorien). Index librorum in hoc volumine contentorum. Domini Symphoriani Champerii... libelli duo. Primus de medicine claris scriptoribus in quinque partitus tractatus... (s. l. n. d.,) in 8°. Caractères gothiques.

BRUNNFELSIUS (Ot.). Catalogus illustrium medicorum, sive de primis medicinæ scriptoribus... Argentorati, J. Schottus, 1530, in 4°.

JUSTUS (Wolfgang). Chronologia, sive temporum supputatio, omnium illustrium medicorum, tam veterum, quam recentiorum, in omni linguarum cognitione, a primis artis medicæ inventoribus et scriptoribus, usq; ad nostram ætatem... Francophorti ad Viadrum, J. Eichorn, 1556, in 8°.

CASTELLANUS (Petrus). Vitæ illustrium medicorum qui toto orbe, ad hæc usque tempora floruerunt... Antwerpiæ, G. a Tongris, 1618, in 8⁰.

GOELICKE (Andr.-Ottom.). Historia medicinæ universalis qua celebriorum ... quorumcunque medicorum qui a primis artis natalibus ad nostra usque tempora inclaruerunt, vitæ, nomina, dogmata singularia... adcurate pertractantur... hinc inde observationibus et adnotationibus illustrantur... Francofurti ad Viadrum, 1721, 1718, 1719, 1720, 4 parties in 8⁰.

— Historia medicinæ universalis... Francofurti cis Viadrum, (s. d.,) in 8⁰.

Réimpression de la 1re partie de l'ouvrage précédent.

NICERON. Mémoires pour servir à l'histoire des hommes illustres dans la république des lettres, avec un catalogue raisonné de leurs ouvrages. Paris, 1727 —1745, 43 vol. in 12.

Contenant un très-grand nombre de notices sur des médecins.

KESTNER (Chr.-Wilh.). Medicinisches Gelehrtenlexicon, darinnen die Leben der berühmtesten Aerzte, sammt deren wichtigsten Schriften, sonderbaresten Entdeckungen und merkwürdigsten Streitigkeiten... Nebst einer Vorrede Herrn Gottlieb Stolle... Iena, 1740, in 4⁰.

ELOY (Nic.-Franç.-Joseph). Dictionnaire historique de la médecine, contenant son origine, ses progrès, ses révolutions, ses sectes et son état chez différents peuples; ce que l'on a dit des dieux ou héros anciens de cette science; l'histoire des plus célèbres médecins, philosophes ou personnes savantes de toutes nations qui ont concouru à son avancement; des fameux anatomistes, chirurgiens, botanistes et chimistes; avec l'exposition de leurs sentiments et de leurs découvertes, et le catalogue de leurs principaux ouvrages; le tout d'après ce que les meilleurs auteurs ont écrit sur cette matière. Liège et Francfort en foire, 1755, 2 vol. in 8⁰.

ELOY (Nic.-Franç.-Joseph). Dictionnaire historique de la médecine ancienne et moderne, ou mémoires disposés en ordre alphabétique, pour servir à l'histoire de cette science, et à celle des médecins, anatomistes, botanistes, chirurgiens et chimistes de toutes nations... Mons, 1778, 4 vol. in 4⁰.

MATTHIAE (Geo.). Conspectus historiæ medicorum chronologicus, in usum prælectionum academicarum... Gottingæ, 1761, in 8⁰.

CARRÈRE (Joseph-François). Bibliothèque littéraire, historique et critique de la médecine ancienne et moderne. Contenant l'histoire des médecins de tous les siècles et de celui où nous vivons; celle des personnes savantes de toutes les nations qui se sont appliquées à quelque partie de la médecine, ou qui ont concouru à son avancement; celle des anatomistes, des chirurgiens, des botanistes, des chimistes... le catalogue et les différentes éditions de leurs ouvrages... l'origine de la médecine, ses progrès, ses révolutions, ses sectes, son état chez les différens peuples... Paris, 1776, 2 vol. in 4⁰.

A—Coi. C'est tout ce qui a paru.

— Lettre de... à M. Bacher... un des nouveaux auteurs du „Journal de médecine". 3 décembre 1776. (s. l. n. d.) in 8⁰.

Au sujet de la critique faite par M. Bacher de l'ouvrage précédent.

— Lettres de... à M. Bacher... pour servir de réponse aux „Assertions d'un littérateur, critique, philologue, biographe et bibliographe moderne" publiées dans le „Journal de médecine" des mois d'avril, mai, juin, juillet, août, septembre, octobre et novembre 1777, sous le nom de M. Bacher. Londres et Paris, 1777, in 8⁰.

— Analysé critique du „Journal de médecine" depuis qu'il est rédigé par MM. Bacher et Du Mangin, c'est-à-dire depuis le mois d'octobre 1776 jusqu'au mois de décembre 1777. (s. l. n. d.,) in 8⁰.

Extrait de la 9e des Lettres portées sous l'article précédent.

Biographie médicale, c'est-à-dire les vies des médecins célèbres avec des notices sur leurs ouvrages. (Encyclopédie méthodique. Médecine, par une société de médecins, mise en ordre et publiée par M. Vicq-d'Azyr, 1787-1830.)

HUTCHINSON (Benj.). Biographia medica; or, historical and critical memoirs of the lives and writings of the most eminent medical characters that have existed from the earliest account of time to the present period. With a catalogue of their literary productions. London, 1799, 2 vol. in 8⁰.

Autre éd. 1809.

HANIN (Louis). Dictionnaire biographique des médecins célèbres de tous les temps. (p. 367 de Vocabulaire médical. Paris, 1811.)

MICHAUD. Biographie universelle ancienne et moderne... Paris, 1811—1857, 84 vol. in 8⁰ dont 29 de supplément.

Nouvelle éd. Paris, 1854—1865, 45 vol. gr. in 8⁰.

Biographie médicale. Paris, 1820—1825, 7 vol. in 8⁰.

Complément du „Dictionnaire des sciences médicales".

Biographie der Aerzte. Aus dem Französischen mit einigen Zusätzen von A.-F. Brüggemann... Halberstadt, 1829—1830, in 8⁰. (E.)

1 Bd. 1—4 Heft. C'est tout ce qui a paru. — Traduction de l'ouvrage précédent.

VACQUIÉ (Félix). Biographie des médecins les plus célèbres, anciens et modernes. (p. 225 de Résumé complet de médecine... Paris, 1826.)

DEZEIMERIS, OLLIVIER et RAIGE DELORME. Dictionnaire historique de la médecine ancienne et moderne ou Précis de l'histoire générale, technologique et littéraire de la médecine; suivi de la bibliographie médicale du dix-neuvième siècle et d'un répertoire bibliographique par ordre de matières... Paris, 1828—1839, 4 vol. in 8⁰.

Physic and physicians: a medical sketch book, exhibiting the public and private life of the most celebrated medical men of former days. With memoirs of eminent living London physicians and surgeons. London, 1839, 2 vol. in 8⁰. (Ro.)

WINSLOW (Forbes). Physic and physicians, a medical sketch-book, exhibiting the public and private life of the most celebrated medical men of the past and present times. London, 1839, 2 vol. in 8⁰. (Ro.)

PETTITGREW (Thomas-Joseph). Medical portrait gallery. Biographical memoirs of the most celebrated physicians, surgeons, etc., etc. who have contributed to the advancement of medical science... London, 1839—1840, 4 vol. in 4⁰. Avec portraits.

Biographie médicale. Paris, 1840, 2 vol in 8⁰.

6e division de „Encyclopédie des sciences médicales".

Nouvelle Biographie générale depuis les temps les plus reculés jusqu'à nos jours, avec les renseignements bibliographiques et l'indication des sources à consulter; publié... sous la direction de M. le Dr. Hoefer. Paris, 1862—1866, 46 vol. in 8⁰.

2.

Détails.

SAMBUCUS (Jo.). Icones veterum aliquot ac recentium medicorum philosophorumque. Antwerpiæ, 1574, in fol. (Ch.)

Autre éd. 1603. Lugduni Batavorum, in fol.

— Veterum aliquot ac recentium medicorum philosophorumque icones.

Cum ejusdem ad singulas elogiis. Amstelodami, 1612, in fol. (R.)

FERSIUS (Jo.-Fersch.). De viris in materiam medicam et rem herbariam bene meritis. Vratislaviæ, 1594, in 8°. (Ch.)

MOLANUS (Joannes). Medicorum ecclesiasticum diarium. Lovanii, J. Masius et P. Zangrius, 1595, in 8°.

Au sujet des médecins considérés comme saints.

BZOVIUS (Abr.). Nomenclator sanctorum professione medicorum, anniversariam quorum festivitatem universalis celebrat ecclesia... Romæ, 1612, in fol.

Autres éd. 1621. Romæ, in 12.
1623. Coloniæ Agrippinæ, in 12.

DU VAL (Guill.). Litaniæ de beatissima Virgine Maria... Oratio ad sanctos, et sanctas medicinæ professione ... illustres. Preces pro... Ludovico justo, pro regina, pro regia prole, pro cardinale duce Armando Joanne de Richelieu... Accessit catalogus hagiatricus et historia monogramma, sive nomenclatura historica sanctorum medicorum et medicarum... Parisiis, 1642, in 12.

— Historia monogramma, sive pictura linearis sanctorum medicorum et medicarum, in expeditum redacta breviarium. Adjecta est series nova, sive auctarium de sanctis præsertim Galliæ, qui ægris opitulantur, certosque percurant morbos. Item digressiuncula de plantis nomenclaturæ sanctioris. Ipsa denique pietas Facultatis medicinæ parisiensis nimirum Litaniæ de beatissima Virgine deipari. Oratio ad sanctos medicos, et sanctas medicas. Preces pro rege, regina et regia prole, singulis sabbathis post sacrum recitari solitæ, in sacello Facultatis... Accessit præsentatio licentiandorum solenni oratione celebrata, die 29. junii 1642. Parisiis, 1643, in 4°.

La pagination recommence plusieurs fois.

VILLAN (Estevan de). Libro de las vidas de doze principes de la medicina y de su origen... Burgos, 1647, in 12.

Apollon, le Centaure Chiron, Esculape, Hippocrate, Aristote, Dioscoride, Galien, Rhasès, Avicenne, Averroès, Mesué, Arnaud de Villeneuve.

LEO (J.). Historiæ medicorum et philosophorum quorundam, edente Hottingero. Tiguri, 1664, in 4°. (Ro.)

BARTHOLIN (Thomas)... De medicis poetis dissertatio. Hafniæ, 1669, in 8°.

REDLICH (Paul.-Roch.). Elogium et Cœmeterium medicorum ex variis voluminibus concentratum. Pragæ, 1688, in 4°. (Ch.)

MOLLERUS (D.-G.). Indiculus medicorum philologicorum ex Germania oriundorum. Altdorfii, 1691, in 4°. (Ch.)

FRANCK DE FRANCKENAU (Georg.) ... De medicis philologis epistola... Wittenbergæ, 1691, in 4°.

BÖTTICHER (Andr.-Jul.). De fatis medicorum. Helmestadii, 1701, in 4°. (Ch.)

BURGGRAF (Jo. - Phil.). Libitina ovans fatis Hygieæ, seu de medicæ artis æque ac medicorum præcipuis fatis dissertatio epistolica. Francofurti a. M., 1701, in 8°. (Ch.)

Médecins frappés de mort subite et violente.

ROUKEMA (Roelof). Naamboek der beroemden genees- en heelmesters van alle euwen. Amsterdam, 1705, in 8°. (Ch.)

CARPZOV et MOERLINUS.... Medicos ab ecclesia pro sanctis habitos... præses M. Christ.-Bened. Carpzov... et respondens J.-Ch. Moerlinus... defendent. Lipsiæ, 1709, in 4°.

WILISCH (Christ.-Fridr.). De medicis præstantissima literarum elegantiorum laude illustribus. Annabergæ, 1709, in fol. (Ch.)

LANGEN (Herrm.-Ulric. a). De nummis et marmoribus medicorum memoriam referentibus. Ienæ, 1715, in 4°. (Ch.)

Burckhard (Jac.). Medicus gravissimus humanitatis studiorum vindex ex historia litteraria adumbratus. Accedit Jo. Caselii Epistola de medica arte præstantibus studiis etiam sapientiæ claris et aliis ingenii dotibus præditis sæculi XVI viris. Wolfenbüttelii, 1716, in 8°. (Ch.)

Contenant une liste des médecins qui se sont fait connaître comme philologues, poëtes, historiens et littérateurs.

Fontenelle. Histoire du renouvellement de l'Académie... des sciences en MDCXCIX, et les éloges des académiciens morts depuis ce renouvellement... Paris, 1719—1722, 3 vol. in 12.

— Suite des Éloges des académiciens ... morts depuis l'an MDCCXXII... Paris, 1733, in 12.

Fürstenau (Jo.-Herrmann). De fatis medicorum oratio. Rinteln, 1720, in 8°. (Ch.)

Mead (Richard). Oratio anniversaria Harveiana, in theatro regii medicorum londinensium Collegii habita, ad diem 18 octobris 1723. Adjecta est dissertatio de nummis quibusdam a Smyrnæis in medicorum honorem percussis. Londini, 1724, in 4°.

Autre éd. 1725. Lugduni Batavorum, in 8° avec 3 planches.

Löscher (Valent.-Ernest). Medici insignes humanitatis studiorum vindices decas I (—III). Dresdæ, etc., 1736 —1740, in 4°. (Ch.)

Schacher (Polyc.-F.). Dissertatio historico-critica de feminis ex arte medica claris quam... philosophorum ordinis auctoritate P.-F. Schacher... et J.-H. Schmidius tuebuntur. Lipsiæ, 1738, in 4°.

Hempel (Chr.-F.). Sendschreiben von den berühmten Familien der Aerzte. Halle, 1742, in 4°. (Ch.)

Dortous de Mairan. Éloges des académiciens de l'Académie... des sciences, morts dans les années 1741, 1742 et 1743... Paris, 1747, in 12.

Sandiford (Guil.). Dissertatio de viris de re medica optime merentibus. Leidæ, 1757, in 8°. (Ch.)

Goujet (l'abbé Cl.). Mémoire historique et littéraire sur le Collège royal de France... Paris, 1758, 3 vol. in 12.

Le tome III contient: „Lecteurs et professeurs royaux en médecine, en pharmacie et en botanique."

Fouchy. Éloges des académiciens de l'Académie... des sciences morts depuis l'an 1744... Paris, 1761, in 12.

Tome I. C'est tout ce qui a paru.

(Du Monchaux.) Anecdotes concernant les médecins les plus célèbres. (Anecdotes de médecine... Paris, 1766.)

Moehsen (Jo.-Car.-Guil.). Commentatio prima de medicis equestri dignitate ornatis. Præmissa est Dissertatio de vera felicitate e studio et exercitio artis medicæ capienda, philosopho æque ac christiano digna. Berolini, (1768,) in 4°.

— Verzeichniss einer Sammlung von Bildnissen, grösstentheils berühmter Aerzte; sowohl in Kupferstichen, schwarzen Kunst- und Holzschnitten, als auch in einigen Handzeichnungen. Diesem sind verschiedene Nachrichten und Anmerkungen vorgesetzt, die sowohl zur Geschichte der Arzneigelahrtheit, als vornehmlich zur Gechichte der Kunst gehören. Berlin, 1771, in 4°.

— Beschreibung einer berlinischen Medaillen-Sammlung, die vorzüglich aus Gedächtniss-Münzen berühmter Aerzte bestehet; in welcher verschiedene Abhandlungen, zur Erklärung der alten und neuen Münzwissenschaft, imgleichen zur Geschichte der Arzneigelahrtheit und der Literatur eingerücket sind... Berlin und Leipzig, 1773 —1781, 2 vol. in 4° avec planches.

(Goulin.) Conjectures sur le temps où ont vécu plusieurs anciens médecins. Par un membre de la Société patriotique de Hesse-Hombourg. (s. l. n. d.,) in 12.

Vicq-d'Azyr. Éloges lus dans les séances publiques de la Société royale de médecine... Paris, 1778, in 4⁰.

— Suite des Éloges... (2e—7e Cahier). Paris, 1780—1798, in 4⁰.

Les différents Éloges de cette collection ont paru d'abord dans l',,Histoire de la Société royale de médecine.''

Baier (Ferdin.-Jac.). Dissertatio epistolaris de claris pharmacopoeis historiæ naturalis amplificatoribus... Norimbergæ, (1779,) in 4⁰.

Kühn (Car.-Gottl.). De philosophis ante Hippocratem medicinæ cultoribus ad Celsi de medic. præfat. specimen I... ad disceptandum proponunt M.-C.-G. Kühn... et C.-G. Webel... Lipsiæ, 1781, in 4⁰.

Au sujet de Pythagore, d'Alcméon et d'Empédocle. — C'est tout ce qui a paru. — Réimprimé dans les opuscules de Kühn et dans ceux d'Ackermann.

Gallerie der berühmtesten Wundärzte Frankreichs... Mit Kupfern. Leipzig, 1787, 2 vol. in 8⁰.

(Struve [Chr.-Aug.]). Interessante Anecdoten für Aerzte und Nichtärzte zur Aufheiterung und belehrenden Unterhaltung. Görlitz, 1796, in 8⁰. (Ch.)

Eicken (G.-W. von). Gedächtnissblätter, enthaltend Nachrichten von dem Leben und Charakter verdienter Aerzte und Naturforscher. I. Band. Elberfeld, 1797, in 8⁰. (R.)

(Zapf [Geo.-Guil.]). Abbildungen berühmter und besonders um die Arzneikunde verdienter Gelehrten, nebst ihren vornehmsten Lebensumständen; 18 Hefte mit 180 Bildnissen. Augsburg, 1805, in 4⁰. (Ch.)

Coste. Notices sur les officiers de santé de la grande armée morts en Allemagne, victimes de leur zèle, depuis le 1er Vendémiaire an XIV jusqu'au 1er février 1806. Augsbourg, (s. d.,) in 8⁰.

Latour (J.-L.-F.-Dom.). Éloges académiques prononcés à la Société des sciences physiques, médicales et d'agriculture d'Orléans pendant l'an 1810... Orléans, 1810, in 8⁰.

Peterska (Jo.-Steph.). Memoria virorum eruditorum de arte medica optime meritorum. Pesth, 1810, in 8⁰. (Ro.)

Cancellieri (Francesco). Memorie di S. medico martire e cittadino di Otricolli... con le notizie de' medici e delle medichesse illustri per santità. Roma, 1812, in 12.

Cuvier. Recueil des éloges historiques lus dans les séances publiques de l'Institut... de France... Strasbourg, 1819—1827, 3 vol. in 8⁰.

Elwert (Jo.-Casp.-Phil.). Von den Aerzten, welche sich des seltenen Glückes zu erfreuen hatten, nicht nur ein hohes Alter zu erreichen, sondern auch das Jubiläum ihrer Doctorwürde zu erleben. Hildesheim, 1822, in 4⁰. (Ch.)

Bildnisse berühmter Aerzte und Naturforscher. Leipzig, 1824, in 8⁰. (Ch.)

1. Lieferung: Hippocrate, Haller, Linnée, Cuvier. — C'est tout ce qui a paru.

J. C. K**n. Interessante Anecdoten und Biographieen berühmter Aerzte. Eisenberg, 1824, in 8⁰. (Ch.)

Autre éd. 1842.

Wadd (W.). Nugæ chirurgicæ; or a biographical miscellany illustrative, of a collection of professional portraits. London, 1824, in 8⁰. (Ch.)

Dufriche-Desgenettes (René-Nicol.). Essais de biographie et de bibliographie médicales. Paris, 1825, in 8⁰.

Tiré à 50 ex. — Extraits en majeure partie de la ,,Biographie universelle'' et de la ,,Biographie médicale''.

Professional Anecdotes, or Ana of medical literature... London, 1825, 3 vol. in 18.

Contenant un grand nombre de biographies, les plans des écoles de médecine de Londres et d'Édimbourg; les portraits de Mayerne, de Harvey, de Cheselden, de Linnée, de Boerhaave, de Jenner, de Willis, de Garth, de Hunter, de Black et de Sydenham et plusieurs facsimile.

SAINTE-MARIE (Etienne). Dissertation sur les médecins poëtes. Paris, octobre 1825, in 8°.

VIGNERON. Galerie médicale dessinée et lithographiée par Vigneron; avec des notices biographiques et littéraires, par G.-T. Doin... Paris, 1825—1829, gr. in fol. avec 32 portraits.

Livraisons 1—8. C'est tout ce qui a paru.

RUDOLPHI (C.-A.)... Index (1—3) numismatum in virorum de rebus medicis vel physicis meritorum memoriam percussorum. Berolini, 1825—1829, 3 vol. in 8°.

— Recentioris ævi numismata virorum de rebus medicis et physicis meritorum memoriam servantia... Berolini, 1829, in 8°.

1862. edidit, emendavit et auxit Carolus-Ludov. de Duisburg... Dantisci, in 8°.

MEIRIEU (A.-P.). Biographie des chirurgiens les plus célèbres tant anciens que modernes. (p. 257 de Résumé complet de chirurgie... Paris, 1826.)

PARISET. Éloges lus aux séances publiques de l'Académie royale de médecine; précédés du discours d'inauguration, et suivis de l'histoire médicale de la fièvre jaune qui a régné en Catalogne en 1821... Paris, 1826, in 8°.

— Histoire des membres de l'Académie royale de médecine, ou recueil des éloges lus dans les séances publiques de l'Académie royale de médecine... Paris, 1845, 2 vol. in 18.

— Histoire des membres de l'Académie royale de médecine, ou recueil des éloges lus dans les séances publiques ... Édition complète, précédée de l'éloge de Pariset; publiée sous les auspices de l'Académie, par E.-F. Dubois, d'Amiens, secrétaire perpétuel de l'Académie nationale de médecine. Paris, 1850, 2 vol. in 18.

Même ouvrage que le précédent.

NEBEL (Ern.-Lud.-Guil.)... De medicis longævis. Giessæ, 1827, in 4°.

MEYRANX. Biographie des anatomistes les plus célèbres, tant anciens que modernes. (p. 325 de Anthropographie... Paris, 1827.)

KÜHN (Car.-Glo.)... Index medicorum oculariorum inter Græcos Romanosque. I—XI. Lipsiæ, (1829—1830,) in 4°.

HARLESS (Chr.-Fr.). Die Verdienste der Frauen um Naturwissenschaft, Gesundheits- und Heilkunde, so wie auch um Länder-, Völker- und Menschenkunde, von der ältesten Zeit bis auf die neueste. Ein Beitrag zur Geschichte geistiger Cultur und der Natur- und Heilkunde insbesondere... Mit Abbildungen. Göttingen, 1830, in 8°. Avec frontispice gravé et planches.

Gallerie homöopathischer Aerzte, nach der Natur und auf Stein gezeichnet. Erstes Heft. Leipzig, 1832, in fol. (Ch.)

WEYLAND (Gustav-Theod.). Gallerie der ausgezeichnetsten Aerzte aller Jahrhunderte, ihre Portraits und Biographien. Paris, 1834—1835, in 4°.

Livr. 1—2. Esculape, Ambroise Paré, Jenner, Sommering, Vésale, Scarpa, Reil.

Collection de portraits de médecins anciens et modernes, français et étrangers. Livraison 1 (—10). Paris, 1834, in 4°. (Ch.)

DELACOUX (P.-A.). Biographie des sages-femmes célèbres anciennes, modernes et contemporaines. Paris, 1834, in 4°. Avec 20 portraits.

Die homöopathischen Aerzte. Ein Tableau. Magdeburg, 1834, in fol. Avec 13 lith. (C.)

÷ LAUVERGNE. Nécrologie des médecins morts du choléra. (p. 434 de Choléra-morbus en Provence. Toulon, 1836.)

Vademecum für Aerzte, in einer Sammlung medicinischer Anecdoten und Curiositäten. Neue Ausgabe. 2 Thle. Stuttgart, 1840, in 16. (Ch.)

Remer (Carl-Jul.-Wilh.-Peter). Erinnerungen an die gefeiertsten Chirurgen der neueren Zeit. Breslau, 1845, in 8⁰. (O.)

Les Dentistes. Supplément à la Biographie des médecins célèbres. Paris, 1846, in 8⁰.

Sachse (J.-D.-W.). Verzeichniss von Bildnissen von Aerzten und Naturforschern seit den ältesten bis auf unsere Zeiten, mit Biographien... Erstes Heft: Petrus de Abano — D'Azzogujoi. Schwerin, 1847, in 8⁰.

Renauldin (Léop.-Jos.). Etudes historiques et critiques sur les médecins numismates, contenant leur biographie et l'analyse de leurs écrits... Paris, (1851,) in 8⁰.

(Montrond [Maxime de]). Les médecins les plus célèbres... Par l'auteur des Hommes d'Etat les plus célèbres. Lille, 1852, in 8⁰.

Hubac. Notice historique sur les membres de la Société impériale de médecine de Marseille, décédés pendant l'année 1853... Marseille, 1854, in 8⁰. (Compte rendu des séances de la Société impériale de médecine.)

Flourens (P.). Recueil des éloges historiques lus dans les séances publiques de l'Académie des sciences... 1re (—3e) série. Paris, 1856—1862, 3 vol. in 18.

Peisse (Louis). La médecine et les médecins. Philosophie, doctrines, institutions, critiques, mœurs, et biographies médicales... Paris, 1857, 2 vol. in 18.

Louis (A.). Éloges des membres de l'Académie royale de chirurgie, de 1750 à 1792, recueillis et publiés pour la première fois au nom de l'Académie impériale de médecine, avec des notes, une introduction, et des éclaircissements, par Fr. Dubois. Paris, 1859, in 8⁰.

Schrader (G.-W.). Biographisch-literarisches Lexicon der Thierärzte aller Zeiten und Länder, sowie der Naturforscher, Aerzte, Landwirthe, Stallmeister u. s. w., welche sich um die Thierheilkunde verdient gemacht haben. Vervollständigt und herausgegeben von Eduard Hering. Mit 43 Portraits und 95 Namenzügen. Stuttgart, 1863, in 8⁰. (P.)

Dubois, d'Amiens (E.-Fréd.). Éloges lus dans les séances publiques de l'Académie de Médecine (1845—1863). Tableau du mouvement de la science et des progrès de l'art. Examen et appréciation des doctrines. Etudes de mœurs. Portraits. Paris, 1864, 2 vol. in 8⁰.

Montanier (H.). Quelques biographies médicales du dix-septième siècle. (Gazette des hôpitaux, 1864, XXXVII, 73, 81, 93, 101, 113.)

Au sujet de Renaudot et Guy Patin.

Le Bret. Notice nécrologique sur MM. Cahen, Montagne, Spengler, Gaudet et Melier. (Compte rendu des travaux de la Société d'hydrologie médicale de Paris, 1865—1866.)

Faculté de médecine de Paris. Conférences historiques faites pendant l'année 1865. Paris, 1866, in 8⁰.

Verneuil. Les chirurgiens érudits : Antoine-Louis.
Lasègue. L'Ecole de Halle : Fréd. Hoffmann et Stahl.
Chauffard. Laennec.
Le Fort. Riolan.
Parrot. Max. Stoll.
Follin. Guy de Chauliac.
Béclard. Harvey.
Trélat. Wurtz.
Gubler. Sylvius et l'iatrochimie.
Tarnier. Levret.
Lorain. Jenner.
Axenfeld. Jean Wier et les sorciers.
Broca. Celse.

Guyon. De quelques médecins mentionnés dans les écrits de Saint-Augustin ... Alger, (s. d.,) in 8⁰. (Moniteur algérien.)

La couverture imprimée sert de titre.

Martius (Carl-Fr. von). Akademische Denkreden. Leipzig, 1866, in 8⁰. (C. J.)

FIGUIER. Vies des savants illustres depuis l'antiquité jusqu'au dix-neuvième siècle. Avec l'appréciation sommaire de leurs travaux... Ouvrage accompagné de portraits et de gravures... Paris, 1866—1868, 3 vol. in 8°.

Antiquité : Hippocrate, Dioscoride, Galien.
Moyen-âge : Mesué, Rhasès, Avicenne, Averroès, Albucasis, Arnaud de Villeneuve, Guy de Chauliac.
Renaissance : Paracelse, Jérôme Cardan, Conrad Gesner, Guillaume Rondelet, Vésale et Ambroise Paré.
17e Siècle : Bacon, Harvey, Van Helmont, Lemery.

SCOUTETTEN (H.). Histoire des femmes-médecins depuis l'antiquité jusqu'à nos jours... Paris, 1868, in 12. (France médicale.)

3.

Biographies limitées à certaines époques.

Antiquité,

WOHLFAHRT (J.-A.). Biographien griechischer Aerzte, zusammengetragen aus der Geschichte der Medicin des Le Clerc... Halle, 1770, in 8°.

KÜHN (Carolus-Gottlob). Commentationis de medicis nonnullis græcis in Cœlii Aureliani de acutis morbis libr. 1. c. 12—17 occurrentibus programma I (—VII). Lipsiæ, 1820, in 4°.

— Additamenta ad elenchum medicorum veterum a Jo.-A. Fabricio in Biblioth. Græc. vol. XIII, p. 17—456 exhibitum. I—XXXI. Lipsiæ, 1826—1837, in 4°.

Index Medicorum inter Græcos Romanosque. Leipzig, 1829, in 4°. (O.)

PÉTREQUIN (J.-E.). Études médicales, historiques et critiques sur les médecins de l'antiquité, et en particulier sur Hippocrate, Galien, Paul d'Égine... Paris, 1858, in 8°.

Moyen-âge.

CLASSEN (G.-A.). Dissertatio de medicis primorum medii ævi sæculorum. Vratislaviæ, 1856, in 8°. (C. J.)

HENSCHEL. Biographische Gallerie berühmter Aerzte des XIII—XIV. Jahrhunderts. (Janus II, 132—151 et 370—379.) (Ro.)

XVe Siècle.

FUSCHIUS (Remaclus). Illustrium mædicorum, qui superiori sæculo floruerunt ac scripserunt, vitæ, ut diligenter ita et fideliter excerptæ, per Remaclum F., lymburgensem. Annexus in calce quorundam neotericorum mædicorum catalogus, qui nostris temporibus scripserunt, auctore Symphoriano Campegio. Parisiis, P. Gromorsus, 1541, in 12.

Autre éd. 1542, ibid., in 8°.

FINCKENSTEIN (R.) Die gelehrten Aerzte des 15. und 16. Jahrhunderts. (Deutsche Klinik, 1864.)

Renaissance.

MICHÉA. Galerie des célébrités médicales de la renaissance. (Gazette médicale de Paris, 1842, X, 625, 641, 689; 1843, XI, 389; 1844, XII, 569.)

Notices sur Agrippa, Vésale, Wyer et Servet.

XVIe Siècle.

CASELIUS (Jo.). Epistola ad Henningum Arnisæum de medica arte præstantibus studiis etiam sapientiæ claris et aliis ingenii dotibus præditis sæculi XVI viris. Helmestadii, 1610, in 4°. (Ch.)

Jac. Milich, Gasp. Peucer, Jo. Hermann, Joach. Camerarius, Melch. Guilandinus, Pet.-Andr. Matthiolus, Crato, Henr. Bruceus, Petr. Memmius, Jo. Bokelius.

FINCKENSTEIN (R.). Die Chirurgen des 16. Jahrhunderts. (Deutsche Klinik, 1865.)

BEER (Jul.). Ueber churbrandenburgische Leibärzte im 16. Jahrhundert. (Deutsche Klinik, 1868, No. 2.)

RIXNER et SIBER. Leben und Lehrmeinungen berühmter Physiker am Ende des XVI. und Anfange des XVII. Jahrhunderts als Beyträge zur Geschichte der Physiologie in engerer und weiterer Bedeutung... Sulzbach, 1820—1826, 7 vol. in 8⁰. Avec portraits.

XVIIe Siècle.

WITTEN (Henning). Memoriæ medicorum nostri seculi clarissimorum renovatæ decas prima (— secunda). Francofurti, 1676, in 8⁰.

— Diarium biographicum in quo scriptores sæculi XVII præcipui juxta annum diemque cujusvis emortualem, cum scriptis eorum editis recensentur. Dantzick, etc., 1688—1691, in 8⁰ et in 4⁰.

XVIIIe Siècle.

BÖRNER (Fried.). Nachrichten von den vornehmsten Lebensumständen u. Schriften jetztlebender berühmter Aerzte und Naturforscher in und um Deutschland... Wolfenbüttel, 1749—1764, 3 vol. in 8⁰.

128 Notices.

BALDINGER (E.-G.). Biographien jetztlebender Aerzte und Naturforscher in und ausser Deutschland... Jena, 1772, in 8⁰.

Erster Band, avec le portrait de Gérard Van Swieten. C'est tout ce qui a paru.

XIXe Siècle.

Célébrités médicales et chirurgicales contemporaines, par un docteur inconnu. Paris, 1841, in 18.

Par Larrey, d'après Choulant.

BOURDON (Isid.). Illustres Médecins et naturalistes des temps modernes... Paris, 1844, in 12.

MICHÉA. Galerie des célébrités médicales contemporaines... Paris, 1852, in 8⁰.

M. Lélut. M. Orfila. C'est tout ce qui a paru.

FUMAGALLI (Ces.). Cenni biografici di alcuni celebri chirurghi del corrente secolo. (Annali universali, 1867, 327.)

Flajani, Paletta, Scarpa.

LABARTHE (Paul). Nos Médecins contemporains... ouvrage orné de 24 portraits photographiés et de 8 autographes. Paris, 1868, in 18.

4.

Biographies limitées à certaines nations.

Allemagne.

ADAMUS (Melch.). Vitæ germanorum medicorum qui seculo superiori et quod excurrit claruerunt, congestæ et ad annum usque MDCXX deductæ... Heidelbergæ, Geyder, 1620, in 8⁰.

Autres éd. 1653. Francofurti, in 8⁰.
1705. Francofurti, in fol.

Salve academicum vel judicia et elogia super recens adornatam Academiam naturæ curiosorum. Lipsiæ, 1662, in 4⁰. (Ch.)

Éloges des 23 premiers médecins qui entrèrent dans cette société.

WELSCH (Godofr.) De medicis et medicamentis Germanorum. Lipsiæ, 1668, in 4⁰. (Ch.)

ELWERT (Jo.-Kaspar-Philipp). Nachrichten von dem Leben und den Schriften jetztlebender teutscher Aerzte, Wundärzte, Thierärzte, Apotheker und Naturforscher. Hildesheim, 1799, in 8⁰.

1 Band. C'est tout ce qui a paru. — Contenant 91 notices qui sont pour la plupart des autobiographies.

ROSSMÄSLER (F.). Gallerie der vorzüglichsten Aerzte und Naturforscher Deutschlands, nach neuen Originalzeichnungen gestochen. Gotha, 1831—

1833, 2 parties en 1 vol. in 4°. Avec planches. (Ch.)

Altdorf.

BAIER (Jo.-Jac.)... Biographiæ professorum medicinæ qui in Academia altorfina unquam vixerunt. Singulorum ære expressis iconibus additis. Norimbergæ et Altorfii, 1728, in 4°. Avec portraits.

Bavière.

GRIENWALDT (Franc.-Jos.). Album Bavariæ iatricæ, seu catalogus celebriorum aliquot medicorum, qui suis in Bavaria scriptis medicinam exornarunt, ab anno MCCCCL, quo boïca Schola fundata quidem, at primum anno MCCCCLXXII publicata fuit, in hodiernam usque lucem, quantum pro hac vice fieri potuit continuatus, additis ubivis ferme notatu dignioribus... Monachii, 1733, in 8°.

Brême.

Biographische Skizzen verstorbener bremischer Aerzte und Naturforscher... Bremen, 1844, in 8°.

Elbing.

TOLKENIT (A.-N.). Elbingischer Lehrer Gedächtniss, nebst einer Nachricht von elbingischen Medicis und Physicis. Danzig, 1753, in 4°. (Ch.)

Francfort-sur-l'Oder.

LOEWENSTEIN (Jacob-Samuel). Biographien und Schriften der ordentlichen Professoren der Medicin an der Hochschule zu Frankfurt a. d. O. in den Jahren 1506—1811. (Breslau, s. d.,) in 8°. (Janus.) (O.)

Giessen.

NEBEL (Ern.-Lud.-Guil.). Programma professorum qui medicinam in Academia giessensi docuerunt conspectum sistens. Giessæ, 1802, in 4°. (Ch.)

Grypswalde.

SCHEFFEL (Christ.-Steph.). Vitæ professorum medicinæ, qui in Academia Gryphiswaldensium a primis ejus initiis (1456) usque ad finem anni ipsius sæcularis tertii vixerunt. Gryphiswaldiæ, (1757,) in 4°. (Ch.)

Halberstadt.

(AUGUSTIN et HORN.) De medicis quos halberstadiensis, quedlinburgensis, wernigerodensis ditio vel genuit vel aluit, specimen historico-literarium quo C.-F. Heineke... honores doctorales decem ante lustra rite acceptos... gratulatur Societas medica halberstadiensis. Halberstadii, 1840, in 8°.

Hambourg.

THIESS (Joh.-Otto). Versuch eines Beitrags zur Biographie hamburgischer Aerzte. Helmstädt, 1782, 2 parties en 1 vol. in 8°.

Heidelberg.

NEBEL (Dan.-Guil.). Oratio inauguralis de vita meritisque professorum medicinæ, qui a festo sæculari tertio ad quartum usque in Academia heidelbergensi floruerunt. (Acta jubilæi universitatis heidelbergensis, 1787.) (Ro.)

Helmstadt.

BOEHMER (Just.-Christoph). Memoriæ professorum helmstadiensium in medicorum ordine qui diem suum obierunt, prolusionibus binis descriptæ. Guelferbyti, 1719, in 4°.

Iéna.

RICHARD (Barth.-Christ.)... Commentatio de vita et scriptis professorum hodie in Academia ienensi publice docentium. Ienæ, 1710, in 8°.

Avec une vue du collège d'Iéna.

Ingolstadt.

STEBLER (Franc.-Ant.). Historia trium seculorum ingolstadiensis Facultatis... Ingolstadii, 1772, 2 parties en 1 vol. in 4⁰.

Biographie et histoire.

Leipzig.

ROSENMÜLLER (Jo.-Chr.). Programma I (—VIII) de viris quibusdam, qui in Academia lipsiensi anatomes peritia inclaruerunt. Lipsiæ, 1815—1819, in 4⁰. (Ch.)

Magdebourg.

ANDREAE (August). Chronik der Aerzte des Regierungs-Bezirks Magdeburg, mit Ausschluss der Halberstäder, Quedlinburger und Wernigeroder Landestheile... Magdeburg, 1860—1862, 2 vol. in 8⁰.

Silésie.

HANCKE (Martinus). De quorundam scriptis in publicum editis et clarorum virorum silesiacorum medicorum vitis. Breslau, 1667, in 4⁰. (H.)

HENSCHEL (Aug.-Guil.-E.-Th.). Iatrologiæ Silesiæ specimen primum, exhibens brevissimam medicorum silesiorum notitiam, cui catalogus medicorum Silesiæ recentiorum eorumque celebriorum adjectus est prodromus... Vratislaviæ, 1837, in 4⁰.

Wittemberg.

BOERNER (Frid.). Memoriæ professorum medicinæ in Academia wittembergensi inde a primis illius initiis renovatæ specimen I (—II). Lipsiæ, 1755—1756, in 4⁰.

Amérique.

THACHER (James). American medical biography: or Memoirs of eminent physicians who have flourished in America. To which is prefixed a succinct history of medical science in the United States from the first settlement of the country. Boston, 1828, 2 vol. in 8⁰. Avec portraits.

MITCHELL (Thom.). Transsylvanian Catalogue of medical graduates, with an appendix, containing a concise history of the school. Lexington, 1838, in 8⁰. (Ro.)

WILLIAMS (Stephen-W.). American medical biography: or, Memoirs of eminent physicians, embracing principally those who have died since the publication of Dr. Thacher's work on the same subject. With engravings... Greenfield, 1845, in 8⁰.

GROSS (S.). Lives of eminent American physicians and surgeons of the nineteenth century. Philadelphia, 1861, in 8⁰. Avec portraits. (C. J.)

FRANCIS (Samuel-W.). Biographical Sketches of distinguished living New-York physicians. New-York, 1867, in 12. (C. W.)

Angleterre. Voyez **Grande Bretagne.**

Arabes.

KÜHN (Carolus-Gottlob)... Additamenta ad indicem medicorum arabicorum a J.-A. Fabricio in Bibl. græc. vol. XIII. exhibitum. Manip. I (—IX). Lipsiæ, 1830—1832, in 4⁰.

WÜSTENFELD (Ferd.). Geschichte der arabischen Aerzte und Naturforscher. Nach den Quellen bearbeitet... Göttingen, 1840, in 8⁰.

EBN ABI OSAIBIA. Vitæ illustrium medicorum arabum... textum arabicum e codice olim richiano bagdadensi nunc Musei brittannici excerpsit... Fridericus-Reinholdus Dietz; commentario critico instruxit et sumtibus suis edidit Ernestus-Gustavus Schultz... Regimontii Prussorum, 1841, in 8⁰.

— Premier (— cinquième) Extrait de l'ouvrage arabe de... sur l'histoire des médecins. Traduction française, accompagnée de notes par le Dr. B.-R. Sanguinetti. Paris, imp. impériale, 1854—1856, in 8⁰. (Journal asiatique.)

Hille (Car.-Augustus). De medicis arabibus oculariis prolegomena ad Alii Ben Isa monitorium oculariorum ex cod. mst. in linguam latinam vertendum edendumque. Dissertatio inauguralis historico-medica... Dresdæ, 1845, in 8⁰.

Réimprimé en tête du *Monitorium*.

Assafady. Notices biographiques de quelques médecins, tirées d'un ouvrage arabe... traduction française, accompagnée de notes, par le Dr. B.-R. Sanguinetti. Paris, imp. impériale, 1857, in 8⁰. (Journal asiatique.)

Autriche.

Porträten-Gallerie berühmter Aerzte und Naturforscher des österreichischen Kaiserthums, verstorbener und lebender. Herausgegeben von der Redaction der österreichischen National-Encyklopädie. Wien, 1837—1838, in 4⁰. Avec 36 portraits lithographiés. (Ch.)

Brückmann (Franç.-Ern.). De medicis viennensibus anno 1723—1725, eorumque scriptis medicis. Wolffenbuttii, 1737, in 4⁰. (Ch.)

Belgique.

Dubois (F.). La Belgique médicale, ou notice sur la vie et les écrits des Belges qui se sont distingués dans les sciences médicales. Bruxelles, 1836, in 8⁰. (Ro.)

— Biographie médicale ou tableau des médecins belges qui se sont distingués dans les sciences médicales. Bruxelles, 1836, in 8⁰. (Ro.)

Broeckx (C.). Notice sur les illustrations médicales belges. (S. l. n. d.,) in 8⁰. (Annales de l'Académie d'archéologie.) (Ro.)

Broeckx (C.). Dissertation sur les médecins poètes belges... Anvers, 1858, in 8⁰. (Annales de la Société de médecine.)

— Galerie médicale anversoise. 1re partie. Anvers, 1866, in 8⁰.

Van der Straeten (Edmond). Médecins et chirurgiens attachés à l'hôpital Notre-Dame à Audenarde (1322-1784), avec un portrait de Jacques de Kerckhove, dit Van der Varent. (Annales de l'Académie d'archéologie d'Anvers, XIII, 351.)

Danemarck.

Bartholinus (Thom.)... Cista medica hafniensis, variis consiliis, curationibus, casibus rarioribus, vitis medicorum hafniensium... referta. Accedit Domus anatomica... Hafniæ, P. Hauboldus, 1662, in 12.

Avec un frontispice gravé. Le 2e ouvrage a un titre spécial et une pagination particulière.

Kall (Abr.). De doctoribus medicinæ, qui gradum in universitate haunicnsi capesserunt. Hauniæ, 1770, in 8⁰. (Ro.)

Traduit en allemand en 1774.

Espagne.

Finckenstein (R.). Die spanischen Chirurgen des 16. Jahrhunderts. (Deutsche Klinik, 1865—1866.)

France.

Tholozan. Recherches historiques sur les médecins et les chirurgiens des rois de France et sur les droits et privilèges dont ils jouissaient, depuis le commencement de la monarchie jusqu'à la fin du dix-huitième siècle. (Gazette médicale de Paris, 1856, Nos. 31, 35 et 42.)

Chéreau (A.). Les Médecins de la cour de France antérieurs au règne de St. Louis. (Union médicale, 1863, XVIII, 533, 565, 581.)

Chéreau (A.). Les Médecins et les chirurgiens de St. Louis. (Union médicale, 1862, XIV, 209, 257 et 305.)

— Les Médecins de Charles V, roi de France. (Union médicale, 1862, XVI, 433.)

— De la Maladie de Charles VI, roi de France, et des médecins qui ont soigné ce prince. (Union médicale, 1862, XIII, 321, 369, 417 et 465.)

— Les Médecins de la cour d'Isabelle de Bavière, reine de France, 1398-1435. (Union médicale, 1862, XIV, 112.)

— Les Médecins de Charles VII, roi de France. (Union médicale, 1863, XIX, 337 et 417.)

— Les Médecins de Louis XI... 1461—1483. (Union médicale, 1862, XV, 337 et 529; XVI, 145.)

— Deux Mystificateurs du XVI siècle, médecins de la cour de France. (Union médicale, 1863, XVII, 481 et 609.)

Michel Nostradamus et Roch Baillif de La Rivière.

— Les Médecins de François I, roi de France. (Union médicale, 1863, XIX, 129 et 145.)

— Les trois premiers Médecins de Louis XVI. (Union médicale, 1866, XXIX, 33.)

— Les Médecins de la Convention. (Union médicale, 1865, XXVI, 81, 145 et 177.)

Dictionnaire des médecins, chirurgiens et pharmaciens français, légalement reçus, avant et depuis la fondation de la république française, publié sous les auspices du gouvernement. Paris, an X, in 8⁰.

(Morel, de Rubempré.) Biographie des médecins français vivants et des professeurs des écoles, par un de leurs confrères... Paris, (1826,) in 32.

(Peisse.) Les Médecins français contemporains; par J.-L.-H. P***. Paris, 1827—1828, in 8⁰.

Livraisons 1—2. C'est tout ce qui a paru.

— Sketches of the character and writings of eminent surgeons and physicians of Paris. Translated from the French of J. L. M. P. by Elisha Bartlett. Boston, 1831, in 8⁰. (Ch.)

Traduction de l'article précédent.

Réveillé-Parise. Galerie médicale I—XIX. (Gazette médicale de Paris, 1837, V, 737, 785, 801; 1838, VI, 257, 289, 337, 497; 1839, VII, 193, 273, 353; 1840, VIII, 449; 1841, IX, 433; 1842, X, 739; 1843, XI, 21; 1844, XII, 81; 1845, XIII, 353; 1846, I, 847; 1849, IV, 255; 1850, V, 295 et 335.)

Notices sur Corvisart, Hallé, Boyer, Chaussier, Bourdois de La Mothe, Portal, Dupuytren, Alibert, Desgenettes, Broussais, Marc, Richerand, Double, Larrey, Chervin, Ribes, Virey, Lisfranc, Pariset.

Auvergne.

Aigueperse (P.-G.). Biographie ou Dictionnaire historique des personnages d'Auvergne illustres ou fameux... Clermont-Ferrand, 1834—1836, 2 vol. in 8⁰.

Barrès, Bompart (M.-H.), Bourleire, Brieude (J.-J.), Delarbre, Legendre (A.), Maloet (P.-L.-M.), Monnet (A.-G.), Des Moulins (J.), Pissis (P.-J.), Salvaga (J.-G.), La Serve (F.-G. de), Solléliages (C. de), = Blancheton (A.-A.), = Bertrand, Breschet (G.), Cellier, Civiale (J.), Delarue (F.), Fleury (J.), Girard (J.), Grognier (L.-F.), Manry, Mège (J.-B.), Mourguye, Peghoux.

Bourgogne.

Muteau et Garnier. Galérie Bourguignonne... Dijon, 1858—1861, 3 vol. in 16.

André, Bacot de La Bretonnière (F.), Barberet, Barbuot (J.), Bard (J.-B.-J.), Bauderon (B.), Bauderon (G.), Beauchêne, Chanvot (E. de), Bégin (J.), Bertaut (G.), Bertin (P.), Biet (C.), Blagny (D.-J.), Blondeau (P.), Bouhin (P.), Bourée (J.-B.-H.), Bourgoin, Calignon (J.), Carmoy (G.), Chaussier (D.), Chaussier (F.), Dariot (C.), Daubenton (L.-J.-M.), Desgranges (J.-B.), Dombey (J.), Ducret (T.), Dupré (G.), Durande (J.-F.), Emonnot (J.-B.), Enaux (J.), Flory (J.), Fournier, Garniare (V.), Geoffron (J.), Granger (G.), Granger (Tourtechot), Guenebauld (J.), Guibaudet, Guide (P.), Guttory (J. de), Hoin (P.), Hoin fils (J.-J.-L.), Hoin (F.-J.), Lalamant (J.), Lavirotte, Léauté (J.), Liébaut (J.), Liger (C.-L.), Lorin (A.-J.), Machureault (J.)

Marchand (J.-L.), Maret (J.-P.), Maret neveu (H.), Martin de Fleurey, Mérat, Meyssonnier (L.), Millot (J.-A.), Moreau (J.), Morel (J.-P. et J.), Morelot (S.), Mouteau (P.), Mugnier (E.), Naigeon (A.-J.), Parradin (J.), Pingeon (A.-N.), Piochon dit de Launay (J.), Poissonnier (P.-I.), Poissonnier Des Perrières, Pontoux (C. de), Pontoux (N. de), Raudot (P.), Regnier (J.), Rochot (F.), Rousset (F.), Salins (C. de), Salins (H. de), Salins (J.-B. de), Sarrazin (M.), Savary (J.), Savot (L.), Sigaud de Lafond (J.-R.), Textor (B.), Vallambert (S. de), Vallot (J.-N.), Verney (P.), Vignier (N.), Viridet (J.).

Bretagne.

MIORCEC DE KERDANEL (Dl.-L.-O.-M.). Notices chronologiques sur les théologiens, jurisconsultes, philosophes, artistes, littérateurs... de la Bretagne, depuis le commencement de l'ère chrétienne jusqu'à nos jours... Brest, 1818, in 8°.

Fierabraz (H.), Gourmelen (E.), Clément (G.), Bertrand (N.), Nolet (J.), Hunauld (F.-J.), La Mettrie (J. Offroi de), La Garaye (C.-T. Marot de), Garengeot (R.-J. Croissant de), Fauchard (P.), Savari (J.), Bertin (E.-J.), Busson (J.), Mareschal (L.-N.), Allouel, Bonamy (F.).

Champagne.

LETILLOIS. Biographie générale des Champenois célèbres, morts et vivants... Paris, 1836, in 8°.

Akakia (M.), Bayen (P.), Beauchêne (E.-P. Chanvot de), Benomont (P.), Boudet (J.-P.), Bourdois de La Mothe (E.-J.), Caqué (J.-B.), Chambon de Montaux (N.), Chardon de Courcelles (E.), Fournier (D.), Gauthier (H.), Gavard (H.), Husson (H.-M.), Lallemand (J.-B.-J.), Lemaistre (R.), Macquart (H.-J.), Macquart fils (L.-C.-H.), Maitre-Jean (A.), Mentel (J.), Monginot (F.), Navier (P.-T.), Pariset (E.), Person (C.), Provanchère (S. de), Rainsant (P.), Richer de Belleval (P.), Sacrelaire (I.), Saint-Yves (C.), Savart (F.), Simon (E.-T.), Talochon ou Père Elisée, Tardy (C.), Tenon (J.-R.), Vignier (N.).

Dauphiné.

ROCHAS (Adolphe). Biographie du Dauphiné, contenant l'histoire des hommes nés dans cette province... Avec le catalogue de leurs ouvrages et la description de leurs portraits... Paris, 1856—1860, 2 vol. in 8°.

Armand (F.-V.-A.), Astier (C.-B.), Bally (F.-V.), Barety (T.), Barnaud (N.), Beissier (J.), Bérard (P.), Boylié, Bilon (F.-M.-H.), Cartier (L.-V.), Chambon (J.), Chappuis (F.), Charmeil (P.-M.-J.), Clerjon (P.), Clot-Bey (A.-B.), Colombat, de l'Isère (M.), Couillard (J.), Daumont (A.), Davin (A.), Disdier (G.), Disdier (H.-F.-M.), Du Puis ou Puteanus (G.), Du Puis fils (L.), Faure-Lacombe (P.-F.), Ganivet (J.), Guillaume de Gap, Isnard, Joubert (L.), Laugier (J.-B.), Lerisse (G. de), Long (J.-D.), Manne (M.-L.-M.), Massard (J.), Mazet (A.), Mentel, Menuret de Chambaud (J.-J.), Nicolas (J.-F.), Perreau (J.), Portefais (P.), Pravaz (C.-G.), Prunelle (C.-F.-V.-G.), Revolat (E.-B.), Terrisse (T.), Tissot (J.), Trousset dit Bérard-Trousset (E.), Videl (L.), Villeneuve (M. de), Villeneuve (L. de), Vulson, sieur des Grands Prez (P. de).

Limousin.

DU BOYS et l'abbé ARBELLOT. Biographie des hommes illustres de l'ancienne province du Limousin... Limoges, 1854, in 8°.

T. I, A.-F. C'est tout ce qui a paru.

Allegraud (P.), Anceaume (G.), Anceaume (P.), Avril (P.), Boyer (J.-B.), Boyer (A.), Cabanis (P.-J.-G.), Chabodie (D.), Chaussade (B.), Crouzeil (P.), David (Jean), David (Joseph), Dépéret (P.), Dufot-Augier (A.-A.), Dupuytren (G.), Faulconier (S.), Fayen (J.), Fougères (L.), Fournier (F.).

Loire.

TOUCHARD-LAFOSSE. La Loire historique, pittoresque et biographique, de la source de ce fleuve à son embouchure dans l'Océan... Tours, 1851, 5 vol. gr. in 8°.

Biographie de la Loire supérieure, T. II, pp. 343—417: Arnauld, Aubery (J.), Balme (C.-D.), Delorme (C.), Duverney (J.-G.), Mizauld (A.); = Biographie de la Loire moyenne et de la Loire inférieure, T. V, pp. 427—513: Bailly (E.-M.), Beauvais (C.-N.), Bonamy, Bretonneau (P.), Guépin (A.), Heurteloup (N.), Papin (D.), Rabelais (F.).

Lorraine.

CALMET (Dom.). Bibliothèque lorraine, ou Histoire des hommes illustres qui ont fleuri en Lorraine, dans les trois Evêchés, dans l'Archevêché de Trèves, dans le duché de Luxembourg, etc.... Nancy, 1751, in fol.

Alliot (P.), Alliot (J.-B.), Bagard (C.), Berthemin (D.), Cachet (C.), Callot (F.-J.), Champier (S.), Charles (R.), Foës (A.), Galfredus (J.), Ginet (C.), Grandclas (M.), Guibert (N.), Lallemant (A.), Le Bon (J.), Lemaître (R.), Le Pois (Famille), Leurichon (J.), Levelin (P.-T.), Maire, Marquet (F.-N.), Mengin (I.-I.), Mongeot (G. de), Mousin (J.), Noël, Odet (P.), Pacquotte (C.-G.), Pavé (J.-G.), Pichard (R.), Ravelli (F.), Remacle de Vaux, Richardot (C.), Rivard, Roland (M.), Rouvroy, Saint-Aubin (J. de), Saint-Hillier (J.-S. de), Saint-Yves (C.), Thouvenot, Titot (P.-A.), Valdajol (famille [Demenge et Fleurot-Demenge]).

Lyon.

POINTE (J.-P.). Notice historique sur les médecins du grand Hôtel-Dieu de Lyon. (S. l. 1826,) in 8°.

La couverture imprimée sert de titre.

Montbéliard.

Notices sur quelques médecins, naturalistes et agronomes nés ou établis à Montbéliard dès le XVIe siècle (Signé C. D.). Besançon, 1855, in 8⁰.

No. I. C'est tout ce qui a paru.

Montpellier.

Strobelberger (J.-Stephan). Historia monspeliensis, in qua datur urbis Monspeliacæ, tum scholæ ejusdem celeberrimæ brevis descriptio, ac vitæ illustrium ejusdem professorum quin et accipiendæ ibidem doctrinæ ritus et privilegia recensentur. Norimbergæ, 1625, in 12. (Ch.)

Astruc (Jean). Mémoires pour servir à l'histoire de la Faculté de médecine de Montpellier... revus et publiés par M. Lorry... Paris, 1767, in 4⁰. Avec portrait de l'auteur.

Contenant un très-grand nombre de notices biographiques sur les médecins de Montpellier.

Dufriche Desgenettes (René-Nicol.). Éloges des académiciens de Montpellier, recueillis, abrégés et publiés ... pour servir à l'histoire du XVIIIe siècle. Paris, 1811, in 8⁰.

Moselle.

Bégin (Émile-Auguste). Biographie de la Moselle... Metz, 1829—1832, 4 vol. in 8⁰.

Buc'hoz (J.-P.), Chaumas (J.-B.-F.-O.), Duclos (S.), Foës (A. et F.), Gama (J.-P.), Herpin (J.-C.), Kœnens, Lallemand (C.-F.), Louis frères, Mangin, Marchant (N.-D. baron), Michel Du Tennetar, Morlanne (P.-E.), Ravelly (J.), Rolland (M.), Saint-Aubin, Simon (L.), Thybourel (F.), Willaume (A.-M.-L.).

Nantes.

Hospices civils de Nantes. Tableau chronologique des médecins et chirurgiens des hospices civils de Nantes depuis la réunion des hospices de la ville sous une seule administration... Nantes, 1863, gr. in 4⁰.

Nice.

Toselli (Jean-Baptiste). Biographie niçoise ancienne et moderne ou Dictionnaire historique de tous les hommes qui se sont fait remarquer... dans la ville et le comté de Nice... Nice, 1860, 2 vol. gr. in 8⁰.

Alberti (M.), Arnaud de Villeneuve, Auda (J.-M.), Auda, comte de Saint-Agnès, Audiberti (A.-L.), Audiberti (J.), Barbeirac (C.), Belli (S.), Blanc (J.), Borelli (J.), Boyer (G.), Camanes (P.), Cavalier (E.), Deferres (F.), De Jean (P.-F.), Delserre (J.-A.), Del-Valle (I.), De Pietri (F.), Feraudi (H.), Fontana (L.), Gaber (J.-B.), Gambarana (J.), Giacobi (N.), Guigonis (I.), Guigonis (O.), Laurent (A.), Lauro (J.-V.), Leons ou Leonti (M.), Martini (D.), Martini (J.-A.), Moliere (R. de), Penchienati (J.-A.), Raiberti (J.-H.), Rainardi (E.), Ribotti (L.), Ribotti (J.), Siméon (E.), Suaut (P.), Tornator (A.), Torrini (J.), Torrini (J.-B.), Vacchiero (H.).

Normandie.

Lebreton (Théodore). Biographie normande, recueil de notices biographiques et bibliographiques sur les personnages célèbres nés en Normandie... Rouen, 1857—1861, 3 vol. in 8⁰.

Ameline (J.-F.), Baril (J.), Béthencourt (J.), Blainville (H.-M. Ducrotay de), Blanche (A.-L.), Blanche fils (A.-E.-P.), Blanche frère (E.), Boirel (A.), Bouffey (L.-D.-A.), Cahagnes (J. de), Cahagnes (E. de), Carault (E.), Cheradame (J.), Cheradame (J.-P.), Chibourg (J.-P.), Chibourg (J.-G.), Cizeville, Constantin (R.), Curaudeau (F.-R.), Daléchamps (J.), Daval (J.), Daviel (J.), Des-Alleurs (C.-A.-A.-H.), Desbordeaux (P.-F.-F.), Desgenettes (R.-N.-Dufriche), Desmoueux (C.-N.), Diéreville, Du Bois (J.-B.), Dudésert (P.-D.), Dudouyt (J.-B.), Dufay (A.), Dufour, Durand (P.-B.), Duval (J.), Duval (J.-R.), Duval (H.-A.), Duviquet (M.), Echevin (J.-B.-A. L'), Elie de La Poterie (J.-A.), Enguéhard (A.), Estard (M.), Fabre (J.), Ferrand (J.-B.-G.), Fierabras (Hervé, sieur Dumotté), Forster (T.), Gelée (T.), Germain (T.-G.-B.), Gibbes (J.-A.), Godefroy (A.), Graindorge (A.), Gueroult (G.), Hamon (J.), Hardy (A.-F.), Havet (A.-E.-M.), Hebert (P.), Hénault, Hérissant (F.-D.), Heroard (J.), Hersan (J.-F.), Heurtaud (P.), Honoré (L'), Huet de Lamartinière, Ivry (J. d'), Jouenne Du Longchamp (T.-F.-A.), Labarbe (J.-M.-M.), Labillardière (J.-J. Houton de), La Brosse (G. de), Laisement (C.-M. de), Lalleman (N.), Lamartinière (P.-M. de), Lamauve (L.-C.), La Motte (C. Mauquest de), Lamperière (J. de), Lamy (G.), La Rivière (R. Le Baillif de), La Roche (G.-F.-T. de), Laumonier (J.-B.-P.-N.-R.), Lavache de Préville (P.), La Vigne (M. de), Le Barbey, sieur de Bussy (M.), Leboucher (J.-P.), Le Cordier (H.), Legras (R.), Lémery (N.), Le Paulmier de Grentemesnil (J.), Lépecq de La Cloture (L.), Lépecq de La Cloture neveu, Le Picard (L.), Leprevost (P.-P.), Le Prieur (L.-J.-L.), Leroy (A.-V.-L.), Lesauvage (E.), Le Vacher de La Feutrie (A.-F.-T.), Leverdays (J.-G.), Leverdays (S.-A.-M.), Magnart (P.), Maheust (M.), Malouin (C.), Malouin (P.-J.), Martel (J.), Meyserey-Mahieu (G. de), Navet (S.-V.-A.), Néel (B.), Nervet (M.), Nicole, Odolant-Desnos (P.-J.), Olivier (A.), Pecquet (J.), Pihorel (L.-E.), Pillore (J.-M.-H.), Pinard (A.-G.), Pirou (J.), Pitard (J.), Pluquet (J.-J.-A.), Pluquet neveu (F.), Postel (N.),

Poullain (T.-A.-G.), Pouqueville (F.-C.-H.-L.), Quenault (P.-E.), Renou (J. de), Robert (M.-J.-C.), Rouelle (G.-F.), Roussel (H.-F.-A. de), Roussel (G.), Salerne (F.), Sédillot (J.), Simon de Verville, Sonnet de Courval (T.), Soreau (M.), Taveau (L.-A.-O.), Thierry (J.-P.-F.), Thillaye (J.-F.-R.), Thillaye (J.-B.-J) Thillaye (A.), Thouret (M.-A.), Trouvé (J.-A), Vattier (P.), Vauquelin (L.-N.), Vicq-d'Azyr (F.), Vigné (J.-B.), Yvelin.

Orléanais.

BRAINNE, DEBARBOUILLER et LAPIERRE. Les Hommes illustres de l'Orléanais, biographie générale des trois départements du Loiret, d'Eure-et-Loir et de Loir-et-Cher... Orléans, 1852, 2 vol. in 8⁰.

Bernier (J.), Bouvard (C. et M.), Deschamps (J.), Deshayes-Gendron, Doublet (F.), Guillemeau (J.), Hubert (E.), Petit (A.).

Orléans.

CHARPIGNON. Notice historique sur les médecins et sur l'assistance médicale à Orléans... Orléans, 1866, in 8⁰.

Paris.

Liste de MM. les docteurs régents de la Faculté de médecine ou l'Université de Paris avec leurs demeures. Paris, gr. in fol.

Publié annuellement en latin et en français.

(DEVAUX [Jean]). Index funereus chirurgorum parisiensium ab anno 1315 ad annum 1714. Opera M. J. D. V., ant. Societ. præfecti. Trivoltii et Parisiis, 1714, in 12.

— Index funereus chirurgorum parisiensium ab anno 1315 ad annum 1729. Accedunt super eorum societatis positionem, & præcipuas ejus immutationes, notæ historicæ; necnon & plurium in arte illustrium compendiosa elogia. Opera M. J. D. V., antiquioris Societatis præfecto. (Parisiis, 1729,) in 12.

(BARON [Hyacinthe - Théodore]). Compendiaria medicorum parisiensium notitia, sive clarorum virorum, qui a sæculo circiter decimo quarto ad hunc usque diem, in Facultate medicinæ parisiensi, vel decanatum gesserunt, vel baccalaureatus, licentiatus aut doctoratus gradum obtinuerunt, chronologica series; additis dignitatibus et muneribus, quibus pro tempore functi sunt. (Parisiis,) 1752, in 4⁰.

BERTRAND (Thomas-Bernard). Notice des hommes les plus célèbres de la Faculté de médecine en l'Université de Paris, depuis 1110, jusqu'en 1750 (inclusivement), extraite, en plus grande partie, du manuscrit de feu M. Thomas-Bernard Bertrand, communiqué par M. son fils; rédigée par M. Jacques-Albert Hazon... Pour servir de suite et de complément à l'histoire abrégée de la Faculté, sous le nom d',,Éloge historique", avec des remarques étendues, imprimée en 1773, chez Butard. Paris, 1778, in 4⁰.

LACHAISE. Les Médecins de Paris jugés par leurs œuvres, ou statistique scientifique et morale des médecins de Paris, contenant par un ordre alphabétique, indépendamment de tout ce qu'on trouve dans les annuaires, l'exposé exact et l'appréciation impartiale des travaux et des opinions de tous les professeurs de l'École, de tous les membres de l'Académie ou médecins des hôpitaux, de tous les spécialistes ou praticiens connus, voire même des charlatans. Par C. Sachaile, de La Barre... Paris, 1845, in 8.⁰

D'après Quérard, Sachaile est l'anagramme de Lachaise.

Poitou.

DREUX DU RADIER. Bibliothèque historique et critique du Poitou, contenant les vies des savans de cette province depuis le troisième siècle jusqu'à présent... Paris, 1754, 5 vol. in 12.

Bienassis (P.), Blondel de Calex (P.), Bohain (M. de), Brissot (P.), Citoys (F.), Colin (S.), Coyttard (J.), Dupuy (L.), Fontenettes (famille des), Gautier, Joyeux (P.), Langlois, sieur de Belestat (P.), Le Coq ou Gallus (P.), Lussaud, Milon (P.), Nicole, Pidoux (F. et J.), Poupart (O.), Renaudot (T.), Umeau.

Rouen.

Leudet (E.). Étude historique de la médecine et des médecins de Rouen aux XVIIe et XVIIIe siècles. Rouen, 1858, in 8º.

La couverture imprimée sert de titre.

Saintonge.

Rainguet (Pierre-Damien). Biographie saintongeaise, ou Dictionnaire historique de tous les personnages qui se sont illustrés... dans les anciennes provinces de Saintonge et d'Aunis, formant ... le département de la Charente-inférieure, depuis les temps les plus reculés jusqu'à nos jours... Saintes, 1851, in 8º.

Alain (N.), Bobe-Moreau (J.-B.), Bonpland aîné, Boucher-Beauval (J.), Bouin (P.), Boyveau-Laffecteur (P.), Bridault (A.-F.), Chambert (L.), Cochon-Dupuy (J.), Cochon-Dupuy (G.), Coudray (Leboursier du), Coyttar (J.), Doussin (J.-L.), Doussin-Dubreuil (J.-L.), Dulaurent, Eschasseriaux (R.), Girard de Villars, Goguet, Guillotin (J.-I.), Hilairet, Launay ou Delaunay (L.), Lucadou (A.-S.), Magistel (G.), Magistel (A.-J.-L.), Maichin (D.), Maichin (B.), Marchant (J.-M.-G.), Payen (J.-C. Beaurepaire), Poché-Lafond (J.), Poupard (O.), Regnaud ou Regnault (J.-M.), Réjou (P.-B.), Repey (J.-B.), Richard (E.). Savigny (J.-B.-H.), Seignette (P.), Seignette (J.), Serain (P.-E.), Souty (J.-J.-A.-A.), Thévenot (J.-P.-F.), Tollé, Tuffet (P.-L.-A.), Valentin (L.-A.), Venette (N.), Veyrel (S.).

Savoie.

Trompeo (Benedetto). Catalogo alfabetico degli archiatri della R. casa di Savoia dal secolo XIII insino all' anno 1831... (S. l. n. d.,) in 8º. (Rivista contemporanea nazionale italiana, 1867.)

Grande-Bretagne.

Guidott (Thomas). An Account of the lives and characters of the physicians at Bath. (Avec Discourse of the Bath and the hot waters there... London, 1676.) (W.)

(Badger [John]). A Register of the doctors of physick in our two Universities. London, 1695, in 8º. (B. B.)

— An exact alphabetical Catalogue of all that have taken the degres of doctor of physick, in our two Universities, from the year 1659, to this present year 1695... London, 1696, in fol.

Badger (John). The Catalogue of the fellows and other members of the Royal College of physicians, printed Oct. 4, 1695; with some necessary amendments... London, 1696, in fol. (B. B.)

Hale (Richard). Oratio in laudem Anglorum qui artem medicam inventis utilibus et eximia scientia illustrarunt. London, 1725, in 4º. (Ch.)

Milward (Edward). Proposals for a history of British physicians. London, 1748, in 8º. (W.)

Aikin (John). Specimen of the medical biography of Great Britain... London, 1775, in 4º. (W.)

— Biographical Memoirs of medicine in Great-Britain from the revival of literature to the time of Harvey... London, 1780, in 8º.

The Picture of the present state of the Royal College of physicians of London, containing memoirs, biographical, critical and litterary of all the resident members of that learned body, etc. London, 1817, in 8º. (Ch.)

Lives of British physicians. London, 1830, in 8º. Avec 4 portraits.

Linacre, Kaye, Harvey, Browne, Sydenham, Radcliffe, Mead, Huxham, Pringle, Fothergill, Heberden, Cullen, Hunter, Warren, Baillie, Jenner, Parry, Gooch.

Alphabetical List of the medical officers of the Indian army, &c. from 1764 to 1838, &c. — London, 1839, in 8º. (B. B.)

Hollande.

Ludeking (W.-E.). Levensberigten en lettervruchten van Nederlandsche geneeskundige van de vroegste tijden tot op onze dagen. Brielle, 1847, in 8º. (O.)

Hongrie.

WESZPREMI (Steph.). Succincta medicorum Hungariæ et Transilvaniæ Biographia... Lipsiæ, 1774—1787, 4 vol. in 8⁰.

Italie.

SCHÖNBERG (Albrecht). Biographien italienischer Aerzte und Naturforscher. (Pierer, Allg. medic. Annal. 1821—25.) (C.)

Cenni biografici di alcuni classici medici e chirurgi italiani. Padova, 1835, in 8⁰. (Ro.)

CERVETTO. Di alcuni illustri anatomici italiani del decimoquinto secolo indagini per servire alla storia della scienza... Verona, 1842, in 8⁰.

Avec portrait de Marc-Antoine della Torre.

Bologne.

ALBERTINI (Bartol.). Catalogo di tutti i dottori del Collegio bolognese. Ed. Jo.-Bapt. Cavazza. Bologna, 1664, in 4⁰. (Ch.)

MONTALBANI (Ovid.). Catalogus omnium doctorum, collegiatorum in artibus liberalibus et Facultate medica Bononiæ, Bononiæ, 1664, in 4⁰. (Ro.)

GUILELMINI (Jos.-Ferd.). De claris Bononiæ anatomicis. Bononiæ, 1735, in 4⁰. (Ch.)

MEDICI (Michele). Della vita e degli scritti degli anatomici e medici fioriti in Bologna del cominciamento del secolo XVIII fino al presente. Parte 1. Bologna, 1854, in 8⁰. (C. J.)

Brescia.

SCHIVARDI (Antonio). Biografia dei medici illustri bresciani... Brescia, 1839—1852, 2 vol. in 8⁰.

CERVETTO. Biografia dei medici illustri bresciani, raccolta e pubblicata da A Schivardi... (S. l. n. d.) in 8⁰. (Poligrafo, 1840.)

Ferrare.

LANZONI (Jos.). Dissertatio de iatrophysicis ferrariensibus, qui medicinam scriptis suis exornaverunt. Bononiæ, 1691, in 4⁰. (Ch.)

Ligurie.

PESCETTO (G.-B.). Biografia medica ligure... Genova, 1846, in 8⁰. Avec portrait.

Volume primo. C'est tout ce qui a paru.

Lucques.

MINICUCCI (Attilio). Quadro biografico de' più distinti medici e chirurgi lucchesi. Lucca, 1843, in 8⁰. (O.)

Milan.

CORTE (Bartolomeo). Notizie istoriche intorno a' medici scrittori milanesi, e a' principali ritrovamenti fatti in medicina dagl' Italiani... Milano, 1718, in 4⁰.

Depuis l'époque de l'École salerne jusqu'en 1715. — Comprenant aussi quelques médecins nés dans d'autres villes d'Italie.

Padoue.

BOSELLUS (Franciscus). Encomium in Academia patavina medicinæ professorum ab anno 1651. (p. 688 de Amaltheum medico-historicum... Patavii, 1668.)

PATIN (Charles). Lyceum patavinum seu icones et vitae professorum Patavii 1682 publice docentium. Pars I. theologos, philosophos et medicos complectens. Patavii, 1682, in 4⁰. Avec 33 figg. (Ch.)

C'est tout ce qui a paru.

Picenum.

PANELLI (Gi.). Memorie degli uomini illustri e chiari in medicina del Piceno osia della Marca d'Ancona. Ascoli, 1757—1758, 2 vol. in 4⁰. (Ch.)

Piémont.

(BONINO [Gian-Jacomo]). Biografia medica piemontese. Torino, 1824—1825, 2 vol. in 8°. Avec portrait.

Rome.

MANDOSIUS (Prosperus). Θέατρον, in quo maximorum christiani orbis pontificum archiatros spectandos præbet. Romæ, 1696, in 4°. (Ch.)

MARINI (Gaetano). Degli archiatri pontificj ... Roma, 1784, 2 vol. in 4°.

Vol. 1°: Supplimenti e le correzioni all' opera del Mandosio.
Vol. 2°: Appendice de' monumenti e gli indici a tutta l'opera.

HEBENSTREIT (Joh.-Ern.)... de medicis archiatris et professoribus disserens, panegyrin medicam indicit. Lipsiæ, (1741,) in 4°.

GOLDHORN (Car.-Just.). De archiatris romanis inde ab eorum origine usque ad finem imperii romani occidentalis. Dissertatio inauguralis historico-medica ... Lipsiæ, 1841, in 8°.

Venise.

BENEDETTI (Domenico). Illustrium virorum synopsis qui de sacro medicorum physicorum veneto Collegio extiterunt et in præsens existunt. Venetiis, 1753, in 4°. (Ch.)

LEVI (M.-G.). Ricordi intorno agl' incliti medici, chirurghi e farmacisti, che praticarano loro arte in Venezia dopo l'anno 1740... Venezia, 1835, in 8°. (Ro.)

Vérone.

CHIOCCO (Andreas). De Collegii veronensis illustribus medicis et philosophis, qui vel scribendo, vel publice profitendo collegium, patriam, et bonas literas illustrarunt, ex quorum moribus, et institutis, præceptisve perfecta optimi medici idea colligi potest... Veronæ, 1623, in 4°.

CERVETTO. Cenni per una storia dei medici veronesi e del loro antico collegio ... Verona, 1834, in 8°.

Juifs.

CALMET (Augustin). De medicis et re medica Hebræorum. Paris, 1714, in 4°.

LAUTENSCHLÄGER (Jo.-Henr.). De medicis veterum Hebræorum eorumque methodo sanandi morbos. Schleiz, 1786, in 8°.

LILIENTHAL (Samuel). Die jüdischen Aerzte. Eine historische Skizze. Inaugural-Abhandlung. München, 1838, in 8°. (Ro.)

BRUEG (Isid.). De medicis illustribus Judæorum qui inter Arabes vixerunt. Dissertatio inauguralis medica... contra adversarios I. Gruber... H. Zimmermann... Halis, 1843, in 8°.

CARMOLY (E.). Histoire des médecins juifs, anciens et modernes. Bruxelles, 1844, in 8°.

— History of the Jewish physicians. From the French... by John-R.-W. Dunbar. Baltimore, (1845,) in 8°. (C. W.)

Portugal.

BASTOS (Francisco-Antonio-Martins). Nobiliarchia medica. Noticia dos medicos e cirurgiões da real Camara, dos physicos mores, e cirurgiões mores do reino, armada, exercito, e ultramarinos, etc. desde os tempos mais remotos da Monarchia... Lisboa, 1858, in 8°.

Suède.

SACKLÉN (Jo.-Fredr.). Sveriges Läkare-Historia, ifrån Konung Gustaf I:s till nårvarande tid. Nyköping, 1822—1824, 3 vol. in 8°. (Ch.)

— Supplement till Sveriges Läkare-Historia. Nyköping, 1835, in 8°. (Ch.)

Biographies des médecins et des chirurgiens suédois depuis Gustave I.

SACKLÉN (Jo.-Fredr.). Sveriges Apotekare-Historia, ifrån Konung Gustaf I: s till närvarande tid. Ett bihang till Sveriges Läkarehistoria. Nyköping, 1833, in 8°. (Ch.)

Biographies des pharmaciens suédois depuis Gustave I.

Suisse.

(RENGER [Albrecht]). Briefe über jetzt lebende Aerzte, von einem reisenden Arzte aus der Schweiz. (S. l.,) 1794, in 8°. (Ch.)

5.

Biographies individuelles.

Abano (Petrus de). Voyez **Petrus de Abano.**

Abercrombie (John). Notice sur... (Archives générales de médecine, 1845, VII, 250.)

— MACLAGAN. Sketch of the life and character of Dr... read before the Harveian Society of Edinburgh... (Edinburgh Journal, 1854, LXXXI, 429.)

Abernethy (John). MACILVAIN. Memoirs of... With a view of his lectures, writings and character. London, 1853, 2 vol. in 8°. (O.)

2e éd. la même année.

Acerbi (Henri). FONTANEILLES. Nécrologie de... Paris, 1828, in 8°. (C.)

Achard-Lavort (Jean-Baptiste). IMBERT-GOURBEYRE. Éloge historique de... (Annales de l'Auvergne, 1858, XXXI, 434.)

Acidalius (Valens). LEUSCHNER. Commentatio de... vita, moribus et scriptis. Lipsiæ, 1757, in 8°. (O.)

— SCHMIDT. Ueber den Kritiker... besonders auch über seinen Antheil an der Schrift eines Ungenannten: Dass die Weiber keine Menschen sind. Berlin, 1819, in 8°. (O.)

Ackermann (Joh.-Christ.-Gottl.). SIEBENKEES. Memoria... Altorfii, 1801, in fol. (O.)

Acrel (Johan-Gustaf). HEDIN. Åminnelse-Tal öfver... Stockholm, 1808, in 8°. (O.)

Autre éd. 1809, Strengnäs.

Acrel (Olof af). ADLERBETH. Tal öfver... Stockholm, 1806, in 8°. (O.)

— SCHULZ V. SCHULZENHEIM. Åminnelse-Tal öfver... Stockholm, 1807, in 8°. (O.)

Adair (James-Mackittrie). Anecdotes of the life, adventures and vindication of a medical character, metaphorically defunct. London, 1790, in 8°. (O.)

Autobiographie publiée sous les pseudonymes de Benjamin Goosequill et Peter Paragraph.

Adelon (Nicolas-Philibert). PEISSE. (p. 92 de Les Médecins français contemporains. Paris 1827.)

— BÉCLARD. Discours prononcé sur la tombe de... (Gazette médicale de Paris, 1862, XVII, 470.)

— TARDIEU. Faculté de médecine de Paris. Éloge de... Paris, 1863, in 4°.

Adolph (Joh.-Traug.). Programma funebre in obitum... Altorfii, 1771, in fol. (O.)

Adolphi. HANNOVER. Vita et scripta... Separatabdruck von J.-H. Erslevs almindeligt Forfatter-Lexikon for Kongeriget Danmarck medtilhorende Bilande, samt Supplementhind. in 8°. (C. J.)

Aegidius Corbeliensis (Petrus). WITHOF. Nachricht von... Duisburg, 1751, in 8°. (O.)

— ASTRUC. (p. 142 de Mémoires pour servir à l'histoire de la Faculté de médecine de Montpellier, 1767.)

Aepli (Joh.-Melchior). AEPLI (Alexander). Denkmal auf... St. Gallen, 1815, in 8°. Avec portrait. (O.)

Afzelius (Pehr v.). Till Jubel-Doctorn... Upsaliæ, 1835, in 8°. (O.)

Agatharchides Cnidius. FRIETEN. De... Dissertatio... Bonnæ, 1848, in 8°.

Aglietti (Francesco). ZANNINI. Biografia di... Padova, 1836, in 8°. (O.)

— LEVI. Della lode di... Venezia, 1836, in 8°. Avec portrait.

Agoston (Alexius). LENHOSSEK. Exequiæ... Pesthi, 1810, in 4°. (O.)

Agricola (Georg). RICHTER. Vita... Annab., 1755, in 4°. (O.)

— BECHER. Die Mineralogen G. Agricola im sechzehnten und A.-G. Werner im neunzehnten Jahrhundert etc. Freiberg, 1819, in 8°. (O.)

Agrippa von Nettesheim (Heinrich-Corn.). SOMMER V. SOMMERSBERG. Dissertatio de... Lipsiæ, 1717, in 4°. (O.)

— Agrippæana oder H.-C. Agrippa's merkwürdiges Leben und Schriften... (S. l.,) 1722, in 8°. (O.)

— ROVIUS. Dissertatio de... vita, fatis et scriptis. Wittebergæ, 1726, in 4°. (O.)

— NICERON. (t. XVII, p. 1 de Mémoires, 1727.)

— MICHÉA. Notice sur... (Gazette médicale de Paris, 1842, X, 625 et 641.)

Aikin (John). AIKIN (Lucy). Memoir of... London, 1823, 2 vol. in 8°. (B. T.)

Ailhaud (Jean - Antoine - Louis). ROUX. Notice sur... (Actes du Comité médical des Bouches-du-Rhône, IV, 526.)

Akakia (famille des). GOUJET. (t. III, pp. 37, 87 et 172 de Mémoire sur le Collège de France, 1758.)

Akakia... ob suam in ordinem regiorum medicorum coaptationem panegyricus... Lutetiæ, Morellus, 1578, in 4°.

Akenside (Mark). The life of... (Avec Poetical Works, London, 1804.) (W.)

— BUCKE. Life, writings and genius of... London, 1832, in 12. (O.)

Alaïmo (Domenico). GERVASI. Perfecti medici specimen, seu ars muta cum eloquentia gloriose conjuncta. Oratio funebris in obitum... Romæ, 1709, in 8°. (O.)

Alaïmo (Marco-Antonio). Funebres laudes, quas salutaris medicorum Academia persolvit in obitu... Panormi, 1662, in 4°. (O.)

— VETRANI. Oratio in funere... Panormi, 1662, in 4°. (O.)

Alard (F.-A.). LONGET. Paroles prononcées au nom de l'Académie nationale de médecine, sur la tombe de... Paris, (1850,) in 8°.

Albers (Jean-Abraham). BRESCHET. Notice biographique et bibliographique sur... (Archives générales de médecine, III, 131.)

Albert (Salomon). LEYSER. Sermon gehalten bei dem Begräbniss des Dr... Wittenbergæ, 1601, in 4°. (O.)

Alberti (Michael). Memoria... Halæ, 1757, in fol. (O.)

— RAMBACH. Standrede am Grabe... Halle, 1757, in fol. (O.)

Albinus (Bernhardus). BOERHAAVE. Oratio academica de vita et obitu... Lugduni Batavorum, 1721, in 4°. Avec portrait.

Albrecht (Jo.-Guil.). Memoria... (t. I, p. 145 de Gesner. Biographia Acad. gottingensis.)

Albrecht (Johann-Sebastian). Memoria... Coburgi, (1774,) in fol. (O.)

Albucasis. FIGUIER. (p. 76 de Vies des savants illustres. Moyen-âge. Paris, 1867.)

Alcock (Nathan). Some Memoirs of the life of... — London, 1780, in 8°. (B. B.)

Alexandre. VICQ D'AZYR. (5me Cahier, p. 176 de Suite des Éloges 1780—1798.)

Alexandre de Tralles. (MILWARD.) Trallianus reviviscens: or, An account of... shewing that these authors are far from deserving the imputation of mere compilers; being a supplement to Dr. Friend's History of physick. London, 1734, in 8°.

Alibert (Jean-Louis). MARJOLIN. Éloge de... (p. 4 de Séance publique de la Faculté de médecine de Paris, 1838.)

— RÉVEILLÉ-PARISE. Galerie médicale, No. 8. (Gazette médicale de Paris, 1839, VII, 193.)

— DUCHESNE-DUPARC. Notice biographique sur... (Avec Traité complet des gourmes. Paris, 1842.)

— PARISET. Discours prononcé aux funérailles de... (t. II, p. 577 de Histoire des membres de l'Académie de médecine, Paris, 1850.)

Alison (William). DOUGLAS (A.-Halliday). The Harveian Discourse on the life and character of Dr... (Edinburgh Journal, 1865—1866, XI, 1063.)

Alkindi. LAKEMACHER... De Alkindi ... Helmstadii, 1719, in 4°.

Allain-Dupré. BRAME. Éloge de... Tours, 1859, in 8°.

Allioni (Carlo). BUNIVA. Réflexions sur tous les ouvrages publiés et inédits du Dr... avec des notices historiques concernant sa vie et plusieurs établissements littéraires en Piémont. Turin, (s. d.,) in 8°. (O.)

— Memorie e ragionamenti sulla famiglia e sulla vita... Carmagnola, 1806, in 8°. (O.)

Alphonse (Louis). DUPUCH-LAPOINTE. Notice sur... (Société de médecine de Bordeaux, 1820, 31.)

— LARTIGUE. Éloge de... (Académie de Bordeaux. Séance publique, 1820, 145.)

Alpinus (Prosper). NICERON. (t. XI, p. 176 de Mémoires, 1727.)

Alquié (Jean-Dominique). DURAND. Esquisse nécrologique sur... (Recueil de mémoires de médecine militaire, 1868. XXI, 85.)

Alquié (J.-J.-Alexis). SURDUN. Lettre écrite à un médecin qui désire connaître la biographie de... Montpellier, 1866, in 8°.

Alstein (Jacob). Elogia ac judicia doctorum nostri seculi hominum de... Pragæ, 1617, in 4°. (O.)

Amador. VINAJERAS... Noticia biografica. Paris, 1862, in 8°.

Aman. D'AMBOURNAY. Éloge de... (Précis analytique des travaux de l'Académie... de Rouen, 1819, IV, 283.)

Amantea (Bruno). CASSITTO. Orazione in funere... Napoli, 1819, in 8°. (O.)

— MAGLIARI. Elogio storico... Aversa, 1820. in 8°. (O.)

— CIAMPITTI. Commentarii de... studiis rebusque. Napoli, 1820, in 8°. (O.)

— Ultimi ufficii alla memoria... Napoli, 1822, in 8°. (O.)

Amboise (Jacques d'). GOUJET. (t. III, p. 69 de Mémoire sur le Collège de France, 1758.)

Ameuille. Notice sur... (Paris, s. d.,) in 8°. (Archives des hommes du jour.)

— GUIBOUT. Toast... en l'honneur de la décoration de... Paris, (1867,) in 8°.

Amic (Jean-Marie). KERAUDREN. Notice sur... (Journal universel des sciences médicales, 1819, XV, 376.)

Ammann (Paul). (FELLER.) Programma in... funere. Lipsiæ, 1691, in fol. (O.)

Ammon (Friedr.-August von). ZEIS. Rede zum Gedächtniss des... Herrn... Dresden, 1861, in 8⁰. (C. J.)

Amoreux fils (Guillaume). AMOREUX (P.-J.). Notice biographique sur... Montpellier, 1806, in 8⁰. (C.)

Amussat. Notice sur les travaux de ... Paris, 1842, in 4⁰.

— LARREY. Discours prononcé aux obsèques de... Paris, 1856, in 8⁰.

— LATOUR (Amédée). — Amussat. Paris, (s. d.,) in 8⁰.

Anchersen (Hans-Peter). Programma academicum in obitum... Hafniæ, 1765, in fol. (O.)

Andral (Antoine). DEMEAUX. Éloge de... (Bulletins de la Société anatomique de Paris, XVI, 354.)

Andrea (Nic.). VULPES. Elogio storico di prof... Napoli, 1815, in 8⁰.

Andreas Cæsalpinus. FUCHS. De cujus viri ingenio, doctrina et virtute ... Marburgi in Cattis, 1798, in 4⁰.

Andry (Charles-Louis-François). LARDIN. Hommage à la mémoire de... Paris, 1830, in 8⁰. (O.)

Andry (Nicolas). GOUJET. (t. III, p. 200 de Mémoire sur le Collège de France, 1758.)

Ané (Pierre). DENEUX. Discours prononcé le 13 août 1822, sur la tombe de ... (Journal général de médecine LXXX, 398.)

Angeli (Jacobus). ASTRUC. (p. 212, de Mémoires pour servir à l'histoire de la Faculté de médecine de Montpellier, 1767.)

Anglada. RENÉ. Éloge du professeur ... Montpellier, 1835, in 8⁰.

Ansiaux (Nicolas-Gabriel-Antoine-Joseph). HABETS. Notice sur... Liège, 1842, in 8⁰. (O.)

Antoine (Jean-Baptiste). Notice nécrologique sur... (Signée J.-M.-A., f...) Châlon, (1849,) in 8⁰.

— VALLOT. Notice sur... (Mémoires de l'Académie de Dijon, 1850, 81.)

Antonini (Jean-André). BROUSSAIS (C.). Discours prononcé aux obsèques de... (Recueil de mémoires de médecine militaire, 1845, LIX, 402.)

— CABROL. Biographie de... Alger, 1846, in 8⁰.

Apianus (Philippus). CELLIUS. Oratio de vita et morte... habita anno 1589. Tubingæ, 1591, in 4⁰. (O.)

Apollonii medici. HARLESS. Analecta historico-critica de Archigene medico et de Apolloniis medicis eorumque scriptis et fragmentis... Erlangæ, 1816, in 4⁰.

Araldi (Michele). ROVIDA. Elogio ... Milano, 1817, in 4⁰. (O.)

Aran (F.-A.). LATOUR. Notice sur... (Union médicale, 1861, IX, 417.)

— ROGER. Notice sur... (ibidem, 418.)

Arcelin (Benoît). WINSBACK. Notice sur... (Société des sciences médicales de la Moselle, 1863, 95.)

Archbold (Jean-Baptiste-Gérard). BURGUET. Notice sur... (Société de médecine de Bordeaux, 1839, 107.)

Archigène. HARLESS. Analecta historico-critica de... et de Apolloniis medicis... Erlangæ, 1816, in 4⁰.

Arduino (Santo). (DEL BENE.) Elogio... Veronæ, 1824, in 8⁰. (O.)

Arétée. WIGGAN. Dissertationes de ... ætate, secta, scientia in rebus anatomicis et curandi ratione. Lugduni Batavorum, 1731, in fol. (O.)

— KUEHN... De dubia... ætate constituenda novæque editionis ejus specimen. (Lipsiæ, 1779,) in 8⁰.

— SURINGAR. Dissertatio historico-medica de... Lugduni Batavorum, 1837, in 8⁰.

— LOCHER. Aretäus... mit Uebersetzung seiner vorzüglichsten und interessantesten pathologischen und therapeutischen Schilderungen. Eine Monographie... Zürich, 1847, in 8⁰.

Argenterius. Voyez **L'Argentier.**

Armstrong (John). SCHÖN... Biographie... (Hecker, litt. Annal. der Heilk., 1830, XVIII, 118.) (C.)

— BOOTT. Memoir of the life and medical opinions of... London, 1832, 2 vol. in 8⁰. (O.)

Arnaud de Villeneuve. CHAMPIER. Vita... (Opera... Venetiis, 1532.)

— HAITZE. Vie de... (Aix, 1719,) in 12. (P. L.)

— NICERON. (t. XXXIV, p. 82 de Mémoires, 1727.)

— ASTRUC. Remarques historiques sur... (p. 151 de Mémoires pour servir à l'histoire de la Faculté de médecine de Montpellier, 1767.)

— TEISSIER. Les Hommes illustres du Var. Toulon, 1858, in 16.

Arnaud de Villeneuve. C'est tout ce qui a paru.

— FIGUIER. (p. 237 de Vies des Savants illustres. Moyen-âge. Paris, 1867.)

Arnott (Archibald). SAINT-MAURICE CABANY. Notice historique sur... Paris, 1856, in 8⁰.

Aronssohn (Jacq-Léon). STOEBER. Éloge de... Strasbourg, 1862, in 8⁰.

Arquier (Guislain-Joseph d'). ROUX. Discours prononcé aux obsèques de... (S. l., 1816,) in 8⁰.

Arthaud (Aug.). BARON. Discours prononcé sur la tombe de... Grenoble, (1862,) in 8⁰.

Arthaud de Viry. Voyez **Viry.**

Artorius (Marc.). PATIN (Car.). Commentarius in cenotaphium Marci Artorii, medici Cæsaris Augusti, a Smyrnensibus positum. Patavii, 1689, in 4⁰. (Ch.)

Asch (Georg-Thomas Freiherr v.). HEYNE. Programma de obitu... Goettingæ, 1807, in 4⁰. (O.)

Ascham (Anthony). The Process and pleadings in the court of Spain upon the death of... and of J.-Bapt. Riva, his interpreter, 1651. (t. IV, p. 280 de Harl. Miscellany.) (B. T.)

Asclepiades. HARLESS. De medicis veteribus Asclepiades dictis prolusio academica... Bonnæ, 1828, in 4⁰.

— WALCH. Historia Asclepiadorum (p. 119 de Antiquitates medicæ selectæ.) (Ch.)

— PANOFKA. Asklepios und die Asklepiaden... mit einundachtzig Bildwerken auf acht Erläuterungstafeln. Berlin, 1846, in 4⁰.

Asclepiade. CARYOPHILUS. Dissertatio ad veterem... imaginem. Romæ, 1718, in 4⁰. (Ch.)

— COCCHI. Discorso primo sopra... Firenze, 1758, in 4⁰. (Ch.)

— — The Life of... compiled from the testimonials of 27 ancient authors, translated from the italian. (S. l.,) 1762, in 8⁰. (W.)

Traduction de l'ouvrage précédent.

— GUMPERT. Dissertatio inauguralis medica de... Ienæ, 1794, in 8⁰.

— BURDACH. Scriptorum de... index. Dissertatio inauguralis, præside A.-M. Birkholz. Lipsiæ, 1800, in 4⁰.

Asclepiade. BURDACH. Asclepiades und J. Brown, eine Parallele... Leipzig, 1800, in 8°.

— RAYNAUD. De... thesim proponebat Facultati litterarum parisiensi. Parisiis, 1862, in 8°.

Asselin (Jean-Baptiste-Charles). HUSSON. Académie... de Médecine. Discours prononcé sur la tombe de... le 6 mars 1826 au nom de l'Académie ... Paris, (s. d.,) in 4°.

— GUERSENT. Académie... de médecine. Discours prononcé sur la tombe de... Paris, (s. d.,) in 4°.

Astros (Joseph-Jacques-Léon d'). CASTELLAN. Notice biographique sur... (Mémoires de l'Académie... d'Aix, 1867, IX, 397.)

Astruc (Jean). GOUJET. (t. III, p. 237 de Mémoire sur le Collège de France, 1758.)

— LORRY. (p. 293 de Astruc, Mémoires pour servir à l'histoire de la Faculté de médecine de Montpellier, 1767.)

— LE FEVRE DE SAINT-ILDEFOND. Abrégé de la vie de... (t. I, p. 55 de Le Médecin de soi-même. Paris, 1775.)

Atavan. Voyez **Bernoju.**

Aubanel (Honoré). BARTHÉLEMY. Notice sur... (Actes du Comité médical des Bouches-du-Rhône, V, 91.)

— SAUVET. Éloge de... Marseille, 1864, in 4°.

Auber (Théop.-Ch.-Emm.-Éd.). Note explicative ou Énumération des titres ... à l'appui de la pétition... pour obtenir la croix de la Légion d'honneur. Paris, (1843,) in 4°.

Aubry. PHILIPPE. Épisode de la vie d'un médecin de campagne. (A propos du choléra de 1854)... Lyon, 1862, in 8°.

Aubry (Jean d'). NICERON. (t. XXII, p. 262 de Mémoires, 1727.)

Audouard (Math.-F.-Max.). Notice sur la vie et les travaux scientifiques de... Paris, 1843, in 8°. (Archives de la France contemporaine.)

Audouin (Jean-Victor). MILNE-EDWARDS. Notice sur la vie et les travaux de... Paris, 1851, in 8°. (O.)

Audouy. DASSIER. Notice nécrologique sur... Toulouse, (1854,) in 8°. (Compte rendu des travaux de la Société de médecine de Toulouse.)

Augé (Ferdinand). Notice nécrologique sur... (Revue de l'Académie de Toulouse, 1855, I, 596.)

Augier-Ferrier. DASSIER. Éloge historique et critique de... Toulouse, 1847, in 8°.

Augouard. Notice sur... (Paris, s. d.,) in 8°. (Archives des hommes du jour.)

Aulagnier (Alexis-François). Notice sur... Paris, 1842, in 8°. (Recueil de mémoires de médecine militaire.)

Aumont. ÉMERY. Académie... de médecine. Discours prononcé aux obsèques de... Paris, (1825,) in 4°.

— COUTANCEAU. Académie... de médecine. Discours prononcé aux obsèques de... Paris, (1825,) in 4°.

Autenrieth (Joh.-Friedrich-Ferdinand v.). PRESSEL. Worte an... Grabe. Tübingue, 1835, in 8°. (O.)

Autier (Jean-Baptiste-Victor). TURPIN DE SANSAY .. Les Sauveteurs célèbres. Paris, 1868, in 8°.

Auvity. Notice sur... (Paris, s. d.,) in 8°. (Archives des hommes du jour.)

Auzoux. RATIER. Notice biographique sur... Paris, 1845, in 8°.

— Notice biographique sur... Paris, 1847, in 8°. (Revue des contemporains.)

Auzoux. Mr. Auzoux... (Paris, s. d.,) in 8°.

Avat (d'). Note à l'appui de la candidature... à la place d'inspecteur des eaux d'Aix (Savoie). Paris, (1861,) in 4°.

Avenbrugger (Léopold). CLAR. Avenbrugger der Erfinder der Percussion des Brustkorbes... und sein Inventum novum... Graz, 1867, in 8°. Avec portr.

Averroès. LEBRECHT. Beleuchtung zur Lebensgeschichte des... (Magazin für die Literatur des Auslandes, 1842.) (Ro.)

— RENAN. Averroès et l'Averroïsme. Paris, 1852, in 8°.

— FIGUIER. (p. 62 de Vies des savants illustres, moyen âge. Paris, 1867.)

Avicenne. SORSANUS. Vita... ex Sorsano ejus discipulo a Nicolao Massa sumpta et latine reddita. (Avec Liber canonis, Venetiis, 1562, et 1608.)

— MINADOUS. Oratio pro... Patavii, 1598, in 4°. (Ch.)

— VACA DE ALFARO... De la patria de... (p. 119 de Proposicion chirurgica ... Sevilla, 1618.)

— PATIN (C.). Oratio de... Patavii, 1678, in 4°. (O.)

— METZGER. Anecdota in... Regiomonti, 1788, in 4°.

— KLEIN. De... Dissertatio inauguralis historico-medica... Vratislaviæ, 1845, in 8°.

— FIGUIER. (p. 55 de Vies des savants illustres, moyen âge. Paris, 1867.)

Axenfeld. Candidature à une chaire de pathologie interne vacante à la Faculté de médecine de Paris. Exposé des titres du Dr... Paris, (1866,) in 4°.

Ayala (Gabriel d'). BROECKX. Notice sur... Anvers, 1853, in 8°. Avec portrait. (Annales de la Société de médecine.)

Bach. Titres scientifiques de... pour établir sa candidature à la chaire de médecine opératoire... Strasbourg, (1855,) in 4°.

Bacher (Alexandre-André-Philippe-Frédéric). BOUVIER. Discours prononcé aux obsèques de... (Journal de médecine, XV, 69.)

Backer (Thomas-Théodore de). Notice sur... (Annuaire de l'université catholique de Louvain, 1856, 224.)

Backmeister (Joh.). AMPSING. Programma in obitum... Rostochii, 1631, in 4°. (O.)

Backmeister (Matthias). MÜLLER. Oratio parentalis de vita et obitu... Luneburgi, 1626, in 4°. (O.)

Bacon (François). MARX. F. Bacon und das letzte Ziel der ärztlichen Kunst. Göttingen, 1861, in 4°.

— BAMBERGER. Ueber... besonders vom medicinischen Standpunkte... Würzburg, 1865, in 4°.

— FIGUIER. (p. 249 de Vies des savants illustres, 17e siècle. Paris, 1869.)

Bacqué (Joseph). DUPUCH-LAPOINTE. Notice sur... (Société de médecine de Bordeaux, 1821, 35.)

Badarous. Notice sur... Paris (1846,) in 8°. (Archives des hommes du jour.)

Baeck (Abraham). ODHELIUS. Åminnelse Tal öfver... Stockholm, 1796, in 8°. (O.)

Baer (Karl-Ernst von). Nachrichten über Leben und Schriften des... Dr... Mitgetheilt von ihm selbst, veröffentlicht bei seinem 50 jähr. Doctor-Jubiläum am 29. Aug. 1864... mit... Portrait. Petersburg, 1865, in 4°. (M.)

Bagard (Charles). HARMANT. Éloge de... Nancy, (1773,) in 8°.

— JADELOT. Éloge historique de... Nancy, 1773, in 8°. (O.)

Baglioni (Ulisse). VICHI. Elogio storico di... Fano, 1844, in 8⁰. (O.)

Baglivi (Giorgio). FERRARIO. Della Vita e delle opere di... Pavia, 1839, in 8⁰. (O.)

Baillie (Matthew). COPLAND. Some Account of the life and professional character of... (London medical Repository, 1823, XX, 520.) (C.)

— WARDROP. Biographical Sketch of the late Dr... London, 1824, in 8⁰. (C.)

Baillon. Candidature à la chaire de botanique de la Faculté des sciences de Paris. Notice sur les travaux scientifiques de... Paris, 1860, in 4⁰.

— Candidature à la chaire d'histoire naturelle médicale de la Faculté de médecine de Paris. Titres et travaux scientifiques de... Paris, 1863, in 4⁰.

Baillou (Guillaume de). MOREAU (René). Vita... Parisiis, 1641, in 4⁰.

— NICERON. (t. XXII, p. 197, de Mémoires, 1727.)

Bakker (Gerbrand). LA FAILLE (Jan-Baart de). Hulde aan de nagedachtenis... Groningæ, 1828, in 8⁰. (O.)

Baldassari (Giuseppe). BORGOGNINI. Elogio storico del Dr... Siena, 1787, in 8⁰. (O.)

Baldinger (Ernst-Gottfr.)... Bruchstücke seines Campagne- und Universitäts-Lebens. Marburg, 1792, in 8⁰. (R.)

— CREUZER. Memoria... Marburgi, 1804, in 4⁰. (O.)

Balemann (Heinrich). GESNER. Lebensbeschreibung... Lübeck, 1763, in fol. (O.)

— OVERBECK. Memoria vitæ... Lubecæ, 1763, in fol. (O.)

Ballonius. Voyez **Baillou.**

Bally (François-Victor). PIORRY. Académie... de médecine. Notice biographique sur... Paris, 1866, in 8⁰. (Bulletin de l'Académie de médecine.)

— HERPIN... Notice sur... Paris, (s. d.,) in 8⁰. (Bulletin de la Société pour l'instruction élémentaire, 1866.)

— BERTULUS. Notice sur... Marseille, 1866, in 16. (Gazette du midi.)

— MINJOLLAT. Notice sur... Vienne, 1867, in 8⁰.

— ROUX. Discours prononcé sur la tombe de... (Recueil des actes du Comité médical des Bouches-du-Rhône, 1867, 162.)

Balme (Claude-Denis). BALME (Claude). Éloge de... prononcé dans la séance publique de la Société de médecine de Lyon... Lyon, 1808, in 8⁰. (C.)

Balme de Garay. GUYOT DE FÈRE. Notice sur... Amiens... (1860,) in 4⁰.

Bang (Fred.-Ludw.). RALFF. Laudatio memoriam... commendans, in Societate regia medica hafniensi habita... Hafniæ, 1822, in 8⁰. (C.)

Bang (Jens). KLINGBERG. Nekrologie over... (Bibliothek for Lœger, 1810, II, 266.)

Barbaro (Ermolao). NICERON. (t. XIV, p. 1 de Mémoires, 1727.)

Barbaste. A MM. les professeurs de la Faculté de médecine de Montpellier... Romans, (1860,) in 4⁰.

Barbeirac (Charles). ASTRUC. (p. 383 de Mémoires pour servir à l'histoire de la Faculté de médecine de Montpellier, 1767.)

— LAMBERT. (t. II, p. 163 de Histoire littéraire... de Louis XIV. Paris, 1751.)

Barbette.... Notice sur... (Paris, 1845,) in 8⁰. (Archives des hommes du jour.)

Barbeu Dubourg (Jacques). VICQ D'AZYR. (p. 47 de Suite des Éloges, 1780.)

Barclay (John). BALLINGALL. A Memoir of the life of... (Avec Introductory lectures to a course of anatomy. Edinburgh, 1827.) (B. B.)

— Memoir of... (En tête du t. XXX de Naturalists' library dirigé par Sir W. Jardine.) (B. B.)

Barclay (P.-H.). SCHOENBERG. Necrolog over... Kjoebenhaw, 1833, in 8⁰. (O.)

Barjavel. GUYOT DE FÈRE. Notice biographique sur... Amiens, (1859,) in 4⁰.

Barnstorff (Bernhard). KLEIN. Programma in funere... Rostochii, 1704, in 4⁰. (O.)

— DETHARDING. Programma in... obitum. Rostochii, 1707, in 4⁰. (O.)

Baroilhet (Pierre). SALONE. Éloges de feu Pierre Baroilhet... (par M. le Dr. Salone), et de feu Denis-François-Noël Guerbois... (par M. le Dr. Lemoine). — (Paris, 1838,) in 8⁰.

Baron (Auguste). DUCROS. Éloge funèbre de... (Paris,) 1839, in 8⁰. (Bulletins de la Société anatomique de Paris.)

Baron (Pierre). MORAND. Elogium ... (S. l.,) 1641, in 4⁰.

Baron (Théodore). GRANDJEAN de FOUCHY. Éloge de... (p. 134 de Histoire de l'Académie des sciences, 1768.)

Baronie (Nicolas). BURGUET. Notice sur... (Société de médecine de Bordeaux, 1840, 52.)

Barra (Pierre). PÉRICAUD. Notice sur... Lyon, 1837, in 8⁰. (Variétés historiques, biographiques et littéraires.) (O.)

Barral (Blaise - Marius - Arnaud). ROUX. Notice sur... (Actes du Comité médical des Bouches-du-Rhône, I, 552.)

Barrié (André). Note à l'appui de la candidature de... à la place d'inspecteur des eaux minérales de Bagnères de Luchon. Paris, (1861,) in 4⁰.

Barth (Jean-Chrétien). HERVÉ. Discours prononcé sur la tombe de... Strasbourg, 1826, in 8⁰.

Barth (Jean-Raphael-Philippe). Candidature à l'Académie impériale de médecine pour... la section d'anatomie pathologique ... (Paris, 1854,) in 4⁰.

— Exposé des titres de... Paris, 1855, in 4⁰.

— A MM. les membres du Conseil académique... Paris, (s. d.,) in 4⁰.

— A. MM. les professeurs de la Faculté de médecine... Paris, (1866,) in 4⁰.

Barthélemy (Éloy). RENAULT. Éloge de... Paris, (1856,) in 8⁰. (Mémoires de la Société d'agriculture.)

Barthez (E.). Titres et travaux scientifiques de... (Paris, 1855,) in 4⁰.

Barthez (Paul-Joseph). DESGENETTES. Discours prononcé aux obsèques de... (Journal général de médecine, 1806, XXVII, 236.)

— SERNIN et DOUBLE. Histoire de la maladie et de la mort de... (ibidem, 241.)

— DUMAS. Éloge de... Montpellier, 1807, in 8⁰.

— BAUMES. Éloge de... Montpellier, 1807, in 4⁰.

Autre éd. 1816, in 8⁰.

— LORDAT. Exposition de la doctrine médicale de... et mémoires sur la vie de ce médecin... Paris, 1818, in 8⁰.

Barthez (Paul-Joseph). BOUISSON. Des Bienfaiteurs de l'École de médecine de Montpellier. Vœu prononcé pour l'érection des statues de Lapeyronie et de Barthez. Discours prononcé à la séance solennelle de rentrée des Facultés... Montpellier, 1858, in 8°.

Bartholin (Caspar). BROCHMAND. Oratio de vita et morte... Hafniæ, 1629, in 8°. (O.)

Autre éd. 1676.

— NICERON. (t. VI, p. 121, de Mémoires, 1727.)

Bartholin (Thomas). HANNAEUS. Oratio in obitum... Hafniæ, 1680, in 4°. (O.)

— WORMIUS. Oratio in excessum... Hafniæ, 1681, in 4°. (O.)

— JACOBÆUS. Oratio in... obitum. Hafniæ, 1681, in 4°. (O.)

Avec un catalogue de ses écrits.

— NICERON. (t. VI, p. 131 de Mémoires, 1727.)

Bartisch. ZEIS. Ueber Georg Bartisch und seinen Sohn und Nachfolger Tobias Bartisch. (Deutsche Klinik, 1866, 29, 30.) (S. J.)

Barton (Benjamin-Smith). BARTON (William). Biographical Sketch of... Philadelphia, 1816, in 8°. Avec portrait. (O.)

Barwick (Petrus). BEDFORD. The Life of... (Avec Barwick [Petrus],), The Life of Thomas Barwick translated... London, 1724.) (B. T.)

Barzellotti (Giacomo). BARZELLOTTI (Gasp.). Istoria patologica necroscopia e cenni biografici del fu cav.... Firenze, 1844, in 8°. (Gazzetta Toscana delle scienze medico-fisiche.)

Basch (Joh.). SEELEN. Memoria... Lubecæ, 1720, in fol. (O.)

Traduction allemande, Lübeck, 1720, in fol.

Baseilhac, dit frère Côme. CAMBON. Éloge historique de... Avec des détails sur les instrumens qu'il a inventés, perfectionnés ou appropriés pour la taille dans le haut et le bas appareil et autres opérations chirurgicales, pour servir à l'histoire de la chirurgie ... Paris, 1781, in 8°.

Bassolus (Deodatus). ASTRUC. (p. 216 de Mémoires pour servir à l'histoire de la Faculté de médecine de Montpellier, 1767.)

Bassuel. LOUIS. Éloges de MM. Bassuel, Malaval et Verdier... Paris, 1759, in 8°.

Bateman (Thomas). (RUMSEY.) Account of the life and character of... London, 1827, in 8°. (O.)

— — Nachricht vom Leben des... Berlin, 1834, in 8°.

Traduction par M. Bresler.

Bathurst (Ralph). WARTON. Life and literary remains of... London, 1761, in 8°. Avec portrait. (O.)

Batigne (J.-Pierre). MARCELLIN. Notice biografique sur... Digne, 1866, in 8°.

Batt (William). MOJON. Éloge historique de... Gênes, 1812, in 4°. (O.)

Bauchet (Louis-Joseph). GUYON. Éloge de... (Bulletins de la Société anatomique de Paris, XL, 788.)

— FOLLIN. Notice nécrologique sur... (Archives générales de médecine, 1865, VI, 246.)

Baud (Jean-Marie). Notice sur... Louvain, 1853, in 8°. (O.)

Baudelocque (Jean-Louis). LEROUX. Discours prononcé sur la tombe de... Paris, (1810,) in 4°.

— M. Baudelocque. (Paris, s. d.,) gr. in 8°.

Baudelocque (Jean-Louis). CHAUSSIER. Notice sur... (p. 8 de Art des accouchements. Sixième édition. Paris, 1822.)

— DUBOIS, d'Amiens. (t. I, p. 447 de Éloges lus dans les séances publiques de l'Académie de médecine. Paris, 1864.)

Baudens (Lucien). Notice sur les travaux de... Paris, (1854,) in 4°.

— MAILLOT. Discours prononcé aux obsèques de... (Recueil de mémoires de médecine militaire, 1858, 2me série XXI, 449.)

— SCRIVE. Discours prononcé aux obsèques de... (ibidem, p. 453.)

— QUESNOY... Nécrologie... Paris, (s. d.,) in 8°.

Baudichon (Simon). GOUJET. (t. III, p. 31 de Mémoire sur le Collège de France, 1758.)

Bauhin (Gaspard). STUPANUS. Parentalia... oratione panegyrica celebrata. Basileæ, 1625, in 4°. (O.)

— NICERON. (t. XVII, p. 229 de Mémoires, 1727.)

— ASTRUC. (p. 349 de Mémoires pour servir à l'histoire de la Faculté de médecine de Montpellier, 1767.)

— HESS... Leben und Charakter... Basel, 1860, in 8°.

Bauhin (Jean). BREBACH. Christlicher Arzt... Leichenpredigt auf... Monspelgardi, 1614, in 4°. (O.)

— WERENFELS. Oratio in... Basileæ, 1700, in 4°. (O.)

— ASTRUC. (p. 348 de Mémoires pour servir à l'histoire de la Faculté de médecine de Montpellier, 1767.)

— MOLL. Joh. Vischer und... zwei ärztliche Lebens- und Charakterbilder aus der Vergangenheit Würtembergs. (Würt. ärztl. Correspond.-Bl., 1854, No. 34.) (C. J.)

Bauhin (Jean-Gaspard). ZWINGER. Oratio panegyrica in obitum... Basileæ, 1687, in 4°. (O.)

Bauhin (Jérome). GLASER. Oratio funebris... Basileæ, 1667, in 4°. (O.)

— NICERON. (t. XVII, p. 224 de Mémoires, 1727.)

Baulieu (Jacques). VACHER. Histoire de frère Jacques, lithotomiste de Franche-Comté... Besançon, 1756, in 12.

Baumé (Antoine). Pour la place vacante dans la section de chimie... (S. l. n. d.,) in 4°.

— CADET. Éloge de... Bruxelles, an XIV—1805, in 8°.

— DEYEUX. Notice sur... (Annales de chimie, 1805, LV, 105.)

Baumers (Marcellin). CANDY. Éloge historique de... lu à la Société de médecine... Lyon, 1844, in 8°. (Journal de médecine.)

Baumes (Jean-Baptiste-Timothée). ROUX. Notice sur... (Recueil de la Société de médecine de Marseille, IV, 368.)

Bayard (H.). Titres scientifiques du Dr... (Paris, 1845,) in 8°.

— Notice sur le Dr... (Paris, s. d.,) in 8°. (Archives des hommes du jour.)

Bayen (Pierre). PARMENTIER. Éloge de... (Paris, 1799,) in 8°. (O.)

— CAP... Étude biographique sur... Paris, 1865, in 8°. Avec portrait.

Bayle (François). Éloge de... (Mercure, Nov. 1709.)

— GAUSSAIL. Fragments d'études sur... (Société de médecine de Toulouse. Compte rendu des travaux, 1860, 5.)

Bayle (Gasp.-Laur.). DELEUZE (J.-P.-F.). Notice historique sur... Paris, 1816, in 8°.

Bayle (Gasp.-Laur.). Chomel. Notice sur... (Leroux, Journal de médecine, XXXVII, 179.)

— Bayle (A.-L.-J.). Notice sur la vie et les ouvrages de... Paris, 1834, in 8⁰.

Bazignan. Notice sur... (Paris, s. d.,) in 8⁰. (Archives des hommes du jour.)

Bazin (Antoine-Pierre-Ernest). Notice sur... (Paris, 1845,) in 8⁰. (Archives des hommes du jour.)

Bazin (Denys). Goujet. (t. III, p. 151 de Mémoire sur le Collège de France, 1758.)

Béal (Réné-Joseph). Salemsier et Coulogne. Discours prononcés sur la tombe de... Roubaix, (1867,) in fol.

Beau. Parrot. Note biographique sur... Paris, (1865,) in 8⁰. (Archives générales de médecine.)

— Axenfeld. Éloge de... (Bulletins de la Société anatomique de Paris, XL, 797.)

Beaucamp. Guipon. Discours prononcé sur la tombe de... Laon, 1858, in 8⁰.

— Salmon. Discours prononcé sur la tombe de... Laon, 1858, in 8⁰.

Beauchêne (Pierre-Edme-Chauvot de). Pariset. Éloge de... (t. I, p. 260 de Histoire des membres de l'Académie de médecine. Paris, 1850.)

Beaujan. Mort et obsèques du Dr... (Archives de médecine navale, 1867, VIII, 232.)

Beauvais (André). Goujet. (t. III, p. 8 de Mémoire sur le Collège de France, 1758.)

Beccari (Giacomo-Bartolommeo). Scarselli. Orazione nelle solenni esequie del celebre... Bologna, 1766, in 4⁰. (O.)

Beck (Carl-Joseph). Baumgärtner. Gedächtnissrede auf... Freiburg im Breisg., 1839, in 4⁰. (O.)

— Schuermayer. Necrolog und biographische Skizze... Freiburg im Breisg., 1840, in 8⁰. (O.)

Beck (Theodrec-Romeyn). Hamilton. Eulogy on the life and character of... delivered before the Medical Society of the State of New-York... Albany, 1856, in 8⁰.

Beckers (P.-L.). Van Ghert. Levensschets van... s'Gravenhagen, 1854, in 8⁰. (N. M.)

Beckmann (J.). Memoria... Gottingæ, 1811, in 4⁰. (R.)

Béclard (Pierre-Augustin). Pariset. Académie... de médecine. Discours prononcé aux obsèques de... Paris, (1825,) in 4⁰.

— Roux. Académie... de médecine. Discours prononcé aux obsèques de... Paris, (1825,) in 4⁰.

— Bouvier. Nos regrets; élégie sur la mort de... Paris, 1825, in 8⁰.

— Raige-Delorme. Notice nécrologique sur... (Paris, 1825,) in 8⁰. (Archives générales de médecine.)

— Grimaud. Béclard. (Paris, s. d.,) in 8⁰.

— Ollivier. Notice sur la vie et les ouvrages de... Paris, (1827,) in 8⁰. Avec portrait.

Becquerel (Alfred). Roger. Discours prononcé sur la tombe de... Paris, (1862,) in 4⁰.

Beddoes (Thomas). Stock. Memoirs of the life of... With an analytical account of his writings. London, 1810, in 4⁰. (W.)

Beer (Georg-Joseph). Preyss. Rede zum Andenken... (Ausserordentliche Beilage zur Oesterr. Ztsch., 1857, III.) (C. J.)

Beerenbroek (Arnould-Barthélemi). BROECKX. Notice sur... Anvers, 1864, in 8°.

Bégin (L.-J.). Exposé des travaux et des titres de... soumis à l'Académie ... des sciences. (Paris, 1842,) in 4°.

— STEINS. Notice biographique sur ... Paris, 1852, in 8°.

— Notice sur les titres, les services et les travaux scientifiques du Dr.... Paris, 1857, in 4°.

— Appendice à l'exposé des titres de... Paris, (1858,) in 4°.

— GRELLOIS. Notice biographique sur... Paris, 1859, in 8°.

— HERRGOTT. Notice historique sur... Strasbourg, 1859, in 8°.

— LEGOUEST. Éloge historique de... Paris, 1861, in 8°.

Béhier. Titres et travaux scientifiques de... Paris, 1855, in 4°.

Behrens (Conrad-Heinrich). GLAESENER... Ehrengedächtniss. Hildesheim, 1757, in fol. (O.)

Beireis (Gottfried - Christoph). (SYBEL.) Biographische Nachrichten über... Berlin, 1811, in 8°. (O.)

— GABLER. Narratio de vita... Ienæ, 1812, in 4°. (O.)

— HEISTER. Nachrichten über... Berlin, 1860, in 8°. (M.)

Belay. ASTRUC. (p. 387 de Mémoires pour servir à l'histoire de la Faculté de médecine de Montpellier, 1767.)

Belestat (Pierre-Langlois de). DREUX DU RADIER. Notice historique de... (t. II, p. 385 de Bibliothèque du Poitou.)

Belet (Guillaume). GOUJET. (t. II, p. 399 de Mémoire sur le Collège de France, 1758.)

Belgrado (Alfonso, Conte). FLORIO. Elogio di... Udine, 1843, in 8°.

Belhomme. Candidature... à la section d'anatomie et de physiologie de l'Académie de médecine. (Paris,) 1843, in 4°.

Belin (C.-H.-H.-V.). JAMAIN. Éloge de... (Bulletins de la Société anatomique de Paris, XVII, 411.)

Bell (Charles). SHAW. Narrative of the discoveries of... in the nervous system. London, 1839, in 8°. (B. R.)

— Notice sur... (Archives générales de médecine, 1845, VII, 252.)

— PICHOT (Amédée). Notice sur... Paris, 1846, in 8°.

— ROGER. Vie et travaux de... (Constitutionnel, 14 septembre 1859.)

Belleval (Richer de). Voyez **Richer de Belleval.**

Belley (Franç.-Philibert). PINCHARD. Éloge de... (Lyon, 1824,) in 8°. (O.)

Bellini (Lorenzo). NICERON. (t. V, p. 346 de Mémoires, 1727.)

— ATTI. Notizie edite ed inedite della vita e delle opere di M. M. Malpighi e di L. Bellini... Bologna, 1847, in 4°.

Belloc (Jean-Jacques). LAFAURIE. Notice sur la vie et les ouvrages de... (Journal général de médecine, 1808, XXXII, 236.)

Bellot (Florent-Charles). GOUJET. (t. III, p. 257 de Mémoire sur le Collège de France, 1758.)

Belon (Pierre). PASSAC. Notice sur... Blois, 1824, in 8°. (O.)

— CAP. P. Belon... Paris, 1851, in 8°. (Journal de pharmacie et de chimie.)

Beluschi (Pietro). (GAMBARA.) Brevi cenni storici intorno... Brescia, 1835, in 8°. (O.)

Bénech. MALO. Bénech. (Paris,) 1841, in 8°. (Le Biographe universel.)

Benedetti (Alessandro). BOERNER. Commentarius de... Accedit ejusdem... elogium, auctore Andrea Chiocco. Brunsvicæ, 1751, in 4⁰. (O.)

Benoit. Exposé des titres de... Montpellier, (1850,) in 4⁰.

— Analyse et appréciation des travaux scientifiques de... Montpellier, 1853, in 4⁰.

Benoit (Pierre). ASTRUC. (p. 264 de Mémoires pour servir à l'histoire de la Faculté de médecine de Montpellier, 1767.)

Benomont (Pierre). LOUIS. Éloge de... Avril 1773. (p. 190 de Éloges lus dans les séances publiques de l'Académie de chirurgie... publiés... par Dubois, d'Amiens, 1859.)

Benoni (Giuseppe de). TELANI. Cenni intorno... Rovereto, 1841, in 8⁰. (O.)

Bérard jeune (Auguste). Exposé des titres de... pour une place vacante à l'Académie de médecine. (Paris, 1837,) in 8⁰.

— DÉSORMEAUX. Éloge de... (Bulletins de la Société anatomique de Paris, XXI, 462.)

— DUMAS. Éloge de... (p. 5 de Séance de la Faculté de médecine de Paris, 1846.)

— DENONVILLIERS. Éloge du professeur... Paris, 1852, in 8⁰. (Gazette des hôpitaux.)

Bérard (Frédéric-Joseph). PÉTIOT. Précis historique sur la vie et les écrits de... (p. 1 de Bérard: Esprit des doctrines médicales de Montpellier, 1819.)

— — A MM. les élèves de la Faculté de médecine de Montpellier... Montpellier, 1820, in 8⁰.

— PEISSE. (p. 75 de Les Médecins français contemporains. Paris, 1827.)

Bérard (Frédéric-Joseph). DUPAU. Notice historique sur... Paris, 1828, in 4⁰.

— ROUX. Notice sur... (Recueil de la Société de médecine de Marseille, 1829, IV, 366.)

— TEISSIER-ROLLAND. Notice sur... (Notice des travaux de l'Académie du Gard, 1833, 40.)

Bérard aîné (Pierre-Honoré). GOSSELIN. Éloge de... (p. 3 de Séance publique de la Faculté de médecine de Paris, 1860.)

C'est le frère aîné d'Auguste mort en 1846.

Bérard-Troussel (Étienne). CHAMPOLLION-FIGEAC. Éloge historique de... Grenoble, 1807, in 8⁰. (O.)

Berardi (Andrea). VACCOLINI. Elogio di... Baquacavallo, 1843, in 8⁰. (O.)

Bérault (Jean). GOUJET. (t. III, p. 142 de Mémoire sur le Collège de France, 1758.)

Berger (Claude). FONTENELLE. (t. II, p. 170 de Histoire de l'Académie des sciences, 1719—1722.)

Berger (J.-Gottfried). Éloge de... (Mémoires de l'Académie des sciences de Paris, 1712.)

Bergeret (Jean). TOURNON. Notice sur... (Journal général de médecine, XLIX, 108.)

Bergeron (J.). Notice sur les titres et les travaux scientifiques de... candidat à la place vacante à l'Académie... de médecine dans la section d'hygiène publique... Paris, 1865, in 4⁰.

Bergius (Jonas-Peder). SCHOENBERG. Åminnelse-Tal öfver... Stockholm, 1822, in 8⁰. (O.)

Bergman (Torbern). AURIVILLIUS. Oratio parentatis... in memoriam... Lipsiæ, 1787, in 4⁰. (G.)

Bergman (Torbern). VICQ D'AZYR. (5me cahier, p. 117 de Suite des Éloges, 1780—1798.)

Bergstrand (Carl-Henrik). RUNDGREN. Ord wid grafwen dä konungens Troman, Upsala k. Universitetets Rector magnificus... Upsala, 1850, in 8°. (O.)

Berjaud. M. Berjaud. (Paris, 1848,) in 8°. (Archives des hommes du jour.)

Berlinghieri (Andrea-Vacca). BARZELLOTTI. Elogio χειροτεχνικόν del cav... Pisa, 1826, in 8°.

Bermond (Jean - Pierre - Louis). CAUSSE. Discours prononcé... sur la tombe de... Albi, (1861,) in 8°.

Bernard (Antoine). DUCASSE. Notice sur... (Compte rendu... des travaux de la Société de médecine de Toulouse, 1848—1849, 86.)

Bernard (Camille). A M. le président de l'Académie... de médecine de Paris. (S. l. n. d.,) in 8°.

— Note sur les travaux de... à l'appui de la candidature au titre de membre associé national de l'Académie... de médecine. Montpellier, 1856, in 8°.

Bernard (Claude). Notice sur les travaux d'anatomie et de physiologie de ... Paris, (1850,) in 4°.

— Notice sur les travaux de... Paris, (1852,) in 4°.

Bernard (Jean). VICQ D'AZYR. (3me cahier, p. 110 de Suite des Éloges, 1780—1798.)

Bernard (Jean). Mémoire à S. M. l'empereur... Paris, 1863, in 8°.

Berndt (Friedrich - August - Gottl.). BERNDT (Albert). Eine biographische Skizze. Greifswald und Leipzig, 1856, in 8°. (C. J.)

Berner(Gottlieb-Ephraim). WITHOF. Oratio funebris in obitum... Vesaliæ, 1742, in 4°. (O.)

Bernier (François). ASTRUC. (p. 385 de Mémoires pour servir à l'histoire de la Faculté de médecine de Montpellier, 1767.)

Bernier (Jean). NICERON. (t. XXIII, p. 370 de Mémoires, 1727.)

— ASTRUC. (p. 385 de Mémoires pour servir à l'histoire de la Faculté de médecine de Montpellier, 1767.)

Bernoju (Charles). Erschröckliche Stürtzung und Verkürtzung Carls Bernoju sonsten von Atavan genandt. Unglückliches Ende des Wundarzts Carl Bernoju aus Grenoble, zu Regensburg während eines Feuerwerks, das er an einem Seil herabgleitend an seinem eigenen Leib veranstaltete. (S. l., 1673,) in fol. plano.

Bernstein (Johann-Gottlieb). BERNSTEIN (J.-T.-C.). Bruchstücke aus dem Leben... mit Portrait. Frankfurt, 1836, in 8°. (M.)

Bernutz (G.). Notice sur les travaux scientifiques du Dr... candidat à la place vacante dans la section d'accouchements de l'Académie... de médecine. Paris, (1862,) in 4°.

Bert (Paul). Notice sur les titres et travaux scientifiques du Dr... Paris, 1868, in 4°.

Bertele (Georg-August). WALTHER. Rede zum Andenken an... Landshut, 1818, in 8°. (O.)

Berthelot (Jacques-Martin). (Notice sur...) Paris, (1864,) in 16.

Berthet (D.-L.). Notice sur... (Paris, 1847,) in 8°. (Archives des hommes du jour.)

Bertin (Joseph - Marie - Eusèbe). AUSSANT. Notice biographique sur... Rennes, 1846, in 8°. (O.)

Bertin (René-Joseph-François-Hyacinthe). GENDRIN. Éloges de P. Pinel et de R.-J.-F.-H. Bertin. Paris, 1828, in 8°. (O.)

Bertolini (Giacomo). Necrologia del dottore... Piacenza, 1843, in 8⁰. (O.)

Berton (Émile-Adolphe-Joseph). Notice sur... (Paris, s. d.,) in 8⁰. (Archives des hommes du jour.)

Bertrand(Charles-Alexandre-Hippolyte-Amable). FABRE. Notice nécrologique sur... (Annales de l'Auvergne, 1849, XXII, 357.)

Bertrand (Franç.-Jean). Notice sur ... (Paris, s. d.,) in 8⁰. (Archives des hommes du jour.)

Bertrand (Michel). IMBERT-GOURBEYRE. Éloge de... Clermont, 1861, in 8⁰. Avec portrait. (Mémoires de l'Académie de Clermont-Ferrand.)

Bertrand (Pierre-Jean-Baptiste). Notice biographique sur... Boulogne-sur-Mer, 1844, in 8⁰. (O.)

Bertrandi (Ambrogio). LOUIS. Éloge de... Paris, 1767, in 8⁰.

— BAVA. Elogio storico del chirurgo ... Vercelli, 1782, in 8⁰. (O.)

— Ragionamento istorico e critico sulla vita sugli studj e sulle opere di... (t. I, p. 11 de Opere pubblicate... dai chirurghi G.-A. Penchienati e G. Brugnone. Torino, 1786.)

Beschebien (Pierre). BERNIER. Éloge de... (p. 384 de Histoire de Blois. Paris, 1682.)

Besnard(Jean-Auguste). GODEFROY. Notice nécrologique sur... (Précis analytique des travaux de l'Académie de Rouen, 1810, XII, 46.)

Besson (Charles-François.) ROUX. Notice sur... (Recueil de la Société de médecine de Marseille, IV, 365.)

Besuchet de Saunois. PASCALLET. Le Biographe universel... (Paris,) 1841, in 8⁰.

— — Besuchet de Saunois. (Signé S. L.) Paris, (1845,) in 4⁰.

— Notice sur... (Paris,) 1846, in 8⁰. (Archives des hommes du jour.)

Beverwyck (Jean). NICERON. (t. IX, p. 110 de Mémoires, 1727.)

Bezac (Jean). ASTRUC. (p. 285 de Mémoires pour servir à l'histoire de la Faculté de médecine de Montpellier, 1767.)

Bianconi (Giovanni-Lodovico). MARIOTTI. Orazione delle lodi del signor ... Perugia, 1781, in 8⁰. (O.)

Bichat (Marie-François-Xavier). BILON. Éloge historique de... Paris, 1802, in 8⁰. (O.)

— CORVISART-DESMARETS. Notice sur... suivie des discours prononcés sur sa tombe par MM. Lepreux et Roux. Paris, 1802, in 8⁰. (O.)

— SUE. Éloge historique de... Paris, an XI, in 12.

— BUISSON. Précis historique sur... (p. VII de Traité d'anatomie descriptive. Paris, 1812.)

— HUSSON. Notice historique sur la vie et les travaux de... (p. 9 de Traité des membranes. Paris, 1816.)

— MIQUEL. Éloge de... Suivi de notes historiques et critiques. Paris, 1823, in 8⁰.

— BOISSEAU. Notice sur la vie et les travaux de... (p. VII de Anatomie pathologique. Paris, 1825.)

— Honneurs rendus à la mémoire de... par la Société d'émulation du Jura... Lons-le-Saunier, 1833, in 8⁰.

— ORDINAIRE. A Bichat, faible tribut de l'admiration de l'un de ses disciples... Macon, (1843,) in 8⁰.

— LARREY. Discours prononcé à l'inauguration de la statue de... au nom de la Société médicale d'émulation de Paris... Paris, (1843,) in 8⁰.

— ROYER-COLLARD. Discours prononcé... au nom de la Faculté de médecine de Paris, dans la cérémonie qui a eu lieu... pour l'inauguration de la statue de... (Paris, s. d.,) in 8⁰.

Bichat (Marie-François-Xavier). KÜHNHOLTZ. Des journaux de médecine et de la Faculté de médecine de Montpellier à l'occasion de l'inauguration de la statue de... Montpellier, novembre 1843, in 8°.

— ROUX. Discours prononcé à la cérémonie de la translation des restes mortels de... Paris, 1845, in 8°.

— LARREY. Bichat... (S. l. n. d.,) gr. in 8°. (Plutarque français.)

— PARISET. Discours prononcé lors de l'inauguration de la statue de... (t. II, p. 632 de Histoire des membres de l'Académie de médecine. Paris, 1850.)

— SAUCEROTTE. Étude sur... Nancy, 1853, in 8°. (Mémoires de l'Académie de Stanislas.)

Bidloo (Godefroy). NICERON. (t. VII, p. 125 de Mémoires, 1727.)

Bierling (Hieronymus). MAGIRUS. Leichenpredigt auf... Nebst dessen Lebenslauf und Johann Raven's Memoria ... Danzig, 1649, in 4°. (O.)

Biett (L.-Th.). FERRUS. Notice historique sur... Paris, 1840, in 4°. (Mémoires de l'Académie de médecine.)

Bigeon (L.-F.). Législation sanitaire. Observations et propositions extraites des écrits du Dr.... Requête au roi. Biographie de l'auteur. Paris, 1844, in 8°.

Bigot (Guillaume). LIRON. Observations sur... (t. I, p. 436 de Singularités historiques. Paris, 1738.)

Billard (Charles-Michel). OLLIVIER. Notice sur la vie et les ouvrages de... (p. VII de Traité des maladies des enfants nouveau-nés. 2e éd. Paris, 1833.)

Billard (Étienne). DELAPORTE. Notice sur... Brest, 1808, in 4°. (O.)

Bisso (Francesco). COLUMBA. Apologia pro... Messinæ, 1598, in 8°. (O.)

Bisson (E.). Notice sur... (Paris, 1846,) in 8°. (Archives des hommes du jour.)

Bizet (Antoine-Félix). M. Bizet... (Paris, 1847,) in 8°. (Archives des hommes du jour.)

Bjerken (Pehr af). HEDIN. Åminnelse-Tal öfver... Stockholm, 1819, in 8°. (O.)

Blache (G.). Titres et travaux scientifiques de... Paris, (1855,) in 4°.

Black (Joseph). THOMSON. Biographical Account of... (Thomson's Ann. Phil., IV, 321.) (W.)

Blacvod (Henri). GOUJET. (t. III, p. 133 de Mémoire sur le Collège de France, 1758.)

Blainville (Henri-Marie-Ducrotay de). Note analytique sur les travaux anatomiques, physiologiques et zoologiques de... Paris, (s. d.,) in 4°.

— PRÉVOST. Institut... de France ... Funérailles de... Discours... Paris, (1850,) in 4°.

Suivi des discours de MM. Chevreul et Milne-Edwards.

— COMTE. Religion de l'humanité. Discours prononcé aux funérailles de... rédigé le lendemain avec plus de développement et publié au nom de la Société positiviste, Paris, 1850, in 4°.

— NICARD. Notice historique sur la vie et les écrits de... Paris, (1850,) in 8°.

— FLOURENS. Institut de France... Éloge historique de... Paris, 1854, in 4°.

— BÉCLARD. Éloge de... prononcé dans la séance annuelle de l'Académie de médecine. Paris, 1864, in 4°.

Blancardus (N.). REGIUS. Oratio... habita in exequiis... Franequeræ, 1703, in 4°. (R.)

Blanchet (Alexandre-Louis-Paul). F. M. et SAINTE-VALLIÈRE... Mr. le Dr. Blanchet... (Paris, 1850,) in 8°. (Archives des hommes du jour.)

— STEINS. Notice biographique sur ... Paris, 1856, in 8°. (Musée biographique.)

— CHEVALLIER fils. Notice nécrologique sur... Paris, 1867, in 8°. (Moniteur d'hygiène.)

— RIBEYRE. Esquisse biographique sur... Paris, 1867, in 8°.

— JAMES. Notice biographique sur... Caen, 1867, in 8°.

Blancheton (André-Ant.). BRESCHET. Notice sur la vie et les ouvrages de... Paris, 1831, in 8°.

Blandet. BLANDET fils. Discours prononcé sur la tombe de... (Paris, 1852,) in 4°.

Blandin (Ph.-Fréd.). DE ROUYÈRES. M. Blandin... (Paris,) 1843, in 8°. (Archives de la France contemporaine.)

— DENONVILLIERS. Éloge de... (p. 5 de Séance publique de la Faculté de médecine de Paris, 1849.)

— MACQUET. Éloge de... (Bulletins de la Société anatomique de Paris, XXIV, 430.)

Blandrata (Jean-George). ASTRUC. (p. 345 de Mémoires pour servir à l'histoire de la Faculté de médecine de Montpellier, 1767.)

— MALACARNE. Commentario delle opere e delle vicende di... Padova, 1814, in 8°. Avec portrait. (O.)

Blegny. LIENARD. Discours... contre Blegny soi-disant directeur de l'Académie des nouvelles découvertes de médecine, et préposé, comme il le dit, par privilége du roi, à leur recherche. (S. l. n. d.,) in 4°.

Blein. VICQ D'AZYR. (6e cahier, p. 111 de Suite des Éloges, 1780—1798.)

Bleynie. Notice sur... (Paris, s. d.,) in 8°. (Archives des hommes du jour.)

Blizard (Sir William). COOKE. A brief Memoir of... Read before the Hunterian Society, October 7th 1835; with additional particulars of his life and writings. (S. l. n. d.,) in 8°.

Block (Guillaume-Joseph de). CEULEMEER VAN BOUWEL. Notice biographique sur... Anvers, 1865, in 8°.

Bloss (Sebastian). MUELLER. Ingressus, progressus et egressus zodiaci vitæ humanæ... oratione parentali publice exhibitus. Ulm, 1628, in 4°. (O.)

Blot (François). BRAME et DANNER. Obsèques de... Discours prononcés sur sa tombe... Tours, 1865, in 8°. (Journal d'Indre et Loire.)

Blot (Frédéric). EUDES-DESLONGCHAMPS. Notice sur la vie et les travaux de... Caen, 1842, in 4°.

Blumenbach (Jean-Frédéric). FLOURENS. Institut... de France. Académie ... des sciences. Éloge historique de... Paris, 1847, in 4°.

Bocaud (Jean.) ASTRUC. (p. 235 de Mémoires pour servir à l'histoire de la Faculté de médecine de Montpellier, 1767.)

Bodin (Juste). MÉRAT. Éloge de... Paris, 1817, in 8°.

Boehmer (Geo.-Rud.). ZACHARIAE. Memoria... (A la suite de De Romanorum superstitione artis medicæ incrementis adversa. Vitebergæ, 1805.)

Boër (Lucas-Johann). HUSSIAN... Leben und Wirken; biographische Skizze. Wien, 1838, in 4°. Avec portrait. (O.)

Boerhaave (Hermann). SCHULTENS (A.). Oratio academica in memoriam... Lugduni Batavorum, 1738, in 4°.

On trouve à la suite Epicedia in memoriam... H. Boerhavii... Avec pagination particulière.

Boerhaave (Hermann). SCHULTENS (A.). Academische Redevoering... ter gedachtenisse... uit het latyn vertaald door Jan-Jacob Schultens... Leyden, 1739, in 4⁰.

— (BURTON.) Account of the life and writings of... London, 1743, 2 vol. in 8⁰. Avec portrait. (O.)

Autre éd. 1746.

— RICHTER. Vindiciæ... adversus censorem anglum. Gottingæ, 1744, in 4⁰.

— MATY. Essai sur le caractère du grand médecin, ou Éloge historique et critique de... Cologne, 1747, in 8⁰.

Trad. allemande. Leipzig und Freyburg, 1748, in 8⁰.

— BALDINGER. Programma de F. Hoffmanni et H. Boerhavii in medicinam practicam meritis. Lipsiæ, 1772, in 4⁰. (Ch.)

— KESTELOOT. Lofrede op... Leyde, 1819, in 8⁰. (O.)

Autre éd. Gand, 1825. Avec portrait.

— JOHNSON. Life of... London, 1834, in 8⁰.

— — Het leven van... Uit het Eng. Amsterdam, 1836, in 12.

— EBERT. Dissertatio inauguralis medico-historica de... Ienæ, 1843, in 8⁰.

Bogros (Annet-Jean). VERNIÈRE. Notice sur... Paris, 1824, in 8⁰. (O.)

Bohne (Johann). (CYPRIAN.) Programma academicum in funere... Lipsiæ, 1718, in fol.

Boin (A.). GIRARDOT (Baron de). Biographie de... Bourges, 1852, in 8⁰.

Boinet. STEINS. Notice biographique sur... Paris, 1856, in 8⁰. (Musée biographique.)

— Candidature à l'Académie... de médecine. Titres scientifiques de... Paris, (1863,) in 4⁰.

— Exposé des titres scientifiques du Dr... à l'appui de sa candidature à la place vacante dans la section de thérapeutique de l'Académie... de médecine. Paris, 1868, in 4⁰.

Boisduval (Pierre de Chauffour de). D'AMBOURNAY. Éloge de... (Précis analytique des travaux de l'Académie... de Rouen, 1819, IV, 278.)

Boisgautier (Paul de). ASTRUC. (p. 376 de Mémoires pour servir à l'histoire de la Faculté de médecine de Montpellier, 1767.)

— BERNIER. Éloge de... (p. 552 de Histoire de Blois. Paris, 1682.)

Boismare. VITALIS. Notice biographique sur... Rouen, 1815, in 8⁰. (Actes de l'Académie de Rouen.)

Boisseau (François-Gabriel). BÉGIN. Notice sur... (Société des sciences médicales de la Moselle, 1831—1838, 217.)

Boissier de La Croix de Sauvages (François). (RATTE.) Éloge de... Lyon, 1768, in 4⁰. (O.)

— D'HOMBRES-FIRMAS. Notice biographique sur... Nîmes, 1838, in 8⁰.

— BARBASTE. Notice historique sur... (Écho d'Alais, 1842.)

— — Étude biographique, philosophique, médicale et botanique sur... Montpellier, 1851, in 8⁰.

Boivin (Gillain, Dame). Notice sur... Paris, 1841, in 8⁰. (Annales de la chirurgie française et étrangère.)

Bojan (Ludwig-Heinr.). EICHWALD. Memoria... Vilnæ, 1835, in 4⁰. Avec portrait. (O.)

Bonafos (Em.). FAURE. Notice biographique sur... Perpignan, 1855, in 8⁰.

Bonafos (Joseph). VICQ D'AZYR. (3me cahier, p. 110 de Suite des Éloges, 1780—1798.)

Bonami (François). VICQ D'AZYR. (6me cahier, p. 31 de Suite des Éloges, 1780—1798.)

Bonati (Teodoro-Massimo). FELISI. Elogio funebre di... Ferrara, 1820, in 8°. (O.)

Bondioli (Pietro-Antonio). PIERI. Elogio di... Verona, 1810, in 4°.

Autre éd. Trevigi, 1812, in 8°.

Bonet (Théophile). NICERON. (t. V, p. 365 de Mémoires, 1727.)

Bonfils (François). SIMONIN. Paroles prononcées le 15 décembre 1851 sur la tombe de... Nancy, (s. d.,) in 8°.

— HÉQUET. Notice biographique sur ... Nancy, 1853, in 8°.

Bonfils (J.-F.). SERRIÈRES. Éloge historique de... Nancy, 1831, in 8°.

Bonicoli (Thomas). PALLONI. Elogium... (Atti dell' Accademia italiana di scienze, 1810, I, 293.) (C.)

Bonn (Andreas). VAN DER BREGGEN. Memoria... Amstelodami, 1819, in 4°. (O.)

Bonnet (Amédée). PÉTREQUIN. Obsèques de... (Gazette médicale de Paris, 1858, XIII, 787.)

Discours de MM. Sauzet, Barrier, Diday et Teissier.

— BARRIER. Éloge de... Lyon, 1859, in 8°.

— Notice nécrologique sur... (Archives générales de médecine, 1859, XIII, 117.)

— GARIN. Bonnet. Sa vie, sa mort et ses funérailles, avec un portrait photographié par Dolard... Lyon, 1859, in 8°.

— DIDAY. Éloge historique de... Lyon, 1860, in 8°.

Bonny-Pellieux. VERGNAUD-ROMAGNÉSI. Notice nécrologique sur... Orléans, (1849,) in 8°.

Bonomini (Giuseppe). (ROSENFELD.) Sunto della vita e morte di... Verona, 1837, in 8°. (O.)

Bontekoe (Cornelis). OVERKAMP. Reden over het leven en de dood van... Amsterdam, 1685, in 4°. (O.)

Borch (Olaf). BORNEMAN. Ligpraediken over... Kjoebenhaw, 1690, in fol. (O.)

Borda (Siro). CHIAPPA. Memorie intorno alla vita del cavaliere... Pavia, 1834, in 8°. (O.)

Bordenave (Toussaint). LOUIS. Éloge de... avril 1786. (p. 330 de Éloges lus dans les séances publiques de l'Académie de chirurgie... publiés... par Dubois, d'Amiens, 1859.)

Bordeu (Théophile de). GARDANNE. Éloge historique de... Paris, 1777, in 8°.

— ROUSSEL. Éloge historique de... Paris, 1778, in 8°.

— RICHERAND. Notice sur la vie et les ouvrages de... Paris, 1817, in 8°.

— LEFEUVE. Éloge historique de... Rapport à la commission instituée pour l'érection d'un monument à la mémoire de... Paris, 1847, in 18. (Courrier français.)

— PALASSOU. Dernier voyage et mort de... (Gazette médicale de Paris, 1866, XXI, 159.)

Extrait de l'Écho des Vallées, de Bagnères.

Bording (Jacob). SPITHOVIUS. Oratio de vita et morte... Wittebergæ, 1562, in 8°. (O.)

Autre éd. Rostochii, 1614, in 4°.

Borel (Pierre). NICERON. (t. XXXVI, p. 218 de Mémoires, 1727.)

Borell (Jean). SCHROEDER. Programma in funere... Marburgi, 1747, in 4°. (O.)

Borell (Philipp-Jacob). PIDERIT. Programma in obitum... Marburgi, 1760, in fol. (O.)

Borelli (Jean-Alphonse). NICERON. (t. XVIII, p. 257 de Mémoires, 1727.)

Borghelius (Johann-Gottfried). SEELEN. Memoria... Lubecæ, 1720, in fol. (O.)

Bories (P.). Notice sur les travaux chimico-pharmaceutiques de... Paris, 1826, in 8°.

Bornet. MACQUET. Éloge de...(Bulletins de la Société anatomique de Paris, XXI, 472.)

Borrichius (Olaus). NICERON. (t. XIX, p. 44 de Mémoires, 1727.)

Borro (Francesco-Giuseppe). FERRARIO. La vita di... (Gazz. med. ital. Lomb. 1858.) (C. J.)

Borsa (Girolamo). Memoria intorno alla vita ed alle azioni del dottor... Milano, 1841, in 8°. (O.)

Borsieri de Kanilfeld (Giov.-Batt.). CARMINATI. Elogio storico di... Milano, 1810, in 8°. (O.)

— BRERA. Vita... (En tête de De præstantia institutionum medico-practicarum. Patavii, 1823.)

— CLOCK. Notizie biografiche intorno... Milano, 1839, in 8°. (O.)

— CHAUFFARD. Notice sur la vie et les ouvrages de... (p. 89 de Étude comparée du génie antique et de l'idée moderne en médecine. Paris, 1855.)

Bosc (Louis-Augustin-Guillaume). VIREY. Académie royale de médecine. Discours prononcé aux funérailles de... Paris, (1828,) in 4°.

Bose (Ernst-Gottlieb). GEHLER. Programma academicum in memoriam... Lipsiæ, 1789, in 4°. (O.)

Bosquillon (Édouard-François-Marie). DUBOIS (Ph.). Discours prononcé sur la tombe de... (Paris, 1816,) in 4°.

— — Notice sur les écrits et la vie de... (Paris, s. d.,) in 8°.

Bossion. Notice sur... (Paris, s. d.,) in 8°. (Archives des hommes du jour.)

Bottex (Alexandre). DIDAY. Notice biographique sur... Lyon, (1849,) in 8°. (Revue de Lyon.)

— POLINIÈRE. Éloge de... Lyon, 1850, in 8°.

Boucher (J.-B.). Notice biographique sur... Versailles, 1857, in 8°.

— Boucher. Versailles, 1858, in 8°.
Autres éd. 1859 et 1863.

— LEDUC. Obsèques de... Versailles, 1866, in 8°.

Boucher (Pierre-Joseph). DOURLEN. Notice historique sur... prononcée le jour de la réinstallation de la Société de médecine à Lille le 29 Germinal an 5. (Leroux, Journal de médecine, I, 278.)

Bouchet (Claude-Antoine). ROUGIER. Éloge historique de... Lyon, 1839, in 8°.

— CASTELLAN. Notice sur... Lyon, (s. d.,) in 8°.

Bouchut (E.). Travaux et titres scientifiques de... Paris, (1855,) in 4°.
Autres éd. 1859, 1861 et 1863.

Boudant. STEINS. M. Boudant... Paris, (1854,) in 8°.

Boudet (Charles-Ernest). VIGLA. Éloge de... Paris, 1850, in 8°. (Bulletins de la Société anatomique de Paris.)

Boudet (Félix). Exposé des titres scientifiques de... à la place vacante dans la section de physique et de chimie à l'Académie... de médecine. Paris, (1842,) in 4°.
Autres éd. 1848 et 1855.

Boudet (Jean-Pierre). DESGENETTES et VIREY. Académie... de médecine. Discours prononcés aux funérailles de... Paris, (1828,) in 4°.

— BOULLAY. Discours prononcé sur la tombe de... Paris, (1828,) in 4°.

— BOUDET (Félix). Discours... Paris, (1828,) in 4°.

Boudet (Jean-Pierre). DUBLANC jeune. Discours prononcé sur la tombe de... Paris, (s. d.,) in 8°. (Journal de pharmacie.)

— Nécrologie de... Paris, (s. d.,) in 8°. (Journal de pharmacie.)

— BOUDET (Félix). Notice historique sur... Paris, (1829,) in 8°.

Boudewyns (Michel). BROECKX. Éloge de... Anvers, 1845, in 8°. Avec portrait. (Annales de la Société de médecine d'Anvers.)

— — Levensschets van... Antwerpen, 1856, in 8°. Avec portrait.

Boudin (Jean-Christian-Marc-François-Joseph). Exposé des titres de... candidat à l'Académie nationale de médecine. Paris, (1850,) in 4°.

— Notice analytique des travaux scientifiques de... à l'appui de sa candidature à l'Académie de médecine... Paris, 1861, in 4°.

— PÉRIER. Biographie du Dr... Suivie d'un index bibliographique de ses ouvrages... (Recueil de mémoires de médecine militaire, 1867, XIX, 249.)

Bouillaud (J.). Notice sur les titres et travaux de... candidat à la place vacante dans la section de médecine et de chirurgie de l'Académie des sciences. Paris, 1868, in 4°.

Bouillet (Jean). VICQ D'AZYR. (p. 3 de Éloges, 1778.)

Bouillon - Lagrange (E.-J.-B.). BUIGNET. Éloge de... prononcé... à la séance de rentrée de l'École de pharmacie de Paris... Paris, 1844, in 8°.

Boujonier (François). GOUJET. (t. III, p. 190 de Mémoire sur le Collége de France, 1758.)

Boulay. Affaire du Dr... Recueil de pièces officielles et d'avis motivés. Paris, (1850,) in 8°.

Boulduc (Gilles-François). DORTOUS DE MAIRAN. (p. 96 de Éloges de l'Académie des sciences, 1747.)

Boulets. SAINT-CLÉMENT (Mère). Plainte de la Mère... religieuse de l'Hôtel-Dieu et plainte de toute sa communauté contre le sieur Boulets, chirurgien dudit Hôtel-Dieu... Paris, (1790,) in 8°.

Bouley (H.). Exposé des titres de... candidat à la place vacante à l'Académie ... de médecine. Paris, (1852,) in 4°.

Bouley (Jean-Joseph). RICHARD. (Notice sur...) Paris, (1867,) in 8°.

Boullay (P.-F.). BOUDET (Félix). Notice nécrologique sur... Paris, (s. d.,) in 8°.

Bounal. Éloge de... improvisé sur sa tombe, par M. F.-E. G.... Bordeaux, (1816,) in 8°.

Bourdelin (Claude). FONTENELLE. Éloge de... (t. I, p. 70 de Histoire de l'Académie des sciences, 1719.)

Bourdier (Joseph-François). DUMÉRIL. Discours prononcé sur la tombe de... (Nouveau Journal de médecine, 1820, VII, 14.)

Bourdois de La Motte père. VICQ D'AZYR. (7me cahier, p. 3 de Suite des Éloges, 1780—1798.)

Bourdois de La Motte (Edme-Joachim). Discours prononcé sur la tombe de... (9 décembre 1835.) (Paris, s. d.,) in 8°.

— RÉVEILLÉ-PARISE. Galerie médicale No. 5. (Gazette médicale de Paris, 1838, VI, 289.)

— PARISET. Éloge de... (Paris,) 1844, in 8°.

— FAUCONNEAU-DUFRESNE. Souvenirs de la vie intime du Dr... Paris, 1847, in 8°. (Union médicale.)

Bourée (J.-Bte.-Honoré). MIGNARD. Notice nécrologique sur... Dijon, (1852,) in 8°.

Bourée (J.-Bte.-Honoré). BEAUDOUIN. Notice biographique sur... Châtillon-sur-Seine, (1852,) in 8º.

— BEAUDOUIN et BOURÉE (Gabriel). Notices biographiques sur... Châtillon-sur-Seine, 1852. (En tête de la Notice faite par le Dr. Bourée sur le capitaine Bossu.)

Bourgelat (C.). GROGNIER. Notice historique et raisonnée sur... Paris, 1805, in 8º.

Bourgeois (A.-M.). GAIDE. Notice biographique sur... Paris, (1856,) in 8º.

Bourgeois dite Boursier (Louyse). GUILLEMEAU. Remontrance à Mme. Boursier, touchant son Apologie contre le rapport que les médecins ont fait de ce qui a causé la mort déplorable de Madame. Paris, 1627, in 8º.

— CHÉREAU. Esquisse historique sur... Paris, 1852, in 8º. Avec portr. (Union médicale.)

Bourgeois, d'Étampes. Note sur les publications médico-chirurgicales du Dr... Paris, (1858,) in 4º.

Bourgery. Notice sur les titres de... comme candidat à l'une des deux places vacantes dans la section de médecine et de chirurgie... (Paris, 1843,) in 4º.

— Note sur les titres de... comme candidat à la chaire d'anthropologie au Muséum d'histoire naturelle. (Paris, s. d.,) in 4º.

— Notice sur... (Paris, s. d.,) in 8º. (Archives des hommes du jour.)

Bourgoing (J.-M.-V.). GUIGNARD. Éloge de... (Bulletins de la Société anatomique de Paris, XVII, 414.)

Bourguignon de Bussière de La Mure. Voyez **La Mure.**

Bouriat (Bernard-Félix). ORIGET. Notice biographique sur... (Paris, 1816,) in 8º.

Bouriat (Denis-Plac.). CHEVALIER. Discours prononcé sur la tombe de... Paris, (1854,) in 8º.

Bourjot (A.-L.). Lettre à M. Actuarius par un médecin spécialiste qui croit devoir l'être et très-honorablement rester tel. Paris, (s. d.,) in 4º.

Bourru (E.-C.). PARISET. Éloge de... (t. I, p. 272 de Histoire des membres de l'Académie de médecine. Paris, 1850.)

Bousquet (Jean-Bernard). SÉDILLOT. Notice sur... (Journal général de médecine, LXV, 285.)

Boussiron. VENOT. Allocution prononcée sur la tombe de... (Union médicale, 1862, XIV, 559.)

Bouterweck (Fridericus). BLUMENBACH. Memoria... Gottingæ, 1832, in 4º. (C.)

Boutteaux (Alexis). Notice sur un jeune étudiant en médecine mort à Paris le 10 janvier 1850... Plancy, 1850, in 32.

Bouvard (Charles). GOUJET. (t. III, p. 137 de Mémoire sur le Collége de France, 1758.)

Bouvart (Michel-Philippe). GOUJET. (t. III, p. 256 de Mémoire sur le Collége de France, 1758.)

— GUÉNET. Éloge historique de... Paris, 1787, in 8º.

Bouvier (S.-P.). HEMPTINNE. Notice nécrologique sur... Anvers, 1846, in 8º.

Bovy (Jean-Pierre-Paul). POLAIN. Hommage de la Revue belge à la mémoire du Dr... Liége, 1841, in 8º. Avec portrait. (O.)

Boxbart (Anton). STROHMEYER. Leichenpredigt bei dem Tode... Ulm, 1679, in 4º. (O.)

Boyer (Alexis). PELLETAN. Éloge de... (p. 30 de Séance publique de la Faculté de médecine de Paris, 1834.)

Boyer (Alexis). RÉVEILLÉ-PARISE. Galerie médicale No. 3. (Gazette médicale de Paris, 1837, V, 801.)

— BOYER (Philippe). Notice sur la vie et les œuvres de... (p. 111 de Traité des maladies chirurgicales, 5e éd., Paris, 1844.)

— MALGAIGNE. Notice sur... Paris, (s. d.,) in 8°. (Nouvelle Biographie universelle.)

— ROUX. Boyer et Bichat. Discours prononcé à la séance de distribution des prix de la Faculté de médecine... Paris, 1851, in 8°. (Union médicale.)

— DUBOIS, d'Amiens. Académie de médecine. Éloge de... Paris, 1853, in 4°.

Brachet (Jean-Louis). A MM. les membres de l'Institut... Lyon, (s. d.,) in 8°.

Candidature de membre correspondant.

— DÉGRANGES. Notice sur... (Société de méd. de Bordeaux, 1858, 28.)

— POTTON. Notice historique sur la vie et les travaux de... Lyon, 1859, in 8°.

Braconnot (Henri). NICKLÈS... Sa vie et ses travaux... Paris, 1857, in 8°. (Mémoires de l'Académie de Stanislas.)

— SIMONIN. Notice sur... Nancy, 1870, in 18.

Braekett (Hon.-Joshua). ALDEN. Biographical memoir of... (New York medical Repository, Hexade 2, vol. I, p. 211.) (C.)

Brambilla (Giovanni - Alessandro). RIGONI. Elogio del cavaliere... Pavia, 1830, in 8°. (O.)

Brandes (Rudolph). BLEY. Leben und Wirken des Dr... Hannover, 1844, in 8°. (O.)

Brasdor (P.). ROUSILLE-CHAMSERU. Notice sur la vie et les écrits de... lue à la séance publique de la Société de médecine... (Recueil périodique de la Société de médecine, an 8, VIII, 449.)

Brassavola (Antonio-Musa). BARUFFALDI. Commentario istorico all' inscrizione eretta nel almo studio di Ferrara l'anno 1704 in memoria di... Ferrara, 1704, in 4°. (O.)

— CASTELLANUS. De vita... commentarius historico-medico-criticus. Mantuæ, 1767, in 8°.

Bréard. Notice sur... Paris, (1845,) in 8°. (Archives des hommes du jour.)

Bredin (Louis). GROGNIER. Notice sur... avec des notes de C.-N. Amanton. (Dijon, 1815,) in 8°. (Journal de la Côte-d'Or. (O.)

Brenet (Henri-Catherine). SALGUES. Notice sur... (Académie de Dijon. Séance publique, 1825, 241.)

Brera (Valeriano-Luigi). Epoche biografiche di... Venezia, 1838, in 8°. (O.)

— TASSINARI. Raccolta delle cose lette e scritte alla memoria di... Venezia, 1840, in 8°. (O.)

Breschet (Gilbert). Note sur les travaux scientifiques publiés par... (Paris, s. d.,) in 4°.

— Exposé des études médicales, des services administratifs, de l'enseignement public et particulier et des travaux scientifiques de... Paris, 1836, in 4°.

— ANDRAL, CRUVEILHIER, PARISET, FERRUS et DEMARQUAY. Discours prononcés aux obsèques de... (Paris, 1845,) in 8°. (Moniteur universel.)

— MANDL. Notice... sur les travaux de... (Bulletins de la Société anatomique de Paris, XX, 315.)

— ROYER-COLLARD. Discours prononcé... dans la séance publique de la Faculté de médecine de Paris... (Paris, 1845,) in 4°.

— Notice sur... (Archives générales de médecine, 1845, VIII, 237.)

Breschet (Gilbert). PARISET. Discours prononcé aux funérailles de... (t. II, p. 601 de Histoire des membres de l'Académie de médecine. Paris, 1850.)

Bressa (Cesare-Alessandro). TRONA. Orazione detta nei solenni funerali di... Torino, 1836, in 8⁰. Avec portrait. (C.)

Bretonneau (Pierre). VELPEAU. Discours prononcé aux funérailles de... Paris, (s. d.,) in 4⁰. (Union médicale.)

— HERPIN, BOUILLAUD, VELPEAU, TROUSSEAU et MAME... Discours prononcés sur sa tombe... Tours, (s. d.,) in 8⁰.

— HERPIN. Discours... Tours, (1863,) in 8⁰.

— SOURDEVAL. Bretonneau... Tours, (1863,) in 8⁰.

Bricheteau (Isidore). ROGER. Notice sur... (Bulletins de la Société médicale des Hôpitaux de Paris, V, 193.)

— ARLIN. Éloge de... Paris, (1862,) in 8⁰.

Brière de Boismont. Titres scientifiques de... Paris, (1855,) in 4⁰.

Brion. Mémoire pour... contre le doyen, syndics et autres membres du Collége royal des médecins et contre la communauté des chirurgiens de la même ville... Lyon, 1790, in 4⁰. (C.)

— Réponse sommaire pour le Collége royal de chirurgie de la ville de Lyon au Mémoire du sieur Brion... Lyon, 1790, in 4⁰. (C.)

— Second Mémoire pour M. Brion ... contre les chirurgiens de Lyon... Lyon, 1790, in 4⁰. (C.)

Briot (P.-Fr.). Notice nécrologique sur... (Besançon,) 1827, in 8⁰.

— PÉCOT. Éloge de... Besançon, 1828, in 8⁰. (Bulletin de l'Académie de Besançon.) (O.)

Briquet. M. le Dr. Briquet. (Paris, 1847,) in 8⁰. (Archives des hommes du jour.)

— Titres scientifiques de... Paris, (1859,) in 4⁰.

Brisset (Jean-Antoine). Notice sur... (Signée R....) Vervins, 1857, in 8⁰.

Brissot (Pierre). NICERON. (t. XVI, p. 321 de Mémoires, 1727.)

— MOREAU. (Appendice de Schulze, Compendium historiæ medicinæ. Halæ, 1742.)

Broca (Paul). Exposé des titres scientifiques de... candidat à l'Académie... de médecine... Paris, 1863, in 4⁰.

Autre éd. 1868.

Brochant de Villiers. BRONGNIART. Discours prononcé aux funérailles de... Paris, 1840, in 4⁰. (O.)

Brochin (Robert-Hippolyte). Notice sur... Paris, (s. d.,) in 8⁰. (Archives des hommes du jour.)

Brodie (Benjamin-Collins). Biographie de... (Gazette médicale de Paris, 1851, VI, 533.)

Traduction d'un article de The Lancet.

— GIRALDÈS. Notice sur la vie et les travaux de... lue dans la séance solennelle de la Société de chirurgie... Paris, 1863, in 8⁰.

— Autobiography collected and arranged by Ch. Hawkins. (Avec Works, London, 1866.)

— ALTHAUS. Brodie, sein Leben und seine Werke. (Deutsche Klinik, 1866, 27 et 28.)

Broers (Jacobus-Karel). SURINGAR. In obitu... (S. l., 1847,) in 8⁰. (O.)

Brosse (Peter von). ANKE. Nekrolog des Prof. Dr... (Med. Zeitung Russland's, 1858.) (C. J.)

Brougnes. Le Dr. Brougnes et ses dénonciateurs. Chartres, (1840,) in 8⁰.

Broussais (Casimir). Note des titres antérieurs du Dr... (Paris, 1833,) in 4⁰.

— Note des titres du Dr... (Paris, 1842,) in 4⁰.

— PLACE. Discours prononcé sur la tombe de... Belleville, (1847,) in 8⁰.

Broussais (François-Joseph-Victor). OTTO. Broussais og Broussaismen. Fremstilling af det nye franske System i medicinen... Kjoebenhaw, 1822, in 8⁰. (O.)

— Le premier Ministre de la mort. Apologue adressé à l'auteur anonyme d'une apothéose ridicule et prématurée de... par un vieux praticien. Paris, 1824, in 12.

— Liste des ouvrages composés et publiés par... (Paris, s. d.,) in 8⁰.

— PEISSE. (p. 1 de Les Médecins français contemporains. Paris, 1827.)

— SLOCK. Dissertatio de Brownii et Broussæi doctrinis medicis. Gandavi, 1830, in 8⁰. (Ch.)

— DROZ et LARREY. Institut... de France... Funérailles de... Discours ... (Paris, 1838,) in 4⁰.

— NACQUART. Éloge funèbre de... Paris, 1838, in 8⁰. (Bulletin de l'Académie de médecine.)

— PEISSE. Nécrologie. (Gazette médicale, novembre 1838 et La Médecine et les médecins. Paris, 1857, II, 389.)

— Essai critique sur... Paris, 1839, in 8⁰. (O.)

— RÉVEILLÉ-PARISE. Galerie médicale No. 16. (Gazette médicale de Paris, 1839, VII, 353.)

— LÉVY. Éloge de... Paris, 1839, in 8⁰. (O.)

— BÉRARD. Discours prononcé dans la séance publique de la Faculté de médecine de Paris... (L'Esculape, 1839, Nos. 22 et 23.)

Broussais (François-Joseph-Victor). AMUSSAT. Relation de la maladie de... Suivie de quelques réflexions pratiques sur les obstructions du rectum. Paris, 1839, in 8⁰.

— MONTÈGRE. Notice historique sur la vie, les travaux, les opinions médicales et philosophiques de... précédée de sa profession de foi, et suivie des discours prononcés sur sa tombe... Paris, 1839, in 8⁰.

— GOURAUD. Essai critique sur... (Paris, 1839,) in 8⁰. (Revue des Deux-Mondes et Journal des connaissances médico-chirurgicales.)

Autre éd. 1840.

— MIGNET. Notice historique sur la vie et les travaux de... Paris, 1840, in 8⁰.

— PRIOU. Notice historique sur... Nantes, 1841, in 8⁰.

D'après Oettinger, il aurait paru à Cadix, la même année, une traduction espagnole de cette notice, avec un portrait.

— PARISET. Discours prononcé lors de l'inauguration de la statue de... (t. II, p. 623 de Histoire des membres de l'Académie de médecine. Paris, 1850.)

— DUBOIS, d'Amiens. (t. I, p. 53 de Éloges lus dans les séances publiques de l'Académie de médecine. Paris, 1864.)

— LECADRE. Étude comparative. Broussais et Laënnec... Havre, 1868, in 8⁰.

— CAZENAVE. Ébauche médicale rétrospective sur un nom qui fut, qui est et qui demeurera célèbre quoi qu'on eût fait, dit et écrit. Paris, 1868, in 8⁰.

Broussonnet (Louis-Raymond). COURTY. Discours prononcé aux obsèques de... Montpellier, 1857, in 8⁰. (Revue thérapeutique du midi.)

Broussonnet (Pierre-Marie-Auguste). CUVIER. Éloge historique de... Paris, 1808, in 4⁰.

Broussonnet (Pierre-Marie-Auguste). CANDOLLE. Éloge historique de... Montpellier, 1809, in 4°.

— THIÉBAUT DE BERNEAUD. Éloge de... Paris, 1824, in 8°.

Broussonnet (Victor). Mémoire de... Montpellier, (s. d.,) in 4°.

Brouwer (Van Limburg). Voyez **Van Limburg Brouwer.**

Brown (John). BEDDOES. Biographical Preface... (En tête de The Elements of medicine... translated from the latin. London, 1795.)

— — Biographie nebst einer Prüfung seines Systems... und einer Erklärung der Brownischen Grundsätze von T. Christie. Aus dem Englischen. Kopenhagen, 1797, in 8°.

Traduit par P. Scheel.

— — Vita, carattere e scritti del dottore... Venezia, 1801, in 8°. (O.)

Autre éd. Firenze, 1802, in 16.

— BURDACH. Asclepiades und Brown. Eine Parallele. Leipzig, 1800, in 8°.

— FRANK. Biographie du Dr... Suivie de l'histoire de sa doctrine... (En tête de Médecine portative. Paris, an XI.)

— BROWN (W.-C.). Life of... London, 1804, in 8°. (O.)

— — Leben... aus dem Englischen übersetzt von Dr. C.-W.-F. Breyer, herausgegeben von Dr. A. Röschlaub... Frankfurt am Main, 1807, in 8°.

Brown (Thomas). WELSH. An Account of the life and writings of... Edinburgh, 1825, in 8°. (C.)

Brown-Séquard (D.-M.-P.). Notice sur les travaux de... Paris, (1855,) in 4°.

Browne (Thomas). Life of... (En tête de Posthumous Works... London, 1712.) (W.)

Autres éd. 1715 et 1722.

Browne (Thomas). JOHNSON. Life of... (Avec Christian Morals. London, 1756.) (W.)

— (Notice sur...) (Lives of British physicians. London, 1830.)

— WILKIN. Life and correspondence of... (Avec Works. London, 1835—1836. (B. B.)

Brownring (William). DIXON. Litterary life of... Whitehaven, 1801, in 8°. (O.)

Bruch (Louis-Alfred). Discours prononcés... aux funérailles de... Strasbourg, 1854, in 8°.

Brühl (Jo.-Guil.-Chr.). ROMMEL. Memoria... Marburgi, 1807, in 4°. (C.)

Brugmans (S.-J.). VAN DER BOON MESCH en CAPADOSE. Lofrede op... Leyden, 1825, in 8°. (N. M.)

Brugnatelli (Luigi-Vincenzo). CATTANEO. Cenni su la vita di... Milano, 1836, in 4°. Avec portrait. (O.)

Bruguierc (Jean Guillaume). ASTRUC. (p. 213 de Mémoires pour servir à l'histoire de la Faculté de médecine de Montpellier, 1767.)

— CUVIER. Extrait d'une notice biographique sur... lue à la Société philomatique. (t. II, p. 425 de Recueil des éloges historiques, 1819.)

Brulatour (P.). BAZIN. Discours prononcé sur la tombe de... Bordeaux, (1858,) in 8°.

— GINTRAC. Discours prononcé aux obsèques de... Bordeaux, (1858,) in 8°.

— DÉGRANGES. Notice sur... (Société de médecine de Bordeaux, 1858, 30.)

Bruloy (Sabin-Joseph). LODIBERT. Notice sur... (Recueil de mémoires de médecine militaire, 1831, XXXI, 371.)

Brun. Notice sur... (Paris, s. d.,) in 8°. (Archives des hommes du jour.)

Brun (Jacques-Claude). Éloge de... (Histoire et mémoires de l'Académie de Toulouse, 1827, 286.)

Brunel de Saint Pons (André). ASTRUC. (p. 266 de Mémoires pour servir à l'histoire de la Faculté de médecine de Montpellier, 1767.)

Brunn (Johann-Jacob). SEGER. Memoria... Basileæ, 1660, in 4°. (O.)

Bruno (Christoph). FRIEDERICH. Panegyris inaugurationis rectoris Academiæ lipsiensis C. Brunonis. Lipsiæ, 1607, in 4°. (O.)

— MEURER. Oratio in commendatione prorectoris Academiæ lipsiensis ... Lipsiæ, 1613, in 4°. (O.)

Bruno (Jacob-Pancratius). SCHWARZ. Programma ad exequias... Altorfii, 1709, in fol. (O.)

— HILDEBRAND. Programma in funere... Altorfii, 1709, in fol. (O.)

Brunyer (Pierre-Édouard). VOISIN. Extrait d'une notice sur... (Journal général de médecine, XLIV, 223.)

Buc'hoz (F.-P.). Prospectus pour l'année 1786 des ouvrages nouveaux de... Paris, (1785,) in 4°.

— Dissertation sur les travaux immenses de... sur le peu de récompense qu'il en a reçu, et sur les avantages qui en ont résulté à ses ennemis... Paris, (s. d.,) in fol.

— Dissertation en forme de catalogue des ouvrages que M. Buc'hoz a publiés et qui ne sont plus en sa possession et dont l'édition est épuisée depuis 1758 jusqu'à 1789. (S. l. n. d.,) in fol.

— Dissertation en forme de catalogue des ouvrages de... pour l'année 1790, qu'on peut trouver chez lui. (S. l. n. d.,) in fol.

— Dissertation en forme de pétition au Directoire exécutif... (S. l. n. d.,) in fol.

Buc'hoz (F.-P.). Dissertation en forme de compte-rendu des travaux de... (S. l. n. d.,) in fol.

— Dissertation en forme d'appel du tribunal de la grande nation à l'univers entier pour... (S. l. n. d.,) in fol.

— Placet second adressé à Napoléon Bonaparte... Dissertation apologétique, huitième et dernière, servant de résumé aux dissertations précédentes, en faveur de... (S. l. n. d.,) in fol.

Bucquet (Jean-Baptiste-Michel). VICQ D'AZYR. (3me cahier, p. 42 de Suite des Éloges, 1780—1798.)

Bückingius (J.-Jac.-H.). ELWERT. Bückingio... propter gradum doctoris gratulatur. Hildesiæ, 1821, in 4°. (Ch.)

Buesen (Gérard). Notice sur le professeur... Louvain, 1843, in 12. (O.)

Bugnard (P.-F.). MARTIN jeune. Notice historique sur... Lyon, 1844, in 8°.

Buhualiha Bengesla. ASTRUC. (p. 135 de Mémoires pour servir à l'histoire de la Faculté de médecine de Montpellier, 1767.)

Buignet (H.). Titres et travaux scientifiques de... Paris, 1861, in 4°.

— Titres et travaux scientifiques de ... candidat pour une place vacante dans le conseil d'hygiène publique... de la Seine. Paris, 1868, in 4°.

Buisson (J.-A.-A.). DUBAIL. Discours lu... sur la tombe de... Lyon, 1869, in 8°. (Lyon médical.)

Bulard (Arsène-François). Notice biographique sur... Sèvres, 1848, in 8°.
Par A. Bulard, d'après Oettinger.

Bulloz (Michel-Marie-Antoine). VILLARS. Notice historique sur... lue à la séance solennelle de rentrée de l'Académie universitaire et de l'École de médecine de Besançon, le 4 novembre 1845... Besançon, (s. d.,) in 8°.

Bunel (Guillaume). DESBARREAUX-BERNARD. Essai biographique sur... (Séance publique de la Société de médecine de Toulouse, 1845, 126.)

Buniva (Michele-Francisco). BREDIN. Notice biographique sur... Paris, 1835, in 4°. Avec portrait.

— (ROLANDIS.) Cenni necrologici sopra il professore... Torino, 1835, in 8°. (O.)

Burdach (Carl-Friedrich). Rückblicke auf mein Leben; Selbstbiographie. Leipzig, in 8°. (O.)

Burder (Thomas-Harrison). Life of... With extracts from his correspondance. Oxford, 1846, in 18. (O.)

Burdin (Claude). DUBOIS, d'Amiens. Discours prononcé sur la tombe de... (Union médicale, 1858, 187.)

Burette (Pierre-Jean). La Vie de... (En tête du Catalogue de sa bibliothèque. Paris, 1748.)

— FERRET. Éloge de... (t. XXI, p. 217 de Histoire de l'Académie des inscriptions.)

— GOUJET. (t. III, p. 221 de Mémoire sur le Collége de France, 1758.)

Burguet (J.-B.-A.). SARRAMÉA. Discours prononcé sur la tombe de... Bordeaux, (1857,) in 8°. (Union médicale de la Gironde.)

— DÉGRANGES. Notice sur... (Société de médecine de Bordeaux, 1858, 29.)

Busch (Dietr.-Wilh.-Heinr.). Ueber... (Nekrolog, Deutsche Klinik, 1858.)

Busch (Johann-David). WAGNER. Memoria... Marburgi, 1833, in 4°. (O.)

Busch (Johann-Jacob). CURTIUS. Memoria... Marburgi, 1786, in 4°. (O.)

Bussemaker (U.-Cats). DAREMBERG. Notice nécrologique sur... (Journal des débats, 1865.)

Bussemaker (U.-Cats). GUARDIA. Notice nécrologique sur... (Gazette médicale de Paris, 1865, XX, 82.)

Bussy (Antoine-Alexandre-Brutus). Note des travaux chimiques de... Paris, (s. d.,) in 8°.

— Notice sur les principaux travaux chimiques de... Paris, (1850,) in 4°.

Buttet (François). VICQ D'AZYR. (4me cahier, p. 121 de Suite des Éloges, 1780 – 1798.)

Buytouzac (François). PARAT. Éloge historique de... lu à la Société de médecine de Lyon... Lyon, 1828, in 8°.

Buzzoni (Luigi). FERRARIS. Elogió funebre di... Alessandria, 1841, in 4°. (O.)

By. MAYGRIER. Notice sur... (Annuaire médical, 1810.)

Cabanis (Pierre-Jean-Georges). RICHERAND. Discours sur... (p. 5. de Séance publique de l'École de médecine de Paris, 1808.)

Traduit en espagnol dans la traduction de „Degré de certitude de la médecine", 1826.

— CERISE. Notice biographique sur ... (En tête de Rapports du physique et du moral, éd. de 1843 et suiv.)

— PEISSE. Notice historique et philosophique sur la vie et les ouvrages de... (En tête de la 8e éd. de Rapports du physique et du moral, 1844.)

— MIGNET. Institut... de France. Notice historique sur la vie et les travaux de... Paris, 1850, in 8°.

Cabiran (Nicolas). DUCASSE. Notice nécrologique sur... (Séance publique de la Société de médecine de Toulouse, 1840, 117.)

Cabuchet (François). (MONNIER.) Notice sur... Bourg, 1825, in 8°. (O.)

Cadet. CARRÈRE. Extrait de la „Bibliothèque littéraire, historique et critique de la médecine ancienne et moderne"... (S. l. n. d.,) in 4°.

Notices sur les Cadet.

Cadet-Gassicourt (Charles-Louis). SALVERTE. Notice sur la vie et les ouvrages de... Paris, 1822, in 8°.

— VIREY. Notice sur la vie et les travaux de... (Paris, s. d.,) in 8°.

— PARISET. Éloge de... (t. I, p. 130 de Histoire des membres de l'Académie de médecine. Paris, 1850.)

Cadet-Gassicourt (Louis-Claude). SALVERTE. Notice sur la vie et les ouvrages de... Paris, an VIII, in 8°.

— BOULLAY. Notice historique sur la vie et les travaux de... Paris, an XIV, in 8°.

Cælius Aurelianus. KUEHN. Programma de Cælio Aureliano inter methodicos medicos haud ignobili. Lipsiæ, 1816, in 8°. (O.)

Caffe (Paul-Louis-Balthazar). Biographie de... Paris, 1842, in 8°. (Biographie des hommes du jour.)

— Notice extraite du Panthéon biographique. (Signée: L. C. C.) Paris, 1860, in 8°.

Cagnati (Marsilio). FERRARI. Laudatio... in ejus funere habita. Romæ, 1612, in 4°. (O.)

Cahen (Mayer). HÉRARD. Notice nécrologique sur... (Union médicale, 1866, XXXII, 158.)

— LE BRET. Notice nécrologique sur... (Compte rendu des travaux de la Société d'hydrologie médicale de Paris, 1865—66.)

Caillau (Jean-Marie). Réponse... au second mémoire de M. Cazalet. Bordeaux, 1819, in 8°.

— RÉVOLAT. Éloge historique de... lu dans la séance publique de la Société de médecine... Bordeaux, 1820, in 8°.

— BOURGES. Notice nécrologique sur... Bordeaux, 1820, in 8°. (Académie de Bordeaux, séance publique.)

Caillau (Jean-Marie). DUBREUILH. Éloge de... Bordeaux, 1868, in 8°.

Caimo (Pompeo). DECIANO. Orazione in morte di... Udine, 1631, in 4°.

Caius (Joannes). Voyez **Kaye.**

Caizergues (F.-C.). JAUMES. Notice sur..., Montpellier, (1850,) in 4°. (Académie de Montpellier, Mémoires de la section de médecine.)

— RODRIGUES. Caizergues. Montpellier, (s. d.,) in 8°.

Calabre-Debreuze. Réponse... à un mémoire de MM. Dufour et Raige, ayant pour titre: „Réponse à un libelle diffamatoire de M. Calabre-Debreuze". — (Paris, s. d.,) in 4°.

Calandra. Notice sur... Paris, (s. d.,) in 8°. (Archives des hommes du jour.)

Caldani (Leopoldo-Marco-Antonio). CALDANI (Floriano). Pro funere... Oratiuncula. Patavii, 1816, in 8°. (O.)

— Memorie intorno alla vita ed alle opere di... Modena, 1822, in 8°. (O.)

Callisen (Henri). RAHLFF. Laudatio in memoriam... habita in Societate regia medica hauniensi. Hauniæ, 1825, in 8°.

Calvet (Esprit-Claude-François). (GUÉRIN.) Vie de... suivie d'une notice sur ses ouvrages et sur les objets les plus curieux que renferme le muséum dont il est le fondateur. Avignon, 1825, in 18°. (O.)

Abrégé d'une biographie écrite par Calvet lui-même.

Cambessèdes (Jacques). PLANCHON. Notice sur la vie et les travaux de... Mende, 1865, in 8°. (Bulletin de la Société botanique de France.)

Camerarius (Joachim). NICERON. (t. XIX, p. 76 de Mémoires, 1727.)

— WITTWER. Rede zu... Gedächtnis, gehalten bei der zweihundertjährigen Jubel-Feyer des nürnbergischen Collegiums der Aerzte, am 30. Mai 1792, Nürnberg, 1792, in 4°.

Camerarius (Joachim). PRÉU. Narratio succincta de vita et meritis... Altorfii, 1792, in 4°. (Ch.)

Campardon. M. Campardon... (Paris, 1847,) in 8°. (Archives des hommes du jour.)

Camper (Adriaan-Gilles). VAN BREDA. Levens-Schets van... Gent, 1825, in 8°.

Camper (Pierre). CAMPER (Adriaan-G.). Levensschets van... Leeuwarden, 1791, in 8°.

— — Lebensgeschichte... aus dem Holländischen von J.-B. Keup. Stendaliæ, 1792, in 8°.

— — Vie de... traduite en français par Jansen. Paris, an XI, in 8°.

— MULDER. Oratio... de meritis... in anatomiam comparatam. Accedunt annotationes biographicæ et literariæ et descriptio musei Camperiani. Groningæ, 1803, in 4°. (R.)

— — Verdiensten van... Amsterdam, 1809, in 8°. (O.)

— LOUIS. Éloge de... avril 1790. (p. 378 de Éloges lus dans les séances publiques de l'Académie de chirurgie... publiés par Dubois, d'Amiens. Paris, 1859.)

Camuzoni (Giambattista). Rettificazione alla necrologia del Dr... (S. l. n. d.,) in fol. plano.

Canaveri (Francesco). MARTINI. Vita... Augustæ Taurinorum, 1837, in 8°. Avec portrait. (O.)

Canela (Giuseppe-Maria). (CLOCK.) Notizie biografiche intorno... Trento, 1839, in 8°. (O.)

Cap (Paul-Antoine). Titres et travaux scientifiques de... Paris, (1842,) in 4°.
Autres éd. 1853, 1856, 1864.

Capelle (Jean-Félix). DUTROUILH. Éloge de... Bordeaux, 1834, in 8°. (Académie de Bordeaux, séance publique 1834.)

Capua (Leonardo di). AMENTA. Vita di... Venezia, 1710, in 8°. (O.)

Capuron (Joseph). Notice sur... (Archives générales de médecine, 1850, XXIII, 118.)

— PEISSE. Notice sur... (t. II, p. 440 de La Médecine et les médecins. Paris, 1857.)

— DUBOIS, d'Amiens. (t. I, p. 418 de Éloges lus dans les séances publiques de l'Académie de médecine. Paris, 1864.)

Caqué (Jean-Baptiste). PHILIPPE. Essai historique sur... Reims, 1842, in 8°.

— LOUIS. Éloge de... avril 1788. (p. 368 de Éloges lus dans les séances publiques de l'Académie de chirurgie, publiés par Dubois, d'Amiens. Paris, 1859.)

Carcano-Leone (Giovanni-Battista). SCARPA. Elogio storico di... Milano, 1813, in 8°. Avec portrait. (O.)
Trad. anglaise par Wishart. Edinburgh, 1815, in 8°.

Cardan (Jérôme). RIXNER. H. Cardanus. Sulzbourg, 1720, in 8°. Avec portrait. (O.)

— BEHR. Dissertatio de superstitione ... in rebus naturalibus. Lipsiæ, 1725, in 4°. (O.)

— NICERON. (t. XIV, p. 233 de Mémoires, 1727.)

— CROSSLEY. Life and times of... London, 1836, 2 vol. in 8°. (O.)

— MORLEY. The life of... London, 1854, 2 vol. in 8°. (B. R.)

— FIGUIER. (p. 129 de Vies des savants illustres. Renaissance. Paris, 1868.)

Carlander (Christoffer). MALMSTEN. C. Carlander. Minnesteckning. Stockh., 1849, in 8°. (O.)

Carli (Marco de). FABRICI. Orazione detta nelle solenni esequie del Dr... San Vito, (1846,) in 8°. (O.)

Carlier (Louis). Lettres et pétitions ayant pour but de faire obtenir à... le titre de chevalier... de la Légion d'honneur. Le Cateau, (1867,) in 8°.

Carolus (Jean-Martin-François). BROECKX. Nécrologie de... Anvers, 1863, in 8°.

Caron (Jean-Charles-Félix). FORESTIER. Oraison funèbre de... Paris, 1824, in 8°.

Carpentarius. Voyez **Charpentier.**

Carré (Alexis-Casimir). MICHAUX. Notice nécrologique sur... Metz, 1859, in 8°. (Travaux de la Société des sciences médicales... de la Moselle.)

Carrère (Thomas). AUDOUARD. Notices historiques sur la vie et les ouvrages de MM. Icard... Carrère... et Ferrier... Montpellier, 1807, in 4°. (O.)

Carro (Joh. Ritter de). MANNL. Die am 23. und 24. Juni 1843 abgehaltene Feier des 50jährigen Doctor-Jubiläums des Herrn... Prag, (1843,) in 8°. (O.)

— WEITENWEBER. Biographie des Dr... Prag, 1843, in 8°. (C.)

Carron du Villards. Titres littéraires de... Paris, (s. d.,) in 4°.

Carstens (Johann-Gottlieb). SEELEN. Memoria... Lubecæ, 1720, in fol. (O.)

Carteron (J.-B.). Simples observations soumises à MM. les membres du Conseil général de Saône et Loire. Mâcon, (1848,) in 4°.

— AUBERT. Biographie du Dr... Mâcon, 1860, in 8°.

Cartier (L.-V.). DE MONTHEROT. Éloge historique de... Lyon, 1839, in 8°.

Cascialupi (Luigi). CHIAPPA. Elogio storico del Dre... Pavia, 1823, in 4°. (O.)

Casini (Paolo). CARAMELLI. Biografia del Dre... Firenze, 1837, in 8°. (O.)

Cassani (Dionigio-Andrea). CAVALIERI-LETTERA. Sopra la persona del Dre... (S. l.,) 1802, in 8°. (O.)

Castaing (Edme-Samuel). Procès complet de... Paris, 1832, in 8°. (O.)

Castellanus (Honoré). ASTRUC. (p. 240 de Mémoires pour servir à l'histoire de la Faculté de médecine de Montpellier, 1767.)

Castellanus (Petrus). LEFEBVRE. Notice sur... (Annuaire de l'Université catholique de Louvain, 1857, 300.)

Caussé (Sév.). École préparatoire de médecine et de pharmacie de Toulouse. Nomination à la chaire d'hygiène et de médecine légale. Titres scientifiques de... Albi, 1855, in 8°.

Cauvière. CHAPPLAIN. Notice nécrologique sur... Marseille, 1860, in 8°. (Bulletin des travaux de la Société de médecine de Marseille.)

— GIRARD. Notice historique sur... Aix, 1861, in 8°.

Cavalier. Chaire d'hygiène vacante dans la Faculté de médecine de Montpellier. Exposé des titres, services et travaux scientifiques de... Montpellier, 1864, in 8°.

Cayol. VIGNOLO. Notice historique sur... Paris, 1856, in 8°.

Cayrel père. DASSIER. Notice nécrologique sur... (Compte rendu des travaux de la Société de médecine de Toulouse, 1853, 138.)

Cazeaux (Paulin). Titres scientifiques de... pour la place vacante dans la section d'accouchement. Paris, (1850,) in 4°.

Cazenave (Jean-Jacques). Notice biographique de... Paris, 1852, in 8°. (Biographies et nécrologies des hommes marquants du XIXe siècle.)

Cazenave (P.-L.-Alphée). Notice sur la vie et les travaux scientifiques de... Paris, 1843, in 8°. (Archives de la France contemporaine.)

Cazin (François-Joseph). LEROY-MABILLE. Notice nécrologique sur... (Union médicale, 1864, XXIII, 145.)

Celse (Aurelius-Cornelius). RHODIUS. Dissertatio de vita... (Avec De Acia dissertatio ad C. Celsi mentem... Hafniæ, 1672.)

— BAYER. Schediasma quo institutum suum de... commendat. (Altorfii, 1720,) in 4°.

— MORGAGNI. In Celsum et Q.-Seren. Sammonicum Epistolæ in quibus de utriusque auctoris variis editionibus, libris quoque manuscriptis et commentatoribus disseritur. Patavii, 1721, in 8°.

Autres éd. 1724. Hagæ Comitum. 1735. Lugduni Batavorum. (Ch.)

— ACKERMARK. Dissertatio qua Celsus medicorum Cicero Latinorum Hippocrates proponitur. Upsaliæ, 1758, in 4°. (O.)

— VALART. Index chronologicus seu notitia variarum A.-C. Celsi editionum et versionum quæ ad hunc usque annum 1772 vulgatæ sunt. (pp. IX—XX de Celsi de re medica libri octo. Parisiis, 1772.)

— ESCHENBACH. Epistola ad... G.-L. Wockez... Lipsiæ, (1772,) in 4°.

— (BIANCONI.) Lettere sopra... Roma, 1779, in 8°. (O.)

— — Sendschreiben über... nebst einer Zuschrift von C.-C. Krause. Leipzig, 1781, in 8°. (Ch.)

— WEBER. Specimen novæ editionis ... Hallæ, 1788, in 4°.

— LULLIER. Exposition de la doctrine de... (S. l. n. d.,) in 8°.

— MAHUDEL. Réflexions sur le caractère, les ouvrages et les éditions de... (Mémoires de l'Académie des inscriptions, VII, 97.)

Celse (Aurelius-Cornelius). CHIAPPA. Intorno alle opere e alla condizione di... Discorsi... Milano, 1819, in 12.

— KÜHN. Celsi editio nova exoptatur. (Lipsiæ,) 1821—1822, 5 parties in 4°.

— SCHILLING. Quæstionis de... vita, pars prior. Dissertatio inauguralis historico-critica... Lipsiæ, 1824, in 8°.

— CHOULANT. Prodromus novæ editionis... librorum octo de medicina. Inest apparatus critici Celsiani tentamen bibliographicum. Lipsiæ, 1824, in 4°.

— WALDECK. Biographische Skizze ... (En tête de Medicinæ libri, 1827.)

— De... vita dissertatio. (En tête de Medicinæ libri, ed. Milligan, 1831.)

— LEE. Life of... (Avec Celsus on medicine... latin and english... London, 1831—1836.)

— VALORI. Dissertatio de... Bononiæ, 1835, in 8°. (O.)

— KÜHNHOLTZ. Éloge de... Montpellier, 1838, in 8°. Avec portrait.

Discours d'ouverture du cours d'histoire de la médecine.

— RITTER. Biographie... (p. XXXI de Acht Bücher von der Arzneikunst. Stuttgart, 1840.)

— ANKE. De... Questiones quædam ... (Mosquæ, 1840,) in 4°.

— PALDAMUS. Gymnasium zu Greisswald 1842. Einladung zur öffentlichen Prüfung und Redeübung der hiesigen Zöglinge am 30. September dieses Jahres von dem Lehrercollegium. Greisswald, (s. d.,) in 4°.

— KISSEL... Eine historische Monographie... Giessen, 1844, in 8°.

— BROCA. Conférence sur... (p. 445 de Faculté de médecine de Paris. Conférences historiques. Paris, 1866.)

Cervi (José). ORTEGA. Elogio historico del Dr... Madrid, 1748, in 4°. (O.)

Cesalpin (André). NICERON. (t. XLIII, p. 164 de Mémoires, 1727.)

— FUCHS. De cujus viri ingenio, doctrina et virtute pauca delibat ad capessendum in arte medica doctoris axioma... Marburgi, 1798, in 4°. (R.)

César (Nicolas). HUZARD. Notice sur... (Paris, 1815,) in 8°.

Chabert. HUZARD. Discours prononcé le 10 septembre 1814, lors de l'inhumation de... (Paris, s. d.,) in 8°.

Chable. PERREIRA DA SOUZA. Notice biographique sur... Paris, 1855, in 8°. (Le Biographe et l'historien.)

Chabrier. Éloges de MM. Chabrier, de Rick et Renaudin. Paris, imp. royale, 1785, in 8°. (Journal de médecine militaire.)

Chabrol (Mathieu). Notice biographique sur... Mézières, 1807, in 8°. (O.)

Chalin de Vinario (Raimundus). ASTRUC. (p. 193 de Mémoires pour servir à l'histoire de la Faculté de médecine de Montpellier, 1767.)

Chamberlon (Peter). The sober man's vindication, discovering the true cause and manner how Dr. Chamberlon came to be reported mad. London, 1662, in fol. (W.)

Champier (Symphorien). NICERON. (t. XXXII, p. 239 de Mémoires, 1727.)

— ALLUT (P.). Étude biographique et bibliographique... Lyon, 1859, in 8°.

— POTTON. Études historiques et critiques sur la vie et les travaux de... et particulièrement sur ses œuvres médicales... Lyon, 1864, gr. in 8°.

Champion. WARIN. Notice sur... (Société des sciences médicales de la Moselle, 1843.)

Chapellain (Famille). ASTRUC. (pp. 315 et 332 de Mémoires pour servir à l'histoire de la Faculté de médecine de Montpellier, 1767.)

Chaponnier (Alexandre). BALLIN. Notice sur... (Précis analytique des travaux de l'Académie de Rouen, 1852, LV, 75.)

Chappon (Pierre). MENURET. Notice nécrologique sur... (S. l. n. d.,) in 8°.

Charas (Moyse). CAP. Biographie pharmaceutique de... Paris, (s. d.,) in 8°.

Charcot (J.-M.). Exposé des titres du Dr... Paris, 1866, in 4°.

Charles (Claude). PALLU. Panegyricus funebris dicatus memoriæ... (A la fin de Quæstiones medicæ tres... Turonibus, 1642.)

— GOUJET. (t. III, p. 107 de Mémoire sur le Collége de France, 1758.)

Charlton (Gautier). NICERON. (t. XVIII, p. 110 de Mémoires, 1727.)

Charpentier (Jacques). Jac. Carpentarii... contra importunas Rami actiones senatus decreto nuper confirmati oratio... Parisiis, 1566, in 8°.

— ... Orationes tres... contra importunas Rami actiones... Parisiis, 1566, in 8°.

— GOZZIUS. Tumulus a doctissimis quibusdam viris græce et latine descriptus, cum oratione funebri... Parisiis, 1574, in 4°.

— MASSON. Vita... Parisiis, 1574, in 4°.

Charrier (C.). PERRIN. Notice biographique sur... Paris, 1856, in 8°.

Charrier (Mme.). DANYAU. Notice sur... Paris, (1858,) in 8°. (Procès-verbal de la distribution des prix faite aux élèves sages-femmes de l'École d'accouchement de Paris.)

Charruau (Adolphe-Julien-Marie). Notice sur... (Paris, 1847,) in 8°. (Archives des hommes du jour.)

Charruau (A.-J.-M.). DELIOUX DE SAVIGNAC. Mort et obsèques de... Paris, (1869,) in 8°. (Union médicale.)

Chartier (Jean). GOUJET. (t. III, p. 170 de Mémoire sur le Collége de France, 1758.)

Chartier (Philippe). GOUJET. (t. III, p. 186 de Mémoire sur le Collége de France, 1758.)

Chartier (René). Paranymphus in gratiam quinque laureæ medicæ candidatorum Lutetiæ celebratus in theatro medico... Parisiis, Saugrain, 1607, in 8°.

— GOUJET. (t. III, p. 116 de Mémoire sur le Collége de France, 1758.)

Chassaignac. Titres antérieurs de... Paris, (s. d.,) in 4°.

— Exposé des titres de... Paris, (1854,) in 4°.

— Exposé des travaux de... Paris, (1856,) in 8°.

Chastelain (Jean). ASTRUC. (p. 273 de Mémoires pour servir à l'histoire de la Faculté de médecine de Montpellier, 1767.)

Chastelain (Mathieu). ASTRUC. (p. 260 de Mémoires pour servir à l'histoire de la Faculté de médecine de Montpellier, 1767.)

Chatin (Ad.). Notice des travaux de... candidat à la chaire de botanique vacante à l'École de pharmacie de Paris. (Paris, 1848,) in 4°.

— Notice sur les travaux scientifiques de... Paris, 1852, in 4°.

— Notice sur les titres scientifiques de... Versailles, 1866, in 4°.

Chauffard (Em.). Exposé des titres de... à l'appui de sa candidature à la chaire de pathologie générale. Paris, 1866, in 4°.

Chaumas (Jean-Baptiste-François-Octave). IBRELISLE. Notice sur... (Société des sciences médicales de la Moselle, 1844, XXXII.)

Chaumeton (François-Pierre). JOURDAN. Notice nécrologique sur... (Journal complémentaire du Dictionnaire des sciences médicales, 1819, V, 91.)

— VIREY. Notice sur... prononcée sur sa tombe... (Paris, 1819,) in 8°.

— — Notice nécrologique sur... (S. l. n. d.,) in 8°. (Journal universel des sciences médicales.)

— MÉRAT. Notice sur... (Journal général de médecine, LXIX, 413.)

Chaussier (le chevalier François). PEISSE. (p. 113 de Les Médecins français contemporains. Paris, 1827.)

— ADELON. Académie... de médecine. Discours prononcé sur la tombe de... Paris, (1828,) in 4°.

— DUMÉRIL. Institut... de France ... Funérailles de... Discours... (Paris, 1828,) in 4°.

— HOLLEVILLE (Mlle.). Discours funèbre... déposé sur la tombe du Dr... (S. l. n. d.,) in 8°.

— BOISSEAU. Notice sur... Paris, (1828,) in 4°.

— AMANTON. Notice sur... Dijon, 1828, in 8°.

— ROUX. Notice sur... (Recueil de la Société de médecine de Marseille, IV, 367.)

— BOULLAND. Notice sur... (Journal des progrès des sciences médicales, X, 269.)

— RÉVEILLÉ-PARISE. Galerie médicale No. 4. (Gazette médicale de Paris, 1838, VI, 257.)

— PARISET. Éloge de... (t. II, p. 45 de Histoire des membres de l'Académie de médecine. Paris, 1850.)

Chauveau (A.). Exposé des titres scientifiques de ... à la place vacante dans la section de médecine vétérinaire à l'Académie... de médecine. Paris, 1863, in 4⁰.

Chavannes (Claude-Marie-Philibert). COCHARD. Notice historique sur la vie de... Lyon, 1831, in 8⁰. (O.)

Chenevière (Alfred). RAYNAUD. Éloge de... (Bulletins de la Société anatomique de Paris, XIV, 389.)

Chenot (Adam). SELIGMANN. A. Chenot und seine Zeit... Wien, 1861, in 4⁰. (C. J.)

Cherest (Jules-Omer). Notice sur... Paris, (1854,) in 8⁰. (Union médicale.)

Chervin. Notice sur les travaux scientifiques de... candidat pour la place de membre titulaire à l'Académie royale de médecine. Paris, 1832, in 8⁰.

— RÉVEILLÉ-PARISE. Galerie médicale, No. XV. (Paris, 1844,) in 8⁰. (Gazette médicale de Paris.)

— DUBOIS, d'Amiens. Notice historique sur... Paris, 1845, in 8⁰. (Bulletin de l'Académie de médecine.)

— ROUGIER. Éloge historique de... Lyon, 1846, in 8⁰.

— PEISSE. Notice nécrologique sur... (t. II, p. 404 de La Médecine et les médecins. Paris, 1857.)

Chesnecopherus (Johan.). ZYNTHIUS. Oratio de ortu, vita et obitu... Holm., 1635, in 4⁰. (O.)

Chevallier (A.). Indication des travaux publiés par... de 1817 à 1830. Paris, (s. d.,) in 4⁰.

— Réponse... à un mémoire adressé par le Sr. Delion à la Commission des prix Monthyon. Paris, (s. d.,) in 4⁰.

— Énumération des titres et travaux scientifiques de... Paris, 1862, in 8⁰.

Chevillion (Od.). VALENTIN. Discours prononcé aux obsèques de... (Union médicale, 1865, XXVI, 14.)

Chiara. Réponse... aux membres du bureau de la Société dite de bienfaisance de Miribel... Lyon, 1861, in 8⁰. (Gazette médicale de Lyon.)

Chibourg (Joseph-Pierre). THIERRY fils. Notice sur... Caen, 1807, in 8⁰.

Chicoyneau (Aimé-Franç.). ASTRUC. (p. 292 de Mémoires pour servir à l'histoire de la Faculté de médecine de Montpellier, 1767.)

Fils de François.

Chicoyneau (François). FOUCHY. (t. I, p. 227 de Éloges de l'Académie des sciences, 1761.)

— ASTRUC. (p. 289 de Mémoires pour servir à l'histoire de la Faculté de médecine de Montpellier, 1767.)

2e fils de Michel.

Chicoyneau (Gaspard). ASTRUC. (p. 272 de Mémoires pour servir à l'histoire de la Faculté de médecine de Montpellier, 1767.)

3e fils de Michel.

Chicoyneau (Michel). ASTRUC. (p. 270 de Mémoires pour servir à l'histoire de la Faculté de médecine de Montpellier, 1767.)

Chicoyneau (Michel-Aimé). ASTRUC. (p. 272 de Mémoires pour servir à l'histoire de la Faculté de médecine de Montpellier, 1767.)

Fils aîné de Michel.

Chifflet (Jean-Jacques). NICERON. (t. XXV, p. 225 de Mémoires, 1727.)

Chirac (Pierre). ASTRUC. (p. 276 de Mémoires pour servir à l'histoire de la Faculté de médecine de Montpellier, 1767.)

Chisholm (Colin). HOSACK. Memoir of the life and writings of... (American journal of the med. sc., 1829, IV, 394.)

Choisy (Gilbert). TRAPENARD. Allocution prononcée aux obsèques de... (Union médicale, 1861, X, 319.)

Chomel (Auguste-François). PEISSE. (p. 195 de Les Médecins français contemporains. Paris, 1827.)

— MÉNIÈRE. Notice nécrologique sur... (Gazette médicale de Paris, 1858, XIII, 243.)

— BLAIN DES CORMIERS. Éloge de... (Bulletins de la Société anatomique de Paris, XXXII, 509.)

— GRISOLLE. Éloge de... (p. 6 de Séance publique de la Faculté de médecine de Paris, 1858.)

— GUÉNEAU DE MUSSY. Notice sur la vie et les travaux du professeur... Extrait de la 5e édition des „Éléments de pathologie générale". Corbeil, 1863, in 8°.

— DUBOIS, d'Amiens. (t. II, p. 384 de Éloges lus dans les séances publiques de l'Académie de médecine. Paris, 1864.)

Chomel (Pierre-Jean-Baptiste). CHOMEL (J.-B.). Vie de... (à la fin du t. III de l'Abrégé de l'histoire des plantes.)

Chopart (François). SUE. Notice historique sur... (Paris, 1812,) in 8°.

Choulant (Ludwig). GLEISBERG. Ueber... und die Medicinalreform in Sachsen. (Deutsche Klinik, 1865, 46—48, 50.) (S. J.)

Chrestien (A.-J.). CHRESTIEN (A.-T.). Biographie du Dr... Montpellier, 1856, in 8°. (Revue thérapeutique du Midi.)

Chrestien (A.-T.). Pétition à MM. les membres de la Chambre des Députés ... Montpellier, (1839,) in 8°.

— (Candidature du Dr... à la suppléance de la chaire de l'hospice de la Maternité, à Montpellier, commençant par ces mots:) Déjà, en 1840, le professeur Delmas... Montpellier, (1855,) in 8°.

Chrestien (A.-T.). A MM. les membres du Conseil académique de Montpellier... Montpellier, (1856,) in 4°.

— Exposé des titres scientifiques de... pour sa candidature à la chaire d'opérations et appareils... Montpellier, 1856, in 4°.

— Supplément à l'Exposé des titres scientifiques de... Montpellier, (1856,) in 8°.

Chupein. LEGRAND. Adieux à... prononcés sur sa tombe à Neuilly... Neuilly, 1859, in 4°.

Cirillo (Niccolo). SERRAO. Vita di... Napoli, 1738, in 8°. (O.)

Civiale (Jean). PEISSE. (p. 100 de Les Médecins français contemporains. Paris, 1827.)

Clark (John). FENWICK. Sketch of the professional life and character of... London, 1806, in 8°. (O.)

Clarke (Joseph). COLLINS. A Short sketch of the life and writings of... Containing minute results of his private practice... London, 1849, in 8°. (O.)

Cleghorn. LETTSOM. Memoirs of Drs. Fothergill, Cuming, Cleghorn... London, 1786, in 8°. (W.)

Clément (Julien). CHÉREAU. J. Clément, accoucheur de la Dauphine. (Union médicale, 1861, XI, 33.)

— LEROY. Encore quelques mots sur... (Ibidem, 289.)

— MATTEI. Réponse d'un accoucheur à deux médecins érudits. (Ibidem, 401.)

Clémot (Jean-Baptiste-Joachim). DUPLOUY. Éloge de... Discours prononcé à la séance de rentrée de l'École de médecine de Rochefort. (Archives de médecine navale, 1868, X, 449.)

Clerc. Proposition de la Société philadelphique de Saint-Germain en Laye d'offrir en son nom comme hommage de reconnaissance, une médaille d'or à M. le Dr... Paris, 1863, in 8°.

Clercx (Nicolas-Victor). CAZALAS. Notice sur... (Société des sciences médicales de la Moselle, 1847, 62.)

Cloquet (Ernest). LARREY. Notice sur... lue à l'Académie de médecine... Paris, 1856, in 4°.

— DEQUEVAUVILLER. Notice sur... Paris, 1856, in 8°.

Cloquet (Jules)... Notice sur...(Paris, s. d.,) in 4°. (Annuaire historique et biographique.)

Clot-Bey (Antoine). Biographie de... Paris, 1839, in 8°. (Biographie des hommes du jour.)

— Le Dr... (Paris, s. d.,) in 4°. (Annuaire historique et biographique.)

— Le Dr... Sa conduite en Égypte depuis 1825 jusqu'en 1858. Paris, 1862, in 8°.

— Documents concernant... dans ses rapports avec LL. AA. Mohammed-Ali, Abbas-Pacha et Saïd-Pacha. Marseille, 1862, in 8°.

— Mémoire justificatif des donations faites au Dr... par... les vice-rois d'Égypte... Marseille, 1867, in 4°.

— Réparation accordée au Dr... au sujet d'une diffamation consignée à la page 13 du 2me volume (10e édition) d'un ouvrage publié par M. Edm. Lafond, et intitulé: Rome, lettres d'un pélerin. Marseille, 1867, in 8°.

— MONTGRAND. Notice biographique et nécrologique... Marseille, 1868, in 8°.

— THIERS. Le Dr... Sa vie et ses travaux en Égypte... Paris, 1869, in 8°. Avec portrait. (Revue populaire.)

Clusius (Charles). Voyez **L'Écluse.**

Cnobloch (Johann). PELARGUS. Oratiuncula in exequiis... Francofurti, 1599, in 4°. (O.)

Cocchi (Ant.). MENETTI. Sopra la malattia, morte et dissezione anatomica del cadavere di... Firenze, 1759, in 4°.

Cochon-Duvivier. CLÉMOT. Éloge de... Rochefort, (1813,) in 8°. (O.)

Coitier (Jacques). Remarques de M. J. B. G. P. au sujet du médecin du roi Louis XI. (Mercure, juillet 1739.)

— CHÉREAU. J. Coitier... Poligny, (1861,) in 8°. (Bulletin de la Société des arts de Poligny et Union médicale.)

— — Lettres de naturalité de... (Bulletin de la Société... de Poligny, 1868, No. 10.)

Colin (G.). Notice sur les travaux scientifiques de... à l'appui de sa candidature à l'Académie de médecine. Paris, 1864, in 8°.

Collart (Pierre-Xavier-Sébastien). DEGOTT. Notice sur... (Société des sciences médicales de la Moselle, 1852, 54.)

Collineau (Jacques-Charles). Notice sur... Paris, (s. d.,) in 8°. (Archives des hommes du jour.)

— COSTILHES. Notice sur... (Paris, 1860,) gr. in 8°.

— COLLOMB. Notice nécrologique sur... lue à la Société médicale du 3e arrondissement de Paris... (Union médicale, 1860, VII, 493.)

Collingson. LETTSOM. Memoirs of Drs. Fothergill... and... London, 1786, in 8°. (W.)

Collomb. M. le Dr... (Paris, s. d.,) in 8°. (Archives des hommes du jour.)

Colombat (Marc). Biographie de... Paris, 1837, in 8°. (Biographie des hommes du jour.)

— Candidature à une place vacante à l'Académie... de médecine... Titres scientifiques de... (Paris, 1841,) in 4°.

Colombe (L.). Notice sur... (Paris, s. d.,) in 8°. (Archives des hommes du jour.)

Cols (Jean-Frix). DUPUCH-LAPOINTE. Notice sur... (Société de médecine de Bordeaux, 1823, 49.)

Colson (Augustin-Adolphe). NIVELET fils. Biographie du Dr... Commercy, 1869, in 8°.

Combalusier (François de Paule). Éloge de... (Gazette de médecine, 29 décembre 1762.)

Combe (Andrew). COMBE (George). The Life and correspondence of... Edinburgh, 1850, in 8°. Avec portrait. (B. R.)

Côme Dangerville. VICQ D'AZYR. (6me cahier, p. 111 de Suite des Éloges, 1780—1798.)

Comet (Arnaud-Hyacinthe). DUPUCH-LAPOINTE. Notice sur... (Société de médecine de Bordeaux, 1821, 32.)

Comet (C.-J.-B.). Démission publiquement donnée de membre de la Société médico-pratique... Paris, 1822, in 8°.

Commerson (Philibert). Testament singulier de... fait les 14 et 15 décembre 1766. Paris, 1767, in 12. (O.)
Autre éd. 1774.

Comparetti (Andrea). PALMAROLI. Saggio sopra la vita letteraria di... Venezia, 1802, in 8°. (O.)

Concoregio (Joannes de). ASTRUC. (p. 211 de Mémoires pour servir à l'histoire de la Faculté de médecine de Montpellier, 1767.)

Conneau (Henri). Le Dr... (Paris, s. d.,) in 8°.

— TEMBLAIRE. Évasion du prince Napoléon-Louis. Procès du Dr... Paris, 1847, in 8°.

Conringius (Hermannus). Programma in funere... Helmstadii, 1681, in 4°. (H.)

— Memoria posthuma... Altdorfii, 1682, in 4°. (H.)

— NICERON. (t. XIX, p. 249 de Mémoires, 1727.)

Consbruch (Georg-Wilhelm-Christ.). Selbstbiographie. (Weddingen, Westphälischer Nationalcalender, 1801, 234.) (C.)

Constantin (Jacques). MAHER. Discours prononcé aux obsèques de... (Archives de médecine navale, 1867, VIII, 147.)

Constantin (Robert). NICERON. (t. XXVII, p. 245 de Mémoires, 1727.)

Cooper (Astley-Paston). COEN. Biografia scientifica di... Venezia, 1841, in 8°. (O.)

— ... His Life, character and writings. (British and foreign medico-chirurgical Review, 1841, XI, 549.)

— Notice sur... (Gazette médicale de Paris, 1841, IX, 161.)

— COOPER (Bransby-B.). Life of... interspersed with sketches from his note books of distinguished contemporary characters. London, 1842, 2 vol. in 8°. Avec portrait. (O.)

Cooper (Stuart). BLAIN DES CORMIERS. Éloge de... (Bulletins de la Société anatomique de Paris, XXVI, 485.)

Coopmans (George). MULDER. Laudatio funebris... Leovardiæ, 1800, in 4°. (O.)

— — Lijkreden op... Franequeræ, 1801, in 8°. Avec portrait. (R.)

Copius (Johann). JENISCH. Leichpredigt beim Begräbniss... Dresden, 1611, in 4°. (O.)

Coquereau (Charles-Jacques-Louis). HALLÉ. Notice sur la vie de... (S. l. n. d.,) in 8°.

— LAFISSE. Éloge de... lu à la Société de médecine de Paris. (S. l. n. d.,) in 8°.

Coquerel (Charles). GRANDIDIER. Notice sur... Paris, 1867, in 8°.

Coqueret (Arsène-Georges). Notice sur... (Paris, s. d.,) in 8⁰. (Archives des hommes du jour.)

Cordus (Euricius). NICERON. (t. XXXVII, p. 371 de Mémoires, 1727.)

— KAHLER. Vita... Rintelii, 1744, in 4⁰. (O.)

— KRAUSE. E. Cordus. Eine biographische Skizze aus der Reformationszeit. Hanau, 1863, in 8⁰. (C. J.)

Cordus (Valerius). SCHREIBER. Vita ... (Avec Adnotationum libri V. Argentorati, 1563.) (H.)

— NICERON. (t. XXXVII, p. 375 de Mémoires, 1727.)

Cormack (John-Rose). Correspondence between the managers of the Royal Infirmary, Edinburgh, and Dr. Cormack, relating to the resignation of the latter as one of the physicians of the Institution. Edinburgh, 1845, in 8⁰. (B. B.)

Cornarius (Joh.). BALDINGER. Programmata III de... Ienæ, 1770, in 4⁰. (O.)

Cornaro. Vie admirable de... (Avec Lessius, Le Vray régime de vivre... Paris, 1646.)

Cornuel. BLANCHARD. M. Cornuel... Paris, (1840,) in 8⁰.

Corvisart (Jean-Nicolas). LEROUX. Discours prononcé sur le cercueil de... le 21 septembre 1821. (Paris, s. d.,) in 4⁰.

— FERRUS. Notice historique sur... (Paris, 1821,) in 8⁰. Avec portrait.

— DUPUYTREN. Discours prononcé à la mémoire de... Paris, 1821, in 4⁰. (O.)

— MÉRAT. Notice sur... (Journal général de médecine, LXXVII, 109.)

— CLOQUET. Notice nécrologique sur... (Nouveau Journal de médecine, XII, 92.)

Corvisart (Jean-Nicolas). CUVIER. Éloges historiques de MM. Hallé, Corvisart et Pinel... (t. III, p. 339 de Recueil des éloges historiques, 1827.)

— RÉVEILLÉ-PARISE. Galerie médicale No. 1. (Gazette médicale de Paris, 1837, V, 737.)

— PARISET. Éloge de... (t. I, p. 92 de Histoire des membres de l'Académie de médecine. Paris, 1850.)

Coste (Jean-François). REGNAULT. Notice nécrologique sur... Paris, 1819, in 8⁰. (Journal universel des sciences médicales.)

Costel (C.). COURNOL. Notice sur la vie de... lue, le 20 messidor an VIII, à la séance publique de la Société d'agriculture de la Seine... Paris, an IX, in 8⁰.

Cothenius (G.-R.). MÖHSEN. Rede dem Andenken des Herrn... Berlin, 1789, in 4⁰. (G.)

Cotugno (Domenico). SCOTTI. Elogio storico di... Napoli, 1823, in 8⁰. (C.)

— MAGLIARI. Elogio istorico di... Napoli, 1823, in 8⁰.

— VULPES. Per la solenne inaugurazione del busto il marno di... nell' ospedale degl' incurabili di Napoli... Discorso. Napoli, 1824, in 4⁰. (C.)

Coudenberg (Pierre). BROECKX. Notice sur Coudenberg, pharmacien à Anvers au seizième siècle... Anvers, 1845, in 8⁰.

— — Le Père de la pharmacie belge, ou supplément à la Notice sur... Anvers, 1856, in 8⁰. Avec portrait. (Journal de pharmacie d'Anvers.)

— CAP (P.-A.). Un Apothicaire belge au XVIe siècle... Paris, 1862, in 8⁰. Avec 1 pl. (Journal de pharmacie.)

Coudin (Laurent). ASTRUC. (p. 253 de Mémoires pour servir à l'histoire de la Faculté de médecine de Montpellier, 1767.)

Coulier (P.). Candidature à l'Académie de médecine. Notice sur les titres, les services et les travaux scientifiques du Dr... Paris, (1867,) in 4°.

Courtaud (Siméon). ASTRUC. (p. 261 de Mémoires pour servir à l'histoire de la Faculté de médec. de Montpellier, 1767.)

Courtois (Paul). GOUJET. (t. III, p. 174 de Mémoire sur le Collége de France, 1758.)

Courty (A.). Exposé des titres de... candidat à la chaire d'opérations et appareils, vacante dans la Faculté de médecine de Montpellier... Montpellier, 1856, in 4°.

Cousinot (Jacques). GOUJET. (t. III, p. 126 de Mémoire sur le Collége de France, 1758.)

Coutanceau. PEISSE. (p. 69 de Les Médecins français contemporains. Paris, 1827.)

Coze (L.). Exposé des titres de... à l'appui de sa candidature à la chaire de matière médicale et pharmacie de Strasbourg. Strasbourg, (1858,) in 4°.

Crato von Crafftheim (Johann). DRESSER. Oratio de curriculo vitæ... Lipsiæ, 1586, in 4°. (O.)

— NICERON. (t. XLIII, p. 337 de Mémoires, 1727.)

— HENSCHEL... Leben und ärztliches Wirken... (S. l. n. d.,) in 4°.

— BEER. Worte der Erinnerung an... Wien, 1862, in 4°. (C. J.)

Crell (Johann-Friedrich). Monumentorum sylloge quibus memoriam... juste prosequitur Academia Julio-Carolina. Helmstadii, 1747, in fol. (O.)

Cretzschmar (Philipp-Jac.). MAPPE. Zum Andenken an Dr... Frankfurt, 1846, in 8°. (O.)

— MEISINGER... Biographischer Versuch. Frankfurt, (1850,) in 8°. (O).

Crispo (Antonio). VALCASSARO. Elogio funebre di... Trapani, 1689, in 4°. (O.)

Croce (Giovanni-Andrea della). BERNARDI. Elogio di... Venezia, 1826, in 8°. Avec portrait. (O.)

Publié par Cicogna.

Crol (Johan-Baptist). SCHULL. Herinnering aan de Verdiensten van... Dordrecht, 1823, in 8°. (O.)

Croserio. HUREAU. Notice biographique sur... Paris, (1855,) in 8°. (Journal de la Société gallicane de médecine homœopathique.)

Cruger (Bartholomæus). BALDUIN. Leichpredigt... auf... Wittenbergæ, 1613, in 4°. (O.)

— CARSTED. Vita... Brandenburgi, 1719, in 4°. (O.)

Cruveilhier (Jean). Titres de... (S. l. n. d.,) in 4°.

— Notice sur la vie et les travaux scientifiques de... Paris, 1843, in 8°. (Archives de la France contemporaine.)

Ctesias. OSIANDER. Programmata III de... Stuttg., 1818—1821, in 4°. (O.)

— RETTIG... Vita. Hannovæ, 1827, in 8°. (O.)

Cullen (William). RUSH. Eulogium in honour of the late Dr... Philadelphia, 1790, in 8°. (O.)

Réimprimé avec „Essays literary, moral and philosophical", 1798 et 1809. (W.)

— (Notice sur...) (Lives of British physicians. London, 1830.)

— THOMSON. An Account of the life, lectures, and writings of... Edinburgh, 1832, in 8°.

Autre éd. 1859, 2 vol. in 8°. Le 2e vol., commencé par John Thomson et William Thomson, a été achevé par D. Craigie.

Cullerier (Aug.). Notice sur... (Paris, s. d.,) in 8°. (Archives des hommes du jour.)

Cullerier (Michel). PARISET. Académie... de médecine. Discours prononcé sur la tombe de... (Paris, 1827,) in 4⁰.

— MOREAU. Académie... de médecine. Discours prononcé sur la tombe de... (Paris,) 1827, in 4⁰.

— LAGNEAU. Discours prononcé à la Société de médecine de Paris... à l'occasion de la mort de... (Paris, 1827,) in 8⁰.

— NACQUART. Société de médecine de Paris. Discours prononcé sur la tombe de... (Paris, 1827,) in 4⁰.

— TRÉLAT. Notice sur... et ses travaux. (Journal des progrès des sciences médicales, 1827, II, 266.)

Cuming. LETTSOM. Memoirs of Drs. Fothergill, Cuming... London, 1786, in 8⁰. (W.)

Cunier (Florent). LAURILLARD FALLOT. Discours prononcé, au nom de l'Académie royale de médecine, sur la tombe de... et notice nécrologique sur ... par Joseph Bosch. (Bruxelles, 1853,) in 8⁰. (Annales d'oculistique.) (O.)

Cupers. COSTE. Éloge de... Nancy, 1775, in 8⁰.

Curæus (Joachim). FERINARIUS. Narratio historica de vita et morte... Lignicæ, 1601, in 4⁰. (O.)

— HEUSINGER. Commentatio de... Marburgi, 1853, in 4⁰.

Currie (James). Memoir of the life, writings and correspondence of... edited by his son. London, 1831, 2 vol. in 8⁰. (C.)

Cusson (Pierre). VICQ D'AZYR. (5me cahier, p. 103 de Suite des Éloges, 1780—1798.)

Cuynat (Claude-Simon). GUILLEMOT. Éloge de... (Mémoires de l'Académie de Dijon, 1852—53, 21.)

Cuzzeri (Mario). CERVETTO. Discorso funebre in morte del Dre... Verona, 1836, in 8⁰.

Daça Chacon (Dionisio). WILSON... A medico-historical Sketch...(Edinburgh Journal, april 1857, 865.)

Daime (François-Désiré). ROUX. Notice sur... (Actes du Comité médical des Bouches-du-Rhône, IV, 500.)

Dance. RICORD. Éloge de... (Bulletins de la Société anatomique de Paris, VII, 157.)

Danyau. Candidature à une place vacante à l'Académie de médecine... Titres de... (Paris, 1850,) in 4⁰.

D'Aquin (Antoine). ASTRUC. (p. 387 de Mémoires pour servir à l'histoire de la Faculté de médecine de Montpellier, 1767.)

Daquin (Joseph). GUILLAND fils. Notice biographique sur... Chambéry, 1852, in 8⁰. (Mémoires de l'Académie de Savoie.)

D'Arcet (Jean). DIZÉ. Précis historique sur la vie et les travaux de... Paris, an X, in 8⁰.

— CUVIER. Éloge historique de... (t. I, p. 165 de Recueil des éloges historiques, 1819.)

Daremberg (Charles). Titres de... Paris, 1870, in 4⁰.

Dariste (Antoine-Joseph). BURGUET. Notice sur... (Société de médecine de Bordeaux, 1839, 109.)

Dariste (Émile). LANDOUZY. Éloge de... (Bulletins de la Société anatomique de Paris, XIII, 386.)

Darluc (Michel). VICQ D'AZYR. (5me cahier, p. 176 de Suite des Éloges, 1780—1798.)

Darralde (Jean-Baptiste-Prosper). (Notice sur...) Paris, (s. d.,) in 8⁰.

Dartigues (Simon). LEVRAT. Notice historique sur... Lyon, 1826, in 8⁰.

Darwin (Erasmus). SEWARD. Memoir of the life and writings of the late Dr... London, 1804, in 8°. (O.)

— BOISSEAU. Notice sur... Paris, 1821, in 8°. (O.)

— DOWSON. Sketch of the life and works of... London, 1861, in 8°. (B. R.)

Dassier (Auguste). NAUDIN. Notice nécrologique sur... (Compte rendu des travaux de la Société de médecine de Toulouse, 1860.)

— Notice sur la vie et les travaux de... (Mémoires de l'Académie de Toulouse, 1863, 207.)

Davaine (C.). Notice sur les travaux d'histoire naturelle et de médecine de... Paris, (1863,) in 4°.

— Notice sur les travaux scientifiques de... Paris, (1867,) in 4°.

David (Jean-Pierre). LOUIS. Éloge de... avril 1787. (p. 346 de Éloges lus dans les séances publiques de l'Académie de chirurgie, publiés par Dubois, d'Amiens. Paris, 1859.)

D'Avoine (Pierre-Joseph). BROECKX. Notice sur... (S. l. n. d.,) in 8°. (Annales de la Société des sciences médicales de Malines.)

Debout (Émile). LATOUR. Notice sur... (Union médicale, 1865, XXV, 321.)

Dechauffour de Boisduval. Notice sur... (Paris, s. d.,) in 8°. (Archives des hommes du jour.)

Deckmann (C.-G.). Obituary of... (British and foreign medical Review, 1838, VI, 290.)

Decrozo. M. le Dr... (Paris, 1852,) in 8°. (Archives des hommes du jour.)

Defournelle (Pierre). MAYGRIER. Notice sur... (Annuaire médical, 1810.)

Degland (Come-Damien). MOTCHEZ. Notice biographique sur... Paris, 1857, in 8°. (Musée biographique.)

Degland (Jean-François). LELEUX. Discours prononcé aux funérailles de... Lille, 1818, in 8°.

Deguise. Réponse à la note de M. le Dr. Foville... Suite des pièces justificatives annexées à la lettre adressée... à MM. les membres de l'Académie de médecine... (Paris, 1845,) in 4°.

Deidier (Antoine). ASTRUC. (p. 286 de Mémoires pour servir à l'histoire de la Faculté de médecine de Montpellier, 1767.)

Deiman (Joan-Rudolph). DOORNIK ... Deiman gedacht in eene redevoering ... en in een dichtstuk door Mr. J. Kinker... Amsterdam, 1808, in 8°. Avec portrait.

— BOSCH. Lofrede of... (Amsterdam, 1808,) in 8°. Avec portrait.

Delabarre fils (Adolphe). M. le Dr... (Paris, 1848,) in 8°. (Archives des hommes du jour.)

Delacourt (Pierre-Marc-Anselme). ROUX. Notice sur... (Recueil de la Société de médecine de Marseille, IV, 371.)

Delafolie. Notice sur... (Paris, s. d.,) in 8°. (Archives des hommes du jour.)

De La Font (Étienne). GOUJET. (t. III, p. 113 de Mémoire sur le Collége de France, 1758.)

Delanglard. Delanglard... (Paris, s. d.,) in 8°. (Archives des hommes du jour.)

Delcroix. FOISSAC. Allocution prononcée aux obsèques de... (Union médicale, 1863, XIX, 95.)

Deleau jeune. Exposé des travaux entrepris... pour le traitement des maladies de l'oreille... (Paris, 1831,) in fol. plano.

Deleau jeune. Travaux, publications et titres... adressés à l'administration de l'Institution royale des Sourds-Muets de Paris pour obtenir la place de médecin... (Paris, s. d.,) in 4°.

— (Notice sur...) Paris, (s. d.,) gr. in 8°. (XIXe Siècle. Biographie des notabilités du jour.)

Delioux de Savignac (J.). Candidature à l'Académie de médecine... Exposé des titres et travaux scientifiques du Dr... Paris, 1867, in 4°.

Delius (Heinrich-Friedrich von). HARLES. Memoria... Erlangæ, 1791, in 4°. (O.)

— PFEIFFER. Memoriam... civibus academicis commendat. Erlangæ, 1791, in 4°. (R.)

Delmas (Charles). RIBOULET. Discours prononcé aux obsèques de... (Recueil de mémoires de médecine militaire, 1858, 2me série, XXII, 440.)

Delmas (Eugène-Joseph). ROUX. Notice sur... (Actes du Comité médical des Bouches-du-Rhône, I, 69.)

Delorme (Charles). Portrait en petit de... (S. l. n. d.,) in 12.

Extrait de „Moyens faciles et éprouvés par Saint-Martin."

— ASTRUC. (p. 363 de Mémoires pour servir à l'histoire de la Faculté de médecine de Montpellier, 1767.)

Delorme (Jean). ASTRUC. (p. 362 de Mémoires pour servir à l'histoire de la Faculté de médecine de Montpellier, 1767.)

Delort (Jean). ASTRUC. (p. 255 de Mémoires pour servir à l'histoire de la Faculté de médecine de Montpellier, 1767.)

Delpech (Auguste). Notice sur les titres et travaux scientifiques de... candidat à la place vacante à l'Académie... de médecine... Paris, (1861,) in 4°.

Autre éd. 1863.

Delpech (Jacques-Mathieu). DUCASSE. Notice nécrologique sur... (Séance publique de la Société de médecine de Toulouse, 1833.)

— BUISSON. Parallèle de Delpech et Dupuytren. Montpellier, 1841, in 8°. (O.)

— ESPEZEL. Un mot sur... Toulouse, 1842, in 8°. (O.)

Delpouve (Augustin-Joseph). Nécrologie. (St.-Omer, 1869,) in 4°.

Discours des Drs. Ledieu, Bertrand et Stival.

Demachy (Jacques-François). ROBERT. Notice biographique sur... (Précis analytique des travaux de l'Académie de Rouen, 1807, VI, 143.)

Demarquay. Exposé sommaire des titres et travaux scientifiques de... Paris, 1863, in 4°.

Demarquette (Napoléon). (Notice sur...) Paris, 1854, in 8°. (Panthéon biographique.)

Demours (Antoine-Pierre). RÉVEILLÉ-PARISE. Notice biographique sur... Paris, 1836, in 8°. (O).

Deneux (Louis-Charles). Exposé des droits... à la chaire de clinique d'accouchement, et protestation contre la violation commise à son préjudice de la loi qui régit l'Université. Paris, 1834, in 8°.

— Réponse de... à M. Guizot, ministre de l'instruction publique. (Paris, 1834,) in 8°.

— DUBOIS, d'Amiens. (t. I, p. 435 de Éloges lus dans les séances publiques de l'Académie de médecine. Paris, 1864.)

Denis (Jean-Baptiste). NICERON. (t. XXXVII, p. 77 de Mémoires, 1727.)

— CAMUSAT. Particularités sur... (t. I, p. 321 de Histoire critique des journaux. Amsterdam, 1734.)

Denis (Jean-Baptiste). ASTRUC. (p. 378 de Mémoires pour servir à l'histoire de la Faculté de médecine de Montpellier, 1767.)

Denis (Nicolas-Joseph). Notice sur... Paris, 1847, in 8°. (Biographies et nécrologies des hommes marquants du XIXe siècle.)

Denis, de Commercy. MINEL. Notice biographique sur... (Union médicale, 1863, XIX, 127.)

Denyau (Alexandre-Michel). GOUJET. (t. III, p. 192 de Mémoire sur le Collége de France, 1758.)

Depaul. Exposé des titres du Dr... candidat à la place vacante à l'Académie nationale de médecine dans la section d'accouchements. Paris, (1850,) in 4°.

Autre éd. 1862.

Deroussel (H.-F.-A.). LANGE. Notice historique sur... Caen, 1812, in 8°.

Desault (Pierre-Joseph). Pétition relative à un chirurgien en chef de l'Hôtel-Dieu de Paris, présentée au Conseil général de la commune par 141 étudiants en chirurgie audit Hôtel-Dieu. (Paris, 1792,) in 8°.

— Confession générale de... à un prêtre napolitain. (S. l. n. d.,) in 8°.

Apocryphe.

— BICHAT. Notice historique sur la vie de... (S. l. n. d.,) in 8°.

— — Versuch über... aus dem Französischen übersetzt von J.-G.-A. Wardenburg. Göttingen, 1799, in 8°. (O.)

— PETIT. Éloge de... Lyon, 1795, in 8°. (O.)

— TOURNON. Liste chronologique des ouvrages des médecins et chirurgiens de Bordeaux... Avec... l'Éloge de... Bordeaux, 1799, in 8°.

— CAILLAU. Notice sur la vie et les écrits de... Bordeaux, 1800, in 8°. (O.)

Desault (Pierre-Joseph). Souscription pour un monument à élever à la mémoire de... (Paris, 1849,) in fol.

— DESAULT (Ch.-Aug.-V.). Notice sur la vie et l'école de... Paris, 1849, in 4°.

Thèse.

— LABRUNE. Étude sur la vie et les travaux de... Besançon, 1867, in 8°.

Desbordeaux. FAUCON-DUQUESNAY. Notice biographique sur... Caen, 1822, in 8°.

Deschamps (Joseph-François-Louis). PERCY. Institut royal de France... Funérailles de... Discours. (Paris, 1824,) in 4°.

— ROUX. Académie... de médecine. Discours prononcé sur la tombe de... Paris, (s. d.,) in 4°.

— — Notice sur... (Journal général de médecine, LXXXIX, 123.)

— DUCASSE. Notice nécrologique sur... (Séance publique de la Société de médecine de Toulouse, 1825, 78.)

Désessartz (Jean-Charl.). DELAMBRE. Discours prononcé aux obsèques de... (Journal général de médecine, XL, 470.)

— CUVIER. Éloge historique de... (t. III, p. 57 de Recueil des éloges historiques, 1819—1827.)

Desèze (Victor). Notice sur... (Journal de médecine-pratique ou Recueil des travaux de la Société de médecine de Bordeaux, III, 307, et IV, 395.)

— MARCHANT. Essai sur la vie et les ouvrages de... (Académie de Bordeaux, séance publique, 1830, 89.)

Desgenettes (René-Nicolas-Dufriche, baron). PEISSE. (p. 120 de Les Médecins français contemporains. Paris, 1827.)

— Souvenirs de la fin du XVIIIe siècle et du commencement du XIXe ou Mémoires de... Paris, 1835—1836, 2 vol. in 8°.

Desgenettes (René-Nicolas-Dufriche, baron). MOREAU. Éloge de... (p. 6 de Séance publique de la Faculté de médecine de Paris, 1837.)

— PARISET. Éloge du baron... lu à la séance publique annuelle de l'Académie... de médecine... Paris, 1838, in 8⁰.

— Obituary of... (British and foreign medical Review, 1838, VI, 290.)

— RÉVEILLÉ-PARISE. Galerie médicale No. 9. (Gazette médicale de Paris, 1839, VII, 273.)

Desgranges (Jean-Baptiste). PRIOU. Notice historique et biographique sur... lue dans la séance générale de la Société ... académique... Nantes, (1831,) in 8⁰.

— POINTE. Éloge historique de... Lyon, 1831, in 8⁰. (O.)

Des Guidi (Sébastien-Gaétan-Salvador-Maxime, comte). ROMANI. Cenno biographico de... Napoli, 1837, in 12. (C.)

— ROCCO. Sul Cenno biographico de... (Napoli, 1838,) in 8⁰. (C.)
Au sujet de l'ouvrage précédent.

— Notice sur... Paris, (s. d.,) in 8⁰. (Répertoire historique des contemporains.)

— GALLAVARDIN. Notice biographique sur... Paris, 1863, in 8⁰.

— FOREST. Biographie de... Lyon, 1863, in 8⁰.

Deshayes (Lefevre). VICQ D'AZYR. (7me cahier, p. 3 de Suite des Éloges, 1780—1798.)

Désirabode. Je ne puis me taire, ou Mémoire de... Paris, 1826, in 8⁰.

Desjardins (Cl.-Jean-Cognasse). BÉDOR. Notice biographique sur... Troyes, (1832,) in 8⁰.

Desjardins de Morainville. Notice sur... (Paris, 1846,) in 8⁰. (Archives des hommes du jour.)

Deslandes. Notice sur... (Paris, 1846,) in 8⁰. (Archives des hommes du jour.)

Desmery. VICQ D'AZYR. (5me cahier, p. 176 de Suite des Éloges, 1780—1798.)

Désormeaux (Marie-Alexandre). PEISSE. (p. 208 de Les Médecins français contemporains. Paris, 1827.)

— HONORÉ. Notice historique sur... Paris, 1830, in 8⁰.

— RAIGE-DELORME. Notice biographique sur... (Paris, s. d.,) in 8⁰. (Archives générales de médecine.)

— Notice historique sur le professeur ... Paris, 1830, in 8⁰.

— ANDRAL. Discours prononcé... à la séance publique de la Faculté de médecine de Paris... Paris, 1831, in 4⁰.

— DUBOIS, d'Amiens. (t. I, p. 402 de Éloges lus dans les séances publiques de l'Académie de médecine. Paris, 1864.)

Despagne (Louis-Georges). Notice nécrologique sur... Paris, 1869, in 8⁰. (Nécrologe universel du IXe siècle.)

Desplas (Jean-Baptiste). GIRARD. Notice nécrologique sur... (S. l. n. d.,) in 8⁰. (Nouvelle Bibliothèque médicale.)

Desportes (Eugène). DELAYE et TRELAT. Notice nécrologique sur... (Nouveau Journal de médecine, IX, 386.)

Després (Charles-Denis). CHALVET. Éloge de... (Bulletins de la Société anatomique de Paris, XXXV, 526.)

Desprez (Alex.-Arm.). COURTILLIER. Société de médecine d'Amiens... Étude sur... Amiens, 1858, in 8⁰.

Desrivières (Louis-Simon). Notice sur... Paris, 1845, in 8⁰. (Archives des hommes du jour.)

Desruelle (H.-L.). CASTELNAU. Notice sur... (Bulletins de la Société anatomique de Paris, XX, 343.)

Dessertennes (Pierre-Alphonse). DECROZANT. Éloge de... (Bulletins de la Société anatomique de Paris, XVIII, 395.)

Destouet. VILLERMÉ. Académie... de médecine. Discours prononcé sur la tombe de... Paris, (1826,) in 4°.

Destrapières (Guillaume-Martin). VICQ D'AZYR. (7me cahier, p. 28 de Suite des Éloges, 1780—1798.)

Detharding (Georg). KAEMPFER. Publicum virtutis et eruditionis monumentum... erectum. Rostochii, 1748, in fol. (O.)

Deusing (Anton). MARESIUS. Oratio funebris in obitum... Groningæ, 1666, in 4°. (O.)

— NICERON. (t. XXII, p. 24 de Mémoires, 1727.)

Deval (Jean). TALLON, AGUILHON et GRELLICHE. Funérailles de... Discours... Riom, 1857, in 8°.

Devaux (Jean). NICERON. (t. XII, p. 218 de Mémoires, 1727.)

— SUE jeune. Éloge historique de... avec des notes et un extrait raisonné de ses différents ouvrages... Amsterdam et Paris, 1772, in 8°.

Devay (Fr.). POTTON, PERRIN, SOCQUET et GUBIAN père. Mort et obsèques du Dr... Discours prononcés à la cérémonie par... Lyon, 1863, in 8°.

— GUBIAN. Notice sur... Lyon, 1869, in 8°.

Deventer (Henri). Note sur... (Journal général de médecine, 1807, XXVIII, 231.)

Devergie (Alphonse). M. Devergie... Paris, 1843, gr. in 8°.

— Candidature à l'Académie de médecine. Titres de... Paris, (1855,) in 4°.

Deville (Jean-Joseph-Jules). CHAUMERY fils. Notice sur... (Actes du Comité médical des Bouches-du-Rhône, IV, 561.)

Devilliers (Charles). SÉDILLOT. Discours prononcé aux obsèques de... le 31 juillet 1812. (Journal général de médecine, XLV, 125.)

Devilliers fils (Charles). Exposé des travaux et des titres du Dr... Paris, (1860,) in 4°.

Devilliers père (Pierre-Gaspard-Alexandre). VIMONT. Société médicale du XIIe arrondissement. Notice biographique sur... Paris, (1853,) in 8°.

— LATOUR (Am.). Notice sur... (Union médicale, 1853, VII, 33.)

— Notice sur les docteurs Devilliers (Pierre-Gaspard-Alexandre)...et Charles Devilliers, fils du précédent... Paris, (s. d.,) in 8°. (Archives des hommes du jour.)

Deyeux (Nicolas). MOREAU. Éloge de... (p. 26 de Séance publique de la Faculté de médecine de Paris, 1837.)

— Éloge de... Paris, 1840, in 8°.

— CHEVALIER. Notice biographique sur... (Paris, s. d.,) in 8°.

Dezeimeris (J.-E.). RAIGE-DELORME. Notice nécrologique sur... (Archives générales de médecine, 1852, XXVIII, 366.)

Diannyere. VICQ D'AZYR. (5me cahier, p. 176 de Suite des Éloges, 1780—1798.)

Dickinson (Edmond). BLOMBERG. An Account of the life and writings of... London, 1709, in 8°. (W.)

Autre éd. 1739.

Didier. Notice sur la vie et les travaux scientifiques de... Paris, 1843, in 8°. (Archives de la France contemporaine.)

Didier (Franç.-Mathieu). MAYGRIER. Notice sur... (Annuaire médical, 1810.)

Didier (Franç.-Mathieu). SÉDILLOT. Notice sur... (Journal général de médecine, XXXVI, 459.)

Digoin. DESGRANGES. Paroles prononcées sur la tombe de... Lyon, (1861,) in 8°.

Diocles. RIVINUS. Programma de... Lipsiæ, 1655, in 4°. (Ch.)

— FRAENKEL... Fragmenta quæ supersunt. Dissertatio inauguralis medico-historica... Berolini, 1840, in 8°.

Dionis (Pierre). Factum pour Louis Rainssant... contre... (S. l. n. d.,) in 4°.

Dioscoride. FIGUIER. (p. 347 de Vies des savants illustres. Antiquité. Paris, 1866.)

Dippel (Johann-Conrad). ACKERMANN. Das Leben... Leipzig, 1781, in 8°.

Doazan (Pierre-Éloi). VICQ D'AZYR. (7me cahier, p. 28 de Suite des Éloges, 1780—1798.)

Dodart (Denis). Retenue du premier médecin du roy, pour le sieur... (6 avril 1708.) (S. l. n. d.,) in 4°.

— FONTENELLE. (t. I, p. 296 de Histoire de l'Académie... des sciences, 1719.)

Dodoens (Rembert). NICERON. (t. XXXIV, p. 41 de Mémoires, 1727.)

— VAN MEERBEEK. Recherches historiques et critiques sur la vie et les ouvrages de... Malines, 1811, in 8°. Avec un portrait et un facsimile.

— ROENTGEN. Bemerkungen über... Leben und Schriften... Inaugural-Dissertation... Würzburg, 1842, in 8°.

— D'AVOINE. Éloge de... Suivi de la concordance des espèces végétales décrites et figurées par R. Dodoens, avec les noms que Linné et les auteurs modernes leur ont donnés... par le même auteur et par Ch. Morren... Malines, 1850, in 8°. Avec portrait.

Dodoens (Rembert). MORREN. Éloge de... Malines, 1850, gr. in 8°.

Döllinger (Ignaz). WALTHER. Rede zum Andenken an Dr... München, 1841, in 4°. (M.)

Dolbeau. Notice sur les travaux scientifiques du Dr... Paris, 1866, in 4°.

— Notice sur les titres et travaux scientifiques du Dr... Paris, 1868, in 4°.

Dombey (Joseph). MOUTON-FONTENILLE. Éloge de... Bourg, (1813,) in 12. (O.)

Donati (Marcello). CASTELLANI. Vita di... Mantova, 1788, in 8°. (O.)

— POZZETTI. Elogio di... Mantova, 1791, in 8°. (O.)

— CASTELLANI. Lettere intorno alla quistione se il mantovano medico M. Donati possa dirsi anche correggesco... Guastalla, 1792, in 8°. (O.)

Publié par L. Asti.

Dondi (Giovanni et Jacopo). DONDI. (Franc.-Scip.). Memoria sopra... Padova, 1791, in 8°. (O.)

Donnellan (John-Cullen). Notice sur... (Paris, s. d.,) in 8°. (Archives des hommes du jour.)

Dorset (John-Syng). CHAPMAN. An Eulogium on... (Chapman Philad. Journal of med. and phys. sc., 1820, I, 198.) (C.)

Dorthes (Jacques-Anselme). DUMAS. Éloge du professeur... Montpellier, 1807, in 4°. (O.)

Dortoman (Nicolas). ASTRUC. (p. 244 de Mémoires pour servir à l'histoire de la Faculté de médecine de Montpellier, 1767.)

Dortoman (Pierre). ASTRUC. (p. 249 de Mémoires pour servir à l'histoire de la Faculté de médecine de Montpellier, 1767.)

Dossius (Nicolaus). Carmina memoriæ... Rostochii, 1589, in 4°. (O.)

Double (J.-F.). ROUX. Institut royal de France... Funérailles de... Discours... Paris, (1842,) in 4°.

— RÉVEILLÉ-PARISE. Notice sur... Paris, (1842,) in 8°. (Gazette médicale de Paris.)

— Notice sur... Paris, 1843, in 8°. (Encyclographie médicale.)

— BOUSQUET. Éloge de... Paris, (1844,) in 8°.

— PARISET. Discours prononcé aux funérailles de... (t. II, p. 588 de Histoire des membres de l'Académie de médecine. Paris, 1850.)

Doublet (François). DOUBLET DE BOISTHIBAULT. Notice historique sur la vie et les ouvrages de... Paris, 1826, in 8°.

Doulcet. SOLIER DE LA ROMILLAIS. Éloge de... prononcé à la séance publique de la Faculté de médecine de Paris. (Paris,) 1783, in 8°.

Doumerc (Adolphe). GIRARD. Notice sur la vie et les travaux de... Paris, 1869, in 8°. (Annales de la Société entomologique de France.)

Draconis de Beaucaire. ASTRUC. (p. 218 de Mémoires pour servir à l'histoire de la Faculté de médecine de Montpellier, 1767.)

Drake (James). The life and death of... (En tête de The Memorial of the Church of England. London, 1711.) (B. B.)

Drake (Nathan). Biographical Memoir of... (Transactions of the Provincial medical and surgical Association, 1839, VII, 485.)

Draparnaud. BAUMES. Éloge de... Montpellier, an 13, in 4°.

Drelincourt (Charles). NICERON. (t. XV, p. 179 de Mémoires, 1727.)

— ASTRUC. (p. 379 de Mémoires pour servir à l'histoire de la Faculté de médecine de Montpellier, 1767.)

Dreyfus. Notice sur... Paris, 1845, in 8°. (Archives des hommes du jour.)

Driessen (Petrus). MUNNIKS. Levensschets van... Groningæ, 1829, in 8°. Avec portrait. (O.)

Drivere (Jérémie de). HAAN. Notice sur la vie et les ouvrages de... Louvain, 1846, in 12. (O.)

Dubernard (Louis-Guillaume). Éloge de... (Histoire et mémoires de l'Académie de Toulouse, 1827, 278.)

Dubois (Alex.). PANNET. Honneur à la mémoire du Dr... Paris, 1862, in 8°.

Dubois (Antoine, baron). PEISSE. (p. 126 de Les Médecins français contemporains. Paris, 1827.)

— Notice nécrologique sur... (Archives générales de médecine, 1837, XIII, 392.)

— MOREAU. Éloge de... (p. 22 de Séance publique de la Faculté de médecine de Paris, 1837.)

— DUBOIS, d'Amiens. Académie de médecine... Éloge de... Paris, 1850, in 4°.

— PARISET. Discours prononcé aux funérailles de... (t. II, p. 571 de Histoire des membres de l'Académie de médecine. Paris, 1850.)

Dubois dit Sylvius (Jacques). MOREAU. Vita et icon... (Avec Opera. Genevæ, 1635.)

— NICERON. (t. XXIX, p. 89 de Mémoires, 1727.)

— GOUJET. (t. III, p. 9 de Mémoire sur le Collége de France, 1758.)

— ASTRUC. (p. 335 de Mémoires pour servir à l'histoire de la Faculté de médecine de Montpellier, 1767.)

— GUBLER. Conférence. Sylvius et l'iatro-chimie. (p. 269 de Faculté de médecine de Paris. Conférences historiques. Paris, 1866.)

Dubois (Jean-Baptiste). GOUJET. (t. III, p. 225 de Mémoire sur le Collége de France, 1758.)

Dubor (Bernard). DUCASSE. Notice nécrologique sur... (Séance publique de la Société de médecine de Toulouse, 1838, 102.)

Dubouchet (Jean-Baptiste-Henri). Biographie de... Paris, 1838, in 8°. (Biographie des hommes du jour.)

Dubrueil. BOUISSON. Discours prononcé aux obsèques de... Montpellier, (1852,) in 12. (Messager du Midi.)

Ducamp (Théodore). VASSAL. Éloge historique de... Paris, 1823, in 8°.

Ducasse (Jean-Marie). NAUDIN. Discours prononcé sur la tombe de... (Société de médecine de Toulouse. Compte rendu des travaux, 1859, 130.)

— FILHOL. Discours prononcé sur la tombe de... (Revue de l'Académie de Toulouse, 1859, IX, 411.)

— NOULET. Éloge de... lu à la séance publique de l'Académie de Toulouse... Toulouse, 1860, in 8°. (Mémoires de l'Académie.)

Ducastaing (Jean-Baptiste). DUPUCH-LAPOINTE. Notice sur... (Société de médecine de Bordeaux, 1820, 29.)

Duchateau (François-Thomas). VASSAL. Nécrologie de... (Bulletin des travaux de la Société médico-pratique de Paris, 1831, 23.)

Duchesne (Denys). In laudem... (Amici memoriæ sacrabat M. J. D. V.) (S. l., 1717,) in 4°.

Duchesne (E.-A.). Titres et travaux scientifiques de... à l'appui de sa candidature dans la section d'hygiène et de médecine légale. Paris, (1859,) in 4°.

Duchesne-Duparc. Notice sur... (Paris, s. d.,) gr. in 8°. (Médecins célèbres.)

Duclos oncle. DUCASSE. Notice nécrologique sur... (Séance publique de la Société de médecine de Toulouse, 1840, 127.)

Duclos (Jean-Dominique). DASSIER. Notice nécrologique sur... Toulouse, (1856,) in 8°. (Compte rendu des travaux de la Société de médecine de Toulouse.)

Ducros (Jean-Baptiste-Antoine). FLAVARD. Discours prononcé aux funérailles de... Marseille, (1858,) in 8°.

— VILLARD. Notice nécrologique de... Marseille, 1860, in 8°. (Bulletin des travaux de la Société de médecine de Marseille.)

Ducros (Luc). Notice sur... (Paris, s. d.,) in 8°. (Archives des hommes du jour.)

Ducrotay de Blainville. Voyez **Blainville.**

Dudésert (Paul-Denis). ROGER. Notice biographique sur... Caen, (1852,) in 8°. (Annuaire normand.)

Dueller (Johann). BRAUN. Oratio de vita et morte... Ingolstadii, 1656, in 4°. (O.)

Duffourc (Guillaume). FOURQUET. Notice historique sur... Toulouse, 1857, in 8°. (Compte rendu des travaux de la Société de médecine de Toulouse.)

Dufils (Jean). DUPUCH-LAPOINTE. Notice sur... (Société de médecine de Bordeaux, 1825, 59.)

Dufour (Charles). PARMENTIER. Discours prononcé aux obsèques de... (Union médicale, 1861, IX, 318.)

— LABBÉ. Éloge de... (Bulletins de la Société anatomique de Paris, XXXVII, 596.)

Dufour (Franç.-Ét.). Notice sur... Paris, (1846,) in 8°. (Archives des hommes du jour.)

Dufour (Léon). GRELLOIS. Notice biographique sur... (Recueil de Mémoires de médecine militaire, 1865, 5e série, XIII, 505.)

Dufresse de Chassaigne (Jean-Eugène). Notice sur... Paris, 1845, in 8⁰. (Archives des hommes du jour.)

— Titres de... à l'inspection des eaux thermales du Mont-Dore. Paris, (1858,) in 8⁰.

Dugès. BOUISSON. Éloge de... prononcé à la séance de rentrée des Facultés... Montpellier, 1840, in 8⁰.

Duhamel (Henri-Louis). VICQ D'AZYR. (4me cahier, p. 54 de Suite des Éloges, 1780—1798.)

Duhamel (Louis-Médard-Antoine). Notice sur... (Paris, 1845,) in 8⁰. (Archives des hommes du jour.)

Dujac (Xavier). COUSERAN. Éloge de... (Mémoires de l'Académie de Toulouse, 1851, 366.)

Dujardin (A.). Paroles prononcées sur la tombe de... Paris, 1861, in 8⁰.

Du Laurens (André). ASTRUC. (p. 247 de Mémoires pour servir à l'histoire de la Faculté de médecine de Montpellier, 1767.)

— CHÉREAU (A.). Du Laurens, premier médecin de Henri IV... De la cérémonie appelée Le Toucher du roi. (Union médicale, 1861, XII, 49, 97 et 113.)

Du Lavacherie. MARINUS. Notice sur la vie et les écrits de... (Bulletin de l'Académie de médecine de Belgique, 1856, XVI.)

Dumas (Charles-L.). DESGENETTES. Éloge de... (p. 21 de Séance publique de la Faculté de médecine de Paris, 1814.)

Dumas (Charles-L.). PRUNELLE. Éloge funèbre de... prononcé dans l'assemblée publique de la Faculté de médecine de Montpellier... Montpellier, 1814, in 4⁰.

Autre éd. 1823.

— PARAT. Éloge historique de... lu dans la séance publique de la Société de médecine de Lyon... Paris, 1821, in 4⁰.

Duméril (André-Marie-Const.). Réclamation... (Paris, 1838,) in 8⁰.

Demande de permutation de la chaire de pathologie contre celle de matière médicale et thérapeutique.

— ORFILA. Réponse à la Réclamation... Paris, 1838, in 8⁰.

— MILNE-EDWARDS. Institut... de France. Funérailles de... Discours... Paris, 1860, in 4⁰.

Autre éd. in 4⁰. Suivie des discours de MM. Geoffroy-Saint-Hilaire et Valenciennes.

— VALENCIENNES. Institut... de France. Discours... Paris, 1860, in 4⁰.

— PIORRY. Discours prononcé sur la tombe de... (Union médicale, 1860, VII, 349.)

— DUNOYER. Notice sur la vie et les ouvrages de... Paris, 1860, in 4⁰. (Journal des Débats.)

— MOQUIN-TANDON. Éloge prononcé à... la Faculté de médecine de Paris... Paris, (1861,) in 4⁰.

— FLOURENS. Institut... de France. Éloge historique... Paris, 1863, in 4⁰.

Duméril (Auguste). Notice analytique sur les travaux zoologiques, anatomiques et physiologiques de... Paris, 1860, in 4⁰.

Dumont (J.). BOREAU. Notice sur... Angers, (1868,) in 8⁰. (Mémoires de la Société académique d'Angers.)

Dumont, de Monteux. Testament médical, philosophique et littéraire du Dr... publié par une commission composée de MM. Davenne, président, Dr. Blatin... et Dr. Moreau, de Tours. Paris, 1865, in 8⁰.

Suivi d'un supplément en 1867.

Dupasquier (Gaspard-Alphonse). GIRARDIN. Notice sur... (Précis analytique des travaux de l'Académie de Rouen, 1848, L, LXVI.)

— ... Notice sur sa vie et ses travaux... Lyon, 1849, in 8⁰. (Gazette de Lyon.)

— BONNET. Éloge de... lu dans la séance publique de l'Académie de Lyon ... Lyon, 1849, in 8⁰.

Duplay. M. le Dr... (Paris,) 1847, in 8⁰. (Archives des hommes du jour.)

Dupont (Joseph). DUFOUR. Notice sur... (Journal général de médecine, XXXV, 336.)

Du Port (François). GAUSSAIL. Notice sur... (Mémoires de l'Académie de Toulouse, 1854, 201.)

Dupouy. Lettre de... à Mme. Baumon de Brivazac. Bordeaux, (s. d.,) in 4⁰.

Dupuy (Alexis-Casimir). BOULEY. Notice historique sur... Paris, 1850, in 8⁰.

— DUBOS. Notice sur... Beauvais, 1851, in 8⁰. (O.)

Dupuy (Gaspard-Cochon). VICQ D'AZYR. (7me cahier, p. 28 de Suite des Éloges, 1780—1798.)

Dupuytren (Guillaume). PEISSE. (p. 173 de Les Médecins français contemporains. Paris, 1827.)

— Note de quelques travaux exécutés par... Paris, (s. d.,) in 4⁰.

— LARREY. Institut... de France... funérailles de... Discours... (Paris, s. d.,) in 4⁰.

Dupuytren (Guillaume). BROUSSAIS. Discours prononcé... dans la séance publique de la Faculté de médecine de Paris... Paris, 1835, in 4⁰.

— VIDAL, de Cassis. Essai historique sur... (Suivi des Discours prononcés par MM. Orfila, Larrey, Bouillaud, H. Royer-Collard, Teissier, du procès-verbal de l'ouverture du corps... et orné de son portrait.) Paris, 1835, in 8⁰.

— Notice nécrologique sur... (Archives générales de médecine, 1835, VII, 281.)

— DELASIAUVE. Notice sur... Paris, (s. d.,) in 8⁰. (Les Écoles.)

— SALGUES. Notice apologétique sur ... Dijon, 1835, in 8⁰.

— PARISET. Éloge du baron... Paris, 1836, in 8⁰.

— — Eloge upon ... translated with notes by J.-J. Ikin. London, 1837, in 8⁰. (C.)

— PERDRIX. Notices historiques et biographiques sur A. Paré et G. Dupuytren. Paris, 1837, in 8⁰.

— DONNÉ. Notice sur... (Paris, s. d.,) in 8⁰. (Revue de deux Mondes.)

— RÉVEILLÉ-PARISE. Galerie médicale No. 7. (Gazette médicale, 1838, VII, 497.)

— CRUVEILHIER. Vie de... Paris, 1841, in 8⁰.

— BUISSON. Parallèle de Delpech et Dupuytren. Montpellier, 1841, in 8⁰. (O.)

— MALGAIGNE. Notice sur... Paris, 1856, in 8⁰.

— GAILLARD. Notice sur... Paris, 1865, in 8⁰. (Gazette médicale de Paris.)

— LARREY... Discours prononcé, au nom de l'Académie des sciences, à l'inauguration de la statue de... à Pierre-Buffière... Paris, 1869, in 4⁰.

Duquénelle (Jean-Baptiste-Marie). DECÈS. Notice biographique sur... Reims, (1851,) in 8°.

Durand (Auguste). VOYET. Discours prononcé aux obsèques de... (Union médicale, 1864, XXI, 351.)

Durand (Pierre-Bernard). TRAVERS. Notice sur... Caen, 1854, in 8°. (Annuaire normand.)

Durand-Fardel (Max). Exposé des titres du Dr... à la place vacante dans la section d'anatomie pathologique de l'Académie... de médecine. Paris, (1853,) in 4°.

Autres éd. 1856, 1864.

Durant (Aimé). ASTRUC. (p. 268 de Mémoires pour servir à l'histoire de la Faculté de médecine de Montpellier, 1767.)

Durant (Jacques). ASTRUC. (p. 258 de Mémoires pour servir à l'histoire de la Faculté de médecine de Montpellier, 1767.)

Duret (Louis). NICERON. (t. XXIII, p. 391 de Mémoires, 1727.)

— CHOMEL. Éloge de... Paris, 1765, in 12.

Duret (Pierre). MIRIEL. Notice nécrologique sur... Brest, 1826, in 4°. (O.)

Du Ribert (Noël-Patrice-Vetillart). VICQ D'AZYR. (4me cahier, p. 121 de Suite des Éloges, 1780—1798.)

Dusol. BRUN et HORTELOUP. Discours prononcés aux obsèques de... (Union médicale, 1866, XXX, 151.)

Dutrochet (Henri). Notice sur les principaux travaux de... Paris, (1828,) in 4°.

— BRONGNIART. Notice sur... Paris, 1852, in 8°.

— GEOFFROY-SAINT-HILAIRE. Dutrochet... Paris, 1853, gr. in 8°. (Biographie universelle.)

Dutrochet (Henri). COSTE. Institut... de France. Académie des sciences. Éloge historique de... lu à la séance publique annuelle ... Paris, 1866, in 4°.

Dutroulau. Exposé des titres de... à la place de membre de l'Académie ... de médecine... Paris, (1863,) in 4°.

Duval (Ange). GALLERAND. Discours prononcé sur la tombe de... (Archives de médecine navale, 1868, IX, 69.)

Duval (Jacques-René). LARREY. Discours prononcé aux obsèques de... au nom de la Société de chirurgie. Paris, 1854, in 8°. (Gazette des hôpitaux.)

— — Rapport... à la Société de chirurgie, sur les travaux de... Paris, (1854,) in 8°.

Du Vallier (Paul). BEDEL. Discours aux Juifs de Metz sur la conversion du sieur... appelé le Dr. Paulus... Metz, 1651, in 8°. (O.)

Duvergé. BRAME. Le Dr. Duvergé ou Coup d'œil sur l'état de l'hygiène publique et de l'agriculture en Touraine à un siècle de distance 1761 et 1861. Discours prononcé à la séance de la distribution des prix de l'École de médecine... de Tours... Tours, 1861, in 8°.

Du Verney (les). VIRY (de). Les Du Verney. Études historiques et médicales sur le Forez... Lyon, 1869, in 8°.

Du Verney (Guichard-Joseph). NICERON. (t. XXV, p. 350 de Mémoires, 1727.)

— FONTENELLE. (p. 374 de Suite des Éloges de l'Académie des sciences ... 1719—1722.)

Duvernin (Benoit). VICQ D'AZYR. (7me cahier, p. 28 de Suite des Éloges, 1780—1798.)

Duvernoy (L.-G.). Notice sur les travaux scientifiques de... (Strasbourg, s. d.,) in 8°.

— Notice sur les publications d'anatomie comparée, de physiologie, de zoologie et de médecine pratique de... Paris, 1844, in 8°.

— DUMÉRIL. Institut impérial de France... funérailles de... Discours... Paris, (1855,) in 8°.

— FOCILLON. Notice sur la vie, les ouvrages et les travaux de... Paris, (1855,) in 8°.

Duysing (Justus-Gerhard). DUYSING (H.-O.). Programma funebre in obitum ... Marburgi, 1761, in fol. (O.)

Earle (Henry). Obituary of... (British and foreign medical Review, 1838, V, 627.)

Ebel (Johann-Gottfried). Necrolog denkwürdiger Schweizer (P. Usteri, J.-G. Ebel). Zürich, 1837, in 8°. (O.)

Ebn-Beïthar. LECLERC. Études historiques et philologiques sur... Paris, 1862, in 8°. (Journal asiatique.)

Eccius (Melchior). SEILER. Leichpredigt auf... Wittenbergæ, 1628, in 4°. (O.)

Edwards (H.-Milne). Notice sur les travaux zoologiques, anatomiques et physiologiques de... (Paris, 1838,) in 4°.

Edwards (William). Analyse succincte des principaux travaux de... (Paris, s. d.,) in 4°.

— BERRIAT-SAINT-PRIX. Funérailles de... Discours... (Paris, 1842,) in 8°.

Eggert (Franz-Friedrich-Gottlob). Obituary of... (British and foreign medical Review, 1838, V, 314.)

Eglinger (Samuel). RUEDIN. Oratio parentalis in obitum... Basileæ, 1674, in 4°. (O.)

Ehinger (Conr.-Casp.). WOLLENIUS. Programma in... obitum. Wittenbergæ, 1732, in fol. (H.)

Ehrmann (Ch.-H.). FÉE. Banquet offert par le Corps médical de Strasbourg au Dr... à l'occasion de son cinquantième anniversaire de doctorat. Paroles prononcées par... Strasbourg, (1862,) in 8°.

Elliot (John). Account of the life and death of... London, 1787, in 4°. (O.)

Elsholz (Johann-Sigismund). BOEDIKER. Ehrengedächtniss... Berlin, 1688, in fol. (O.)

Emmanuel. EMMANUEL fils. Notice sur... (Journal général de médecine, XLI, 128.)

Empis (G.-S.). Note des titres de... candidat aux chaires vacantes à la Faculté de Paris dans la section de médecine. Paris, (1867,) in 4°.

Enguéhard (André). GOUJET. (t. III, p. 198 de Mémoire sur le Collége de France, 1758.)

Ent (Georgius). Amicorum applausus, cum Patavii med. doct. crearetur. Patavii, 1636, in 4°. (B. B.)

Érasistrate. HIERONYMI. Dissertatio inauguralis historico-medica exhibens Erasistrati Erasistratorumque historiam. Ienæ, 1790, in 8°.

— CARRIÈRE. Sur l'École égyptienne et sur Érasistrate et Hérophile, ses deux illustres fondateurs. (Gazette médicale de Paris, 1839, 609.)

Erhard (Johann-Benjamin). VARNHAGEN VON ENSE. Denkwürdigkeiten... Stuttgart und Tübingen, 1830, in 8°. (O.)

Ermengaudus Blasius. ASTRUC. (p. 175 de Mémoires pour servir à l'histoire de la Faculté de médecine de Montpellier, 1767.)

Ernst (Johann-Heinrich). STEINER. Necrolog des med. Dr... (Verhandl. der medic. chir. Gesellsch. zu Zürich, 1827.) (C.)

Ernsting (Arthur-Conrad). FUNCUUS. Eucharistica Memoria... Rintelii, 1769, in 4⁰. (O.)

Escallier (Énée-Aimé). HÉDOUIN. Essai biographique sur... Valenciennes, 1857, in 8⁰.

Eschrich (Johann-Christoph). Lebensbeschreibung... (S. l.,) 1735, in 8⁰. (O.)

Escoffier (Jean-Benoît). Discours d'adieux à la Société de médecine de St. Étienne... Bagnères, (1860,) in 4⁰.

— GIRAUD. Notice historique sur... Saint-Étienne, 1862, in 8⁰.

Esculape. ENGELHARDT. Dissertatio philologico-medica de... quam... sub moderamine... J.-A. Sebizii... proponit examini... Argentorati, 1669, in 4⁰.

— BAIER. De votis gentilium Æsculapio factis... Ienæ, 1701, in fol. (Ch.)

— FRÉRET. Sur la Nature du culte rendu dans la Grèce aux héros et particulièrement sur celui d'... (Mémoires de l'Académie des inscriptions, XXI, 28.)

— BAIER. Expositio veteris inscriptionis de Æsculapio et Hygea... moderante C.-G. Schwarzio... Altorfii, 1725, in 4⁰.

Autre éd. 1742.

— GÜNZ. *Δαιδουχίας* in sacris Æsculapii J.-G. Günzius... et J.-F.-G. Richterus... expositas disputabunt... Lipsiæ, 1737, in 4⁰.

— VAN JEVER. Oratio de honoribus ... habitis. Gaudæ, 1749, in 4⁰. (Ro.)

— MESSERSCHMIDT. Æsculapius *σωτήρ*. Halæ, 1752, in 4⁰. (Ch.)

Esculape. On the Character of... the reputed god of physic. (Memoirs of the Medical Society of London, I, 1.) (Ro.)

— GEUCKE. De templis Æsculapii græcis. Lipsiæ, (1790,) in 8⁰.

— SICKLER. Ueber die Hieroglyphen in den Mythen des... nebst zwei Abhandlungen über Dædalus und die Plastik unter den Chananäern. Meiningen, 1819, in 4⁰. (Ch.)

— FUNK. Dissertatio inauguralis historico-medica de Nechuschthane et Æsculapii serpente... opponentibus... Siebold... Horn... Phœbus... Berolini, 1826, in 8⁰.

— SCHLÜTER. De Æsculapii cultu a Romanis adscito. Arnsberg, 1833, in 4⁰. (Ro.)

Espagne (Adolphe). Exposé sommaire des titres antérieurs et des services du Dr... candidat à la chaire d'hygiène vacante dans la Faculté de médecine de Montpellier. Montpellier, 1864, in 4⁰.

Espanet (Joseph-Marie-Alexis). GUYOT DE FÈRE. Notice sur... Amiens, (1862,) in 4⁰. (Biographie et dictionnaire des littérateurs et savants français contemporains.)

Esparron (Pierre-Jean-Baptiste). MONTÈGRE. Notice nécrologique sur... (Paris, 1818,) in 8⁰. (Gazette de santé.)

— FERRUS. Notice sur... (Paris, 1818,) in 8⁰.

Esquirol (Jean-Étienne-Dominique). Notice sur les ouvrages imprimés du Dr... (Paris, 1832,) in 8⁰.

— PARISET. Notice sur... lue à ses obsèques... (Paris, 1840,) in 8⁰. (Bulletin de l'Académie de médecine.)

— FALRET. Discours prononcé sur la tombe de... Paris, 1841, in 8⁰.

— LEURET. Discours prononcé sur la tombe de... (Annales d'hygiène, 1841, XXV, 5.)

Esquirol (Jean-Étienne-Dominique). LEURET. Notice sur... (Paris, 1841,) in 8⁰. (Gazette médicale de Paris.)

— BOUCHET. Quelques mots sur... Nantes, (1841,) in 8⁰.

— JOLY. Notice sur la vie et les ouvrages de... Toulouse, (1854,) in 8⁰. (Gazette médicale de Toulouse.)

— — Extrait de la „Biographie universelle Michaud". Paris, 1855, gr. in 8⁰.

— DANNER. Étude sur... Son influence sur la marche de la pathologie mentale. Thèse No. 269. Paris, 1858, in 4⁰.

— MARCHANT. Discours prononcé à la séance solennelle de la Société de médecine de Toulouse... Toulouse, 1868, in 8⁰.

Estienne (Charles). NICERON. (t. XXXVI, p. 259 de Mémoires, 1727.)

Estienne (Henri). NICERON. (p. XXXVI, p. 270 de Mémoires, 1727.)

Estor (J.-L.-Eugène). COURTY. Étude sur la vie et les travaux du professeur... Discours prononcé à l'ouverture du cours d'opérations... Montpellier, 1856, in 8⁰.

Ettmueller (Michael). (FELLER.) Programma academicum in... funere... Lipsiæ, 1683, in fol. (O.)

Ettmueller fils (Michael-Ernst). (JENICHEN.) Programma academicum in... funere. Lipsiæ, 1732, in fol. (O.)

Eustachius (Bartholomæus). GENTILI. Breve ragguaglio della vita di... (Avec Petrioli: Riflessioni sulle note di... Lancisi... sopra le tavole del celebre... 1740.)

— — Elogio di... Macerata, 1837, in 8⁰. (C.)

Eynard (Ennemond). POTTON. Notice sur... Lyon, 1837, in 8⁰.

Eysson (Henrik). MENSINGA. Oratio funebris in excessum... Groningæ, 1690, in 4⁰. (O.)

Eysson (Rudolph). ISINCK. Oratio funebris in obitum... Groningæ, 1706, in 4⁰.

Fabre (Jean-Jos.-Aug.). CAVALIER. Notice nécrologique sur... Marseille, 1829, in 8⁰.

Fabre (Pierre-Jean). GOUJET. (t. III, p. 43 de Mémoire sur le Collége de France, 1758.)

— DESBARREAUX-BERNARD. Notice bibliographique sur... avec quelques aperçus sur le spagyrisme, lue à l'Académie royale de Toulouse... Toulouse, 1847, in 8⁰.

Fabrice d'Aquapendente (Jérôme). THUILIUS. Funus... oratione celebratum. Patavii, 1619, in 4⁰. (H.)

— SALVADORI. Notitiæ historico-scientificæ de... Patavii, 1837, in 8⁰. (O.)

Fabricius (Jacob). Gratulatio amicorum... summam arte medica laurum consecuto. Ienæ, 1702, in 4⁰. (O.)

Fabricius (Jean-Chrétien). LULLIER-WINSLOW. Notice biographique sur... (Paris, 1808,) in 8⁰. (C.)

Fabricius (Johann-Georg). KRAUSS. Leichpredigt auf... Altdorf, 1668, in 4⁰. (O.)

Fabricius von Hilden (Wilhelm). LEPORIN. Leben... Quedlinburg, 1722, in 4⁰. (O.)

— BENEDICT... Commentatio de... Vratislaviæ, (s. d.,) in 4⁰.

— MEYER-AHRENS. W. Fabry, genannt Fabricius von Hilden. Eine historische Original-Skizze. (Langenbeck, Archiv f. Klin. Chir., VI.)

Fages (Joseph). DUGÈS. Éloge de Méjan... et Fages... Montpellier, 1836, in 8⁰.

Faget (V.-F.). Exposé des titres de... à la chaire de chimie médicale et de pharmacie vacante dans la Faculté de médecine de Montpellier... Montpellier, 1856, in 4°.

Fagner (Pierre et René). LOUIS. Éloge de... Avril 1784. (p. 374 de Éloges lus dans les séances publiques de l'Académie de chirurgie... publiés... par Dubois, d'Amiens. Paris, 1859.)

Fagon (Gui-Crescent). JUSSIEU. Éloge de... Paris, 1718, in 4°. (O.)

— FONTENELLE. (t. III, p. 159 de Histoire de l'Académie des sciences, 1719 – 1722.)

Faivre (Philippe). Notice historique sur... Paris, 1847, in 8°. (Revue générale biographique.)

Falckenburg (Adriaan). BOXHORN. Oratio funebris in excessum... Lugduni Batavorum, 1650, in 4°. (O.)

Falcon ou **Faucon** (Jean). ASTRUC. (p. 232 de Mémoires pour servir à l'histoire de la Faculté de médecine de Montpellier, 1767.)

Falconet (Camille). LE BEAU. Éloge historique de... Paris, 1762, in 4°.

Fallope (Gabriel). ZAMOYSKI. Oratio in funere... Patavii, 1562, in 4°. (O.)

— NICERON. (t. IV, p. 396 de Mémoires, 1727.)

— CALDERATO. Brevi cenni sulla vita e sugli scritti anatomici di... Dissertazione inaugurale... Padova, 1862, in 8°.

Fanzago (Francesco). SPONGIA. Memoriale storico di... Padova, 1838, in 8°. Avec portrait. (O.)

Fanzago (Pietro). Notizie storiche intorno... ed alcuni altri individui di questa famiglia... Padova, 1835, in 8°. (O.)

Fardeau (Urbain). BARTHÉLEMY. Notice biographique sur... Paris, 1846, in 8°.

Farr (Levi). WILLARD. Biographical Notice of... (Transactions of the Medical Society of the State of New-York, 1860, 174.)

Farraguth. ASTRUC. (p. 137 de Mémoires pour servir à l'histoire de la Faculté de médecine de Montpellier, 1767.)

Farrat (E.). Notice des titres de... à la chaire d'hygiène vacante dans la Faculté de médecine de Montpellier... Montpellier, 1864, in 4°.

Fasch (Augustin-Heinrich). BAIER. Programma in... funere. Ienæ, 1690, in fol. (O.)

Fasola (Francesco). RAMATI. Cenni biografici intorno... Novara, 1834, in 8°. (O.)

Fattet (Georges). Notice sur... Paris, (1847,) in 8°. (Hommes utiles.)

— Notice de... Paris, 1847, in 8°. (Annales du professorat contemporain.)

Fauché. BRAULT. Discours prononcé aux obsèques de... (Recueil de mémoires de médecine militaire, 1839, XLVII, 399.)

Fauchier (J.-F.). ROUX. Notice sur... (Recueil de la Société de médecine de Marseille, II, 396.)

Fauconneau-Dufresne. Notice sur... (Paris, 1846,) in 8°. (Archives des hommes du jour.)

— Candidature de... à l'Académie impériale de médecine... Paris, (1852,) in 4°.

Fauraytier (Marcelin). DEPUISAYE. Éloge de... (Bulletins de la Société anatomique de Paris, XVIII, 391.)

Fauraytier (Pierre-Marcelin). HERBEL (l'abbé). Discours prononcé aux funérailles de... Paris, (1813,) in 8°.

Faure (Jean-François). LOUIS. Éloge de... Avril 1788. (p. 357 de Éloges lus dans les séances publiques de l'Académie de chirurgie... publiés... par Dubois, d'Amiens. Paris, 1859.)

Faure (N.-J.). Lettre... à Mme. de R***... Paris, 1817, in 8°.

— BOYER, CHAUSSIER, DUMÉRIL, PELLETAN, PERCY, etc. Rapports faits à l'Institut sur les mémoires et les travaux du Dr... Paris, 1828, in 8°.

Fauvel (A.). Candidature à l'Académie de médecine. Titres et travaux scientifiques de... Paris, 1867, in 4°.

Fava (Francesco). Histoire des insignes faulsetez et suppositions de... Extraicte du procez qui luy a esté faict par M. le grand prevost de la connestablie de France. Paris, 1608, in 8°.

Favelet (Jean-François). Notice sur ... Louvain, 1841, in 12. (O.)

Favre (Jean-Claude). (HÉNON.) Notice sur... Lyon, 1845, in 8°. (O.)

Favrot père (Pierre-Ét.). Notice sur ... Paris, (s. d.,) in 8°. (Archives des hommes du jour.)

Federigo (Gasp.). PODRECCA. Sulla vita e sugli scritti del prof... Padova, 1841, in 8°. (C.)

Fée (A.-L.-A.). Catalogue méthodique et chronologique des publications du professeur... Strasbourg, (1863,) in 8°.

Fehr (J.-Mich.). LOCHNER. Memoria ... (S. l.,) 1690, in 4°. (H.)

Fenaille. FONTÈS. Paroles prononcées sur la tombe du Dr... Paris, (1858,) in 8°.

Fend (Melchior). QUENTIN. Commentatio historico-epistolica de vita et meritis... Helmstadii, 1750, in 4°. (O.)

Ferdinandi (Épiphane). NICERON. (t. XXI, p. 396 de Mémoires, 1727.)

Fergusson (William). Notes and recollections of a professional life... London, 1846, in 8°. (B. B.)

Fernel (Jean). Vita... (Avec Universa Medicina. Genuæ, 1578.)

Fernel (Jean). LENOEL. Fernel et son temps. Discours prononcé dans la séance solennelle de rentrée de l'École préparatoire... d'Amiens... Amiens, 1864. in 8°.

— CHÉREAU. J. Fernel. (Union médicale, 1864, XXI, 497 et 545.)

— FINCKENSTEIN. J. Fernel. (Deutsche Klinik, 1865.)

Feron (J.-B.). ROUX. Discours prononcé aux obsèques de... (Lille, 1819,) in 8°.

Ferrand. Notice biographique sur... (Précis analytique des travaux de l'Académie de Rouen, 1821, V, 334.)

Ferrand (Jacques). DESBARREAUX-BERNARD. Notice biographique et bibliographique sur... Toulouse, 1869, in 8°. (Mémoires de l'Académie de Toulouse.)

Ferrein (Antoine). GOUJET. (t. III, p. 242 de Mémoire sur le Collége de France, 1758.)

Ferreulx (Johan). BROECKX. J. Ferreulx. Boekminnend geneesheer in de XVIe eeuw... Antwerpen, 1861, in 8°.

Fesquet (Gaspard). ASTRUC. (p. 266 de Mémoires pour servir à l'histoire de la Faculté de médecine de Montpellier, 1767.)

Feuerlein (Georg-Christoph). JUNKHEIM. Gedächtnisspredigt auf... Goettingen, 1756, in 4°. (O.)

Feyneus (Franciscus). ASTRUC. (p. 241 de Mémoires pour servir à l'histoire de la Faculté de médecine de Montpellier, 1767.)

Fiancé (Antoine). CHAVIGNY. Larmes et soupirs sur le trépas de... Paris, 1582, in 8°. (O.)

Fiard. Notice sur... (Paris, s. d.,) in 8°. (Archives des hommes du jour.)

Fidelis (Fortunato). MARKUS. Alcune Riflessioni sul merito scientifico di... traduzione del dottor Dario Battaglia. Palermo, 1846, in 8⁰.

Fienus (Thomas). NICERON. (t. II, p. 403 de Mémoires, 1727.)

Fiévée. Notice sur la vie et les travaux scientifiques de... Paris, 1843, in 8⁰. (Archives de la France contemporaine.)

Fiévet (Alfred). LEFRANCQ. Paroles prononcées sur la tombe de... Le Cateau, (1862,) in 8⁰.

Figuier (Louis). Exposé des titres scientifiques de... candidat à l'Académie de médecine. (Paris, 1856,) in 4⁰.

Fincke (Thomas). OSTENFELD. Oratio in obitum... Hafniæ, 1656, in 4⁰. (O.)

Fine (Pierre). MAUNOIR. Notice sur ... (Journal général de médecine, LIV, 409.)

Fiochetto (Gian.-Francesco). TROMPEO. Notizie storiche e biografiche intorno... Torino, 1867, in 8⁰.

Fischer (Benjamin). DEPKIN. Seligkeit der Gläubigen. Leichenpredigt auf ... Riga, 1697, in 4⁰. (O.)

Fischer (Philipp). NIEDERHUBER. Elogium piis manibus... Landishut, 1800, in 4⁰. (O.)

Fitzgerald (Gérard). ASTRUC. (p. 288 de Mémoires pour servir à l'histoire de la Faculté de médecine de Montpellier, 1767.)

Fizès (Antoine). ESTÈVE. La Vie et les principes de... Montpellier, 1765, in 8⁰. (O.)

Flachsland (Jac.-Conr.). MALER. Kurze Biographie des... Hofrathes... (Medic. chir. Zeit., 1827, III, 159.) (C.)

Flajani (Giuseppe). Elogio di... Roma, 1808, in 12. (O.)

Flajani (Guiseppe). FRANK. Biographical Notice of... (Anderson, Quart. Journal of med. sc., 1825, II, 663.)

Flamant (Pierre-René). VARLET. Éloge historique de... St. Dié, 1833, in 8⁰. (O.)

Flandin (Charles). Notice sur... Paris, (s. d.,) in 8⁰. (Archives des hommes du jour.)

Flaubert. VÉDIE. Notice biographique sur... Rouen, 1847, in 8⁰.

Fleischmann (Gottfried). HEYFELDER. Worte am Grabe... Erlangen, (1850,) in 8⁰.

Fleury (Jean-André). LAUVERGNE. Biographie du Dr... (p. 371 de Choléra morbus en Provence. Toulon, 1836.) Avec portrait.

Fleury (J.-B.). NIVET. Notice biographique sur... Clermont, 1844, in 8⁰. (Annales de l'Auvergne.)

— FLEURY fils. Notice sur... 2e édition. Paris, 1867, in 8⁰.

Fleury (Louis-Jos.-Dés.). Exposé des titres et travaux de... Paris, (1852,) in 4⁰.

— A MM. les professeurs de la Faculté de médecine de Paris. — Mémoire à consulter. — Mes relations avec M. Trousseau... Paris, 1852, in 4⁰.

Flotard. DASSIER. Notice nécrologique sur... (Société de médecine de Toulouse. Compte rendu des travaux, 1855, 142.)

Flourens (Marie-Jean-Pierre). Notice sur les principaux travaux de... (1822—1828). Paris, (s. d.,) in 4⁰.

— Notice biographique sur... Paris, 1842, in 8⁰. (La Renommée.)

— PERIERGAPOULOS. Éloge de... Paris, 1858, in 8⁰.

Flurant (Claude). LOUIS. Éloge de... Avril 1780. (p. 282 de Éloges lus dans les séances publiques de l'Académie de chirurgie... publiés... par Dubois, d'Amiens. Paris, 1859.)

Flyborg (Johan-Mauritz). Ord wid medicinæ Doctorn och Riddarn af k. Danska Danebrogs Orden... Helsingburg, 1853, in 8⁰. (O.)

Fobe (Pieter-Richardus). MARTENS. Lykrede... op het graf van den heer... Gent, (1841,) in 8⁰. (O.)

— VANDEWEGHE. Lykrede... ter gelegenheid der ter aerde bestetling der stoffelyke overblyfsels van den braven en deugdryken heer... Gent, (1841,) in 8⁰. (O.)

Focillon (Pierre). Notice sur... Paris, (s. d.,) in 8⁰. (Archives des hommes du jour.)

Fodéré (François-Emmanuel). ROUX. Éloge historique de... prononcé en séance publique de la Société... de médecine de Marseille... Marseille, 1843, in 8⁰.

— MOTTARD. Notice historique sur la vie et les travaux du professeur... Chambéry, 1843, in 8⁰.

— DUCROS. Notice historique sur la vie et les travaux du Dr... Paris, 1845, in 8⁰. Avec portrait.

Förster (August). BOEHMER. Gedächtnissrede auf... Würzburg, 1866, in 8⁰. (S. J.)

Foes (Anuce). PERCY. Éloge historique de... prononcé à la séance publique de la Faculté de médecine de Paris en novembre 1810 pour l'inauguration du buste de... Paris, 1812, in 8⁰. (Magasin encyclopédique.)

— WILLAUME. Notice sur... Metz, 1823, in 8⁰. (O.)

— GUARDIA. Notice sur... (Gazette médicale de Paris, 1866, XXI, 109.)

Fogel (Martin). KIRSTEN. Programma in funere... Hamburgi, 1675, in 4⁰. (O.)

Fohmann (Vincenz). MORREN. Notice sur la vie et les travaux de... Bruxelles, 1851, in 12. (O.)

Follet. RENAUDIN. Notice sur... Paris, (1857,) in 8⁰. (Annales médico-psychologiques.)

Folli (Francesco). DURAZZINI. Elogio storico della vita di... (S. l. n. d.,) in 8⁰. (O.)

Follin (E.). Exposé des titres et des travaux scientifiques du Dr... Paris, 1865, in 4⁰.

— LASÈGUE. Notice nécrologique sur... (Archives générales de médecine, 1867, IX, 641.)

— BROCA, LE FORT et VERNEUIL. Obsèques de... Discours prononcés par... (ibidem, 750.)

— VERNEUIL. Éloge de... prononcé à la Société de chirurgie... Paris, 1868, in 8⁰. (Gazette hebdomadaire de médecine.)

Fonsorbe (Arnaldus). ASTRUC. (p. 268 de Mémoires pour servir à l'histoire de la Faculté de médecine de Montpellier, 1767.)

Fonssagrives. Titres présentés par... à l'appui de sa candidature à la chaire d'hygiène vacante à la Faculté de médecine de Montpellier. Paris, (1864,) in 4⁰.

Fontaine. Copie d'une lettre adressée à M. Calmeil... (Paris, 1864,) in fol.

Fontaine (Cincinnatus). PUECH. Notice sur... Paris, 1869, in 8⁰. (Mémoires de l'Académie du Gard.)

Fontan. Exposé succinct des travaux, des titres scientifiques, honorifiques et administratifs de... Paris, (1861,) in 4⁰.

Fontan. A mes confrères. Toulouse, (1861,) in 4°.

Fontana (Felice). MANGILI. Elogio di... Milano, 1813, in 8°.

— Notice sur... (Journal général de médecine, XXIII, 236.)

Fontana, de Crémone (Nicolas). REY. Étude historique et critique. (Archives de médecine navale, 1868, X, 368.)

Fontanon (Denys). ASTRUC. (p. 232 de Mémoires pour servir à l'histoire de la Faculté de médecine de Montpellier, 1767.)

Forbes (Edward). WILSON et GEIKIE. Life of... London, 1868, in 8°.

Forbes (John). In Memoriam... (British and foreign medico-chirurgical Review, 1862, XXIX, 271.)

Forest (Pierre). LUDEKING. Dissertatio de... Brielæ, 1848, in 8°. (N. M.)

Forestier (Claude-Vital-Apollinaire). VOISIN. Extrait d'une notice sur... (Journal général de médecine, XLIV, 224.)

Forget (Amédée). CRUVEILHIER. Éloge de... (Bulletins de la Société anatomique de Paris, XXXV, 512.)

Forget (Ch.-Polydore). FLEURY. Notice biographique sur... Saintes, (1858,) in 16.

— EHRMANN. Paroles prononcées sur la tombe de... Strasbourg, 1861, in 8°.

— SCHUTZENBERGER. Étude sur le développement et les tendances scientifiques de... Strasbourg, 1861, in 8°.

— HIRTZ. Éloge historique de... prononcé dans la séance... de rentrée des Facultés... Strasbourg, 1861, in 8°.

Forget (Ch.-Polydore). Notices historiques et scientifiques sur... Discours prononcés à... l'Association médicale du Bas-Rhin, à la Société de médecine de Strasbourg et à la séance solennelle de rentrée des Facultés de l'Académie de Strasbourg, publiés et offerts par la Faculté de médecine à MM. les souscripteurs au buste de... Strasbourg, 1861, in 8°.

— FLEURY. Essai historique sur la vie et les ouvrages de... St. Étienne, 1863, in 8°.

Forlenze (Giuseppe-Niccolo-Blasio). STADLER. Notice sur... Paris, 1833, in 8°. (O.)

Forni (Luigi). RIGNON. Del medico ... e de' suoi scritti. Torino, 1841, in 8°. (O.)

Fortis (Raimondo-Giovanni). POCCOBELLI. Triumphus Jofortianus. Oratio in laudem... Venetiis, 1677, in 4°. (O.)

— GAVINELLI. Oratio de... laudibus. Venezia, 1687, in 4°. (O.)

— GELLA. Veræ fortunæ idea. Oratio lugubris anniversaria... Venezia, 1692, in 4°. (O.)

Fothergill (John). ELLIOT. An Account of the life of... (Avec A complete Collection of the works of... London, 1781.) (W.)

— HIRD. An affectionate Tribute to the memory of... London, 1781, in 4°.

— THOMPSON. Memoirs of the life and a view of the character of... London, 1782, in 8°.

— LETTSOM. Some Account of... London, 1783, in 8°.

— VICQ D'AZYR. (4e cahier, p. 3 de Suite des Éloges, 1780—1798.)

— (Notice sur...) (Lives of British physicians. London, 1830.)

Foubert (Pierre). LOUIS. (p. 111 de Éloges lus dans les séances publiques de l'Académie... de chirurgie... publiés... par Dubois, d'Amiens. Paris, 1859.)

Foucart (A.). Réponse à une calomnie du citoyen Lefebvre, chef de clinique. Paris, (1848,) in 4⁰.

Foucher (E.). Exposé des titres et des travaux scientifiques du Dr.... Paris, 1866, in 4⁰.

— VERNEUIL. Discours prononcé sur la tombe de... (Gazette hebdomadaire de médecine, 1867, IV, 687.)

Fouquet (Henri). DUMAS. Éloge de... prononcé dans la séance publique de l'École de médecine... Montpellier, 1807, in 12.

— BAUMES. Éloge de... Montpellier, 1808, in 4⁰. (O.)

— Notice biographique sur... (p. 7 de Essai sur le pouls. Montpellier, 1818.)

Fouquier (Pierre-Éloi). RAIGE-DELORME. Notice sur... (Archives générales de médecine, 1850, XXIV, 250.)

— REQUIN. Notice sur... (Actes de la Société médicale des hôpitaux de Paris, 1852, 2me fasc., 250.)

— PIORRY. Éloge de... (p. 6 de Séance publique de la Faculté de médecine de Paris, 1852.)

— — Éloge de... Paris, (s. d.,) gr. in 8⁰. (Biographie universelle.)

Fourcault (Alexandre). DELASIAUVE. Discours prononcé sur la tombe de... Paris, 1853, in 8⁰. (O.)

Fouré. Discours prononcés le 19 novembre 1855 sur la tombe de... Nantes, 1855, in 8⁰.

Fourier-Duportail. Notice sur... Paris, (s. d.,) in 8⁰. (Archives des hommes du jour.)

Fournet (Jules). Notice sur... Paris, 1851, in 8⁰. (Biographies et nécrologies des hommes marquants du XIXe siècle.)

Fournier, de Lempdes. Lettre... à M. le président de l'Académie royale des sciences, adressée le 20 décembre 1842, pour faire agréer sa candidature à la place laissée vacante par le décès du baron Larrey. Paris, (s. d.,) in 4⁰.

Fournier-Deschamps. Notice sur... (Paris, s. d.,) in 8⁰. (Archives des hommes du jour.)

Fournier-Pascal (J.). AGUILHON. Discours prononcé sur la tombe du Dr... Riom, 1859, in 8⁰.

Fourquet (Guillaume). Titres scientifiques et états des services publics, soumis à l'appréciation de l'École de médecine de Toulouse et du conseil académique... Toulouse, 1852, in 8⁰.

— NAUDIN. Notice nécrologique sur ... (Société de médecine de Toulouse. Compte rendu des travaux, 1860, 135.)

Fracassini (Antonio). BETTI. Elogio del Dre... Verona, 1777, in 4⁰. (O.)

Fracastor (Jérôme). NICERON. (t. XVII, p. 264 de Mémoires, 1727.)

— MENCKENIUS... De vita, moribus, meritisque... commentatio. Lipsiæ, 1731, in 4⁰. Avec portrait.

— Intorno alla casa di... Verona, 1842, in 8⁰. (O.)

— RÉVEILLÉ-PARISE. Fragment biographique sur... (Gazette médicale de Paris, 1842, X, 433.)

— YVAREN. Étude historique et scientifique sur... (En tête du Poëme de Fracastor sur la syphilis. Paris, 1847.)

France (J.-V.). Notice sur... (Paris, 1847,) in 8⁰. (Archives des hommes du jour.)

Franceschi (Giacomo). In morte del professore... Lucca, 1839, in 8⁰. (O.)

Franchimont von Frankenfeld (Nicolaus). LOEW. Anatomia protomedici, seu oratio funebris in... Pragæ, 1684, in 4⁰. (O.)

Franck (Charles - Jacques). VAN BAUWEL. Notice sur le pharmacien... Anvers, 1863, in 8⁰.

Frank (Johann-Peter). Biographie... von ihm selbst geschrieben. Wien, 1802, in 8⁰.

— EISSEN. Notice sur... (Gazette médicale de Strasbourg, 1843, II, 97 et 177.)

Frank (Joseph). RENZI. Elogio di... (S. l. n. d.,) in 8⁰.

— FANTONELLI. Elogio del professore... Milano, 1843, in 8⁰. (O.)

Franky (Dominique). Sentence de la prévôté de l'hôtel du roi, qui fait des défenses au nommé... de ne plus exercer ni faire exercer aucunes fonctions dans les villes royales du royaume. Du 2 octobre 1753. Paris, 1753, in 4⁰.

Frapart. LATOUR et VIMONT. Obsèques du Dr... Discours prononcés sur sa tombe... publiés par M. R. Bazille. Paris, 1842, in 8⁰.

Freind (John). NICERON. (t. XXXV, p. 255 de Mémoires, 1727.)

— WIGAN. Vita... (En tête de Opera omnia. Londini, 1733.)

— The Life of... (Avec The History of physic, 4th ed., 1750.)

Freitag. MEYER-AHRENS. Joh.-Conrad Freitag und sein Sohn Joh.-Heinrich... Ein Beitrag zur Geschichte der Chirurgie, namentlich der Augen- und Bruch-Operationen am Ende des 17. und am Anfange des 18. Jahrhunderts. (Langenbeck, Archiv für Chirurgie, III.)

Frémineau (H.). Compte rendu analytique des titres et travaux scientifiques de... Paris, (1868,) in 4⁰.

Fréteau (J.-M.-N.). DUPUCH-LAPOINTE. Notice sur... (Société de médecine de Bordeaux, 1823, 49.)

— PRIOU. Éloge historique de... prononcé dans la séance publique de la Société anatomique... Nantes, 1823, in 8⁰.

Frey (Joh.-Cœcilius). GAFFARELLI. Lachrymæ sacræ in obitum... Parisiis, 1631, in 4⁰. (O.)

— WEDEKIND. Diatribe de Freii philosophia Druidum, ejusque vita et opusculis. Gœttingæ, 1760, in 4⁰. (O.)

Friese (Martin-Friedr.). (CYPRIAN.) Programma academicum in... funere. Lipsiæ, 1700, in fol. (O.)

Frigimelica (Francesco). MORIGIA. Orazione nella morte di... Venezia, 1558, in 4⁰. (O.)

Fristo (François). CHAUMAS. Notice sur... (Exposé des travaux de la Société des sciences médicales de la Moselle, 1838—1841.)

Fristo fils (François). WARIN. Notice nécrologique sur... Metz, 1849, in 8⁰. (Travaux de la Société des sciences médicales de la Moselle.)

Fritz (Guillaume-Ernest). BROUARDEL. Éloge du Dr... lu à la Société anatomique... Paris, 1867, in 8⁰. (Gazette hebdomadaire de médecine et de chirurgie.)

Fritze (Johann-Gottlieb). WALCH. Programma in memoriam... Schleusingæ, 1739, in 4⁰. (O.)

Fuchs (Johann-Friedrich). VOGEL. J.-F. Fuchs, nach seinem Leben dargestellt. Herborn, 1823, in 8⁰. (O.)

Fuchs (Leonard). HIZLER. Oratio de vita et morte... Tubingæ, 1566, in 4⁰. (O.)

— NICERON. (t. XVIII, p. 214 de Mémoires, 1727.)

— LORENZ. De... dissertatio inauguralis medica... Berolini, 1846, in 8⁰.

Fuhrmann (Johann). WILDE. Programma ad exequias... Rigæ, 1704, in 4⁰. (O.)

Fuiren (Georg). RHUMANN. Programma academicum in... obitum. Hafniæ, 1627, in 4⁰. (O.)

Fumée (Adam). ASTRUC. (p. 308 de Mémoires pour servir à l'histoire de la Faculté de médecine de Montpellier, 1767.)

Fuster. Principaux Titres et travaux de... Montpellier, (s. d.,) in 8⁰.

Gachet (Marie-Adolphe-Mathurin). Notice sur... Paris, (1847,) in 8⁰. (Archives des hommes du jour.)

Gadelius (Erik). TRAFVENFELT. Åminnelse-Tal öfver Läkaren... Stockholm, 1828, in 8⁰. (O.)

Gahrlieb v. d. Muehlen (Gustav-Cæsar). OELRICHS. Nachricht von dem Leben und den Schriften des Dr... Greifswaldiæ, 1769, in 4⁰. (O.)

Gaillardot (Charles-Antoine). LAMOUREUX. Éloge de... Nancy, 1836, in 8⁰. (Précis des travaux de la Société des sciences, lettres et arts de Nancy.)

Gajoni (Pietro-Antonio). Memoria della vita e degli studj del protomedico ... Brescia, 1834, in 8⁰. (O.)

Galien (Claude). Vita... (En tête de Opera. Basileæ, 1542.)

— ALEXANDRINUS. Elogium... Venetiis, 1548, in 8⁰. (Ro.)

— LACUNA. Vita... ex Galeno ipso et ex variis auctoribus. (Avec Epitome omnium... operum. Venetiis, 1548, et éd. suivantes.)

— GESNERUS. Vita... (Avec Opera, 1561–1562.)

— (MILICHIUS.) De vita... ejusque libris et interpretibus. Basileæ, 1562, in fol. (O.)

— WERNERUS. Oratio de vita... Wittebergæ, 1570, in 8⁰.

Galien (Claude). FUMANELLI. De vita et moribus... Tiguri, 1577, in fol. (O.)

Autres éd. 1580. Parisiis.
1592. Magdeburgi.

— EUSTACHIUS. Vita... Neapoli, 1577, in 4⁰.

— LABBÉ. Élogium chronologicum ... Parisiis, 1660, in 8⁰. (Ch.)

— — Vita... ex propriis operibus collecta. Parisiis, 1660, in 8⁰. (Ch.)

— CRUVELIUS. Vita et scripta... Hamburgi, 1682, in 8⁰. (O.)

— GARTEMANN. C. Galenus. Pesthi, 1832, in 8⁰. (Ro.)

— DUBOIS, d'Amiens. Fragments d'un travail inédit sur la personne et les écrits de... (L'Expérience, 1842, IX, 1.)

— DAREMBERG. Galien considéré comme philosophe... Paris, (1847,) in 8⁰. (Gazette médicale de Paris.)

— PASS... Vita ejusque de medicina merita et scripta. Dissertatio inauguralis medico-historica... Berolini, 1854, in 8⁰.

— PÉTREQUIN. Études médicales historiques... sur les médecins de l'antiquité et en particulier sur Hippocrate, Galien... Paris, 1858, in 8⁰.

— MAILLARD. Aperçu historique sur Galien et ses ouvrages. Thèse No. 120. Paris, 1865, in 4⁰.

— FIGUIER. (p. 366 de Vies des savants illustres. Antiquité. Paris, 1866.)

Gall (André-Alexis). ROUX. Notice sur... (Actes du Comité médical des Bouches-du-Rhône, IV, 504.)

Gall (François-Joseph). VROLIK. Het leerstelsel van... Amsterdam, 1804, in 8⁰. (O.)

— BJOERN. Historiske Efterretninger om... Odense, 1810, in 8⁰. (O.)

Gall (François-Joseph). SARLANDIÈRE. Notice succincte sur la maladie et l'autopsie du Dr... (Journal universel des sciences médicales, 1828, LI, 250.)

— BUCHEZ. Notice nécrologique sur ... et sur sa doctrine. (Progrès des sciences médicales, 1829, XIII, 275.)

— FOSSATI. Biographie du Dr... (p. 339 de Questions philosophiques, sociales et politiques, traitées d'après les principes de la physiologie du cerveau. Paris, 1869.)

Gallard. Exposé des titres et travaux scientifiques du Dr... Paris, 1865, in 4°.

Gama. LAVERAN. Paroles prononcées ... aux obsèques de... (Recueil de mémoires de médecine militaire, 1861, V, 95.)

Gandoger de Foigny (Pierre-Louis). (Affiche en latin, datée du 16 août 1770, émanant de la Faculté de médecine de Nancy, annonçant l'ouverture d'un con cours pour la chaire laissée vacante par la mort de... commençant par ces mots:) Deo duce Joannes-Andreas Tournay... (S. l. n. d.,) in fol. plano.

— Éloge de... Nancy, 1770, in 8°. (O.)

— Éloge de... (Nécrologe, 1772.)

Gandolfi (Bartolommeo). MORICHINI. Necrologia del professore... Roma, 1824, in 8°. (O.)

Gannal (Jean-Nicolas). Biographie de... Paris, 1838, in 8°. (Biographie des hommes du jour.)

Garcin (Jean). ASTRUC. (p. 228 de Mémoires pour servir à l'histoire de la Faculté de médecine de Montpellier, 1767.)

Gardeil (Jean-Baptiste). Éloge de... (Histoire et mémoires de l'Académie de Toulouse, 1827, 272.)

Garmann (Christian-Friedrich). MUELLER. Programma ad laudes Chemnicii et Garmanni. Chemn., 1719, in fol. (O.)

Garnier (Pierre-Barthélemy). Extrait de la Galerie nationale des notabilités contemporaines... Paris, 1850, in 8°.

Gartner (Herm.-Treschow). RAHLFF. Memoria... in solenni regiæ Societatis medicæ haunienses concessu... recitata... Hauniæ, 1828, in 8°. (C.)

Gasc (Jean-Charles). DUBOIS et BÉGIN. Discours prononcés sur la tombe de... au nom de l'Académie... de médecine, et... au nom de la médecine militaire. Paris, 1848, in 8°. (Bulletin de l'Académie de médecine.)

Gasnault (Fulgence). Notice sur... Paris, (1846,) in 8°. (Archives des hommes du jour.)

Gaspari (Toussaint). BATTISTINI. Elogio funebre alla memoria del signor ... Bastia, 1867, in 8°.

Suivi des discours de MM. Casalta et Paolo-Antonio Biaggi.

Gasquet (Mathieu-Antoine-Régulus). ROUX. Notice sur... (Actes du Comité médical des Bouches-du-Rhône, IV, 507.)

Gasser (Johann-Ludwig). CRANTZ. Laudatio funebris... Vindobonæ, 1765, in fol. (O.)

Gastaldy (Jean-Baptiste-Joseph). GRIMOD DE LA REYNIÈRE. Nécrologie gourmande. Notice biographique sur... Paris, 1806, in 32. (O.)

Extrait de l'Almanach des gourmands. — Tiré à 12 exemplaires.

Gasté (Léonard-Fulcrand). CAZALAS. Éloge de... Metz, 1847, in 8°. (Mémoires de l'Académie de Metz.)

— Notice sur... (Recueil de mémoires de médecine militaire, 1847, III, 393.)

Gastier. Notice biographique sur... Paris, 1856, in 8°. (Musée biographique.)

Gaubius (Hieronymus-David). BLEULAND. Oratio qua memoria... commendatur. Hardervici, 1792, in 4°.

Traduit en allemand par Scheller, Stendaliæ, 1794, in 8°. (O.)

— VICQ D'AZYR. (3e cahier, p. 86 de Suite des Éloges, 1780—1798.)

Gaubric (Charles-Henri). OULMONT. Éloge de... (Bulletins de la Société anatomique de Paris, XXI, 468.)

Gaudet. BOUTEQUOY. Discours prononcé aux obsèques de... (Union médicale, 1865, XXVIII, 157.)

— LE BRET. Notice nécrologique sur... (Compte rendu des travaux de la Société d'hydrologie médicale de Paris, 1865—66.)

Gaudichaud - Beaupré (Charles). COUTANCE... De la Vie et des travaux de... Brest, 1869, in 8°.

Gauthier (Louis-Philibert-Auguste). FRAISSE. Notice historique sur... Lyon, 1852, in 8°. (Mémoires de l'Académie de Lyon.)

— DIDAY. Éloge historique de... Lyon, 1854, in 8°. (Gazette médicale de Lyon.)

Gayot (Claude-Nicolas). REMY. Notice nécrologique sur... Châlons-sur-Marne, 1869, in 8°.

Gebauer (Christian-Samuel). REINHARD. Memoria... Erlangæ, 1764, in fol. (O.)

Gebhardt (Hiob-Christian). HAHN. Kurtze Beschreibung des Lebens-Lauffes ... Dresden, 1716, in 4°. (O.)

Gehler (Michael). KNAUTH. Commentatio de præstantia Gehlerorum gentis. Gorlic., 1736, in 4°. (O.)

— Ehrenreich Gedächtniss... Gœrl., 1775, in 4°. (O.)

Geiger (Philipp-Lorenz). SEMBENINI. Notizie biografiche intorno... Verona, 1838, in 8°. (O.)

Gelez (Félix). WATELLE. Discours prononcé sur la tombe de... Douai, (1868,) in 16.

Gendrin (A.-M.). Indication des ouvrages publiés par... Paris, (1833,) in 8°.

— A MM. les membres du jury du concours pour la chaire de pathologie interne à la Faculté de médecine de Paris... (S. l., 1839,) in 4°.

Gendron (Famille). DUREAU. Notice sur la famille Gendron... Chartres, 1868, in 8°. (Mémoires de la Société archéologique d'Eure-et-Loir.)

Gendron (Claude-Deshais). LEBEAU. Éloge historique de... (Catalogue de la bibliothèque de Gendron, 1751.)

Gensel (Johann-Adam). HOFFMANN. Memoria... (S. l. n. d.,) in 4°. (O.)

Gensoul (Joseph). MAISONNEUVE. Rapport sur les travaux de... présentés à la Société de chirurgie à l'appui de sa candidature au titre de membre correspondant de la Société... Paris, 1851, in 8°. (Gazette des hôpitaux.)

— PÉTREQUIN et DESGRANGES. Discours prononcés aux obsèques de... (Gazette médicale de Paris, 1858, XIII, 711.)

— Notice sur... Lyon, 1859, in 8°.

Gentilis de Fulgineo. GIROLAMI. Sopra... discorso storico-critico... Napoli, 1844, in 8°.

Geoffroy (Claude-Joseph). FOUCHY. (t. I, p. 204 de Éloges des académiciens de l'Académie... des sciences, 1761.)

Geoffroy (Etienne-François). DOUGLAS. Account of... (Avec Treatise of the fossil... substances... made use of in physick, translated... by Dr. G. Douglas... London, 1736.) (W.)

— GOUJET. (t. III, p. 214 de Mémoire sur le Collége de France, 1758.)

Geoffroy (Étienne-Louis). ANDRY. Notice biographique sur... (Leroux, Journal de médecine, XX, 234.)

Geoffroy de Villeneuve (René-Claude). MÉRAT. Notice sur... Paris, 1831, in 8⁰. (Transactions médicales.)

— Notice sur... Paris, (1832,) in 8⁰.

Geoffroy Saint-Hilaire (Étienne). FLOURENS. Institut... de France. Académie des sciences. Éloge de... Paris, 1852, in 4⁰.

— CASTELNAU (de). Notice sur... (Bulletins de la Société anatomique de Paris, XX, 388.)

— MANDL. Notice... sur les travaux de... (ibidem, 315.)

— JOLY. Éloge de... (Mémoires de l'Académie de Toulouse, 1856, 206.)

— DUBOIS, d'Amiens. (t. II, p. 265 de Éloges lus dans les séances publiques de l'Académie de médecine. Paris, 1864.)

Georget (Ét.-Jean). ROCHE. Académie de médecine. Discours prononcé sur la tombe de... Paris, (s. d.,) in 4⁰.

— RAIGE-DELORME. Notice sur... (Archives générales de médecine, 1828, XVII, 319.)

Gérard (Franç.-Joach.). VARLET. Éloge funèbre du Dr... Strasbourg, 1830, in 8⁰.

Gerdy (Pierre-Nicolas). Résumé des principales recherches d'anatomie, de physiologie, de chirurgie, etc., du Dr... Paris, 1843, in 8⁰.

— Second Résumé des principaux travaux de... accomplis depuis 1843. Paris, 1855, in 8⁰.

— BROCA. Éloge historique de... lu à la Société de chirurgie... Paris, 1856, in 8⁰. (Moniteur des hôpitaux.)

— BACQUIAS. Notice biographique de... Troyes, 1856, in 8⁰.

Gerdy (Pierre-Nicolas). BÉCLARD. Éloge de... (Mémoires de l'Académie ... de médecine, XXVIII, 1867—68.)

Gericke (Peter). CARPZOV. Memoria ... Lipsiæ, 1750, in 4⁰. (O.)

Gerson (Georg-Hartog). Wort der Erinnerung an Dr... Hamburg, 1845, in 8⁰. (O.)

Gervais (Paul). Liste des ouvrages et mémoires de zoologie et d'anatomie comparée publiés par... Montpellier, (1852,) in 4⁰.

— Notice sur les travaux de zoologie, d'anatomie comparée et de paléontologie publiés par... Paris, 1861, gr. in 8⁰.

Gesner (Conrad). SIMLER. Vita... Tiguri, 1566, in 4⁰. (O.)

Traduit en allemand, Leipzig und Zittau, 1711, in 8⁰.

— NICERON. (t. XVII, p. 337 de Mémoires, 1727.)

— HANHART. C. Gesner. Beitrag zur Geschichte des wissenschaftlichen Strebens und der Glaubensverbesserung im sechszehnten Jahrhundert. Winterthur, 1824, in 8⁰. (O.)

— CAP. Notice sur... (Gazette médicale de Paris, 1864, XIX, 47 et 61.)

— FLOURENS. (p. 231 de Vies des savants illustres. Renaissance. Paris, 1868.)

Gianetti (Michel-Angelo). PALLONI. Elogio di... (Firenze,) 1797, in 8⁰. Avec portrait. (O.)

Giannini (Giuseppe). ACERBI. Elogio di... Milano, 1819, in 8⁰. (O.)

Giavani (Pietro-Maria). FLAJANI. Elogio istorico di... (p. 19 de Nuovo Metodo di medicare alcune malattie spettanti alla chirurgia. Roma, 1786.)

Gibelin (Jacques). Notice nécrologique sur... Paris, (1828,) in 8⁰. (Revue encyclopédique.)

Gibert (Camille-Melchior). Notice sur... (Paris, s. d.,) in 8⁰. (Archives des hommes du jour.)

— Titres du Dr... A MM. les membres de l'Académie... de médecine. (Paris,) 1842, in 8⁰.

— A MM. les membres de l'Académie ... de médecine. Appendice aux titres du Dr... Paris, (1843,) in 8⁰.

— HARDY et TARDIEU. Discours prononcés aux obsèques de... (Union médicale, 1866, XXXI, 238 et 265.)

Gibson (Benjamin). WARDROP. Sketch of the life and writings of... (Edinburgh medical and surgical Journal, 1814, X, 1.)

Gilibert (Jean-Emmanuel). SAINTE-MARIE. Éloge historique de... Lyon, 1814, in 4⁰. (O.)

— MOLLET. Éloge historique de... (Lyon, 1816,) in 8⁰.

Gillet (Aug.). POIREL. Discours prononcé sur la tombe de... Saint-Nicolas, (1851,) in 4⁰.

Gillette. ROGER. Discours prononcé sur la tombe du Dr... Paris, (1859,) in 4⁰.

— MONNERET. Notice sur... (Bulletins de la Société médicale des hôpitaux de Paris, IV, 297.)

Gillot (Charles). DU BOURG. Éloge de... (Gazette de médecine, 1er août 1761.)

Gillot (Joseph-François de Paule). MARCHAL. Notice nécrologique sur... Metz, 1869, in 8⁰. (Exposé des travaux de la Société des sciences médicales de la Moselle.)

Gimelle. Notice sur... Paris, (1845,) in 8⁰. (Archives des hommes du jour.)

— LARREY. Académie... de médecine. Discours prononcé aux obsèques de... Paris, 1865, in 8⁰.

Giorgi (Giuseppe). COLLA. Biografia del celebre professore... Lugo, 1838, in 8⁰. (O.)

Giraldès (J.-A.). Exposé des titres scientifiques de... pour une place vacante à l'Académie... de médecine. Paris, 1862, in 4⁰.

— Exposé des titres scientifiques du Dr... Paris, 1868, in 8⁰.

Girard (François-Narcisse). BOULEY jeune. Notice nécrologique sur... Paris, 1825, in 8⁰.

Girard (Jean). BOULEY. Éloge de... Paris, 1854, in 8⁰.

Girard de Cailleux. Exposé des titres et travaux scientifiques de... à l'appui de sa candidature à l'Académie... de médecine. Paris, (1863,) in 4⁰.

Giraud (François-Pascal). Notice sur... Paris, 1846, in 8⁰. (Archives des hommes du jour.)

Giraudeau de Saint-Gervais (Jean). Biographie de... Paris, 1836, gr. in 8⁰. (Biographie des hommes du jour.)

Girod (Jean-François-Xavier). VICQ D'AZYR. (5me cahier, p. 36 de Suite des Éloges, 1780—1798.)

Girou de Buzareingues (Louis-Adrien-Édouard-François). Notice sur ... (Paris, 1846,) in 8⁰. (Archives des hommes du jour.)

Gissler (Nils). SCHOENBERG. Åminnelse-Tal öfver... Stockholm, 1772, in 8⁰. (O.)

Glaeser (Christian-Gottlob). ZACHARIÆ. C.-G. Glaeser. Wittenbergæ, 1801, in 8⁰. (O.)

Glandorp (Matthias). NICERON. (t. XXXVIII, p. 163 de Mémoires, 1727.)

Glaser (Johann-Heinrich). PARIZ DE PAPA. Oratio panegyrica... Basileæ, 1675, in 4⁰. (O.)

Gobley. Exposé des titres scientifiques de... pour la place vacante à l'Académie... de médecine. Paris, (1850,) in 4°.

— Titres et travaux scientifiques de... à l'appui de sa candidature... à l'Académie... de médecine. Paris, (1856,) in 4°.

Autre éd. 1861.

Godard (Ernest). OLLIVIER BEAUREGARD. Sa Collection archéologique, simples observations... Paris, 1863, in 8°.

— MARTIN-MAGRON. Éloge de... lu à la Société d'anthropologie de Paris ... Paris, 1863, in 8°.

— DUCHAUSSOY. Éloge de... (Bulletins de la Société anatomique de Paris, XXXVII, 581.)

— ... Adieux, éloges, mission scientifique. Publié par les soins de sa famille et de ses amis. Paris, 1865, in 8°.

Godart (Jules). CORVISART. Éloge de... (Bulletins de la Société anatomique de Paris, XXIII, 420.)

Godefroid (J.-P.). CHABANEAU. Discours funèbre prononcé... sur la tombe de... Paris, (1829,) in 8°.

Godin. DEMEAUX. Éloge de... (Bulletins de la Société anatomique de Paris, XV, 417.)

Goercke (Johan). LAURENT. Notice historique sur... (Journal complémentaire du Dictionnaire des sciences médicales, 1819, III, 185.)

Goethals (Égide). SCHELLINCK. Notice biographique sur... Gand, 1832, in 8°. (O.)

Gœury (Jean-Joseph-Arsène). PRESSON. A la mémoire de... Verdun, (1864,) in 4°.

Goffres. Exposé des titres de... à la chaire d'opérations et appareils vacante dans la Faculté de médecine de Montpellier... Montpellier, 1856, in 4°.

Gondret. Tableau analytique des modifications que le Dr... s'est efforcé d'introduire dans la physiologie, la pathologie et la thérapeutique. Paris, (s. d.,) in 4°.

—Réclamation du Dr... de la clinique médicale qu'il a exercée à l'Hôtel-Dieu de Paris, pendant les années 1831, 1832 et 1833. Paris, 1841, in 8°.

— Réclamation contre une erreur préjudiciable à la santé du public et qui n'a profité depuis huit ans qu'à des intérêts de corporation... Paris, (1841,) in 8°.

Gonthier, d'Andernach (Jean). CALAMINUS. Vita... heroico carmine conscripta. Argentinæ, 1575, in 4°. (O.)

— NICERON. (t. XII, p. 42, de Mémoires, 1727.)

— HÉRISSANT. Éloge historique de ... avec un Catalogue raisonné de ses ouvrages... Paris, 1765, in 12.

Gontier, de Roanne (Pierre). VIRY. Bibliographie forézienne. Notice historique sur... Analyse et appréciation de ses œuvres, précédée d'une notice généalogique sur sa famille. Roanne, 1863, in 8°.

Gontier-Saint-Martin. Notice sur... Paris, (s. d.,) in 8°. (Archives des hommes du jour.)

Gooch (Rob.). (Notice sur...) (Lives of British physicians. London, 1830.)

Good (John-Mason). GREGORY. Memoirs of the life, writings, and character, literary, professional and religious, of the late... London, 1828, in 8°. (B. B.)

Goodsir (William). LONSDALE. A biographical Memoir. (En tête du t. 1 de The anatomical Memoirs... edited by W. Turner. Edinburgh, 1868.) Avec portrait.

Gorcy (Pierre-Christophe). CHAUMAS. Éloge de... Metz, 1827, in 8°. (O.)

Gordon (Bernard). ASTRUC. (p. 176 de Mémoires pour servir à l'histoire de la Faculté de médecine de Montpellier, 1767.)

Gordon (John). ELLIS. Memoir of the life and writings of... Edinburgh, 1823, in 12. (Edinburgh medical and surgical Journal.)

Gorris (Jean de). NICERON. (t. XXXII, p. 25 de Mémoires, 1727.)

Gosseaume (Pierre-Laur.-Guillaume). VIGNÉ. Éloge de... (Précis analytique des travaux de l'Académie de Rouen, 1827, XXIX, 147.)

Gosselin. Exposé des titres de... à une place vacante à l'Académie de médecine... Paris, (1850,) in 4°.

Gouan (Antoine). AMOREUX. Notice historique sur... Suivie de l'examen de sa correspondance avec Linné et les botanistes les plus illustres de son temps ... Paris, 1822, in 8°. (Mémoires de la Société Linnéenne.)

Goubaux (Arm.). Exposé des titres et travaux de... candidat à l'Académie ... de médecine... Paris, 1864, in 4°.

Gouirand (Joseph-Isidore-Eulalie). ROUX. Notice sur... (Actes du Comité médical des Bouches-du-Rhône, IV, 491.)

Goulin (Jean). SUE. Mémoire historique, littéraire et critique sur la vie et les ouvrages, tant imprimés que manuscrits, de... Paris, an VIII, in 8°.

— PHILIPPE. Essai historique, critique et littéraire sur la vie et les ouvrages de... (t. 1, p. 419 de Annales de l'Académie de Reims, 1843.)

Goupil (J.-Ernest). BOUCHER DE LA VILLE-JOSSY. Discours prononcé aux obsèques de... (Union médicale, 1864, XXIII, 526.)

— BESNIER. Éloge de... prononcé à la séance solennelle de la Société anatomique... Paris, 1865, in 8°.

Goupyl (Jacques). GOUJET. (t. III, p. 19 de Mémoire sur le Collége de France, 1758.)

Gourmelen (Étienne). GOUJET. (t. III, p. 49 de Mémoire sur le Collége de France, 1758.)

Goury. Notice sur... Paris, 1847, in 8°. (Archives des hommes du jour.)

Gouzay. Limours, 28 août 1841... à M. Pitou, médecin à Forges. Paris, (s. d.,) in 4°.

Graaf (Regnier de). Vita... (Avec Opera. Amstelodami, 1705.)

— NICERON. (t. XXXIV, p. 204 de Mémoires, 1727.)

Graebner (David von). STIEFF. Epistola gratulatoria ad... continens ejusdem vitam. Vratislaviæ, 1734, in 4°. (O.)

Graefe (Carl-Ferdinand von). MICHAELIS. C.-F. v. Graefe in seinem dreissigjährigen Wirken für Staat und Wissenschaft. Berlin, 1840, in 8°. (O.)

Grandi (Giovanni-Battista). BENEDETTI. Oratio in funere... (Venezia, 1763,) in 4°. (O.)

Grandval (Jean-Marie). ROUX. Notice sur... (Actes du Comité médical des Bouches-du-Rhône, V, 176.)

Granier (Jean.) PHÉLIP. Éloge de... (Notice des travaux de l'Académie du Gard, 1822, 185.)

Grant (William-R.). ATLEE. Memoir of... Philadelphia, 1853, in 8°. Avec portrait. (S. D.)

Grassi (Candide-Frédéric-Antoine de). SAINCRIC. Notice biographique sur... (p. 7 de Manuel des vaccinateurs. Bordeaux, 1817.)

Grataroli (Guglielmo). NICERON. (t. XXXI, p. 354 de Mémoires, 1727).

— (GALLICCIOLI.) Della Vita, degli studj e degli scritti di... Bergamo, 1788, in 8°. Avec portrait. (O.)

Grateloup (Jean-Pierre-Sylvestre de). Notice sur... Bordeaux, (1852,) in 8°.

— CAZENAVE. Éloge du Dr... Paris, 1862, in 8°.

Gratiolet (Pierre). Notice sur les travaux de... Paris, (1855,) in 4°.

— Titres scientifiques de... Paris, 1863, in 4°.

— GRANDEAU. P. Gratiolet. Sa Vie et ses travaux. Paris, 1865, in 16.

— BERTILLON. P. Gratiolet. Sa Vie et ses œuvres. (Gazette hebdomadaire de médecine, 1865, II, 161 et 177.)

— BERT. Notice sur... (Paris, 1865,) in 8°. (Archives générales de médecine.)

— — Éloge de... Paris, 1866, in 8°. (Gazette médicale de Paris.)

— GIRALDÈS. Éloge de... prononcé à la séance annuelle de la Société anatomique... Paris, 1867, in 8°. (Mouvement médical.)

Graves (Robert). Notice nécrologique sur... (Gazette médicale de Paris, 1853, VIII, 221.)

Green (Lester). BROWN and WHEELER. Biographical Sketch of... (Transactions of the Medical Society of the State of New-York, 1851, 199.)

Gregory (John). An Account of the life of... (Avec His whole Works. Edinburgh, 1788.) (W.)

— SMELLIE. Literary and characteristic Lives of J. Gregory... H. Home... Edinburgh, 1800, in 8°. (W.)

Grevin (Jacques). NICERON. (t. XXVI, p. 339 de Mémoires, 1727.)

Grim (Johann - Caspar). Denk- und Ehrenmahl... Leipzig, 1728, in fol. (O.)

Grimaud de Caux (G.). Notice analytique concernant les travaux de philosophie, de physiologie et d'hygiène de ... Paris, 1843, in 8°.

Grimaud de Caux (G.). Un Épisode du passage de la république (variété rouge) à Venise; avec des notes historiques et des pièces justificatives. (S. l.,) 1849, in 8°.

Grisaunt (Guillelmus). ASTRUC. (p. 184 de Mémoires pour servir à l'histoire de la Faculté de médecine de Montpellier, 1767.)

Grisolle. Liste des titres de... à la chaire de thérapeutique et de matière médicale... vacante à la Faculté de Paris... Paris, (1853,) in 4°.

— BÉHIER. Discours prononcé aux obsèques de... Corbeil, 1869, in 8°.

Grognier (Louis-Furcy). MAGNE. Notice historique sur... Lyon, 1838, in 8°. (Revue du Lyonnais.)

— LECOQ. Éloge de... prononcé dans la séance publique de l'Académie... Lyon, 1854, gr. in 8°. (Mémoires de l'Académie de Lyon.)

GrosJean. Notice sur... (Paris, s. d.,) in 8°. (Archives des hommes du jour.)

Grossard (Jean-Charles). CAILLAU. Éloge de... Bordeaux, 1800, in 8°. (O.)

Guattani (Carlo). FLAJANI. Elogio istorico di... (p. 1 de Nuovo Metodo di medicare alcune malattie spettanti alla chirurgia. Roma, 1786.)

Gubian (Louis). Discours prononcés, le 4 décembre 1868, aux funérailles de M. le Dr... Lyon, 1868, in 8°. (Gazette médicale de Lyon.)

Discours de MM. Teissier, Diday, Pétrequin, et Chassagny.

— MONIN. Éloge du Dr... Lyon, 1869, in 8°. (Mémoires de l'Académie de Lyon.)

— RIEUX. L. Gubian. Sa Vie et ses œuvres... Lyon, 1870, in 8°.

Gubler (Adolphe). Candidature à la Faculté de médecine. Chaire de thérapeutique et de matière médicale. Exposé des titres et travaux scientifiques du Dr... Paris, 1857, in 4°.

Autres éd. 1864 et 1866.

Guéneau de Mussy (François). MÉNIÈRE. Notice sur... (Gazette médicale de Paris, 1857, XII, 293.)

— DUBOIS, d'Amiens. Éloge de... Paris, 1859, in 4°. (Mémoires de l'Académie de médecine.)

Guéneau de Mussy (Noël). Exposé des titres et travaux scientifiques de... Paris, 1864, in 4°.

— A MM. les professeurs de la Faculté de médecine de Paris. (Paris, 1866,) in 4°.

Candidature.

Guenther (Daniel-Erhard). Necrolog über den Professor... Duisburg, 1835, in 8°. Avec portrait. (O.)

Guentz (Justus-Gottfried). ERNESTI. Elogium... Lipsiæ, 1754, in fol. (O).

— BOSE. Panegyricus memoriæ... dicatus. Lipsiæ, 1755, in 4°. (O.)

Guérard (Alphonse). Exposé des titres de... pour une place vacante à l'Académie... de médecine... (Paris, 1838,) in 8°.

— Exposé des titres antérieurs de... (Paris, 1843,) in 4°.

Autre éd. 1853.

— Exposé des titres scientifiques de... Paris, 1855, in 4°.

Guerbois (Denis-François-Noël). LEMOINE. Éloge de... (A la suite de Éloge de P. Baroilhet, par le Dr. Salone. Paris, 1838.)

Guérin (Alphonse). Titres, services et notice analytique des travaux de... candidat à la place vacante de l'Académie de médecine dans la section de médecine opératoire. Paris, 1863, in 4°.

Guérin (J.-B.-Paulin). GINTRAC. Notice biographique de... (Académie de Bordeaux. Séance publique, 1836, 205.)

Guérin (Jules). Notice sur... Paris, 1840, in 8°. (Biographie des hommes du jour.)

— Notice sur... Paris, (1842,) in 8°.

— Note des titres et ouvrages du Dr... candidat à la place vacante dans la section de pathologie médicale de l'Académie... de médecine. (Paris, 1842,) in 4°.

— Exposé des titres scientifiques du Dr... Paris, 1855, gr. in 4°.

— Titres et travaux scientifiques du Dr... Paris, 1867, in 4°.

Guérin (Laurent). Mémoire sur les actes de courage et de dévouement du Dr... Paris, (1845,) in 4°.

— Diverses circonstances dans lesquelles j'ai exposé ma vie pour sauver celle de plusieurs personnes... Paris, (s. d.,) in 8°.

Guérin (Pierre). DUPUCH-LAPOINTE. Notice sur... (Société de médecine de Bordeaux, 1827, 83.)

— GINTRAC. Éloge de... (Académie de Bordeaux. Séance publique, 1827, 79.)

— SOUS. Éloge de... Bordeaux, 1866, in 8°.

Guérin (Victor-Ferdin.). PÉRONNE. Discours prononcé sur la tombe de... Paris, (1862,) in 8°.

Guérin-Méneville (F.-Ed.). A MM. les membres de la section d'anatomie et de zoologie de l'Académie... des sciences ... Paris, (1844,) in 8°.

— Liste des principaux travaux zoologiques de... Paris (s. d.,) in 8°.

— Notice sur les travaux de zoologie pure et appliquée à l'agriculture... Paris, (1847,) in 4°.

— A MM. les membres de l'Académie des sciences... Paris, (1852,) in 4°.

Guérin-Méneville (F.-Ed.). Rappel des titres de... Paris, (1864,) in 4°.

Guersant (Famille des). Notice sur MM. Guersant père et fils... Paris, 1845, in 8°. (Archives des hommes du jour.)

Guersant (Louis-Benoît). Notice nécrologique sur... (Archives générales de médecine, 1848, XVII, 247.)

— GIRARDIN. Notice sur... (Précis analytique des travaux de l'Académie de Rouen, 1848, L, LXXIII.)

— FAUCONNEAU-DUFRESNE. Notice sur... (Union médicale, 1849, III, 225 et 229.)

Guettard. SOREAU. Notice historique sur la vie littéraire du Dr... (S. l., 1803,) in 8°. (Magasin encyclopédique.)

Guiard (Nicolas-Marie). Notice sur... Paris, (s. d.,) in 8°. (Archives des hommes du jour.)

Guibelet (Jourdain). RÉVEILLÉ-PARISE. Du Médecin J. Huarte et de J. Guibelet. (Gazette médicale de Paris, 1842, X, 1.)

Guibourt (Nicolas - Jean - Baptiste-Gaston). MIALHE. Discours prononcé au nom de l'Académie de médecine sur la tombe de... (Union médicale, 1867, III, 350.)

— PLANCHON. Notice sur... (En tête de Histoire naturelle des drogues simples, sixième édition. Paris, 1868.)

Guichard (Jean-Pierre-Simon-Hubert). PINGEON. Notice sur... (Mémoires de l'Académie de Dijon, 1834, 64.)

Guidi (Sebastiano, Conte de). Voyez **Des Guidi.**

Guilandin (Melchior). PISANSKI. Nachricht von... Königsberg, 1785, in 4°. (O.)

Guilbert (A.-M.-D.). (Notice sur...) Paris, (s. d.,) in 8°. (Archives des hommes du jour.)

Guilielmini (Dominique). NICERON. (t. I, p. 96 de Mémoires, 1727.)

Guillardet. LAMOUREUX. Éloge de... Nancy, 1836, in 8°. (C.)

Guillemeau. FOUCART. Le dernier des Guillemeau, esquisse biographique ... Paris, 1860, in 8°. (Gazette des Hôpitaux.)

Guillemin. BONFILS. Éloge de... Nancy, 1800, in 8°. (O.)

Guillié. Notice sur... Paris, (1845,) in 8°. (Archives des hommes du jour.)

Guilliot. SALGUES. Notice apologétique sur... Dijon, (1835,) in 8°.

Guillon. Lettre... à MM. les membres de l'Association générale de prévoyance et de secours mutuel des médecins de France... Janvier 1863. — Appel à l'Académie de médecine contre une décision erronée, interjeté le 2 juin 1860 ... Paris, (s. d.,) in 8°.

Guillot (Natalis). Titres et travaux scientifiques de... Paris, (1852,) in 4°.
Autre éd. 1855.

— Notice biographique sur les travaux de... Paris, (1866,) in 8°. (Union médicale.)

Guillotin (Joseph-Ignace). BOURRU. Discours prononcé le... jour des obsèques de... Paris, (1814,) in 4°.

— RÉVEILLÉ-PARISE... Étude biographique... Paris, (1851,) in 8°. (Moniteur.)

Guinier (Henri). Exposé des titres et travaux scientifiques de... Montpellier, 1856, in 4°.

— Notice sur les titres et travaux scientifiques de... Montpellier, 1864, in 8°.

Guinterius. Voyez **Gonthier,** d'Andernach.

Guiraudet. Le Citoyen Guiraudet, apothicaire en chef du grand hospice d'humanité, aux citoyens administrateurs des hospices civils de Paris. (Paris, s. d.,) in 4°.

Guislain (Joseph). Brierre de Boismont... Sa Vie et ses écrits... Paris, 1867, in 8°.

— Marinus. Éloge de... Bruxelles, 1867, in 8°. (Bulletin de l'Académie de médecine de Belgique.)

Guisony. Factum du sieur... présenté à MM. du corps de l'Université d'Avignon, en forme de réponce à la requeste diffamatoire produite contre luy dans leur College... (S. l., 1667,) in 4°.

Guistry (Jean de). Chéreau. J. de Guistry, médecin de Charles V, et fondateur du Collége de Cornouailles. Aperçu de l'état de fortune d'un médecin de Paris au XIVe siècle. (Union médicale, 1862, XIII, 225.)

Guitard (J.-F.). Gachet. Notice sur ... (Académie de Bordeaux. Séance publique, 1836, 209.)

Guiteau (Luther). Guiteau son. Notice of... communicated by the Oneida County Medical Society. (Transactions of the Medical Society of the State of New-York, 1851, 187.)

Gunz (Juste-Godefroy). Lecat. Éloge de... (Précis analytique des travaux de l'Académie... de Rouen, 1816, II, 279.)

Guthrie (George-James). Cabany. Notice sur... Paris, (1856,) in 8°.

— Legouest. Éloge de... Paris, 1865, in 4°. (Mémoires de la Société de chirurgie.)

Guy de Chauliac. Astruc. (p. 185 de Mémoires pour servir à l'histoire de la Faculté de médecine de Montpellier, 1767.)

— Rodrigues. Notice sur... Suivie de l'analyse de sa grande chirurgie... Montpellier, 1841, in 8°. (Journal de la Société de médecine pratique de Montpellier.)

— Cellarier. Introduction à l'étude de... Montpellier, 1856, in 8°.

Guy de Chauliac. Follin. Conférence sur... (p. 173 de Faculté de médecine de Paris. Conférences historiques... Paris, 1866.)

— Figuier. Notice sur... (p. 287 de Vies des savants illustres. Moyen-âge. Paris, 1867.)

Guyon (Jean-Louis-Geneviève). Biographie de... Paris, 1841, in 8°. (Biographie des hommes du jour.)

— Services militaires et scientifiques, titres académiques, résultats scientifiques de... Paris, 1868, in 8°.

Guyton (Louis-Marie). Roidot... Notice sur sa vie et ses écrits... Autun, 1869, in 8°.

Haentjens. Priou. Notice historique sur... Nantes, 1836, in 8°.

Haffner (Isaac). Lebensbeschreibung von Dr... Strasburg, 1853, in 8°. (O.)

Hagen (Johann-Philipp). Biographie von ihm selbst aufgesetzt und beschrieben. Herausgegeben... von J.-C. Stark. Jena, 1794, in 8°. Avec portrait. (E.)

Hagstroemer (Anders-Johan). Pontin. Åminnelse-Tal öfver... Stockholm, 1833, in 8°. (O.)

Haguenot. Ratte. Éloge de... (p. 5 de Assemblée de la Société royale des sciences de Montpellier, du 2 mars 1776.)

Hahn (Johann-Gottfried von). Burg. ... Lebensbeschreibung. Breslaw, 1755, in fol. (O.)

Hahnemann (Christian - Friedrich-Samuel). (Kahleis.) Homœopathische Gurkenmonate oder Hahnemanns Leben und letzte Thaten. Halle, 1826, in 8°. (O.)

Publié sous le pseudonyme de K.-H. Elias.

— Viro illustri medicinæ homœopathicæ auctori... faustum illum diem quo ante hos quinquaginta annos... summis in medicina et chirurgia honoribus rite ornatus est, amici et medici methodo homœopathicæ addicti... congratulantur. Inest Dissertatio de indole et fatis artis homœopathice medendi, simul vita inventoris breviter enarratur. Merseburgi, 1829, in 4°.

Attribué par les uns à Tr. Rummel, par d'autres à W. Stapff, d'après Oettinger.

Hahnemann (Christian - Friedrich-Samuel). Hahnemannia. Berlin, 1830, in 8°. (O.)

— MUEHLENTHOR. Leben und Streben... Potsdam, 1834, in 8°. Avec portrait. (O.)

— Notice sur... Nantes, 1843, in 8°. (O.)

— BRUNNOW. Ein Blick auf... und die Homœopathie. Leipzig, 1844, in 8°. (O.)

— HIRSCHEL. Zum hundertjährigen Geburtstage... nebst einer Beilage: Hahnemann und seine Gegner von Dr. C.Mueller.Dessau,1855,gr. in 8°.(C. J.)

— Lebensbeschreibung... (En tête de Argenti, Homœopathische Behandlung verschiedener Krankheiten... aus dem Ungarischen übersetzt von Schleicher, 1860.) (E.)

— PERRUSSEL. Biographie de... (p. 113 de Des Guidi. Lettre aux médecins français sur la médecine homœopathique, 4e éd. Paris 1861.) Avec portrait.

— SÈBE. Étude sur... (p. 5 de Nouveau traitement de la phthisie pulmonaire par l'homœopathie... Toulouse, 1866.)

Halbertsma (Hilde-Justusz). BOOGARD. Levensberigt van... (Nederl. Tydschrift van Geneeskunde, 1868.)

Haldat du Lys (Charles-Nicolas-Alexandre). Notice des travaux du Dr... présentée à MM. les membres de l'Académie des sciences... (Paris, 1841,) in 4°.

Haldat du Lys (Charles-Nicolas-Alexandre). SIMONIN père. Notice sur la vie et les ouvrages de feu... lu à la Société de médecine... Nancy, (1854,) in 8°.

— GRANDJEAN. Éloge de... Nancy, 1854, in 8°.

— TURCK. Éloge de... Nancy, 1856, in 8°.

— CHAUTARD. Éloge de... Nancy, 1858, in 8°. (Mémoires de l'Académie de Stanislas.)

Halford (Sir Henry). Obituary of... (British and foreign medico-chirurgical Review, 1845, XIX, 315.)

Hall (Marshal). (HALL [Mrs.]). Memoirs of... by his widow. London, 1861, in 8°. (B. R.)

Hallé (Jean-Noël). DUMÉNIL. Discours prononcé sur la tombe de... (Nouveau Journal de médecine, 1822, XIII, 249.)

— DESGENETTES (baron). Éloge de... prononcé devant la Faculté de médecine... Paris, (1822,) in 8°.

— REGNAULT. Notice nécrologique sur... (Journal universel des sciences médicales, 1822, XXV, 362.)

— CUVIER. Éloges historiques de MM. Hallé, Corvisart et Pinel... (t. III, p. 339 de Recueil des Éloges historiques. Paris, 1827.)

— RÉVEILLÉ-PARISE. Galerie médicale No. 2. (Gazette médicale de Paris, 1837, V, 785.)

— DUBOIS, d'Amiens. Éloge de... lu à l'Académie... de médecine, le 17 décembre 1851. Paris, 1852, in 4°.

Haller (Albert de). BREITINGER. Vertheidigung der schweizerischen Muse ... Zürich, 1744, in 8°. (O.)

— ZIMMERMANN. Das Leben... Zürich, 1755, in 8°.

Haller (Albert de). Catalogue des écrits de... servant de supplément au No. 52, 1777 de la Gazette de santé. in 4⁰.

— BALDINGER. Oratio in laudes meritorum... Gottingæ, 1778, in 4⁰.

— BALTHAZAAR. Lobrede auf... Basel, 1778, in 8⁰. (E.)

— HEYNE... Elogium... Gottingæ, 1778, in 4⁰.

— LAMBERT. Époques raisonnées sur la vie de... Leipzig, 1778, in 8⁰.

— VICQ D'AZYR. (p. 19 de Éloges, 1778.)

— LAROCHE DE LUCHET. Éloge de ... Cassel, 1778, in 8⁰. (O.)

— (SENEBIER.) Éloge historique de ... Avec un Catalogue complet de ses œuvres. Genève, 1778, in 8⁰.

— TSCHARNER. Lobrede auf... Bern, 1778, in 8⁰. Avec portrait. (O.)

— — Éloge de... Traduit de l'allemand. Berne, 1778, in 8⁰.

Avec frontispice gravé.

— SENFFT. Annua... Memoria quam publice in concione academica... celebravit, nuncque notis cum historicis, tum litterariis, auxit... Ulmæ, 1779, in 4⁰.

— STAEUDLIN. Haller. Tübingen, 1780, in 8⁰. (O.)

Poème en 3 chants.

— In morte del grande... Padova, 1780, in 8⁰. (O.)

— HENRY. Memoirs of... Warrington, 1783, in 12. (W.)

— Biographie de... Paris, 1845, in 8⁰. (O.)

— BÉRARD. Éloge de... (Journal des connaissances médico-chirurgicales, No. 6, décembre 1847.)

— LOUIS. Éloge de... avril 1778. (p. 265 de Éloges lus dans les séances publiques de l'Académie de chirurgie... publiés par Dubois, d'Amiens. Paris, 1859.)

Halmagrand. Dix-neuf ans de pratique médicale en province. Lettres... à M. le Dr. Roux... Paris, 1861, in 8⁰.

Hamberger fils (Adolph-Friedrich). BLASCH. Rühmlicher Lebenswandel... Jena, 1750, in fol. (O.)

Hamberger père (Georg-Eberhard). BLASCH. Leben des Herrn... Jena, 1758, in 8⁰. (O.)

Hamel (Jean-Baptiste). MARTIAL. Notice sur... Paris, (1858,) in 8⁰. (Panthéon de la Légion d'Honneur.)

Autre éd. 1865.

Hamilton (James). Obituary of... (British and foreign medico-chirurgical Review, 1840, IX, 292.)

Hamilton (Robert). Memoirs of the life of... (Avec Observations on the Marsh remittent fever... London, 1801.) (W.)

Hammond (W.). Notice nécrologique sur... (Archives générales de médecine, 1865, V, 245.)

Hamon (Jean). Relation de plusieurs circonstances de la vie de... faite par lui-même sur le modèle des confessions de S. Augustin... (S. l.,) 1734, in 12.

— LE MAZURIER. Recherches sur la vie et les ouvrages de... Versailles, 1858, in 8⁰.

Hannæus (Georgius). BARTHOLINUS (E.). Vita... Hafniæ, 1684, in 4⁰. (H.)

Hannecken (Meno-Paul). SEELEN. Memoria... Lubecæ, 1729, in fol. (O.)

Harchies (Josse de). BROECKX. Notice sur... médecin théologien montois au XVIe siècle... Anvers, 1860, in 8⁰. (Annales de la Société de médecine.)

Hardy (Alfred). Titres et travaux scientifiques de... à l'appui de sa candidature à une chaire de pathologie interne à la Faculté de médecine... Paris, 1855, in 8⁰.

Autre éd. 1867.

Hardy (Alfred). Titres et travaux scientifiques de... à l'appui de sa candidature à l'Académie... de médecine... Paris, 1866, in 8⁰.

Harless (Joh.-Christian-Friedrich). Eine biographische Skizze. Mit einem Nachwort vom Prof. H. Albers zu Bonn und einem bibliographischen Anhang. Berlin, 1857, in 8⁰.

Harless (Theophile-C.). HARLESS (J.-Christian-Friedrich). Vita... Erlangæ, 1818, in 4⁰.

Harmant (Dominique-Benoît). VICQ D'AZYR. (4me cahier, p. 121 de Suite des Éloges, 1780—1798.)

Harrison (Edward). Obituary of... (British and foreign medico-chirurgical Review, 1838, VI, 289.)

Harscher (Matthias). BURCARD. Oratio panegyrica in obitum... Basileæ, 1651, in 4⁰. (O.)

Hartenkeil (Johann-Jacob). WEISSENBACH. Biographische Skizze von... Salzburg, 1808, in 8⁰. (O.)

Hartmann (Melchior-Philipp). PISANSKI. Leben des Dr... Königsberg, 1765, in 4⁰. (O.)

Hartmann (Phil.-Carol.). WAWRUCH. Funebris Oratio in sacris parentalibus... Viennæ, 1830, in fol.

— HOLGER. Hartmann aus seinen Werken geschildert. Wien, 1831, in 8⁰. (O.)

Harttrampft (Johann-Valentin). Andenken bey dem Absterben... Leipzig, 1755, in 4⁰. (O.)

Harvey (William). ROGERS. Oratio anniversaria Harveiana. Londini, 1682, in 4⁰. (H.)

— BROCKLESBY. Elogium medicum, seu oratio anniversarii Harveiani. Londini, 1761, in 4⁰. (O.)

— LAWRENCE. Vita... (Avec Opera omnia. Londini, 1766.)

Harvey (William). DUNCAN. Oratio de laudibus... Londini, 1778, in 8⁰. (O.)

— (Notice sur...) (Lives of British physicians. London, 1830.)

— Records of... In extracts from the Journals of the Royal Hospital of St. Bartholomew. With notes by James Paget... London, 1846, 8⁰. (B. R.)

Biographie d'Harvey et histoire médicale des hôpitaux au XVIIe siècle.

— WILLIS. Life of... (En tête des œuvres, éd. de la Société de Sydenham. London, 1847.)

— BÉCLARD. Conférence sur... (p. 211 de Faculté de médecine de Paris. Conférences historiques. Paris, 1866.)

— FIGUIER. Notice sur... (p. 282 de Vies des savants illustres. XVIIe siècle. Paris, 1869.)

Hatté (Jean-Baptiste). Éloge de... (Gazette de médecine, 29 décembre 1762.)

Hattute. (Notice sur...) Paris, (s. d.,) gr. in 8⁰. (Encyclopédie biographique du XIXe siècle.)

Havet (Armand-Étienne-Maurice). MARQUIS. Notice nécrologique sur... Paris, 1823, in 8⁰. (O.)

Hawley (Joel-Edwin). WILLARD (S.-D.). Biographical Notice of... (Transactions of the Medical Society of the State of New-York, 1860, 173.)

Hazon (Jacques-Alb.). DESESSARTZ. Éloge de... Paris, 1779, in 4⁰. (O.)

Hebenstreit (Joh.-Ernst). ERNESTI. Memoria... Lipsiæ, 1759, in fol. (O.)

— GRUNER. Vita... (En tête de Palæologia therapiæ. Halæ, 1779.)

Heberden (W.). (Notice sur...) (Lives of British physicians. London, 1830.)

Hecquet (Clément). VICQ D'AZYR. (6me cahier, p. 31 de Suite des Éloges, 1780—1798.)

Hecquet (Philippe). NICERON. (t. XLI, p. 83 de Mémoires, 1727.)

— (LE FÈVRE DE SAINT-MARC.) La Vie de... contenant un Catalogue raisonné de ses ouvrages... Paris, 1740, in 12.

Autre éd. 1749.

— (DUPRÉ D'AULNAY.) Réception du Dr... aux enfers. La Haye, 1748. in 12.

Hedenus (August-Wilhelm). LÖWE. Rede zur Erinnerung an... Dresden, 1864, in 8°. (C. J.)

Hedwig (Johann). DELEUZE. Ueber das Leben und die Werke J. Gaertner's und J. Hedwig's. Stuttgart, 1805, in 8°. (O.)

Heffter (Johann-Carl). JARY. Die wahre Grösse eines Arztes... Lauban, 1766, in 4°. (O.)

— GEISLER. Cineribus... Lipsiæ, 1786, in 8°. (O.)

Hegewisch (Franz-Hermann). MAHR. Denkschrift zur Jubelfeier des fünfzigjährigen Doctorats des... Prof.... Hamburg, 1855, in 8°.

Heim (Ernst-Ludwig). (KESSLER.) Nachricht von dem Leben des... Dr... Berlin, 1822, in 8°.

2. Auflage 1823.

Heine (Bernhard). VASSAROTTI. (Notice sur...) Paris, 1847, in 8°. (Nécrologe universel du XIXe siècle.) (O.)

Heine (Johann-Georg). HEINE (J.). Physico-pathologische Studien aus dem ärztlichen Leben von Vater und Sohn. Gedächtnissschrift für... Stuttgart und Tübingen, 1842, in 8°. (O.)

Heister (Elias-Friedrich). KIPPING. Allocutio... de obitu... Helmstadii, 1740, in 4°. (O.)

Heister (Elias-Friedrich). Supremum honoris et amoris officium... Helmstadii, 1740, in 4°. (O.)

Heister (Lorenz). LEPORIN. Ausführlicher Bericht von Leben und Schriften des... Dr... Quedlinburg, 1725, in 4°. Avec portrait. (O.)

— MEELBAUM. Leichen-Predigt auf ... Helmstadii, 1758, in fol. (O.)

— (WERNSDORFF.) Memoria... Helmstadii, 1758, in fol. Avec portrait. (O.)

— Leben und Ehrengedächtniss des Dr... Helmstadii, 1759, in fol. (O.)

Helberg (Andreas-Herm.). HINCKELMANN. Ἐπιτάφιος in funere... Lubecæ, 1685, in fol. (O.)

Held (Johann-Theobald). WEITENWEBER. Aus dem Leben und Wirken des Herrn Dr... Prag, 1847, in 8°. (M.)

Helge (Peter). HOË V. HOËNEGG. Leichenpredigt auf... nebst dessen Lebenslauf. Leipzig, 1635, in 4°. (O.)

Hélie (Louis-Théodore). LAENNEC. Allocution prononcée à la séance de la Société de médecine... Nantes, (1867,) in 8°.

— DUFOUR. Allocution prononcée sur la tombe de... Nantes, (1868,) in 8°.

Henke (Adolph-Christian-Heinrich). WAGNER. Erinnerungen an Dr... biographische Skizze. Erlangen, 1844, in 8°. Avec portrait. (O.)

Henrot (Henri-Alexandre). Nécrologie... Reims, (s. d.,) in 8°.

— MALDAN. Nécrologie... Reims, 1868, in 8°.

Henry (Emmanuel-Ossian). DORÉ, RANSE et MORÉTIN. Discours prononcés sur la tombe de... Paris, 1867, in 8°.

Henry fils (F.-O.). Notice sur les travaux de... Paris, (s. d.,) in 4°.

Henry (William). Obituary of... (British and foreign medico-chirurgical Review, 1836, I, 612.)

Henry, de Gand. HUET. Recherches historiques et critiques sur la vie, les ouvrages et la doctrine de Henry, de Gand, surnommé le Docteur solennel. Gand, 1838, in 8°. Avec portrait. (E.)

Hensler (Philippe-Gabriel). HEINRICH. Memoria... Kiliæ, 1806, in 4°.

Hentschel(Michael-Martin).SEELEN. Memoria... Lubecæ, 1722, in fol. (O.)

Héraclide de Tarente. KUEHN. Specimina III de... Lipsiæ, 1823, in 8°. (O.)

Hérard. Titres et travaux scientifiques de... candidat à la place d'agrégé dans la section de médecine... Paris, 1856, in 4°.

Autre éd. 1864.

Herholdt (Johan-Daniel). SCHOENBERG. Necrolog over... Kjoebenhaw, 1836, in 8°. (O.)

— Mindetale over Etatsraad Dr... Kjoebenhaw, 1839, in 8°. (O.)

Traduit en allemand dans „Zeitschrift für Medicin“, 1836 et „Sachs, Med. Alm.“, 1837.

Hérissant (Louis-Antoine-Prosper). GOULIN. Éloge de... Extrait des Lettres à un médecin de province pour servir à l'histoire de la médecine. (S. l.,) 1769, in 8°.

— COQUEREAU. Éloge historique de... Paris, 1771, in 8°.

Hermann (Joh.). LAUTH. Vitam... scripsit... Argentorati, 1801, in 8°.

Hermann (Paul). BIDLOO. Oratio in funere... Lugduni Batavorum, 1695, in 4°. (O.)

Hermolaus Barbarus. Voyez **Barbaro.**

Héroard (Jean). ASTRUC. (p. 364 de Mémoires pour servir à l'histoire de la Faculté de médecine de Montpellier, 1767.)

Hérophile. SCHWARZ. Herophilus und Erasistratus, eine historische Parallele. Würzburg, 1826, in 8°.

— MARX. Herophilus. Ein Beitrag zur Geschichte der Medicin... Carlsruhe und Baden, 1838, in 18.

— CARRIÈRE. Sur l'École égyptienne et sur Érasistrate et Hérophile, ses deux illustres fondateurs. (Gazette médicale de Paris, 1839.)

— MARX. De... vita, scriptis atque in medicina meritis. Gottingæ, 1840, in 4°.

Herpin. WOILLEZ. Discours prononcé aux obsèques de... (Union médicale, 1865, XXVII, 143.)

Herrgott (F.-J.). Titres soumis à S. E. M. le ministre de l'instruction publique, à MM. les membres de la Faculté de médecine et MM. les membres du Conseil académique... à l'appui de sa candidature à la chaire de médecine opératoire vacante à la Faculté de médecine de Strasbourg. Strasbourg, (1856,) in 4°.

Herrich (Karl). Biographische Skizze. (En tête de Popp, Neue Beobachtungen über plötzlichen Tod... Regensburg, 1854.)

Hersan (Jacques-François). DESBORDEAUX. Éloge de... Caen, 1810, in 8°.

— LE BOUCHER. Notice biographique sur... Caen, (1810,) in 12. (O.)

Herz (Johann-Christoph). HILCHEN. Sermo parentalis memoriæ... dicatus. Giessæ, 1731, in fol. (O.)

Hesse (Fiedrich-Carl-Heinrich). GRAVE... Denkschrift. Riga, 1812, in 8°. (O.)

Hesselius (Johan). MOERK. Åminnelse-Tal ofver... Stockholm, 1752, in 8°. (O.)

Heuchel. KRUST. Notice sur... (Gazette médicale de Strasbourg, 1851, XI, 273.)

Heucher (Johann-Heinrich von). Programma academicum ad funus... Wittebergæ, 1759, in fol. (O.)

Heurnius (Jean). NICERON. (t. XXXVII, p. 36 de Mémoires, 1727.)

Heurteloup (Charles). Notice de... Paris, 1851, in 8⁰. (Biographies et nécrologies des hommes marquants du XIXe siècle.)

Heurteloup (Nicolas). SÉDILLOT. Discours prononcé sur la tombe de... (Journal général de médecine, XLIII, 442.)

Hévin (Prudent). LOUIS. Éloge de... mai 1791. (p. 393 de Éloges lus dans les séances publiques de l'Académie de chirurgie... publiés par Dubois, d'Amiens ... Paris, 1859.)

Hey (William). PEARSON. The Life of... London, 1822, in 8⁰. (B. B.)

2d ed. London, 1823.

— BELL. The Life, character, and writings of... A discourse delivered at the annual meeting of the Harveian Society. (Edinburgh medical and surgical Journal, 1867, XII, 1061.)

Hildebrandt (Georg-Friedr.). HOHNBAUM... Leben und letzte Krankheit. Erlangen, 1816, in 8⁰. Avec portrait. (O.)

Hill (John). Some Remarks on the life and writings of... London, 1752, in 8⁰. (B. B.)

— Short Account of the life, writings and character of... Edinburgh, 1779, in 8⁰. (W.)

Himly (Carl-Gustav). Nekrolog des Hofraths... Hannover, 1838, in 8⁰. (E.)

Hippocrate. HERMANN. Oratio de vita et familia... Wittebergæ, 1560, in 8⁰. (Ro.)

Hippocrate. GARBICIUS. Oratio de vita, moribus, doctrina et professione... Adjecta est Lex Hippocratis græce, cum interpretatione et scholio brevi. Tubingæ, 1564, in 8⁰.

— WOLPH. Catalogus veterum et recentium scriptorum in... opera. Sangalli, 1584. in 8⁰. (Ch.)

— ULMUS... Hippocrates medicus... Bononiæ, 1603, in 4⁰.

— STEPHANUS. Theologia Hippocratis. Venetiis, 1638, in 4⁰.

— PAULLI. Oratio, cur sicut inter plastas Phidias, inter pictores Apelles, ita inter medicos Hippocrates celebretur, nemove hac ætate similis ei existat? Hafniæ, 1644, in 8⁰. (Ch.)

— LANGWEDELIUS. Defensio Hippocratis contra ejus obtrectatores. Lugduni Batavorum, 1647, in 12.

— VAN DER LINDEN. Oratio de pietate Hippocratea. Lugduni Batavorum, 1652, in 4⁰. (Ro.)

— SCHMID. Theologia Hippocratis. Helmstadii, 1691, in 4⁰. (Ro.)

Autre éd. 1714.

— BOERHAAVE. Oratio de commendando studio Hippocratico, habita cum publicum institutiones medicas prælegendi munus in Academia lugduno-batava inchoaret... Lugduni Batavorum, 1701, in 4⁰.

3a ed. 1721.

— GOELICKE. Oratio inauguralis qua Hippocrates ab atheismi crimine nuper ipsi imputato absolvitur. Halæ, 1713, in 4⁰.

Contre Gundling.

— Defensio pro Hippocrate entheo opposita declarationi sententiæ de atheismo... Nic.-Hier. Gundling denuo suscepta. Duisburgi, 1714, in 4⁰. (Ch.)

— TRILLER. Hippocrates atheismi falso accusatus contra N.-H. Gundlingium. Rudolstadii, 1719, in 8⁰. (Ch.)

Hippocrate. ETTMUELLER. Diligentiam... continuandam commendat... Lipsiæ, 1719, in 4⁰.

— GOLDNER. De medicinæ origine et medicorum principe... Geræ, 1721, in fol. (Ch.)

— BUSSIUS. Hippocrates barbaris operam negantem... sistunt præses M.-J.-Ch. Rabe... et respondens Bussius. Lipsiæ, 1722, in 4⁰.

— WASSE. Dissertatio de variis... editionibus. Londini, 1722, in 4⁰. (Ro.)

— SWALMIUS. Oratio de... Delphis, 1734, in 4⁰. (Ro.)

— MONCHY (de). Oratio in laudem... Goudæ, 1735, in 4⁰. (Ro.)

— OSTENS. Oratio de laudibus... Amstelodami, 1737, in 4⁰. (N. M.)

— GESNER (C.-P.). De divino Hippocratis, præside... G.-G. Richtero... Gottingæ, 1739, in 4⁰.

— SORANUS. Vita... (t. XII, p. 675 de Fabricius, Bibliotheca græca... Hamburgi, 1740.)

— STENTZEL (C.-G). Hippocratem fuci non mali male accusatum defendit... Vitembergæ, (1745,) in 4⁰.

— BALDINGER. De lectione Hippocratis medicis valde necessaria, admonitio ad auditores... Ienæ, 1768, in 4⁰.

— FISCHER (J.-H.). De... ejusque scriptis eorumque editionibus... Coburgi, 1777, in 4⁰.

— MOFFAT. A short Account of... (p. VII de The Prognostics and prorrhetics... translated from the original Greek ... London, 1788.)

— SPRENGEL. Apologie des... und seiner Grundsätze... Leipzig, 1789—1792, 2 vol. in 8⁰.

— PREU (P.-S.-C.). Dissertationem inauguralem de interpretibus... græcis... proponit... Altdorfii, 1795, in 8⁰.

Hippocrate. RASORI. Preteso genio d'... Milano, 1801, in 4⁰. (Ro.)

— BARTHEZ. Inauguration du buste d'... faite à l'École de médecine de Montpellier le quatre messidor an neuf.— Discours sur le génie d'... Montpellier, an IX (1801,) in 4⁰.

Autre éd. 1816, sous le titre de „Discours sur le génie d'..."

— BOULET. Dubitationes de... vita, patria, genealogia, forsan mythologicis et de quibusdam ejus libris multo antiquioribus quam vulgo creditur. Dissertatio medico-historica... præside Petro Sue... Parisiis, an XII, in 4⁰.

Thèse No. 153.

— MARIE-SAINT-URSIN. Réfutation de la thèse de J.-B.-J. Boulet... (Annales de la Société de médecine de Montpellier, IV, 2.)

— LEGALLOIS. Recherches chronologiques sur... Paris, 1804, in 8⁰.

— MOREAU, de la Sarthe. Notice sur... Paris, 1810, in 12. (Ro.)

— WENDELSTADT. Apologie des... gegen einen Ungenannten. (Medicin. chirurg. Zeitung, 1813, No. 97.) (Ro.)

— MERCY. Mémoire sur les traductions d'... Paris, 1820, in 8⁰.

— HOUDART. Quelques Réflexions sur... Paris, 1821, in 4⁰.

— MONTESANTO. Paragone d'... con Socrate. Discorso letto all' Accademia di Padova il dì 13 dicembre 1821. Padova, 1822, in 8⁰. (Ch.)

— WÜLFKE. Commentatio inauguralis exhibens brevem de... Hippocrateisque monimentis disquisitionem... Kiliæ, 1823, in 4⁰.

— BOISSEAU. Notice historique et critique sur la vie, les écrits et la doctrine d'... Paris, 1823, in 8⁰. (O.)

Tiré à très-petit nombre.

Hippocrate. DES-ALLEURS fils. Du Génie d'... et de son influence sur l'art de guérir; ouvrage auquel la Société royale académique des sciences de Paris a décerné une médaille d'encouragement ... Paris, 1824, in 8⁰.

— DORNIER. Notice sur la vie et les actions d'... envisagées sous un point de vue philosophique et moral; suivies d'une Dissertation sur les œuvres attribuées à ce grand homme. Paris, 1827, in 8⁰.

— TIXIER. Considérations générales sur les œuvres d'... suivies de quelques propositions extraites de cet auteur; Thèse... Paris, 1830, in 4⁰.

— COMMANDEUR. Specimen inaugurale medicum de... veræ medicinæ instauratore, optimo naturæ observatore, rite colendo... præside C.-G.-C. Reinwardt. Lugduni Batavorum, 1832, in 8⁰.

— LINDENMAYER. Hippocrates homo, philosophus, medicus; dissertatio inauguralis. Pesthi, 1832, in 8⁰. (Ro.)

— OETTINGER ... Vita, philosophia et ars medica. Dissertatio inauguralis historico-medica... Berolini, 1835, in 8⁰.

— WOERL. Magni ... Vita et scripta. Adjecta sunt Hippocratis jusjurandum et Asclepiadarum præcepta de sanitate conservanda. Dissertatio inauguralis. Friburgi Brisigaviæ, 1835, in 8⁰.

— HOUDART. Études historiques et critiques sur la vie et la doctrine d'... et sur l'état de la médecine avant lui... Paris, 1836, in 8⁰.

Autres éd. 1840, 1851, 1852.
Les deux dernières ont pour titre: „Examen critique de la vie de...“

— MEIXNER. Neue Prüfung der Echtheit und Reihenfolge sämmtlicher Schriften... München, 1836—1837, 2 vol. in 8⁰.

— MARCUS. Programma de vita... Wirceburgi, 1838, in 8⁰. (Ro.)

Hippocrate. LITTRÉ. Vie d'... (t. I, p. 27 de Œuvres complètes. Traduction nouvelle. Paris, 1839—1861.)

— PETERSEN. Zeit und Lebens-Verhältnisse des... (Philologus, 1840, VI, 210.)

— HENSCHEL. Hippocrates. (Hæser, Archiv für die ges. Medicin, 1841, I, 1.)

— DOUBLE. Parallèle entre Hippocrate et Galien. (Gazette médicale de Paris, 1841, IX, 817.)

— THIBEAUD. Hippocrate accusé d'avoir provoqué l'avortement d'une courtisane grecque. (Journal de médecine de la Société de la Loire inférieure, 1844.)

— SCHNEIDER. Hippocrates und Artaxerces. (Henschel, Janus, 1846, I, Heft 1, p. 85.) (Ro.)

— LANDSBERG. Hippocrates ein Homöopath, historisch - medicinische Skizze. (Walther und Ammon, Journal für Chirurgie, 1846, V.)

— KÜHNHOLTZ. Du Buste d'... en bronze antique de la Faculté de médecine de Montpellier, et de son inscription: „Olim Cous, nunc Monspeliensis Hippocrates“... Montpellier, 1849, in 8⁰.

— (Notice sur...) (Avec The Genuine Works... published by the Sydenham Society. London, 1848—1849.)

— PARIS. La Légende d'Hippocras. (Assemblée nationale du 30 avril 1850.)

— Les Portraits d'... (Gazette hebdomadaire de médecine, 1855.)

— DAREMBERG. Notice sur... (p. IX de Œuvres choisies d'... 2e édition, Paris, 1855.)

— BENEZET DE GENERARGUES. Hippocrate, sa vie et ses successeurs. Thèse No. 17. Montpellier, 1856, in 4⁰.

— BRIAU. Découverte du tombeau d'... (Gazette hebdomadaire de médecine, 1857, IV, 677; 1858, V, 148.)

Hippocrate. Latour (Amédée). Le Tombeau d'... (Union médicale, 1857, XI, 507.)

— Pétrequin. Études médicales, historiques et critiques sur les médecins de l'antiquité et en particulier sur Hippocrate, Galien... Paris, 1858, in 8⁰.

— Figuier. (p. 171 de Vies des savants illustres. Antiquité. Paris, 1866.)

Hirschel (Leon-Elias). Mendel. Dem Andenken... gewidmet. Berlin, 1773, in 4⁰. (O.)

Hirtz. Exposé des titres scientifiques du Dr... à l'appui de sa candidature pour la chaire de clinique et de pathologie... vacante à la Faculté de médecine de Strasbourg. Strasbourg, (1861,) in 4⁰.

Hirzel (Hans-Caspar). Hirzel (Salomon). Denkmal der Liebe und Freundschaft seinem verewigten Bruder... und seinen beiden Freunden Ulrich und Schinz geweiht. Zürich, 1804, in 8⁰. (O.)

— Wirz. Leben... Zürich, 1818, in 4⁰. (O.)

Hoefer. Énumération des travaux de... Paris, (1852,) in 4⁰.

Hoffmann (Friedrich). Schulze. Vita... (Avec Opera omnia... Genevæ, 1740.)

— Nachricht vom ruhmwürdigen Leben... Halle, 1743, in fol. (H.)

— Gasser. Vita... Hallæ, 1743, in fol. (H.)

— Concio funebris in... Hallæ, 1743, in fol. (H.)

— Lasègue. Conférence sur... (p. 33 de Faculté de médecine de Paris. Conférences historiques. Paris, 1866.)

Hoffmann (Jean-Maurice). Niceron. (t. XVI, p. 350 de Mémoires, 1727.)

Hoffmann (Maurice). (Omeis.) Memoria... Altorfii, 1699, in fol. Avec portrait. (O.)

— Niceron. (t. XVI, p. 340 de Mémoires, 1727.)

— Kornhardt. Nachricht von... Berlin, 1737, in 4⁰. (O.)

Hofmann (Daniel). Programma funebre in memoriam... Tubingæ, 1752, in 4⁰. (O.)

Hofmann (Gaspard). Bruno. Oratio de vita, moribus et scriptis... Curiæ Variscæ, 1661, in 12.

Autres éd. Lipsiæ, 1664 et 1672. (O.)

— Gerlach. Epistola de vita... Mulhusii, 1736, in 4⁰. (O.)

— Gruner... Natales et vita... Ienæ, 1780, in 4⁰.

Homolle. Notice sur... Paris, (1846,) in 8⁰. (Archives des hommes du jour.)

Hooke (Robert). Waller. The Life of... (Avec Posthumous Works... London, 1705.) (W.)

Hope (James). A Sketch of the character of... with brief preliminary notices of his life. (British and foreign medico-chir. Review, 1841, XII, 286.)

— Hope (Mrs.). Memoir of... edited by Klein Grant... London, 1842, in 8⁰. (B. R.)

3rd. ed. 1844.

— Williams. A brief Account of... facts in reply to statements in the memoir of... London, 1842, in 8⁰. (B. R.)

Hope (John). Duncan. Account of the life, writings and character of... Edinburgh, 1789, in 8⁰. (O.)

Horn (Ernest). Henschel. Viro perillustri... doctoratus in medicina et chirurgia impetrati diem semi-sæcularem ... gratulatur ordo medicorum Universitatis litterarum vratislaviensis... (Vratislaviæ, 1747,) in 4⁰.

Horn (Michael-Heinrich). (Feller.) Programma ad... exequias. Lipsiæ, 1681, in 4°. (O.)

Horst (Grégoire). Dieterich. Oratio funebris... Ulmæ, 1636, in 4°. (O.)

Horst fils (Grégoire). Eberken. Leichpredigt bey dem Tode... Ulm, 1661, in 4°. (O.)

Horteloup. (Notice sur...) Paris, (1847,) in 8°. (Archives des hommes du jour.)

Hosack (David). Obituary of... (British and foreign medico-chirurgical Review, 1836, II, 306.)

Hourmann (Joachim). Menière. Éloge funèbre de... Paris, (1842,) in 8°. (Compte rendu des travaux de la Société de médecine du XIIe arr.)

Houstet (François). Louis. Éloge de... avril 1784. (p. 306 de Éloges lus dans les séances publiques de l'Académie de chirurgie, publiés par Dubois, d'Amiens. Paris, 1859.)

Hoven (Friedrich-Wilhelm von). ...Biographie. Von ihm selbst geschrieben und wenige Tage vor seinem Tode noch beendigt, herausgegeben von einem seiner Freunde und Verehrer (Dr. Merkel). Mit Titelkpf. und ein. Anh. v. 18 Briefen Friedr. Schillers. Nürnberg, 1840, in 8°. Avec portrait. (E.)

Howard (John). Nierstraz. Dichstuk door... Leeuwarden, 1822, in 8°. (R.)

Hoylarts (Joseph-Pierre-Benoit). Broeckx. Notice sur... Anvers, 1864, in 8°. Avec portrait. (Annales de la Société de médecine d'Anvers.)

Huarte (Jean). Réveillé-Parise. Du Médecin Jean Huarte et de Jourdain Guibelet. (Gazette médicale de Paris, 1842, X, 1.)

Hucher (Jean). Astruc. (p. 245 de Mémoires pour servir à l'histoire de la Faculté de médecine de Montpellier, 1767.)

Hufeland (Christian-Wilhelm von). Sachs. C.-W. Hufeland. Rückblicke auf 70jähriges Leben und Wirken... Berlin, 1832, in 8°. (O.)

— ... Stammbuch, enthaltend 3200 Fac-Similia, welche im Jahre 1833 bei Gelegenheit des Hufeland'schen Jubiläums die ihm gratulirenden Prinzen, Staatsmänner, Professoren, Aerzte... gezeichnet haben. Berlin, 1834, in fol. (Ch.)

— Stourdza... Esquisse de sa vie et de sa mort chrétiennes. Berlin, 1837, in 8°. (O.)

— Augustin... Leben und Wirken für Wissenschaft, Staat und Menschheit ... Potsdam, 1837, in 8°. Avec portrait.

— Notice sur... (Gazette médicale de Paris, 1837, V, 529.)

— Eine Selbstbiographie, mitgetheilt von Dr. Goeschen. Berlin, 1863, in 8°. (C. J.)

Huguier. Exposition des titres de... à la place vacante à l'Académie... de médecine... (Paris, 1846,) in 8°.

— Exposé des titres de... à la place vacante à la Faculté de médecine de Paris. Paris, (1854,) in 4°.

— Exposé des titres de... à la place vacante à l'Académie des sciences... section de médecine... Paris, 1867, in 4°.

Hullin (Prosper). Titres du Dr... à la place de membre correspondant de l'Académie... de médecine. Paris, (1845,) in 4°.

Hunauld (Franç.-Joseph). Dortous de Mairan. (p. 235 de Éloges de l'Académie des sciences, 1747.)

Hunczowsky (Johann). Schmidt. Rede zum Andenken des... Professors ... Wien, 1798, in 4°. (O.)

Hundt. Platner... De... tabularum anatomicarum ut videtur, autore disserit. (Lipsiæ, 1734,) in 4°.

Hunt (Thomas). HUNT (J.). Notice of the life of... (Avec Hunt [J.]. A Treatise on the cure of Stammering... Second edition. London, 1856.) (B. R.)

Hunter (John). ARNAUD. Vie de... (t. 1, p. XIII de Mémoires de chirurgie. Londres, 1768.)

— HOME. An Account of the life of ... (Avec A Treatise of the blood, inflammation and gunshot wounds... London, 1794.) (W.)

— FOOT. The Life of... London, 1794, in 8°. (R.)

— ADAMS. Memoirs of the life and doctrines of... London, 1817, in 8°. (B. B.)

2nd ed. 1818.

— OTTLEY. The Life of... (t. I, p. 1, de The Works, edited by Palmer. London, 1835.)

— BRODIE. The Hunterian Oration ... London, 1837, in 8°. (B. R.)

Vies de Jean Hunter, de W. Cullen et de William Hunter.

— TRAVERS. The Hunterian Oration ... London, 1838, in 4°. (B. R.)

— RICHELOT. Notice sur... (Avec Œuvres complètes, traduites de l'anglais. Paris, 1839—1842.)

— TESSIER. Études sur les doctrines de... Paris, 1842, in 8°. (Examinateur médical.)

— RIDGE. Observations on the life, disease and death of... London, 1855, in 8°. (B. R.)

Hunter (William). SIMMONS. An Account of the life and writings of... London, 1783, in 8°.

— VICQ D'AZYR. (4e cahier, p. 136 de Suite des Éloges, 1780—1798.)

— (Notice sur...) (Lives of British physicians. London, 1830.)

— BRODIE. The Hunterian Oration ... London, 1837, in 8°. (B. R.)

Vies de Jean Hunter, de W. Cullen et de W. Hunter.

Hunter (William). W. Hunter et son école. (Union médicale, 1848, II, 495, 499 et 537.)

Signé F. A.

Hurnisch (Johanna-Doroth.). SILLIG. Bericht über die Wundärztin... Leipzig, 1817, in 8°. (O.)

Hurteaux. Notice sur... (Paris, s. d.,) in 8°. (Archives des hommes du jour.)

Hussenot. Chardons nancéiens ou Prodrome d'un catalogue des plantes de la Lorraine. 1er fascicule... Nancy, 1835, in 8°.

Autre éd. 1836.

Husson (Henri-Marie). BRICHETEAU. Notice sur... Paris, 1853, in 8°. (Gazette des hôpitaux.)

— ROUSSEAU. Notice sur... Paris, 1854, in 8°. (Annuaire de la Société philanthropique.)

Hutin (F.). Candidature à l'Académie ... de médecine. Titres de... Paris, (1850,) in 4°.

Autre éd. 1856.

Hutten (Ulric de). NICERON. (t. XV, p. 244 de Mémoires, 1727.)

— POTTON. Notice sur... (p. XXIII de Livre... sur la maladie française... Lyon, 1865.)

Huxham (J.). (Notice sur...) (Lives of British physicians. London, 1830.)

Huzard (J.-B.). SILVESTRE. Institut ... de France. Discours... Paris, (1838,) in 4°.

— — Notice biographique lue... lors de l'inhumation de... (Paris, 1838,) in 8°.

— — Société... d'agriculture. Notice biographique sur... Paris, (s. d.,) in 8°.

— Notice biographique sur... Paris, 1839, in 8°. (Annales de l'agriculture française.)

Huzard (J.-B.). SILVESTRE, MERAT et RENAULT. Notices biographiques sur ... Paris, 1839, in 8⁰.

— RAINARD. Éloge de... lu à l'École vétérinaire de Lyon. Lyon, 1839, in 8⁰.

— PARISET. Éloge de... prononcé à l'Académie... de médecine... Paris, 1842, in 8⁰.

Hwitfeld (Bernhardus). UNGE. Pia Memoria... commendata. Linköping, 1830, in 4⁰. (C.)

Ibn - Schaprout (Abou - Jousouf - Hasdaï). LUZZATTO. Notice sur... Paris, 1852, in 8⁰. (O.)

Ibrelisle(Maximilien-Joseph). WARIN. Notice nécrologique sur... Metz, 1865, in 8⁰. (Exposé des travaux de la Société des sciences médicales de la Moselle.)

— MAY. Éloge funèbre de... Metz, 1865, in 8⁰.

— SCOUTETTEN. Notice biographique sur... Metz, 1866, in 8⁰.

Imbert (Fleury). Notice nécrologique sur... Lyon, (1851,) in 8⁰.

— DUCHÊNE, de Givors. Le Dr... et ses théories médico-philosophiques. Lyon, 1853, in 8⁰. (O.)

— CANDY. Éloge historique de... Lyon, 1853, in 8⁰. (O.)

Imbert-Gourbeyre. Titres et travaux scientifiques du Dr... à l'appui de sa candidature à la chaire vacante de thérapeutique de Montpellier. Clermont-Ferrand, 1863, in 8⁰.

Ingenhousz. GARTHSHORE. Biographical Account of... (Thomson's Ann. philos., 1817, X, 161.) (W.)

Isalberti (Luigi). BRAGA. Elogio del Dre... Casalmaggiore, 1843, in 4⁰. (O.)

Isenflamm (Jacob-Friedreich). HARLES. Memoria... Erlangæ, 1793, in 4⁰. (O.)

Itard (Jean-Marc-Gaspard). BOUSQUET. Éloge historique de... (Gazette médicale de Paris, 1839, VII, 801.)

Ittig (Johann). (RAPPOLT.) Programma academicum in... funere. Lipsiæ, 1676, in 4⁰. (O.)

Izarié. Notice sur... (Paris, s. d.,) in 8⁰. (Archives des hommes du jour.)

Jacchæus (Gilbertus). VORSTIUS. Oratio funebris in obitum... Accesserunt variorum epicedia. Lugduni Batavorum, 1628, in 4⁰.

Jaccoud. Notice sur les titres et travaux scientifiques de... Paris, 1866, in 4⁰.

Jackson (Charles-T.). LORD. Défense des droits du Dr... à la découverte de l'éthérisation, suivie des pièces justificatives qui réfutent les réclamations de M. W.-T.-G. Morton... Paris, 1848, in 8⁰.

Jackson junior (James). JACKSON (James). A Memoir of... with extracts from his lettres to his father and medical cases collected by him... Boston, 1835, in 8⁰. (B. R.)

Jackson (Robert). BARNES. Biographical Sketch of... (Transactions of the provincial medical and surgical Association, 1835, III, 405.)

— A Memoir of the life and services of... (Avec A View of the formation, discipline and economy of armies. London, 1854.) (B. B.)

Jacob (Claude). Notice sur... (Recueil de mémoires de médecine militaire, 1841, L. 385.)

Jacobæus (Oliger). NICERON. (t. I, p. 387 de Mémoires, 1727.)

Jacobs (Jean-Corneille). D'AVOINE. Notice sur... Malines, 1850, in 8⁰.

Jacquemet. Candidature à la chaire de physiologie. Exposé des travaux et des titres scientifiques du Dr... Montpellier, 1860, in 4⁰.

Jacquemier. Exposé sommaire des titres scientifiques de... à l'appui de sa candidature à l'Académie... de médecine... Paris, 1860, in 4⁰.

Jacques (Frère). Voyez **Baulieu.**

Jacques (Jean). ASTRUC. (p. 191 de Mémoires pour servir à l'histoire de la Faculté de médecine de Montpellier, 1767.)

Jacques (Pierre). Notice nécrologique sur... Batignolles, 1847, in 8⁰. (Bulletin de la Société médico-pratique.)

Jaoquier (Nicolas). SOCARD. Nécrologie. Obsèques de... Troyes, 1859, in 8⁰.

Jadioux. Notice sur... (Paris, s. d.,) in 8⁰. (Archives des hommes du jour.)

James (Constantin). Travaux scientifiques du Dr... Paris, (1856,) in 4⁰.

Jamin (J.). Notice sur les travaux scientifiques de... Paris, 1850, in 4⁰.

Autre éd. 1859.

Jan de La Gillardaie. MAURICET. Un Mot sur... Vannes, 1864, in 8⁰.

Janforti. Voyez **Fortis.**

Janin (Hubert-François). AMEUILLE. Notice biographique sur... lue à la Société médico-pratique. Paris, (1866,) in 8⁰. (Union médicale.)

Janin de Combe-Blanche (Jean). DELANDINE. Discours prononcé... sur la tombe de... Lyon, 1811, in 8⁰. (O.)

— POINTE. Éloge de... Lyon, 1825, in 8⁰.

— PELADAN. Lettres inédites de souverains et de personnages éminents du XVIIIe siècle écrites à... avec des réflexions... Paris, 1858, in 8⁰.

Janson. DIDAY (P.). Banquet offert par la Société impériale de médecine de Lyon à ses anciens présidents MM. les Drs. Janson et Pétrequin. Lyon, (1862,) in 8⁰. (Gazette médicale de Lyon.)

Janua (Anselmus de). Voyez **La Porte** (de).

Jaume Saint-Hilaire. M. le Dr... (Paris, 1847,) in 8⁰. (Archives des hommes du jour.)

Jaumes (F.-A.). DUPRÉ. Funérailles de... Discours... Montpellier, 1868, in 8⁰. (Montpellier médical.)

— FONSSAGRIVES. Notice biographique sur... Montpellier, (1869,) in 8⁰. (Mémoires de l'Académie de Montpellier.)

Réimprimée avec „Traité de pathologie et de thérapeutique générales". Paris, 1869.

Javal (Émile). CALLOCH. Notice sur les travaux de... Nantes, (1869,) in 8⁰. (Journal de médecine de l'Ouest.)

Jeandet (J.-P.-Abel). Notice sur... Amiens, (1863,) in 12. (Biographie et dictionnaire des littérateurs français contemporains.)

Jeannel (J.). Titres, services et travaux scientifiques de... Paris, 1870, in 4⁰.

Jeanroy (Dieudonné). NACQUART. Discours prononcé sur la tombe de... (Journal général de médecine, LV, 423.)

— LOUYER-VILLERMAY. Discours prononcé sur la tombe de... (ibidem, 427.)

— CHOMEL. Notice biographique sur... (Leroux, Journal de médecine, XXXV, 276.)

Jebb (John). DISNEY. Memoirs of the life of... (Avec The whole Works. London, 1787.) (W.)

Jeitteles (Jonas). JEITTELES (Ignaz). Biographische Skizze des Dr... Prag, 1806, in 8⁰. (O.)

Jenin de Montègre. Voyez **Montègre.**

Jenner (Edward). LETTSOM. Memoir of... (S. l. n. d.,) in 8⁰.

— — Éloge de... traduit par J. Duffour... Paris, 1811, in 8⁰.

Jenner (Edward). WALOP. Hulde aan... Rotterdam, 1812, in 8⁰. (O.)

— FOSBROOKE. Biographical Memoirs of... (Avec Berkeley Manuscripts. London, 1821.) (B. D.)

— VAN DER BREGGEN-CORUZ. Festviering ter Huldigung van... Amsterdam, 1823, in 8⁰. (O.)

— VALENTIN. Notice historique sur... suivie de Notes relatives à sa découverte de la vaccine... Nancy, 1823, in 8⁰.

2e éd. 1824.

— DUPAU. Notice historique sur... Paris, 1824, in 8⁰. Avec portrait. (Revue encyclopédique.)

— BARON. The Life of... with illustrations of his doctrines and selections from his correspondance. London, 1827—1838, 2 vol. in 8⁰. (B. B.)

— CHOULANT. E. Jenner. Biographie und Charakteristik. Leipzig, 1829, in 8⁰. (Ch.)

— BOUSQUET. Éloge de... Paris, (1847,) in 4⁰. (Mémoires de l'Académie de médecine.)

— MUNARET. Iconautographie de... Paris, 1860, in 8⁰.

— LORAIN. Conférence sur... (p. 339 de Faculté de médecine de Paris. Conférences historiques. Paris, 1866.)

Jennings (Egerton - Allcock). CONOLLY. Biographical Memoir of... (Transactions of the provincial medical and surgical Association, 1836, IV, 552.)

Jobert, de Lamballe (Antoine-Jos.). Titres de... pour la place vacante dans la section de pathologie externe à l'Académie... de médecine... Paris, (s. d.,) in 4⁰.

— Titres de... Paris, (s. d.,) in 4⁰.

— DUBOIS. Jobert, de Lamballe. Paris, (1843,) in 8⁰.

Jobert, de Lamballe (Antoine-Jos.). Notice analytique des travaux de... Batignolles, 1845, in 4⁰.

— Exposé des titres et notice sur les travaux de... Paris, 1854, in 4⁰.

Autre éd. 1855.

— Exposé des titres et des travaux de... à l'appui de sa candidature à l'Académie des sciences... Paris, 1856, in 4⁰.

— CLOQUET. Institut... de France... Discours... pour les funérailles de... Paris, (1867,) in 4⁰.

— Obsèques de... (Union médicale, 1867, II, 175, 188 et 205.)

Discours de MM. Conneau, Gosselin, Arnal et Legouest.

— RICHET. Faculté de médecine de Paris... Éloge de... Paris, (1868,) in 8⁰.

— RIBELL. Éloge de... prononcé à la séance d'inauguration de la Société des sciences médicales de Toulouse... Toulouse, 1869, in 8⁰.

Jobit (P.). BURGUET. Notice sur... (Société de médecine de Bordeaux, 1840, 54.)

Joffre (Henri). DU BOYS. Notice biographique sur... Grenoble, (1860,) in 8⁰. (Bulletin de l'Académie delphinale.)

Johannes de Cuba. STRICKER. Ueber... (Henschel, Janus, I, 779.) (Ro.)

Jolly (Paul). Notice sur... (Paris, 1846,) in 8⁰. (Archives des hommes du jour.)

Jonquet (Jean-Antoine). BACQUÉ. Notice historique sur... Bordeaux, 1806, in 8⁰.

Jonston (Johann). THOMAS. Lampas perenne lucida: Leichrede auf... Brieg, 1675, in fol. (O.)

— NICERON. (t. XLI, p. 269 de Mémoires, 1727.)

Josnet (Pierre). DE SAULX. (Épitaphe en latin.) (Remis, 1766,) in 4°.

— (Traduction de l'épitaphe précédente.) (Paris, s. d.,) in fol.

Josse (Pierre). NACHET. Notice historique sur la vie et les travaux de... Paris, an IX, in 8°.

Joubert (Laurent). ASTRUC. (p. 243 de Mémoires pour servir à l'histoire de la Faculté de médecine de Montpellier, 1767.)

— VICQ D'AZYR. (6me cahier, p. 111 de Suite des Éloges, 1780—1798.)

— AMOREUX. Notice historique et bibliographique de... Montpellier, 1814, in 8°. Avec portrait.

— BROUSSONNET. Notice sur... Montpellier, (s. d.,) in 8°. Avec portrait. (O.)

Joulin. Notice sur les travaux et titres scientifiques du Dr... Paris, (1866,) in 8°.

Jourdain (Ans.-Louis-Bern.-Brechillet). DUVAL. Notice historique sur la vie et les ouvrages de... Paris, 1816, in 8°.

— 39 jours de réclusion dans les prisons de Wilna en 1812... Bayeux, 1858, in 8°.

Jourdan (Antoine-Jacques-Louis). Notice sur... (Archives générales de médecine, 1848, XVI, 279.)

— BÉGIN. Notice sur... (Union médicale, 1848, II, 33.)

— GIRARDIN. Notice sur... (Précis analytique des travaux de l'Académie de Rouen, 1849, LI, 48.)

Joux (Charles-Amédée). DESBŒUF. Notice biographique sur... Coulommiers, (1863,) in 8°.

Joyeux (Jules). HIRTZ. Notice nécrologique sur... Strasbourg, 1857, in 16. (Gazette médicale de Strasbourg.)

Judel (René-François). BEUNAICHE DE LA CORBIÈRE. Éloge funèbre de... Paris, 1828, in 8°. (O.)

Juglar (Joseph). Notice sur... Paris, (s. d.,) in 8°. (Biographe.)

— Relation des obsèques de... (Paris, 1843,) in 8°.

Julia-Fontenelle (Jean-Simon-Étienne). JULIA-FONTENELLE (Henri). Notice sur... Paris, 1843, in 8°.

Jungermann (Ludwig). KOENIG. Leichenpredigt auf... Altdorf, 1653, in 4°. (O.)

— TREW. Programma in... funere ... Altorfii, 1653, in 4°. (O.)

Junius (Adriaan). NICERON. (t. VII, p. 399 de Mémoires, 1727.)

— SCHELTEMA. Diatribe in... vitam, ingenium, familiam, merita literaria. Amstelodami, 1836, in 8°. Avec portrait. (O.)

Junker (Johann). MEIER. Programma funebre in obitum... Halæ, 1759, in 4°. (O.)

Jusseraud. BAUDET-LAFARGE. Notice biographique sur... Clermont-Ferrand, 1863, in 8°.

Jussieu (Antoine-Laurent de). Notice biographique sur... (Lyon, 1800,) in 8°. Avec portrait. (Le Midi industriel et littéraire.) (O.)

— MIRBEL et CHEVREUL. Institut... de France. Funérailles de... (Paris, 1836,) in 4°.

— CRUVEILHIER. Éloge de... (p. 5 de Séance publique de la Faculté de médecine de Paris, 1836.)

— BRONGNIART. Notice historique sur... Paris, 1837, in 8°. Avec portr.

— FLOURENS. Éloge historique de... (S. l., 1838,) in 4°.

Jussieu (Bernard de). LE PREUX. Éloge de... (Paris, 1779,) in 4°.

Kadelbach (Christian - Friedrich). LEUNE. Ueber die Verdienste des... Dr... Leipzig, 1797, in 8°. (O.)

Kaehler (Märten). FAXE. Åminnelse-Tal öfver... Carlskrona, 1774, in 8°. (O.)

Kalley (Robert-Reid). Narrative of circumstances connected with the confinement of Dr... now a prisoner in the gaol of Madeira. London, 1844, in 8°. (B. B.)

— An Account of the recent persecutions in Madeira in a letter to a friend. London, 1844, in 8°. (B. B.)

Kapeler. Notice sur... Paris, (s. d.,) in 8°. (Archives des hommes du jour.)

Kaulitz (Michael). ECKHARD. Memoria... Quedlinburgi, 1667, in fol. (O.)

Kaye (John). NICERON. (t. XI, p. 12 de Mémoires, 1727.)

— (Notice sur...) (Lives of British physicians. London, 1830.)

Keppler (Louis). NICERON. (t. XXXVIII, p. 54 de Mémoires, 1727.)

Kerckhove-Varent (Joseph-Romain-Louis, vicomte de). VAN DER HEYDEN. Extrait du Nobiliaire de Belgique... contenant la biographie du Vte... Anvers, 1853, in 8°. (O.)

Kern (Vincenz Ritter von). LEWINSKY ... Eine Festrede gehalten zur Jahresfeier der wissenschaftlichen Thätigkeit des Doctorcollegiums der medicinischen Facultät... Wien, 1863, in 4°. (C. J.)

Kesteloot (Jacques - Louis). SNELLAERT. Notice sur... Bruxelles, 1852, in 12. Avec portrait. (O.)

Key (Charles-Aston). Notice sur... (Archives générales de médecine, 1849, XXI, 121.)

— The late... (British and foreign medico-chirurgical Review, 1849, IV, 572.)

Kienmann (Hermann - Nicolaus). OVERBECK. Memoria... Lubecæ, 1770, in fol. (O.)

Kiesling. (Johann). LEHMANN. Leichenpredigt auf... Dresden, 1654, in 4°. (O.)

Kircher (Athanase). NICERON. (t. XXVII, p. 189 de Mémoires, 1727.)

Kirchhof (Johann - Gottfried). GREGORIUS. Lebensgeschichte des Herrn... Laubanii, 1771, in 8°. (O.)

Kirsten (George). NICERON. (t. XLI, p. 179 de Mémoires, 1727.)

Kirsten (Johann - Jacob). (NAGEL.) Programma funebre... Altorfii, 1765, in fol. (O.)

Kirsten (Michael). PLACCIUS. Corona gymnastica in funus... Hamburgi, 1678, in 4°. (O.)

Kirsten (Peter). LOCCENIUS. Oratio funebris in obitum... Upsaliæ, 1640, in 4°. (O.)

— NICERON. (t. XLI, p. 172 de Mémoires, 1727.)

Kitalbel (Paul). HALICZKY. Memoria ... e sepulcro in lucem revocata. Budæ, 1826, in 4°. (O.)

Klingberg (Heinrich-Matthias-Wilh.). SCHOENBERG. Necrolog of... Kjoebenhaw, 1835, in 8°.

Klosner (Cosmas - Damian). LEVELING. Memoria... Ingolstadii, 1794, in 4°. (O.)

Kluyskens (Joseph-François). GUISLAIN. Mort du professeur... Gand, 1843, in 8°. Avec portrait. (O.)

— VERBEECK. Notice biographique sur... Bruxelles, 1844, in 8°. (O.)

Knips Macoppe (Alessandro). SCANAGATHUS. Commentariolum de... Patavii, 1745, in 4°. Avec portrait. (O.)

Koch (Christian - Martin). CLARUS. Memoria... Lipsiæ, 1837, in 8°. (E.)

Koch (Wilhelm - Daniel - Joseph). DOEDERLEIN. Worte am Grabe des Herrn... Erlangen, 1849, in 4°. (O.)

Koelpin (Alexander). KOELPIN (Alexander). Leben und Character des... Dr... Kopenhagen, 1810, in 8°. (O.)

Koestlin (Carl-Heinrich). DRUECK. Programma in obitum... Tubingæ, 1783, in 4°. (O.)

Koninck (Henri-Guillaume-Marie de). BROECKX. Notice sur le Dr... Anvers, 1867, in 8°. (Annales de la Société de médecine d'Anvers.)

Kordenbusch von Buschenau (Georg-Friedrich). BIRKNER. Opfer der Freundschaft dem Andenken... Nürnberg, 1802, in 4°. (O.)

Kreysig (Friedrich-Ludwig). Obituary of... (British and foreign medico-chirurgical Review, 1840, IX, 293.)

Krombholtz (Vincenz-Julius, Edler von). BOLZANO. Dr... nach seinem Leben und Wirken geschildert. Prag, 1845, in 4°. Avec portrait. (O.)

Krueger (Johann-Gottlob). WERNSDORF. Memoria... Wittebergæ, 1759, in 4°. (O.)

Krukenberg (Peter). BARRIÈS... Biographische Skizze und Charakteristik seiner Lehrthätigkeit. Halle, 1866, in 8°. (C. J.)

Kuechler (Johann-Caspar). KAPP. Programma academicum in... Lipsiæ, 1746, in fol. (O.)

Kulas (David-Samuel). GUDE. Wohlverdientes Denkmal... Goerlitz, 1744, in 4°. (O.)

Labarraque (A.-G.). Souvenirs... Paris, (1851,) in 8°.

— CHEVALLIER. Notice biographique sur... Paris, (1851,) in 4°. (Bulletin de la Société d'encouragement.)

Labbé (Léon). Notice sur les titres et travaux scientifiques du Dr... Paris, 1867, in 4°.

La Berge (Alexandre-Louis de). Notice nécrologique sur... (Paris, s. d.,) in 8°. (Archives des hommes du jour.)

Laborie (Jean - Baptiste - Pierre). PIERQUIN DE GEMBLOUX. Notice nécrologique sur... Montpellier, 1823, in 8°. (O.)

Laborie (Louis - Guillaume). JOSSE. Notice historique sur la vie et les travaux de... (Paris,) an VIII, in 8°.

Laborie (Pierre). Notice sur... (Paris, 1845,) in 8°. (Archives des hommes du jour.)

— Titres de... à la place déclarée vacante à l'Académie... de médecine. Paris, (1860,) in 4°.

Laboulbène (A.). Candidature à la chaire de thérapeutique de la Faculté de médecine de Montpellier. Notice sur les travaux du Dr... Paris, (1863,) in 4°.

— Notice sur les titres et travaux scientifiques du Dr... Paris, 1866, in 4°.

Labric (Aristide). VIGLA. Discours prononcé... au nom de la Société médicale des hôpitaux de Paris, sur la tombe de... Paris, (1859,) in 8°.

Lacassin (Alphonse). NAUDIN. Discours prononcé sur la tombe de... (Bulletin de la Société de médecine de Toulouse, 1864, 139.)

Lacauchie (Adolphe - Euclide). Exposé des titres de... soumis à l'Académie... de médecine. Paris, (1852,) in 4°.

— SÉDILLOT. Notice nécrologique sur... (Gazette médicale de Strasbourg, 1853, XIII, 294.)

Lachapelle (Marie - Louise Dugès, dame). CHAUSSIER. Notice historique sur la vie et les écrits de... Paris, 1823, in 8°.

Lacroix (Félix - Marie). Notice nécrologique sur... Paris, (1858,) in 8°.

Lacroix (Louis-Éd.). Notice sur... Paris, (s. d.,) in 8°. (Archives des hommes du jour.)

Laennec (René-Théoph.-Hyacinthe). BAYLE. Notice sur... Paris, 1826, in 8°. (O.)

— LEJUMEAU DE KERGARADEC. Notice sur... (Paris,) 1826, in 8°.

— PARISET. Éloge de... Paris, 1840, in 8°. (Mémoires de l'Académie de médecine.)

— BOULLAND. Notice sur... (Journal des progrès des sciences médicales, I, 284.)

— SOUDRE. Études médicales sur les travaux de... Thèse No. 108. Montpellier, 1851, in 4°.

— CHAUFFARD. Conférences historiques de la Faculté de médecine... Paris, 1865, in 8°.

— THEZAN. Étude historique, généalogique et biographique sur... Quimper, 1868, in 8°.

— LALLOUR. Notice historique sur ... Quimper, 1868, in 8°.

— KERGARADEC. Académie... de médecine. Inauguration de la statue de... à Quimper... Discours prononcé par... Paris, 1868, in 8°. (Bulletin de l'Académie de médecine.)

— BOUILLAUD. Éloge de... Discours prononcé à l'occasion de l'érection de sa statue à Quimper. Paris, 1869, in 4°.

Lætus (Jacques). GOUJET. (t. III, p. 106 de Mémoire sur le Collége de France, 1758.)

La Faye (Georges de). LOUIS. Éloge de... avril 1785. (p. 319 de Éloges lus dans les séances publiques de l'Académie de chirurgie... publiés... par Dubois, d'Amiens. Paris, 1859.)

Laferrière (Jos.-Maurice). Exposé de la conduite du Dr... à l'Hôtel-Dieu de Paris... Périgueux, (1863,) in 4°.

Lafont-Gouzi. Notice des travaux d'un médecin de province; avec une vue rétrospective de la médecine pendant les cinquante dernières années... Toulouse. 1845, in 8°.

— DUCASSE. Notice sur... (Compte rendu... de la Société de médecine... de Toulouse, 1850—1851, 115.)

Lagneau (Gustave). Titres et travaux scientifiques du Dr... Paris, (1868,) in 4°.

Lagneau (Louis-V.). BROCA. Discours prononcé sur la tombe de... Paris, (1867,) in 8°.

Lahalle (J.-B.). LESAING. Éloge historique de... Nancy, 1844, in 8°.

Lalaurie (Pierre-Maxime-Jude). SERVIÈRE. Nécrologie. Paroles prononcées à Bazas... sur la tombe du Dr... Bordeaux, 1869, in 8°. (La Gironde.)

Lallemand (Claude-François). Pièces relatives à la suspension de... dans ses fonctions de chirurgien en chef à l'hôpital St. Éloi. Metz, 1824, in 8°.

— Exposé des titres de... Paris, 1843, in 4°.

— GUBLER. Notice sur... Paris, 1854, in 8°. (Archives générales de médecine.)

— — Extrait de la Biographie universelle... (Paris, 1859,) gr. in 8°.

— BROCA. Éloge de... Paris, 1862, in 8°. (Moniteur des sciences médicales et pharmaceutiques.)

— COURTY. Éloge de... (Académie de Montpellier, mémoires de la Section de médecine, 1858—62, III, 413.)

Lallemand (Ludger). GALLARD. Notice sur... lue à la Société médicale d'émulation... (Union médicale, 1862, XIV, 510.)

Lallour (Émile-Max.-Ives-Marie). États de service et notes sur le compte de... Mâcon, (1862,) in 4°.

Autre éd. 1864.

Lalourcey. Collomb... Notice nécrologique sur... Paris, (1864,) in 8°. (Union médicale.)

Lamartinière (de). Louis. Éloge de... avril 1784. (p. 296 de Éloges lus dans les séances publiques de l'Académie de chirurgie... publiés... par Dubois, d'Amiens. Paris, 1859.)

Lamauve (Louis-César). Le Prévost. Notice biographique sur... (Précis analytique des travaux de l'Académie de Rouen, 1821, XXIII, 91.)

Lambron (E.). Titres du Dr... à la place de médecin inspecteur des eaux de Bagnères-de-Luchon. Paris, (1861,) in 4°.

Lamettrie (Julien-Offroy de). Die zu Boden gestürzte Maschine, oder glaubwürdige Nachrichten vom Leben und sonderbaren Ende des... Frankfurt und Leipzig, 1750, in 8°. (O.)

— (Frédéric II de Prusse). Éloge de... La Haye, 1752, in 8°. (O.)

Lamothe. Ducasse. Notice nécrologique sur... (Société de médecine de Toulouse. Compte rendu des travaux, 1850, 110.)

Lamothe (Vict.). Dupuch-Lapointe. Notice sur... (Société de médecine de Bordeaux, 1823, 44.)

— Capelle. Notice sur... (Académie de Bordeaux. Séance publique, 1824, 105.)

— Dubreuilh. Éloge académique de... Bordeaux, 1869, in 8°.

Lamouroux (J.-V.-F.). Éloge historique de... par un de ses élèves. Caen, 1828, in 8°.

— Lamouroux (J.-P.). Notice biographique sur... Paris, 1829, in 8°.

Lamure (François de Bourguignon Bussière de). Vicq d'Azyr. (6me cahier, p. 147 de Suite des Éloges 1780—1798.)

Lamure (François de Bourguignon Bussière de). Brun. In laudem... Oratio inauguralis. Monspelii, 1787, in 4°.

Lamy (Guillaume). Réveillé-Parise. Étude biographique sur... (Gazette médicale de Paris, 1851, VI, 497.)

Lanbiot (Pierre). Meyer. Notice sur... Bruges, 1846, in 8°. Avec portrait. (O.)

Lancisi (Giovanni-Maria). Oliva. Brevis Dissertatio de morte... Romæ, 1720, in 8°. (O.)

— Crescimbeni. Vita di... Roma, 1721, in 4°. Avec portrait. (O.)

— Niceron. (t. XII, p. 351 de Mémoires, 1727.)

Landau (Léonce). May. Éloge funèbre de... prononcé à la séance publique annuelle de la Société anatomique... (Paris, 1838,) in 4°.

Landouzy (Marc-Hector). Notice biographique sur... Paris, 1849, gr. in 8°.

— Panis. Discours prononcé aux obsèques de... (Union médicale, 1864, XXI, 445.)

Landré Beauvais (Augustin-Jacob). Peisse. (p. 167 de Les Médecins français contemporains. Paris, 1827.)

Lange (Christian). (Kromayer.) Programma academicum in... funere. Lipsiæ, 1662, in 4°. (O.)

Lange (Christian-Johann). (Cyprian.) Programma academicum ad supremum honoris officium... præstandum. Lipsiæ, 1701, in fol. (O.)

— Rivinus. Vita... (En tête de Opera. Lipsiæ, 1715.)

Lange (Johann). Hartmann. Dissertatio de... studiis botanicis. Halæ, 1774, in 4°. (O.)

Langenbeck (Conrad-Jean-Martin). Raige-Delorme. Notice sur... (Archives générales de médecine, 1851, XXV, 496.)

Langenbeck (Conrad-Jean-Martin). SAINT-MAURICE CABANY. Notice sur... Paris, 1852, in 8⁰. (Nécrologie universelle du XIXe siècle.) (O.)

Langermann (Johann - Gottfried). IDELER. Langermann und Stahl als Begründer der Seelenheilkunde dargestellt. Berlin, 1835, in 8⁰.

Langlois (C.). Exposé des travaux de... à l'appui de sa candidature à l'Académie de médecine... Paris, 1856, in 4⁰.

Langlois (Nicolas). Extrait de deux donations faites au Collége et Faculté des chirurgiens de Paris... (S. l. n. d.,) in 8⁰.

Lannes. DUCASSE. Notice nécrologique sur... (Séance publique de la Société de médecine de Toulouse, 1831, 61.)

Lanoix (Jean-Baptiste). POINTE. Notice biographique sur... Lyon, 1845, in 8⁰. (O.)

Lanzoni (Joseph). BARUFFALDUS. Vita... (Avec Opera omnia. Lausannæ, 1738.)

La Peyronie (François de). Au Roy. (Paris, 1743,) in 4⁰.

— Testament de... 18 avril 1747... (S. l. n. d.,) in 4⁰.

— Arrest de la cour de Parlement portant confirmation d'une sentence du Châtelet de Paris, qui ordonne l'exécution du testament et codicile de... 8 juillet 1748. Paris, (s. d.,) in 4⁰.

— Extrait des registres du Conseil d'État du Roy concernant la vente faite à sa Majesté de la terre et seigneurie de Marigny, léguée par feu messire de La Peyronie, au Collége des maîtres en chirurgie de Paris. Du 22 septembre 1749. — Lettres patentes portant confirmation du contrat de vente fait de la terre de Marigny. Du 30 octobre 1750. Paris, (1750,) in 4⁰.

La Peyronie (François de). RATTE. Éloge de... (S. l., 1750,) in 4⁰.

— Éloge de... (t. II, p. 32 de Mémoires de l'Académie de chirurgie.)

— FOUCHY. (t. I, p. 33 de Éloges des académiciens de l'Académie des sciences, 1761.)

— BRIOT. Éloge de... Montpellier, 1819, in 4⁰.

— — De l'Influence de... sur le lustre et les progrès de la chirurgie française. Ouvrage couronné par la Société de médecine pratique de Montpellier, dans sa séance du 1er juin 1819 ... Besançon, 1820, in 8⁰.

— BOUISSON. Des Bienfaiteurs de l'École de médecine de Montpellier. Vœu prononcé pour l'érection des statues de La Peyronie et de Barthez... Montpellier, 1858, in 8⁰.

— — Les Statues de... et de Barthez. Montpellier, 1865, in 8⁰. Avec lithogr.

La Planche. Mémoire pour le sieur... contre les maîtres et gardes du corps des marchands apothicaires et épiciers... Paris, 1764, in 4⁰.

— Mémoire pour les maîtres et gardes du corps des marchands apothicaires et épiciers et les démonstrateurs du cours de chimie... contre... Paris, 1764, in 4⁰.

— Réponse du sieur... au Mémoire pour les maîtres et gardes du corps des marchands apothicaires... Paris, 1765, in 4⁰.

— Précis pour les maîtres et gardes du corps des marchands apothicaires... contre le sieur... Paris, 1765, in 4⁰.

La Porte (Anselme de). ASTRUC. (p. 150 de Mémoires pour servir à l'histoire de la Faculté de médecine de Montpellier, 1767.)

Lapostolle. COURTILLIER. Société de médecine d'Amiens... (Notice sur...) Amiens, 1859, in 8⁰.

Laprade (Richard de). POTTON. Notice biographique sur... Lyon, 1862, in 8°.

Larber (Antonio-Niccolò-Olvaro). LARBER (Giov.). Istorica Notizia sopra la vita e le opere di... Bassano, 1825, in 8°. (O.)

L'Archevesque. Éloge de... (En tête du Catalogue de sa bibliothèque, 1749.)

L'Argentier (Jean). NICERON. (t. XXVIII, p. 118 de Mémoires, 1727.)

La Roche (Guillaume-François-Tiphaigne de). D'AMBOURNAY. Notice historique sur... (Précis analytique des travaux de l'Académie de Rouen, 1821, V, 324.)

Larrat (Matthieu). PICHAUSEL. Essai biographique sur... Bordeaux, 1817, in 8°.

Larrey (Alexis). DUCASSE. Notice historique sur... Toulouse, 1829, in 8°. (Compte rendu des travaux de la Société de médecine de Toulouse.)

Larrey (Jean-Dominique). Notice biographique sur la vie et les travaux de... Paris, 1841, in 8°. (La Renommée.)

— ST. AMOUR. Notice sur... (Paris, 1842,) in 8°. (Biographe.)

— BRESCHET et JOMARD. Institut... de France. Funérailles de... Discours... Paris, (s. d.,) in 4°.

— LÉVY. Discours prononcé sur la tombe de... au nom des professeurs du Val-de-Grâce... Paris, 1842, in 8°.

— MOIZIN. Discours prononcé... aux obsèques de... Paris, 1843, in 8°.

— PELLETAN. Discours sur la tombe de... Paris, (s. d.,) in 4°.

— PERTUS. A la Mémoire du Dr... Panégyrique en vers... Paris, (s. d.,) in 8°.

— SÉDILLOT. (Notice sur...) Strasbourg, 1843, in 12. (Gazette médicale de Strasbourg.)

Larrey (Jean-Dominique). RÉVEILLÉ-PARISE. (Notice sur...) (Paris, 1843,) in 8°. (Gazette médicale de Paris.)

— DUCASSE. Notice nécrologique sur... (Compte rendu des travaux de la Société de médecine de Toulouse, 1843, 117.)

— ST. AMOUR. Notice nécrologique sur... Calais, 1843, gr. in 8°.

— GASTÉ. Notice historique sur... Metz, 1843, in 8°.

— PARISET. Éloge de... Paris, 1845, in 8°. (Bulletin de l'Académie de médecine.)

— Compte rendu des travaux de la Commission de souscription pour le monument de... érigé au Val-de-Grâce le 8 août 1850. Paris, 1850, in 8°. Avec planches.

— LOMÉNIE. Notice sur... Paris, (s. d.,) in 18. (Galerie des Contemporains illustres.)

— LEROY-DUPRÉ. Extrait de la Biographie universelle... Paris, (s. d.,) gr. in 8°.

— — Étude sur... Paris, 1860, in 18.

— LAFFOREST. L'Inspecteur d'Académie à MM. les instituteurs. Tarbes, (s. d.,) in 8°.

Souscription pour l'érection d'une statue.

— SAVARD... Notice biographique sur... Tarbes, 1862, in 8°.

— AMBERT (le Gral. baron). Notice sur... Paris, 1863, in 18.

— GUARDIA. Notice sur... (Gazette médicale de Paris, 1864, XIX, 585.)

Larrey (Hippolyte). Exposé des titres de... Paris, (s. d.,) in 4°.

— Candidature chirurgicale à l'Académie royale de médecine... (Paris, s. d.,) in 8°.

Lasègue (Ch.). Exposé des titres et des travaux scientifiques du Dr... Paris, 1866, in 4°.

Lasfaux-St.-Omer. Discours prononcé sur la tombe de... (Paris, 1826,) in 8°.

Lassaigne (J.-L.). BOUDET. Discours prononcé sur la tombe de... Paris, 1859, in 8°. (Annales d'hygiène publique et de médecine légale.)

Lassis. A MM. les membres de l'Académie... de médecine... Paris, (1834,) in 8°.

— CHARGÉ. Notice nécrologique sur ... Marseille, 1836, in 8°.

Autre éd. 1859.

Lassone. VICQ D'AZYR. Éloge de... lu dans la séance publique de la Société royale de médecine... Paris, 1789, in 4°.

Lassus (Pierre). PELLETAN. Institut de France. Funérailles de... Paris, 1807, in 4°.

— SUE. Éloge historique de... prononcé à la séance publique de l'École de médecine de Paris... Paris, 1808, in 8°.

— VITALIS. Notice biographique sur... (Précis analytique des travaux de l'Académie de Rouen, 1808, X, 87.)

— CUVIER. Éloge historique de... (t. I, p. 345 de Recueil des éloges historiques, 1819–1827.)

Latané (Pierre). MELCHIOR. Oratio funebris in... obitum. Franequeræ, 1726, in fol. (O.)

Latour (Amédée). Académie... de médecine. Candidature pour une place de membre associé libre... Paris, 1869, in 4°.

Latour (Dominique). NAUDIN. Notice nécrologique sur... (Société de médecine de Toulouse. Compte rendu des travaux, 1858, 146.)

Laubmeyer (Johann-Christian). PISANSKI. Leben des Drs... Königsberg, 1765, in fol. (O.)

Laugier (André). ROBIQUET. Notice historique sur... (Paris, 1832,) in 8°.

Laugier (Esprit-Michel). Le vrai Patriotisme ou Services rendus à la patrie, avec les pièces authentiques qui le prouvent... Paris, 1791, in 8°.

Laugier (Stanislas). Notice sur les travaux de... Paris, (1854,) in 4°.

Autre éd. 1855.

Laumonier (Jean-Baptiste-Philippe-Nicolas-René). VIGNÉ. Éloge de... (Précis analytique des travaux de l'Académie de Rouen, 1818, XX, 111.)

Laurent (Aug.). BALZAC. Discours prononcé sur la tombe de... Versailles, 1838, in 8°.

Laurent (Jean-L.-Maurice). LE BRET. Notice biographique sur... lue à la Société de biologie. (Gazette médicale de Paris, 1855, X, 171.)

Lautard. TEMPIER. Notice historique sur... (Mémoires de l'Académie ... de Marseille, 1853—1857, 53.)

Lauth (Ernest-Alexandre). EHRMANN. Éloge historique de... Strasbourg, 1837, in 4°.

Lauth (Thomas). MASUYER. Éloge historique de... Prononcé dans une séance solennelle de la Faculté de médecine de Strasbourg... Strasbourg, 1827, in 4°.

La Vigne (Michel de). LECLERCQ. Panegyricus... Parisiis, 1614, in 8°. (O.)

La Vigne de Frécheville (Claude de). Précis de la vie de... (S. l. n. d.,) in 8°.

Tirage à part des préliminaires du Catalogue de la bibliothèque de La Vigne. — On trouve imprimé page 13 : Éloge funèbre de... par Me. Jean-Baptiste Boyer... 1758...

Lavolley. BATAILLE et DELAHAYE. Quelques mots de regrets prononcés sur la tombe de... Paris, 1846, in 8°.

Lazerme (Jacques). ASTRUC. (p. 291 de Mémoires pour servir à l'histoire de la Faculté de médecine de Montpellier, 1767.)

Lazius (Wolfgangus). CORNARIUS. Oratio in funere... (Avec Consilia medicinalia. Lipsiæ, 1599.)

Le Bas (Jacq.-Ph.). HECQUET. Éloge historique de... (Paris, s. d.,) in 8°.

Lebas (Jean). SÉDILLOT. Notice nécrologique sur... (Recueil périodique de la Société de médecine, 1797, II, 145.)

Le Beau (Jean-Franç.). VICQ D'AZYR. (p. 17 de Éloges, 1778.)

Le Bidois. POSTEL. Notice biographique sur... Caen, 1864, in 8°.

Leblanc (Urb.). (Notice sur...) Paris, 1842, in 8°. (Revue générale biographique.)

— Titres de... (Paris, s. d.,) in 4°.

Leblus (Antoine-Jacques). BROECKX. Nécrologie de... Anvers, 1851, in 8°.

Le Bobinnec. RUELLO. Reconnaissance et amitié. Justice rendue à la mémoire de M. le Dr... Vannes, (1866,) in 8°.

Le Bret (Louis-Eugène). Candidature à l'inspection des eaux minérales. Exposé des titres et travaux scientifiques de... Paris, 1868, in 4°.

Lebreton (Jacques-Alexandre-Exupère). Notice sur... (S. l. n. d.,) in 8°. (O.)

Autobiographie.

Le Canu (L.-R.). Notice sur les travaux de... (Paris,) 1832, in 8°.

Autre éd. 1852.

Lecat (Claude-Nicolas). Précis de la vie et des travaux de... (Journal des beaux arts et sciences, novembre 1768.)

— Éloge de... (Nécrologe, 1769, 129.)

Lecat (C.-N.). VALENTIN. Éloge de... Londres, 1769, in 8°.

— BALLIÈRE DE LAISEMENT. Éloge de... Rouen, 1769, in 8°.

— Vie abrégée de... (Galerie française, 1771.)

— LOUIS. Éloge de... avril 1769. (p. 129 de Éloges lus dans les séances publiques de l'Académie de chirurgie... publiés... par Dubois, d'Amiens. Paris, 1859.)

Le Chandelier (Charles-Pierre). D'AMBOURNAY. Éloge historique de... (Précis analytique des travaux de l'Académie de Rouen, 1819, IV, 291.)

Léclancher (C.-L.-A.). Notice biographique sur... Caen, 1858, in 8°.

Leclerc (Claude-Barthélemy-Jean). LE PREUX. Discours prononcé le 26 janvier, jour des obsèques de... (Paris, 1808,) in 4°.

— LEROUX. Discours prononcé sur la tombe de... (Paris, 1808,) in 4°.

— RICHERAND. Discours sur... (p. 1 de Séance de l'École de médecine de Paris, 1808.)

Le Clerc (Daniel). NICERON. (t. XI, p. 248 de Mémoires, 1727.)

Le Clercqx (Gabriel-Charles). BROECKX. Notice sur... Anvers, 1850, in 8°.

L'Écluse (Charles de). NICERON. (t. XXX, p. 38 de Mémoires, 1727.)

— ASTRUC. (p. 353 de Mémoires pour servir à l'histoire de la Faculté de médecine de Montpellier, 1767.)

Le Cœur (J.). FAYEL-DESLON. Notice biographique du Dr... Caen, 1866, in 8°.

Le Conte (Jean). GOUJET. (t. III, p. 44 de Mémoire sur le Collége de France, 1758.)

Lecreps (Jean-Baptiste). DOLÉ. Le Médecin chrétien ou Vie du Dr... Lille, 1857, in 12.

Autres éd. 1859 et 1864.

Ledran. LOUIS. Éloge de... avril 1771. (p. 160 de Éloges lus dans les séances publiques de l'Académie de chirurgie... publiés... par Dubois, d'Amiens. Paris, 1859.)

Leduc (Alexandre). THIBIERGE. Discours prononcé, le 21 septembre 1848, sur la tombe de... Batignolles, (s. d.,) gr. in 8°.

Lee. RANBY and HAWKINS. The true Account of all the transactions before the lords and commissioners for the affairs of Chelsea hospital relative to the admission and dismissal of... London, 1754, in 8°. (B. B.)

Leeuwenhoeck (Antonius). FLECK (Le Sueur). Dissertatio historico-medica inauguralis de... meritis in quasdam partes anatomiæ microscopicæ... Lugduni Batavorum, 1843, in 8°. Avec une planche.

— HALBERTSMA. Dissertatio historico-medica inauguralis de... meritis in quasdam partes anatomiæ microscopicæ... Daventriæ, 1844, in 8°. Avec 2 planches.

— VAN CHARANTE. Dissertatio historico-medica inauguralis de... meritis in quasdam partes anatomiæ microscopicæ... Lugduni Batavorum, 1844, in 8°. Avec une planche.

Lefevre (Sir George). The Life of a travelling physician from his first introduction to practice, including twenty years wanderings through the greater part of Europe... London, 1843, 3 vol. in 8°. (B. R.)

Autobiographie publiée sous le voile de l'anonyme.

Lefort (Jules). Résumé des travaux scientifiques de... Paris, (1856,) in 4°.

Lefort (Jules). Exposé des travaux de... à l'appui de sa candidature à la place vacante à l'Académie... de médecine... Paris, 1861, in 4°.

Autre éd. 1870.

Lefoulon (Pierre-Joachim). Notice sur... (Paris, 1846,) in 8°. (Archives des hommes du jour.)

Legallois (Eugène). SÉDILLOT. Éloge de... (Bulletins de la Société anatomique de Paris, VII, 165.)

— TROUSSEAU. Notice nécrologique sur... (Revue médicale française et étrangère, 1831, IV, 518.)

Le Gallois (Julien - Jean - César). DESGENETTES. Éloge de... (p. 28 de Séance publique de la Faculté de médecine de Paris, 1814.)

Legendre (François-Laur.-Adolphe). Notice sur... (Paris, s. d.,) in 8°. (Archives des hommes du jour.)

— LABOULBÈNE. Éloge de... prononcé à la séance... de la Société anatomique... Paris, 1858, in 8°. (Bulletins de la Société anatomique.)

— THIBIERGE. Notice nécrologique sur... (Archives générales de médecine, 1858, XI, 243.)

Léger. MOISSENET et DUMAS. Discours prononcés sur la tombe du Dr... Paris, (1868,) in 4°.

Le Givre (Pierre). NICERON. (t. XXIX, p. 58 de Mémoires, 1727.)

Le Glay (André-Joseph-Chislain). DESPLANQUE. Notice sur la vie et les travaux de... Lille, (1866,) in 8°. (Biographies départementales du Nord.)

Legouest (V.-A.-L.). Notice sur les titres, les services et les travaux scientifiques du Dr... Paris, (1863,) in 4°.

Legras (L.-P.-J.). (Notice sur...) (Paris, 1847,) in 8°. (Archives des hommes du jour.)

Le Gros. Elogia et epitaphia honestissimorum virorum civium parisiens. (Nicolai et Dionysii Crassi), unius medici, alius mercatoris... (S. l.,) 1625, in 4⁰.

Legroùx. MILLARD. Éloge de... Paris, (1861,) in 8⁰.

Lehmann(Johann-Christian).(KAPP.) Programma academicum in... funere... Lipsiæ, 1739, in fol. (O.)

Lehoux(Jean-Baptiste-Jacques).VICQ D'AZYR. (7me cahier, p. 28 de Suite des Éloges, 1780—1798.)

Lehr (Fr.-Aug.). SCHELLENBERG. Rede am Grabe des Herrn... Nebst einer kurzen Lebensgeschichte des Verstorbenen. Wiesbaden, 1831, in 8⁰. (C.)

Leidenfrost (Johann-Gottlob). BORHECK. Memoria... Duisburgi, 1794, in 4⁰. (O.)

— MOELLER. Ueber Leben, Charakter und Verdienste... Duisburg, 1795, in 8⁰. (O.)

Leitao(Francisco-Xavier).MACHADO. Elogio funebre do... Lisboa, 1735, in 4⁰. (O.)

— MENEZES. Elogio funebre do... Lisboa, 1740, in 4⁰. (O.)

Lélut (Louis-Francisque). MICHÉA. Galerie des célébrités médicales contemporaines. Paris, 1852, in 8⁰.

— CHAUVET. Les Médecins-philosophes contemporains. M. Lélut... Paris, 1870, in 16.

Le Maistre (Paul). GOUJET. (t. III, p. 68 de Mémoire sur le Collége de France, 1758.)

Lemaistre-Florian. Notice sur... (Paris, s. d.,) in 8⁰. (Archives des hommes du jour.)

Lemazurier. Notice biographique sur... Versailles, 1862, in 8⁰. (Bulletin de la Société de médecine.)

Lembert (J.-B.). COLOMBEL. Notice nécrologique sur... lue à la Société médicale du 3e arrondissement. (Union médicale, 1865, XXVII, 527.)

Lembke (Johann). SCHEFFEL. Programma in obitum... Gryphiswaldiæ, 1746, in fol. (O.)

Lemercier (Jean-Casimir). ST. MAURICE-CABANY. Notice nécrologique sur... Paris, 1869, in 8⁰. (Nécrologe universel du XIXe siècle.)

Lémery(Nicolas).FONTENELLE.(t.II, p. 279 de Histoire de l'Académie des sciences, 1719—1722.)

— DORTOUS DE MAIRAN. (p. 314 de Éloges des académiciens de l'Académie des sciences, 1747.)

— FIGUIER. (p. 435 de Vies des Savants illustres. 17e siècle. Paris, 1869.)

Lemnius (Levinus). HARDERWIJCK. Jets over... (Zierikzee, 1843,) in 8⁰. (O.)

Lemonnier (Louis Guill.). CHALLAN. Essai historique sur la vie du Cen... Versailles, an VIII, in 8⁰.

— CUVIER. Notice historique sur... Paris, an IX, in 4⁰.

— GAUDEFROY. Extrait historique sur... (En tête du Catalogue de sa bibliothèque, 1803.)

Lenoir (Adolphe). Notice sur... (Paris, s. d.,) in 8⁰. (Archives des hommes du jour.)

— Exposé des titres scientifiques du Dr... pour une place vacante à l'Académie de médecine dans la section d'accouchements. Paris, (1851,) in 4⁰.

— GAUCHET. Mort et obsèques de... (Union médicale, 1860, VI, 546.)

Comprenant les discours de MM. Marjolin, Larrey et Voillemier.

— TRÉLAT. Éloge de... (Bulletins de la Société anatomique de Paris, XXXV, 506.)

Lens (de). JOLLY. Académie... de médecine. Discours prononcé sur la tombe de... au nom de l'Académie... de médecine... Paris, (1846,) in 8°.

Lentin(Lebrecht-Friedrich-Benjam.). SACHSE. Leben... Leipzig, 1808, in 8°. (O.)

Leonhardi (Johann-Gottfried). FLEMMING. De vita et meritis... Dresdæ, 1823, in 8°. (O.)

Leopold (Johann-Friedrich). SUANTENIUS. Memoria... Lubecæ, 1711, in fol. (O.)

Leo-Wolf (Wilhelm). Zur Erinnerung an den... Dr... Hamburg, 1851, in 8°. (O.)

Lepecq de La Cloture (Louis). GOSSEAUME. Notice biographique sur... (Précis analytique des travaux de l'Académie de Rouen, 1807, VII, 100.)

— SIMON. Appréciation des travaux et éloge de... (p. 1 de Étude... sur le traitement des épidémies au XVIIIe siècle. Paris, 1854.) Avec portrait.

Le Pois (Charles). SAUCEROTTE. Éloge historique de... Nancy, 1854, in 4°. (Mémoires de l'Académie de Stanislas.)

Le Preux. A M. Manuel, procureur de la commune... (14 mai 1792.) (S. l. n. d.,) in 8°.

— MANUEL. Lettre de M. Manuel, procureur de la commune, à... en réponse à sa lettre du 14 mai. (S. l. n. d.,) in 8°.

Suivi de la réplique de Le Preux, du 17 mai. — Au sujet d'une patente qu'il ne voulait pas prendre.

Le Prévost(Pierre-Philippe). HELLIS. Discours prononcé sur la tombe de... (Précis analytique des travaux de l'Académie de Rouen, 1836, XXXVIII, 87.)

Lerche (Johann-Jacob). Lebens- und Reise-Geschichte, herausgegeben mit Anmerkungen von A.-F. Buesching. Halle, 1791, in 8°. (O.)

Lereboullet (Dominique-Auguste). BEAUNIS. Notice biographique sur... (Gazette médicale de Paris, 1865, XX, 797.)

— HERRGOTT. Notice sur... lue à la séance... annuelle de la Société de médecine de Strasbourg... Strasbourg, 1866, in 8°. (Gazette médicale de Strasbourg.)

Lerma. Notice sur... Paris, (1847,) in 8°. (Archives des hommes du jour.)

Lerminier(M.-Théodoric-Nélamond). GAUDET. Notice biographique sur... Paris, 1836, in 8°.

— PARISET. Discours prononcé aux funérailles de... (t. II, p. 567 de Histoire des membres de l'Académie de médecine. Paris, 1850.)

Leroux (Dominique). Nécrologie du Dr... et discours prononcé sur sa tombe ... Nantes, 1856, in 8°.

Le Roy (Charles). VICQ D'AZYR. (3me cahier, p. 1 de Suite des Éloges, 1780--1798.)

Leroy (Jacques-Agathange). Notice biographique sur... Paris, (1812,) in 8°.

Par Ferrier, d'après Oettinger.

Leroy (Joseph-Antoine). BROECKX. Notice sur... Anvers, 1862, in 8°. Avec portrait.

Leroy (Louis-Dominique). BROECKX. Notice sur... Anvers, 1863, in 8°. Avec portrait. (Annales de la Société de médecine d'Anvers.)

Leroy, d'Étiolles (J.-J.-J.). Exposé sommaire des ouvrages, mémoires, travaux scientifiques et inventions du Dr... à l'appui de sa candidature à l'Académie de médecine. (Paris, s. d.,) in 4°.

— DUBOIS. (Notice sur...) Paris, 1842, in 8°. (Le Biographe universel.)

— Notice sur... (Paris, s. d.,) in 8°. (Archives des hommes du jour.)

Leroy, d'Étiolles (J.-J.-J.). Énumération, dans l'ordre de leur importance, des inventions, travaux scientifiques, ouvrages et mémoires du Dr... Paris, (1843,) in 4°.

— Moralité (ἐπιμύθιον, affabulatio) de la présentation à l'Académie des sciences pour la place vacante en chirurgie. Paris, (1843,) in 8°.

— Exposé des titres scientifiques de... à l'appui de sa candidature à la place vacante de l'Académie des sciences. Paris, 1854, in 4°.

— (Notice sur...) Paris, 1859, in 8°. (Galerie historique et critique du XIXe siècle.)

— Boys de Loury. Notice sur... Paris, (1860,) in 8°. (Gazette hebdomadaire de médecine et de chirurgie.)

Le Roy de Méricourt (A.). Titres de... à l'appui de sa candidature à l'Académie... de médecine... Paris, (1865,) in 4°.

Autre éd. 1868.

Le Sauvage. Girardin. Notice sur... (Précis analytique des travaux de l'Académie de Rouen, 1852, LV, 71.)

Lestiboudois (Jean-Bapt.). Bottin. Notice biographique sur... (Recueil des travaux de la Société d'amateurs des sciences, etc., à Lille, 1823—24, IV, 357.)

Lestiboudois (Thémistocle). Ouvrages publiés par... Paris, 1852, in 8°. (O.)

Lettsom (John-Coakley). Vindication of Dr. Lettsom conduct relative to the late election at the Finsbury dispensary. (S. l.,) 1786, in 8°. (W.)

— Pettigrew. Memoirs of the life and writings of... London, 1817, 3 vol. in 8°. (B. B.)

Leuret (François). Candidature à la place vacante à l'Académie de médecine. (Paris, s. d.,) in 4°.

Leuret (François). Simonin. Paroles prononcées... sur la tombe de... Nancy, (1851,) in 8°. (Mémoires de la Société des sciences.)

— Raige-Delorme. Notice nécrologique sur... (Archives générales de médecine, 1851, XXV, 492.)

— Notice sur... Paris, 1851, in 8°. (Annales d'hygiène et de médecine légale.)

— Brierre de Boismont. Notice biographique sur... Paris, (1851,) in 8°. (Annales médico-psychologiques.)

— Leudet. Éloge de... (Bulletins de la Société anatomique de Paris, XXV, 462.)

— Hecquet. Notice biographique sur la vie et les travaux du Dr... Nancy, 1852, in 12.

Levacher de Boisville (Félix-Scévola). Dupuch-Lapointe. Notice sur... (Société de médecine de Bordeaux, 1832, 83.)

Léveillé (Jean-Baptiste-François). Notice nécrologique sur... (Archives générales de médecine, 1829, XIX, 474.)

Levraud. Notice sur... (Paris,) 1846, in 8°. (Archives des hommes du jour.)

Levret. Tarnier. Conférence sur... (p. 309 de Faculté de médecine de Paris. Conférences historiques. Paris, 1866.)

Lévy (Michel). Candidature à l'Académie... de médecine... Titres de... Paris, (1849,) in 4°.

— Titres et travaux scientifiques de... Paris, 1864, in 4°.

Ley (Hugh). Obituary of... (British and foreign medico-chirurgical Review, 1837, III, 586.)

Leymerie (J.)... A la Commission administrative des hôpitaux civils de Paris... Paris, 1797, an V, in 8°.

Leymerie (J.)... Au Tribunat. Sur une découverte importante dans les sciences. (S. l., an X,) in 8°.

L'héritier. Notice sur... Paris, (s. d.,) in 8°. (Archives des hommes du jour.)

Lhommeau (Amand). BÉRARD. Éloge de... (Bulletins de la Société anatomique de Paris, XX, 311.)

L'Honoré. Réclamation de... appelant d'une interprétation erronée de la loi des patentes. A MM. composant l'Assemblée nationale. Rouen, 1791, in 4°.

Liceti (Fortunio). ALLACCI. Licetus carmine græco iambico expressus ac latinis iambicis redditus a Guidone de Souvigny. Romæ, 1641, in 4°. (O.)

— NICERON. (t. XXVII, p. 373 de Mémoires, 1727.)

Liddel (Duncan). Sketch of the life of Dr... (S. l. n. d.,) in 4°. (O.)

Liégey (N.-F.). Liste des travaux de... Rambervillers, (s. d.,) in 4°.

Lieutaud (Joseph). (Décret de la Faculté de médecine de Paris portant admission de Lieutaud sans examen préalable, en date du 14 juin 1774 et commençant par ces mots:) Universis præsentes litteras inspecturis... (S. l. n. d.,) in fol. plano.

— LASERVOLLE. Éloge historique de... prononcé à la... Faculté de médecine... Paris, 1781, in 4°.

— VICQ D'AZYR. (3me cahier, p. 62 de Suite des Éloges, 1780—1798.)

Lignon (Gaspard). ROUX. Notice sur... (Actes du Comité médical des Bouches-du-Rhône, I, 549.)

Linacre (Thomas). BARTH. Oratio de... Lipsiæ, 1560, in 8°. (O.)

— NICERON. (t. VI, p. 263 de Mémoires, 1727.)

— (Notice sur...) (Lives of British physicians. London, 1830.)

Linacre (Thomas). JOHNSON. The Life of... edited by R. Graves. London, 1835, in 8°. (C.)

Lischwitz (Johann-Christoph). Programma academicum ad exequias... Kilonii, 1743, in 4°. (O.)

Lisfranc (Jacques). Notice analytique sur les travaux de... (Paris, 1834,) in 4°.

Autre éd. 1843.

— Notice biographique sur... Paris, 1844, in 8°. (Revue générale biographique.)

— Notice biographique sur... Paris, 1846, in 8°. (Les Contemporains.)

— RÉVEILLÉ-PARISE... Galerie médicale, No. XVIII... (S. l., 1849,) in 8°. (Gazette médicale de Paris.)

— PARISET. Discours prononcé aux funérailles de... (t. II, p. 609 de Histoire des membres de l'Académie de médecine. Paris, 1850.)

— COUTURIER. Biographie de... Lyon, 1852, in 8°.

Liston. Notice sur... (Archives générales de médecine, 1848, XVI, 281.)

Littre (Alexis). FONTENELLE. (p. 64 de Suite des Éloges des académiciens de l'Académie des sciences, 1719—1722.)

Littré (Maximilien - Paul - Émile). SAINTE-BEUVE. Notice sur... Sa vie et ses travaux. Paris, 1863, in 8°. (Nouveaux Lundis.)

Lobel (Matthias). ASTRUC. (p. 355 de Mémoires pour servir à l'histoire de la Faculté de médecine de Montpellier, 1767.)

Lobstein (Jean-Frédéric). LOBSTEIN (J.-M.). Denkmal der Liebe seinem Bruder... errichtet. Strassburg, 1784, in 4°. (O.)

— SCHURER. Memoria... Argentinæ, 1785, in fol. (O.)

— VICQ D'AZYR. Éloge de... Paris, 1786, in 4°.

Lobstein (Jean-Frédéric). Discours prononcés aux obsèques de... Strasbourg, 1835, in 8°.

— EHRMANN. Éloge historique du professeur... Discours prononcé en séance solennelle de la Faculté de médecine de Strasbourg... Strasbourg, 1836, in 4°.

Lochner(Michael-Frédéric).REUSCH. Memoria... (S. l. n. d.,) in 4°. Avec portrait. (O.)

Lodewyckx (Pierre-Alb.). BROECKX. Hommage rendu à la mémoire de... Anvers, 1862, in 8°.

Lodibert (Antoine-Théophile-Jules). FAURE. Notice nécrologique sur... Paris, 1852, in 8°.

Lodibert (Jean-Antoine-Bonaventure). JACOB. Discours prononcé, le 26 janvier 1840, aux obsèques de... (Recueil de mémoires de médecine militaire, 1840, XLVIII, 391.)

— PARISET. Éloge de... (t. II, p. 393 de Histoire des membres de l'Académie de médecine. Paris, 1850.)

Loescher (Johann-Gotthelf). MUELLER. Programma de vita... Chemnitii, 1731, in fol. (O.)

Loew (Andreas). RUSS. Unsterbliches Denckmahl auf... Regensburg, (1710,) in fol. (O.)

— SERPELIUS. Religio medici vere christiani, bey solennem Leichen-Conduct des Dr... Regensburg, (1710,) in fol. (O.)

Löw von Erlsfeld (J.-F.). WEITENWEBER. Ueber den berühmten prager Arzt... (Prager Vierteljahrsschrift, B. 74.) (C. J.)

Loiseleur-Deslonchamps (Jean-Louis-Auguste). GIRARDIN. Notice sur ... (Précis analytique des travaux de l'Académie de Rouen, 1849, LI, 50.)

Lollier (Franç.-Joseph). HERRGOTT. Notice sur... (Gazette médicale de Strasbourg, 1851, XI, 276.)

Lombard (L.). Compte rendu du procès intenté à un docteur et à neuf étudiants de la Faculté de médecine de Montpellier... Montpellier, (s. d.,) in 8°.

Londe. JOULIN. Discours prononcé sur la tombe de... (Archives générales de médecine, 1862, XX, 628.)

Longet. Exposé sommaire des travaux scientifiques de... Paris, (1855,) in 4°.

— Notice sur les travaux scientifiques de... Paris, 1856, in 4°.

Longueville. Notice sur... (Paris, s. d.,) in 8°. (Archives des hommes du jour.)

Lopez (Jose-Severo). SUELTO. Elogio del celebre medico... Madrid, 1810, in 8°. (O.)

Lorentz (Joseph-Adam). COSTE. Éloge de... prononcé au Conseil de santé, le 2 germinal an IX, par le premier médecin des armées. (Paris, s. d.,) in 8°.

— PERCY. Éloge funèbre de... Paris, 1801, in 8°. (O.)

— GOUVION et RÉQUIER. Détails sur la maladie qui a enlevé... (Leroux, Journal de médecine, 1812, III, 588.)

Lorinser (Carl-Ignatius). Eine Selbstbiographie. Herausgegeben und vollendet von seinem Sohn Franz Lorinser. Regensburg, 1864, 2 vol. in 8°. (C. J.).

Lorry (Anne-Charles). VICQ D'AZYR. (5me cahier, p. 1 de Suite des Éloges, 1780—1798.)

Lortet. FOURNET. Notice sur la vie et les travaux du Dr... Lyon, 1867, in 8°.

Lotichius (Petrus). HAGEN. Vita... Lipsiæ, 1586, in 8°.
Autres éd. 1594 et 1603.

Lotichius (Petrus). NICERON. (t. XXVI, p. 28 de Mémoires, 1727.)

Louis (Antoine). SUE. Séance publique de l'Académie de chirurgie, du 11 avril 1793, l'an 2e de la république française. Discours... I. Annonce des prix. II. Discours historique sur la vie et les ouvrages du citoyen Louis... III. Discours sur la vie et les ouvrages des citoyens Sue frères. Avec des notes. Paris, Croullebois, 1793, in 8°.

— — Notice sur... Paris, (s. d.,) in 8°.

— SEGOND. Éloge de... Metz, 1846, in 8°.

— GUBLER. (Notice sur...) Paris, (1860,) gr. in 8°. (Biographie universelle.)

— SAUCEROTTE. Quelques Documents sur... (Gazette médicale de Paris, 1862, XVII, 643.)

— DUBOIS, d'Amiens. Recherches historiques sur les dernières années de Louis et de Vicq d'Azyr. (Gazette médicale de Paris, 1866, No. 40.)

— VERNEUIL. Conférence sur... (p. 1 de Faculté de médecine de Paris. Conférences historiques. Paris, 1866.)

Louis (Pierre-Charles-Alexandre). Notice sur... Paris, (1846,) in 8°. (Archives des hommes du jour.)

Lowitz (Tobias). SCHERER. Worte der Erinnerung an das Leben und die Verdienste von... St. Petersburg, 1820, in 8°. (O.)

Lozes (Léandre-Henri-Lambert). Notice sur... (Paris, s. d.,) in 8°. (Archives des hommes du jour.)

Lucadou (Antoine-Sam.). CAILLAU. Éloge de... Bordeaux, 1806, in 8°. (O.)

Lucæ (Samuel-Christian). WAGNER. Memoria... Marburgi, 1822, in 4°. (O.)

Lucas (Christian-Friedrich-Ernst). TROMMSDORFF. Necrolog des Apothekers... (N. Journ. der Pharm., 1825, X, 311.) (C.)

Lucas (Jos.-Aug.). PEIGUE. Notice biographique sur... Clermont-Ferrand, (1841,) in 8°.

Ludwig (Christian-Gottlob). Programma academicum in memoriam... Lipsiæ, 1774, in 4°. (O.)

Luga (Joseph). GRUÈRE. Notice sur... (Précis analytique des travaux de la Société médicale de Dijon, 1834—1837, 140.)

Lunel (Adolphe-Bénestor). Résumé analytique des principaux travaux scientifiques et littéraires du Dr... Paris, 1859, gr. in 8°.

Autre éd. 1864.

Lunier (L.). Exposé des titres et travaux scientifiques du Dr... candidat à la place vacante dans la section d'hygiène publique... de l'Académie... de médecine. Paris, 1869, in 4°.

Lusterbourg (Antoine). CANDY. Éloge historique de... Lyon, 1852, in 8°. (O.)

Luzuriaga (Ignace-Marie-Ruiz). JOURDAN. Notice historique sur... (Journal complémentaire du Dictionnaire des sciences médicales, 1824, XIX, 206.)

Macbride. VICQ D'AZYR. (p. 37 de Suite des Éloges, 1780—1798.)

Macer (Æmilius). BOERNER. De... ejusque rariore hodie opusculo De virtutibus herbarum diatribe... Lipsiæ, (1754,) in 4°.

— UNGER. De Æm. Macro Nicandri imitatore... (Friedlandiæ, 1845,) in 4°.

— BAUDRY DE BALZAC. Fragment d'histoire de la littérature latine. Recherches sur le pseudonyme Floridus Macer, à qui l'on attribue le poëme De viribus herbarum... Versailles, (s. d.,) in 8⁰. (Mémoires de la Société des sciences morales, des lettres et des arts de Seine-et-Oise.)

Mc Grigor (Sir James). The Autobiography and services of... With an appendix of notes and original correspondence. (Edinburgh medical and surgical Journal, 1861—62, VII, 373.)

Machet. ROLLET. Obsèques de... Reims, (1851,) in 8⁰. (L'Industriel républicain de la Champagne.)

Mackenzie (Richard-James). Brief Memorial of the life and writings of the late... (Edinburgh medical and surgical Journal, 1855, LXXXII, 281.)

Mackintosh (John). (Obituary of...) (British and foreign medico-chirurgical Review, 1838, V, 311.)

Mackness (James). Memorials of... edited by the author of „Brampton Rectory" etc. London, 1851, in 8⁰. (B. R.)

Macquart (Henri-Jacques). FRANÇOIS. Éloge de... (Nécrologe, 1770.)

Macquart (Louis-Charles-Henri). MAYGRIER. Notice sur... (Annuaire médical, 1810.)

— SÉDILLOT. Notice sur... (Journal général de médecine, XXVI, 459.)

Macquer (Pierre-Joseph). VICQ D'AZYR. (5me cahier, p. 45 de Suite des Éloges, 1780—1798.)

— D'AMBOURNAY. Notice historique sur... (Précis analytique des travaux de l'Académie de Rouen, 1821, V, 300.)

Mc William. The late... (British and foreign medico-chirurgical Review, 1862, XXX, 556.)

Maets (C. de). HERMANN. Oratio funebris in obitum... Lugduni Batavorum, 1690, in 4⁰. (R.)

Maettig (Gregorius). GUMPRECHT. Leichenpredigt bey der Leiche... Dresden, 1650, in 4⁰. (O.).

— JANI. Programma de vita et meritis... Budissæ, 1740, in fol. (O.)

— ROST. Programma de convictu... Budissæ, 1785, in fol. (O.)

Magail (Joseph-Marcelin). ROUX. Notice sur... (Actes du Comité médical des Bouches-du-Rhône, V, 81.)

— SAUVET. Éloge du Dr... (Bulletin des travaux de la Société de médecine de Marseille, 1863, VII, 95.)

Magati (Cesare). MAGATI (Prospero). Vita di... (t. II, p. VIII de Sancassani. Dilucidazioni fisico-mediche... Roma, 1733.)

Magdelain (Antoine). Liberté publique restablie, par arrest du Grand Conseil du Roy, pour... accusant. Contre les doyens, docteurs et regens medecins de l'Escole de Paris, pour eux intervenans en reglement, et en crime pour la deffense de maistre Claude Le Vasseur, medecin de ladite Escole, accusé. Extrait des registres du Grand Conseil du Roy. (10 mars 1648.) Paris, 1648, in 4⁰.

— ASTRUC. (p. 375 de Mémoires pour servir à l'histoire de la Faculté de médecine de Montpellier, 1767.)

Magendie (François). SERRES. Institut... de France... Funérailles de... Discours... prononcé ... le jeudi 11 octobre 1855. Paris, (s. d.,) in 4⁰.
Suivi du discours de Villermé.

— LATOUR (Amédée). Obsèques de ... (Union médicale, 1855, X, 489.)

— BERNARD... Leçon d'ouverture du cours de médecine au Collége de France... Paris, 1856, in 8⁰.

— DUBOIS, d'Amiens. Académie... de médecine. Éloge de... prononcé dans la séance publique annuelle du 15 décembre 1857. Paris, 1857, in 4⁰.

Magendie (François). FLOURENS. Institut... de France. Éloge historique de... lu dans la séance publique annuelle du 8 février 1858. Paris, 1858, in 4°.

— — Éloge historique de... Suivi d'une discussion sur les titres respectifs de MM. Bell et Magendie à la découverte des fonctions distinctes des racines des nerfs. Paris, 1858, in 18.

Magenta (il barone Pio). CHIAPPA. Vita del barone... Pavia, 1846, in 8°. (O.)

Magne (J.-H.). Notes sur les titres et les travaux de... candidat à la Société impériale et centrale d'agriculture de France... Paris, 1862, in 4°.

— Exposé des titres de... candidat à la place vacante à l'Académie... de médecine... Paris, 1863, in 4°.

Magne (Pierre-Alexandre-Charles). Notice sur... (Paris, 1845,) in 8°. (Archives des hommes du jour.)

Magnes père (Jean-Pierre). DESBARREAUX-BERNARD. Discours prononcé sur la tombe de... (Société de médecine de Toulouse, 1846, 147.)

— DUCASSE. Notice sur... (ibidem, 1847, 122.)

— FILHOL. Éloge de... (Mémoires de l'Académie de Toulouse, 1848, 112.)

Magnien (Jean). GOUJET. (t. II, p. 52 de Mémoire sur le Collége de France, 1758.)

Magnol fils (Antoine). ASTRUC. (p. 292 de Mémoires pour servir à l'histoire de la Faculté de médecine de Montpellier, 1767.)

Magnol père (Pierre). ASTRUC. (ibidem, p. 274.)

Magnus von Emesus. BUSSEMAKER. Ueber... und dessen Buch vom Harne. (Henschel, Janus, II, 273.)

Maillet. CAZALIS. Éloge de... (Bulletins de la Société anatomique de Paris, XII, 382.)

Maimonides (Moises). CAMENZ. Dissertatio de suspecta... in antiquitatibus judaicis fide. Wittebergæ, 1716, in 4°. (O.)

— CELSIUS. Dissertationes II de... Upsaliæ, 1727, in 8°. (O.)

— FROMMANN. Dissertatio conferens quædam philosophemata... cum recentiorum quorundam sententiis. Altorfii, 1745, in 4°. (O.)

— METZGER. Programmata nonnulla de... Regiomonti, 1791, in 4°. (O.)

— BERR (Michel). Notice sur... Paris, 1815, in 8°. (O.)

— LEMANS. Levensbeschrijving van ... Amsterdam, 1815, in 8°. (O.)

— BEER (Peter). Leben und Wirken des Rabbi Moses ben Maimon, gewöhnlich Rambam, auch Maimonides genannt. Prag, 1834, in 8°. (O.)

— BUKOFZER. Maimonides im Kampf mit seinem neuesten Biographen P. Beer. Berlin, 1844, in 8°. (O.)

— STEIN... Eene Bijdrage tot de Kennis der israelitische Artsen... Ten Voordeele van het ned. Isr. oude Mannen- en Vrouwen-hius te's Gravenhage. S'gravenhage, 1846, in 8°.

— GEIGER...Seine Lebensgeschichte. Breslau, 1850, in 8°. (O.)

— JOLOWICZ. Ueber das Leben und die Schriften... Königsberg, 1857, in 12.

Maindrault. (Notice sur...) Paris, (s. d.,) in 8°. (Archives des hommes du jour.)

Maire (Isid.-Hyac.). Notice biographique sur... Paris, 1856, in 8°. (Le Biographe et l'historien.)

Maisonneuve (Jacques-Gilles). Notice sur... Paris, (s. d.,) in 8°. (Archives des hommes du jour.)

— Titres scientifiques de... (Paris, 1848,) in 4°.

Autres éd. 1854 et 1863.

— (Notice sur...) Paris, (1867,) in 8°. (Biographie des hommes marquants du XIXe siècle.)

Makeprang (Jacob). SCHULTZ. Abdankungsrede am Grabhügel des Herrn ... Mietau, 1789, in 8°. (O.)

Malacarne(Michele-Vincenzo-Maria). RUGGIERI. Elogio funebre del professore ... Venezia, 1817, in 8°. (O.)

Malaval (Jean). MORAND. Éloge de... (Année littéraire, 1759.)

— LOUIS. Éloge de... Paris, 1759, in 8°.

Malgaigne (Joseph-François). Candidature à une place vacante à l'Académie... de médecine... Exposé des titres scientifiques de... Paris, (s. d.,) in 8°.

— Notice sur... (Paris, s. d.,) in 8°. (Archives des hommes du jour.)

— LATOUR (Amédée). Notice sur... (Union médicale, 1865, XXVIII, 129.)

— VELPEAU. Funérailles de... Discours... Paris, 1865, in 8°. (Union médicale.)

— DENONVILLIERS. Allocution prononcée à l'ouverture du cours de médecine opératoire. (Union médicale, 1865, XXVIII, 497.)

— JARJAVAY. Éloge de... (p. 3 de Séance publique de la Faculté de médecine, 1866.)

Malle. Lettre de... adressée à MM. les rédacteurs de „L'Examinateur médical de Paris" en réponse à celle de M. Stœber... Strasbourg, (1842,) in 8°.

— BÉGIN. Discours prononcé sur la tombe de... par M. Lévy, au nom de M. Bégin. Paris, 1852, in 8°. (Gazette des hôpitaux.)

Maloët (Pierre). Notice sur... (Journal général de médecine... XL, 120.)

Malouin. DESESSARTZ. Éloge de... (S. l.,) 1779, in 4°.

Malpighi (Marcello). NICERON. (t. IV, p. 57 de Mémoires, 1727.)

— FESTA. Malpighi sermone illustratus. Bononiæ, 1810, in 4°. (O.)

— ATTI. Notizie edite ed inedite della vita e delle opere di... e di L. Bellini... Bologna, 1847, in 4°. Avec portrait.

— WINDMÜLLER. De... vita et meritis dissertatio. Berolini, 1861, in 8°. (C. J.)

Mandel (Joseph-François-Sigisbert). Notice nécrologique sur le Dr... (Académie de Dijon. Séance publique, 1821, 92.)

Mandeville (Henri de). Voyez **Mondeville.**

Manetti (Xavier). VICQ D'AZYR. (7me cahier, p. 28 de Suite des Éloges, 1780—1798.)

Manget (Louis). Notice sur... (Paris, s. d.,) in 8°. (Archives des hommes du jour.)

Mangili (Giuseppe). CHIAPPA. Necrologia del professore... Pavia, 1829, in 8°. (O.)

— SALVIONI. Elogio storico della vita e sugli scritti di... Bergama, 1830, in 8°. (O.)

Manne (Mathieu-Laurent-Michel). HEURTELOUP. Notice sur... Berlin, 1808, in 8°.

Manni (Pietro). GNOLI. Breve Commentario della vita e delle opere mediche del... professore... Bologna, 1839, in 8°. (O.)

Manzoni (Antonio). (CESARI.) Commentariolum de vita... Veronæ, 1845, in 8°. (O.)

Marat (Jean-Paul). CARRIÈRE. P. Marat, docteur médecin. (Union médicale, 1848, II, 275, 279, 287 et 291.)

Marc (Charles - Chrétien - Henry). RÉVEILLÉ-PARISE. Galerie médicale No. 11. (Gazette médicale de Paris, 1840, VIII, 449.)

— PARISET. Académie... de médecine. Éloge de... lu dans la séance publique... Paris, 1842, in 4°.

— JUBINAL. Notice biographique sur... St.-Germain en Laye, 1865, in 8°.

Marcé (L.-V.). MALHERBE. Notice sur... Nantes, 1860, in 8°.

— LABORDE. Éloge de... Paris, 1865, in 8°.

Marcellus Burdigalensis. GRIMM. Ueber... Berlin, 1849, in 4°.

— BRUNET. Notice sur... premier médecin de l'empereur Valentinien. (Actes de l'Académie de Bordeaux, 1854, XVI, 141.)

Marcellus Sideta. THORLACIUS. Scriptiuncula de... Hauniæ, 1819, in 4°.

— KÜHN. Collectanea de... I—V. (Lipsiæ, 1834—1835,) in 4°.

Marcet (Alexandre). Notice sur la vie et les ouvrages de... Genève, 1823, in 8°. (Bibliothèque universelle de Genève.) (O.)

Marchal (Laurent-Joseph-Anselme). STOLTZ. Notice biographique sur... lue à la Société de médecine... Strasbourg, 1855, in 8°. (Gazette médicale de Strasbourg.)

— FORGET. Notice historique sur... (Gazette médicale de Paris, 1856, No. 1.)

Marchetti (Alessandro). STECCHI. Orazione funebre in lode di... Roma, 1717, in 4°. (O.)

— MARCHETTI (Franc.). Vita di... Venezia, 1755, in 4°. (O.)

Marchettis (Pierre de). WARMONT. Étude historique sur la vie et les ouvrages de... (En tête de Recueil d'observations. Paris, 1858.)

Marcinkowski (Karol). JAGIELSKI. Leben und Wirken des Dr... Posen, 1848, in 8°. (O.)

Marcot (Eustache). POITEVIN. Éloge de... Montpellier, 1771, in 12.

Marcquis (Lazare). BROECKX. Notice sur... Anvers, 1851, in 8°. Avec portrait. (Annales de la Société de médecine d'Anvers.)

— — Levensschets van... Antwerpen, 1854, in 8°.

Marcquis (Willem). BROECKX. Levensschets van... Antwerpen, 1855, in 8°. Avec portrait.

Marcus (Adelb.-Friedreich). FAECK. Marcus nach dem Leben und Charakter geschildert. Erlangen, 1813, in 4°. (O.)

— SPEYER. Marcus nach seinem Leben geschildert. Bamberg, 1817, in 8°. Avec portrait. (O.)

Maréchal (Jacques-François-André). MONOD. Notice sur... (Transactions médicales, Journal de médecine, XIII, 124.)

— — Éloge de... (Bulletins de la Société anatomique de Paris, 1832, VII, 160.)

Marée (Godefr.-Antoine). BROECKX. Nécrologie de... Anvers, 1854, in 8°. (Annales de la Société de médecine d'Anvers.)

Mareschal (Georges). Déclaration du roi, ou lettres patentes portant confirmation des droits et priviléges du premier barbier et chirurgien du roi, en faveur du sieur... (21 janvier 1710.) Paris, 1710, in 4°.

— MORAND. Éloge historique de... prononcé dans une assemblée de la Société académique de chirurgie... (Paris, s. d.,) in 4°.

Marescot (Michel). LOISEL. Vie de... (Opuscula. Parisiis, 1652, in 4⁰.) (H.)

Maret (Jean-Philibert). MARET (Hughes). Éloge de... Dijon, 1781, in 8⁰.

— VICQ D'AZYR. (6me cahier, p. 111 de Suite des Éloges, 1780—1798.)

Marey. Notice sur les titres et travaux scientifiques du Dr... Paris, 1868, in 4⁰.

Mariotti (Annibale). SANTI. Elogio funebre al Dre... Perugia, 1811, in 8⁰. (O.)

Marjolin (Jean-Nicolas). PEISSE. (p. 202 de Les Médecins français contemporains. Paris, 1827.)

— ROUSSEAU. Société philanthropique... Rapport... à l'occasion du remplacement de... comme chirurgien consultant... Paris, 1850, in 8⁰.

— MONOD. Éloge de... (Bulletin de la Société de chirurgie de Paris, II, 185.)

— VELPEAU. Discours prononcé... dans la séance publique de la Faculté de médecine de Paris, du 4 novembre 1850. (S. l. n. d.,) in 4⁰.

— DEMARQUAY. Éloge de... prononcé à la Société anatomique, le 17 février 1851... Paris, (s. d.,) in 8⁰. (Union médicale.)

Marquand. Notice sur... (Paris, s. d.,) in 8⁰. (Archives des hommes du jour.)

Marquet (François-Nicolas). BUCHOZ. Éloge historique de... (p. 203 de Nouvelle Méthode... pour connaître le pouls par les notes de la musique... Amsterdam et Paris, 1769.)

Marrigues (André). VICQ D'AZYR. (6me cahier, p. 31 de Suite des Éloges, 1780—1798.)

Marrotte. Exposé des titres et des travaux scientifiques du Dr... Paris, 1866, in 4⁰.

Autre éd. 1868.

Marshall (Andrew). SAWREY. The Life of... (Avec The posthumous Works of... (S. l., 1814.) (W.)

Marteau de Grandvillers. Notice historique sur... (Précis analytique des travaux de l'Académie... de Rouen, 1817, III, 285.)

Martin (Alphonse). (Notice sur...) Paris, (1847,) in 8⁰. (Archives des hommes du jour.)

Martin (Casimir-Antoine). NICOT. Éloge de... (Mémoires de l'Académie du Gard, 1852—1853, 23.)

Martin (David). QUACKENBUSH. Biographical Sketch of... (Avec Annual Address delivered before the Albany County medical Society, et reproduit dans „Transactions of the medical Society of the State of New-York", 1854,57.)

Martin (Jean). GOUJET. (t. III, p. 57 de Mémoire sur le Collége de France, 1758.)

Martin (Jean-Joseph-Alexis). ROUX. Notice sur... (Actes du Comité médical des Bouches-du-Rhône, IV, 564.)

Martin (Johannes). BLUMER. Biographische Skizze über... (Medic. chir. Zeitung, 1821.)

Martin (Pierre-Étienne). PEYRAUD. Éloge historique de... lu en séance publique de la Société de médecine de Lyon... Lyon, 1847, in 8⁰.

Martin (Roland). MURRAY. Åminnelse-Tal öfver... Dr... Upsala, 1790, in 8⁰. (O.)

Martinet (J.-F.). VAN DEN BERG. Levensberigten van... Amsterdam, 1796, in 8⁰. (R.)

Martini (Friedrich-Heinrich-Wilh.). GOEZE... Leben. Berlin, 1779, in 4⁰. Avec portrait.

Martini (Joannes). ASTRUC. (p. 220 de Mémoires pour servir à l'histoire de la Faculté de médecine de Montpellier, 1767.)

Martini (Lorenzo). Alla Memoria del cav... Torino, (1844,) in 8°. (O.)

En vers.

Martins (Charles). Titres et travaux scientifiques de... Paris, (s. d.,) in 4°.

Autres éd. 1852 et 1862.

Martius (Ernst-Wilhelm). Erinnerungen aus meinem 90 jährigen Leben. Leipzig, 1847, in 8°. (O.)

Martyn (John). Some Account of... and his writings. London, 1790, in 8°. (O.)

— GORHAM. Memoirs of J. and Th. Martyn... London, 1830, in 8°. (O.)

Mascagni (Paolo). SARCHIANI. Elogio del Dr... Firenze, 1816, in 8°. (O.)

— FARNESE. Elogio storico del celebre anatomico... Milano, 1816, in 8°. (O.)

— — Note addizionali all' Elogio... Milano, 1818, in 8°. (O.)

— ANTOMMARCHI. Osservazioni intorno all' Elogio... letto dal D. T. Farnese. Firenze, 1817, in 4°. (O.)

Maslieurat-Lagémard. Candidature du Dr... à l'Académie... de médecine, pour une place de membre correspondant. Guéret, (1858,) in 8°.

Mason (Simon). Narrative of the life of... Birmingham, 1752, in 8°. (W.)

— Memoirs of the life of... London, 1756, in 8°. (W.)

Masse (J.-N.). (Notice sur...) (Paris, 1845,) in 8°. (Archives des hommes du jour.)

Massé (Jean-Antoine). DUPUCH-LAPOINTE. Notice sur... (Société de médecine de Bordeaux, 1821, 30.)

Massimini (Andrea). CIANGIARELLI. Notizie storiche del celebre anatomico... Roma, 1792, in 8°. (O.)

Masson (S.-B.-Charles). Notice sur ... Paris, (s. d.,) in 8°. (Archives des hommes du jour.)

Masson de Kerloy (Jean-René). FERRAND. Un Médecin chrétien... Paris, 1868, in 8°.

Mastellari (Girolamo). BATTAGGIA. Cenni intorno alla vita di... Venezia, 1821, in 8°. (O.)

Masuyer (Marie-Gabriel). COZE. Éloge historique de... prononcé... dans la séance solennelle de rentrée des Facultés... Strasbourg, 1849, in 4°. (Gazette médicale de Strasbourg.)

Matignon. Notice sur la vie du Dr... Paris, 1849, in 8°.

Matthæus (Philippus). REGIUS. Oratio funebris in obitum... Franequeræ, 1690, in fol. (O.)

— RUELL. Oratio funebris in funere ... Franequeræ, 1701, in fol. (O.)

Matthey (Jean-Henri). BROECKX. Notice sur... Anvers, 1855, in 8°. (Annales de la Société de médecine d'Anvers.)

Mayer (Johann). Versuch einer Biographie... Prag, 1808, in 8°. (O.)

Mayerne (Théodore-Turquet de). ASTRUC. (p. 357 de Mémoires pour servir à l'histoire de la Faculté de médecine de Montpellier, 1767.)

Mayor (Mathias-Louis). MUNARET. Notice sur... Sa vie et ses travaux... Paris, 1847, in 8°.

Mayow (John). SCHERER. Beweis dass J. Mayow vor 100 Jahren den Grund zur antiphlogistischen Chemie und Physiologie gelegt habe. Wien, 1793, in 8°. (O.)

Mazeres (Guillaume de). ASTRUC. (p. 169 de Mémoires pour servir à l'histoire de la Faculté de médecine de Montpellier, 1767.)

Maziles (Jean). ASTRUC. (p. 350 de Mémoires pour servir à l'histoire de la Faculté de médecine de Montpellier, 1767.)

Mazzola (Giovanni-Giacomo). Della Vita e degli scritti di... Padova, 1846, in 8°. (O.)

Mead (Richard). LEMAN. Some Memoirs of the life and writings of... London, 1755, in 8°. (B. B.)

— (MATY.) Authentic Memoirs of the life of... London, 1755, in 8°. (O.)

— Éloge du Dr... Paris, 1755, in 12. (Journal britannique.)

— STARK. Memoirs of the life and writings of... (En tête de Commentary on the diseases mentioned in Holy scripture, translated into English... London, 1755.) (W.)

— Account of the life and writings of... (p. 5 de The medical Works. Edinburgh, 1765.)

Meckel (Jean-Frédéric). FORMEY. Éloge de... Berlin, 1775, in 8°.

Mège (J.-B.). Lettre à S. Exc. le grand-maître de l'Université... au sujet de son exclusion du concours des agrégés près la Faculté de médecine de Paris. Paris, 1824, in 8°.

Meibomius (Brandanus). SCHLAEGER. Programma in funere... in quo de ejus vita et scriptis exponit. Helmstadii, 1740, in 4°. (O.)

Meibomius (Heinrich). Programma academicum in... funere. Helmstadii, 1700, in 4°. (O.)

— NICERON. (t. XVIII, p. 370 de Mémoires, 1727.)

Meibomius (Johann-Heinrich). NEUKRANTZ. Oratio funebris in obitum... Lubecæ, 1655, in 4°. (O.)

Meirieu (Pierre-Auguste). ROUX. Notice sur... (Recueil de la Société de médecine de Marseille, IV, 364.)

Mejan. DUGÈS. Éloge de... prononcé ... à la rentrée des cours de la Faculté de médecine de Montpellier... Montpellier, 1836, in 8°.

Meletius. BACHMANN. Quæstio de Meletio græce inedito ejusque latino interprete Nic. Petrejo. Rostochii, 1833, in 4°. (Ch.)

Mêlier (François). Candidature à l'Académie de médecine. Titres de... Paris, 1841, in 4°.

— LE BRET. Notice nécrologique sur... (Compte rendu des travaux de la Société d'hydrologie médicale de Paris, 1865—1866.)

— Obsèques de... Paris, 1866, in 8°. (Union médicale.)

Discours de MM. Latour, Robinet et Bergeron.

— DUGÈS. Notice nécrologique sur... (Recueil des actes du Comité médical des Bouches-du-Rhône, 1866, VI, 335.)

— BARDINET. Éloge de... Paris, 1867, in 8°.

Melle (Franz von). GESNER. Lebensbeschreibung des Dr... Lübeck, 1770, in fol. (O.)

— OVERBECK. Memoria vitæ... Lubecæ, 1770, in fol. (O.)

Melle (Franz-Jacob von). OVERBECK. Lebensgeschichte des Dr... Lübeck, (s. d.,) in 4°. (O.)

Mellez (Antoine-Joseph). TARANGET. Éloge funèbre de... Douai, (1804,) in 4°.

Mello Franco (Francisco de). CRUZ JOBIM. Elogio historico de... Rio de Janeiro, 1831, in 8°.

Melot. CRUVEILHIER. Éloge de... (Bulletins de la Société anatomique de Paris, VII, 167.)

Mencellus (Franz-Wilhelm). HUCH. Programma in mortem... Servestæ, 1773, in fol. (O.)

Mende (Ludwig - Julius - Caspar). BLUMENBACH. Memoria... Gœttingæ, 1832, in 4°. (O.)

Ménière (Prosper). Notice sur... Paris, (s. d.,) in 8°. (Archives des hommes du jour.)

— ORFILA et BARTH. Discours prononcés aux obsèques de... (Gazette médicale de Paris, 1862, XVII, 105.)

— LACHÈSE. Notice nécrologique sur... Angers, 1863, in 8°. (Annales de la Société linnéenne de Maine-et-Loire.)

Menjot (Antoine). ASTRUC. (p. 383 de Mémoires pour servir à l'histoire de la Faculté de médecine de Montpellier, 1767.)

Mentel (Jacques)... Gratiarum actio, habita in scholis medicorum die auspicali doctoratus. (S. l.,) 1632, in 8°.

Menuret de Chambaud (Jean-Jacq.). CUBIÈRES-PALMÉZEAUX. Lettre sur... (Journal général de médecine, LIV, 415.)

— CHAUMETON. Notice sur... (Journal universel des sciences médicales, 1816, I, 384.)

Mérat (François-Victor). Liste chronologique des travaux sur l'anatomie pathologique, la médecine, la thérapeutique, la matière médicale, la botanique, l'agriculture, l'horticulture, imprimés ou manuscrits... de... Paris, (s. d.,) in 8°.

— GIRARDIN. Notice sur... (Précis analytique des travaux de l'Académie de Rouen, 1850, LIII, 53.)

— BOUCHARDAT. Notice nécrologique sur... Paris, (s. d.,) in 8°.

Mercati (Michel). NICERON. (t. XXXVIII, p. 145 de Mémoires, 1727.)

Merclin (George-Abrah.). NICERON. (t. XIII, p. 179 de Mémoires, 1727.)

Mercuriale (Girolamo). MERCURIALE (Massimiliano). Il Funerale fatto all' esequie del signor... suo padre. Firenze, 1607, in 4°. (O.)

— NICERON. (t. XXVI, p. 17 de Mémoires, 1727.)

— BOERNER. Dissertatio de vita, moribus, meritis et scriptis... Brunswicæ, 1751, in 4°. (O.)

Mermann (Thomas). Justa funebria ... ab amicis facta. Ingolstadii, 1612, in 4°. (O.)

— Parentalia... Ingolstadii, 1613, in 4°. (O.)

Mersseman (Jacques-Olivier-Marie de). SAUVEUR. Hommage rendu à la mémoire du Dr... (Bruxelles, 1853,) in 8°. (O.)

Méry (Jean). NICERON. (t. IX, p. 360 de Mémoires, 1727.)

— HERPIN... Notice historique sur la vie et les travaux de... Paris, 1864, in 8°. (Compte rendu des travaux de la Société du Berry.)

Messager (Mme). Notice sur... (Paris, 1847,) in 8°. (Archives des hommes du jour.)

Signé : T. de Z***.

Messmer (Max-Victor). MAYR. Rede bei der Beerdigung des Herrn... Landshut, 1831, in 8°. (O.)

Mesue (Jean). HAHN. De veris... scriptis non deperditis sed sub Jani Damasceni nomine conservatis. Vratislaviæ, 1733, in 4°. (Ch.)

— FIGUIER. (p. 40 de Vies des savants illustres. Moyen-âge. Paris, 1867.)

Mettais (H.). Souvenirs d'un médecin de Paris... Paris, 1863, in 18.

Meurer (Christoph). SCHILTER. Narratio brevis in commendationem rectoris Academiæ lipsiensis Meureri, in qua de ejus vita disseritur. Lipsiæ, 1592, in 4⁰. (O.)

Meurer (Wolfgang). WALTHER. Vita ... Lipsiæ, 1587, in 4⁰. (O.)

Mezler (Franz-Xav.). MEZLER (F.-J.). F.-X. Mezler... nach seinem Leben und Wirken geschildert, nebst einigen Notizen über die Mezler'sche Familie. Prag, 1835, in 8⁰. Avec portrait. (O.)

Mialhe. Titres et travaux scientifiques de... candidat à l'Académie... de médecine, dans la section de pharmacie. Paris, 1856, in 4⁰.

Michaélis. MARIANI. Discours prononcé sur la tombe du Dr... Aubenas, 1858, in 8⁰.

Michaux (Franç.-André). CUBIÈRES. Notice sur... (Paris,) 1807, in 8⁰. (O.)

Michel (Fréd. - Louis - Michel). SCHNELL. Rede am Grabe von... Strassburg, 1858, in 8⁰.

Michel (Nicolas). CAHAGNESIUS. De morte... oratio funebris. Cadomi, 1597, in 4⁰. (O.)

Michelin (Edme-Franç.-Max). CHEVALLIER. Notice nécrologique sur... Provins, (1863,) in 8⁰.

— BOURQUELOT. Notice sur... (Almanach de Seine-et-Marne, 1864, 136.)

Michell (J.-Petersen). SCHUTTE. Lijkrede op... Amsterdam, 1796, in 8⁰. (R.)

Michon (L.-M.). Énoncé sommaire des titres de... Paris, (1858,) in 4⁰.

— Obsèques de... (Union médicale, 1866, XXX, 279.)

— LATOUR (Amédée). Notice sur... (Ibidem, 281.)

Middeldorpf (Albrecht-Theodor). Nekrolog... (Deutsche Klinik, 1868, No. 35.)

Mieg (Melchior). (CHAILLET.) Oraison funèbre de... précédée d'une notice sur la vie de... (par César d'Ivernois.) Neufchatel, (1813,) in 8⁰. (O.)

Miel (Edme-Marie). MIEL (Éd.-Fr.-Ant.). Notice sur... Paris, 1831, in 8⁰. Avec portrait. (O.)

Milich (Jacob). MENIUS. Oratio de vita... Wittebergæ, 1562, in 8⁰. (O.)

Miller (Edwards). RODGERS. Biographical Notice of... (Transactions of the Medical Society of the State of New-York, 1813.)

Réimprimé dans les mêmes Transactions en 1859 sous le titre de: „Extracts from the anniversary Address read at Albany, feb. 1813, before the State Medical Society.

— SEAMAN. Eulogium on the character of... (Ibidem, 1814.)

Réimprimé dans les mêmes Transactions en 1859.

Miller (Georg-Ulrich). RIESCH. Der beste Trost in der besten Hilfe. Leichenpredigt... auf den Dr... Lindau, 1722, in fol. (O.)

Milliet - Baude (Louis - Maurice). ROUX. Notice sur... (Actes du Comité médical des Bouches-du-Rhône, V, 71.)

Millon (E.). LANGLOIS. Notice sur les travaux de... (Recueil de mémoires de médecine militaire, 1868, XXI, 433.)

— E. Millon. Sa Vie, ses travaux de chimie et ses études économiques et agricoles sur l'Algérie. Paris, 1870, in 8⁰. Avec portrait.

Milne-Edwards. Voyez **Edwards** (Milne).

Milon (Pierre). CHÉREAU. Notice sur... premier médecin de Henri IV. (Comptes rendus des travaux de la Société du Berry, 1863—1864, 474.)

Mingelouseaux père et fils. CAILLAU. Éloges de... Bordeaux, 1818, in 8⁰. (O.)

Miquel (Antoine). A MM. les membres de l'Académie... de médecine. Titres de... (Paris, s. d.,) in 4⁰.

Miquel (Antoine). A M. le président de l'Association médicale... d'Indre-et-Loire. (15 novembre 1863.) Tours, (s. d.,) in 4°.

— (Lettres de... au sujet de la caisse de secours de l'Association des médecins de Tours; la première commençant par ces mots :) Tours, le 24 déc. 1863. M. et cher confrère, pendant qu'on imprimait ma réplique... Tours, (s. d.,) in 4°.

— La Vérité. Tours, (1864,) in 4°.

Miramont. Notice sur... Paris, (1846,) in 8°.

Mirault (Jean-François). OUVRARD. Éloge funèbre de... Angers, (1814,) in 8°.

Miron (Famille des). ASTRUC. (pp. 222, 308, 331 et 334 de Mémoires pour servir à l'histoire de la Faculté de médecine de Montpellier, 1767.)

— CHÉREAU. Les quatre Miron. (Union médicale, 1865, XXV, 193 et 209.)

Misley (Joseph-Peter-Alcantara). MOLTYASSOVSKY. Historia Mysleyanæ inventionis Panbasomatheseos. Vindobonæ, 1826, in 8°. (O.)

Mizauld (Antoine). NICERON. (t. XL, p. 200 de Mémoires, 1727.)

Model. PARMENTIER. Éloge de... Paris, 1775, in 4°.

Modin (Alfred). DESBŒUF. Notice biographique sur... Coulommiers, 1858, in 18.

Moebius (Gottfried). CHEMNITZ. Leichpredigt auf... Jena, 1664, in 4°. (O.)

— OLEARIUS. Leichenpredigt auf... Halle, 1664, in 4°. (O.)

Moehsen (Johann-Carl-Wilhelm). MEIEROTTO. Lobschrift auf... Berlin, 1797, in 4°. (O.)

Moellenhoff (Christian). SEELEN. Memoria... Lubecæ, 1743, in fol. (O.)

Moench (Conrad). ROMMEL. Memoria... Marburgi, 1805, in 4°. (C.)

Moiroud (Louis). LAVOCAT. Notice sur les travaux de... (Mémoires de l'Académie de Toulouse, 1851, 357.)

Moizin (Claude-Joseph). CHABERT. Éloge de... Metz, 1850, in 8°.

— MONARD. Éloge historique de... prononcé le 18 juillet 1850, à la séance annuelle de la Société des sciences médicales de la Moselle... Metz, 1850, in 8°. (Travaux de la Société des sciences médicales.)

Mojon (Benoît). CAFFE. Éloge historique de... prononcé le 19 janvier 1850, dans la séance publique annuelle de la Société médicale d'émulation de Paris... Paris, (s. d.,) in 8°. (Union médicale, 1850.)

Moleschott (Jac.). HARLING. De Heer ... Utrecht, (1848,) in 8°. (N. M.)

Molin (Jacques). (CHOMEL.) Éloge historique de... Paris, 1761, in 8°.

Molinelli (Pierre-Paul). LOUIS. (p. 75 de Éloges lus dans les séances publiques de l'Académie... de chirurgie ... publiés... par Dubois, d'Amiens. Paris, 1859.)

Molk (Jean-Conrad). MARQUEZ. Notice nécrologique sur... lue à la Société médicale du Haut-Rhin... Strasbourg, 1867, in 8°.

Moll (A.). MOLL (E.). Dr. A. Moll geschetst. Met portret. Gorinchen, 1845, in 8°. (N. M.)

Moller (Andreas). MOLLER. Debitum parentale, seu Narratio historica de vita et obitu... parentis sui. Freiburgi, 1659, in 4°. (O.)

Mollin. VICQ D'AZYR. (6me cahier, p. 111 de Suite des Éloges, 1780—1798.)

Monantheuil (Henri de)... Pro suo in regiam cathedram reditu, oratio. Parisiis, 1585, in 8°.

— GOULU. Elogium... (p. 8 de Epitaphium in æde San-Benedictina appendendum, 1650, in fol.) (P. L.)

— NICERON. (t. XV, p. 45 de Mémoires, 1727.)

Monard (Charles). SCOUTETTEN. Éloge de... (Société des sciences médicales de la Moselle, 1853, 35.)

Monbalon (Jean-Baptiste-Henri). DUTROUILH. Éloge de... Bordeaux, 1837, in 8°. (Académie de Bordeaux, séance publique, 1837.)

Mondeville (Henri de). MARCHAND. (Notice sur...) (t. II, p. 22 de Dictionnaire historique. La Haye, 1758.)

— CHÉREAU. H. de Mondeville, chirurgien de Philippe le Bel... Paris, 1862, in 8°. Avec portrait. (Mémoires de la Société des antiquaires de Normandie.)

Mondini (Carlo). MEDICI. Vita di... Bologna, 1838, in 8°. (O.)

Monfalcon (Jean-Baptiste). LADEVÈZE. Notice bibliographique sur... (En tête de Précis de bibliographie médicale. Paris, 1827.)

Monges (John-Armentaire). NANCREDE. Obituary notice of Dr... (Chapman Philad. Journal of med. and physic. sc., 1827, XIV, 338.)

Monier (Anne-François). LEBLANC DE MARCONNAY. Paroles funèbres prononcées le 15 juin 1829, sur la tombe du F.·.... Paris, 1829, in 12.

Monneret. Titres scientifiques de... Paris, (1853,) in 4°.

Monro (Alexander). DUNCAN. Account of the life and writings of... Edinburgh, 1780, in 8°. (C.)

— MONRO (Donald). The Life of... (En tête de The Works. Edinburgh, 1781.)

Monsey (Messenger). A Sketch of the life and character of... London, 1789, in 8°. (B. B.)

Monstrœil (Jean de). LE BRETON. Funebris Oratio... habita in scholis medicorum die octobris XIV, ann. 1647 ... Parisiis, 1647, in 4°. (P. L.)

Autre éd. in 8°.

— GOUJET. (t. III, p. 163 de Mémoire sur le Collége de France, 1758.)

Montabré (Antoine-Louis). DUGÈS. Éloge de Méjan... Montabré... prononcé... à la rentrée des cours de la Faculté de médecine de Montpellier... Montpellier, 1836, in 8°.

Montagne (Pierre-Camille). LE BRET. Notice nécrologique sur... (Compte-rendu des travaux de la Société d'hydrologie médicale de Paris, 1865—66.)

— CAP. (Notice sur...) Paris, 1866, in 8°. Avec portrait.

Montain (Gilbert-Alphonse). Notice sur le Dr... Lyon, 1853, in 8°. (Revue du Lyonnais.)

— BRACHET. Éloge historique de... Lyon, 1855, in 8°.

Montanus (Thomas). MEYER. Notice sur... Bruges, 1841, in 18. Avec portrait. (O.)

— Discours prononcé à l'inauguration du monument de... à Dixmude... Bruges, (1845,) in 8°. (O.)

Monte (Giovanni-Battista da). CERVETTO. Di G. da Monte e della medicina italiana nel secolo XVI. Verona, 1839, in 8°. Avec portrait.

Monteggia (Giov.-Battista). ACERBI. Cenno critico sull' opuscolo intitolato: Della vita di G. Monteggia. Milano, 1816, in 8°. Avec portrait (O.)

— — Vita di... Milano, 1818, in 8°. (O.)

Montègre (Antoine-François-Jenin de). COLOMBEL. Notice nécrologique sur... (Paris, 1818,) in 8°. (Abeille haïtienne.)

— BROUSSAIS. Notice biographique sur... (Journal universel des sciences médicales, 1819, XXI, 359.)

— Notices nécrologiques sur... Clermont-Ferrand, 1854, in 8°.

Montesanto (Giuseppe-Antonio-Maria). ZECCHINELLI. Di Giuseppe Montesanto... e di ciò ch' egli operò... Padova, 1841, in 8°.

Montigny (Étienne-Mignot de). VICQ D'AZYR. (4me cahier, p. 38 de Suite des Éloges, 1780—1798.)

Montin (Lars-Jonas). THUNBERG. Åminnelse-Tal öfver... Stockholm, 1790, in 8°. (O.)

Montreuil. Voyez **Monstrœil**.

Moquin-Tandon (Christian-Horace-Benedict-Alfred). Notice sur les titres et les travaux scientifiques de... (novembre 1852.) Paris, (s. d.,) in 4°.

— Galerie historique et critique du XIXe siècle... (Extrait du 2e volume.) Paris, 1858, in 8°.

— COSSON. Société botanique de France. Hommage rendu à la mémoire de... Paris, (1863,) in 8°.

— Notice sur... (Archives générales de médecine, 1863, I, 635.)

— CLOS. Éloge de... Toulouse, 1864, in 8°. (Mémoires de l'Académie de Toulouse.)

— MICHON. Éloge de... lu à la séance publique annuelle de la Société ... d'acclimatation... Paris, 1864, gr. in 8°.

— BAILLON. Éloge de... prononcé à la séance de rentrée de la Faculté de médecine... Paris, 1864, in 4°.

Moræus (Johannes). SPOERING. Åreminne öfver... Stockholm, 1743, in 8°. (O.)

Morand (Sauveur-Franç.). MORAND (J.-F.-C.). De... parentis morte mœrentis, epistola ad omnes academias quæ patrem in gremium asciverant. (Calendis augusti 1773.) (Parisiis,) 1774, in 8°.

— — Lettre traduite du latin sur feu... adressée aux différentes académies des pays étrangers dont il était... (S. l.,) 1774, in 8°.

Traduction de la pièce précédente.

— GRANDJEAN DE FOUCHY. Éloge de... (S. l. n. d.,) in 4°.

— LOUIS. Éloge de... avril 1774. (p. 199 de Éloges lus dans les séances publiques de l'Académie de chirurgie... publiés... par Dubois, d'Amiens. Paris, 1859.)

Morandi (Morando). RAMAZZINI. Oratio in funere... Modenæ, 1755, in 4°. (O.)

Morasch (Johann-Adam). (GRIENWALT.) Biographia... Ingolstadii, 1735, in 4°. (O.)

More (Gustav-Philipp). Trauerrede bey seiner Beerdigung. Nürnberg, 1720, in 4°. (H.)

Moreau (Armand). Notice sur les travaux de physiologie de... Paris, (1868,) in 4°.

Moreau (Franç.-Joseph). GOSSELIN. Éloge de... (p. 7 de Séance publique de la Faculté de médecine de Paris, 1862.)

Moreau (Jean-Baptiste). GOUJET. (t. III, p. 194 de Mémoire sur le Collége de France, 1758.)

Moreau (Jean-Baptiste-René). GOUJET. (Ibidem p. 196.)

Moreau (Jules-Raphaël). BERTHERAND. Notice biographique sur... lue à la Société de médecine de Strasbourg ... Strasbourg, (1852,) in 8°. (Gazette médicale de Strasbourg.)

Moreau (René). NICERON. (t. XXXIV, p. 296 de Mémoires, 1727.)

— GOUJET. (t. III, p. 153 de Mémoire sur le Collége de France, 1758.)

Moreau, de Tours (J.). Titres à l'appui de la candidature de... à la place actuellement vacante à l'Académie de médecine... Paris, (1852,) in 4⁰.

Morel (Charles). Exposé des titres du Dr... à l'appui de sa candidature à la chaire d'anatomie... Strasbourg, (1868,) in 4⁰.

Morel, de Colmar (Louis-Gabriel). STOLTZ. Notice sur... (Gazette médicale de Strasbourg, 1843, III, 81.)

Morelan (Christiern). HOYN. Oratio funebris in obitum... Wittebergæ, 1564, in 8⁰. (O.)

Morgagni (Giovanni-Battista). MOSCA. Vita di... Napoli, 1768, in 8⁰. (O.)

— Notice sur... (Journal général de médecine, XXVII, 457.)

— Vita... (En tête de De sedibus et causis morborum, curantibus F. Chaussier et N.-P. Adelon. Lutetiæ, 1820—1822.)

— TORRESINI. Elogio storico di... Padova, 1844, in 8⁰. (O.)

Morhof (Daniel-George). NICERON. (t. II, p. 16 de Mémoires, 1727.)

Morin (Jean-Baptiste). La Vie de... Paris, 1660, in 12.

Morin (Louis). FONTENELLE. (t. II, p. 265 de Histoire de l'Académie des sciences, 1719—1722.)

Morlanne (Étienne-Pierre). DIDION. Notice sur... (Société des sciences médicales de la Moselle, 1861, 40.)

Mortier (Denis). PICHARD. Éloge de... Lyon, 1824, in 4⁰. (O.)

Morton (Samuel-George). MEIGS. A Memoir of... Philadelphia, 1851, in 8⁰. Avec portrait.

Morton (Samuel-George). WOOD. A biographical Memoir of... Philadelphia, 1853, in 8⁰.

Moth (Paulus). BARTHOLIN... Medicus perfectus ex vita... informatus. Hafniæ, 1670, in 4⁰.

Mott (Valentine). Notice nécrologique sur... (Union médicale, 1865, XXVI, 415.)

Moufet ou **Muffet** (Thomas). NICERON. (t. XXIV, p. 146 de Mémoires, 1727.)

Mougeot (J.-B.). MAUD'HEUX et LAHACHE. Notice biographique sur... Épinal, (1858,) in 8⁰. (Annales de la Société d'émulation des Vosges.)

— JAUBERT (Cte.). Hommage rendu à la mémoire de... Paris, (s. d.,) in 8⁰. (Bulletin de la Société botanique de France.)

Moulaud. FABRE. (Notice sur...) Marseille, 1860, in 8⁰.

Moulins (Claude de). ASTRUC. (p. 306 de Mémoires pour servir à l'histoire de la Faculté de médecine de Montpellier, 1767.)

Mousseaux (Laurent). DEGOTT. Notice nécrologique sur... Metz, 1852, in 8⁰.

— Tableau chronologique des services civils et militaires de... avec notice et pièces justificatives. Metz, 1863, in 8⁰.

Signé: J. Le M. M.

Moutard-Martin. Titres et travaux scientifiques de... Paris, 1867, in 4⁰.

Moutet (F.). Notice sur les titres et les travaux scientifiques du Dr... candidat à la chaire de physiologie vacante dans la Faculté de médecine de Montpellier... Montpellier, (1860,) in 4⁰.

Moynier (Joseph). FAUCONNEAU-DUFRESNE. Discours prononcé sur la tombe de... Paris, (1867,) in 8⁰.

Moysant (François). HÉBERT. Notice historique sur... Caen, (1814,) in 8°.

Muehlen (Gustav-Casimir-Garlieb von der). OELRICHS. Nachricht von dem Leben und den Schriften des... Greifswalde, 1769, in 8°. (O.)

Mühlenbeck (Henri-Gustave). JAENGER. Société médicale du Haut-Rhin... Notice nécrologique sur... l'un des membres fondateurs de la Société... Mulhouse, (1846,) in 8°.

Mueller (Johann). EDZARD. Programma in funere... Hamburgi, 1724, in 4°. (O.)

Müller (Johann). VIRCHOW... Eine Gedächtnissrede... Berlin, 1858, in 8°. (C. J.)

— —... An Eloge pronounced in the hall of the University of Berlin. Translated and edited by A.-Mercer Adam... Edinburgh, 1859, in 8°. (B. R.)

— BISCHOFF. Ueber... und sein Verhältniss zum jetzigen Standpunkt der Physiologie... München, 1858, in 4°. (C. J.)

— DU BOIS REYMOND. Gedächtnissrede auf... Berlin, 1860, in 4°. (C. J.)

Mueller (Johann-Ludwig). MUELLER (G.-F.). Rede dem Gedächtnisse des Herrn... Hanau, 1783, in 4°. (O.)

Muffet. Voyez **Moufet.**

Munaret (Jean-Marie-Placide). Notice sur... Meaux, 1844, in 8°. (Biographie des gens de lettres.) (O.)

— Travaux et titres scientifiques du Dr... 1830—1866. Lyon, 1866, in 8°.

Mundeville. Voyez **Mondeville.**

Munniks (Wynold). MUNNIKS (Jan). Levensschets van... Groningen, 1812, in 8°. Avec portrait.

Munting (R.). MENSINGA. Oratio in obitum... Groningæ, 1683, in 4°. (H.)

Muntingh (Hendrik). YPEY. Akademische Leerrede ter gedachtenis van... Groningen, 1824, in 8°. Avec portrait. (O.)

Muralt (Famille). MEYER-AHRENS. Die Arztfamilie von... insbesondere Joh. von Muralt... (Schweiz. Zeitschrift für Heilkunde, II.)

Muralt (Johannes von). FINSLER. Bemerkungen aus dem Leben des... Nebst einem vollständigen Verzeichnisse der von ihm herausgegebenen Schriften ... Zürich, 1833, in 4°. Avec portrait.

Murray (Johann-Anders). HEYNE. Elogium... Gœttingæ, 1791, in 4°. (O.)

Murville (François-Joseph). LADUREAU. Discours prononcé le 22 février 1861... aux obsèques de... (Recueil de mémoires de médecine militaire, 1861, V, 253.)

Musa (Antonius). CRELL. A. Musa observationibus varii generis illustratus. Lipsiæ, 1725, in 4°. (O.)

— ATTERBURY. Reflections on the character of Jaspis in Virgil, or the character of... London, 1740, in 8°. (O.)

— ACKERMANN. Prolusio de... et libris qui illi ascribuntur... Altorfii, 1786, in 4°.

Muselius (Johann). Memoria... Liegnicii, (1596,) in 4°. (O.)

Musitano (Charles). NICERON. (t. XXXVI, p. 212 de Mémoires, 1727.)

Muys (Carolus). HERMANN. Oratio funebris in obitum... Leidæ, 1690, in 4°. (H.)

Muys (Wyer-Willem). VENEMA. Oratio funebris in memoriam... Franequeræ, 1744, in fol. (O.)

Muzio (Girolamo). GIAXICH. Vita di... Trieste, 1847, in 8°. (O.)

Publié par Kandler.

Mylius (Leonhard-Heinrich). Trauer-Rede, Lebens-Lauff und Leichengedicht auf... (S. l. n. d.,) in fol. (O.)

Nacquart (J.-B.). Notice sur... Paris, (1846,) in 8°. (Archives des hommes du jour.)

Nægele (Franz-Karl). RAIGE-DELORME. Notice sur... (Archives générales de médecine, 1851, XXV, 494.)

Nancel (Nicolas de). NICERON. (t. XXXIX, p. 288 de Mémoires, 1727.)

Nannoni (Lorenzo). MAZONI. Elogio storico di... Milano, 1821, in 8°. (O.)

Narsius (Jan). BEELDSNIJDER. Das Stammbuch des... Utrecht, 1837, in 8°. (O.)

Trad. en hollandais, même année.

Natale (Gerardo). Funebres laudes quas salutaris iatrophysicorum Academia panormitana persolvit in exequiis... Panormi, 1667, in 4°. (O.)

Naterus (Gerardus). GALLEGO. Oratio in funere... Panormi, 1661, in 4°. (H.)

Naudé (Gabriel). Naudæi... gratiarum actio, habita in Collegio patavino, pro philosophiæ et medicinæ laurea ibidem impetrata an. 1633, die 25 maii, cum faustis amicorum acclamationibus. Venetiis, 1633, in 8°.

— In obitum... (Sic lugebant Camœnæ S. Genovefæ parisiensis in monte.) Parisiis, 1643, in 4°.

— JACOB... Tumulus, complectens elogia, epitaphia, carmina tum latina cum gallica variorum cl. virorum... Huic accessit catalogus operum ejusdem ... Parisiis, 1659, in 4°.

— Naudæana et Patiniana, ou Singularités remarquables prises des conversations de MM. Naudé et Patin. Paris, 1701, in 12.

Autre éd. 1703, Amsterdam.

— NICERON. (t. IX, p. 76 de Mémoires, 1727.)

Navet. VINGTRINIER. Éloge académique du Dr... Rouen, 1845, in 8°.

Navier (Pierre-Toussaint). VICQ D'AZYR. (3me cahier, p. 20 de Suite des Éloges, 1780—1798.)

Nebel (Guil.-Bern.). Memoria Nebeliana id est historia vitæ et mortis... amica manu delineata. (S. l. n. d.,) in 4°.

Neergaad (Jens-Veibel). Fragment of mein Biographi. Kioebenhaw, 1835, in 8°. (O.)

— Mit Livs vigtigere Tidragelser. Historisk-psychologisk Fremstillende. Kioebenhaw, 1844, 2 vol. in 8°. (O.)

Autre éd. 1849. Avec portrait.

Nélaton (Auguste). Exposé des titres et des travaux scientifiques de... Paris, 1867, in 4°.

Nespoli (Angiolo). BUFALINI. Discorso in lode del defunto archiatro... Firenze, 1839, in 8°. Avec portrait. (O.)

Neumann (Caspar). KESSEL. Lebens-Beschreibung... (En tête de Chymiæ medicæ... tomi primi pars prima... Züllichau, 1749.)

Nicaise. PERRIER. Notice biographique sur... Châlons-sur-Marne, 1869, in 8°.

Nichet (P.-J.). POTTON. Éloge historique du Dr... Lyon, 1851, in 8°. (Actes de la Société nationale de médecine de Lyon.)

Nichols (Francis). LAWRENCE... Vita... London, 1780, in 4°. (W.)

Nicolas (Jean-Pierre). (Notice sur...) (Paris, 1847,) in 8°. (Archives des hommes du jour.)

Nicolas (Pierre-François). BOISARD. Notice sur la vie et les ouvrages de... Caen, 1816, in 8°.

Niemann (Joh.-Christoph). STREITHORST. Gedächtnissrede auf... Halberstadt, 1785, in 4°. (O.)

Nieuwenhuyzen (A.). WERTZ. Redevoering ter gedachtenis van... (S. l. n. d.,) in 8°. (R.)

Nieuwenhuyzen (J.). KRUIJFF. Redevoering ter nagedachtenis van... Leiden, 1806, in 8°. (R.)

Nieuwland (P.). VAN SONSBEEK en VAN LENNEP. Ter nagedachtnis van... Leiden, 1794, in 8°. (R.)

— MICHELL. Jets ter nagedachtenis van... Amsterdam, 1794, in 8°. (R.)

— VAN SWINDEN. Lijkrede op... Amsterdam, 1795, in 8°. (R.)

Nigrisoli (Franç.-Marie). NICERON. (t. XL, p. 180 de Mémoires, 1727.)

— Vita... (Giornale de' letterati, XXX, VIII.)

Nigrisoli (Jérome). NICERON. (t. XL, p. 180 de Mémoires, 1727.)

Noble (Adolphe). BATTAILLE. Quelques mots sur la tombe du Dr... Versailles, 1858, in 8°. (Journal de Versailles.)

Noble (Louis-Auguste). BATTAILLE. Discours prononcé... sur la tombe de... Versailles, (1853,) in 8°.

— PENARD. Notice biographique sur... lue à la Société des sciences naturelles de Seine-et-Oise... Versailles, 1853, in 8°.

Nobleville (Louis-Daniel-Arnaud de). VICQ D'AZYR. (p. 29 de Suite des Éloges, 1780—1798.)

Noël (Joseph). FLAMANT. Éloge de... prononcé le 14 novembre 1808, à l'École spéciale de médecine de Strasbourg. (Annuaire médical, 1809.)

Noessler (Georg). KOENIG. Leichpredigt auf... Altdorf, 1650, in 4°. (O.)

— JUNGERMANN. Programma in funere... Altorfii, 1650, in 4°. (O.)

— RITTERSHUSIUS. Memoria... Altorfii, 1651, in 4°. (O.)

Noessler (Georg). RICHTER. Memoria ... in oratione publica celebrata. Altorfii, 1651, in 4°. (O.)

Noessler (Johann-Georg). SALUZZI. Orazione consecrata al merito dell'... Padova, 1644, in 4°. (O.)

Nonat (Auguste). (Notice sur...) (Paris, s. d.,) in 8°. (Archives des hommes du jour.)

— Titres de... pour la place actuellement vacante à l'Académie de médecine. (Paris, 1842,) in 8°.

Norgeu (Georges-Edme). (Notice sur...) Paris, (1848,) in 8°. (Archives des hommes du jour.)

Noroy. CAMPAGNE. Discours prononcé sur la tombe de... (Annales médico-psychologiques, 1865, VI, 308.)

Nostradamus (Michel). ASTRUC. (p. 311 de Mémoires pour servir à l'histoire de la Faculté de médecine de Montpellier, 1767.)

— CHÉREAU. Deux Mystificateurs du XVIe siècle, médecins de la cour de France. (Union médicale, 1863, XVII, 481.)

Nostradamus et Baillif de La Rivière.

Notarianni (Francesco - Antonio). SANNICOLA. Biografia di... Napoli, 1845, in 8°. (O.)

Nuernberger (Christian-Frederich). Opfer am Grabe... Wittenberg, 1795, in 4°. (O.)

— Der Asche des... geweiht. Wittenberg, 1795, in 4°. (O.)

— Dem Andenken des... gewidmet. Wittenberg, 1795, in 4°. (O.)

— TITIUS. Memoria... Wittebergæ, 1799, in 4°. (O.)

Nursinus (Benedictus). CHLADENIUS. Programma de vita... Wittebergæ, 1707, in fol. (O.)

Nymmann (Hieronymus). HUNNIUS. Leich-Predigt bei der Begrebniss... Wittenberg, 1596, in 4⁰. (O.)

Nysten (Pierre-Hubert). DEVILLIERS. Notice historique sur... (Journal complémentaire du Dictionnaire des sciences médicales, 1818, II, 81.)

ESQUIROL. Notice sur... prononcée sur la tombe de... (Journal de médecine, 1818, I, 64.)

Occon (Familles des). BRUCKER. Historia vitæ Adolphorum Occonum, ad illustrandam rem litterariam et medicam sæculi XVI comparata... Lipsiæ, 1734, in 4⁰. (Ro.)

Odhelius (Lars-Johann). SCHULZ v. SCHULZENHEIM. Åminnelse-Tal öfver... Stockholm, 1817, in 8⁰. (O.)

Odier (Louis). PRÉVOST. Notice de la vie et des ouvrages de... Genève et Paris, 1818, in 8⁰. (O.)

Oeder (Georg-Christian). HALEM. Andenken an... Altona, 1793, in 8⁰. Avec portrait. (O.)

Oheim (Benedict). (CAHLEN.) Memoria... Halæ, 1648, in 4⁰. (O.)

Oliveira (Don Manuel-Joachim d'). BURGUET. Notice sur... (Société de médecine de Bordeaux, 1839, 105.)

Olivier (Guillaume-Antoine). CUVIER. Éloge historique de... (t. II, p. 235 de Recueil des éloges historiques, 1819.)

Ollivier (A.-F.). Extrait de la „Clinique“ du... 16 juillet 1829. Article concernant... Paris, (s. d.,) in 8⁰.

Ollivier, d'Angers (Charles-Prosper). Titres scientifiques du Dr... (Paris, s. d.,) in 8⁰.

— Biographie d'... Paris, 1840, in 8⁰. (Biographie des hommes du jour.)

— DÉSORMEAUX. Éloge d'... (Bulletins de la Société anatomique de Paris, XX, 338.)

Ollivier, d'Angers (Charles-Prosper). PARISET. Discours prononcé aux funérailles d'... (t. II, p. 597 de Histoire des membres de l'Académie de médecine. Paris, 1850.)

Oosterdyk (Hermann-Gérard). BOSCH. Lofrede of... Amsterdam, 1795, in 8⁰. Avec portrait.

Opsopœus (Jean). NICERON. (t. XXXVII, p. 402 de Mémoires, 1727.)

Orfila (Augustin-Félix). (Candidature à la Faculté de médecine de Paris, commençant par ces mots:) M. Orfila, candidat à la chaire de pharmacie... Paris, (1859,) in 8⁰.

Orfila (Matthieu-Joseph-Bonaventure). Notice sur... Paris, (s. d.,) in 8⁰. (Le Biographe.)

— FABRE. L'Orfilaïde, ou Le siège de l'École de médecine, poëme en trois chants, avec une préface et un épilogue en vers; par le Phocéen, auteur de Némésis médicale. Paris, 1835, in 8⁰.

— DUBOIS. Le Biographe universel. Orfila... Paris, 1841, in 8⁰.

— M. Orfila à ses confrères. (12 mai 1844.) Paris, (s. d.,) in 4⁰.

— MICHÉA. Galerie des célébrités contemporaines... Paris, 1852, in 8⁰.

— Don d'une somme de 121,000 francs fait à divers établissements publics, en 1853... Paris, (s. d.,) in 8⁰.

— Recueil de discours prononcés aux funérailles de... Paris, 1853, in 8⁰.

— MÉNIÈRE. Nécrologie... Paris, 1853, in 8⁰. (Moniteur.)

— Souscription pour élever un monument à la mémoire de... Paris, (1853,) in 8⁰.

— BÉRARD. Éloge de... prononcé dans la séance de rentrée de la Faculté, le 15 novembre 1854. Paris, 1854, in 8⁰.

Orfila (Matthieu-Joseph-Bonaventure). PEISSE. Notice sur... (t. II, p. 434 de La Médecine et les médecins, 1857.)

— DUBOIS, d'Amiens. (t. I, p. 339 de Éloges lus dans les séances publiques de l'Académie de médecine. Paris, 1864.)

Ortlob (Joh.-Friedrich). (CYPRIAN.) Programma academicum in... funere. Lipsiæ, 1700, in fol. (O.)

Ortolani (Francesco). MORGANTE. Nelle esequie del medico... Verona, 1842, in 8⁰. (O.)

Ortolf. MARCHAND. (Notice sur...) (t. II, p. 111 de Dictionnaire historique. La Haye, 1758.)

Osiander (Fridericus - Benjamin). BLUMENBACH. Memoria... commendata ... Gottingæ, 1822, in 4⁰. (R.)

Otto (Christ.-Friedr.). SCHWENCKE. Gedächtnissschrift bei dem Ableben... Friedrichstadt, 1779, in 4⁰. (O.)

Otto (Johann - Georg). BREHME. Leichenpredigt auf... Eisenburg, 1724, in fol. (O.)

Oulmont. Titres et travaux scientifiques du Dr... Paris, 1867, in 4⁰.

Ouphelandos (Bilelmos-Christophoros). *Βίος... Ἀθηνῄσιν*, 1838, in 8⁰.

Overdatz (Louis). BROECKX. Notice sur... Anvers, 1856, in 8⁰. (Annales de la Société de médecine.)

Ozanam (J.-A.-F.). LEVRAT. Notice historique sur... lue à la Société de médecine de Lyon... Lyon, 1838, in 8⁰.

Paaw (Pieter). VORSTIUS. Oratio funebris dicta honori et memoriæ... Lugduni-Batavorum, 1617, in 4⁰. (O.)

— NICERON. (t. XII, p. 176 de Mémoires, 1727.)

Pacht (Johann - Georg - Christoph). GRAVE. Zur Erinnerung an Dr... Riga, 1823, in 8⁰. (O.)

Pacini (Ludovico). BROSCHI. Vita... Perusiæ, 1733, in 8⁰. (O.)

Pacoud. ÉBRARD. Notice biographique sur... lue à la Société d'émulation de l'Ain... Bourg - en - Bresse, 1848, in 8⁰.

Pailhès (Jean-Baptiste). DUCASSE. Notice sur... (Séance publique de la Société de médecine de Toulouse, 1846, 109.)

Pajot. Chaire d'accouchements vacante à la Faculté de médecine de Paris. Titres scientifiques et services dans l'enseignement du Dr... Paris, (1862,) in 4⁰.

— Candidature à l'Académie... de médecine. Titres scientifiques... et publications du Dr... Paris, 1863, in 4⁰.

Paletta (Jean-Baptiste). FERRARIO. Vita del professore... Milano, 1833, in 8⁰. (O.)

— CARRON DU VILLARDS. Notice nécrologique sur... Paris, 1833, in 8⁰. (O.)

— OLLIVIER, d'Angers. Notice historique sur... (Archives générales de médecine, 1833, I, 448.)

Palfyn (Jean). VAN DUEREN. Lofspraak van... Gent, (1783,) in 4⁰. (O.)

Avec la traduction française de Lesbroussart.

— GOETHALS-VERCRUYSSE. Notice sur... Gand, 1822, in 8⁰. (Messager des sciences et des arts de Gand.) (O.)

— VOISIN. Notice historique et littéraire sur la vie et les travaux de l'anatomiste.... Gand, 1827, in 8⁰. Avec portrait. (O.)

— MERSSEMAN. Notice sur... Bruges, 1844, in 4⁰. Avec portrait. (O.)

— — Éloge sur... Bruxelles, 1845, in 8⁰. (O.)

Pamard (Jean-Baptiste-Antoine-Benezet). ROUX. Notice sur... (Recueil de la Société de médecine de Marseille, II, 400.)

Pamard (Paul-Ant.). Notice sur... Paris, 1856, in 8°.

— Note et documents sur le droit de... au titre de membre correspondant de l'Académie... de médecine. Paris, (1862,) in 4°.

— Affaire Pamard... M. le Dr. Pamard contre les journaux „Le Courrier du dimanche", „Le Charivari" et „La Gazette de France". Bruxelles, 1862, in 16.

Pamard (Pierre-François-Benezet). PAMARD (J.-B.-A.-Benezet). Éloge de... Avignon, 1803, in 8°. (O.)

Papavoine (Louis-Nicolas). PARADIS. Notice biographique sur... (p. LXI de Bulletin de la Société médicale de l'Yonne, 1867.)

Papin (Denis). DUCOUX. Éloge historique de... Blois, 1838, in 8°.

— — Notice sur... Éloge historique couronné en 1837 par la Société académique de Blois; suivi de notes et documents publiés par M. Bannistère... 2e édition. Blois, 1854, in 18.

— LATOUR (Amédée). Étude sur... (Union médicale, 1852, VI, 377.)

— MILLOT. Fête de Blois. Notice sur... suivi du programme des fêtes du 29 août 1869. Blois, 1869, in 32.

— LA SAUSSAYE et PÉAN. La Vie et les ouvrages de... Paris et Blois, 1869, in 8°. Avec portrait.

T. I.

— FIGUIER. (p. 346 de Vies des savants illustres. 17e siècle. Paris, 1869.) Avec portrait.

Paquer. MELLINET. Notice sur... Lecture faite à la Société académique de Nantes... Nantes, 1842, in 8°.

Paracelse de Hohenheim (Philippe-Auréole-Théophraste-Bombast). SUAVIUS. Vita et catalogus operum et librorum. (Avec T. Paracelsi philosophiæ et medicinæ utriusque universæ compendium. Basileæ, 1568.)

— PREBONNEAUX. Traduction de ce que l'on a peu trouuer de la vie de... (p. 56 de Traicté sur la refutation des abus mis en avant par Roc Le Baillif surnommé La Riuiere, sur l'art signé... Paris, 1579.)

— GLEICHMANN. Historisch Nachricht von... Jena und Leipzig, 1732, in 8°. (O.)

— GRUBEL. Dissertatio de... Helmstadii, 1746, in 4°. (O.)

— JOYAND. Lettre sur le siècle de... Paris, 1786, in 8°.

— — Précis du siècle de... Paris, 1786, in 8°.

— RIXNER et SIBER. Paracelsus. Salzburg, 1819, in 8°. Avec portrait.

Autre éd. 1821.

— SCHERER. T. Paracelsus gewürdigt in der am 12. December 1820 gehaltenen Hauptversammlung der pharmaceutischen Gesellschaft zu St. Petersburg. Eine Rede. St. Petersburg, 1821, in 8°.

— MARIS. Dissertatio medica inauguralis de... Lugduni - Batavorum, 1832, in 8°.

— BREMER. Dissertationes de vita et opinionibus... particula prior quam... examini submittit... respondente E.-A. Dahlerup... Hauniæ, 1836, in 8°.

Il a paru la même année une autre éd. ne différant de la précédente que par le titre qui porte: De vita et opinionibus... Auctore Dr. A.-F. Bremer.

— MARCUS. Programma de vita et opinionibus... Wirceburgi, 1836, in 8°.

— LESSING. Paracelsus, sein Leben und Denken. Drei Bücher... Berlin, 1839, in 8°. Avec portrait.

Paracelse de Hohenheim (Philippe-Auréole-Théophraste-Bombast). PREU. Die Theologie des... aus seinen Schriften dargestellt und herausgegeben. Berlin, 1839, in 8°.

— STOERZEL. De... vita atque doctrina. Dissertatio inauguralis... Halis, 1840, in 8°.

— MARX. Zur Würdigung des... Göttingen, 1842, in 8°.

— MICHÉA. Paracelse, sa vie et ses doctrines. (Gazette médicale de Paris, 1842, X, 289 et 305.)

— CHRZÉSCINSKI. De... eiusque opinionibus. Dissertatio medico-historica... Vratislaviæ, 1844, in 8°.

— MEIXNER. Dissertatio de... Berolini, 1847, in 8°. (O.)

— BORDES-PAJÈS. Paracelse. Sa Vie, ses travaux, sa doctrine. (Union médicale, 1847, I, 247, 251, 259, 263, 295 et 315.)

— LOCHER. T. Paracelsus, der Luther der Medicin und unser grösster Schweizerarzt. Zürich, 1851, in 8°.

— CAP. (Article sur...) Paris, 1852, in 8°. (Journal de pharmacie.)

— FRANCK. Paracelse et l'alchimie au XVIe siècle... (p. 37 de Institut de France. Séance publique annuelle des cinq Académies. Paris, 1853.)

— LEFÈVRE-DEUMIER. Études biographiques et littéraires de quelques célébrités étrangères. Paris, 1854, in 8°.

— MÜLLER. T. Paracelsus. Ein Lebensgemälde. (Beilage zur Natur, 1855, No. 4.) Avec portrait.

— HŒSER. Das Grabmal des... zu Salzburg. (Anzeiger für Kunde der deutschen Vorzeit, 1856, 69.) (C. J.)

— JOBERT. Essai sur... et sa réforme médicale au XVIe siècle. Thèse No. 251. Paris, 1866, in 4°.

Paracelse de Hohenheim (Philippe-Auréole-Théophr.-Bombast.) FIGUIER. (p. 49 de Vies des savants illustres. Renaissance. Paris, 1868.)

Paradys (Nicolas). PARADYS fils. Vita... (Avec Opuscula academica, Lugduni Batavorum, 1813.)

Parat (Philibert). MARTIN. Éloge historique de... Lyon, 1839, in 8°.

Parchappe (Max.). Exposé des principaux résultats des travaux de... présenté par l'auteur à l'Académie... de médecine... Paris, 1855, in 8°.

— ROUSSELIN. Notice biographique sur... (Annales médico-psychologiques, 1866, VII, 515.)

Parcovius (Franz). LUCHTENIUS. Programma in... funere. Helmstadii, 1611, in 4°. (O.)

Pardoux. Voyez **Perdulcis.**

Paré (Ambroise). VIMONT. Éloge de... ouvrage qui a remporté le prix, au jugement de la Société de médecine de Bordeaux, le premier septembre 1813. Paris, 1814, in 8°. (Magasin encyclopédique.)

— PERDRIX. Notices historiques et biographiques sur A. Paré et G. Dupuytren. Paris, 1837, in 8°.

— WILLAUME. Recherches biographiques, historiques et médicales sur... Épernay, 1837, in 8°.

— MALGAIGNE. Notice sur la vie et les ouvrages de... (En tête de la traduction des œuvres. Paris, 1840.)

— PARISET. Discours prononcé lors de l'inauguration de la statue de... (t. II, p. 614 de Histoire des membres de l'Académie de médecine. Paris, 1850.)

— GROSS. (Notice sur...) (American medical and chirurgical Review, 1862, 1059.)

Paré (Ambroise). SENELLE. Études sur... Thèse No. 11. Montpellier, 1863, in 4°.

— JAL. Note sur... (p. 937 de Dictionnaire critique de biographie. Paris, 1867.)

— FIGUIER. (p. 312 de Vies des savants illustres. Renaissance. Paris, 1868.)

Parent-Aubert. Notice sur... (Paris, s. d.,) in 8°. (Archives des hommes du jour.)

Parent-Duchâtelet (A.-J.-B.). LEURET. Notice historique sur... (Annales d'hygiène, 1836, XVI, 5.)

— MARMISSE. Analyse critique des travaux de... en hygiène publique. Thèse No. 38. Paris, 1857, in 4°.

Pariset (Étienne). DUVERNOY. Institut de... de France. Académie... des sciences. Funérailles de... Discours... Paris, (1847,) in 4°.

— DOMINIQUE. Étude médico-littéraire sur... (Union médicale, 1847, I, 389.)

— DUBOIS, d'Amiens. Académie de médecine. Séance publique annuelle du 14 décembre 1847. Éloge de... Paris, (s. d.,) in 4°.

— RÉVEILLÉ-PARISE. Galerie médicale No. 19... Paris, (s. d.,) in 8°. (Gazette médicale de Paris, 1850.)

Park (Henry). Biographical Memoir of the late... (Transactions of the provincial medical and surgical Association, 1839, VII, 459.)

Extrait d'une notice de Mlle Park sur son père, par John Rutter et James Dawson.

Parmentier (Antoine - Augustin). SILVESTRE. Notices sur la vie et les ouvrages de quelques hommes, précédées d'un rapport sur les travaux de... Paris, 1793, in 8°.

Parmentier (Antoine - Augustin). FRANÇOIS DE NEUFCHATEAU... Le président de la Société d'agriculture de la Seine... aux membres de cette Société. (Paris, 1813,) in 4°.

— THOUIN. Institut... de France. Funérailles de... (Paris, 1813,) in 4°.

— SILVESTRE. Discours prononcé au nom de la Société d'agriculture... de la Seine... sur la tombe de... (Paris, 1813,) in 8°.

— HUZARD. Notice sur... (Paris, 1814,) in 8°.

— VITALIS. Notice biographique sur... (Précis analytique des travaux de l'Académie de Rouen, 1814, XVI, 37.)

— CADET DE GASSICOURT. Éloge de... lu à la séance publique de la Société de pharmacie... Paris, 1814, in 8°.

— VIREY. De la Vie et des ouvrages de... Paris, 1814, in 8°.

— LAMOTHE. Notice nécrologique sur... (Séance publique de la Société de médecine de Toulouse, 1815, 7.)

— SILVESTRE. Notice biographique sur... (Paris, 1815,) in 8°.

— BOURIAT. Hommage rendu... aux mânes de... Paris, 1816, in 8°.

— MUTEL. Vie de... Paris, 1819, in 8°. (O.)

— MIQUEL. Éloge de... Paris, 1823, in 8°.

— GROGNIER. Éloge de... Paris, 1823, in 8°. (O.)

— DESPRÉAUX. Notice sur... (Amiens, 1842,) in 8°. (Journal de la Somme.)

— Souscription pour l'érection d'une statue à... Lyon, (1843,) in 8°.

— MOUCHON. Notice historique sur... Lyon, 1843, in 8°.

Parmentier (Antoine - Augustin). FALLOUX. Notice sur... Angers, 1845, in 8⁰.

— DUMONT. Éloge historique de... Paris, 1855, in 8⁰.

— GRELLOIS. Notice biographique sur... (Recueil de mémoires de médecine militaire, 1861, V, 349.)

Parrish (Jos.). WOOD. A Memoir of the life and a character of the late... Read before the medical Society of Philadelphia... Philadelphia, 1841, in 8⁰. (C.)

Parry (C.-H.). (Notice sur...) (Lives of British physicians. London, 1830.)

Parsons (John). DUNCAN. Account of the late Dr... London, 1786, in 8⁰. (O.)

Pascoli (Alessandro). MASSARI. Elogio di... Perugia, 1839, in 8⁰. (O.)

Pasqualini (C.-T.). ELOY. Souvenirs biographiques... Toulon, 1867, in 8⁰.

Pasquier (Antoine-Philippe). MOIZIN. Discours prononcé aux obsèques de M. le baron... (Recueil de mémoires de médecine militaire, 1847, II, 371.)

Pasquier (Joseph-Philippe-Auguste). LÉVY. Notice nécrologique sur... Paris, 1852, in 8⁰. (Gazette des hôpitaux.)

Pasquier (Thomas). HERVEY. Éloge de... (Bulletins de la Société anatomique de Paris, XIV, 386.)

Pasta (Andrea). (BOTTAGISI.) Elogio del medico... Bergamo, 1784, in 8⁰. (O.)

— VENANZIO. Elogio di... Bergamo, 1843, in 8⁰. Avec portrait. (O.)

Pataki (Samuel). Nænia lugubris in funere... Claudiop., 1766, in 4⁰. (O.)

Paterni (Bernardino). RIPA. In funere... oratio. Venezia, 1592, in 4⁰.

Patézon (J.). Candidature à l'inspection des eaux minérales. Exposé des titres et travaux scientifiques du Dr... Paris, 1869, in 4⁰.

Patin (Charles). NICERON. (t. II, p. 214 de Mémoires, 1727.)

Patin (Gui). Procès verbal de saisie des livres de contrebande sur les sieurs Guy et Charles Patin. (S. l. 1666,) in 4⁰.

— Naudæana et Patiniana, ou Singularités remarquables prises des conversations de MM. Naudé et Patin. Paris, 1701, in 12.

Autre éd. 1703, Amsterdam.

— L'Esprit de... tiré de ses conversations, de son cabinet et de ses autres ouvrages; avec son portrait historique. Amsterdam, 1709, in 12.

Autre éd. 1713.
Attribué tantôt à Lancelot, tantôt à Bordelari.

— GOUJET. (t. III, p. 177 de Mémoires sur le Collége de France, 1758.)

— Revue rétrospective. G. Patin. (Gazette médicale de Paris, 1839, VII, 145 et 209.)

Signé: M. L.

— RÉVEILLÉ-PARISE. Notice biographique sur... (En tête des Lettres. Paris, 1846.)

— FILON. Conférences du rez-de-chaussée... G. Patin. Sa vie, sa correspondance... Versailles, 1863, in 16.

Extrait paginé 75—99.

— CHÉREAU. Gui Patin. (Union médicale, 1864, XXIII, 401 et 449.)

— MONTANIER. Quelques biographies médicales du XVIIe siècle. (Gazette des hôpitaux, 1864, 73, 81, 93, 101 et 103.)

— JAL. Note sur... (p. 943 de Dictionnaire critique de biographie. Paris, 1867.)

— CHÉREAU. Les Enfants de... (Union médicale, 1869, VIII, 667.)

Patouillet. Notice sur... (Paris, 1846,) in 8⁰. (Archives des hommes du jour.)

Paul, d'Égine. OROSCIUS. Annotationes in interpretes... Venetiis, 1536, in fol.

Paul, d'Égine. EGGELING. Disputatio qua quanta ex lectione... utilitas speranda sit declaratur. Francofurti ad Viadrum, 1541, in 8°. (Ch.)

— VOGEL. De... meritis in medicinam imprimisque chirurgiam prolusio 1 (— 11). Gottingæ, 1768 — 1769, in 4°.

— KÜHN... De additamentis quibusdam quæ in cod. Msts... a Scaligero reperta fuerunt, num ad hujus medici secundam editionem ab auctore ipso factam, concludi possit, quæritur. (Lipsiæ, 1828,) in 4°.

— BRIAU. La Vie et les écrits de... (p. 19 de Chirurgie, traduction française. Paris, 1855.)

— PÉTREQUIN. Études médicales, historiques et critiques sur les médecins de l'antiquité... Paris, 1858, in 8°.

Pauli (Johann-Wilhelm). DEYLING. Concio funebris germanica cum curriculo vitæ; J.-C. Lischwitz, oratio exequialis et (Jenichen) programma academicum in ejus obitum. Lipsiæ, 1723, in fol. (O.)

Paulli (Simon). NICERON. (t. III, p. 23 de Mémoires, 1727.)

Paullini (Christian-Franz). DAHLBORN. Vita, studia et gloria Paulliniana fide crena descripta. Lipsiæ, 1713, in 8°. (O.)

Paulmier (Julien de). PILLET. J. de Paulmier. Bayeux, 1850, in 8°. (O.)

Pauly (J.-Hipp.). Notice sur... (Paris, 1847,) in 8°. (Archives des hommes du jour.)

Pautrier. BEROUD. Étude historique du Dr... St. Étienne, 1865, in 8°. (Annales de la Société de médecine de St. Étienne.)

Payen (C.-V.). VASSAROTTI. Notice nécrologique sur... Paris, 1847, in 8°. (Nécrologe universel du XIXe siècle.)

Payer. Note sur les travaux scientifiques de... Paris, 1852, in 4°.

Paz (Francisco de). CHIFFLETIUS. Oratio de morte... Antwerpiæ, 1640, in 4°. (O.)

Autre éd. 1640, Madriti.

Pechlin (Jan-Nicklaas). SCHERER. Beweis, dass Mayow und Pechlin den Grund zu den neuern Theorien des lebenden Organismus gelegt haben. Wien, 1802, in 8°. (O.)

Pécholier. Notice sur les titres et travaux scientifiques du Dr... candidat à la chaire d'hygiène vacante dans la Faculté de médecine de Montpellier. Montpellier, (1864,) in 4°.

Pécot. VILLARS. École secondaire de médecine de Besançon. Éloge de... Besançon, 1840, in 8°.

Pédélaborde. Notice sur... (Paris, 1846,) in 8°. (Archives des hommes du jour.)

Peffault de La Tour (Dominique). Notice sur... (Journal général de médecine, XL, 240.)

Péghoux (Pierre-Dominique-Aug.). GRELLET-DUMAZEAU. Notice biographique sur... (Mémoires de l'Académie de Clermont-Ferrand, 1863, V, 31.)

Pégot. Rapport sur les titres des candidats à la place de médecin inspecteur adjoint aux eaux de Luchon. Novembre 1861. Toulouse, (s. d.,) in 4°.

Peierle (Johann-Baptist). HORBE. Gedachtnisschrift auf... Frankfurt, 1684, in 4°. (O.)

Pelargus. Voyez **Storch.**

Pellegrini (Luigi). REMER. Elogio funebre del dottore... Padova, 1836, in 8°. (O.)

Pelletan (Philippe-Joseph). Le Cen. Pelletan aux citoyens membres du Corps législatif. 11 germinal an VI. (S. l. n. d.,) in 4°.

Pelletan (Philippe-Joseph). PEISSE. (p. 134 de Les Médecins français contemporains. Paris, 1827.)

— LARREY. Académie... de médecine. Discours prononcé sur la tombe de... Paris, (1829,) in 4°.

Pelletier (Bertrand). BOUILLON-LAGRANGE. Éloge de... lu le 8 frimaire an VI, à la séance publique de la Société des pharmaciens de Paris... Paris, an VI, in 8°.

— SÉDILLOT. Éloge de... lu à la deuxième séance publique de la Société de médecine. (Recueil périodique de la Société de médecine, 1798, III, 185.)

Pelletier (François). Extrait des registres de la Cour des aides. (26 juin 1665.) Paris, 1668, in 4°.

Décharge de la collecte des tailles.

Pelletier (Gaspard). MARCHAND. (Notice sur...) (t. II, p. 145 de Dictionnaire historique. La Haye, 1758.)

Pellieux (Jacques-Nicolas). VERGNAUD-ROMAGNÉSI. Notice sur la vie et les ouvrages de... Paris, 1833, in 8°. (O.)

Penant père. GUIPON. Discours prononcé sur la tombe de... Vervins, (1863,) in 8°.

Penard (Jean-Louis). Funérailles du Dr... Versailles, (1866,) in 8°. (Concorde de Seine-et-Oise.)

— LE DUC. Notice biographique sur... Versailles, 1867, in 8°.

Percival (Thomas). PERCIVAL (Edw.). Memoirs of the life and writings of... London, 1807, in 8°. (W.)

Tirage à part de la notice imprimée en tête de „Works literary, moral and medical." London, 1807.

Percy (Pierre-François, baron). DUCASSE. Notice nécrologique sur... (Séance publique de la Société de médecine de Toulouse, 1825, 79.)

— SILVESTRE. Notice biographique sur... Paris, 1825, in 8°. (Mémoires de la Société d'agriculture.)

Percy (Pierre-François, baron). COMET. Notice biographique sur... (En tête de Opuscules de médecine. Paris, 1827.)

— LAURENT. Histoire de la vie et des ouvrages de... Versailles, 1827, in 8°. Avec portrait.

— PARISET. Éloge de... (t. I, p. 280 de Histoire des membres de l'Académie de médecine. Paris, 1850.)

— LAMBIN. Réparation historique. Hommage à la chirurgie militaire... Paris, 1867, in 8°.

Perdulcis (Bartholomæus). MENTEL... Elogium. (Parisiis,) 1611, in 4°. (O.)

— Vita... (Avec Universa medicina. Parisiis, 1630.)

Perizonius (C.). DEUSINGIUS. Oratio funebris in obitum... Groningæ, 1650, in 4°. (R.)

Perleb (Carl-Julius). OETTINGER. Gedächtnissrede auf... Freiburg, 1847, in 4°. (O.)

Péron (François). ALARD. Éloge historique de... lu à la Société médicale d'émulation de Paris... Paris, 1811, in 4°.

Autre éd. in 8° la même année.

— DELEUZE. Notice historique sur... Paris, 1811, in 4°. (Annales du Muséum d'histoire naturelle.)

— DUFOUR. Souscription pour élever un monument funéraire à la mémoire de... (S. l., 1838,) in 4°.

— AUDIAT... Péron. Sa Vie, ses voyages et ses ouvrages... Moulins, 1855, in 16.

— GIRARD... Péron. Sa Vie, appréciation de ses travaux... Ouvrage couronné par la Société d'émulation de l'Allier... Paris, 1856, in 8°.

Péronnaux de Besson. Notice sur... (Paris, s. d.,) in 8°. (Archives des hommes du jour.)

Perrier. MORIÈRE. Notice biographique sur le Dr... Caen, 1868, in 8°.

Perrin (Maurice). Notice sur les titres, services et travaux scientifiques du Dr... candidat à la place vacante dans la section de pathologie chirurgicale de l'Académie de médecine. Paris, 1870, in 4°.

Person (C.-C.). Notice des travaux scientifiques de... Paris, 1843, in 4°.

Personne (J.). Titres et travaux scientifiques de... Paris, 1870, in 4°.

Candidature à l'Académie de médecine, section de pharmacie.

Pesme (Abraham-Paul). CARTERON. Association médicale de l'Aube... Discours prononcé... aux obsèques de... Troyes, 1859, in 8°. (L'Aube.)

Petermann (Andreas). (CYPRIAN.) Programma academicum in... funere. Lipsiæ, 1703, in fol. (O.)

Pététin (Jacques - Henri - Désiré). MARTIN. Éloge historique de... Lyon, 1808, in 8°. (O.)

— Notice historique sur la vie et les ouvrages de... (S. l. n. d.,) in 8°. (O.)

Petigars (Jean - Louis - Alphonse). (Notice sur...) (Paris, 1847,) in 8°. (Les Hommes utiles.)

Petit (Antoine). LATOUR. Discours prononcé dans la salle des consultations gratuites de médecine et de jurisprudence d'Orléans, à l'occasion de l'inauguration du buste de... Orléans, 1792, in 8°.

— TAP. Éloge de... (S. l.,) an III, in 8°.

— — Lettre en forme de dissertation, pouvant servir de supplément à l'Éloge de... Paris, an V, in 8°.

Petit (J.). SAUVILLE. Éloge funèbre de... Sainte-Ménehould, 1850, in 8°.

Petit (Jean-Louis). LOUIS. Éloge funèbre de... Paris, 1750, in 4°.

— FOUCHY. (t. I, p. 123 de Éloges des académiciens de l'Académie des sciences, 1761.)

— LAUGIER. Éloge de... (p. 25 de Séance publique de la Faculté de médecine de Paris, 1865.)

Petit fils (Louis). Éloge de... (t. II, p. XXVIII de Mémoires de l'Académie de chirurgie.)

C'est le fils de Jean-Louis.

Petit (Marc-Antoine). DUMAS. Hommage rendu à la mémoire de... Paris, 1811, in 8°. (O.)

— CARTIER. Éloge de... Lyon, 1811, in 8°.

— LAMÉTHERIE. (Notice sur...) (Journal de physique, 1811, XXII, 399.)

— PARAT. Éloge historique de... Lyon, 1812, in 8°.

— VIGNÉ. Éloge de... (Précis analytique des travaux de l'Académie de Rouen, 1812, XIV, 31.)

— BAUMES. Éloge de... Montpellier, 1812, in 4°. (O.)

— LATOUR. Éloge de... (p. 49 de Éloges académiques... Orléans, 1813.)

Petit (Pierre). NICAISE. Elogium et tumulus... Parisiis, 1687, in 4°. (O.)

— Article sur... (Journal des savants, 1688.)

— NICERON. (t. XI, p. 66 de Mémoires, 1727.)

Pétrequin (J.-E.). DIDAY. Banquet offert par la Société... de médecine de Lyon à ses anciens présidents MM. les Drs. Janson et Pétrequin. Lyon, (1862,) in 8°. (Gazette médicale de Lyon.)

Petroz (Antoine). CRETIN. Introduction sur la vie et les travaux de... (t. II, p. 5 de Petroz, Études de Thérapeutique. Paris, 1864.)

Petrunti (Francesco). BOCCHINI. Carme apotheosio in occasione della immatura morte di... Napoli, 1839, in 8°. (O.)

Petrus de Abano. NICERON. (t. XXVI, p. 307 de Mémoires, 1727.)

— MAZZUCHELLI. Notizie intorno alla vita di... Venezia, 1740, in 12. (O.)

— COLLE. Notizie sulla vita e sulle opere di... Padova, 1823, in 8°. (O.)

Petrus Hispanus. PRANTL. Michael Psellus und Petrus Hispanus. Leipzig, 1867, in 8°.

Peucer (Casper). STENIUS. Oratio, qua publice in Academia heidelbergensi... manibus parentatum est. Servestæ, 1603, in 4°. (O.)

— BRENDEL. Leichenpredigt auf... mit kurzer Einführung seines Lebens und todtlichen Abgangs. Zerbst, 1603, in 4°. (O.)

— PEZEL. Historia carcerum et liberationes divinæ... Tiguri, 1605, in 4°. (O.)

— NICERON. (t. XXVI, p. 160 de Mémoires, 1727.)

— LEUPOLD. Lebensbeschreibung des... Dr... Budissæ, 1745, in 4°. (O.)

— EICHSTAEDT. Narratio de... Ienæ, 1841, in 4°. (O.)

— HEIMBURG. Oratio de... Ienæ, 1842, in 8°. (O.)

Peysson (Jean-Claude-Anthelme). CAZALAS. Notice sur... (Société des sciences médicales de la Moselle, 1847, 54.)

Pfannenschmid (Jacob-Friedrich). KETTNER. Gedächtniss-Predigt auf... Quedlinburg, 1719, in fol. (O.)

— ECKHARD. Memoria... Quedlinburgi, 1719, in fol. (O.)

Phipson (Thomas-Lambe). Notice sur... Amiens, (1859,) gr. in 8°. (Biographie et Dictionnaire des littérateurs et des savants français contemporains, et Journal des arts, des sciences et des lettres.)

Physick (Philip.-Syng.). CALDWELL. A Discourse commemorative of... Louisville, 1838, in 8°. (B. R.)

— RANDOLPH. A Memoir of the life and character of... Philadelphia, 1839, in 8°. (The American Journal of medical sciences.)

— Notice sur... (Gazette médicale de Paris, 1839, VII, 345.)

Pibrac (Gilles de Bertrand). LOUIS. Éloge de... avril 1772. (p. 176 de Éloges lus dans les sciences publiques de l'Académie de chirurgie... publiés... par Dubois, d'Amiens. Paris, 1859.)

Pichard (J.-M.). ROUGIER. Éloge de... lu à la Société de médecine de Lyon... Lyon, 1836, in 8°.

Pidoux. Exposé des titres de... candidat à la place vacante dans la section de thérapeutique et d'histoire naturelle médicale de l'Académie... de médecine. Paris, 1864, in 8°.

Piedagnel. (Notice sur...) Paris, (s. d.,) in 8°. (Archives des hommes du jour.)

Piéplu (Louis). (Notice sur...) Paris, (1847,) in 8°. (Archives des hommes du jour.)

Pierrevive (Jean-Michel). CHÉREAU. Pierrevive, premier médecin de Charles VIII, roi de France et le mystère de la passion... Paris, 1864, in 8°. (Bulletin du bibliophile.)

Pierrot. COSTE. Éloge de... Nancy, 1773, in 8°.

Piètre (Simon). GOUJET. (t. III, p. 81 de Mémoire sur le Collége de France, 1758.)

Pigeotte (Jean-Baptiste-Étienne). VAUTHIER. Notice biographique sur... Troyes, 1869, in 8°.

Pilcher. The late Mr... (British and foreign medico-chirurgical Review, 1856, XVII, 279.)

Pillon. (Notice sur...) (Paris, s. d.,) in 8°. (Archives des hommes du jour.)

Pineau (Severin). NICERON. (t. XVIII, p. 346 de Mémoires, 1727.)

Pinel (Philippe). PARISET. Académie... de médecine. Discours prononcé sur la tombe de... (Paris, 1826,) in 4°.

— GEOFFROY-ST.-HILAIRE. Institut de France... funérailles de... (Paris, s. d.,) in 4°.

— DUPUYTREN. Notice sur... Paris, 1826, in 4°. (Journal des Débats.)

— BUCHEZ. Notice sur... (Journal des progrès des sciences médicales, 1827, II. 271.)

— DUCASSE. Notice nécrologique sur... (Séance publique de la Société de médecine de Toulouse, 1827, 63.)

— ROUX. Notice sur... (Recueil de la Société de médecine de Marseille, II, 398.)

— CUVIER. Éloges historiques de MM. Hallé, Corvisart et Pinel... (t. III, p. 339 de Recueil des éloges historiques, 1827.)

— BRICHETEAU. Discours sur... son école et l'influence qu'elle a exercée en médecine, prononcé devant la Société médicale d'émulation de Paris... Paris, 1828, in 8°.

— GENDRIN. Éloges de P. Pinel et de R.-J.-H. Bertin. Paris, 1828, in 8°. (O.)

— SAUCEROTTE. Pinel et son époque ... Nancy, (s. d.,) in 8°. (Mémoires de l'Académie de Stanislas.)

Pinel (Philippe). MICHÉA. Vie et écrits de... (Annales médico-psychologiques, 1856, II, 617.)

— PINEL neveu. Détails historiques sur... (Gazette hebdomadaire de médecine, 1858, V, 665 et 681.)

— PINEL (Casimir). Lettres... précédées d'une notice plus étendue sur sa vie... Paris, 1859, in 8°. (Gazette hebdomadaire de médecine et de chirurgie.)

Pinel (Scipion). STEENS. Notice biographique sur... Paris, 1856, in 8°. (Musée biographique.)

Pinel-Grandchamp. (Notice sur...) (Paris, s. d.,) in 8°. (Archives des hommes du jour.)

Pinel de Golleville (Marin-Joseph). Notice sur... (S. l. n. d.,) in 8°. (O.)

Pingeon (André-Nicolas). RIPAUT. Notice sur... (Mémoires de l'Académie de Dijon, 1840, 3; et avec Rapports et observations sur différents sujets de chirurgie, de physiologie etc. Dijon, 1840.)

Piorry (Pierre-Adolphe). Travaux divers auxquels s'est livré... (Paris, 1831,) in 4°.

— Notice biographique sur la vie et les travaux de... Paris, 1842, in 8°. (La Renommée.)

— DUVERGER. Notice biographique sur... Paris, 1844, in 8°. (Revue générale biographique.)

— Piorry. Paris, (s. d.,) in 4°. (Annuaire historique et biographique.)

— Exposé analytique des principaux travaux d'anatomie, de physiologie... de... à l'appui de sa candidature à l'Académie des sciences... Paris, 1856, in 4°.

Pipelet (Claude). LOUIS. Éloge de... Avril 1792. (p. 404 de Éloges lus dans les séances publiques de l'Académie de chirurgie... publiés... par Dubois, d'Amiens. Paris, 1859.)

Pipelet (François). MAYGRIER. Notice sur... (Annuaire médical, 1810.)

— SÉDILLOT. Notice sur... (Journal général de médecine, XXXVI, 461.)

Piquer (André). PIQUER (J.-C.). Vida... (Avec Obras postumas. Madrid, 1785.)

— LABORIE. Notice biographique sur... Paris, 1812, in 8⁰.

Tirage à part de la notice précédant la traduction des Pronostics d'Hippocrate.

— VINAJERAS. Piquer et ses œuvres... Montpellier, 1861, in 8⁰. (Montpellier médical.)

Autre éd. 1862, Paris.

Piquet (Honoré). ASTRUC. (p. 229 de Mémoires pour servir à l'histoire de la Faculté de médecine de Montpellier, 1767.)

Piso. Voyez **Le Pois.**

Pitcairne (Archibald). WEBSTER. An Account of the life and writings of... Edinburgh, 1781, in 8⁰. (W.)

Planche (Louis-Antoine). GIRARDIN. Notice nécrologique sur... (Précis analytique des travaux de l'Académie de Rouen, 1840, XLII, 41.)

— BOUDET. Éloge de... prononcé... à la séance générale de l'École et de la Société de pharmacie... Paris, 1841, in 8⁰. (Journal de pharmacie.)

Planchon (G.). Exposé des titres et travaux scientifiques de... candidat à la chaire d'histoire naturelle appliquée aux médicaments, vacante... dans l'École supérieure de pharmacie... Montpellier, 1866, in 4⁰.

Planchon (Jean-Baptiste-Luc). VICQ D'AZYR. (3e cahier, p. 110 de Suite des Éloges, 1778.)

Planchon (Pierre-Arnauld). MAYGRIER. Notice sur... (Annuaire médical, 1810.)

Planer (Andreas). FABRI. Oratio funebris in obitum... Tubingæ, 1607, in 8⁰. (O.)

— HAFENREFFER. Vita... Tubingæ, 1607, in 8⁰. (O.)

Planer (Johann-Jacob). REINHARD. Character und Verdienste... Frankfurt, 1790, in 4⁰. (O.)

Planet (J.). BURGUET. Notice sur... (Société de médecine de Bordeaux, 1839, 108.)

Plater (Félix). ASTRUC. (p. 344 de Mémoires pour servir à l'histoire de la Faculté de médecine de Montpellier, 1767.)

— MIESCHER. Die medizinische Facultät in Basel und ihr Aufschwung unter F. Plater uud C. Bauhin... Basel, 1860, in 8⁰.

— Mémoires de... Genève, 1866, in 8⁰. Avec portrait.

Traduits par Ed. Fick.

Plater (Thomas). BALDINGER... Leben. Frankfurt und Marburg, 1793, in 8⁰. (O.)

— FRANZ... Versuch einer Darstellung seines Lebens. Sanct-Gallen, 1812, in 8⁰. Avec portrait. (O.)

— FECHTER. T. und F. Plater. Zwei Autobiographien... Basel, 1840, in 8⁰. (O.)

Platner (Johann-Zacharias). (KAPP.) Programma academicum funebre in memoriam... cum indice scriptorum, dissertationum et programmatum. Lipsiæ, 1747, in fol. (O.)

— HEBENSTREIT. Programma in memoriam... Lipsiæ, 1748, in 4⁰. (O.)

— BOEHMER. Panegyricus memoriæ... dicatus. Lipsiæ, 1748, in 4⁰. (O.)

— PLATNER (Friedr.). Commentatio de vita... Lipsiæ, 1799, in 4⁰. (O.)

Platz (Anton-Wilhelm). Memoria... Lipsiæ, 1785, in 4⁰. (O.)

Pleindoux aîné. DÉMIANS. Discours prononcé sur la tombe du Dr... (Nîmes, 1868,) in 8°.

Plempius (Vopiscus - Fortunatus). HAAN. Notice sur la vie et les ouvrages de... Louvain, 1845, in 12. (O.)

Plessman (Frédéric). Notice sur .. (Recueil périodique de la Société de médecine, an 8, VII, 428.)

Plieninger (Th.). RIECKE. Dorjubiläum des Medicinalraths... (Stuttgard, medic. Correspondenzblatt, 1832, 15.) (C.)

Plouviez. Notice sur les travaux de... Amiens, 1861, in 4°. (Biographie et dictionnaire des littérateurs et des savants français contemporains.)

Pointe (H.-J.). POINTE (J.-P.). Notice historique sur... Lyon, 1838, in 8°.

Pointe (Jacques-Pierre). BOURLAND-LUSTERBOURG. Notice biographique sur... Lyon, 1861, in 8°.

Poissonnier (Pierre-Isaac). GOUJET. (t. III, p. 255 de Mémoire sur le Collége de France, 1758.)

— LALANDE. Notice sur la vie du Cen... Paris, 1798, in 8°. (Magasin encyclopédique.) (O.)

— SUE. Éloge de... prononcé à la séance publique de la Société de médecine... Paris, an VII, in 8°.

— LE ROY DE MÉRICOURT. Étude biographique et littéraire sur... (Archives de médecine navale, 1865, III, 166.)

Poissonnier-Desperrieres (Antoine). LE ROY DE MÉRICOURT. Étude biographique et littéraire sur... (Archives de médecine navale, 1865, III, 166.)

Polinière (Augustin-Pierre). DIDAY. Vie du Dr... Paris, 1858, in 8°.

— MONFALCON. Éloge de... (Mémoires de l'Académie de Lyon, section des sciences, 1858, VIII, 1.)

Pollich (Martin). BOERNER. Commentatio de vita et meritis... Wolfenbutteli, 1751, in 4°. (Ch.)

Réimprimé dans „Noctes guelphicæ..." Rostochii, 1755.

Pona (François). NICERON. (t. XL, p. 328 de Mémoires, 1727.)

Ponceau (Jacques). ASTRUC. (p. 223 de Mémoires pour servir à l'histoire de la Faculté de médecine de Montpellier, 1767.)

Ponçon (Pierre). GOUJET. (t. III, p. 86 de Mémoire sur le Collége de France, 1758.)

Pontanus (Jean-Isaac). NICERON. (t. XIX, p. 390 de Mémoires, 1727.)

Pontier (Pierre). PONTIER fils. Notice sur la vie de... lue à la séance publique de la Société académique... (Aix, 1819,) in 8°.

Porta (Jean-Baptiste). NICERON. (t. XLIII, p. 30 de Mémoires, 1727.)

Portal (Antoine). SERRES et SILVESTRE DE SACY. Funérailles de... Discours... (Paris, 1832,) in 8°.

— DUCASSE. Notice nécrologique sur... (Séance publique de la Société de médecine de Toulouse, 1833, 73.)

— RÉVEILLÉ-PARISE. Galerie médicale No. 6. (Gazette médicale de Paris, 1838, VI, 337.)

— PARISET. Éloge de... (T. II, p. 45 de Histoire des membres de l'Académie de médecine. Paris, 1850.)

— PEISSE. (t. II, p. 415 de La Médecine et les médecins. Paris, 1857.)

Portius (Lucas-Antonius). MOSCA. Vita... Napoli, 1765, in 8°. (H.)

Poterius (Petrus). ETNER. Manes Poteriani i. e... inventa chymica... Francofurti et Lipsiæ, 1689, in 4°.

Pott (Percival). EARLE. A short Account of the life of... (Avec The chirurgical Works. London, 1790.)

Pouchet (F.-Archimède). Notice sur les travaux de zoologie et de physiologie de... Rouen, 1861, in 4⁰.

— DUFOUR. Rapport sur la présentation comme membre correspondant de la Société académique de Nantes, de... Nantes, (1864,) in 8⁰. (Annales de la Société.)

Pouget. FIALON. Discours prononcé sur la tombe du Dr... Paris, (1860,) in 8⁰.

Poulletier de La Salle (François-Paul-Lyon). VICQ D'AZYR. (7me cahier, p. 14 de Suite des Éloges, 1780—1798.)

Poupart (François). FONTENELLE. (t. II, p. 65 de Histoire de l'Académie des sciences, 1719—1722.)

Pourfour Du Petit (François). DORTOUS DE MAIRAN. (p. 1 de Éloges des académiciens de l'Académie des sciences, 1747.)

Poutingon. DUGÈS. Éloge de Méjan et de Poutingon, prononcé... à la rentrée des cours de la Faculté de médecine de Montpellier... Montpellier, 1836, in 8⁰.

Poyet (François). MILLION. Éloge de... St. Étienne, 1867, in 8⁰.

Pradilles (Jacques). ASTRUC. (p. 253 de Mémoires pour servir à l'histoire de la Faculté de médecine de Montpellier, 1767.)

Pravaz (Charles-Gabriel). MARJOLIN. Notice biographique sur... lue dans la séance annuelle... de la Société de chirurgie... Paris, 1854, in 8⁰. (Gazette des hôpitaux.)

— ROUGIER. Éloge de... Lyon, 1854, in 8⁰.

— MUNARET. Éloge historique de... lu à l'Association des médecins du Rhône... Lyon, 1854, in 8⁰.

Préaux (Germain). GOUJET. (t. III, p. 199 de Mémoire sur le Collége de France, 1758.)

Prevost (J.-L.). Notice biographique sur... (S. l. n. d.,) in 8⁰.

Signé: G. et H.

Prevôt (Jean). NICERON. (t. XXXIX, p. 151 de Mémoires, 1727.)

Prichard (James-Cowles). HODGKIN. Biographical Sketch of... London, 1849, in 8⁰.

Priesnitz (Vincent). RUPPRICHT. Ehrenrettung des... Breslau, 1840, in 8⁰. (O.)

— DECKEN-HIMMELREICH. Priesnitz und die Wassercur... Breslau, 1845, in 8⁰. (O.)

— GUETTET. Priesnitz, fondateur de l'hydrothérapie... Dijon, (s. d.,) in 8⁰. (Gazette médicale de Paris.)

Pringle (John). KIPPIS. Life of... London, 1783, in 8⁰. (O.)

— VICQ D'AZYR. Éloge de... Paris, 1787, in 8⁰. (O.)

— (Notice sur...) (Lives of British physicians. London, 1830.)

Prophatius. ASTRUC. (p. 166 de Mémoires pour servir à l'histoire de la Faculté de médecine de Montpellier, 1767.)

Prost (Pierre-Jean-Charles). (Notice sur...) (Paris, s. d.,) in 8⁰. (Archives des hommes du jour.)

Protat (Edme). VALLOT. Notice sur ... (Mémoires de l'Académie de Dijon, 1844, 376.)

Proust (Joseph-Louis). Notice nécrologique sur... Par M. A. B... Paris, 1826, in 8⁰. (Journal de pharmacie.)

Provanchères (Siméon de). (ARNOLF.) ... Tumulus a variis poetis erectus. Parisiis, 1617, in 4⁰. (O.)

Prunelle (Clém.-Franç.-Vict.-Gabr.). Lettre de... à M. Blanquet-Du-Chayla, recteur de l'Académie de Montpellier. Montpellier, 16 mai 1819. Montpellier, (s. d.,) in 4⁰.

— DURAND-FARDEL. Discours prononcé, le 22 août 1853, aux obsèques de... Cusset, (s. d.,) in 8⁰.

— NOYER. Discours prononcé sur la tombe de... le 22 août 1853. Cusset, (s. d.,) in 8⁰.

— POTTON. Prunelle. Sa Vie et ses travaux. Notice historique lue dans la séance publique de la Société de médecine de Lyon... Lyon, 1855, in 8⁰.

— ENDURAN. Notice sur... Cusset, (1856,) in 8⁰.

Prus (Clovis-Réné). Notice sur... (Archives générales de médecine, 1850, XXII, 251.)

Psellus (Michael). PRANTL. M. Psellus und Petrus Hispanus... Leipzig, 1867, in 8⁰.

Pucheran. Notice sur les travaux scientifiques de... Paris, 1860, in 4⁰.

Puel (Alexandre-Guillaume-Alfred). WINSBACK. Notice nécrologique sur... Metz, (s. d.,) in 8⁰. (Exposé des travaux de la Société des sciences médicales de la Moselle, 1863.)

Puel (Ant.-Jean-Aimé). WINSBACK. Notice sur... (Société des sciences médicales de la Moselle, 1864, 87.)

Pugnet (Jean - François - Xavier). BLOESCH. Biographischer Vorbericht. (p. I de Beobachtungen... aus dem Gebiete der praktischen Heilkunst... übersetzt... Aarau, 1837.) Avec portr.

— NEUHAUS. Le Dr. Pugnet. Berne. 1847, in 8⁰. Avec portrait. (O.)

Pujol (Alexis). BAUMES. Éloge de... Montpellier, 1806. in 4⁰. (O.)

— BOISSEAU. Notice sur la vie et les ouvrages de... Castres, 1823, in 8⁰. (O.)

Purdy (Jotham). BURR. Obituary Notice of... (Transactions of the Medical Society of the State of New-York, 1860, 172.)

Puttemans (Pierre - Guillaume). SERVAIS. Discours funèbre prononcé sur la tombe du Dr... Bruxelles, (s. d.,) in 8⁰. (O.)

Pypers (Joseph - Hubert - Ignace). BROECKX. Notice sur... Anvers, 1848, in 8⁰. Avec portrait.

Quatrefages. Notice sur les travaux zoologiques et anatomiques de... (Paris, 1850,) in 4⁰.

Autre éd. 1852.

Quelmalz (Samuel-Theod.). KRAUSE. Memoria in obitum... Lipsiæ, 1759, in 4⁰. Avec portrait. (O.)

Trad. allem. par Zeisig. Leipzig, 1759, in 4⁰.

Quesnay (François). D'ALBON. Éloge historique de... Paris, 1775, in 8⁰.

2e éd. la même année.

— Éloge de... Londres et Paris, 1775, in 8⁰.

Par le Mis de Mesmon Romance, d'après Barbier.

— LOUIS. Éloge de... avril 1775. (p. 249 de Éloges lus dans les séances publiques de l'Académie de chirurgie... publiés par... Dubois, d'Amiens. Paris, 1859.)

Queudame (Mme). (Certificats des Srs Gauthier et Roy, chirurgiens, en faveur de Mme Queudame, sage-femme, datés du 20 novembre 1777 et commençant par ces mots:) Je soussigné, écuyer, chevalier de l'ordre du roi, chirurgien... (S. l. n. d.,) in 4⁰.

Quevenne (Théodore - Auguste). BOUCHARDAT. Notice sur... lue à la séance de rentrée de l'École supérieure et de la Société de pharmacie. Paris, (1856,) in 8⁰. (Répertoire de pharm.)

Quickelbergs (Samuel). BROECKX. Notice sur... médecin archéologue au XVIe siècle... Anvers, 1861, in 8⁰. (Annales de la Société de médecine d'Anvers.)

— — Aenteekeningen over... Antwerpen, 1862, in 8⁰.

Traduction de la notice précédente.

Quissac (J.). Faculté de médecine de Montpellier. Nomination à la chaire d'anatomie vacante dans cette Faculté. Titres scientifiques de... Montpellier, 1852, in 8⁰.

Autres éd. 1856, 1860, 1864.

Quoy (J.-R.-C.). MAHER. Éloge de... Rochefort, 1869, in 8⁰. (Archives de médecine navale.)

Rabbi Moses ben Maimon. Voyez **Maimonides.**

Rabelais (François). LE ROY (Antoine). Meudonium sub Rabelæso. (Préface de Floretum philosophicum. Parisiis, 1549.)

— ARRIVABENUS. Sylvius ocreatus. Parisiis, typis M. Davidis, 1555, in 4⁰.

D'après Barbier, Arrivabenus serait le pseudonyme de H. Etienne. — Dialogue des morts entre Charon, Montanus, Sylvius et Rabelais.

— (BERNIER.) Jugement et observations sur la vie et les œuvres de... Paris, 1699, in 8⁰. (O.)

— BASNAGE. Dissertation sur... avec les notes du R. P. Niceron... Leide, 1748, in 12.

— ASTRUC. (p. 316 de Mémoires pour servir à l'histoire de la Faculté de médecine de Montpellier, 1767.)

— LA BOUISSE-ROCHEFORT. Rabelais a-t-il habité Castres?... Castres, 1830, in 8⁰.

— ALMQUIST. Dissertatio de vita et scriptis... Londini, 1838, in 8⁰. (O.)

— DELÉCLUZE. F. Rabelais. 1483—1553... Paris, 1841, in 8⁰.

— NOEL. Légendes françaises. Rabelais. Paris, 1850, in 18.

Rabelais (François). FAYE. Rabelais botaniste... 2e édition. Angers, 1854, in 8⁰. (Mémoires de la Société d'agriculture... d'Angers.)

— KÜHNHOLTZ. Notice historique, bibliographique et critique sur... (S. l. n. d.,) in 8⁰.

— RATHERY. Notice biographique sur... Paris, (1856,) in 18.

Autre éd. 1870.

— QUICHERAT. Quelques traits à ajouter à la vie de... (Correspondance littéraire, 1858—1859, III, 414.)

— LACROIX. (Bibliophile Jacob). Rabelais. Sa Vie et ses ouvrages... Paris, 1859, in 16.

— COLLETET (Guillaume). F. Rabelais. Genève, 1867, in 18.

Tiré à 100 exemplaires.

— MAYRARGUES. Rabelais. Étude sur le XVIe siècle. Paris, 1868, in 18.

— ABEL. Rabelais médecin stipendié de la cité de Metz... Metz, 1870, in 8⁰. (Mémoires de l'Académie de Metz.)

— NOEL. Rabelais et son œuvre. Étude historique et littéraire. Paris, 1870, in 8⁰. Avec portrait.

Racchetti (Vincenzo). BORSI. Memorie intorno alla vita ed alle opere di... Crema, 1820, in 8⁰. (O.)

— CORNELIANI. Elogio del professore... Pavia, 1832, in 8⁰. (O.)

Raciborski. Note sur les travaux scientifiques de... à l'occasion de sa candidature pour une place vacante dans la section de pathologie médicale de l'Académie... de médecine, an 1843. Paris, (s. d.,) in 4⁰.

— Titres scientifiques de... Paris, (1857,) in 4⁰.

— Liste des travaux scientifiques en gynécologie de... à l'appui de sa candidature à la place vacante à l'Académie... de médecine. Paris, (1866,) in 4⁰.

Radcliffe (John). Exequiæ clarissimo viro... ab oxoniensi Academia solutæ. Oxonii, 1715, in fol. Avec portrait. (O.)

— (PITTIS.) Some Memoirs of the life of... Oxford, 1715, in 8⁰. (O.) Autre éd. 1736.

— (Notice sur...) (Lives of British physicians. London, 1830.)

Rademacher (Johann - Gottfried). BERGRATH. Eine biografische Skizze... Berlin, 1850, in 8⁰. (E.)

Raffeneau-Delile (Alire). MOREAU. Notice biographique sur... Paris, 1847, in 8⁰. (Revue générale biographique.)

— Notice biographique sur... Paris, 1853, in 8⁰. (Panthéon biographique universel.)

— JOLY. Éloge historique de... Toulouse, (s. d.,) in 8⁰. (Mémoires de l'Académie des sciences de Toulouse.)

Rahlff (George). (MANGOR.) Mindeord i Anledning of Dr... Kjoebenhaw, 1833, in 12. Avec portrait. (O.)

— SCHOENBERG. Mindeord om... Kjoebenhaw, 1833, in 8⁰. (C.)

— — Biographiske Efterretninger om... Kjoebenhaw, 1834, in 8⁰. (C.)

— DREJER. Memoria... quam in Societate medica hauniensi... recoluit. Hauniæ, 1836, in 8⁰. (C.)

— — Mindetale over... Kjoebenhaw, 1836, in 8⁰. (C.)

Rahn (Johann-Heinrich). USTERI. Denkrede auf... Zürich, 1812, in 8⁰. (O.)

Raillard (Jean). CHAPEAU. Éloge historique de... Lyon, 1828, in 8⁰.

Ramazzini (Bernardinus). RAMAZZINI nepos. Vita... (En tête de De principum valetudine tuenda. Lipsiæ, 1711.)

— NICERON. (t. VI, p. 227 de Mémoires, 1727.)

Rambam. Voyez **Maimonides.**

Rambaud. BERNARD. Notice sur... (Actes du Comité médical des Bouches-du-Rhône, 1864, V, 410.)

Ramond (Louis-François-Elisabeth, baron). NACQUART. Académie... de médecine. Discours prononcé sur la tombe de... Paris, (1827,) in 4⁰.

Rampont (François-Mansuy). BÉGIN. Notice sur... (Société des sciences médicales du département de la Moselle, 1831—1838, 210.)

Ranchin (François). ASTRUC. (p. 257 de Mémoires pour servir à l'histoire de la Faculté de médecine de Montpellier, 1767.)

— BROUSSONNET. F. Ranchin... Paris, 1844, in 8⁰. Avec portrait. (Publications de la Société de médecine pratique de Montpellier.)

Ranzovius (H.). MACROPUS. Immortalitas... oratione publica demandata ... Hamburgi, 1599, in 4⁰. (R.)

Rapaert (François). MERSSEMAN. Notice sur... Bruges, 1844, in 4⁰. Avec portrait. (O.)

— MEYER. Notice biographique sur... et ses descendants médecins pensionnés de... Bruges... Bruges, 1844, in 8⁰. Avec planches.

Rasori (Giovanni). Histoire de la vie et des travaux de... (Gazette médicale de Paris, 1837, V, 369.)

— PERINI. Cenni sulla mente di... Milano, 1837, in 8⁰. (C.)

— — Biografia di... (Fasc. 17 de Iconographia italiana degli uomini celebri, 1838.) (C.)

— Obituary of... (British and foreign medical Review, 1838, VI, 289.)

— CHIAPPA. Della Vita di... libri VI. Milano, 1838, in 8⁰. Avec portrait. (O.)

Rasori (Giovanni). FEDERIGO. Il Genio di... e stato utile o no pei progressi e pella riforma della medicina? Riflessioni... Padova, 1839, in 8⁰.

Rast. VERNAY. Correspondance inédite de Albert de Haller, Barthez, Tronchin, Tissot, avec Rast. Quelques détails biographiques sur... publiés par le Dr. Vernay... Lyon, 1856, in 8⁰.

Rathelot (Dominique). GRUÈRE. (Notice sur...) (Précis analytique des travaux de la Société médicale de Dijon, 1838—1841, 146.)

Rau (Johann-Jacob). ALBINUS. Oratio in obitum... Lugduni Batavorum, 1719, in 4⁰. (O.)

Rausse (Johann-H.). KAPP. J.-H. Rausse, der Reformator der Wasserheilkunde. Hamburg, 1850, in 8⁰. (O.)

Rauwenhoff (Nic.-W.). HAAKMAN. Redevoering ter Nagedachtenis van... Amsterdam, 1818, in 8⁰. (N. M.)

Ray junior (Robert). Memoir of... (Avec New-York Hospital. Catalogue of the pathological cabinet... New-York, 1860.) (C. W.)

Rayer (Pierre-François-Olive). Funérailles de... Paris, (1867,) in 8⁰. (Union médicale.)

— PAYEN. Institut... de France. Académie des sciences. Discours prononcé aux funérailles de... Paris, (1867,) in 4⁰.

Suivi du Discours de M. Husson.

— LATOUR. Éloge de... lu à l'Assemblée générale de l'Association générale de prévoyance et de secours mutuels des médecins de France... Paris, 1868, in 4⁰. Avec portrait. (Union médicale.)

Rayger (Carl). GENSEL. Elogium... (S. l. n. d,) in 4⁰. (O.)

Récamier (J.-C.-A.). Lettre au „Courrier français", sur les Variétés du „Drapeau blanc" du 6 septembre 1821, par M. L., étudiant en médecine. Paris, 1821, in 8⁰.

— Note sur quelques uns des travaux de... Paris, 1842, in 4⁰.

— (Notice sur...) (Paris, 1846,) in 8⁰. (Archives des hommes du jour.)

— PADIOLEAU. Notice sur... Nantes, 1852, in 8⁰.

Autre éd. 1853.

— GOURAUD. Éloge de... Paris, 1853, in 8⁰.

— CAYOL. Mort du Dr... Paris, (1854,) in 8⁰. (Revue médicale.)

— PEISSE. Notice sur... (t. II, p. 445 de La Médecine et les médecins. Paris, 1857.)

— DUBOIS, d'Amiens. (t. II, p. 1 de Éloges lus dans les séances publiques de l'Académie de médecine. Paris, 1864.)

Reder (Ignaz). SIEBOLD. Dem Andenken... Nürnberg, 1797, in 8⁰. Avec portrait. (O.)

— HEUSINGER. Biographie... Straubing, 1807, in 8⁰. (O.)

Réga (Henri-Joseph). BAUD. Oratio inauguralis de laudibus quibus efferi potest memoria... Lovanii, 1821, in 4⁰. (O.)

— MARTENS. Notice sur la vie et les ouvrages de... Louvain, 1840, in 12. (O.)

— MALLORPS. Réga. Sa Vie et ses écrits. Louvain, 1846, in 8⁰. Avec portrait. (O.)

— MARTENS. Éloge de... Bruxelles, 1848, in 8⁰. (O.)

Regis (Pierre). NICERON. (t. VII, p. 8 de Mémoires, 1727.)

Régnart. Notice sur... (Paris, 1846,) in 8⁰. (Archives des hommes du jour.)

Regnauld (Jules). Candidature à l'Académie... de médecine. Exposé sommaire des titres de... (Paris, 1856,) in 4°.

Regnauld (Rom.). Notice sur... Paris, (1846,) in 8°. (Archives des hommes du jour.)

Regnier. Notice sur... (Paris, s. d.,) in 8°. (Archives des hommes du jour.)

Regoliosi (Giovanni-Antonio). Necrologia biografica del medico... scritta da esso. Casale, 1846, in fol. (O.)

Rehefeld (Johann). Urnæ Rehefeldinæ, seu programma in ejus funere. (Francofurti, 1648,) in 4°. (O.)

Rehfeld (Carl-Friedr.). WALLERIUS. Trauerrede auf... Greisw., 1794, in 4°. (O.)

Reid (John). The late... (British and foreign medico-chirurgical Review, 1849, IV, 577.)

— WILSON. Life of Dr... Edinburgh, 1852, in 8°. (B. R.)

Reil (Johann-Christian). STEFFENS. Eine Denkschrift auf... Halle, 1815, in 8°.

— JOURDAN. Notice historique sur... (Journal universel des sciences médicales, 1817, VII, 360.)

Reimarus (Johann-Albert-Heinrich). VEIT. J.-A.-H. Reimarus, nach zurückgelegten fünfzig Jahren seiner medic. Laufbahn... Hamburg, 1807, in 8°. (O.)

— Lebensbeschreibung, von ihm selbst aufgesetzt und herausgegeben von C. Sieveking. Hamburg, 1814, in 8°. Avec portrait. (O.)

— Commentarius de vita sua... Hamburgi, 1815, in 8°. (O.)

— EBELING. Memoria... Hamburgi, 1815, in 4°. (E.)

Reimonen (Étienne-Antoine). ROUX. Notice sur... (Actes du Comité médical des Bouches-du-Rhône, 1860—1862, IV, 360.)

Reimonet (Henry-Joseph). ROUX. Notice sur... (Actes du Comité médical des Bouches-du-Rhône, 1860—1862, IV, 369.)

Reiske (J.-J.). Lebensbeschreibung von ihm selbst aufgesetzt. Leipzig, 1783, in 8°. (G.)

Remer (Guilelmus-Hermannus-Georgius). BENEDICT. Viro perillustri... diem semisæcularem summorum in arte medica honorum celebranti gratulatur... Vratislaviæ, (1847,) in 4°.

— HENSCHEL. Viro illustrissimo... ante hos quinquaginta annos Helmstadii doctoris medicinæ et chirurgiæ dignitate ornato... gratulatur ordo medicorum Universitatis litterariæ vratislaviensis. Vratislaviæ, 1847, in 4°.

Renard (Johann-Claudius). WITTMANN. Lebensbeschreibung des... Dr... (Med. chir. Zeit., 1828, III, 378.) (C.)

Renaudin (François-Antoine). Éloges de MM. Chabrier... et Renaudin. Paris, 1785, in 8°. (Journal de médecine militaire.)

Renaudin (L.-F.-E.). BONNET. Discours prononcé sur la tombe de... (Annales médico-psychologiques, 1865, V, 535.)

— FOVILLE. Discours prononcé sur la tombe de... (Ibidem, VI, 152.)

Renaudot (Théophraste). ASTRUC. (p. 369 de Mémoires pour servir à l'histoire de la Faculté de médecine de Montpellier, 1767.)

— Notice sur... (Gazette médicale de Paris, 1845, XIII, 513.)
Signé : Ed. C.

— ROUBAUD. Études historiques sur le XVIIIe siècle. T. Renaudot, créateur du journalisme en France... Paris, 1856, in 12.

— MONTANIER. Quelques Biographies médicales du XVIIe siècle. (Gazette des hôpitaux, 1864, XXXVII, 73, 81, 93, 101 et 113.)

Renauldin. BOUDET. Éloge de... (Bulletins de la Société anatomique de Paris, 1842, XVII, 403.)

Renault (Adam). CAZALAS. Notice sur... (Société des sciences médicales de la Moselle, 1847, 50.)

Renault (Eugène)... à M., membre de l'Académie des sciences, 22 février 1852. Paris, (s. d.,) in 4⁰.

Candidature.

— Titres de candidature. Paris, (1852,) in 4⁰.

— BOULEY. Discours prononcé... au nom de l'Académie... de médecine, aux obsèques de... Paris, (1863,) in 8⁰.

Renier (Stephano-A.). NARDO. Biografia scientifica del fu... Coll' aggiunta d'un indice dei generi e specie nuove citate dal... ne' lavori da esso pubblicati, messo a livello dell' odierna sinonimia. Venezia, 1847, in 4⁰.

Rentsch (Peter). LINDNER. Biographie des... nebst der vom Collaborator Pomsel am Grabe gehaltenen Rede... Leipzig, 1806, in 8⁰. (C.)

Requin (Achille-Pierre). M. le docteur... à MM. les membres de l'Académie... de médecine. Candidature pour la section de pathologie médicale. Paris, (1850,) in 4⁰.

Autre éd. 1853.

— NATALIS-GUILLOT. Éloge de... (p. 4 de Séance publique de la Faculté de médecine de Paris, 1856.)

Réveil (Pierre-Oscar). DELPECH. Notice nécrologique sur... (Archives générales de médecine, 1865, VI, 117.)

Réveillé-Parise. GUÉRIN. Discours prononcé aux obsèques de... (Gazette médicale de Paris, 1852, VII, 636.)

— DECHAMBRE. Notice nécrologique sur... (Ibidem, 679.)

Revel (Eugène-Nicolas). GUILLAND. Notice nécrologique sur... Chambéry, 1866, in 8⁰.

Revest (Joseph). ROUX. Notice sur... (Actes du Comité médical des Bouches-du Rhône, 1860—1862, IV, 512.)

Révolat (Charles). DÉGRANGES. Notice sur... (Société de médecine de Bordeaux, 1861, 56.)

Reybard. Notice sur les travaux scientifiques du Dr... candidat au titre de membre correspondant de l'Académie ... de médecine. Paris, (1862,) in 8⁰.

Reymond (P.-A.). CADET-GASSICOURT. Éloge de... prononcé, le 15 novembre 1854, dans la séance annuelle et publique de rentrée de l'École et de la Société de pharmacie de Paris. Paris, (s. d.,) in 8⁰. (Répertoire de pharmacie, janvier 1855.)

Reynal. Exposé des titres de... chef de service de clinique à l'École vétérinaire d'Alfort... Paris, (1852,) in 4⁰.

Autres éd. 1855, 1861, 1863.

Reynolds (Henry). ALLEN. Biographical Notice of... condensed from an Address before the Medical Society of Saratoga and communicated by the said Society. (Transactions of the Medical Society of the State of New-York, 1858, 47.) Avec portrait.

Rhases. FIGUIER. (p. 43 de Vies des savants illustres. Moyen-âge. Paris, 1867.)

Rhodius (Ambrosius). (BUCHNER.) Programma academicum in... funere. Wittebergæ, 1633, in fol. (O.)

— MUELLER. Lebensgeschichte... (Wittenberg,) 1760, in 4⁰. (O.)

Rhodius (Jean). NICERON. (t. XXXVIII, p. 249 de Mémoires, 1727.)

Ribe (Evald). MOERK. Åminnelse-Tal öfver... Stockholm, 1754, in 8⁰. (O.)

Riberi (Alexandre). CERISE. Notice sur... (Union médicale, 1862, XIII, 81.)

Ribes (François). Lettre... aux fondateurs de la Société médicale d'émulation de Paris. (Paris, 1842,) in 8°. (Gazette médicale de Paris.)

— Exposé sommaire des titres que le Dr... a l'honneur de présenter à l'appui de sa candidature à l'Institut. Paris, (1842,) in 4°.

— LARREY. Discours prononcé aux obsèques de... (Paris, s. d.,) in 8°.

— RÉVEILLÉ-PARISE. (Notice sur...) (Paris, 1845,) in 8°. (Gazette médicale de Paris.)

— GUARDIA. Notice sur... (Gazette médicale de Paris, 1864, XIX, 131.)

Riboulet (Nicolas). GRELLOIS. Notice sur la vie et les travaux de... (Recueil de mémoires de médecine militaire, 1863, X, 241 et 321.)

Richard. ASTRUC. (p. 146 de Mémoires pour servir à l'histoire de la Faculté de médecine de Montpellier, 1767.)

Richard (Achille). DUBOIS, d'Amiens. (t. II, p. 334 de Éloges lus dans les séances publiques de l'Académie de médecine. Paris, 1864.)

— LASÈGUE. Notice sur... (Archives générales de médecine, 1852, XXX, 375.)

— BOUCHARDAT. Séance de rentrée de la Faculté de médecine de Paris... Éloges de Royer-Collard et d'Achille Richard... Paris, 1853, in 8°. (Moniteur des hôpitaux.)

Richard (Adolphe). Exposé des titres de... à la chaire de pathologie chirurgicale... Paris, 1868, in 4°.

Richardson (Sir John). MC ILRAITH. Life of... London, 1868, in 8°.

Riche (Claude-Antoine-Gaspard). CUVIER. Éloge du Cen... Paris, 1798, in 8°. (O.)

Richer de Belleval (Martin). ASTRUC. (p. 261 de Mémoires pour servir à l'histoire de la Faculté de médecine de Montpellier, 1767.)

Richer de Belleval (Pierre). ASTRUC. (p. 253 de Mémoires pour servir à l'histoire de la Faculté de médecine de Montpellier, 1767.)

— AMOREUX. Recherches sur la vie et les ouvrages de... fondateur du jardin botanique donné par Henri IV à la Faculté de médecine de Montpellier, en 1593; pour servir à l'histoire de cette Faculté et à celle de la botanique. Avignon, 1786, in 8°.

— DORTHES. Éloge historique de... Montpellier, 1788, in 4°. (O).

— BROUSSONNET. Notice historique sur... Montpellier, 1824, in 8°. Avec portrait. (O.)

Richerand (Anthelme-Balthasard). Installation de... dans la place de professeur à l'École de médecine de Paris. (Paris, 1807,) in 8°. (Bulletin de l'École de médecine.)

— PEISSE. (p. 146 de Les Médecins français contemporains. Paris, 1827.)

— CLOQUET. Éloge de... (p. 5 de Séance publique de la Faculté de médecine de Paris, 1840.)

— RÉVEILLÉ-PARISE. Richerand... (Paris, 1841,) in 8°. (Gazette médicale de Paris.)

— DUBOIS, d'Amiens. Éloge de... Paris, 1851, in 4°. (Mémoires de l'Académie de médecine.)

Richet (A.). Exposé sommaire des titres et travaux scientifiques de... Paris, (1858,) in 4°.

Autre éd. 1865.

Richet (Pierre). WINSBACK. Notice nécrologique sur... Metz, (s. d.,) in 8°. (Exposé des travaux de la Société des sciences médicales de la Moselle, 1867.)

Richond Des Brus (L.-F.-R.-Adolphe). HEDDE. Nécrologie sur... Le Puy, (1856,) in 8⁰. (L'Annonciateur.)

— MANDET. Biographie de... Le Puy, 1862, in 8⁰.

Extraite de l'„Histoire du Velay".

Richter (August-Gottlieb). MITSCHERLICH. Oratio parentalis C.-G. Heyne, A.-G. Richter et C.-A.-G. Goede. Goettingæ, 1812, in fol. (O.)

— BLUMENBACH. Memoria... Goettingæ, (1813,) in 4⁰. (O.)

Richter (Christian-Friedr.). STRYCK. Programma academicum ad funus... Halæ, 1714, in fol. (O.)

— Richter. Leben und Wirken als Arzt, Theologe und Dichter. Berlin, 1866, in 8⁰. (C. J.)

Richter (Georg-August). RICHTER (G.-H.). Lebensbeschreibung... (Hecker, litt. Annal. der Heilk., 1832, XXIII, 480.)

Richter (Georg-Gottlob). HEYNE. Memoria... Goettingæ, 1775, in 4⁰. (O.)

Rick. Éloges de MM. Chabrier, de Rick... Paris, 1785, in 8⁰. (Journal de médecine militaire.)

Ricord (Philippe). D'AURIAC. (Notice sur...) Paris, 1842, in 8⁰. (Biographe universel.)

— A MM. les membres de la section de pathologie interne de l'Académie... de médecine. Paris, (1842,) in 4⁰.

— A MM. les membres de la section de médecine opératoire de l'Académie... de médecine... Paris, (1844,) in 4⁰.

— Notice biographique sur... Paris, 1846, in 8⁰. (Revue des contemporains.)

— Notice sur... (Paris, s. d.,) in 8⁰. (Archives des hommes du jour.)

— (Souscription pour offrir une médaille d'or au Dr... commençant par ces mots :) Cher et honoré Confrère, nous venons avec l'espoir... Lyon, 1856, in 4⁰.

Français-Anglais.

Ricord (Ph.). JACQUOT dit DE MIRECOURT. (Notice sur...) Paris, 1858, in 12.

— Notice sur les titres scientifiques de M. le Dr... Candidature à la place vacante d'académicien libre à l'Académie des sciences. Paris, 1868, in 4⁰.

Rideux (Guillaume). ASTRUC. (p. 267 de Mémoires pour servir à l'histoire de la Faculté de médecine de Montpellier, 1767.)

Rideux (Pierre). ASTRUC. (Ibidem, p. 272.)

Rieck. NAST. Oratio in obitum... Stuttgart, 1787, in 4⁰. (O.)

Riedlinus (Gui). NICERON. (t. XVI, p. 149 de Mémoires, 1727.)

Rigal (Jean-Jacques). DUPUCH-LAPOINTE. Notice sur... (Société de médecine de Bordeaux, 1823, 50.)

Rigal (Joseph-Jean-Antoine). Discours prononcés... sur la tombe du Dr... Gaillac, 1865, in 8⁰.

— FACIEU. Paroles de dernier adieu ... Albi, (s. d.,) in 8⁰.

— NELSON-BATUT. (Notice sur...) Toulouse, (1865,) in 8⁰. (Journal de médecine... de Toulouse.)

— GOUZY. Essai sur la vie de... Gaillac, 1866, in 8⁰.

Rigaud (Franç.-Ch.). (Notice sur...) (Paris, s. d.,) in 8⁰. (Archives des hommes du jour.)

— DUPARCQUE. Notice nécrologique sur... Paris, 1864, in 8⁰. (Gazette hebdomadaire de médecine et de chirurgie.)

Rigaud (P.). Exposé des titres de... à l'appui de sa candidature à la chaire d'anatomie vacante dans la Faculté de médecine de Montpellier. Montpellier, 1853, in 4⁰.

Rigby (Edw.). CROSSE. A Memoir of the life of... (En tête de On the uterine Hemorrhagy, edit. 6. London, 1822.)

Rigollot. CHILLET. Discours prononcé le 17 octobre 1867 sur la tombe du Dr... St. Étienne, (s. d.,) in 4°.

Rigollot (Marcel-Jérome). Obsèques du Dr... Amiens, (1855,) in 8°. (Mémorial d'Amiens.)

— TAVERNIER. Notice sur... Amiens, 1855, in 8°.

— COURTILLIER. Biographie de... (Mémoires de l'Académie de la Somme, 1858—1860, 2e série, I, 197.)

Rigot (F.-J.-J.). DELAFOND. Éloge de... Paris, 1847, in 8°.

Rigouts (François-Joseph). BROECKX. Notice sur... Anvers, 1868, in 8°. Avec portrait. (Journal de pharmacie d'Anvers.)

Rilliet (Frédéric). DUVAL. Rilliet. Sa Vie et ses œuvres. (Gazette médicale de Paris, 1862, XVII, 129 et 143.)

Rima (Tommaso). NARDO. Tributo alla memoria del prof... Venezia, 1843, in 8°.

Riolan fils (Jean). GOUJET. (t. III, p. 89 de Mémoire sur le Collége de France, 1758.)

— LE FORT. Conférence sur... (p. 111 de Faculté de médecine de Paris. Conférences historiques... Paris, 1866.)

— JAL. Article sur... (p. 1064 de Dictionnaire critique de biographie. Paris, 1867.)

Ripoll (A.). Titres scientifiques produits par... à l'appui de sa candidature à la chaire de médecine légale vacante à l'École préparatoire de médecine et de pharmacie de Toulouse. Toulouse, 1855, in 8°.

Risueño d'Amador (Bénigne-Jean-Joseph-Isidore). ROUSSET. Notice sur... Montpellier, (1851,) in 4°. (Mémoires de l'Académie de Montpellier.)

Rivaud-Saint-Germain (Jacques Louis). GRAPERON. Éloge de... (Bulletin des sciences médicales, 1808, II, 431.)

Rivière (Lazare). ASTRUC. (p. 259 de Mémoires pour servir à l'histoire de la Faculté de médecine de Montpellier, 1767.)

Rivinus (André). NICERON. (t. XXXIII, p. 172 de Mémoires, 1727.)

Rivinus (August-Quirin). (JENICHEN.) Programma academicum in... obitum. Lipsiæ, 1724, in fol. (O.)

— LISCHWITZ. Oratio panegyrica funebris in obitum... Lipsiæ, 1724, in 4°. (O.)

Roaldès pére (Antoine-Paul-Guill.). DUCASSE. Notice nécrologique sur... (Séance publique de la Société de médecine de Toulouse, 1839, 115.)

Roaldès (Paul-Antoine-Guillaume). DUCASSE. Notice nécrologique sur... (Séance publique de la Société de médecine de Toulouse, 1843, 113.)

Robert (César-Alphonse). Exposé des titres de... pour une place vacante à l'Académie... de médecine... (15 juillet 1840.) Paris, (s. d.,) in 4°.

Autres éd. 1846, 1848.

— LARREY. Discours prononcé aux obsèques de... au nom de l'Académie... de médecine... Paris, 1862, in 8°. (Bulletin de l'Académie.)

— VERNEUIL. Paroles prononcées sur la tombe de... au nom de la Société de chirurgie. Paris, (1862,) in 8°.

— LENOIR. École... des beaux-arts. Discours prononcés sur la tombe de M. C.-A. Robert, professeur d'anatomie, et sur celle de M. Adrien Jarry de Mancy, professeur d'histoire et d'antiquités... Paris, 1862, in 8°.

— VERNEUIL. Éloge de... Paris, 1864, in 8°.

Robert (Joseph-Melchior). FABRE. Éloge de... Marseille, 1864, in 8°. (Bulletin des travaux de la Société de médecine de Marseille.)

Robertet (Florimond). FERNET. Éloge de... (Bulletins de la Société anatomique de Paris, 1865, XL, 785.)

Roberts-Roche, JOLLY. Notice historique sur... lue à l'Athénée de médecine de Paris, dans sa séance du 1er mai 1824. Paris, (s. d.,) in 8°. (Bulletins de l'Athénée.)

Robin (Charles). Notice sur les travaux scientifiques de... (4 décembre 1848.) (Paris, s. d.,) in 8°.

— Notice sur les travaux d'histoire naturelle, d'anatomie et de pathologie de... Paris, (1852,) in 4°.

— Notice sur les travaux d'anatomie pathologique de... Paris, 1856, in 4°.

— Notice sur les travaux d'anatomie et de zoologie de... Paris, 1860, in 4°.

Robinet (Stéphane). Notice sur les travaux de... (S. l., 1843,) in 4°.

— LEFORT. Discours prononcé aux obsèques de... au nom de la Société de pharmacie de Paris... Paris, 1870, in 8°. (Journal de pharmacie.)

Robiquet (H.-E.). Notice sur les titres scientifiques de... Paris, (1853,) in 4°.

— Candidature à l'Académie... de médecine. Notice sur les titres scientifiques de... Paris, 1856, in 4°.

Robiquet (Pierre). Notice sur... (Paris, s. d.,) in 8°. (Le Biographe.)

— GIRARDIN. Notice nécrologique sur... (Précis analytique des travaux de l'Académie de Rouen, 1840, XLII, 36.)

— BUSSY. Éloge de... prononcé dans la séance publique de l'École et de la Société de pharmacie réunies... Paris, 1841, in 8°. (Journal de pharmacie.)

Robiquet (Pierre). PARISET. Discours prononcé aux funérailles de... (t. II, p. 584 de Histoire des membres de l'Académie de médecine. Paris, 1850.)

Roche (Louis-Charles). Biographie de... Paris, 1838, in 8°. (Biographie des hommes du jour.)

— Notice sur... (Paris, 1846,) in 8°. (Archives des hommes du jour.)

Rochoux. RAIGE-DELORME. Notice sur... (Archives générales de médecine, 1852, XXVIII, 503.)

Rodolosse (Hugues). BURGUET. Notice sur... (Société de médecine de Bordeaux, 1840, 53.)

Roederer (Jean-Georges). KAESTNER. Elogium... 1764, in 4°. (O.)

— LOUIS. Éloge de... avril 1765. (p. 58 de Éloges lus dans les séances publiques de l'Académie de chirurgie... publiés... par Dubois, d'Amiens. Paris, 1859.)

Roelants (Joachim). D'AVOINE. Notice sur... né à Malines vers la fin du XVe siècle... Malines, 1846, in 8°. Avec portrait. (Annales de la Société des sciences médicales et naturelles de Malines.)

Roennow (Casten). ODHELIUS. Åminnelse-Tal öfver... Stockholm, 1790, in 8°. (O.)

Roeschlaub (Andreas). MATTHÆI. Ueber... Werth als Schriftsteller, Arzt und Mensch. Frankfurt, 1802, in 8°. (O.)

— JAECK. Biographie des Dr... Altenburg, 1814, in 8°. (O.)

Rogée (Ch.). DURAND-FARDEL. Éloge de... (Bulletins de la Société anatomique de Paris, 1842, XVII, 397.)

Roger (Henri). Candidature à une place vacante à l'Académie... de médecine... Exposé des titres scientifiques du Dr... Paris, 1862, in 4°.

Rognetta (Francesco). COLETTI. Della Vita e degli scritti di... commemorazione... Padova, 1859, in 8°.

Rolando (Louis). COSTER. Notice sur... (Archives générales de médecine, 1831, XXVI, 283.)

— BELLINGERI. Elogio storico del professore... (S. l. n. d.,) in 4°. (O.)

— CARRON DU VILLARDS. Notice nécrologique sur... Paris, 1831, in 8°. (Bulletins de la Société anatomique.)

— MARTINI. Notice sur... (Transactions médicales, 1831, V, 315.)

Rolfinck (Werner). WEDEL. Oratio funebris... Ienæ, 1673, in 4°. (O.)

Rolland (Jean-Louis-Girard). VAÏSSE. Notice nécrologique sur... (Revue de l'Académie de Toulouse, 1858, VI, 328.)

— NAUDIN. Notice nécrologique sur... (Société de médecine de Toulouse. Compte rendu des travaux, 1858, 148.)

Roloff (Christian-Ludwig). AUGUSTIN. Beiträge zur Biographie... Berlin, 1801, in 4°. (O.)

Rondelet (Guillaume). NICERON. (t. XXXIII, p. 306 de Mémoires, 1727.)

— ASTRUC. (p. 236 de Mémoires pour servir à l'histoire de la Faculté de médecine de Montpellier, 1767.)

— PLANCHON. Rondelet et ses disciples ou la botanique à Montpellier au XVIe siècle... Montpellier, 1866, in 8°. (Montpellier médical.)

Avec un appendice.

— FIGUIER. (p. 270 de Vies des savants illustres. Renaissance. Paris, 1868.)

Rondolini (Lorenzo). FORMIGGINI. Discorso della vita e delle opere di... Triest, 1844, in 4°. (O.)

Roonhuysen (Henrik). BRIELLE. Dissertatio historico-chirurgica de... Ultrajecti, 1849, in 8°. (O.)

Roonhuysen (Henrik). HUYSMAN Dissertatio historico-chirurgica inauguralis de... Trajecti ad Rhenum, 1849, in 8°.

Rosa (Andreas). BRUNNER. Leichenpredigt auf... Ansbach, 1736, in fol. (O.)

Rosa (Michele). COSTA. Elogio di... Rimini, 1813, in 8°. (O.)

Rose. VICQ D'AZYR. (5me cahier, p. 176 de Suite des Éloges, 1780—1798.)

Rosen von Rosenstein (Nils). SCHULZ VON SCHULZENHEIM. Åminnelse-Tal öfver... Stockholm, 1773, in 8°. (O.)

— IHRE. Programma in memoriam... Upsaliæ, 1774, in 8°. (O.)

— FLODER. Oratio funebris in memoriam... Upsaliæ, 1775, in 8°. (O.)

Rosenblad (Eberhard). WELLIN. Rosarum folia in tumulum... Lund., 1796, in 4°. (O.)

Rossi (Giovanni). BIAGI. Notizie intorno alla vita scientifica e privata del prof... Guastalla, (s. d.,) in 8°.

Rostan (Léon). Notice sur la vie et les travaux de... Paris, 1843, in 8°. (Archives de la France contemporaine.)

— DUBOIS. Notice biographique sur... Paris, 1844, in 8°. (Revue générale biographique.)

— MONNERET, BOUCHARDAT, VIGLA et BOYER. Discours prononcés... aux obsèques de... Paris, 1866, in 8°.

— VIGLA. Discours prononcé sur la tombe de... au nom de la Société médicale des hôpitaux... Paris, (1866,) in 8°. (Union médicale.)

— BÉCLARD. Éloge de... Paris, 1867, in 4°. (Mémoires de l'Académie de médecine.)

— BÉHIER. Faculté de médecine de Paris. Séance du 14 août 1867. Éloge de... (Paris, s. d.,) in 8°.

Rota (Michel-Angelo). (BERNARDI.) Dies parentalis addita immortalitati... Venetiis, 1663, in 4⁰. (O.)

Rothman (Göran). Minne öfver... Stockholm, 1778, in 8⁰. (O.)

Rouanet, de Saint-Pons. FAGET. Notice scientifique sur... (Union médicale, 1866, XXIX, 321, 337 et 385.)

Rouelle (Guillaume-François). CAP. Biographie chimique. Rouelle. Paris, 1842, in 8⁰. (Journal de pharmacie et de chimie.)

Rouget (Charles). Notice à l'appui de la candidature de... à la chaire de physiologie vacante à la Faculté de médecine de Montpellier. Paris, (1860,) in 4⁰.

Rougier (François-Marie). ROUX. Notice sur... (Actes du Comité médical des Bouches-du-Rhône, 1860—1862, IV, 353.)

Rougier (L.-A.). SAUZET. Discours prononcé, le 7 mars 1863, aux obsèques de... Lyon, (s. d.,) in 8⁰.

— Le Dr. Rougier. Discours prononcés à ses funérailles. Lyon, 1863, in 8⁰.

— DIDAY. Notice historique sur... lu à la Société... de médecine de Lyon. Lyon, 1864, in 8⁰.

Rougnon (Nicolas-François). MARCHANT. Notice historique sur... Besançon, 1799, in 8⁰. (O.)

— Notice sur... (Recueil périodique de la Société de médecine, an 8, VII, 429.)

Rouppe (L.). POP. Notice biographique sur... (Archives de médecine navale, 1865, III, 318.)

Rousseau (Alexandre-Henri-Joseph). VAIDY. Notice biographique et littéraire sur... (Recueil des travaux de la Société d'amateurs des sciences, etc., à Lille, 1823—1824, IV, 362.)

Roussel (H.-F.-A.). LANGE. Notice historique de... Caen, 1812, in 8⁰. (C.)

Roussel (Pierre). ALIBERT. Éloges de Spallanzani, de Galvani, de Roussel... Paris, 1806, in 8⁰. Avec portrait.

Roussel (Théophile). Candidature à l'Académie de médecine. Titres et travaux scientifiques du Dr... Paris, 1868, in 4⁰.

Roussin (Z.). Candidature à l'Académie de médecine... Titres et travaux scientifiques de... Paris, 1868, in 4⁰.

Routier (Louis). DUBOIS. Notice sur... (Mémoires de l'Académie de la Somme, 1846, 477.)

Roux (Aug.). Éloge de... (S. l. n. d.,) in 8⁰. (Journal de médecine, 1777.)

Par Jean D'Arcet, d'après Oettinger.

— Éloge de... Amsterdam, 1777, in 12.

Par de Leyre, d'après Barbier.

Roux (Gaspard). AUGER. Notice sur... Moulins, 1869, in 8⁰. (Bulletins de la Société d'émulation de l'Allier.)

Roux (Philibert-Joseph). Notice des principaux travaux de... (Paris, s. d.,) in 4⁰.

— VELPEAU. Institut de France... Funérailles de... Discours... (Paris, 1854,) in 4⁰.

— MARJOLIN. Discours prononcé aux funérailles de... Paris, (1854,) in 8⁰.

— Nécrologie. (Gazette médicale de Paris, 1854, IX, 185.)

Signé : L. P.

— MARJOLIN. Éloge de... (Bulletin de la Société de chirurgie de Paris... 1855—1856, VI, 1.)

— MALGAIGNE. Séance publique de la Faculté de médecine de Paris, du 19 nov. 1855. Éloge de... (Paris, s. d.,) in 8⁰.

Roux (Philib,-Joseph). Das Leben... Ein Beitrag zur neuesten Geschichte der Chirurgie. (Günsburg, Zeitschrift für klinische Medicin, 1856, VII, Heft 2.) (C. J.)

— DUBOIS, d'Amiens. Académie... de médecine. Éloge de... Paris, 1857, in 4°. (Mémoires de l'Académie de médecine.)

— PEISSE. Notice nécrologique sur... (t. II, p. 424 de La Médecine et les médecins, 1857.)

Roux (Pierre-Martin). GOUZIAN. Discours prononcé sur la tombe de... (Actes du Comité médical des Bouches-du-Rhône, 1864, V, 301.)

— MELQUIOND. Notice sur... (Ibidem, 419.)

Rouxel (Martin). GROS. Discours prononcé aux obsèques de... Boulogne, (1855,) in 8°.

Rouzet (François - Joseph - Léon). BÉRARD. Éloge historique de... (Paris, 1824,) in 8°. (Revue médicale.)

— BRICHETEAU. Un mot sur l'Éloge historique de... par Bérard. (Archives générales de médecine, 1824, VI, 462.)

Royer-Collard (Antoine-Athanase). LENS. Académie... de médecine. Discours prononcé sur la tombe de... au nom de l'Académie... Paris, (s. d.,) in 4°.

— ADELON. Académie... de médecine. Discours prononcé sur la tombe de... Paris, 1825, in 4°.

— Notice nécrologique sur... (Paris, 1825,) in 8°. (Journal des Débats.)

— JOLLY. Paroles de regregts prononcées sur la tombe de... au nom de l'Athénée de médecine de Paris... Paris, (1825,) in 4°.

Royer-Collard (Hippolyte-Louis). JOLLY. Académie... de médecine. Obsèques de... Paris, (s. d.,) in 8°. (Bulletin de l'Académie de médecine.)

Royer-Collard (Hippolyte-Louis). TARDIEU. Éloge de... (Bulletins de la Société anatomique de Paris, 1850, XXV, 456.)

— BOUCHARDAT. Séance de rentrée de la Faculté de médecine de Paris... Éloges de Royer-Collard et d'A. Richard. Paris, 1853, in 8°. (Moniteur des hôpitaux.)

— PEISSE. (t. II, p. 422 de La Médecine et les médecins. Paris, 1857.)

Rubini (Pietro). PEZZANA. Elogio storico di... Venezia, 1836, in 8°. (O.)

Rudbeck (Olof). ESBERG. Laudatio funebris... Upsaliæ, 1703, in 4°. (O.)

— NICERON. (t. XXXI, p. 153 de Mémoires, 1727.)

Rudbeck fils (Olof). IHRE. Oratio funebris in memoriam... Upsaliæ, 1741, in 4°. (O.)

— BERCH... Lefvernersbeskrifning. Upsala, 1798, in 8°. (O.)

Rudolph (Johann-Philipp-Julius). HARLES. Memoria... Erlangæ, 1797, in 4°. (O.)

Rudolphi (Carl-Asmund). MÜLLER. Gedächtnissrede auf... Berlin, 1837, in 4°.

Ruef (Maurice). Discours prononcés sur la tombe de... Strasbourg, 1857, in 8°. (Gazette médicale de Strasbourg.)

Ruette (G.-P.). HERNU. Notice sur... (Transactions médicales, 1831, VI, 143.)

Ruff (Jacob). MEYER-AHRENS. Der Steinschneider... (Monatschrift für Geburtskunde, 1862, XX, Heft 5.)

Ruffini (Paolo). LOMBARD. Notizie sulla vita e sugli scritti di... Firenze, 1824, in 4°. (O.)

Ruggieri (Gaetano-Alfonso). LEVI. Biografia di... Venezia, 1836, in 8°. (O.)

Ruhland (Reinhold-Ludwig). REICHARD. Nekrologie des verstorbenen... (Buchner, Repertorium für Pharmacie, 1828, XXVIII, 443. (C.)

Rumèbe (Étienne). DUCASSE. Notice nécrologique sur... (Séance publique de la Société de médecine de Toulouse, 1822, 41.)

Runge (Johann). CRAMER. Leichpredigt bey dem Begrebnis... Stettin, 1602, in 4⁰. (O.)

Rush (Benjamin). RAMSAY. Eulogium upon... Philadelphia, 1813, in 8⁰. (O.)

— MITCHILL. Eulogium upon... New-York, 1813, in 8⁰. (O.)

— STAUGHTON. Eulogy upon... Philadelphia, 1813, in 8⁰. (O.)

— RODGERS. Biographical Notice of... (Anniversary Address of the president read feb. 1814 at Albany, before the State Medical Society.)

Réimprimé dans „Transactions of the Medical Society of the State of New-York", 1859, 296.

— DUFRICHE-DESGENETTES. Notice sur... (Paris, 1814,) in 12.

— HOSACK. Biographical Account of... (Thompson, Annals of philos., 1816, III, 406.)

— — A Tribute to the memory of... (Chapman, Philad. Journal of med. and phys., 1822, IV, 337.)

Russel (Alexander). An Essay on the character of... read before the Society of physicians, the 2d of october 1769. London, 1770, in 4⁰.

— LETTSOM. Memoirs of Dr. Fothergill... Russel... London, 1786, in 8⁰. (W.)

Rutter (John). JEFFREY. J. Rutter... from... address at the meeting of the Provincial medical Association. (British and foreign medico-chirurgical Review, 1840, IX, 295.)

Ruysch (Frédéric). NICERON. (t. XXXIII, p. 367 de Mémoires, 1727.)

— SCHREIBER. Historia vitæ et meritorum... Amstelodami, 1732, in 4⁰. (O.)

Rye (Thomas de). D'AVOINE. Notice sur... Malines, 1847, in 8⁰. Avec portrait. (O.)

Sabatier (Raphaël-Bienvenu). SÉDILLOT. Discours prononcé sur la tombe de... le 22 juillet 1811. (Journal général de médecine, XLI, 464.)

— PELLETAN. Funérailles de... (Discours.) Paris, (1811,) in 4⁰. (O.)

— PERCY. Séance publique de la Faculté de médecine de Paris tenue le 27 novembre 1811... Paris, 1812, in 4⁰.

Sabtaï-Datelo. CARMOLY. Notice sur... médecin et astronome du Xe siècle. (S. l. n. d.,) in 8⁰. (O.)

Sacco (Joseph-Pompée). NICERON. (t. XIII, p. 27 de Mémoires, 1727.)

Sachs. Sachsiana Memoria imperiali naturæ curiosorum Societati ac posteris commendata ab J. D. Lipsiæ, 1765, in 4⁰. (R.)

Sacquespée (Jacques). CHÉREAU. Lettre sur... médecin de la Faculté de Paris. (Bulletin du bouquiniste, 1er juillet 1858, 325.)

Sainorio (Jean-Baptiste de). DÉGRANGES. Notice biographique sur... Appréciation de ses ouvrages. Bordeaux, 1850, in 8⁰. (Actes de l'Académie de Bordeaux.)

Saint-Amand (Jean de). BROECKX. (Notice sur... Malines, 1848, in 8⁰. (Annales de la Société des sciences médicales et naturelles de Malines.)

Saint-André. DUCASSE. Notice nécrologique sur... (Séance publique de la Société de médecine de Toulouse, 1835, 120).

Saint-Gilles (Jean de). ASTRUC. (p. 147 de Mémoires pour servir à l'histoire de la Faculté de médecine de Montpellier, 1767.)

Saint-Paul (Jean de). ASTRUC. (p. 204 de Mémoires pour servir à l'histoire de la Faculté de médecine de Montpellier, 1767.)

Saissy (Jean-Antoine). DUPUCH-LAPOINTE. Notice sur... (Société de médecine de Bordeaux, 1823, 49.)

Salacroux. Notice sur... (Paris, s. d.,) in 8°. (Archives des hommes du jour.)

Salberg (Johann-Julius). RIBE. Åminnelse-Tal öfver... Stockholm, 1759, in 8°. (O.)

Saliceti (Natale). PASQUALONI. Orazione delle lode di Monsignore... Roma, 1789, in 4°. (O.)

— (FABRONI.) Elogio di Monsignore... Firenze, 1789, in 8°. (O.)

Salmon (Alph.). Notice sur les titres et sur les travaux scientifiques de... Chartres, (1860,) in 8°.

Salmon (Urbain-Pierre). DUFRICHE-DESGENETTES. Notice sur... (Journal général de médecine, 1807, XXVIII, 117.)

Salva (Francesco). ROUX. Notice sur... (Recueil de la Société de médecine de Marseille, 1860—1862, IV, 365.)

Salzmann (Johann). SCHERZ. Programma in... funere... Argentinæ, 1738, in fol. (O.)

Sanche. ASTRUC. (p. 265 de Mémoires pour servir à l'histoire de la Faculté de médecine de Montpellier, 1767.)

Sanchez (Antoine-Nunès-Ribeiro). VICQ D'AZYR. (4me cahier, p. 162 de Suite des Éloges, 1780—1798.)

Sanctorius (Sanctorius). GRANDI. Elogio di... Venezia, 1671, in 4°. (O.)

Sanctorius (Sanctorius). CAPELLI. De vita... sermo liber. Venezia, 1750, in 4°. (O.)

Sanden (Thomas). Obituary of... (British and foreign medico-chirurgical Review, 1840, X, 596.)

Articles extraits de „Christian Reformer", et de „Hampshire Telepraph".

Sandifort (Eduard). SURINGAR. Biographische Nachrichten über... (Hecker, litt. Ann. der Heilk., 1828, X, 491.) (C.)

Sandifort (Gérard). SURINGAR. Memoria... Lugduni Batavorum et Amstelodami, 1848, in 8°.

Sandras. PINEL. Notice sur... lue... à la Société médico-psychologique... Paris, (1857,) in 8°. (Annales médico-psychologiques.)

Sanson (André). Exposé des titres et travaux scientifiques de... candidat à l'Académie... de médecine... Paris, 1864, in 4°.

Sanson (L.-Joseph). Adieux funèbres à... prononcés sur sa tombe... le 4 août 1841. Paris, (s. d.,) in 4°.

— PIGNÉ. Paroles prononcées... sur la tombe de... Paris, (1841,) in 8°.

Sansovino (François). NICERON. (t. XXII, p. 76 de Mémoires, 1727.)

Santi (Felice). CANALI. Orazione delle lodi del dottore... Perugia, 1822, in 4°. (O.)

Santorini (Giovanni-Domenico). POLLAROLI. Notizie per servire alla storia della vita del celebratissimo anatomico... Venezia, 1763, in 8°. (O.)

Saporta (famille). ASTRUC. (pp. 217, 231, 242 et 246 de Mémoires pour servir à l'histoire de la Faculté de médecine de Montpellier, 1767.)

Sassenus (André-Dominique). BROECKX. Notice sur... Anvers, 1850, in 8°. Avec portrait.

Sassenus (André - Dominique). BROECKX. Supplément à la Notice sur... Anvers, 1852, in 8°. (Journal de pharmacie.)

— — Deuxième Supplément à la Notice sur... Anvers, 1853, in 8°.

Satler (Daniel-Joachim). SEELEN. Memoria... Lubecæ, 1723, in fol. (O.)

Saturnin (Jean-Baptiste). GOUZIAN. Nécrologie. (Recueil des actes du Comité médical des Bouches-du-Rhône, 1866, 209.)

Saucerotte (Nicolas). SAUCEROTTE (Victor). Notice historique sur la vie et les ouvrages de... lu à la Société de médecine de Paris... Paris, 1814, in 8°.

— HALDAT. Éloge historique de... lu à la séance publique de la Société... de Nancy... Nancy, 1815, in 8°.

Saurel (Louis). Exposé des titres, des services et des travaux scientifiques du Dr... Montpellier, 1857, in 8°.

Saussier. CARTERON. Discours prononcé... aux obsèques de... Troyes, 1868, in 8°.

Sauvages de La Croix (François-Boissier de). Voyez **Boissier de La Croix de Sauvages.**

Sauveur de La Villeraye (Marie-Joseph-Sébastien). RATHEAU. Discours prononcé sur la tombe de... (Leroux, Journal de médecine, 1813, XXVI, 208.)

Sauzet (Jean-Baptiste-Guillaume). VASSAROTTI. (Notice sur...) Paris, 1846, in 8°. (Nécrologe universel du XIXe siècle.) (O.)

Savary (Auguste-Charles). LULLIER-WINSLOW. Notice sur... Paris, 1815, in 8°. (Journal de médecine.) (O.)

Savigny (Marie-Jules-César-Lelorgne de). GEOFFROY-SAINT-HILAIRE. Allocution prononcée sur la tombe de... (Gazette médicale de Paris, 1851, VI, 687.)

Savot (Louis). BLONDEL. Elogium... Parisiis, 1673, in 4°. (O.)

— NICERON. (t. XXXV, p. 41 de Mémoires, 1727.)

Saxtorph (Mathias). SCHEEL. (Avec Gesammelte Schriften. Copenhagen, 1803.)

— DEMANGEON. Notice biographique sur... (S. l., 1807,) in 8°. (Magasin encyclopédique.)

Sbaraglia (Giov.-Girol.). DANIELLI. Vita... Bononiæ, 1710, in 4°. (O.)

— NICERON. (t. XIV, p. 224 de Mémoires, 1727.)

Scardona (Giov.-Franc.). FERRARI. Vita... Rovigo, 1812, in 8°. (O.)

Scarpa (Antoine). CARRON-DUVILLARDS. Notice sur... (Bulletins de la Soc. anatomique de Paris, 1832, VII, 137.)

— OLLIVIER, d'Angers. Notice historique sur... (Archives générales de médecine, 1833, I, 442.)

— TAGLIAFERRI. Memoria intorno la vita scientifica del cavaliere... Milano, 1834, in 8°. Avec portrait.

— PARISET. Académie... de médecine. Éloge lu dans la séance publique annuelle du 29 août 1837... Paris, (s. d.,) in 4°.

Schacher (Polycarpus - Gottlieb). RUPPIUS. Programma in... funere... Lipsiæ, 1731, in fol. (H.)

— (KAPP.) Programma academicum in... obitum. Lipsiæ, 1737, in fol. (O.)

Schacht (Lucas). VOLDER. Oratio funebris in obitum... Lugduni Batavorum, 1689, in 4°. (O.)

Schamberg (Johann - Christian). (CYPRIAN.) Programma academicum in... obitum. Lipsiæ, 1706, in fol. (O.)

Schaper (Johann-Ernst). DETHARDING. Programma in funere... Rostochii, 1721, in 4°. (O.)

Scharpe (George). ASTRUC. (p. 255 de Mémoires pour servir à l'histoire de la Faculté de médecine de Montpellier, 1767.)

Scheele (Charles-Guillaume). VICQ D'AZYR. (6me cahier, p. 72 de Suite des Éloges, 1780—1798.)

— THOMSON. Biographical Account of... (t. IV, p. 161 de Thomson's Ann. phil.) (W.)

— CAP. Étude biographique sur... (Gazette médicale de Paris, 1863, XVIII, 237, 251 et 265.)

Scheffel (Christian-Stephan). DAEHNERT. Memoria... Gryphiswaldiæ, 1760, in fol. (O.)

Schegk (Jacob). LIEBLER. Oratio funebris de vita, moribus et studiis... Tubingæ, 1587, in 4°. (O.)

Scheidius (W.-Pfeiffer). KLUIT. De Nagedachtenis van... Utrecht, 1804, in 4°. (R.)

Scheidt (Johann-Valentin). SCHEIDT. (Chr.-Ludw.). Laudatio funebris persoluta beatis manibus... Argentinæ, 1731, in fol. (O.)

Schelhammer (Gonthier-Christophe). NICERON. (t. XXXIII, p. 122 de Mémoires, 1727.)

— SCHEFFEL. Vita... (Avec Virorum clarissimorum ad G.-C. Schelhammerum epistolæ selectiores. Wiesmar, 1727.)

Schenk (Johann-Theodor). BECKMANN. Programma in funere... Ienæ, 1671, in fol. (O.)

— NICERON. (t. XXII, p. 161 de Mémoires, 1727.)

Scherer (Martin-Claudius). KARPE. Biographische Notiz über... (Med.-chir. Zeitung, 1834, III, 207.) (C.)

Schinella (Antonius). FANZAGO. De laudibus... oratio... Patavii, 1815, in 8°.

Schlegel (Jean-Dieudonné-Théophile-Ém. de). CYSTOVICZ. Notice nécrologique sur... Paris, 1857, in 8°.

Schleger (Theodor-August). PRIZIER. Programma funebre in obitum... Casselii, 1772, in 4° (O.)

Schmidt (Johann-Adam). SCHERER. Rede zum Andenken des... Professors... Wien, 1810, in 4°. (O.)

Schmidtmueller (Johann-Anton). ROESCHLAUB. Rede zur Feier des Andenkens an... Landshut, 1809, in 8°. (O.)

Schmieder (Sigismond). NICERON. (t. I, p. 119 de Mémoires, 1727.)

Schmitt (Wilhelm-Joseph). BISCHOFF. Trauerrede zum Andenken des k. k. Rathes... Wien, 1829, in 4°. (C.)

Schneider (Johann-Joseph). Leben und Wirken... Leipzig, 1843, in 8°.

Schönlein (Christian-Frédéric). SCOUTETTEN. Notice biographique et littéraire sur ... lue, le 29 octobre 1868, à la séance de l'Académie... de Metz. (Gazette hebdomadaire de médecine, 1868, V, 797 et 829.)

Schoenlein (Johann-Lucas). LEHRS und SCHARLAU. Dr. Schoenlein als Arzt und klinischer Lehrer aus der Schilderung des Dr. Gueterbock, einer unabweisbare Kritik unterworfen. Berlin, 1842, in 8°. (O.)

— SCHARLAU. Dr. Schoenlein und sein Anhang; kahle Abfertigung. Berlin, 1843, in 8°. (O.)

Schönlein (Johann-Lucas). GRIESINGER. Zum Gedächtniss an... Eine Rede. (Baierisches Intelligenzblatt, 1864.)

— VIRCHOW. Gedächtnissrede auf... Berlin, 1865, in 8°. (M.)

Schorer (Christoph). HERMANN... Ehrengedächtniss. Ulm, 1755, in 4°. (O.)

Schrader (Dietrich-Otto). SCHMIDT. Oratio in obitum... Helmstadii, 1681, in 4°. (O.).

Schroeck (Lucas). Memoria... Altorfii, 1733, in 4°. (O.)

Schroeder (Friedrich-Joseph-Wilhelm). CURTIUS. Memoria... Marburgi, 1778, in 4°. (O.)

— DUYSING. Programma in obitum... Marburgi, 1778, in fol. (O.)

Schöder (J.-F.-L.). MULDER. Onze leermeester... Rotterdam, 1845, in 8°. (N. M.)

Schroeder Van der Kolk. The late Professor... (British and foreign medico-chirurgal Review, 1862, XXX, 281.)

Schroeter (Jean). BRENDEL. Vita... cui addita sunt: programmata funebria; diploma cæsareum, quo collata sunt eidem nobilitatis insignia et concio funebris germanica Georgii Mylii. Ienæ, 1595, in 4°. (O.)

— SCHRÖTER (L.-H.). Honoris monimentum... positum. Lipsiæ, 1758, in 4°. (G.)

Schütz (Wilh). KRIEGER. Eine biographische Skizze... Berlin, 1857, in 8°. (C. J.)

Schultze (Nicolaus). PFUEL. Programma in... obitum. Stettin, 1680, in 4°. (O.)

Schulz von Schulzenheim (David). HAGBERG. Griftetal öfver... Stockholm, 1823, in 8°. (O.)

— PONTIN. Åminnelse-Tal öfver... Stockholm, 1824, in 8°. (O.)

Schulze (Johann-Heinrich). WIDEBURG. Elogium... Halæ, 1745, in fol. (O.)

Schumacher (Christian-Friedrich). SCHOONBERG. Zur Biographie des Etatsraths... Kopenhagen, 1837, in 8°. (E.)

Schutzercrantz (Herman). HAGSTROEMER. Åminnelse-Tal öfver... Stockholm, (s. d.,) in 8°. (O.)

Schweickhard (Chr.-Ludw.). MALER. Kurze Biographie des... Rathes... (Medic. chir. Zeitschr., 1827, III, 28.) (C.)

Schweigger (August-Friedrich). Bruchstücke aus dem Leben des als Opfer seiner Wissenschaft gefallenen A.-F. Schweiger. Nebst einem Anhange über den an seinem Grabe gestifteten Verein zur Ausführnng eines Leibnitz'schen Missionsplanes. Aus dem „Zeitgenossen" besonders abgedruckt. Halle, 1830, in 8°. (Ch.)

Schwilgué (Charles-Joseph-Antoine). Notice sur... (p. VII de Schwilgué, Traité de matière médicale, 3e éd. Paris, 1818.)

Schyron (Jean). ASTRUC. (p. 234 de Mémoires pour servir à l'histoire de la Faculté de médecine de Montpellier, 1767.)

— KÜHNHOLTZ. Fragments pour servir à l'histoire de la Faculté de médecine de Montpellier. Notice historique, critique et bibliographique sur... Montpellier, 1828, in 8°. Avec portrait. (Ephémérides médic. de Montpellier.)

Scigliani (Alessio). GRASSO. Notizie della vita e delle opere del professore... Milano, 1844, in 16. (O.)

Scrive. LEBRUN (le Gral). Discours prononcé... sur la tombe du Dr... Lille, (1861,) in 8°.

Scudamore (Ch.). Notice sur... (Archives générales de médecine, 1849, XXI, 121.)

Scultet (Jean). BISCHOFF. Leichenpredigt... Ulm, 1646, in 4°. (O.)

Sebizius (Melchior). GLONER. Vita... Argentinæ, 1626, in 4°. (O.)
En vers.

Sédillot (C.). Note des titres présentés par le Dr... à l'appui de sa candidature à l'Académie de médecine... Paris, 1829, in 8°.

Sédillot (Ch.). Notice sur les titres et les travaux scientifiques du Dr... à l'appui de sa candidature à l'Académie des sciences (section de médecine)... Strasbourg, 1867, in 4°.

— Résumé analytique des travaux scientifiques du Dr... Paris, 1867, in 4°.

Sée (G.). Notice sur les travaux scientifiques du Dr... Paris, 1866, in 4°.

Sée (Marc). Titres scientifiques de... (Paris, 1867,) in 4°.

Segovia Cantoral de La Serna (Antonio de). (Titres du Dr... pour la chaire de médecine à l'Université de Valladolid, commençant par ces mots:) El doctor Antonio de Segovia Cãtoral de La Serna... opositor a la cathedra de prima de medicina... (S. l. n. d.,) in fol.

— (Certificat donné au Dr... par le notaire apostolique Don Francisco Troncoso, en date de Valladolid, 12 janvier 1632, commençant par ces mots:) Yo Francisco Troncoso, notario publico apostolico... (S. l. n. d.,) in fol.

Seguin (Famille). GOUJET. (t. III, pp. 75, 125 et 150 de Mémoire sur le Collége de France, 1758.)

Seiler (Burkhard-Wilhelm). Nachricht von dem Leben und Wirken des... Dr... Dresden, 1844, in 4°. Avec portrait. (O.)

Seligmann (Caspar - Christianus). LINDEMANNUS. Memoriam... in Gymnasio zittaviensi... pie celebrandam indicit. Zittaviæ, 1838, in 4°.

Selle (Chrétien-Théophile). NAUCHE. Notice sur la vie et les ouvrages de... (Leroux, Journal de médecine, 1802, III, 484.)

Selle (C.-T.). FORMEY. Biographie... Berlin, 1821, in 8°. Avec portrait. (O.)

Sementini (Antonio). GRILLO. Elogio storico del... medico... Napoli, 1816, in 4°. (O.)

— CHIAVERINI. Elogio storico di... per la solenne inaugurazione del monumento e rettogli nella Chiesa degl' incurabili dal cav. Luigi Sementini figlio... Napoli, 1829, in 8°. (C.)

2a ed. 1830.
3a ed. 1832.

Sendel (Christian). (TRENDELENBURG.) Memoria... Dantisci, 1789, in 8°. (O.)

Senguerd (Arnoldus). KLENKIUS. Orotio funebris in obitum... Amstelodami, 1667, in 4°. (H.)

Sennert (Daniel). BUCHNER. Panegyricus memoriæ... Wittebergæ, 1638, in 4°.

Autres éd. 1642 et 1655.

— ROEBER. Sennertianum Symbolum... Wittebergæ, 1638, in 4°.

— NICERON. (t. XIV, p. 140 de Mémoires, 1727.)

— FINCKENSTEIN. D. Sennert und die Schlesischen Aerzte des 16. und 17. Jahrhunderts. (Deutsche Klinik, 1868.)

Septalius (M.)... Exequiæ in templo S. Nazarii celebratæ. Mediolani, 1680, in 4°. (R.)

— Orazione funerale per la morte dell' illustrissimo sig... Mediolani, 1680, in 4°. (R.)

— ... Academia funebris publice habita in classe rhetoricæ Collegii Braydensis Societatis Jesu. Mediolani, 1680, in 4°. (R.)

Serène (Jean-Jacques-Rousseau). LAURE. Éloge de... Toulon, 1829, in 8°. (O.)

— ROUX. Notice sur... (Recueil de la Société de médecine de Marseille, IV, 370.)

Serenus Sammonicus. LEUSCHNER. Programma de... mirabilique eius quodam medendi consilio. Hirnschberg, 1755, in 4°. (Ch.)

Serrao (Francesco). VICQ D'AZYR. (6me cahier, p. 50 de Suite des Éloges, 1780—1798.)

— LUPOLI. Commentariolum de vita et scriptis... Napoli, 1783, in 8°. (O.)

— (FASANO.) Commentarius de vita, muniis et scriptis... Napoli, 1784, in 8°.

Serre. ALQUIÉ. Des Qualités et des devoirs du professeur de clinique chirurgicale et éloge du professeur... Montpellier, 1850, in 8°.

Serres. Indication des travaux scientifiques publiés par... Toulouse, 1867, in 8°.

— ANDRAL. Institut de France. Discours... prononcé aux funérailles de... au nom de la section de médecine et de chirurgie... Paris, (1868,) in 4°.

Suivi du Discours prononcé par M. Chevreul, au nom du Muséum.

Sérullas (Georges-Simon). Analyse succincte des travaux de... Paris, 1829, in 4°.

— BÉGIN. Notice sur... (Société des sciences médicales du département de la Moselle, 1831—1838, 213.)

— CHEVREUL. Funérailles de... Discours... Paris, (1832,) in 4°.

— GEOFFROY-ST.-HILAIRE. Funérailles de... Discours... (Paris, s. d.,) in 4°.

— VIREY. Notice nécrologique sur... (Paris, s. d.,) in 8°. (Journal de pharmacie, 1832.)

— LODIBERT. Éloge historique de... Paris, (s. d.,) in 8°.

— LEROY-DUPRÉ. Notice historique sur... (Paris, 1849,) in 8°. (Biographie universelle.)

Servet (Michel). BOYSEN. Historia... Wittebergæ, 1712, in 4°. (O.)

— Impartial History of... London, 1724, in 8°. (O.)

— ALWOERDEN. Historia... Helmstadii, 1727, in 4°. (O.)

Trad. en hollandais. Rotterdam, 1729, in 4°.

— Brief Account of J. Calvins burning Servet. London, 1744, in 8°. (O.)

— MOSHEIM. Anderweitiger Versuch einer vollständigen und unpartheiischen Ketzergeschichte, oder Geschichte... Helmstadt, 1748, in 4°. (O.)

— — ... Neue Nachrichten von... Helmstadt, 1750, in 4°.

— JAIR. Life of... London, 1771, in 8°.

— MICHÉA. Notice sur... (Gazette médicale de Paris, 1844, XII, 569.)

— RILLIET-DE-CANDOLLE. Relation du procès criminel intenté à Genève en 1553 contre... Genève, 1844, in 8°. (O.)

Trad. en anglais par Tweedie. Edinburgh, 1846.

— DRUMMOND. Life of... London, 1848, in 12. (O.)

— SCHADÉ. Étude sur les procès de... Thèse. Strasbourg, 1853, in 8°.

— BRUNNEMANN. M. Servetus. Eine actenmässige Darstellung des 1553 in Genf gegen ihn geführten Criminal-Processes... Berlin, 1865, in 4°.

Sestier (Félix)... A MM. les membres de l'Académie... de médecine. (Candidature pour la section d'anatomie pathologique.) Paris, 1853, in 4°.

— BARTH. Éloge de... (Bulletins de la Société anatomique de Paris, 1857, XXXII, 483.)

Sette (Vincenzo). Necrologia di... Padova, 1835, in 8°. (O.)

Severino (Marco-Aurelio). MAGLIARI. Elogio storico del... medico... Napoli, 1815, in 4°. (O.)

Shoretics (Michaly). TRNKA DE KRZOVITZ. Oratio funebris in exequiis... Pesthi, 1786, in 8°. (O.)

Sibbald (Robert). Autobiography of... to which is prefixed some account of his manuscripts. Edinburgh, 1833, in 8°. (O.)

Sibeth (Carl). SEELEN. Memoria... Lubecæ, 1734, in fol. (O.)

Trad. en allemand. Lübeck, 1734.

Sibille. (Notice sur...) (Paris, 1847,) in 8°. (Archives des hommes du jour.)

Sichel (Jules). Notice sur les travaux scientifiques de... Paris, 1867, in 4°.

— WARLOMONT. Nécrologie... Gand, 1869, in 8°. (Annales d'oculistique.)

— MULSANT. Notice sur... Lyon, 1869, in 8°. (Annales de la Société linnéenne de Lyon.)

— WECKER. Notice sur... (Gazette médicale de Paris, 1869, XXIV, 233.)

Sieber (Franz-Wilhelm). GLUECKSELIG... Biographischer Denkstein. Wien, 1847, in 12. Avec portrait. (O.)

Siebold (Adam-Elias von)... Biographie; aus Bernstein's „Geschichte der Chirurgie" besonders abgedruckt. Leipzig, 1822, in 8°. (O.)

Siebold (Carl-Caspar von). SIEBOLD. (J.-B. von)... Leben und Verdienste. Würzburg, 1807, in 8°. Avec portrait. (O.)

Signoroni (Bartolommeo). CORTESE. Elogio funebre del Dre... Venezia, 1845, in 8°. (O.)

Silva (Jean-Baptiste). BRUHIER. Mémoire pour servir à l'histoire de la vie de... Paris, 1744, in 8°.

— — Abrégé de la vie de... tirée d'un ouvrage intitulé: „Dissertations et consultations médicinales de MM. Chirac... et Silva"... Paris, 1744, in 8°.

Réimpression de la notice précédente faite à Paris, chez Renaudière.

Simo Genuensis. MARCHAND. (Notice sur...) (t. II, p. 242 de Dictionnaire historique. La Haye, 1758.)

Simon (Edm.). GUYON. Discours prononcé sur la tombe de... (Archives générales de médecine, 1864, III, 499.)

Simon (Léon-François-Adolphe). LEBOUCHER. Notice biographique sur la vie et les travaux de... Paris, 1867, in 8°. (Bulletins de la Société homœopathique.)

Simoni (Simone). CHRISTGAU. De vita et scriptis... Francofurti ad Viadrum, 1774—1775, in 4°. (O.)

Simonin (François). SIMONIN fils (Adolphe). Notice biographique sur... Nancy, 1861, in 8°.

Simonin (Jean-Baptiste). Notice biographique sur... Paris, 1849, in 8°. (L'École de médecine.)

Simonin (Jean-Baptiste-Adolphe). SIMONIN père. Notice sur... Nancy, 1869, in 8°. (Mémoires de la Société de médecine.)

Simpson (Robert). TRAIL. Account of the life and writings of... London, 1812, in 4°. (W.)

Sims (John). Obituary of... (British and foreign medico-chirurgical Review, 1838, VI, 594.)

Sinclair (John). SINCLAIR junior. Memoirs of the life and works of... Edinburgh, 1837, 2 vol. in 8°. (C.)

— — Das Leben und Wirken... Nach dem Englischen bearbeitet von Dr. Boumann. Braunschweig, 1838, 2 vol. in 8°. (C.)

Siry (Baptiste). Notice sur... (Paris, s. d.,) in 8°. (Archives des hommes du jour.)

Sloane (Hans). FOUCHY. (t. I, p. 244 de Éloges des académiciens de l'Académie des sciences, 1761.)

Smellie (William). Note sur... (Journal général de médecine, 1807, XXVIII, 225.)

— KERR. Memoirs of the life, writings and correspondance of... London, 1811, 2 vol. in 8°. (W.)

Smith (Hugh). A Sketch of the life of... (Avec Formulæ medicamentorum concinnatæ; translated from the latin... London, 1791.) (W.)

Smith (Sir James-Edward). Memoir and correspondance of... edited by lady Smith. London, 1832, in 8°. (B. B.)

Snow (John). RICHARDSON. Memoir of... (Avec Snow, On chloroform... London, 1858.) (B. R.)

Sobaux. Notice sur... (Paris, s. d.,) in 8°. (Archives des hommes du jour.)

Soemmering (Johann - Thomas). HEVELKE. Gedächtnisspredigt auf... Thorn, 1781, in 8°. (O.)

Soemmering (Samuel-Thomas von). MECKEL. S.-T. a Soemmering gratulatur. Halæ, 1824, in fol. (O.)

— DOELLINGER. Gedächtnissrede auf... München, 1830, in 4°. (O.)

— WAGNER... Leben und Verkehr mit seinen Zeitgenossen. Leipzig, 1844, 2 vol. in 8°. Avec portrait.

— STRICKER. S.-T. von Soemmering nach seinem Leben und Wirken geschildert. Mit seinem Portrait... Frankfurt a. M., 1862, in 8°. (C. J.)

Sografi (Pietro). CALDANI. Oratiuncula in funere... Patavii, 1815, in 8°. (O.)

Soliniac (Louis). ASTRUC. (p. 266 de Mémoires pour servir à l'histoire de la Faculté de médecine de Montpellier, 1767.)

Soller. Notice sur... (Paris, 1846,) in 8°. (Archives des hommes du jour.)

Solo (Gerardus-Bututus de). ASTRUC. (p. 169 de Mémoires pour servir à l'histoire de la Faculté de médecine de Montpellier, 1767.)

Soner (Ernst). RICHTER. Oratio funebris in obitum... Altorfii, 1613, in 4°. (O.)

Soranus Ephesius. HAESER. De Sorano eiusque περίγυναικείων παθῶν libro nuper reperto programma... Ienæ, (1840,) in 4°.

Sorbière (Samuel). (GRAVEROL.) Sorberiana seu excerpta ex ore... prodeunt ex museo. F. Graverol... Accedunt ejusdem tum epistola de vita et scriptis S. Sorbiere et J.-B. Cotelier, tum epulæ ferales... Tolosæ, 1691, in 12.

Autre éd. 1694.

— Sorberiana, ou bons mots, rencontres agréables, pensées judicieuses... de... Paris, 1694, in 12. (O.)

— NICERON. (t. IV, p. 82 de Mémoires, 1727.)

Sorlin. Notice sur... (Paris, 1846,) in 8°. (Archives des hommes du jour.)

— SERRURIER. Paroles prononcées sur la tombe de... Paris, (1848,) in 8°.

Soubeiran (Eugène). Titres scientifiques de... Paris, (1853,) in 4°.

— ROBIQUET. Éloge de... prononcé à la séance de rentrée de l'École de pharmacie, le 16 novembre 1859. Paris, 1859, in 8°.

— WURTZ. Éloge de... (p. 3 de Séance publique de la Faculté de médecine de Paris, 1859.)

Souberbielle (Jos.). Académie de médecine. Nomination d'un membre titulaire dans la section de médecine opératoire. Candidature de... Paris, (1834,) in 8°.

— Notice sur... (Paris, s. d.,) in 8°. (Le Biographe.)

Souberbielle (Jos.). PAYEN. Notice sur... (Paris, 1846,) in 8°. (Archives des hommes du jour.)

Soudan (Elicio-Numa). AULAGNIER. Notice nécrologique sur... Paris, 1851, in 8°.

Soulages. DUCASSE. Notice nécrologique sur... (Séance publique de la Société de médecine de Toulouse, 1840, 132.)

Souty (Jean-Jacq.-Auguste-Armand). LEFÈVRE. Société d'agriculture de Rochefort. Notice sur la vie et les travaux de... lue à la séance du 29 octobre 1851. Rochefort, 1851, in 8°.

Souza Torres Sotomayor (Alexandre de). NOBREGA. Oraçao funebre de... Lisboa, 1734, in 4°. (O.)

Spallanzani (Lazare). CARMINATI. Elogio funebre di... Pavia, 1799, in 8°. (O.)

— TOURDES. Notice sur la vie littéraire de... Paris, 1799, in 8°. (O.)

Autre éd. 1800. Milan, in 8°.

— Sketch of the life of... (Avec Experiments upon the circulation of the blood... translated into English... by R. Hall. London, 1801.) (W.)

Traduction de la notice précédente.

— POZZETTI. Elogio storico di... Parma, 1800, in 4°. (O.)

— BRERA. Storia della malattia e morte di... Pavia, 1801, in 4°. (O.)

— Manibus... amicitiæ tessera et monumentum. Bologna, 1802, in 8°. (O.)

— (ALIBERT.) Éloge historique de... (Paris, 1806,) in 8°. (O.)

Spencer (Thomas). MILLARD. Biographical Memoir of... (Transactions of the Medical Society of the State of New-York, 1858, 35.)

Spengler. LE BRET. Notice nécrologique sur... (Compte rendu des travaux de la Société d'hydrologie médicale de Paris, 1865—1866.)

Spielmann (Jacques-Reinbold). VICQ D'AZYR. (5me cahier, p. 92 de Suite des Éloges, 1780—1798.)

— LORENZ. Memoriam... Argentorati, die IX. septembris MDCCLXXXIII pie defuncti, Academia argentoratensis... commendat. Argentorati, (s. d.,) in fol.

— WITTWER. Dem Andenken des Dr... Helmstädt und Leipzig, 1784, in 8°. (O.)

— OBERLIN. Notice sur... (Gazette médicale de Strasbourg, 1845, V, 225.)

Spies (Johann-Carl). HARDT. Memoria... Helmstadii, 1729, in 4°.

Spina (Petrus von). VENATOR. Vita... Heidelbergæ, 1732, in 4°. (O.)

Spon (Charles). NICERON. (t. II, p. 297 de Mémoires, 1727.)

Spon (Jacques). BAYLE. Éloge de... (Nouvelles de la République des lettres, février 1686.)

Sprengel (Curtius-Polycarpus-Joachimus). ROSENBAUM. De vita et scriptis (p. VII de Opuscula academica. Lipsiæ, 1844.)

— SCHETS. Van het leven van... (S. l. n. d.,) in 8°. (O.)

— LEROY-DUPRÉ. Notice historique sur... Paris, 1850, in 8°. (O.)

Spurzheim (J.-B.). CAPEN. Biography of... (Avec Phrenology. Boston, 1836.)

Stackler. JANCIGNY. Notice sur... (Industriel alsacien, et Gazette médicale de Strasbourg, 1859, XIX, 89.)

Stahl (Georg-Ernst). GOETZ. Recensio chronologica scriptorum... et ad ejus mentem disserentium. (p. 1 de Observationes medico-practicæ... Norimbergæ, 1726.)

— STREBEL. Programmata III de vita... Onoldini, 1758—1759, in 4°. (O.)

Stahl (Georg-Ernst). LASÈGUE. De Stahl et de sa doctrine médicale. Paris, 1846, in 4°.

Thèse.

— BORDES-PAGÈS. Étude sur... (Union médicale, 1849, III, 1 et 109.)

— BLONDIN... Étude sur la doctrine médicale de... considérée au point de vue philosophique et physiologique... Paris, (1860,) in 8°.

— LASÈGUE. Conférence sur... (p. 33 de Faculté de médecine de Paris. Conférences historiques... Paris, 1866.)

Stanley (Edward). The late... (British and foreign medico-chirurgical Review, 1862, XXX, 279.)

Stappaerts (Jean-Corn.). BROECKX. Notice sur le Dr... Anvers, 1851, in 8°. Avec portrait. (Annales de la Société de médecine d'Anvers.)

Stark (Joan.-Christ.). EICHSTÄDT. Memoriam... commentatur... Ienæ, 1838, in 4°. (C.)

Stearne (John). BELCHER. Memoir of... (Dublin,) 1865, in 8°. (B. R.)

Steding (Erhard). EBELING... Vita hexametris græcis exposita. Guelpherb., 1659, in 4°. (O.)

Stein (Georg-Wilhelm). CREUZER. Memoria... Marburgi, 1803, in 4°. (O.)

Stein (Gottfried). FROSCH. Memoria... Baruthi, 1707, in fol. (O.)

Steinbruechel (Johann-Jacob). HOLTINGER. Acroama de... Tiguri, 1796, in 8°. (O.)

Trad. en allemand par Hess. Zürich, 1797, in 8°.

Stenon (Niclas). MANNI. Vita del litteratissimo... Firenze, 1775, in 8°. (O.)

Stenzel (Christian-Gottfried). BOSE. Programma in... funere. Wittebergæ, 1748, in fol. (O.)

Steuerlin (Samuel). SCHADE. Lebenslauf... Dresden, 1728, in 4°. (O.)

Stevens (Willem-Jan). BROECKX. Levensschets van... Antwerpen, 1857, in 8°.

Stieglitz (Johann). (HOLSCHER.) Necrolog des weiland Dr... Hannover, 1841, in 8°. (O.)

— MARX. Zum Andenken an Dr... mit einem Facsimile seiner Handschrift. Göttingen, 1846, in 8°.

Stijl (S.). SCHELTEMA. Levensschets van... gevolgd van twee Lijkzangen. Amsterdam, 1804, in 8°. (R.)

Stille (Swen-Jonas). Minnes-Tafla öfwer... Götheburg, 1839, in 8°. (O.)

Stoeller (Friedr.-Christian). BONITZ. Worte der Achtung und der Dankbarkeit, gesprochen an der Gruft des Herrn Dr... Langensalza, 1807, in 8°. (O.)

Stoll (Maximilian). PEZZL. Denkmal auf... herausgegeben von A. Blumauer. Wien, 1788, in 8°. (O.)

— ANDRAD. Elogium sepulchrale tumulo... inscriptum carminum paribus centum. Viennæ, 1788, in 8°. (O.)

— VICQ D'AZYR. Éloge de... (t. I, p. 1 de Médecine pratique... traduction... par Mahon. Paris, an IX.)

— VIGNAL. Faculté de médecine de Montpellier. Concours pour l'agrégation ... Comparer Sydenham et Stoll et apprécier l'influence qu'ils ont exercée sur la médecine pratique. Thèse... Montpellier, 1860, in 8°.

Autre éd. in 4°.

— PARROT. Conférence sur... (p. 141 de Faculté de médecine de Paris. Conférences historiques... Paris, 1866.)

Stolterfoth (Johann-Jacob). SEELEN. Memoria... Lubecæ, 1718, in fol. (O.)

Storch, alias **Pelargus** (Johann). STORCH (Jacob)... Leitung und Vorsorge des höchsten Gottes, das ist dessen Lebenslauff, Schicksale und seliger Abschied. Eisenach, 1752, in 4°. (O.)

Storms (Jean). D'AVOINE. Notice sur... Malines, 1848, in 8°. (Annales de la Société des sciences médicales.)

Storms (Roland). BROECKX. Notice sur... Anvers, 1855, in 8°. (Annales de la Société de médecine d'Anvers.)

Strandberg (Zacharias). BAECK. Åminnelse-Tal öfwer... Stockholm, 1793, in 8°. (O.)

Stratingh (S.). De Nagedachtenis van... gevierd in het genootschap ter bevord. d. Natuurk. Wetenschappen te Groningen. Groningen, 1841, in 8°. Avec portrait. (N. M.)

Strohl. Chaire de matière médicale et de pharmacie. Titres antérieurs présentés par... Strasbourg, 1858, in 4°.

— Chaire de clinique et de pathologie médicales. Titres scientifiques du Dr... Strasbourg, (1861,) in 4°.

Stromeyer (Ludwig). BLUMENBACH. Memoria... Goettingæ, 1835, in 4°. (O.)

Struth (Joseph). OETTINGER... Vita et duorum ejus operum, quorum alterum commentarios ad Luciani astrologiam, alterum vero artem sphygmicam exhibet, bibliographico-critica disquisitio. Cracoviæ, 1843, in 8°. (O.)

Stulli (Luca). FERRUCCI. De vita et scriptis... commentarius a Catharina-Franceschia Ferruccia italice redditus. Bononiæ, 1829, in 4°. (O.)

Sue frères. Discours historique sur la vie et les ouvrages des citoyens... (Avec Sue. Discours... sur la vie... de Louis. Paris, 1793.)

Sue (Pierre)... Aux citoyens membres du Corps législatif. (Paris,) an VI, in 8°.

Suelto (Thomas-Garcia). HURTADO DE MENDOZA. Notice biographique sur... Paris, 1816, in 8°. (C.)

Suerman (A.-C.-G.). SCHROEDER VAN DER KOLK. Toespraak na het afsterven van... Utrecht, 1840, in 8°. Avec portrait. (N. M.)

Suerman (A.-C.-G.). VORSSELMAN DE HEER. Levensberigt van... Utrecht, 1840, in 8°. (N. M.)

— (VAN COOTH.) Herinnering aan... als arts en klinisch Leeraar. (Archif van Geneesk., I, 1840.) (N. M.)

Sultzberger (Sigismond-Ruprecht). (RAPPOLT.) Programma academicum in funere... Lipsiæ, 1675, in 4°. (O.)

Sultzer. LEVRAULT. (Notice sur...) Colmar, (1854,) in 8°. (Revue d'Alsace.)

Sulzer (Joh.). STEINER. Biographische Notizen über... (Verhandl. der verein. ärztl. Gesellsch. der Schweitz, 1829.) (C.)

— TOGGENBURG. Ueber das Leben und Wirken des... Dr... (Ibid.)

Swammerdamm (Jean). BOERHAAVE. Vita... Het Leven van den Heer... (En tête de Biblia naturæ. Leydæ, 1737.)
Latin-hollandais. — Trad. en anglais en 1758.

— VAN LIDTH DE JEUDE. Oratio de... Trajecti ad Rhenum, 1820, in 8°.

— DUNCAN. Memoir of... (t. I de Introduction à l'Entomologie, vol. XXIX, de Naturalist's library.) (B. B.)

Swart (Willem-Simon). VRIESE (de). W.-S. Swart. (Alg. Konst en letterbode, 1847.) (N. M.)

Sydenham (Thomas). NICERON. (t. XVI, p. 207 de Mémoires, 1727.)

— PRUNELLE. Notice sur la vie et les écrits de... (t. II, p. 1 de Médecine pratique... traduit par... Jault. Montpellier, 1816.)

— GOEDEN. Sydenham. Ueber seine Bedeutung in der heilenden Kunst... Berlin, 1827, in 8°.

— KUHN. Vita... (En tête de Opera. Lipsiæ, 1827; Cum quibusdam auctis et emendatis, p. VII de Opera, ed. Greenhill. London, 1846.)

Sydenham (Thomas). (Notice sur...) (Lives of British Physicians. London, 1830.)

— MEYER. Memoria... Dissertatio inauguralis medica... Halæ, 1833, in 8⁰.

— ROVERS. Dissertatio medica de... in morbis curandis naturæ imitatore... Dordraci, 1838, in 8⁰.

— JAHN. Sydenham. Ein Beitrag zur wissenschaftlichen Medicin... Eisenach, 1840, in 8⁰.

— GERNHARD. De... dissertatio inauguralis med.-histor... Ienæ, 1843, in 4⁰.

— Anecdota Sydenhamia... Oxford., 1845, in 8⁰. (B. B.)

— LATHAM. The Life of... London, 1849, in 8⁰.

Se trouve aussi avec The Works. London, 1848—1850.

— COHN. Das Leben... (Günsburg's Zeitschr. für klin. med., IX, 264.) (C. J.)

— VIGNAL. Faculté de médecine de Montpellier. Concours pour l'aggrégation ... Comparer Sydenham et Stoll et apprécier l'influence qu'ils ont exercée sur la médecine pratique. Thèse... Montpellier, 1860, in 8⁰.

Autre éd. in 4⁰.

Syen (Arnold). CRAANEN. Oratio funebris in obitum... Lugduni Batavorum, 1679, in 4⁰. (O.)

Sylvius (François del Boë). SCHACHT. Oratio funebris in obitum... Lugduni Batavorum, 1673, in 4⁰. (O.)

Réimprimé p. 923 de Opera medica. Amstelodami, 1679.

— MAEDER. De... dissertatio inauguralis medico-historica. Ienæ, 1843, in 8⁰.

Sylvius (Jacobus). Voyez **Dubois.**

Szymanowsky (Julius von). WALTHER. Nekrolog... (Archiv für klin. chir., 1868, 970.)

Taddei (Gioacchimo). PIERAGNOLI. G. Taddei e le sue opere. (Gaz. med. Toscana, 1860.) (C. J.)

Tagliacozzi (Paolo). MUZIO DI PIACENZA. Orazione in morte del... Napoli, 1749, in 4⁰. (O.)

Talochon dit **Père Elisée** (Marie-Vincent). PUZIN. Notice nécrologique sur... (Leroux, Journal de médecine, 1817, XL, 178.)

Tanchou. M. Tanchou.. Paris, 1846, in 4⁰. (Le XIXe Siècle.)

Signé : E. P.

— BOYS DE LOURY. Notice sur la vie de... Paris, (1850,) in 8⁰. (Revue médicale.)

Tancke (Joachim). WERDENHAGEN. Κωλύτης funebris in memoriam... Altenburgi, 1610, in 4⁰. (O.)

Tandon. BAUMES. Éloge de... prononcé en séance publique de la Société de médecine pratique de Montpellier, le 17 mai 1808... Montpellier, 1809, in 4⁰.

Tanquerel Des Planches. Notice de... Paris, 1851, in 8⁰. (Biographies et nécrologies des hommes marquants du XIXe siècle.)

Tarboché (Jean-Baptiste). DUPUCH-LAPOINTE. Notice sur... (Société de médecine de Bordeaux, 1842, 48.)

Tardieu (Ambroise). Notice à l'appui de la candidature de... à la chaire de thérapeutique et de matière médicale de la Faculté... Paris, 1853, in 4⁰.

Autre éd. 1855.

Taregua (Gabriel de). (CAILLAU.) Notice sur... Avec un examen raisonné de ses ouvrages. Bordeaux, 1819, in 8⁰. (O.)

— DELPIT. Recherches biographiques et bibliographiques sur... Bordeaux, 1848, in 8⁰. (Actes de l'Académie de Bordeaux.)

Targa (Leonardo). CHIAPPA. Elogio di... Milano, 1824, in 8⁰. (O.)

— PINDEMONTE. Elogio storico di... Milano, 1825, in 8⁰. (O.)

Targa (Leonardo). ZOPPI. La Vita e l'elogio del Dre... Verona, 1826, in 8°. (O.)

Targioni Tozetti (Giovanni). VICQ D'AZYR. (5me cahier, p. 71 de Suite des Éloges, 1780—1798.)

— LASTRI. Elogio storico di... Firenze, 1783, in 8°. (O.)

Tasso (Giacinto). Orazione funebre in lode di... Belluno, 1843, in 8°. (O.)

Tauvry (Daniel). FONTENELLE. (t. I, p. 74 de Histoire de l'Académie des sciences, 1719—1722.)

Taylor (John). HEISTER. Nachricht von dem Leben und Thaten des englischen Augenarztes... Helmstädt, 1736, in 8°. (O.)

— MAUCHART. In... merita famamque oratio. Tubingæ, 1750, in 4°. (O.)

— History of the travels and adventures of the chevalier... London, 1762, 3 vol. in 8°.
Autobiographie.

— Life and extraordinary adventures of the chevalier... London, 1764, 2 vol. in 12. (O.)

Téallier. COSTILHES. Discours prononcé sur la tombe de... Paris, 1857, in 8°. (Moniteur de hôpitaux.)

Tencke. Voyez **Tenques.**

Tennant (Smithson). Some Account of... London, 1815, in 8°. (B. B.)

Tenon (Jacques). CUVIER. Éloge historique de... (t. II, p. 269 de Recueil des éloges historiques, 1819.)

— Notice sur... (Journal général de médecine, LV, 112.)

Tenques (Jérome). ASTRUC. (p. 267 de Mémoires pour servir à l'histoire de la Faculté de médecine de Montpellier, 1767.)

Tessier (Al.-Henri). SILVESTRE (Bron de). Institut... de France... Funérailles de... Discours... prononcé... le 13 décembre 1837. Paris, (s. d.,) in 8°.

— Notice biographique sur... Paris, 1839, in 8°. (Mémoires de la Société d'agriculture.)

— PARISET. Éloge de... lu dans la séance publique annuelle de l'Académie... de médecine... Paris, 1840, in 8°. (Bulletin de l'Académie de médecine.)

Tessier (Jean-Paul). MILCENT. Jean-Paul Tessier. Esquisse de sa vie, de son enseignement, de sa doctrine... Paris, 1863, in 8°.

— OZANAM. Le Dr... et les principes de la philosophie médicale... Paris, 1863, in 8°. (Revue d'économie chrétienne.)

Testa (Giuseppe-Antonio). TOMMASINI. Elogio di... Pesaro, 1825, in 8°. (O.)

Testaud - Marchain. Notice biographique sur... Paris, 1861, in 8°. (Compte rendu des travaux de la Société du Berry.)

Textoris (Jean-Boniface). ROUX. Notice biographique sur... Marseille, 1829, in 8°. (Recueil de la Société de médecine de Marseille.)

Thackeray (Joseph). Biographical Memoir of the late... (Transactions of the Provincial medical and surgical Association, 1833, I, 419.)

Thackrah (Charles-Turner). WRIGHT. A biographical Memoir of... (En tête de An Inquiry into the nature... of the blood, 1834.)

Thaer (Albrecht). KÖRTE. Thaer; sein Leben und Wirken als Arzt... Leipzig, 1839, in 8°. Avec portrait. (M.)

Thébault. TESSON. Nécrologie... Avranches, (1868,) in 8°.

Thebesius (Johann - Ehrenfried). LEUSCHNER. Expositio super vita, meritis et scriptis... Hirschberg, 1758, in 4°. (O.)

Theden (Johann - Christian - Anton). MAYER... Jubelsfeier... Berlin, 1768, in 8°. Avec portrait. (O.)

Thibault. D'AMBOURNAY. Éloge de... (Précis analytique des travaux de l'Académie... de Rouen, 1819, IV, 282.)

Thibert (F.). JOURDAN. Rapport sur les travaux et les préparations du Dr... concernant la pathologie et l'histoire naturelle, fait au nom d'une commission ... Lyon, 1846, in 8°. (Mémoires de l'Académie de Lyon.)

Thiébault. MARTIN. École secondaire de médecine de Besançon. Éloge de... prononcé... dans la séance solennelle de rentrée, le 7 novembre 1840. Besançon, 1840, in 8°.

Thiene (Dominico). SPINELLI. Elogio di... Vicenze, 1844, in 8°. (O.)

— (PODESTÀ.) Cenni sulla vita di... Venezia, 1845, in 8°. (O.)

Thierry (Alexandre). Note des travaux du Dr... Paris, (s. d.,) in 4°.

— A MM. les membres de l'Académie ... de médecine. Paris, (s. d.,) in 4°.

Thierry (Jac.-Pierre-Fr.). LAMOUROUX. Notice historique sur... Caen, 1824, in 8°. (Mémoires de la Société... d'agriculture et de commerce de Caen.)

Thiesset. BÉDOR. Discours nécrologique, prononcé sur la tombe de... le lundi 6 décembre 1830... Troyes, (s. d.,) in 8°.

Thillaye (J.-S.). VITALIS. Notice biographique sur... (Précis analytique des travaux de l'Académie de Rouen, 1814, XVI, 41.)

Thion de La Chaume. VICQ D'AZYR. (7me cahier, p. 3 de Suite des Éloges, 1780—1798.)

Thion de La Chaume. DEHORNE. Notice nécrologique sur... Paris, 1787, in 8°. (Journal de médecine militaire.)

Thirial. Notice nécrologique sur... (Union médicale, 1863, XVIII, 62.)

Tholen (Niklaas). VASSENBERGH. Redevoering ter gedachtenis van... Franekeræ, 1820, in 8°. (O.)

Thom (Georg). NEBEL. Memoria... Giessæ, 1810, in 4°. (O.)

Thomas (Jean - François - Raimond). GOUZIAN. Nécrologie. (Recueil des actes du Comité médical des Bouches - du-Rhône, 1866, 210.)

Thomasseau de Cursay (Joseph). THOMASSEAU DE CURSAY (l'abbé). Anecdote sur le discernement, l'accueil et la libéralité de Louis XIV pour les savants, à l'occasion de... (S. l.,) 1761, in 12.

— HAZON. Éloge historique de... Paris, 1778, in 8°.

Thomassin (Jean-François). WEISS. Notice historique sur... Besançon, 1829, in 8°. (O.)

Thomson (John). Notice of some of the leading events in the life of the late Dr... (Edinburgh medical and surgical Journal, 1847, LXVII, 131.)

— CRAIGIE. (Notice sur...) (Avec Thomson [J. and W.]. An Account of the life... of W. Cullen. Edinburgh, 1859.)

Thomson (William). CRAIGIE. (Notice sur...) (Ibidem.)

Thore. DUPUCH - LAPOINTE. Notice sur... (Société de médecine de Bordeaux, 1823, 50.)

Thouret (Gustave). ROYER-COLLARD. Notice sur... (Bulletins de la Société anatomique de Paris, 1829, IV, 155.)

Thouret (Michel-Augustin). LEROUX. Discours, prononcé le 23 juin 1810, sur la tombe de... (Paris, s. d.,) in 4°.

Thouret (Michel-Augustin). Notice sur... (Journal général de médecine, XXXVIII, 435.)

— GOSSEAUME. Notice nécrologique sur... (Précis analytique des travaux de l'Académie de Rouen, 1810, XII, 53.)

— LATOUR. Éloge de... (p. 39 de Éloges académiques... Orléans, 1813.)

Thriverus. Voyez **Drivere.**

Thurneysser zum Thurm (Leonhard). MOEHSEN. Beitrag zur Geschichte der Wissenschaften in der Mark Brandenburg... enthaltend das Leben... Beitrag zur Alchemie. Berlin, 1783, in 8°. (O.)

Tictel (Cosmas). WAHL. Programma proponens memoriam anecdotam... Giessæ, 1743, in 4°. (O.)

Tiedemann (Friedreich). BISCHOFF. Gedächtnissrede auf... München, 1861, in 8°. (M.)

— FLOURENS. Éloge historique de... (Gazette médicale de Paris, 1861; et p. 251 de Recueil des éloges historiques, 3e série, 1862.)

Tilke (Samuel-Westcott). An autobiographical Memoir... London, 1840, in 8°. (C. W.)

Timmermann (Johann - Arnold). WITHOF. Oratio funebris in obitum... Duisburgi ad Rhenum, 1742, in 4°. (O.)

Tissier (Nicolas). BRIFFANDON. Notice nécrologique et historique sur... lue à la Société linnéenne de Lyon, le 6 novembre 1847. Lyon, (1850,) in 8°.

Tissot (Simon-André). HALLÉ. Précis historique sur la vie de... (p. 9 de Œuvres... publiées par P. Tissot. Paris, 1809.) Avec portrait.

— BOISSEAU. Notice sur... (p. 1 de De la Santé des gens de lettres. Paris, 1826.)

— EYNARD. Vie de... Paris, 1839, in 8°. (O.)

Tissot (Simon-André). EYNARD. Des grossen Arztes... Leben, mit bisher ungedruckten Briefen vieler bedeutender Männer seiner Zeit. Aus dem Französischen... Stuttgart, 1843, in 8°.

Traduction de la Notice précédente par Karl Mann.

Todd (Tweedie-John). Obituary of... (British and foreign medico-chirurgical Review, 1840, X, 599.)

Tode (Johann-Clemens). BALDINGER. J.-C. Tode... Goettingen, 1778, in 8°. (O.)

Toggenburg (Conrad). TOGGENBURG (H.-U.). Necrolog... des... Dr... (Verhandl. der vereinigt. ärztl. Gesellschaft der Schweiz, 1829.)

Toirac (Alphonse). LATOUR. Allocution prononcée aux obsèques de... (Union médicale, 1863, XIX, 382.)

Tommasini (Giacomo). SPALLANZANI. Lettere medico-critiche sulla nuova dottrina medica del professore... Reggio, 1818 — 1820, 2 vol. in 8°. (O.)

— FANTONETTI. Elogio del professore... Milano, 1847, in 8°. (O.)

Tonnelier (Aimable-François). DRAPIEZ. Notice nécrologique sur... (Séances publiques de la Société de Lille, 1811, IVe cahier, 151.)

Toppius (Jacobus). PFUEL. Programma in funera... Helmstadii, 1680, in 4°. (H.)

Torelli (Niccolo). FEUERLIN. Taurellus defensus, hoc est dissertatio apologetica pro... atheismi et deismi injuste accusato... Norimbergæ, 1734, in 8°. (O.)

Tornamira (Joannes de). ASTRUC. (p. 204 de Mémoires pour servir à l'histoire de la Faculté de médecine de Montpellier, 1767.)

Torre (Marc-Antonio della). MARX. Ueber Marc-Antonio della Torre und Leonardo da Vinci, die Begründer der bildlichen Anatomie... Göttingen, 1849, in 4°.

Torti (Franciscus). MURATORI. Vita ... (p. VIII de Therapeutica specialis ad febres periodicas perniciosas. Francofurti, 1756.)

Tortora (Luigi). VULPES. Ritratto della pietà nell' elogio di... Aversa, 1819, in 8⁰. (O.)

Touchy. Énumération des titres antérieurs du Dr... Montpellier, (s. d.,) in 4⁰.

Tourdes (Joseph). LÉVY. Notice nécrologique sur... (Gazette médicale de Paris, 1851, VI, 241.)

— COZE. Éloge historique de... prononcé le 3 novembre 1851, dans la séance solennelle de rentrée des Facultés ... Strasbourg, 1851, in 4⁰.

Tournatoris (Pierre-Claude-Jean). CHAVERNAC. Le Dr... sa vie et ses manuscrits... Aix, 1869, in 8⁰.

Tourrette (Léonce). LAPLAGNE. Eloge funèbre du Dr... présenté à l'Académie... de médecine... Paris, (s. d.,) in 8⁰.

Toussaint (François). LAURENT. Éloge funèbre prononcé le 17 septembre 1842 sur la tombe de... Saint-Nicolas, 1842, in 8⁰.

Tozzius (Lucas). Vitæ compendium. (Giornale de' letterati, t. XXXV.) (H.)

— GEMMA. Elogium... (Elogi accademici della Società degli spensierati.) (H.)

— NICERON. (t. XVII, p. 181 de Mémoires, 1727.)

Trallianus (Alex.). Voyez **Alexandre de Tralles.**

Trastour (Nicolas). MENTOR. Notice biographique sur... Paris, 1853, in 8⁰. (Revue générale biographique.)

— GRELLOIS. Notice biographique sur... (Recueil de mémoires de médecine militaire, 1865, XIII, 81.)

Trélat (Ulysse). Exposé des titres et travaux scientifiques du Dr... Paris, 1866, in 8⁰.

Treviranus (Gottfried-Reinhard). Obituary of... (British and foreign medico-chirurgical Review, 1838, V, 313.)

Trew (Christoph-Jacob). Monumentum... factum ab Academia altorfina. Altorfii, 1769, in fol. (O.)

— RUMPEL. Monumentum... positum. Erfordii, 1769, in 4⁰. (O.)

— Sammlung aller Handlungen und Schriften, welche zum Gedächtniss... zum Vorschein gekommen sind. Altdorf, 1770, in fol. (O.)

Triger (Alexandre). Notice sur... (Paris, s. d.,) in 8⁰. (Archives des hommes du jour.)

Triller (Daniel-Guillaume). Memoria ... Wittebergæ, 1782, in fol. (G.)

Tripier (A.). Notice sur les travaux de... à l'appui de sa candidature à l'Académie... de médecine. Paris, 1864, in 8⁰.

Trocard (François). DUPUCH-LAPOINTE. Notice sur... (Société de médecine de Bordeaux, 1832, 86.)

Trois (Francisco-Enrico). NARDO. Delle Vita e degli studi di... Venezia, 1855, in 4⁰. Avec portrait.

Troja (Michele). SCHOENBERG... Biographie. Erlangen, 1828, in 4⁰. (O.)

Tronchin. (VOLTAIRE.) Lettre de M. de V*** à un de ses élèves (Desmahis [24 juillet 1756]). (S. l. n. d.,) in 8⁰.

— Lettre de... sa déclaration sur la maladie de Mme la dauphine, et procès-verbal de l'ouverture du corps de cette princesse; avec des réflexions proposées à toutes les Facultés de médecine du royaume. (3-15 mars 1767.) (S. l. n. d.,) in 8⁰.

Tronchin. MICHÉA. Étude sur... (Union médicale, 1847, I, 585.)

Trosselleri (Joannes). ASTRUC. (p. 220 de Mémoires pour servir à l'histoire de la Faculté de médecine de Montpellier, 1767.)

Trotter (Thomas). COCKBURN. Biographical Sketch of the late Dr... (Edinburgh medical and surgical Journal, 1845, LXIV, 430.)

Trotula. GRUNER. Neque Eros, neque Trotula, sed Salernitanus quidam medicus, isque christianus, auctor libelli est qui „De morbis mulierum, inscribitur" Prolusio... Ienæ, 1773, in 4°.

Trouillard (Jacques). ASTRUC. (p. 345 de Mémoires pour servir à l'histoire de la Faculté de médecine de Montpellier, 1767.)

Trousseau (Armand). LEGEAY. Notice sur... Paris, 1867, in 8°.

— PIDOUX. Éloge prononcé à la Société de thérapeutique... Paris, 1869, in 8°.

— LASÈGUE. Faculté de médecine de Paris... Éloge de... Paris, 1869, in 8°.

Troussel (Bérard). Voyez **Bérard-Troussel.**

Troussel (J.-F.-A.). BOYER. Éloge du Dr... Paris, 1852, in 8°. (Union médicale.)

— Notice sur... (Paris, s. d.,) in 8°. (Archives des hommes du jour.)

Trye (Charles-Brandon). LYSONS. Sketch of the life and character of... Gloucester, 1812, in 4°. Avec portrait. (O.)

— Life of... With extracts from his private papers. London, 1848, in 12. (O.)

Tschirnhaus (Ernfroy-Walter de). FONTENELLE. (t. II, p. 35 de Histoire de l'Académie des sciences, 1719—1722.)

Tuefferd (Georges-Frédér.). MUSTON. Discours prononcé aux obsèques de... (Union médicale, 1865, XXVII, 413.)

Tuillier (Adrien). FONTENELLE. (t. I, p. 81 de Histoire de l'Académie des sciences, 1719—1722.)

Tulp (Nicolaas). WOLZOGEN. Oratio funebris in decessum... Amstelodami, 1674, in fol. (O.)

— WITTWER. N. Tulp. Nürnberg, 1785, in 4°. (O.)

— THIJSEN. Voorlezing over... Amsterdam, 1823, in 8°. (R.)

— VAN BOCHOVE. Dissertatio historico-medica de... Lugduni Batavorum, 1845, in 8°. (O.)

Turner (Edward). CHRISTISON. Biographical Sketch of the late... second edition. Edinburgh, 1837, in 8°. (B. B.)

— Obituary of... (British and foreign medico-chirurgical Review, 1837, III, 585.)

Turnerius (Joannes)... Ad Collegium medicorum parisiensium gratiarum actio. Parisiis, (s. d.,) in 12.

Turquet de Mayerne. Voyez **Mayerne.**

Twining (William). Obituary of... (British and foreign medico-chirurgical Review, 1836, I, 613.)

Tychsen (Nic.). SALLING. Biographie, nach der Autobiographie aus dem Dänischen übersetzt mit Zusätzen... (Trommsdorff, Journal der Pharmacie, 1805, XIII, 433.) (C.)

Tyrbas, de Chamberet (Jean-Baptiste-Joseph-César). Notice sur... (Paris, s. d.,) in 8°. (Archives des hommes du jour.)

Uebersaal (Charles-Guillaume). HARTUNG. Notice nécrologique sur... (Gazette médicale de Strasbourg, 1850, X, 341.)

Ugolino, da Montecatini. BANDINI. Ragionamento... sopra un' opera non più stampata di... celebre medico del secolo XIV... Vinegia, 1789, in 4°.

Uilken (J.-A.). STRATINGH. Redevoering ter plegtige nagedachtenis van... Groningen, 1825, in 8°. (R.)

Ursinus (Leonhard). (KROMAYER.) Programma academicum in... funere... Lipsiæ, 1664, in 4°. (O.)

Uytterhoeven (Jean-Baptiste). LEQUIME. Notice biographique sur... Bruxelles, 1844, in 8°. (O.)

Vacca-Berlinghieri (Andrea). BARZELLOTTI. Elogio del professore... Pisa, 1826, in 8°. (O.)

— ROSINI. Tributo di dolore e di lode alla memoria del professore... Pisa, 1826, in 8°. Avec portrait. (O.)

— COMANDOLI. Storia della malattia per la quale mori il cav. prof... Paris, 1826, in 8°. (C.)

— ROUX. Notice sur... (Recueil de la Société de médecine de Marseille, 1827, II, 397.)

Vacca - Berlinghieri (Francesco). TARTINI. Elogio del professore... Pisa, 1815, in 8°. (O.)

Vacher. DEHORNE. Éloge de... Paris, 1787, in 12. (Journal de médecine militaire.)

Vadianus (Joachim). NICERON. (t. XXXVII, p. 15 de Mémoires, 1727.)

Vaillant (Léon). Notice sur les travaux scientifiques de... Montpellier, 1868, in 4°.

Vaitz (Georg-Jacob). JUNCKER. Memoria natalitiorum præclarisque renatæ veteris proavorum in Hungaria Vaitzorum nobilitatis... Ienæ, 1713, in 4°. (O.)

Valat (Louis - Joseph - Alexandre). Vacance de la chaire d'hygiène à la Faculté de médecine de Montpellier. Candidature du Dr... Autun, (s. d.,) in 8°.

Valentin (Louis). PRIOU. Notice historique et biographique sur... Nancy, 1829, in 8°.

— HALDAT. Éloge historique de... Nancy, 1829, in 8°.

— ROUX. Notice sur... (Recueil de la Société de médecine de Marseille, 1829, IV, 371.)

Valescus de Taranta. ASTRUC. (p. 208 de Mémoires pour servir à l'histoire de la Faculté de médecine de Montpellier, 1767.)

Vallée (Platon). A la Mémoire de... Le Mans, 1856, in 8°.

— Notice nécrologique sur... Le Mans, 1856, in 16.

— (Notice sur...) Rennes, (1857,) in 8°. (Chronique de l'Ouest.)

— ETOC-DEMAZY. Notice sur la vie de... Le Mans, 1858, in 8°.

Valleix (F.-L.-I.). Notice sur... (Paris, 1847,) in 8°.

— RAIGE-DELORME. Notice nécrologique sur... Paris, 1855, in 8°. (Archives générales de médecine.)

— GALLARD. Éloge de... Paris, 1856, in 8°. (Bulletins de la Société anatomique.)

Vallériole (François). PONTIER. Notice sur... (Mémoires de l'Académie d'Aix, 1819, I, 283.)

Valli (Eusèbe). MALATRET. Notice sur la vie et les travaux de... (Journal universel des sciences médicales, 1817, V, 119.)

— Détails sur la mort de... (Journal général de médecine, LXI, 348.)

Valli (Eusèbe). CAILLAU. Éloge de... Bordeaux, 1818, in 8°. (O.)

Vallisnieri (Antoine). NICERON. (t. XVI, p. 73 de Mémoires, 1727.)

Vallot (Antoine). ASTRUC. (p. 380 de Mémoires pour servir à l'histoire de la Faculté de médecine de Montpellier, 1767.)

Valsalva (Anton.-Maria). MORGAGNI. De vita et scriptis... commentariolum. (En tête de Opera. Venetiis, 1740.)

Valther (David-Christian). STARCK. Gedächtnisssschrift... Dresden, 1739, in 4°. (O.)

Van Aerschodt (Bernard-Guillaume). BROECKX. Notice sur... Anvers, 1869, in 8°. (Annales de la Société de médecine d'Anvers.)

Van Baerle (Caspar). MEETS. C. V. Baerle geschetst. (S. l. n. d.,) in 8°.

Van Baersdorp (Corneille). MERSSMAN. Notice sur... Bruges, 1844, in 4°. (O.)

Van Baveghem (Pierre). BROECKX. Notice sur... Anvers, 1853, in 8°. (Journal de pharmacie d'Anvers.)

Van Baveghem (Pierre-Joseph). BROECKX. Éloge de... Anvers, 1845, in 8°. Avec portrait.

Van Bochaute (Charles). D'AVOINE. Notice sur... Malines, 1851, in 8°. (Annales de la Société des sciences médicales de Malines.)

Van Cooth (Carel-Joseph). TILANUS. C.-J. Van Cooth herdacht. (Amsterdam,) 1847, in 4°. (N. M.)

Van Coppenole (François-Bernard). (BUSSCHER.) Notice biographique sur... (Bruges, 1825,) in 8°. Avec portr. (O.)

Van de Maets (Carl). HERMANN. Oratio funebris in obitum... Lugduni Batavorum, 1690, in 4°. (O.)

Van den Berghe. Voyez **Montanus**.

Vandenkasteele (Jacques). BROECKX. Notice sur... et sur la suette qui règna épidémiquement à Anvers au mois de septembre 1529... Anvers, 1849, in 8°.

Van den Sande (Jean-Baptiste-Augustin). BROECKX. Notice sur... Anvers, 1846, in 8°. Avec portrait.

Van den Spiegel (Adrien). MORREN. (Notice sur...) Bruxelles, 1838, in 12. (O.)

— MARINUS. Éloge de... Bruxelles, 1846, in 8°. (O.)

Van den Velde (Jacob). HARTMANN. Oratio funebris in obitum... Marburgi, 1737, in 4°. (O.)

Vandenzande (Jean-Bernard-Joseph). BROECKX. Notice sur les travaux de... Anvers, 1839, in 8°.

Van der Heyden (Herman). MALCORPS. Notice sur... (Anvers, 1854,) in 8°. (Annales de la Société de médecine d'Anvers.) (O.)

Van der Linden (Jan-Antonides). COCCIUS. Oratio in... funere. Lugduni Batavorum, 1664, in 4°. (O.)

— NICERON. (t. III, p. 323 de Mémoires, 1727.)

Van der Meersch (A.-A.). VAN HEMERT. Oratio funebris in obitum... Amstelodami, 1792, in 8°. (O.)

Van Diemerbroeck (Isbrand). GRÆVIUS. Oratio funebris in... exequiis. Ultrajecti, 1674, in 4°. (O.)

Van Doeveren (Gualterus). VICQ D'AZYR. (5me cahier, p. 164 de Suite des Éloges, 1780—1798.)

Van Elsacker (Pierre). CONINCK. Notice historique sur... Boom, 1848, in 8°. (O.)

Van Esschen. RAM. Discours prononcé sur la tombe de M. le professeur... Louvain, 1838, in 8°. (O.)

Van Geuns (Steven-Jan). (PROVOKLUIT et TROULJA.) Iets ter nagedachtenis van... Utrecht, 1795, in 8°. Avec portrait. (O.)

— HERINGA. Redevoering ter gedachtnisse van... Utrecht, 1796, in 8°. Avec portrait. (O.)

Van Hecke (Engelbert-Théophile). (Notice sur...) (Paris, 1846,) in 8°. (Archives historiques.) (O.)

Van Heekeren (J.). (VAN DER PALM.) Korte schets bevattende eenige levensbijzonderheden, betrekkelijk wijlen den med. doct... (Amsterdam, 1802,) in 8°. (O.)

Van Helmont (Jean-Baptiste). THILO. ... Driff... præses G.-S. Gerberus... Erfordiæ, 1685, in 4°.

— LOOS. J.-B. Van Helmont... Heidelberg, 1807, in 12.

— POULTIER D'ELMOTTE. Essai philosophique et critique sur la vie et les ouvrages de... Bruxelles, (1817,) in 8°. (O.)

— CAILLAU. Mémoire sur... et ses écrits. Bordeaux, 1819, in 8°. (O.)

— RIXNER et SIBER. J.-B. Helmont. Salzburg, 1826, in 8°. Avec portrait. (Leben und Lehrmeinungen berühmter Physiker.) (O.)

— FRÄNKEL. Vita et opiniones... Dissertatio inauguralis medica... Lipsiæ. 1837, in 4°.

— CUNIER. Lettre sur quelques points historiques relatifs à... Paris, 1838, in 4°. (Gazette médicale de Paris.)

— GOETHALS. Notice sur... Bruxelles, 1840, in 8°. (O.)

— BORDES-PAGÈS. Van Helmont. Sa Vie, ses travaux, sa doctrine. (Union médicale, 1847, I, 393, 401, 405, 417, 425, 473, 489 et 513.)

Van Helmont (Jean-Baptiste). MELSENS. Extrait d'une Leçon professée à l'École de médecine vétérinaire... Bruxelles, 1848, in 8°. (O.)

— TALLOIS. Discours prononcé dans la séance solennelle du 25e anniversaire de la fondation de l'Académie... de médecine de Belgique et Rapport de la commission chargée d'examiner les mémoires envoyés en réponse à la question mise au concours sur J.-B. Van Helmont considéré comme médecin... Bruxelles, 1866, in 8°. (Bulletin de l'Académie de médecine de Belgique.)

— FINCKENSTEIN. J.-B. Van Helmont und die Anfänge der neueren Medicin. (Deutsche Klinik, 1866.)

— MANDON. Van Helmont. Sa Biographie, histoire critique de ses œuvres ... Bruxelles, 1868, in 4°.

— — Lettre sur... (Union médicale, 1869, VIII, 139.)

— FIGUIER. (p. 379 de Vies des savants illustres. 17e siècle. Paris, 1869.)

Van Hille (Martin). BROECKX. Notice sur... Anvers, 1851, in 8°. Avec portrait. (Annales de la Société de médecine d'Anvers.)

Van Horne (Jan). DRELINCOURT. Oratio de... natalibus, vita, instituto et e vivis excessu. Lugduni Batavorum, 1670, in 4°. (O.)

Van Limburg Brouwer (P.). HUBER. Van Limburg... vooral in zijnen jeugdigen leeftijd geschetst. Groningen, 1848, in 8°. (N. M.)

Van Maanen (P.-J.). SCHOUTEN. Beroep of... Amsterdam, 1839, in 8°. (N. M.)

Van Mauden (David). BROECKX. Notice sur... Anvers, 1850, in 8°. Avec portrait. (Annales de la Société de médecine d'Anvers.)

Vanel. BOISSONNIER (l'abbé). Lettre sur la mort d'un médecin... de la Drôme. Bagnols, (s. d.,) in 8°.

Vanier, du Havre. (Notice sur...) Paris, (1847,) in 8°.

Van Onsenoort (Antoine-Gérard). CUNIER. Notice sur... Bruxelles, 1842, in 8°. Avec portrait. (E.)

Van Rossum (Adrien-Charles-Joseph). RAM. Notice sur les Drs. Van Rossum et Vounck... Bruxelles, 1845, in 12. (O.)

Van Rotterdam (Jean-Charles). BROECKX. Notice sur... Anvers, 1864, in 8°.

Van Swieten (Gérard). WURZ. Trauerrede auf... Wien, 1772, in 8°.

Trad. française. Vienne, 1772, in 8°.
Trad. italienne. Trieste, 1773, in 8°.

— BALDINGER. Lobrede auf... Jena, 1772, in 4°. (O.)

— KESTELOOT. Hulde aan... Gent, 1828, in 8°. (O.)

— MOREL. Van Swieten. Sa Vie et ses écrits. (Gazette hebdomadaire de médecine, 1853—1854, I, 213, 429, 453 et 517.)

— LOUIS. Éloge de... avril 1774. (p. 233 de Éloges lus dans les séances publiques de l'Académie de chirurgie, publiés par Dubois, d'Amiens. Paris, 1859.)

— GUARDIA. Les Autographes de l'Académie de médecine. Élection de... à l'Académie... de chirurgie. (Gazette médicale de Paris, 1864, XIX, 345.)

Van Swinden (J.-H.). VAN LENNEP en KLIJN. Hulde aan de nagedachtenis en lofdicht op... Amsterdam, 1824, in 8°. (R.)

— MOLL. Redevoering over... Amsterdam, 1824, in 8°. (R.)

Varandée (Jean). ASTRUC. (p. 251 de Mémoires pour servir à l'histoire de la Faculté de médecine de Montpellier, 1767.)

Varéliaud (Antoine). VARÉLIAUD fils. Notice sur... Pontoise, 1841, in 8°.

— Notice sur... Paris, 1853, in 8°. (Nécrologe universel du XIXe siècle.) (O.)

Varlet (Charles-Louis). OSSIAN HENRY. Éloge funèbre de... Paris, 1862, in 8°.

Vassalli-Eandi (Ant.-Maria). BERUTTI. Saggio sulla vita e sulli scritti del prof... Torino, 1825, in 8°. (C.)

Vater (Famille des). TITIUS. De meritis Vaterorum programma I(—II). Vittebergæ, 1792—1795, in 4°. (Ro.)

Vater (Abraham). WEICKMANN. Oratio funebris in exequiis... Wittebergæ, 1751, in fol.

— Parentalia bey dem Begräbniss... Wittenberg, 1752, in 8°. (O.)

Vater (Christian). WOKENIUS. Programma in... obitum, cum aliorum in eundem orationibus et carminibus, latinis ac germanicis. Wittebergæ, 1732, in fol. (O.)

Vater (Cristofero). TISSOT. Dissertazione intorno i progressi di vita et di morte di... Padova, 1783, in 8°. (O.)

Vauquelin (Louis-Nicolas). CHEVALLIER et ROBINET. Société de pharmacie. Séance... du 21 avril 1830. En commémoration de... Notice... Paris, 1830, in 8°.

— CHEVALLIER. Inauguration d'un monument à la mémoire de... Notice biographique de... Paris, (s. d.,) in 8°. (Journal de chimie médicale, septembre 1850.)

— PARISET. Eloge de... (t. I, p. 317 de Histoire des membres de l'Académie de médecine. Paris, 1850.)

— Souscription pour l'érection d'une statue à la mémoire de... Paris, (1865,) in 8°.

Vautier (François). ASTRUC. (p. 372 de Mémoires pour servir à l'histoire de la Faculté de médecine de Montpellier, 1767.)

Vehr (Irenæus). HENSEL. Leichenpredigt für Dr... Frankfurt a. d. O., 1710, in 4⁰. (O.)

Veiel (Samuel). STROHMEYER. Leichenpredigt bei dem Tode... Ulm, 1707, in 4⁰. (O.)

Velpeau (Alfred - Armand - Louis-Marie). NÉLATON. Institut... de France... Discours... prononcé aux funérailles de... Paris, (1867,) in 4⁰.

Suivi du discours de M. Husson.

— LATOUR. Mort et obsèques de... (Union médicale, 1867, III, 337.)

Contenant le discours de M. Richet.

— LONGET et HUSSON. Discours prononcés aux obsèques de... (Ibidem, 353.)

— TRÉLAT. Éloge de... prononcé à la séance solennelle de la Société de chirurgie... Paris, 1869, in 8⁰.

Venanzi (Luigi). (VOLPI.) Necrologia. Il dottor... Bergamo, 1837, in 8⁰. (C.)

Venel. RATTE. Éloge de... (p. 69 de Assemblée de la Société... des sciences de Montpellier, du 2 mai 1776.)

— (MENURET.) Éloge historique de... qui sera suivi d'un recueil ou précis de ses différents ouvrages; par M. J.-J. M... Grenoble, 1777, in 8⁰.

Par Menuret, d'après Barbier.

Verbert(Franç.-Matthieu). BROECKX. Notice sur... Anvers, 1856, in 8⁰. (Journal de pharmacie d'Anvers.)

Verdier (César). LOUIS. Éloges de MM. Bassuel, Malaval et Verdier... Paris, 1759, in 8⁰.

Vereycken (Godefroid). BROECKX. Notice sur... Malines, 1850, in 8⁰.

Verheyen (Philippe). NICERON. (t. IV, p. 110 de Mémoires, 1727.)

Verheyen (Philippe). FRANÇOIS. Notice sur la vie et les ouvrages de... Louvain, 1842, in 12. (O.)

— — Éloge de... lu dans la séance solennelle de l'Académie... de médecine de Belgique... Bruxelles, 1847, in 12. (Mémoires de l'Académie de médecine.)

— — Supplément à la Notice sur la vie et les ouvrages de... Louvain, 1848, in 12. (O.)

Verneuil. Exposé des titres et travaux scientifiques du Dr... Paris, 1866, in 4⁰.

Vernois (Maxime). Affaire Ricord. (Paris, 1834,) in 8⁰.

— Notice à l'appui de la candidature de... à la place vacante dans la section d'hygiène, médecine légale et police médicale de l'Académie... de médecine. (Mai 1861.) Paris, (s. d.,) in 4⁰.

Verrier (Jean-Félix). GIRARD. Discours prononcé, le 12 juin 1812... au moment de l'inhumation de... (Paris, s. d.,) in 8⁰. (Annales de l'agriculture française.)

Verschuir (W.-Forsten). DEIMAN. Levensschets van... Amsterdam, 1801, in 8⁰. (R.)

Vésale (André). NICERON. (t. V, p. 135 de Mémoires, 1727.)

— BURGGRAEVE. Études sur... précédées d'une notice sur sa vie et ses écrits... Gand, 1841, in 4⁰. Avec portrait.

— MICHÉA. Notice sur... (Gazette médicale de Paris, 1842, X, 689 et 721.)

— MERSSEMAN. Éloge de... Bruges, 1845, in 8⁰. (O.)

— WEYNANTS... Præconium. Lovanii, 1845, in 12. (O.)

— SCHOONEN. Hommage à... Bruxelles, 1847, in 8⁰. (O.)

Vésale (André). BARATTE. (Notice sur...) (Union médicale, 1847, I, 537.)

— BURGGRAEVE. Éloge de... Bruxelles, 1848, in 4°. Avec portrait. (O.)

— SICURO. Cenni sopra la vita et gli scritti di... Firenze, 1861, in 8°. (Sperimentale.)

— FIGUIER. (p. 283 de Vies des savants illustres. Renaissance. Paris. 1868.)

Vial. RIEMBAULT. Éloge historique du Dr... prononcé devant la Société de médecine de St.-Étienne... dans la séance du 14 août 1861. Saint-Étienne, 1861, in 16. (Annales de la Société.)

Vial de Sainbel (Charles). A short Account of the life of... (Avec The Works. London, 1795.) (W.)

Viallet. A M. le préfet de l'Aveyron... Paris, (1867,) in 4°.

Au sujet de sa destitution comme médecin de l'asile de St.-Cyrice.

Viborg (Erich-Nissen). VIBORG (C.). Notice nécrologique sur... Kjoebenhaw, 1832, in 8°. (O.)

En danois.

Vicq D'Azyr (Félix). MOREAU. Éloge de... suivi d'un précis des travaux anatomiques et physiologiques de... Paris, an VI, in 8°.

— LAFISSE. Éloge de... lu à la deuxième séance publique de la Société de médecine... (Paris, s. d.,) in 8°.

— LEMONTEY. Institut... de France. Éloge historique de... (Paris, s. d.,) in 4°.

— SAINTE-BEUVE. Notice sur... (Moniteur universel, et Union médicale, 1854, VIII, 355, 359 et 371.)

— DUBOIS, d'Amiens. Recherches historiques sur les dernières années de Louis et de... (Gazette médicale de Paris, 1866, 641.)

Vidailhan (Jean-Antoine). DUCASSE fils. Notice sur... (Journal de la Société de médecine, chirurgie et pharmacie de Toulouse, I, 89.)

Vidal, de Cassis (A.-Th.-A.). Titres scientifiques du Dr... (Paris, 1844,) in 8°.

— Discours prononcés sur la tombe de... Paris, 1856, in 8°.

— MARJOLIN. Discours sur la tombe de... (Bulletin de la Société de chirurgie, 1855—1856, VI, 477.)

— GUÉRIN. Éloge de... lu à la Société de chirurgie, le 19 juillet 1859. Paris, 1859, in 8°. (Mémoires de la Société de chirurgie de Paris.)

Vidal (Jean). Titres de... Montpellier, (1857,) in 4°.

Vidal, de Poitiers (Pierre). Notice sur... (Paris, 1846,) in 8°. (Archives des hommes du jour.)

Videcoq (Pierre-Augustin). MACHELARD. Paroles prononcées sur la tombe du Dr... Paris, (1858,) in 8°.

— DEQUEVAUVILLIER. Notice sur ... Paris, (1858,) in 8°. (Union médicale.)

Vidus-Vidius. GOUJET. (t. III, p. 1 de Mémoire sur le Collége de France, 1758.)

Vieussens (Raymond). MARCHAND. Notice sur... (t. II, p. 297 de Dictionnaire historique. La Haye, 1758.)

— ASTRUC. (p. 389 de Mémoires pour servir à l'histoire de la Faculté de médecine de Montpellier, 1767.)

Vigarous. CHRESTIEN. Vigarous, un des ancêtres de l'ostéoplastie chirurgicale par la conservation du périoste... Montpellier, 1866, in 8°. (Montpellier médical.)

Vignardonne. Notice sur... (Paris, s. d.,) in 8°. (Archives des hommes du jour.)

Vigné (Jean-Bapt.). VINGTRINIER. Éloge académique de... (Précis analytique des travaux de l'Académie de Rouen, 1844, XLVI, 31.)

Viguerie (Charles-Guillaume-Marguerite). Hospices civils de Toulouse. Délibération de la commission administrative, relative aux honneurs à rendre à la mémoire de... Toulouse, 1855, in 8°.

— DASSIER. Éloge de... lu, le 13 mai 1855, dans la séance publique de la Société... de médecine... Toulouse, 1855, in 8°.

— DESBARREAUX-BERNARD. Éloge du Dr... prononcé dans la séance publique de l'Académie... de Toulouse... Toulouse, 1856, in 8°. (Mémoires de l'Académie.)

— JOLY. (Notice sur...) Paris, (1856,) in 8°. (Biographie universelle.)

Viguerie (Jean). Éloge de... (Histoire et mémoires de l'Académie de Toulouse, 1827, 307.)

Villars (Dominique). LADOUCETTE. Notice biographique sur... Paris, 1818, in 8°. Avec portrait.

Villemin. TOURDES. Paroles prononcées sur la tombe de... Strasbourg, (1867,) in 8°.

Villemin (J.-A.). Notice sur les titres et les travaux scientifiques du Dr... Paris, (1869,) in 4°.

Villeneuve (André-Charles-Louis). HÉLOUIS-JORELLE. Discours prononcé sur la tombe de... Paris, (1853,) in 8°.

— RACIBORSKI. Société médicale du Xe arrondissement de Paris. Discours sur... Paris, 1853, in 8°.

— FODÉRÉ. Notice sur la vie et les travaux de... (Paris, 1853,) in 8°. (Gazette des hôpitaux.)

Villeneuve (Arnaud de). Voyez **Arnaud de Villeneuve.**

Villermé (Louis-René). BÉCLARD. Éloge de... prononcé dans la séance publique annuelle de l'Académie de médecine. Paris, 1866, in 4°. (Mémoires de l'Académie de médecine, et Gazette hebdomadaire de médecine.)

Villers (Servais-Augustin de). Notice sur... Louvain, 1841, in 12. (O.)

Violette. VAUTIER. Notice nécrologique sur... (Paris, 1868,) in 8°.

Virey (Julien-Joseph). Notice des travaux et des principaux mémoires de... Paris, (1832,) in 4°.

— Résumé des travaux de... Paris, (s. d.,) in 4°.

— Exposé des travaux de... Paris, (1842,) in 4°.

— SOUBEIRAN. Discours prononcé... aux funérailles de... Paris, (1846,) in 8°.

— RÉVEILLÉ-PARISE. Galerie médicale, No. 17. (Gazette médicale de Paris, 1846, I, 847.)

Viricel (Jean-Marie). POLINIÈRE. Viricel. Sa Vie et ses travaux. (Gazette médicale de Lyon, 1857, 397 et 421.)

— — Éloge de... (Mémoires de l'Académie de Lyon, section des sciences, 1857, VII, 1.)

Viringen (Jean-Walter). LEFEBVRE. Notice sur l'ancienne Faculté de médecine de Louvain et spécialement sur... (Annuaire de l'Université catholique de Louvain, 1856, 225.)

Viry (Jean-Baptiste-Arthur-Arthaud de). COUTARET. Discours prononcé sur la tombe du Dr... Roanne, (1868,) in 8°.

— VINGTRINIER. Esquisse sur la vie et les travaux de... Lyon, 1869, in 8°.

— Notice nécrologique sur... Paris, 1869, in 8°. (Nécrologe universel du XIXe siècle.)

Vischer (Johann). CELLIUS. Oratio funebris de vita et morte... Tubingæ, 1588, in 4°. (O.)

— MOLL. J. Vischer und J. Bauhinus. Zwei ärztliche Lebens- und Character-bilder aus der Vergangenheit Würtembergs. (Würt. ärztl. Correspond. Bl., 1854, No. 34.) (C. J.)

Vitard (Pierre). Extrait des Registres du Grand Conseil du Roy (10 novembre 1661). (S. l.,) 1661, in 4°.

Défense à Vitard, l'un des quatre barbiers-chirurgiens ordinaires de la maison du roi, d'exercer la barberie et la chirurgie à Paris.

Vitet (Louis). PARISET. Notice historique sur... Paris, 1809, in 8°. (O.)

— MAYGRIER. Notice sur... (Annuaire médical, 1810.)

Vogel (Rudolph-Augustin). HEYNE. Elogium... Goettingæ, 1774, in 4°. (O.)

Vogli (Giovanni-Giacinto). SCHIASSI. Commentarius vitæ... Trad. en italien par Antonio Bolognini-Amorini. Bologna, 1812, in 8°. (O.)

Voillemier. MAGNE (l'abbé). Notice sur... Senlis, 1865, in 8°.

— Exposé des titres scientifiques de... Paris, 1866, in 4°.

Voisin, de Limoges. BARDINET. Éloge de... (Bulletins de la Société anatomique de Paris, 1841, XVI, 359.)

Voisin (François). BATTAILLE. Société centrale d'agriculture... de Seine-et-Oise. Éloge de... Versailles, 1826, in 8°.

— BORIE. Éloge historique de... Versailles, 1826, in 8°.

Volkamer (Johann-Georg). UNGLENK. Leichpredigt auf... Nürnberg, 1694, in 4°. (O.).

— KIRCHNER. Oratio funebris pro gloria et memoria... Wittebergæ, 1694, in fol. (O.)

— PANZER. Programma de... Norimbergæ, 1802, in 4°. (O.)

Vollgnad (Heinrich). HANKE. Vita... Vratislaviæ, 1688, in fol. (O.)

Vorstius (Adolph). VAN DER LINDEN. Oratio funebris in... excessum... Lugduni Batavorum, 1664, in 4°. (O.)

— NICERON. (t. XXII, p. 100 de Mémoires, 1727.)

Vorstius (Ælius-Everard). CUNÆUS. Laudatio funebris in exequiis... Lugduni Batavorum, 1625, in 4°. (O.)

Votten (Ferdinand-Charles-Edouard). LAVACHERIE. Notice historique sur... Bruxelles, 1843, in 8°. (O.)

Vounck (Josse-Jean-Hubert). RAM. Notice sur les DD. Van Rossum et Vounck... Bruxelles, 1845, in 12. (O.)

Vrancken (Louis-Henri-Joseph). A leur bien-aimé père... à l'occasion de son jubilé de 50 ans de pratique médicale, ses enfants reconnaissants, le 14 février 1847. Notice biographique, vers et morceaux en prose, en français, flamand et latin, et pièces justificatives. Anvers, (1847,) in 8°. Avec portrait. (O.)

Vrolik (Guillaume). BRULLÉ. Notice sur... (Mémoires de l'Académie de Dijon, 1866—1867, 165.)

Vulpian (A.). Notice sur les travaux scientifiques de... Paris, 1866, in 4°.

Waardenburg (Hendrick-Willem). VRIESE. Memoria... Lugduni Batavorum, 1833, in 8°. (O.)

Wagner (Johann-Gerhard). OVERBECK. Leben, Verdienste und Schriften... Lübeck, 1759, in fol. (O.)

Wagner (Peter-Christian). LANG. Memoria... Baruthi, 1765, in fol. (O.)

Wahlbom (Johan-Gustaf). HEDIN. Åminnelse-Tal öfver... Stockholm, 1809, in 8°. (O.)

Wahlenberg (Göran). RUNDGREN. Minnesord öfwer... Upsala, 1851, in 8°. (O.)

Wahlenberg (Göran). Lefnadsteckning öfwer... Stockholm, 1853, in 8⁰. (O.)

Walbaum (Johann-Julius). BREHMER. Dem Andenken des... Dr.... Bremen, 1799, in 8⁰. (O.)

Waldschmid (Johann-Jacob). ZAUNSCHLEIFFER. Statua Waldschmidiana in Capitolio marburgensi virtutis et honoris causa, id est oratio in funere... Marburgi, 1689, in 4⁰. (O.)

Walker (John). EPPS. The Life of... London, 1831, in 8⁰. (B. B.)

— BROWN. Notice of the professional life of the late... (Edinburgh medical and surgical Journal, 1851, LXXV, 348.)

Wall (John). WALL (Martin). The Life of... (Avec The medical Tracts. Oxford, 1780.) (W.)

Walraven (Didericus - Adrianus). CRAS. Memoria oratione funebri celebrata... Amsterdam, 1804, in 8⁰. (R.)

Walther (August-Friedrich). (KAPP.) Programma academicum in... funere. Lipsiæ, 1746, in fol. (O.)

Walther (Philipp-Franz von). MARTIN. Leben und Wirken... (Journal für Chirurgie... Supplementband, 1850.)

— RAIGE-DELORME. Notice sur... (Archives générales de médecine, 1850, XXIV, 247.)

— RINGSEIS. Rede zum Andenken an den Dr... München, 1851, in 4⁰. (O.)

Warren (John). BARTLETT. An Oration occasioned by the death of... delivered in the grand lodge of Massachusetts... in Boston... Boston, 1815, in 8⁰. (S. D.)

Warren (R.). (Notice sur...) (Lives of British Physicians. London, 1830.)

Watelet (Claude - Henri). VICQ D'AZYR. (6me cahier, p. 1 de Suite des Éloges, 1780—1798.)

Wauters (Pierre-Engelbert). GUISLAIN. Discours sur... prononcé le jour de son enterrement. Gand, 1840, in 8⁰. Avec portrait. (O.)

— KESTELOOT. Notice biographique sur... Bruxelles, 1841, in 12. (O.)

Webster (John-W.). Report of the trial of professor ... indicted for the murder of Dr. George Parkman, before the supreme judicial court of Massachusetts, holden at Boston on tuesday, march 19th. 1850. Boston, 1850, in 8⁰. (B. R.)

Accusation d'assassinat sur le Dr. Parkman.

— Confession of... (Boston Evening Traveller, 1850.) (B. R.)

Wedelius (Georg-Wolfgang). NICERON. (t. VII, p. 112 de Mémoires, 1727.)

Wedemeyer (Georg-Ludwig-Heinrich-Carl). KAUFMANN. Biographische Skizze des Dr... (Rust, Magazin für Heilkunde, 1830, XXXI, 545.)

Weidenfeld (Jean - Seger). MARCHAND. (t. II, p. 311 de Dictionnaire historique. La Haye, 1758.)

Weikard (Melchior-Adam). Biographie des Drs... von ihm selber herausgegeben. Berlin und Stettin, 1784, in 8⁰. (R.)

Autres éd. 1787. Berlin.
1802. Frankfurt. (O.)

— Denkwürdigkeiten aus der Lebensgeschichte des... Etatsrath... Frankfurt, 1802, in 8⁰. (M.)

Weise (Martin). Fidus medicinæ murus oratione funebri memoriæ... postridie solennes exequias dicata. Berolini, 1693, in fol. (O.)

Weiss (Johann-Nicolaus). Memoria in obitum... ab Universitate altorfina celebrata. Altorfii, 1783, in fol. (O.)

Weissmann (Johann - Friedrich). REINHARD. Memoria... Erlangæ, 1760, in fol. (O.)

Welsch (Georgius - Hieronymus). SCHRÖCKIUS. Memoria Welschiana, sive historia vitæ... Augustæ Vindelicorum, 1678, in 4°. Avec portrait.

Welsch (Gottfried). (FELLER.) Programma academicum in... funere. Lipsiæ, 1690, in fol. (O.)

Wells (William-Charles). BARTLETT. A brief Sketch of the life, character and writings of... Louisville, 1849, in 8°. (S. D.)

Wend (Johann - Andreas). ROLOF. Die edele Kunst der Arzney, bei der Leichenbestattung... Berlin, 1720, in fol. (O.)

Wendt (Johan - Christian - Wilhelm). SCHOENBERG. J.-C.-W. Wendt. Kjoebenhaw, 1838, in 8°. (O.)

Wepfer (Jean-Jacques). NICERON. (t. XI, p. 385 de Mémoires, 1727.)

— BRUNNER. Memoria (S. l. n. d.,) in 4°. (O.)

West (Silas). BURR. Biographical Memoir of... communicated to the New-York state medical Society, at its annual meeting, held feb. 7, 1860. (Transactions of the Medical Society of the State of New-York, 1860, 168.)

West (William). Obituary of... (British and foreign medico-chirurgical Review, 1838, V, 313.)

Westphal (Andreas). SCHEFFEL. Programma in obitum... Gryphiswaldiæ, 1747, in fol. (O.)

Whytt (Robert). SELLAR. Memoir of the life and writings of... (S. l., 1862,) in 8°. (B. R.)

Wichmann (Johann-Ernst). (BALLHORN.)... Biographisches Fragment. Göttingen, 1802, in 8°. (O.)

Widenmann (Johannes). BOXBART. Officiosa pietas memoriæ æternæ... Ulmi, 1636, in 4°. (O.)

Wiebel (Johann - Wilhelm von). PREUSS. Biographische Skizze... Berlin, 1834, in 8°. (C.)

— ... In lebensgeschichtlichen Umrissen. Berlin, 1834, in 8°. Avec portrait. (O.)

Wienholt (Arnold). STOLZ. Gedächtnisspredigt auf... Hannover, 1804, in 8°. (O.)

— ... Bildungsgeschichte als Mensch, Arzt und Christ von ihm selbst geschrieben, mit Vorrede von J.-L. Ewald. Bremen, 1805, in 8°. (O.)

Wier (Johannes). Wier beschouwd als ijsbreker tegen de leer van den duivel, heksenprocessen. (S. l. n. d.,) in 8°. (O.)

— AXENFELD. Conférence sur... et les sorciers. (p. 383 de Faculté de médecine de Paris. Conférences historiques. Paris, 1866.)

Wilhelm (Christian-Ludw.). SEELEN. Vita... Geræ, 1742, in fol. (O.)

Willan (Thomas). BATEMAN. Biographical Sketch of the life of... Edinburgh, 1813, in 8°. (O.)

Willaume (Ambroise-Matthis-Louis). LARREY. Discours prononcé aux obsèques de... (Recueil de mémoires de médecine militaire, 1863, IX, 248.)

Willemet (Pierre-Remy-François de Paule). MILLIN. Notice sur... Paris, 1790, in 4°.

— HALDAT. Éloge de... Nancy, 1807, in 8°. (C.)

Willet (Abr.). (VAN LENNEP.) Aan... (Amsterdam,) 1838, in 8°. (N. M.)

Williame (Henry). CHEVILLION. Discours prononcé aux obsèques de... (Union médicale, 1864, XXIII, 284.)

Williams (Richard). HAMILTON. Memoir of... London, 1853, in 8°. (O.)

Williamson (Hugh). HOSACK. Biographical Memoir of... New-York, 1820, in 8°. (O.)

Willich (Jodocus). HOST. Willichius senior, seu narratio de vita, studiis, scriptis ac morte... Francofurti ad Viadrum, 1607, in 4°. (O.)

Willis (Th.). CASSINIUS (C.). Willisius male vindicatus; sive medicus oxoniensis mendi citatus ac inscitiæ detectus. Dublin, 1667, in 8°. (B. B.)

— NICERON. (t. XV, p. 343 de Mémoires, 1727.)

Willius (Nicolas). LOUIS. Éloge de... avril 1780. (p. 291 de Éloges lus dans les séances publiques de l'Académie de chirurgie... publiés... par Dubois, d'Amiens. Paris, 1859.)

Wilson (George). WILSON (J.-A.). Memoir of... by his sister. Edinburgh, 1860, in 8°.

Autre éd. 1868. London.

Wilson (William). BECK. (A Notice of...) (Anniversary address delivered before the New-York Medical Society, feb. 1829.)

Réimprimé dans „Transactions of the Medical Society of the State of New-York", 1859.

Wind (Gerhardus de). VAN HEMERT. Wind ontmaskerd. Middelburg, 1730, in 8°. (O.)

Wind (Paulus de). VAN SOLINGEN. Redevoering te nagedachtenis van... Middelburg, 1798, in 8°. Avec portrait. (O.)

Windischmann (Carl-Joseph). RAM. Discours prononcé... après le service funèbre célébré pour le repos de l'âme de... Louvain, 1839, in 8°. (O.)

— BIERULIET. Discours sur... Louvain, 1839, in 12. (O.)

Wing (Joel-A.). Biographical Notice of... (Transactions of the Medical Society of the State of New-York, 1853, 345.)

Winshemius (Vitus-Ortelius). WINSHEMIUS (V.). Oratio in exequiis... Wittebergæ, 1570, in 4°. (O.)

Winslow (Jacques-Bénigne). Éloge de... (p. XIX de Exposition anatomique de la structure du corps humain. Nouvelle édition. Paris, 1766.)

Wintarus. KOEHLER. Primus inter Germanos artis salutaris peritia illustratus. Dissertatio epistolica... Gœttingæ, 1757, in 4°.

Withering (William). WITHERING junior. A Memoir of the life, character and writings of... (Avec Miscellaneous Tracts. London, 1822.) (B. B.)

Witte a Lilienau (Nicolaus). WITTE. (H.). Lessus funebris in obitum... Riga, 1688, in 4°. (O.)

Wittembercq (Charles). Notice sur... (Annuaire de l'Université catholique de Louvain, 1857, 319.)

Wittwer (Johann-Conrad). WITTWER (P.-L.). Denkmal einem verdienten Arzte... errichtet von seinem Sohne. Nürnberg, 1780, in 4°. (O.)

Wittwer (Philipp-Ludwig). VOGEL. Denkmal der Freundschaft dem... Dr... Nürnberg, 1793, in 4°. (O.)

Woillez (E.-J.). Exposé des titres scientifiques et des travaux de pathologie médicale du Dr... à l'appui de sa candidature à l'Académie de médecine. Paris, 1867, in 4°.

Wolf (Johann-Christian). LEPORIN. Memoria Wolfiana oder merkwürdiges Leben... Leipzig und Quedlinburg, 1725, in 8°. (O.)

Wolf (Nathanael - Mathæus von). LAMPE. Gedächtnissrede auf... Danzig, 1785, in 4°. (E.)

Worbe (Jean - François - Sébastien). VIRY. Notice historique sur... Roanne, 1869, in 8°.

Worm (Olaus). NICERON. (t. IX, p. 194 de Mémoires, 1727.)

— ASTRUC. (p. 375 de Mémoires pour servir à l'histoire de la Faculté de médecine de Montpellier, 1767.)

Worm (Willun). VINDING. Wormiana Decora, seu laudatio funebris in obitum... Hafniæ, 1704, in fol. (O.)

Wuertz (George - Christophe). Quelques notes biographiques sur... Paris, 1823, in 8°. (O.)

Wurfbain (Johann-Paul). REUSCH. Memoria... Altorfii, 1710, in 4°. (O.)

Wurtz (Adolphe). Notice sur les travaux scientifiques de... Paris, (1852,) in 4°.

Autre éd. 1857.

Wurtz (Félix). TRÉLAT. Conférence sur... (p. 237 de Faculté de médecine de Paris. Conférences historiques... Paris, 1866.)

Yonge (James). Some Account of... From authentic documents communicated by his representatives. (Edinburgh medical and surgical Journal, 1849, LXXI, 414.)

Young (Thomas). Memoir of his life, with a catalogue of his works and essays. London, 1831, in 8°. (B. B.)

Yperman (Jehan). DIEGERICK... J. Yperman, le père de la chirurgie flamande (1297—1329)... Anvers, 1859, in 8°.

— BROECKX. Miscellanea medica. Analyse de l'ouvrage de M. Diegerick... Anvers, 1860, in 8°. (Annales de la Société de médecine.)

— Extrait du Bulletin de la Société de médecine de Gand... (Gand, 1860,) in 8°.

— BROECKX. Encore un manuscrit du père de la chirurgie flamande. Anvers, 1860, in 8°. (Annales de l'Académie d'archéologie de Belgique.)

— CHÉREAU. J. Yperman... (Union médicale, 1865, 369.)

Yvart (Jean-Augustin-Victor). SILVESTRE. Notice biographique sur... Paris, 1832, in 8°.

Yvart (Jean-Victor-Auguste). Notice sur les principaux travaux de... Paris, 1852, in 4°.

Yvelin. MAIGNART. Lettre adressée à M. D. L. V., médecin du Roy et doyen de la Faculté de Paris sur l'apologie du sieur... (S. l., 1644,) in 4°.

Zacchias (Paolo). PLATNER. Sulla Vita e sulle opere di... Milano, 1827, in 4°. (C.)

Zaddach (G.). RATHKE... Eine Gedächtnissrede. Königsberg, 1861, gr. in 8°. (C. J.)

Zannini (Paolo). NARDO. In morte di... Venezia, 1843, in 8°.

— FONTANA. Biografia di... Venezia, 1843, in 8°. (O.)

— DA PRA. Della Vita e degli studi di... Discorso. Venezia, 1844, in 8°. (O.)

Zeaemann (Jacob). BISCHOFF. Leichenpredigt am Sarge... Ulm, 1647, in 4°. (O.)

Zellweger (Franz). HIRZEL. Denkmal auf... Zürich, 1765, in 8°. (O.)

Autre éd. 1785. Avec portrait.

Zeviani (Giovanni-Verardo). BORSARDO. Discorso academico sulla vita et sulle opere di... Pavia, 1834, in 8°. (O.)

Zimmermann (Johann-Georg von). TISSOT. Eine Lebensbeschreibung... Hannover, 1791, in 8°. (O.)

— MARCARD. Beitrag zur Biographie... Hamburg, 1796, in 8°.

— — Ueber das Verhältniss... Bremen, 1803, in 8°. (O.)

— TISSOT. Vie de... Lausanne, 1797, in 8°.

Autre éd. 1798. Strasbourg.

— — The Life of... London, 1797, in 8°. (B. B.)

Zimmermann (Johann-Georg von). Marcard. Lebensgeschichte von... Hannover, 1797, in 8°. (E.)

Autre éd. 1797. Zürich.

— Wilcocke. Memoirs of the life and writings of... (Avec An Essay on national pride, translated... London, 1797.) (W.)

— Life of... (Avec Solitude. London, 1804—1805.) (W.)

Zinck (François-Joseph). Finot. Notice nécrologique sur... (Recueil de mémoires de médecine militaire, 1851, VIII, 337.)

Zinn (Johann-Gottfried). Gesner. Memoria... Goettingæ, 1759, in fol. (O.)

Zwinger (Jacob). Dornavius. Vita et mors... Gorlicæ, 1612, in 4°.

Zwinger (Théodore). Mieg. Oratio panegyrica in obitum... Basileæ, 1726, in 4°. (O.)

III.

Histoire.

1.

Histoire générale des sciences médicales.

Généralités.

Maynwaring (Everard). Medicus absolutus ἀδέσποτος, the compleate physician, qualified and dignified. The rise and progress of physick, historically, chronologically and philosophically illustrated... London 1668, in 8°.

Capoa (Lionardo di). Parere... divisato in otto ragionamenti ne' quali partitamente narrandosi l'origine, e' l progresso della medicina, chiaramente l'incertezza della medesima si fa manifesta. Napoli, 1681, in 4°.

Autres éd. 1689. Napoli, in 4°.
1694. Cologna, in 4°.
1695. Napoli, in 4°.

— Uncertainties of the art of physick... translated by John Lancaster. London, 1684, in 12. (W.)

Traduction de l'ouvrage précédent.

Almeloveen (Theodorus-Janssonius ab)... Inventa nov-antiqua. Id est brevis enarratio ortus et progessus artis medicæ ac præcipue de inventis vulgo novis... Subjicitur ejusdem rerum inventarum Onomasticon... Amstelædami, Wæsbergii, 1684, in 8°. Avec frontispice gravé.

L'Onomasticon a un titre spécial et une pagination particulière.

Bernier (J.). Essais de medecine où il est traité de l'histoire de la medecine et des medecins; du devoir des medecins à l'égard des malades, & de celui des malades à l'égard des medecins; de l'utilité des remedes, & de l'abus qu'on en peut faire. Paris, 1689, 3 parties en 1 vol. in 4°.

— Supplemens au livre des Essais de medecine. Avec des corrections, & des observations necessaires pour lire cet ouvrage avec utilité & plaisir. A quoi on a ajouté deux lettres; l'une d'un medecin à son ami; l'autre d'un medecin à un abbé. Paris, 1691, in 4°.

Histoire de la médecine, comprenant une série de médecins, sans choix, sans critique et sans aucune espèce de division systématique.

BERNIER (J.). Histoire chronologique de la medecine et des medecins, où il est traité de l'origine, du progrès, et de tout ce qui appartient à cette science; du devoir des medecins à l'égard de leurs malades, et de celuy des malades à l'égard des medecins; de l'utilité des remèdes, et des abus qu'on en fait souvent... Seconde edition, revuë, corrigée et abregée en quelques endroits. Paris, 1695, in 4°.

Même ouvrage que l'avant-dernier article.

Autre éd. 1717.

ZIEGRA (Ab.). Programma de medicinæ origine et progressu. Torgavii, 1693, in 4°.

LE CLERC (Daniel). Histoire de la medecine, où l'on void l'origine et le progrès de cet art, de siècle en siècle, depuis le commencement du monde, par D. L. C. D. M. Geneve, 1696, in 12.

Divisé en trois grandes sections. La première contient la médecine d'Hippocrate. La seconde commence à Chrysippe et la troisième est consacrée à Galien. L'Appendice comprend le plan de deux périodes, dont l'une s'étend de Galien à Paracelse et l'autre se rapporte à Paracelse et à ses sectateurs.

Autres éd. 1699. Genève, in 4°.
1702. Par Daniel Le Clerc. Amsterdam, 3 parties en 1 vol. in 4°.
1723. Nouvelle édition, revue, corrigée et augmentée par l'auteur en divers endroits, et surtout d'un plan pour servir à la continuation de cette histoire, depuis la fin du siècle IIe jusques au milieu du XVIIe. Amsterdam, in 4°.
1729. La Haye, in 4°.

— The History of physick, translated from the French by Dr. Drake and Andrew Baden. London, 1699, in 8°. (W.)

ALBINUS (Bernhardus)... Oratio de ortu et progressu medicinæ, cum in Academia lugduno-batava medicinæ theoretico-practicæ professionem, die XIX octobris MDCCII, auspicaretur. Lugduni Batavorum. 1702, in 4° de 36 pp.

Histoire de la médecine jusqu'à Harvey.

Autre éd. la même année.

BARCHUSEN (Joh.-Conr.)... Historia medicinæ, in qua, si non omnia, pleraque saltem, medicorum ratiocinia, dogmata, hypotheses, sectæ, etc., quæ ab exordio medicinæ usque ad nostra tempora inclaruerunt, pertractantur. Amstelædami, 1710, in 8°. Avec frontispice gravé.

Histoire de l'origine et de la fortune des principales sectes médicales.

Autre éd. la même année.

BARCHUSEN (Joh.-Conr.)... De medicinæ origine et progressu dissertationes... Trajecti ad Rhenum, 1723, in 4°.

Refonte de l'ouvrage précédent.

ASTIUS (Joh.-Gottl.)... Diatribe historico-litteraria... exhibens... succinctam medicorum medicæve historiæ delineationem. Lipsiae, (1715,) in 4° de 28 pp.

GOELICKE (Andr.-Ottom.). Historia medicinæ universalis qua celebriorum ... quorumcunque medicorum qui a primis artis natalibus ad nostra usque tempora inclaruerunt, vitæ, nomina, dogmata singularia... adcurate pertractantur... hinc inde observationibus et adnotationibus illustrantur... Francofurti ad Viadrum, 1717 — 1720, 4 vol. in 8°.

Divisions factices et arbitraires, comprenant une période antédiluvienne, une période égyptienne, une période qui s'étend d'Esculape à Hippocrate, une période hippocratique et une période post-hippocratique jusqu'à l'École d'Alexandrie.

FREIND (J.). The History of physick; from the time of Galen, to the beginning of the sixteenth century, chiefly with regard to practice, in a discourse written to doctor Mead... London 1725—1726, 2 vol. in 8°.

Continuation de l'histoire de Le Clerc jusqu'au XVe siècle.

Autres éd. 1726—1727, 3rd ed. London, 2 vol. in 8°.
1750, 4th ed. London, 2 vol. in 8°. Avec la vie de l'auteur.
1758. London, 2 vol. in 8°.

— Histoire de la médecine... depuis Galien jusqu'au commencement du XVIe siècle, où l'on voit les progrès de cet art de siècle en siècle, par rapport principalement à la pratique... Traduite de l'anglois... et enrichie de notes... par Étienne Coulet. Leide, 1727, 3 parties en 1 vol. in 4⁰.

Autres éd. 1727. Leide, 3 vol. in 12.
1728. Paris, in 4⁰. Sans nom de traducteur. (Ch.)

FREIND (J.). Historia medicinæ... latine conversa a J. Wigan. Lugduni Batavorum, 1734, in 8⁰. (R.)

Autre éd. 1735. Venetiis, in 4⁰.

(WINTRINGHAM [Clifton]). Observations on Dr. Freind's History of physick; shewing some false representations of ancient and modern physicians. By C. W. M. D... London, 1725, in 8⁰ de 68 pp.

BAILLIE (John). A Letter... in answer to a tract in the "Bibliothèque ancienne et moderne", relating to some passages in Freind's History of physick. London, 1727, in 8⁰. (R.)

Au sujet d'un article fait par Jos. Le Clerc pour la défense de son frère Daniel Le Clerc.

— An Answer to what Dr. Freind has written in his History of physick, concerning several mistakes, which he pretends to have found in a short work of Dr. Le Clerc, intituled: "An Essay of an plan etc." to which is added a preface by W. Cockburn. London, 1728, in 8⁰. (R.)

STOLLE (Gli.). Anleitung zur Historie der medicinischen Gelahrtheit. In dreyen Theilen... Jena, 1731, in 4⁰.

CLIFTON (Francis). The State of physic, ancient and modern, briefly consider'd; with a plan for the improvement of it. London, 1732, in 8⁰.

Divisions tout ethnographiques dans lesquelles l'auteur étudie successivement la médecine des Grecs, des Romains, des Arabes et enfin celle des modernes.

— État de la medecine ancienne et moderne, avec un plan pour perfectionner celle-ci... Traduit de l'anglois, par M. L. D. F. (l'abbé Des Fontaines). Avec les expériences sur le remède de Mlle Stephens, faites par M. Hales... traduites par M. Cantwel... Paris, 1742, in 8⁰. Avec frontispice gravé.

KESTNER (Ch.-Wilh.). Kurzer Bericht der Historie der medicinischen Gelahrtheit überhaupt... Halle, 1743 in 8⁰.

Autre éd. 1748. (Ch.)

JAMES (Robert). Istoria della medicina, della sua origine fino a nostri tempi, tradotta dall' Inglese. Venezia, 1762, in 8⁰. (Ch.)

L'ouvrage original a paru en tête de „A medicinal Dictionary..." London, 1743, 3 vol. in fol., dont une traduction en français par Diderot, Eidous et Toussaint, a été publiée à Paris, 1746—1748, 6 vol. in fol.

DOIGNIES (E.-J.). Historia totius medicinæ. (Liber primus de Opera. Antwerpiæ, 1765.) (Ro.)

SCHMIEDLEIN (Godofr.-Bened.). Primæ lineæ historiæ medicinæ universalis, prælectionibus academicis accommodatæ. Lipsiae, 1777, in 8⁰. (Ch.)

DOUDET. Dissertation sur l'origine de la médecine, son état, et ses différentes révolutions jusqu'à ce jour; ce qui manque à sa perfection et les moyens de la lui assurer. Lue devant le Collége des médecins de Limoges... Limoges, 1778, in 4⁰ de 54 pp.

BLACK (Will.). An historical Sketch of medicine and surgery from their origin to the present time, and of the principal authors, discoveries, improvements, imperfections and errors. London, 1782, in 8⁰. (Ch.)

— Entwurf einer Geschichte der Arzeneywissenschaft und Wundarzeneykunst. Aus dem Englischen übersetzt, herausgegeben und mit einigen Zusätzen versehen von J.-C.-F. Scherf... Lemgo, 1789, in 8⁰.

— Esquisse d'une histoire de la médecine et de la chirurgie, depuis leur commencement jusqu'à nos jours, ainsi que de leurs principaux auteurs, progrès, imperfections et erreurs. Traduite de l'anglois... par Coray... Paris, an VI—1798, in 8⁰.

Black (Will.). Histoire de la médecine et de la chirurgie... Traduite de l'anglais... par Coray... Paris, 1835, in 8⁰.

Blumenbach (Joh.-Fried.)... Introductio in historiam medicinæ litterariam. Gœttingæ, 1786, in 8⁰.

Depuis les temps les plus reculés jusqu'à nos jours.

Hecker (Aug.-Fried.). Medicinæ omnis ævi fata tabulis exposuit. Programma... Erfordiæ, 1790, in 4⁰ de 16 pp.

Divisé en neuf périodes : Origines-Hippocrate; Hippocrate-Galien; Galien-Constantin; Constantin-apparition de la syphilis; syphilis-Paracelse; Paracelse-Sylvius de Le Boe; Sylvius de Le Boe-triumvirat; triumvirat-Haller; Haller-1790.

— Tabellen der Geschichte der Medicin. Erfurt, 1791, in 8⁰. (Ro.)

Ackermann (Joh.-Chr.-Gottl.). Institutiones historiæ medicinæ... Norimbergæ, 1792, in 8⁰.

Abrégé justement estimé, divisant toute l'histoire de la médecine jusqu'à Paracelse en trois grandes périodes : I. Medicina antiquissima : Periodus incerta, — certior; II. Medicina antiqua : Periodus 1. Hippocrates, 2. Schola Hippocrateorum, 3. Empirici, 4. Methodici; III. Medicina recentior : Periodus 1. Galenus, 2. Post Galenum usque ad Saracenos, 3. Saraceni, 4. Studium Salernitanum, 5. Arabistæ, 6. Medicina Galeni et Hippocratis restaurata.

Metzger (Joh.-Dan.). Skizze einer pragmatischen Literärgeschichte der Medicin... Königsberg, 1792, in 8⁰.

Compilation de l'Introduction de Blumenbach et des Bibliothèques de Haller.

— Zusätze und Verbesserungen zu seiner Skizze einer pragmatischen Literärgeschichte der Medicin... Königsberg, 1796, in 8⁰.

Sprengel (Kurt). Versuch einer pragmatischen Geschichte der Arzneikunde... Halle, 1792, 1793, 1794, 1799, 4 vol. in 8⁰.

Divisions politiques : I. Guerre des Argonautes : premières traces de la médecine grecque; II. Guerre du Péloponèse : médecine hippocratique; III. Établissement du christianisme : école méthodique; IV. Émigration des Barbares : décadence de la science; V. Croisades : la médecine arabe au plus haut point de sa floraison; VI. Réformation : restauration de la médecine grecque et de l'anatomie; VII. Guerre de trente ans : Harvey, réforme de Van Helmont; VIII. Frédéric II : Haller.

2te Auflage. Halle, 1800—1803, 5 vol. in 8⁰.

3te Auflage. Halle, 1821—1840, 6 parties en 8 vol. in 8⁰. Avec planches et portraits. — La 6e partie porte : Fortgesetzt von Dr. Burkard Eble.

4te Auflage. Mit Berichtigungen und Zusätzen versehen von Dr. Julius Rosenbaum. Leipzig, 1846, in 8⁰.

Sprengel (Kurt). Essai d'une histoire pragmatique de la médecine... traduit sur la deuxième édition, par Charles-Frédér. Geiger... Paris, Imprimerie impériale, 1809—1810, 2 vol. in 8⁰.

Millin (A.-L.). Observations sur un ouvrage intitulé : „Essai d'une histoire pragmatique de la médecine, par Kurt Sprengel; traduit sur la deuxième édition, par Charles-Frédér. Geiger..." Paris, 1809, in 8⁰ de 14 pp. (Magasin encyclopédique.)

Geiger (Charles-Frédéric). Réponse aux Observations de M. Millin... sur la traduction d'un ouvrage intitulé : „Essai d'une histoire pragmatique de la médecine par K. Sprengel..." Paris, 1809, in 8⁰ de 8 pp.

Sprengel (Kurt). Histoire de la médecine, depuis son origine jusqu'au dix-neuvième siècle... traduite de l'allemand sur la seconde édition, par A.-J.-L. Jourdan et revue par E.-F.-M. Bosquillon. Paris, 1815—1820, 9 vol. in 8⁰.

Autre éd. 1832. Réimpression des tomes VIII et IX.

— Storia prammatica della medicina... Traduzione dal tedesco. (Da Renato Arrigoni.) Venezia, 1812—1816, 10 vol. in 12.

2a edizione italiana accresciuta di note, aggiunte, di un discorso preliminare, e continuata fino a questi ultimi anni per cura del D. Franc. Freschi, di Piacenza... Firenze, 1840—1846, 6 vol. in 8.

Gasté (L.-F.). Abrégé de l'Histoire de la médecine, considérée comme science et comme art, dans ses progrès et son exercice, depuis son origine jusqu'au dix-neuvième siècle... Paris, 1835, in 8⁰.

Abrégé de l'ouvrage de Sprengel.

MONTLIVAUT (E. de). Rapport fait à la Société scientifique de Tours... sur l'„Abrégé de l'Histoire de la médecine des docteurs Sprengel père et fils, par M. Gasté". (Paris, s. d.,) in 8⁰ de 8 pp.

HECKER (Aug.-Frid.). Allgemeine Geschichte der Natur- und Arzneikunde. Leipzig, 1793, in 8⁰.

1 Thl. C'est tout ce qui a paru.
État de la médecine à la fin du XVIIIe siècle, Bibliographie médicale historique, Histoire de la médecine avant Hippocrate.

SCUDERI (Rosario). Introduzione alla storia della medicina antica e moderna ... Napoli, 1794, in 8⁰.

I. Médecine mythologique; II. Médecine empirique depuis la guerre de Troie jusqu'à celle du Péloponèse; III. Dogmatisme ou Hippocrate; IV. Méthodisme; V. De Galien à 1600; VI. De la médecine chimique, Van Helmont; VII. Médecine mécanique, Bellini, Stahl; VIII. Médecine physique, Boerhaave, Bordeu; IX. Médecine physiologique, Cullen, Brown.
Autres éd. 1800. Venezia, in 8⁰.
1824. Padova, in 8⁰.

— Introduction à l'histoire de la médecine ancienne et moderne... traduite de l'italien par Charles Billardet... Paris, 1810, in 8⁰.

MEZA (Sal.-Theoph. de). Tentamen historiæ medicæ... Pars I (et altera). Hafniæ, 1795, in 8⁰.

KNEBEL (Immanuel-Gli.). Versuch einer chronologischen Uebersicht der Literargeschichte der Arzneiwissenschaft, zur Beförderung und Erleichterung des Studiums derselben ... Breslau, 1799, in 8⁰.

Chronologie médicale en tableaux synoptiques.

WALKER (Richard). Memoirs of medicine; including a sketch of medical history from the earliest accounts to the eighteenth century... London, 1799, in 8⁰.

CHARIÈRE (Henri). Aperçu sur l'histoire de la médecine. Thèse... Montpellier, an VII, in 4⁰ de 28 pp.

AUGUSTIN (F.-L.). Vollständige Uebersicht der Geschichte der Medicin in tabellarischer Form... Berlin, 1801, in 4⁰.

2te Ausgabe. Berlin, 1825, in 4⁰.

HECKER (Aug.-Fried.). Die Heilkunst auf ihren Wegen zur Gewissheit, oder die Theorien, Systeme und Heilmethoden der Aerzte seit Hippokrates bis auf unsere Zeiten... Erfurt, 1802, in 8⁰.

Autres éd. 1805. Erfurt.
1808. —
1819. Ed. J.-J. Bernhardi. Erfurt und Gotha. (Ch.)
18... Neue Auflage von F.-A. Richter. Berlin. (Ch.)
Traduit en hollandais par Van der Breggen, Harlem, 1809; et par Van Erpecum, Amsterdam, 1830. (Ch.)

TOURTELLE (Étienne). Histoire philosophique de la médecine, depuis son origine jusqu'au commencement du 18e siècle... Paris, an XII (1804), 2 vol. in 8⁰.

Divisé en quatre âges: I. Depuis l'origine jusqu'aux Arabes; II. Les Arabes; III. La Renaissance; IV. De Van Helmont jusqu'à nos jours.

SPRENGEL (Kurt)... Geschichte der Medizin im Auszuge. Halle, 1804, in 8⁰.

1. Thl. C'est tout ce qui a paru.

CABANIS (P.-J.-G.). Coup d'œil sur les révolutions et sur la réforme de la médecine... Paris, an XII-1804, in 8⁰.

Divisé en quatre périodes: I. Depuis l'origine jusqu'à l'introduction chez les Romains; II. Depuis les Romains jusqu'aux Arabes; III. Depuis les Arabes jusqu'à la Renaissance; IV. Découverte de la circulation.

— Sketch of the revolution of medical science, and views relating to its reform, translated into English from the French... by A. Henderson. London, 1806, in 8⁰. (W.)

— Ojeada sobre las revoluciones y reforma de la medicina... Paris, 1831, 2 vol. in 12.

MÜLLER (J.-M.). Versuch einer Geschichte der Heilkunde, vom Ursprunge derselben bis auf gegenwärtige Zeiten, Wien, 1805, in 8⁰. (Ch.)

CAILLAU (Jean-Marie). Mémoire sur les époques de la médecine. Bordeaux, 1806, in 8⁰. (Ch.)

KORTUM (Carl-Arnold). Skizze einer Zeit- und Literärgeschichte der Arzneikunst, von ihrem Ursprunge an bis zum Anfange des neunzehnten Jahrhunderts ... Mit Verfassers Portrait. Unna, 1810, in 8°.

Autre éd. 1819. Leipzig, in 8°.

RENAULDIN (L.-J.). Esquisse de l'histoire de la médecine depuis son origine jusqu'à l'année 1812; servant d'introduction au „Dictionnaire des sciences médicales". Paris, 1812, in 8°.

Tirage à part à 60 exemplaires.

WENDT (Fr.). Chronographie der Geschichte der Heilkunde, der Veränderungen und Schicksale, welche diese Wissenschaft erlitten. Erlangen, 1812, in 4°. (Ro.)

HANSEN (J.). Proeve paa naturkyndighedens Tilstand i Begge delsen of det Aarhundrede. Ribe, 1815, in 8°. (Ro.)

KIESER (Dietr.-Geo.). System der Medizin ... Halle, 1817—1819, 2 vol. in 8°.

Divisé en deux cycles: I. Cycle oriental, commençant à l'origine des choses et s'arrêtant à Paracelse; II. Cycle occidental, depuis Paracelse jusqu'à nos jours.

GOVOROFF (Jacques). Всеобщая Исшорія врачебнаго искусшва ... (Histoire générale de la science médicale, et essai d'un court aperçu médical sur les campagnes de 1812—1815.) Saint-Pétersbourg, 1818, in 8°.

CHOULANT (Ludw.). Tafeln zur Geschichte der Medizin nach der Ordnung ihrer Doctrinen. Von den ältesten Zeiten bis zum Schlusse des achtzehnten Jahrhunderts. Leipzig, 1822, in fol.

Divisé en huit époques: I. Époque mythique; II. Hippocrate et les sectes; III. Galien et les abréviateurs; IV. Arabes et arabistes; V. Restaurateurs de la médecine grecque; VI. Réformateurs depuis Paracelse jusqu'à Harvey; VII. Depuis Harvey jusqu'à Boerhaave; VIII. École dynamique de Boerhaave à Cuvier.

HECKER (Just.-Friedr.-Karl). Geschichte der Heilkunde, nach den Quellen bearbeitet ... Berlin, 1822—1829, 2 vol. in 8°.

Divisé en cinq grandes périodes: I. Depuis l'origine de la médecine jusqu'à sa constitution scientifique sous Hippocrate; II. Depuis la première constitution scientifique de la science jusqu'à son complet développement théorique dans l'antiquité (d'Hippocrate à Galien); III. Depuis l'établissement des théories galéniques jusqu'à la formation des écoles chimiques (de Galien à Paracelse); IV. De Paracelse à Harvey; V. Depuis Harvey jusqu'à la nouvelle restauration des sciences, 1628—1800.

Traduit en italien par Giov. Castagna. Firenze, 1840, in 8°. T. I. (Ro.)

BADEN (Gustav-Ludwig). Laegevidenskabens historie. Een Haandbog. Christiania, 1823, in 8°. (Ch.)

WINDISCHMANN (C.-J.-H.). Ueber etwas, was der Heilkunst noth thut. Ein Versuch zur Vereinigung dieser Kunst mit der christlichen Philosophie ... Leipzig, 1824, in 8°.

L'Auteur se rattache de très-près à l'École de Schelling; il subdivise avec Kieser le cycle occidental en trois périodes: I. De Paracelse à Harvey; II. De Harvey à Brown; III. De Brown à nos jours: et établit un parallèle entre Paracelse et la réforme religieuse, entre Brown et la réforme politique.

CHIAVERINI (Luigi). Esame genealogico e comparativo delle principali scoverte e dottrini mediche, ossia saggio d'istoria filosofica dell' origine dei progressi e dello stato attuale della medicina, in rapporto con le vicende e scienze fisiche e morali ... Napoli, 1825, in 8°.

2 ed. coll' aggiunta di un articolo del cav. S. de Renzi, sui progressi della medicina dal 1823 fino al 1839. Napoli, 1839, in 8°.

LEUPOLDT (Joh.-Mich.). Allgemeine Geschichte der Heilkunde. Eine Grundlage zu Vorlesungen und zum Selbstunterrichte ... Erlangen, 1825, in 8°.

Histoire considérée sous deux points de vue, l'objectif et le subjectif; et divisée en deux grands jours: I. L'Antiquité payenne, grecque et romaine; II. L'Ere moderne, comprenant le moyen-âge (la nuit historique), la chute de l'empire romain (le crépuscule) et la renaissance c'est à dire l'aurore du nouveau jour qui resplendit aux XVIIIe et XIXe siècles.

— Die Geschichte der Medicin nach ihrer objectiven und subjectiven Seite... Berlin, 1863, in 8°.

LEMOINE fils. Histoire abrégée de la médecine ... (Journal de médecine du département de la Meurthe, 1825, I, 6.)

MONFALCON (J.-B.). Précis de l'histoire de la médecine et de la bibliographie médicale, contenant l'indication et la classification des ouvrages les meilleurs, les plus utiles, la description des éditions rares ou de luxe... Paris, 1826, in 8°.

DAMEROW (Heinr.). Die Elemente der nächsten Zukunft der Medizin, entwickelt aus der Vergangenheit und Gegenwart... Berlin, 1829, in 8°.

Divisé en trois grandes époques : I. D'Hippocrate à Galien ; II. De Galien à Paracelse ; III. De Paracelse à l'époque actuelle.

BROUSSAIS (Casimir). Atlas historique et bibliographique de la médecine, composé de tableaux sur l'histoire de l'anatomie, de la physiologie, de l'hygiène, de la médecine, de la chirurgie et de l'obstétrique, etc... Paris, 1829, in fol.

Autre éd. 1834.

TARDY (C.). Aperçus historiques, ou histoire sommaire de la médecine ; suivis d'une notice historique sur le baron Roqueplan de Lestrade, lieutenant général des armées du roi... Puy, 1830, in 12.

HAMILTON (William). The History of medicine, surgery and anatomy from the creation of the world to the commencement of the nineteenth century ... London, 1831, 2 vol. in 8°.

Divisé par époques : I. D'Adam à Hippocrate ; II. Hippocrate et ses successeurs ; III. De Galien jusqu'à la prise d'Alexandrie par les Sarrasins ; IV. Médecine des Arabes ; V. Médecine monastique et École de Salerne ; VI. Du Xe au XVIe siècle. A partir de cette époque, l'auteur procède par siècles.

Science et art de guérir, tableau historique, chronologique de la médecine, chirurgie et pharmacie, accouchements et art vétérinaire, selon la méthode de A. Lesage (comte de Lascases) et du professeur Jarry de Mancy. Paris, (1833,) gr. in fol. plano.

BOMPARD (Al.). Cours... de médecine... précédé d'un Abrégé de l'histoire de la médecine depuis son origine jusqu'à nos jours... Paris, 1833, in 8°.

1re Livraison. Homœopathie. C'est tout ce qui a paru.

BOMPARD (Al.). Lectures sur l'histoire de la médecine, depuis les temps les plus reculés jusqu'à nos jours... Homœopathie. Paris, 1835, in 8° de 24 pp.

BOSTOCK (J.). Sketch of the history of medicine, from its origin to the commencement of the nineteenth century. London, 1835, in 8°. (Cyclopœdia of practical medicine.)

Division purement chronologique. Antiquité, Moyen-âge, temps modernes.

OUSTALET (Fr.). Résumé de l'histoire de la médecine... Paris, 1835, in 18.

GASTÉ (L.-F.). Abrégé de l'Histoire de la médecine, considérée comme science et comme art, dans ses progrès et son exercice, depuis son origine jusqu'au dix-neuvième siècle... Paris, 1835, in 8°.

Abrégé de l'ouvrage de Sprengel. — Voyez ci-dessus col. 448.

MARCUS (Carl-Friedreich von). Programma de historia artis medicæ. Virceburgi, 1837, in 4°. (C.)

KÜHNHOLTZ (H.). Cours d'histoire de la médecine et de bibliographie médicale, fait en 1836, dans la Faculté de médecine de Montpellier... Montpellier, 1837, in 8°.

Divisé en huit époques : I. Temps antérieurs à Hippocrate ; II. Hippocrate ; III. Médecins grecs depuis Galien jusqu'à la fondation de l'École de Montpellier (1220) ; IV. Depuis cette fondation jusqu'à Paracelse ; V. De Paracelse à Harvey ; VI. Depuis Harvey jusqu'au XVIIIe siècle ; VII. XVIIIe siècle ; VIII. XIXe siècle.

LESSING (Mich.-Bened.). Handbuch der Geschichte der Medizin... Berlin, 1838, in 8°.

1ster Band. Histoire de la médecine jusqu'à Harvey. C'est tout ce qui a paru.

Ouvrage essentiellement pragmatique, divisé comme celui de Hecker ; l'auteur fait connaître le moment précis des découvertes et des inventions médicales et insiste sur tout ce qui se rattache aux institutions, à l'enseignement et aux sciences accessoires.

FRIEDLÄNDER (Ludw.-Hermann). Vorlesungen über die Geschichte der Heilkunde. Leipzig, 1838—1839, 2 parties en 1 vol. in 8⁰.

— Föreläsinger ofver medecinens historia, i Oefversättning of G. Erickson. Orebro (Stockholm), 1843, in 8⁰. (Ro.)

ROHATZSCH (R.-H.). Compendiöse Geschichte der Medizin von den ältesten Zeiten bis zum zweiten Viertheil des neunzehnten Jahrhunderts... Stuttgart, 1838—1839, in 8⁰.

1—3e parties du T. 1. C'est tout ce qui a paru.

HEUSINGER (C.-F.). Grundriss der Encyclopædie und Methodologie der Natur- und Heilkunde... Eisenach, 1839, in 8⁰.

Divisé en neuf périodes: I. Origine de la médecine en général; II. Notices sur la médecine des Chinois et son rapport avec celle du peuple primitif; III. Histoire de la médecine indienne; IV. Histoire de la médecine égyptienne; V. Histoire de la médecine grecque; VI. Histoire de la médecine sémitique (Arabes); VII. Histoire du développement de la médecine germanique jusqu'à Paracelse et Vésale; VIII. Médecine germanique jusqu'à Kant et Napoléon; IX. Médecine actuelle.

CRAMPTON (Ph.). An Outline of the history of medicine from the earliest historical period to the present time, intending to illustrate the connexion between the progress of anatomy and the improvement of the healing art. Dublin, 1839, in 8⁰. (Ro.)

LOSY (P.). Dissertatio de medicinæ periodis. Pesthi, 1839, in 8⁰. (Ro.)

RAIGE-DELORME. De la Médecine. Considérations sur les sciences médicales, histoire et bibliographie générales... Paris, 1839, in 8⁰. (Dictionnaire de médecine.)

Division chronologique et ethnographique en huit périodes: I. Origines, II. Médecine grecque jusqu'à Hippocrate; III Hippocrate; IV. Depuis la fondation de l'École d'Alexandrie jusqu'à Galien; V. De Galien à la chute de l'empire romain; VI. Médecine arabe; VII. Médecine au moyen-âge et chez les peuples occidentaux; VIII. De la renaissance à nos jours.

CODORNIU (Antonio) et LA RUBIA (Jos.-Maria de). Compendio de la historia de la medicina... Madrid, 183(?)—1841, 2 vol. in 8⁰.

KRÜGER (M.-S.). Synchronistische Tabellen zur Geschichte der Medicin Eln Leitfaden zu akademischen Vorlesungen so wie zum Privatgebrauche, Berlin, 1840, in 4⁰ de 66 pp.

Divisé en cinq périodes: I. Depuis les temps les plus reculés jusqu'à Hippocrate; II. D'Hippocrate à Galien; III. De Galien à Paracelse; IV. De Paracelse à Harvey; V. Depuis Harvey jusqu'à nos jours.

ISENSEE (Emil). Die Geschichte der Medicin und ihrer Hülfswissenschaften... Berlin, 1840—1845, 4 vol. in 8⁰.

Division purement chronologique: Antiquité, Moyen-âge, temps modernes.

— De oudre en middeleeuwsche geschiedenis der geneeskundige wetenschappen mitgegeven en vermeerdert door Dr. L. Ali Cohen. Eerste Deel 1 Stück. Groningen, 1843, in 8⁰. (Ro.)

CERVETTO (G.). Cenni per una nuova storia delle scienze mediche... Verona, 1841, in 8⁰ de 24 pp.

— Appendice al „Cenni per una nuova storia delle scienze mediche“... Verona, 1842, in 8⁰ de 38 pp.

— Altra Appendice ai „Cenni per una nuova storia delle scienze mediche“... Verona, 1843, in 8⁰ de 38 pp.

CHINCHILLA (Anastasio). Anales historicos de la medicina en general, y biografico-bibliograficos de la Española en particular... Valencia, 1841—1846, 7 vol. gr. in 8⁰.

Histoire générale, 1841—1843, 2 vol.
Histoire particulière des opérations, 1841, t. I. Seul paru.
Histoire de la médecine espagnole, 1841—1846, 4 vol.

VAN DER HOEVEN (C.-Pruys)... De historia medicinæ liber singularis... Lugduni Batavorum, 1842, in 8⁰.

Divisé en sept périodes: I. Médecine ancienne; II. Médecine hippocratique; III. Galien et médecine post-galénique; IV. Du IXe siècle à la prise de Constantinople; V. Médecine des Arabes et des arabistes; VI. Renaissance et réforme de la médecine; VII. Médecine moderne.

JOURDAIN. Tableaux chronologiques de l'histoire de la médecine. (Archives de la médecine belge, 1842.) (Ro.)

QUITZMANN (Ernst-Anton). Die Geschichte der Medizin in ihrem gegenwärtigen Zustande. Historisch-kritisch dargestellt... Karlsruhe, 1843, 2 parties en 1 vol. in 8⁰.

Un second titre porte: „Vorstudien zu einer philosophischen Geschichte der Medicin..."

HIRSCHEL (Bernh.). Geschichte der Medicin in den Grundzügen ihrer Entwicklung dargestellt... Dresden und Leipzig, 1843, in 8⁰.

Divisé en trois périodes: I. Depuis les origines jusqu'à Galien; II. De Galien à Paracelse; III. De Paracelse au temps présent. — Une grande partie de cet ouvrage est consacrée à l'école médicale de Vienne et à l'état de la médecine à cette époque.

— Compendium der Geschichte der Medicin von den Urzeiten bis auf die Gegenwart mit besonderer Berücksichtigung der Neuzeit und der Wiener Schule... Zweite... Auflage. Wien, 1862, in 8⁰.

2e édition de l'ouvrage précédent.

HÆSER (Henri). Lehrbuch der Geschichte der Medicin und der Volkskrankheiten... Jena, 1843—1845, in 8⁰.

Divisé en quatre périodes: I. Depuis les origines jusqu'à la constitution scientifique de la médecine chez les Grecs par les Asclépiades; II. Depuis les Asclépiades jusqu'à Galien; III. Depuis Galien jusqu'aux premiers essais de réforme, vers l'an 1500; IV. Depuis la réforme jusqu'au temps présent.
2e éd. 1853.

— Leerboek van de Geschiedenis der Geneeskunde paar de tweede, geheel omgewerkte hochduitsche uitgave in het nederduitsch bewerkt door Dr. A.-H. Israels. Utrecht en Amsterdam, 1854—1859, in 8⁰. (N. M.)

BREMER (Frederik.). Haandbog i Laegevidenskabens Historie... Kiobenhav, 1844, in 8⁰.

MANFRÉ (Pasquale). Storia della medicina dalla sua origine fino a nostri tempi considerata sotto il riguardo delle epoche de' luoghi e delle sue parti e spezialmente per ciò che risguarda gl' Italiani... Napoli, 1844, in 8⁰.

Vol. 1. parte 1. C'est tout ce qui a paru.
Divisé en trois époques: I. Médecine primitive jusqu'à Hippocrate; II. Médecine ancienne, d'Hippocrate à Galilée; III. De Galilée aux temps modernes.

ISENSEE (Em.). Grundriss einer Geschichte der Natur- und Heilkunde, von ihrem Ursprunge bis auf den heutigen Tag... Berlin, 1845, in 8⁰. (Ro.)

RENOUARD (P.-V.). Histoire de la médecine depuis son origine jusqu'au XIXe siècle... Paris, 1846, 2 vol. in 8⁰.

Division philosophique comprenant: I. Age de fondation (1⁰ période primitive ou d'instinct, finissant à la guerre de Troie; 2⁰ période sacrée ou mystique, finissant à la dispersion de la société pythagoricienne; 3⁰ période philosophique, finissant à la fondation de la bibliothèque d'Alexandrie; 4⁰ période anatomique, finissant à la mort de Galien); II. Age de transition (1⁰ période grecque, finissant à l'incendie de la bibliothèque d'Alexandrie: 2⁰ période arabique, finissant à la Renaissance); III. Age de rénovation (1⁰ période érudite, XVe et XVIe siècles; 2⁰ réformation, XVIIe et XVIIIe siècles).

— History of medicine... With an Appendix containing a philosophical and historical review of medicine to the present times... translated... by Cornelius-G. Comegys... Cincinnati, 1856, in 8⁰. (B. R.)

LACOUR (Victor). Histoire de la médecine, depuis son origine jusqu'à nos jours. Tableau synoptique... Joinville, 1846, in fol. plano.

En vers.

MORWITZ (E.). Geschichte der Medicin... Leipzig, 1848—1849, 2 vol. in 12.

Un second titre en regard porte: „Encyclopädie der medicinischen Wissenschaften... unter Redaction des Dr. A. Moser." — Le t. I. comprend l'histoire de la médecine divisée en cinq périodes: 1⁰ Des origines à Hippocrate; 2⁰ D'Hippocrate à Galien; 3⁰ De Galien à Paracelse; 4⁰ De Paracelse à Harvey; 5⁰ De Harvey aux temps modernes; le t. II. contient une bibliographie systématique et chronologique de la médecine.

FRANKENBERG (Sigm.). Geschichte der Heilkunst und der Heilschwärmerei. Zur Belehrung und Aufklärung für alle Stände. Leipzig, 1848, in 8⁰. (E.)

PUCCINOTTI (Francesco). Storia della medicina... Livorno, 1850—1867, 4 vol. in 8⁰.

Divisé en dix périodes: I. Médecine orientale; II. Médecine grecque (Homère, Hippocrate et ses successeurs); III. Médecine alexandrine; IV. Médecine romaine; V. Moyen-âge (Saints Pères, École d'Alexandrie, Bysantins, Salernitains, médecine scolastique); VI. XIIIe et XIVe siècles; VII.—X. XVe—XIXe siècle.

— Introduction à l'histoire de la médecine. (Gazette médicale de Paris, 1853, VIII, 385, 399 et 435.)

Traduction du Dr. Aubin, revue par S. Pirondi.

CORRADI (Alfonso). Puccinotti... „Storia della medicina..." Esame critico... Milano, 1867, in 8⁰ de 52 pp. (Annali universali di medicina.)

LUTGERT (Carolus-Augustus). Tabula medicinæ historica, in ordinem chronologicum et philosophicum redacta. — Adnotationes ad Tabulam... Lugduni Batavorum, 1852, in fol. et in 4⁰. (N. M.)

ANDRAL. Histoire de la médecine depuis Hippocrate jusqu'à nos jours. Analyse du cours professé à la Faculté de médecine de Paris... (1852—1853 et 1853—1854)... par M. le Dr. Tartivel. (Union médicale, 1852, VI, 601, 609 et 617; 1853, VII, 13—593; 1854, VIII, 37—481; 1855, IX, 481 et 493; 1856, X, 5—613.)

BROBERG (J.-W.). Föreläsningar i medicinens historia... Stockholm, 1856—1857, 2 parties in 1 vol. in 8⁰.

WATERS (A.-T.-H.). A Sketch of the history and progress of medicine. With remarks on medical study. An introductory Address delivered at the Liverpool Royal infirmary school of medicine... 1857. (S. l. n. d.,) in 8⁰ de 28 pp. (B. R.)

WUNDERLICH (C.-A.). Geschichte der Medicin. Vorlesungen gehalten zu Leipzig im Sommersemester 1858. Stuttgart, 1859, in 8⁰.

Divisé en six sections: I. Médecine grecque; II. Médecine romaine; III. Moyen-âge; IV. Réforme; V. XVIIe—XVIIIe siècle; VI. XVIIIe—XIXe siècle.

MERYON (Edward). The History of medicine, comprising a narrative of its progress from the earliest ages to the present time and of the delusions incidental to its advance from empiricism to the dignity of a science... London, 1861, in 8⁰.

T. I. C'est tout ce qui a paru.
Divisé en quatre périodes: I. Médecine primitive, médecine grecque, médecine romaine, médecine arabe; II. médecine occidentale, VIIe—XVe siècle; III. Anatomie et jurisprudence au XVIe siècle, magie, puissance des saints; IV. Paracelse et Ambroise Paré, influence de Ramus, médecine et chirurgie en Angleterre au XVIe siècle.

ROUX. Aperçu sur l'histoire de la médecine jusqu'au XVIIe siècle. Discours prononcé à l'ouverture des cours de la Faculté des sciences et de l'École de médecine de Marseille... Aix, 1863, in 8⁰ de 18 pp.

BOUCHUT (E.). Histoire de la médecine et des doctrines médicales. Leçons faites à l'École pratique de la Faculté de médecine en 1862, 1863 et 1864... Paris, 1864, in 8⁰.

ELLIS (E.). A Glance at the progress of medical science and at some phases of medical faith... London, 1865, in 8⁰. (B. R.)

WISE (Thomas-A.). Review of the history of medicine. London, 1867, 2 vol. in 8⁰.

Divisé en cinq périodes: I. Période orientale ou de la première branche des Aryas; II. Développement de la médecine entre les mains des Aryas occidentaux (Grecs et Romains); III. Période de transition ou médecine arabe; IV. Période restaurative ou de compilation (Moyen-âge occidental); V. Période philosophique (XVe—XVIe siècle).

BOUCHUT (E.). Programme du cours d'histoire de la médecine professé à l'École pratique en 1862, 1863 et 1864... Paris, (1869,) in 4⁰ de 8 pp.

FRÉDAULT (F.). Histoire de la médecine. Étude sur nos traditions. Paris, 1870, in 8⁰. (L'Art médical, 1869—1870.)

Tome 1er.

DAREMBERG (Charles). Histoire des sciences médicales, comprenant l'anatomie, la physiologie, la médecine, la chirurgie et les doctrines de pathologie générale... Paris, 1870, 2 vol. in 8°.

Détails de l'histoire générale des sciences médicales.

GRATAROLUS (Guil.). De laudibus medicinæ et rei plantariæ, ejus origine, progressu, etc. Argentinæ, 1563, in 8°. (Ch.)

PRATENSIS (Jo.-Philippus). De ortu, progressu, subjectis et partibus artis medicæ. Hafniæ, 1572, in 8°. (Ch.)

BOZERUS (Joh.). Carmen de origine et progressu artis medicæ. Vitebergæ, 1577, in 4°. (Ch.)

JESSENIUS A JESSEN (Jo.). Programma de medicinæ ortu et progressu, necnon claris medicis. Vitebergæ, 1600, in 4°. (Ch.)

NEANDER (Joh.). Antiquissimæ et nobilissimæ medicinæ natalitia, sectæ earumque placita : tum ejus catacrypses ac instauratores : & ad hæc nostra usque tempora propagatores cum historiis eorum, vitis ac scriptis... Addita est ejusdem de medicina hermetica et paracelsica... dissertatio. Bremæ, 1623, in 4°.

MOSER (Barthol.). Quadriga medicinæ triumphantis, quatuor tractatibus constans : 1. de origine et progressu medicinæ, 2. de honoribus et divitiis medicinæ, 3. de viris illustribus medicinæ, 4. de medicis sanctis eorumque vitis. Coloniæ, 1645, in 12. (Ch.)

BECKHER (Daniel). Oratio de medicinæ progressu. Patavii, 1646, in 4°. (Ch.)

MOEBIUS (Godofredus). Dissertatio de medicinæ natalitiis, definitione et divisione. Ienæ, 1651, in 4°. (Ch.)

MOEBIUS (Godofredus). De medicinæ natalitiis et sectis medicorum. (p. 1 de Fundamenta medicinæ physiologica. Ienæ, 1657.)

Autres éd. 1661. Ienæ.
1678. Francofurti et Lipsiæ.

MEIBOMIUS (Henricus)... De medicorum historia scribenda epistola... Helmestadii, 1669, in 4°.

Lettre d'un historien demeurant à Paris, à un savant de province, touchant quelques matières historiques de médecine et de médecins. Paris, 1687, in 12.

Une note manuscrite sur l'exemplaire de la Bibliothèque nationale attribue l'ouvrage à Bernier.

RANBY (John). An Introduction to the history of the physic and surgery. London, 1707, in 8°. (W.)

ZAHN (Godfrid.-Andr.). Dissertatio de origine, progressu et dignitate medicinæ... Vesaliæ, 1708, in 12.

JOHRENIUS (Conr.). Theses de medicinæ progressu. Ienæ, 1713, in 4°. (Ch.)

ECKHARDUS (M.-T.)... Dissertatio de origine medicinæ... Quedlinburgi, 1725, in fol. de 8 pp.

A l'occasion du doctorat de J.-G. de Broke.

MILWARD (Edward). Circular Letter to learned men desiring their assistance in compiling a history of the several branches of physic and of the British writers on any of them. London, 1740, in 8°. (W.)

D'après Choulant, l'ouvrage n'a pas paru.
Autre éd. 1741. (W.)

FABRICIUS (Ph.-Conrad). Oratio sollemnis de insignibus incrementis atque cultura quæ scientia medica fundationi academiarum accepta refert... Helmestadii, 1749, in 4° de 32 pp.

BOERNER (Frid.)... Noctes guelphicæ sive opuscula argumenti medicoliterarii, antehac separatim edita, nunc collecta, revisa, aucta. Accedunt primitiæ vittembergenses sub muneris professoris auspiciis publice propositæ. Rostochii et Wismariæ, 1755, in 8°. Avec portrait.

Bartsch (Jo.-Job.). Epistola de studio historiæ medicæ jucundo non minus ac utili. Lipsiæ, 1757, in 4°. (Ch.)

Boehmer (G.-R.) De justa medicinæ historiæ æstimatione. Vitebergæ, 1765, in 4°. (Ro.)

Albertiz (Anton.-German. de)... Prodromus recensionis criticæ historiæ medicæ, cum animadversionibus anatomicis et practicis. Viennae Austriæ, 1765, in 8°.

D'après Choulant, l'ouvrage n'a pas paru.

Jadelot (Nic.). Oratio inauguralis de variis fatis medicinæ. Pont-à-Mousson, 1766, in 4°.

Triller (Daniel-Wilhelm)... Opuscula medica ac medico-philologica, antea sparsim edita, nunc autem in unum collecta atque digesta, ab auctore ipso prius recognita, aucta, castigata et emendata. Curavit et præfatus est Carolus-Christianus Krause... Francofurti et Lipsiæ, 1766 — 1772, 3 vol. in 4°.

Goulin (Jean). Mémoires littéraires, critiques, biographiques et bibliographiques pour servir à l'histoire ancienne et moderne de la médecine... Paris 1775 — 1776, 2 vol. in 4°.

Delius (Henri-Frid.). Synopsis introductionis in medicinam universam ejusque historiam literariam. Erlangæ, 1779, in 8°. (Ch.)

(Sue [Pierre].) Anecdotes historiques, littéraires et critiques sur la médecine, la chirurgie et la pharmacie. Amsterdam et Paris, 1785, 2 vol. in 12.

Autre éd. 1789. Bruxelles, 2 vol. in 8°.

Wittwer (Phil.-Ludw.). Archiv für die Geschichte der Arzneikunde in ihrem ganzen Umfange. Nürnberg, 1790, in 8°.

1re partie du 1er volume. C'est tout ce qui a paru. — Avec portrait de Stoll.

Lenhardt (Jos.). Gesammelte historisch-medicinische Schriften. Wien, 1790, 3 parties en 1 vol. in 8°. (E.)

Lassus et Pelletan. Éphémérides pour servir à l'histoire de toutes les parties de l'art de guérir... Paris, 1790, in 8°.

T. I, 1790.

Hecker (Aug.-Friedr.). Fragmente zur Geschichte der allgemeinen Heilkunde und zur Kenntniss der Litteratur dieser Wissenschaft. (Archiv für die allgemeine Heilkunde, 1792, II, 33.)

Waterhouse (Benjamin). The Rise, progress and present state of medicine; a discourse. Boston, 1792, in 8°. (C.)

Sprengel (Kurt). Beiträge zur Geschichte der Medicin... Halle, 1794 —1796, 3 vol. in 8°.

Contenant des travaux de Sprengel, de Böttiger, de Kreyssig et de Harless, ainsi qu'un traité d'Avicenne De nervis primitivis.

Röschlaub (Andreas). Einiges über die Geschichte der Medicin. (Hufeland, Journal, 1796, II, 337.) (C.)

Ackermann (Jo.-Chr.-Gottl.). Opuscula ad medicinæ historiam pertinentia ... Cum tabulis æneis. Norimbergæ, 1797, in 8°.

Paradys (Nic.)... Oratio de cognitione historiæ medicinæ magno, cum ad medici in arte exercenda solertiam, tum ad artis amplificationem, adjumento. Publice habita A. D. XXVII septembris MDCCC, quum ordinariam historiæ medicinæ professionem auspicaretur. Lugduni Batavorum, 1800, in 4° de 26 pp.

Hilz (Jo.). Streitschrift über das Studium der Geschichte der Medicin. Landshut, 1805, in 8°. (Ro.)

NICOLAI (Jo.-Christ.). Das Merkwürdigste aus der Geschichte der Medicin... Rudolstadt, 1808, in 8°.

1re partie. C'est tout ce qui a paru.
2te Ausgabe. 1816.

CHAVASSIEU-D'AUDEBERT. Éphémérides médicales, ou Sommaire historique de la médecine générale, militaire et comparée; publié périodiquement sous les auspices d'une réunion d'anciens médecins... Paris, in 8°.

Tome I, juillet-décembre 1811.

HERHOLDT (Jo.-Dan.). Selecta ex historia artis medicæ. Hafniæ, 1812, in 4°. (Ro.)

BROHM (C.-Fr.-A.). (Ueber die Schicksale und den Werth der Heilkunde.) Rede am 20. Stiftungstag der Königl. medicinisch-chirurgischen Pepiniere. Berlin, 1814, in 8°. (Ro.)

THOMAS (Reynolds-C.). Dissertatio inauguralis de medicinæ progressu. Edinburgi, 1818, in 8°. (Ch.)

PINEL (P.) et BRICHETEAU (I.). Aperçu sur l'histoire de la médecine. (Journal complémentaire du Dictionnaire des sciences médicales, 1818, I, 9.)

BÉRES (J.-B.-Jh.). Recherches critiques et médicales sur les divers caractères que la médecine a dû présenter successivement depuis son origine jusqu'à nos jours. Thèse, No. 97. Paris, 1820, in 4° de 50 pp.

MURATORI (Pet.). Dissertatio de medicinæ fatis. Patavii, 1823, in 8°. (Ch.)

MACQUELYN (Michael-Jacobus). Oratio de medicinæ practicæ doctore, fideli artis historico... Lugduni Batavorum, 1824, in 4°. (Annales Academiæ Lugduni Batavorum.)

BRÜGGEMANN (Aug.-Ferd.). De legendæ historiæ medicæ utilitate. Historiæ de F. Hoffmanni medicinæ systemate prodromus... opponentibus: C.-L. Kommer... B. Rave... A. Leu... Berolini, 1824, in 8° de 16 pp.

KÜHN (Car.-Gottl.)... Opuscula academica medica et philologica collecta, aucta et emendata... Lipsiæ, 1827—1828, 2 vol. in 8°. Avec portrait et 2 planches.

Recueil des principaux programmes de Kühn relatifs à l'histoire de la médecine ancienne.

LEUPOLDT (Jo.-Mich.). Allgemeines Entwicklungsgesetz in der Geschichte der Heilswissenschaften. (Oken Isis, 1828, XXI, 510.)

BECKER (Ferdin.-Guil.). De historica medicinæ explicatione prolusio academica... adsumtis adversariis G. Horn... P. Phoebus... A. Capellmann... Berolini, 1830, in 8° de 56 pp.

STECHER edler von SEBENITZ (Heinr.-Ant.). Theorie der Geschichte der Arzneikunde. Wien, 1831, in 8°. (Ch.)

Avec un second titre portant: Dissertatio inauguralis de theoria historiæ medicinæ.

DEZEIMERIS (Jean-Eugène). Quelques Réflexions sur l'histoire de la médecine. Thèse... Paris, 1832, in 4° de 28 pp.

PARCHAPPE. Cours d'histoire de la médecine. Discours d'introduction... Rouen, 1833, in 8° de 52 pp.

HECKER (J.-Fr.-C.). Ueber das historische Studium in der Heilkunde. (Med. Zeitg. d. V. f. Preussen, 1833, III.) (Ro.)

LAFONT-GOUZI. Fragment d'un mémoire sur l'origine de la médecine et sur la source de ses progrès, présenté à l'Académie royale de médecine. (Revue médicale francaise et étrangère, 1835, I, 305.)

VAN ESSCHEN (P.-J.). Cours d'histoire de la médecine. Discours... Bruxelles, 1836, in 8° de 12 pp. (Ro.).

KÜHNHOLTZ (H.). Discours sur les avantages de l'histoire de la médecine ... Montpellier, 1837, in 8° de 48 pp.

KÜHNHOLTZ (H.). Lettre sur quelques points de l'histoire de la médecine. (Gazette médicale de Paris, 1838, VI, 136.)

DEZEIMERIS (J.-E.). Lettres sur l'histoire de la médecine et sur la nécessité de l'enseignement de cette histoire; suivies de fragments historiques ... Paris, 1838, in 8°.

LISLE. Quelques Applications de la physiologie et de la médecine à l'étude de l'histoire. (Gazette médicale de Paris, 1838, VI, 97 et 145.)

BROECKX (C.). Discours sur l'utilité de l'histoire de la médecine... Anvers, 1839, in 4° de 18 pp.

Autre éd. 1840. de 32 pp.

GIROLAMI (G.). Dell' Elemento storico e filosofico della medicina. Firenze, 1839, in 8°. (Ro.)

VAN MEERBEECK (Ph.-J.). Méditations sur la nécessité d'étudier l'histoire de la médecine. Bruges, 1841, in 8° de 18 pp. (Ro.)

PINEL DE GOLLEVILLE. Considérations générales sur l'histoire de la médecine et sur le traitement des maladies chroniques et des maladies nerveuses... Paris, 1842, in 8°.

BROTZ (Joh.). Einleitung in die Geschichte der Naturwissenschaft... Heidelberg, 1842, in 8° de 80 pp.

DUPARC (M.-H.). Over den oorsprong en eerste vorderingen der geneeskunde. Utrecht, 1842, in 8° de 30 pp. (Ro.)

LABRUNE (Charles). Considérations sur les origines de l'histoire de la médecine et sur la recherche de la vérité dans cette science. Thèse, No. 71... Montpellier, 1845, in 4° de 64 pp.

SAUCEROTTE (C.)... De l'Enseignement historique de la médecine, et des rapports qui unissent les destinées de cette science à celles de la philosophie ... Paris, 1846, in 8° de 24 pp. (Revue médicale.)

Réimprimé p. 263 de L'Histoire et la philosophie dans leurs rapports avec la médecine. Paris, 1863.

DAREMBERG (Charles). Collége de France. Cours sur l'histoire et la littérature des sciences médicales... Première leçon. (Paris, 1847,) in 8° de 16 pp. (Union médicale.)

SPÖNDLI (Heinrich). Die Revolution in der Medicin. Ein Versuch in Skizzen... Zürich, 1849, in 8° de 68 pp.

DAREMBERG (Charles). Essai sur la détermination et les caractères des périodes de l'histoire de la médecine... Paris, 1850, in 8° de 44 pp. (Gazette médicale de Paris.)

ANGLADA (Charles)... Quels sont les avantages de la connaissance de l'histoire de la médecine pour la médecine elle-même? Thèse de concours... Montpellier, 1850, in 4°.

Autre éd. in 8°.

HENSCHEL (A.-W.-E.-Th.). Ist die Geschichte der Medicin an der Zeit? Einleitende Worte... Gotha, 1851, in 8° de 24 pp.

AUBER (T.-C.-E.-Édouard). Traité de la science médicale (histoire et dogmes), comprenant: un précis de méthodologie ... un résumé de l'histoire de la médecine, suivi de notices historiques et critiques sur les écoles de Cos, d'Alexandrie, de Salerne, de Paris, de Montpellier et de Strasbourg; un exposé des principes généraux de la science médicale, renfermant les éléments de la pathologie générale... Paris, 1853, in 8°.

Divisé en trois périodes: I. Origines; II. Fondation (depuis Hippocrate jusqu'à l'École de Montpellier); III. Lutte et perfectionnement (depuis l'École de Montpellier jusqu'à nos jours).

CHOULANT (Ludw.). Die Anfänge wissenschaftlicher Naturgeschichte und naturhistorischer Abbildung im christlichen Abendlande... Dresden, 1856, in 4⁰ de 52 pp.

A l'occasion de la cinquantaine du Dr. E.-A. Pech.

Saucerotte (C.). La Médecine dans l'histoire... Paris, (1856,) in 8⁰ de 14 pp. (Annales médico-psychologiques.)

Rohlfs (Henricus). Quem fructum medicinæ historiæ studium medico afferat?... Bremæ, 1857, in 8⁰ de 36 pp.

Renzi (Salvatore de). Della Storia della medicina e delle dottrine d'Ippocrate discorsi tre... Napoli, 1858, in 8⁰.

Bonizzardi (Tullio). Della Necessità degli studi storici in medicina. Pavia, 1859, in 8⁰ de 16 pp. (C. J.)

Saucerotte C. Sur l'Enseignement de l'histoire de la médecine. (Gazette médicale de Paris, 1860, XV, 163.)

Russell (Rutherfurd). The History and heroes of the art of medicine. London, 1861, in 8⁰. (C. J.)

Autre éd. 1868.

Morello (Paolo). Prolegomeni della storia della medicina nelle sue attinenze colla civiltà corso del 1861... Palermo, 1861, in 8⁰.

Daremberg (Charles). La Médecine, histoire et doctrines... Paris, 1865, in 8⁰.

Corradi (Alfonso). „La Médecine, etc." La Medicina: storia e dottrine di C. Daremberg... Analisi bibliografica... Milano, 1865, in 8⁰ de 20 pp. (Annali universali di medicina.)

Coulon (Amédée). Aperçu sur les progrès de la médecine et de la chirurgie. Discours prononcé dans la séance... de rentrée de l'École préparatoire de médecine... d'Amiens... Amiens, 1865, in 8⁰ de 22 pp.

La Storia della medicina, chirurgia, veterinaria, farmacia, con appendice, nozioni, suggerimenti, regole, pel medico-farmacista etc. Pubblicazione affatto nuova ed interessantissima a tutti i pubblici funzionari sanitari, medici, veterinari, farmacisti. Firenze, 1865, in 8⁰. (C. J.)

Guardia (J.-M.). La Médecine à travers les siècles. Histoire-philosophie... Paris, 1865, in 8⁰.

— De l'Enseignement historique de la médecine. (Gazette médicale de Paris, 1866, XXI, 37 et 51.)

Mège (J.-B.). Essai sur les causes qui ont retardé ou favorisé les progrès de la médecine depuis la plus haute antiquité jusqu'à notre époque... Avant-propos et prolégomènes... Tours, 1868, in 8⁰ de 36 pp. (Annales de la Société d'Indre-et-Loire.)

Salles (A.-Ferdinand). Essai historique sur la médecine et les doctrines médicales... (Thèse de médecine vétérinaire.) Toulouse, 1869, in 8⁰ de 82 pp.

Groshans (G.-Ph.-F.). Historische Aanteekeningen ... I. Amsterdam, 1869, in 8⁰.

Progress of medical science. (Philadelphia University Journal of medicine and surgery. 1869.)

2.

Histoire de la médecine et de l'organisation médicale limitée à certaines époques.

Antiquité.

Heurnius (Jo.). Oratio de medicinæ origine, Æsculapidum ac Hippocratis stirpe et scriptis. Lugduni Batavorum, 1584, in 4⁰. (Ch.)

Autres éd. 1584, 1589 et 1608. (Ch.)
Réimprimé dans „Opera omnia". Lugduni Batavorum, 1609, in 4⁰; 1658, in fol.

MÜCKE (J.-H.). Ἀπόλλων ἐπιδήμιος. Dissertatio academica. Vitebergæ, 1655, in 4⁰ de 48 pp. (Ro.)

MEIBOMIUS (Henr.). Exercitatio philologico-medica de incubatione in fanis deorum medicinæ causa olim facta... præside Herm. Conringio... Helmstadii, 1659, in 4⁰ de 40 pp.

Réimprimé dans Schläger „Fasciculus dissertationum rariorum de antiquitatibus sacris et profanis. Helmestadii, 1742.

MAYER (Joh.-Frid.). De valetudinis diis deabusque veterum gentium medicis. Lipsiæ, 1670, in 4⁰. (Ch.)

MAJOR (Jo.-Dan.). Serapis radiatus, medicus Ægyptorum deus, ex metallo et gemma. Kilonii, 1685, in 4⁰. (Ch.)

CELLARIUS (Salomo)... Origines et antiquitates medicas... præsidio Christoph. Cellarii... ad disputandum proponit... Halæ-Magdeburgicæ, 1696, in 4⁰ de 20 pp. Avec portrait.

Au sujet d'Apollon, de Minerve, d'Esculape, de Chiron et de la médecine ancienne en général.

Autres éd. 1701. Post præmaturum illius excessum emendatiores auctioresque editæ a Christoph. Cellario patre. Ienæ, 1701, in 8⁰.
1704. Ienæ, in 8⁰ de 78 pp.

BRENDEL (Adam). Περὶ τὴν ἐγκοίμησιν. Vitebergæ, 1701, in 4⁰. (Ch.)

WEDEL (Geo.-Wolfg.). De Hercule medico. Ienæ, 1703, in 4⁰. (Ch.)

BOZE (Gros de). Dissertation sur le culte que les anciens ont rendu à la déesse de la santé. On y a joint les médailles, et quelques autres monuments antiques, qui ont rapport à cette matière. Paris, 1705, in 8⁰ de 40 pp.

JOHRENIUS (Conr.). Apollo λοιμώδης in peste. Ienæ, 1713, in 4⁰. (Ch.)

MUSGRAVE (Guil.). Dissertatio de dea salute, in qua illius symbola, templa, statuæ, nummi, inscriptiones exhibentur, illustrantur. Oxonii, 1716, in 4⁰. (Ch.)

Autre éd. Londini, 1717.

GOLDNER (Georg.-Ludov.). De medicinæ origine et medicorum principe Hippocrate. Geræ, 1721, in fol. (Ch.)

SILTEMAN (Jo.-Rudolph). Programma de veterum medicina... Leucopetræ, 1725, in fol.

SCHULZE (J.-H.). Historia medicinæ a rerum initio ad annum urbis Romæ DXXX5 deducta... Accedunt tabulæ æneæ, chronologica et indices... Lipsiæ, 1728, in 4⁰.

Divisé en deux périodes : I. Jusqu'à la mort d'Hippocrate ; II. Jusqu'à l'introduction de la médecine à Rome, 149 ans avant J.-C.

— Compendium historiæ medicinæ a rerum initio ad excessum Hadriani Augusti. Halæ-Magdeburgicæ, 1741, in 8⁰. (Ch.)

Médecine mythologique et médecine depuis Hippocrate inclusivement jusqu'à Galien exclusivement.

Autre éd. 1742. Subjuncta est Renati Moreau... Dialexis de missione sanguinis in pleuritide. Halæ-Magdeburgicæ, in 8⁰.

L'ouvrage de Moreau a un titre spécial et une pagination particulière et comprend en outre une notice sur Pierre Brissot.

HUNDERTMARCK (Carolus-Fridericus). Exercitatio de principibus diis artis medicæ tutelaribus apud veteres Græcos atque Romanos... Lipsiæ, 1735, in 4⁰ de 36 pp.

Réimprimé dans Ackermann „Opuscula ad medicinæ historiam pertinentia". Norimbergæ, 1797.

SEELEN (Jo.-Henr. von)... De diis deabusque veterum gentium medicis exercitatio, qua orationem solennem... indicit... Lubecæ, 1736, in 4⁰ de 16 pp.

SCHLAEGER (Jul.-Car.). Commentatio de diis hominibusque servatoribus ex nummis atque marmoribus vetustis ad varia epistolarum Paulinarum loca. Helmestadii, 1837, in 4⁰. Avec 4 planches. (Ch.)

HUNDERTMARCK (Carolus-Fridericus)... De incrementis artis medicæ per expositionem ægrotorum apud veteres in vias publicas et templa, liber singularis. Lipsiæ, 1739, in 4°. Avec 1 planche.

Ed. altera auctior et emendatior, 1749.
Réimprimé dans Ackermann „Opuscula ad medicinæ historiam pertinentia“. Norimbergæ, 1797.

PALMERIUS A GRENTEMESNIL (Jacobus). Inquisitio an medicina tempore mythico in usu fuerit. (t. X, p. 336 de D'Orville. Miscellaneæ observationes... Amstelodami, 1739.)

GARMANN (Phil.-Frid.). De diis medicis ad Ovid. Metam. I, 521, et Celsi præfatio. Misenæ, 1740, in 4°. (Ch.)

SCHULZE (Jo.-Henricus)... Dissertationum academicarum ad medicinam ejusque historiam pertinentium fasciculus primus, quo continentur: I. De athletis veterum, eorum diæta et habitu. II. De elleborismis veterum. III. De elaterio, quod ad magnos mortalium usus paretur. IIII. Mors in olla, seu de metallico contagio in ciborum, potuum et medicamentorum præparatione ac asservatione, cavendo. Halæ Magdeburgicæ, 1743, in 4°.

LEUSCHNER (J.-Chr.). De Apolline, medico apud veteres principe. Hirschbergæ, 1749, in 4°. (Ro.)

EBELT (C.-H.). De valetudine inter deas a pagana gente relata commentatio. (S. l.,) 1751, in 4°. (Ch.)

BOERNER (Fridericus). De vera medicinæ origine potioribusque ejus ad Hippocratis usque tempora incrementis diatribe... Vitembergæ, 1754, in 4° de 24 pp.

Réimprimé dans „Noctes guelphicæ“. Rostochii, 1755.

HEYNE (Joan.-Gottl.). De medicis heroibus et heroibus medicis quædam præfatus... G.-R. Boehmero... purpuram rectoris... acceptam... gratulatur... Vitembergæ, 1755, in 4° de 12 pp.

REINHARD (Jo.-Paul.). Programma de Minerva medica ad Curtii lib. III, cap. 7. Erlangæ, 1762, in 4°. (Ro.)

WALCHIUS (Jo.-Ern.-Imman.)... Antiquitates medicæ selectæ. Ienæ, 1772, in 8°.

LETTSOM (John-Coakley). History of the origin of medicine. An Oration delivered at the anniversary meeting of the medical Society of London january 19, 1778... London, 1778, in 4°. Avec planches.

— Histoire de l'origine de la médecine... traduite de l'anglois par M. H*** Londres et Paris, 1787, in 8°.

(PISTORIUS [C.-B.-H.].) Ueber den Dienst der Fetischen Götter; mit einem Einleitungsversuche über Aberglauben, Zauberei und Abgötterei. Berlin, 1785, in 8°. (Ro.)

NEUHOFER (Gerhard-Adam). De diis salutiferis apud veteres Græcos atque Romanos... Altorfii, 1793, in 4° de 8 pp.

SCHREGERUS (Nath.-Glauberecht). De Apolline medico, et medicorum deo, cum filio... Bernhardo-Nath.-Gottlob Schregero, munere professoris anatomices et chirurgiæ in Academia altorfina... inito, monimentum paternum instaurabat, quædam commentatus est ... Lipsiæ, 1793, in 4° de 14 pp.

JÜNGER (Chr.-Frid.). Programmata quædam ad historiam medicinæ ex antiquis collecta. Freiberg, 1794, 2 parties en 1 vol. in 4°. (Ch.)

MILLIN (Louis-Aubin). Dissertation sur les attributs, les surnoms d'Apollon médecin, et les monuments qui le représentent. (Mémoires de la Société médicale d'émulation, an V, 342.)

WITTBERG (Haquin). Dissertatio inauguralis, præside Laur.-P. Wåhlin, sistens primas origines medicinæ. Lund, 1800, in 4°. (Ch.)

MILLIES (H.-C.). De variis generibus θεοφανειῶν atque ἐπινοιῶν θείων in libris utriusque fœderis. Halæ, 1802, in 8⁰. (Ro.)

(BÖTTIGER [Karl-Aug.].) Die heilbringenden Götter. Eine Neujahrsgabe. Weimar, 1803, in 8⁰. (Ch.)

Réimprimé dans Bertuch, „Journal des Luxus und der Moden“, 1803; et dans Böttiger, „Kleine Schriften, gesammelt von Jul. Sittig“.

HEUMANN (Joan.-Christ.). De medicinæ fontibus jam apud Hippocratem virosque hujus æmulos reperiundis, particula prima ... Francofurti ad Viadrum, 1805, in 8⁰ de 44 pp.

Thèse.

THORLACIUS (M.-Birgerus). Athene Græcorum Hygia. Prolusio, 1804. (t. I, p. 109 de Prolusiones et opuscula academica. Hauniæ, 1806.)

— Minerva Romanorum medica. Prolusio, 1805. (Ibidem, p. 137.)

WEINECK. Paeon, ein Beitrag zur vollständigen Lösung einer mythologischen Aufgabe. Leipzig, 1807, in 8⁰. (Ro.)

Epifania degli dei appõ gli antichi. (S. l. n. d.,) in 8⁰. (Ro.)

VIGUIER D'ESTAGNOL. Explication d'un bas-relief antique, représentant Esculape et Hygée guérissant des malades. (Mémoires de l'Académie de Toulouse, II, 63.)

MATTHEIS (Gius. de). Dissertazione sul culto reso dagli antichi Romani alla dea Febbre. Roma, 1814, in 8⁰ de 40 pp.

MARQUIS (A.-L.). Podalire, ou le premier âge de la médecine ... Paris, 1815, in 12. Avec 1 planche.

RUAN (William-Heyliger). Dissertatio inauguralis de artis Apollinaris ex ævo Æsculapiano ad Galenicum statu ... Edinburgi, 1818, in 8⁰. (C.)

MITSCHERLICH (Chr.-W.). Programma. Apollo medicus. Göttingæ, 1820, in 4⁰. (Ro.)

SCHWEIGGER (J.-S.-C.). Ueber die älteste Physik und den Ursprung des Heidenthums ... Nürnberg, 1821–1823, 2 parties en 1 vol. in 8⁰.

CHOULANT (Ludwig). De locis Pompejanis ad rem medicam facientibus disserit et ad audiendam orationem pro rite adeundo munere professoris ... habendam ... invitat ... Cum tabula lithogr. Lipsiæ, 1823, in 4⁰ de 20 pp.

AUDIBERT-CAILLE (J.-M.). Podalyre à Crotone; traduit d'un manuscrit grec... Montpellier, 1823, in 8⁰ de 16 pp.

CUNTZ (Cornel.). De Græcorum exstispiciis. Dissertatio inauguralis. Gottingæ, 1826, in 4⁰ de 30 pp. et 2 planches.

MÜNTER (Frederik). Om en Votivgemme med en Æskulapisk slange... Kjöbenhavn, 1828, in 4⁰ de 18 pp.

MOIR (D.-M.). Outlines of the ancient history of medicine; being a view of the progress of the healing art among the Egyptians, Greeks, Romans, and Arabians. Edinburgh and London, 1831, in 8⁰.

FICKEL (Car.-Gul.). Conspectus medicinæ veteris ad Hippocratis usque ætatem. (En tête de Bibliotheca græca medica. Zwiccaviæ et Lipsiæ, 1833.)

BERGER DE XIVREY (Jules). Lettre à M. Hase sur une inscription latine du second siècle, trouvée à Bourbonne-les-Bains le 6 janvier 1833 ... Paris, 1833, in 8⁰.

HOUDART (M.-S.). Sur l'État de la médecine avant Hippocrate. (Avec Études historiques ... sur la vie ... d'Hippocrate. Paris, 1836.)

BERGER DE XIVREY (Jules). Traditions tératologiques ou récits de l'antiquité et du moyen âge en occident sur quelques points de la fable, du merveilleux et de l'histoire naturelle, publiés d'après plusieurs manuscrits inédits grecs, latins, et en vieux français... Paris, imp.royale, 1836, in 8⁰.

PANOFKA (Th.). Die Heilgötter der Griechen... Berlin, 1845, in 4⁰ de 20 pp. Avec 2 planches. (Abhandlungen der Akademie der Wissenschaften zu Berlin, 1843—1845.)

ADAMS (Francis). A complete View of the knowledge possessed by the Greeks, Romans and Arabians on all subjects connected with medicine and surgery. (Avec Paulus Ægineta, The seven Books... translated from the greek... London, 1844 — 1847.) (B. R.)

GAUTHIER (L.-P.-Aug.). Recherches historiques sur la médecine dans les temples chez les peuples de l'antiquité, suivies de considérations sur les rapports qui peuvent exister entre les guérisons qu'on obtenait dans les temples à l'aide des songes, et le magnétisme animal, et sur l'origine des hôpitaux... Paris et Lyon, 1844, in 12.

ANDRY (Félix). Une Visite médicale au Musée des antiques... Paris, 1850, in 8⁰ de 28 pp. (Gazette médicale de Paris.)

Leggenda dei Santi Cosma e Damiano, scritta nel buon secolo della lingua e non mai fu qui stampata. Napoli, 1857, in 8⁰ de 64 pp.

La dédicace est signée: Michele Melga.

VILLENEUVE (Jean-Louis-Émile). Essai sur l'histoire philosophique de la médecine dans l'antiquité. Thèse, No. 194. Paris, 1865, in 4⁰ de 26 pp.

DAREMBERG (Charles). Collége de France. Cours sur l'histoire des sciences médicales... deuxième année. Leçon d'ouverture le 12 décembre 1865. Résumé de l'histoire de la médecine depuis ses origines jusqu'au VIIIe siècle. Paris, (s. d.,) in 8⁰ de 20 pp. (Union médicale.)

— Collége de France. Cours sur l'histoire et la littérature des sciences médicales... deuxième année. Quatrième leçon. Essai d'une classification chronologique et systématique des auteurs qui ont vécu entre la fondation de l'école médicale d'Alexandrie et Galien. (Paris, s. d.,) in 8⁰ de 12 pp. et 1 tableau.

SCOHY (F.-J.). Introduction à l'histoire générale de la médecine. Études sur l'apparition et le caractère de la science chez les peuples primitifs, depuis la création jusqu'à l'ère grecque... Bruxelles, 1867, in 8⁰ de 80 pp.

DAREMBERG (Charles). État de la médecine entre Homère et Hippocrate. Anatomie, physiologie, pathologie, médecine militaire, histoire des écoles médicales, pour faire suite à „La Médecine dans Homère"... Paris, 1869, in 8⁰ de 76 pp. (Revue archéologique.)

Moyen-âge.

JAFFÉ (Philippus). De arte medica sæculi XII. Dissertatio inauguralis medico-historica... Adversarii erunt U. Hamm... V. Knabe... T. Neubuerger... Berolini, 1853, in 8⁰ de 32 pp.

PERRONE (Pietro). Storia prammatico-critica delle scienze naturali e mediche presso i Greci, Romani, Arabi ed i popoli dell' Europa al medio-evo... Neapoli, 1854, in 8⁰.

CLASSEN (Georg.-Aug.). De medicis primorum medii ævi seculorum. Dissertatio inauguralis historico-medica... opponentibus Valentiner... Löwig... Vratislaviæ, 1856, in 8⁰ de 40 pp.

LITTRÉ (É.). Des Recherches de M. Daremberg sur la médecine au début du moyen-âge (du VIe au XIe siècle). (Journal des Débats et Union médicale, 1858, XII, 41.)

DAREMBERG (Charles). Collége de France. Cours sur l'histoire des sciences médicales... troisième année. Leçon d'ouverture le 11 décembre 1866. Résumé de l'histoire de la médecine depuis le VIIIe siècle après Jésus-Christ jusqu'au XVe. Programme du cours pour l'année 1866—1867. (XVe, XVIe, XVIIe siècles.) Paris, (s. d.,) in 8⁰ de 16 pp. (Union médicale.)

Temps modernes.

VAN DOEVEREN (Gualth.). Sermo academicus de recentiorum inventis medicinam hodiernam veteri præstantiorem reddentibus... Lugduni Batavorum, 1771, in 4⁰ de 80 pp.

GESSNER (Jo.-Aug.-Phil.). Die Entdeckungen der neuesten Zeit in der Arzneigelahrheit. Nördlingen, 1778—1788, 4 vol. in 4⁰. (Ch.)

Autre éd. 1785—1789, in 8⁰.

MANNING (Henry). Modern Improvements in the practice of physick. London, 1780, in 8⁰. (W.)

— Die neueren Entdeckungen in der Ausübung in der Arzneikunst. Aus dem Englischen (von K.-H. Spohr). Leipzig, 1786, 2 vol. in 8⁰. (E.)

AUGUSTIN (Fried.-Ludw.). Die neuesten Entdeckungen und Erläuterungen aus der Arzneikunde systematisch dargestellt... 1(—5) Jahrgang. Berlin, 1799—1805, 5 vol. in 8⁰.

WILLIAMS (Will.-Henr.). A concise Treatise on the progress of medicine since the year 1573. London, 1804, in 8⁰. (Ch.)

UWINS (David). Modern Medicine: with an exposition of the principal discoveries and doctrines, that have occasioned the recent advancement of medical philosophy. London, 1808, in 8⁰. (Ch.)

HASPER (Maur.). De caussis quibusdam incremento artis medicæ amplificando atque promovendo maxime infensis. Specimen primum (et secundum). Lipsiæ, 1824—1826, 2 parties in 8⁰.

LEUPOLDT (J.-M.). Ueberblick über die Geschichte der Medicin zur Beförderung des Verständnisses ihrer Reformation im 16ten und ihrer Aufgabe im 19ten Jahrhunderte. (p. 1 de Preu, Das System der Medicin des T. Paracelsus... Berlin, 1838.)

HOFFMANN (Wilhelm). Dissertatio de progressibus medicinæ recentioris ævi, pro doctoris medicinæ laurea. Pestini, 1846, in 8⁰. (B. B.)

SIMPSON (J.-Y.). On the modern Advancement of physic. (3e partie de Physicians and physic. Three adresses. Edinburgh, 1856.) (B. R.)

FINCKENSTEIN (R.). Einleitende Ideen zur Geschichte der neueren Medicin. (Deutsche Klinik, 1862—1863.)

Medicine in modern times, or Discourses delivered at the meeting of the British medical Association at Oxford. London, 1869, in 8⁰.

XVe et XVIe Siècles.

JOYAND. Lettre sur le siècle de Paracelse... Paris, 1786, in 8⁰ de 16 pp.

— Précis du siècle de Paracelse... Paris, 1786, in 8⁰ de 4 pp.

Prospectus.

FINCKENSTEIN (R.). Ueber den Einfluss der Chemie auf die Medicin des 16. und 17. Jahrhunderts. (Deutsche Klinik, 1866, No. 50 et 1867, No. 2.)

DAREMBERG (Charles). Collége de France. Cours de l'histoire des sciences médicales... quatrième année. Leçon d'ouverture, le 13 décembre 1867. Résumé de l'histoire de la médecine durant les XVe et XVIe siècles (année 1866—1867). Programme du cours pour l'année 1867 — 1868 (XVIIe siècle). Paris, (s. d.,) in 8⁰ de 30 pp. (Union médicale.)

XVIIe Siècle.

VAN HOOGSTRATEN (David)... Dissertatio epistolica de hodierno medicinæ statu... Dordrechti, 1683, in 8⁰.

MERCKLIN (Jo.-Abrah.). Diascepsis neotericorum inventa plurima medica complectens. Patavii, 1696, in 4⁰. (Ch.)

VAN DEN BUSCH (Laurentius). Oratio de incrementis medicinæ, seu præcipuis ac novissimis hujus sæculi in arte medica inventis. Bremæ, 1699, in 4⁰. (Ch.)

ALBINUS (Bern.)... Oratio de incrementis et statu artis medicæ seculi decimi septimi, dicta ad diem vidus februar. MDCCXI, cum magistratu academico se abdicaret. Lugduni Batavorum, 1711, in 4⁰ de 60 pp.

Les Médecins au XVIIe siècle. Satire attribuée à Scarron et publiée pour la première fois d'après un manuscrit de la Bibliothèque impériale. Paris, 1869, in 8⁰ de 32 pp.

Publié par E. de Barthélemy. — Tiré à 50 exemplaires.

XVIIIe Siècle.

NENTER (Geo.-Phil.). De statu medicinæ hodierno. Argentinæ, 1713, in 4⁰. (Ch.)

FABRICIUS (Phil.-Conr.). De hujus sæculi emendationibus studii medici practici dissertatio. Helmstadii, 1755, in 4⁰. (Ro.)

ZAGONI (Gabr.). Dissertatio inauguralis medica de inventis hujus sæculi in arte salutari novis... (Trajecti ad Rhenum,) 1764, in 4⁰ de 74 pp.

BALDINGER (Ernest.-Godofr.). Ad audiendam orationem... invitat, simulque nonnulla de iis, quæ hoc seculo inventa sunt in arte medica præmittit... Gottingæ, 1773, in 4⁰ de 24 pp.

GRAHAM (James). General State of medical and surgical practice exhibited. London, 1779, in 12. (W.)

DOMINICETI (R.). Medical Anecdotes of the last 30 years illustrated with medical truths. London, 1781, in 8⁰. (Ch.)

JONES (Robert). An Inquiry into the state of medicine, on the principles of inductive philosophy; with an appendix, containing practical cases and observations... Edinburgh, 1781, in 8⁰.

Trad. italienne. Venezia, 1795, in 8⁰. (C.)

AGLIETTI (Francesco). Giornale per servir alla storia ragionata della medicina di questo secolo. Venezia, 1783 — 1791, 7 vol. in 4⁰. (C.)

LAVATER (Joan.-Henr.). Dissertatio inauguralis medica sistens observationes de statu hodierno artis medicæ... Gottingæ, 1789, in 4⁰ de 8 pp.

(HECKER [Aug.-Friedr.].) Des achtzehnten Jahrhunderts Geschichte der Erfindungen, Theorien und Systeme in der Natur- und Arzneiwissenschaft... Gotha, 1799, in 8⁰.

Par Hecker, d'après Choulant.

ELSNER (Chr.). Oratio de medicinæ per hoc sæculum fatis. Regiomonti, 1799, in 8⁰. (Ch.)

BECKEDORF (Geo.-Phil.-Ludolph). Dissertatio inauguralis de statu medicinæ hodiernæ. Specimen I continens methodum qua tractanda sit historia status medicinæ præsentis. Gottingæ, 1799, in 4⁰. (Ch.)

VAN ALSEN. Relatio brevis præcipuarum medicinæ renovationum sæculi XVIII. Duisburgi, 1801, in 8⁰. (Ch.)

SPRENGEL (Kurt)... Kritische Uebersicht des Zustandes der Arzneikunde in dem letzten Jahrzehend. Halle, 1801, in 8⁰.

RAMSAY (Dav.). A Review of the improvements, progress and state of medicine in the eighteenth century. Charlestown, 1801, in 8⁰. (Ch.)

XIXe Siècle.

FORMEY (Ludw.). Ueber den gegenwärtigen Zustand der Medicin in Hinsicht auf die Bildung künstiger Aerzte. Ein Programm... Berlin, 1809, in 8⁰ de 62 pp.

REECE (Richard). Letters on the present state of medicine. London, 1811, in 8⁰. (W.)

LEWINS (Rob.). De profectu medicinæ practicæ a Cullenii temporibus. Dissertatio. Edinburghi, 1813, in 8⁰. (Ro.)

SPRENGEL (Kurt). Stato della medicina nel decennio 1805—1814. Opera ... tradotta dal tedesco e corredata di aggiunte da R. A. (Renato Arrigoni). Venezia, 1816, in 16.

Extrait de la traduction de Sprengel publiée par Arrigoni de 1812 à 1816.

BECK (J.-B.). An introductory Discourse delivered before the medico-chirurg. Society of the University of the state of New-York. New-York, 1816, in 8⁰ de 26 pp.

État de la médecine à cette époque.

(DUNCAN.) Critical Review of the state of medicine during the last ten years... Edinburgh, 1817, in 8⁰ de 92 pp.

UWINS (David). Modern Maladies and present state of medicine, anniversary oration delivered before the medical Society of London. London, 1818, in 8⁰. (Ch.)

LUTHER (Jo.-Sam.). Analecta de artis medicæ incrementis spatio decem lustrorum quo in urbe patria praxin medicam exercuit factis exposita. Vratislaviæ, 1822, in 8⁰ de 16 pp. (C.)

SURUN (P.-A.). Coup d'œil sur l'état actuel de la médecine... Paris, 1826, in 8⁰ de 68 pp.

PALLONI (Gaetano). Sullo Stato attuale della medicina, discorso letto alla Società medica di Livorno. Livorno, 1826, in 8⁰. (Ro.)

JANSON (L.). Discours sur l'état actuel de la médecine, prononcé le 12 novembre 1828, à l'ouverture solennelle de l'École de médecine établie près les hôpitaux civils de Lyon... Lyon, 1828, in 8⁰.

BRAUN (Jonath.). Die Medicin des 19. Jahrhunderts wie sie ist und wie sie sein sollte, oder die Forderungen unserer Zeit an die Heilkunde, in ihrer wissenschaftlichen sowohl als technischen Gestaltung. Mit vorzugsweiser Berücksichtigung des gegenwärtigen Zustandes der teutschen Medicin. Leipzig, 1832, in 8⁰. (Ch.)

D'après Choulant, Braun serait le pseudonyme de Urban (Jos.-Car.).

ALISON. Dissertation on the state of medical science from the termination of the XVIIIth Century to the present time. (Cyclopaedia of practical medicine. London, 1833.) (Ro.)

PINGEON (N.-A.). Esquisse des progrès réels de la médecine depuis 1830. Paris, 1833, in 8⁰. (Mémoires de l'Académie de Dijon.)

BERTET (P.). Remarques sur l'état actuel de la médecine considérée en général, suivies de deux mémoires écrits à l'époque du concours de 1809 et 1817 pour la place de chirurgien-chef interne à l'hôpital Saint-André de Bordeaux. Bordeaux, 1834, in 8⁰.

VAN ESSCHEN (P.-J.). De l'État actuel de l'art de guérir. Bruxelles, 1834, in 8⁰ de 14 pp. (Observateur médical belge.) (Ro.)

KLOSE (Friedr.-Aug.). Die Medicin unserer Zeit nach ihrem Stillstehen und

Vorwärtsschreiten mit besonderer Rücksicht auf Homöopathie dargestellt. Leipzig, 1835, in 8⁰. (Ch.)

EBLE (Burkard). Versuch einer pragmatischen Geschichte der Arzneikunde ... Wien, 1837—1840, 2 parties in 8⁰. Avec portrait.

I. Die Geschichte der theoretischen Arzneikunde vom Jahre 1800—1825.

II. Die Geschichte der practischen Arzneikunde (Systeme, Epidemien, Heilmittel, Bäder) vom Jahre 1800—1825.

Continuation de l'ouvrage de Sprengel ayant pour titre: Versuch einer pragmatischen Geschichte der Arzneikunde.

DUVAL (Louis). Coup d'œil sur l'état actuel de la médecine. Thèse, No. 114. Paris, 1838, in 4⁰ de 26 pp.

SIGNORET (A.). Considérations générales sur l'état de la médecine. Paris, 1838, in 8⁰. (Ro.)

ONTYD (C.-G.). Proeve over den tegenwoordigen staat der geneeskunst. Amsterdam, 1838, in 8⁰. (Ro.)

MARCUS (Carl-Friedrich von). Ueber die Entwicklung und den gegenwärtigen Standpunkt der Medicin. Würzburg, 1838, in 8⁰ de 27 pp. (Ro.)

HECKER (J.-F.-C.). Geschichte der neueren Heilkunde... Berlin, 1839, 2 parties en 1 vol. in 8⁰.

Erstes Buch. Die Volkskrankheiten von 1770.
Zweites Buch. Die Wiener Schule.

SPOONER (E.-O.) et SMART (W.). Retrospect of the progress of medicine and surgery for the year 1841—42... Read before the Southern branch of the Provincial medical Association. Blandford, 1842, in 8⁰ de 87 pp. (B. R.)

LAFONT-GOUZI. Notice des travaux d'un médecin de province, avec une vue rétrospective de la médecine pendant les cinquante dernières années... Toulouse, 1845, in 8⁰ de 44 pp.

FORGET (C.). Faculté de médecine de Strasbourg... Du Mouvement médical au dix-neuvième siècle... Strasbourg, 1846, in 8⁰ de 28 pp.

BACHIMONT (Louis-Auguste). Essai sur l'état de la médecine au XIXe siècle. Thèse, No. 140. Paris, 1847, in 8⁰ de 72 pp.

RENOUARD (P.-V.). Lettres sur la médecine au XIXe siècle... Paris, 1849, in 8⁰. (Union médicale.)

2e éd. 1857.
3e éd. 1861.
La couverture imprimée de la 1re éd. porte: „Lettres philosophiques et historiques..." titre des deux autres éditions.

BRYAN (James). The Progress of medicine during the first half of the nineteenth century. An introductory lecture... Philadelphia, 1851, in 8⁰ de 28 pp. (B. R.)

FOLLET. Quelques mots sur les progrès récents de la médecine et de la chirurgie. (Mémoires de l'Académie de la Somme, 1851, 385.)

LE PELLETIER, de la Sarthe (Alm.). Histoire de la révolution médicale du XIXe siècle, appréciation de ses avantages et ses inconvénients pour l'enseignement de la science et la pratique de l'art... Ouvrage couronné par la Société de médecine de Caen. Le Mans, 1854, gr. in 8⁰.

RUMSEY (Henry-Wyldbore). Essays on state medicine ... London, 1856, in 8⁰.

On medical Science, its recent progress and present condition. (Quarterly Journal of science, 1868, V, 39.)

3.

Histoire de la médecine et de l'organisation médicale limitée à certaines nations.

Afrique.

THUNBERG (C.-P.). Dissertatio de medicina Africanorum. Upsaliæ, 1785, in 4⁰. (Ro.)

WINTERBOTTOM (Thomas-Masterman). An Account of the native Africans in the neighbourhood of Sierra Leone, to which is added an Account of the present state of medicine among them. London, 1803, 2 vol. in 8⁰. (W.)

GUYON. Notice médicale sur un voyage dans le Petit Atlas et le Belad-el-Djérid ou pays des dattes, de 1832 à 1836. (Gazette médicale de Paris, 1838, VI, 753 et 769.)

A propos d'un voyage de M. Baudouin.

Allemagne.

BAIER (Jo.-Jac.). De meritis Germanorum in re medica. Altorfii, 1704, in 4⁰. (Ro.)

REIMANN (Jac.-Frid.). Historia medicæ artis Germanorum. Halæ, 1713, in 8⁰. (Ch.)

HAHN (Jo.-Godofr.). Dissertatio historico-philologica de medicina Germanorum veterum... Lipsiæ, 1717, in 4⁰ de 24 pp.

TRILLER (Dan.-Wilh.). De cultu Isidis deæ etiam salutaris et medicis sacræ apud veteres Germanos. Vitebergæ, 1766, in 4⁰. (Ch.)

MATTHIÆ (G.). Zustand der Arzneikunst bei den alten Deutschen. (Hannov. Magazin, 1768, 883.) (Ro.)

OETTER (Sam.-Wilh.). Bestättigte Wahrheit dass die Geistlichen in Deutschland seien ehelin die Lehrer der Arzneikunst und auch zugleich die Aerzte gewesen... Nürnberg, 1790, in 8⁰.

RAMPONT (F.). Fragmens sur l'état de la médecine en Allemagne. (Journal général de médecine, 1806, XXVII, 199, 321 et 408.)

OSTHOFF (Heinr.-Chr.-Aug.). Briefe über Aerzte und ärztliches Wesen auf einer Reise durch einen Theil Deutschlands. Sulzbach, 1810, in 8⁰. (Ch.)

BOURGES (Jh). Esquisse sur quelques époques de l'histoire de la médecine en Allemagne. (Journal général de médecine, 1812, XLIII, 304.)

FOHMANN (Vinc.). Oratio de medicina et naturæ cognitione præsenti tempore in Germania tractata et de eruditis nonnullis ibi viventibus, qui ad has scientiæ humanæ partes colendas his diebus plurimum contulerunt. (Annales Academiæ leodinensis, 1826—1827.) (Ro.)

LEE (Edwin). An Account of some of the most celebrated medical institutions in Germany, communicated in a letter from Munich... (London medical Gazette, 1836, No. 428.)

BERTINI (Bern.). Viaggio medico in Germania nella state del 1837. Torino, 1838, in 8⁰. (Ro.)

WUNDERLICH (Carl-August). Wien und Paris. Ein Beitrag zur Geschichte und Beurtheilung der gegenwärtigen Heilkunde in Deutschland und Frankreich... Stuttgart, 1841, in 12.

MARINUS (J.-R.). Souvenirs d'un voyage médical en Allemagne. Paris, 1841, in 8⁰. (Ro.)

HORNBURG. Coup d'œil sur l'état des sciences médicales et sur le personnel de l'enseignement dans les universités allemandes. (Gazette médicale de Strasbourg, 1841, I, 297 et 313.)

ROGER (Henry). Rapport à S. Exc. le ministre de l'instruction publique sur l'organisation de la médecine en Allemagne... (Paris, s. d.,) in 8⁰ de 44 pp. (Moniteur universel, janvier 1842.)

Die deutsche Medicin im XIX. Jahrhundert. Eine Festgabe dargebracht dem Herrn Ph.-Fr. von Walther vom ärztlichen Vereine zu München. München, 1843, in 4⁰ de 80 pp. (Ro.)

MÜNCHMEYER (E.-H.-W.). Kritische Blicke auf das Medicinalwesen Deutschlands im Allgemeinen. Lüneburg, 1846, in 8° de 91 pp. (Ro.)

Michéa et Otterbourg. Médecine et médecins de l'Allemagne contemporaine. (Union médicale, 1848, II, 551 et 555.)

Latour (Amédée). L'Allemagne médicale contemporaine. (Union médicale, 1852, VI, 329 et 341.)

Stoeber (V.). Une Excursion médicale en Allemagne. Le Congrès des naturalistes et médecins allemands en 1854. Gœttingue. Berlin. Dresde. Leipzig. Lettres adressées à M. le professeur Tourdes... (20 septembre — 3 octobre 1854.) Strasbourg, 1854, in 8° de 58 pp.

Tourdes (C.). Excursion médicale en Allemagne. Munich. Nuremberg. Erlangen. Wurtzbourg. Lettres adressées à M. le professeur Stoeber... Strasbourg, 1855, in 8° de 38 pp.

Stoeber (V.) Nouvelle Excursion médicale en Allemagne. Prague. Vienne. Réunion des naturalistes et médecins allemands en 1856. Trieste. Venise. Munich. Lettres adressées à M. le professeur Tourdes... Strasbourg, 1857, in 8° de 44 pp.

Anhalt.

Frankel (H.). Zur Geschichte der Medizin in den Anhalt'schen Herzogthümern. Dessau, 1858, in 8°.

Bavière.

Aschenbrenner (Geo.). Was der Medicinaleinrichtung Baierns Noth thut, um den Anforderungen eines wohlgeordneten Medicinalwesens zu entsprechen. Ein Beitrag zur Medicinalgeschichte Baierns. Passau und Regensburg, 1830, in 8°. (Ch.)

Reuss. Analekten zur ältern Geschichte der Arzneikunde und Naturwissenschaften in Baiern. (Medic. Correspondenzblatt baierischer Aerzte, 1840 et 1841.) (Ro.)

Dollinger. Das Medicinalwesen in Bayern. Erlangen, 1846, 2 vol. in 8°. (E.)

Lammert (G.). Volksmedizin und medizinischer Aberglaube in Bayern und den angrenzenden Bezirken, begründet auf die Geschichte der Medicin und Cultur... Mit historischer Einleitung und einer lithographirten Tafel. Würzburg, 1869, in 8°.

Bohème.

Hasner (von). Die älteste Medicin in Böhmen. Eine literarhistorische Ferienstudie. (Prag. Viertelj. 1866, II.) (C. J.)

Brandebourg.

Möhsen (J.-C.-W.). Geschichte der Wissenschaften in der Mark Brandenburg, besonders der Arzneiwissenschaft, von den ältesten Zeiten an bis zu Ende des XVI. Jahrhunderts... Berlin und Leipzig, 1781, in 4°. Avec 3 planches.

— Beiträge zur Geschichte der Wissenschaften in der Mark Brandenburg von den ältesten Zeiten an bis zu Ende des sechszehnten Jahrhunderts... Berlin und Leipzig, 1783, in 4°. Avec 1 planche.

Brunswick.

Matthæi. Entwurf einer Geschichte der Arzneikunst in der Braunschweig. Landen. (Hannöv. Magazin, 1768, 881.) (Ro.)

Cologne.

Decreta et statuta Senatus coloniensis medicos, pharmacopœos, etc. concernentia. Coloniæ, 1627, in fol. (B. B.)

Ernewerte Ordnung uñ Gesetz des heyligen Reichs Freyer Statt Cölln die Medicos, Apotecker, Wundt Arzten und andere angehörige betreffende, sampt dem Werth und Tax der Artzneyen, so in den Apotecken erfindtlich. Cölln, gedruckt bey J. Mertzenich, 1628, in 4° de 14 ff. non chiffrés.

Francfort-sur-le-Mein.

STRICKER (Wilhelm). Die Geschichte der Heilkunde und der verwandten Wissenschaften in der Stadt Frankfurt am Main... Frankfurt am Main, 1847, in 8°.

Franconie.

DELIUS (Henr.-Frid. de). Oratio de meritis Francorum in rem medicam et physicam. Erlangæ, 1754, in 4°. (Ch.)

RUCKERT (Mich.). Analekten zur Geschichte des fränkischen Medicinalwesens. Würzburg, 1840, in 8°. (Ch.)

Goettingue.

METZGER (Jo.-Dan.). Oratio in memoriam semisæcularem Gottingensium de meritis Georgiæ Augustæ in rem litterariam præcipue medicam. Regiomonti, 1787, in 4°. (Ch.)

Hambourg.

JULIUS (Nicolas-Heinr.). Beiträge zur ältesten Geschichte der Hamburgischen Medicinal-Verfassung, nebst ungedruck- Urkunden des XV. und XVI. Jahrhunderts. Hamburg, 1826, in 8° de 40 pp. (Ro.)

GERNET. Mittheilungen aus der älteren Medicinal-Geschichte Hamburg's. Kulturhistorische Skizze auf urkundlichem und geschichtlichem Grunde... Hamburg, 1869, in 8°.
Avec portrait de P. Marquard Slogel.

Hanovre.

KNOPF. Des Königreichs Hannover Gesetze, Verordnungen und Ausschreiben über das Medicinal- und Apotheker-Wesen. Hameln, 1840, in 8°. (E.)

FORCKE (Friedr.-Aug.). Ueber das Medicinalwesen, zunächst im Königreich Hannover. Hannover, 1846, in 8° de 55 pp. (Ro.)

Hannoversche Gesetzgebung über das Medicinalwesen. Zusammengestellt im Auftrage des Königl. Ministeriums des Innern. Hannover, 1853, in 8°. (E.)

Hesse.

RITGEN (Ferd.-Aug.-Max.-Frz. von). Das Medicinalwesen des Grossherzogth. Hessen in seinen gesetzl. Bestimmgn. dargestellt. Darmstadt, 1840—1842, 2 vol. in 8°. (E.)

Kitzingen.

SIBER (Jo.-Mich.). Grundzüge einer Geschichte des älteren Medicinalwesens der Stadt Kitzingen. Würzburg, 1838, in 8°. (Ch.)

Madgebourg.

TRÜSTEDT (F.-L.). Die Begründung und Entwickelung der medicinisch-chirurgischen Lehranstalt zu Magdeburg. Ein Programm. Magdeburg, 1828, in 4°. (Ch.)

Mecklenbourg.

MASIUS (Georg-Heinrich). Mecklenburg-Schwerinische Medicinalgesetze. Gesammelt, mit einem Annalregister und Repertorio versehen... Rostock, 1811, in 4° de 92 pp.

— Bruchstücke einer Geschichte der Medicinalgesetzgebung im Herzogthume Mecklenburg-Schwerin. Rostock, 1812, in 4°. (Ch.)

TOTT. Geschichte und Einrichtung des Medicinalwesens im Grossherzogthum Mecklenburg-Schwerin. (Wildberg, Jahrbuch, 1835, I.) (Ro.)

SPENGLER (L.). Beiträge zur Geschichte der Medicin in Mecklenburg... Wiesbaden, 1851, in 8° de 58 pp.

Nassau.

RICKER. De l'Organisation de la médecine dans le duché de Nassau. (Union médicale, 1855, X, 221.)

Traduction, par Strohl, d'un article du „Deutsche Klinik", 1855, Nos. 13—14.

Nuremberg.

KIEFHABER (Joh.-Karl-Siegmund). Kurze Uebersicht aller Veränderungen, welche sich seit 50 Jahren bei den Nürnbergischen Medicinalanstalten ereignet. Nürnberg, 1796, in 8⁰. (Ch.)

Ratisbonne.

KOHLHAAS (J.-Jac.). Nachrichten von den Medicinalanstalten in Regensburg. Nürnberg, 1787, in 8⁰. (Ro.)

Rostock.

NOLDE (A.-F.). Bemerkungen aus dem Gebiete der Heilkunde und Anthropologie in Rostock gesammelt. Erfurt, 1807, 2 vol. in 8⁰. (Ch.)

Autre éd. 1812. Halle.

Saxe.

Beiträge zur Geschichte des Medicinalwesens in Chursachsen vom Anfange des vorigen Jahrhunderts an bis auf gegenwärtige Zeiten. Neustadt a. d. Orla, 1804, in 8⁰. (Ch.)

SEIDENSCHNUR (C.-Otto). Repertorien der Sächs. Medicinalgesetze. Nach den Quellen ausgearb. Dresden und Leipzig, 1845, in 16. (E.)

Souabe.

WETZLER (Joh.-Evangelist). Ueber das Medizinalwesen in den vormaligen Kgl. Baierschen Provinzen in Schwaben; oder Rechenschaft über meine Geschäftsführungen als Medizinalrath etc. Nebst Darstellung der Medizinalverfassung. Augsburg, 1809, in 8⁰. (E.)

Wurtemberg.

POMMER (von). Medicinische Culturgeschichte Würtembergs in den letzten 50 Jahren. (Mittheilungen des Würtemb. ärztlichen Vereins, 1833, I.) (Ro.)

CHRISTLIEB (W.-Chr.). Die Würtembergische Medicinalverfassung. Eine system. Zusammenstellung der gegenwärtig geltenden Medicinalgesetze, Verordnungen, Rescripte und Normalien... Ulm, 1834, in 8⁰. (E.)

RIECKE (V.-A.). Das Medicinalwesen des Königreichs Würtemberg unter systematischer Zusammenstellung der dasselbe betreffenden Gesetze, Verordnungen, Verfügungen, Normalerlasse etc. dargestellt. Stuttgart, 1856, in 8⁰. (E.)

Wurtzbourg.

SCHAROLD (Jo.-Bapt.). Geschichte des gesammten Medicinalwesens im ehemalichen Fürstenthum Würtzburg. 1. Abtheil. das Mittelalter und 16. Jahrhundert darstellend. Würzburg 1824, in 8⁰. (Ch.)

Autre éd. 1825.

Amérique.

RUSH (Benjamin). An Inquiry into the natural history of medicine among the Indians of North America, and a comparative view of their diseases and remedies with those of civilized nations. Read before the American philosophical Society, held at Philadelphia, on the fourth of february 1774. (p. 101 de Medical Inquiries, 1809.)

BARTLETT (Josiah). A Dissertation on the progress of medical science in Massachusetts. Read at the annual meeting of the Massachusets medical Society, june 6th, 1810... Boston, 1810, in 8⁰ de 48 pp. (S. D.)

GUMPRECHT (Ign.). Uebersicht der Fortschritte und Erweiterungen der

Arznei- und Wundarzneikunde in den vereinigten Staaten Nordamerikas während der letzten 30 Jahre. (Harless, Rhein. Jahrb. für med. und chir. 1822, VI.) (Ro.)

JULIUS (Nicolas-Heinrich). Zur Heilkunde der Nordamerikanischen Wilden. (Gerson und Julius, Magazin der ausl. Heilkunde, 1823, VI, 144.) (C.)

— Zustand der Heilkunde im spanischen-America. (Gerson und Julius, Magazin der ausl. Heilkunde, 1827, XIV, 477.) (C.)

MANLY. A succinct History of medicine in the State of New-York. (Anniversary address delivered before the New-York State medical Society, 1827.)

Réimprimé dans „Transactions of the Medical Society of the State of New-York", 1859, 380.

THACHER (James). A succinct History of medical science in the United States from the first settlement of the country. (En tête de American medical Biography. Boston, 1828.)

DUNGLISON (Robley). On the present State of medicine in the United States... (British and foreign medico-chirurgical Review, 1836, II, 583; 1837, III, 273.)

WETTE (Lud. de). Reise in den vereinigten Staaten und Canada im J. 1837. Leipzig, 1838, in 8⁰. (E.)

WATSON (W.). Origine et progrès des sciences médicales aux État-Unis. (Gazette médicale de Paris, 1840, VIII, 609 et 625.)

Traduction d'un article de „New-York Quarterly Journal", july, 1839.

BECK (John-B.). An historical Sketch of the State of American medicine before the revolution; being the annual address delivered before the State of New-York, february 1st, 1842. Albany, 1842, in 8⁰ de 36 pp.

2nd ed. 1850. (S. D.)

Réimprimé dans „Transactions of the Medical Society of the State of New-York", 1850, 41.

BÖLCKER. Ueber den Zustand der Medicin in Nord-Amerika. (Rohatzsch, allgem. Zeitung für Chirurgie, 1843, No. 45.) (Ro.)

LINAS (A.). De la Médecine et des médecins chez les Iroquois et les Peaux-rouges, d'après une relation de voyage de M. l'abbé Domenech... Paris, 1862, in 8⁰ de 16 pp. (Gazette hebdomadaire de médecine.)

Arabes.

REISKE (Jo.-Jac.). Dissertatio inauguralis exhibens miscellaneas aliquot observationes medicas ex Arabum monumentis... Lugduni Batavorum, 1746, in 4⁰ de 32 pp.

Réimprimé dans Reiske et Fabri. „Opuscula medica ex monimentis Arabum et Ebræorum", ed. Gruner. Halæ, 1776.

NORBERG (Math.). Dissertatio de medicina Arabum et de lepra Arabum. Londini Scanorum, 1791, in 4⁰. (Ch.)

Réimprimé dans Norberg „Opuscula academica", ed. Jo. Normann. 1817—1819, III, 404.

AMOREUX (Pierre-Jos.). Essai historique et littéraire sur la médecine des Arabes... Montpellier, (1815,) in 8⁰.

ARONSTEIN (Simon). Quid Arabibus in arte medica et conservanda et excolenda debeatur, dissertatio inauguralis... (Berolini, 1824,) in 4⁰ de 34 pp.

POINTE (J.-P.) Relation médicale d'un voyage de Lyon à Alger, lue à la Société littéraire de Lyon, dans la séance du 6 août 1835... Lyon, 1836, in 8⁰ de 40 pp. (Revue du Lyonnais, et Gazette médicale de Paris.)

SPRENGER (Aloïsius). Dissertatio medica inauguralis de originibus medicinæ arabicæ sub khalifatu... Lugduni Batavorum, 1840, in 8⁰ de 36 pp.

Præside Joann.-Rud. Thorbecke.

FURNARI (S.). La Médecine arabe au neuvième siècle. (Gazette médicale de Paris, 1846, I, 633.)

A propos de „Relation des voyages dans l'Inde et à la Chine (de Soleyman), traduite de l'Arabe... par M. Reinaud..." Paris, 1845.

JACQUOT (Félix). Le Médecin, la chirurgie et la médecine chez les populations africaines de l'Algérie. (Union médicale, 1849, III, 449, 453, 461, 465, 473, 477, 537, 585 et 597; 1850, IV, 33, 49 et 61.)

LECLERC (L.). De la Médecine arabe et particulièrement de la médecine arabe en Algérie... Montpellier, 1854, in 8⁰ de 78 pp. (Gazette médicale de Montpellier.)

JACQUOT (Félix). Le Médecin, la médecine et l'hygiène selon l'Islamisme. (Gazette médicale de Paris, 1855, X, 385.)

BERTHERAND (E.-L.). Médecine et hygiène des Arabes. Études sur l'exercice de la médecine et de la chirurgie chez les Musulmans de l'Algérie... Précédées de considérations sur l'état général de la médecine chez les principales nations mahométanes... Paris, 1855, in 8⁰.

RICQUE (Camille). La Médecine arabe... Paris, 1864, in 8⁰ de 16 pp.

GALLOIS (N.). Coup d'œil sur la médecine dans l'Arabie centrale. (Union médicale, 1866, XXIX, 308.)

Autriche.

Ueber die medicinisch-physikalischen Lehranstalten von Wien. Wien, O. O., 1796, in 8⁰. (Ch.)

Avec un second titre portant: „Ueber die medicinisch-physikalischen Lehranstalten der ganzen Welt". St. I. 2.

OSIANDER (Joh.-Friedr.). Nachrichten von Wien über Gegenstände der Medicin, Chirurgie und Geburtshülfe. Tübingen, 1817, in 8⁰. (Ch.)

WILDE (W.-R.). Austria, its literary, scientific and medical institutions, with notes upon the present state of science and a guide to the hospitals and sanatory establishements of Vienna. Dublin, 1843, in 12. (Ro.)

HERZIG (W.). Das medicinische Wien. Wegweiser für Aerzte, Naturforscher, vorzugsweise für Fremde. Nach Originalquellen bearbeitet. Wien, 1844, in 12. (Ro.)

STREINZ. Darstellung der Heilanstalten im Herzogthum Oesterreich ob der Enns und im Herzogthum Salzburg. (Medicin. Jahrbuch des Oesterr. Staates, 1844.) (Ro.)

GAUSTER (Mor.). Die Medicinal-Organisation in Oesterreich und ihre Reform. Eine Studie. Wien, 1867, in 8⁰. (E.)

Belgique.

BROQUET. Quelques Réflexions sur l'état de la médecine en Belgique et notamment sur les lois et arrêtés qui en règlent l'enseignement et la pratique. Tournay, 1821, in 8⁰ de 16 pp. (Ro.)

MARC. De l'État actuel de l'enseignement médical en Belgique et des moyens de l'améliorer. Bruxelles, 1821, in 8⁰. (Ro.)

BROECKX (C.). Essai sur l'histoire de la médecine belge, avant le XIXe siècle... Ouvrage couronné et publié par la Société de médecine de Gand. Orné de quatre gravures sur cuivre. Gand, 1837, in 8⁰.

Avec les portraits de Vésale, de Van Helmont, de Rega et de Palfyn.

— Coup d'œil sur les institutions médicales belges, depuis les dernières années du dix-huitième siècle jusqu'à nos jours, suivi de la bibliographie de cette époque... Bruxelles, 1841, in 8⁰.

— Un Mot sur la période érudite de la médecine en Belgique... Malines, 1847, in 8⁰ de 18 pp. (Annales de la Société des sciences médicales de Malines.)

MARCQ (Léon). Essai sur l'histoire de la médecine belge contemporaine... Bruxelles, 1866, in 4⁰. (Mémoires de l'Académie de médecine de Belgique.)

Brésil.

(PAPILLAUD [Lucien].) État de la médecine au Brésil. (Gazette médicale de Paris, 1847, II, 215.)

Signé: L. P.

PAPILLAUD (Lucien). Lettre médicale sur le Brésil. (Gazette médicale de Paris, 1848, III, 81, 135, 583 et 623.)

Californie.

GARNIER (P.). Voyage médical en Californie... Paris, 1854, in 8⁰ de 44 pp. (Union médicale.)

Canaries (îles).

BUSTO Y BLANCO (F. del). État de la médecine aux îles Canaries. (Archives de médecine navale, 1867, VII, 311.)

Extrait traduit de „Topografia medica de las islas Canarias". — Voyez ci-après Topographies médicales.

Chine.

BOISSIER DE SAUVAGES (François). Medicinæ sinensis conspectus. Monspelii, 1759, in 4⁰. (Ch.)

Jets over de chineesche geneeskundigen. (Nieuwe vaderl. Bibliothek van Wetenschapen, Kunst enSmaack, 1802, Deel VI, 22.) (Ro.)

LEPAGE (Franç.-Albin). Recherches historiques sur la médecine des Chinois. Thèse, No. 149... Paris, 1813, in 4⁰.

(Histoire de la médecine en Chine.) (Indo-Chinese Gleaner, 1824 ; et Gerson und Julius, Magazin der ausl. Heilkunde, 1827, XIV, 1.) (C.)

BLEEKER (P.). Bijdragen tot de Kennis der Genees- en Artsznijmengkunde onder de Chinezen in het algemeen en di te Batavia in het bijzonder. Batavia, 1844, in 8⁰ de 27 pp. (Ro.)

GUTZLAFF (C.). Nachrichten über die Heilkunst der Chinesen. (Medicin. Unterhaltungsbibliothek, V, 123.) (Ro.)

WILLS. Sur l'État de la médecine en Chine. (Gazette médicale de Paris, 1849, IV, 135.)

Extraits d'un ouvrage sur la Chine publié à New-York, traduits par M. Leroy, d'Étiolles.

JULIEN (Stanislas). Médecine des Chinois. (Gazette médicale de Paris, 1849, IV, 275, 315 et 395.)

Le Dr. Daremberg possède un extrait de ce journal suivi de 36 pp. manuscrites faisant suite à l'imprimé et complétant l'ouvrage.)

BRIAU (René). Enseignement et pratique de la médecine en Chine. (Gazette hebdomadaire de médecine, 1857, IV, 193.)

TATARINOFF. Die chinesische Medicin. (t. 2, p. 421 de Arbeiten der kaiserl. russ. Gesandtschaft zu Peking über China, sein Volk... Aus dem Russischen von Dr. C. Abel und F.-A. Mecklenburg. Berlin, 1858.) (C. J.)

DAUMAS (Casimir). Notice sur la médecine et les médecins en Chine. Grasse, (1858,) in 8⁰ de 46 pp. (Gazette médicale de Paris.)

KERR (John-J.). La Médecine en Chine. (Gazette hebdomadaire de médecine, 1859, VI, 481 et 513.)

Traduction d'un article de „North-American medico-chirurgical Review", mars 1869.

PAUTHIER (G.). Société orientale de France. La Médecine, la chirurgie et les établissements d'assistance publique en Chine... Paris, 1860, in 8⁰ de 14 pp. (Revue de l'Orient.)

DABRY (P.). La Médecine chez les Chinois... ouvrage corrigé et précédé d'une préface par M. J.-Léon Soubeiran... orné de planches anatomiques. Paris, 1863, in 8°.

LARIVIÈRE (A.). Étude sur la médecine chinoise et sur l'assistance publique dans la ville de Tien-Tsin... Bordeaux, 1863, in 8° de 20 pp. (Journal de médecine de Bordeaux.)

GORDON (C.-A.). China, from a medical point of view, in 1860 and 1861. London, 1863, in 8°.

TOYE (L.-M.-Michel). Note sur l'art médico-chirurgical chez les Chinois. Thèse, No. 3. Montpellier, 1864, in 4° de 44 pp.

THOREL (C.)... Notes médicales du voyage d'exploration du Mékong et de Cochinchine (de 1862 à 1868). Thèse. Paris, 1870, in 4°.

La 1re partie comprend une topographie de la vallée du Mékong.

Danemarck.

SCHMIDT (Henr.). Medicina Danica. Hafniæ, 1655, in 8°. (Ro.)

BARTHOLINUS (Thom.)... De medicina Danorum domestica, dissertationes X; cum ejusdem vindiciis et additamentis. Hafniæ, 1666, in 8°.

KALL (Abr.). Fortegnelse over Danske, som save taget doktorgraden i medicinen ved udenlaske universiteten. To Programmer. Kjöbenhav, 1793, in 8°. (Ro.)

BADEN (Gustave-Louis). Lægevidenskabens Forsatning i Oldtiden og middelalderen hos de Nordiske isœer Danske. En historisk Undersøgelse... Kjöbenhavn, 1801, in 8°.

Réimprimé dans „Afhandlinger i Faedrenelandets Cultur-Stats-Kirke- og Litteraerhistorie". Kjöbenhavn, 1820.

BRUUN-NEERGARD (T.-C.). État de l'art de guérir en Danemarck aux temps les plus reculés, ainsi qu'au moyen-âge... (Paris,) 1818, in 8° de 32 pp. (Annales encyclopédiques.)

Traduction abrégée de l'ouvrage précédent.

HERHOLDT (Jo.-Dan.). Archiv for Lægevidenskabens Historie i Danmark ... Kjöbenhavn, 1823, in 8°.

1re Partie.

HERHOLDT et MANSA. Samlinger til den danske Medicinal-Historie... Kjöbenhavn, 1834—1835, in 8°. (Ch.)

Suite de l'ouvrage précédent.

OTTO (C.). On the present State of medicine in Denmark... (British and foreign medico-chirurgical Review, 1836, II, 285; 1837, III, 565.)

BREMER (Fred.). Medicinal-Personalet og Medicinal-Anstalterne i det egentlige Danmark udenfor Kjöbenhavn. Et Bidrag til den danske Statistik, efter det Kongelige Sundheds-Collegiums Opfordring og med dettes Understöttelse udgivet... Kjöbenhavn, 1840, in 8°. (Ch.)

COLD (Daniel-Henrik-Otto). Lœgevœsenet og lœgerne under Christian IV's regierind. (1588—1648.) En Afhandling for doctorgraden i medicinen... Kjöbenhavn, 1858, in 8°.

DUREAU (A.). Note sur l'enseignement et l'exercice de la médecine en Danemarck... Paris, 1870, in 8° de 36 pp. (Opinion médicale.)

Danubiennes (Provinces).

CAILLAT (J.-M.). Voyage médical dans les provinces Danubiennes. Paris, 1854, in 8°. (Union médicale.)

Égypte.

ALPINUS (Prosperus)... De medicina Ægyptiorum libri quatuor... Venetiis, F. de Franciscis Senensis, MDXCI, in 4°.

Autres éd. 1601. Patavii.
1718. Lugduni Batavorum.

ALPINUS (Prosperus). P. Alpini de medicina Ægyptiorum libri quatuor, et Iacobi Bontii ... de medicina Indorum editio ultima. Parisiis, N. Redelichuysen, 1645, in 4°.

— Medicina Ægyptiorum. Accessit huic editioni ejusdem auctoris Liber de balsamo et rhapontico, ut et Jacobi Bontii Medicina Indorum, editio nova. Lugduni Batavorum, 1735, in 4°. Avec planches.

Autre éd. 1745.
Réimprimé dans Friedreich „Collectio operum medicorum antiquiorum". Nordlingæ, 1829.

BOSCH (Henricus de). Oratio de medicina veterum Ægyptiorum ... Amstelædami, 1737, in 4°.

CSERNANSKY (Sam.). Dissertatio inauguralis medica de medicinæ apud Ebræos et Ægyptios conditione ... præside ... M. Alberti ... Halæ Magdeburgicæ, 1742, in 4° de 22 pp.

GERIKE (Peter) ... Commentatio prima de scholis atque institutis medicis in Ægypto et Græcia ante Hippocratis tempora ... Helmestadii, 1748, in 4° de 36 pp.

BOERNER (Frid.). Antiquitates medicinæ ægyptiacas exercitatione academica ... publico examini subjicient præses F. Boerner et respondens P. Fabri ... cum figuris æneis. Vittebergæ, 1756, in 4° de 92 pp.

BRANCO (Friedr.-Wilh.). Notizen über den gegenwärtigen Zustand des Medicinalwesens in Egypten. (Abhandlungen und Beobachtungen der ärztl. Gesellschaft zu Münster, 1829, I, 376.) (C.)

CLOT-BEY et DESTOUCHES. De la Médecine et de la pharmacie en Égypte. (Journal de pharmacie, 1835, XXI, 684.)

CLOT-BEY (A.-B.). Institutions médicales au Caire. (Gazette des hôpitaux, 1838, XII, 3.)

SARGENT. (État de la médecine ancienne et moderne chez les Égyptiens.) (Dublin, Journal of medical sciences, 1841.) (Ro.)

CLOT-BEY (A.-B.). Compte-rendu de l'état de l'enseignement médical et du service de santé civil et militaire de l'Égypte au commencement de mars 1849 ... Marseille, (1850,) in 8° de 90 pp.

2e éd. même année.

UHLEMANN (Max.). Toth oder die Wissenschaften der alten Aegypter nach klassischen und ägyptischen Quellen bearbeitet. Göttingen, 1855, in 8°. (C. J.)

HASSAN EFFENDI MAHMOUD. La Médecine en Orient. L'École de médecine d'Égypte. Paris, 1866, in 8° de 16 pp. (Union médicale.)

Espagne.

SUELTO (Garcia). État de la médecine en Espagne après l'expulsion des Arabes. (Journal universel des sciences médicales, 1816, II, 129.)

Traduit en allemand dans: Gerson und Julius, „Magazin der ausl. Heilk.", 1824, VIII; et en anglais dans: Chapman, „Philad. Journal of med. and phys. sc"., 1824, VII.

JANER (Fel.). (État de la médecine en Espagne.) (Periodica de la Sociedad medico-chirurgica de Cadix, 1820, I.) (Ro.)

RODRIGUEZ (Don Manuel). Notice sur l'histoire des sciences médicales et l'état actuel de la médecine militaire en Espagne. (Journal complémentaire du Dictionnaire des sciences médicales, 1820, VII, 3.)

THÉVENOT. Notice sur l'état actuel de la médecine en Espagne. (Journal universel des sciences médicales, 1828, LI, 208.)

On the present State of medicine in Spain. (British and foreign medico-chirurgical Review, 1836, I, 303.)

Einiges über Spaniens Heilkunde im Jahre 1836. (Medicin. Unterhaltungsbibliothek, I, 121.) (Ro.)

MOREJON (Ant.-Herm.). Historia bibliografica de la medecina española... Madrid, 1842—1852, 7 vol. in 16.

Un second titre porte „Biblioteca escojida de medicina y cirujia..."

ORFILA. Lettres sur l'état de l'instruction publique en Espagne, et notamment des sciences médicales. Paris, 1846, in 8⁰ de 42 pp.

SAUREL (L.). De la Médecine et des médecins en Espagne. (Gazette médicale de Montpellier, 1852—1853, 65 et 161.)

GARNIER (P.). Sur l'Organisation médicale en Espagne. (Union médicale, 1855, X, 581.)

— De l'Enseignement médical en Espagne. (Union médicale, 1860, VIII, 225.)

MEUNIER (Valery). Compte rendu d'une mission médicale au Guadarrama (Espagne). Thèse, No. 24. Paris, 1863, in 4⁰ de 54 pp.

Europe.

THOMPSON (Thomas). A dedicatory Discourse concerning the present state of physick in Europe. (p. I de An historical... Treatise of the gout. London, 1740.)

BONCALTI PAROLINUS (Franciscus). Europæ medicina a sapientibus illustrata et... observationibus adaucta. Brixiæ, 1747, in fol.

SCHAEFFER (Jak.-Chr.-Gtl.). Medicinische Briefe auf einer Reise durch Frankreich, England, Holland und Italien in den Jahren 1787 — 1788. Regensburg, 1794, 2 vol. in 8⁰. (Ro.)

FLAJANI (Alessandro). Saggio filosofico... intorno agli stabilimenti scientifici in Europa appartenenti alla medicina. Roma, 1807, in 8⁰.

MILLAR (Rich.). Disquisitions in the history of medicine. P. 1. exhibiting a view of physic, as observed to flourish in remote periods in Europe and the East. Edinburgh, 1811, in 8⁰. (Ch.)

MEISSNER (Eduard). Bemerkungen aus dem Taschenbuche eines Arztes während einer Reise von Odessa durch einen Theil von Deutschland, Holland, England und Schottland. Halle, 1819, in 8⁰. (Ch.)

OTTO. Reise durch die Schweiz, Italien, Frankreich, Grossbritannien, Niederlande. Hamburg, 1825—1826, 2 vol. in 8⁰. (Ro.)

GRECO (Antonio). Coup d'œil sur les hôpitaux et l'enseignement médical en Italie, à Vienne, à Paris et à Londres. (Gazette médicale de Paris, 1830, I, 49.)

Extrait d'un voyage médical publié à Naples.

HORN (Wilh.). Reise durch Deutschland, Ungarn, Holland, Italien, Frankreich, Grossbritannien und Irland, in Rücksicht auf medicinische und naturwissenschaftliche Institute, Armenpflege etc. Berlin, 1831—1833, 4 vol. in 8⁰. (E.)

LEE (Edwin). Observations on the principal medical institutions and practice of France, Italy and Germany; with notices of the universities and cases from hospital practice... London, 1835, in 8⁰. (B. B.)

2nd. ed. 1842.

MÜHRY (Adalbert-Adolph). Darstellungen und Ansichten zur Vergleichung der Medicin und Chirurgie in Frankreich, England und Deutschland. Nach einer Reise in diesen Ländern im Jahre 1835. Hannover, 1836, in 8⁰. Avec deux plans de Paris et de Londres.

MÜHRY (Adalbert-Adolph). Observations on the comparative state of medicine in France, England and Germany... translated from the german by W.-G. Davis. Philadelphia, 1838, in 8⁰. (B. R.)

ISENSEE (Aemil). Reisen in Schottland, England, Frankreich und Deutschland. Berlin, 1837, in 8⁰. (E.)

Avec un 2e titre portant „Nord-West-Europäische Briefe. Skizzen aus dem Leben, der Natur, Kunst und Wissenschaft".

VARRENTRAPP (Geo.). Tagebuch einer medicinischen Reise nach England, Holland und Belgien. Frankfurt a. M., 1839, in 8⁰.

HEUSINGER (Carl-Friedr.). Uebersicht der Geschichte der Medicin und des gegenwärt. Standes des Medicinal-Unterrichtswesens in den europäischen Staaten. (p. 369 de Grundriss der Encyclopädie und Methodologie der Natur- und Heilkunde. Eisenach, 1839.)

GIBSON (Will.). Rambles in Europe in 1839. Philadelphia, 1841, in 8⁰. (Ro.)

WALBER. Ueber die medicinischen Anstalten von Paris, London, Brüssel, Hamburg, Berlin, Hannover, Göttingen, Jena, Leipzig, Halle, Prag, Wien, Grätz, Triest, nach dem Bericht an das Ministerium des Innern über eine im Jahre 1838 unternommene Reise. (Rohatzsch, allgem. Zeitung für Chirurgie, 1844, IV, No. 22.) (Ro.)

LEE (Edwin). Remarks upon medical organization and reform, foreign and English... London, 1846, in 8⁰. (B. R.)

WUTZER (C.-W.). Reise in den Orient Europa's und einen Theil Westasiens zur Untersuchung des Bodens und seiner Producte, des Klimas, der Salubritäts-Verhältnisse und vorherrschenden Krankheiten. Mit Beiträgen zur Geschichte, Charakteristik und Politik der Bewohner. Elberfeld, 1861, 2 vol. in 12. Avec 1 planche. (E.)

Finlande.

LÖNROT. Abhandlung über die magische Medicin der Finnen. Helsingfors, 1832, in 8⁰. (Ro.)

Voyez encore ci-après col. 538.

France.

Arrest de la Cour et Parlement de Bourdeaus par lequel il est ordonné que d'ors-en-avant quatre medecins liront publiquement en l'Université de ladicte Ville de Bourdeaus que doivent sçavoir ceux qui veulent estre Medecins, Apoticaires et Chirurgiens. Bourdeaus, Millanges, 1573, in 8⁰ de 14 pp.

Arrest de la Cour de Parlement, rendu en l'audiance de la grand'-Chambre, le neufiesme janvier mil six cent quarante-cinq ; Portant qu'aucun ne sera admis aux degrez de la Faculté de Medecine, que premièrement il n'ait été receu Maistre ès arts. (9 janvier 1645.) Paris, 1645, in 4⁰ de 8 pp.

Declaration du Roy, portant suppression de la Chambre Royale des Medecins des Universitez provinciales. (3 mai 1694.) Avec l'Arrest du Conseil d'Estat du 29 juin 1694... Paris, 1684, in 4⁰ de 14 pp.

Declaration du Roy, portant qu'aucune personne ne pourra faire la fonction de medecin, ni pratiquer la medecine dans la ville et fauxbourgs de Paris, encore qu'il ait obtenu des degrez dans les autres Universitez du Royaume, qu'il ne se soit présenté en ladite Faculté de Paris, pour y prendre de nouveaux degrez de Bachelier, Licentié ou de Docteur, après avoir fait les actes necessaires. Donnée à Versailles, le 29 mars 1696. Paris, 1696, in 4⁰ de 4 pp.

Declaration du Roy, portant que nul ne pourra exercer la Medecine, qu'il n'ait esté receu Docteur dans quelqu'une des Universitez, et defenses aux

Docteurs et Professeurs desdites Universitez d'admettre aucuns Ecoliers aux Degrez, qu'ils ne soient Maistres ès-Arts. Donnée à Versailles, le 19 juillet 1696... Paris, 1696, in 4⁰ de 4 pp.

Édit du roi, portant règlement pour l'étude et l'exercice de la médecine. Donné à Marly, au mois de mars 1707 ... Paris, (s. d.,) in 4⁰ de 12 pp.

Autres éd. 1707. Montpellier, in 4⁰ de 14 pp. 1728. Paris, in 4⁰ de 14 pp.

Declaration du Roy, qui enjoint aux Medecins d'avertir les malades de se confesser. Donnée à Versailles, le 8 mars 1712. Paris, 1712, in 4⁰ de 4 pp.

Table chronologique de tous les édits, declarations, lettres patentes et arrests du Conseil concernant les Medecins, Chirurgiens, Accoucheurs, Apoticaires, Herbiers, Sages-Femmes, Recommanderesses, Nourrices, Barbiers, Perruquiers, Baigneurs & Etuvistes du Royaume. (A la suite de Statuts et reglemens pour les Chirurgiens des provinces. Paris, 1735.)

Declaration du Roy, concernant les Etudians en médecine qui prennent des grades en l'Université d'Avignon. Donnée à Versailles, le 3 février 1755. Registrée au Parlement d'Aix. Paris, 1755, in 4⁰ de 4 pp.

Chomel (Jean-Baptiste-Louis). Essai historique sur la médecine en France. Paris, 1762, in 12.

Comprenant une liste des Recteurs de la Faculté de médecine de Paris de 1130 à 1761.

Verdier. [illegible]r la jurisprudence de la médecine en France, ou Abrégé historique et juridique des établissemens, règlemens, police, devoirs, fonctions, récompenses, honneurs, droits et privilèges des trois corps de médecine; avec les devoirs, fonctions et autorité des juges à leur égard ... Alençon et Paris, 1763, in 12.

Verdier. La Jurisprudence de la médecine en France, ou Traité historique et juridique des établissemens, règlemens, police, devoirs, fonctions, honneurs, droits et privilèges des trois corps de médecine; avec les devoirs, fonctions et autorité des juges à leur égard... Alençon et Paris, 1763, 2 vol. in 12.

Arnaud (Georges). Remarques historiques sur l'état de la médecine et de la chirurgie en France et en Angleterre. (Avec Mémoires de chirurgie. Londres, 1768.)

Goulin (Jean). Lettres à un médecin de province, pour servir à l'histoire de la médecine en France. Copenhague; et Paris, 1769, in 8⁰.

Malgré la réclame qui se trouve à la fin de la page 96, il n'a paru que 6 lettres. — La Bibliothèque nationale possède un exemplaire avec épreuve de la 7e lettre, tirée seulement à trois exemplaires, et certifiée par l'auteur.

Walther. Historische Umrisse von Frankreichs naturwissenschaftlicher Kultur in näherer Beziehung auf Medicin und Chirurgie. (Schelling und Marcus, Jahrb. der Med., 1805, I, 142.) (Ro.)

Renard (Joh.-Claud.). Sammlung der Gesetze und Verordnungen Frankreichs, in Bezug auf Aerzte, Wundärzte und Apotheker, wie auch auf das öffentl. Gesundheitswohl überhaupt, mit beigefügten franz. Texte. Mainz, 1812, in 8⁰. (E.)

Moreau, de la Sarthe (L.-J.). Fragmens pour servir à l'histoire des progrès de la médecine en France... Paris, 1815, in 8⁰.

Titre imprimé pour la réunion de plusieurs fascicules ayant paru dans des périodiques.

Haindorf (Alexander). Beyträge zur Culturgeschichte der Medicin und Chirurgie Frankreichs und vorzüglich seiner Hauptstadt, mit einer Uebersicht ihrer sämmtlichen Hospitäler und Armenanstalten ... Göttingen, 1815, in 8⁰.

Léveillé. Mémoire sur l'état actuel de l'enseignement de la médecine et de la chirurgie en France, et sur les modifications dont il est susceptible... Paris, 1816, in 4⁰.

Granville (August-Bozzi). Correspondence on the present state of medical science in France. (London, Medical repository, 1817, VII, 155 et 244; VIII, 164, 246 et 346.) (C.)

Regnault (Jean-Baptiste-Étienne-Benoit). Considérations sur l'état de la médecine en France, depuis la révolution jusqu'à nos jours... Paris, 1819, in 8⁰ de 32 pp. (Journal universel des sciences médicales.)

Casper (Joh.-Ludw.). Charakteristik der französischen Medicin mit vergleichenden Hinblicken auf die englische. Leipzig, 1822, in 8⁰. Avec planche. (Ch.)

Eymard (S.). Coup d'œil critique sur la médecine française au XIXe siècle, et sur la nouvelle organisation qu'on projette... Paris, 1829, in 8⁰.

Saint-Georges-Ransol. Quelques Réflexions sur l'état actuel de la médecine en France. (Revue médicale française et étrangère, 1835, I, 161.)

Guide des jurys médicaux. Lois, arrêtés du gouvernement, ordonnances royales, arrêtés et circulaires ministériels relatifs aux médecins, officiers de santé, pharmaciens, sages-femmes, herboristes et droguistes, Paris, 1836, in 18.

Schreuder (H.-A.). Proeve over den Staat der geneeskundige Wetenschapen in Frankryk. Rotterdam, 1839, in 8⁰. Avec planche. (Ro.)

De l'État actuel de la médecine en France, dissertation épistolaire d'un Allemand, adressée à un de ses compatriotes; contenant l'histoire de la découverte des lois de la vitalité, la démonstration de l'absence complète de leur théorie dans les ouvrages adopt[és] par la Faculté de médecine de Par[is] pour l'enseignement public, et des ré[sultats] funestes de cette omission su[r] toutes les doctrines de cette Faculté.. Paris, 1841, in 12.

Lauer. Mittheilungen über di[e] Medicinalverhältnisse und einige dami[t] zusammenhängende Gegenstände i[n] Frankreich. (Rust, Magazin, 1842 LIX.) (Ro.)

Combes (Hippolyte). De la Médecine en France et en Italie. Administration. Doctrines, pratique... Paris 1842, in 8⁰.

Delasiauve. De l'Organisation médicale en France sous le triple rappor[t] de la pratique, des établissements d[e] bienfaisance et de l'enseignement. Paris 1843, in 12. (Gazette médicale d[e] Paris.)

Stoltz. Édit de 1707 sur l'étude e[t] l'exercice de la médecine en France. (Gazette médicale de Strasbourg, 1845, V, 377.)

Kratzmann (Emil). Die neuer[e] Medicin in Frankreich, nach Theori[e] und Praxis. Mit vergleichenden Blicken auf Deutschland... Erste Abtheilung. Leipzig, 1846, in 8⁰.

Amette (Amédée). Guide général de l'étudiant en médecine, contenant les ordonnances royales, statuts et arrêtés universitaires relatifs aux études de la médecine... Paris, 1847, in 18.

— Code médical ou Recueil des lois, décrets et règlements sur l'étude, l'enseignement et l'exercice de la médecine civile et militaire en France... Paris, 1853, in 12.

2e éd. 1855.

3e éd. 1857.

Roubaud (Félix). Histoire de la médecine en France, pendant la première moitié du XIXe siècle... Paris 1851, in 8⁰.

Piétra Santa (Prosper de). De l'Enseignement médical en Toscane et en France... Paris, 1852, in 8⁰ de 40 pp.

2e éd. suivie des appréciations et articles critiques du Dr. A. Dechambre... 1853.

Latour (Amédée). „De l'Enseignement médical en Toscane et en France par le Dr. Prosper de Piétra Santa..." Paris, (1852,) in 8⁰ de 8 pp. (Union médicale.)

Tessier (J.-P.). De l'Enseignement de la médecine en France... Paris, 1854, in 8⁰ de 62 pp.

Michéa. Coup d'œil historique et critique sur la médecine et la chirurgie françaises au XIXe siècle. (Union médicale, 1856, X, 317, 329, 341, 353, 377, 397, 409, 433 et 445; 1857, XI, 21, 33, 73, 125, 149, 225 et 261.)

Labrune (Ch.). Les Malades et les médecins. Études sur l'enseignement et l'exercice de la médecine en France au XIXe siècle... Paris, 1859, in 8⁰ de 74 pp.

Chéreau (A.). Les Renoueurs et rhabilleurs à la cour de France. (Union médicale, 1863, XVII, 385.)

Béclard et Axenfeld. Recueil de rapports sur les progrès des lettres et des sciences en France. Rapport sur les progrès de la médecine... Paris, 1867, gr. in 8⁰.

Angers.

Ménière (P.). Documents relatifs à l'exercice de la médecine dans la ville d'Angers, depuis le milieu du XVe jusqu'à la fin du XVIIIe siècle. (Gazette médicale de Paris, 1861; et 4e partie de Glanes médicales.)

Aude.

Barbieux. Correspondance sur l'état de la médecine dans le département de l'Aude. Première lettre. Carcassonne, 1823, in 4⁰ de 24 pp.

Lettre datée du 19 juillet 1823, et adressée à M. John Cowart, à Philadelphie. — C'est tout ce qui a paru.

Bordeaux.

Caillau (J.-Marie). Plan d'un ouvrage ayant pour titre: „Mémoires pour servir à l'histoire de la médecine et de la chirurgie à Bordeaux, depuis le quatrième siècle jusqu'en 1800". Bordeaux, 1804, in 8⁰. (Ro.)

Laon.

Duchange. Une Esquisse de mœurs anciennes. Médecins et chirurgiens. (Laon 1716 — 1723.) Laon, 1859, in 8⁰ de 8 pp. (Bulletin de la Société académique de Laon.)

Lorraine.

Bégin (Ém.). Lettres sur l'histoire médicale du nord-est de la France. Lorraine et Barrois. — Province des trois Évêchés. — Franche-Comté. — Ardennes. — Haute et Basse Alsace. — Duché de Luxembourg. — Palatinat... Metz, 1840, in 8⁰. Avec planches.

Simonin père (J.-B.). Esquisse de l'histoire de la médecine et de la chirurgie en Lorraine depuis les temps anciens jusqu'à la réunion de cette province à la France... Nancy, 1858, in 8⁰. (Bulletins de la Société d'archéologie lorraine.)

Lyon.

Imbert (F.). Essai sur l'histoire de la médecine et des médecins de Lyon depuis la fondation de cette ville jusqu'au seizième siècle. Thèse, No. 199. Paris, 1819, in 4⁰ de 40 pp.

Pointe. Lettre historique sur l'enseignement des sciences médicales à Lyon; et projet d'établissement d'une Faculté dans la même ville... Paris,

1831, in 8° de 8 pp. (Gazette médicale de Paris.)

Pétrequin (J.-E.). Aperçu historique sur l'enseignement médical à Lyon depuis la restauration des lettres par Charlemagne... Paris, 1864, in 8° de 62 pp.

La couverture imprimée sert de titre.

Marseille.

Feraud (E.). Coup d'œil sur l'état actuel de la pratique de la médecine à Marseille... Marseille, (1829,) in 8°.

Metz.

Arrêt de la Cour de Parlement portant réglement pour les médecins, chirurgiens, apoticaires, droguistes et matrones de la ville de Metz et du ressort de la Cour. Metz, 1757, in 4°.

Lévy (Michel). Voyage médical à Metz et à Strasbourg. (Gazette médicale de Paris, 1841, IX, 81.)

Montpellier.

Prunelle (C.-F.-V.-G.). Fragmens pour servir à l'histoire des progrès de la médecine dans l'Université de Montpellier... Montpellier, an 9, in 4° de 52 pp. Avec un tableau.

Normandie.

Duval (J.-R.). Notice historico-médicale sur les Normands... Paris, 1834, in 8° de 20 pp.

Paris.

Otterburg (S.-J.). Das medicinische Paris, ein Beitrag zur Geschichte der Medicin und ein Wegweiser für deutsche Aerzte. Carlsruhe, 1841, in 12. Avec portrait d'Orfila et fac-simile. (Ch.)

Rouen.

Leudet (E.). Étude historique de la médecine et des médecins de Rouen aux XVIIe et XVIIIe siècles. Discours prononcé à la séance de rentrée des cours d'enseignement supérieur de la ville de Rouen... Rouen, 1858, in 8° de 24 pp.

La couverture imprimée sert de titre.

Strasbourg.

Bibliographie médico-pharmaceutique rétrospective ou Fragments pour servir à l'histoire de la médecine et de la pharmacie à Strasbourg depuis le XVIe siècle. (Gazette médicale de Strasbourg, 1862, XXII, 97.)

Signé : F. K.

Toulouse.

Saint-Arroman (A.). Histoire de l'enseignement médical à Toulouse, depuis sa fondation jusqu'à nos jours. Revue analytique des cours et des professeurs actuels... Toulouse, 1838, in 8° de 16 pp.

Grande Bretagne.

Spinke (Jo.). London medical informer, containing a brief inquiry into the ancient state of the practice of physick and surgery in the world, the present state of these professions in London, etc. London, 1710, in 8°. (Ch.)

Arnaud (Georges). Remarques historiques sur l'état de la médecine et de la chirurgie en France et en Angleterre. (avec Mémoires de chirurgie. Londres, 1768.)

Tomlinson (T.). Medical Miscellanies; or, a collection of cases, tracts and commentaries exhibiting a view of the present state of medical and chirurgical practice and literature in England. London, 1769, in 8°. (W.)

2nd edit. 1774.

Fischer (C.-E.). Medicinische und chirurgische Bemerkungen über London und die englische Heilkunde überhaupt. Göttingen, 1796, in 8°. (Ro.)

VALENTIN. Fragment d'un voyage médical en Angleterre, fait au printemps de 1803. (Journal général de médecine, an XIII—1805, XXIV, 297.)

LEIGH. New Picture of London, or a view of the political, religious, medical... state of the British metropolis... London, 1818—1819, in 8°. (W.)

WAGNER (Wilh.). Ueber die Medicinal-Anstalten und den jetzigen Zustand der Heilkunde in Grossbritannien und Irland. Mit 11 Abbildungen und 1 Vign. Berlin, 1825, in 8°. (E.)

LEE (Edwin). Coup d'œil sur les hôpitaux de Londres et sur l'état actuel de la médecine et de la chirurgie en Angleterre. Paris, 1836, in 8° de 40 pp.

BORRETT (W.-P.). Report on the medical institutions of Ireland... London, 1836, in 8° de 30 pp. (B. R.)

O'SHEA (M.-K.). Remarks on the tripartite division of medicine and on the evils of the present mode of practice adopted in England and Wales. London, 1845, in 8°. (Ro.)

SEIDENSCHNUR (C.-O.). Skizze des britischen Medicinalwesens, mit besonderer Berücksichtigung seiner durch die Graham'sche Bill beabsichtigten Reform. (Friedrich, Central-Archiv für die gesammte Staatsarzneikunde, 1846.) (Ro.)

TOURDES (G.). Excursion médicale à Londres. (Gazette médicale de Strasbourg, 1847, VII, 351.)

CHILD (G.-Chaplin). Observations on the medical history of the early kings of England. (Medical Times, 1857.)

RICHARDSON (B.-W.). The medical History of England. (Medical Times and Gazette, 1866, II, 564, 644, 673 et 700.)

Grèce.

VALETIUS (Antonius)... Oratio in Scholis medicorum ante licentiatum habita. Qua medicinæ antiquitas ex antiquissimo poetarum Homero obiter et allegorice describitur. Huic accessit Jo. Aurati, poetæ regii, elegia ad observandissimum patrem F. Jacobum Hugonem... Necnon aliquot ad medicos parisienses epigrammata. Parisiis, J. de Bordeaux, 1570, in 8° de 32 pp.

RIVINUS (Aug.-Quirin). Programma de auctoribus medicinæ in Græcia, præcipue de Chirone centauro, a patria Thessalo. Lipsiæ, 1694, in 4°. (Ch.)

SCHMIDBAUER (Chph.-Melch.)... De re medica veterum Græcorum, ad illustranda quædam divini codicis loca disquirit... Altorfii, 1746, in 4° de 40 pp.

GERIKE (Petrus)... Commentatio prima de scholis atque institutis medicis in Ægypto et Græcia ante Hippocratis tempora... Helmestadii, 1748, in 4° de 36 pp.

BONDT (N.). De lotgevallen der Grieckscho geneeskunde tot op het einde van de XV. eeuw. (Nieuw Algemeen Magazijn van Wetenschap, Kunst en Schmaak, 1794, D. II, St. 1, Cl. 43.) (Ro.)

THRAEMER (Carl-Gustav). De artis medicæ in Græcia statu hodierno. Dissertatio inauguralis. Dorpati Livonorum, 1836, in 8°. (C.)

OLYMPIOS (J.). Ueber den Zustand der Medicin in Griechenland, und die daselbst vorkommenden Krankheiten. Vorgetragen in der med. Sect. der Versammlung deutscher Naturforscher und Aerzte, d. 24. Sept. 1840... Erlangen, 1840, in 8°. (E.)

MALGAIGNE. Essai sur l'histoire et l'organisation de la chirurgie et de la médecine grecques avant Hippocrate, lu à l'Académie... de médecine, le 7 avril 1846. (Journal de chirurgie, 1846, IV, 303 et 332.)

WELCKER (F.-G.). Zu den Alterthümern der Heilkunde bei den Griechen. Bonn, 1850, in 8°.

GUARDIA (J.-M.). De ortu medicinæ apud Græcos progressuque per philosophiam. Dissertatio academica quam Facultati litterarum parisiensi disceptandam proponebat... Parisiis, 1855, in 8°.

HOUDART (S.). Histoire de la médecine grecque, depuis Esculape jusqu'à Hippocrate exclusivement... Paris, 1856, in 8°.

Édité par le Dr. Daremberg.

ALBUTT (T.-Clifford). Essay on the medicine of the Greeks. (British and foreign medico-chirurgical Review, 1867, XXXVIII, 170 et 483.)

Médecine Homérique.

OERTELIUS (Jo.-Goth.)... de Homero medico . . . præside Ad. Brentelio... Vitembergæ, 1700, in 4° de 24 pp.

HAYNISCH (Jo.-Chr.). Programma Homerum artis medendi peritum fuisse. Schleiz, 1736, in fol. (Ch.)

DAEHNE (Jo.-Gli.). Epistola... (de medicina Homeri). Lipsiæ, (1746,) in 4° de 12 pp.

WOLF (David-Gottlob). De rebus ex Homero medicis epistola... Vitebergæ, 1791, in 4° de 34 pp.

HELBIG (Car.-Gust.). De vi et usu vocabulorum φρένες, θυμός similiumque apud Homerum. Dresdæ, 1840, in 8°. (Ch.)

DAREMBERG (Charles). La Médecine dans Homère, ou Études d'archéologie sur les médecins, l'anatomie, la physiologie, la chirurgie et la médecine dans les poëmes homériques. Paris, 1865, in 8°. Avec une planche.

Havane.

HAVA (J.-G.). Consideraciones dirijidas a la Sociedad de emulacion medica de Paris sobre la medicina en la Habana... Paris, 1860, in 8° de 76 pp.

1re Partie.

Hollande.

MULDER (J.). Redenvoering over de redenen, waarom de Nederlanders in het algemeen zur weinig tot verbetering en uitbreiding van de Heel- en Vorloskunde hebben toegebragt. Leeuwarden, 1794, in 8°. (Ro.)

THIJSSEN (H.-F.). Geschiedkondige beschouwing der ziekten in de Nederlanden. Amsterdam, 1824, in 8°. (Ch.)

NIEUWENHUIJS (C.-J.). On the present State of medicine and medical education in Holland... (British and foreign medico-chirurgical Review, 1838, VI, 275.)

VAN WOORTMAN (Henr.-Jac.-Berghuis). Dissertatio historico-politico-medica de ratione qua medicina tum veteriori tum recentiori tempore in civitate Groningana est factitata. Groningæ, 1839, in 8°. (Ch.)

GUISLAIN (Jos.). Lettre médicale sur la Hollande... Gand, 1842, in 8°. (N. M.)

Inde.

BONTIUS (Jac.)... de medicina Indorum libri IV. 1. Notæ in Garciam ab Orta. 2. De diæta sanorum. 3. Methodus medendi indica. 4. Observationes e cadaveribus. Lugduni Batavorum, 1642, in 12.

Autres éd. 1645. Parisiis, in 4°.
1646. Parisiis, in 4°.
1658. Amstelodami, in fol.
1718. Lugduni Batavorum, in 4°.

— An Account of the diseases... and medicines of the East Indies; to which are added annotations by a physician. London, 1769, in 8⁰.

Il en existe aussi une traduction hollandaise publiée à Amsterdam en 1694.

FRYER (John). New Account of East India and Persia; being nine years travels begun 1672 and finished 1681. London, 1689, in fol. (W.)

Contenant de curieuses particularités touchant la médecine et l'histoire naturelle de ces pays.

GRUNDLER (J.-E.). Medicus malabaricus, seu brevis relatio de statu artis medicæ inter gentes malabaricas; ex ejusdem manuscripto in compendiolum redacta. (Acta Academiæ naturæ curiosorum, I. appendix, 106.)

FÜRSTENAU (Jo.-Herrm.). Spicilegium de Indorum morbis et medicina (respondente Phil. Paxmann.). Rinteln, 1735, in 4⁰. (Ch.)

Réimprimé dans Haller. „Collectio dissertationum ad morborum historiam et curam facientia", t. VI.

HESSLER (Franc.). Dissertatio de antiquorum Hindorum medicina et scientiis physicis, quæ in sanskritis operibus extant. Wirceburgi, 1830, in 8⁰. (Ch.)

SOUTY (J.-J.-A.). Sur l'État de la médecine et de la chirurgie dans l'Inde. (Gazette médicale de Paris, 1833, I, 29.)

ROYLE (J.-Farbes.) An Essay on the antiquity of Hindoo medicine, including an introductory lecture to the course of materia medica and therapeutics, delivered at King's College... London, 1837, in 8⁰.

— Ein Versuch über das Alterthum der Indischen Medicin... Aus dem Englischen übertragen von Dr. J. Wallach... mit einer Einleitung und mit Zusätzen versehen von Dr. C.-F. Heusinger. Cassel, 1839, in 8⁰.

Autre éd. 1846. Quedlinburg und Leipzig.

LORD (Percival). Notes on the state of medical and surgical science in the countries bordering on the Indus... (Transactions of the Medical and physical Society of Bombay, 1838, I, 276.)

HEUSINGER (Chr.-Fr.). Zur Geschichte der indischen Medicin. (Sächs. medicin. Centralzeitung, 1839, 225 et 241.) (Ro.)

WISE (Thomas-A.). Commentary on the Hindu system of medicine... Calcutta, 1845, in 8⁰.

STENZLER. Zur Geschichte der indischen Medicin. (Henschel, Janus, 1846, I, 441.) (Ro.)

MICHÉA. Recherches sur l'état de la médecine chez les anciens Indous... Paris, 1847, in 8⁰ de 24 pp. (Union médicale.)

WEBB (Allan). The historical Relations of ancient Hindu with Greek medicine in connection with the study of modern medical science in India: being a general introductory lecture delivered june 1850, at the Calcutta medical College... Calcutta, 1850, in 8⁰ de 38 pp.

ARAN. La Médecine chez les Birmans. (Union médicale, 1852, VI, 215 et 219.)

PICTET (Ad.). Etymologische Forschungen über die älteste Arzneikunst bei den Indogermanen. (Zeitschrift für vergleichende Sprachforschung auf dem Gebiete des Deutschen, Griechischen und Lateinischen... 1855, V, 24.)

BRIAU (René). Coup d'œil sur la médecine des anciens Indiens. Mémoire lu à l'Académie... de médecine... Paris, 1858, in 8⁰ de 16 pp. (Gazette hebdomadaire de médecine.)

LIÉTARD (Gustave-Alexandre). Essai sur l'histoire de la médecine chez les Indous. Thèse, No. 439. Strasbourg, 1858, in 4⁰ de 68 pp.

Autre éd. même année, in 8⁰ de 60 pp.

HEYMANN (L.-S.). Aperçu sur la médecine chez quelques peuples des Indes orientales. (Gazette médicale, 1859, VI, 737 et 753.

Extrait d'un travail présenté à la Société physique et médicale de Wurzbourg et publié dans les Transactions de la Société.

FONSSAGRIVES. De l'Exercice et de la pratique de la médecine indigène dans l'Hindoustan. (Union médicale, 1859, I, 144 et 209.)

MIRZA (Hukeem-Mahomet). Note sur la médecine arabe dans l'Inde... (Gazette hebdomadaire de médecine, 1861, VIII, 273.)

Traduction partielle d'un article de „Indian Annals of medical science", novembre 1860.

LIÉTARD (Gust.-Alexandre). Lettres historiques sur la médecine chez les Indous. Paris, 1862, in 8⁰ de 80 pp. (Gazette hebdomadaire de médecine.)

DAREMBERG (Charles). Recherches sur l'état de la médecine durant la période primitive de l'histoire des Indous... Paris, 1867, in 8⁰ de 24 pp. (Union médicale.)

RENZI (Salvatore di). Rivista bibliografica. „Recherches sur l'état de la médecine durant la période primitive de l'histoire des Indous, par le Dr. Ch. Daremberg." (Il filiatre Sebezio, 1867, 232.)

Italie.

SILVESTRE (Pet.). Letter concerning the state of learning in Italy, chiefly as to natural philosophy and physik and several particulars observed by him lately in Italy. (Philosophical Transactions, 1700, 627.) (Ro.)

CORTE (Bartol.). Notizie istoriche intorno a' medici scrittori milanesi, e a' principali ritrovamenti fatti in medicina dagl' Italiani... Milano, 1718, in 4⁰.

BRAMBILLA (Giov.-Alessandro de). Storia delle scoperte fisico-medico-anatomico-chirurgiche fatte dagli uomini illustri italiani. Milano, 1777—1780, 3 vol. in 4⁰. (Ch.)

BRAMBILLA (Giov.-Alessandro de). Geschichte der von den berühmtesten Männern Italiens gemachten Entdeckungen in der Physik, Medizin, Anatomie und Chirurgie. Aus dem Italienischen übersetzt (von W. Helfenstein). Wien, 1789, in 4⁰.

T. I. Avec figures. C'est tout ce qui a paru.

JANSEN (Wilhelm-Xav.). Brieven over Italien voornaamelijk den tegenwoordigen Staat der geneeskunde en naturlijke historie betreffende, aan... E. Sandifort.. Leyden, 1790—1793, 2 vol. in 8⁰.

Avec un second titre portant: „Reize door Italien in den Jaure MDCCLXXXV gedaan... Beschreeven in een reeks van Brieven... 1793".

— Briefe über Italien, vornemlich den gegenwärtigen Zustand der Arzneikunde und Naturgeschichte betreffend. Aus dem Holländischen. Düsseldorf, 1793—1794, in 8⁰. (Ch.)

LODER (Eduard von). Einige Bemerkungen über ärztliche Verfassung und Unterricht in Italien im Jahre 1811. Leipzig, 1812, in 8⁰.

Autre éd. 1817, contenant en plus: „Ehrenrettung Loder's des Jüngern über Rasori's contrastimulus von C.-A. Weinhold."

CHAUMETON (F.-P.). Notice sur l'état de la médecine en Italie. (Journal universel des sciences médicales, 1816, I, 121; 1818, XII, 167 et 345; 1819, XXI, 43.)

MORGAN (Thomas-Charles). On the State of medicine in Italy; with brief notices of some of the universities and hospitals. Appendix to Italy by lady Morgan. (Calburn, 1821,) in 4. (C.)

VALENTIN (Louis). Voyage médical en Italie... Paris, 1822, in 8⁰.

2e éd. augmentée de nouvelles observations faites dans un second voyage en 1824. Paris, 1826.

„Voyage médical en Italie, précédé d'une excursion, etc., par le Dr. Louis Valentin.“ Paris, (1822,) in 8⁰ de 12 pp. (Bibliothèque médicale.)

Compte rendu.

GORDON. De l'État de la médecine en Italie. Observations sur les écoles, les hôpitaux et la pratique de la médecine et de la chirurgie en Italie. (Gazette médicale de Paris, 1830, I, 283 et 315.)

On the present State of medicine in Italy. (British and foreign medico-chirurgical Review, 1837, III, 576.)

PÉTREQUIN (J.-E.). Fragment d'un voyage médical en Italie. (Gazette médicale de Paris, 1837, V, 609, 657, 689, 721 et 751; 1838, VI, 1 et 33.)

— Histoire d'un voyage médico-chirurgical en Italie, ou de l'état actuel de la médecine, de la chirurgie, de l'oculistique et de l'art obstétrical dans les écoles italiennes. Lyon, 1838, in 8⁰.

COEN (Gius.). Della Gloria che in fatto di mediche scienze agl' Italiani compete dissertazione academica. Venezia, 1838, in 8⁰ de 52 pp.

CERVETTO. Di G. da-Monte e della medicina italiana nel secolo XVI. Verona, 1839, in 8⁰. Avec portrait.

GUISLAIN (Jos.). Lettres médicales sur l'Italie, avec quelques renseignements sur la Suisse, résumé d'un voyage fait en 1838. Gand, 1840, in 8⁰. Avec 32 planches. (Ch.)

PIGNACCA (A.). Frammenti per l'istoria della medicina italiana del secolo decimonono. Pavia, 1841, in 8⁰.

Impressions médicales d'un voyage en Italie. (Gazette médicale de Paris, 1844, XII, 601, 633 et 681.)

Signé: Ed. C.

MORELLO (Paolo). Istoria filosofica della medicina in Italia... Firenze, 1845, in 8⁰.

RENZI (Salvatore di). Storia della medicina in Italia... Napoli, 1845—1848, 5 vol. in 8⁰.

MENGOZZI (Giovanni-Ettore). Nuovo Saggio sulla direzione degli studi medico-chirurgici nel centro d'Italia, con alcuni pensieri sopra un nuovo corso di filosofia... Viterbo, (1847,) in 8⁰.

RENZI (Salvatore di). Programma del nuovo corso della storia della medicina in Italia nell' anno scolastico 1862—1863. (S. l.,) 1863, in 8⁰ de 16 pp.

Bologne.

BIANCHI (Jo.-Bapt.). De meritis Bononiensium in medicinam oratio. Genevæ, 1723, in 4⁰. (Ch.)

Naples.

ROCHE (D.). Essays on the medical institutions of Naples. P. 1. London, 1830, in 8⁰ de 80 pp. (C.)

Romains.

HECKER (Jo.-Guil.). Ad historiam medicinæ apud Romanos antiquissimæ spicilegium... Stettinii, 1772, in fol. de 12 pp.

ZACHARIÆ (Car.-Salomo). Rector... memoriam G.-R. Boehmeri... recolit... Boehmeri vitæ præmissa est commentatio De Romanorum superstitione artis medicæ incrementis adversa. Vitebergæ, 1805, in 4⁰ de 82 pp.

ROBBI (Jac.-H.). Ueber den Zustand der Medicin in Rom. (Graefe und Walther, Journal für Chirurgie, 1832, XVIII, 330.) (Ro.)

Médecine à Rome. (Gazette médicale de Paris, 1833, I, 617.)

ISENSÉE (Em.). Das römische Medicinalwesen. (Wildbergs Jahrbücher, VI.) (Ro.)

Toscane.

FILUGELLI. De l'Enseignement médical et les hôpitaux en Toscane... Paris, 1843, in 8° de 16 pp. (Revue médicale.)

PIÉTRA SANTA (Prosper de). De l'Enseignement médical en Toscane et en France... Paris, 1852, in 8° de 40 pp.

2e éd. Suivie des appréciations et articles critiques du Dr. A. Dechambre... 1853.

LATOUR (Amédée). „De l'Enseignement médical en Toscane et en France par le Dr. Prosper de Piétra Santa..." Paris, (1852,) in 8° de 8 pp. (Union médicale.)

GALLIGO (J.). Sopra l'Insegnamento medico-chirurgico in Toscana, e sulla necessità di modificarlo e renderlo uniforme nel regno italico: Riflessioni e proposte... Firenze, 1860, in 16 de 80 pp.

Venise.

ALVISI (G.-G.). Considerazioni documentate sull arte medica e sul personale sanitario di Venezia dal X al XV secolo. (Giornale veneto di scienze mediche, 1858, XI, 463.)

FOUCARD. Lo Statuto dei medici e degli speziali in Venezia, scritto nel anno 1258. Venezia, 1859, in 8° de 27 pp.

Japon.

HEUSINGER (Carol.-Fr.). Specimen artis japonicæ anthropologico-medicum. Marburgi, 1830, in fol. Avec une planche. (Ch.)

GARNIER (P.). La Médecine au Japon. (Union médicale, 1869, VIII, 145.)

Extrait d'un article du Dr. Vedder dans „American Journal of medical sciences", 1869.

Java.

SELBERG. Bemerkungen über den Zustand der Medicin auf der Insel Java. (Ausland, 1839, No. 46—50; Medicin. Unterhaltungsbibliothek, III, 121.) (Ro.)

HEYMANN (S.-L.). État de la médecine à Java. Coutumes et pratiques médicales indigènes. (Archives de médecine navale, 1866, VI, 398.)

Extrait traduit de „Versuch einer pathologisch-therapeutischen Darstellung der Krankheiten in den Tropenländern", Würzburg, 1855, 25—52. — Voyez ci-après Géographie pathologique.

Juifs.

VALLESIUS (Franciscus). De iis quæ physice scripta sunt in libris sacris seu de sacra philosophia. Augustæ Taurinorum, 1587, in 8°.

Autres éd. Lugduni, 1588, 1622, 1626, 1652, 1667. Francof., 1590, 1592, 1595, 1600, 1608. L'édition de 1588 contient en plus Lemnius „de plantis sacris" et Ruæus „de gemmis apocalypseos". — L'édition de 1652 porte Sexta editio.

POMIS (David de). De medico hebræo enarratio apologetica... Annectuntur... nonnulla aurea dicta, ex priscorum Hebræorum monumentis excerpta; nunc primum latinitate donata... Venetiis, I. Variscus, 1588, in 4°.

GROSSIUS (Jo.-Geo.). Compendium medicinæ ex Scriptura sacra depromptum nec non ad eandem recte intelligendam accommodatum. Basileæ, 1620, in 8°. (Ch.)

SANDÆUS (Max.). Dissertatio theologico-medica seu commentationes de medicis, morbis et medicinis evangelicis. Coloniæ, 1637, in 4°. (Ro.)

VECCHIUS (Paul.). Observationum omnigenæ eruditionis in divinam Scripturam universam libri duo, primus continens observationes physiognomonicas, secundus observationes medicas. Neapoli, 1641, in 4°. (Ch.)

BARDUS (Hieronymus). Medicus politico-catholicus seu medicinæ sacræ tum cognoscendæ, tum faciundæ idea... Genevæ, 1644, in 8°.

UBERTE (Marcellinus). Medicina sacra, in qua loca sacræ Scripturæ, quæ philosophiam, aut medicinam redolent, medice et physice illustrantur... Cæsaraugustæ, 1645, in 4°.

MAJOR (Jo.-Dan.). Dissertatio de myrrha, locustis, jejunio Christi, Christo medico, lunaticis, paralyticis et sale; Respondente Jo.-Frid. Mollero. Kilonii, 1668, in 4°.

... Diatriba de ortu et progressu facultatis et formali constitutione artis medicæ per Judæos. Hamburgi, 1670, in 8° de 76 pp.

MAJOR (Jo.-Dan.). Summaria medicinæ biblicæ duobus voluminibus tradendæ tabula. Kilonii, 1672, in fol. (Ch.)

BARTHOLIN (Thomas) ... De sanguine vetito disquisitio medica, cum Cl. Salmasii judicio. Francofurti, 1673, in 8°.

THEOPHILUS (Chr.). De sanguine vetito pro Th. Bartholino disputatio. Hafniæ, 1676, in 8°. (Ch.)

VOGLER (Valentin.-Henr.). De rebus naturalibus ac medicis, quarum in Scripturis sacris fit mentio, commentarius. Accedit ejusdem physiologia historiæ passionis Jesu Christi. Helmstadii, 1682, in 4°. (Ch.)

SCHULTZ (Georg.-Petrus). Dissertatio inauguralis de Christo medico quam... sub præsidio Dn. Conradi Johrenii ... die 20 octobr. 1703, solenni examini submittit... Francofurti ad Viadrum, (1703,) in 4° de 40 pp.

KAISER (J.). Dissertatio de medicina sacra. Trajecti ad Rhenum, 1712, in 4°. (Ro.)

MÜLLER (Jo.-Hen.). De Deo, legislatore medico, ad varia illustranda sacræ Scripturæ dicta. Altorfii, 1717, in 4°. (Ch.)

SEELEN (Jo.-Henr. von). De medicorum meritis in sacram Scripturam diatribe historico-critica. Lubecæ, 1719, in 4°. (Ch.)

MIECKISCH (Gottfr.). Dissertatio inauguralis medica sistens exercitationem circa medicinam in S. Script. fundatam... Sub præsidio H. Ludolff... Erfordiæ, 1726, in 4° de 24 pp.

HARLE (Jonathan). An historical Essay on the state of physic in the Old and New Testament and the apocryphal interval. London, 1729, in 8°. (W.)

DETHARDING (Geo.-Chph.). Dissertatio positiones quasdam medico-biblicas sistens, respondente Chr.-Ant. Brunnemanno. Rostochii, 1735, in 4°. (Ch.)

WINKLER (Jo.-Dieter.). De Luca Evangelista medico, respondente C.-C. Woog. Lipsiæ, 1736, in 4°. (Ch.)

SCULTET (Christ.-Frid.). De medicinæ originibus sacris, præside M.-H. Reinhardo... disputabit... Torgaviæ, 1736, in 8° de 16 pp.

GOETZIUS (Georgius). Variæ celeber. medicorum observationes, quibus multa loca Novi Testamenti docte illustrantur... Fasciculus primus. Altorphii, 1740, in 8°.

CSERNANSKY (Sam.). Dissertatio inauguralis medica de medicinæ apud Ebræos et Ægyptios conditione... præside... M. Alberti... Halæ Magdeburgicæ, 1742, in 4° de 22 pp.

SCHMIDT (Jo.-Jac.). Biblischer Medicus, oder Betrachtung des Menschen nach der Physiologie, Pathologie und Gesundheitslehre. Züllichau, 1743, in 8°. Avec 1 planche.

GINTZBURGER (Benj.-Wolff). Dissertatio inauguralis medica qua medicinam ex Talmudicis illustratam... sub præsidio D. G.-G. Richter... examini submittit... Gottingæ, 1743, in 4⁰ de 26 pp.

Wagner (Sam.-Aug.). De statu medicinæ apud veteres Ebræos exercitationem medicam... ad disceptandum proponet præses F. Boerner... defensore S.-A. Wagnero... Wittebergæ, 1755, in 4⁰ de 84 pp.

Schleunitz (Joach.-Dan.). Philologemata medica, sive ad medicinam et res medicas pertinentia, ex Ebræa et huic adfinibus orientalibus linguis decerpta... præside Ch.-Ben. Michaelis... Halæ, (1758,) in 4⁰ de 56 pp.

Macquet (J.). Verhandeling over de Bybelsche ziekten en eenige gevallen in de Heilige Schrift vorkommende. Leiden, 1761, in 8⁰. (Ro.)

Triller (Dan.-Wilh.). Exercitatio medico-philologica de vespertina morborum curatione divino Christi miraculo peracta. Vitebergæ, 1768, in 4⁰. (Ch.)

Réimprimé dans „Opuscula medica ac medico-philologica" 1766—1772.

Lindinger (Jo.-Simeon)... De Ebræorum veterum arte medica, de dæmone et dæmoniacis. Servestæ, 1774, in 8⁰.

Philomasus. De heilige geneeskunde of verhandeling van eenige voorname ziekten, waavon in de Heilige Schrift melding gemackt ward. Gouda, 1779, in 8⁰. (Ro.)

Eschenbach (Chr.-Ehrenfried)... Scripta medico-biblica. Rostochii, 1779, in 8⁰.

Levin (Meier). Analecta historica ad medicinam Ebræorum... præside C. Sprengelio... Halæ, 1798, in 8⁰ de 64 pp.

Carcassonne (David). Essai historique sur la médecine des Hébreux anciens et modernes. Thèse... Montpellier, 1811, in 4⁰ de 52 pp.

Autres éd. 1815. Montpellier, in 8⁰.
1816. Paris, in 8⁰.

Gutsmuts (Hier.-Chr.). Dissertatio inauguralis de Christo medico. Ienæ, 1812, in 8⁰.

Frensdorf (Maximilian). Ueber die Medizin der alten Hebräer. Eine Inaugural-Abhandlung... Bamberg, 1837, in 8⁰ de 18 pp.

Goldmann (Hermannus). De rebus medicis veteris Testamenti. Dissertatio inauguralis medico-historica... Contra disputatunt S. Cohn... F.-L.-J. Bodstein... Vratislaviæ, 1845, in 8⁰ de 40 pp.

Cohn (Sigism.). De medicina Talmudica. Dissertatio inauguralis medico-historica... Adversariis assumtis H. Goldmann... S. Meyer... Vratislaviæ, 1846, in 8⁰ de 32 pp.

Friedreich (J.-B.). Zur Bibel. — Naturhistor., anthropolog. und medic. Fragmente. Nürnberg, 1848, 2 vol. gr. in 8⁰. (E.)

Wunderbar (R.-J.). Biblisch-talmudische Medicin, oder pragmatische Darstellung der Arzneikunde der alten Israeliten, sowohl in theoret. als pract. Hinsicht. Von Abraham bis zum Abschlusse d. Babylon. Talmuds, d. i. von 2000 v. Chr. bis 500 n. Chr. Mit Einschluss der Staatsarzneikunde u. m. besond. Berücksicht. der Theologie. Nach den Quellen in gedrängtester Kürze bearbeitet. Riga und Leipzig, 1850—1860, 8 parties en 2 vol. in 8⁰.

1. Allgemeine Einleitung, incl. der Geschichte und Literatur der israelit. Heilkunde, materia medica und Pharmacologie der alten Israeliten.
2. Macrobiotik und Diätetik.
3. Pathologie und Chirurgie.
4. Therapie und Sympathie.

Neue Folge 1—2. Staatsarzneikunde
3—4. Gerichtliche Medicin und medicinische Polizei.

Laponie.

Harmens (Gust.). Dissertatio de medicina Lapponum. (Respondente Joh. Fiellström.) Londini Gothor., 1734, in 4⁰. (Ro.)

MONTIN (O.-Lars). Dissertatio historico-medica, de medicina Lapponum Lulensium... Londini Gothorum, 1751, in 4⁰.

Madagascar.

VINSON (Auguste). La Médecine à Madagascar. (Gazette hebdomadaire de médecine, 1866, III, 769.)

Extrait de „Voyage à Madagascar au couronnement de Radama II".

Mexique.

BUEZ. Lettres médicales sur le Mexique. (Gazette hebdomadaire de médecine, 1863, X, 1 et 17.)

COINDET (Léon). Études médicales sur le Mexique. (Gazette hebdomadaire de médecine, 1863, X, 171, 738, 779 et 817; 1864, 2e série I, 33, 129, 161, 237, 265, 371, 450, 515, 579 et 674.)

Moldavie.

BLAUSTEIN. Bemerkungen über den Zustand der Medicin in der Moldau. (Rohatzsch, allgemeine Zeitung für Chirurgie, 1842, No. 49.) (Ro.)

Norvège.

JULIUS (Nicolaus-Heinrich). Zustand der Heilkunde in Norwegen. (Gerson und Julius, Magazin der ausl. Heilkunde, 1826, XII, 1.) (C.)

HOLST (Frederick). On the State of medicine in Norway... (British and foreign medico-chirurgical Review, 1837, IV, 541.)

Rapport original envoyé à la Revue et traduit par le Dr. West, de Dublin.

Océanie.

PROUST (J.-F.-Armand). Voyage en Océanie (1848 à 1852). Thèse, No. 49. Paris, 1858, in 4⁰ de 52 pp.

Orient.

AUBAN. 1re (—2e) Lettre sur l'état de la médecine en Orient. (Journal universel des sciences médicales, 1821, XXII, 252; XXIII, 252.)

La 2e lettre est signée Placi. — Une note au bas de la page porte: communiquée par le Dr. Auban.

— Briefe über den Zustand der Arzneikunde im Orient. (Rust, kritisches Repertorium für die gesammte Heilkunde, 1824, II, 543. (C.)

DESBERGER (A.-J.-A.). (Archeologia medica Alcorani, medicinæ historiæ symbola.) Gothæ et Erfordiæ, 1831, in 8⁰.

En Arabe.

TURCK (Henri-Joseph de). État actuel de la médecine dans le Levant. (Gazette médicale de Paris, 1838, VI, 209 et 225.)

HORNER (G.-R.-B.). (État de la médecine en Palestine.) (American Journal of medical science, 1837.) (Ro.)

CHAMPOUILLON. Voyage médical en Orient... Paris, 1855, in 8⁰ de 40 pp. (Gazette des hôpitaux.)

Perse.

COUTANCEAU. Notice sur la médecine des Persans. (Journal universel des sciences médicales, 1820, XVII, 257.)

Extrait d'une Histoire de la Perse publiée à Londres en 1815 par J. Malcolm.

CLARKE. (État de la médecine chez les Perses.) (London medical and surgical Journal, 1837.) (Ro.)

MARTIN (A.). De la Médecine chez les anciens Perses. (Gazette hebdomadaire de médecine, 1856, III, 891.)

Pologne.

Uebersicht des Zustandes der Medicin in Polen. (Kopp, Jahrbücher der Staatsarzneikunde, 1808, I, 47.) (Ro.)

MALGAIGNE (J.-F.). Coup d'œil sur la médecine et la chirurgie en Pologne, durant la dernière révolution... Paris, 1832, in 8° de 16 pp. (Gazette médicale de Paris.)

GASJOROWSKI (Ludov. de). Brevis rei medicæ in Polonia delineatio ab antiquissimis temporibus usque ad annum 1506. Dissertatio inauguralis medico-litteraria... opponentibus : C. Karuth... J. Lustig... T. Matecki... Vratislawiæ, 1835, in 8° de 66 pp.

BETKOWSKI (Nicod.). Dissertatio sistens in nuce historiam medicinæ in inclytis Poloniæ terris. Viennæ, 1840, in 8°. (Ro.)

Beitrag zu den Verbesserungen des Medicinalwesens in Polen. (Abhandlungen der Warschauer Gesellschaft, I, 74.) (Ro.)

Portugal.

DOMEYER. Nachricht von dem neuesten Zustande der Heilkunst in Portugal. (Journal d. ausl. Literatur, 1802.) (Ro.)

SOARES (José-Maria). Memorias para a historia da medicina Lusitana... Lisboa, 1821, in 4°.

ADAMS (John). Of the State of medicine in Portugal. (Coxe's Philad. med. Museum, III, 155.) (C.)

CARDOSO (A.-P.). (De l'État actuel de la médecine et de la chirurgie en Portugal.) (Journal de sciencias medicas de Lisboa, 1835, I.) (Ro.)

(FRASER [P.-S.].) Sketch of the present state of medicine in Portugal. (British and foreign medico-chirurgical Review, 1838, VI, 284.)

KESSLER. Hospitäler und Versorgungsanstalten in Lissabon, nebst Beiträgen zur Charakteristik des gegenwärtigen Zustandes der Medicin und Chirurgie in Portugal. (Rust, Magazin, 1841, 58.) (Ro.)

Prusse.

HAGEN (Thom.-Phil. von). Nachricht von den Medizinal-Anstalten und medizinischen Collegiis in den Preussischen Staaten. Halle, 1784, in 4°. (E.)

AUGUSTIN (Friedr. - Ludw.). Die Königl. Preuss. Medicinalverfassung, oder vollst. Darstellung aller das Medicinalwesen und die med. Polizei in den Königl. Preuss. Staaten betr. Gesetze, Verordnungen und Einrichtungen. Potsdam und Berlin, 1818—1843, 7 vol. in 8°. (E.)

CASPER (Johann-Ludwig). Blick auf die Fortschritte der Königl. Preuss. Medicinalverfassung bei ihrem hundertjährigen Jubiläum am 27. Sptbr. 1825. Berlin, 1827, in 8° de 38 pp. (Ro.)

Kritischer Ueberblick der Preuss. Civil-Medicinalgesetzgebung. Altenburg, 1829, in 8° de 28 pp. (Ro.)

CASPER (J.-L.). Gegen eines Ungenannten Schrift über die Preuss. Medicinalverfassung. Berlin, 1829, in 8° de 32 pp. (Ro.)

WUTZER (C.-W.). Ueber die Zwecke der medicinisch - chirurgischen Lehranstalten des Preuss. Staates im Allgemeinen und die Leistungen der Anstalt zu Münster insbesondere. Münster, 1830, in 8° de 27 pp. (Ro.)

SCHNITZER (Adolph). Die Preussische Medicinal-Verfassung, eine im Auszuge bearbeitete vollständige Zusammenstellung aller gegenwärtig geltenden Medicinalgesetze, Verordnungen, Rescripte u. s. w. Handbuch zum Gebrauch für Medicinal- und Polizeibeamte, Aerzte, Wundärzte, Geburtshelfer, Apotheker, Thierärzte u. a. m. Berlin, 1832, in 8°. (C.)

HECKER (Justus-Friedrich-Carl). On the present State of medicine in Prussia. (British and foreign medico-chirurgical Review, 1836, I, 289 ; II, 577.)

WASSERFUHR (A.-Ferd.). Gutachtliche Aeusserung über einige Gegenstände der Preuss. Medicinalverfassung. Stettin, 1837, in 8⁰. (Ro.)

RUST (Nep.). Die Medicinalverfassung Preussens, wie sie war und wie sie ist. Berlin, 1838, in 8⁰. (Ro.)

WASSERFUHR (A.-Ferd.). Ansichten über das Preuss. Medicinalwesen. Stettin, 1839, in 8⁰. (Ro.)

RÖNNE et SIMON (H.). Das Medicinal-Wesen des Preuss. Staates. Breslau, 1844, 2 parties in 8⁰. (E.)

HOEFER. Rapport adressé à ... M. le Ministre de l'Instruction publique sur l'organisation de l'enseignement et de la pratique de la médecine en Prusse et dans les états secondaires de la confédération germanique... (Paris, 1844,) in 8⁰ de 56 pp. (Moniteur universel.)

TRÜSTEDT (F.-L.). Historisch-kritische Beiträge zur Beleuchtung der Frage über die Reform der Medicinal-Verfassung in Preussen. Berlin, 1846, in 8⁰ de 98 pp. (Ro.)

HORN (Wilh.). Das preussische Medicinalwesen. Berlin, 1857—1858, in 8⁰. (E.)

2. Aufl. 1863.

Silésie.

HENSCHEL (A.-W.-E.-Th.). Nachträge zur Geschichte der Medicin in Schlesien im XIII. Jahrhundert... (S. l. n. d.,) in 8⁰ de 24 pp.

— Zur Geschichte der Medicin in Schlesien. Erstes Heft. Die vorliterärischen Anfänge... Breslau, 1837, in 8⁰.

— Schlesiens wissenschaftliche Zustände im vierzehnten Jahrhundert. Ein Beitrag insbesondere zur Geschichte der Medicin . . . Breslau, 1850, in 8⁰.

Russie.

RICHTER (Wilhelm-Michael). Geschichte der Medicin in Russland... Moskwa, 1813—1817, 3 vol. in 8⁰.

— Исторія Медицины въ Россіи... (Histoire de la médecine en Russie 1re partie.) Moscou, 1814, in 8⁰.

EMBDEN (Elieser-Salomo von). An historical Sketch of medicine in the Russian empire, from the earliest period to the present time. (Edinburgh medical and surgical Journal, 1816, XII, 379.)

RICHTER (W.-M.). Discours sur le mérite éclatant de Pierre le Grand, relativement à la médecine et à la chirurgie dans son empire. Moscou, 1817, in 4⁰. (Ro.)

KÖRBER (Joh.-Fr. von). Auszug aus den ältern und neuern in Russland erschienenen Manifesten, Ukasen, Publicationen etc., welche das gesammte Medicinalwesen betreffen. In alphab. Ordnung. Mitau, 1818, in 8⁰. (E.)

STRUVE (L.-A.). Nachrichten von den Medicinalanstalten Russlands. (Rust und Casper, krit. Repertorium, 1827.) (Ro.)

FISCHER (C.-E.). Bemerkungen über das Medicinalwesen in St. Petersburg. (Hufeland, Journal, 1836.) (Ro.)

LEFEVRE (George). Sketch of the origin and present state of medicine and of medical institutions in Russia. (British and foreign medico-chirurgical Review, 1836, I, 597; 1837, IV, 263.)

Zustand der Medicin in Russland. (Collectanea medico-chirurgica cæsareæ Academiæ med.-chirurg., 1838, I.) (Ro.)

ERVAST (Pet.). Om Finlands inhemska Läkemedel. Helsingfors, 1840, in 8⁰. (Ro.)

Voyez encore ci-dessus col. 508.

BLOSFED. Das Civil-Medicinalwesen

Russlands. (Henke, Zeitschrift, 1841.) (Ro.)

Heine (Max.). Fragmente aus der Geschichte der Medicin in Russland. St. Petersburg, 1848, in 8°. (E.)

Pirogoff (N.). Rapport médical d'un voyage au Caucase... St. Pétersbourg, 1849, in 4°. (B. R.)

Saint-Domingue.

Arthaud (Charles). Observations sur les loix concernant la médecine et la chirurgie dans la colonie de St. Domingue, avec des vues de règlement adressées au comité de salubrité de l'assemblée nationale et à l'assemblée coloniale. Cap François, 1791, in 8°. (C.)

Scandinavie.

Gislesen (J.). Tentamen historicum de medicina veterum septentrionalium. Hauniæ, 1779 - 1782, in 4°. (Ch.)

Müller (Pet.-Erasm.). Ueber die Geschichte der Arzneikunde in der Vorzeit des Nordens. (Herholdt, Archiv for Lägewidenskabenshistorie i Danemark, 1823, I.) (Ro.)

Förhandlingar vid det af Skandinaviska Naturforskare och Läkare Hällna möte i Götheborg, ar 1839. Götheborg, 1840, in 8°. (B. R.)

Suède.

Zethermann (C.-N.). Ueber das Medicinalwesen in Schweden. (Hufeland, Journal, 1820.) (Ro.)

Richter (H.). Ueber das Civil- und Militärmedicinalwesen in Schweden und Dänemark. (Friedreich, Central-Archiv für die gesammte Staatsarzneikunde, 1845. (Ro.)

Suisse.

Giesser (Jo.-Bapt.). De Helvetorum in medicina meritis ab inventa typographia ad finem sæculi XVIII. Landishuti, 1816, in 8°. (Ch.)

Kottmann (Karl). Geschichte des Medicinalwesens im Kanton Solothurn aus den letzten 6 Jahrhunderten. In einer Eröffnungsrede bei der Hauptversammlung der ärztlichen Gesellschaft zu Solothurn vorgetragen. Solothurn, 1829, in 8° de 46 pp. (E.)

Meyer-Ahrens. Geschichte des schweizerischen Medicinalwesens... Erste Abtheilung. Geschichte des zürcherischen Medicinalwesens. Zweite Abtheilung. Von den letzten Decennien des achtzehnten Jahrhunderts bis zur Gründung der zürcherischen Hochschule. Basel, 1840, in 8°.

Meyer-Ahrens. Die Geschichte des medizinischen Unterrichts in Zürich. (Denkschrift der med.-chir. Gesellschaft des Kanton Zürich zur Feier des 50. Stiftungstages den 7. Mai 1861.)

— Die Aerzte und das Medizinalwesen der Schweiz im Mittelalter. (Archiv für patholog. Anatomie und Physiologie für klinische Medicin, XXIV.)

Tartarie.

Huc (l'abbé Évariste-Régis). La Médecine en Tartarie. (t. I, p. 107 de Souvenirs d'un voyage dans la Tartarie, le Thibet et la Chine pendant les années 1844, 1845 et 1846. Paris, 1850.)

Jarotzki. Die Heilkunde der Kirgisen. (Medicin. Unterhaltungsbibliothek, II, 147.) (Ro.)

Turquie.

Madden. Ueber das Medicinalwesen in der Türkei. (Froriep's Notizen, 1829, No. 545.) (Ro.)

BRYCE (C.). Sketch of the state and practice of medicine at Constantinople. (Edinburgh medical and surgical Journal, 1831, XXXV, 1.)

Sur l'Enseignement et la pratique de la médecine à Constantinople. (Gazette médicale de Paris, 1831, II, 137.)

HEDENBURG (J.). (État de la médecine en Turquie.) (Svenska Läkare Sällskapets Handlinger, 1833, XII.) (Ro.)

OPPENHEIM (Friedr.-Wilh.). Ueber den Zustand der Heilkunde und über die Volkskranheiten in der europäischen und asiatischen Türkei. Ein Beitrag zur Kultur- und Sittengeschichte... Hamburg, 1833, in 8°.

MONNERET. Quelques Mots sur l'état actuel de la médecine à Constantinople ... Paris, 1849, in 8° de 16 pp. (Gazette médicale de Paris.)

HUBSCH (Charles de). Lettre en réponse à un article de M. Monneret, intitulé: „Quelques mots sur la médecine à Constantinople". (Gazette médicale de Paris, 1849, IV, 423.)

MAUROCORDATO (Dem.). Einige Bemerkungen über den Zustand der Medicin in der Türkei und vorzüglich in der Haupstadt des türkischen Reiches... (S. l. n. d.,) in 8° de 38 pp.

4.

Histoire professionnelle.

LAMPE (Henr.)... De honore, privilegiis et juribus singularibus medicorum... ex parte nuper... publice excussa, nunc accessionibus quibusdam aucta. Gröningen, 1736, in 4°.

WAGNER (Guilielmus.). De medicorum juribus atque officiis tractatus. Pars prima, sistens disquisitionem historicam de medicorum apud diversas gentes statu atque conditione... Berolini, 1819, in 4° de 24 pp.

DOMINIQUE (Joseph). Histoire de la profession médicale depuis les temps les plus reculés jusqu'à nos jours. (Union médicale, 1847, I, 203, 215, 235, 281, 321, 357, 429, 465, 525, 561 et 633; 1848, II, 21, 107, 117, 143, 167, 179, 339, 387 et 447; 1849, III, 57, 81, 169, 357 et 373.)

Allemagne.

NOLTEN (R.-A.). Diatribe epistolica de juribus medicorum in ducatu Brunswicensi... Wolfenbüttelæ, 1750, in 4° de 24 pp.

OETTER (Sam.-W.). Der Arzt in Deutschland in den ältern und mittlern Zeiten historisch vorgestellet... Nürnberg, 1777, in 8°.

Amérique.

ROMAYNE. Extracts from the anniversary address of the president of the State medical Society, read at Albany in february 1811. (Réimprimé dans Transactions of the Medical Society of the State of New-York, 1859, 278.)

Histoire de la profession médicale dans l'état de New-York.

PLEASANT. État de la profession médicale sur les côtes orientales de l'Amérique du sud; rareté des médecins dans ces contrées et maladies qui y règnent. (Gazette médicale de Paris, 1843, XI, 181.)

ALDEN (Ebeneser). The early History of the medical profession in the county of Norfolk, Mass. An address delivered before the Norfolk Districts Medical Society. Boston, 1853, in 8°. (S. D.)

THOLOZAN. État actuel de la profession médicale aux États-Unis d'Amérique. Statistique du corps médical. Associations. Hôpitaux. (Gazette médicale de Paris, 1856, XI, 597 et 611.)

France.

MAJAULT. Les Médecins du grand Hospice d'humanité au ministre des finances. (24 pluviôse an VII.) (Paris, s. d.,) in 4⁰ de 8 pp.

Pour demander une exemption de taxe somptuaire en faveur des chevaux et des voitures des médecins.

VERDIER. Essai sur la jurisprudence de la médecine en France... (1763.)

Voyez ci-dessus col. 509.

Guide des jurys médicaux...(1836.)

Voyez ci-dessus col. 510.

ROUBAUD (Félix). Histoire de la patente médicale. (Union médicale, 1850, IV, 619.)

THOLOZAN. Recherches historiques sur les médecins et les chirurgiens des rois de France et sur les droits et privilèges dont ils jouissaient depuis le commencement de la monarchie jusqu'à la fin du XVIIIe siècle. (Gazette médicale de Paris, 1856, XI, 469, 533, 647 et 661.)

MÉNIÈRE et BROUCHOUD. De la Noblesse des médecins et des avocats en France jusqu'au dix-huitième siècle; correspondance entre M. P. Ménière... et M. C. Brouchoud... Paris, 1860, in 8⁰ de 30 pp. (Gazette médicale de Paris.)

MOREAU, de Tours. Belle Conduite du corps médical pendant la Fronde (1648 — 1660). (Union médicale, 1862, XIII, 177.)

D'après l'ouvrage de M. Alph. Feillet, „La Misère au temps de la Fronde et St. Vincent de Paul, ou un chapitre de l'histoire du paupérisme en France".

HOLBE-LEGRAND. De la Profession médicale en France et des grades qui confèrent le titre de médecin... Beauvais, 1866, in 8⁰ de 16 pp.

HAMON (L.). De l'Exercice de l[a] médecine en province au XIXe siècl[e]. Études de mœurs, ligne de conduit[e] professionnelle, habitants des campagne[s] et des petiets villes. Médecins et pha[r]maciens des petites localités... Pari[s] 1868, in 8⁰. (Abeille médicale.)

Angers.

MÉNIÈRE (P.). Documents relatifs [à] l'exercice de la médecine dans la vill[e] d'Angers, depuis le milieu du XVe siècl[e] jusqu'à la fin du XVIIIe siècle. (Gazette médicale de Paris, 1861.)

Voyez ci-dessus col. 513.

Lyon.

Au Roy. (Signé: „de La Monière l'un des suppliants et ayant charg[e] d'eux".) (Paris, s. d.) — Actes de notoriété qui justifient que la qualité d[e] noble n'emporte ni titre, ni possessio[n] de noblesse dans la généralité de Lyon (Paris, s. d.,) in 4⁰ de 24 pp.

Requête dans laquelle les médecins de Lyo[n] fournissent les preuves du droit de prendre la qualité de nobles.

MÉNIÈRE (P.). Priviléges accordé[s] aux chirurgiens et aux pharmacien[s] de l'Hôtel-Dieu de Lyon en 1626. (Gazette médicale de Paris, 1859, XIV, 651.)

— La Noblesse des médecins d[e] Lyon aux XVIIe et XVIIIe siècles... Lettres à M. le Dr. P. Diday. Lyon, (1860,) in 8⁰.

Metz.

MARÉCHAL (Félix). Esquisse historique de la profession médicale à Metz, depuis les temps les plus reculés jusqu'à la fondation de la Société de[s] sciences médicales... de la Moselle, en 1820... Metz, 1848, in 8⁰ d[e] 20 pp. (Exposé des travaux de la Société.)

Grande-Bretagne.

KERRISON (Rob.-Mast.). An Inquiry into the present state of the medical profession in England etc. London, 1814, in 8⁰. (C.)

SPEER (T.-C.). Thoughts on the present character and constitution of the medical profession. Cambridge, 1823, in 8⁰. (B. B.)

TURNER (Thomas). An Address to the inhabitants of Lancashire, etc. on the present state of the medical profession... London, 1825, in 8⁰. (B. B.)

STEWART (Leonard). Remarks on the present state of the medical profession, shewing chiefly the necessity for the division of labour in its practice. London, 1826, in 8⁰. (B. B.)

An Exposition of the state of the medical profession in the British dominions and of the injurious effects of the monopoly by usurpation of the Royal College of physicians in London. London, 1826, in 8⁰. (Ro.)

WILCOCK (J.-W.). The Laws relating to the medical profession, with an account of the rise and progress of its various orders. London, 1830, in 8⁰. (Ro.)

The medical Profession in England. London, 1834, in 8⁰. (B. B.)

GRANT (Robert-Edmund). On the present State of the medical profession in England; being the annual oration delivered before the members of the British medical Association 21st oct. 1841. London, 1841, in 8⁰ de 98 pp. (B. R.)

DAVIES (John). An Exposition of the laws which relate to the medical profession in England... Containing a brief account of the various ordinances, etc. under which the practice of medicine in England has been governed from the earliest period of its history down to the present time... Edinburgh, 1844, in 8⁰ de 90 pp. (Ro.)

MÉRIC (de). Sur l'Organisation du corps médical en Angleterre. (Union médicale, 1853, VII, 1.)

LEE (Edwin). The medical Profession in Great-Britain and Ireland. With an Account of the medical organisation in France, Italy, Germany and America... London, 1857, in 8⁰. (B. R.)

DALE (W.). The present State of the medical profession in Great-Britain and Ireland... London, 1860, in 8⁰ de 70 pp. (B. R.)

Autre éd. 1869. Dublin, in 8⁰ de 76 pp. (B. R.)

GAIRDNER (John). Sketch of the early history of the medical profession in Edinburgh. Edinburgh, 1864, in 4⁰ de 28 pp. (Edinburgh medical and surgical Journal.)

LEE (Edwin). State of medical profession further exemplifield... London, 1867, in 8⁰. (B. R.)

Italie.

GRUNER (C.-G.). Jura et privilegia doctoris medicinæ diplomate patavino expressa et illustrata... Ienæ, 1793, in 8⁰ de 14 pp.

Lo Statuto dei medici e degli speziali in Venezia scritto nell' anno 1258. Venezia 1859, in 8⁰ de 28 pp.

Publié par Cesare Foucard.

Juifs.

NICOLAI (Otto-Nathan.)... Meletemata de servis Josephi medicis ad Genes.. L, 1. 2... Magdeburgi, 1752, in 4⁰ de 20 pp.

CARMOLY. Histoire des médecins juifs anciens et modernes... Bruxelles, 1844, in 8°. (Revue Orientale, 1841—1842.)

Tome 1er.

Prusse.

ALBERTI (Jul.-Gust.). Der Stand der Aerzte in Preussen. Ein historisch-kritischer Versuch, mit Beziehung auf die bevorstehende Reform des Medicinalwesens. Leipzig, 1846, in 8°.

Romains.

REIES (Gaspard-A.). An verum sit medicos aliquando Roma pulsos? Quibus de causis hoc factitaverint Romani? (p. 1 de Elysius jucundarum quæstionum campus. Bruxellæ, 1661.)

Autre éd. 1670, Francofurti ad Mœnum.

MEIBOM (Jo.-Henr.). Magni Aurelii Cassiodori, V. C., formula comitis archiatrorum, commentario illustrata. Helmstadii, 1668, in 4. (Ch.)

DRELINCOURT (Charles)... Apologia medica, qua vetus illa depellitur calumnia, medicos sexcentis annis Roma exsulasse. Lugduni Batavorum, 1671, in 12.

Autre éd. 1672.

(BOECKELMANN [Jo.-Frid.].) Medicus romanus servus sexaginta solidis æstimatus. Lugduni Batavorum, ipsis nonis julii, 1671, in 12 de 58 pp.

Autre éd. 1681.

Réimprimé avec Jugler (J.-F.), Ἀνδραποδοκαπηλεῖον, sive de nundinatione servorum apud veteres... liber singularis historico-medicus... Lipsiæ, 1741.

PACIFICUS (Lepidus). Responsio ad epistolam bibliopolæ Leidensis græcolatini de exilio medicorum romanorum et de absurdis libellis Drelincurtianis, quibus honor nimius antiquis asseritur medicastris, clarissimi autem medici ipsique medicorum principes præsertim Batavi maximis injuriis atque contumeliis afficiuntur. Lugduni Batavorum, 1681, in 12. (Ch.)

SPON (Jac.). Vingt-septième Disse tation qu'il n'est pas vray que ce fu sent seulement des esclaves qui prat quassent la médecine à Rome, ni qu les médecins en ayent jamais été ba nis. (P. 419 de Recherches curieus d'antiquité, contenues en plusieu dissertations... Lyon, 1683.)

CLAUDER (Gabr.). Medicorum Roma antiqua olim factam expulsione arti medicæ neutiquam dedecori, se magno cedere honori demonstratu (Miscell. Academiæ naturæ curiosorum 1687, decad. II, 364.)

GOELICKE (Andr.-Ottom.). Epistol gratulatoria, in qua commune refutatu præjudicium medicos omnes Romæ oli abjectæ conditionis et servos fuisse.. Lipsiæ, 1708, in 4° de 12 pp.

GOLDNER (Geo.-Ludov.). De medi corum dignitate et titulo senatoris illi olim tributo. Geræ, 1712, in 4°. (Ch.

MEAD (Richard). Oratio anniver saria Harveiana, in theatro regii medi corum londinensium Collegii habita ad diem 18 octobris 1723... Lon dini, 1724, in 4°.

Autre éd. 1725. Lugduni Batavorum, in 8°.
Au sujet de la condition des médecins chez le Romains. — Voyez ci-dessus Col. 55.

MIDDLETON (Conyers). De medico rum apud veteres Romanos degentiun conditione dissertatio, qua contra Jac Sponium et Rich. Meadium servilen eam fuisse ostenditur. Cantabr., 1726 in 4°. (Ch.)

Traduit en anglais en 1734.

(PERROT-WILLIAMS.) Notæ breves i Dissertationem nuper editam „De medi corum apud Romanos degentium con ditione", etc. Auctore P. W. (Perrot Williams.) M. D. Londini, 1726, in 1

de 32 pp.

Responsio ad Middletonii „De medicorum apud veteres Romanos conditione" qua servilem et ignobilem eam fuiss contendit. Londini, 1726, in 8°. (Ch.)

In Dissertationem nuper editam „De medicorum apud veteres Romanos degentium conditione“ animadversio brevis. Londini, 1727, in 8⁰ de 44 pp.

MIDDLETON (Conyers). Dissertationis „De medicorum Romæ degentium conditione ignobili et servili“ contra anonymos quosdam notarum brevium, responsionis atque animadversionis auctores defensio. Pars prima. Cantabrig., 1727, in 4⁰.

Ad viri reverendi Conier. Middletoni S. T. P. „De medicorum apud veteres Romanos degentium conditione“ dissertationem... responsio. Londini, 1727, in 8⁰.

(WARD [Jo.].) Dissertationis V. R. Con. Middletoni, S. T. P. „De medicorum Romæ degentium conditione ignobili et servili“ Defensio examinata: ubi omnia, quæ contra Responsionis auctorem disseruit, infirmata sunt et refutata. Londini, 1728, in 8⁰.

Par Jo. Ward, d'après Choulant.

LAMOTTE (Car.). An Essay upon the state and condition of physicians among the ancients, occasioned by a late Dissertation of D. Middleton, asserting that physick was servile et dishonorable among the old Romans, and only practis'd by slaves and the meanest of the people. London, 1728, in 8⁰. (Ch.)

SCHACHER (Polyc.-F.)... Dissertatio historico-critica de honoribus medicorum apud veteres ... præside ... Christ. Wollio... Lipsiæ, 1732, in 4⁰ de 48 pp.

BERNEGAU (Hieron.). Excursio in antiquitates ad servi medici apud Græcos et Romanos conditionem eruendam... præside D. Joan.-Henr. Schulze ... Halæ Magdeburgicæ, 1733, in 4⁰ de 48 pp.

BÜNEMANN (Aug.-Rud.-Jos.). Epistola gratulatoria de servo apud Romanos medico, ad fratrem germanum Jo.-Lud. B. Halæ, 1735, in 4⁰ de 15 pp. (Ro.)

JUNG (J.-H.). De conditione medicorum apud veteres Romanos liber singularis. Osnabrugi, 1739, in 8⁰. (Ro.)

SCHLÆGERUS (Julius-Carolus)... Historia litis de medicorum apud veteres Romanos degentium conditione. Helmæstadii, 1740, in 4⁰ de 48 pp.

Réimprimé avec Ackermann (Jo.-C.-G.), „Opuscula ad medicinæ historiam pertinentia“. Norimbergæ, 1797.

HEUSINGER (Fr.). De juribus singularibus medicorum Romanorum epistola gratulatoria ad Gth.-Ern. Loeberum. Ienæ, 1747, in 4⁰ de 8 pp. (Ro.)

NEUBERT (Jo.-G.). Commentatio de adversis medicorum fatis apud Romanos. Ienæ, (1756,) in 4⁰.

VOGEL (Frid.-Ger.). De medicorum dignitate et existimatione apud veteres Romanos disquisitio... Lubecæ, 1757, in 4⁰ de 24 pp.

RICHTER (Aug.-Gottl.). Prisca Roma in medicos suos haud iniqua... præside G.-G. Richtero... Gottingæ, 1764, in 4⁰ de 48 pp.

TRILLER (Dan.-Wilh.)... Panegyrin medicam... indicit. Præmissa exercitatione medico-critica in legem XVI, 17. Digestorum de publicanis et vectigalibus. (Vittebergæ, 1777,) in 4⁰ de 18 pp.

A l'occasion de la thèse de G.-H. Schroeder.

BENVENUTI (Gius.). Della Condizione de' medici presso gli antichi. Perugia, 1779, in 4⁰. (Ch.)

GRUNER (Chr.-Godofr.). Pandectæ medicæ seu succincta explicatio rerum medicarum in Institutionibus, Digestis, Novellis obviarum... Ienæ, 1800, in 8⁰ de 62 pp.

HECKER (J.-Fr.-C.). Ueber die römische Medicinalverfassung. (Hufeland, Journal, 1824, LIX, 13.) (Ro.)

GAUPP (Ern.-Theod.). De professoribus et medicis eorumque privilegiis in jure Romano dissertatio, assumto ad respondendum socio J.-A. Theiner... opponentibus C.-F. Hellwich... A. Stimmer... Vratislaviæ, 1827, in 8⁰ de 90 pp.

DEZOBRY (Charles). Des Médecins à Rome au siècle d'Auguste. (Gazette médicale de Paris, 1835, III, 721.)

Extrait de „Rome au siècle d'Auguste."

RÉVEILLÉ PARISE. Médecins de l'antiquité, de leur position sociale. (Gazette médicale de Paris, 1849, IV, 749 et 769.)

WATSON (John). The medical Profession in ancient times. An anniversary Discourse delivered before the New-York Academy of medicine... New-York, 1856, in 8⁰.

Die Aerzte im alten Rom. (Grenzboten, 1858, 247.) (C. J.)

Signé : H. G.

FRIEDLÆNDERUS (Lud.)... Dissertatio de medicorum apud Romanos conditione. Regiomonti, 1865, in 4⁰ de 12 pp.

REVILLOUT (Victor). De la Profession médicale sous l'empire romain. (Séances et travaux de l'Académie des sciences morales et politiques, 1866; et Gazette des hôpitaux, 1866, N⁰ 72.)

BRIAU (René). L'Assistance médicale chez les Romains... Paris, 1869, in 8⁰.

Autre éd. 1870. Paris, imp. impériale, in 4⁰ de 96 pp.

Russie.

COZE. Du Nombre des médecins en Russie. (Gazette médicale de Strasbourg, 1855, XV, 422.)

5.

Histoire des Écoles.

ROTHER (Ismar). De Scholaru[m] medii ævi medicarum primordiis no[n] nulla. Dissertatio inauguralis medic[o] historica... opponentibus L. Hayn.. M. Altmann... Vratislaviæ, 1847, i[n] 8⁰ de 30 pp.

WENDT (Joannes). Tabulæ votiv[a] brevissimam historiam scholarum med[i] carum quæ in præterito semisæcul[o] floruerunt complectentes... Accedit ca[] sus rarioris pathologico-anatomici expo sitio tabula lithographica illustrata Vratislaviæ, 1822, in 4⁰ de 16 pp.

Allemagne.

KILIAN (Herm.-Friedr.). Die Universitäten Deutschlands in medicinisch naturwissenschaftlicher Hinsicht betrachtet. Mit dem Bildnisse von Sommerring's. Heidelberg und Leipzig, 1828, in 8⁰. (Ch.)

PLEISCHL (A.). Bemerkungen zu dem Werke Kilian's in Beziehung auf die Universität Prag. Prag, 1829, in 8⁰. (Ch.)

LEUDET. Les Facultés de médecine d'Allemagne. (Gazette hebdomadaire de médecine, 1855, II, 113, 209, 289, 394 et 729.)

CORNIL. Des Instituts anatomo-pathologiques en Allemagne. (Union médicale, 1863, XVII, 97.)

JACCOUD. De l'Organisation des Facultés de médecine en Allemagne. Rapport présenté à son Excellence le Ministre de l'Instruction publique, le 6 octobre 1863... Paris, 1864, in 8⁰.

GUÉRIN (J.). De l'Organisation des Facultés de médecine en Allemagne. (Gazette médicale de Paris, 1864, XIX, 75.)

Au sujet de l'article précédent.

Altdorf.

Baier (Jo.-Jac.)... Biographiæ professorum medicinæ qui in Academia altorfina unquam vixerunt... (1728.)

Voyez ci-dessus col. 67.

Augsbourg.

Schröck (Lucas). Hygea augustana, seu memoria secularis Collegii medici augustani. Augustæ Vindelicorum, 1682, in 4°. (Ch.)

Histoire de cet établissement.

Bamberg.

Marcus (Adalb.-Fr.). Die medicinisch-chirurgische Schule zu Bamberg. Bamberg, 1804, in 8° de 24 pp. (Ro.)

Bavière.

Beschel (S.-A.). Der Werth der chirurgischen Schulen im Königreich Baiern, geprüft auf dem Probierstein der Erfahrung. Bamberg, 1835, in 8°. (Ro.)

Dresde.

Seiler (Burcard-Guil.). Programma. Historia Academiæ medico-chirurgicæ dresdensis. Vitebergæ, 1815, in 4°. (Ch.)

Traduit en allemand dans „Dresdener Zeitschrift für Natur- und Heilkunde."

Giessen.

Nebel (Ern.-Lud.-Guil.). Programma professorum qui medicinam in Academia giessensi docuerunt conspectum sistens. (1802.)

Voyez ci-dessus col. 67.

Bischoff (Theod.-Ludw.-Wilh.). Das neue Anatomiegebäude in Giessen. Giessen, 1852, in 4° avec 5 planches. (E.)

Goettingue.

Metzger (Jo.-Dan.). Oratio in memoriam semisæcularem Gottingensium de meritis Georgiæ Augustæ in rem litterariam præcipue medicam. (1787.)

Voyez ci-dessus col. 401.

Blumenbach (Jo.-Frid.). Synopsis systematica scriptorum quibus inde ab inauguratione Academiæ Georgiæ Augustæ d. 17 Sept. 1737 usque ad sollemnia istius inaugurationis semisecularia 1787 disciplinam suam augere et ornare studuerunt professores medici gottingenses... Gottingæ, 1788, in 4° de 36 pp.

Arnemann (J.). Einrichtung und Verfassung des klinisch-chir. Instituts zu Göttingen. Göttingen, 1800, in 4°. (Ro.)

— Einrichtung und Gesetze des medicinisch-chir. Instituts zu Göttingen. Göttingen, 1801, in 4°. (Ro.)

Himly (C.). Verfassung der öffentlichen medic.-chir. Klinik zu Göttingen. Göttingen, 1803, in 8° de 38 pp. (Ro.)

Langenbeck (Conr.-Jo.-Mart.). Novum Theatrum anatomicum, quod Gottingæ est. Cum 5 tabulis æneis. Gottingæ, 1830, in 4°. (Ch.)

Conradi (Jos.-W.-Henri). Programma. Quædam ad historiam institutionis clinicæ in Academia Georgia Augusta pertinentia. Gottingæ, 1837, in 4°. (Ch.)

Hambourg.

Schuch (Georg-Daniel). Dreihundertjährige Urkunde, Zeit- und Namenregister, anzeigend: wenn und wer bei dem Collegio der Chirurgorum und Barbiere als Aldermänner und Mitglieder sind aufgenommen worden in Hamburg von 1442 bis 1742. Hamburg, 1742, in 4°. (Ch.)

Schrader (Friedr.-Nic.). Das Hamburgische Collegium medicum, und der ärztl. Verein in Hamburg... Hamburg, 1840, in 8°. (C.)

Contenant des notices biographiques et bibliographiques sur les membres de ce collége.

Heidelberg.

SCHOENMEZEL (Franc.-Gabr.). Tentamen historiæ Facultatis medicæ heidelbergensis. Heidelbergæ, 1769, in 4°. (Ch.)

— Collectaneorum ad historiam Facultatis medicæ heidelbergensis fasciculi duo. Heidelbergæ, 1772, in 4°. (Ch.)

CONRADI (J.-W.-H.). Ueber das medicinisch-klinische Institut in dem akademischen Hospitale zu Heidelberg. Heidelberg, 1817, in 8° de 20 pp. (Ro.)

— Einrichtung der medicinischen Klinik im akademischen Hospitale zu Heidelberg. Mit Abbildungen und dem Grundriss des Hospitals. Heidelberg, 1820, in 8° de 96 pp. (Ro.)

Ingolstadt.

LUZENBERGER (Jo.-Ferd.). Historia trium seculorum medicæ ingolstadiensis Facultatis, seu universæ medicinæ suo in dogmate positionibus theoretico-practicis illustratus conspectus... Inauguralis speciminis loco oblatus typisque academicis consignatus... (Ingolstadii,) 1722, in 4° de 22 pp.

STEBLER (Franc.-Ant.). Historia trium seculorum ingolstadiensis Facultatis... (1772.)

Voyez ci-dessus col. 69.

LEVELING (Henr.-Palmat. de)... Historia chirurgico-anatomica Facultatis medicæ ingolstadiensis, ab Universitate anno MCCCCLXXII condita ad annum MDCCLXXXVIII. Ingolstadii, 1791, in 4° de 64 pp.

Leipzig.

HEINTZIUS (Johannes). Oratio jubilæa de singularum professionum medicarum in Academia lipsiensi initiis ac incrementis, ut et gemina Decanorum, qui ultra ducentos annos in eadem floruerunt, enneade. Pro jubilæa augustanæ confessionis festivitate, cum... Johanni Michaelis, susatensi westphalo, artis medicæ baccalaureo, licentiæ, ut vocant, assumendi in arte medica insignia et privilegia doctoralia... conferrentur, in... Hermundurorum Academia, die XXX junii, anno MDCXXX ... Lipsiæ, 1661, in 4° de pp.

RIVINUS (Aug.-Quirin.). Programma de Decanis Facultatis medicæ lipsiensis. Lipsiæ, 1719, in 4°. (Ch.)

PLAZ (Ant.-Guil.)... Panegyrin medicam... indicit. Decanorum Facultatis medicæ lipsicæ series continuata. Lipsiæ, 1778, in 4°.

Suite de l'ouvrage précédent.

MÜLLER (Maur.-Guil.). De Schola Lipsiensium clinica commentatio historica, respondente Chr.-F.-H. Beck. Lipsiæ, 1809, in 8°. (Ch.)

ROSENMÜLLER (Jo.-Chr.)... Panegyrin medicam... indicit. De viris quibusdam, qui in Academia lipsiensi anatomes peritia inclaruerunt I(-VIII). (1815—1819.)

Voyez ci-dessus col. 69.

Marbourg.

HEUSINGER (C.-Fr.). Instituti clinici universitatis leges et statuta promulgat. Marburg, 1829, in 4° de 6 pp. (Ro.)

Munich.

GRAF (J.-B.). Ueber die Entstehung und den Zweck des chirurg. Instituts zu München. München, 1804, in 8° de 35 pp. (Ro.)

BUCHNER (Jo.-Andr.). Geschichte des pharmaceutischen Instituts zu München. München, 1832, in 8°. (Repertorium für die Pharmacie.) (Ch.)

Nuremberg.

MERCKLIN (Jo.-Abrah.). Oratio de ortu, progressu et hodierno statu Collegii medici (norimbergensis). Norimbergæ, 1692, in 4°. (Ch.)

(WITTVER [Ph.-Ludw.].) Entwurf einer Geschichte des Collegiums der Aerzte in der Reichsstadt Nürnberg... Eine Einladungsschrift zu der öffentlichen Jubelfeier der vor 200 Jahren geschehenen Einrichtung derselben. Nürnberg, 1792, in 4° de 40 pp.

MOLL (Albert). Die medicinische Fakultät der Carlosakademie in Stuttgart. Eine histor. Skizze bei Schiller's hundertjähriger Geburtsfeier. Stuttgart, 1859, in 4° de 40 pp. (C. J.)

Wurtemberg.

HERING (Eduard). Ueber die Einrichtung, die Verhältnisse und Leistungen der königl. württemberg. Thier-Arzney-Schule in den seit ihrer Errichtung verflossenen zehn Jahren. Mit einem lithographirten Plane. Stuttgart, 1832, in 8°. (Ch.)

Wurtzbourg.

SIEBOLD (Joh.-Barth.). Geschichte und gegenwärtige Einrichtung des chir. Clinicums im Julius-Hospitale zu Würzburg. Würzburg, 1814, in 4°. (E.)

SIEBOLD (Adam-Elias von). Geschichte der Hebammenschule zu Würzburg... Würzburg, 1820, in 4° de 46 pp.

Amérique.

MORGAN (John). Discourse on the institution of medical schools in America, delivered at a public anniversary commencement held in the College of Philadelphia, may 30 and 31, 1765... Philadelphia, 1765, in 8°. (W.)

Boston.

Some Account of the medical school in Boston, and of the Massachusetts general Hospital. Boston, 1824, in 8° de 16 pp. (C.)

BATCHELDER (John). Memorial to the Massachusetts legislature. By... president of the New England female medical College. Presented... may 17, 1866. Being a reply to the report of the Judiciary committee of the house. Boston, 1866, in 8°. (S. D.)

Colombie.

BECK (John-B.). A Letter on the establishment of a new medical school in connection with Columbia College. ... New-York, 1832, in 8°. (S. D.)

États-Unis.

BECK (Theodoric-Romeyn). Statistics of the medical Colleges of the United States... Albany, 1839, in 8°. (S. D.)

Mexico.

BRITO (Mariano). Description de l'École de médecine de Mexico et de quelques opérations faites avec l'écraseur de M. Chassaignac... Paris, 1862, in 8° de 40 pp.

New-York.

An historical Sketch of the origin, progress and present state of the College of physicians and surgeons of the University of the state of New-York. New-York, 1813, in 8° de 52 pp. et 1 planche.

Philadelphie.

CARSON (Joseph). History of the medical department of the University of Philadelphia, from its foundation in 1765, with sketches of the lives of deceased professors... Philadelphia, 1869, in 8°. (B. R.)

Savannah.

Gordon (G.-A.). Savannah medical College. Circular and Catalogue of the trustees, faculty and students. With an address... Savannah, 1857, in 8° de 38 pp. (B. R.)

Transylvanie.

Mitchell (Thom.-D.). Transsylvanian Catalogue of medical graduates; with an appendix, containing a concise history of the school. Lexington, 1838, in 8°. (Ro.)

Autriche.

Reisacherus (Barpt.). Doctorum in viennensi Academia brevis depictio... Viennæ Austriæ, 1551, in 4° de 40 pp.

Störck (Ant.). Instituta Facultatis medicæ vindobonensis... Vindobonæ, 1775, in 8° de 84 pp. Avec 1 plan et le portrait de Gér. Van Swieten.

Trad. allemande par Pascal-Jos. Ferro. Wien, 1785, in 8°.

Einrichtung der medicinischen Facultät zu Wien. Wien, 1785, gr. in 8°. (C.)

Pizzighelli (Gaetano). Accademia medico-chirurgica Giuseppina con un prospetto del corpo sanitario Austriaco e dello spedale militare di Vienna. Vienna, 1837, in 8°. (Ch.)

Sigmund (C.-Ludwig). Das k. k. Operations-Institut in Wien. Wien, 1841, in 8°. (Ch.)

Schroff (Karl-D.). Das pharmacologische Institut der Wiener Universität. Aus Anlass der 500-jährigen Jubelfeier dieser Universität... Wien, 1865, in 8°.

Finckenstein (R.). Ueber den Einfluss der Wiener medicinischen Schule des 18. Jahrhunderts auf den positiven Fortschritt der Medicin. (Deutsche Klinik, 1865.)

Bohême.

Sebald (Ant.). Geschichte der medicinisch-praktischen Schule an der k. k. Karl-Ferdinand. Universität in Prag... Prag und Leipzig, 1796, in 8°.

Jungmann. Skizzirte Geschichte der medicinischen Anstalten an der Universität zu Prag. (Med. Jahrbuch des österr. Staates, XXII.) (Ro.)

Pleischl (A.). Bemerkungen zu dem Werke Kilian's in Beziehung auf die Universität Prag. (1829.)

Voyez ci-dessus col. 552.

Ilg (Georg). Vorwort, gesprochen bei der feierlichen Einweihung des neuen Locales der anatomischen Lehranstalt an der Karl-Ferdinands-Universität zu Prag in dem anatomischen Hörsaale am 11. Oct. 1830. Prag, 1830, in 4°. (Ch.)

Histoire de l'Institut anatomique depuis sa fondation, avec notices biographiques.

Krombholz (Jul.-Vinc. Edler von). Programm zum feierl. Rectoratswechsel ... Fragmente einer Geschichte der medicinisch-praktischen Schule an der Carl-Ferdinands-Universität zu Prag. Prag, 1831, in 4° de 32 pp. (C.)

Belgique.

Anvers.

Stevens (W.-J.). Notice historique sur l'École de chirurgie d'Anvers. Discours... Anvers, 1850, in 8° de 30 pp. (Annales de la Société de médecine d'Anvers.)

Broeckx (C.). Histoire du Collegium medicum antverpiense... Anvers, 1858, in 8°.

Bruxelles.

Statuta Collegii medici bruxellensis, latine per Rob. Fervacquium. Bruxellis, 1650, in 4°. (B. B.)

Broeckx (C.). Histoire du Collegium medicum bruxellense... Anvers, 1862, in 8°.

WACHTER (de). „Histoire du Collegium medicum bruxellense par C. Broeckx..." Notice bibliographique... Anvers, 1864, in 8⁰ de 12 pp.

Louvain.

LEFEBVRE (Ferd.). Notice sur l'ancienne Faculté de médecine de Louvain et spécialement sur Jean-Walter Viringus... (Annuaire de l'Université catholique de Louvain, 1856, 225.)

BROECKX (C.). Prodrome de l'histoire de la Faculté de médecine de l'ancienne Université de Louvain, depuis son origine jusqu'à sa suppression. Anvers, 1865, in 8⁰.

Chine.

BAZIN. Notice historique sur le Collége médical de Péking, d'après le Tai-Thsing-Hoeï-tièn... Paris, imp. impériale, 1857, in 8⁰ de 40 pp. (Journal asiatique.)

Danemark.

BIRCH (Car.-Chr.). Alphabetisk Fortegnelse over samtlige Candidater, som have underkasted sig Examen anatomico-chirurgicum et medico-practicum ved det kgl. chir. Acad. i Kjöbenhavn, siden Academiets oprettelse d. 22 juni 1785, indeholdende Candidaternes Navne, Födested, Examenstid og Characteer, somt Notiser om den störste Deel af de Nulevende. Kjöbenhavn, 1832, in 4⁰. (Ch.)

ERICHSEN (Wigfus). Kronologisk Fortegnelse over dem som have underkastet sig examen medicum rigorosum ved Kjöbenhavns Universität efter at Universitäts Fundatsen var udkommen. (Kjöbenhavn, 1833,) in 8⁰. (Ch.)

— Laegestat eller Fortegnelse over de Candidater, som have undekastet sig medicinsk Examen ved Universitetet, eller chirurgisk ved det chirurgiske Academie i Kjöbenhavn. Kjöbenhavn, 1834, in 8⁰. (Ch.)

DEMANGEON (J.-B.). Description de l'Hospice et de l'École pratique d'accouchement de Copenhague. (p. 153 de Examen critique de la doctrine et des procédés du C^en Sacombe dans l'art des accouchemens. Paris, an VII.)

Islande.

Den medicinske Skole i Reykjavik. (Ugeskrift for Læger, 1868, V, Nr. 13—14.) (B. R.)

Égypte.

BECK (Ch.-F.-H.). De Schola medicorum alexandrina commentatio ... respondente C.-F.-Salomone Liscovio. Lipsiæ, 1819, in 4⁰ de 36 pp.

KÜHN (Car.-Glo.). Scholæ medicæ alexandrinæ historia. Programma I. Lipsiæ, 1832, in 4⁰. (Ch.)

Réimprimé dans „Opuscula academica." Lipsiæ, 1827—1828, II, 298.

CARRIÈRE. Sur l'École égyptienne et sur Érasistrate et Hérophile, ses deux illustres fondateurs. (1839.)

Voyez ci-dessus col. 194.

HEINE (Car.-Glo.). De alexandrina Schola et medicinæ in eadem summo flore. (t. I, p. 109 de Opuscula academica.) (Ch.)

AUBER (T.-C.-E.-Édouard). Notices historiques et critiques sur les Écoles de Cos, d'Alexandrie, de Salerne... (p. 283 de Traité de la science médicale... Paris, 1853.)

Espagne.

Estatutos del real Colegio de professores cirujanos de Madrid, approbados por S. M. Madrid, 1747, in 4⁰ de 18 pp.

Reglement approuvé par Sa Majesté catholique pour l'établissement du nouveau College de Chirurgie qu'elle a résolu d'établir dans l'Hopital Royale de la Ville de Barcelone, afin que cet Art y soit enseigné suivant la même méthode que dans celui de Cadix ... (Buen-Retiro, 14 decembre 1760.) (s. l.,) in 4⁰ de 16 pp.

(Faculté de médecine de Grenade.) (El Siglo médico, 1862, 435.) (S. J.)

France.

(Retz.) Exposé succinct à l'Assemblée Nationale, sur les Facultés et les Sociétés de médecine. Extrait du septième tome des „Annales de l'art de guérir", du docteur Retz, pour l'année 1791... (15 septembre 1790.) Paris, (s. d.,) in 8⁰ de 16 pp.

Rapport et décret de la Convention nationale, sur les Écoles de santé de Paris, Montpellier et Strasbourg. Du 14 frimaire an III de la République française, une et indivisible. (Paris, s. d.,) in 8⁰.

Université de France. Règlement relatif aux Écoles préparatoires de médecine et de pharmacie. Du 12 mars 1841. Marseille, (s. d.,) in 8⁰.

Université de France. Facultés de médecine. Arrêté relatif aux thèses pour le doctorat en médecine ou en chirurgie. (22 mars 1842.) Paris, (s.d.,) in 8⁰.

Université de France. Règlement relatif aux concours devant les Facultés de médecine. (28 juillet 1847.) Paris, (s. d.,) in 8⁰ de 6 pp.

Montanier (H.). Les Facultés de médecine de province avant la Révolution... St. Germain, 1868, in 8⁰ de 44 pp. (Revue de Paris.)

Tirage à part à 60 exemplaires.

Ordonnance du roi, pour maint nir la police dans les Écoles de cl rurgie. Du 7 septembre 1760. Pari Imp. royale, 1760, in 4⁰ de 4 pp.

Règlement relatif aux concou d'agrégation dans les Écoles de pha macie. Paris, 1846, in 8⁰.

La couverture imprimée sert de titre.

Règlement pour les Écoles royale vétérinaires de France, divisé en deu parties: la 1re contenant la police e la discipline générale; la 2e concei nant l'enseignement en général, l'en seignement en particulier, et la polic des études. Paris, Imprimerie royale 1777, in 8⁰.

Décret impérial. Nouvelle organi sation des Écoles impériales d'économi rurale et vétérinaire. (15 janvier 1813. Paris, 1813, in 8⁰ de 20 pp.

Ordonnance du roi, concernant l'or ganisation des Écoles royales vétéri naires. (1er septembre 1825.) Paris 1825, in 8⁰ de 8 pp.

Ain.

Troccon (J.-A.). Précis historique et descriptif de l'École d'accouchemen du département de l'Ain. (2e partie de Annuaire du département de l'Ain, 1828.)

École d'accouchement de l'Ain. Programme des examens. Bourg, 1835, in 4⁰ de 24 pp.

La couverture imprimée sert de titre.

Pacoud. Situation de l'École d'accouchement de l'Ain en 1837. Rapport à M. le préfet de l'Ain... Bourg, 1840, in 8⁰ de 16 pp.

La couverture imprimée sert de titre.

Alfort.

Art vétérinaire ou médecine des animaux. Paris, 1767, in 4⁰ de 32 pp.

Programme et règlements de l'École vétérinaire d'Alfort.

DELHÉRAUD (Jean-Louis). Mémoire pour Jean-Louis Delhéraud, écuyer, baron de Bormes... pour instruire le Comité des Finances de ce qui s'est passé au sujet de la vente du château d'Alfort au Roi, pour y établir l'École vétérinaire; et de la réunion de la ferme de Maisonville audit château d'Alfort, et mettre l'Assemblée Nationale en état de rendre au sieur de Bormes la justice qu'il a lieu de se promettre de son équité... et servir en même tems à éclairer le Comité des Finances au sujet de l'École vétérinaire d'Alfort dans le rapport qu'il en a fait, imprimé par ordre de l'Assemblée Nationale, page 194, 1re partie, et dans la seconde partie concernant les dettes publiques, pages 44, 45, 46, 47. Paris, 1790, in 4⁰ de 76 pp.

Observations sommaires présentées à l'Assemblée Nationale, sur l'École vétérinaire d'Alfort. Paris, 1790, in 8⁰ de 38 pp.

LAFOSSE. Mémoire sur l'École royale vétérinaire d'Alfort. Paris, (s. d.,) in 8⁰ de 16 pp.

Le titre de départ, page 3, porte en plus : Raisons de l'inutilité de cet établissement, et moyens de le remplacer avec beaucoup d'économie pour l'état.

BREDIN. Observations en réponse au Mémoire de M. Lafosse sur l'École royale vétérinaire d'Alfort... Lyon, 1790, in 8⁰ de 14 pp.

LAFOSSE. Moyens d'exécution du plan présenté à l'Assemblée Nationale ... pour l'établissement d'une École vétérinaire à Paris, en remplacement de celle d'Alfort. (S. l. n. d.,) in 8⁰ de 8 pp.

Ministère de l'intérieur, 4e division, bureau d'agriculture, N°.7501. Liberté, égalité. Extrait du procès-verbal de la séance qui a eu lieu pour la distribution des prix à l'École vétérinaire d'Alfort, le 19 germinal an V, jour de la fête nationale de la jeunesse. Paris, nivôse an VI, in 8⁰ de 8 pp.

HÉROUARD fils (T.) et COLLAINE (L.-V.). Notice sur l'état actuel de l'École nationale d'économie rurale vétérinaire d'Alfort... Paris, an XI-1803, in 8⁰.

LANGLOIS (N.-G.) et LÉVESQUE (J.-F.-O.). Notice descriptive de l'École vétérinaire d'Alfort, contenant les conditions de l'admission des élèves, leur entretien, un aperçu de l'enseignement et la description du cabinet... Paris, vendémiaire an XIII, in 8⁰.

JAUZE (F.). Des Écoles royales vétérinaires de France, en 1838, ou métamorphose de la science hippiatrique en empirisme toléré. Réponse à un bouquin moderne, publié en douze cahiers pendant l'année 1838, par MM. Ivart, Renault, Girard, Delafond, Rigot, Boulay, Vatel et Rainard, sous le titre de „Recueil de médecine vétérinaire pratique" ... Paris, 1839, in 8⁰ de 40 pp.

La couverture imprimée sert de titre.

— Mémoire sur l'organisation scientifique de l'École vétérinaire d'Alfort, depuis son institution jusqu'en 1840, pour servir de suite et de complément à la „Réponse à un bouquin moderne, publié en douze cahiers pendant l'année 1838..." Deuxième édition... Paris, 1840, in 8⁰ de 80 pp.

Amiens.

École préparatoire de médecine et de pharmacie d'Amiens... Les Directeur et professeurs... à M. le Ministre de l'Instruction publique... Amiens, 1845, in 4° de 8 pp.

Au sujet du projet de loi sur l'enseignement de la médecine. — Signé : Barbier, directeur, Rigollot, Josse, etc.

Angers.

Decanus Facultatis Medicinæ Andegavensis reprobat cuiusdam libellum contra se, ementito Facultatis nomine, promulgatum. (S. l. n. d.,) in 4° de 16 pp.

Arras.

Leviez. Réflexions sur le projet de loi concernant l'instruction et l'exercice de la médecine en France, adressées à M. le Ministre de l'Instruction publique, par M. le Dr. Leviez, directeur de l'École secondaire de médecine d'Arras, approuvées par le Conseil des professeurs, le 14 décembre 1839. Arras, 1840, in 8° de 15 pp. et 1 tableau.

La couverture imprimée sert de titre.

Caen.

Lafosse et Le Bidois. Organisation de l'enseignement médical. Vues des professeurs de l'École de médecine de Caen, à l'occasion du projet de loi en délibération sur les Facultés et les Écoles de médecine et de pharmacie... Caen, octobre 1849, in 8° de 28 pp.

Clermont-Ferrand.

(Bertrand.) École secondaire de médecine de Clermont-Ferrand (Puy-de-Dôme). Observations sur le projet de loi présenté à la Chambre des Députés, le 20 avril 1840, par le Ministre de l'Instruction publique. Clermont-Ferrand, 1840, in 4° de 14 pp.

Signé : Lavort, directeur... Bertrand, rapporteur.

Dijon.

Le Conseil général, le Conseil municipal et l'École préparatoire de médecine et de pharmacie. Dijon, (1841,) in 8° de 14 pp.

Signé : S****.

Extrait du règlement de l'École préparatoire de médecine et de pharmacie de Dijon. Dijon, 1850, in 8° de 32 pp.

Lyon.

Dupasquier (Alph.). De la Nécessité de convertir l'École préparatoire de médecine et de pharmacie de Lyon en Faculté de médecine. Mémoire présenté à M. de Salvandy, Ministre de l'Instruction publique... par les professeurs de cette institution. Lyon, 1846, in 8° de 43 pp.

Les Professeurs de l'École de médecine et de pharmacie de Lyon à M. , Pair de France. Lyon, 1847, in 4° de 6 pp.

Au sujet du projet de loi sur l'exercice et l'enseignement de la médecine.

Montpellier.

Strobelberger (J.-S.). Historia Monspeliensis, in qua datur urbis Monspeliacæ, tum Scholæ ejusdem celeberrimæ brevis descriptio. (1625.)

Voyez ci-dessus col. 77.

Primirosius (Jacobus). Academia Monspeliensis... descripta. Eiusdem Laurus Monspeliaca... Oxoniæ, 1631, in 4° de 48 pp.

Astruc (Jean). Mémoires pour servir à l'histoire de la Faculté de médecine de Montpellier... revus & publiés par M. Lorry... (1767.)

Voyez ci-dessus col. 77.

(Broussonnet [J.-L.-Vict.].) Notes pour servir à l'histoire de l'École de médecine de Montpellier, pendant l'an VI (1798), par P. Philiatre. Montpellier, 1799, in 8°. (Ch.)

Adresse à la Convention nationale par l'organe de son comité d'instruction publique. Montpellier, an 3 de la République, in 4⁰ de 12 pp.

Adresse de l'École de médecine de Montpellier, signée René, Gouan, Fouquet, Baumes, professeurs; Berthe, Thibaud, Vigarous, vice-professeurs; Piron, secrétaire.

PRUNELLE (C.-F.-V.-G.). Fragmens pour servir à l'histoire des progrès de la médecine dans l'Université de Montpellier. (an 9.)

Voyez ci-dessus col. 515.

Inauguration du buste d'Hippocrate, faite à l'École de médecine de Montpellier, le quatre messidor an neuf. Montpellier, (s. d.,) in 4⁰ de 8 pp.

Extrait du registre des délibérations de l'École de médecine de Montpellier. Du 7 ventose an dixième... Séance publique extraordinaire. (S. l. n. d.,) in 4⁰ de 8 pp.

Pose de la première pierre de l'amphithéâtre d'anatomie.

DUMAS (Charles-Louis). Discours prononcé dans la séance publique de la Faculté de médecine de Montpellier, le 20 novembre 1809, pour l'inauguration du buste de Napoléon le grand... Montpellier, 1809, in 4⁰ de 20 pp.

BÉRARD (F.). Doctrine médicale de l'École de Montpellier et comparaison de ses principes avec ceux des autres écoles d'Europe... Montpellier, 1819, in 8⁰.

Autre éd. 1830. Paris, in 8⁰.

— Esprit des doctrines médicales de Montpellier, ouvrage inédit... précédé d'un précis historique sur sa vie et ses écrits, par H. Pétiot... Paris, 1830, in 8⁰.

KÜHNHOLTZ (H.). Aristote et Pline, tableaux peints par M. Bezard. Fragmens pour servir à l'histoire de la Faculté de médecine de Montpellier... Avec deux lithographies par M. Camaret. Montpellier, 1832, in 8⁰ de 42 pp.

— Des Écoles médicales de Paris et de Montpellier à l'occasion de la mort de M. Double... Seconde édition... Montpellier, 1842, in 8⁰ de 58 pp.

KÜHNHOLTZ (H.). Le national Aristocrate, ou les Facultés de médecine de Montpellier et de Paris, considérées sous le point de vue de la centralisation et de la décentralisation, par H. K. Montpellier, 1843, in 8⁰ de 16 pp. (Écho du midi.)

— Paris et Montpellier sous le rapport de la philosophie médicale, ou 1⁰ Réflexions sur la réplique aux trois articles de M. L. Peisse à M. le professeur Lordat; 2⁰ de la critique médicale de certains Parisiens à l'endroit des provinciaux... (Seconde édition considérablement augmentée.) Montpellier, octobre 1843, in 8⁰.

— Originalité d'une réception doctorale au commencement du XVIIᵉ siècle... Montpellier, (1844,) in 8⁰ de 18 pp. (Clinique de Montpellier.)

Le faux titre porte: Fragments pour servir à l'histoire de la Faculté de médecine de Montpellier.

— Des Écoles médicales de Montpellier, de Paris et de Strasbourg... Montpellier, 1844, in 8⁰ de 16 pp.

PY. Chant lyrique pour la fête jubilaire médicale qui doit avoir lieu au sein de la Faculté spéciale de médecine de Montpellier. Narbonne, 1846, in 8⁰.

CAZALIS (F.). Notices historiques et bibliographiques sur les professeurs et sur les médecins célèbres de l'École de Montpellier depuis 1760 jusqu'à nos jours. (Gazette médicale de Montpellier, 1853—54, XIV, 62.)

AUBER (T.-C.-E.-Éd.). Notice historique et critique sur la Faculté de médecine de Montpellier. (p. 301 de Traité de la science médicale... Paris, 1853.)

RAVEL. Nouvelle Preuve authentique de l'ancienneté de l'École de médecine de Montpellier... Montpellier, 1855, in 8⁰ de 16 pp. (Revue thérapeutique du midi.)

Bouisson (E.-F.). Des Bienfaiteurs de l'École de médecine de Montpellier. Vœu prononcé pour l'érection des statues de La Peyronie et de Barthez... (1858.)

Voyez ci-dessus col. 274.

Bouisson (E.-F.). Rapport sur le projet relatif à l'érection des statues de La Peyronie et de Barthez à Montpellier, présenté à la Faculté de médecine au nom d'une commission ... Montpellier, 1858, in 8⁰ de 6 pp. (Montpellier médical.)

Jaumes. Étude pour servir à l'histoire de l'École de Montpellier. Frédéric Bérard et son opposition à Barthez... Montpellier, 1858, in 8⁰ de 72 pp. (Montpellier médical.)

Anglada (Charles). Notice sur la bibliothèque de la Faculté de médecine de Montpellier pour servir à l'histoire de cette Faculté... Montpellier, 1859, in 8⁰ de 58 pp. (Montpellier médical.)

(Cavalier.) Observations présentées à M. le Ministre de l'Instruction publique par la Faculté de médecine de Montpellier, au sujet de la création d'une nouvelle Faculté de médecine. Montpellier, 1871, in 4⁰ de 28 pp.

Par Cavalier, rapporteur de la commission.

Bouisson. Rapport à M. le Ministre de l'Instruction publique sur les améliorations qu'il serait nécessaire d'apporter dans la Faculté de médecine de Montpellier... Montpellier, 1871, in 8⁰ de 28 pp. (Montpellier médical.)

Délibération du Collége royal de chirurgie de Montpellier. Montpellier, 1783, in fol. plano.

Nancy.

Plan du cours gratuit d'accouchement, établi à Nancy, pour l'instruction des sages-femmes de campagne. Nancy, 1786, in 4⁰ de 4 pp.

Autre éd. 1788.

Délibération du Conseil municipal de Nancy sur une question relative à son École de médecine. Nancy, 1838, in 8⁰ de 36 pp.

(Godron.) Sur la Transformation de l'École secondaire de médecine de Nancy en École préparatoire de médecine et de pharmacie, conformément à l'ordonnance ... du 13 octobre 1840. Mémoire présenté par les professeurs de cette École, à MM. les membres du Conseil municipal de Nancy, du Conseil général de la Meurthe et de la commission des hospices de Nancy. Nancy, 1841, in 4⁰ de 12 pp. et 2 tableaux.

La couverture imprimée sert de titre. — Signé: De Haldat, directeur, etc.; Godron, rapporteur.

Quelques Réflexions sur le Mémoire de l'École secondaire de médecine, ayant pour titre: „Sur la Transformation de l'École secondaire de médecine de Nancy en École préparatoire de médecine et de pharmacie". A MM. les conseillers municipaux de la ville de Nancy. Nancy, 1841, in 4⁰.

Signé: Béchet père ... H. Béchet fils ... Castel ...

Lettre d'un médecin du département de la Meurthe à un professeur de l'École de médecine de Nancy à l'occasion des réflexions de quelques Médecins sur le Mémoire de cette École. Nancy, (août 1841,) in 4⁰ de 4 pp.

(Blondlot.) Observations au sujet de la loi sur l'enseignement de la médecine votée par la Chambre des Pairs dans la dernière session. Mémoire adressé à M. le Ministre de l'Instruction publique... par l'École préparatoire de médecine et de pharmacie de Nancy. Nancy, novembre 1847, in 4⁰ de 20 pp.

Signé: Blondlot, rapporteur.

Simonin (E.). Notice sur l'École préparatoire de médecine et de pharmacie de Nancy, et compte rendu de ses travaux en 1850—51. Nancy, 1852, in 8⁰ de 96 pp. et 2 tableaux.

Nantes.

Lettres Patentes du Roy, sur arrest, concernant la Faculté de médecine en la Ville de Nantes. Données à Versailles le 6. Decembre 1740. Registrées en Parlement le 9. Janvier 1741. Rennes, 1741, in 4⁰ de 8 pp.

(LAENNEC DE LA RENARDAIS [G.-F.] et BLIN [F.-P.].) Mémoire pour nobles maîtres Guillaume-François Laennec de la Renardais, Conseiller-Médecin ordinaire du Roi, docteur en l'Université de Médecine de Montpellier, ancien médecin des hôpitaux de la marine; et François-Pierre Blin, docteur en l'Université de Médecine de Montpellier, contre la Faculté de médecine en l'Université de Nantes. — Pièces justificatives. Nantes, 2 mars 1784, in 4⁰ de 63 pp.

Mémoire pour la Faculté de Médecine de Nantes, contre deux de ses Bacheliers, les Sieurs Blin et Laennec. — Pièces justificatives. Nantes, (s. d.,) in 4⁰ de 76 pp.

Installation de l'École préparatoire de médecine et de pharmacie de la ville de Nantes, faite le 1er juillet 1841, par M. L. Dubois, inspecteur d'université. Nantes, 1841, in 8⁰ de 37 pp.

Paris.

Statvta Facvltatis Medicinæ. Parisiis, J. Camvsat, 1634, in 8⁰ de 50 pp.

Statvta Facvltatis Medicinæ Parisiensis. 1660. Parisiis, F. Mvgvet, 1660, in 12.

Autre éd. 1696.

Statuts de la Faculté de Medecine en l'Université de Paris, avec les pieces justificatives de ses Privileges & des droits & soûmissions à elle deubs par les Apothicaires & Chirurgiens. Ensemble les jugemens rendus contre les Empiriques & les Medecins non approuvez par ladite Faculté de Medecine, & les Reglemens pour la Reception des Apothicaires & Chirurgiens, & pour la visite des boutiques & drogues & compositions de medicamens. Ce Recueil fait & mis en ordre par maistre Denis Puylon, ... Doyen de ladite Faculté, & imprimé suivant le Decret d'icelle, du 19. mars 1672. Paris, F. Muguet, 1672, in 4⁰.

La pagination recommence plusieurs fois.

Autre éd. la même année.

Nova Facultatis Medicæ Parisiensis Statuta addenda antiquis. Extrait des registres de Parlement. (S. l., 1696,) in 4⁰ de 6 pp.

Avec l'arrêt homologuant les nouveaux statuts, en date du 31 août 1696.

Decreta, ritus, usus ac laudabiles saluberrimi Medicorum Parisiensium Ordinis Consuetudines. Parisiis, 1714, in 12.

Ritus, usus et laudabiles Facultatis Medicinæ Parisiensis Consuetudines, authoritate totius ejusdem Ordinis excusa: M. Hyacintho-Theodoro Baron, Decano. Parisiis, 1751, in 12.

Statuta Facultatis Medicinæ Parisiensis, Supremi Senatus autoritate confirmata, anno M.DCC.LI. Parisiis, 1751, in 12.

Autre éd. 1762, in fol. plano.

Traduction des Statuts des Docteurs-Régens de la Faculté de médecine en l'Université de Paris, par M. Michel Bermingham, Chirurgien-Juré, etc. Paris, 1754, in 8⁰.

Articulus LX Statutorum Facultatis medicinæ Parisiensis... quem D. D. professores se executuros esse juraverunt eo ipso die quo electi sunt professores. (S. l. n. d.,) in 4⁰ de 2 pp.

Calendarium medicum, ad usum saluberrimæ Facultatis parisiensis . . .

Additur series doctorum ejusdem Facultatis, cum designatione ædium. Parisiis, in 24.

Le Comte (Pierre). Declaration de Maistre Pierre le Comte, Docteur Regent en la Faculté de Medecine de Paris. Pour monstrer la fausseté de l'advis faict à MM. les Gens du Roy, sur la construction d'un Theatre anatomique, par un qui a supprimé son nom. (S. l. n. d.,) in 4⁰ de 18 pp.

Extrait de la Sentence de MM. les Prevôt et Échevins de cette Ville de Paris, pour l'exemption de la garde. (16 novembre 1621.) — Copie des Lettres Patentes portant privileges et exemptions pour la Faculté de medecine, vérifiées en la Cour, au Châtelet et à l'Hôtel de Ville. (3 août 1603.) (S. l. n. d.,) in 4⁰.

Naudé (Gabr.). De antiquitate et dignitate Scholæ medicæ parisiensis panegyris, cum orationibus encomiasticis ad IX iatrogonistas laurea medica donandos... Lutetiæ Parisiorum, 1628, in 8⁰.

Autre éd. (S. d.,) in 12.

Pallu (Victor). Stadium medicum ad lauream Scholæ Parisiensis emensum... annis... 1628. 1629. 1630. Parisiis, J. Camusat, 1630, in 8⁰.

Avec planche gravée représentant les emblèmes de la Faculté de médecine de Paris. — Dans cet ouvrage, l'auteur fait l'histoire du stage scolaire que l'on devait alors parcourir depuis l'immatriculation sur les registres de la Faculté jusqu'au grade de docteur-régent.

Remerciement à Messire Michel le Masle, Conseiller dv Roy en ses Conseils d'Estat et privé, chantre et chanoine de l'Eglise de Paris, Abbé Des Roches, Prievr de Nostre-Dame-des-Champs, Mondidier, Brezoles et Longpont. Au nom de la Faculté de Medecine de Paris, par l'vn de ses Docteurs. Pour le retablissement de leurs Escoles. (S. l.,) 1643, in 4⁰ de 34 pp.

Pieces tirées des registres de l'Université de Paris, pour justifier l'egalité des distributions qui se font des deniers d'icelle Université, aux trois Doyens des Facultés de Theologie, Droit canon et Medecine et quatre Procureurs des Nations de France, Picardie, Normandie et Allemagne. (15 decembre 1478—8 octobre 1646.) (S. l. n. d.,) in 4⁰ de 20 pp.

La Defense de Mes Jacques Thevart, Gilbert Puylon, Claude Perrault, Germain Preaux, Roland Merlet, Bertin Dieuxivoye et Charles Baralis, Docteurs Regens en la Faculté de Medecine de Paris, et Professeurs de l'Eschole. Contre Mes Philibert Morisset, cy-devant Doyen de ladite Faculté; et François Blondel, Docteur Regent en ladite Faculté et Professeur de l'Eschole. (S. l. n. d.,) in 4⁰ de 8 pp.

Au sujet de la répartition des 800 livres attribuées chaque année aux quatre Facultés de l'Université de Paris sur les fonds provenant de la vente de plusieurs places à bâtir situées dans le Pré aux clercs.

Patin (Robert). Paranymphvs medicvs, habitvs in Scholis Medic. die 28. Iunii, 1648... de Antiquitate et Dignitate Scholæ Medicæ Parisiensis, & illustrioribus, qui in ea claruere Medicis. Cum singulorum Licentiandorum Elogijs. Parisiis, N. Boisset, 1663, in 8⁰ de 55 pp.

Ordonnance de Monsieur le Lieutenant de Police, portant defenses de faire et d'imprimer d'autre catalogue de Medecins que de ceux de la Faculté de medecine de Paris. (11 avril 1669.) Paris, 1669, in 4⁰ de 4 pp.

Arrests faisant defenses d'imprimer aucuns livres de Medecine, de Chirurgie ou autres, sans l'approbation de la Faculté de Medecine de Paris. (1635—1672.) (S. l. n. d.,) in 4⁰.

(Bernier.) Lettre d'un historien demeurant à Paris, à un savant de province touchant quelques matières histoniques de médecine et de médecins. (1687.)

Voyez ci-dessus col. 462.

Declaration du Roy, portant qu'aucune personne ne pourra faire la fonction de Medecin, ny pratiquer la Medecine dans la Ville et Fauxbourgs de Paris, encore qu'il ait obtenu des degrez dans les autres Universitez du Royaume, qu'il ne se soit presenté en ladite Faculté de Paris, pour y prendre de nouveaux degrez de Bachelier, Licentié ou de Docteur, apres avoir fait les actes necessaires. Donnée à Versailles, le 29 mars 1696. Paris, 1696, in 4⁰ de 4 pp.

Declaration du Roy, en interpretation des Declarations des mois de may 1694 et mars 1696 concernant la Faculté de Medecine de Paris. Donnée à Versailles, le 19 juillet 1696... Paris, 1696, in 4⁰ de 4 pp.

Arrest de Nosseigneurs du Parlement, qui fait defenses à tous ceux qui ne sont point Medecins de la Faculté de Paris, d'exercer la Medecine dans la Ville et Fauxbourgs de Paris, à peine de cinq cens livres d'amende, et qui declare ladite amende encourue. (28 juin 1698.) (S. l. n. d.,) in 4⁰ de 4 pp.

Declaration du Roy, en faveur des Etudians en la Faculté de Medecine de Paris. Donnée à Fontainebleau, le 6 septembre 1711... Metz, 1711, in 4⁰ de 4 pp.

Arrest de la Cour de Parlement portant homologation du Decret de la Faculté de Medecine, du 20 aoust dernier, concernant l'Examen appelé Jubilé et le temps des Licences. Du 7 septembre 1718. (S. l. n. d.,) in 4⁰ de 4 pp.

Extrait des registres du Conseil d'État. (5 décembre 1719.) Lettres Patentes sur Arrêt pour les professeurs de la Faculté des Droits Civil et Canonique et de celle de Médecine de l'Université de Paris. (janvier 1720.) (Paris, s. d.,) in 4⁰ de 4 pp.

Attribution d'une pension fixe à prendre sur la ferme des postes et messageries.

Memoire pour Maistres Louis Lemery, ancien Professeur des Ecoles et de l'Academie Royale des Sciences; Philippes-Bernard de Bordegaraye, Professeur en Chirurgie Latine; Raymond-Jacob Finot, ancien Professeur, Médecin ordinaire de . . . M. le Prince de Conti; Michel-Louis Reneaume de la Garanne, Professeur en Chirurgie Françoise... Jean-Baptiste Doye, ancien Doyen de la Faculté; Jean-Baptiste Martinenq, ancien Professeur; André de Laleu; Nicolas Letellier; Jacques-Antoine Millet; Jean-François Leaulté; Michel-Louis Vernage; Louis-Claude Bourdelin; Louis de Santeul; Claude de la Vigne de Frecheville; Joseph de la Grive; Louis-Simon Emmerez, tous Docteurs Regens de la Faculté de Medecine en l'Université de Paris, reclamants et opposants à la continuation du Decanat de Maistre Amand Douté, Ex-Doyen. Paris, (s. d.,) in 4⁰ de 4 pp.

Autre éd. in fol.

Lettre des Docteurs de la Faculté de Medecine, à Messieurs les Curés de Paris. (5 mars 1726.) (S. l. n. d.,) in 4⁰ de 4 pp.

Au sujet des attestations pour dispense de carême.
Autre éd. la même année.

Decretum Saluberrimæ Medicinæ Facultatis de restituendis menstruis Comitiis quæ Prima Mensis dicuntur. (27 juillet 1727.) Parisiis, 1727, in 4⁰ de 2 pp.

Arrest de la Cour de Parlement, qui maintient les Docteurs en Medecine de la Faculté de Paris, et les Maîtres Chirurgiens Jurez de Paris, dans le droit et possession de faire, à la requisition des parties, les visites et rapports des Personnes blessées ou décédées. (20 mars 1728.) Paris, 1728, in 4⁰ de 20 pp.

Decreta Facultatis Medicinæ Parisiensis circa Exercitationes Anatomicas et Chirurgicas, a Baccalaureis deinceps propria manu in cadavere celebrandas, lata M. Hyacintho-Theodoro Baron Decano. (22 mars 1732.) Parisiis, (s. d.,) in 4⁰ de 4 pp.

Decretum Universitatis... (4° februarii 1741.) (Parisiis, s. d.,) in 4⁰ de 4 pp.

Défenses aux proviseurs et principaux des Colléges de prendre pour médecins des docteurs étrangers à la Faculté de Paris.

Amphithéâtre à rebâtir aux Écoles de la Faculté de Médecine de Paris, rue de la Bûcherie, derrière le petit pont de l'Hôtel-Dieu... (23 janvier 1743.) (Paris,) 1743, in fol. plano.

Décret de la Faculté de médecine.

BARON (Hyacinthe-Théodore). (Exposé de la situation des affaires de la Faculté de médecine de Paris, fait par le doyen le 1er octobre 1751, et commençant par ces mots: Monsieur, je croirois manquer à la confiance ...) (S. l. n. d.,) in 4⁰ de 4 pp.

— Compendiaria medicorum Parisiensium notitia, sive clarorum virorum, qui a sæculo circiter decimo quarto ad hunc usque diem, in Facultate medicinæ Parisiensi, vel Decanatum gesserunt, vel Baccalaureatûs, Licentiatûs aut Doctoratûs Gradum obtinuerunt, chronologica series... (1752.)

Voyez ci-dessus col. 79.

(BERCHER [Pierre].) Mémoire et avis de la Faculté de Médecine de Paris, concernant les bourses fondées dans les Colléges de non plein exercice, réunies à celui de Louis-le-Grand. (Paris, 1769,) in 4⁰ de 12 pp.

Lettre d'un Docteur de la Faculté de médecine de Paris, à M. Bercher, ex-Doyen... (S. l. n. d.,) in 8⁰ de 16 pp.

Au sujet des bourses.

(HAMELIN.) Au Roy. (Paris, 1770,) in 4⁰ de 10 pp.

Signé: Hamelin, recteur. — Requête au sujet des bourses.

(LE THIEULLIER.) Au Roi. Paris, 1773, in 4⁰ de 16 pp.

Requête de la Faculté de médecine de Paris, signée: Le Thieullier, decanus, au sujet de la „Déclaration du Roi, portant établissement d'une Commission royale de Médecine, pour l'examen des remèdes particuliers et la distribution des eaux minérales". (25 avril 1773.)

Observations sur la Requête présentée au Roi par la Faculté de Médecine de Paris, contre l'établissement de la Commission royale de Médecine. Louvain, 1773, in 4⁰ de 42 pp.

HAZON (Jacques-Alb.). Éloge historique de la Faculté de médecine de Paris. Discours pour les lauriers académiques, traduit du Latin, prononcé aux Écoles de Médecine, le XVI octobre 1770. Paris, 1773, in 4⁰ de 90 pp.

BERTRAND (Thomas-Bernard). Notice des hommes les plus célèbres de la Faculté de médecine en l'Université de Paris, depuis 1110, jusqu'en 1750 (inclusivement), extraite (en plus grande partie) du manuscrit de feu M. Thomas-Bernard Bertrand, communiqué par M. son fils; rédigée par M. Jacques-Albert Hazon... Pour servir de suite et de complément à l'Histoire abrégée de la Faculté, sous le nom d'„Éloge historique"... (1778.)

Voyez ci-dessus col. 80.

HAZON (J.-A.). Supplément à la „Notice des hommes les plus célèbres de la Faculté de médecine en l'Université de Paris ..." (S. l. n. d.,) in 4⁰ de 8 pp.

(PAJON DE MONCETS.) Lettre sur les Paranymphes de la Faculté de Médecine. (S. l. n. d.,) in 8⁰ de 40 pp.

Le titre de départ, page 1, porte: Exposé de tout ce qui concerne les travaux de la Licence en

Médecine, dans les premiers temps de la Faculté; la Présentation des Bacheliers-Émérites au Chancelier de l'Université, les Paranymphes et la Bénédiction de Licence, qui se trouvent contenus dans les Registres de la Faculté, depuis 1330. — Signé: P. de M. (Pajon de Moncets.)

(ALLEAUME.) Mémoire à consulter, pour Messieurs les Doyen et Docteurs-Regens de la Faculté de médecine, en l'Université de Paris. (S. l. n. d.) in 4⁰ de 12 pp.

Signé Alleaume, doyen de la Faculté. — Suivi d'une consultation de St. Lucien, avocat, en date du 23 octobre 1775. — Sur un projet destiné à fournir les fonds nécessaires à la construction de nouvelles écoles de médecine.

Mémoire pour les nouvelles Écoles de la Faculté de Médecine de Paris. 1775. (S. l. n. d.,) in fol. de 4 pp.

Époque remarquable pour la Faculté de Médecine de Paris, et consacrée par une médaille. — Explication du revers de la médaille que la Faculté de médecine de Paris a fait frapper pour perpétuer la mémoire de sa translation aux anciennes Écoles de droit. 1775. (S. l. n. d.,) in 4⁰ de 4 pp.

(DESESSARTZ [Jean-Charles].) Au Roi. Paris, 1777, in 4⁰ de 8 pp.

Demande des bâtiments et des biens de l'hôpital Saint-Jacques en faveur de la Faculté de médecine; signée: Jean-Charles Desessartz, doyen.

(DEBONNIÈRES.) Mémoire pour les Doyen et Docteurs Régents de la Faculté de Médecine de Paris, défendeurs, contre M. le Procureur Général, demandeur. (Paris,) 1781, in 4⁰ de 12 pp.

Signé: Debonnières. — Au sujet d'un arrêt obtenu par le procureur général à l'occasion du refus de la Faculté d'admettre au nombre des régents un docteur en médecine qui s'était présenté en 1779.

Cérémonial de la messe de St. Louis, fondée en l'année M. DCC. LXXXII en la Chapelle de la Faculté de médecine de Paris. Paris, 1783, in 4⁰ de 4 pp.

La Brioche, chanson. 1783, le 28 août. (S. l. n. d.,) in 4⁰ de 2 pp.

Au sujet de l'article précédent.

Fondation de deux professeurs d'anatomie et de chirurgie, en la Faculté de médecine de Paris; faite en l'année 1787, par M. Antoine Petit, docteur-régent de la même Faculté, etc. Paris, (s. d.,) in 4⁰ de 8 pp.

Mémoire de la Faculté de médecine en l'Université de Paris. Paris, 1792, in 4⁰ de 38 pp.

Au sujet de la loi du 17 mars 1791 concernant les patentes.

Plan général de l'enseignement dans l'École de Santé de Paris. Imprimé par ordre du comité d'instruction publique de la Convention nationale... Paris, an III, in 8⁰.

De l'État actuel de l'École de Santé de Paris. — Observations adressées par l'École de Santé de Paris, au Conseil des Cinq-Cents, en réponse aux imputations contenues dans plusieurs opinions émises à la tribune du Conseil, séance du 17 germinal an VI. Paris, an VI, 1798, in 4⁰ de 46 pp.

HUSSON (Henri-Marie). Mémoire historique sur l'École de médecine de Paris. (Leroux, Journal de médecine, 1800, I, 65 et 150.)

Au sujet de la nouvelle Faculté de médecine.

Ministère de l'intérieur. Extrait des registres des délibérations de l'École de médecine de Paris, séance du 9 pluviôse an 10. Paris, an X, in 4⁰ de 6 pp.

Au sujet de la préparation des médicaments par les sœurs de charité des hôpitaux.

CROSS (J.). Sketch of the medical schools of Paris, including remarks on the hospital practice, lectures, anatomical schools and museums, and exhibiting the actual state of medical instruction in the french metropolis. London, 1815, in 8⁰.

— Paris et Montpellier, ou tableau de la médecine dans ces deux écoles... Traduit de l'anglais par Élie Revel... Paris, 1820, in 8⁰.

Observations présentées au roi, sur la Faculté de médecine. Paris, (1815,) in 4⁰ de 8 pp.

Mémoire en réponse à un écrit anonyme intitulé: „Observations présentées au roi, sur la Faculté de médecine." Paris, (1815,) in 4⁰ de 36 pp.

Conduite des professeurs de la Faculté de médecine, ou Réfutation du Mémoire ayant pour titre: „Observations présentées au roi, sur la Faculté de médecine." Par Th. D***** Docteur en médecine de la Faculté de Paris, etc. Paris, 1815, in 8⁰ de 20 pp.

Marquais (J.-Th.). A son Excellence le Ministre de l'Intérieur. Paris, (1815,) in 8⁰ de 4 pp.

Réponse à l'article précédent.

Réfutation des calomnies publiées par un anonyme sous le titre: „Observations présentées au roi, sur les Facultés de médecine." Paris, 1816, in 8⁰ de 16 pp.

Marquais (J.-Th.). Réponse au discours de M. le professeur Hallé, prononcé dans la séance publique de la Faculté de médecine de Paris, le 4 novembre 1815 et aux mémoires publiés et distribués par cette Faculté sur l'importance de conserver la réunion de toutes les parties de l'art de guérir ... Paris, 1816, in 8⁰ de 43 pp.

Dialogue. Paris, 1816, in 8⁰ de 8 pp.

Défense de la Faculté de médecine.

Saint-Germain (de). Lettre médicale sur Paris. Paris, décembre 1822, in 8⁰ de 15 pp.

Au sujet de la dissolution de la Faculté de médecine de Paris.

Réflexions sur la dissolution de la Faculté de médecine de Paris. Paris, (1823,) in 8⁰ de 16 pp.

Moreau, de la Sarthe (L.-J.). Mémoires sur l'histoire de l'École de médecine de Paris... Paris, 1824, in 4⁰ de 78 pp. (Dictionnaire de médecine de l'Encyclopédie méthodique.)

Buchez. De la Faculté de médecine de Paris, depuis le douzième siècle jusqu'à la fin du dix-huitième. (Journal des progrès des sciences médicales, 1827, I, 222.)

Déclaration des professeurs particuliers en médecine, soussignés, à M. le Ministre de l'Instruction publique. (12 août 1830.) Paris, in 4⁰ de 4 pp.

Au sujet de la réorganisation de la Faculté.

Quelques Réflexions sur la réorganisation de la Faculté de médecine et sur le choix des professeurs. Paris, 1830, in 8⁰ de 12 pp. (Annales de la médecine physiologique.)

Cayol. Quelques Réflexions sur la réorganisation de la Faculté de médecine de Paris... Paris, 1830, in 8⁰ de 23 pp.

Guérin (Jules). Rapport de la commission chargée par M. le Ministre de l'Instruction publique, de l'examen préparatoire de toutes les questions relatives à l'organisation de la Faculté de médecine de Paris... Paris, 1830, in 4⁰ de 46 pp.

Guilbert (J.-N.). Protestation contre la spoliation exercée à l'égard de plusieurs professeurs de la Faculté de médecine de Paris, au moyen de l'ordonnance du 5 octobre 1830... Paris, mars 1831, in 8⁰ de 16 pp.

Sabatier (J.-C.). Recherches historiques sur la Faculté de médecine de Paris, depuis son origine jusqu'à nos jours... Paris, 1835, in 8⁰. (Gazette médicale.)

Sonnenkalb (Hugo). Die medicinische Fakultät zu Paris. Ein Sendschreiben an die medicinische Fakultät zu Leipzig. Leipzig, 1844, in 8⁰ de 56 pp. (Ro.)

Réveillé-Parise. Esprit des anciennes institutions de médecine. (Gazette médicale de Paris, 1845, XIII, 1 et 65.)

Note relative au traitement de MM. les agrégés de la Faculté de médecine de Paris, et à l'allocation portée sous ce titre au budget de 1847. Paris, (1846,) in 4⁰ de 4 pp.

Réveillé-Parise. École de santé, École de médecine. (Gazette médicale, 1847, II, 509.)

L'Ancienne Faculté de médecine de Paris en présence de la patente sur les médecins. 1792. (Union médicale, 1850, IV, 93, 97, 109, 113, 145 et 149.)

Auber (T.-C.-E.-Éd.) Notice historique et critique sur la Faculté de médecine de Paris. (p. 287 de Traité de la science médicale... Paris, 1853.)

Diday (P.). Défense des spécialités médicales contre le Rapport de la Faculté de médecine de Paris, qui les exclut de l'enseignement officiel . . . Paris, 1859, in 8⁰ de 56 pp.

Mattei. L'Édifice de l'ancienne Faculté de médecine de Paris; doit-on le démolir ou le restaurer? Deux mots sur son histoire. (Union médicale, 1861, X, 433.)

Durand (Jacques). La Faculté de médecine de Paris. (Union médicale, 1862, XVI, 465 et 513.)

Franklin (Alfred). Recherches sur la bibliothèque de la Faculté de médecine de Paris, d'après des documents entièrement inédits. (1864.)

Voyez ci-dessus col. 17.

Guardia (J.-M.). La Bibliothèque de la Faculté de médecine de Paris. (Gazette médicale de Paris, 1864, XIX, 263.)

Au sujet de l'ouvrage précédent.

Regnard (A.). Essais d'histoire et de critique scientifique à propos des conférences de la Faculté de médecine ... Paris, 1865, in 8⁰.

Chéreau (Achille). Notice sur les anciennes Écoles de médecine de la rue de la Bucherie... Paris, 1866, in 8⁰ de 32 pp. Avec plan et vue.

— Procès intenté en 1322 par la Faculté de médecine de Paris contre une femme exerçant illégalement la médecine. (Union médicale, 1866, XXI, 241.)

Menault (Ernest). Les Écoles publiques. L'École de médecine (de Paris). (L'Année illustrée, 1868, N⁰ˢ 18, 30 et 31.)

Chéreau (Ach.). La Galerie de portraits de l'ancienne Faculté de médecine de Paris. Paris, 1869, in 8⁰ de 12 pp. (Union médicale.)

— Journal d'un aspirant au grade de docteur-régent dans l'ancienne Faculté de médecine de Paris. (Union médicale, 1871, XII, 805, etc.)

— Discipline et art. Fraternité dans l'ancienne Faculté. (Union médicale, 1872, XIII, 578, 589 et 625.)

Wurtz (Ad.). Rapport à M. le Ministre de l'Instruction publique sur l'état des batiments et des services médicaux de la Faculté de médecine... Paris, 1872, in 4⁰ de 8 pp.

Extraict des deux donations faictes au College et Faculté des Chirurgiens de Paris, par M. Nicolas Langlois, Docteur Juré en ladite Faculté, avec les charges et conditions à ce requises. (S. l. n. d.,) in 8⁰ de 14 pp.

Autre éd. (1581,) in fol. de 8 pp.

Du Règne de Louis le Grand. La première pierre de cet amphithéâtre anatomique a été posée le 1er du mois d'août 1691... (S. l. n. d.,) in 4°.

(Contrat de l'acquisition faite par la communauté des maîtres chirurgiens d'un terrain appartenant aux Cordeliers pour l'établissement d'un amphithéâtre anatomique, en date du 16 juin 1691.) (S. l. n. d.,) in 4° de 12 pp.

Extraict des registres de la Chambre de Jurisdiction de Monsieur le Premier Chirurgien du Roy. (2 août 1691—24 juillet 1692.) (S. l. n. d.,) in 4° de 12 pp.

Au sujet de la construction de l'amphithéâtre anatomique.

Meurisse (Henry-Emmanuel). Explication de l'estampe qui represente le profil de l'amphithéatre anatomique que la Compagnie des Mes chirurgiens jurés de Paris a fait nouvellement construire. Paris, 1694, in 4° de 16 pp.

La Confrerie des bienheureux martyrs Saint Côme et Saint Damien, fondée par les tres chretiens Rois de France, des l'année mil deux cent vingt six, ès eglises dediées à Dieu sous les noms desdits martyrs, tant à Paris, rue de la Harpe, qu'en l'église de Saint Côme de Luzarches, n'étant qu'une seule et même confrérie, de laquelle sont recteurs les quatre prévôts et gardes des maitres chirurgiens jurés et barbiers en ladite ville de Paris, et confirmée de roi en roi, et du roi Louis XIV, de triomphante mémoire. (S. l. n. d.,) in fol. plano.

(Feburier.) Mémoire pour Claude Georget de Beaulieu, Thomas Legrand, Pierre Cagnart et Charles-Claude Bonhomme, Maîtres Chirurgiens à Paris, anciens Prevosts, intervenans par requeste du 27 novembre 1709. Contre Honoré Jaussain, Charles Gilles, Robert Gervais et Denis Du Chesne, aussi Maîtres Chirurgiens à Paris, appellans d'une Sentence renduë au Chastelet de Paris le 7 septembre 1709. Et contre Jacques Poncelet et Hierosme Coureau intimez. Paris, (s. d.,) in 4° de 4 pp.

Signé Feburier, Proc. — Pour l'exécution de la sentence ordonnant le rétablissement des tables de marbre qui avaient été placées au salon de Saint Côme en 1706.

Lettres Patentes, pour l'establissement de cinq places de Démonstrateurs en Chirurgie; et défenses aux Freres de la Charité et à toutes autres personnes, d'exercer cet art. (Septembre 1724.) (S. l. n. d.,) in 4° de 8 pp.

Règlement (du roi) pour les Professeurs et Etudians du Collége de Chirurgie de Paris. (19 mars 1760.) Paris, 1763, in 4° de 12 pp.

Tableau du Collége et Académie royale de chirurgie de Paris... Paris, 1760—1779, 16 tableaux in fol. plano.

Lettres patentes du Roi, en forme d'Edit, portant Règlement pour le Collége de Chirurgie de Paris. Données à Versailles au mois de mai 1768. Registrées en Parlement le 10 du même mois. Paris, 1768, in 4° de 48 pp.

(D'Hermand.) Requête présentée au Roy, par M. le Chirurgien Ordinaire, et MM. les huit Chirurgiens en titre d'office, servant par quartier auprès de Sa Majesté. Paris, 1769, in 4° de 16 pp.

Signé: Me D'Hermand, avocat. — Au sujet des Lettres patentes de mai 1768.

Gondoin. Description des Écoles de chirurgie... Paris, 1780, gr. in fol. de 20 pp. et 30 pl. Avec frontispice gravé.

Tiré à 100 exemplaires.

Lettres patentes du roi, portant règlement pour les Écoles de chirurgie de Paris. Données à Versailles, le 18 juin 1784... Paris, 1784, in 4° de 4 pp.

(Fromont.) Pétition à l'Assemblée nationale, par les membres du Collége de chirurgie de Paris. Paris, 1792, in 8⁰ de 12 pp.

Signé: Fromont, etc. —Au sujet de la patente.

François de Neufchateau. Discours prononcé par le Ministre de l'Intérieur, le 1er prairial, au 7 de la République, pour l'ouverture de l'École clinique de médecine établie à l'Hospice de l'Unité, rue des Pères. Paris, an VII, in 4⁰ de 8 pp.

Ratier (F.-S.). Coup d'œil sur les cliniques médicales de la Faculté de médecine et des hôpitaux civils de Paris... Paris, 1830, in 8⁰.

Petition à l'Assemblée nationale par le Collége de pharmacie. Paris, 1792, in 4⁰ de 7 pp.

Au sujet de la suppression des maîtrises et des jurandes.

(Guiart.) Observations du Collége de pharmacie sur un nouveau projet de règlement concernant la pharmacie. Paris, (s. d.,) in 4⁰ de 23 pp.

Observations du Collége de pharmacie sur un projet de règlement proposé par M. Desmousseaux au Corps municipal sur l'inspection des comestibles, boissons et médicaments. Paris, 1792, in 4⁰ de 4 pp.

Délibération de l'assemblée générale des membres du Collége de pharmacie du 10 janvier 1792. (S. l. n. d.,) in 4⁰ de 1 p.

Au sujet des droits de présence.

Collége de pharmacie. Organisation du comité de démonstration publique et d'observations relatives aux sciences physiques. Paris, an III, in 4⁰ de 3 pp.

Extrait du registre des délibérations de l'assemblée générale du Collége de pharmacie de Paris, du 15 frimaire an X de la république. Paris, (s. d.,) in 4⁰.

Au sujet de la vente des médicaments.

Rapport à son Excellence le Ministre de l'Intérieur sur les questions adressées à l'École de pharmacie. Paris, 1830, in 8⁰ de 58 pp.

Signé: Les directeur et professeurs de l'École de pharmacie. — La couverture imprimée sert de titre.

(Boudet [Félix].) Pétition et mémoire présentés à M. le Ministre de l'Intérieur par les élèves en pharmacie de Paris, pour obtenir la réorganisation de leur École. Paris, 1830, in 8⁰.

Signé: Les membres de la commission, Berger ... Félix Boudet, rapporteur.

(Bussy.) Observations de l'École de pharmacie de Paris, sur la proposition faite à la commission du budget de supprimer l'École de pharmacie, et de réunir son enseignement à la Faculté de médecine. Paris, (1849,) in 4⁰ de 8 pp.

Signé: Le directeur de l'École, Bussy.

— École supérieure de pharmacie. Mesures transitoires pour l'exécution du décret du 22 août 1854, en ce qui concerne les élèves en pharmacie. Paris, (s. d.,) in 8⁰.

Signé: Le directeur de l'École, Bussy.

Administration générale de l'assistance publique à Paris. Règlement général pour l'École d'accouchement établi à l'Hospice de la Maternité à Paris. Paris, 1861, in 8⁰ de 61 pp.

La Maternité, école d'accouchement en 1862. Paris, 1862, in 8⁰ de 36 pp.

Poitiers.

(Bouriat.) Mémoire signifié du Sieur Bouriat, Docteur de la Faculté de Médecine de Montpellier, appellant d'un prétendu décret rendu par les Docteurs-Médecins de Poitiers; contre lesdits

Docteurs-Médecins, intimés. Paris, 1782, in 4° de 94 pp.

Signé : Bouriat.

(PORTIER.) Mémoire signifié pour les Docteurs-Régens de la Faculté de Médecine de Poitiers, intimés; contre le Sieur Bernard-Félix Bouriat, Docteur-Médecin de la Faculté de Montpellier, appellant. Paris, 1782, in 4° de 48 pp.

Signé : Portier, délégué de la Faculté de Poitiers.

— Réplique des Docteurs-Medecins de la Faculté de Poitiers, intimés. A la Réponse et au Précis Signifiés du Sieur Bouriat, appellant. Paris, 1782, in 4° de 18 pp.

Signé : Portier, de la Faculté de Poitiers.

Réflexions sur la réorganisation médicale, présentées au Ministre de l'Instruction publique et aux chambres, par les professeurs de l'École secondaire de médecine de Poitiers. Poitiers, 1834, in 8° de 16 pp.

Pont-à-Mousson.

(BRULLIOT.) Second Mémoire pour le Sr. Guillaume Desfarge, conseiller premier Chirurgien du Roy à lui joints les Maîtres en Chirurgie des villes de Nancy, Lunéville, Bar, et autres des États, contre la Faculté de Médecine de Pont-à-Mousson et les Médecins desdits États. (Lunéville, 1752,) in 4° de 8 pp.

Signé : Brulliot, avocat.

Rouen.

Renseignements sur l'enseignement de la clinique médicale dans l'École préparatoire de médecine et de pharmacie de Rouen. 11 février 1851. Rouen, in 4° de 20 pp.

Strasbourg.

Strassburgisches Collegium medicum, Sambt beygefügten Ordnungen der Medicorum und Apothecker. Strasburg, 1757, in fol. de 36 pp.

JUDAS (A.-C.). Coup d'œil sur la Faculté de médecine de Strasbourg. (Gazette médicale de Paris, 1830, I, 185.)

KRATZ (Édouard). Conseil municipal de Strasbourg. Réclamation contre le projet de translation de la Faculté de médecine de Strasbourg. Strasbourg, 1848, in 8°.

Rapport du maire.

BOURGUIGNON (E.). Notes pour servir à l'histoire de l'ancienne École de médecine de Strasbourg. Thèse... (2e série, N° 203.) Strasbourg, 1849, in 4° de 56 pp.

AUBER (T.-C.-E.-Éd.). Notice historique et critique sur la Faculté de médecine de Strasbourg. (p. 365 de Traité de la science médicale... Paris, 1853.)

EHRMANN (C.-H.). Accroissement du musée d'anatomie de Strasbourg. Rapport fait à la Faculté de médecine dans sa séance du 14 novembre 1856... Strasbourg, 1857, in 8°.

Concentration des services de la Faculté de médecine de Strasbourg. Nécessité de nouvelles constructions. Strasbourg, 1860, in 8° de 29 pp. (Gazette médicale de Strasbourg.)

Séance d'inauguration du nouveau bâtiment de la Faculté de médecine de Strasbourg, présidée par M. Chéruel, recteur de l'Académie, le 29 novembre 1866. Strasbourg, 1867, in 8° de 84 pp.

SCHUTZENBERG. De l'Esprit de l'enseignement de la Faculté de médecine de Strasbourg et des conditions de son développement progressif, discours prononcé... à la séance d'inauguration des nouveaux bâtiments de la Faculté de médecine de Strasbourg. (Gazette hebdomadaire de médecine, 1867, IV, 129 et 145.)

MATTEI (A.). Notice historique sur la Faculté de médecine de Strasbourg considérée surtout au point de vue de l'obstétrique... Lecture faite à l'Académie de médecine de Paris, le 30 janvier, à l'occasion de sa candidature. Paris, 1872, in 8° de 28 pp.

Toulouse.

Inauguration de l'École impériale de médecine et de chirurgie de Toulouse et installation des professeurs le jeudi 7 mai 1807. Toulouse, 1807, in 8° de 28 pp.

Demande du rétablissement de la Faculté de médecine de Toulouse, présentée à son Excellence Monseigneur le Ministre de l'Instruction publique, par MM. les députés de la Haute-Garonne, du Tarn, Tarn-et-Garonne, Aude, Ariège et Gers. Paris, 1829, in 4°.

COMBES (Hippolyte). Rapport présenté à l'École préparatoire de médecine et de pharmacie de Toulouse au nom d'une commission... relatif à la délibération prise par l'administration des hôpitaux, le 22 janvier 1849, et aux graves inconvénients qui résulteraint de son exécution pour l'enseignement de la clinique. Toulouse, 1849, in 8° de 22 pp.

Grande-Bretagne.

ALBERS (Abr.). Die Krankenanstalten und Lehrschulen der Arzneikunde zu London, Edinburgh, Bath und Wien betreffend. Iena, 1799, in 8°. (Ro.)

An Account of the medical Colleges of Great Britain and Ireland. (British medical Almanak, 1837.) (B. R.)

Angleterre.

FERRIS (Samuel). A general View of the establishment of physic as a science, in England, by the incorporation of the College of physicians, in London... London, 1795, in 8°. (W.)

THOLOZAN. Enseignement médical en Angleterre. Universités, Colléges, Écoles de médecine, examens à subir, titres professionnels et académiques divers. (Gazette médicale, 1855, X, 683 et 705.)

Aberdeen.

The Right of Mareschal College and University, Aberdeen, to confer degrees in divinity, law, and medicine, etc. By one of the professors. (S. l.,) 1853, in 8° de 56 pp. (B. R.)

Dublin.

M'CLINTOCK (Alfred-H.). (Du Développement de l'École d'accouchement de Dublin ...) (Dublin quarterly Journal of med. science, 1850, 20.) (C. J.)

HOLLAND (Thomas-S.). The Irish School of medicine as it is and as it ought to be. An Address introductory to a course of pathological anatomy and histology... Cork, 1853, in 8° de 20 pp. (B. R.)

Register of the King's and Queen's College of physicians in Ireland. Dublin, 1865, in 8°. (B. R.)

Edimbourg.

WHALLEY (Lawson). A Vindication of the University of Edinburgh (as a school of medicine) from the aspersions of „a member of the University of Oxford". Lancaster, 1816, in 8°. (B. B.)

An Examination into the causes of the declining reputation of the medical Faculty of the University of Edinburgh, and the origine of another class of medical professors commonly called „Private Lecturers", with some remarks on the history of the University of Edinburgh. Edinburgh, 1834, in 8° de 58 pp. (Ro.)

GAIRDNER (John). Historical Sketch of the Royal College of Surgeons of Edinburgh, being an address delivered in the hall of the College, in Nicolson street, at a conversazione, on 19th january 1860: with notes and documents... Edinburgh, 1860, in 8°. (Edinburgh medical and surgical Journal.)

STRUTHERS (John). Historical Sketch of the Edinburgh anatomical School. Edinburgh, 1867, in 8° de 94 pp. (Edinburgh medical Journal.)

Londres.

MERRET (Christopher). Collection of acts of parliament, charters, trials at law and judge's opinions concerning the grants to the College of physicians, London. London, 1660, in 4°. (W.)

— Self-conviction; or an enumeration of the absurdities and railings against the College of physicians. Nonsense, etc. of a certain person. London, 1670, in 4°. (W.)

Autre éd. 1671. (W.)

The Principles of the chemists of London stated, with the reasons of their dissent from the Colledge of physitians (s. l.,) 1676, 2 part. in 8°. (B. B.)

GOODALL (Charles). The College of physicians vindicated, and the true state of physick in this nation faithfully represented; in answer to a scandalous pamphlet entituled „The Corner Stone", etc. London, 1676, in 8°. (C. S.)

— The royal College of physicians of London founded and established by law; and an historical account of the College's proceedings against empiricks and unlicensed practisers in every prince's reign, from their first incorporation to Charles I. London, 1684, in 4°. (C. S.)

JAMES (L.). Letters relating to the College of physicians; as also a short memoir of its constitution. London, 1688, in 4°. (W.)

The surgeons' Case. (S. l. n. d.,) in fol. plano.

Requête des chirurgiens de Londres pour demander le maintien du droit d'administrer des médicaments, et d'être appelés en consultation avec le Collége des médecins de Londres, malgré leur opposition.

HOADLY (Benjamin). Oratio Harveiana de Collegii medicorum Londinensium fundatoribus, auctoribus et ornatoribus. Londini, 1742, in 4°. (Ch.)

(NICHOLS [Frank].) A Satyre against some of the members of the College of physicians in London. (1752.) (W.)

The Picture of the present state of the Royal College of physicians of London; containing memoirs biographical, critical, and literary, of all the resident members of that learned body, and of the heads of the medical boards, with some other distinguished professional characters. To which is subjoined an appendix, or an account of the different medical institutions of the metropolis, scientific, and charitable; with their present establishments. London, 1817, in 8°. (C.)

TUTHILL (G.-L.). Vindiciæ medicæ; or a defence of the College of physicians. London, 1834, in 8°. (Ro.)

The historyes of the Colleges of physicians and surgeons and of the Apothecaries' Company. From the „London medical Examiner". June to august, 1851. (S. l. n. d.,) in 8°. (B. R.)

MUNK (William). The Roll of the Royal College of physicians of London; compiled from the annals of the College and other authentic sources. London, 1861—1862, 2 vol. in 8°. (B. R.)

T. I. 1518—1700.
T. II. 1701—1800.

ARMSTRONG (John). An Address to the members of the Royal College of surgeons of London, on the injurious conduct and defective state of that corporation; with reference of their professional rights, medical science, and the public health. London, 1825, in 8°. (B. T.)

JULIUS (Nicolaus-Heinrich). Das kgl. Collegium der Wundärzte zu London, und John Hunter's Museum und Nachlass. (Gerson und Julius, Magazin der ausl. Heilkunde, 1827, XIII, 213.) (C.)

Considerations humbly offered to the Lords spiritual and temporal, in relation to the apothecaries' bill. London, (s. d.,) in fol. (B. B.)

Reasons humbly offered to the House of Commons by the master, wardens and society of the art and mystery of apothecaries, London, for the exempting them from certain offices and duties. London, (1722,) in fol. (B. B.)

A modest Reply to the city-reasons against the apothecaries' bill. London, (s. d.,) (1722,) in fol. (B. B.)

A Statement by the Society of apothecaries on the subject of their administration of the apothecaries' act. London, 1844, in 8°. (B. B.)

An Address by the Society of apothecaries to the general practitioners of England and Wales, on the provisions of the bill „for the better regulation of medical practice throughout the United kingdom". London, 1844, in 8°. (B. B.)

An Address from the Society of apothecaries to the general practitioners of England and Wales, on the second report of the joint deputation etc. London, 1845, in 8°. (B. B.)

Three Reports by the joint deputation of the Society of apothecaries and the national association of general practitioners, appointed to confer with the secretary of state on the subject of the incorporation of the general practitioners in medicine, surgery, and midwifery. London, 1846, in 8°. (B. B.)

Register of the members of the Royal College of veterinary surgeons. From january 1794 to december 1862... (London,) 1864, in 8°. (L.)

Publ. by the Roy. College of veterinary surgeons.

Grèce.

DAREMBERG (Charles). Écoles médicales de la Grèce, de la Sicile et de la Grande-Grèce. (p. 46 de État de la médecine entre Homère et Hippocrate. Paris, 1869.)

Voyez ci-dessus col. 478.

Cnide et Cos.

DAREMBERG (Charles). Écoles médicales de Cos et de Cnide. (p. 56 de État de la médecine entre Homère et Hippocrate. Paris, 1869.)

Voyez ci-dessus col. 478.

Hollande.

FINCKENSTEIN (R.). Ueber niederländische medicinische Schulen. (Deutsche Klinik, 1870, N° 33.)

Hoorn.

SWAAN (J.-S.). Redevoering gehanden by de inwyding der Genees-Heil-Vroed- en Artsenijmengkundige scholen te Hoorn, den 16. van Herfsmoond 1825. Hoorn, 1825, in 8°. (Ro.)

Leyde.

SURINGAR (G.-C.-B.). Geschichte der Leydener med. Facultät unter Boerhaave und dessen Nachfolgern. (Nederl. Tijdschrift voor geneeskunde. 1866.) (C. J.)

Rotterdam.

GROSHANS (G.-Ph.-F.). Historisch Verslag over de geneeskundige School te Rotterdam... Rotterdam, 1853, in 8° de 100 pp.

Italie.

DAREMBERG (Charles). Écoles médicales de la Grèce, de la Sicile et de la Grande-Grèce. (p. 48 de État de la médecine entre Homère et Hippocrate. Paris, 1869.)

Voyez ci-dessus col. 478.

Bologne.

ALBERTINI (Bartol.). Catalogo di tutti i dottori del Collegio bolognese... (1664.)

Voyez ci-dessus col. 83.

MONTALBANI (Ovid.). Catalogus omnium doctorum, collegiatorum in artibus liberalibus et Facultate medica Bononiæ. (1664.)

Voyez ci-dessus col. 83.

BIANCHI (Jo.-Bapt.). Oratio de Academiæ bononiensis antiquitate, ejus professorum excellentia et studii medici in illa cultu. Coloniæ Allobrogum, 1721, in 4°. (Ch.)

MEDICI (Michaele). Compendio storico della Scuola anatomica di Bologna, dal rinascimento delle scienze e delle lettere a tutto il secolo XVIII, con un paragone fra la sua antichità e quella delle Scuole di Salerno e di Padova... Bologna, 1857, in 4°. Avec portrait de l'auteur.

Gènes.

OLIVARI (Nic.). Piano della Scuola clinica stabilita in Genova. Genova, 1789, in 8°. (Ro.)

Milan.

SILVATICUS (Jo.-Baptista). Collegii mediolanensium medicorum origo, antiquitas, necessitas, utilitas, dignitates, honores, privilegia, et viri illustres... Mediolani, Bordonus, 1607, in 4°.

TADINI (Alexand.). Collegii physicorum mediolanensium privilegia, statuta, ordinationes in compendium redactæ. Mediolani, 1645, in 4°. (Ch.)

BILLI (Felice de). Sulla I. R. Scuola di ostetricia ed annesso ospizio delle partorienti in Milano, e sulle cose notabili osservatesi nella clinica ostetrica nel corso di un decennio . . . Milano, 1844, in 8° de 86 pp. Avec planches.

Cenni storico-statistici riguardanti la regia Scuola superiore di medicina veterinaria di Milano... Milano, 1867, in 12.

Padoue.

Statuta Universitatis artistarum et medicorum patavini Gymnasii denuo correcta. Patavii, 1570, in 4°. (Ch.)

Autre éd. 1648.

BOSELLUS (Franciscus). Encomium in Academia patavina medicinæ professorum ab anno 1651. (1668.)

Voyez ci-dessus col. 84.

PATIN (Charles). Lyceum patavinum seu icones et vitæ professorum Patavii 1682 publice docentium. Pars I. theologos, philosophos et medicos complectens. (1682.)

Voyez ci-dessus col. 84.

MONTESANTO (Gius.). Dell' Origine della clinica medica in Padova memorie storico-critiche. Padova, 1827, in 8°. (Ch.)

Pavie.

LEFÈVRE (P.-H.). Notice sur la clinique d'oculistique de l'Université de Pavie. Thèse N° 245. Paris, 1829, in 4° de 18 pp.

Pise.

CIVININI (Filippo). Della Origine, progressi e stato del museo d'anatomia fisiologica e patologica umano-comparata dell' Università di Pisa all' epoca del primo congresso degli scienzati Italiani l'anno 1839. Con una tavola. Pisa, 1841, in 8°. (Ch.)

Le musée a été fondé par l'auteur lui-même.

Salerne.

L'École de Salerne. (Gazette médicale de Paris, 1839, VII, 97.)

Signé : M. L.

SANTORELLI (Nic.). De salernitani Gymnasii gloria in pristinum restituenda oratiuncula... Salerni, 1848, in 4° de 26 pp.

HAESER. Ueber die medicinische Schule zu Salerno und ihr Verhältniss zu den Mönchsschulen des Mittelalters ... Gotha, 1851, in 8° de 20 pp.

AUBER (T.-C.-E.-Éd.). Notice historique et critique sur l'École de Salerne. (p. 285 de Traité de la science médicale... Paris, 1853.)

RENZI (Salvatore de). Storia documentata della Scuola medica di Salerno ... Napoli, 1855, in 8°.

2a ed. 1857.

BROECKX (C.). Notice bibliographique sur l'histoire de l'École de Salerne, du Dr Salvatore de Renzi . . . Anvers, 1855, in 8° de 12 pp. (Annales de la Société de médecine d'Anvers.)

REMILLY. Flos medicinæ Scholæ Salerni ou de la Médecine à Salerne au XIIe siècle. Étude historique... Versailles, 1861, in 8° de 40 pp. (Mémoires de la Société des sciences naturelles et médicales de Seine-et-Oise.)

GUARDIA (J.-M.). L'École de Salerne. Étude historique. (Gazette médicale, 1864, XIX, 663 et 677.)

Venise

BENEDETTI (Domenico). Illustrium virorum synopsis qui de sacro medicorum physicorum veneto Collegio extiterunt et in præsens existunt. (1753.)

Voyez ci-dessus col. 95.

BERNARDI (Francesco). Prospetto storico critico dell' origine, facoltà, diversi stati e vicende di Collegio medico-chirurgico e dell' arte chirurgica di Venezia. Venezia, 1797, in 4°. (C.)

Orient.

HASSAN EFFENDI MAHMOUD. La Médecine en Orient. L'École de médecine... Paris, 1866, in 8° de 16 pp. (Union médicale.)

Portugal.

Estatutos da real Academia medico-Portopolitana, debaiao da augusta protecaõ do serenissimo principe D. Joseph, Arcebispo, primas, e Senhor de Braga, etc. (Porto, 1749,) in 4° de 32 pp.

Prusse.

Berlin.

FRITZE (J.-Fr.). Nachricht von einem neu errichteten klinischen Institut beim kgl. Collegio medico-chirurgico. Berlin, 1789, in 8°. (Ro.)

(GÖRKE.) Authentische Nachricht von der chir. Pepinière zu Berlin. Jena, 1803, in 8° de 16 pp. (Ro.)

PREUSS (Jo.-David-Erdm.). Das kgl. preuss. medicinisch-chirurg. Friedrich-Wilhelms-Institut, ursprünglich chir. Pepinière, zu Berlin. Ein geschichtlicher Versuch am 25. Stiftungstage desselben, d. 2. August 1819. Berlin, 1819, in 8°. (Ch.)

ALBERS (Jo.-Chr.). Geschichte der königl. Thierarzneischule zu Berlin.

Nebst Darstellung ihrer bisherigen Leistungen und gegenwärtigen Verfassung. Berlin, 1841, in 4°. (Ch.)

Bonn.

ALBERS. Ein Blick auf die medicinische Fakultät der Rheinisch. Friedrich-Wilhelm-Universität nach ihrem 25jährigen Bestehen. (Medicin. Correspondenzbl. rhein.-westphäl. Aerzte, 1843, II, No. 21.) (Ro.)

Breslau.

MORGENBISSER (Mich.). Geschichte des Hospitals und der Schule zum heil. Geist, so wie auch der Bibliothek zu St. Bernhardin zum Andenken der 600-jährigen Dauer des Hospitals abgefasst. Breslau, 1814, in 4°. Avec 1 planche. (Ch.)

Francfort-sur-l'Oder.

KRÜNITZ (J.-G.). Characteres professorum in regia Viadrina. Francofurti ad V., 1758, in 4°. (Ro.)

LOEWENSTEIN (Jacob-Samuel). Biographien und Schriften der ordentlichen Professoren der Medicin an der Hochschule zu Frankfurt a. d. O. in den Jahren 1506—1811.

Voyez ci-dessus col. 67.

PREUSS (H.-C.-R.). Analecta ad historiam Facultatis medicæ francofurtensis. Dissertatio inauguralis medico-historica... opponentibus G. Mueck... H. Abegg... Vratislaviæ, 1847, in 8° de 64 pp.

Grypswalde.

SCHEFFEL (Christ.-Steph.)... Vitæ professorum medicinæ, qui in Academia gryphiswaldensi a primis ejus initiis (1456) usque ad finem anni ipsius sæcularis tertii vixerunt. (1757.)

Voyez ci-dessus col. 68.

Halle.

COSCHWITZ (Georg.-Dan.). Theatri anatomici natalitia. Halæ, 1718, in 4°. (Ch.)

Au sujet du théâtre anatomique de Halle fondé par l'auteur en 1716.

FRIEDLÄNDER (Lud.-Herm.)... Historia ordinis medicorum halensis inde a primis ejus initiis ad annum usque MDCCXL breviter descripta et documentis aliquot aucta. Halis, 1840, in 4° de 34 pp.

Trad. allemande dans „Archiv für die ges. Medicin."

DZONDI (Karl-Heinr.). Kurze Geschichte des klinischen Instituts für Chirurgie und Augenheilkunde auf der Universität Halle. Halle, 1818, in 8°. Avec 3 planches. (Ch.)

Munster.

HOFFMANN (L.). Unterricht von dem Collegium der Aerzte zu Münster, nebst den Münsterschen Medicinalgesetzen. Paderborn, 1777, in 8°. (Ro.)

WUTZER (Carol.-Guil.). Bericht über die med.-chirurg. Klinik zu Münster, für den Zeitraum vom Frühjahr 1825 bis dahin 1830. Mit 7 Tafeln u. 1 Steindrucktaf. Münster, 1830, in 8°. (E.)

Wittemberg.

SCHATO (Andr.). Oratio secularis de initiis atque incrementis studii medici in Academia vitebergensi. Vitebergæ, 1602, in 4°. (Ch.)

BOERNER (Frid.). Memoriæ professorum medicinæ in Academia wittembergensi inde a primis illius initiis renovatæ specimen I (—II). (1755—56.)

Voyez ci-dessus col. 69.

BÖHMER (Geo.-Rud.). De incrementis Academiæ vitebergensis ex liberalitate medicorum, respondente C.-F. Nürnbergero. Vitebergæ, 1783, in 4°. (Ch.)

Overkamp (Car.-Guil.). Inclitæ litterarum Universitati vitebergensi sacra sæcularia tertium redeuntia rite gratulatus, scripsit... Inest Narratio de consilio condendæ Universitatis studiorum vitebergensis a dissidio duumvirorum medicorum vel profecto vel certe tamen adjuto. Gryphiswaldæ, 1802, in 4⁰ de 72 pp.

Russie.

Kelchen (Johann-Heinrich v.). Plan de l'École impériale médico-chirurgicale et de quelques autres hôpitaux nouvellement fondés à St. Pétersbourg. St. Pétersbourg, 1786, in 4⁰. (C.)

— Grundriss der Einrichtung der kaiserl. medic.-chir. Schule... in St. Petersburg. St. Petersburg, 1786, in 4⁰. (C.)

Loder (Just.-Chr. a). Oratio die inaugurali novi theatri anatomici X. Nvbr. 1819 publice habita. Addita est tabula ænea. Mosquæ, 1819, in 4⁰ de 96 pp. (Ro.)

Description du théâtre anatomique.

Dorpat.

Struve (Ludw.-Aug.). Historischer Bericht über die Leistungen des medicinischen Klinikums der kaiserl. Universität zu Dorpat von seiner Eröffnung im J. 1809 bis zum Schlusse des Jahres 1826. Dorpat, 1827, in 8⁰. (Ro.)

Köhler (Herm.-Jo. de). Ordinis medicorum in Universitate cæsarea dorpatensi annales ab Universitatis exordio ad finem usque anni 1827 . . . Dorpati, 1830, in 8⁰.

Sicile.

Daremberg (Charles). Écoles médicales de la Grèce, de la Sicile et de la Grande-Grèce. (p. 48 de État de la médecine entre Homère et Hippocrate. Paris, 1869.)

Voyez ci-dessus col. 478.

Suisse.

Bâle.

Miescher (Friedrich). Die medicinische Facultät in Basel und ihr Aufschwung unter F. Plater und C. Bauhin mit dem Lebensbilde von Felix Plater. Zur vierten Säcularfeier der Universität Basel, VI. September MDCCCLX, im Auftrage der medizinischen Facultät... (1860.)

Voyez ci-dessus col. 350.

Genève.

Documents sur la position faite par l'administration publique à la Faculté de médecine de Genève, réunis et publiés par la Société médicale. Genève, 1856, in 8⁰.

Zurich.

Einrichtung und Gesetze des med.-chirurg. Cantonal-Instituts in Zürich. Zürich, 1804, in 8⁰. (E.)

Turquie.

Die medicinische Schule in Constantinopel. (Medic. Unterhaltungsbibliothek, VII, 169.) (Ro.)

6.

Histoire des corporations et sociétés médicales.

Allemagne.

Wedelius (Georg.-Wolffg.). Progressus Academiæ naturæ curiosorum catalogo patronorum et collegarum expressus... Ienæ, 1680, in 4⁰ de 32 pp.

S. R. I. Academiæ naturæ curiosorum ortus, leges, catalogus. Noribergæ, 1683, 3 parties en 1 vol. in 4⁰.

Sacræ cæsareæ majestatis mandato et privilegio leges S. R. I. Societatis

Academiæ curiosorum confirmatæ atque munitæ. Brigæ, (s. d.,) in 4°. (Ro.)

SCHROECKIUS (L.). Historica continuatio progressus Academiæ Leopoldinæ imperialis naturæ curiosorum. Norimbergæ, 1689, in 4°. (Ro.)

VALENTINI (M.-B.). Historia literaria Academiæ naturæ curiosorum. Giessæ Hassor., 1708, in 4°. (Ro.)

BUCHNER (Andr.-El.). Academiæ S. R. Imperii Leopoldino-Carolinæ naturæ curiosorum historia conscripta ab ejusdem præside... Halæ Magdeburgicæ, 1755, in 4°.

DELIUS (H.-F.). Philyra, qua præses Academiæ naturæ curiosorum directori cunctisque adjunctis et Collegiis S. P. D. atque de nupero et præsente dictæ Academiæ statu breviter agit. Erlangæ, 1788, in 4°. (Ro.)

Bade.

STOLZ. Geschichte der Entstehung des pharmaceutischen Vereins im Grossherzogthum Baden... (Hänle, Magazin der Pharmacie, 1823, I.) (C.)

Bavière.

Der pharmazeutische Verein in Baiern, die Geschichte seiner Entstehung, seine Grundsätze, Satzungen und übrigen Aktenstücke. München, 1816, in 12 de 80 pp. (Ro.)

Dresde.

SEILER (Burkhard-Wilhelm). Nachricht über die Wirksamkeit der chir.-medicinischen Akademie und Thierarzneischule zu Dresden, während des ersten Jahrzehends nach ihrer Erweiterung. Dresden, 1828, in 4° de 14 pp. (Ro.)

— Geschichte und gegenwärtige Einrichtung der chir.-medic. Akademie, und der mit ihr vereinigten Thierarzneischule zu Dresden... (Dresden, Zeitschrift für Natur- und Heilkunde, 1828, III, 464.) (C.)

SEILER (B.-W.). Zweite Erörterung der Verhältnisse der chir.-med. Akademie zu Dresden zu dem Medicinalwesen des Königreichs Sachsen, veranlasst durch eine Schrift der medicinischen Fakultät zu Leipzig. Dresden, 1833, in 8° de 72 pp. (Ro.)

SERICOSER. Die chirurgisch-medicinische Akademie zu Dresden und die Reform des sächsischen Medicinalwesens. Dresden, 1845, in 8° de 37 pp. (Ro.)

(CHOULANT [Lud.].) Nähere Erörterung der Verhältnisse der chirurg.-medic. Akademie in Dresden zu dem Medicinalwesen des Königreichs Sachsen. Dresden, (s. d.,) in 4° de 16 pp. (Ro.)

Goettingue.

OSIANDER (Friedr.-Benj.). Kurze Nachricht von der Entstehung und Einrichtung der Gesellschaft von Freunden der Entbindungskunst. Göttingen, 1796, in 4°. (Ch.)

— Zweite Nachricht von den Verhandlungen der Gesellschaft von Freunden etc. Göttingen, 1798, in 8°. (Ch.)

BRERA (Valeriano-Luigi). Breve notizia sull' origine ed attuale ragolamento della Società degli amici dell' arte ostetricia in Gottinga. (S. l., 1802,) in 8° de 22 pp. (C.)

Munich.

ULLERSBERGER. Geschichte des ärztlichen Vereins zu München. (Jahrbücher des ärztlichen Vereins zu München, 1835.) (Ro.)

Souabe.

MEZLER (Fr.-Xav.). Einrichtung und Gesetze der vaterländischen Gesellschaft der Aerzte und Naturforscher Schwabens. Freiburg, 1814, in 8⁰. (Ro.)

Amérique.

American pharmaceutical Association. History of its formation. (Philadelphia, s. d.,) in 8⁰. (S. D.)

American pharmaceutical Association. Proceedings. Philadelphia, 1852, in 8⁰. (S. D.)

Massachussets.

Hale (Enoch). Sketch of the history of the Massachussets medical Society, with an Account of their medical modifications. (Americ. Journal of medical Society, 1828, III, 113.) (C.)

Alden (Ebenezer). Historical Sketches of the origin and progress of Massachussets medical Society. Boston, 1838, in 8⁰. (S. D.)

Montévideo.

Estatutos y reglemento de la Sociedad de medicina Montevideana. Montevideo, 1854, in 4⁰ de 12 pp.

La couverture imprimée sert de titre. — Fondée en 1852.

New-York.

Stearns (John). An Account of the origin of the law „to incorporate medical Societies for the purpose of regulating the practice of physic and surgery in this state", passed 4th april 1806... (Transactions of the medical Society of the state of New-York, 1859, 259.)

Histoire de cette société. — Reproduction d'un article de „New-York medical and physical Journal" 1828.

Beach (W.). Rise... of the New-York medical institution and reformed medical Society of the United States... New-York, 1830, in 12. (S. D.)

Belgique.

Fallot. Discours prononcé dans la séance d'installation de l'Académie royale de médecine de Belgique... Bruxelles, 1845, gr. in 8⁰ de 20 pp. (Mémoires de l'Académie de médecine de Belgique.)

Bruxelles.

Règlement adopté par la Société de médecine de Bruxelles, dans sa séance du 25 messidor an 12. (S. l. n. d.,) in 12 de 12 pp.

Bruges.

Meyer (de). Notice historique sur la Société médico-chirurgicale de Bruges. Bruges, 1841, in 8⁰ de 79 pp. (Ro.)

Gand.

Statuts de la Société de médecine de Gand. Gand, (s. d.,) in 8⁰ de 16 pp.

Danemark.

Tode (Joa.-Clem.). Geschichte und Versuche einer chir. Privatgesellschaft zu Kopenhagen; nebst 27 Wahrnehmungen verschiedenen Mitglieder derselben. Kopenhagen, 1774, in 8⁰. (E.)

Forhandlinger i det kongl. medicinske selskab i anledning af den Rigsdagen forelagte Lov om frigivelse af lægepraxis. Kjobenhavn, 1868, in 16 de 38 pp.

Espagne.

Desgenettes. Notes sur l'Académie royale de médecine de Madrid, depuis 1734 jusqu'en 1797, pour servir à l'histoire générale de la médecine... (Paris, s. d.,) in 8⁰ de 8 pp. (Journal complémentaire du Dictionnaire des sciences médicales.)

France.

Pièces concernant l'établissement fait par le Roi d'une Commission ou Société et correspondance de médecine à Paris. (S. l. n. d.,) in 4⁰ de 60 pp. Avec un tableau.

Histoire de la Société Royale de médecine... avec les mémoires de médecine et de physique médicale... Tirés des registres de cette Société. (Années 1776—1789.) Paris, 1779, an VI, 10 vol. in 4⁰.

Le dernier volume porte en plus: publié par l'École de santé de Paris.

Mémoire instructif sur l'établissement fait par le roi d'une Commission ou Société et correspondance de médecine. (13 août 1776.) (S. l. n. d.,) in 4⁰.

Tableau des membres qui composent la Société royale de médecine. Paris, 1778, in 4⁰ de 24 pp.

Autre éd. même année.

Lettres patentes du Roi portant établissement d'une Société royale de médecine. Données à Versailles au mois d'août 1778... Paris, 1778, in 4⁰ de 20 pp.

Suivi du Tableau des membres de cette société.

Le Vacher de La Feutrie. Motif de la réclamation de la Faculté de médecine contre l'établissement de la Société Royale de médecine. (S. l. n. d.,) in 8⁰ de 8 pp.

(Bourru.) Précis historique de l'établissement de la Société Royale de médecine, de sa conduite, et de ce qui s'est fait à ce sujet dans la Faculté de médecine de Paris. (S. l. n. d.,) in 8⁰ de 46 pp.

(Le Preux.) Lettre d'un sociétaire pensionné à un correspondant de province, écrite le jour même de l'installation de la Société royale de médecine. (2 octobre 1778.) (S. l.,) 1778, in 8⁰ de 16 pp.

Travaux proposés aux médecins et physiciens regnicoles et étrangers, par la Société Royale de médecine, dans s[a] séance publique, tenue le mardi 2[0] octobre 1778, au Collége royal d[e] France. Paris, 1778, in 4⁰ de 8 pp.

Lettre d'un Sociétaire non pensionn[é] à un correspondant en province. (7 mar[s] 1779.) (S. l. n. d.,) in 8⁰ de 8 pp.

(Desessarts.) Très-humbles et très respectueuses Représentations de la Faculté de médecine en l'Université de Paris, au Roi, contre la Société Royale de médecine. (S. l. n. d.,) in 8⁰.

Par Desessarts, d'après une note manuscrite sur l'exemplaire de la Bibliothèque nationale.

Lettre d'un médecin de Paris à un médecin de province. (S. l. n. d.,) in 8⁰.

(Bacher.) Lettre à M. de Lassone. (S. l. n. d.,) in 8⁰ de 8 pp.

(Le Preux.) Lettre d'un amateur à un médecin de province, aspirant à l'honneur d'être correspondant de la Société royale de médecine. (31 août 1779.) (S. l. n. d.,) in 8⁰ de 8 pp.

(Le Roux Des Tillets.) Dialogue entre Pasquin et Marphorio. (S. l. n. d.,) in 8⁰ de 16 pp.

Par Le Roux des Tillets, d'après une note manuscrite sur l'exemplaire de la Bibliothèque nationale.

Autre éd. même année in 8⁰ de 16 pp.

(Barbeu Du Bourg.) Lettre d'un médecin de la Faculté de Paris, à un de ses confrères, au sujet de la Société royale de médecine. (S. l. n. d.,) in 8⁰ de 8 pp.

Par Barbeu Du Bourg, d'après une note manuscrite sur l'exemplaire de la Bibliothèque nationale.

Andry. Lettre de... à M. Le Vacher de La Feutrie, doyen de la Faculté de médecine de Paris. (1er décembre 1779.) (S. l. n. d.,) in 8⁰.

Par Le Roux Des Tillets, d'après une note manuscrite sur l'exemplaire de la Bibliothèque nationale.

Lassone, ou la Séance de la Société royale de médecine, comédie en trois actes et en vers. (S. l.,) 1779, in 8⁰ de 56 pp.

Par Le Preux, d'après Barbier.-Attribué par d'autres à Le Vacher de La Feutrie.

(Philip.) Nouveau Dialogue des morts, ou Critique de la Comédie intitulée: „Lassone ou la Séance de la Société Royale de médecine. (21 décembre 1779.) (S. l. n. d.,) in 8⁰ de 18 pp.

Par Philip, d'après une note manuscrite sur l'exemplaire de la Bibliothèque nationale.

Nouvelle chanson historique sur un air vieux. — Noël nouveau. (S. l. n. d.,) in 8⁰.

(Le Roux Des Tillets.) M. T..... D'O..... à M. le Doyen et à ses respectables confrères. (S. l. n. d.,) in 8⁰ de 7 pp.

Lettres patentes du Roi, portant règlement pour la Société Royale de médecine, données à Versailles, le 1er février 1780, registrées en Parlement, le 25 avril audit an. Paris, 1780, in 4⁰ de 12 pp.

Dialogue entre un citoyen et un docteur-régent de la Faculté de médecine de Paris, sur la Société Royale de médecine. (S. l. n. d.,) in 8⁰ de 22 pp.

Programme relatif à la correspondance de la Société royale de médecine sur la constitution médicale des saisons et sur les épidémies, lu dans la séance tenue au Louvre le 26 août 1783. Paris, 1783, in 4⁰ de 4 pp.

Arrêt du Conseil d'État du Roi, portant règlement sur les fonctions et les travaux de la Société royale de médecine, relativement aux épidémies. Du 24 avril 1786. Extrait des registres du Conseil d'État. Paris, 1786, in 4⁰ de 4 pp.

Observations sur la page 93 de l'Extrait raisonné des rapports du Comité des finances, sur toutes les parties de la dépense publique. (S. l. n. d.,) in 4⁰ de 15 pp.

Pour engager l'Assemblée nationale à rayer de l'état des dépenses la Société royale de médecine.

Pièce intéressante pour servir de suite aux „Observations sur la page 93 de l'Extrait raisonné des rapports du Comité des finances, sur toutes les parties de la dépense publique". (S. l. n. d.,) in 4⁰ de 7 pp.

Réflexions sur l'établissement d'une Société royale de médecine et de chirurgie. (Paris, 1815,) in 4⁰ de 20 pp.

Observations sommaires sur l'écrit ayant pour titre: „Réflexions sur l'établissement d'une Société royale de médecine et de chirurgie". Montpellier, 1816, in 4⁰ de 31 pp.

Signé: Par un homme de bien.

(Royer-Collard.) Académie royale de médecine. Rapport sur un projet d'ordonnance relatif à l'Académie royale de médecine, présenté à cette Académie, dans sa séance du 4 mai 1821, par la commission chargée de la rédaction de son règlement. Paris, (s. d.,) in 8⁰ de 36 pp.

Signé: Royer-Collard, rapporteur.

Moreau, de la Sarthe (L.-J.). Remarques sur le projet d'ordonnance relatif à l'Académie royale de médecine, lues dans la séance du 22 mai 1821 ... Paris, 1821, in 8⁰ de 22 pp.

Ordonnances du Roi, arrêtés et règlement pour l'Académie royale de médecine. (20 décembre 1820 — 3 juillet 1822.) Paris, 1822, in 4⁰ de 40 pp.

Autre éd. in 8⁰ de 52 pp.

Au Roi, l'Académie royale de médecine. Paris, (1840,) in 4⁰.

Demande d'un nouveau local.

Pariset (E.). Histoire des membres de l'Académie royale de médecine. (1845.)

Voyez ci-dessus col. 59.

ROUBAUD (Félix). Histoire et statistique de l'Académie nationale de médecine, depuis sa fondation jusqu'à ce jour . . . Paris, 1852, in 8⁰ de 24 pp.

Règlement de l'Académie nationale de médecine en exécution des ordonnances, décrets et arrêtés ministériels. 1er octobre 1851. Paris, (s. d.,) in 12.

Règlement et personnel de l'Académie ... de médecine. Paris, février 1854, in 12.

DESCHAMPS (Michel-Hyacinthe). Notice historique sur le tableau de Harvey. (Gazette médicale de Paris, 1862, XVII, 353.)

Au sujet du tableau de Fischel, exposé dans la salle des séances de l'Académie de médecine, représentant Harvey qui fait toucher du doigt à Charles 1er le cœur d'un homme vivant.

GUARDIA (G.-M.). Les Autographes de l'Académie de médecine. (Gazette médicale de Paris, 1863, XVIII, 779, 807 et 847; 1866, XXI, 141.)

Cercle médical de France. Projet de règlement. Paris, (1846,) in 8⁰ de 8 pp.

Règlement pour une Académie de chirurgie. (Paris, 1732,) in 4⁰ de 8 pp.

Autre éd. la même année.

Lettres patentes portant confirmation de l'établissement de l'Académie royale de chirurgie. Du 2 juillet 1748. Paris, 1748, in 4⁰ de 6 pp.

Nouveau Règlement pour l'Académie Royale de Chirurgie, donné par le Roy. Du 18 mars 1751. Paris, 1751, in 4⁰ de 16 pp.

(CALVEL.) Au Roy. Paris, 1751, in 4⁰ de 12 pp.

Signé : Calvel, 20 juillet 1751. — Requête du Collége des maîtres en chirurgie de Paris au sujet du „Nouveau Règlement pour l'Académie Royale de Chirurgie'', du 18 mars 1751.

Tableau du Collége et Académie royale de chirurgie de Paris... Paris, 1760—1779, 16 tableaux in fol. plano.

GUÉRIN. (Lettre au sujet d'une cabale en faveur de M. Pibrac, pour lui continuer, contre l'usage, la direction de l'Académie, commençant par ces mots :) A Paris, le 19 novembre 1763. M., comme président de l'Académie... (S. l. n. d.,) in 4⁰ de 1 ft.

LA MARTINIÈRE (de). Copie de la première Lettre de... (21 novembre 1763.) (S. l. n. d.,) in 4⁰ de 1 ft.

Réponse à l'article précédent.

LA MARTINIÈRE (de). Copie de la seconde lettre de . . . (28 novembre 1763.) (S. l. n. d.,) in 4⁰ de 1 ft.

Au sujet de l'élection de Pibrac comme directeur de l'Académie.

GUÉRIN. Réponse à la seconde Lettre de M. de la Martinière. (S. l., 1763,) in 4⁰ de 1 ft.

Démission de vice-directeur de l'Académie de chirurgie.

(PEYRILHE.) Le Collége et l'Académie royale de chirurgie de Paris. Paris, 1775, in 8⁰ de 12 pp.

Le titre de départ, page 3, porte en plus: Stances par M. ***, chirurgien. — Par Peyrilhe, d'après une note manuscrite sur un exemplaire de la Bibliothèque nationale.

ALQUIÉ (As.). Apprécier les travaux de l'Académie de chirurgie. Thèse de concours. Montpellier, 1845, in 4⁰ de 163 pp.

GUARDIA (J.-M.). Les Archives de l'Académie royale de chirurgie. Vignettes, fleurons et médailles. (Gazette médicale de Paris, 1869, XXIV, 13.)

Ministère de l'Intérieur. Bureau des secours publics. Paris, germinal an XII, in 4⁰ de 4 pp.

Arrêté pour la création d'une Société centrale de vaccine à Paris.

Statuts de la Société anthropologique de France. (janvier 1846.) Paris, (s. d.,) in 8⁰.

Société de médecine homœopathique de France. Projet de règlement. Paris, (1859,) in 8⁰ de 6 pp.

Société médicale homœopathique de France. Règlement. Paris, (1860,) in 8⁰ de 4 pp.

Statuts et règlement de la Société centrale de médecine vétérinaire. Paris, 1847, in 8⁰ de 16 pp.

Règlement de la Société impériale et centrale de médecine vétérinaire. Paris, 1865, in 8⁰ de 16 pp.

Aisne.

Statuts de l'Association des médecins du département de l'Aisne, fondée à Laon, le 15 février 1855, sous le nom d'Association médicale de l'Aisne. Laon, 1855, in 8⁰.

La couverture imprimée sert de titre.

Statuts et règlement de la Société de médecine du département de l'Aisne, fondée le 10 septembre 1863. Saint-Quentin, 1863, in 8⁰ de 8 pp.

Alsace.

Société vétérinaire d'Alsace. Statuts. Altkirch, 1865, in 12 de 12 pp.

Amiens.

Statuta saluberrimi Collegii medicorum ambianensium. Ambiani, 1656, in 4⁰ de 11 pp.

Règlement pour la Société médicale d'Amiens. Amiens, 1844, in 8⁰ de 12 pp.

Fondée en l'an XI (1803).
Autres éd. 1857, 1864.

Pétition contre la suppression d'un second ordre de médecins, adressée à la Chambre des Pairs, par la Société de médecine d'Amiens, formant le Comité central du département de la Somme, à l'occasion du projet de loi sur l'enseignement et l'exercice de la médecine... Amiens, 1847, in 8⁰ de 19 pp.

Courtillier. Étude sur la Société de médecine d'Amiens, commentaire historique, biographique et critique des cinquante premières années de son existence, comme institution publique et comme compagnie savante dans ses rapports avec les doctrines médicales du temps... Paris, 1864, in 8⁰.

Règlement de la Société des pharmaciens d'Amiens. Amiens, (1843,) in 8⁰ de 7 pp.

Apt.

Statuts de l'Association médicale de l'arrondissement d'Apt. Apt, 1846, in 8⁰ de 8 pp.

La couverture imprimée sert de titre.

Aube.

Règlement de la Société et de l'Association médicale de l'Aube... Troyes, 1857, in 8⁰ de 14 pp.

Société médicale de l'Aube... Statuts. Troyes, 1861, in 8⁰ de 8 pp.

La couverture imprimée sert de titre.
Autre éd. 1865.

Société vétérinaire de l'Aube. Statuts arrêtés dans la réunion du 25 juillet 1861... Bar-sur-Aube, 1863, in 8⁰ de 14 pp.

Besançon.

Travaux constitutifs de la Société de médecine de Besançon. Besançon, 1845, in 8⁰ de 40 pp.

La couverture imprimée sert de titre.

Bordeaux.

Règlement de la Société royale de médecine de Bordeaux. Bordeaux, 1828, in 8⁰ de 26 pp.

Fondée en 1798.
Autres éd. 1850, 1857, 1868.

Statuts de la Société de médecine de Bordeaux. Bordeaux, 1857, in 8⁰ de 4 pp.

DEGRANGES (E.). Coup d'œil rétrospectif sur la Société de médecine de Bordeaux. (Notice des travaux de la Société de médecine de Bordeaux, 1839, 7.)

— Aperçu historique sur la Société de médecine de Bordeaux. (Actes de l'Académie de Bordeaux, 1840, II, 237).

La Société nationale de médecine de Bordeaux, à MM. les représentants du peuple à l'Assemblée législative. Bordeaux, 1849, in 4⁰ de 3 pp.

Au sujet du rétablissement de la patente des médecins.

Statuts de la Société médico-chirurgicale des hopitaux et hospices de Bordeaux... Bordeaux, 1865, in 8⁰ de 4 pp.

Règlement de la Société de pharmacie de Bordeaux. Bordeaux, 1859, in 8⁰ de 16 pp.

Fondée en 1834.
Autre éd. 1869.

Bouches-du-Rhône.

Comité médical des Bouches-du-Rhône. 1⁰ Décret qui reconnait cette association comme établissement d'utilité publique ; 2⁰ Statuts ; 3⁰ Règlement d'administration. Marseille, 1859, in 8⁰ de 24 pp.

Châtillonnais.

Société de l'Union médicale du Châtillonnais. Règlement. Châtillon-sur-Seine, (1850,) in 8⁰ de 8 pp.

Cher.

Société des pharmaciens du département du Cher. Règlement. Bourges, 1862, in 8⁰ de 12 pp.

Clermont-Ferrand.

Règlement de la Société médicale de Clermont-Ferrand. Clermont-Ferrand, 1867, in 8⁰ de 8 pp.

La couverture imprimée sert de titre.

Corse.

Société médico-scientifique de l'île de Corse. Bastia, 1834, in 8⁰ de 8 pp.

Le titre de départ, page 3, porte en plus : Statuts organiques, adoptés en assemblée générale, le 19 septembre 1834.

Coulommiers.

Société médicale de l'arrondissement de Coulommiers. (Règlement.) Coulommiers, (1855,) in 8⁰.

Dijon.

Projet de règlement pour l'Association médicale de l'arrondissement du Dijon. Dijon, (1846,) in 8⁰ de 8 pp.

Règlement de la Société médicale de Dijon. Dijon, 1865, in 8⁰ de 8 pp.

Gard.

Statuts de la Société de pharmacie du Gard. Nimes, 1867, in 12 de 16 pp.

Statuts et règlement de la Société de médecine vétérinaire du Gard. Nîmes, 1862, in 4⁰ de 8 pp.

Gers.

Règlement de la Société vétérinaire du Gers... Auch, 1862, in 8⁰ de 8 pp.

Gironde.

Association pharmaceutique de la Gironde. A MM. les membres de la

Chambre des Pairs chargés de l'examen du projet de loi sur la pharmacie . . . Bordeaux, 1847, in fol.

Haut-Rhin.

Règlement de la Société d'émulation des pharmaciens du Haut-Rhin. Mulhouse, (1867,) in 8° de 8 pp.

Statuts du Cercle pharmaceutique du Haut-Rhin. Colmar, 1868, in 8° de 8 pp.

Haute-Garonne.

Règlement de la Société d'émulation et de prévoyance des pharmaciens du département de la Haute-Garonne. Toulouse, 1849, in 8° de 8 pp.

La couverture imprimée sert de titre.

Haute-Marne.

Statuts de l'Association médicale de la Haute-Marne. Chaumont, (1859,) in 8° de 16 pp.

Haute-Vienne.

Règlement de la Société médicale de la Haute-Vienne. Limoges, 1841, in 8° de 15 pp.

Autre éd. 1852.

Hautes-Pyrénées.

Statuts du Comité vétérinaire... des Hautes-Pyrénées. Tarbes, 1863, in 8° de 6 pp.

La couverture imprimée sert de titre.

Ille-et-Vilaine.

Règlement général de la Société des pharmaciens d'Ille-et-Vilaine. Rennes, 1861, in 8° de 12 pp.

Indre.

Statuts de la Société pharmaceutique de l'Indre... Châteauroux, 1865, in 8° de 16 pp.

Société de médecine vétérinaire du département de l'Indre. Règlement. Châteauroux, 1862, in 8° de 8 pp.

La couverture imprimée sert de titre.

Indre-et-Loire.

Statuts et règlement de la Société médicale du département d'Indre-et-Loire, légalement instituée le 19 janvier 1801. Tours, 1850, in 8° de 32 pp.

Société de pharmacie du département d'Indre-et-Loire, fondée le 28 janvier 1850. Règlement. Tours, 1850, in 8° de 10 pp.

Société de médecine vétérinaire du département d'Indre-et-Loire, autorisée par arrêté de M. le Préfet, en date du 9 mars 1846. (Statuts.) Tours, (s. d.,) in 12 de 11 pp.

Issingeaux.

Règlement adopté par l'Association médicale de l'arrondissement d'Issingeaux. Issingeaux, (1846,) in 8° de 8 pp.

Jonzac.

Société de médecine et de chirurgie pratiques de Jonzac. Règlement. Jonzac, 1867, in 8° de 8 pp.

La couverture imprimée sert de titre.

Landes.

Société de médecine vétérinaire du département des Landes... Règlement. Mont-de-Marsan, (1862,) in 8° de 8 pp.

La Réole.

Statuts de la Société médicale de l'arrondissement de La Réole. La Réole, (1845,) in 8° de 8 pp.

La Rochelle.

Statuts du College royal des Médecins de La Rochelle, autorisez par Arrêt du Parlement du 4. Septembre 1742. lequel Arrêt a été enregistré au Greffe de la Police de La Rochelle, le 27. novembre 1742. (S. l. n. d.,) in 4⁰ de 6 pp.

(RAOULT.) Mémoire pour le College royal de Médecine de La Rochelle, contre M. François-Antoine de Nicastro, Docteur en Médecine de l'Université de Bordeaux. La Rochelle, 1785, in 4⁰ de 72 pp.

Signé : Raoult, avocat.

Le Havre.

Règlement pour l'Association médicale dans l'arrondissement du Havre. Havre, 1846, in 8⁰ de 16 pp.

Règlement du Cercle des pharmaciens du Havre et de l'arrondissement. Havre, 1845, in 8⁰ de 8 pp.

La couverture imprimée sert de titre.

Le Mans.

Règlement de la Société des pharmaciens du Mans. Le Mans, 1839, in 8⁰ de 8 pp.

Autre éd. 1858.

Libourne.

Règlement de la Société médicale de l'arrondissement de Libourne... Libourne, 1854, in 8⁰ de 8 pp.

Règlement de la Société de médecine vétérinaire de Libourne... Bordeaux, 1863, in 8⁰ de 16 pp.

Loire-Inférieure.

Règlement adopté par la section de médecine de la Société académique de la Loire-Inférieure, dans les séances du 25 février et du 11 mars 1842. Nantes, 1847, in 8⁰ de 19 pp.

La couverture imprimée sert de titre.

Réclamation présentée à MM. les membres de l'Assemblée législative, par les médecins composant la section de médecine de la Société académique de la Loire-Inférieure. Nantes, 1849, in 8⁰ de 24 pp.

Au sujet de la patente des médecins.

Règlement de la Société des pharmaciens de la Loire-Inférieure. Nantes, 1866, in 8⁰ de 8 pp.

La couverture imprimée sert de titre.

Loiret.

Statuts de la Société vétérinaire du Loiret. Orléans, 1847, in 8⁰ de 13 pp.

Lombez.

Règlement pour l'Association médicale dans l'arrondissement de Lombez. Toulouse, (1846,) in 8⁰ de 8 pp.

Lyon.

MEYSONNIER (Lazare). Histoire de l'Université de Lyon et du Collége de médecine faisant partie d'icelle ; avec les privilèges des Professeurs et Docteurs qui y sont aggregez. Harangue prononcée à l'ouverture des leçons publiques en chirurgie de cette année dans la sale des R. R. P. P. Cordeliers... Lyon, C. Cayne, 1644, in 4⁰ de 32 pp.

(GILLET.) Remontrance des Docteurs en Medecine, Agregés au Colége des Medecins de Lion, touchant la Déclaration du 4. Septembre dernier (1696), qui a ordonné la recherche des Usurpateurs du titre de Noblesse à Monseigneur Henry - François Lambert D'Herbigny... commissaire departi par

Sa Majesté. (S. l. n. d.,) in 4⁰ de 28 pp.

Signé: Gillet, avocat.

Memoire apologétique des motifs qui ont provoqué la déliberation prise par le College de Medecine de Lyon, le 24. novembre 1740, par laquelle ils ont determiné de ne confier à l'avenir l'execution de leurs Ordonnances qu'aux Pharmacies publiques, privativement à tous les Chirurgiens. (S. l. n. d.,) in fol. de 14 pp.

Reponse de la Communauté des Chirurgiens de Lyon, à un Libelle imprimé sous le nom de „Memoire apologetique des motifs qui ont provoqué la délibération prise par le Collége des Medecins de Lyon, le 24. Novembre 1740, par laquelle ils ont determiné de ne confier à l'avenir l'execution de leurs Ordonnances qu'aux Pharmacies publiques privativement à tous les Chirurgiens". (S. l. n. d.,) in 4⁰ de 36 pp.

Replique des Medecins de Lyon à un Libelle imprimé sous le nom de „Reponse de la Communauté des Chirurgiens, etc." (S. l. n. d.,) in 4⁰ de 36 pp.

Jugement du public sur le démêlé des Medecins et Chirurgiens de Lyon. (janvier 1741.) (S. l. n. d.,) in 4⁰ de 4 pp.

(Garnier et Rame.) Mémoire pour les Docteurs et Professeurs aggrégés au Collége de Medecine de Lyon, au sujet de l'Ordonnance rendue par le Consulat, le 30. décembre dernier. Lyon, 1746, in fol. de 4 pp.

Signé: Garnier, D. M.; Rame, D. M. sindics.

Memoire pour les Docteurs Medecins collégiés à Lyon: Contre les Chirurgiens de la même Ville, et notamment contre ceux qui sont accusés d'avoir exercé la Medecine au grand préjudice du public. (Lyon, 1749,) in 4⁰ de 12 pp.

Olivier (Claude-Joseph). Memoire apologétique pour noble Claude-Joseph Olivier, Docteur et Professeur aggrégé au Collége des Medecins de Lyon, associé correspondant au Collége Royal des Médecins de Nancy en Lorraine. Contre les sieurs Panthot, Garnier, Rame, Rast, Chol, Potot et Magneval, aussi Docteurs et Professeurs aggrégés au Collége des Médecins de Lyon. (S. l. n. d.,) in 4⁰ de 50 pp.

(Legouvé.) Memoire pour les Sieurs Doyen, Syndics, Docteurs et Professeurs, aggrégés au Collége de Medecine de Lyon, intimés, contre le Sieur Claude-Joseph Olivier, Docteur en Médecine de la même ville; appellant. Paris, 1755, in 4⁰ de 44 pp.

Signé: Me Legouvé, avocat.

(Réponse du Collége de Médecine de Lyon à un article inséré par les sieurs Vitet et Petetin, dans une feuille hebdomadaire intitulée: „Observations sur les maladies régnantes à Lyon", dirigé contre le régime adopté par le dit collége et l'Hôtel-Dieu de Lyon, commençant par ces mots:) Les Sieurs Vitet et Petetin, médecins et aggrégés au Collége de Lyon... (S. l. n. d.,) in 4⁰ de 2 pp.

(Geoffrenet.) Mémoire pour le Collége des Médecins de Lyon, Demandeurs. Contre le sieur Vitet, Médecin en la même Ville, aggrégé au Collége, Défendeur. En présence de la Faculté de Médecine de Paris, Intervenante. Paris, 1779, in 4⁰ de 34 pp.

Signé: Geoffrenet, procureur.

(Phelip et Brion.) Mémoire pour M. Brion, Docteur en Médecine et en Chirurgie de l'Université de Montpellier, aggrégé au Collége des Médecins de Lyon, ancien Professeur d'Anatomie et de Chirurgie au dit Collége, appellant, contre les Doyen, Syndics, et autres Membres dudit Collége des Médecins; et contre la Communauté des Chirurgiens de la même Ville, intimés et anticipants. Lyon, 1790, in 4⁰ de 96 pp.

Signé: Phelip et Brion.

Lettres Patentes du Roi, en forme de Déclaration, portant règlement pour le College Royal de Chirurgie... de Lyon. Données à Versailles le six Juillet 1775. Paris, 1775, in 4⁰ de 54 pp.

Règlement de la Société de médecine de Lyon. 16 juin 1836. Lyon, 1836, in 8⁰ de 24 pp.

Fondée en 1789.
Autres éd. 1849, 1855, 1858.

Statuts de la Société de médecine de Lyon. (10 décembre 1855.) Lyon, (s. d.,) in 8⁰.

MARTIN jeune. Notice historique sur la Société de médecine de Lyon, lue à la Société médicale d'émulation... Lyon, 1844, in 8⁰ de 12 pp.

Mémoire présenté à son Excellence M. le Ministre de l'Instruction publique et des cultes, par la Société de médecine de Lyon, pour obtenir le titre de Société impériale. Lyon, 1855, in 8⁰.

GARIN. Histoire de la Société de médecine de Lyon. (Gazette médicale de Lyon, 1855, VII, 281 et 301.)

POTTON (F.-F.-A.). Recherches historiques sur les services publics rendus par la Société de médecine de Lyon. Discours prononcé dans la séance publique annuelle du 9 février 1863... Lyon, 1863, in 8⁰ de 24 pp.

Société médicale d'émulation de Lyon. Règlement. (29 janvier 1841.) La Croix-Rousse, (s. d.,) in 8⁰ de 7 pp.

Statuts de la Société des sciences médicales de Lyon. Lyon, (1862,) in 8⁰ de 20 pp.

Règlement de la Société de pharmacie de Lyon et du département du Rhône. Lyon, 1835, in 8⁰ de 12 pp.

Autre éd. 1842.

Maine-et-Loire.

(DAVIERS [Eugène].) MM. les Pairs. Angers, 1847, in 4⁰ de 12 pp.

Signé: Le président, Bigot, le secrétaire — rapporteur, Eugène Daviers. — Adresse de l'Association médicale de Maine-et-Loire au sujet du projet de loi relatif à l'enseignement et l'exercice de la médecine en France.

Mantes.

Société pharmaceutique de l'arrondissement de Mantes. Règlement. Mantes, (1855,) in 8⁰.

Marne.

Cercle pharmaceutique de la Marne. Reims, 1859, in 4⁰ de 4 pp.

Signé: Lecomte ainé président... F. Jacout, secrétaire. — Au sujet de l'ordonnance du 29 octobre.

Statuts de la Société vétérinaire de la Marne, revisés et arrêtés dans la séance du 18 juillet 1852. Châlons, 1853, in 8⁰.

Marseille.

Règlement de la Société royale de médecine de Marseille. Marseille, 1822, in 8⁰ de 16 pp.

Autres éd. 1826, 1839, 1841, 1857.

SEUX. Notice historique sur la Société royale de médecine de Marseille... Marseille, 1846, in 8⁰ de 36 pp.

Hubac. Notice historique sur les membres de la Société... de médecine de Marseille, décédés pendant l'année 1853... (1854.)

Voyez ci-dessus col. 61.

Statuts de la Société académique de médecine de Marseille, approuvés par ... le Ministre de l'Intérieur, le 25 décembre 1813. Marseille, 1814, in 8°.

Règlement de la Société académique de médecine de Marseille. Marseille, (1842,) in 8° de 15 pp.

Société de pharmacie de Marseille. Règlement. Marseille, 1861, in 8° de 16 pp.

Fondée en 1805 et reconstituée en 1846. — La couverture imprimée sert de titre.

Meurthe.

Statuts et règlement de la Société de pharmacie du département de la Meurthe. Nancy, 1843, in 8° de 12 pp.

Montbrison.

Règlement de l'Association médicale de l'arrondissement de Montbrison (Loire). Montbrison, 1846, in 8°.

Montpellier.

Règlement de la Société de médecine pratique de Montpellier. Montpellier, 1822, in 8° de 24 pp.

Fondée en 1799.

Baumes (J.-B.-Th.). Histoire et mémoires de la Société de médecine pratique de Montpellier; contenant les mémoires et les observations de médecine-pratique et de chirurgie, ainsi que les rapports sur la littérature médicale, envoyés à cette Société, ou lus dans ses assemblées particulières ou publiques... Montpellier, 1816, in 8°.

Société de médecine pratique de Montpellier... A MM. les membres de la Chambre des Députés. Montpellier, 1843, in 4° de 4 pp.

Au sujet de la patente des médecins.

Statuts de la Société médicale d'émulation. Montpellier, (1851,) in 8° de 8 pp.

Autre éd. 1852.

Règlement de la Société médicale d'émulation de Montpellier. Montpellier, 1866, in 8° de 20 pp.

La couverture imprimée sert de titre.

Cercle chirurgical de Montpellier (Statuts). Montpellier, 1821, in 8° de 8 pp.

Moselle.

Règlement de la Société des sciences médicales du département de la Moselle. Metz, (1820,) in 8° de 16 pp.

Autres éd. 1829, 1842, 1846, 1848.

Projet de règlement de la Société de pharmacie de la Moselle. Metz, (1844,) in 8° de 7 pp.

(Niclausse.) Protestations de la Société de pharmacie de la Moselle, à l'occasion de l'ordonnance du 29 octobre 1846 sur la vente des substances vénéneuses. Metz, (s. d.,) in 4° de 3 pp.

Signé: Le président Niclausse, etc.

Muret.

Règlement de l'Association médicale de l'arrondissement de Muret. Muret, (1846,) in 8° de 10 pp.

Nancy.

Lettres Patentes du Roi (Stanislas), portant établissement d'un Collége royal de médecine, à Nancy. Du quinze Mai mil sept cent cinquante-deux. Nancy, 1752, in 4⁰ de 22 pp.

Contenant les règlements et statuts de ce Collége et le catalogue des docteurs qui y furent agrégés.

Tableau de MM. du Collége royal de médecine de Nancy, 1776. Nancy, (s. d.,) in 4⁰ de 8 pp.

Règlement de la Société de médecine de Nancy. Nancy, 1845, in 8⁰ de 20 pp.

Fondée en 1842.
Autres éd. 1853, 1868.

Statuts de la Société de médecine de Nancy. Nancy, 1869, in 8⁰ de 16 pp.

Projet de règlement de l'Association médicale de l'arrondissement de Nancy. Nancy, 1846, in 8⁰ de 15 pp.

Nantes.

(MAISONNEUVE père.) Copie d'une pétition adressée à MM. les Pairs et à MM. les Députés, par la Section de médecine de la Société royale académique de Nantes et de la Loire-Inférieure. Nantes, (1843,) in 4⁰ de 4 pp.

Signé: Maisonneuve père, etc. — Au sujet de la patente des médecins.

Société des pharmaciens de l'Ouest. Règlement général. Nantes, 1845, in 8⁰ de 16 pp.

Ancienne Société des pharmaciens de Nantes.
Autre éd. 1850.

Règlement de la Société des pharmaciens de Nantes. Nantes, (1858,) in 8⁰ de 8 pp.

La couverture imprimée sert de titre.

Nièvre.

Association médicale du département de la Nièvre. (Statuts et règlement.) Nevers, 1848, in 8⁰ de 17 pp.

Niort.

Règlement de la Société de méd[ecine] de Niort. (22 octobre 1853.) Nior[t] 1854, in 8⁰.

La couverture imprimée sert de titre.

Nogent-sur-Seine.

Règlement de la Société et de l'Ass[o]ciation médicale de l'Aube, section d[e] Nogent-sur-Seine. Nogent-sur-Sein[e] 1858, in 8⁰ de 8 pp.

La couverture imprimée sert de titre.

Nord.

Société centrale de médecine du dé[]partement du Nord. Statuts. Lille (1846,) in 8⁰ de 8 pp.

Autre éd. 1860.

Statuts de l'Association vétérinair[e] des départements du Nord et du Pas-de-Calais. Douai, 1863, in 8⁰ de 14 pp.

Paris.

Plan de travail, présenté à la Société de médecine de Paris, le 2 nivôse de l'an V. Paris, (s. d.,) in 8⁰.

Fondée sous le nom de Société de Santé en germinal an IV.

GILBERT. Réflexions sur l'enseignement de l'exercice de l'art de guérir en France. Communiquées à la commission d'Instruction publique du Corps Législatif; par les citoyens composant la Société de médecine de Paris. (17 messidor an V.) Paris, (s. d.,) in 4⁰ de 28 pp.

Essai sur la réformation de la Société dite de Médecine. Genève et Paris, an VI, in 8⁰.

Règlement de la Société de médecine de Paris, séant à l'Hôtel-de-Ville. Paris, 1851, in 12 de 36 pp.

Contenant une notice historique sur cette Société.

Société de médecine de Paris séant à l'Hôtel-de-Ville. Statuts et règlement adoptés par la Société dans les séances des 5, 12 et 19 mars 1866. Paris, 1866, in 8⁰ de 14 pp.

Sales-Girons. La Société de médecine de Paris séant à l'Hôtel-de-Ville. Son trait caractéristique au milieu de toutes les autres sociétés médicales; mouvement d'évolution critique qu'elle subit en ce moment; solution de la crise. Paris, (1854,) in 8⁰. (Revue médicale.)

Règlement de la Société médicale d'émulation de Paris. Paris, 1829, in 8⁰ de 15 pp.

Fondée en prairial an IV.
Autre éd. 1848.

Cherest (J.). Société médicale d'émulation de Paris... Études historiques de la Société. Son origine, ses fondateurs, ses travaux. Discours lu dans la séance publique annuelle... Paris, 1850, in 8⁰ de 37 pp.

Commission de l'instruction publique. Académie de Paris. Faculté de médecine. Médecine interne. Société d'instruction médicale. Règlement par le chevalier J.-J. Leroux... Paris, 1818, in 4⁰.

Fondée en 1799 et régularisée en 1801.

Règlement organique de la Société médico-pratique de Paris. Paris, 1823, in 8⁰ de 28 pp.

Fondée en 1805.
Autres éd. 1830, 1838, 1842, 1850, 1866.

(Dobigny.) Observations présentées à MM. les membres de la Chambre des Pairs, au sujet du projet de loi sur l'enseignement et l'exercice de la médecine, par la Société médico-pratique de Paris. Batignolles, 1847, in 8⁰ de 22 pp.

Signé : Dobigny, rapporteur.

Statuts ou règlement de la Société de médecine pratique, séante à l'Hôtel-de-Ville de Paris, créée en 1808. Paris, 1827, in 8⁰ de 18 pp.

Autre éd. 1859.

[(Simon Léon).] Rapport lu à la Société de médecine pratique de Paris, dans la séance du 1er octobre 1829, au nom d'une commission chargée d'examiner une série de questions relatives à un projet de loi sur l'exercice de la médecine, adressées en 1828 à l'Académie royale de médecine et aux diverses Facultés du royaume, par Son Exc. le Ministre de l'Intérieur. Paris, 1829, in 8⁰ de 64 pp.

Signé : Léon Simon, rapporteur.

Règlement de l'Athénée de médecine de Paris. Paris, 1825, in 8⁰ de 19 pp.

Fondée en 1812. — L'Athénée de médecine a succédé à l'Institut de médecine désigné originairement sous le titre d'Académie, puis de Société académique de médecine de Paris.
Autre éd. 1830.

Règlement de la Société hippocratique. Paris, 1828, in 8⁰ de 16 pp.

Fondée en 1814. — Devenue Société des internes des hôpitaux.

Statuts et règlements du Cercle médical de Paris, ci-devant Académie de médecine de Paris. Deuxième édition. Paris, 1826, in 8⁰ de 23 pp.

Règlement du Lycée médical. Paris, (s. d.,) in 8⁰ de 8 pp.

Règlement de la Société médicale du Temple. Paris, 1840, in 8° de 8 pp.

Fondée en 1832. — La couverture imprimée sert de titre.

Autres éd. 1844, 1846.

Règlement de la Société médico-chirurgicale de Paris, ancienne Société médicale du Temple. Belleville, 1851, in 8° de 8 pp.

Société médicale d'Observation . . . Règlement. Paris, (1837,) in 8° de 8 pp.

Autre éd. 1852.

Laws of the parisian medical Society. Established november 30th 1837. Paris, 1839, in 8° de 32 pp.

Autres éd. 1842, 1849.

Statuten des pariser Vereins deutscher Aerzte... Paris, 1844, in 8°.

Statuts de la Société médicale allemande à Paris, et convention conclue avec l'Académie impériale Léopoldino-Carolina des naturalistes. Paris, (1854,) in 8°.

Denkschrift zur Feier des zehnjährigen Stiftungsfestes des Vereins deutscher Aerzte in Paris, zugleich als Erinnerung an die vor 25 Jahren stattgefundene erste Vereinigung deutscher Heilkundigen in Paris... Paris, 1854, in 4° de 80 pp.

Règlement de la Société médicale du premier arrondissement de Paris. Paris, (1845,) in 8° de 8 pp.

Autre éd. 1859.

Règlement de la Société de médecine de l'arrondissement de l'Élysée (ancien premier arrondissement). Paris, (1862,) in 8° de 12 pp.

Règlement de la Société médica du quatrième arrondissement. Pari 1845, in 8° de 7 pp.

Règlement de la Société médica du cinquième arrondissement. Pari (1846,) in 8° de 7 pp.

Autre éd. 1849.

Statuts de la Société médicale de Ve et XVIIe arrondissements. Pari (1862,) in 8° de 16 pp.

Règlement de la Société médical du sixième arrondissement. Pari (1846,) in 8° de 7 pp.

Règlement de la Société médical du huitième arrondissement de la vill de Paris. (mars 1834.) Paris, (s. d., in 8° de 4 pp.

Fondée en 1830.

Règlement de la Société médical du neuvième arrondissement de la vill de Paris. (août 1840.) Paris, (s. d., in 8° de 8 pp.

La couverture imprimée sert de titre.

Règlement de la Société médical du 10e arrondissement. Paris, (1860, in 8° de 8 pp.

Règlement de la Société médical du douzième arrondissement. Paris 1855, in 8° de 8 pp.

Fondée en 1831. — La couverture imprimé sert de titre.

Société médicale du Panthéon. Statuts et règlement... Paris, 1861, in 8° de 8 pp.

Fondée en 1831 sous le nom de Société médicale du XIIe arrondissement. — La couverture imprimée sert de titre.

Règlement de la Société médicale du XIIe arrondissement. Paris, (1863, in 8° de 8 pp.

Règlement de la Société médical du XVIe arrondissement de Paris. Paris (1860,) in 8° de 8 pp.

Association médicale des hôpitaux. Règlement... Paris, 1846, in 8⁰ de 8 pp.

Statuts de la Société médicale des hôpitaux de Paris. Paris, (1849,) in 4⁰ de 11 pp.

Autre éd. 1867.

Règlement de la Société médicale des hôpitaux de Paris. Paris, (1849,) in 4⁰ de 4 pp.

Règlement de la Société des sciences médicales. Paris, (1851,) in 8⁰ de 7 pp.

Constitution of the American medical Society in Paris. Instituted november 15. 1851. Paris, (1854,) in 8⁰ de 19 pp.

La couverture imprimée sert de titre.
Autre éd. 1857.

Towarzystwo Paryzkie lekarzy Polskich. Paryz, (1858,) in 8⁰ de 7 pp.

Le titre de départ, page 3, porte: Cel i ustawy Towarzystwa Paryzkiego lekarzy Polskich.

Règlement de la Société anatomique. Paris, 1827, in 8⁰ de 14 pp.

Fondée en 1803 et reconstituée en 1826.
Autres éd. 1834, 1846, 1861.

Poumet. Résumé historique sur l'ancienne Société anatomique. (Bulletins de la Société anatomique de Paris, 1845, XX, 330.)

Société d'anthropologie de Paris. Statuts et règlement... Paris, 1859, in 8⁰ de 16 pp.

Fondée en 1859.
Autre éd. 1868.

Broca (Paul). Histoire des progrès des études anthropologiques depuis la fondation de la Société. Compte rendu décennal (1859—1869), lu dans la séance solennelle du 8 juillet 1869. Paris, 1870, in 8⁰.

Tirage à part, avec titre, des pages CV—CXXV des „Mémoires de la Société d'anthropologie".

Société de Biologie. Statuts. Paris, (s. d.,) in 8⁰ de 14 pp.

Fondée en 1848.

Nouveau règlement de la Société médico-psychologique. Paris, (1852,) in 8⁰ de 12 pp.

Fondée vers 1847.

Statuts de la Société de chirurgie de Paris. Paris, (1838,) in 8⁰ de 16 pp.

Autres éd. 1843, 1847, 1859.

Société d'hydrologie médicale de Paris. Règlement. Paris, 1853, in 8⁰ de 8 pp.

Autre éd. 1862.

Règlement de la Société de pharmacie de Paris. Paris, (an XII,) in 8⁰ de 8 pp.

Autres éd. 1818, 1825, 1844, 1854, 1864.

Observations sur le projet de loi relatif à la création des écoles secondaires de médecine et de pharmacie, des chambres de discipline, et à l'inspection des eaux minérales artificielles, présentées aux deux chambres et à S. Exc. le Ministre de l'Intérieur, par la Société de pharmacie de Paris. Paris, 1825, in 8⁰ de 23 pp.

Règlement de l'Académie spéciale d'accouchements de Paris. Paris, 1828, in 8⁰ de 14 pp.

Statuts de la Société d'accouchements sous le patronage de la reine, fondée le 1er mai 1836. (S. l. n. d.,) in 8⁰ de 16 pp.

Société de médecine homœopathique de Paris. Règlement. Paris, 1845, in 12 de 12 pp.

La couverture imprimée sert de titre.

Règlement de la Société hahnemannienne de Paris, adopté le 6 mai 1848. Paris, (s. d.,) in 8⁰ de 15 pp.

Règlement de la Société gallicane de médecine homœopathique. Paris, (1851,) in 8⁰ de 12 pp.

Poitiers.

Règlement de la Société de médecine de Poitiers. Poitiers, 1842, in 8⁰ de 15 pp.

La couverture imprimée sert de titre.

Puy-de-Dôme.

Règlement de la Société de pharmacie du Puy-de-Dôme. Clermont-Ferrand, 1868, in 8⁰ de 12 pp.

Pyrénées-Orientales.

Statuts de l'Association médicale des Pyrénées-Orientales, fondée à Perpignan au mois de juillet de l'année 1853. Perpignan, 1853, in 8⁰.

Rambouillet.

Association médicale de l'arrondissement de Rambouillet. Règlement. Rambouillet, (1846,) in 8⁰ de 16 pp.

L'Association médicale de l'arrondissement de Rambouillet... à MM. les Pairs de France. Rambouillet, (1847,) in 4⁰ de 12 pp.

Reims.

PHILIPPE (A.). Précis historique sur l'ancienne Communauté des maîtres en chirurgie de la ville de Reims... Reims, 1853, in 8⁰.

Statuts de la Société médicale de l'arrondissement de Reims extra muros. Reims, (1857,) in 8⁰ de 9 pp.

Rouen.

AVENEL (A.). Le Collége des médecins de Rouen, ou Documents pour servir à l'histoire des institutions médicales en Normandie... Rouen, 1847, in 8⁰.

Règlement de la Société de médecine de Rouen. Rouen, 1822, in 8⁰ de 17 pp.

A la Chambre des Pairs de France. Rouen, 1822, in 8⁰ de 8.

Pétition de la Société de médecine de Rouen au sujet du projet de loi relatif à l'exercice de la médecine.

Règlement de la Société des pharmaciens. Rouen, 1831, in 8⁰ de 8 pp.

MALBRANCHE (A.). Notice historique sur la Société libre des pharmaciens de Rouen... (Bulletin des travaux de la Société libre des pharmaciens de Rouen, 1858—1859, 71.)

Saint-Étienne.

Règlement de la Société de médecine de Saint-Étienne et de la Loire. Saint-Étienne, (1857,) in 8⁰ de 16 pp.

La couverture imprimée sert de titre.

Saint-Lô.

Association médicale de l'arrondissement de Saint-Lô. (Règlement.) Saint-Lô, (1849,) in 8⁰ de 3 pp.

La couverture imprimée sert de titre.

Sarthe.

Règlement de la Société de médecine du département de la Sarthe, fondée le 27 avril 1827. Le Mans, 1850, in 8⁰ de 4 pp.

Pétition contre l'impôt de la patente. La Société et l'Association médicales du département de la Sarthe, à MM. les membres de l'Assemblée législative. Le Mans, 1850, in 4⁰ de 2 pp.

Seine.

Statuts de la Société vétérinaire du département de la Seine. Paris, 1844, in 8⁰.

Strasbourg.

TOURDES (G.). Notice historique sur les Sociétés de médecine de Strasbourg. (Gazette médicale de Strasbourg, 1859, XIX, 69.)

— Notice historique sur la Société de médecine de Strasbourg . . . Paris, 1859, in 8⁰ de 24 pp. (Revue des Sociétés savantes.)

Société de pharmacie de Strasbourg. Strasbourg, (1839,) in 4⁰ de 2 pp.

Demande d'adhésion à une pétition motivée adressée aux députés par des pharmaciens de Paris pour obtenir une nouvelle loi organique de leur profession.

Tarn.

Statuts de la Société vétérinaire du Tarn. Albi, 1862, in 4⁰ de 4 pp.

Tarn-et-Garonne.

Statuts de l'Association vétérinaire du département de Tarn-et-Garonne. Montauban, 1864, in 8⁰ de 8 pp.

Toul.

Société médicale de l'arrondissement de Toul. Statuts. Toul, (1856,) in 8⁰ de 8 pp.

Toulouse.

Statuts et règlements de discipline intérieure pour la Société royale de médecine, chirurgie et pharmacie de Toulouse. Toulouse, 1844, in 8⁰ de 23 pp.

Autres éd. 1851, 1853, 1868.

Règlement de l'Association des médecins de Toulouse... Toulouse, 1846, in 8⁰ de 19 pp.

Règlement de la Société médicale d'émulation de Toulouse. Toulouse, (1853,) in 8⁰ de 16 pp.

Autre éd. 1862.

Troyes.

Mémoire pour les Médecins de Montpellier établis et faisant Corps et Collége en la Ville de Troyes. (S. l. n. d.,) in 4⁰ de 28 pp.

Contre Gérard Piers, médecin de Reims, qui voulait exercer à Troyes.

(GOURDEL DE LOCHE.) Mémoire pour les Sieurs Jannart, Syndic, Thiesset, Collet et Gillet, Docteurs-Régents de l'Université de Médecine de Montpellier, composans le Collége de la Ville de Troyes, auquel la Charge de Médecin du Roi est unie. Contre le Sieur Dupont, se disant Médecin du Petit-Ordinaire de la Faculté de Reims. Et les Sieurs Camus Rausin et Fillion, Médecins du Grand-Ordinaire se disans composer la dite Faculté. Paris, 1776, in 4⁰ de 42 pp.

Signé : Me Gourdel de Loche, avocat.

Réflexions et observations pour le Collége de Médecine de Troyes. Sur les Mémoire et Requête signifiées par les Médecins de Reims les 10 et 15 janvier 1776, sur les notes marginales qu'ils ont mises sur le Mémoire imprimé et signifié pour le Collége, sur le nouveau Mémoire imprimé, intitulé Réponse au Libelle, etc. et enfin sur le Précis imprimé pour le Sieur Dupont. Paris, 1776, in 4⁰ de 32 pp.

(HOCQUET.) Mémoire pour les Docteurs-Régens de l'Université Royale de Médecine, Ludovicée de Montpellier, faisant Corps et Collége en la Ville de Troyes, Intimés et Défendeurs. MM. les Officiers Municipaux de... Troyes, Intervenans. Les Maîtres Apoticaires de ladite ville, Parties présentes appellées. Contre le Sieur Dupont, se disant Docteur en Médecine de la Faculté de Rheims, Appellant et Demandeur. Et encore contre les Doyen et Docteurs en Médecine formans Faculté en la Ville de Rheims, Intervenans. Troyes, (s. d.,) in 4⁰ de 22 pp.

Signé : Me Hocquet, avocat.

Arrêt du Conseil d'État du Roi, rendu en faveur de la Faculté de Médecine de Rheims, et du Sieur Dupont, Docteur de ladite Faculté ; qui déboute les Sieurs Jannard, Thiesset, Collet et Gillet, Médecins à Troyes, de leur demande en cassation d'un Arrêt du Conseil-Supérieur de Châlons ; qui autorise le Sieur Dupont, à exercer la Médecine à Troyes ; ordonne l'exécution dudit Arrêt ; supprime les termes injurieux à la Faculté de Rheims et au Sieur Dupont, insérés dans les Requêtes et Mémoires desdits Jannard, Thiesset, Collet et Gillet ; ordonne que l'Arrêt sera imprimé, affiché aux dépens desdits Jannard, Thiesset, Collet et Gillet, dans les villes de Rheims, Châlons et Troyes, les condamne en l'amende et aux dépens. Du 30 octobre 1776. Paris, 1776, in 4⁰ de 20 pp.

(MITANTIER.) Mémoire pour les Sieurs Jannard, Collet, Gillet et Thiesset, Docteurs Régens de l'Université de Médecine de Montpellier, Associés Correspondans de la Société Royale de Médecine ; composans le College de Médecine de la Ville de Troies, auquel l'Office de Médecin du Roi est réuni. Contre le Sieur Dupont, Docteur de la Faculté de Reims, admis à l'exercice de la Médecine dans ladite ville. Paris, (s. d.,) in 4⁰ de 42 pp.

Signé : Me Mitantier, avocat.

Valenciennes.

Cercle des médecins et des pharmaciens de Valenciennes. Règlement. Valenciennes, 1845, in 8⁰ de 8 pp.

Grande-Bretagne.

(On the History and future prospects of the Provincial medical and surgical Association.) (British medical Almanack, 1837.) (B. R.)

Laws of the Hunterian Society... London, 1824, in 12 de 14 pp.

Fondée en 1819.

FOTHERBY (H.-I.). Scientific Associations : their rise, progress and influence ; with a History of the Hunterian Society... London, 1869, in 8⁰ de 59 pp. (B. R.)

COOMBS (Rowland-H.). Historical Sketch of the Abernethian Society. (St. Bartholomew's Hospital Reports IV, 1868, 268.) (S. J.)

An Account of the origin and progress of the Epidemiological Society, as contained in the report of a general meeting, held on tuesday, july 30th 1850 (when the society was founded) and in the addresses of the president at the commencement of the sessions 1850—51—52. Printed by order of the council of the society. London, 1853, in 8⁰.

Édimbourg.

Regulations of the Medical Society, instituted at Edinburgh in the year 1737. Edinburgh, 1775, in 8⁰. (Ro.)

A Collection of royal grants and other documents relative to the constitution and privileges of the Royal College of surgeons of Edinburgh. M.DV.—M.DCCC.XIII. Edinburgh, 1818, in 8⁰. (M. B.)

Hollande.

HANNIBAL (M.-H.-P.). Geschichte und Urkunden der im Jahre 1767 zur Rettung der Ertrunkenen in Amsterdam errichteten Gesellschaft. A. d. Holländ. Hamburg, 1769, in 8⁰. (Ro.)

Perse.

SCHULZE (J.-H.). De Gandisapora Persarum quondam Academia medica observatio historica. (Commentarii Academiæ scientiarum petropolitanæ, 1751, XIII, 437.)

Prusse.

Geschichtliche Darstellung der Hufelandischen Gesellschaft... Berlin, 1833, in 4⁰.

Suisse.

Geschichte, Einrichtung und Gesetze der helvetischen Gesellschaft correspondirender Aerzte und Wundärzte. (Museum der Heilkunde, I, 1.) (Ro.)

Zürichs medicinisch-chirurgische Gesellschaft und ihre Geschichte. (Pommer, Schweizer Zeitschrift, I. Hft. 2.) (Ro.)

POMMER (Christoph-Friedrich von). Nachrichten über die med. Gesellschaft des Cantons Zürich. (Zeitschrift für Natur- und Heilkunde, 1837, II.)

Syrie.

Syrian medical-aid Association. (British and foreign medico-chirurgical Review, 1842, XIII, 579.)

Société instituée par les soins de sir Culling Smith et du Dr Hodgkin pour répandre les connaissances médicales dans la Syrie.

Turquie.

The Imperial Society of medicine of Constantinople. (British and foreign medico-chirurgical Review, 1857, XIX, 281.)

7.

Histoire des contestations entre les médecins, les chirurgiens et les apothicaires.

Contestations des médecins entre eux.

(BATAILLE.) Factum de l'instance de Theophraste Renaudot, Docteur en Médecine de la Faculté de Montpellier et Médecin du Roy, défendeur au principal, appellant d'une Sentence du Lieutenant Civil, donnée par défaut, et demandeur en Lettres Patentes du septième Décembre, et défendeur. Contre les Doyen et Docteurs de l'Escole en Médecine de Paris, intimez, défendeurs ausdites Lettres, et opposans à l'exécution du Committitur obtenu sur l'entérinement d'icelles. (S. l. n. d.,) in 4⁰ de 8 pp.

Signé: Bataille, avocat.

Factum du proces d'entre Maistre Theophraste Renaudot... Commissaire general des pauvres malades et valides de ce Royaume, Maistre et Intendant general des Bureaux d'adresse de France, demandeur en Requeste présentée au Conseil Privé du Roy, le 30 d'octobre 1640. Contre les Doyen et Docteurs en Medecine de la Faculté de Paris, deffendeurs. (S. l. n. d.,) in 4⁰ de 20 pp.

RENAUDOT (Théophraste). Les Consultations charitables pour les malades. Dediées à Monseigneur de Noyers, Secretaire d'Estat. Paris, 1640, in 4° de 12 pp.

(MOREAU [René].) La Defense de la Faculté de Medecine de Paris, contre son calomniateur... Paris, 1641, in 4° de 60 pp.

Par René Moreau, d'après une note manuscrite sur un exemplaire de la Bibliothèque nationale.

RENAUDOT (Théophraste). Response ... au libelle fait contre les Consultations charitables pour les pauvres malades. Paris, 1641, in 4° de 92 pp.

(RIOLAN [J.].) Advertissement à Theophraste Renaudot, contenant les Memoires pour justifier les anciens droicts et privileges de la Faculté de Medecine de Paris. Paris, 1641, in 4° de 58 pp.

Par J. Riolan, d'après Barbier.

(MASCHURAT.) Remarques sur l'Avertissement à Me Theophraste Renaudot, portées à son Autheur par Maschurat Compagnon imprimeur. Paris, 1641, in 4° de 48 pp.

(MASCHURAT.) Le Grand-Mercy de Maschurat, compagnon d'imprimerie, à l'Autheur de l'Avertissement à M. Renaudot. (S. l. n. d.,) in 4° de 28 pp.

(Libelle contre Théophraste Renaudot, au sujet des Consultations charitables, commençant par ces mots :) Le Procès entre les Doyen et Docteurs Regens en la Faculté de Medecine à Paris, et Theophraste Renaudot ... (S. l.,) 1643, in 4° de 12 pp.

Autre éd. (S. l. n. d.,) in 4°.

Factum du procès d'entre Theophraste Renaudot, demandeur en rapport d'Arrest: et les Medecins de l'Eschole de Paris, deffendeurs. (S. l. n. d.,) in 4° de 8 pp.

Autre éd. (S. l. n. d.,) in 4°.

RENAUDOT (Théophraste). Requeste presentée à la Reyne... en faveur des pauvres malades de ce Royaume. (S. l. n. d.,) in 4° de 8 pp.

(MOREAU [René].) Examen de la „Requeste presentée à la Reine" par le Gazettier. (S. l.,) 4 novembre 1643, in 4° de 40 pp.

Par René Moreau, d'après une note manuscrite sur un exemplaire de la Bibliothèque nationale.

(MACHURAT.) Response à l'„Examen de la Requeste presentée à la Reine" par Me Theophraste Renaudot, portée à son autheur, par Machurat, Compagnon imprimeur. Paris, 1644, in 4° de 76 pp.

LA VIGNE (Michel de). Magistri Michælis de la Vigne... & Medicæ Facultatis Parisiensis Decani, Orationes duæ; quarum prior habita est apud Dom. Propraetorem urbanum, die IX. decembris, M.DC.XLIII; posterior in frequenti Senatu Calendis Martijs, anno Domini M.DC.XLIV, adversus Theophrastum Renaudot, gazettarium, medicum Monspeliensem, et omnes medicos extraneos, Lutetiæ Parisiorum medicinam illicitè jactitantes. Parisiis, Morlot, 1644, in 4° de 20 pp.

Arrest de la Cour de Parlement, pour les Doyen et Docteurs Regens de la Faculté de Medecine de Paris. Contre Theophraste Renaudot, Gazettier, soydisant Medecin du Roy et de l'Université de Montpellier, les Docteurs en Medecine dudit Montpellier, et d'autres Universitez ses Adherans, et les Chancelier, Professeurs et Docteurs Regens en ladite Faculté de Medecine de Montpellier, intervenus en cause avec luy. Prononcé en l'audience de la Grand-Chambre, le Mardy premier jour de Mars, l'an 1644. Avec les Plaidoyers de M. Talon, Advocat general, et des Advocats des Parties. Paris, 1644, in 4° de 34 pp.

Les Privileges et libertez de la fameuse et celebre Université en Medecine de Montpellier. Paris, 1642, in 4° de 6 pp.

Le titre de départ, page 1, porte : „Le Corps des Medecins Consultans à Paris. A la fameuse et celebre Université en Medecine de Montpellier".

COURTAUD (Siméon). Monspeliensis Medicorum Universitas. Oratio pronunciata die vigesima prima mensis Octobris, anni M.DC.XLIV. a S. Curtaudo, dictæ Universitatis Decano... pro studiorum renovatione. Monspelii, P. Du Buisson, 1645, in 4°.

Navicula solis. Cento extemporalis fartus ex elegantiis grammaticalibus orationis Simeonis Curtautii, Decani Medicinæ Montispessulanæ, pronunciatæ die XXI. octobr. ann. 1644. pro studiorum renovatione... (S. l. n. d.,) in 4° de 8 pp.

Centonis κακοῤῥαφίας diffibulatio, in qua pleraque diplomata Pontificia & Regia Academiæ Monspeliensis falsi convincuntur. Parisiis, 1646, mense maio, in 4° de 32 pp.

Appendix ad Centonis κακοῤῥαφίας Diffibulationem. (S. l.,) 1646, mense junio, in 4° de 12 pp.

(CATTIER.) Diffibulatoris μωρολογία. (S. l.,) 1646, in 4° de 24 pp.

Par Cattier, d'après une note manuscrite sur un exemplaire de la Bibliothèque nationale.

(RIOLAN [Jean].) Curieuses Recherches sur les Escholes en medecine de Paris, et de Montpelier, necessaires d'estre sceuës pour la conservation de la vie. Par un ancien Docteur en medecine de la Faculté de Paris. Paris, Meturas, 1651, in 8°.

Seconde Apologie de l'Université en Medecine de Montpellier. Répondant aux Curieuses Recherches des Universitez de Paris et de Montpellier; faites par un vieil Docteur Medecin de Paris. Envoyée à M. Riolan... par un jeune Docteur en Medecine de Montpellier. Paris, 1653, in 4°.

GUILLEMEAU (Charles). Cani Miuro, sive Curto fustis; hoc est... Responsio pro seipso ad alteram alogiam impudentissimi et importunissimi Curti, Mompel. canis cellarii. Lutetiæ Parisiorum, 1654, in 4° de 42 pp.

Lenonis Guillemei Scholæ Parisiensis empirico-methodicæ Doctoris. Et poste et fuste sublimis. Ἀποθέωσις. Parisiis, ann. R. S., 1654, in 4° de 82 pp.

La dédicace, adressée aux docteurs en médecine, est signée: T. S. M. S. D. M. M.

GUILLEMEAU fils (Charles-Jacques). Caroli-Jacobi, filii Guillemei... Defensio altera, adversus impias, impuras, et impudentes tum in se, tum in Principem Medicinæ Scholam Parisiensem, Anonymi Copreæ calumnias ac contumelias. (S. l. n. d.,) in 4° de 49 pp.

(GUILLEMEAU [Charles].) Margarita, scilicet e stercilinio et cloaca Lenonis ἀθέου, cotyttii baptæ, spurcidici, barbari, solœcistæ, imo holoborbori, holobarbari, holosolœci verberonis, Curti, I. Heroardi, verissimi aniatri, indignissimi, quot fuerunt, archiatri, ut vulgo loquuntur, nepotis purulentia. Ad stolidos, lividos, indoctos, absurdos ejus amatores, admiratores, buccinatores, et infamis operæ diribitores. (S. l. n. d.,) in 4° de 34 pp.

Contre Courtaud, professeur de Montpellier.

Reglemens en faveur de la Faculté de médecine de Paris, contre le premier Médecin du Roy, pour la réception des Apoticaires et des Chirurgiens es villes, bourgs et lieux où il n'y a point de jurez en la Prévôté et Vicomté de Paris. (S. l., 1665,) in 8° de 20 pp.

(GAUDART.) Plaise à Monsieur Conseiller en la Cour de Parlement, avoir pour recommandé en justice le bon droit, pour les Doyen et Docteurs Regents de la Faculté de Medecine à Paris, defendeurs. Contre Me François Blondel... (S. l. n. d.,) in 4° de 4 pp.

Signé: Gaudart, rapporteur; Sauvage, Millet.

THEVART (I.). Ad Illustrissimum virum dominum D. Godart, in suprema Galliarum Curia Senatorem... litis Facultatis Medicinæ de Antimonio interpretem. Eucharisticon. (S. l. n. d.,) in 4⁰ de 2 ff.

Avec la traduction française en regard, signée: O. E. C. — Au sujet de l'article précédent.

Reflexion sur le XXIII. Journal des Sçavans; sur le sujet de l'Antimoine en consequence du Decret de la Faculté du 29. mars 1666. entheriné par Arrest de la Cour du 10. avril ensuivant. (S. l. n. d.,) in 4⁰ de 8 pp.

(GAUDART.) Factum pour les Doyen et Docteurs Regens de la Faculté de Medecine de Paris, defendeurs. Contre Maistre François Blondel... demandeur aux fins des deux Requestes par luy presentées à la Cour les 27. Aoust et onze Septembre 1666. (S. l. n. d.,) in 4⁰ de 24 pp.

Signé: Gaudart, rapporteur.

Extrait des injures atroces et scandaleuses contre la Faculté, que le sieur Blondel... a mises et inserées dans les Eloges des sieurs Perreau et Merlet, anciens Doyens, au devant de leurs Livres, intitulez „Rabat-joye“, et „Remarques sur l'Antimoine“. (S. l. n. d.,) in 4⁰ de 8 pp.

(THEVART [Jacques].) Defense (-Deuxième) de la Faculté de Medecine de Paris. Contre Mᵉ François Blondel ... Dans laquelle il est prouvé et justifié par raisons, authoritez et experiences que l'Emetique composé d'Antimoine est un souverain remede pour la guerison de plusieurs maladies, et que ceux qui s'en servent ne sont point Empiriques, Heretiques, ny Empoisonneurs ... Paris, 1668, in 4⁰ de 56 pp.

(BLONDEL [François].) Factum, pour Maistre François Blondel, Docteur Regent de la Faculté de Medecine en l'Université de Paris, et ancien Doyen d'icelle. Contre l'Autheur du Libelle intitulé: „La Defense de la Faculté de Medecine de Paris, contre Maistre François Blondel...“ (S. l. n. d.,) in 4⁰ de 68 pp.

Replique à la Response de Maistre François Blondel, Docteur Regent en la Faculté de Medecine à Paris, à la Defence de ladite Faculté, faite par Maistre Jacques Thevart... Touchant le prétendu Decret de mil cinq cens soixante-six conçeu en ces termes dans les Registres: Facultatis de Antimonio Censura. (S. l. n. d.,) in 4⁰ de 4 pp.

Arrets du Grand Conseil du Roy, rendus contradictoirement à l'audiance, les 10. Mars 1648. et 31. Decembre 1668. Par lesquels il est ordonné, que les Docteurs en l'Université de Medecine de Montpellier, Rheims et autres Universitez pourront pratiquer et exercer la Medecine dans la Ville et Fauxbourgs de Paris; et le Reglement requis par la Liste de leurs noms, qualitez et demeures dans ladite Ville et Fauxbourgs de Paris. Et la Requeste composée et presentée audit Conseil le 22. Novembre 1668. par Mᵉ Charles de S. Germain, Docteur en la Faculté de Medecine... Procureur Syndic desdits Docteurs... Contre les Medecins de la Faculté de Paris... avec les Arrests rendus sur ladite Requeste... Contenant la deffense des droicts et Privileges de toutes les Universitez... et de tous les Docteurs qui y sont receus au degré du Doctorat. Ensemble la Liste ou le Tableau des noms, qualitez et demeures desdits Docteurs... residens dans la Ville et Fauxbourgs de Paris... Paris, 1669, in 4⁰.

(SAINTE-BEUVE.) Resolution de trois cas proposez à Mʳ D. S. B., Docteur de Sorbonne, sur le Serment que MM. les Docteurs en Medecine de la Faculté de Paris ont fait de ne jamais consulter avec aucun Docteur en Medecine des autres Universitez. Montpellier et Rouen, 1678, in 8⁰ de 52 pp.

Par Sainte-Beuve, d'après une note manuscrite sur un exemplaire de la Bibliothèque nationale.

Autre éd. même année.

Les Avis donnez en execution de

l'Arrest du Grand Conseil du 30. juin 1685. par les Medecins de la Chambre Royale des Universitez Provinciales de France érigée à Paris, dont les noms sont enregistrez ès registres dudit grand-Conseil. Pour servir d'instruction au procez pendant aud. grand-Conseil, entre Charles de S. Germain cy-devant Syndic de ladite Chambre, et les nommez Nicolas Blegny, Joseph Garrus et Barthelemy Chandelier, soy-disans Docteurs en Medecine desdites Universitez. Et pour donner une idée succincte de l'établissement du progrez de ladite Chambre. (25 novembre 1685.) (S. l. n. d.,) in 4⁰ de 10 pp.

Declaration du Roy, portant suppression de la Chambre Royale des Médecins des Universitez Provinciales à Paris. (3 mai 1694.) Avec l'Arrest du Conseil d'Estat du 9 juin 1694... Paris, 1694, in 4⁰ de 14 pp.

(Lauthier.) Requeste importante pour les Medecins de la Chambre Royale. Contre les Medecins de la Faculté de Paris. Sur la Declaration de Sa Majesté du 3. May 1694. surprise au prejudice de l'Ordonnance de Blois, et des Statuts mesme de la Faculté de Paris. Paris, (s. d.,) in fol. de 20 pp.

Signé: Lauthier, avocat.

Reponse importante pour la Faculté de médecine de Paris, à la Requeste des Médecins, soy-disans de la Chambre Royale. Paris, (s. d.,) in fol. de 16 pp.

Declaration du Roy, registrée en Parlement, portant suppression de la Chambre Royale des Medecins des Universités Provinciales à Paris. Avec l'Arrest du Conseil d'Estat du 9. juin 1694. Et la réponse au libelle intitulé: „Requeste importante pour les Medecins de la Chambre Royale. Contre les Medecins de la Faculté de Paris. Sur la Declaration de Sa Majesté du 3. May 1694. surprise au prejudice de l'Ordonnance de Blois et des Statuts mesme de la Faculté de Paris". Paris, 1695, in 4⁰ de 62 pp.

Le titre de départ, page 3, porte: „Reponse pour la Faculté de Medecine de Paris. A l'Ecrit qui porte pour titre, Requeste importante pour les Medecins de la Chambre Royale."

(Ozon.) Memoire pour les Medecins de la Chambre Royale des Universitez Provinciales et Etrangères, presenté à M. Fagon, Conseiller du Roy en tous ses Conseils, premier Medecin de Sa Majesté. (S. l. n. d.,) in 4⁰ de 18 pp.

Signé: Ozon, syndic de la Chambre Royale des Medecins des Universitez Provinciales.

Memoire pour les Medecins de la Chambre Royale des Universitez Provinciales et Etrangeres, presenté à Monseigneur le Chancelier. (S. l. n. d.,) in 4⁰ de 22 pp.

Extrait des registres du Conseil d'Estat. (12 mars 1695.) (S. l. n. d.,) in 4⁰ de 4 pp.

Contre les médecins de la Chambre Royale, à cause de leur refus d'exécuter la Déclaration du 3 mai 1694.

Reflexions sur la cause pendante en la grand' Chambre, entre MM. les Medecins de la Faculté de Paris et ceux des Facultez étrangeres. (S. l. n. d.,) in 4⁰ de 4 pp.

Requeste presentée à Nosseigneurs du Parlement, signifiée le quatorze juillet 1695. Par Pierre Langlois et François Prieur, Sieur de Larremole, Docteurs en Medecine des Universitez de Montpellier et de Reims. Contre les Doyen et Docteurs en Medecine de la Faculté de Paris, avec quelques remarques importantes pour l'execution de la Declaration du Roy du trois May 1694. (S. l. n. d.,) in 4⁰ de 54 pp.

(Mareschaux.) Factum, pour les Doyen, Docteurs Regens de la Faculté de Medecine, fondée dans l'Université de Paris, intimez et défendeurs. Contre maistres Pierre Langlois, François Prieur Sieur de la Remole, Pierre le Vieil et consorts, soy-disans Docteurs en Medecine des Facultez de Montpellier, de Rheims et d'autres Facultez Provinciales, appellans et demandeurs. (S. l. n. d.,) in fol. de 4 pp.

Signé : Me Mareschaux, avocat.
Autre éd. (S. l. n. d.,) in 4⁰ de 8 pp.

Extrait des Registres de Parlement. (3 septembre 1696.) (S. l. n. d.,) in 4⁰ de 8 pp.

En faveur de la Faculté de médecine de Paris contre Pierre Langlois et François Prieur, sieur de La Remolle, docteurs des Facultés de Montpellier et de Reims.

Trois Actes d'opposition des Medecins de Montpellier et autres Universitez. Contre un pretendu Arrest du Parlement surpris par les Medecins de Paris le 3. Septembre 1696. Avec les certificats de Docteurs de Sorbonne et Curez de Paris en faveur des Opposans. (S. l. n. d.,) in 4⁰ de 6 pp.

(Chardon.) Premier (-Troisième) Factum, ou Memoire de cause signifié le 3. mars 1696. pour Maistres Richard le Maine, Docteur en Medecine de la Faculté de Montpellier, Barthelemy Linand, Docteur en Medecine de la Faculté de Reims et consors, tous Docteurs en Medecine des Universitez Provinciales du Royaume, intervenans pour la desfense de la liberté publique de la Medecine dans la Ville de Paris. Contre les pretentions nouvelles qu'ont les Medecins de la Faculté de Paris de reduire cette Capitale du Royaume à ne se plus servir d'autres Medecins que de ceux de ladite Faculté, au préjudice de la Declaration du Roy du trois May 1694. qui permet le contraire. (S. l. n. d.,) in 4⁰.

Signé : Chardon, avocat.

(Chardon.) Abrégé des trois Factums, pour les Medecins de Montpellier, et des autres Universitez de France, contre la Faculté de Medecine de Paris. (S. l. n. d.,) in 4⁰ de 4 pp.

Signé: Chardon, avocat.
Autre éd. (S. l. n. d.,) in 4⁰ de 4 pp.

Santeul (Louis de). Memoire pour Me Louis de Santeul... appellant d'une Sentence rendue en la Chambre Criminelle du Châtelet de Paris le 21 juillet 1721, Demandeur et Intimé. Contre les Medecins et les Chirurgiens du Châtelet, intimez, défendeurs et incidemment appellans de la même Sentence. (S. l. n. d.,) in fol. de 14 pp.

Autre éd. 1727, Paris, in 4⁰ de 28 pp.

(Bigot.) Memoire pour les Docteurs-Régens de la Faculté de Médecine en l'Université de Paris, opposans à ce que le Sieur Combalusier soit dispensé des actes et examens probatoires que l'on est obligé de soutenir pour être admis à la Licence, et à ce qu'il soit reçu contre les Statuts, les Décrets et les Usages de ladite Faculté. (Paris,) (s. d.,) in 4⁰ de 8 pp.

Signé : Me Bigot, avocat.

(Bigot.) Memoire pour la Faculté de Médecine en l'Université de Paris, représentée par soixante Docteurs, reclamans l'exécution des Statuts, des Decrets et des Usages de ladite Faculté. Contre le Sieur Martinenq, Doyen et Consors, prétendans procéder à la réception du Sieur Combalusier, au préjudice de ce qui est prescrit par lesdits Statuts, Decrets et Usages. Paris, 1750, in 4⁰ de 24 pp.

Signé : Me Bigot, avocat.

Acte de conciliation dressé le 2 mai 1750, par les Sieurs Procope, Bourdelin, le Thieullier, Méry, Astruc et Verdelhan, commissaires nommés à cet effet par la Faculté de Médecine de Paris dans son assemblée générale dudit jour, et ensuite approuvé par la délibération unanime de la Faculté. Paris, 1750, in 4⁰.

(Paillet Desbrunières.) Memoire pour les Doyen et Docteurs Régens de la Faculté de Médecine en l'Université de Paris, contre les Docteurs-Régens de la même Faculté, opposans aux

Décrets des 15. octobre et 20. novembre 1749, et demandeurs en exécution de la prétendue Conciliation du 2. mai 1750. En présence du Sieur François de Paule Combalusier, Docteur en Médecine de l'Université de Montpellier et admis à la Licence par la Faculté de Paris, intervenant. (Paris,) 1750, in-4⁰ de 28 pp.

Signé: J.-B.-T. Martinenq, Doyen... Me Paillet Desbrunières, avocat.

(Le Thieullier [J.].) Précis sommaire pour la Faculté de Médecine, au sujet de la place de Médecin de l'Hôpital-Général. (Paris,) 1761, in 4⁰ de 8 pp.

Signé: J. Le Thieullier, Doyen.

Reponse à un Écrit anonyme, qui porte pour titre: „Précis sommaire pour la Faculté de Médecine, au sujet de la place de Médecin de l'Hôpital-Général". (S. l. n. d.,) in 4⁰ de 12 pp.

(Combalusier.) Défense de la Faculté de Médecine de Paris, pour servir à l'instruction de la cause pendante en la Grand'-Chambre du Parlement, au sujet de la place de médecin de l'Hôpital Général. Précédé du Précis publié sur la même affaire et suivie de l'Eloge historique de l'Université de la Faculté de médecine. Paris, 1762, in 12.

Par Combalusier, d'après Barbier.

(Walckausen.) Factum pour MM. Simon et de la Grave, contre la Faculté de médecine de Paris. De l'imprimerie de l'Almanach de Liége, 1762, in 4⁰ de 8 pp.

Signé: Me Walckausen, avocat. — Au sujet du décret de la Faculté de médecine de Paris contre les tentatives faites par ces deux chirurgiens pour devenir docteurs en médecine de la Faculté de Pont-à-Mousson.

Problème à résoudre. (S. l. n. d.,) in 4⁰ de 2 pp.

„On demande si l'arrogance de la Faculté de médecine de Paris, dans son décret du 18 mai 1762 contre les chirurgiens qui désiraient la place de docteurs en médecine, est plus ou moins blâmable que la bêtise de la Faculté de Pont-à-Mousson, qui a sottement révélé les demandes qui lui ont été faites à ce sujet."

Sentence de police rendue entre les Doyen et docteurs-régens de la Faculté de médecine en l'Université de Paris. Contre le sieur Denis-François Imbert ... (9 juin 1769.) (Paris,) 1769, in 4⁰ de 4 pp.

(Le Thieullier.) Mémoire pour les Doyen et Docteurs-Régens de la Faculté de Médecine en l'Université de Paris, intimés et défendeurs. Contre le sieur Mahony, appellant et demandeur. (Paris,) 1770, in 4⁰ de 32 pp.

Signé: Le Thieullier, Doyen.

(Cochu.) Précis de la cause pour la Faculté de Médecine de Paris, contre le Sieur Mahony. (Paris,) 1770, in 4⁰ de 4 pp.

Signé: Le Thieullier, Doyen . . . Me Cochu, avocat.

Sentence rendue par M. le lieutenant général de police, au Châtelet de Paris, en faveur des Doyen et Docteurs Régens de la Faculté de médecine de Paris, qui fait défenses au sieur Ernon, Médecin de Liége, demeurant à Paris, rue de Bussi, faubourg Saint-Germain, et tous autres sans qualité, d'exercer la Médecine dans Paris, de donner des conseils et signer des ordonnances; le condamne en 500 livres d'amende et aux dépens. (27 avril 1770.) Paris, (s. d.,) in fol. plano.

Sentence rendue par M. le Lieutenant Général de Police, au Châtelet de Paris, en faveur des Doyen et Docteurs régents de la Faculté de médecine de Paris, qui fait défenses au sieur Azeron, Chirurgien privilégié du Roi, demeurant à Paris, rue du Vieux-Colombier, faubourg Saint-Germain, et tous autres sans qualité, d'exercer la Médecine dans Paris, de donner des conseils et signer des ordonnances; le condamne en 500 livres d'amende et aux dépens. (13 juillet 1770.) Paris, (s. d.,) in fol. plano.

Sentence rendue par M. le Lieutenant Général de Police, au Châtelet de Paris, en faveur des Doyen et Docteurs de la Faculté de Médecine de Paris, qui fait défenses au sieur de Bretonne, se disant ancien Chirurgien et Docteur en Médecine de la Faculté de Reims, demeurant à Paris, rue l'Évêque, butte Saint-Roch, et tous autres sans qualité, d'exercer la Médecine dans Paris, de donner des conseils et signer des ordonnances; le condamne en 500 livres d'amende et aux dépens. (13 juillet 1770.) (S. l. n. d.,) in fol. plano.

(THOMAZON.) Memoire pour les Doyen et Docteurs-Régens de la Faculté de médecine de Paris, intimés. Contre Mᵉ Guilbert de Préval... appellant. (Paris,) 1773, in 4⁰ de 32 pp.

Signé: L.-P.-F.-R. Le Thieullier, Doyen; Me Thomazon, avocat.

(TESSIER.) Mémoire pour Mᵉ Claude-Thomas-Guillaume Guilbert de Préval, Docteur-Régent et ancien Professeur de matière médicale en la Faculté de l'Université de Paris... demandeur; Contre Mᵉ Le Thieullier... et les Docteurs régents de la même Faculté, défendeurs. Paris, 1773, in 4⁰ de 64 pp.

Signé: Me Tessier, avocat.

(THOMAZON.) A Nosseigneurs du Parlement à la Grand'Chambre. (Paris,) 1773, in 4⁰ de 8 pp.

Signé: Thomazon, avocat. — Requête des doyen et docteurs-régents de la Faculté de médecine de Paris contre Guilbert de Préval.

Précis pour la Faculté de Médecine de Paris, contre le Sieur de Guilbert de Préval. (Paris,) 1777, in 4⁰ de 14 pp.

Sentence rendue par M. le Lieutenant Civil, au Châtelet de Paris, en faveur des Doyen et Docteurs Régents de la Faculté de Médecine en l'Université de Paris, qui fait défenses au sieur Bousquerolle, se disant Chirurgien, demeurant à Paris, rue d'Anjou, près la rue Dauphine, de plus à l'avenir faire et exercer la profession de Médecin dans la ville de Paris, sous telles peines qu'il appartiendra, et le condamne aux dépens. (8 août 1778.) (S. l. n. d.,) in fol. plano.

(MONTIGNY.) Mémoire pour Mᵉ de Cezan, Docteur-Régent de la Faculté de Médecine de Paris, contre Mᵉ Delepine, aussi Docteur-Régent de ladite Faculté, et ses Fauteurs. En présence de Mᵉ Alleaume, Doyen de la Faculté. Paris, (s. d.,) in 4⁰ de 28 pp.

Signé: Me Montigny, avocat.

(MAUDUISSON.) Précis pour Mᵉ Alleaume, ex-Doyen de la Faculté de Médecine, et Censeur de l'Université. Contre la Faculté de Médecine. Paris, 1778, in 4⁰ de 4 pp.

Signé: Me Mauduisson, avocat. — Réclamation au sujet de la place de censeur donnée par la Faculté à de L'Épine.

(DESESSARTZ [J.-C.].) Mémoire pour les Doyen et Docteurs-Régens de la Faculté de Médecine, contre Mᵉ Alleaume, aussi Docteur-Régent et ex-Doyen. (Paris,) 1778, in 4⁰ de 4 pp.

Signé: J.-C. Desessartz, Doyen.

(BUSSIÈRE et DUCROT.) Consultation sur la cause de Messieurs les Médecins d'Auxerre. Auxerre, 1786, in 4⁰ de 56 pp.

Signé: Me Bussière, avocat; Me Ducrot, avocat; 28 janvier 1786.

(DEBONNIÈRES.) Précis pour les Médecins de la ville d'Auxerre, contre le sieur Guinault-Descréaux. Paris, 1786, in 4⁰ de 10 pp.

Signé: Me Debonnières, avocat.

(GUINAULT-DESCRÉAUX [P.-L.-G.].) Réponse sommaire au Précis des Médecins d'Auxerre. Question d'état, pour le sieur Pierre-Léonard-Germain Guinault Descréaux, Docteur en Médecine de la Faculté d'Avignon, demeurant à Auxerre, sa patrie, contre les sieurs Liger, Docteur-Régent de la Faculté de Médecine de Paris, Millot, Housset et Thienot, Médecins de celle de Montpellier, et Poussard, Médecin de celle de Rheims, demeurant à Auxerre. (S. l. n. d.,) in 4⁰ de 20 pp.

Signé: Guinault-Descréaux.

(BACHELET.) Observations sommaires pour Me Guinault-Descréaux, Docteur en Médecine de la Faculté d'Avignon, Intimé et appellant. Contre Mes Liger, Millot, Housset, Thienot et Poussard, Médecins à Auxerre, Appellans et Intimés. Auxerre, 1786, in fol. de 12 pp.

Signé: Me Bachelet, procureur.

(DUCHENE DE BEAUMONT.) Mémoire pour Me Guinault-Descréaux... Contre les sieurs Liger, Millot, Housset, Thienot et Poussard, Médecins à Auxerre. Pièces justificatives. Paris, 1789, in 4⁰ de 18 pp.

Signé: Duchêne de Beaumont, procureur.

Contestations entre les médecins et les chirurgiens.

(RIOLAN [Jean].) Ad impudentiam quorumdam chirurgorum, qui medicis æquari, et chirurgiam publicè profiteri volunt, pro veteri dignitate medicinæ apologia philosophica. Parisiis, D. Vallensis, 1577, in 8⁰ de 16 pp.

Par Jean Riolan, d'après une note manuscrite sur l'exemplaire de la Bibliothèque nationale.

(CABALLUS [Petrus].) Ad cuiusdam incerti nominis medici apologiam parum philosophicam, pro chirurgis responsio. Parisis, D. Vallensis, 1577, in 8⁰ de 12 pp.

Par Petrus Caballus, d'après Haller. — Réponse à l'article précédent.

Examen barbaræ et insulsæ cacurgorum responsionis. Parisiis, M. de Roigny, 1577, in 8⁰ de 17 ff. non chiffrés.

(BAILLON [Guillaume].) Comparatio medici cum chirurgo. Ad castigandam quorundam chirurgorum audaciam, qui nec possunt tacere, nec bene loqui. Parisiis, D. Vallensis, 1577, in 8⁰ de 32 pp.

Par Guillaume Baillon, d'après une note manuscrite sur l'exemplaire de la Bibliothèque nationale.

(MALEZIUS [Andreas].) Animadversio in sycophantæ cuiusdam et chirurgis iniqui medici, libellos duos imposturis scatentes, quorum alteri „Apologia philosophica", alteri „Comparatio medici cum chirurgo" nomen est. Parisiis, M. Prevotius, 1577, in 8⁰ de 88 pp.

Par Andreas Malezius, d'après une note manuscrite sur l'exemplaire de la Bibliothèque nationale.

(HAULTIN.) Examen plusquam barbaræ et monstrosæ responsionis cacurgorum. Suispari, excudebat Gallehaudus Souppetardus, ad insigne Sinapivori, via Liguritoria, 1577, in 8⁰ de 68 pp.

Par Haultin, d'après une note manuscrite, sur l'exemplaire de la Bibliothèque nationale. — Réponse à l'article précédent.

(GRANGER [Bonaventure].) Satyra in perfidam Chirurgorum quorundam a Medicis defectionem. Parisiis, J. de Bordeaux, 1577, in 8⁰ de 8 pp.

Par Bonaventure Granger, d'après une note manuscrite sur un exemplaire de la Bibliothèque nationale. — En vers.

(GRANGER [B.].) In Chirurgos emendicato mendicatis versibus auxilio Medicorum famæ oblatrantes. Parisiis, J. de Bordeaux, 1577, in 8⁰ de 8 pp.

Par Bonaventure Granger, d'après une note manuscrite sur un exemplaire de la Bibliothèque nationale. — En vers.

Ad cacurgi transfugæ calumnias chirurgorum modesta responsio. (S. l.,) 1577, in 8⁰ de 14 pp.

FOISSEY (Nicolas). Prerogatives de la Chirurgie, recherchées par Nicolas Foissey, Lieutenant des Chirurgiens de la ville de Chaumont en Bassigny... A sçavoir, si le Chirurgien rationel et dogmatic peut, en la curation des maladies externes ordonner et pratiquer diete, potion, phlebotomie et cautere, sans l'advis du Medecin. Dedié à M. de Marescot, premier Barbier-Chirurgien du Roy. Paris, Martin, 1614, in 8⁰ de 48 pp.

Factum pour les Jurez et Gardes de la Communauté des Maistres Barbiers, chirurgiens de la ville de Paris, deffendeurs. Contre le soy-disant Scindic des Chirurgiens Commensaux à la suite de la Cour du Roy, demandeur en requeste du 29. Decembre 1633. Et Me Bouvard, premier Medecin du Roy, et Pierre Seguin, premier Medecin de la Royne, Abel Brunier, premier Medecin de Monsieur... et Me Le Tellier, Chartier, Barralis, Des Gorris, Causinot et Baudineau, Medecins du Roy, servant par quartier, et demandeurs en requeste d'intervention des 19. Decembre et premier jour de Fevrier derniers. (S. l. n. d.,) in 4⁰ de 8 pp.

Extraict des registres de Parlement. (16 avril 1635.) (S. l. n. d.,) in 4⁰ de 4 pp.

Règlement entre les docteurs de la Faculté de médecine de Paris, et les maîtres chirurgiens barbiers, pour la réception des aspirants.

(Bernage.) Sommaire du Procez pendant au grand Conseil du Roy. Pour la Communauté des Maistres chirurgiens de la ville de Rouën. Contre Estienne Harache et Iean Damasme, chirurgiens et commis du premier Médecin du Roy en ladite ville. (S. l. n. d.,) in 4⁰ de 4 pp.

Signé: Bernage, avocat.

Charpentier (Jean). Discours de la réunion de la Medecine et de la Chirurgie... Sedan, Jannon, 1646, in 4⁰.

Hamal (D.). Response au Discours de Jean Charpentier, intitulé, „Réunion de la Medecine et de la chirurgie..." Sedan, imp. de Raoult, 1646, in 4⁰ de 24 pp.

Beaufort (Ant. de). Refutation du Discours fait par Jean Charpentier sur la Reunion de la Medecine et de la Chirurgie... Sedan, Jannon, 1646, in 4⁰ de 14 pp.

Arrests pour le renvoi au Parlement de Paris des instances d'entre la Faculté de Medecine en l'Université de Paris et le premier Barbier du Roy. (24 mars et 14 juillet 1608-23 août 1659.) (S. l. n. d.,) in 4⁰.

Extraict des Privileges de l'Université de Paris, appartenants à la Faculté de Medecine. Paris, 1660, in 4⁰ de 32 pp.

Arrest d'audience du Parlement confirmatif de l'Union des Chirurgiens Jurez et Barbiers Chirurgiens, à la charge de soubmission à la Faculté de Medecine . . . Prononcé le septième Febvrier 1660. Paris, F. Muguet, 1660, in 4⁰.

(Le Vignon.) Jurisdiction contentieuse civille et criminelle, pretendue par la Faculté de Medecine. (S. l. n. d.,) in 4⁰ de 8 pp.

Signé: Le Vignon, Doyen.

Memoire pour employer dans la nouvelle Ordonnance les Rapports des Chirurgiens, commis par le Premier Medecin du Roy. (S. l., 1670,) in fol. de 3 pp.

(Michault [Jean].) Le Barbier Medecin, ou Les Fleurs d'Hypocrate. Dans lequel la Chirurgie a repris la queuë du Serpent. Œuvre tres-utile pour facilement trouver le remede à toutes les maladies, par le seul secours de la main charitable. Par I. M. D. V. C. A. P. Paris, J. Guignard, 1672, in 12.

Défense des chirurgiens contre les médecins.

Liénard (Nicolas). Discours fait à Son Altesse Royale Monsieur, Frère unique du Roy, en son palais à Paris, par Maistre Nicolas Liénard, Docteur et Doyen de la Faculté de Medecine à la tête de sa Compagnie, le 21. janvier 1682. (S. l. n. d.,) in fol. de 4 pp.

Contre le chirurgien Blegny.

LIÉNARD (Nicolas). Discours fait à Monseigneur Le Tellier, Chancelier de France par . . . Nicolas Liénard . . . Doyen de la Faculté de Medecine de Paris, à la teste de la Compagnie, contre le nommé Blegny, soy-disant Directeur de l'Académie des Nouvelles Découvertes de Médecine, et préposé, comme il dit, par Privilege du Roy à leur recherche. (S. l. n. d.,) in 4° de 2 pp.

BLEGNY (Nicolas de). Factum pour Maistre Nicolas de Blegny, Conseiller, Chirurgien ordinaire du corps de Monsieur, et préposé sous l'aveu du Roy, par le Sieur Premier Medecin de Sa Majesté, à la recherche et vérification des nouvelles découvertes de médecine; appellant de la permission d'informer, information, decret décerné par le Sieur Lieutenant de Police, et de tout ce qui s'en est ensuivy. Contre les Doyen et Docteurs de la Faculté de médecine en l'Université de Paris, intimez. (S. l. n. d.,) in 4° de 20 pp.

Extraict des registres de Parlement. (19 avril 1689.) (S. l. n. d.,) in 4° de 4 pp.

Arrêt qui ordonne la remise d'un cadavre à la Communauté des maîtres chirurgiens de Paris, déclarant mal fondée l'opposition de la Faculté.

Arrêt de la Cour du Parlement, du 11 de mars 1724, qui déboute les Doyen, Docteurs régents de la Faculté de Médecine, des prétentions qu'ils avaient sur les maîtres Chirurgiens jurés de Paris. (S. l. n. d.,) in 4°.

A nosseigneurs de Parlement. Paris, 1726, in fol. de 4 pp.

Requête des recteur de l'Université, doyen des Facultés, procureurs des Nations et autres suppôts de l'Université de Paris faisant opposition à l'arrêt du Parlement du 11 mars 1724.

Lettres Patentes, pour l'establissement de cinq places de Demonstrateurs en Chirurgie; et défenses aux Frères de la Charité et à toutes autres personnes, d'exercer cet art. (Septembre 1724.) (S. l. n. d.,) in 4° de 8 pp.

(DAGOUMER.) Memoire pour l'Université de Paris, au sujet des patentes du Roy, portant etablissement de cinq Demonstrateurs-Chirurgiens, dans l'Amphithéâtre de Saint-Côme. Paris, 1725, in 4° de 12 pp.

Signé: Dagoumer, recteur.

Réponse pour les Chirurgiens de S. Côme au Memoire des Medecins de la Faculté de Paris. (S. l. n. d.,) in 4° de 20 pp.

(MÉDALON.) Problême philodemique, si c'est par zele ou par jalousie que les Médecins s'opposent à l'établissement de cinq Démonstrateurs Chirurgiens dans l'Amphithéâtre de S. Côme. (S. l., 1725,) in 4° de 32 pp.

Par Médalon d'après une note manuscrite sur un exemplaire de la Bibliothèque nationale.

(HÉRICOURT.) Memoire concernant les droits de la Faculté de Medecine de Paris, sur la Communauté des Maistres Chirurgiens de Saint Côme. Paris, (1725,) in 4° de 28 pp.

Signé: Me de Héricourt, avocat.

Autre éd. (S. l. n. d.,) in 4° de 28 pp.

(DELAVAL.) Memoire pour l'Université de Paris, contre la Communauté des Maistres Chirurgiens. Paris, 1725, in fol. de 4 pp.

Signé: Delaval, recteur de l'Université.

(DELAVAL.) Second Memoire pour l'Université de Paris et la Faculté de Medecine, contre la Communauté des Maîtres Chirurgiens. (Paris,) 1725, in 4° de 12 pp.

Signé: De Laval, recteur de l'Université.

2 autres éd. la même année.

Addition au Second Mémoire pour la Faculté de médecine de Paris. (S. l. n. d.,) in 4° de 2 pp.

Extrait du Second Mémoire de l'Université, contre la Communauté des Maîtres Barbiers-Chirurgiens. (Paris,) 1725, in 4° de 2 pp.

Observations sur les fonctions attribuées aux cinq Demonstrateurs de Chirurgie, par Lettres-Patentes de 1724. Paris, 1729, in fol. de 4 pp.

Le Chirurgien Medecin, ou Lettre au sujet des chirurgiens qui exercent la medecine... Par M. A. R. D. E. M. (A la suite de Dissertation en forme de lettre au sujet des ouvrages de l'auteur du livre sur les maladies des os... Paris, 1726.)

Par Hunauld, d'après une note manuscrite sur l'exemplaire de la Bibliothèque nationale. — Attribué à Reneaume de La Garanne par Portal.

Lettre de M. D. L. R. C. à M. D. L. H., au sujet de la „Dissertation en forme de Lettre", et de celle intitulée: „Le Chirurgien Medecin". (S. l.,) 1726, in 12 de 52 pp.

Lettre d'un chirurgien à un apothicaire, au sujet de la dissertation intitulée: „Le Chirurgien Medecin". (S. l.,) 1726, in 12 de 62 pp.

Sentence rendue en la Chambre de Police au Châtelet de Paris, le 22 février 1726, pour les Doyens et Docteurs-Régents de la Faculté de Médecine en l'Université de Paris. Contre Jean-Baptiste Bessiere, Maître Chirurgien Juré à S. Côme, et Chirurgien de la Maison du Roi. Portant défenses audit Bessiere, et à tous autres Chirurgiens, d'entreprendre sur la profession des Médecins. Paris, 1726, in 4⁰ de 4 pp.

(DELPECH.) Sommaire de l'instance pour les Doyen & Docteurs Regens de la Faculté de médecine de Paris, intervenants. Contre les Medecins et Chirurgiens du Châtelet de Paris, Intimez, Appelants et Defendeurs. Paris, 1727, in 4⁰ de 10 pp.

Signé: Delpech, rapporteur. — Pour la suppression d'un règlement du Châtelet de Paris, en date du 22 juillet 1721, défendant à tous médecins et chirurgiens, autres que ceux du Châtelet, d'exercer, sans ordonnance de justice, leur ministère auprès des accusés prisonniers.

Mémoire pour les Doyen et Docteurs-Regens de la Faculté de Medecine en l'Université de Paris, Demandeurs, l'Université intervenante et jointe. Contre la Communauté des Maîtres Barbiers-Chirurgiens, et contre le Sieur Petit, Maître Barbier-Chirurgien, defendeurs. (Signé: Me Jullien de Prunay, avocat.) — Plaidoyer de M. Talon, avocat general, inseré dans l'Arrêt de 1660, avec le Prononcé dudit Arrêt confirmatif de l'union des Chirurgiens-Jurez, et Barbiers-Chirurgiens, à la charge de soumission à la Faculté de Medecine, suivant les Contrats des années 1577, et 1644, avec défenses de prendre qualité de Bacheliers, Licenciez, Docteurs et College, faire lecture ni actes publics, porter ni robes ni bonets. (7 février 1660.) — Observations sur les fonctions attribuées aux cinq Demonstrateurs de Chirurgie, par les Lettres-Patentes de 1724. — Arrest du Conseil d'Etat du Roy, et Lettres-Patentes obtenues en consequence, par les Recteur de l'Université, Doyens des Facultés, Procureurs des Nations et autres Suppôts de l'Université de Paris, au sujet des Lettres-Patentes en forme d'Edit, données à Fontainebleau au mois de septembre 1724, portant établissement de cinq Démonstrateurs en differentes parties de la Chirurgie. (4 décembre 1725, 5 avril 1726.) — (Paris,) (s. d.,) in 4⁰.

Autre éd. 1730, Paris, in fol.

Arrest du Conseil d'Estat du Roy, concernant la discipline et la police des trois Corps de la Medecine, du 17 mars 1731. Extrait des Registres du Conseil d'État. Paris, 1731, in 4⁰ de 4 pp.

Ordonnant, entre autres dispositions, que pour prévenir les contestations entre médecins, chirurgiens et apothicaires, les statuts de ces trois professions seront revisés par la commission nommée par arrêts du Conseil du 3 juillet 1728 et 11 mars 1731.

Lettre à MM. les Doyens et Docteurs Regents de la Faculté de Médecine de l'Université de Paris. — Lettre d'un Etudiant en Medecine à MM. les Chirurgiens de l'Académie de S. Côme, au sujet de leur programme. (S. l., 1732,) in 4⁰ de 10 pp.

Signé: D. S. V. E. M.

De par le Roy, M. le Prevost de Paris ou M. le Lieutenant general de police. Sentence rendue contradictoirement en la chambre de police du Châtelet de Paris, le 27 mars 1733. Pour les Doyen et Docteurs Regens de la Faculté de Medecine en l'Université de Paris, contre Jean-Baptiste Livernette, Maître Chirurgien à Paris. Portant défenses audit Livernette, et à tous autres, d'entreprendre sur la Profession des Medecins, et pour l'avoir fait le condamme en deux cens livres d'amende. (Paris, s. d.,) in fol. plano.

SANTEUL (Louis de). Question de medecine. Quæstio medico-chirurgica ... Le chirurgien est-il plus certain que le médecin? — (S. l., 1736,) in 4⁰ de 16 pp.

— Questions de médecine où il s'agit de savoir si le médecin est plus certain que le chirurgien. (S. l., n. d.,) in 12.

Même ouvrage que l'article précédent.

Critique de la Thèse de M. de Santeul. (Observations sur les écrits modernes, 1736, V, 311.)

Lettre à l'Auteur des „Observations sur les écrits modernes". (Mercure de France, août 1736, 1788.)

Réponse d'un chirurgien à la Lettre inserée dans le „Mercure de France" du mois d'août dernier, et adressée aux Auteurs des „Observations sur les écrits modernes". (S. l. n. d.,) in 12.

A l'occasion de la thèse de Maloet sur ce sujet: An chirurgia pars medicinæ certior?

Réfutation de la Thèse de M. Maloet... par un chirurgien. (Observations sur les écrits modernes, 1736, V, 97.)

(SANTEUL [L. de].) Réponse d'un médecin anglais à la critique de la thèse de M. Maloet. Paris, 1736, in 12.

Apologie de la Thèse de M. Maloet. (Observations sur les écrits modernes, 1736, V, 91.)

Replique à l'Auteur des „Observations sur les Ecrits Modernes", à l'occasion de son Extrait sur la réponse d'un Medecin Anglois à la critique de la These de M. Maloet ... (S. l., 1736,) in 12 de 48 pp.

(DESFONTAINES [L'abbé].) Mémoire où l'on fait voir en quoi peut consister la preeminence de la Medecine sur la chirurgie. (S. l. n. d.,) in 4⁰ de 20 pp.

Par l'abbé Desfontaines, d'après Barbier.

(ANDRY.) Lettre de Jean Supin, Maître d'Ecole d'Anieres, à M. R*** Doyen de la Faculté de Médecine. (10 octobre 1736.) (S. l. n. d.,) in 8⁰ de 4 pp.

(PROCOPE-COUTEAUX.) Lettre de M***, à un ami de province. (12 octobre 1736.) — Lettre à l'Auteur des „Observations sur les Ecrits modernes". (S. l. n. d.,) in 12 de 24 pp.

Par Procope-Couteaux, d'après une note ms. sur un exemplaire de la Bibliothèque nationale.

DESROZIERS. Réponse à la „Lettre de M*** à un ami de province", par M. Desroziers, maître chirurgien d'Estampes et d'Orléans. (S. l. n. d.,) in 12 de 16 pp.

(QUESNAY.) Réponse d'un Chirurgien à la Lettre insérée dans le „Mercure de France" du mois d'Août dernier, et adressée aux Auteurs des „Observations sur les Ecrits modernes". (S. l., 1736,) in 12 de 22 pp.

(HUNAULD.) Le Baillon, ou Reflexions adressées à l'auteur de la Lettre inserée dans le „Mercure" du mois d'Août dernier, au sujet de la dispute qui s'est élevée entre M. Maloet, et un quidam soi-disant Medecin Anglois, d'une part; et les Chirurgiens de l'autre part. Par M***, Medecin du Roi. Amsterdam, 1737, in 4° de 10 pp.

(Des Roziers.) Réponse de M. D****, Maître Chirurgien d'Orléans, au Médecin Auteur du Baillon. (S. l. n. d.,) in 4° de 12 pp.

Par Des Roziers, d'après une note manuscrite sur un exemplaire de la Bibliothèque nationale.

(Baron.) Question de Medecine, dans laquelle on examine, si c'est aux Medecins qu'il appartient de traiter les Maladies Veneriennes, et si la sûreté publique exige que ce soient des Medecins qui se chargent de la cure de ces maladies. Par M***, Docteur Regent de la Faculté de Medecine de Paris. Paris, 1735, in 4° de 32 pp.

Par Baron, d'après une note manuscrite sur un exemplaire de la Bibliothèque nationale.

(Petit.) Second Mémoire pour les chirurgiens. (10 août 1735.) (S. l. n. d.,) in 4° de 30 pp.

Par Petit, d'après Haller. — Le titre de départ, page 1, porte en plus: „où l'on résout le problème proposé par la Faculté de Medecine, sçavoir: si c'est aux Médecins qu'il appartient de traiter les Maladies Vénériennes, et si la sûreté publique exige que ce soient les Médecins qu'on charge de la cure de ces maladies".

Astruc. Lettre (-Seconde) . . . à Mr N..., Docteur en Médecine de la Faculté de Montpellier. Sur un Écrit intitulé, „Second Memoire pour les Chirurgiens". (S. l. n. d.,) in 4° de 38 pp.

(Petit [Jean-Louis].) Reponse d'un Chirurgien de S. Cosme à la premiere Lettre de M. Astruc, au sujet du Mémoire des Chirurgiens sur les Maladies Veneriennes. — Addition servant de réponse à la Seconde Lettre de M. Astruc. (S. l. n. d.,) in 4° de 100 pp.

Astruc. Troisieme (-Quatrieme) Lettre ... à M. Delaire, Docteur en Médecine de la Faculté de Montpellier. Sur un Ecrit intitulé, „Réponse d'un Chirurgien de Saint Côme". (1er novembre - 1er décembre 1737.) (S. l. n. d.,) in 4° de 96 pp.

Petit. Lettre de M. Petit, Chirurgien Juré de Paris, etc., à M. Astruc... (S. l. n. d.,) in 4° de 8 pp.

Réponse à l'article précédent.

Lettre d'un Docteur en Medecine à un Maître Chirurgien. (S. l. n. d.,) in 4° de 8 pp.

Au sujet des contestations entre les médecins et les chirurgiens.

(Quesnay.) Lettres (I—XII) sur les disputes qui se sont elevées entre les Medecins et les Chirurgiens, sur le droit qu'a M. Astruc d'entrer dans ces disputes; sur la préférence qu'il se donne en comparant son Ouvrage avec celui de Hery; sur les Medecins, qui écrivent, selon M. Astruc, mieux que les Chirurgiens; sur l'inventeur des frictions; sur le premier qui en a écrit; sur les Medecins étrangers que M. A. appelle au secours pour soutenir la Faculté de Paris; sur l'ouvrage de ce Docteur De morbis venereis; sur la prééminence prétendue des Medecins; sur leur incapacité à traiter les maux vénériens, et le droit de propriété que les chirurgiens ont sur le traitement de ces maladies. Par M**, chirurgien de Rouen. A M***, chirurgien de Namur, et docteur en médecine. (S. l.,) 1737 (—1738), in 4°.

Les 11 premières lettres ne sont pas datées. La 12e porte la date du 16 février 1738. — Par Quesnay, d'après une note manuscrite sur un exemplaire de la Bibliothèque nationale.

Astruc. Cinquième Lettre ... à M. Delaire... sur l'Extrait que l'Auteur des „Observations sur les Ecrits modernes" a fait de sa IV. Lettre, dans la feuille CLXII. (8 mars 1738.) (S. l. n. d.,) in 4° de 8 pp.

(Procope-Couteaux.) Précis de la dispute entre M. Astruc,... et M. Petit, ... sur les deux questions suivantes: 1° A qui, des Medecins ou des Chirurgiens, est dû l'honneur d'avoir découvert le mercure pour le traitement des Maladies Vénériennes? 2° Lesquels, des Medecins ou des Chirurgiens, sont les plus capables de conduire le traitement de ces maladies? (S. l. n. d.,) in 12 de 24 pp.

Par Procope-Couteaux, d'après une note manuscrite sur un exemplaire de la Bibliothèque nationale.

(Procope-Couteaux.) Lettre d'un avocat de Paris, à un de ses amis de province. (S. l. n. d.,) in 12 de 36 pp.

Le titre de départ, page 1, porte en plus: „Au sujet des Disputes élevées entre M. Astruc, Docteur de Montpellier, et les Chirurgiens de Paris".

Lettres sur les disputes des Medecins et des Chirurgiens. (S. l. n. d.,) in 12 de 26 pp.

Le titre de départ, page 1, porte: „Lettre de Mr L. M. à Mr P. C".

Le Préservatif, ou Critique des „Observations sur les Ecrits Modernes". La Haye, 1738, in 12 de 46 pp.

Andry. Cléon à Eudoxe, touchant la prééminence de la Médecine sur la Chirurgie... Paris, 1738, 2 parties en 1 vol. in 12.

— Cléon à Eudoxe, touchant le Mémoire des Chirurgiens contre la prééminence de la Médecine sur la chirurgie... Seconde édition... Avec une table des matières. Paris, 1738, in 12.

Autre éd. 1739.

Des Rosiers. Réponse à l'Ecrit intitulé: „Cleon à Eudoxe", touchant la prééminence prétendue des Médecins sur les Chirurgiens, adressée par M. Des Rosiers, maître Chirurgien d'Etampes, à M. Andry de Boisregard, Docteur en Médecine de la Faculté de Paris. (S. l. n. d.,) in 4⁰ de 56 pp.

Remarques sur l'Ouvrage de M. Andry, intitulé: „Cléon à Eudoxe". Paris, 1739, in 12 de 22 pp.

Arrêt de la Cour de Parlement, du 3 septembre 1740, qui ordonne que les Statuts et Règlements généraux donnés par toutes les Communautés de Chirurgiens des Provinces du Royaume, ensemble la Déclaration du 24 février 1730, seront observés selon leur forme et teneur; de même que l'Arrêt d'enregistrement d'iceux du 13 août 1731. En conséquence, sans s'arrêter à l'opposition du Collége des Médecins de Lyon, auxdits statuts et à leur Arrêt d'enregistrement, ordonne que conformément à l'article LXIV de ces Statuts, qui sera aussi observé selon sa forme et teneur, les Médecins de ladite ville n'assisteront, par leur député, à la réception des aspirants à la Maîtrise en Chirurgie, qu'à l'acte appelé Tentative, au premier et dernier Examen, et à la prestation de Serment; et qui fait défenses aux Chirurgiens d'inviter ou convoquer ledit Médecin pour être présent aux autres actes desdits Aspirants. (S. l. n. d.,) in 4⁰.

(Buirette.) Memoire pour les Doyen et Docteurs Régens de la Faculté de Médecine en l'Université de Paris, Demandeurs. Contre les Prévôts et Communauté des Maîtres Chirurgiens Jurés, Défendeurs. Et encore contre Jean Berdolin, Bonnaventure Fournier et autres Aspirans en Chirurgie, Intervenans. Paris, 1742, in fol. de 20 pp.

Signé: Me Buirette, avocat.

Autre éd. 1743. Avec le sommaire, un extrait chronologique, les argumens et l'arrêt rendu en conséquence (le 4 septembre 1743). Paris, in 4⁰ de 68 pp.

Lettre d'un Medecin de Montpellier à M. C. D. F., Medecin ordinaire du Roi, au sujet de l'Examen public que le Sieur Louis a subi à Saint-Côme, le jeudi 25 septembre 1749. Pour servir d'éclaircissement à ce qu'en a dit M. Freron dans sa dernière feuille, etc. (S. l. n. d.,) in 4⁰ de 16 pp.

Par Procope, d'après une note manuscrite sur un exemplaire de la Bibliothèque nationale; et attribué à Antoine Petit, par Portal.

(Wartel.) Memoire pour les Doyen et Maîtres Chirurgiens de cette Ville, demandeurs par requête, répondue le 20 novembre 1753. Contre les sieurs Louis-Bauduin et François-Jos. Verly, père et fils, respectivement M[d] Epicier et Medecin en cette même Ville, défendeurs. Par-devant messieurs les Mayeur et Eschevins de la Ville de Lille. (S. l. n. d.), in 4⁰ de 10 pp.

Signé: Me Wartel, avocat.

(WARTEL.) Second Mémoire des Chirurgiens de Lille. (S. l. n. d.,) in 4⁰ de 55 pp.

Le titre de départ, page 1, porte en plus: „Contre quelques Médecins du Collége de la même Ville . . ." — Signé: Me Wartel, avocat.

— Projet de reglement demandé par quelques Médecins de la Ville de Lille. — Mémoire pour les Maîtres Chirurgiens de la Ville de Lille, opposans au Projet de reglement ci-dessus, & renversallement demandeurs en autre règlement, contre quelques Medecins du Collége de la même Ville, demandeurs. Par-devant messieurs du Magistrat de la Ville de Lille. Lille, (s. d.,) in 4⁰ de 28 pp.

Signé: Me Wartel, avocat.

— Réflexions pour les Maîtres Chirurgiens de la Ville de Lille, concernant le droit que quelques Médecins de la même Ville leur disputent, d'examiner les Sages-femmes, les Lithotomistes, les Oculistes et autres Opérateurs. Par-devant messieurs du Magistrat de la Ville de Lille. Lille, 1755, in 4⁰ de 6 pp.

Signé: Me Wartel, avocat.

(VERLY.) Réflexions du Collége de Medecine de cette Ville de Lille, sur la nécessité de la subordination absolue des Apothicaires et des Chirurgiens aux Médecins. Où l'on fait voir en particulier le faux et le ridicule des nouveautés que le Corps des Chirurgiens cherche à établir en cette Ville, contre les Edits du Roi, contre les Ordonnances & Règlements de MM. du Magistrat, contre les droits du Collége de Médecine, et contre la teneur des Statuts chirurgicaux; et où l'on prouve que les anciens Règlements pour la police des trois professions doivent subsister dans leur entier. Présentées à MM. les Rewart, Mayeur, Echevins, Conseil et huit hommes de la Ville de Lille. Lille, 1755, in 4⁰.

Signé: Verly, Médecin Greffier du Collége.

(WARTEL.) Mémoire pour les Doyen et Maîtres Chirurgiens de la Ville de Lille, appelants de la Sentence rendue par les Mayeur et Echevins de la même Ville, le 26 avril 1756, et d'une autorisation des Rewart, Mayeur, Echevins, Conseil et huit hommes dudit Lille, du 19 mars 1753. Contre les sieurs Louis-Bauduin et François-Joseph Verly, père et fils, respectivement marchand épicier et médecin audit Lille, intimés. Par-devant Nosseigneurs de la Cour de Parlement. Lille, (s. d.,) in 4⁰ de 16 pp.

Signé: Me Wartel, avocat.

BASEILHAC (Pascal). Memoire pour le sieur Pascal Baseilhac, Chirurgien, nommé à la place de Gagnant-maîtrise dans l'Hôpital de la Charité des Hommes, par le Doyen de la Faculté de Médecine de Paris, en vertu d'un Arrêt du Parlement. Contre le Premier Chirurgien du Roi, son Lieutenant, les Prévôts-Gardes de la Communauté des Maîtres Chirurgiens de Paris, et le sieur Saurel, Garçon Chirurgien. — Extrait des Registres de la Faculté de Médecine en l'Université de Paris. (18 juin 1759.) (S. l. n. d.,) in 4⁰ de 16 pp.

LECAT. Lettre de M. Lecat... Chirurgien en chef de l'Hostel-Dieu de Rouen... à M***, Maître és-Arts et en Chirurgie de Paris. Sur les avantages de la réunion du titre de Docteur en Médecine avec celui de Maître en Chirurgie, et sur quelques abus dans l'un et l'autre art. (11 juin 1762.) Amsterdam, 1762, in 8⁰ de 40 pp.

(HUA et DELAVIGNE.) Mémoire pour les sieurs Midy, Forestier et Coppeau, Docteurs en Médecine à St.-Quentin, appellans et demandeurs. Contre le sieur de Ruéz, Marchand de bois et Chirurgien-Barbier, au village de L'Échelle, intimé et défendeur. Paris, 1786, in 4⁰ de 32 pp.

Signé: Hua, Delavigne.

MONTANIER (H.). Querelles des médecins et des chirurgiens au dix-septième siècle. (Gazette des hopitaux 1863, XXXVI, 605; et 1864, XXXVII, 17 et 29.)

Contestations relatives à la Déclaration du Roi du 23 avril 1743.

Déclaration du-Roy, concernant la Communauté des Mes Chirurgiens de la Ville de Paris. Donnée à Versailles, le 23 Avril 1743. Paris, 1743, in 4⁰ de 6 pp.

Reflexions sur la Declaration du Roy du 23 Avril 1743, concernant la Communauté des Maîtres Chirurgiens de la Ville de Paris. (S. l. n. d.,) in 8⁰ de 14 pp.

Par Jean Astruc, d'après Barbier; et par Procope, d'après une note manuscrite sur un exemplaire de la Bibliothèque nationale.

Autre éd. (S. d. et s. l.)

Entretiens familiers de deux Garçons Apotiquaires sur la Médecine généralement prise. (S. l. n. d.,) in 12 de 24 pp.

Réponse à l'article précédent.

Observations sur l'Écrit intitulé: „Reflexions sur la Déclaration du Roy du 23 avril 1743, concernant la Communauté des Chirurgiens de la Ville de Paris". (S. l. n. d.,) in 4⁰ de 16 pp.

Autre éd. (S. d.,) Avec une Réplique aux réponses des Médecins. (S. l.,) in 4⁰ de 32 pp.

(PROCOPE.) Notes sur les „Observations". (S. l. n. d.,) in 8⁰ de 22 pp.

Par Procope, d'après une note manuscrite sur un exemplaire de la Bibliothèque nationale.

Memoire pour la Faculté de Médecine de Paris. Contre les Maîtres Chirurgiens, ou les Auteurs des „Observations sur un Ecrit intitulé Reflexions", etc. (S. l. n. d.,) in 8 de 16 pp.

(SANTEUL [L. de].) Nouvelles Reflexions sur la Declaration du 23. avril 1743. Concernant la Communauté des Maîtres Chirurgiens-Jurez de Paris. (S. l. n. d.,) in 8⁰ de 14 pp.

Contract passé entre les Docteurs de la Faculté de Medecine de Paris: et les Maistres Barbiers Chirurgiens de ladite ville. (13 janvier 1505.) (S. l. n. d.,) in 4⁰ de 6 pp.

Copie du Contract faict et passé entre le Doyen de la Faculté de Medecine, et les Lieutenans et Jurez Barbiers Chirurgiens. Extraict du Commentaire du Doyenné de M. Jabot. (11 mars 1577.) — Extraict des Registres de Parlement. (5 juillet 1607.) (S. l. n. d.,) in 4⁰ de 4 pp.

Contract passé entre les Docteurs Regents de la Faculté de Medecine de Paris: Et les Maistres Barbiers Chirurgiens de ladite Ville, le treiziesme Janvier 1505. — Copie du Contract faict et passé entre le Doyen de la Faculté de Medecine, et les Lieutenant et Jurez Barbiers Chirurgiens, l'onziesme Mars 1577. — Extraict des Registres de Parlement. (5 juillet 1607.) — Contract passé entre les Docteurs Regents de la Faculté de Medecine de Paris: Et les Maistres Barbiers Chirurgiens de ladite ville le 27. juin 1644. — Sentence des Prevost de Paris contre Frere Gabriel de Castaigne, Jacques de Marque, et les Chirurgiens Jurez. Du Mercredy septiesme Novembre mil six cent douze. (S. l. n. d.,) in 4⁰ de 32 pp.

(COL DE VILLARS.) Extrait chronologique de l'etat des Chirurgiens-Jurez de Paris, dits de S. Cosme, jusqu'à leur union faite avec les Barbiers-Chirurgiens en 1656, concernant leur subordination envers la Faculté de Médecine de Paris, tiré des archives et commentaires de ladite Faculté. Paris, 1743, in fol. de 4 pp.

Signé: Col de Villars, Doyen de la Faculté de médecine de Paris.

Arrêts, Sentences et Contrats d'entre la Faculté de Médecine de Paris, et le premier Barbier du Roi et la Communauté des Maîtres Chirurgiens-Barbiers et Jurés de Paris. Premièrement, les pièces concernant les examens, maîtrise, prestation de serment et autres droits dus à ladite Faculté de Médecine par les Chirurgiens. (3 janvier 1505-20 mai 1672.) (S. l. n. d.,) in 4⁰.

(Santeul [L. de].) Lettre et Reflexions de M***, Médecin de la Faculté de Paris. Sur la qualité de Maître ès Arts, nouvellement érigée pour être Chirurgien de Saint-Cosme. (S. l.,) 1743, in 8⁰ de 34 pp.

(Barbeu Du Bourg.) Lettre d'un Garçon Barbier à M. l'Abbé Des Fontaines, Auteur des „Observations sur les Ecrits modernes", au sujet de la Maîtrise-ès-Arts. (S. l.,) 1743, in 12 de 24 pp.

Signé: Zoïlomastix, Maître-ès-Arts de B... et Barbier à Paris. — Par Barbeu Du Bourg, d'après une note manuscrite sur un exemplaire de la Bibliothèque nationale.

(Santeul.) Le Medecin avocat malgré luy. Noli me tangere. (S. l.,) 1743, in 8⁰ de 16 pp.

Par Santeul, d'après une note manuscrite sur un exemplaire de la Bibliothèque nationale.

(Sylvi.) Lettre miraculeuse adressée à M. le Medecin, Avocat malgré-luy. Te tango. (S. l.,) 1743, in 8⁰ de 14 pp.

Par Sylvi, d'après une note manuscrite sur un exemplaire de la Bibliothèque nationale.

Le Spectre. Apparition premiere. Cologne, 1743, in 8⁰ de 64 pp.

Themis et le Malade, pour la subordination dans la Medecine. (S. l.,) 1743, in 8⁰ de 16 pp.

Plaidoyers plaisans, dans une cause burlesque. Paris, 1743, in 8⁰ de 18 pp.

Ιατρό-χειρουργομαχία, carmen authoribus rhetorices alumnis in regia Navarra. (S. l. n. d.,) in 8⁰.

(Procope [Michel] et Col de Villars.) Argumens en faveur de la Faculté de Paris. (S. l. n. d.,) in fol. de 4 pp.

Signé: Michel Procope, Docteur régent de la Faculté de Médecine en l'Université de Paris... Col-de-Villars, Doyen de la Faculté de Médecine de Paris.

(Joly.) Précis pour les Chirurgiens de Paris, contre les Médecins de la même ville, sur une demande des Médecins, laquelle se réduit à assister comme simples spectateurs muets aux examens et réceptions des Chirurgiens. (Paris), 1743, in fol. de 4 pp.

Signé: Me Joly, avocat.

(Col de Villars.) Sommaire pour la Faculté de Médecine de Paris. Contre les Chirurgiens de la même Ville. Pour servir de réfutation aux fables par eux avancées dans leur Mémoire intitulé: „Précis". (Paris,) 1743, in fol. de 4 pp.

Signé: Col de Villars, Doyen.

Arrest de la Cour de Parlement, du 4. septembre 1743. En faveur des Doyen et Docteurs-Régens de la Faculté de Médecine en l'Université de Paris. Contre les Prevôts et Communauté des Maîtres Chirurgiens-Jurés de cette Ville. Paris, 1743, in 4⁰ de 4 pp.

Le Medecin et le Chirurgien contens. Actions de graces à Themis. A l'occasion de l'Arrest de la Cour du 4 Septembre 1743. (S. l. n. d.,) in 8⁰ de 16 pp.

Extrait des Registres du Conseil d'Estat. (26 octobre 1743.) Paris, (s. d.,) in 4⁰ de 16 pp.

Confirmation des privilèges accordés aux chirurgiens.

(BONTOUX.) Premier Memoire pour les Doyen et Docteurs-Régens de la Faculté de Médecine en l'Université de Paris, contre le Sieur François de la Peyronnie, Ecuyer, premier Chirurgien du Roi, et contre la Communauté des Maîtres Chirurgiens-Jurés de Paris, en réponse à leur Mémoire inséré dans l'Arrêt du Conseil du 26 octobre 1743. (Paris), 1744, in 4° de 46 pp.

Signé : Me Bontoux, avocat.

(VALLETTE.) Réponse des Recteur, Doyens, Procureurs et Supôts de l'Université de Paris, au Mémoire du Sieur De la Peyronnie... inséré dans l'Arrêt du Conseil du vingt-six Octobre mil sept cent quarante trois. Paris, 1744, in fol. de 24 pp.

Signé : Vallette le neveu, Ex-recteur.

(LE MERCIER.) Essais sur le raisonnement. (S. l. n. d.,) in 8° de 16 pp.

En faveur des chirurgiens. — La dédicace, datée du 1er août 1744, est signée : L. M.

(CHOMEL.) Lettre d'un Médecin de Paris à un Médecin de province, sur la place de Médecin Consultant, occupée par M. la Peironnie. (S. l. n. d.,) in 8° de 15 pp.

Par Chomel, d'après une note manuscrite sur un exemplaire de la Bibliothèque nationale.

(BONTOUX.) Requête au Roy pour les Doyen et Docteurs Régens de la Faculté de Médecine en l'Université de Paris. Contre le Sieur de la Peyronnie ... et contre la Communauté des Chirurgiens Jurés de Paris, sur la Question préliminaire, sçavoir à qui la Provision doit être adjugée durant le cours du Procès à l'occasion de deux chefs, l'un concernant les Examens et Receptions, tant des Aspirans à l'Art de Chirurgie que des Sages-Femmes ; l'autre ayant pour objet la délivrance des Cadavres nécessaires pour les Dissections anatomiques et Opérations de Chirurgie. Paris, 1744, in 4° de 16 pp.

Signé : Me Bontoux, avocat.

(LA METTRIE [de].) Saint-Cosme vengé. Strasbourg, 1744, in 12 de 82 pp.

Par M. de La Mettrie, d'après une note manuscrite sur un exemplaire de la Bibliothèque nationale.

(BONTOUX.) Second Memoire pour les Doyen et Docteurs-Regens de la Faculté de Médecine en l'Université de Paris, contre le Sieur de la Peyronie, premier Chirurgien du Roy, et les Prévôts et Communauté des Maîtres Chirurgiens-Jurés de Paris. (Paris,) 1745, in 4°.

Signé : Me Bontoux, avocat.

LÉPINE (G.-J. de). A Messieurs les Administrateurs de l'Hôtel-Dieu et des autres Hôpitaux Généraux de Paris. (Paris), 1745, in 4° de 8 pp.

Signé : G.-J. de Lépine, Doyen de la Faculté de médecine. — Pour que les cadavres soient refusés aux chirurgiens et à toutes autres personnes non munies d'une autorisation du doyen de la Faculté de médecine.

PROCOPE-COUTEAUX (Michel). Discours sur les moyens d'établir une bonne intelligence entre les Medecins et les Chirurgiens, prononcé aux Écoles de Medecine le Dimanche 16 janvier 1746... Paris, 1746, in 4° de 30 pp.

(GIRODAT [Jean-Louis].) Mémoire pour le Sieur François la Peyronie, premier Chirurgien du Roy... et les Prevôts et Collége des Maîtres en chirurgie de Paris, contre les Doyen et Docteurs-Régens de la Faculté de médecine de Paris, et contre l'Université de Paris. (Paris,) 1746, in 4°.

Signé : Me Jean-Louis Girodat, avocat.

(BONTOUX.) Requête au Roy pour les Doyen et Docteurs-Regens de la Faculté de Médecine en l'Université de Paris, contre le premier Chirurgien du Roy, et contre les Prevôts et Communauté des Chirurgiens-Jurés de Paris, sur le faux des Articles, que les Chirurgiens qualifient de Statuts de leur Communauté. (Signé : J.-B.-T. Martinenq, Doyen, et Me Bontoux, Avocat.) Avec le Mémoire et la Consultation sur le faux. (Signé: Ligier, Gillet, Cochu et Huez.) Paris, 1747, in 4⁰ de 30 pp.

(La Mettrie [de].) La Faculté vengée. Comédie en trois actes, par M***, Docteur Régent de la Faculté de Paris. Paris, 1747, in 8⁰.

Par La Mettrie, d'après une note manuscrite sur un exemplaire de la Bibliothèque nationale.

(Astruc [Jean].) Etat des contestations entre la Faculté de Médecine en l'Université de Paris, faisant tant pour soi que pour les autres Facultés et Colléges de Médecine du Royaume, dont plusieurs sont actuellement dans l'instance; et la Communauté des Maitres-Chirurgiens-Jurés de la Ville de Paris et M. la Peyronnie, premier Chirurgien du Roi, agissans comme s'ils étoient chargés de la procuration de toutes les autres Communautés de chirurgiens et jurandes du Royaume. Par M***, Docteur Régent de la Faculté de Médecine de Paris. Paris, 1747, in 4⁰ de 20 pp.

Par Jean Astruc, d'après une note manuscrite sur un exemplaire de la Bibliothèque nationale.

Decretum saluberrimæ Facultatis Parisiensis, die Sabbati vigesimo octavo Januarii 1747, latum. Paris, 1747, in 4⁰ de 8 pp.

Latin-français. — Au sujet de l'article précédent.

L'Avocat curieux au Médecin véridique. — Le Médecin véridique à l'Avocat curieux. (1747.) La Haye, (s. d.,) in 4⁰ de 8 pp.

(Pezenas.) Lettre d'un garçon barbier à l'Auteur d'un Ecrit intitulé, „L'Avocat curieux au Médecin véridique", et „Le Médecin véridique à l'Avocat curieux". (Signé: Pezenas. [Chez P. Crestelet Bazet, le 25 janvier 1748.]) — L'Avocat curieux au Medecin veridique. (1747. Imprimé à La Haye.) (S. l. n. d.,) in 12 de 46 pp.

(Sioçnarf [François].) Réponse du Bedeau de Saint-Cosme au second Bedeau de la Faculté de Médecine de Paris, touchant le nouvel Ecrit du Médecin veridique. Contre les Garçons Chirurgiens. (1er janvier 1748.) (S. l. n. d.,) in 4⁰ de 8 pp.

Signé: François Sioçnarf.

Le Vœu du peuple, sur les contestations d'entre les Médecins et les Chirurgiens de Paris, adressé à eux-mêmes. (S. l. n. d.,) in 4⁰ de 8 pp.

(Martinenq [J.-B.-T.].) Troisième Memoire pour les Doyen et Docteurs Régens de la Faculté de Paris, contre le Sieur Pichaut de la Martinière, premier Chirurgien du Roy, et les Prevôts et Communauté des Maîtres Chirurgiens-Jurés de Paris. Pour servir de replique au Mémoire des Chirurgiens, contenant deux cent soixante et quatre pages. (Paris,) 1748, in 4⁰.

Signé: J.-B.-T. Martinenq, Doyen de la Faculté de Médecine. — Voyez ci-dessus col. 682.

(Cochet.) Observations des Recteur, Doyens, Procureurs et Suppôts de l'Université de Paris, servant de réponse au dernier Mémoire et à la dernière Requête du sieur Pichaut de la Martiniere. Paris, 1748, in 4⁰ de 10 pp.

Signé: Cochet, Recteur.

(Girodat.) Second Memoire pour le Sieur de la Martinière, Ecuyer, premier Chirurgien du Roi, et les Prévôts et Collége des Maîtres en Chirurgie de Paris, servant de réponse au Troisième Mémoire des Médecins et aux Observations de l'Université de Paris. (Paris,) 1748, in 4⁰ de 44 pp.

Signé: Me Girodat, avocat.

(Martinenq [J.-B.-T.].) Au Roy. (Paris,) 1748, in 4⁰ de 8 pp.

Signé: J.-B.-T. Martinenq, Doyen de la F. de M. de Paris; et Bontoux, avocat. — Réponse à l'article précédent.

(Combalusier.) Représentations sur la Declaration du Roy, du

23 avril 1743. (Paris,) 1748, in 4° de 8 pp.

Signé: J.-B.-T. Martinenq, Doyen de la Faculté de Médecine de Paris. — Par Combalusier, d'après une note manuscrite sur un exemplaire de la Bibliothèque nationale.

(Girodat.) Sommaire pour le sieur Pichaut de la Martiniere, Ecuyer, premier Chirurgien du Roy, et les Prevôts et Collége des Maîtres en Chirurgie de Paris, contre les Doyen et Docteurs-Regens de la Faculté de médecine de Paris, et contre l'Université de Paris. (Paris,) 1748, in 4° de 32 pp.

Signé: Girodat, avocat.

— Addition au Sommaire, contenant inventaire de titres, pour le Sieur Pichault de la Martiniere... contre les Doyen et Docteurs-regens de la Faculté de médecine en l'Université de Paris. (Paris, s. d.,) in 4° de 20 pp.

Signé: Girodat, avocat.

— Requête très-importante au Roy, où il est démontré: 1° par plusieurs loix publiques, qu'avant l'année 1656, et depuis l'institution du Collége de Saint-Côme en 1226, les Chirurgiens de Paris ont toujours été de vrais membres de l'Université, jouissans des mêmes droits et priviléges pour enseigner publiquement l'art et science de chirurgie. 2° Qu'en l'année 1630, leurs anciens Statuts, et ceux renouvellés en 1575, existoient encore, tant en minutes qu'en copies en bonne forme, dont l'une collationnée en 1603. est rapportée par les Médecins de Paris. 3° Que ces Statuts sont l'expression littérale des titres antérieurs du Collége de S. Côme. 4° Que les imputations de faux des Médecins sont calomnieuses, leurs objections vaines et frivoles, leurs titres très-suspects, nuls ou révoqués. 5° Qu'en déboutant la Faculté de ses prétentions, il est juste de confirmer la Déclaration de 1743, qui rétablit les Chirurgiens de Paris dans leurs anciens priviléges et dans leur état naturel et primitif. Paris, 1748, in 4° de 74 pp.

Signé: Girodat, avocat.

(Bontoux.) Requête au Roy, pour les Doyen et Docteurs-Régens de la Faculté de Médecine en l'Université de Paris, contre le sieur Pichaut de la Martiniere... pour servir de réponse à leur „Requête très-importante" du mois d'avril 1748. (Paris,) 1748, in 4° de 20 pp.

Signé: Martinenq, Doyen; et Bontoux, Avocat.

Requête au Roy, pour les Doyen et Docteurs-Régens de la Faculté de Médecine en l'Université de Paris. Contre le Sieur Pichaut de la Martiniere... sur la rejection 1° des Statuts que les Chirurgiens avoient produits, dont ils avoient demandé la confirmation, et qu'ils ont abandonnés en conséquence de l'inscription de faux. 2° De toutes les Lettres Patentes et autres titres dont, selon eux, les Statuts avoient été le fondement ou le prétexte. Paris, 1748, in 4° de 16 pp.

(Girodat.) Observations pour servir de réponse à la dernière Requête imprimée des médecins de Paris. (Paris, 1748,) in 4° de 20 pp.

Signé: Me Girodat, avocat.

Relation de ce qui se passa dans l'Université de Paris, l'an 1576, au sujet des Chirurgiens, tirée des registres de ladite Université, et accompagnée de quelques observations. (Paris,) 1748, in 4° de 16 pp.

Memoires tirez des Archives de l'Université et Faculté de Medecine contre les Chirurgiens Jurés, et Barbiers Chirurgiens unis. Contre les tiltres insolens de Faculté, Bachelerie et Licence. (S. l. n. d.,) in 4° de 8 pp.

(Combalusier.) La Subordination des Chirurgiens aux Medecins, démontrée par la nature des deux professions et par le bien public. (Paris,) 1748, in 4° de 24 pp.

Signé: J.-B.-T. Martinenq, Doyen de la Faculté de médecine de Paris. — Par Combalusier, d'après une note manuscrite sur un exemplaire de la Bibliothèque nationale.

Remarques sur la subordination des Chirurgiens aux Medecins, en general, et sur celle qui est etablie à la Cour, en particulier. (Paris,) 1748, in 4° de 12 pp.

Signé: J.-B.-T. Martinenq, doyen de la Faculté de médecine de Paris. — Par Combalusier, d'après une note manuscrite sur un exemplaire de la Bibliothèque nationale.

(GIRODAT.) Précis. Paris, (1748,) in 4° de 8 pp.

Signé: Me Girodat, avocat.

— Précis pour le Sieur de la Martiniere ... contre les Doyen et Docteurs-Regens de la Faculté de Médecine de Paris. Contenant aussi la réfutation de leur écrit portant ce faux et fastueux titre: „Subordination des Chirurgiens aux Medecins, etc." (Paris,) 1748, in 4° de 20 pp.

Signé: Me Girodat, avocat. — Même ouvrage augmenté que l'article précédent.

(MARTINENQ [J.-B.-T.].) Sommaire pour la Faculté de Medecine de Paris, contre les Chirurgiens de la même Ville, pour servir de Refutation aux Fables par eux avancées dans leur Mémoire intitulé, Precis. (S. l. n. d.,) in 4° de 4 pp.

Signé: J.-B.-T. Martinenq, Doyen de la Faculté de Médecine de Paris.

(LOUIS.) Refutation de l'écrit des Médecins, intitulé... „La Subordination des Chirurgiens aux Medecins, démontrée par la nature des deux professions et par le bien public". Par M***, chirurgien de Paris. (S. l.,) 1748, in 4° de 34 pp.

Par Louis, d'après une note manuscrite sur un exemplaire de la Bibliothèque nationale.

CHICOYNEAU. Memoires présentés au Roy, par M. Chicoyneau... Premier Médecin de Sa Majesté... Paris, 1748, in 4° de 14 pp.

Comprenant deux mémoires ayant chacun un titre spécial et une pagination particulière.

(LA MARTINIÈRE [Pichaut de].) Mémoire présenté au Roy par son Premier Chirurgien, pour répondre à celui qui a été présenté à Sa Majesté par son Premier Médecin. (27 août 1748.) Paris, (s. d.,) in 4° de 20 pp.

Réponse à la première partie de l'article précédent.

(PROCOPE.) Plaidoyer d'un contrebandier. (S. l. n. d.,) in 4° de 4 pp.

Signé: M. P. Docteur-Régent de la Faculté de Médecine de Paris. — Critique de l'article précédent.

(COMBALUSIER.) Lettres d'un Medecin à M. Pichaut de la Martiniere... au sujet du Mémoire qu'il a présenté à Sa Majesté. (10 octobre 1748.) (S. l. n. d.,) in 4° de 16 pp.

Par Combalusier, d'après une note manuscrite sur un exemplaire de la Bibliothèque nationale.

(DUPRÉ-D'AULNAY.) Réception du Docteur Hequet aux Enfers. La Haye, 1748, in 12.

Par Dupré-D'Aulnay, d'après une note manuscrite sur un exemplaire de la Bibliothèque nationale.

(LA METTRIE [de].) Le Chirurgien converti. La Haye, 1748, in 12 de 22 pp.

Par La Mettrie, d'après une note manuscrite sur un exemplaire de la Bibliothèque nationale.

(MÉDALON et LOUIS.) Lettre d'un Chirurgien de Paris à un Chirurgien de Province, contenant un rêve singulier et quelques remarques sur l'excellence de la médecine moderne. (S. l.,) 1748, in 4 de 52 pp.

Par P. Médalon et Louis, d'après une note manuscrite sur un exemplaire de la Bibliothèque nationale. — Au sujet des deux articles précédents.

La Peyronnie aux Enfers. Chés Minos, (s. d.,) in 12 de 14 pp.

Le titre de départ, page 1, porte: „Arrest de Pluton contre la Faculté de Médecine".

CHICOYNEAU. Memoire présenté au roi par M. Chicoyneau... premier Médecin de Sa Majesté... Pour détruire les faussetés avancées par le Sieur Pichaut de la Martinière, premier Chirurgien, dans son Memoire au Roy. Paris, 1748, in 4° de 16 pp.

(LA MARTINIÈRE [Pichaut de].) Mémoire présenté au Roy par son premier Chirurgien, en réponse au second Mémoire présenté à Sa Majesté par son Premier Médecin. Paris, (1748,) in 4° de 8 pp.

(COMBALUSIER.) Considérations d'un médecin de Montpellier, sur les deux premiers Mémoires présentés au Roy, par le Sieur Pichaut de la Martinière, son premier Chirurgien, et sur les progrès de la Médecine et de la Chirurgie. (S. l. n. d.,) in 4° de 24 pp.

Par Combalusier, d'après une note manuscrite sur un exemplaire de la Bibliothèque nationale.

Lettres Patentes portant Confirmation de l'Établissement de l'Academie Royale de Chirurgie, Du 2 juillet 1748. Registrées en Parlement le 22 dudit mois. Paris, 1748, in 4° de 6 pp.

Arrest donné en la Grand-Chambre de Ratapolis, en faveur des Maîtres Chirurgiens, Professeurs en Chirurgie, et Membres de l'Académie de St Cosme, pour le rétablissement de leurs anciens Privileges. (S. l. n. d.,) in 12 de 12 pp.

(DAQUIN.) Brevet de calotte pour les Chirurgiens de Paris. (S. l., 1748,) in 8° de 6 pp.

En vers. — Par Daquin, étudiant en médecine, d'après une note manuscrite sur un exemplaire de la Bibliothèque nationale.

(GIRODAT.) Répresentations pour le Sr de la Martinière... et les Prévôts et Collége des Maîtres en Chirurgie de Paris, sur la confirmation de leurs droits et privilèges, etc. Pour servir de réponse aux Représentations de M. Chicoyneau, ... Paris, 1748, in 4° de 60 pp.

Signé: Me Girodat, avocat.

(MARTINENQ [J.-B.-T.].) Requête au Roy, pour les Doyen et Docteurs-Régens de la Faculté de Médecine en l'Université de Paris. Contre le premier Chirúrgien du Roy, et contre les Prevôts et Communauté des Chirurgiens Jurés de Paris. Servant de réponse aux dernières Représentations que le sieur Pichaut de la Martiniere et les Chirurgiens ont faites à Sa Majesté, pour lui demander la cassation des Arrêts du Parlement de 1551 et de 1743, qui ont maintenu les Médecins dans le Droit d'Assistance et d'Approbation aux Réceptions des Chirurgiens de Saint Côme. (Paris,) 1748, in 4° de 18 pp.

Signé: J.-B.-T. Martinenq, Doyen.

Les Prétextes frivoles des Chirurgiens, pour s'arroger l'exercice de la Medecine, combattus dans leurs principes et dans leurs consequences. (Paris,) 1748, in 4° de 16 pp.

Signé: J.-B.-T. Martinenq, Doyen de la Faculté de Médecine de Paris. — Par Combalusier, d'après une note manuscrite sur un exemplaire de la Bibliothèque nationale.

Autre éd. la même année.

Exposition des examens, ou Actes de probation des Candidats pendant leur cours de licence, dans la Faculté de Médecine de Paris. Paris, 1748, in 4° de 8 pp.

Signé: J.-B.-T. Martinenq, Doyen de la Faculté de médecine de Paris. — Par Combalusier, d'après une note manuscrite sur un exemplaire de la Bibliothèque nationale.

Première Lettre d'un citoyen zélé qui n'est ni Chirurgien ni Medecin, à M. D. M... (de Morand), Maître en Chirurgie, ancien Professeur à Saint Côme, de l'Academie Royale des sciences et de l'Academie de Chirurgie. Où l'on propose un moyen d'appaiser les troubles qui divisent depuis si longtemps la Médecine et la Chirurgie. (16 décembre 1748.) (S. l. n. d.,) in 12 de 34 pp.

Signé: U. D. E. D. L. E. F.

(QUESNAY.) Examen impartial des Contestations des Médecins et des Chirurgiens, considérées par rapport à l'intérêt public, par M. de B**. (S. l.,) 1748, in 12.

Par Quesnay, d'après une note manuscrite sur un exemplaire de la Bibliothèque nationale.

La Nécessité de maintenir dans le royaume les Écoles de chirurgie qui y sont établies, dans les Facultés et Colléges de médecine. (Paris,) 1749, in 4° de 8 pp.

Signé: J.-B.-T. Martinenq, Doyen de la Faculté de Médecine en l'Université de Paris. — Par Astruc, d'après une note manuscrite sur un exemplaire de la Bibliothèque nationale.

Representations faites au Roy par la Faculté de Médecine de Paris, avec les plaintes des Provinces, sur le desordre general introduit par les Chirurgiens dans l'exercice de la Médecine, de la Pharmacie et de la Chirurgie. (Paris,) 1749, in 4° de 30 pp.

Signé: J.-B.-T. Martinenq, Doyen de la Faculté de Médecine de Paris. — Par Combalusier, d'après une note manuscrite sur un exemplaire de la Bibliothèque nationale.

(LOUIS.) Examen des plaintes des Medecins de Province présentées au Roy, par la Faculté de Médecine de Paris. (S. l. n. d.,) in 4° de 14 pp.

Par Louis, d'après une note manuscrite sur un exemplaire de la Bibliothèque nationale.

— Addition à l'„Examen des plaintes des Médecins de Province, présentées au Roy par la Faculté de médecine de Paris". (S. l. n. d.,) in 4° de 12 pp.

Par Louis, d'après une note manuscrite sur un exemplaire de la Bibliothèque nationale.

(MARTINENQ [J.-B.-T.].) La Superiorité des Medecins sur les Chirurgiens, prouvée par les loix et les usages de toute l'Europe. (Signé: J.-B.-T. Martinenq, Doyen de la Faculté de Médecine de l'Université de Paris.) Lettres des différentes Facultés de Médecine de l'Europe sur la police qui s'y observe au sujet des réceptions et fonctions des Chirurgiens. — Copie de la Lettre ecrite par le Doyen de la Faculté de Médecine de Paris aux différentes Facultés de Médecine de l'Europe, qui a donné lieu aux réponses précédentes. Paris, 1749, in 4° de 36 pp.

— Du Droit que les Medecins ont d'assister et d'opiner aux examens et receptions des Maîtres Chirurgiens. (Paris,) 1749, in 4° de 4 pp.

Signé: J.-B.-T. Martinenq, Doyen de la Faculté de Médecine.

(GIRODAT.) Mémoire pour le Sieur de la Martiniere... et les Prevosts et Collége des Maîtres en Chirurgie de Paris. Contenant la réfutation des derniers écrits de la Faculté de Médecine de Paris. (Paris,) 1749, in 4° de 8 pp.

Signé: Me Girodat, avocat. — Au sujet des deux articles précédents.

(LA MARTINIÈRE [Pichaut de].) Memoire présenté au Roy par son Premier Chirurgien, où l'on expose la sagesse de l'ancienne législation sur l'état de la Chirurgie en France, confirmée par la Déclaration de 1743. Paris, 1749, in 4° de 51 pp.

Autre éd. la même année.

Reponse au dernier Memoire de M. le Premier Chirurgien, contenant 51 pages in 4°, et à l'Ecrit intitulé: „Examen impartial". (Paris,) 1749, in 4° de 44 pp.

Signé: J.-B.-T. Martinenq, Doyen de la Faculté de Médecine de Paris. — Par Payen, d'après une note manuscrite sur un exemplaire de la Bibliothèque nationale.

(GIRODAT.) Secondes Représentations au Roy, pour le Sr de la Martinière ... et le Collége des Maîtres en Chirurgie de Paris. Contenant l'ordre chronologique de leurs titres, qui prouvent l'ancienneté et la légitimité de leurs droits, etc... Paris, 1749, in 4° de 46 pp.

Signé: Me Girodat, avocat.

— Représentations pour les Maîtres en Chirurgie de Montpellier, contenant leur justification sur les reproches et imputations de M. Chicoyneau, premier Médecin du Roy, et des Médecins de Paris; avec les preuves des droits, priviléges et exemptions dont jouissent les Chirurgiens de Montpellier. Paris, 1749, in 4⁰ de 24 pp.

Signé: Me Girodat, avocat. — Au sujet des Mémoires de Chicoyneau. — Voyez ci-dessus col. 687.

(COMBALUSIER [F.-D.-P.].) Mémoire au Roy pour les Conseillers et Medecins de Sa Majesté, Chancelier, Doyen et Professeurs en l'Université de Médecine de Montpellier, et pour le Corps des Docteurs en ladite Université. Contre les Maitres Chirurgiens de la même Ville. (Paris,) 1749, in 4⁰ de 42 pp.

Signé: F.-D.-P. Combalusier. — Au sujet de l'article précédent.

(GIRODAT.) Secondes Représentations au Roy, pour les Maîtres en Chirurgie de Montpellier, contenant leur justification sur les prétendues faussetés, indécences, demandes, motifs pernicieux et desseins dangereux qui leur sont imputés et à tous les Chirurgiens du Royaume, dans un Mémoire imprimé, adressé à Sa Majesté, et signé: F.-D.-P. Combalusier, etc. Paris, 1749, in 4⁰ de 44 pp.

Signé: Me Girodat, avocat.

(LOUIS.) Observations sur le Memoire des Médecins de Montpellier, présenté par F.-D.-P. Combalusier. (S. l.,) 1749, in 4⁰ de 16 pp.

Arrest du Conseil d'État du Roy au sujet des contestations qui se sont formées entre les Médecins et les Chirurgiens de Paris. Du 12 avril 1749. Paris, 1749, in 4⁰ de 8 pp.

Compliment de félicitation à Messieurs les Doyen et Docteurs-Régens de la Faculté de Medecine en l'Université de Paris, au sujet de l'Arrêt rendu en leur faveur. Paris, (s. d.,) in 4⁰ de 2 pp.

En vers. — Au sujet de l'arrêt précédent.

Reflexions sur le jugement du procès d'entre la Faculté de Medecine de Paris et l'Academie Royale de Chirurgie. (S. l. n. d.,) in 4⁰ de 8 pp.

Au sujet de l'arrêt du Conseil du 12 avril 1749.

Au Roy, sur le jugement du procès des Medecins et des Chirurgiens. (S. l.,) 1749, in 4⁰ de 8 pp.

En vers.

La Destruction du nouveau moulin à barbe. Histoire tragique. Paris, 1749, in 8⁰ de 8 pp.

Les Bucherons, ou Le Medecin de village, Ballet pantomime, exécuté devant le Roi, sur le Théatre des petits Appartemens à Versailles, le 10 janvier 1750. Imprimé par exprès commandement de Sa Majesté, 1750, in 8⁰ de 8 pp.

Arrest du Conseil d'État du Roy, portant règlement entre la Faculté de Médecine de Paris, et les Maîtres en l'art et science de la Chirurgie de la même Ville. Du 4 juillet 1750. Paris, 1750, in 4⁰ de 8 pp.

Contestations relatives au testament de La Peyronie.

Testament du sieur de Lapeyronie, Premier Chirurgien du Roy, et Consultation au sujet de ce Testament. Paris, 1748, in 4⁰ de 29 pp.

La consultation, en date du 24 février 1748, est signée MMes Pageau, Pothouin, etc.

(MARTINENQ [J.-B.-T.].) Memoire servant de Représentations à Nosseigneurs du Parlement, pour les Doyen et Docteurs Régens de la Faculté de Médecine en l'Université de Paris. Au sujet de quelques dispositions testamentaires du sieur de la Peyronie.... Paris, 1748, in 4⁰ de 4 pp.

Signé: J.-B.-T. Martinenq. Doyen.

(GUEAU DE REVERSEAUX.) Mémoire pour les Maîtres en Chirurgie de Paris et de Montpellier. Contre la Dame d'Issert, heritière du Sieur de la Peyronie.... (Paris,) 1748, in fol. de 18 pp.

Signé: Me Gueau de Reverseaux, avocat.

(GUEAU DE REVERSEAUX.) Observations sur le deliberé pour les Chirurgiens de Paris et de Montpellier. Contre la Dame d'Issert. (Paris,) 1748, in fol. de 14 pp.

Signé: Me Gueau de Reverseaux, avocat.

(MOSAR [Simon de].) Memoire pour Dame Louise Lapeyronie, veuve du Sieur Laurent Yssert, sœur et seule heritiere du Sieur de Lapeyronie . . . Appellante et Demanderesse. Contre la Communauté des Maitres Chirurgiens de Paris, Intimés. Et encore contre la Communauté des Chirurgiens de Montpellier, Intervenans, Demandeurs et Défendeurs. Paris, 1748, in fol. de 28 pp.

Signé: Me Simon de Mosar, avocat.

Arrêt de la Cour de Parlement, portant confirmation d'une sentence du Châtelet de Paris, qui ordonne l'exécution du testament et codicille de M. de Lapeyronie ... du 8 juillet 1748. — Suit la teneur du 29 août 1747, confirmée par l'arrêt précédent. — Extrait des registres du Conseil d'État privé du Roi, qui deboute la Dame Issert de sa demande en cassation. Du 13 octobre 1749. — Lettres patentes portant confirmation de la Communauté des Maitres en chirurgie de la ville de Montpellier, et du legs fait en leur faveur par le Sieur de Lapeyronie. Du 4 mai 1750. — Lettres patentes portant confirmation de la Communauté des Maitres en chirurgie de Paris, et du legs fait en faveur de cette Communauté. . . . Du 7 septembre 1750. Paris, (s. d.,) in 4⁰.

Extrait des registres du Conseil d'État du Roy concernant la vente faite à Sa Majesté de la terre et seigneurie de Marigny, leguée par feu Messire de la Peyronie, au Collége des Maîtres en chirurgie de Paris. Du 22 septembre 1749. — Lettres patentes portant confirmation du contrat de vente fait de la terre de Marigny. Du 30 octobre 1750. Paris, (1750,) in 4⁰.

(DUCELLIER.) Memoire pour dame Elizabeth Issert, femme séparée de M. Saunier, Conseiller du Roi en ses Conseils, Maître des Requêtes ordinaire de son Hôtel. Contre les Communautés des Chirurgiens de Paris et de Montpellier. (Paris,) 1763, in 4⁰ de 30 pp.

Signé: Me Ducellier, avocat. — A l'occasion de l'interprétation du testament de La Peyronie, oncle de la dame Issert.

(DOUTREMONT.) Memoire pour les Maîtres en l'Art et Science de Chirurgie de Paris, et les Maîtres en l'Art et Science de Chirurgie de Montpellier, Appellans: Contre Dame Elisabeth Issert... Paris, 1764, in 4⁰ de 18 pp.

Signé: Me Doutremont, avocat.

Contestations entre les médecins et les apothicaires.

Plaidoié fait au Parlement de Bourgongne, sur le Reglement des Medecins et Apothicaires touchant l'exercice de leur art et profession. Dijon, J. Manssant, 1605, in 4⁰.

Factum pour les Maistres, Gardes et Communauté des Apoticaires de Paris, defendeurs en Requeste, contre les Medecins de Paris, demandeurs. (S. l. n. d.,) in 4⁰ de 8 pp.

(GUYBERT [Philib.].) Remonstrance du fidelle Apotiquaire à ses confreres. Paris, L. Voysin, (s. d.,) in 8⁰ de 14 pp.

L'exemplaire, provenant de la bibliothèque de Falconet, porte sur le titre la date manuscrite de 1624 et la note suivante: „Je crois par Philib. Guybert, auteur du Médecin charitable, cité ici p. 5."

Tres-humble Remonstrance et Requeste adressée à La Majesté Catholique de Philippe IV. Roy des Espagnes, etc., sur la nouvelle pretension des Apothiquaires contre les anciens droits et privileges des Médecins. Par quelques-uns des plus zelez du bien public et le l'honneur de leur Art. (8 septembre 1647.) (S. l. n. d.,) in 4⁰ de 72 pp.

Factum pour les Maistres, Gardes et Communauté des Apoticaires de Paris, defendeurs en requeste: contre les Medecins de Paris, demandeurs. (S. l. n. d.,) in 4⁰ de 8 pp.

Au sujet du droit prétendu par les médecins d'interroger les aspirants à la maîtrise d'apothicaire.

BOUJONNIER (Jacques). Advis au public sur les differens suscitez aux Medecins de la Ville de Roüen, par les Apothicaires. Ou il est représenté comme l'on peut, et l'on doit faire charitablement la Medecine... Rouen, J. Besongne, 1656, in 8⁰ de 46 pp.

Lettre de plusieurs Étudians en Medecine, à un jeune Medecin de Rheims, actuellement à Avalon. Au sujet d'un démêlé qui s'est élevé entre les Démonstrateurs du Cours de chymie qui se fait au Jardin des Apoticaires, en mai 1763. (S. l. n. d.,) in 12 de 36 pp.

(BERCHER [P.].) Mémoire pour les Doyen et Docteurs-Régens de la Faculté de Médecine. Au sujet du droit de visite et d'inspection sur les Herboristes, donné aux Apothicaires par Arrêt du Conseil du 30 octobre 1767. (Paris,) 1768, in 4⁰ de 11 pp.

Signé: P. Bercher, Doyen de la Faculté de médecine.

(DROU.) Mémoire pour les Maîtres Apothicaires de Cambray, contre le Sieur D'Hainaut, Docteur en médecine, et Franc-fiévet de M. l'Archevêque de ladite Ville. (Paris,) 1772, in 4⁰ de 40 pp.

Signé: Me Drou, avocat. — Contre la réunion des professions de médecin et d'apothicaire.

POLI DE BLANCHET. Précis pour le Sr Léopold Poli de Blanchet, Docteur en Médecine des Facultés de Padoue et d'Orange, Médecin ordinaire du Puy en Velay, intimé, et appellant au besoin des Sentences rendues par MM. les Echevins de Cambray, les 6 et 7 Octobre 1778. Contre les Mayeurs, Corps et Généralité des Maîtres Apothiquaires de Cambray, appellans de la Sentence rendue par MM. les Echevins dudit Cambray, le 23 dudit mois d'Octobre, et intimés sur l'appel desdites Sentences des 6 et 7 Octobre. Douay, (s. d.,) in 4⁰ de 40 pp.

Au sujet du droit de vendre le remède du sieur Contugi.

(GAULTIER DUBREIL.) Mémoire pour les Prévôts du College de Pharmacie, demandeurs; contre le Doyen et les Docteurs-régens de la Faculté de Médecine, défendeurs. Paris, 1780, in 4⁰ de 22 pp.

Signé: Me Gaultier Dubreil, avocat. — Opposition à l'enregistrement des statuts accordés par le roi au Collége de pharmacie.

(LEVACHER DE LA FEUTRIE.) Précis pour les Doyen et Docteurs Régens de la Faculté de Médecine en l'Université de Paris, contre les Prévôts et Membres du Collége de Pharmacie de la même Ville; et Réponse à un Mémoire, non signifié, des Prévôts dudit Collége. (Paris,) 1780, in 4⁰ de 12 pp.

Signé: Levacher de la Feutrie, Doyen.

Contestations des chirurgiens entre eux.

Advertissement aux Maistres, Barbiers et Chirurgiens uniques de Chef-d'œuvre de la ville de Paris. (S. l. n. d.,) in 12 de 52 pp.

Signé: I. D. Barbier et Chirurgien. — Le titre de départ, page 3, porte: „A Messieurs et Maistres, les Maistres Barbiers et Chirurgiens uniques de Chef-d'œuvre de la ville de Paris, contre les pretendus Chirurgiens d'icelle".

Succincte et veritable Response des Maistres Barbiers et Chirurgiens de ceste ville de Paris, appellans. A l'encontre d'une captieuse response faicte par les soy-disans Chirurgiens dudit lieu, inthimez. (S. l. n. d.,) in 4⁰ de 16 pp.

Extraict des registres du Grand Conseil du Roy. (29 novembre 1618.) (S. l. n. d.,) in fol. plano.

Arrêt rendu contre Antoine Pietre, chirurgien de l'artillerie, à la requête de Jean Boudet, chirurgien ordinaire du roi.

Sommaire de l'instance pendante au Conseil. Entre les Prevosts, Jurés et Gardes de la Communauté des Maistres Chirurgiens Jurez et Barbiers ... de Paris, deffendeurs. Contre Matthieu Guignard, Gregoire Conil, Remond Pouret et Robert Rivet, soy disans Chirurgiens des Escuries du Roy et autres Chirurgiens des Escuries de la Reyne, de feu Monsieur le Duc d'Orleans... et autres; tous servans par quartier, demandeurs. Et contre Jacques Danisy, Jean Baptiste Cuisinier et consors, Marin Blanchard et autres pretendus privilegiez, receus parties intervenantes. (S. l. n. d.,) in fol. de 6 pp.

Au sujet de la Déclaration du roi de novembre 1664.

Moyens des Prevosts, Jurez et Gardes de la Communauté des Maistres Chirurgiens Jurez Barbiers de la Ville et Fauxbourgs de Paris, servans de responce à la Requeste inserée en l'Arrest du Conseil du cinquième Fevrier 1669. Presentée par Bon de Billy et Jean le Fevre, Maistres Chirurgiens en ladite Communauté, et Chirurgiens du Roy Jurez au Chastelet de Paris. (S. l. n. d.,) in 4° de 10 pp.

Fait de la contestation pendante au Conseil, entre les Prevost, Jurez et Gardes de la Communauté des Maistres Chirurgiens Jurez Barbiers de la Ville et Fauxbourgs de Paris, et Jeanne le Couvreur, veuve de defunct Simon le Suisse, en son vivant soi-disant Chirurgien de la feüe Reyne mère de Sa Majesté, et les pretendus Syndics des Chirurgiens de Sa Majesté et des Maisons Royales, comme prenans le fait et cause de ladite Jeanne le Couvreur. (S. l. n. d.,) in 4° de 4 pp.

(Breville [de].) Factum pour Louis Rainssant, Chirurgien ordinaire de la Reyne, demandeur en Requeste inserée en l'arrest du Conseil du 12. novembre 1669. Contre Pierre Dyonis, soy-disant Chirurgien ordinaire de la Reyne, deffendeur, et les Prevosts, Jurez et Gardes des Maistres Chirurgiens à Paris, aussi deffendeurs. (S. l. n. d.,) in 4° de 4 pp.

Signé: De Breville, avocat.

(Quatre pièces imprimées collectivement [2 juillet 1681-21 janvier 1682], et relatives au différend de René Lerat, chirurgien ordinaire du Prince de Condé et des prévôts, jurés et gardes de la Communauté des maîtres chirurgiens de Paris, qui lui contestaient le droit acquis aux chirurgiens des maisons royales de tenir boutique ouverte; la première pièce commençant par ces mots:) A tous ceux qui ces presentes Lettres verront, Louis-François de Bouchet, Marquis de Sourches, comte de Montsoreau et autres lieux... (S.l. n. d.,) in 4° de 16 pp.

Le Dran (Henri) et Passerat (Alexandre). Au Roi. (Paris,) 27 juillet 1699, in 4° de 10 pp.

Requête relative aux statuts de la Société.

(Bellanger.) Mémoire pour les chirurgiens de Paris. Paris, 1730, in 4° de 13 pp.

Le titre de départ, page 1, porte: „Mémoire pour Antoine Tursan... Lieutenant du Premier Chirurgien du Roi en la Ville... de Paris et les Prevôts-Gardes et Communauté des Maîtres Chirurgiens Jurés de Paris, Défendeurs et Demandeurs, contre Charles Martinot... se disant Lieutenant du Premier Chirurgien du Roi en la Ville... de Brie-Comte-Robert, et Jean Haudry... se disant Greffier de la Communauté des Chirurgiens de la même Ville, Demandeurs et Defendeurs. — Signé: Bellanger, avocat.

(Bontoux.) Memoire présenté au Roy par les huit Valets-de-Chambre, premiers Barbiers de Sa Majesté. (Paris,) 1747, in 4° de 14 pp.

Signé: Bontoux, avocat. — Le titre de départ, page 1, porte: „Mémoire pour Thomas-Georgette Dubuisson, Louis Deville, Jacques-Michel Robert, pourvû de quatre Charges, Antoine-Georgette Dubuisson fils, et François le Cyre, réunissant entr'eux les huit Charges de Barbiers-Valets de Chambre du Roy, et la propriété et l'exercice de celle de premier Barbier de Sa Majesté".

Deux Memoires importans, presentés au Conseil du College des Maîtres en Chirurgie, par le plus grand nombre d'entre eux, faits par eux-mêmes, et à la suite desquels est la Consultation de Me Calvel, avocat aux Conseils du Roy. Paris, 1751, in fol. de 12 pp.

(BARON.) Mémoire pour le Sieur Alexandre-Michel Garmon, ancien Chirurgien Major, Demandeur et Défendeur. Contre les Sieurs Didier, Dubertrand, Andouillé et Barbaut, Prévôts du Collége de Saint-Côme, actuellement en charge, Défendeurs et Demandeurs. Paris, (s. d.,) in 4° de 14 pp.

Signé: Garmon et Me Baron, avocat.

(BARBEU-DUBOURG.) Lettre d'un Garçon Chirurgien à un de ses camarades actuellement en boutique à Avignon. Avignon, (1757,) in 8° de 4 pp.

Signé: Alexis Diastille. — Par Barbeu-Dubourg, d'après une note manuscrite sur un exemplaire de la Bibliothèque nationale.

(LOUIS et MICHEL.) Memoire à consulter, sur un libelle diffamatoire publié contre M. Louis, Chirurgien-Major Adjoint de l'Hôpital de la Charité, à Paris. (31 octobre 1757.) (Paris,) (s. d.,) in 4° de 8 pp.

Signé: Louis et Michel.

(MICHEL.) Premiere Leçon de Boniface Diastillet, Chirurgien Juré de la Communauté de***, à Alexis Diastillet, son neveu, Garçon Chirurgien chez le Chirurgien-Barbier d'une Compagnie du Régiment des Gardes Françoises; au sujet des fréquentes méprises du Sieur Louis, Chirurgien Juré de la Communauté, et Aide du Premier Chirurgien de l'Hôpital de la Charité de Paris. (18 novembre 1757.) (S. l. n. d.,) in 4° de 8 pp.

Par Michel, auteur des „Nouvelles observations sur le pouls", d'après une note manuscrite sur un exemplaire de la Bibliothèque de l'Académie de médecine.

L'Association scandaleuse entre quelques Chirurgiens de réputation et les Empyriques, prophetisée par Isaïe, ch. I, vers. 23. (S. l. n. d.,) in 4° de 1 ft.

(CHAUVEAU DE MAUNY.) Memoire pour le sieur Lavoisien, Doyen de la Communauté des Chirurgiens de la Ville d'Eu, appellant. Contre le Sieur Simon, Greffier de la même Communauté, intimé. Et encore contre M. le Comte d'Eu, intervenant. (Paris,) 1762, in 4° de 10 pp.

Signé: Me Chauveau de Mauny, avocat.

(VÉRIPHILE.) A. M. Pibrac, Chevalier de l'Ordre du Roi, Directeur de l'Académie Royale de Chirurgie, Chirurgien de feue la Reine d'Espagne, etc. (S. l. n. d.,) in 12 de 16 pp.

Signé: Vériphile, de l'Académie de chirurgie.

(ALLIX.) Mémoire pour les Prévôts en exercice, et Maîtres en Chirurgie du College de Saint-Côme à Paris, Saisissans et Demandeurs; Contre le Sieur Gamet, exerçant la Chirurgie à Paris, sans qualité, Partie saisie et Défendeur. Paris, 1771, in 4° de 12 pp.

Signé: Louis, Bordenave, Lebas, Coste, Prévôts du College de Chirurgie. Allix, Procureur.

(ALIX ainé.) Mémoire en réponse, pour les Prévôts en exercice et Maîtres en Chirurgie du Collége de Saint-Côme à Paris, saisissans et demandeurs; Contre le Sieur Gamet, exerçant la chirurgie à Paris sans qualité, partie saisie et défendeur. (S. l. n. d.,) in 4° de 72 pp.

Signé: Le Bas, Coste, Brailliet, Mertrud, Prévôts du Collége de Chirurgie. Alix ainé, procureur.

(CAILLARD.) Mémoire signifié pour les Prévôts en exercice du College de Chirurgie, appelants, contre les Jurés en charge, et la Communauté des Marchands Boursiers de Paris, et le Sieur Caillié, l'un d'eux, intimés. (Paris,) 1772, in 4° de 30 pp.

Signé: Me Caillard, avocat. — Sur le droit de vendre des bandages.

(CAILLARD.) Observations pour le Collége de Chirurgie de Paris, sur le Mémoire imprimé des Jurés en charge et Communauté des Marchands Boursiers de la même Ville. Paris, 1772, in 4⁰ de 6 pp.

Signé: Me Caillard, avocat.

(TERS et LACOSTE.) Mémoire à consulter et consultation pour les Chirurgiens Officiers du Roi, de la Reine, de la Famille royale et des Maisons royales, non Aggrégés; Contre le sieur Garre, Chirurgien des Écuries du Roi . . . Aggrégé au Collége de Chirurgie, Syndic et Dépositaire des Titres desdits chirurgiens non Aggrégés. Paris, 1787, in 4⁰ de 12 pp.

Signé: Ters et Lacoste, fondés de pouvoir.

GARRE (Claude-François). Réponse . . . au Mémoire des Chirurgiens, officiers non agrégés, signés des sieurs de Ters et la Coste, se disant fondés des pouvoirs desdits Chirurgiens. Paris, 1787, in 4⁰ de 18 pp.

(TERS et LACOSTE.) Observations pour les Chirurgiens du Roi, de la Reine, de la Famille Royale et des Maisons Royales, non aggrégés. Sur la Réponse que vient de publier le sieur Garre. Paris, 1787, in 4⁰ de 15 pp.

Signé: Ters et Lacoste.

Contestations entre les chirurgiens et les Frères de la Charité.

Memoire pour les Maistres Chirurgiens de Paris. (S. l. n. d.,) in 4⁰ de 14 pp.

Opposition à l'enregistrement des Lettres patentes de septembre 1699, confirmant les statuts de la Communauté des chirurgiens.

(POILLY [de].) Mémoire pour les Religieux de la Charité, Defendeurs. Contre les Prevosts et Gardes de la Communauté des Maistres Chirurgiens Jurez de Saint Cosme, Demandeurs. (S. l. n. d.,) in 4⁰ de 16 pp.

Au sujet du droit de faire des opérations dans les hôpitaux. — Signé: De Poilly, avocat.

Sentence du Châtelet de Paris, qui ordonne l'exécution des Lettres patentes et arrêts concernant l'établissement des Religieux de la Charité, et les maintient dans le droit et possession de traiter, panser et médicamenter les pauvres malades et blessés dans leur Hôpital. (30 août 1721.) (S. l. n. d.,) in 4⁰.

Lettres Patentes pour l'establissement de cinq places de Démonstrateurs en Chirurgie, et défenses aux Frères de la Charité et à toutes autres personnes d'exercer cet art. (Septembre 1724.) (S. l. n. d.,) in 4⁰ de 8 pp.

(LEYRIDON.) Mémoire pour le premier Chirurgien du Roy, contre les Frères de la Charité. Paris, 1757, in 4⁰ de 84 pp.

Signé: Me Leyridon, avocat.

Extrait de „l'Année littéraire". Mémoire pour le Premier Chirurgien du Roy contre les Frères de la Charité. (S. l. n. d.,) in 12 de 24 pp.

(DOULCET fils.) Mémoire à consulter, et Consultation pour les Religieux de la Charité, contre le Premier Chirurgien du Roi. (14 février 1758.) Paris, 1758, in 4⁰ de 52 pp.

Signé: Doulcet fils, avocat.

Second Memoire pour le Premier Chirurgien du Roy contre les Freres de la Charité. (S. l.,) 1758, in 4⁰ de 56 pp.

Lettre d'un Citoyen à un Curé de Nancy, sur une Affaire importante. Nancy, 1758, in 12 de 36 pp.

Au sujet de la contestation du premier chirurgien avec les religieux de la Charité.

Memoire pour les Religieux de la Charité, contre le premier Chirurgien du Roy. (S. l.,) 1759, in 4⁰.

(Bontoux.) Précis pour le premier Chirurgien du Roi, contre les Frères de la Charité. Paris, 1759, in 4⁰ de 20 pp.

Signé: Me Boutoux, avocat.

(Doulcet fils.) Replique pour les Prieur et Religieux de l'Hôpital de la Charité. Contre le Premier Chirurgien du Roi, et les Prévôts et Gardes de la Communauté des Chirurgiens de Paris. (Paris,) (s. d.,) in 4⁰ de 14 pp.

Signé: Me Doulcet fils, avocat.

(Vidal.) Reflexions sommaires, pour les Religieux de la Charité, contre le Premier Chirurgien du Roi. (Signé: Me Vidal, avocat.) — Extrait d'un des Procès-verbaux dressés à Château-Thierry, à l'occasion des négligences et impérities de Ruffin Montmignon, donné pour Chirurgien-Major en l'Hôpital des Religieux de la Charité, par le Premier Chirurgien du Roi. (2 janvier 1760.) (Paris,) 1760, in 4⁰ de 32 pp.

(Doulcet fils.) Memoire pour les Prieur et Religieux de l'Hôpital de la Charité des Hommes, contre le Premier Chirurgien du Roi, son Lieutenant, et les Prevôts et Gardes de la Communauté des Maîtres Chirurgiens de Paris. (Paris,) 1760, in 4⁰ de 36 pp.

Signé: Me Doulcet fils, avocat.

Arrêt de la Cour de Parlement, portant défenses à tous Garçons Chirurgiens et autres d'entrer dans les Salles de l'Hôpital de la Charité, pour assister aux Visites et Pansements des Malades, qu'au préalable ils n'ayent été inscrits sur les Registres, et qu'ils n'en ayent obtenu la permission du Prieur dudit Hôpital. Extrait des Registres du Parlement du vingt-trois janvier 1760. Paris, 1760, in 4⁰ de 4 pp.

(Doulcet fils.) Observations pour les Religieux de la Charité. Contre le Premier Chirurgien du Roi, et les Prevôts et Gardes de la Communauté des Chirurgiens. (Paris,) 1760, in 4⁰ de 4 pp.

Signé: Me Doulcet fils, avocat.

(Vidal.) Memoire signifié, pour les Prieur et Religieux de la Charité des Hommes, à Paris, contre le Premier Chirurgien du Roy, son Lieutenant, et les Prevôts, Gardes de la Communauté des Maîtres Chirurgiens de Paris. Dans l'affaire concernant le choix et la nomination du Compagnon Gagnant-maîtrise en l'Hôpital de la Charité. Paris, 1760, in 4⁰ de 48 pp.

Signé: Me Vidal, avocat.

(Vidal.) Analise de l'affaire des Religieux de la Charité, contre le Premier Chirurgien du Roi. (Paris,) 1761, in 4⁰ de 12 pp.

Signé: Me Vidal, avocat.

Declaration du Roi, concernant l'exercise de la Chirurgie dans les Maisons de l'Ordre de la Charité. Donnée à Marly le 20 juin 1761. Paris, 1761, in 4⁰ de 8 pp.

(Cellier de Lambon.) Mémoire en forme de dénonciation que le Collége de Chirurgie croit être dans le cas de faire à M. le Procureur Général des contraventions commises par les Religieux de la Charité à la Déclaration du Roi, du 20 juin 1761; à l'effet d'y être pourvu par la Cour, conformément aux Articles IV et XII de ladite Déclaration, duement enregistrée les Chambres assemblées. (8 janvier 1762.) Paris, 1762, in 4⁰ de 21 pp.

Signé: Cellier de Lambon.

(Doulcet fils.) Memoire à consulter pour les Religieux de la Charité. (Signé: Doulcet fils, 5 février 1762.) — Delibération des Religieux de la Charité, concernant les Chirurgiens de leur Hospital. (Signé: F.-François-Xavier Delorier, Prieur, 28 octobre 1761.) — Situation du service de la chirurgie dans l'Hôpital de la Charité, depuis la publication de la Déclaration du 20 juin 1761. — (Paris,) 1762, in 4° de 64 pp.

Contestations entre les chirurgiens et les apothicaires.

Arrest notable de la Cour de Parlement, portant reglement entre les Chirurgiens et les Apothiquaires. (29 juillet 1671.) Paris, 1671, in 4° de 4 pp.

Réplique des Maîtres Apothicaires de la Ville de Lion, Demandeurs et Accusateurs, au Factum que Jean-Antoine Martin, Maître-Chirurgien Juré à Lyon; Défendeur et Accusé de plusieurs contraventions aux Reglements desdits Apothicaires, a fait imprimer tant pour lui que pour Vian, aussi Maître-Chirurgien, et autres particuliers Chirurgiens leurs adhérants et intervenants. (S. l. n. d.,) in 4° de 23 pp.

Arrest du Conseil d'Etat du Roy, et Lettres patentes sur iceluy; portant Reglement des droits des Apoticaires et des Chirurgiens du Royaume. Du 20 juin 1724. Paris, (s. d.,) in 4° de 4 pp.

Sentence du Bailliage Royal de Versailles, portant Reglement entre les Apoticaires et les Chirurgiens de ladite Ville. Du vendredi 5 juin 1761. Paris, 1761, in 4° de 4 pp.

Contestations des apothicaires entre eux.

(DONIOL.) Mémoire pour le Sieur de La Planche, Maître Apothicaire à Paris, l'un des Démonstrateurs du cours de Chymie qui se fait au Jardin des Apothicaires, et des Associés pour la composition publique de la Thériaque. Contre les Maîtres et Gardes du Corps des Marchands Apothicaires et Epiciers de ladite Ville ... le Sieur Demoret, ancien premier Garde, et les six autres Demonstrateurs du même cours de Chymie, pareillement associés pour la composition publique de la Thériaque. Paris, 1764, in 4° de 44 pp.

Signé : Me Doniol, avocat.

(AVED DE LOIZEROLLE.) Memoire pour les Maîtres et Gardes du Corps des Marchands Apothicaires et Epiciers et les Demonstrateurs du cours de Chymie : contre le Sieur de La Planche, Maître Apothicaire. Paris, 1764, in 4° de 58 pp.

Signé : Me Aved de Loizerolle, avocat.

LA PLANCHE. Reponse... au Mémoire pour les Maîtres et Gardes du Corps des Marchands Apothicaires et Epiciers, et les Demonstrateurs du cours de Chymie. Paris, 1765, in 4° de 44 pp.

Precis pour les Maîtres et Gardes du Corps des Marchands Apothicaires et Epiciers, et les Demonstrateurs du cours de Chymie. Contre le Sieur de La Planche, Maître Apothicaire. — Reflexions sur quelques articles de la Reponse du Sieur de La Planche. — Pièces justificatives. Paris, 1765, in 4° de 28 pp.

Arrest de la Cour du Parlement, qui en confirmant les dispositions d'une sentence de M. le Lieutenant-Général de Police, du 19 juillet 1765, rendue en faveur du Sieur de Laplanche ... condamne les sieurs Desmoret, Couzier, Bataille, Laborie, Trevez et Mitouard, associés au cours de Chymie, ainsi que les autres Maîtres Apothicaires qui ont signé les délibérations contre ledit sieur de La Planche, en 1000 livres de dommages et intérêt, envers ledit sieur de La Planche; permet aussi audit de La Planche, de faire imprimer le présent Arrêt, avec dépens. Du 20 juin 1765.

sic 1767.) Paris, (s. d.,) in 4⁰ de 8 pp.

(DUMESNIL DE MERVILLE.) Précis signifié pour Philippe Labbé Dumenil, Apoticaire du Roi, près le Grand-Conseil; contre les Prévôts du Collége de Pharmacie de la ville de Paris. Paris, 1779, in 4⁰ de 18 pp.

Signé: M. Dumesnil de Merville, avocat.

(GODINEAU DE VILLECHENAY.) Mémoire pour les Pharmaciens titulaires et privilégiés, au service du Roi, de la Cour, et des Princes du sang, contre les Maîtres Apothicaires de Paris. (Paris,) 1783, in 4⁰ de 12 pp.

Signé: Me Godineau de Villechenay, avocat.

(GODINEAU DE VILLECHENAY.) Mémoire pour les Maîtres Apoticaires du Roi, de la Famille Royale et suite de la Cour; contre les Prévôts du Collége de Pharmacie à Paris. (Paris, s. d.,) in 4⁰ de 52 pp.

Signé: Godineau de Villechenay, avocat.

8.

Histoire des doctrines.

Généralités.

GALIEN ... De sectis medicorum, Georgio Valla interprete, libellus. Alexandri Aphrodisei... de febribus, eodem interprete. Hippocratis de natura humana, Andrea Brentio, Patavino, interprete. Parisiis, H. Stephanus, 1518, in 4⁰ de 29 fts.

SEVERINUS (Petrus). Idea medicinæ philosophicæ, fundamenta continens totius doctrinæ Paracelsicæ, Hippocraticæ et Galenicæ. Basileæ, S. Henricpetri, 1571, in 4⁰.

Autres éd. 1671. Basileæ, S. Henricpetri, in 4⁰.
1616. Erfurti, J. Episcopus, in 8⁰.
1660. Hagæ Comitis, A. Ulacq, in 4⁰.

DAVISSON (Williemus). Commentariorum in ... Petri Severini, Dani, Ideam medicinæ philosophicæ prodromus. In quo Platonicæ doctrinæ explicantur fundamenta, super quæ Hippocrates, Paracelsus et Severinus, necnon ex antithesi, Aristoteles et Galenus sua stabilivere dogmata... Hagæ Comitis, A. Ulacq, 1660, in 4⁰.

SEVERINUS (Petrus). Epistola scripta Theophrasto Paracelso: in qua ratio ordinis et nominum, adeoque totius philosophiæ adeptæ methodus compendiose et erudite ostenditur... Basileæ, (1572,) in 8⁰ de 11 fts.

LUCIUS (Cyriacus). De variis medicorum sectis, nunc in Repub. vigentibus: optima doctrina et medicina philosophica... Ingolstadii, W. Ederus, 1583, in 4⁰ de 30 pp.

MOEBIUS (G.). De medicinæ natalitiis et sectis medicorum. (1657.)

Voyez ci-dessus col. 462.

HOECHSTETTER (Jo.-Philipp.). Dissertatio de sectis medicorum. Halæ, 1706, in 4. (Ch.)

BARCHUSEN (Joh.-Conr.)... Historia medicinæ, in qua, si non omnia, pleraque saltem, medicorum ratiocinia, dogmata, hypotheses, sectæ, etc., quæ ab exordio medicinæ usque ad nostra tempora inclaruerunt, pertractantur. Amstelædami, 1710, in 8⁰.

Autre éd. la même année.
Histoire de l'origine et de la fortune des principales sectes.

— ...De medicinæ origine et progressu, dissertationes. In quibus medicorum sectæ, institutiones, decreta, hypotheses, præceptiones, etc., ab initio medicinæ usque ad nostra tempora traduntur. Trajecti ad Rhenum, 1723, in 4⁰.

Autre éd. de l'ouvrage précédent.

KURELLA (Ern.-Godofr.). Programma de sectis in medicina variis usque ad tempora Neronis. Halæ, 1749, in 4⁰. (Ch.)

CARTER (Francis). Account of the various systems of medicine from the days of Hippocrates to the present time, collected from the best latin, french and english authors, particularly from the works of John Brown. London, 1788, 2 vol. in 8⁰. (Ch.)

KLETTEN (Ge.-Ern.). Kritische Ideen über den zweckmässigen Vortrag der ausübenden Heilkunde, mit Rücksicht auf die medicinischen Systeme älterer und neuerer Zeit. Rostock und Leipzig, 1798, in 8⁰. (Ro.)

GILBERT (N.-P.). Les Théories médicales modernes, comparées entre elles et rapprochées de la médecine d'observation. Mémoire lu à la séance publique du 22 frimaire an VII, de la Société de médecine de Paris; suivi du plan d'un cours de médecine pratique sur les maladies les plus fréquentes des gens de guerre, classées par famille, etc.... Paris, an VII de la République, in 8⁰ de 20 pp.

DOBSCHA (Fr. von). Medizinal-Gericht über alle Systeme aller Zeiten. 1 Thl. Jena, 1805, in 8⁰. (Ro.)

YPEY (Adolphus) . . . Oratio, de præcipuis, quæ, nostra in primis ætate, inclaruerunt medicorum systematibus. Publice dicta, in templo academico, die XI junii MDCCCV, cum ordinariam medicinæ, in primis pathologiæ et praxeos, professionem, in Academia Batava Franequerana, ritu solemni auspicaretur. Leovardiæ, (s. d.,) in 4⁰ de 48 pp.

UWINS (Daniel). Modern medicine; with an exposition of the principal discoveries and doctrines that have occasioned the recent advancement of medical philosophy; with strictures on the present state of medical practice etc. London, 1808, in 8⁰. (W.)

LUTHERIZ (Karl-Fried.). Die Systeme der Aerzte von Hippokrates bis auf Brown... Dresden, 1810—1811, 2 vol. in 8⁰.

1. Theil: Hippokrates, Asklepiades und Celsus Systeme der Medicin.
2. Theil: Aretäus, Alexander Tralles und Cœlius Aurelianus Systeme der Medicin.

MERCY (François-Christophe-Florimond de). Considérations sur la naissance des sectes, dans les divers âges de la médecine, et sur la nécessité de créer une chaire d'Hippocrate... Paris, 1816, in 4⁰ de 22 pp.

Autre éd. in 8⁰.

DYLIUS (Dan.) . . . Oratio de raro medicorum principum proventu; ad amplificandam tamen medicinam sufficiente... Trajecti ad Rhenum, 1816, in 8⁰ de 46 pp.

CAFFIN (J.-F.). Précis historique des doctrines anthropologiques et médicales. (p. 1 de Inductions physiologiques, pathologiques et thérapeutiques... Paris, 1822.)

MICHU (J.-L.). Doctrine médicale expliquée d'après les théories enseignées depuis Hippocrate jusqu'à M. Broussais... Paris, 1824, in 8⁰.

JELTES (P.-J.). Dissertatio historico-critico-medica inauguralis de quibusdam sectis antiquioris et recentioris aevi medicis.... Lugduni Batavorum, 1825, in 8⁰ de 82 pp.

SCHREIBER (J.-G.-H.-L.). De variis, quæ in medicina plurimum valuere systematibus ac theoriis. Dissertatio inauguralis medica . . . opponentibus: L. Haxthausen... A. Lau... G. Braune ... Berolini, 1825, in 8⁰ de 36 pp.

GALLÉ (François). Observation clinique, précédée et suivie de quelques réflexions sur la véritable situation de la médecine, ou nouvel examen des doctrines médicales... Paris, 1826, in 8⁰ de 27 pp.

WISTRAND (Aug.-Timol.). Korrt öfversigt af de förnemsta medicinska theoria ifrån Paracelsus till närvärande tid. Upsala, 1829, in 8⁰. (Ch.)

Sous la présidence de C. Zetterstiöm.

SCHLESINGER (Eduardus). Medicinæ antiquioris nec non recentissimæ theoriarum dilucidatio historica succincta. Dissertatio inauguralis medica ... Vratislaviæ, 1833, in 8⁰ de 64 pp.

QUITZMANN (Ernst-Ant.). Von den medicinischen Systemen und ihrer geschichtlichen Entwickelung. München, 1837, in 8⁰. (Ch.)

ASTRIÉ (G.). Les trois Médecines. ... Toulouse, 1837, in 8⁰.

SALLION (B.). Exposé des principales doctrines qui ont dominé la médecine. Discours prononcé, le 13 novembre 1838, dans la séance de la distribution des prix aux élèves de l'École secondaire de médecine de Nantes... Nantes, 1838, in 8⁰.

MOST (Geo.-Friedr.). Ueber alte und neue medicinische Lehrsysteme im Allgemeinen und über Dr. J.-L. Schönlein's neuestes natürliches System der Medicin insbesondere. Ein historisch-kritischer Versuch. Leipzig, 1841, in 8⁰.

HIRTZ (Matthieu). Concours pour la chaire de pathologie et de thérapeutique générales... Des principes généraux qui se sont perpétués à travers les révolutions des doctrines médicales. Thèse... Strasbourg, 1845, in 4⁰ de 81 pp.

CHAUFFARD (Paul-Émile) ... Essai sur les doctrines médicales, suivi de quelques considérations sur les fièvres. Thèse n° 109. Paris, 1846, in 4⁰ de 92 pp.

Autre éd. la même année, in 8⁰.

CHRESTIEN (A.-T.). Exposition sommaire des principales doctrines médicales... Montpellier, 1850, in 8⁰.

MONTES (José-Varela de). Opusculo de las mas notables doctrinas y sistemas médicos desde Hippocrates hasta el dia ... Santiago, 1852, in 4⁰.

PONS (Joseph-Antoine). Comparer l'humorisme moderne à l'humorisme ancien; déterminer l'influence qu'il a exercée, celle qu'il peut exercer encore sur les progrès de la médecine pratique. Thèse de concours. Montpellier, 1852, in 4⁰ de 68 pp.

CHAUFFARD (Paul-Émile). Étude comparée du génie antique et de l'idée moderne en médecine. Introduction aux Instituts de médecine pratique de J.-B. Borsieri... Paris, 1855, in 8⁰ de 96 pp.

On trouve p. 89 „Notice sur la vie et les ouvrages de Borsieri".

PEISSE (Louis). La Médecine et les médecins. Philosophie, doctrines, institutions, critiques, mœurs et biographies médicales... (1857.)

Voyez ci-dessus col. 61.

RENOUARD (P.-V.). Mémoire sur les doctrines médicales présenté à l'Académie... de médecine... Suivi du Rapport de M. le docteur Gibert, et d'un Résumé de la discussion qui a eu lieu au sein de l'Académie. Paris, 1859, in 8⁰ de 76 pp.

LEVISEUR (C.-J.). Geschichtliche Skizze der Wahrhaftigkeit und der Lüge in der ärztlichen Praxis, von ihrem Anbeginn bis in die Neuzeit, für gebildete Nichtärzte und angehende Aerzte entworfen. Posen, 1859, in 8⁰. (E.)

FLEURY (Louis). Étude sur les écoles médicales contemporaines... Paris, 1860, in 8⁰.

LE VEUX. Dialogues entre la philosophie et la médecine. Revue de tous les systèmes de médecine. Vannes, 1860, in 8° de 38 pp.

DALLY (Eug.). De l'État présent des doctrines médicales dans leurs rapports avec la philosophie et les sciences... Paris, 1860, in 8° de 28 pp. (Presse scientifique des deux mondes.)

LAUX (N.). Die Systeme der Medizin oder Versuch einer allgemeinen Darstellung der philosophischen sowie aller bekannten medizinischen Systeme und nosologischen Classificationen. Von N. L..x. Basel, 1861, 2 parties en 1 vol. in 8°.

La couverture imprimée porte : Von N. Laux.

JACCOUD. Faculté de médecine de Paris. Concours pour l'agrégation... De l'humorisme ancien, comparé à l'humorisme moderne. Paris, 1863, in 4°.

DAREMBERG (Charles). La Médecine, histoire et doctrines... (1865.)

Voyez ci-dessus col. 469.

SALLES (A.-F.). Essai historique sur la médecine et les doctrines médicales... (1869.)

Voyez ci-dessus col. 470.

Doctrine d'Hippocrate et Hippocratisme.

MONTANUS (Jo.-Bapt.). De idea Hippocraticæ doctrinæ... (edente Jo. Schrötero.) Viennæ Austriæ, 1550, in 4° de 36 pp.

GARBICIUS (Matth.). Oratio de vita, moribus, doctrina... Hippocratis... (1564.)

Voyez ci-dessus col. 246.

ULMUS (M.-A.). Hippocrates medicus... (1603.)

Voyez ci-dessus col. 246.

RHYNE (W. ten)... Meditationes in magni Hippocratis textum XXIV. de veteri medicina, quibus traduntur brevis πνευματολογία, succincta φυτολογία, intercalaris χυμολογία, etc. cum additamento et variis hinc inde laciniis de salium etc. figuris. Lugduni Batavorum, 1672, in 12.

Avec un frontispice gravé.

(CUSAC [Louis].) Réflexions sur la théorie et la pratique d'Hippocrate et de Galien ; avec la méthode de guérir les malades par les voies de la transpiration et de l'évacuation. Paris, 1692, in 12.

2e éd. Paris, 1698, in 12.

ENYEDI (Steph.). Dissertatio medica de medicina Hippocratis mechanica... præside F. Hoffmanno... Halæ Magdeburgicæ, 1719, in 4° de 40 pp.

RIOLLAY (Francis). Doctrines and Practice of Hippocrates in Surgery and Physic, with occasional remarks... London, 1785, in 8°. (Ro.)

LALAURIE (J.-M.). Dissertation sur quelques points de la Médecine de Cos, présentée à l'École de médecine de Montpellier... Montpellier, an VII, in 8° de 58 pp.

LAENNEC (R.-T.-H.). Propositions sur la doctrine d'Hippocrate, relativement à la médecine pratique... Paris, 1804, in 4° de 38 pp.

MULLER (J.-C.-Andr.). Rudimenta doctrinæ Hippocraticæ veræ. Halæ, 1815, in 8° de 70 pp.

BOISSEAU. Notice historique et critique sur la vie, les écrits et la doctrine d'Hippocrate... (1823.)

Voyez ci-dessus col. 248.

CHAUSSIER (F.). Sur la Doctrine d'Hippocrate. Paris, 1825, in 8°. (Ro.)

AUBOIN (Stéph.). De la Doctrine d'Hippocrate envisagée dans son esprit, suivie de quelques vues sur l'étude pratique des sciences médicales. Thèse n° 51. Paris, 1831, in 4° de 91 pp.

HOUDART (M.-S.). Études historiques et critiques sur la vie et la doctrine d'Hippocrate et sur l'état de la médecine avant lui... (1836.)

Voyez ci-dessus col. 249.

DEGEN (Fr.-Herm.). De ratione medicinæ Hippocraticæ. Dissertatio inauguralis medica... Lipsiæ, 1839, in 4° de 28 pp.

THIRIAL (H.). Considérations nouvelles sur la doctrine Hippocratique. Paris, 1840, in 8° de 36 pp.

AUGUSTIN (Herrm.). De medicinæ Hippocraticæ vera notione, dignitate et usu. Dissertatio inauguralis historico-medica... opponentibus: F. Struebing ... M. Teichmann... Halæ, 1840, in 8° de 36 pp.

DEZEIMERIS (J.-E.). Résumé de la médecine Hippocratique, ou aphorismes d'Hippocrate, classés dans un ordre systématique, et précédés d'une introduction historique... Paris, 1841, in 32.

RENZI (Salv. de). Intorno alla Medicina Ippocratica ed allo spirito di essa conservatosi sempre in Italia... Milano, 1843, in 8° de 64 pp.

FRANCESCHI (Giovanni). Lettere concernenti i principj della restaurazione ippocratica in Italia... Fano, 1848, in 8° de 47 pp.

CAYOL (J.-B.). Du Ver rongeur de la tradition Hippocratique. Défense de l'Hippocratisme moderne contre les attaques d'un certain parti néo-catholique... Paris, 1854, in 8°.

CONRADI (J.-W.-H.). Bemerkungen über die medicinischen Grundsätze der koischen und knidischen Schule... Göttingen, 1856, in 4° de 22 pp. (Abhandlungen der ... Gesellschaft der Wissenschaften zu Göttingen.)

PERRIN (Théodore). Considérations sur la vérité de la doctrine Hippocratique, lues à la Société... de Médecine de Lyon dans sa séance du 6 avril 1857... Lyon, 1857, in 8° de 31 pp. (Gazette médicale de Lyon.)

CHAUVET (Emmanuel). Mémoire sur le traité de Galien intitulé: des Dogmes d'Hippocrate et de Platon... Paris, 1857, in 8°.

RENZI (S. de). Della Storia della medicina e delle dottrine d'Ippocrate discorsi tre... (1858.)

Voyez ci-dessus col. 469.

PIGNACCA (Ant.). Della Medicina Ippocratica... Milano, 1858, gr. in 8° de 24 pp.

GALASSI (Luigi). Discorso intorno alla dottrina d'Ippocrate ed allo spirito della medicina moderna... Milano, 1861, in 8°.

AUBER (T.-C.-E.-Édouard). Institutions d'Hippocrate ou Exposé philosophique des principes traditionnels de la médecine... Œuvre... suivie d'un résumé historique du naturisme, du vitalisme et de l'organisme et d'un essai sur la constitution de la médecine... Paris, 1864, in 8°.

Pneumatiques.

OSTERHAUSEN (Jo.-Car.). Dissertatio inauguralis medica exhibens sectæ pneumaticorum medicorum historiam. Altorfii, 1791, in 8° de 88 pp.

Dogmatiques.

EISENHART (Friedr.-Wilh. ab). De historia doctrinæ medicorum organicæ

... præside P.-F.-T. Meckel... Halæ, (1790,) in 8⁰ de 54 pp.

Attribué à Sprengel par quelques bibliographes.

REISIG (Johann-Christian-Wilhelm). Dissertatio inauguralis medica complectens medicinæ dynamicæ vestigia in monimentis veterum medicorum obvia ... Jenæ, 1814, in 8⁰ de 46 pp. (Ch.)

FINCKENSTEIN (R.). Die Scholastische Medicin des Mittelalters. (Deutsche Klinik, 1862.)

Empiriques.

WEDELIUS (Geo.-Wolfg.). De fundamentis empiricorum. Jenæ, 1686, in 4⁰. (Ch.)

Réimprimé dans Exercitationes med. philol. cent. I, dec. 3, 4 et 9.

LE MORT (Jacques). . . Oratio de empirica doctrina medica, habita in Academia Lugduno-Batava, VI idus febr. MDCCVII, quum munere rectorio ... abiret. Lugduni Batavorum, 1707, in 4⁰.

KAYSER (Mich.-Ant.). . . Dissertatio inauguralis medica de medicinæ sectæ empiricæ veteris atque hodiernæ diversitate ... præside L. Heistero ... Helmstadii, 1741, in 4⁰ de 52 pp.

ACKERMANN (G.). Beiträge zur Geschichte der Empiriker nach Galen. (Wittwer, Archiv für die Geschichte der Arzneikunde, I, 1, S. 3.) (Ch.)

WILKE (Christoph-W.). Medicinæ empiricæ recentis primordia... præside... J.-C. Reil... Halæ, 1797, in 8⁰ de 38 pp.

SCHULTZE (Car.-Jul.). De veteris empiricæ scholæ dignitate... præside Curtio Sprengel... Halæ, 1800, in 8⁰ de 40 pp.

MÜLLER (C.-A.). De notione et pretio cognitionis medico-empiricæ specimen... Lipsiæ, 1802, in 4⁰ de 24 pp.

Thèse.

BRISKEN (Franc.-Ferd.). Philinus et Hahnemannus, seu veteris sectæ empiricæ cum hodierna secta homœopathica comparatio Dissertatio inauguralis... opponentibus T. Amecke... F. Freusberg... F. Vennewitz... Berolini, 1834, in 8⁰ de 36 pp.

TROUSSEAU (A.). . . Conférences sur l'empirisme, faites à la Faculté de médecine de Paris... Paris, 1862, in 8⁰ de 62 pp.

De l'Empirisme et du progrès scientifique en médecine à propos des Conférences de M. le professeur Trousseau. Par un rationaliste, docteur en médecine de la Faculté de Paris. Paris, 1863, in 18.

RENOUARD (P.-V.). De l'Empirisme. Lettre à M. le Dr Sales Girons à l'occasion des Conférences de M. le professeur Trousseau... Paris, 1863, in 8⁰ de 27 pp.

CHARCOT. La Médecine empirique et la médecine scientifique; parallèle entre les anciens et les modernes ... Paris, 1867, in 8⁰ de 24 pp. (Gazette des hôpitaux.)

La couverture imprimée sert de titre.

Méthodiques.

ALPINUS (Prosper). . . De medicina methodica libri tredecim... Patavii, 1611, in fol.

2a ed. 1719, Lugduni Batavorum, in 4⁰.

WEDELIUS (Geo.-Wolfg.). De fundamentis methodicorum. Jenæ, 1686, in 4⁰. (Ch.)

Réimprimé dans Exercitationes medic. philol. cent. I, dec. 2, 11 et 15.

WERLOF (Paul.-Godofr.). Dissertatio inauguralis medica. De medicina sectæ methodicæ veteris ejusque usu et abusu ... Helmestadii, 1723, in 4° de 42 pp.

SMITH (Thom.). Dissertatio inauguralis medica de medicina sectæ methodicæ veteris... Edinburgi, 1787, in 8° de 50 pp.

MÖLLER (Car.-Guill.). De metasyncrisi methodicorum in usum revocanda. Dissertatio inauguralis medica... Halæ, 1795, in 8° de 44 pp.

CLARUS (Joannes-Christianus-Augustus). Momenta quædam historica de methodicæ scholæ principibus ... Lipsiæ, 1799, in 4° de 15 pp.

ZEHLER (Jo.-Frid.). Dissertatio inauguralis de medicina sectæ methodicorum veterum. Erlangæ, 1827, in 8°. (Ch.)

MUECKE (G.-A.). Analecta ad medicinam scholæ methodicæ. Dissertatio inauguralis medico-historica... opponentibus C. Zimmermann... R. Seypold... Vratislaviæ, 1847, in 8° de 32 pp.

Doctrine de Paracelse.

REUCHLIN (Ernest.). Epistola δηλωτική de medicina præstigiatrice Paracelsi, ad... Johannem, Episcopum Monasteriensem... Lubecæ, J. Balhornius, 1570, in 4° de 10 fts non paginés.

ERASTUS (Thomas). Disputationum de medicina nova Philippi Paracelsi pars prima, in qua, quæ de remediis superstitiosis et magicis curationibus ille prodidit, examinantur. (— Pars altera, in qua philosophiæ Paracelsicæ principia et elementa explorantur. — Pars tertia, in qua dilucida et solida veræ medicinæ assertio, et falsæ, vel Paracelsicæ confutatio continetur. — Pars quarta et ultima, in qua epilepsiæ, elephantiasis seu lepræ, hydropis, podagræ, et colici doloris vera curandi ratio demonstratur, et Paracelsica solidissime confutatur...) Basileæ, Perna, 1572-1573, in 4°.

SONERI (Ern.). Oratio de Theophrasto Paracelso eiusque perniciosa medicina. Basileæ, 1605, in 4°. (Ro.)

SCHULTZ (Carl-Heinr.). Die homöobiotische Medizin des Theophrastus Paracelsus in ihrem Gegensatz gegen die Medizin der Alten, als Wendepunkt für die Entwickelung der neueren medizinischen Systeme und als Quell der Homöopathie... Berlin, 1831, in 8°.

BREMER (Andr.-Fridr.). Dissertationes de vita et opinionibus Theophrasti Paracelsi... (1836.)

Voyez ci-dessus col. 332.

MARCUS (G.-F. de). Programma de vita et opinionibus Paracelsi... (1836.)

Voyez ci-dessus col. 332.

PREU (H.-A.). Das System der Medicin des Theophrastus Paracelsus aus dessen Schriften ausgezogen ... mit einer Vorrede und einem Ueberblicke über die Geschichte der Medicin zur Beförderung des Verständnisses ihrer Reformation im 16ten und ihrer Aufgabe im 19ten Jahrhunderte von Dr. J.-M. Leupoldt. Berlin, 1838, in 8°.

LESSING (Mich.-Bened.). Paracelsus, sein Leben und Denken... (1839.)

Voyez ci-dessus col. 332.

STOERZEL (Ad.-Fr.). De Paracelsi vita atque doctrina... (1840.)

Voyez ci-dessus col. 333.

MICHÉA. Paracelse, sa vie, ses travaux, ses doctrines... (1842.)

Voyez ci-dessus col. 333.

SASS (Fr.). Paracelsus, sein Leben, sein System und seine Bedeutung. (Mund's Freihafen, 1843, Hft. 3, 205.) (Ro.)

CHRZÉSCINSKI. De Paracelso eiusque opinionibus... (1844.)

Voyez ci-dessus col. 333.

BORDES-PAJÈS. Paracelse. Sa vie, ses travaux, sa doctrine... (1847.)

Voyez ci-dessus col. 333.

JOBERT. Essai sur Paracelse et sa réforme médicale au XVIe siècle... (1866.)

Voyez ci-dessus col. 333.

Doctrine de Van Helmont.

(LAUTIER [H.-M.].) Magnifici viri Ioannis-Baptistæ Van Helmont apologia. Adversus doctrinæ novitatem prætendentes. Lugduni, J.-B. Devenet, 1655, in 8°.

SPIESS (G.-A.). J.-B. Van Helmont's System der Medicin, verglichen mit den bedeutenderen Systemen älterer und neuerer Zeit; ein Beitrag zur Entwickelungsgeschichte medicinischer Theorien; nebst der Skizze einer Theorie der Lebenserscheinungen im gesunden und krankhaften Zustande... Frankfurt am Main, 1840, in 8°.

HEYLERUS (Oscar). Dissertatio inauguralis historico-medica de concordia inter dogma veterum de calido innato atque Archæum Helmontii... Jenæ, 1844, in 8° de 28 pp.

Doctrine de Stahl et animisme.

STAHL (Georg.-Ern.)... Theoria medica vera, physiologiam et pathologiam, tanquam doctrinæ medicæ partes vere contemplativas, e naturæ et artis veris fundamentis, intaminata ratione et inconcussa experientia, sistens. Halæ, 1708, 2 vol. in 4°.

Autre éd. 1737. Edente Junckero. Halæ, in 4°.

— ... Negotium otiosum, seu σκιαμαχία, adversus positiones aliquas fundamentales Theoriæ veræ medicæ a viro quodam celeberrimo intentatæ... Halæ, 1720, in 4°.

GOETZIUS (Joh.-Christ.). Scripta D. Georg.-Ern. Stahlii... aliorumque ad ejus mentem disserentium serie chronologica recenset... Accedunt B.-Joh. Ludovici Apini... dubiæ quædam in autoris nostri assertiones. Editio secunda, cui annectitur supplementum I Scripta ad annum hunc usque edita exhibens. Norimbergæ, 1729, in 4°.

La 1re édition, sans le supplément, a paru en 1726.

STENTZEL (Christ.-God.) (In systema Sthalianum.) Vitembergæ, 1737, in 4° de 14 pp.

A l'occasion de la thèse de J.-A.-S. Boettiger.

COHAUSEN (Sal.-Ern.-Eug.). Friderici Hoffmanni... gloriæ fama posthuma, ex scripto hactenus inedito, nempe commentarius de differentia inter ejus doctrinam medico-mechanicam et Georgii-Ernesti Stahlii medico-organicam. Cum præfatione Salentini-Ern.-Eug. Cohausen. Francofurti ad Mœnum, 1746, in 8°.

IHL (Franc.-Eugen.)... Dissertatio inauguralis medica qua disquiritur utrum sententia Boerhaaviana an Stahliana præstantior sit ad praxin medicam... Altorfii Noricorum, 1748, in 4° de 56 pp.

STARCKMANN (Andr.-Joach.). Dissertatio inauguralis medica sistens Herm. Boerhaavii et Frid. Hoffmanni in principiis mechanico-medicis convenientiam et differentiam eorumque doctrinæ ad praxin præstantiam... Altorfii, 1752, in 4° de 36 pp.

MEINEKE (Guil.). Systematis medicorum psychici succinctam historiam... præside Curtio Sprengel... defendet... Halæ, 1800, in 8° de 38 pp.

MATTHES (W.-F.). Doctrinæ medicæ quam G.-E. Stahlius finxit rationes.

Loco speciminis inauguralis medici... Halæ, 1802, in 8⁰ de 32 pp.

RUF (Wendelin). Georg-Ernst Stahl's Theorie der Heilkunde . . . Mit einer Vorrede von Karl Sprengel. Halle, 1802, in 8⁰.

MULLER (Theod.-Leop.-Guil.). Dissertatio medica inauguralis continens historiæ dynamicæ organicæ ætatem Stahlianam . . . Lugduni Batavorum, 1844, in 8⁰ de 40 pp.

LASÈGUE (E.-Ch.). De Stahl et de sa doctrine médicale... (1846.)

Voyez ci-dessus col 101.

PIDOUX. Examen de l'animisme théocratique et de l'hippocratisme moderne. Paris, (1854,) in 8⁰ de 20 pp. (Union médicale.)

Observations sur les doctrines vitalistes de Barthez, de Stahl et de M. Jeannel. Paris, 1859, in 8⁰ de 7 pp.

Signé : G.

BLONDIN. Étude sur la doctrine médicale de Stahl... (1860.)

Voyez ci-dessus col. 401.

LEMOINE (Albert). Le Vitalisme et l'animisme de Stahl... Paris, 1864, in 18.

Doctrine de Brown.

(BROWN [John].) Observations on the principles of the old system of physic, exhibiting a compend of the new doctrine. The whole containing a new account of the state of medicine from the present time, backward, to the restoration of grecian learning in the Western parts of Europe. By a gentleman conversant in the subject. Edinburgh, 1787, in 8⁰.

SACCHI (Jac.). In principia theoriæ Brunonianæ animadversiones. Ticini, 1793, in 8⁰. (Ro.)

LATROBE (Joan.-Frid.). Dissertatio inauguralis medica sistens Brunoniani systematis criticen... Jenæ, 1795, in 8⁰ de 60 pp.

STÜTZ (Wenc.-Aloys.). Dissertatio sistens examen systematis Brunonis physiologici. Altorfii, 1795, in 8⁰ de 33 pp. (Ro.)

VACCA-BERLINGHIERI (Francesco). Meditazioni sull' uomo malato e sulle nuova dottrina medica di Brown . . . Pisa, 1795, in 8⁰.

BEDDOES. J. Brown, Biographical Preface... (1795.)

Voyez ci-dessus col. 139.

— J. Brown's Biographie nebst einer Prüfung seines Systems... und einer Erklärung der Brownischen Grundsätze von T. Christie. Aus dem Englischen... (1797.)

Voyez ci-dessus col. 139.

WEIKARD (Melchior-Adam). Entwurf einer einfachen Arzeneykunst oder Erläuterung und Bestätigung der Brownischen Arzeneylehre . . . Frankfurt am Main, 1795, in 8⁰.

2e Aufl. 1797.

— Geschichte der Brown'schen Lehre nach G. Rasori, Deho und Jos. Frank. Frankfurt a. M., 1796, in 8⁰. (Ch.)

— Exposition d'un système plus simple de médecine, ou éclaircissement et confirmation de la nouvelle doctrine médicale de Brown ; traduite d'après l'édition italienne et les notes de Joseph Frank... par J.-B.-F. Léveillé... Paris, an VI-1798, in 8⁰.

— Doctrine médicale simplifiée, ou éclaircissement et confirmation du nouveau système de médecine de Brown ... Avec les notes de Joseph Frank... Ouvrage traduit de l'italien, par René-Joseph Bertin... Paris, an VI-1798, in 8⁰.

Frank (Joseph). Erläuterungen der Brownischen Arzneilehre... Heilbronn, 1797, in 8°.

Schiferli (R.-A.). Analyse raisonnée du système de médecine de John Brown, appuyée de quelques observations. Paris, 1797, in 8°. (Ro.)

Rizo (Emmanuel). Essai sur la nouvelle doctrine médicale de Brown, en forme de lettre... Paris, an V-1797, in 8° de 65 pp.

Girtanner (Christophe). Ausführliche Darstellung des Brownischen Systemes der praktischen Heilkunde, nebst einer vollständigen Literatur und Kritik desselben... Göttingen, (1797—1798,) 2 vol. in 8°.

Avec le portrait de Brown.

— Іогана Броуна Система врачебной науки... [Système de médecine de John Brown... traduit de l'allemand, par Alexis Archangelski.] Saint-Pétersbourg, 1806-1807, 3 vol. in 8°.

Spannagel (Arn.-Theod.). Systemata Reilii et Brunonis sibi opposita. Specimen inaugurale medicum... Halæ, 1798, in 8° de 88 pp.

Cappel (Louis-Christophe-Guillaume). Beitrag zur Beurtheilung des Brownischen Systems... Göttingen, 1798, in 8°.

2e Aufl. 1800.

Hannius (Fr.-W.-C.). Einschränkungen der neuesten Bearbeitungen der Brownischen Erregungstheorie... Weimar, 1799, in 8°.

Preliminari di una pace medica ossia alcuni punti di riunione fra Brown e i suoi avversarj. Traduzione dal tedesco. Pavia, 1799, in 8°.

Heydenreich (A.-W.-Rud.). Difficultates quædam circa Jo. Brunonis theoriam medicam. Dissertatio... Jenæ, 1799, in 4° de 22 pp. (Ro.)

Clarus (Jo.-Christ.-Aug.). Scholæ methodicæ et Brunonianæ consensus. Commentatio prima... adsumto socio Car.-Aug. Peissel... Lipsiæ, 1799, in 4° de 30 pp.

Scharndorfer. Unpartheiische Beurtheilung der Brown'schen Heillehre. Wien, 1800, in 8°. (Ro.)

Ulrich (Jo.). Analysis des Brown'schen Systems der Heilkunde zur möglichen Uebereinkunft darüber. Wien, 1800, in 8°. (Ro.)

Trenker (D.-A.). Kritisch-philosophische Widerlegung des Brownschen Systems überhaupt, hauptsächlich der von Dr Röschlaub herausgegebenen Pathogenie. Wien, 1801, in 8°. (Ro.)

(Diruf [Carl-Jac.-Chph.-Jos.].) Der Geist des XIX. Jahrhunderts in medicinischer Hinsicht, den Freunden eines langen Lebens gewidmet. Süddeutschland (Heilbronn), 1802, in 8°. (Ch.)

En faveur du système de Brown.

Jacobs (J.-C.). Le Solidisme écroulé par sa faiblesse, ou Réfutation de la doctrine de Brown. Bruxelles, an X-1802, in 8°. (Ro.)

Frank. Biographie du Dr Brown, suivie de l'histoire de sa doctrine... (An XI.)

Voyez ci-dessus col. 139.

Chortet (J.-F.). Exposé des principes fondamentaux du nouveau système de Brown. (p. 1 de Traité sur la propriété fortifiante de la chaleur... Paris, 1803.)

— Traité où l'on démontre philosophiquement que le système de l'immortel John Brown est le seul vrai en physiologie... Paris, an XII-1803, in 8° de 70 pp.

— Recueil d'observations faites d'après les principes de la théorie de

Brown, par J. Frank, Marcus... Précédé d'une Exposition des principes fondamentaux du nouveau système... Luxembourg, an XI-XIII, 1803-1805, 3 vol. in 8⁰.

Hoven (F.-W. von). Die Vorzüge der Brownschen Praxis vor der Nichtbrownschen. Ludwigsburg, 1803, in 8⁰. (Ro.)

(Chortet [J.-F.].) Vraie théorie médicale, ou Exposé périodique et développements de la théorie de l'incitation, d'après les plus célèbres médecins étrangers; avec la critique des traitements institués selon les théories adoptées et suivies en France par les médecins de ce pays les plus famés. Par une société de médecins français et étrangers. Paris, an XII-1803, 3 vol. in 8⁰.

Laprade (Jacques-Jul.-Richard de). Quædam de systemate Browniano; specimen inaugurale... Monspelii, an XII, in 4⁰ de 24 pp.

Thèse.

Pfaff (C.-H.). Revision der Grundsätze des Brownischen Systems, mit besonderer Hinsicht auf die Erregungstheorie. Kopenhagen, 1804, in 8⁰.

Rees (John-T.). Remarks on the medical theories of Brown, Cullen, Darwin and Rush. An inaugural dissertation. Philadelphia, 1805, in 8⁰. (Ch.)

Morison (Th.). An Examination into the principles of what is called the Brownian system. London, 1806, in 8⁰. (Ro.)

Chortet (J.-F.). La vraie Théorie ou Exposé périodique et développement de la théorie de Brown, dite de l'incitation. Paris, 1806, in 8⁰. (Ro.)

Wezel. Briefe über das Brownsche System. Leipzig, 1806, in 8⁰. (Ro.)

Cannaveri (F.). Analyse et réfutation des élémens de médecine du Dr John Brown. Turin, 1806, in 8⁰. (Ro.)

Nouvelle doctrine de Brown... Contenant la réfutation du système du spasme par Brown... traduit de l'italien par J.-J. Lafont-Gouzi... Paris, 1807, 2 vol. in 8⁰.

Contenant un examen critique de la doctrine Brownienne, comparée avec le système humoral.

Carow (F.-L.). Bemerkungen über das Brownsche System der Heilkunde und die aus demselben hervorgegangene Erregungstheorie. Rostock, 1807, in 8⁰. (Ro.)

Terilli (Domenico). La Dottrina Browniana esposta col metodo matematico... Roma, 1810, in 8⁰.

Tome Ier.

Sammlung von Bemerkungen aus den besten Schriften über die Brownsche Irrlehre. Herborn, 1810, in 8⁰. (Ro.)

Ringseis (Jo.-Nepom.). De doctrina Hippocratica et Browniana inter se consentiente ac mutuo se explente tentamen... Edidit ac præfatus est doctor Andr. Röschlaub. Norimbergæ, 1813, in 8⁰.

Geiger. Ueber die Gemeinnützigkeit der Heilkunst als Bedingniss ihrer Ausübung, sammt einer Betrachtung des Einflusses der Brownschen Heiltheorie auf die praktische Heilkunst. Kempten, 1814, in 8⁰. (Ro.)

Slock (Jo.). Dissertatio de Brownii et Broussæi doctrinis medicis...(1830.)

Voyez ci-dessus col. 137.

Guenther (Carol.-Rich.). De doctrinæ Brunonis in medicinam recentiorem vi et auctoritate. Dissertatio inauguralis... Adversariorum partes susceperunt I. Falk... A. Stoerzel... Halis, 1840, in 8⁰ de 32 pp.

HIRSCHEL (Bernh.). Geschichte des Brown'schen Systems und der Erregungstheorie. Dresden und Leipzig, 1846, in 8⁰.

Un second titre porte: Geschichte der medicinischen Schulen und Systeme des neunzehnten Jahrhunderts in Monographieen ... I. Geschichte des Brown'schen Systems...

BIÉCHY (E.). Du Brownisme et du contre-stimulisme. L'école française et l'école italienne... Strasbourg, 1855, in 8⁰ de 15 pp. (Gazette médicale de Strasbourg.)

Doctrine de Röschlaub.

WARDENBURG (Ge.). Programma de novis in arte medica sectis antiquam medendi viam duce Röschlaubio relegentibus. Gottingæ, 1800, in 4⁰. (Ro.)

TRENKER (D.-A.). Kritisch-philosophische Widerlegung des Brownschen Systems überhaupt, hauptsächlich der von Dr Röschlaub herausgegebenen Pathogenie... (1801.)

Voyez ci-dessus col. 728.

DURINGE. Exposition de la doctrine médicale allemande. Paris, 1827, in 8⁰ de 60 pp.

Doctrine de Broussais.

BROUSSAIS (F.-J.-V.). Examen de la doctrine médicale généralement adoptée, et des systèmes modernes de nosologie; suivi d'un plan d'études, etc... Paris, 1816, in 8⁰.

CAFFIN (J.-F.). Quelques mots de réponse à un ouvrage de M. Broussais, ayant pour titre: „Examen de la doctrine médicale généralement adoptée"... Paris, 1818, in 8⁰ de 36 pp.

BROUSSAIS (F.-J.-V.). Examen des doctrines médicales et des systèmes de nosologie; ouvrage dans lequel se trouve fondu l'„Examen de la doctrine médicale généralement adoptée", etc.; précédé de propositions renfermant la substance de la médecine physiologique ... Paris, 1821, 2 vol. in 8⁰.

3e éd. Paris, 1829-1834, 4 vol. in 8⁰.

FODERA (Michel). Examen des observations critiques du Dr Broussais sur les doctrines médicales analogues à la sienne... Paris, 1822, in 8⁰ de 48 pp.

LEROUX (F.-M.). Opposition aux erreurs sur la science médicale, ou Les médecins défendus dans leurs principes moraux, et la stabilité des dogmes de leur art opposée aux idées subversives de M. Broussais, mis en parallèle avec Sydenham... Paris, 1817, in 8⁰.

FODERA (Michel). Histoire de quelques doctrines médicales comparées à celle du Dr Broussais. Paris, 1821, in 8⁰.

AUTHENAC (G.-P.). Défense des médecins français contre le Dr Broussais, auteur de la nouvelle doctrine médicale, ou Lettres médicales à M. Broussais, suivies d'un traité complet de médecine pratique d'après la doctrine la plus généralement reçue en France; en cinq livraisons. Paris, 1821-1823, in 8⁰.

Livr. 1—3. C'est tout ce qui a paru.

M. Broussais réfuté par lui-même, ou Lettre adressée à M. le Dr Broussais ... par le Dr A***. Paris, mai 1822, in 8⁰.

SPITTA (H.). Novæ doctrinæ pathologicæ auctore Broussais in Francogallia divulgatæ succincta epitome. Göttingæ, 1822, in 8⁰ de 84 pp. (Ro.)

OTTO (C.). Broussais og Broussaismen. Fremstilling af det nye franske system i medicinen... (1822.)

Voyez ci-dessus col. 137.

CONRADI (J.-W.-H.). Kritik der medicinischen Lehre des Broussais. Heidelberg, 1823, in 8⁰. (Ro.)

LESAGE (L.-A.). Danger et absurdité de la doctrine physiologique du Dr Broussais, et observations sur le typhus de 1814, la maladie qui a régné à l'École de Saint-Cyr en 1821, et les fièvres adynamiques en général ... Paris, 1823, in 8⁰.

VAN ROTTERDAM. Remarques sur les nouvelles doctrines médicales italiennes et françaises. Première partie. Gand, 1823, in 8⁰ de 100 pp. (Ro.)

DE LA HAYE. Analyse des „Remarques de Van Rotterdam sur les nouvelles doctrines médicales italiennes et françaises". Bruxelles, 1824, in 8⁰ de 10 pp. (Ro.)

VAN DER LINDEN (P.-L.). Quelques Observations sur l'„Analyse des remarques de Van Rotterdam sur les nouvelles doctrines médicales italiennes et françaises". Bruxelles, 1824, in 8⁰ de 5 pp. (Ro.)

SWAAN et JORRITSMA. Verklaring van geneeskundige leer van den Heer Broussais. (Tijdschrift voor genees-heel-verlos en scheidkundige Wetenschappen, 1824, Deel I.) (Ro.)

DE LA HAYE. Considérations sur la médecine physiologique. Bruxelles, 1824, in 8⁰ de 10 pp. (Ro.)

GOUPIL (J.-M.-A.). Exposition des principes de la nouvelle doctrine médicale; avec un précis des thèses soutenues sur ses différentes parties ... Paris, 1824, in 8⁰.

CASTEL (L.). Réfutation de la doctrine médicale de M. le Dr Broussais, et nouvelle analyse des phénomènes de la fièvre... Paris, 1824, in 8⁰.

(BROUSSAIS [F.-J.-V.].) Le Catéchisme de la médecine physiologique, ou Dialogues entre un savant et un jeune médecin, élève du professeur Broussais; contenant l'exposé succinct de la nouvelle doctrine médicale, et la réfutation des objections qu'on lui oppose; ouvrage destiné à faciliter l'étude de cette doctrine; et propre à en donner une juste idée aux gens du monde. Paris, 1824, in 8⁰.

(BROUSSAIS.) Catecismo de la medecina fisiologica ... Paris, 1827, 2 vol. in 12.

Traduction de l'article précédent.

BURGUET. Quelques Mots sur M. Broussais et sur la doctrine physiologique. (Journal médical de la Gironde, 1824, I, 209.)

BÉGIN (Louis-Jacques). Lettre ... à François-Joseph-Victor Broussais ... Paris, 28 décembre 1824, in 8⁰ de 45 pp.

GAUBERT (P.-M.). Réponse à une Lettre intitulée: Louis-Jacques Bégin à François-Joseph-Victor Broussais ... Paris, 1825, in 8⁰ de 63 pp.

MIQUEL (A.). Un Mot de réponse à un mot de critique de M. Broussais... Paris, 1825, in 8⁰ de 8 pp.

BENIT. Naissance et progrès de la médecine physiologique. (Journal de médecine du département de la Meurthe, 1825, I, 65.)

MIQUEL (A.). Lettres à un médecin de province, ou Exposition critique de la doctrine médicale de M. Broussais... Paris, 1825, in 8⁰.

2e éd corrigée et augmentée d'une Lettre sur les variations de la médecine physiologique. Paris, 1826, in 8⁰.

— Lettres à un médecin de province, ou Exposition critique de la doctrine médicale de M. Broussais. Variations de la médecine physiologique. Extrait de la deuxième édition, pour servir de supplément à la première ... Paris, 1826, in 8⁰.

Miquel (A.). Nouvelle Lettre à un médecin de province, ou Résumé des discussions qui ont eu lieu entre MM. Roche, Bousquet, Casimir Broussais et Miquel, sur la doctrine physiologique et sur la mortalité du Val-de-Grâce. Supplément à la 1re et à la 2e édition des „Lettres à un médecin de province, etc.“ ... Paris, 1828, in 8°.

Samson (J.). Qualis est Broussæi theoria? qui inde fructus aut quæ noxiæ in theoriam medicam redundant ... Berolini, 1826, in 8°.

Conversations on the physiological system of medicine of prof. Broussais. London, 1826, in 8°. (Ro.)

Roche (L.-Ch.). De la nouvelle Doctrine médicale, considérée sous le rapport des théories et de la mortalité. Discussion entre MM. Miquel, Bousquet et Roche... Paris, 1827, in 8°.

Tailhade (J.-P.). Lettre (1—2) à M. Casaugrand ... sur quelques passages de son Examen critique de Leroy, et sur quelques propositions du système de Broussais ... Toulouse, 1827—1828, in 8°.

(Charbonnier.) Extrait de la correspondance des „Annales de la médecine physiologique“, numéro d'août 1828. Paris, (s. d.,) in 8° de 15 pp.

Signé: Charbonnier. — Justification de la doctrine de Broussais, en réponse à une attaque de la Revue médicale.

Grégoire (Paul). Sanadou, ou le Triomphe de la médecine physiologique, scènes historiques en trois parties; suivies d'un Essai sur la toniphobie médicale ... Paris, 1829, in 8° de 88 pp.

(Bacqueville de la Vasserie.) Le Docteur et la dame, dialogue dédié aux Broussaïstes. Dunkerque, 1829, in 8° de 8 pp.

Poésie.

Van der Breggen (F.). Broussais zyne leer, hare gevolgen, en het eindelijk lot dat haar te Wachten staat, beknopt voorgedragen. Eene bijdrage lot de geschiedenis der geneeskundige theorien en stelsels, met eene vorrede en eenige aanteekeningen. Amsterdam, 1829, in 8°. (Ro.)

Slock (Jo.). Dissertatio de Brownii et Broussæi doctrinis medicis ... (1830.)

Voyez ci-dessus col. 137.

Broussais (Casimir). Mémoire sur la philosophie de la médecine, et sur l'influence que les travaux des médecins physiologistes ont exercée sur l'état de la médecine en France, lu le 30 juillet 1832 à l'Académie des sciences. Paris, 1832, in 8°.

Becker. Die neuern Schicksale des Broussaismus in Frankreich, die Ursachen des Sinkens der günstigen Stimmung für denselben. (Medicin. Zeitung des Vereins für Preussen, 1833, Nr 7.) (Ro.)

Müller (Ferd.-Ad.-Jos.). Einige Worte über die Heilsysteme von Broussais, Rasori und Hahnemann. Eine Vorlesung. Zürich, 1834, in 8° de 12 pp. (Ro.)

Lafont-Gouzy. Parallèle du système de Brown et du système de Broussais. (Bulletin général de thérapeutique, 1839, XVI, 245.)

Gouraud (Henri). Essai critique sur Broussais... (1839.)

Voyez ci-dessus col. 138.

Montègre. Notice historique sur la vie, les travaux, les opinions médicales et philosophiques de Broussais... (1839.)

Voyez ci-dessus col. 138.

Devay (François). Appréciation philosophique et pratique de la doctrine médicale du docteur Broussais, de ses vérités et de ses erreurs. Thèse, n° 102. Paris, 1840, in 4° de 78 pp.

MIGNET. Notice historique sur la vie et les travaux de Broussais . . . (1840.)

Voyez ci-dessus col. 138.

DUBOIS, d'Amiens (E.-Fréd.). Examen des doctrines de Cabanis, Gall et Broussais... Paris, 1842, in 8°.

CASTEL. Les Bases physiologiques de la médecine. Première partie, contenant la réfutation de la doctrine de Charles Bell, et l'explication des phénomènes de la paralysie... Paris, 1842, in 8°.

Simple Communication à MM. les étudiants en médecine de toutes les écoles. — Deuxième Lettre aux étudiants en médecine. Lyon, 1844-1845, in 12 de 34 pp.

Contre la doctrine de Broussais.

SAUCEROTTE (C.). Histoire critique de la doctrine physiologique; suivie de considérations sur l'histoire philosophique de la médecine et sur l'Hippocratisme moderne. Ouvrage couronné par la Société de médecine de Caen... Paris, 1847, in 8°.

COSTES (A.). Histoire critique et philosophique de la doctrine physiologique. Paris, 1849, in 8°.

Doctrine italienne, Rasori.

AMORETTI (Giuseppe-Agostino). Nuova Dottrina della vitalità e dello stimolo... Torino, 1806, in 8°.

— Appendice sulla Nuova Dottrina medica della vitalità e dello stimolo. Torino, 1807, in 8°. (Ro.)

— Riflessioni critiche sulla teoria del controstimolo . . . Torino, 1810, in 8°.

MANTOVIANI. Saggio della teoria medica del controstimolo. Codogna, 1816, in 8°. (Ro.)

OZANAM (I.-A.-F.). Cenni sulla teoria e la pratica della dottrina medica del controstimolo . . . Seconda edizione riveduta ed aumentata di nuove osservazioni pratiche interessante sull' uso della digitale, del nitro e dell' acetato di plombo in varie malattie, ecc. ecc. Coll' estratto del rapporto fatto al R. Istuto d'Italia... Milano, 1816, in 8°.

TOMMASINI (Giac.). Della nuova Dottrina medica italica. Bologna, 1817, in 8°. (Ro.)

— Exposition précise de la nouvelle doctrine médicale italienne, ou Considération pathologico-pratique sur l'inflammation et la fièvre continue. Ouvrage dans lequel l'importance des bases de la doctrine du professeur Broussais se trouve confirmée par les principes et la pratique des médecins anciens et modernes les plus célèbres . . . Traduit de l'italien, par J.-T. L. Paris, 1821, in 8°.

— Précis de la nouvelle doctrine médicale italienne, ou Introduction aux leçons de clinique interne de l'Université de Bologne pour l'année scolaire 1816-1817; suivi du tableau des résultats obtenus dans la clinique interne de Bologne, dans l'espace de trois années scolaires... traduit de l'italien. Avec une préface et des notes, par P.-L. Vander Linden... Paris, 1822, in 8°.

SPALLANZANI (F.-G.-B.). Sulla nuova Dottrina medica italiana, teste sviluppata del Sign. Giac. Tomassini, lettere critiche. Reggio, 1818, in 8°. (Ro.)

— Continuazione delle lettere medico-critiche . . . Reggio, 1820, in 8°. (Ro.)

WAGNER (Wilhelm). Darstellung und Kritik der italienischen Lehre von Contrastimulus... Berlin, 1819, in 8°.

Analisi della nuova dottrina italiana. Modena, 1820, in 8°. (Ro.)

COSTER (J.). Exposition sommaire de la nouvelle doctrine italienne et de ses rapports avec la doctrine physiologique... Paris, 1822, in 8°.

SAUTTIER (Joseph). Histoire de la nouvelle doctrine médicale italienne... Paris, 1823, in 8° de 48 pp.

BAUESI (F.). Della Medicina italiana e della dottrina di Broussais. Livorno, 1824, in 8° de 44 pp. (Ch.)

VAN DER LINDEN (P.-L.). Coup d'œil sur l'origine et les progrès de la nouvelle doctrine médicale italienne. Mémoire présenté à la Société des sciences médicales et naturelles de Bruxelles. Bruxelles, 1825, in 8° de 32 pp.

FRANZ (Joan.-Christoph.-Aug.). Rasorii doctrina. Dissertatio inauguralis medica... Lipsiæ, 1833, in 8° de 70 pp.

GROT (Jo.). Dissertatio inauguralis de nova Italorum medica doctrina. Patavii, 1836, in 8°. (Ch.)

MARKBREITER (Jos.). Dissertatio de theoria contrastimuli seu nova doctrina medica italica. Ticini, 1836, in 8° de 40 pp. (Ro.)

PERINI. Cenni sulla mente di Rasori... (1837.)

Voyez ci-dessus col. 360.

FEDERIGO. Il Genio di Rasori e stato utile o no pei progressi e pella riforma della medicina? Riflessioni... (1839.)

Voyez ci-dessus col. 361.

PIETRA-SANTA (Prosper de). De l'École de Florence. Paris, (1855,) in 8° de 16 pp. (Union médicale.)

Doctrine de Montpellier.

BÉRARD (F.). Doctrine médicale de l'École de Montpellier et comparaison de ses principes avec ceux des autres écoles d'Europe... (1819.)

Voyez ci-dessus col. 569.

— Observations cliniques pour servir de preuve à la Doctrine médicale de l'École de Montpellier... (S. l.,) 1819, in 8°.

Tome Ier, pages 1-2. C'est tout ce qui a paru.

— Esprit des doctrines médicales de Montpellier, ouvrage inédit... précédé d'un précis historique sur sa vie et ses écrits par H. Pétiot. (1819.)

Voyez ci-dessus col. 569.

WYZEWSKI (Théodore). Exposé rapide des principaux dogmes de la doctrine médicale de Montpellier. Thèse, n° 141. Montpellier, 1839, in 4° de 25 pp.

LORDAT (J.). Essai d'une caractéristique de l'enseignement médical de Montpellier. Paris, 1843, in 8° de 40 pp.

— Sur la Philosophie médicale de Montpellier. (Montpellier, s. d.,) in 8° de 36 pp.

NIVET. Rapport... sur les opuscules adressés à l'Académie de Clermont-Ferrand, par MM. Lordat et Kuhnholtz, de Montpellier . . . Clermont, (1844,) in 8° de 16 pp. (Annales de l'Auvergne.)

Au sujet de la doctrine de l'École de Montpellier.

ALQUIÉ (Alexis). Précis de la doctrine médicale de l'École de Montpellier... Quatrième édition... Montpellier, 1846, in 8°. Avec 1 planche et portraits.

LASSALVY. Paris et Montpellier, ou Examen comparatif des doctrines médicales de ces deux écoles... Montpellier, 1847, in 8°.

BARBASTE. Retour vers l'Hippocratisme. Manifeste espagnol en faveur de la doctrine médicale de Montpellier; précédé de quelques réflexions... Montpellier, 1852, in 8° de 30 pp.

ANGLADA (Charles). Faculté de médecine de Montpellier. Du vitalisme de Montpellier. Première leçon du cours de pathologie médicale (21 novembre 1857)... Montpellier, 1858, in 8° de 24 pp. (Revue thérapeutique du midi.)

HAAS (Ferdinand-Joseph). Essai sur les avantages cliniques de la doctrine de Montpellier... Paris et Montpellier, 1864, in 8°. Avec cinq dessins.

Vitalisme et Organicisme.

VIREY (J.-J.). Mémoire sur les vrais fondements de la théorie du vitalisme ... Paris, (1831,) in 8° de 7 pp. (Gazette médicale de Paris.)

ROSTAN (Léon). Exposition des principes de l'organicisme... Deuxième édition. Paris, 1846, in 8°.

Réimpression des deux thèses présentées en 1831 et en 1833 au concours pour la chaire de clinique.
3e éd. 1864.

SURUN (P.-Alexandre). Le Vitalisme expliqué, ou Nouvelle doctrine physiologique et médicale parfaitement applicable à tous les faits... Deuxième édition. Paris, 1833, in 8°.

Il y a des exemplaires ayant pour titre: „Nouvelle Doctrine physiologique et médicale, ou Le vitalisme expliqué ..."

LAGASQUIE (A.). L'Histoire du vitalisme. Paris, 1835, in 8°. (Revue médicale.)

BARBASTE. Vitalisme médical ... ou Réponse critique à la thèse de M. Sales-Girons... sur les principes métaphysiques des sciences naturelles et en particulier de la médecine. Alais, 1841, in 8° de 40 pp.

La couverture imprimée sert de titre.

VIREY (J.-J.)... Examen critique des faits touchant le vitalisme... Paris, 1844, in 8° de 19 pp. (Bulletin de l'Académie de médecine.)

SAUREL (L.-J.). Lettre sur l'anatomisme et le vitalisme adressée à M. le Dr Amédée Latour, rédacteur en chef de l'Union médicale ... Montpellier, 1852, in 8° de 16 pp.

SALES-GIRONS. Lettre à M. le professeur Bouillaud, en réponse aux appréciations qu'il a faites à l'Académie de médecine, de la doctrine vitaliste du journal la Revue médicale... Paris, 1855, in 8° de 11 pp. (Revue médicale.)

PARCHAPPE ... Discours prononcé à l'Académie... de médecine, dans la séance du 3 avril 1855, sur le vitalisme et l'organicisme... Paris, (1855,) in 8°. (Union médicale.)

AUBER (T.-C.-E.-Édouard). Philosophie médicale. Esprit du vitalisme et de l'organicisme ou Examen critique des doctrines médicales des Écoles de Paris et de Montpellier... Paris, 1855, in 8° de 44 pp.

SALES-GIRONS. Simple Question d'être ou de n'être pas. Lettre... à l'Académie de médecine ... Paris, 1855, in 8° de 12 pp. (Union médicale.)

CHAUFFARD (Paul-Émile). Lettres sur le vitalisme... Paris, 1856, in 8°. (Gazette hebdomadaire de médecine.)

VIRCHOW. Alter und neuer Vitalismus. (Virchow's Archiv, 1856, IX, 3.)

BOUILLAUD (J.). Discours sur le vitalisme et l'organicisme et sur les rapports des sciences physiques en général avec la médecine. Discours prononcé à l'Académie... de médecine (17 juillet 1860)... Paris, 1860, in 8⁰ de 75 pp. (Bulletin de l'Académie de médecine.)

PIORRY (P.-A.). Discours sur l'organicisme, le vitalisme et le psychisme, prononcés à l'Académie... de médecine, à l'occasion d'une discussion sur l'action du perchlorure de fer dans les hémorrhagies . . . Paris, 1860, in 8⁰ de 48 pp.

MARCHAL, de Calvi. Du prétendu Vitalisme de Bichat... Paris, 1860, in 8⁰ de 20 pp. (Union médicale.)

LAPRADE (R. de). Animisme et vitalisme... Lyon, 1861, in 8⁰ de 16 pp.

La couverture imprimée sert de titre.

LHUILLIER. Organicisme et animisme. Esquisse de philosophie médicale. Mémoire présenté à la Société de médecine de Nancy... Nancy, 1861, in 8⁰ de 35 pp.

Lettre d'un étudiant en médecine. Lyon, 1861, gr. in 8⁰ de 15 pp.

Signé: M. M. — Au sujet du vitalisme.

SERRANO (M.-Nieto). (L'Organicisme à l'Académie de médecine de Paris.) (El Siglo médico, 1862, 452.) (S. J.)

BOULLIER (Francisque). Du Principe vital et de l'âme pensante, ou Examen des diverses doctrines médicales et psychologiques sur les rapports de l'âme et de la vie . . . Paris, 1862, in 8⁰.

AUBER (T.-C.-E.-É.). Institutions d'Hippocrate . . . Œuvre suivie d'un Résumé historique du naturisme, du vitalisme et de l'organicisme... (1864.)

Voyez ci-dessus col. 718.

RICHE (F.). De l'Organicisme... Paris, 1869, in 8⁰ de 48 pp.

———

9.

Philosophie et littérature médicales.

WIGANDUS (Joach.-Vitus). De Philiatrorum Germanorum Itineribus : Dissertationes tres . . . Opus posthumum. Friburgi, 1678, in 12.

NICOLAI (Joan.-Theod.). . . Dissertatio medica jubilæa secularis solennis de medicorum meritis in Augustanam confessionem, quam... proponent præses D. Mart.-Gotth. Loescherus . . . et respondens J.-T. Nicolai . . . Vitembergæ, 1730, in 4⁰ de 24 pp.

ROCH (Gfr.-Chr.) . . . De nominibus vocabulisque quibus medicos eorumque artem adpellarunt veteres Germani. Disquisitio philologico-antiquaria, observationibus variis, majorum nostrorum mores ac rem medicam illustrantibus instructa. Helmestadii, 1735, in 8⁰.

LIZELIUS (G.). De poetis medicis sacræ scripturæ interpretibus commentatio. Spiræ, 1743, in 4⁰. (Ch.)

Au sujet des médecins auteurs de cantiques sacrés.

SÉDILLOT jeune. Réflexions historiques et physiologiques sur le supplice de la guillotine... Paris, an IV, in 8⁰ de 28 pp.

ROLING (Paul.-Ant.-Clem.). De lectionis fabularum Milesiarum in hominis valetudinem efficacia... opponentibus E. Gabler... G.-H. Rampelmann ... H. Bosse... Berolini, 1824, in 8⁰ de 28 pp.

STARK (Carol.-Guil.). . . Analecta medica ex veterum scriptoribus non medicis. Particula 1, qua locus apud Herodotum, lib. IX, cap. 83, tractatur. Ienæ, 1827-1828, 8 parties in 4⁰.

Au sujet de crânes trouvés dans la campagne de Platée.

Des Écrivains médicaux actuels sous le rapport littéraire. (Gazette médicale, 1832, III, 1, 15 et 35.)

TIKLEN (Jo.). Termini medici in lingua Fennica occurrentes. Helsingfors, 1832, in 4°. (Ro.)

DESGENETTES (René - Nic. DUFRICHE). Études sur le genre de mort des hommes illustres de Plutarque et des empereurs romains. Paris, 1833, in 8°.

Extraits du Journal complémentaire du Dictionnaire des sciences médicales, 1826-1829.

CASTANIER (Charles). Aperçu sur la philosophie médicale de l'École de Montpellier, et sur son application à la théorie physiologique de la sensation. Thèse, n° 90. Montpellier, 1833, in 4° de 47 pp.

Mœurs médicales au dix-septième siècle. (Gazette médicale de Paris, 1839, VII, 465.)

Signé Y.

SIJBRANDI (Nolle-Dirks). Dissertatio historico-medica de necessitudine, quæ fuit apud veteres inter religionem et medicinam . . . Amstelædami, 1841, in 8°.

ROSENTHAL (Phil.). Poeseos medii ævi medicæ specimina nonnulla minus cognita. Dissertatio inauguralis. Vratislaviæ, 1842, in 8° de 52 pp. (Ro.)

KÜHNHOLTZ (H.). Paris et Montpellier sous le rapport de la philosophie médicale... (1843.)

Voyez ci-dessus col. 570.

BOUISSON (F.). La Médecine et les poëtes latins. (Gazette médicale de Paris, 1843, XI, 637 et 653 ; 1844, XII, 49 et 65.)

Articles empruntés à la Revue du midi.

POINTE (J.-P.). Loisirs médicaux et littéraires, recueil d'éloges historiques, relations médicales de voyages, annotations diverses, etc. Documents pour servir à l'histoire de Lyon . . . Paris, 1844, in 8°.

PETTIGREW (T.-J.). On Superstitions connected with the history and practice of medicine and surgery. London, 1844, in 8°. Avec planches. (Ro.)

Autre éd. 1844, Philadelphia, in 12.

BARATTE (L.-H.). Essai de littérature médicale. Recueil des meilleurs morceaux en prose et en vers . . . Paris, 1846, in 8°.

DIDAY. Lettre sur le journalisme médical en Italie. (Gazette médicale, 1848, III, 411.)

HOOKER (Worthington). Lessons from the history of medical delusions; being the Fiske Fund prize dissertation of the Rhode Island medical Society... New-York, 1850, in 12. (B. R.)

BERTRAND DE SAINT-GERMAIN. Consultations de médecins au XVIe siècle. (Union médicale, 1850, IV, 229.)

HERPIN. Mœurs et doctrines médicales du XVIIe siècle. Une consultation sous Louis XIII (1636). (Tiré des Œuvres de David Planis-Campy.) (Union médicale, 1855, X, 425.)

MARMISSE (G.). Merveilles évangéliques éclairées par les sciences médicales... Paris, 1855, in 18.

MENIÈRE (P.). Le Médecin voyageur . . . Angers, 1856, in 8° de 10 pp. (Annales de la Société Linnéenne de Maine-et-Loire.)

— Études médicales sur quelques poëtes anciens et modernes . . . Paris, (1857,) in 8°. (Gazette médicale.)

PÉTREQUIN (J.-E.). Fragment sur l'histoire de la littérature médicale au moyen âge. Poema medicum. Notice lue à l'Académie des sciences et belles-lettres de Lyon... Lyon, (1857,) in 8⁰ de 16 pp.

PEISSE (Louis). La Médecine et les médecins. Philosophie, doctrines, institutions... (1857.)

Voyez ci-dessus col. 61.

LENGLET-MORTIER et VANDAMME (Diogène). Nouvelles et véritables Étymologies médicales tirées du Gaulois ... Au Quesnoy, 1857, in 8⁰.

CEPA Y ESTEVES (D. Pedro). Discurso de la filosofia medica española durante el periodo arabigo... Madrid, 1857, in 4⁰ de 16 pp.

LEFÈVRE-DOUVILLÉ (Jean-Louis). Essais médico-littéraires sur les anciens. Thèse, n° 220. Paris, 1858, in 4⁰ de 67 pp.

MENIÈRE (P.). Études médicales sur les poëtes latins ... Paris, 1858, in 8⁰.

MOREJON. Étude médico-psychologique sur l'histoire de Don Quichotte ... traduite et annotée par le Dr J.-M. Guardia. Paris, 1858, in 8⁰ de 28 pp.

ROUYER (Jules). Études médicales sur l'ancienne Rome... les bains publics de Rome, les magiciennes, les philtres, etc. l'avortement, les eunuques, l'infibulation, la cosmétique, les parfums, etc. Histoire des femmes qui ont exercé la médecine. Paris, 1859, in 8⁰.

BESSIÈRES (A. F. Em.)... Étude sur les erreurs et les préjugés populaires en médecine. Thèse, n° 228. Paris, 1860, in 4⁰ de 40 pp.

DESBARREAUX-BERNARD. Singularités médicales. Toulouse, (s. d.,) in 8⁰ de 8 pp. (Journal de médecine, chirurgie et pharmacie de Toulouse.)

Une consultation médicale au Xe siècle.

LECOCQ (Ad.). Empiriques, somnambules et rebouteurs Beaucerons... Chartres, 1862, in 18 de 62 pp.

FINCKENSTEIN (Raph.). Dichter und Aerzte. Ein Beitrag zur Geschichte der Literatur und zur Geschichte der Medicin. Breslau, 1863, in 8⁰. (E.)

— Die gelehrte Bildung der Aerzte im 15. und 16. Jahrhundert. (Deutsche Klinik, 1864.)

BAADER. Vorschriften eines mittelalterlichen Kalenders über Gesundheitspflege. (Anzeiger für die Kunde der deutschen Vorzeit, 1864, 332.)

CASTANO. L'Année médicale à Rome ... Paris, 1864, in 8⁰ de 28 pp.

SAINT-OLIVE (Paul). Le Culte de la médecine dans l'ancienne Rome. Lyon, 1865, in 8⁰ de 27 pp. (Gazette médicale de Lyon.)

VIRCHOW (Rud.). Die medicinische periodische Presse in Deutschland. (Virchow's Archiv, 1865, XXXIII, 1.)

GUARDIA (J.-M.). La Médecine à travers les siècles. Histoire-philosophie ... (1865.)

Voyez ci-dessus col. 470.

— La Littérature médicale en France depuis le 17e siècle. (Gazette médicale de Paris, 1867, XXII, 239, 253, 267, 349 et 741.)

CHÉREAU (Achille). Essai sur les origines du journalisme médical français; suivi de sa bibliographie. Paris, 1867, in 8⁰ de 40 pp. (Union médicale.)

DUVAL, de Genève (A.-J.). Deux Consultations au XVIIe siècle. (Gazette hebdomadaire de médecine, 1867, IV, 337.)

BONNEMAISON. Curiosités médicales ... Toulouse, 1867, in 8⁰ de 23 pp. (Revue médicale de Toulouse.)

Le titre de départ, page 3, porte: De l'Origine de la syphilis et des perruques; des statuts de la reine Jeanne et d'une prétendue mystification faite à Astruc.

MARSICANI (A.-D.). État de la presse médicale en Russie. (Gazette médicale de Paris, 1868, XXIII, 8 et 699.)

KÜCHENMEISTER (F.). Ueber Heilige und Päpste aus d. ärztl. Stande. (Deutsche Klinik, 1868, 6, 8.) (S. J.)

ROHLFS (Heinrich). Ueber die medicin. Presse Deutschlands. (Deutsche Klinik, 1868, 37.) (S. J.)

CORRAL (Tomas del). (Histoire de la philosophie médicale.) (El Siglo médico, 1869, 812.) (S. J.)

DUJARDIN-BEAUMETZ et ÉVRARD. Note historique et physiologique sur le supplice de la guillotine. (Annales d'hygiène publique, 1870, XXXIII, 498, et XXXIV, 147.)

LITTRÉ (É.). Médecine et médecins ... Paris, 1872, in 8⁰.

CHÉREAU (Achille). Extrait du Dictionnaire encyclopédique des sciences médicales... Médecins poëtes, littérateurs, architectes, numismates, etc. Paris, (1872,) in 8⁰.

Paginé 715—729. — La couverture imprimée sert de titre.

Alexandre.

CAILLAU (J.-Marie.). Mémoire philologique sur la mort d'Alexandre le Grand. (Annales cliniques de Montpellier, 1810, XXII.) (Ro.)

DECHAMBRE (A.). Caractères des figures d'Alexandre le Grand et de Zénon le stoïcien éclairés par la médecine... Paris, 1852, in 8⁰ de 38 pp. Avec 1 planche. (Gazette médicale de Paris.)

Aristote.

GIRBAL (A.). Étude médicale sur Aristote. (Gazette médicale de Montpellier, 1854-1855, XV, 65 et 97.)

Bacon.

JAUMES (A.). De l'Influence des doctrines philosophiques de Descartes et de Bacon sur le progrès de la médecine... (1850.)

Voyez ci-après col. 75.

BOUCHER (J.). De l'Influence du Baconisme sur les sciences en général et la médecine en particulier... Paris, 1851, in 8⁰.

Béranger.

LATOUR (Amédée). Béranger hygiéniste et nosographe. (Union médicale, 1857, XI, 363.)

Boursault.

HAMY (Ern.). Boursault et les médecins. Étude médico-littéraire... Paris, (1867,) in 8⁰ de 12 pp. (Union médicale.)

César.

DUBOIS, d'Amiens (Frédéric). Académie ... de médecine. Recherches historiques et médicales sur les incidents du meurtre de Jules César ... Paris, 1868, in 8⁰ de 24 pp. (Bulletin de l'Académie de médecine.)

Cicéron.

GARMANN (Benj.-Gottl.). .. Ciceronem medicum præses M. J.-S. Bergerus ... respondente B.-G. Garmanno... dissertatione ultima... tuetur. Vitembergæ, 1712, in 4⁰ de 16 pp.

LAUHN (Bern.-F.-Rud.). Dissertatio epistolica de Cicerone artis medendi ac medicorum patrono. Ienæ, 1750, in 4⁰. (Ch.)

GOULIN (Jean). Dissertation dans laquelle on explique un passage de Cicéron relatif à la médecine, et dans lequel on démontre que Lyso, dont parle cet auteur, ne fut point médecin, bien que Bernier, Leclerc, Éloy et Matthiæ lui aient donné cette qualité. Paris, 1779, in 4⁰.

BIRKHOLZ (Adamus-Michael). Cicero medicus, h. e. selectos e M.-T. Ciceronis operibus locos, vel omnino medicos vel facillime ad res disciplinasque medicas transferendos... congessit... et præfatus est... Lipsiæ, 1806, in 8°.

Autre éd. 1812.

MENIÈRE (P.). Cicéron médecin. Étude médico-littéraire... Paris, 1862, in 18.

SAUCEROTTE (C.). Cicéron médecin. (Gazette médicale de Paris, 1863, XVIII, 597.)

A propos de l'ouvrage du Dr Menière.

ALEXANDRE. Appréciations médicales sur le traité de la vieillesse de Cicéron... Amiens, 1868, in 8° de 31 pp.

Démocrite.

CARTHEUSER (Frid.-Aug.)... J.-W.-C. Baumer... et J.-F.-C. Kramer... sollemnia inauguralia indicit; simulque de medicina Democriti Abderitæ quædam disserit. Gissæ Hassorum, 1775, in 4° de 20 pp.

Descartes.

MOHRMANN (Ant.). De Cartesianæ philosophiæ efficacia in mutanda artis medicæ indole... præside... J.-C. Reil ... Halæ, 1797, in 8° de 40 pp.

JAUMES (A.). De l'Influence des doctrines philosophiques de Descartes et de Bacon sur les progrès de la médecine. Thèse de concours. Montpellier, 1850, in 4°.

BERTRAND DE SAINT-GERMAIN. Descartes considéré comme physiologiste et comme médecin. Paris, 1869, in 8°.

Galien.

DAREMBERG (Ch.). Essai sur Galien considéré comme philosophe. (Gazette médicale de Paris, et Fragments du commentaire de Galien sur le Timée de Platon... Paris, 1848.)

CHAUVET (Emmanuel). Mémoire sur le traité de Galien intitulé: Des dogmes d'Hippocrate et de Platon... Paris, 1857, in 8°. (Compte rendu de l'Académie des sciences morales et politiques.)

— Mémoire sur le traité de Galien intitulé: Que les mœurs de l'âme suivent le tempérament du corps... Caen, 1857, in 8° de 54 pp. (Mémoires de l'Académie de Caen.)

— La Psychologie de Galien... Caen, 1860-1867, 2 parties en 2 vol. in 8°. (Mémoires de l'Académie de Caen.)

Goethe.

CLEMENS (Fr.). Göthe als Naturforscher. Frankf. a. M., 1841, in 8°. (Ch.)

STRICKER (Wilh.). Die Aerzte in Göthe's Jugendgeschichte. (Virchow's Archiv, 1863, XXVI, 583.) (S. J.)

Hippocrate.

FONSECA (Rodericus a)... In Hippocratis legem commentarium, quo perfecti medici natura explicatur... Romæ, typ. T. et P. de Dianis, 1586, in 4°.

FINK (M.-Jo.). Dissertatio solennis de θείῳ Hippocratis... Erfordiæ, 1702, in 4° de 24 pp.

ALBERTI (Mich.). Propempticon inaugurale de vero sensu medico naturæ incorporeæ Hippocraticæ. (Halæ, 1718,) in 4° de 12 pp.

GESNER (Jo.-Matth.). Ψυχαὶ Ἱπποκράτους ex libro I de diæta... disputatæ a J.-M. Gesnero... et C.-P. Gesnero... Gottingæ, 1737, in 4° de 40 pp.

Jacobi (Frid.-Glo.). Philosophiæ Hippocraticæ specimen proponunt M. Frid.-Gottl. Jacobi et Georg-Rud. Boehmer. Lipsiæ, 1747, in 4⁰ de 40 pp.

Réimprimé dans Baldinger, Selecta opuscula, Gottingæ, 1782.

Boerner (Fr.) ... Super locum Hippocratis in jurejurando maxime vexatum meditationes. Lipsiæ, 1751, in 4⁰ de 22 pp.

Thorlacius (M.-Birgerus). Idea medici ex Hippocrate. Prolusio, 1803. (t. 1, p. 15 de Prolusiones et opuscula academica. Havniæ, 1806.)

Duval (J.-R.). Serment d'Hippocrate, précédé d'une notice sur les serments en médecine... Paris, 1818, in 8⁰ de 20 pp.

La Prade (Richard de). Discours sur l'instruction du médecin, suivant Hippocrate, prononcé à l'ouverture solennelle de l'École de médecine établie près les hôpitaux civils de Lyon ... Lyon, 1822, in 8⁰ de 36 pp.

Lange (Jo.-Frid.). De causo Hippocratis et Aretæi. Dissertatio inauguralis historico-medica ... opponentibus J. Baum... A. Dittmar... G. Wesch... Halæ, 1822, in 8⁰ de 32 pp.

Chauvet (Emman.). Mémoire sur la philosophie d'Hippocrate... Paris, 1856, in 8⁰ de 54 pp. (Compte rendu de l'Académie des sciences morales et politiques.)

Luppi. De la Philosophie et de la physiologie philosophique d'Hippocrate... (Paris, 1860,) in 8⁰ de 28 pp. (Gazette médicale de Paris.)

Homère.

Guardia (J.-M.). Commentateurs médicaux d'Homère et de Virgile. (Gazette médicale de Paris, 1865, XX, 811.)

Voyez encore ci-dessus col. 519, Médecine Homérique.

Horace.

Friderici (Jo.-Glb.). De vitio medico ad illustrandos binos Horatii, vatis lyrici, locos. Epistola gratulatoria. Lipsiæ, 1739, in 4⁰ de 16 pp. (Ro.)

Bally (Victor)... Voyage d'Horace à travers les marais Pontins, considéré spécialement sous les points de vue médicaux... Paris, (1849,) in 8⁰ de 15 pp. (Bulletin de l'Académie de médecine.)

Richard, de Nancy. Commentaire physiologique sur la personne d'Horace. Lyon, 1863, in 12. (Gazette médicale de Lyon.)

Jésus-Christ.

Gutsmuths (Hier.-Christ.). Dissertatio inauguralis medica de Christo medico... Jenæ, 1812, in 8⁰ de 56 pp.

Leibnitz.

Marx (K.-F.-H.). Gottfried-Wilhelm Leibnitz in seinen Beziehungen zur Arzneiwissenschaft... Göttingen, 1859, in 4⁰ de 34 pp. (Abhandlungen der Gesellschaft der Wissenschaften zu Göttingen.)

Louis XIII.

Guardia (J.-M.). La Médecine dans l'histoire. Le mariage de Louis XIII. (Gazette médicale de Paris, 1864, XIX, 415, 437, 465 et 479.)

Luc (Saint).

Clausewitz (Bened.-Gottlob). De Luca Evangelista medico, ad epist. ad Colossos 4, v. 14. Halæ, 1740, in 4⁰. (Ch.)

Luther.

MOHNIKE (Gottl.-Christ.-Fried.). Dr Martin Luther und Philipp Melanchthon über den Arzt und seine Kunst. Der medicinischen Privatgesellschaft zu Stralsund an ihrem ein und fünfzigsten Stiftungstage... Stralsund, 1823, in 8⁰ de 32 pp.

Mahomet.

RENAULDIN. Rapport fait au nom d'une commission et lu... à l'Académie ... de médecine, dans ses séances des 3 et 17 mai 1842, sur un mémoire intitulé: „Mahomet considéré comme aliéné, par Jean-Jacques Beaux..." Paris, 1842, in 8⁰ de 39 pp. (Bulletin de l'Académie de médecine.)

RONDEAU DU NOYER (E.-J.-F.). Mahomet. Étude médico-psychologique. Thèse, n° 96. Paris, 1865, in 4⁰ de 47 pp.

Martial.

ZAROTTI (Cæs.). M.-Valerii Martialis epigrammatum medicæ, aut philosophicæ considerationis enarratio, sive de medica Martialis tractatione commentarius... Venetiis, Baba, 1657, in 4⁰.

Molière.

FAUCONNEAU-DUFRESNE. Étude médicale sur Molière... Paris, 1848, in 8⁰ de 24 pp. (Union médicale.)

ALEXANDRE. Molière et les médecins. Lecture faite à l'Académie d'Amiens. Amiens, 1854, in 12. (Mémoires de l'Académie de la Somme.)

RAYNAUD (Maurice). Les Médecins au temps de Molière. Mœurs, institutions, doctrines... Paris, 1862, in 8⁰.

HAMY (Ern.). Le Médecin volant de Molière. Étude médico-littéraire... Paris, (1866,) in 8⁰ de 8 pp. (Union médicale.)

Ovide.

NEAPOLIS (Carol.). Ad librum Fastorum Ovidii commentarius physicus. Antwerpiæ, 1639, in fol. (Ro.)

Pétrarque.

HENSCHEL. Petrarca's Urtheil über die Medicin und die Aerzte seiner Zeit. (Janus I, 183.)

MABILLE (P.). Pétrarque et les médecins. Deuxième lettre à Jean de Dondi, médecin de Padoue, traduite par le Dr P. Mabille... Angers, 1870, in 8⁰ de 42 pp. (Annales de la Société Linnéenne de Maine-et-Loire.)

Photius.

GEISSLER (Jo.-Gottfr.). De Photii, patriarchæ Constantinopolitani, scientia medica dissertatio epistolica... Lipsiæ, 1746, in 4⁰ de 22 pp.

Platon.

PLANERUS (Andr.). Orationes tres, quarum prima continet explicationem definitionis artis medicæ, quæ est apud Platonem, in dialogo, qui inscribitur symposium, etc. Tubingæ, 1579, in 4⁰. (Ro.)

RICHTER (Geo.-Glo.). Programma de immunitate mentiendi a Platone medicis concessa. Gottingæ, 1759, in 4⁰. (Ch.)

NEEFE (Jo.-Christ.-Aug.). Dissertatio inauguralis medica de medico Platonico ... præside G.-A. Langguth ... Wittenbergæ, 1759, in 4⁰ de 36 pp.

LICHTENSTÄDT (J.-R.). Platon's Lehren auf dem Gebiete der Naturforschung und der Heilkunde... Leipzig, 1826, in 8⁰.

SCHLEIERMACHER (Fr.). Ueber Platon's Ansicht von der Ausübung der

Heilkunst. (p. 274 de Reden und Abhandlungen, herausgegeben von L. Jonas. Berlin, 1835.)

Brück. Platon und Schleiermacher über die Ausübung der Heilkunst beleuchtet. (Holscher, Hannoversche Annalen, 1843.)

Girbal (A.). Étude médicale sur Platon. Montpellier, 1854, in 8°. (Gazette médicale de Montpellier.)

Sénèque.

Kirsten (Andr.-Jac.). De Seneca medico, id est de quibusdam utriusque Senecæ sententiis medicis disputatio prima... præside Jo.-Jac. Kirstenio... respondentibus Andr.-Jac. Kirsten et Gust.-Georg. Zeltner. Altorfii, 1738, in 4° de 20 pp.

Sue aîné (P.). Commentaires littéraires sur quelques passages des Lettres de Sénèque le philosophe, relatifs à la médecine. (S. l. n. d.,) in 8° de 30 pp.

Alexander (A.). Die in den philosophischen Schriften des Seneca enthaltenen ärztlichen Bemerkungen. (Pfaff, Mittheilungen, 1839.) (Ro.)

Sévigné.

Menière (P.). Les Consultations de Madame de Sévigné . . . Paris, 1862, in 8°. (Gazette médicale de Paris.)

Shakespeare.

Bucknill (John-Charles). The medical Knowledge of Shakespeare . . . London, 1860, in 8°.

Cless (Georg). Medicinische Blumenlese aus Shakespeare zu eigener und seiner Collegen Kurzweil... Stuttgart, 1865, in 12.

Thomas (Saint).

Jordanus (Hyac.). Theorica medicinæ Sancti Thomæ . . . aliorum SS. Patrum et sacræ scripturæ locis . . . illustrata. In quatuor partes . . . distincta . . . Neapoli, MCDXXXIII (sic), in 4°.

Virgile.

Boecler (Phil.-Henr.). De medicina Virgilii Æn. XII, 397, mutuæ artis titulo insignita. Argentorati, 1742, in 4°. (Ch.)

Gasser (Jo.-Mich.). Programma de artibus (mutis) ad illustrandum Virgilii locum, Æn. XII, 397. Halæ, 1751, in 4°. (Ch.)

Schulze (Jo.-Henr.)... Programma de artibus mutis ad illustrandum Virgilium, Aeneidos XII vers. 397 . . . Halæ, 1751, in 4° de 16 pp.

Pétrequin. De l'Intervention de la physiologie dans l'interprétation d'un passage fort controversé des églogues de Virgile... Lyon, (1863,) in 8° de 60 pp.

Guardia (J.-M.). Commentateurs médicaux d'Homère et de Virgile. (1865.)

Voyez ci-dessus col. 754.

10.

Histoire de l'anatomie et de la physiologie.

Généralités.

Albertus (Salomon). De disciplina anatomica, quo ortu cœperit et quomodo sensim aucta et ad posteros transmissa sit. Norimbergæ, 1585, in 8°. (D. D.)

Tandlerus (Tob.). Programma. Anatomes cultorum recensus. Vitebergæ, 1609, in 4° de 8 pp. (Ro.)

PAULLI (Simon). De anatomiæ ortu, progressu, præstantia et utilitate diatribe. Hafniæ, 1643, in 4°. (Ch.)

Autre éd. 1683, Francofurti, in 4°.

HARTMANN (Philip.-Jac.). Exercitatio anatomica (I-IV) de originibus anatomiæ. Regiomonti, 1683, in 4°. (Ch.)

BIDLOO (Godefroy). Dissertatio de antiquitate anatomes, habita cum anatomiam professurus in Academia Batava inaugurareturr. Lugduni Batavorum, 1694, in fol. (D. D.)

GOELICKE (A.-O.). Historia anatomiæ nova æque ac antiqua ... (1713.)

Voyez ci-dessus col. 28.

SCHULZE (Jo.-Henr.). Historiæ anatomiæ specimen I (et II). Altorfii, 1721-1723, in 4°.

Réimprimé dans Kurella, Fasciculus dissertationum ... Berolini, 1754.

VAN LEMPOEL (Jo.-Franc.). Specimen inaugurale exhibens anatomes originem, progressum, et deinde omnes pæne quorum scriptis ab Alcmæone ad Harvæum usque promota est, auctores ... Lugduni Batavorum, 1725, in 4°.

SELLIUS (Burchard-Adam). De anatomicæ historiæ scriptoribus. Kilonii, 1734, in 4°. (Ch.)

BIANCHI (Jean-Baptiste). Anatomiæ status priscis sæculis ad medicam praxim qui fuerit, qui vero superiori sæculo, et qui in præsenti existat, cum figuris. (S. l.,) 1736, in 4°. (D. D.)

KIRSTEN (Jo.-Jac.). De physiologiæ ortu et progressu. Altorfii, 1737, in 4°. (Ch.)

GOELICKE (A.-O.). Introductio in historiam litterariam anatomes ... (1738.)

Voyez ci-dessus col. 29.

CILANO (Geo.-Chr.-Maternus de). Programma de incrementis anatomiæ. Altona, 1740, in 4°. (Ch.)

LIEUTAUD. Anatomie historique et pratique... Nouvelle édition, augmentée de diverses remarques historiques et critiques, et de nouvelles planches; par M. Portal... Paris, 1776-1777, 2 vol. in 8°.

La 1re édition a paru en 1742 sous le titre de „Essais anatomiques".

KURELLA (Ern.-Godofr.). Fasciculus dissertationum ad historiam medicam, speciatim anatomes, spectantium, quem, ob raritatem non minus ac utilitatem, prodire curavit D. Ern.-Godofr. Kurella. Berolini, 1754, in 8°.

Contenant J.-H. Schulze, Historiæ anatomiæ specimina duo; et P.-J. Hartmann, De origine anatomiæ et de peritia veterum anatomica.

GOOCH (Benjamin). A short historical Account of the rise and progress of surgery and anatomy. (t. 1, p. 19 de A practical treatise on wounds. Norwich, 1767.)

PORTAL. Histoire de l'anatomie et de la chirurgie, contenant l'origine et les progrès de ces sciences; avec un tableau chronologique des principales découvertes, et un catalogue des ouvrages d'anatomie et de chirurgie, des mémoires académiques, des dissertations insérées dans les journaux, et de la plupart des thèses qui ont été soutenues dans les Facultés de médecine de l'Europe... Paris, 1770, 7 vol. in 8°.

GOULIN. Lettre à M. Fréron ... Amsterdam et Paris, 1771, in 8°.

Au sujet de l'article précédent.
Autre édition même année.

NORTHCOTE (Will.). A concise History of anatomy from the earliest ages. London, 1772, in 8°. (Ch.)

HAAG (Jos.-Anton.). Antiquitates anatomicæ, seu de anatomiæ exortu et propagatione. Oeniponti?

Haller, à qui nous empruntons ce titre, reproduit par Choulant, n'en donne ni la date ni le format.

LASSUS. Essai ou Discours historique et critique sur les découvertes faites en anatomie par les anciens et par les modernes... Paris, 1783, in 8⁰.

— Historisch-kritische Abhandlung über die älteren sowohl als neueren Entdeckungen der Anatomie. Aus d. Franz. . . von J.-H. Crevelt. Frankfurt a. M., 1787-1788, 2 vol. in 8⁰.

AYRER (Aug.-Frid.). De quibusdam physiologiæ Cartesianæ capitibus dissertatio . . . Gottingæ, 1791, in 4⁰ de 28 pp.

BACKER (G.). Herinnering aan de waardij en de vereischten van het beroep eenes heelmeesters, en schets van eene Geschiedenis der Ontleedkunde. Harlem, 1807, in 8⁰. (Ro.)

LAUTH (Thomas). Histoire de l'anatomie . . . Strasbourg, 1815, in 4⁰.

T. I, c'est tout ce qui a paru.

OSANN (Emil). Ideen zur Bearbeitung einer Geschichte der Physiologie. Vorwort und Einladung zu meinen Vorlesungen. Berlin, 1815, in 8⁰.

KIENINGER (Balth.). Programma über die Zergliederungskunst. Pesthi, 1820, in 8⁰ de 53 pp. (Ro.)

Contenant une histoire de l'anatomie.

BOSTOCK (John). Sketch of the history of physiology. (p. 1 de An elementary System of physiology . . . fourth edition. London, 1844.)

La 1re édition a paru en 1828.

MEYRANX. Biographie des anatomistes les plus célèbres . . . (1827.)

Voyez ci-dessus col. 60.

LAURENCET. Introduction historique. (p. 1 de Résumé complet de la physiologie de l'homme . . . Paris, 1827.)

WEBER (W.-J.-A.). Entwickelungsgeschichte der Physiologie und Medicin. Stuttgart, 1835, in 8⁰. (C.)

MARTINI (Lorenzo). Storia della fisiologia. Torino, 1835-1837, 8 vol. in 8⁰. (C.)

WHEWELL (W.). A History of the inductive sciences . . . London, 1837, 3 vol. in 8⁰.

Contenant une histoire de la physiologie.

GOETHE. Anatomie philosophique . . . comprenant l'histoire de ses travaux anatomiques, son mémoire sur l'os intermaxillaire, l'ostéologie comparée, etc. . . . traduite et annotée par Ch.-Fr. Martins . . . Paris, 1839, in 8⁰. Avec planches.

BURGGRAEVE (Ad.). Histoire de l'anatomie depuis son origine jusqu'à nos jours. (t. 1 de Cours théorique et pratique d'anatomie, Gand, 1840.)

— Précis de l'histoire de l'anatomie, comprenant l'examen comparatif des ouvrages des principaux anatomistes anciens et modernes . . . Gand, 1840, in 8⁰.

CHOULANT (Louis). Geschichte der Anatomie und Geschichte der Physiologie . . . (S. l. n. d.,) in 8⁰ de 78 pp.

BLAINVILLE (Ducrotay de). Histoire des sciences de l'organisation et de leurs progrès comme base de la philosophie... rédigée d'après ses notes et ses leçons faites à la Sorbonne de 1839 à 1841, avec les développements nécessaires et plusieurs additions par F.-L.-M. Maupied... Paris, 1845, 3 vol. in 8⁰.

BALY (William) et KIRKES (William-S.). Recent Advances in the physiology of motion, the senses, generation and development: being a supplement to the second volume of professor Müller's „Elements of physiology"... London, 1848, in 8⁰. (B. R.)

HALBERTSMA (Hiddo). . . Oratio de Albini anatomiæ tractandæ methodo, comparata cum ea quam nostra tempora sibi deposcunt... Lugduni Batavorum et Amstelodami, 1848, in 8⁰ de 44 pp.

SEGOND (L.-A.). Examen historique de la méthode suivie jusqu'à ce jour dans l'étude de l'organisation des animaux et exposition d'un plan définitif d'anatomie humaine; mémoire présenté à la Société de biologie. Paris, (1849,) in 8⁰ de 44 pp.

— Histoire et systématisation générale de la biologie, principalement destinée à servir d'introduction aux études médicales . . . Paris, 1851, in 18. (Gazette médicale de Paris.)

CHOULANT (L.). Geschichte und Bibliographie der anatomischen Abbildung nach ihrer Beziehung auf anatomische Wissenschaft und bildende Kunst . . . (1852.)

Voyez ci-dessus col. 30.

PARIS. Discours sur l'histoire de l'anatomie, prononcé en 1852 à la séance de rentrée de l'École préparatoire de médecine et de pharmacie de Dijon . . . Dijon, 1852, in 8⁰ de 28 pp.

HÆSER (H.). Ueber zwei anatomische Bildwerke des Vatikans. (Med. Zeit. der Ver. f. H. in Preussen, 1858, n° 28.) (C. J.)

DAVIDSON. Zur Geschichte der anatomischen Abbildungen. (Jahresbericht d. Schles. Gesellsch. für vaterl. Cultur, 1861, 209.) (C. J.)

CROUILLEBOIS (Aug.). Étude historique et critique sur l'anatomie des cavités closes naturelles du corps humain. Thèse, 2me série, n° 543. Strasbourg, 1861, in 4⁰ de 26 pp.

BEGBIE (J.-Warbuton). Sketch of the early history of anatomy. (Edinburgh medical Journal, 1868, 97.)

FIORETTI (Felice). (Études pour l'histoire de la physiologie.) (Gazz. Lomb., 1870, 35—37 et 39—40.) (S. J.)

Histoire de l'anatomie et de la physiologie limitée à certaines époques.

Antiquité.

STUPANUS (Jo.-Nicol.). De hominis natura secundum Hippocratem, itemque de officina sanguinis venarumque principio, respondentibus Rud. Salzmann et Jo.-Henr. Ryhinero. Basileæ, 1597, in 4⁰ de 32 pp. (Ro.)

MAI (J.). Physiologia sacra. Middelburgi, 1661, in 4⁰. (Ro.)

VERDRIESS (J.-M.) et VALENTINUS (M.-B.). Physiologiæ biblicæ capita selecta. Giessæ, 1711, in 4⁰. (Ch.)

HALLER (Alb. ab). Oratio, quod Hippocrates humanæ anatomes non fuerit imperitus. Gottingæ, 1737, in 4⁰. (Ro.)

WESTPHAL (Andr.). Programma de peritia Aristotelis anatomica, inprimis num cadavera secuerit humana. Gryphiswaldiæ, 1745, in 4⁰. (Ch.)

STENTZEL (Traug.-Balth.-Ch.). . . Dissertatio inauguralis medica de Hippocratis studio anatomico singulari . . . Præside Dan.-Wilh. Trillero . . . Vitebergæ, 1754, in 4⁰ de 30 pp.

GRUNER (Ch.-Godofr.). Analecta ad antiquitates medicas, quibus anatome Ægyptiorum et Hippocratis, nec non mortis genus quo Cleopatra regina periit, explicantur... Vratislaviæ, 1774, in 8⁰.

DELAVAUD. Physiologie d'Hippocrate, extraite de ses œuvres... Paris, 1802, in 8⁰.

FANGEL (Boe). Physiologiæ Hippocratis breve specimen. Hafniæ, 1804, in 8°. (Ro.)

PHILIPPSON (Lud.). Ὕλη ἀνθρωπίνη, pars I. De internarum humani corporis partium cognitione Aristotelis cum Platonis sententiis comparata; pars II. Philosophorum veterum usque ad Theophrastum doctrina de sensu. Theophrasti de sensu et sensilibus fragmentum historico-philosophicum cum textu denuo recognito, prima conversio latina et commentaria. Aristotelis doctrina de sensibus. Theophrasti fragmenta de sensu, phantasia et intellectu e Prisciani metaphrasi primum excerpta. Berolini, 1831, in 8°.

LONCQ (Gozewinus-Janus). Dissertatio historico-medica inauguralis de physiologia veterum... Lugduni Batavorum, 1833, in 8°.

HYRTL (Jos.). Antiquitates anatomicæ rariores, quibus origo, incrementa et status anatomes apud antiquissimæ memoriæ gentes historica fide illustrantur... cum tabulis tribus lapidi incisis. Vindobonæ, 1835, in 8°.

FRIEDLEBEN (Alex.). Hippocratis Coi biologiæ explicatio nova... dissertatio inauguralis. Wirceburgi, 1842, in 8° de 46 pp.

MALGAIGNE. Études sur l'anatomie et la physiologie d'Homère. Paris, 1842, in 8°.

TOSONI (Pietro). Della Anatomia degli antichi e della scuola anatomica Padovana... Padova, 1844, in 8°. Avec 1 pl.

QUARANTA (Bernardo). Saggio di una fisiologia Omerica... (S. l. n. d.,) in 4° de 18 pp.

ASSON (Michelangelo). Sulla Sapienza anatomica e chirurgica d'Omero. Memoria. Venezia, 1855, in 8° de 34 pp. (Giornale Veneto di scienze mediche.)

CHARCOT et DECHAMBRE. De quelques Marbres antiques concernant des études anatomiques... Paris, 1857, in 8° de 18 pp. (Gazette hebdomadaire de médecine.)

HIRSCH (Aug.). Commentatio historico-medica de collectionis Hippocraticæ auctorum anatomia, qualis fuerit et quantum ad pathologiam eorum valuerit... Berolini, 1864, in 4° de 44 pp.

Temps modernes.

MEYSSONNIER (Lazare). De scriptis et inventis anatomicorum qui post Laurentium scripserunt. Lugduni, 1650, in 8°. (Ch.)

ROBERG (Laur.). Dissertatio sistens inventa anatomica recentiorum. Upsalæ, 1700, in 4°. (Ch.)

HEISTERUS (Laurent). Programma de inventis anatomicis hujus seculi, quo initium prælectionum suarum... indicit. Helmstadii, 1720, in 4° de 16 pp.

— ... Oratio de incrementis anatomiæ in hoc seculo XVIII., publice dicta d. XVIII iulii MDCCXX... Wolfenbuttelæ, 1720, in 8°.

LUCHTMANS (Petr.)... Oratio inauguralis de anatomicis sæculi XVIII. incrementis... Lugduni Batavorum, 1740, in 4° de 46 pp.

GALLINI (St.). Saggio d'osservazioni concernanti i nuovi progressi della fisica del corpo umano. Padova, 1792, in 8°. (Ro.)

YEATS (Grant-David). Observations on the claims of the moderns to some discoveries in chemistry and physiology. London, 1798, in 8⁰. (B. B.)

Uebersicht der Fortschritte der Anatomie im letzten Jahrzehend. (N. Journal der Erfindungen und Widersprüche, 1810, I, 161 et 201.) (Ro.)

CHOULANT (L.). Die anatomischen Abbildungen des XV. und XVI. Jahrhunderts . . . (1818.)

Voyez ci-dessus col. 29.

RIXNER et SIBER. Leben und Lehrmeinungen berühmter Physiker am Ende des XVI. und am Anfange des XVII. Jahrhunderts als Beyträge zur Geschichte der Physiologie in engerer und weiterer Bedeutung . . . (1820-1826.)

Voyez ci-dessus col. 65.

DÖLLINGER (Ign.). Von den Fortschritten, welche die Physiologie seit Haller gemacht hat. München, 1824, in 4⁰. (Ro.)

DEZEIMERIS (J.-Eug.). Aperçu des découvertes faites en anatomie durant les 30 années qui viennent de s'écouler, et de l'influence de ces travaux sur les progrès de la connaissance et du traitement des maladies. Paris, 1830, in 8⁰.

TURNER (Thomas). A Report on the present state of our knowledge of anatomy. (Transactions of the provincial medical and surgical Association, 1835, III, 93.)

EBLE (Burkard). Versuch einer pragmatischen Geschichte der Anatomie und Physiologie vom Jahre 1800-1825... Wien, 1836, in 8⁰.

PAGET (James). Report on the progress of anatomy and physiology in the years 1842-1845. (British and foreign medico-chirurgical Review, 1844, XVII, 249; 1845, XIX, 249 et 563; 1846, XXI, 541 et XXII, 261.)

— Bericht über die Fortschritte der menschl. Anatomie und Physiologie in den J. 1843 und 44. Aus dem Engl. von Raimund Melzer. Augsburg, 1846, in 8⁰. (E.)

BOUVIER (Louis). Bichat et son système de physiologie. Thèse, n⁰ 39. Montpellier, 1850, in 4⁰ de 60 pp.

DOSOUS (P.-R.). De l'Influence que les progrès de la physiologie depuis le commencement du 19ᵉ siècle, ont exercée sur la médecine pratique. Thèse de concours. Montpellier, 1852, in 4⁰ de 90 pp.

KLOPSCH (Carol.-Imman.). Prolegomena ad historiam physiologiæ in schola Boerhaaviana. Breslau, 1859, gr. in 4⁰ de 45 pp. (E.)

RIMBAUT (T.). André Vésale ou Le triomphe de l'anatomie; comédie historique en deux actes et en prose. Tournai, 1863, in 8⁰.

POLACK (C.). Die Physiologie des 16. Jahrhunderts. (Deutsche Klinik, 1864, 42 et 43.) (C.-J.)

BERNE ET DELORE. Influence de la physiologie moderne sur la médecine pratique . . . Paris, 1864, in 8⁰.

BERNARD (Claude). Recueil de rapports sur les progrès des lettres et des sciences en France... Rapport sur les progrès et la marche de la physiologie générale . . . Paris, 1867, gr. in 8⁰.

FERGUSSON (Will.). Lectures on the progress of anatomy and surgery during the present century. Delivered at the Royal College of surgeons in England, in june 1864. London, 1867, in 8⁰. (Lancet, 1864.)

LANGER (Karl). Lionardo da Vinci, der erste Darsteller der richtigen Lage des menschlichen Beckens. Historische Notiz. Wien, 1867, in 8⁰. (E.)

Histoire de l'anatomie et de la physiologie limitée à certaines nations.

Allemagne.

Schmid (Jo.-Andr.). Oratio de Germanorum in anatomiam meritis, qua potiora eorundem inventa recensentur et nonnulla exteris attributa, nostris prosectoribus vindicantur... Helmstadii, 1723, in 4°. de 32 pp.

Rosenmüller (Jo.-Chr.). Programma I (-VIII) de viris quibusdam, qui in Academia Lipsiensi anatomes peritia inclaruerunt. (1815-1819.)

Voyez ci-dessus col. 69.

Autriche.

Hyrtl. Geschichte der Anatomie und ihrer Anstalten der Carl-Ferdinands-Universität zu Prag. (Med. Jahrbücher des k. k. Oesterreich. Staates, 1843.) (Ro.)

Belgique.

Forsten (Rudolph) . . . Oratio de Belgarum meritis in œconomia corporis humani extricanda. Dicta publice cum in Academia Gelro-zutphanica ordinariam medicinæ theoreticæ, anatomes et chirurgiæ professionem auspicaretur, a. d. V junii MDCCLXXVI. Harderovici, (s. d.,) in 4°.

Gluge . . . Sur les Progrès que l'anatomie et la physiologie humaines ont faits dans les derniers temps en Belgique . . . (S. l., 1849,) in 8° de 16 pp. (Bulletins de l'Académie de Belgique.)

Danemark.

Skjelderup (Michael). Programma sistens historiam studii anatomici in Universitate Hafniensi. Havniæ, 1811, in 4°. (Ch.)

Traduit en danois dans Engelstoft, Universitets Annaler.

Major (Joh.-Dan.)... Historia anatomes Kiloniensis primæ... Sub finem annexus est catalogus scriptorum successive in posterum ab autore edendorum. Kilonii, 1666, in fol. de 26 pp.

Égypte.

Eschenbach (Jo.-F.). Epistola... Lipsiæ, (1776,) in 4° de 12 pp.

Au sujet de l'anatomie chez les Égyptiens.

France.

Bouisson (F.). Tableau des progrès de l'anatomie dans l'École de Montpellier... Montpellier, 1837, in 8° de 39 pp.

Boecler (Phil.-Henr.). Oratio extollens procerum et medicorum Argentoratensium in anatomen merita. Argentorati, 1756, in 4°. (Ch.)

Grande-Bretagne.

Gerson. Ueber den gegenwärtigen Zustand der Anatomie im britischen Reiche. (Magazin, 1829.) (Ro.)

Hollande.

Bidloo (Godofredus)... Dissertatio de antiquitate anatomes, habita cum anatomicam professurus, in Academia Batava inaugurraretur. (1694.)

Voyez ci-dessus col. 759.

Sebastian (A.-A.). Oratio de Batavorum sæculo XVII° de anatome meritis atque inventis in ea præstantissimis. (Groningæ, 1832,) in 4°. (Annales Academiæ Groning.) (N. M.)

Van der Boon (A.). Geschiedenis der Ontdekkingen in de Ontleedkunde van den mensch, gedan in de Noordel. Nederlanden tot aan het begin der 19° eeuw. Met facsim. Uitgeg. door het

Prov. Utr. Genootschap. Utrecht, 1851, in 8°. (N. M.)

Inde.

CERISE. Notice sur les doctrines psycho-physiologiques des anciens philosophes Hindous. (Annales médico-psychologiques, 1843, II, 333; 1844, III, 1.)

LIÉTARD. La Physiologie et la cosmologie dans le Rig-Véda. (Gazette hebdomadaire de médecine, 1867, IV, 17, 49 et 65.)

Italie.

BRAMBILLA (G.-A. de). Storia delle scoperte fisico-medico-anatomico-chirurgiche fatte dagli uomini illustri italiani. (1777-1780.)

Voyez ci-dessus col. 523 et 524.

CERVETTO. Di alcuni illustre anatomici italiani del decimoquinto secolo indagini per servire alla storia della scienza. . . . Verona, 1842, in 8°.

Avec portrait de Marc-Antoine della Torre.

GUILELMINI (J.-F.). De claris Bononiæ anatomicis. (1735.)

Voyez ci-dessus col. 83.

MEDICI (Michele). Della Vita e degli scritti degli anatomici e medici fioriti in Bologna del cominciamento del secolo XVIII fino al presente. (1854.)

Voyez ci-dessus col. 83.

NAGEL (Carolus-Leop.). Commentatio de anatomia Salernitana per compendium Salernitanum. Dissertatio inauguralis medica... opponentibus... E. Grosser... P. Rohowsky... Vratislaviæ, (1852,) in 8° de 40 pp.

Prusse.

OTTO (Adolph-Wilh.). Einige geschichtliche Erinnerungen an das frühere anatomische Studium in Schlesien, nebst Beschreibung und Abbildung des jetzigen Königl. Anatomie-Instituts. Programma. Breslau, 1823, in 8°. (Ch.)

Sicile.

REGULÉAS (Giovanni). Discorso sullo stato presente della notomia in Catania e sui mezzi di migliorarla . . . Catania, 1839, in 8° de 30 pp. (Giornale del gabinetto letterario dell' Accademia gioenia.)

Suède.

BARFOTH (Andr.). Dissertatio de fatis anatomiæ in Suecia, respondente Lud. Sante Peterssen. P. 1. Lundini, 1788, in 4°. (Ro.)

Suisse.

JUNG (Carl-Gust.). Rede über das Verhältniss der Anatomie zu der medicinischen Wissenschaft und über die Leistungen der Anatomen an der Baseler Hochschule. Basel, 1829, in 8°. (Ch.)

Détails de l'histoire de l'anatomie et de la physiologie.

Ages.

LALLEMANTIUS (J.). Hippocrates de hominis ætate. Genevæ, 1571, in 4°. (Ro.)

Anatomie comparée.

LUDWIG (Chr.-F.). Ad orationem aditialem professionis historiæ naturalis extraordinariæ... invitat... Præmissa est historiæ anatomiæ et physiologiæ comparantis brevis expositio. Lipsiæ, 1787, in 4° de 20 pp.

CRAIGIE (David). Observations on the history and progress of comparative anatomy. (Edinburgh new philosophical Journal, 1831, X, 146 et 291; XI, 42 et 355.)

JOURDAN (A.-T.-L.). Esquisse d'une histoire et d'une bibliographie sur l'anatomie comparée. (p. IX de Carus : Traité élémentaire d'anatomie comparée . . . traduit par Jourdan. Paris, 1835.)

GRANT (Robert-E.). Outlines of comparative anatomy, presenting a sketch of the present state of knowledge and of the progress of discovery in comparative anatomy. London, 1841, in 8°.

Parts first—second. C'est tout ce qui a paru.

SCHMIDT (Oscar). Die Entwicklung der vergleichenden Anatomie. Ein Beitrag zur Geschichte der Wissenschaften. Jena, 1855, in 8°. (C. J.)

Anatomie microscopique.

HOGG (Jab.). The Microscope; its history, construction and applications . . . Second edition. London, 1855, in 8°. (B. R.)

HARTING (P.). Das Mikroskop. Theorie, Gebrauch, Geschichte und gegenwärtiger Zustand desselben. Herausgegeben von Fr.-Wilh. Theile. 2. Aufl. mit 466 einged. Holzst. und 1 Taf. in Farbendr. Braunschweig, 1866—1867, 3 vol. in 8°. (E.)

La 1re édition a paru en 1859.

COLLINGWOOD (Cuthbert). The Influence of the microscope upon the progressive advance of medicine . . . Liverpool, 1859, in 8° de 20 pp. (B. R.)

Anatomie pathologique.

HECKER (A.-F.). Kurze Geschichte der pathologischen Anatomie und Physiologie. (Magazin f. die patholog. Anatomie, 1796.) (Ro.)

RAYER (Pierre-Franc.-Olive). Sommaire d'une histoire abrégée de l'anatomie pathologique. Thèse, n° 172 . . . Paris, 1818, in 4° de 99 pp.

Autre éd, même année, in 8°.

DEZEIMERIS (Jean-Eugène). Mémoire présenté au concours ouvert devant l'Académie royale de médecine, en exécution du testament de M. Moreau, de la Sarthe, sur la question suivante : Donner un aperçu rapide des découvertes en anatomie pathologique durant les trente dernières années . . . déterminer l'influence de ces travaux sur les progrès de la connaissance et du traitement des maladies . . . Paris, 1829, in 8°.

STEWARD (L.). Modern Medicine influenced by morbid anatomy, an oration. London, 1830, in 8° de 56 pp. (Ro.)

GUILLAUME (Amédée). De l'Influence que l'anatomie pathologique a exercée sur les progrès de la médecine depuis Morgagni jusqu'à nos jours. Question proposée par l'Académie royale de médecine de Paris, pour le concours de l'année 1834 . . . Dôle, 1834, in 8°.

JOUX (Amédée). De l'Influence que l'anatomie pathologique a exercée sur les progrès de la médecine et de la nécessité de rechercher les médicaments spécifiques dans l'état actuel de la science. Thèse, n° 154. Paris, 1835, in 4° de 20 pp.

SAUCEROTTE (Constant). De l'Influence de l'anatomie pathologique sur les progrès de la médecine, depuis Morgagni jusqu'à nos jours. Mémoire auquel l'Académie royale de médecine a décerné, dans la séance publique du 9 août 1836 (concours Portal), la grande médaille en bronze du fondateur du prix et une mention honorable. . . . Paris, 1837, in 4°.

RISUEÑO D'AMADOR. Influence de l'anatomie pathologique sur la médecine depuis Morgagni jusqu'à nos jours. Ouvrage couronné en 1836 par l'Académie royale de médecine de Paris. Paris, 1837, in 4°.

CRUVEILHIER. Histoire de l'anatomie pathologique. (Pigné, Annales de l'anatomie et de la physiologie pathologiques, 1842, 9.)

CLAUZURE (A.). De l'Influence de l'anatomie pathologique et de la connaissance des anomalies sur la pathologie chirurgicale, la médecine opératoire et les accouchements... Angoulême, 1843, in 8⁰ de 39 pp.

DELIOUX DE SAVIGNAC (J.). Origine, esprit et avenir de l'anatomie pathologique. (Gazette médicale, 1858, XIII, 605.)

WEBER (O.-O.). Die Anfänge der pathologischen Anatomie. (Grenzboten, 1862, 408.) (C. J.)

Anthropologie.

HIRSCH (Samuel). Nonnulla de Hippocratis, Coi, cognitione anthropologica. Dissertatio inauguralis ... opponentibus H. Bamberger ... M.-B. Lessing ... S. Oppler ... Berolini, 1834, in 8⁰ de 30 pp.

HEINICKE. Anthropologia Thucydidis. Programma schol. Rastenburg, 1834, in 4⁰. (Ro.)

EDWARDS (W.-F.). Esquisse de l'état actuel de l'anthropologie ou De l'histoire naturelle de l'homme. (Mémoires de la Société ethnologique de Paris, 1841, I, 109.)

Traduit dans Notizen aus dem Gebiete der Natur- und Heilkunde von L. von Froriep, 1842, XXII, col. 145; et dans Zeitschrift für vergleichende Erdkunde von J.-G. Lüdde, 1842, II, 273.

VIVIEN. Recherches sur l'histoire de l'anthropologie ... (Paris, 1845,) in 8⁰ de 32 pp.

PRUNER (F.). Aegypten's Naturgeschichte und Anthropologie als Einleitung zu des Verfassers Krankheiten des Orients. Erlangen, 1847, in 8⁰. (E.)

QUATREFAGES (A. de). Recueil de rapports sur les progrès des lettres et des sciences en France... Rapport sur les progrès de l'anthropologie... Paris, 1867, gr. in 8⁰.

ROUBAUD (E.). Contributions à l'anthropologie de l'Inde. (Archives de médecine navale, 1869, XI, 5, 161 et 241.)

HAMY (E.-T.). Coup d'œil sur l'anthropologie du Cambodge. Rapport présenté à la Société d'anthropologie... (Archives de médecine navale, 1872, XVII, 250.)

Bile.

BROEN (Jo.). Exercitatio de duplici bile veterum. Lugduni Batavorum, 1685, in 12. (Ch.)

Cerveau.

HOFFMANN (Casp.). De usu cerebri secundum Aristotelem, respondente Dan. Möglingio. Altorfii, 1617, in 4⁰ de 12 pp. (Ro.)

Autre éd. 1619. Lipsiæ, in 8⁰. (Ch.)

Chaleur.

MÜLLER (Gerhard-Andr.). De calido innato veterum novæ cogitationes, respondente C. Grüningero. Giessæ, 1758, in 4⁰. (Ch.)

JOSSE (F.). De la Chaleur animale et de ses divers rapports d'après une explication nouvelle des phénomènes caloriques, avec l'examen de l'opinion des différents auteurs modernes sur le même sujet... Paris, an IX-1801, in 8⁰.

BOIN (Antoine). Dissertation sur la chaleur vitale, comprenant un examen des théories qui ont paru jusqu'ici... Paris, an X-1802, in 8⁰.

BESSIÈRES (J.-P.). Essai historique et critique sur la chaleur animale... Toulouse, 1821, in 8⁰ de 32 pp.

Chyle.

Schurigius (M.). Chylologia historico-medica, h. e. chyli humani, sive succi hominis nutritii, consideratio physico-medico-forensis; qua appetitus nimii et voracitatis, rerum haud esculentarum concupiscentiæ, nauseæ et inediæ diuturnæ, cultrivororum, vitrivororum, venenivororum et pyrophagorum exempla recensentur, farrago rerum P. N. in ventriculo et intestinis latitantium aut vomitu rejectarum suppeditatur, homerdæ resolutio chymica, cum usu medico et magico, ostenditur, annexis quæstionibus medico-forensibus et indice locupletissimo . . . Dresdæ, 1725, in 4°.

— D. Martini Gurischii (sic Schurigii) tractatus historico-medicus de chylo humano, sive succo hominis nutritio ... Lipsiæ, 1730, in 4°.

Même ouvrage que l'article précédent.

Circulation du sang.

Van der Linden (Jo.-Antonid.). Hippocrates de circuitu sanguinis, exercitatio I (—XXVII)... Lugduni Batavorum, J. Elsevirius, 1659—1673, in 4°.

Thèses soutenues sous la présidence de Van der Linden par divers candidats.

Barra (P.). Hippocrate de la circulation du sang et des humeurs . . . Lyon, 1672, in 12.

Autres éd. 1682, Lyon.
1683, Paris.

Patin (Charles). Circulationem sanguinis veteribus notam fuisse. Patavii, 1685, in 4°. (Ch.)

Piso (Homobonus). Ultio antiquitatis in sanguinis circulationem, hoc est opusculum . . . in quo sanguinis circulatio, antiquis ignota, a recentioribus inventa refellitur. Cremonæ, 1690, in 8°.

Græcus (Barthol.). Hippocratico-Galenico-neotericum animæ systema de cruoris anatome et febribus, in quo ostenditur circulationem sanguinis antiquis æque ac recentioribus notam extitisse. Mediolani, 1707, in 8°. (Ch.)

Warlitzius (Christianus) . . . Valetudinarium senum Salomonæum, medico-sacrum ad Ecclesiastæ cap. XII, in quo simul itinerarium sanguinis microcosmicum seu circulus sanguinis, antiquis tectus, detegitur. Lipsiæ, 1708, in 4°.

Heister (Laur.). Programma anatomicum quo inquiritur an sanguinis circulus veteribus fuerit incognitus. Altorfii, 1714, in 4°.

Autre éd. 1721, Helmstadii, in 4°.

Piso (Homobonus). Nova in sanguinis circulationem inquisitio. (p. 321 de Methodus medendi . . . 1726.)

Heister (Laurent). Observatio... an circulus sanguinis veteribus fuerit cognitus, occasione loci veteris scholiastæ Euripidis et Plutarchi. (Acta Academiæ naturæ curiosorum, 1727, I, 410.)

Porschbergerus (Car.-Th.). Dissertatio medico-historica de vestigiis circuli sanguinis apud Hippocratem... præside Ch.-God. Stenzelio... Vitembergæ, 1731, in 4° de 46 pp.

Schurigius (M.). Hæmatologia historico-medica, hoc est sanguinis consideratio physico-medico-curiosa... nec non varia de pericardio et corde... Dresdæ et Lipsiæ, 1744, in 4°.

Harles (Jo.-Chr.-F.). Dissertatio inauguralis exhibens historiam physiologiæ sanguinis antiquissimæ. Erlangæ, 1794, in 8° de 56 pp.

— Versuch einer Geschichte der Physiologie des Blutes im Alterthum ... (t. 3, p. 151 de Sprengel, Beiträge zur Geschichte der Medicin... Halle, 1794—1796.)

DOUGLAS (Lud.). Analecta ad historiam circuitus sanguinis Harvæani. Dissertatio inauguralis medica. Halæ, 1797, in 8⁰ de 52 pp.

Attribué à Sprengel par Choulant.

LAUBMEYER (Henr.-Ern.-Car.). Præcognita circuli sanguinis apud veteres ante Harveium. Regiomonti, 1799, in 8⁰. (Ch.)

PARISER (Bernh.-Nathan). Historia opinionum quæ de sanguinis circulatione ante Harvæum viguerint. Dissertatio inauguralis medica . . . opponentibus J. Preiss... A. David... S. Prausnitz ... Berolini, 1830, in 8⁰ de 48 pp.

HECKER (Just.-Fried.-C.). Die Lehre vom Kreislauf vor Harvey. Eine historische Abhandlung... Berlin, 1831, in 8⁰ de 32 pp. (Litter. Annal. d. Heilk.)

(BARZELLOTTI [Giacomo].) Dialogo sulla scoperta della circolazione del sangue nel corpo umano. Pisa, 1831, in 8⁰.

Avec le portrait d'André Césalpin.

THIELMANN (Car.-Henr.). Veterum opiniones de angiologia atque sanguinis motu inde ab antiquissimis temporibus usque ad Galenum enarratæ, sive quæstio, utrum sanguinis circulatio veteribus innotuerit necne? e fontibus ipsis soluta. Dissertatio inauguralis medica... Dorpati Livonorum, 1832, in 8⁰ de 94 pp.

CLARK (William). Report on animal physiology; comprising a review of the progress and state of theory and of our information respecting the blood and the powers which circulate it . . . (Report of the fourth meeting of the British Association for the advancement of science, held at Edinburgh, in 1834.) (B. R.)

COXE (John-Redman). An Inquiry into the claims of doctor William Harvey to the discovery of the circulation of the blood; with a more equitable retrospect of that event. To which is added an introductory lecture, delivered on the third of november 1829, in vindication of Hippocrates from sundry charges of ignorance preferred against him by the late professor Rush... Philadelphia, 1834, in 8⁰.

KNABBE (Joach.-Henr.). Disquisitiones historico-criticæ de circulatione sanguinis in fœtu maturo novis observationibus anatomicis exaratæ. Dissertatio inauguralis quam... defendet... opponentibus F. Lönarz... N. Liessem, W. Thome... Bonnæ, 1834, in 4⁰. Avec 4 pl.

(ZECCHINELLI.) Delle Dottrine sulla struttura e sulle funzioni del cuore e delle arterie, che imparò per la prima volta in Padova Guglielmo Harvey da Eustachio Rudio, e come esse lo guidarono direttamente a studiare, conoscere e dimostrare la circulazione del sangue ... Padova, 1838, in 8⁰.

BÉRARD (P.). Historique de la découverte de la circulation du sang. Leçon d'ouverture du cours de physiologie... Paris, (s. d.,) in 8⁰ de 24 pp.

CHIMENZ. (André Césalpin, le premier auteur de la découverte de la circulation du sang chez l'homme, 1571.) (Metaxa, Annali medico-chirurg., 1845, avril.) (Ro.)

LICHTENSTEIN (Ed.). Historia circulationis sanguinis ante et post Harvejum. Dissertatio inauguralis medicohistorica... opponentibus S. Hollænder ... F. Brilka... Vratislaviæ, 1847, in 8⁰ de 36 pp.

HERRGOTT. Quelques Observations sur l'histoire de la circulation. (Gazette médicale de Paris, 1849, IV, 716.)

FLOURENS (P.). Nouvelles Recherches touchant l'histoire de la découverte de la circulation du sang. (Journal des savants, 1849.)

ROSENZWEIG (Guil.-Wolf.). De physiologia sanguinis veterum comparata cum recentiore. Dissertatio inauguralis historico-physiologica... opponentibus D. Wiener... M. Rosenthal... Vratislaviæ, 1851, in 8° de 32 pp.

FLOURENS (P.). Histoire de la découverte de la circulation du sang... Paris, 1854, in 18.

2e éd. 1857.

BRULLÉ. Note pour servir à l'histoire de la découverte de la circulation du sang... Dijon, 1854, in 8° de 8 pp. (Mémoires de l'Académie de Dijon.)

PRANGÉ (L.). Document pour servir à l'histoire de la découverte de la circulation du sang... Paris, (1855,) in 8° de 4 pp.

EISER (Otto-Henr.). Sanguinis circulationis historia. Dissertatio inauguralis medico-historica... opponentibus J. Kœnig... C. Oppler... A. Samuel... Berolini, 1855, in 8° de 36 pp.

Die Entdeckung des Blutkreislaufs. Geschichtliche Skizze. (Deutsche Klinik, 1857, n° 28.)

Signé: O.

ISRAELS (A.-H.). De verdiensten der Nederlanders in het verspreiden en uitbreiden der Harveyaansche Ontdekking... (S. l. n. d.,) gr. in 8° de 14 pp. (Nederlandsch Tijdschrift voor Geneeskunde, 1860.)

FINCKENSTEIN (R.). Ueber die Entdeckung des Blutumlaufs. (Deutsche Klinik, 1863.)

LEE (Robert). History of the discoveries of the circulation of the blood, of the ganglia and nerves, and of the action of the heart... London, 1865, in 8° de 40 pp. Avec planches.

Cœur.

BARTHOLIN (Thomas). De corde apud veteres. Hafniæ, 1648, in 8°. (Ch.)

ANDRY (Félix). Recherches sur le cœur et le foie considérés aux points de vue littéraire, médico-historique, symbolique, etc... Paris, 1858, in 8°.

Dissection.

GÜNZIUS (Jac.-Godfr.). Ad orationem qua munus professionis anatomes et chirurgiæ... auspicabitur... invitat, et simul in Hippocratis libellum de dissectione aliqua commentatur... Lipsiæ, 1738, in 4° de 24 pp.

Embaumement.

HOFFMANN (Chr.). Diatribe exoterica de pollincturæ antiquitate, ex Arabum potissimum monimentis illustrata, respondente Jo. Melchin. Ienæ, 1669, in 4°. (Ch.)

CLAUDER (Gabr.). Methodus balsamandi corpora humana aliaque majora sine evisceratione et sectione hucusque solita, ubi non modo de conditturis veterum Ægyptiorum, Arabum, Ebræorum, ac in specie corporis Christi ut et modernorum diversa proponuntur etc. Altenburgi, 1679, in 4°. (Ch.)

ANDREÆ (Tob.). Bilanx exacta Bilsianæ et Clauderianæ balsamationis. Amstelodami, 1682, in 12. (Ro.)

GERIKE (Petr.). Programma de Athotis, Tosoarthri et antiquissimorum Ægyptiorum anatomia fabulosa, quo sectionem et demonstrationem publicam cadaveris... indicit... Helmæstadii, 1739, in 4° de 14 pp.

NEICHEL (Car.). Dissertatio inauguralis medica sistens pollincturam cadaverum humanorum iuxta antiquos et recentes. Pestini, 1821, in 8°. (Ch.)

GÜNTHER (Jo.-Jac.). Histor.-antiquar. Untersuch. über die Verfahrungsart der Alten die Leichen zu erhalten. (Gräfe und Walther, Journal für Chirurgie, 1824, VI, 233.) (Ch.)

JULIA DE FONTENELLE (E.). L'Art d'embaumer les cadavres chez les peuples anciens et modernes. Paris, 1835, in 8°.

CELLI (Scrap.). Dissertatio de antiquissimis et recentioribus cadavera humana balsamo illinendi methodis. Patavii, 1835, in 16 de 32 pp. (Ro.)

GANNAL (J.-N.). Histoire des embaumements et de la préparation des pièces d'anatomie normale, d'anatomie pathologique et d'histoire naturelle; suivie de procédés nouveaux... Paris, 1838, in 8°.

2e éd. 1841.

MAGNUS (Jul.). Das Einbalsamiren der Leichen in alter und neuer Zeit. Ein Beitrag zur Geschichte der Medicin ... Braunschweig, 1839, in 8°.

GERVAIS. Des Embaumements sous le rapport historique, scientifique et religieux ... Lyon, 1845, in 8° de 32 pp.

BOBIERRE (Adolphe). Exposé des procédés d'embaumement des anciens Égyptiens. (p. 11 de Nouveaux Procédés de conservation des substances animales ... Paris, 1845.)

ROQUES (J.). Un Mot sur l'histoire des embaumements... Évreux, 1847, in 8° de 7 pp.

COUSERAN. Résumé de l'histoire de l'embaumement des corps. (Mémoires de l'Académie de Toulouse, 1847, 138.)

CONIL (P.). Études historiques et comparatives sur les embaumements... Paris, 1856, in 12.

POUCHET (Georges). Les Embaumements chez les peuples anciens et modernes. Réponse à M. le Dr Lecoupeur ... Rouen, (1857,) in 8° de 7 pp.

REYNOSO (Alvaro). De l'Embaumement chez les Indiens américains ... Paris, (1857,) in 8° de 4 pp.

SCOUTETTEN (H.). Rapport sur des momies d'Égypte et sur la pratique des embaumements depuis les temps anciens jusqu'à nos jours... Metz, 1859, in 8° de 23 pp. (Mémoires de l'Académie de Metz.)

La couverture imprimée sert de titre.

SUCQUET (F.-P.). De l'Embaumement chez les anciens et les modernes, et des conservations pour l'étude de l'anatomie ... Paris, 1872, in 8°.

Embryogénie.

SEGER (George)... Dissertatio anatomica de Hippocratis orthodoxia in doctrina de nutritione fœtus humani in utero. Cui accessere ejusdem dissertatiunculæ binæ, quarum altera de Democriti heterodoxia in doctrina de nutritione fœtus in utero; altera de cotyledonibus uteri. Basileæ, 1660, in 4° de 76 pp.

Les 2 dernières dissertations ont un titre spécial et une pagination particulière.

SCHURIGIUS (M.). Syllepsiologia historico-medica, hoc est conceptionis muliebris consideratio physico-medico-forensis... Dresdæ et Lipsiæ, 1731, in 4°.

— Embryologia historico-medica, hoc est infantis humani consideratio physico-medico-forensis ... Dresdæ et Lipsiæ, 1732, in 4°.

ADAMS (Francis). On the Construction of the human placenta, an historical sketch ... London, (1858,) in 8° de 44 pp.

Encéphale.

BOSC (Aristide). Exposé des travaux modernes relatifs aux fonctions de l'encéphale. Thèse, n° 130. Paris, 1831, in 4° de 33 pp.

KRISHABER (Maurice). Considérations sur l'historique et le développement de l'encéphale. Thèse, n° 200. Paris, 1864, in 4° de 46 pp.

Esprits.

DEBROU. Recherches historiques sur la théorie des esprits et des âmes organiques en physiologie ; lettres adressées à M. le Dr Gosselin... Paris, 1852, in 8° de 42 pp. (Gazette médicale de Paris.)

Fécondation.

BRUCH (Edmond). De la Fécondation. Esquisse historique et exposé de l'état actuel de la science. Thèse, 2e série, n° 532. Strasbourg, 1860, in 4° de 40 pp.

Fermentation.

DRECHSLER (Jo.-Gthlf.). Dissertatio inauguralis præcipuas fermentationis theorias ab antecessoribus Lavoisieri excogitatas sistens... præside D. J.-F. Erdmanno... Vitebergæ, 1810, in 4° de 34 pp.

Foie.

HOFFMANN (Casp.). De hepate ejusque usu secundum Aristotelem, respondente Dan. Bucretio. Altorfii, 1618, in 4° de 12 pp. (Ro.)

MIQUEL (Fred.-Anton.-Guilielm.). Dissertatio anatomico-physiologica inauguralis, exhibens veterum de jecore merita... Groningæ, 1833, in 8°.

RUETHER (Ant.-Napoléon). De auctoritate hepatis apud veteres et recentiores. Dissertatio inauguralis medico-historica... opponentibus O. Besserer ... E. Peipers... G. Gluge... Berolini, 1835, in 8° de 36 pp.

MOLL (Frid.-Guil.). Brevis veterum de hepate doctrinæ explicatio. Dissertatio inauguralis historico-medica... opponentibus C. Heer... A. Haupt ... H. Selbmann... Berolini, 1837, in 8° de 48 pp.

KÖPKE. Welche psychische Bedeutung gaben die Griechen und Römer der Leber, als einem Hauptorgane des menschlichen Leibes? (Zimmermann, Zeitschrift für Alterthumswissenschaft, 1837, Nr. 56, p. 458.) (Ro.)

Générations spontanées.

GIGON (Claude). Coup d'œil sur la doctrine des générations spontanées chez les anciens; suivi de quelques considérations sur la philosophie médicale... Paris, 1860, in 8° de 27 pp. (Union médicale.)

Gynécologie.

SCHURIGIUS (M.). Gynæcologia historico-medica, hoc est congressus muliebris consideratio physico-medico-forensis... Dresdæ et Lipsiæ, 1730, in 4°.

— Muliebria historico-medica, hoc est partium genitalium muliebrium consideratio physico-medico-forensis ... Dresdæ et Lipsiæ, 1729, in 4°.

Histologie.

BOULLAND (Aug.). Recherches historiques sur les tissus accidentels sans analogues. (Journal des progrès des sciences médicales, 1827, IV, 149.)

BURGGRAEVE (Ad.). Coup d'œil sur l'état actuel de l'histologie ou de l'anatomie de texture. (Bulletin de la Société de médecine de Gand, 1843, XII, 71.)

Humeurs.

GIESELER (G.-T.-G.). De quatuor humoribus corporis humani elementaribus ex sententia Galeni. Dissertatio inauguralis physiologica... opponentibus C. Rabe... J. Rauch... C. Schreiber... Berolini, 1824, in 8° de 48 pp.

Intestins.

SEGOND (L.-A.). Sur les Dénominations des diverses parties de l'intestin par les auteurs grecs et latins. Extrait d'un mémoire lu à la Société de biologie. (Gazette médicale de Paris, 1850, V, 556.)

Irritabilité.

BALDINGER (Ern.-God.). De vestigio irritabilitatis Hallerianæ in monimentis veterum. Gottingæ, 1775-1778, in 4°.

—Vindiciæ irritabilitatis Hallerianæ. Gottingæ, 1775, in 4°.

WEBER (Aug.-Gottl.). Commentatio de initiis ac progressibus doctrinæ irritabilitatis. Cum historia sensibilitatis atque irritabilitatis partium morbosæ... Hallæ, 1783, in 8°.

Le second ouvrage a une pagination particulière, avec signature typographique continue.

DEDIAL (H.). Succincta recensio historico-critica doctrinæ Alb. Halleri, principis physiologorum, de irritabilitate. Bonnæ, 1854, in 8° de 44 pp. (C. J.)

Magnétisme animal.

MESMER (F.-A.). Mémoire sur la découverte du magnétisme animal... Genève et Paris, 1779, in 12 de 91 pp.

— Mémoire... sur ses découvertes. Paris, an VII, in 8°.

Autre éd. 1826, avec des notes de J.-L. Picher Grandchamp. Paris, in 8°.

— Dissertation sur la découverte du magnétisme animal. Paris, 1781, in 8°. (Ch.)

Traduit en allemand, Frankfurt, 1781, in 8°. (Ch.)

— Précis historique des faits relatifs au magnétisme animal jusques en avril 1781... Ouvrage traduit de l'allemand. London, 1781, in 8°.

Rédigé par D'Eslon, d'après Dureau, „Notes bibliographiques pour servir à l'histoire du magnétisme animal".

MESMER (F.-A.). Kurze Geschichte des thierischen Magnetismus bis April 1781. Karlsruhe, 1783, in 8°. (Ch.)

(BAILLY.) Rapport des commissaires chargés par le roi, de l'examen du magnétisme animal. Imprimé par ordre du Roi. Paris, imp. royale, 1784, in 4° de 68 pp.

Attribué à Bailly.
Autre éd. même année, in 8°.

Esame del magnetismo animale, ossia Rapporto de' Commissarii incaricati del re di Francia cerca l'esistenza del fluido magnetico... Milano, 1784, in 8°.

Rapport des commissaires de la Société royale de médecine, nommés par le roi pour faire l'examen du magnétisme animal, imprimé par ordre du roi. (16 août.) Paris, imp. royale, 1784, in 4° de 39 pp.

Signé: Poissonnier, Caille, Mauduyt, Andry.
Autre éd. même année, in 8° de 47 pp.

Extrait des registres de la Société royale de médecine. Séance du 24 août 1784. Paris, (s. d.,) in 4° de 4 pp.

Approbation du rapport précédent.

Extractum e Commentariis saluberrimæ Facultatis Parisiensis. Parisiis, 1784. — Extrait des registres de la Faculté de médecine de Paris. (24 août.) Paris, 1784, in 4° de 4 pp.

Au sujet du rapport des commissaires nommés par la Faculté.

Supplément aux deux Rapports de MM. les commissaires de l'Académie et de la Faculté de médecine et de la Société royale de médecine. Amsterdam et Paris, 1784, in 4° de 80 pp.

2 autres éd. même année.

D'ESLON. Observations sur les deux Rapports de MM. les commissaires nommés par Sa Majesté pour l'examen du magnétisme animal... (6 septembre.) Philadelphie et Paris, 1784, in 4⁰.

BONNEFOY (J.-B.). Analyse raisonnée des Rapports des commissaires chargés par le roi de l'examen du magnétisme animal... Lyon et Paris, 1784, in 8⁰.

Le Magnétisme. Impromptu fait au café du Caveau, en lisant l'„Analyse raisonnée par M. Bonnefoy, des Rapports des commissaires chargés par le roi de l'examen du magnétisme animal"; et l'Épigramme insérée dans les „Petites affiches de Paris", du 7 novembre 1784. (S. l. n. d.,) in 8⁰.

JUSSIEU (A.-L. de). Rapport de l'un des commissaires chargés par le roi de l'examen du magnétisme animal. (12 septembre.) Paris, 1784, in 4⁰.

BAILLY. Exposé des expériences qui ont été faites pour l'examen du magnétisme animal, lu à l'Académie des sciences par M. Bailly, en son nom et aux noms de MM. Franklin, Le Roy, de Bory et Lavoisier. Paris, imp. royale, 1784, in 4⁰ de 15 pp.

Autre éd. même année, in 8⁰ de 16 pp.

GALART DE MONTJOYE. Lettre sur le magnétisme animal, où l'on examine la conformité des opinions des peuples anciens et modernes, des savants, et notamment de M. Bailly, avec celles de M. Mesmer; et où l'on compare ces mêmes opinions au Rapport des commissaires chargés par le roi de l'examen du magnétisme animal . . . (28 septembre.) Philadelphie et Paris, 1784, in 8⁰.

(PAULET.) L'Antimagnétisme, ou Origine, progrès, décadence, renouvellement et réfutation du magnétisme animal. Londres, 1784, in 8⁰.

Par Paulet, d'après Barbier.

Traduit en allemand, Gera, 1788, in 8⁰. (Ro.)

Les Docteurs modernes, comédie-parade, en un acte et en vaudevilles, suivie du Baquet de santé, divertissement analogue, mêlé de couplets; représentée pour la première fois, à Paris, par les comédiens italiens ordinaires du roi, le mardi 16 novembre 1784. Paris, 1784, in 8⁰ de 69 pp.

Par Barré (P.-Yon) et Radet (Jean-Baptiste), d'après Barbier, 3e édition; mais attribué à Piis et Barré par d'autres bibliographes.

Réflexions préliminaires à l'occasion de la pièce intitulée: „Les Docteurs modernes..." — Suite des réflexions préliminaires... (S. l. n. d.,) in 8⁰ de 8 pp.

Réflexions préliminaires à l'occasion de la pièce intitulée: „Les Docteurs modernes..." revues et augmentées. (S. l., 1784,) in 8⁰ de 8 pp.

En vers. Parodie de l'article précédent.

Extrait des registres de la Faculté de médecine. Du 1er décembre 1784. (S. l. n. d.,) in 8⁰.

Pamphlet contre la Faculté au sujet du magnétisme animal.

Recueil des pièces les plus intéressantes sur le magnétisme animal. Paris, 1784, in 8⁰.

Histoire du magnétisme en France, de son régime et de son influence, pour servir à développer l'idée qu'on doit avoir de la médecine universelle. Vienne et Paris, 1784, in 8⁰ de 32 pp.

(DOPPET.) La Mesmériade, ou Le triomphe du magnétisme animal, poëme en trois chants, dédié à la lune. Genève et Paris, 1784, in 8⁰ de 19 pp.

La dédicace est signée D****.

CHASTENET DE PUYSÉGUR (A.-M.-J.). Mémoires pour servir à l'histoire et à l'établissement du magnétisme animal... (S. l.,) 1784. — Suite des Mémoires... Londres, 1785, 2 vol. in 8⁰.

2e éd. 1809.
3e éd. 1820.

THOURET. Extrait de la Correspondance de la Société royale de médecine relativement au magnétisme animal... Imprimé par ordre du roi. Paris, imp. royale, 1785, in 4°.

BONNEFOY (J.-B.). Examen du compte rendu par M. Thouret, sous le titre de „Correspondance de la Société royale de médecine, relativement au magnétisme animal"... (S. l.,) 1785, in 8° de 59 pp.

Remontrances des malades aux médecins de la Faculté de Paris. Amsterdam, 1785, in 8°.

Histoire véritable du magnétisme animal, ou Nouvelles preuves de la réalité de cet agent, tirées de l'ancien ouvrage d'un vieux Docteur. La Haye, 1785, in 8° de 16 pp.

Facétie.

(DELANDINE.) De la Philosophie corpusculaire, ou Des connaissances et des procédés magnétiques chez les divers peuples, par M. Del******. Paris, 1785, in 8°.

Spatantigarude, vieux conte nouveau. Londres et Paris, 1785, in 8° de 88 pp. Avec 1 planche.

Essai sur les probabilités du somnambulisme magnétique, pour servir à l'histoire du magnétisme animal. Par M. F***. Amsterdam et Paris, 1785, in 8° de 72 pp.

Les vieilles Lanternes, conte nouveau; ou Allégorie faite pour ramener les uns et consoler les autres; étrennes pour tout le monde: avec une clef pour rire et des notes pour pleurer. A Pneumatopolis, chez Lucrain; et se trouve chez tous les débitants des vérités à la mode, 5871 (sic, 1785), in 8° de 100 pp.

Requête burlesque et arrêt de la Cour du Parlement, concernant la suppression du magnétisme animal. (S. l. n. d.,) in 8° de 22 pp.

On lit page 7: „Le dit Arrêt signé, collationné. A Paris, le 36 avril 1785. Signé Sangsues": et à la fin: „Le 32 de mai 1785. Signé Clairvoyant, rapporteur".

Sommes versées entre les mains de M. Mesmer pour acquérir le droit de publier sa découverte. (1er juin 1785.) (S. l. n. d.,) in 8° de 8 pp.

Récit de l'avocat général de ** aux chambres assemblées du public, sur le magnétisme animal. A Philadelphie, et se trouve à Paris, 1785, in 8° de 43 pp.

DUMANIANT. Le Médecin malgré tout le monde, comédie en trois actes, en prose... Représentée, pour la première fois, à Paris, sur le théâtre du Palais-Royal, le 20 février 1786. Paris, 1786, in 8° de 87 pp.

DEDUIT. Le Vendangeur aérostatique, ou Les adieux du baquet mesmérique. (S. l., 1786,) in 8° de 4 pp.

DELANDINE. Notice historique sur les systèmes et écrits anciens qui se rapportent au magnétisme animal... Paris, 1786, in 8° de 16 pp.

Recueil de pièces pour servir à l'histoire du magnétisme animal. Paris, 1786, in 8°.

KINDERLING (Jo.-Friedr.-Aug.). Der Somnambulismus unserer Zeit mit der Incubation oder dem Tempelschlaf und Weissagungstraum der alten Heiden in Vergleich gestellt. Dresden und Leipzig, 1788, in 8°. (Ch.)

Beiträge von Alterthümern von Magnetismus. (Deutsche Monatsschrift, I, N° 2.) (Ro.)

WINTER (George). History of animal magnetism, its origin, progress and present state, its principles and secrets displayed, as delivered by Dr de Mainauduc, etc. London, 1801, in 8°. (Ch.)

Klose (Car.-Ludov.). Dissertatio inauguralis historiam mesmerismi seu magnetismi animalis criticam exhibens. Regiomonti, 1812, in 4⁰. (Ch.)

Deleuze (J.-P.-F.). Histoire critique du magnétisme animal... Paris, 1813, in 8⁰.

Autre éd. 1819.

— Ordeelkundige Geschiedenis van het dierlijk Magnetismus; mit een Vorrede van G. Bakker. Groningen, 1814, in 8⁰. (Ch.)

Notice sur la partie du magnétisme relative à l'histoire de la physiologie et de la médecine morale. Paris, 1813, in 8⁰ de 52 pp. (Moniteur.)

Bakker, Wolthers et Hendriksz. Bijdragen tot den tegenwoordigen Staat van het animalisch Magnetismus in ons Vaterland. Groningen, 1814—1818, 2 vol. in 8⁰. (Ro.)

Bruining (Gerbrand). Schediasma de mesmerismo ante Mesmerum, in quo disseritur, num veteres Ægyptii eorumque coloni ad Pontum Euxinum, Græci, Romani atque alii πολυθρύλλητον illud inventum Mesmeri, quod magnetismum animalem vocant, reapse cognitum habuerint, eoque usi fuerint. Groningæ, 1815, in 8⁰. (Ch.)

Vernet (Jules). La Magnétismomanie, comédie-folie en un acte, mêlée de couplets... représentée pour la 1re fois, à Paris, sur le Théâtre des Variétés, le 5 septembre 1816. Paris, 1816, in 8⁰ de 28 pp.

Friedlander. Lettre au rédacteur de la „Gazette de santé". Note sur l'état actuel du magnétisme en Allemagne. (Gazette de santé, 1817, 4.)

Oppert (C.). Observations relatives à la lettre de M. Friedlander, sur l'état actuel du magnétisme en Allemagne... Paris, 1817, in 8⁰ de 2 pp.

Ennemoser (Joseph). Der Magnetismus nach der allseitigen Beziehung seines Wesens, seinen Erscheinungen, Anwendung und Enträthselung, in einer geschichtlichen Entwickelung von allen Zeiten und bei allen Völkern wissenschaftlich dargestellt. Leipzig, 1818, in 8⁰. (E.)

— Geschichte des thierischen Magnetismus... 2. ganz umgearbeitete Auflage. Leipzig, 1844, in 8⁰.

1. Theil. Geschichte der Magie. C'est tout ce qui a paru.

Flittner (Chr.-Gfr.). De mesmerismi vestigiis apud veteres. Berolini, 1820, in 4⁰ de 24 pp.

Henin de Cuvilliers (Étienne-Félix Baron d'). Le Magnétisme animal retrouvé dans l'antiquité ou Dissertation historique, étymologique et mythologique sur Esculape, Hippocrate et Galien, sur Apis, Sérapis ou Osiris et sur Isis, suivie de recherches sur l'alchimie... Paris, 1821, in 8⁰. (Archives du magnétisme.)

Ziermann (Jo.-C.-A.). Geschichtliche Darstellung des thierischen Magnetismus als Heilmittel, mit besonderer Berücksichtigung des Somnambulismus in einer Reihe ähnlicher Erscheinungen der Vorzeit bis auf Mesmer. Berlin, 1824, in 8⁰. (Ch.)

Bertrand (Alexandre). Du Magnétisme animal en France, et des jugements qu'en ont portés les sociétés savantes, avec le texte des divers rapports faits en 1784 par les commissaires de l'Académie des sciences, de la Faculté et de la Société royale de médecine et une analyse des dernières séances de l'Académie royale de médecine et du rapport de M. Husson; suivi de considérations sur l'apparition de l'extase dans les traitements magnétiques... Paris, 1826, in 8⁰.

Fillassier (A.). Quelques Faits et considérations pour servir à l'histoire du magnétisme animal. Paris, 1832, in 4⁰ de 91 pp.

Dubois, d'Amiens (E.-F.). Examen historique et raisonné des expériences prétendues magnétiques faites par la commission de l'Académie royale de médecine, pour servir à l'histoire de la philosophie médicale au dix-neuvième siècle... Paris, 1833, in 8⁰.

Foissac (P.). Rapport et discussion de l'Académie royale de médecine sur le magnétisme animal, recueillis par un sténographe et publiés avec des notes explicatives... Paris, 1833, in 8⁰.

Léonard. Magnétisme, son histoire, sa théorie, son application au traitement des maladies... Paris, 1834, in 12.

Colquhoun (J.-C.). Isis revelata: an inquiry into the origin, progress and present state of animal magnetism... Edinburgh, 1836, in 8⁰. (B. R.)

Bevilacqua (Mich.). Cenno storico sul magnetismo animale. Paris, 1837, in 8⁰ de 56 pp. (Ro.)

Rosenfeld. Magnetismi brevis historia. Monachii, 1837, in 8⁰. (Ro.)

Fabre. Le Magnétisme animal, satire... Paris, 1838, in 4⁰ de 24 pp.

Churchill. Animal Magnetism delineated by its professors, a review of its history in Germany, France and England... London, 1839, in 8⁰ de 52 pp. (British and foreign medical Review.) (Ro.)

Roeder (J.-A.). Betrachtungen über einiges aus der Geschichte der neuesten Medicin, vorzüglich in Bezug auf Hydropathie und thierischen Magnetismus. Erlangen, 1839, in 8⁰. (Ro.)

Gauthier (Aubin). Introduction au magnétisme; examen de son existence depuis les Indiens jusqu'à l'époq[ue] actuelle; sa théorie, sa pratique, s[es] avantages... Paris, 1840, in 8⁰.

Dupotet de Sennevoy. Le Magn[é]tisme opposé à la médecine. Mémoi[re] pour servir à l'histoire du magnétism[e] en France et en Angleterre... Pari[s] 1840, in 8⁰.

Paumier (Adrien). Panorama de[s] expériences arlequino-magnétiques d[u] docteur Laurent, ou Art de confectionne[r] des somnambules de salons, des poli[chi]chinelles, des saltimbanques, des acro[ba]bates, enfin des automates décorés d[u] nom de magnétisés... Rouen, 1840, i[n] 8⁰ de 38 pp.

Choulant (Ludw.). Vorlesung übe[r] den animalischen Magnetismus. Dresden, 1840, in 12. (Ch.)

Historique depuis les temps les plus ancien[s] Autre éd. 1842. (Ch.)

Burdin (C.) et Dubois, d'Amiens Histoire académique du magnétism[e] animal, accompagnée de notes et d[e] remarques critiques sur toutes le[s] observations et expériences faites jus[qu]'à ce jour... Paris, 1841, in 8⁰.

Turchetti (Odoardo). Cenni storico critici sul magnetismo animale... Firenze, 1841, in 8⁰ de 93 pp.

Neuberth (Julius). Original-Beiträge zur Geschichte des Somnambulismus... Leipzig, 1841, in 8⁰.

Animal Magnetism, its history to the present time, with a brief account o[f] the life of Mesmer. London, 1841, in 8⁰. (Ro.)

Mialle (Simon). Tableau synoptique du magnétisme animal, ou Résumé analytique de tout ce qui a été publié en France sur les théories, les procédés, les agents, les auxiliaires du magnétisme et tous les phénomènes du somnambulisme. Paris, 1841, in 8⁰. (Ro.)

GAUTHIER (Aubin). Histoire du somnambulisme chez tous les peuples, sous les noms divers d'extases, songes, oracles et visions; examen des doctrines théoriques et philosophiques de l'antiquité et des temps modernes sur ses causes, ses effets, ses abus, ses avantages et l'utilité de son concours avec la médecine... Paris, 1842, 2 vol. in 8⁰.

LANG (William). Mesmerism; its history, phenomena... With reports of cases developed in Scotland. Edinburgh, 1843, in 12.

(IDJIEZ [Victor].) Dissertation historique et scientifique sur la trinité égyptienne; précédée d'un coup d'œil historique sur l'histoire, de documents pour servir à l'historique du magnétisme animal et d'un essai de bibliographie magnétique. Bruxelles et Paris, 1844, in 18.

TESTE (Alph.). Le Magnétisme animal expliqué, ou Leçons analytiques sur la nature essentielle du magnétisme, sur ses effets, son histoire, ses applications, les diverses manières de l'appliquer, etc... Paris, 1845, in 8⁰.

BRIERRE DE BOISMONT. Des Hallucinations ou Histoire raisonnée des apparitions... de l'extase, du magnétisme et du somnambulisme... (1845.)

Voyez ci-après *Aliénation mentale*.

HALDAT. Histoire du magnétisme... Nancy, 1845, in 8⁰.

VERATI (Lisimaco). Sulla Storia, teoria e pratica del magnetismo animale... Trattato critico... Firenze, 1845-1846, 4 vol. in 8⁰.

LOISSON DE GUINAUMONT. Somnologie magnétique, ou Recueil de faits et opinions somnambuliques, pour servir à l'histoire du magnétisme humain ... Paris, (1846,) in 8⁰.

ESDAILE (James). Mesmerism in India and its practical application in surgery and medicine... London, 1846, in 12. (B. R.)

RICARD (J.-J.-A.). Esquisse de l'histoire du magnétisme humain, depuis Mesmer jusqu'à 1848 ... Bordeaux, 1848, in 18 de 35 pp.

HALDAT. Essai historique sur le magnétisme et l'universalité de son influence dans la nature ... Nancy, 1849, in 8⁰ de 2 pp.

Autre éd. 1850.

GROMIER (E.). Qu'est-ce que le magnétisme? ou Étude historique et critique des principaux phénomènes qui le constituent. Lyon, 1850, in 8⁰ de 56 pp.

MONGRUEL (L.-P.). Petit Traité sur le magnétisme animal, contenant 1° un Précis historique ... Paris, 1850, in 8⁰ de 16 pp.

— Le Magnétisme militant. Origine et histoire des luttes, progrès et conquêtes de la science. Le somnambulisme aux prises avec les corps savants, calomnié, traduit devant la haute magistrature, et défendu par les sommités du barreau ... Paris, 1851, in 8⁰.

La couverture imprimée porte en plus: „Affaire de la sibylle moderne, nouveaux procès magnétiques ..."

ROISSELET DE SAUCLIÈRES. Traité philosophique, théorique et pratique du magnétisme animal, précédé de recherches historiques sur le magnétisme et le somnambulisme dans l'antiquité... Paris, (1854,) in 8⁰.

Prospectus. C'est tout ce qui a paru.

BERJOT (E.). Manuel historique, élémentaire et pratique de magnétisme animal... Suivi d'une dissertation sur le fluide magnétique animal, par A. Bauche... Paris, 1858, in 8⁰.

PIERART (Z.). Le Magnétisme, le somnambulisme et le spiritualisme dans l'histoire. Affaire curieuse des possédées de Louviers... Paris, 1858, in 8°.

FIGUIER (Louis). Histoire du magnétisme animal. (t. III de Histoire du merveilleux dans les temps modernes... Paris, 1859-1862.)

POSTEL (E.). Étude philosophique, historique et critique sur le magnétisme des médecins spagiristes au seizième siècle. Caen, 1861, in 8° de 87 pp.

DUREAU (A.). Histoire de la médecine et des sciences occultes. Notes bibliographiques pour servir à l'histoire du magnétisme animal. Analyse de tous les livres, brochures, articles de journaux, publiés sur le magnétisme animal en France et à l'étranger, à partir de 1766 jusqu'au 31 décembre 1868 ... Paris, 1869, in 8°.

1re Partie : Livres imprimés en France.

Menstruation.

LEUDET (E.). Recherches statistiques sur l'état normal de la menstruation chez les femmes de la classe ouvrière de la ville de Rouen... Rouen, 1864, in 8° de 11 pp.

Mort (Signes de la).

MEYER (Jonas). Semiologia mortis Celsiana... Francofurti ad Viadrum, 1804, in 8° de 64 pp.

Thèse.

Nerveux (Système).

HARLES (Christian-Friedrich). Neurologiæ primordia. Commentatio anatomico-historica ... socio certaminis adsumto Georgio-Augusto Henning ... Erlangæ, 1795, in 8° de 78 pp.

— Historia neurologiæ veterum speciminis secundi pars prior... Erlangæ, 1796, in 8°. (Ch.)

HARLES (Christian-Friedrich). Versuch einer vollständigen Geschichte der Hirn- und Nervenlehre im Alterthume ... Erlangen, 1801, in 8°.

Erster Theil. C'est tout ce qui a paru.

VACQUIÉ (Félix). Précis historique et critique des travaux sur le système nerveux de l'homme, depuis la fin du siècle dernier. (Journal universel des sciences médicales, 1824, XXXV, 5, 129 et 256.)

Documents and dates of modern discoveries in the nervous system. London, 1839, in 8°.

SHAW (Alexander). Narrative of the discoveries of Sir Charles Bell in the nervous system. London, 1839, in 8°.

— On Sir Charles Bell's researches in the nervous system ... London, 1847, gr. in 8° de 44 pp. Avec 1 planche.

VIREY (J.-J.) ... Note historique sur l'origine primitive du système nerveux dans le règne animal ... Paris, 1840, in 8° de 4 pp. (Gazette médicale de Paris.)

LONGET (F.-A.). Examen historique et critique des opinions et des expériences sur les racines spinales et sur les faisceaux de la moelle épinière. (p. 3 de Recherches expérimentales et pathologiques sur les propriétés et les fonctions des faisceaux de la moelle épinière... Paris, 1841.)

STUMPFF (F.-W.-Alb.). Historia nervorum cerebralium ab antiquissimis temporibus usque ad Willisium nec non Wieusseniun. Dissertatio inauguralis historico-anatomica... opponentibus A. Adamszyck... G. Hœltzel... L. Dames... Berolini, 1841, in 8° de 34 pp.

Daremberg (Ch.-Vict.)... Exposition des connaissances de Galien sur l'anatomie, la physiologie et la pathologie du système nerveux ... Paris, 1841, in 4° de 96 pp.

Thèse.

Vergez. Coup d'œil historique et recherches expérimentales sur les régénérations nerveuses. Thèse, n° 46. Montpellier, 1842, in 4° de 76 pp. Avec planche.

Scrive (G.). Appréciation des travaux les plus récents sur les fonctions du système nerveux. Thèse de concours. Strasbourg, 1846, in 4°.

Rosenthal (Heinemann). De nervorum physiologia Galenica. Dissertatio historico-medica... opponentibus A. Kauffmann... M. Dyrenfurth... Berolini, 1848, in 8° de 30 pp.

Levy (Abrah.). De neurologia sæculi decimi sexti. Dissertatio inauguralis medica... opponentibus J. Davidsohn ...A. Rosenthal... L. Lesser... Berolini, 1848, in 8° de 32 pp.

Huxley (Thomas-Henry). On the present State of knowledge as to the structure and functions of nerves. (Roy. Inst. Proc., 1854-1858, II, 432.)

Clarke (J.-Lockhart). Historical Sketch of the progress of the anatomy and physiology of the nervous centres from the time of Hippocrates to the time of Willis... (British and foreign medico-chirurgical Review, 1864, XXXIII, 474.)

Polaillon (J.-F.-B.). Revue historique sur les ganglions nerveux périphériques. (p. 21 de Étude sur les ganglions nerveux périphériques ... Paris, 1865.)

Œil.

Trasmondi (Gius.). Intorno la scoperta di due nervi dell' occhio umano. Roma, 1823, in 8°. (Giornale Arcadico.) (Ch.)

(Flajani [Gaetano].) Osservazioni storico-anatomiche intorno alla pretesa scoperta di un muscolo e di due nervi nell' occhio umano. Roma, 1823, in 8°. (Ch.)

Trasmondi (Gius.). Risposta al Prof. G. Flajani intorno la scoperta del muscolo d' Horner e de due nuovi nervi dell' occhio umano. Roma, 1823, in 8°. (Ch.)

Fleussu. Revue des travaux d'anatomie et de physiologie oculaires publiés en 1840 et 1841. Bruxelles, 1842, in 8°. (Ro.)

Ostéologie.

Huth (Georg.-Leonh.). Exercitatio philologico-medica de ossibus conferventibus ad illustrationem Celsi lib. VIII, cap. VII et X... præside J.-H. Schulze... Altorfii Noricorum, 1727, in 4° de 32 pp.

Ouïe.

Kreysig (Friedr.-Ludw.). Programma de studiis clarissimorum Italorum Scarpæ atque Comparetti in vera organi auditus structura eruenda. Vitebergæ, 1799, in 4°. (C.)

Pancréas.

Moyse (D.). Étude historique et critique sur les fonctions et les maladies du pancréas. Thèse, n° 170. Paris, 1852, in 4° de 60 pp. Avec planche.

Autre éd. même année.

Phrénologie.

Marchal (Ch.). Discours prononcé au congrès de l'Institut historique ... à la séance du 8 septembre 1835, sur cette question: Rechercher dans l'histoire des sciences et de la philosophie les premières notions de la science phrénologique... Paris, (s. d.,) in 4⁰ de 18 pp.

WATSON (Hewett-C.). Statistics of phrenology: being a sketch of the progress and present state of that science in the British islands... London, 1836, in 12. (B. R.)

CHENEVIX (Rich.). Ueber Geschichte und Wesen der Phrenologie. Aus d. Engl. übersetzt von Bernh. Cotta. Dresden und Leipzig, 1838, in 8⁰. (E.)

HASKINS (R.-W.). History and progress of phrenology. Read before the Western phrenological Society at Buffalo ... Buffalo, 1839, in 12.

STRUVE (Gustav von). Geschichte der Phrenologie. Mit einem Titelkupfer. Heidelberg, 1843, in 8⁰ de 60 pp.

LÉLUT (F.). Rejet de l'organologie phrénologique de Gall et de ses successeurs... Paris, 1843, in 8⁰. Avec 2 planches.

— La Phrénologie, son histoire, ses systèmes et sa condamnation... Seconde édition. Paris, 1858, in 12. Avec 2 planches..

Autre éd. de l'ouvrage précédent.

Poumons.

HOFFMANN (Casp.). De pulmone ejusque usu secundum Aristotelem. Respondente Petr. Weissensehe. Altorfii, 1622, in 4⁰ de 12 pp. (Ro.)

GASTÉ (L.-F.). Résumé historique des principales découvertes sur la structure et les fonctions des poumons, pendant les XVIIe et XVIIIe siècles, suivi d'observations et de réflexions sur quelques-unes de leurs maladies... (Paris, 1832,) in 8⁰ de 31 pp. (Annales de la médecine physiologique.)

Rate.

HOFFMANN (Casp.). De usu lienis secundum Aristotelem, respondente Jo. Oberimdorffero. Altorfii, 1613, in 4⁰ de 12 pp. (Ro.)

Autre éd. 1615, Lipsiæ.

SCHLIEPER (Jac.). Expositio theoriarum præcipuarum quæ de lienis usu vigent. Dissertatio inauguralis physiologico-medica... opponentibus C. Schulz ... F. Schmidt... E. Gabler... Berolini, 1826, in 8⁰ de 48 pp.

STEINHEIM (Sal.-Levi). Doctrina veterum de liene, ex locis medicorum principum digesta... Hamburgi, 1833, in 4⁰ de 38 pp.

Respiration.

THOMSON (Robert-Dundas). Report on the present state of our knowledge respecting respiration and animal heat and on professor Liebig's new chemico-physiological theory ... (British and foreign medico-chirurgical Review, 1842, XIV, 297.)

Salive.

SCHURIGIUS (M.). Sialologia historico-medica, h. e. salivæ humanæ consideratio physico-medico-forensis ... Dresdæ, 1723, in 4⁰.

Sang.

FÉGUEUX. Analyses du sang chez les indigènes de l'Algérie ... Alger, 1861, in 8⁰ de 27 pp. (Gazette médicale de l'Algérie.)

Spermatologie.

SCHURIGIUS (M.). Spermatologia historico-medica, h. e. seminis humani consideratio medico-physico-legalis... et varia de coitu aliaque huc pertinentia ... item de hermaphroditis et sexum mutantibus... Francofurti ad Mœnum, 1720, in 4⁰.

Sympathie.

HENNAU (Vict.-Nap.). Commentatio

ad quæstionem ab amplissimo medicorum Ordine, anno 1821-1822, propositam : Enarretur historia opinionum circa sympathias a celeberrimis medicinæ auctoribus usque ad nostra tempora emissarum et systema sympathiarum, quale hodie scientia exigit, conscribatur; quæ præmium reportavit... Leodii, 1823, in 4° de 54 pp. (Annales Academiæ Leodiensis.) (Ro.)

Vaisseaux.

Becker (Henr.-Car.). Doctrinæ de vasis chyliferis et lymphaticis primordia ... Halæ, 1797, in 8° de 40 pp.

Thèse. — Histoire des découvertes faites jusqu'à Bils et Deusing.

Schubert (Jo.-Adolph.). Historia anatomica systematis absorbentis corporis humani, dissertatio inauguralis. Lipsiæ, 1821, in 4°. (Ch.)

Contenant un historique des découvertes faites depuis les temps les plus reculés.

Frantz (Johannes - Godofredus). Specimen historico-medicum inaugurale exhibens notiones anatomicas et physiologicas de vasorum systemate apud veteres, ad Galenum usque, quasi introitum ad sanguinis circuitus historiam... Amstelodami, 1858, in 8°.

Veineux (Système).

Hoffmann (Casp.). De venarum origine secundum Aristotelem. Respondente Seb. Heinlin. Altorfii, 1615, in 4° de 20 pp. (Ro.)

Raciborski (A.). Académie royale de médecine. Histoire des découvertes relatives au système veineux, envisagé sous le rapport anatomique, physiologique, pathologique et thérapeutique, depuis Morgagni jusqu'à nos jours... Mémoire couronné par l'Académie... de médecine, dans la séance... du 17 décembre 1840. Paris, 1841, in 4°. (Mémoires de l'Académie de médecine.)

Vie.

Verschuir (Gualther-Forsten) . . . Oratio inauguralis de recentiorum medicorum, inprimis Belgarum, meritis, in phænomenis et effectibus principii, quod vitam animalem constituit, indagandis, et ad statum corporis humani sanum et morbosum applicandis. Habita Groningæ, in choro templi academici A. D. IV aprilis MDCCLXXXI, cum ordinariam medicinæ theoreticæ, et practicæ, necnon chemiæ, professionem in Academia Groningo-Omlandica, auspicaretur. Groningæ, 1781, in 4° de 64 pp.

La Poterie (Élie de). Examen de la doctrine d'Hippocrate sur la nature des êtres animés, sur le principe du mouvement et de la vie, sur les périodes de la vie humaine, pour servir à l'histoire du magnétisme animal... Brest, 1785, in 8° de 90 pp.

Zimmermann (Diet.-Leop.). Doctrinæ de solido vivo origines. Halæ, 1799, in 8°.

Suerman (Bernard-Franc.). Oratio de iis, quæ, cum veteres tum recentiores, imprimis Batavi et Germani de vitæ corporeæ principio philosophati sunt, habita die 19. Junii. Harderovici, 1810, in 8°. (Ch.)

Bursy (Car.-Th.-Henr.-Frid.). Animadversiones historico-criticæ in doctrinam de consensu, antagonismo et antenergia. Dissertatio inauguralis medica... Dorpati, 1815, in 8°.

Barclay (John). An Inquiry into the opinions ancient and modern concerning life and organization. Edinburgh, 1822, in 8°. (Ch.)

Leupoldt (Jo.-Mich.). Die alte Lehre von den Lebensgeistern historisch-kritisch von Neuem beleuchtet. Berlin und Leipzig, 1824, in 8°. (Ch.)

Geschichte der neuesten Untersuchungen der Kräfte der organisirten Körper. (Journal der Erfindungen und Widersprüche, St. XXV, p. 29; St. XXIX, p. 77.) (Ro.)

Virginité.

SCHURIGIUS (Martinus). Parthenologia historico-medica, hoc est virginitatis consideratio, qua ad eam pertinentes pubertas, menstruatio cum ipsarum maturitate, item varia de insolitis mensium viis atque dubiis virginitatis signis, nec non de partium genitalium muliebrium pro virginitatis custodia, olim instituta consutione et infibulatione ... Dresdæ et Lipsiæ, 1729, in 4°.

Vitalité.

TRENDELENBURG (Adolph.-Frid.). De senectutis initio apud veteres quosdam populos exercitatio. Gottingæ, 1756, in 4°. (Ch.)

OBERKAMP (Franc.-Phil.). An nostro ævo præ antiquitate natura hominis minus firma, minus longæva sit? Heidelbergæ, 1789, in 4°. (Ch.)

CUNITZ (Christ.-Frid.). Longa vita hominum antediluvianorum expensis caussis asserta... præside D. Carolo-Christiano Krause... Lipsiæ, 1792, in 4° de 56 pp.

LEGOYT. De certaines Immunités biostatiques de la race juive... précédé du Rapport au Comité central de l'Alliance israélite universelle par M. J. Carvallo. Paris, 1868, in 8° de 87 pp.

Voix.

KREYSIG (Frid.-Lud.). Aristotelis de soni et vocis humanæ natura atque ortu theoria cum recentiorum decretis comparata. Lipsiæ, 1793, in 8°. (Ch.)

RAMBAUD (J.-J.-Arnoux). Recherches historiques sur la voix et l'organe de la voix. Thèse, n° 265. Paris, 1853, in 4° de 38 pp.

Vue.

WILDE (Emil). Abhandlung über die Optik der Griechen... (Avec Köpke [G.-G.-S.], Zu der öffentlichen Prüfung der Zöglinge des Berlinischen Gymnasiums . . . Berlin, 1832.)

— Geschichte der Optik, vom Ursprunge dieser Wissensch. bis auf die gegenwärt. Zeit. Berlin, 1838-1843, 2 vol. in 8°. (Ch.)

1re partie Aristote — Newton.
2e partie Newton — Euler.

SICHEL (J.). Note complémentaire sur le traité de la vision d'Hippocrate . . . Extrait du tome X des Œuvres d'Hippocrate de M. É. Littré. Paris, 1861, in 8°.

Paginé 45-59.

11.

Histoire de l'Hygiène.

Généralités.

MACKENZIE (James). History of health, and the art of preserving it; or, an Account of all that has been recommended by physicians and philosophers, towards the preservation of health, from the remotest antiquity to the present time... Edinburgh, 1759, in 8°. (W.)

Autre éd. même année.

— Histoire de la santé et de l'art de la conserver, ou Exposition fidèle de tout ce que les médecins et les philosophes, tant anciens que modernes, ont prescrit de plus intéressant pour la conservation de la santé, avec un choix des meilleures règles à observer dans cette vue et une idée des principes qui leur servent de fondement, traduite de l'anglais... La Haye, 1759, in 8⁰.

Autre éd. 1761.

MACKENZIE (James). Geschichte der Gesundheit und die Kunst dieselbe zu erhalten. Aus dem Englischen. Altenburg, 1762, in 8⁰. (E.)

Traduit par Siebmüller, d'après Choulant.

SCHLOSS (Beyfus-Anselm.). Dissertatio antiquario-medica de valetudine hominis nudi et cooperti... D. R.-A. Vogel... solemnia dissertationis inauguralia indixit dubiaque sua de usu circumcisionis medico præloquutus est. Rotterodami, 1784, in 8⁰ de 98 pp.

HUFELAND (Chph.-Wilh.). Geschichte der Gesundheit, nebst einer physischen Charakteristik des jetzigen Zeitalters. Eine Vorlesung. Berlin, 1812, in 8⁰. (Ch.)

Autre éd. 1813.

Publié d'abord dans „Journal der prakt. Heilkunde", 1812. — Traduit en suédois par Jo.-H. Seldener, Stockholm, 1816, in 8⁰.

SALLE (Eusèbe de). Coup d'œil sur les révolutions de l'hygiène, ou Considérations sur l'histoire de cette science, et ses applications à la morale. Discours prononcé à l'ouverture d'un cours d'hygiène fait à l'Athénée royal de Paris. Paris, 1825, in 8⁰ de 80 pp.

VAYHINGER (H.). Annotationes in historiam sanitatis generis humani. Tubingæ, 1827, in 4⁰. (Ro.)

SIMON (Léon). Recherches historiques sur l'hygiène. (Journal des progrès des sciences médicales, 1828, X, 104.)

BOURGOUIN (L.). Exposition raisonnée des institutions sanitaires depuis leur origine jusqu'à nos jours... Paris, 1829, in 8⁰ de 48 pp.

LEUPOLDT (J.-Mich.). Geschichte der Gesundheit und der Krankheiten ... Erlangen, 1842, in 8⁰.

DEVAY (Francis). Saint-Clément d'Alexandrie, hygiéniste. (Gazette médicale de Paris, 1843, XI, 521.)

LÉVY (Michel). Historique de l'hygiène. (p. 1 de Traité d'hygiène publique et privée... Paris, 1844.)

4 autres éd. 1860—1869.

CAPPELLO (Agostino). Sul sanitario Congresso internazionale aperto a Parigi nel di 23 luglio 1851 e chiuso nel di 19 gennaio 1852 cenni storici ... Roma, 1852, in 8⁰.

Le Livre de la santé. Paris, (1854,) in 32 de 23 pp.

Autre éd. 1854. Par A. H. Paris, in 32.

LANKESTER (E.). Notes for a history of sanitary legislation... (S. l.,) 1867, in 8⁰. (B. R.)

Histoire de l'hygiène limitée à certaines époques.

Antiquité.

HILSCHER (Sim.-Paul). Programma de methodo Ciceronis tuendi valetudinem. Ienæ, 1734, in 4⁰. (Ch.)

HEBENSTREIT (E.-Benj.-Gli.). Curæ sanitatis publicæ apud veteres exempla ... Lipsiæ, 1779—1783, in 4⁰ de 82 pp.

(EYEREL [Jos.].) De præcipuis Græcorum et Romanorum in diæteticam meritis. (S. l. n. d.,) in 8⁰ de 60 pp.

VAN COOTH (Car.-Jos.). Diatribe in diæteticam veterum, maxime in Auli Cornelii Celsi præcepta diætetica, Hippocratis et Galeni placitis illustrata... Trajecti ad Rhenum, 1835, in 8⁰.

FARR (William). De l'Hygiène chez les peuples barbares. (Gazette médicale de Paris, 1838, VI, 353.)

SCHNEIDER (Jos.). Curæ sanitatis publicæ apud veteres exempla. Vratislaviæ, 1842, in 8⁰. (Ro.)

FONSSAGRIVES. La Maison chez les anciens. Étude d'hygiène archéologique. Leçon d'ouverture du cours d'hygiène de la Faculté de médecine de Montpellier... Montpellier, 1867, in 8° de 23 pp. (Montpellier médical.)

GUARDIA (J.-M.). Essai sur l'hygiène populaire dans l'antiquité. (Gazette médicale de Paris, 1868, XXIII, I, 29 et 89 ; 1869, XXIV, 261 et 409.)

Temps modernes.

RAMEAUX (J.-F.). Appréciation des progrès de l'hygiène publique depuis le commencement du XIXe siècle. Thèse de concours... Strasbourg, 1839, in 4°.

LECHLER. Zur Geschichte der Medic.-Polizei im vorigen Jahrhundert. (Württemb. Corr.-Bl., 1859, 32.)

Histoire de l'hygiène limitée à certaines nations.

Algérie.

SALVA (Adolphe). Quelques considérations hygiéniques sur Alger et ses habitants en 1832. Thèse, n° 133. Montpellier, 1832, in 4° de 20 pp.

ANTONINI. Rapport médical sur l'Algérie... Paris, 1841, in 8°.

PÉRIER. De l'Hygiène en Algérie. (t. 1, p. 3 de Exploration scientifique de l'Algérie pendant les années 1840, 1841, 1842 ... Sciences médicales. Paris, imp. royale, 1847.)

MARIT (J.-J.). Hygiène de l'Algérie, exposé des moyens de conserver la santé et de se préserver des maladies dans les pays chauds et spécialement en Algérie... Paris, 1862, in 8°.

CABROL. De l'Algérie sous le rapport de l'hygiène et de la colonisation ... Strasbourg, 1863, in 16.

Autre éd. 1865, Nice, in 16.

Allemagne.

FAURE. L'Hygiène publique en Allemagne. (Gazette hebdomadaire de médecine, 1868, V, 737.)

LAYRITZ (Friedr.-Wilh.-Anton). Von der Entstehung und dem Fortgange des Stadtphysicates und der Medicinal-apotheken in der Stadt Bayreuth. Culmbach, 1802, in 8°. (Ch.)

NOLTEN (R.-A.) ... Commentatio epistolica de cura ducum Brunsvicensium circa tuendam sanitatem subjectorum, qua... E.-F. Heistero... summos in arte medica honores... capessenti... gratulatur. Wolfenbüttelæ, (1738,) in 4° de 24 pp.

Handbuch der im Königreich Sachsen geltenden Medicinal-Polizeigesetze... Leipzig, 1837, in 8°. (E.)

Handbuch der in dem Königreiche Württemberg geltenden Gesetze und Verordnungen im Betreff der Medizinal-Polizei... Stuttgart, 1841, in 8°.

2e Ausgabe 1847.

Amérique.

AIRD (David). Dissertatio inauguralis de sanitate in India occidentali tuenda... Edinburgi, 1805, in 8°. (C.)

TAVARES (Joaô-Fernandes). Considérations d'hygiène publique et de police médicale applicables à la ville de Rio-Janeiro, capitale de l'empire du Brésil. Thèse, n° 162. Paris, 1823, in 4° de 55 pp.

EVANS (Thomas-W.). La Commission sanitaire des États-Unis, son origine, son organisation et ses résultats. Avec une notice sur les hôpitaux militaires aux États-Unis et sur la réforme sanitaire dans les armées Européennes... Paris, 1865, in 8°.

JACQUIER (P.-V.). Essai sur l'hygiène de la Guyane Française. Thèse, n° 55. Paris, 1837, in 4° de 40 pp.

TRAPHAM (Thomas). A Discourse of the state of health in the island of Jamaica. With a provision therefore calculated from the air, the place, and the water, the customs and manners of living, etc... London, 1679, in 8°.

Arabes.

CHARLES (Louis-Léon). De l'Hygiène des Arabes et de leur thérapeutique. Thèse, n° 326. Paris, 1854, in 4° de 54 pp.

JACQUOT (F.). Le Médecin, la médecine et l'hygiène selon l'Islamisme ... (1855.)

Voyez ci-dessus col. 497.

BERTHERAND (E.-L.). Médecine et hygiène des Arabes ... (1855.)

Voyez ci-dessus col. 497.

Cochinchine.

FAUCHERAUD (Léon). Basse-Cochinchine. Considérations sur l'hygiène et les habitudes des indigènes. Thèse, n° 18. Montpellier, 1863, in 4° de 48 pp.

Europe.

LEIDENFROST (J.-Gottl.). Diätrevolutionen seit 300 Jahren in Europa. (Schlözer's Briefwechsel, 1781, Hft. 24; et Oberrheinische Mannigfaltigkeiten, 1781, I.) (Ro.)

France.

LIMAGNE (E. de). Manuel du service sanitaire... Recueil des règlements et instructions sur la police sanitaire en France et en Algérie... Paris, 1856, in 12.

2e éd. 1858.

BOUCHARDAT (A.). Recueil de rapports sur les progrès des lettres et des sciences en France... Rapport sur les progrès de l'hygiène... Paris, 1867, gr. in 8°.

Aix.

DAVAT. Hygiène de la ville thermale d'Aix ... Chambéry, 1862, in 8° de 32 pp.

Arc.

POULLAIN (N.-P.-Abel). Essai sur l'hygiène des habitants de la campagne dans le canton d'Arc-en-Barrois (Haute-Marne). Thèse, n° 4. Montpellier, 1855, in 4° de 52 pp.

Auvergne.

LOUBEYRE (A.). Quelques Considérations sur l'hygiène de la Haute-Auvergne. Thèse, n° 224. Paris, 1829, in 4° de 29 pp.

Bas-Rhin.

TOURDES (G.). Notice historique sur les institutions sanitaires du département du Bas-Rhin. (Gazette médicale de Strasbourg, 1853, XIII, 395.)

Bernay.

MARGERIE (A.-H.). Congrès de l'Association normande tenu à Bernay en 1863... Considérations médicales et hygiéniques relatives à la ville de Bernay. Rapport... Caen, 1863, in 8° de 15 pp. (Annuaire Normand.)

Bourges.

LEBAS (P.-E.). Essai sur l'hygiène des habitants de Bourges. Thèse, n° 181. Paris, an XI-1803, in 8°.

Condom.

LESPIEAU. De l'Hygiène publique en général et de celle de la ville de Condom en particulier. Condom, 1858, in 16.

Finistère.

TOURET (Charles). Considérations hygiéniques sur les côtes du Finistère et sur leurs habitans. Thèse, n° 85. Montpellier, 1832, in 4° de 18 pp.

Florac.

MONTEILS-PONS. Florac au point de vue de l'hygiène publique et de la salubrité. Mémoire présenté au Conseil d'hygiène de l'arrondissement de Florac ... Montpellier, 1855, in 4°.

HUSSON. Toul et Florac comparés au point de vue de l'hygiène ... (1858.)

Voyez ci-après col. 819.

Grand-Lieu.

GÉLY (J.-A.). Études hygiéniques relatives au desséchement du lac de Grand-Lieu... Nantes, (1856,) in 8° de 48 pp.

Haute-Garonne.

CASTELNAU (Paul). Quelques Considérations sur l'hygiène d'une partie de la population de la Haute-Garonne. Thèse, n° 29. Montpellier, 1864, in 4° de 68 pp.

Lacaune.

BON (Henri). Recherches hygiéniques sur les habitants de la campagne de la commune de Lacaune, arrondissement de Castres (Tarn). Thèse, n° 191. Montpellier, 1837, in 4° de 49 pp.

Le Mans.

DUTERTRE. Considérations d'embellissement et de salubrité sur la ville du Mans ... Le Mans, 1822, in 8° de 8 pp.

Lille.

BOLLAERT et GOSSELET. Mémoire sur l'état hygiénique de la ville de Lille au point de vue de l'assainissement des rues, des canaux, égouts... Lille, 1854, in 8° de 67 pp.

PILAT (Charles) et TANCREZ (J.-B.). Hygiène de la ville de Lille. Réponse aux questions posées au concours par la Société... des sciences... et des arts de Lille... Lille, 1862, in 8° de 51 pp. Avec 2 planches. (Mémoires de la Société des sciences... de Lille.)

Limoges.

LARUE-DUBARRY. De la Salubrité dans Limoges et dans les environs de cette ville... Limoges, 1849, in 18.

Limousin.

DEMATHIEU (J.-B.-M.-Henri). Essai sur l'hygiène du paysan du Haut-Limousin. Thèse, n° 14. Paris, 1863, in 4° de 36 pp.

Lyon.

POTTON (F.-F.-Ariste). Mémoire sur la constitution atmosphérique de la ville de Lyon et de ses faubourgs; son influence sur la santé des habitans. Thèse, n° 220. Paris, 1835, in 4° de 64 pp.

MONFALCON (J.-B.) et POLINIÈRE (A.-P.-I. de). Hygiène de Lyon, ou opinions et rapports du Conseil de salubrité du département du Rhône. Paris, 1845, in 8°. (Et p. 363 de Traité de la salubrité dans les grandes villes... Paris, 1846.)

Mamers.

BRINDEJONC (E.). Questions d'hygiène publique relatives à la ville de Mamers et aux communes environnantes, présentées au Conseil d'hygiène publique et de salubrité de l'arrondissement de Mamers ... Mamers, 1864, in 8° de 32 pp.

Marseille.

MAURIN (Sélim-Ernest). Esquisse sur Marseille au point de vue de l'hygiène . . . Montpellier, 1861, in 8⁰.

2e éd. 1864 sous le titre de „Marseille au point de vue de l'hygiène et de la statistique médicale . . ."

Metz.

MICHEL DU TENNETAR. Mémoire sur l'état de l'atmosphère à Metz, et ses effets sur les habitants de cette ville, ou Réflexions sur les dangers d'une atmosphère habituellement froide et humide, et les moyens de les prévenir . . . Seconde édition. Nancy, 1778, in 12.

Montpellier.

GUINIER (Henri). Faculté de médecine de Montpellier. Cours d'hygiène . . . Première leçon. Des conditions sanitaires de la ville de Montpellier . . . Montpellier, 1863, in 8⁰ de 30 pp.

Niort.

MOUSSAUD. Essai sur l'hygiène de Niort . . . Niort, 1869, in 8⁰ de 70 pp. (Mémoires de la Société de statistique . . . des Deux-Sèvres.)

Nord.

L'Hygiène et l'industrie dans le département du Nord. Vade-mecum des Conseils de salubrité, des industriels et des fonctionnaires chargés de la police sanitaire. Extrait des Rapports des Conseils d'hygiène et de salubrité du département du Nord. Lille, 1857, in 12.

Pamiers.

ALLAUX (A.). Considérations hygiéniques sur la ville de Pamiers, présentées au Conseil d'hygiène . . . Pamiers, 1866, in 8⁰ de 31 pp.

PAULY. Rapport sur l'assainissement de la ville de Pamiers, fait à la Commission d'hygiène . . . Pamiers, 1867, in 8⁰ de 16 pp.

Paris.

CHEVALLIER (A.). Notice historique sur le nettoiement de la ville de Paris, depuis 1184 jusqu'à l'époque actuelle, pour servir à l'histoire de la salubrité et de l'hygiène publique des grandes villes . . . Paris, 1849, in 8⁰ de 64 pp.

RIGAUD. 1760—1860. Paris sous le rapport de la salubrité à ces époques. Réplique à M. Louis Lazare, directeur de la Revue municipale . . . Paris, (1861,) in 8⁰ de 32 pp. (Revue municipale.)

Suivi de la réponse de M. Louis Lazare, page 21. — Au sujet d'un article de la Revue municipale, du 10 janvier 1860.

BERTILLON. De la Mortalité Parisienne, croissante selon les morts, décroissante selon les ministres . . . Versailles, 1869, in 8⁰ de 15 pp. (La Philosophie positive.)

Pau.

DEFFIS (J.-F.). Hygiène de l'arrondissement de Pau . . . Pau, 1848, in 8⁰.

Picardie.

DEFLANDRE (J.-F.-Eugène). Essai sur l'hygiène des campagnes de la Picardie. Thèse, n⁰ 50. Paris, 1853, in 4⁰ de 45 pp.

Saint-Étienne.

BÉROUD (Ph.). Étude sur l'hygiène et la topographie médicale de la ville de Saint-Étienne . . . Saint-Étienne, 1862, in 8⁰. (Annales de la Société de médecine de Saint-Étienne et de la Loire.)

RIEMBAULT (A.). Hygiène publique. Études sur la mortalité dans la ville de Saint-Étienne . . . Saint-Étienne, 1865, in 8⁰ de 36 pp.

Strasbourg.

KIRSCHLEGER. La Police médicale au XVe siècle à Strasbourg, comparée à la police médicale actuelle. (Gazette médicale de Strasbourg, 1844, IV, 354.)

Toul.

HUSSON. Toul et Florac comparés au point de vue de l'hygiène et considérations sur la meilleure marche à suivre pour la confection des statistiques d'hygiène... Nancy, 1858, in 8⁰. (Mémoires du Conseil central d'hygiène de la Meurthe.)

La couverture imprimée sert de titre. — Le faux titre porte: „Toul-Florac et supplément à ce Mémoire. Hygiène et dépopulation".

Touraine.

BRAME (Ch.). Le Dr Duvergé, ou Coup d'œil sur l'état de l'hygiène publique et de l'agriculture en Touraine à un siècle de distance. (1761 et 1861.)

Voyez ci-dessus col. 192.

Vosges.

DEMANGEON (J.-B.). Notice statistique sur le régime hygiénique des habitants des Vosges ... Mirecourt, 1837, in 8⁰.

NOËL (J.-S.-Édouard). Quelques Considérations générales sur l'hygiène dans les campagnes des Vosges. Thèse, nº 79. Paris, 1851, in 4⁰ de 21 pp.

GEORGEON (Jean-Baptiste). Quelques Considérations générales sur l'hygiène dans les campagnes de la partie montagneuse des Vosges. Thèse, 2e série, nº 702. Strasbourg, 1863, in 4⁰ de 31 pp.

Grande-Bretagne.

IKIN (J.-Ingram). On the Progress of public hygiene and sanitary legislation in England... Worcester, 1851, in 8⁰ de 23 pp. (B. R.)

MILLE. Préfecture... de la Seine. Rapport sur le mode d'assainissement des villes en Angleterre et en Écosse... Paris, 1854, in 4⁰ de 37 pp.

RUMSEY (Henry-Wyldbore). On sanitary Legislation and administration in England ... London, 1858, in 8⁰ de 82 pp.

RUSSELL (James). On the sanitary State of England during the middle ages as deduced from the domestic habits of the people. (Brit. med. Journal, 1866.) (C. J.)

Hollande.

PIERQUIN. Considérations sur l'état de la police médicale dans le royaume des Pays-Bas. Bruxelles, 1827, in 8⁰. (Ro.)

Autre éd. 1829, Rouen, 2 parties in 8⁰ de 25 pp.

NANNINGA (H.). Dissertatio de cura publica in civitate Groningana imprimis ad cives sanos et salvos servandos, tum veteriori tum recentiori ævo, habita. Groningæ, 1838, in 8⁰. (Ch.)

Inde.

RANKEN (James). On public Health in India. London, 1818, in 8⁰ de 53 pp. (Ro.)

— On public Health in India ... With a drawing. Presented nov. 4, 1826. (Transactions of the Medical and physical Society of Calcutta, 1827, III, 300.)

BUTTER (D.). On public Health in India... (Transactions of the Medical and physical Society of Calcutta, 1829, IV, 121.)

Italie.

LAGO (Andr.). De ratione vivendi scholæ Italicæ, dissertatio. Aboæ, 1823, in 4⁰. (Ro.)

CORRADI (Alfonso). Dell' Igiene pubblica in Italia e degli studj degli Italiani in questi ultimi tempi, informazione scritta per commissione del Signor Ministro della pubblica istruzione . . . Milano, 1868, in 8°.

CORTESE (Francesco). Della Igiene pubblica in Italia e degli studj degl' Italiani in questi ultimi tempi. Relazione ... Venezia, 1869, in 8° de 12 pp. (Atti dell' Istituto Veneto di scienze, lettere ed arti.)

Milan.

La Errettione del magistrato della sanità di Milano. Pavia, 1578, in fol. (Ch.)

Naples.

PALASCIANO (F.). De l'Hygiène à Naples. Lettre à M. le rédacteur en chef de la Gazette médicale de Paris... (Paris, 1847,) in 8° de 3 pp.

Venise.

ALVISI (G.-G.). Considerazioni documentale sull' arte medica, e sul personale sanitario di Venezia dal X al XV secolo... (Giornale Veneto di sc. med., 1858.)

Rome.

DONIUS (Jo.-Baptista)... De restituenda salubritate agri Romani, opus posthumum... Florentiæ, 1667, in 4°.

BINDER (J.). Commentatio de politia veteris urbis Romæ. Gottingæ, 1791, in 8°. (Ro.)

HEUBACH (C.-Chr.). Commentatio de politia Romanorum, seu veteris urbis Romæ. Gottingæ, 1791, in 4°. (Ro.)

MEYER (J.-Andr.-G.). Ueber einige Polizeianstalten im alten Rom, besonders über Gesundheitspolizey. (Schleswig-Hollst. Blätter, 1800, I, 36, 105 et 213.) (Ro.)

BECK (J.-Ludov.-Guil.). Observationes de Romanorum disciplina publica medica, ad illustranda veterum scriptorum et juris civilis loca . . . assumto in societatem fratre Ch.-Frid.-Henr. Beck . . . Lipsiæ, 1809, in 4° de 28 pp.

MICHÉA. L'Hygiène publique et privée des Romains, d'après les ruines de Rome et de Pompéi. (Union médicale, 1865, X, 177, 189 et 201.)

Valdinievole.

TARGIONI TOZZETTI (Giovanni). Ragionamento . . . sopra le cause e sopra i rimedi dell' insalubrità d'aria della Valdinievole. Firenze, 1761, 2 vol. in 4°.

Juifs.

TROPPANNEGER (Christ.-Gottl.). Dissertatio medica de diætetica sacræ Scripturæ medicina . . . sub præsidio F. Hoffmanni . . . Halæ Magdeburgicæ, 1718, in 4° de 40 pp.

CARLN (Jo.-Sam.). Diætetica sacra: Die Zucht des Leibes, zur Heiligung der Seelen beförderlich: aus richtigen Natur-Gründen... (S. l.,) 1719, in 8° de 64 pp.

— Diætetica sacra, hoc est disciplina corporis ad sanctimoniam animæ accommodata... Hafniæ, 1737, in 8° de 100 pp.

DETHARDING (Georg.). Decas theorematum ad diætologiam biblicam spectantium. Rostochii, 1736, in 4°. (Ch.)

FRIZZI (Bened.). Polizia medica sul Pentateuco, con molte note critiche e fisiche. Pavia e Cremona, 1787-1790, 5 vol. in 8°. (Ch.)

DUFOUR (Jean-Alexandre). Essai sur l'hygiène des Hébreux. Thèse... Montpellier, 1809, in 4° de 36 pp.

SEREDI (Joseph). Dissertatio inauguralis historico-medica sistens mentem legum Mosaicarum circa sanitatem publicam. Viennæ, 1816, in 8° de 46 pp. (Ch.)

KAHN (Ignaz). Medicinisch-polizeiliche Abhandlung über die Mosaischen Sanitätsgesetze. Augsburg, 1833, in 12. (Ch.)

Autre éd. 1834.

MANSON (S.-L.). Dissertatio de legislatura Mosaica quantum ad hygienen pertinet. Lugduni Batavorum, 1835, in 8°. (Ch.)

ELSASS (Nath.). Dissertatio de legibus Mosaicis ad politiam medicam spectantibus. Pesthi, 1837, in 8°. (Ro.)

BORCHARD (Marc). L'Hygiène publique chez les Juifs, son importance, et sa signification dans l'histoire générale de la civilisation... Paris, 1865, in 8° de 40 pp. (Univers israëlite.)

GUARDIA (J.-M.). Préceptes de Moïse touchant l'hygiène. (Gazette médicale de Paris, 1865, XX, 657.)

Orient.

MEYER (J.-N.-V.). Ueber Sanitäts-Anstalten im Orient und über die Stellung der dortigen Aerzte. Vorgetragen in der 18. Versammlung deutscher Naturforscher und Aerzte. Erlangen, 1840, in 8°. (Ch.)

SÉGUR-DUPEYRON. Service sanitaire. Mission en Orient. Rapport... à Son Exc. le Ministre de l'agriculture... Paris, imp. royale, 1846, in 8°.

Perse.

THOLOZAN. L'Hygiène et la réforme sanitaire en Perse. (p. 15 de Prophylaxie du choléra en Orient. Paris, 1869.)

Prusse.

WALTHER et ZELLER. Die Medizinalpolizei in den Preuss. Staaten . . . Quedlinburg, 1829-1830, 6 parties in 8°. (E.)

Russie.

RICHTER (W.-Mich. de). Panegyricus sistens Catharinam magnam de vita et sanitate civium suorum optime merentem. Moscovæ, 1792, in 4°. (Ro.)

SÉNÉCHAL (Jean-Baptiste-Louis-Désiré). Quelques Considérations hygiéniques sur la Russie et ses habitans. Thèse, n° 33. Paris, 1817, in 4° de 40 pp.

Détails de l'histoire de l'hygiène.

Aliments.

PETRONIUS (Alexander-T.) . . . De victu Romanorum et de sanitate tuenda libri quinque... Romæ, in ædibus populi Romani, 1581, in fol.

— Del viver delli Romani... Tradotto della lingua latina nella volgare, dall' eccellente medico M. Basilio Paravicinio... Roma, D. Basa, 1592, in 4°.

HESHUSIUS (Ant.-Günth.). De dogmate Pythagorico de abstinentia carnium dissertatio. Lipsiæ, 1668, in 4°. (Ro.)

BOIE (Jo.-Lud.). De legibus cibariis et vestiariis Pythagoræ earumque causis. Jenæ, 1711, in 4°. (Ch.)

FISCHER (Jo.-Andr.). De antiquissimo fruendæ carnis usu. Erfordiæ, 1721, in 4°. (Ch.)

BERTHELET (Dom Grégoire). Traité historique et moral de l'abstinence de la viande, et des révolutions qu'elle a eues depuis le commencement du monde jusqu'à présent, tant parmi les Hébreux, que parmi les Païens, les Chrétiens, et les Religieux anciens et modernes . . . Rouen, 1731, in 4°.

COCCHI (Ant.). Del vitto Pittagorico per usu della medicina discorso . . . Firenze, 1743, in 4⁰ de 84 pp.

2a ed. Venezia, 1745, in 12.

— Régime de Pythagore, traduit de l'italien . . . La Haye et Paris, 1762, in 8⁰. Avec pl.

Traduit par de Puisieux, d'après Barbier.

PUJATI (Gius.-Ant.). Riflessioni sul vitto Pittagorico. Feltre, 1751, in 4⁰. (Ro.)

ZULATTI (Angel.). Lettera sopra le „Riflessioni" del S[re] Pujati. Venezia, 1751, in 4⁰. (Ro.)

ODOARDI (Gius.). Risposta alla Lettera del S[re] Zulatti. Trento, 1752, in 4⁰. (Ro.)

BIANCHI (Giovanni). Se il vitto Pittagorico di soli vegetabili sia giovevole, per conservare la sanità e per la cura d'alcune malatte, discorso ... Venezia, 1752, in 8⁰.

Le titre de départ, page 3, porte en plus: „...Recitato nel mese di decembre dell' anno 1717, nell' Academia de' Lincei da lui restituita".

RICHTER (Geo.-Glo.). Programma de antiquitate et salubritate victus animalis. Gottingæ, 1761, in 4⁰. (Ch.)

SCHAFFER (Jo.-Jac.). Dissertatio inauguralis historico-physiologica de qualitate et quantitate alimentorum, in quantum veterum Romanorum robori vel conservando vel debilitando contulerint... Argentorati, 1775, in 4⁰ de 72 pp.

HJERTSTEDT (Car.-Frid.). Dissertatio de victu hominum prima mundi ætate. Respondente Jo.-Gust. Söderstedt. Upsaliæ, 1789, in 4⁰. (Ch.)

DANZ (Joh.-Traug.-Lebrecht). Versuch einer allgemeinen Geschichte der menschlichen Nahrungsmittel. Leipzig, 1806, in 8⁰. (Ch.)

1. Band. C'est tout ce qui a paru.

BECKER (Jo.-Herrm.) . . . Versuch einer Literatur und Geschichte der Nahrungsmittelkunde. Mit einer Vorrede von S.-G. Vogel... (1810-1822.)

Voyez ci-dessus col. 32.

VIREY (J.-J.). Du Régime alimentaire des anciens et des résultats de la différence de leur nourriture avec celle des modernes... Paris, 1813, in 8⁰ de 48 pp.

MENKE (Car.-Theod.). Dissertatio inauguralis botanico-philologico-medica de leguminibus veterum. Particula prima. Gottingæ, 1814, in 4⁰ de 32 pp.

ALBERS (Joan.-Franc.-Herm.). De alimentis quibus Græci Hippocratis ætate utebantur. Dissertatio inauguralis medica.... Bonnæ, 1828, in 4⁰ de 24 pp.

DIERBACH (J.-H.). Flora Apiciana. Ein Beitrag zur näheren Kenntniss der Nahrungsmittel der alten Römer; mit besonderer Rücksicht auf die Bücher des Cälius Apicius de opsoniis et condimentis s. de arte coquinaria. Heidelbergæ, 1831, in 8⁰.

DEVAY (Francis). Des Instituts hygiéniques de Pythagore, et de leur influence sur les sociétés antiques . . . Paris, 1842, in 8⁰ de 28 pp. (Revue du Lyonnais.)

MARTIN (Stanislas). Physiologie des substances alimentaires, ou Histoire physique, hygiénique et poëtique des aliments, avec leur étymologie grecque, celtique, latine, et leurs dénominations en langues allemande, anglaise, espagnole et italienne... Paris, 1853, in 18.

ALLARD (G.-C.). Du Poisson, considéré comme aliment dans les temps anciens et modernes et de ses effets sur l'organisme humain. (Union médicale, 1854, VIII, 13, 17, 29 et 41.)

SCHUCH (Chr.-Theoph.). Gemüse und Salate der Alten in gesunden und kranken Tagen. Erste Abtheilung. Blattgemüse und Salate. Botanisch-philologische Abhandlung . . . (S. l.,) 1853-1854, in 8⁰ de 76 pp.

FOURQUET (G.). Du Régime alimentaire au point de vue de l'hygiène, de la pathogénie et principalement de la thérapeutique. Discours historique et critique prononcé le 12 mai 1856, à l'ouverture de la séance publique de la Société... de médecine, chirurgie et pharmacie de Toulouse . . . Toulouse, 1856, in 8⁰ de 20 pp.

SAUCEROTTE. Essai sur le régime alimentaire des anciens... Paris, (1859,) in 8⁰ de 28 pp. (Union médicale.)

— Recherches sur le régime alimentaire des anciens, pour servir à l'histoire de l'hygiène, des mœurs, et à l'intelligence des auteurs de l'antiquité . . . Paris, 1861, in 8⁰ de 60 pp.

SAINT-OLIVE (P.). Emploi médicinal et alimentaire de l'ail dans l'antiquité. (Gazette médicale de Lyon, 1868, XX, 73 et 85.)

Boissons.

CASSIANUS (Pierus). De calidi potus apud veteres usu... Romæ, 1606, in 4⁰ de 4 f[ts] non paginés.

RESTAURANT (Raymond). Hippocrate. De l'Usage de boire à la glace pour la conservation de la santé . . . Lyon, Nanty, 1670, in 12.

GEBAUER (G.-C.) . . . De caldæ et caldi apud veteres potu liber singularis. Lipsiæ, 1721, in 8⁰. Avec 3 planches.

BRÜCKMANN (Fr.-Ern.). Catalogus exhibens appellationes et denominationes omnium potus generum, quæ olim in usu fuerunt et adhuc sunt per totum terrarum orbem, quotquot adhuc reperire potuit... Helmstadii, 1722, in 4⁰.

GREPPO (J.-G.-H.). Explication d'un passage des Proverbes. Recherches sur l'usage des boissons glacées chez les Hébreux, les Grecs et les Romains . . . Belley, 1836, in 8⁰ de 36 pp.

FONSSAGRIVES. Le Vin chez les anciens. Étude d'hygiène archéologique. (Gazette hebdomadaire de médecine, 1867, IV, 385 et 433.)

Gymnastique.

MERCURIALE (Girolamo)... De arte gymnastica libri sex, in quibus exercitationum omnium vetustarum genera, loca, modi, facultates et quidquid denique ad corporis humani exercitationes pertinet, diligenter explicatur. Venetiis, 1569, in 4⁰.

Autres éd. 1573. Venetiis, in 4⁰. Avec planches.
1577. Parisiis, in 4⁰.
1587. Venetiis, in 4⁰.
1601. Venetiis, in 4⁰.
1644. Venetiis, in 4⁰.
1672. Aucta, emendata et figuris authenticis Christophori Coriolani exornata. Amstelodami, in 4⁰.

PLATNER (Jo.-Zachar.). Programma de arte gymnastica veterum. Lipsiæ, 1724, in 4⁰. (Ch.)

SCHEFFEL (Chr.-Steph.). Programma quo rector Academiæ Gryphiswaldensis . . . artem athleticam sacram . . . contemplandam sistit, simulque de medicina arteque veterum gymnastica disserit. Gryphiswaldiæ, 1730, in 4⁰ de 8 pp.

GERIKE (Petr.)... Propempticon de gymnasticæ medicæ veteris inventoribus ad dissertationem inauguralem . . . F. Boerneri... invitat. (S. l., 1748,) in 4⁰ de 24 pp.

SABBATHIER. Les Exercices du corps chez les anciens pour servir à l'éducation de la jeunesse . . . Paris, 1772, 2 vol. in 8⁰.

THORLACIUS (M.-Birgerus). Gymnasticæ cum medicina apud Græcos conjunctio. Prolusio, 1804. (t. 1, p. 55 de Prolusiones et opuscula academica. Hannæ, 1806.)

BALLY (Victor). Coup d'œil sur l'histoire de la gymnastique . . . Paris, 1817, in 8⁰.

FOISSAC (F.). De la Gymnastique des anciens, comparée avec celle des modernes sous le rapport de l'hygiène . . . Paris, 1838, in 8⁰ de 92 pp.

BASIADES (Const.-Herocles). De veterum Græcorum gymnastice. Dissertatio inauguralis medica... opponentibus Eltze... Kuthe... Noehte... Berolini, 1858, in 8⁰.

CHANCEREL (Gustave). Historique de la gymnastique médicale depuis son origine jusqu'à nos jours. Thèse, nº 149. Paris, 1864, in 4⁰ de 72 pp.

Autre éd. même année.

FRANK (B.). Die Lehren des Griechischen Arztes Galen über die Leibesübungen . . . Dresden, 1868, in 8⁰ de 36 pp. (Separatabdruck aus den neuen Jahrbüchern für Turnkunst.)

Tabac.

HORSTEIN (A.). Der Tabak in historischer, finanzieller und diätetischer Beziehung. Brünn, 1828, in 8⁰. (Ch.)

ANTZ (C.-Cæs.). Tabaci historia. Dissertatio. Berolini, 1836, in 8⁰ de 58 pp. (Ro.)

MÜLLER (Jo.). Der Taback in geschichtlicher, botanischer, chemischer, medicinischer und diätetischer Hinsicht. Emmerich, 1842, in 8⁰. (Ro.)

Vêtements.

GOULLIN (J.-A.). La Mode sous le point de vue hygiénique, médical et historique, ou Conseils aux dames et à la jeunesse . . . Paris, 1846, in 12.

BOUVIER. Études historiques et médicales sur l'usage des corsets... Mémoire lu à l'Académie impériale de médecine le 25 janvier 1853. Paris, 1853, in 8⁰ de 36 pp. (Bulletin de l'Académie de médecine.)

Autre éd. même année.

DEBAY (A.). Hygiène vestimentaire. Les modes et les parures chez les Français, depuis l'établissement de la monarchie jusqu'à nos jours; précédées d'un curieux parallèle des modes chez les anciennes dames Grecques et Romaines . . . Paris, 1857, in 18.

12.

Histoire de la pathologie et de la thérapeutique médicales et chirurgicales.

Généralités.

FREIND (J.). The History of physick; from the time of Galen, to the beginning of the sixteenth century, chiefly with regard to practice... (1725-1726.)

Voyez ci-dessus col. 444.

BLACK (W.). An historical Sketch of medicine and surgery from their origin to the present time. . . (1782.)

Voyez ci-dessus col. 446.

OSTERHAUSEN (Jo.-Carl). Ueber medicinische Aufklärung. Zürich, 1798, in 8⁰. (Ch.)

1. Band. C'est tout ce qui a paru. — Histoire de la médecine domestique jusqu'à la fin du XVIIe siècle.

HEMPEL (Marcus-Julius). Historia medicinæ et chirurgiæ cum conjunctæ tum sejunctæ, nec non causas illustrans quæ ad chirurgiam a medicina divellendam duxisse videntur. Dissertatio inauguralis. Kiliæ, 1831, in 4⁰ de 18 pp. (C.)

HAMILTON (W.). The History of medicine, surgery and anatomy from the creation of the world to the commencement of the nineteenth century . . . (1831.)

Voyez ci-dessus col. 453.

GUYARD (A.). Coup d'œil sur l'histoire de la médecine allopathique depuis Hippocrate jusqu'en 1841. (Avec La Médecine jugée par les médecins. Paris, 1842.)

FRANK (Joseph). Geschichte und Literatur der praktischen Heilkunde, nebst Einleitung in die Klinik... Nach der neuesten Originalausgabe übersetzt von Dr Georg-Christian-Gotthilf Voigt. Leipzig, 1842, in 8°.

Un second titre porte: „Grundsätze der gesammten praktischen Heilkunde . . ."

QUITZMANN (E.-A.). Ueber die Bedeutung der historischen Pathologie. (N. medicin.-chirurg. Zeitung, 1843.) (Ro.)

MÜHRY (A.). Ueber die historische Pathologie und die geschichtlichen Aenderungen der Krankheiten. (Roser und Wunderlich, Archiv für die physiolog. Heilkunde, 1843.) (Ro.)

SCHWEICH (H.). Ueber die verfehlte Richtung in der historischen Pathologie. (Avec Zwei Abhandlungen zur prakt. Medicin. Düsseldorf, 1846.) (Ro.)

FARRE (Arthur). On Some of the circumstances which have retarded the progress of medicine. An introductory lecture... London, 1849, in 8°. (B. R.)

BLONDIN (Th.). Études historiques, dogmatiques et critiques sur la pathologie médicale, suivies d'une appréciation particulière des œuvres pathologiques de G.-E. Stahl... Paris, 1863, in 8°.

MEIS (A.-C. de). Delle prime Linee della patologia storica. Prelezione al corso di storia della medicina . . . Bologna, 1866, in 8° de 76 pp.

Histoire de la pathologie et de la thérapeutique médicales et chirurgicales limitée à certaines époques.

Antiquité.

ETTMÜLLER (Mich.) . . . Medicina Hippocratis chymica, quam... exponunt præses M. Ettmüller... et respondens H. Warnatius... Lipsiæ, 1679, in 4°. (Ch.)

Autre éd. 1784. Lipsiæ, in 4° de 32 pp.

BERINGER (Jo.-Barth.). De therapia Hippocratis, respondente Jo.-Fr. Seiz. Herbipoli, 1730, in 4°. (Ro.)

DU PUI (P.). Vermaakelykheden omtrent de Vryheyd der Heelkonst... geoefent by Hebreeuwen, Egyptenaars, Grieken en Romeynen . . . Leyden, 1733, in 8°. (N. M.)

GRUNER (C.-G.). Morborum antiquitates, collegit ex optimis quibusque auctoribus, recensuit, ordinavit et suo quemvis morbum loco collocandum curavit . . . Vratislaviæ, 1774, in 8°.

RIOLLAY (Francis). The Doctrines and practice of Hippocrates in surgery and physic . . . London, 1783, in 8°. (W.)

Publié en 1785, d'après Rosenbaum.

NEBEL (Ern.-Ludov.-Wilh.). De morbis veterum obscuris. Sectio I. Epistola gratulatoria ad... G. Thom. ... Giessæ, 1794, in 8° de 46 pp.

LAENNEC (R.-T.-H.). Propositions sur la doctrine d'Hippocrate relativement à la médecine pratique... Thèse, n° 241. Paris, 1804, in 4° de 40 pp.

ALLEMAND (Marc-Antoine). Notice sur quelques superstitions et cérémonies en usage chez les anciens, dans l'art de guérir, lue à la séance publique de la Société académique de médecine de Marseille, le 28 mai 1820... Marseille, 1820, in 8° de 21 pp.

Frölich (Guil.-Leop.-Franc.-J.). De Hippocratis Coi medendi methodis. Dissertatio inauguralis medica... Vratislaviæ, 1821, in 8° de 40 pp.

Kolb (Jo.). De medicina Hippocratica dissertatio. Monachii, 1833, in 8° de 39 pp. (Ro.)

Malgaigne. Essai sur l'histoire et l'organisation de la chirurgie et de la médecine grecques avant Hippocrate... (Journal de chirurgie, 1846, IV, 303 et 332.)

Tholozan. La Iatrométéorologie d'Hippocrate. (Gazette médicale de Paris, 1856, XI, 341.)

Gasquet (Joseph-R.). The practical Medicine of Galen and his time... (British and foreign medico-chirurgical Review, 1867, XL, 472.)

Rittmann (Alexander). Die Vorhellenische Heilkunst und die Volkskrankheiten. (Allgem. Wien. med. Zeitung, 1867, N° 9.) (C. J.)

Moyen âge.

Gruner (C.-G.). Nosologia historica ex monumentis medii ævi lecta, animadversionibus historicis ac medicis illustrata... Jenæ, 1795, in 8°.

Rittmann (Alexander). Grundzüge einer Geschichte der Krankheiten im Mittelalter. Brünn, in 8°. (S. J. 1868.)

Temps modernes.

Moyle (John). The present ill State of the practice of physick in its nature, truly represented. London, 1702, in 4°. (W.)

Woodward (John). The State of physick and of diseases; with an inquiry into the causes of the late increase of them, but more particularly of the small-pox, with some considerations upon the new practice of purgeing in that disease. To the whole is premised an idea of the nature and mechanism of man, of the disorders to which it is obnoxious and of the method of rectifying them... London, 1718, in 8°.

— Medicinæ et morborum status, una cum ætiologia incrementi eorum in his temporibus, speciatim vero de variolis... (interprete Jo.-Jacobo Scheuchzero.) (Tiguri, 1720,) in 8°.

Graham (J.). General State of medical and surgical practice exhibited... (1779.)

Voyez ci-dessus col. 482.

Röschlaub (Andr.). Von dem Einflusse der Brownschen Theorie in die praktische Heilkunde. Würzburg, 1798, in 8°. (Ro.)

Lewins (R.). De profectu medicinæ practicæ a Cullenii temporibus... (1813.)

Voyez ci-dessus col. 483.

Uwins (David). Modern Maladies and present state of medicine... (1818.)

Voyez ci-dessus col. 483.

Letters of the president of the associated apothecaries and surgeon-apothecaries of England and Wales on the present state of practice of physic and surgery. London, 1820, in 8° de 77 pp. (Ro.)

Medicinisch-chirurgisch-therapeutisches Wörterbuch, oder Repertorium der vorzügl. Kurarten, die in dem Zeitraume von 1750—1838, mit Rückblicken auf die ältere und älteste Zeit, von den berühmt. Aerzten Deutschlands, Englands, Frankreichs und Italiens angewendet und empfohlen worden sind. Herausgegeben durch ein. Verein von Aerzten. Mit ein. Vorw. des Dr Barez. Berlin, 1839-1840, 3 vol. in 8°.

Oesterlen. Die neuesten Fortschritte und der gegenwärtige Zustand der Pathologie. (Hæser, Archiv, 1842, IV.) (Ro.)

ARNOTT (James). On the present State of therapeutical inquiry... Brighton, 1845, in 12 de 58 pp. (B. R.)

BENNETT (James-Risdon). Report on the progress of pathology, practical medicine and therapeutics during the years 1842-3-4... (British and foreign medico-chirurgical Review, 1845, XX, 209.)

FOLLET. Quelques Mots sur les progrès récents de la médecine et de la chirurgie... (1851.)

Voyez ci-dessus col. 486.

SIMPSON (James-Y.). The modern Advancement of practical medicine and surgery. An inaugural address to the Medico-chirurgical Society of Edinburgh... Edinburgh, 1853, in 8⁰ de 18 pp. (Monthly Journal of medical science.) (B. R.)

SAUCEROTTE (C.)... Coup d'œil sur les progrès de la thérapeutique et de la matière médicale pendant la première moitié du dix-neuvième siècle... Batignolles, (1855,) in 8⁰ de 11 pp. (Bulletin général de thérapeutique.)

Extrait d'un „Essai sur les progrès de la médecine en France pendant la première moitié du dix-neuvième siècle", du même auteur.

BENNETT (John-Hughes). The present State of the theory and practice of medicine. An introductory lecture to the class of Institutes of medicine in the University of Edinburgh... Edinburgh, 1855, in 8⁰ de 23 pp. (B. R.)

LACHAZE (H.). Des Progrès de la thérapeutique depuis le commencement du siècle. Lecture faite à la Société de médecine de Bordeaux, dans sa séance publique annuelle du 23 décembre 1859... Bordeaux, (s. d.,) in 8⁰ de 8 pp.

VIGNAL (Jules). Faculté de médecine de Montpellier. Concours pour l'agrégation... Comparer Sydenham et Stoll et apprécier l'influence qu'ils ont exercée sur la médecine pratique. Thèse... (1860.)

Voyez ci-dessus col. 405.

STEWART (T.-G.). On the Position and prospects of therapeutics. A lecture... Edinburgh, 1862, in 8⁰. (B. R.)

FINCKENSTEIN (R.). Die praktische Medicin des 15. und 16. Jahrhunderts. (Deutsche Klinik, 1863.)

ROGERS (James). On the present State of therapeutics... London, 1870, in 8⁰.

Histoire de la pathologie et de la thérapeutique médicales et chirurgicales limitée à certaines nations.

Allemagne.

ERICUS (Jo.-Godfr.). Dissertatio de differentiis Germanorum et Gallorum præcipuis rationis methodi medendi. Halæ, 1746, in 4⁰ de 27 pp. (Ro.)

PAULI. Die in der Pfalz und den angränzenden Gegenden üblichen Volksheilmittel. Preisschrift. Landau, 1842, in 8⁰. (Ro.)

OTTERBOURG (S.-J.). Aperçu historique sur la médecine contemporaine de l'Allemagne. Pathologie interne. Thèse, n⁰ 150. Paris, 1852, in 4⁰.

Autre éd. même année.

— Der dermalige Zustand der Medicin in Deutschland nach seinen wichtigsten Richtungen, Bestrebungen und Leistungen. Deutsch von Hugo Hartmann. 1. Heft. Weimar, 1853, in 8⁰. (E.)

Avec un second titre portant: „Die innere Pathologie und Therapie der Neuzeit in Deutschland... Ein Beitrag zur Geschichte der neueren Medicin".

Arabes.

JACQUOT (F.). Le Médecin, la chirurgie et la médecine chez les populations africaines de l'Algérie... (1849.)

Voyez ci-dessus col. 497.

BERTHERAND (E.-L.). Médecine et hygiène des Arabes. Études sur l'exercice de la médecine et de la chirurgie chez les Musulmans de l'Algérie . . . (1855.)

Voyez ci-dessus col. 497.

Brésil.

ULLERSPERGER (J.-B.). Beiträge zur ethnischen Pathologie. Mittheilungen aus Brasilien. (Bayer. ärztl. Intell.-Bl. 28.) (S. J. 1868.)

Californie.

BEHR (Herm.). Heilmittel der Altkalifornier. (Virchow's Archiv, 1865, XXXII, 73.) (S. J.)

Chine.

REHMANN. Einige Bemerkungen über die Arzneikunst der Chinesen. (Pabst, allgem. med. Zeitung, 1837.) (Ro.)

BRIAU (R.). Enseignement et pratique de la médecine en Chine . . . (1857.)

Voyez ci-dessus col. 500.

PAUTHIER (G.) . . . La Médecine, la chirurgie . . . en Chine . . . (1860.)

Voyez ci-dessus col. 500.

TOYE (L.-M.-M.). Note sur l'art médico-chirurgical chez les Chinois... (1864.)

Voyez ci-dessus col. 501.

Égypte.

RUDA (Sam.). De amuletis Ægyptiorum dissertatio. Upsaliæ, 1721, in 4°. (Ro.)

EHRENBERG (Chr.-Godfr.). Ueber die Krankheiten in Aegypten und die jetzige arabische Heilkunde. (Hecker, Annalen, VII, 1.)

MALGAIGNE. Essai sur l'histoire de la médecine Égyptienne. (Revue médico-chirurgicale, 1849, VI, 185 et 311.)

CHAFEY - BEY. نبذة في الطب (Extrait des „Mémoires de l'Institut égyptien".) Tome premier. Paris, (1862,) in 4° de 20 pp.

On lit imprimé page 9 : „Traduction du mémoire arabe communiqué à l'Institut égyptien par le Dr Chafey-Bey, sur les moyens employés par les médecins empiriques dans le traitement des maladies les plus fréquentes en Égypte". — Arabe-Français.

France.

ARNAUD (G.). Remarques historiques sur l'état de la médecine et de la chirurgie en France et en Angleterre . . . (1768.)

Voyez ci-dessus col. 510.

HAINDORF (A.). Beyträge zur Culturgeschichte der Medicin und Chirurgie Frankreichs . . . (1815.)

Voyez ci-dessus col. 510.

LÉVEILLÉ. Mémoire sur l'état actuel de l'enseignement de la médecine et de la chirurgie en France . . . (1816.)

Voyez ci-dessus col. 511.

BUFALINI. Dell' Influenza del vitalismo Browniano sopra la patologia in Italia e in Francia. (1822.)

Voyez ci-après col. 810.

DUBOIS, d'Amiens (Frédéric). Des Progrès récents de la médecine en France comparés à ceux de la chirurgie . . . Discours . . . Paris, 1845, in 4° de 60 pp.

D'ALLEX. Parallèle entre la thérapeutique médico-chirurgicale de l'Angleterre et celle de la France... 1re lettre. Montpellier, 1852, in 8° de 13 pp. (Gazette médicale de Montpellier.)

MICHÉA. Coup d'œil historique . . . sur la médecine et la chirurgie françaises au XIXe siècle . . . (1856.)

Voyez ci-dessus col. 513.

MAURIN (Sélim-Ernest). Compilation pour servir à l'histoire de la thérapeutique en France de 1837 à 1861. Marseille, 1864, in 8⁰. (Actes du Comité médical des Bouches-du-Rhône.)

Grande-Bretagne.

ARNAUD (G.). Remarques historiques sur l'état de la médecine et de la chirurgie en France et en Angleterre . . . (1768.)

Voyez ci-dessus col. 510.

FISCHER (C.-E.). Medicinische und chirurgische Bemerkungen über London . . . (1796.)

Voyez ci-dessus col. 516.

HARRISON (Edward). Remarks on the ineffective state of the practice of medicine in Great Britain; with proposals for its future regulation and improvement and the resolutions of the members of the benevolent medical Society in Lincolnshire. London, 1806, in 8⁰. (W.)

LEE (E.). Coup d'œil sur . . . l'état actuel de la médecine et de la chirurgie en Angleterre . . . (1836.)

Voyez ci-dessus col. 517.

D'ALLEX. Parallèle entre la thérapeutique médico-chirurgicale de l'Angleterre et celle de la France... (1852.)

Voyez ci-dessus col. 838.

Grèce.

MALGAIGNE. Essai sur l'histoire et l'organisation de la chirurgie et de la médecine grecques avant Hippocrate... (1846.)

Voyez ci-dessus col. 518.

Guyane.

HANCOCK (John). Remarks on the Indian practice of medicine in Guiana; on the haiowa-bally and other plants employed by the natives. (1836.) (Med.-Botanical Society Transactions, 1834-37, 97.)

Indes.

SOUTY (J.-J.-A.). Sur l'État de la médecine et de la chirurgie dans l'Inde . . . (1833.)

Voyez ci-dessus col. 521.

LORD (P.). Notes on the state of medical and surgical science in the countries bordering on the Indus . . . (1838.)

Voyez ci-dessus col. 521.

CAUNIÈRE (Ferdinand). De la Médecine Indo-Malgache, considérée surtout au point de vue de la thérapeutique . . . Paris, 1862, in 8⁰.

— Notice sur l'hygiène de la médecine naturelle Indo-Malgache . . . Deuxième édition. Paris, novembre 1863, in 8⁰ de 23 pp.

3e éd. Décembre 1863, in 8⁰ de 23 pp.

SULLIVAN (John). Practice in the Spanish West Indies. (Medical Times and Gazette, 1868, I, 485.)

Italie.

BRAMBILLA (G.-A. de). Storia delle scoperte fisico-medico-anatomico-chirurgiche fatte dagli uomini illustri Italiani . . . (1777-1780.)

Voyez ci-dessus col. 523.

TOMASSINI (Giac.). Sullo stato attuale della nuova patologia italiana. Milano, 1826, in 8⁰. (Ro.)

BUFALINI (M.). Dell' Influenza del vitalismo Browniano sopra la patologia in Italia e in Francia. Milano, 1828, in 8⁰ de 61 pp. (Ro.)

PÉTREQUIN (J.-E.). Histoire d'un voyage médico-chirurgical en Italie, ou De l'état actuel de la médecine, de la chirurgie . . . (1838.)

Voyez ci-dessus col. 525.

Java.

WAITZ (F.-A.-C.). Ueber javanische Arzneimittel. Aus d. Holländ. von J.-B. Fischer. Leipzig, 1829, in 8°. (Ch.)

Juifs.

Voyez ci-après Pathologie et thérapeutique bibliques.

Océanie.

TURNER (George-A.). (Des Maladies et de la pratique de la médecine à Samoa.) (Glasgow med. Journal, N. S. II, 4, p. 502.) (S. J. 1870.)

Orient.

REHMANN (Jos.). Beschreibung einer Tibetanischen Handapotheke. Ein Beitrag zur Kenntniss der Arzneikunst des Orient. St. Petersburg, 1811, in 8°. (Ch.)

Pérou.

TARTRA. Notes sur les pratiques médicales usitées chez les Indiens du Pérou. (Bulletin des sciences médicales, 1810, V, 342.)

Pologne.

MALGAIGNE (J.-F.). Coup d'œil sur la médecine et la chirurgie en Pologne, durant la dernière révolution... (1832.)

Voyez ci-dessus col. 535.

Portugal.

CARDOSO (A.-P.). (De l'État actuel de la médecine et de la chirurgie en Portugal . . . 1835.)

Voyez ci-dessus col. 535.

Russie.

GNIDIPH (Pet.). Von einigen Arzneimitteln und Krankheiten der russischen Völkerschaften. Leipzig, 1778, in 8°. (Ro.)

BOLSCHWING. Volksmedicin der Letten. (Hæser, Repertorium, 1843, VII, N° 1.) (Ro.)

KREBEL (Rud.). Volksmedicin und Volksmittel verschiedener Völkerstämme Russlands Skizzen... Leipzig, 1858, in 8°.

Saint-Domingue.

ARTHAUD (Charles). Observations sur les lois concernant la médecine et la chirurgie dans la colonie de St.-Domingue . . . (1791.)

Voyez ci-dessus col. 539.

Sauvages.

PARISET (Étienne). Médecine des peuples sauvages. (Journal universel des sciences médicales, 1816, I, 249; II, 1 et 259; 1817, V, 12; VI, 1; 1818, IX, 6.)

Zélande (Nouvelle-).

THOMSON (Arthur-S.). On the Peculiarities in figure, the disfigurations and the customs of the New Zealanders; with remarks on their diseases and on their modes of treatment . . . (British and foreign medico-chirurgical Review, 1854, XIII, 489; 1854, XIV, 461 et XV, 520.)

Pathologie et thérapeutique bibliques.

ADER (Guill.) . . . Enarrationes de ægrotis et morbis in Evangelio. Opus in miraculorum Christi Domini amplitudinem Ecclesiæ Christianæ elimatum. Tolosæ, 1621, in 8°.

Autre éd. 1623.

MOLES (Vincentius). De morbis in Sacris Litteris pathologia . . . Matriti, 1642, in 4°.

UBERTE (Marcellin.). Medicina sacra s. de morbis, quorum mentio fit in Sacris Litteris. Saragossæ, 1645, in 4⁰. (Ch.)

BARTHOLIN (Thomas)... De morbis biblicis miscellanea medica. Hafniæ, 1671, in 8.

Autres éd. 1672. Editio secunda. Francofurti, in 8⁰.
1692. Francofurti, in 8⁰.
1705. Francofurti, in 4⁰.

DANTZ (Jo.-Andr.). De curatione Christi sabbatica, vindicata ex legibus Judaicis contra calumnias Judaicas. Jenæ, 1699, in 4⁰. (Ch.)

SCHULTZ (Georgius-Petrus). Dissertatio inauguralis medica de morbis biblicis N. T.... sub præsidio... Conradi Johrenii... Francofurti ad Viadrum, 1704, in 4⁰ de 16 pp.

WARLIZIUS (Christianus). Diatribe medico-sacra de morbis biblicis, a prava diæta animique affectibus resultantibus . . . Vitembergæ, 1714, in 8⁰.

ALBERTI (Mich.). Dissertatio inauguralis medica de medicina Christi divina et miraculosa . . . respondente Chr.-Am. Ende. Halæ Magdeburgicæ, 1725, in 4⁰.

Réimprimé dans „Specimina medicinæ theologicæ". Halæ, 1726, in 8⁰.

MEAD (Rich.). Medica sacra: sive de morbis insignioribus qui in Bibliis memorantur commentarius... Londini, 1749, in 8⁰.

Autres éd. 1749. Amstelodami, in 8⁰. (Ch.)
1760. Lausannæ, in 8⁰. (Ch.)

— Commentary on the diseases mentioned in Holy Scripture, translated into English, under the inspection of the author, by T. Stark; to which are prefixed Memoirs of the life and writings of the author. London, 1755, in 8⁰. (W.)

— Abhandlung von den merkwürdigen Krankheiten, deren in der heil. Schrift gedacht wird, besonders von den dämonischen Kranken oder sogen. Besessenen. Aus d. Lat. Leipzig, 1777, in 8⁰. (E.)

REINHARD (Christian-Tobias-Ephraim)... Bibelkrankheiten, welche im alten Testamente vorkommen... nebst Augustin Kalmets... Abhandlung von dem Aussatze der Juden. Frankfurth und Leipzig, 1767-1768, 4 parties en 1 vol. in 8⁰.

WOLF (Elkan-Jos.). Von den Krankheiten der Juden. Mannheim, 1777, in 8⁰. (Ch.)

Panax, oder von den Grundursachen der Krankheiten und deren Heilung nach biblischen Grundsätzen. Breslau, 1787, in 8⁰. (C.)

(SCHREGER [Bern.-Glo.].) Medicinisch-hermeneutische Untersuchung der in der Bibel vorkommenden Krankengeschichten. Leipzig, 1794, in 8⁰.

SHAPTER (Thom.). Medica sacra, or short expositions of the more important diseases mentioned in the Sacred writings. Londini, 1834, in 8⁰. (Ch.)

TRUSEN (J.-P.). Darstellung der biblischen Krankheiten und der auf die Medicin bezüglichen Stellen der heiligen Schrift. Posen, 1843, in 8⁰.

— Die Sitten, Gebräuche und Krankheiten der alten Hebräer . . . Zweite, vermehrte und verbesserte Auflage. Breslau, 1853, in 8⁰.

FRIEDREICH (J.-B.). Analekten zur Natur- und Heilkunde . . . Ansbach, 1846, 4 parties en 1 vol. in 8⁰.

1. Beitrag zur Geschichte der Geburtshülfe aus der Bibel.
2. Historisches über Pest und Aussatz nach biblischen Stellen.
3. Beitrag zur Geschichte der Insania zoanthropica mit besonderer Beziehung auf die psychische Krankheit des biblischen Königs Nebukadnezar.
4. Ueber die mosaischen Speisegesetze.

SEIDEL. Heilmittellehre der Hebräer, Griechen und Römer. (32. Jahresbericht der Schlesischen Gesellschaft für vaterländische Kultur, 1854, 120.) (C. J.)

RITTMANN. Moses und die Volkskrankheiten seiner Zeit. (Allgem. Wiener med. Zeitung, 1867, N° 6.) (C. J.)

Ézéchias.

JULIUS (Mich). Hiskias pestilenti ulcere decumbens, das ist, das tödtliche Lager des Königs Hiskias. Erfurti, 1599, in 4°. (Ch.)

STURM (Jo.-Chr.). De curatione morbi Hiskiæ per ficum et sciaterico regis Achasi. (Respondente Dav. Stemlero.) Altorfii, 1691, in 4°. (Ch.)

WEDELIUS (G.-W.). De morbo Hiskiæ. Jenæ, 1692, in 4°. (Ch.)

EWALD (Benjam.). De morbo Ezechiæ per ficum curato. Regiomonti, 1708, in 4°. (Ch.)

Job.

REISKE (Jo.). De morbo Jobi difficillimo periscylacismo græco. Helmstadii, 1685, in 4°. (Ch.)

WEDELIUS (Geo.-Wolfg.). De morbo Hiobi. Jenæ, 1687, in 4°. (Ch.)

BOUCHARD (Ch.). La Maladie de Job. (Gazette hebdomadaire de médecine, 1867, IV, 593.)

ROLLET (J.). Nouvelles Conjectures sur la maladie de Job... Paris, 1867, in 8° de 48 pp.

Joram.

WEDELIUS (Geo.-Wolfg.). De morbo Jorami, exercitatio I (-II). Jenæ, 1717, in 4°. (Ch.)

DETHARDING (Georg.). Dissertatio de morbo regis Jorami. Rostochii, 1731, in 4°. (Ch.)

Lazare.

FEIGE (Samuel-Gottfried). Dissertatio inauguralis medico-chirurgica de morbo Lazari... præside D. Friderico Hoffmanno... Halæ Magdeburgicæ, 1733, in 4° de 32 pp.

Naaman.

ROGER (Daniel). Lectures on the history of Naaman the Syrian, his disease and cure. London, 1642, in fol. (Ch.)

Nabal.

WEDELIUS (Geo.-Wolfg.). De morbo Nabalis. Jenæ, 1696, in 4°. (Ch.)

Saül.

WEDELIUS (Geo.-Wolfg.). Dissertatio de Saule energumeno. Jenæ, 1685, in 4°. (Ch.)

LOESCHER (Casp.). Dissertatio de Saule per musicam curato. Vitebergæ, 1688, in 4°. (Ch.)

Pathologie et thérapeutique historiques.

DESGENETTES (R.-N.-Dufriche). Études sur le genre de mort des hommes illustres de Plutarque et des empereurs romains. (1833.)

Voyez ci-dessus col. 745.

Alexandre.

CAILLAU (J.-M.). Mémoire philologique sur la mort d'Alexandre le Grand... (1810.)

Voyez ci-dessus col. 740.

Aristide (Ælius).

MALACARNE (Vincenzo). La Malattia tredecennale di Elio Aristide, sofista Adrianeo... Milano, 1799, in 4° de 40 pp. Avec 2 planches.

Auguste.

ROSE (Chr.). Dissertationem sollemnem de Augusto contraria medicina curato . . . defendet. Halæ, 1741, in 4⁰ de 54 pp.

DUBOIS, d'Amiens (Frédéric). Académie de médecine. Recherches historiques sur la vie privée de l'empereur Auguste, sur ses maladies, ses infirmités et son genre de mort... Paris, 1869, in 8⁰ de 50 pp.

Bellegarde (Roger de).

JUNIUS et DUJON. Διηγημάτιον et ῥοπή super nupero morbo... Rogerii de Bellegarde... (auctore Junio). — Discours de la maladie de Monseigneur Roger de Bellegarde... gouverneur... de Bourgogne et Bresse. (Signé Dujon.) (S. l. n. d.,) in 8⁰ de 30 pp.

Bayle.

RÉVEILLÉ-PARISE. Consultation de Fagon pour Bayle. (Gazette médicale de Paris, 1847, II, 195.)

Bourbon (Cardinal de).

GUYNANT (Anth. de). Discours de la maladie et mort de Monseigneur l'Illustrissime Prince Charles Cardinal de Bourbon; avec le rapport des Medecins et Chirurgiens... Paris, 1594, in 8⁰ de 52 pp.

Broussais.

AMUSSAT (J.-Z.). Relation de la maladie de Broussais... (1839.)

Voyez ci-dessus col. 138.

Casaubon.

Medici Londinensis eximii epistola de . . . Isaaci Casauboni morbi mortisque causa, edita ex Museo Ioachimi Morsii. Lugduni Batavorum, 1619, in 4⁰ de 4 pp.

Cavour.

SEMELAIGNE. Récit exact de la maladie de M. le Comte de Cavour. (Union médicale, 1861, XI, 33.)

César.

DUBOIS (F.) . . . Recherches historiques et médicales sur les incidents du meurtre de Jules César... (1868.)

Voyez ci-dessus col. 750.

Chambord (Comte de).

BARBASTE. Réflexions conjecturales sur la chute de Henri de France . . . Alais, 1842, in 8⁰.

Charles VI.

CHEREAU (Achille). De la Maladie de Charles VI, roi de France et des médecins qui ont soigné ce prince. (Union médicale, 1862, XIII, 321, 369, 417 et 465.)

Charles IX.

Rapport du corps mort du feu Roy Charles IX. lequel comme il a esté fait en Latin... (p. 856 de J. Guillemeau, Les Œuvres de chirurgie . . . Rouen, 1649.)

CORLIEU (A.). Étude médicale sur la mort de Charles IX... Paris, 1871, in 8⁰ de 16 pp.

Cléopâtre.

GRUNER (C.-G.). Analecta ad antiquitates medicas, quibus anatome Ægyptiorum et Hippocratis, nec non mortis genus quo Cleopatra regina periit, explicantur... (1774.)

Voyez ci-dessus col. 764.

Dauphine (Marie-Josèphe-Albertine de Saxe).

TRONCHIN. Lettre de... sa déclaration sur la maladie de Madame la

Dauphine, et procès-verbal de l'ouverture du corps de cette Princesse; avec des réflexions proposées à toutes les Facultés de médecine du royaume. (Mars 1767.) (S. l. n. d.,) in 8° de 23 pp.

Descartes.

CRAMER (Andr.-Guil.). De extremo insignis philosophi Renati Cartesii, medici cuiusdam testisque αὐτόπτου nondum adhuc edita relatio. Epistola gratulatoria ad G.-H. Weberum. Kilonii, 1825, in 8°. (Ch.)

Énée.

JACOBAEUS (Th.). Dissertatio de vulneris Æneæ curatione. Hafniæ, 1706, in 4°. (Ch.)

Au sujet d'un passage de l'Énéide, XII, 412.

Ennius.

FRANCK DE FRANCKENAU (Georg.). Dissertatio de morbo Ennii poetæ, sive podagra ex vino. Vitebergæ, 1694, in 4°. (Ch.)

Ésope.

FREYTAG (Frid.-Gotthilf). Dissertatio de insigni Æsopi deformitate. Lipsiæ, 1717, in 4°. (Ch.)

Étienne I de Pologne.

SIMONI (Simone). D. Stephani primi, Polonorum regis... sanitas, vita medica, ægritudo, mors... exposita... Nyssæ, A. Reinheckelius, 1587, in 4°.

BUCCELLA (Nicol.). Refutatio scripti Simonis Simonii... cui titulum fecit: „D. Stephani primi ... sanitas ..." Cracoviæ, A. Rodecius, 1588, in 4°.

SIMONI (Simone). Responsum ad Refutationem scripti de sanitate, victu medico, ægritudine, obitu D. Stephani, quæ sub nomine Nicolai Buccellæ... emissa est... Olmutii, 1588, in 4°.

BUCCELLA (N.) . . . Confutatio Responsi Simonis Simonii... ad Epistolam Georgii Chiakor... de morte Stephani I... nec non ad ejusdem epistolæ examen, sub Amadei Curtii... ficto nomine editi. Cracoviæ, A. Rodecius, 1588, in 4°.

Foix (Duchesse de).

(MONGIN.) Lettre écrite à Monsieur ... sur la maladie de Madame***. Paris, 1710, in 12 de 32 pp.

Par Mongin, contre Chauvin, au sujet de la maladie de la duchesse de Foix, d'après une note manuscrite de Falconet.

François I.

CULLERIER. De quelle Maladie est mort François I. (Gazette hebdomadaire de médecine, 1856, III, 865.)

PATTÉ. Nouveaux Documents sur la maladie et la mort de François I. (Gazette hebdomadaire de médecine, 1856, III, 881.)

DECHAMBRE. Remarques au sujet de la syphilis présumée de François I. (Gazette hebdomadaire de médecine, 1856, III, 882.)

Garibaldi.

NÉLATON. Note à consulter sur la blessure du général Garibaldi. (Gazette des Hôpitaux et Revue de thérapeutique médico-chirurgicale, 1862, X, 592.)

Goethe.

VOGEL (Carl). Die letzte Krankheit Goethe's beschrieben . . . Nebst ein. Nachschr. von C.-W. Hufeland. Berlin, 1833, in 8°. (Hufeland's und Osann's Journal.) (E.)

Henri II.

PARÉ (Ambroise). Blessure et mort de Henri II. (p. 1220 de Les Œuvres ... huictiesme edition... Paris, 1528.)

Henri III.

Rapport du corps mort du tres-Chrestien Henry troisiesme, Roy de France et de Pologne. (p. 857 de J. Guillemeau, Les Œuvres de chirurgie ... Rouen, 1649.)

Henri IV.

Rapport de l'ouverture du corps du Roy deffunct Henry le Grand IV. de ce nom, Roy de France et de Navarre... (p. 855 de J. Guillemeau, Les Œuvres de chirurgie... Rouen, 1649.)

Hercule.

STOLBERGK (Johannes-Christianus-Ferdinandus). Dissertationem medicam inauguralem de morbo Herculis... sub præsidio Georgii-Christophori-Petri ab Hartenfels ... submittet. Erfordiæ, 1691, in 4° de 20 pp.

Jeanne d'Arc.

BRIERRE DE BOISMONT (A.). De l'Hallucination historique, ou Étude médico-psychologique sur les voix et les révélations de Jeanne d'Arc... Paris, 1861, in 8°.

Extrait de l'ouvrage du même auteur: „Des Hallucinations, ou Histoire raisonnée des apparitions", etc. Troisième édition.

Léopold I de Belgique.

KOEPL (G. de). Case of Leopold I, King of the Belgians. (Lancet, 1870, I, 39 et 136.)

Louis XIII.

LYONNET (Robert). Brevis Dissertatio de morbis hæreditariis... qua probatur affectus morbosos quibuscum Ludovicus XIII, rex Galliæ... conflictatus est, fuisse adventitios... non hæreditarios. Parisiis, 1647, in 4°.

VERUS (Guillelmus). Francisco Valterio, archiatrων comiti, Guillelmus Verus εὖ πράττειν. (Cal. febr. MDCXLVII.) (S. l. n. d.,) in 4° de 23 pp.

Contre l'ouvrage précédent.

Louis XIV.

DIONIS. Histoire de la fistule à l'anus survenue au Roi. (p. 419 de Cours d'opérations de chirurgie ... 4e édition ... Paris, 1740.)

LE ROI (J.-A.). Récit de la grande opération faite au roi Louis XIV en 1686. Lu à la Société des sciences naturelles de Versailles, section de médecine, le 4 novembre 1851... Versailles, 1852, in 8° de 40 pp. (Mémoires de la Société des sciences naturelles de Seine-et-Oise.)

(VALLOT, D'AQUIN et FAGON.) Journal de la Santé de Louis XIV, de l'année 1647 à l'année 1711... avec introduction, notes... par J.-A. Le Roi ... Paris, 1862, in 8°.

CHEREAU (Achille). Autopsie de Louis XIV. (Union médicale, 1862, XIV, 449.)

LE ROY (J.-A.). Récit de la grande opération faite au roi Louis XIV, 1686. (p. 57 de Curiosités historiques sur Louis XIII, Louis XIV, Louis XV... Paris, 1864.)

TRAVERS (Julien). Analyse et extraits du Journal historique, ou Récit fidèle de ce qui s'est passé de plus considérable pendant la maladie et à la mort de Louis XIV... par les sieurs Anthoine ... Paris, imp. impériale, 1865, in 8° de 16 pp.

LAGNEAU. Une Maladie de Louis XIV à l'âge de dix-sept ans. (Gazette hebdomadaire de médecine, 1867, IV, 97.)

Louis XVIII.

RIBES père (F.). Histoire de l'ouverture et de l'embaumement du corps de

Louis XVIII... Paris, 1834, in 8° de 39 pp.

Louvois.

DIONIS. Mort et autopsie de Louvois. (p. 82 de Dissertation sur la mort subite ... Paris, 1709.)

LE ROI (J.-A.). Mort de Louvois. (p. 74 de Curiosités historiques sur Louis XIII, Louis XIV, Louis XV ... Paris, 1864.)

Mahomet.

RENAULDIN. Rapport fait au nom d'une commission et lu... à l'Académie royale de médecine, dans ses séances des 3 et 17 mai 1842, sur un mémoire intitulé: „Mahomet considéré comme aliéné, par Jean-Jacques Beaux“ ... (1842.)

Voyez ci-dessus col. 755.

RONDEAU DU NOYER (E.-J.-F.). Mahomet. Étude médico-psychologique. Thèse, n° 96. (1865.)

Voyez ci-dessus col. 755.

Mercœur (Duchesse de).

(BOUVARD.) Description de la maladie, de la mort et de la vie de Madame la Duchesse de Mercœur. Decedée en son chasteau d'Anet le 6. sept. 1623. Paris, 1624, in 4° de 83 pp.

En vers.

Mirabeau.

CABANIS (P.-J.-G.). Journal de la maladie et de la mort d'Honoré-Gabriel-Victor Riquetti Mirabeau ... Paris, 1791, in 8° de 66 pp.

Procès-verbaux de l'ouverture et de l'embaumement du corps de M. de Mirabeau l'aîné... Paris, 1791, in 4° de 12 pp.

Orléans (Duc d').

BOMMY (F.). Relation historique et médicale de la mort de S. A. R. Monseigneur le duc d'Orléans, Prince royal... Paris, 1842, in 8° de 16 pp.

MARCHAL, de Calvi. Relation chirurgicale de la mort du duc d'Orléans ... Paris, 1842, in 8° de 36 pp. (Annales de chirurgie.)

Orléans (Henriette-Anne d'Angleterre, duchesse d').

Narré simple et très véritable de quelques circonstances arrivées à la derniere maladie de Mme la duchesse d'Orleans, contre la fausseté de quelques écrits et imprimez sur ce sujet. (S. l., 1670,) in 4° de 4 pp.

Pascal.

LÉLUT (F.) ... De l'Amulette de Pascal, étude sous les rapports de la santé de ce grand homme à son génie ... (Paris, 1845,) in 8° de 37 pp. (Annales médico-psychologiques.)

— L'Amulette de Pascal, pour servir à l'histoire des hallucinations ... Paris, 1846, in 8°. Avec fac-simile de l'écriture de Pascal.

Philippe II de France.

KÖNIG (Jo.-Geo.). Disquisitio medica de arnaldia. Altorfii, 1706, in 4°. (Ch.)

Au sujet de la maladie dont furent atteints en 1191 Philippe II, roi de France, et Richard I, roi d'Angleterre; fièvre continue maligne suivant les uns, alopécie ou syphilides suivant les autres.

Rousseau (J.-J.).

DESRUELLES. Relation de la maladie qui a tourmenté la vie et déterminé la mort de J.-J. Rousseau, extraite de l'„Histoire de la blennorrhée urétrale...“ Paris, 1846, in 8° de 13 pp.

MERCIER (L.-Aug.). Explication de la maladie de J.-J. Rousseau et de l'influence qu'elle a eue sur son caractère et sur ses écrits, accompagnée de considérations préliminaires sur la dysurie et des rapports faits aux Académies des sciences et de médecine sur les travaux de l'auteur... Deuxième édition. Paris, 1859, in 8⁰.

La 1re édition a paru en 1844 dans un appendice aux „Recherches sur les valvules du col de la vessie".

DUBOIS, d'Amiens (E.-Fréd.). Recherches sur le genre de mort de J.-J. Rousseau. (Bulletin de l'Académie de médecine, 1866, XXXI, 594.)

CHEREAU (Achille). La Vérité sur la mort de J.-J. Rousseau . . . Paris, 1866, in 8⁰ de 24 pp.

Seignelay (Marquis de).

DIONIS. Mort et autopsie du Marquis de Seignelay. (p. 77 de Dissertation sur la mort subite . . . Paris, 1709.)

Sénèque.

ZECCHINELLI (Giov.-Mar.). Sopra una malattia di Seneca il filosofo, da lui descritta sotto il nome di suspirium nella sua lettera 54. Padova, 1817, in 8⁰. (Ch.)

Silius Italicus.

HEISTER (Laur.). Epistola de morte Silii Italici, celebris poetæ et oratoris, ex clavo insanabili. Helmestadii, 1734, in 4⁰. (Ch.)

Socrate.

SCHWARZE (Chr.-Aug.). Historische Untersuchung: war Socrates ein Hypochondrist? Görlitz, 1796, in 4⁰. (Ro.)

LÉLUT (F.). Du Démon de Socrate, spécimen d'une application de la psychologie à l'histoire. Paris, 1836, in 8⁰.

Valois.

CORLIEU (A.). La Médecine de l'histoire. Étude médicale sur la dynastie des Valois . . . Paris, 1872, in 8⁰ de 9 pp.

Histoire de la pathologie et de la thérapeutique chirurgicales.

Généralités.

SLEVOGT (Jo.-Hadrian). Programma de fatis chirurgiæ. Jenæ, 1695, in 4⁰. (Ch.)

Traduit en allemand, p. 28 de „Sammlung einiger kleinen . . . Schriften von dem Ursprung . . . der Wundarzneikunst . . ." Erfurt, 1757.

GOELICKE (Andr.-Ottom.). Historia chirurgiæ antiqua, seu conspectus plerorumque... scriptorum veterum, qui a primis artis medicæ incunabulis usque ad seculum decimum quintum inclusive chirurgicen operibus suis exornarunt... Halæ Magdeburg., 1713. — Historia chirurgiæ recentior, seu series plerorumque... scriptorum novissimorum, qui seculo decimo sexto et circa initium decimi septimi chirurgicen operibus suis illustrarunt... Halæ Magdeburgicæ, 1713. Le tout en 1 vol. in 8⁰.

PLATNER (Jo.-Zachar.). De chirurgia artis medicæ parente. Lipsiæ, 1721, in 4⁰. (Ch.)

Au sujet des antiquités et de la mythologie de l'histoire de la chirurgie et de la condition des chirurgiens en France.

Traduit en allemand, p. 11 de „Sammlung einiger kleinen . . . Schriften von dem Ursprung . . . der Wundarzneikunst . . ." Erfurt, 1757.

VATER (Abrah.). Programma de chirurgiæ antiquitate et dignitate et collegiorum chirurgicorum utilitate. Vitebergæ, 1728, in 4⁰. (Ch.)

MAURER (Jo.-Geo.). Vademecum chirurgicum, worin der Ursprung und die heutige Beschaffenheit der Chirurgie entworfen wird. Schaffhausen, 1731, in 8⁰. (Ch.)

Autre éd. 1737, sous le titre de „Gründliche Einleitung zur Chirurgie", Frankfurt und Leipzig, in 8⁰.

GARENGEOT (René-Croissant de). Dissertation sur l'origine de la chirurgie et de la médecine . . . (t. II, p. 313 de Splanchnologie, 2ᵉ édition. Paris, 1742.)

HEISTER (Laurent). An Introduction concerning the nature, origin, progress and improvements of surgery. (t. I, p. 1 de A general System of surgery. London, 1743.)

Sammlung einiger kleinen von berühmten Aerzten vormals in lateinischer Sprache herausgegebenen Schriften von dem Ursprung und den Schicksalen der Wundarzneikunst. Mit Beifügung eines Responsi der medic. Facultät zu Halle: ob die in Nürnberg befindlichen Barbirer und Wundärzte unrecht gethan, dass sie sich von gemeinen Handwerkszünften abzusondern suchen und ob sie nicht eben sowol als die Apotheker für Angehörige des Collegii Medicii zu halten sind? Nebst Beilagen. Erfurt, 1757, in 8°. (Ch.).

Comprenant quatre dissertations dont deux seulement sont historiques (ouvrages de Platner et de Slevogt cités plus haut) et une décision de l'Université de Prague, de 1728, déclarant la prééminence des chirurgiens sur les pharmaciens.

GOOCH (Benjamin). A short historical Account of the rise and progress of surgery and anatomy. (t. I, p. 1 de A practical Treatise on wounds. Norwich, 1767.)

PORTAL. Histoire de l'anatomie et de la chirurgie, contenant l'origine et les progrès de ces sciences; avec un tableau chronologique des principales découvertes et un catalogue des ouvrages d'anatomie et de chirurgie, des mémoires académiques, des dissertations insérées dans les journaux et de la plupart des thèses qui ont été soutenues dans les Facultés de médecine de l'Europe . . . (1770.)

Voyez ci-dessus col. 760.

DUJARDIN et PEYRILHE. Histoire de la chirurgie, depuis son origine jusqu'à nos jours... Paris, Imp. royale, 1774-1780, 2 vol. in 4°.

Tome I par Dujardin.
Tome II par Peyrilhe.

SUE (P.). Notice sur quelques manuscrits de feu Bernard Peyrilhe. (Paris, s. d.,) in 8° de 24 pp.

Au sujet du 3e volume manuscrit de l'Histoire de la chirurgie.

BRAMBILLA (J.-Q.). Oratio ... habita Vindobonæ, cum nova Cæsareo-Regia Academia medico - chirurgica, anno 1785... solemniter aperiretur. Viennæ, 1785, in 4° de 54 pp.

Histoire de la chirurgie.

(RIEGELS [Nic.].) Forsog til chirurgiens historia. Kiobenhavn, 1786, in 8°.

Autre éd. 1787.

— De fatis faustis et infaustis chirurgiæ, nec non ipsius interdum indissolubili amicitia cum medicina aliisque studiis liberalioribus ab ipsius origine ad nostra usque tempora commentatio historica. Hafniæ, 1787, in 8°.

Autre éd. 1788.

ABILGAARD (Pet.-Chr.). Additamenta XII ad commentationem historicam „De fatis faustis et infaustis chirurgiæ“. Hafniæ, 1788, in 8°. (Ro.)

JUSTAMOND (J.-O.). Outlines of the history of surgery. (p. 1 de Surgical Tracts. London, 1789.)

HUNT (John). Historical Surgery; or the progress of the science of medicine . . . Loughborough, 1801, in 4°. (W.)

MAUGRAS (P.). Précis historique et considérations sur l'art de guérir, spécialement sur la chirurgie. Paris, an XI (1803), in 8°.

SPRENGEL . . . Geschichte der Chirurgie . . . Halle, 1805-1819, 2 parties in 8°.

1. Theil von Kurt Sprengel.
2. Theil von Wilh. Sprengel.

— Istoria delle principali operazioni di chirurgia... tradotta dal Tedesco e corredata di note dal Dr Pietro Betti ... Firenze, 1815-1816, 2 vol. in 8°.

HAMILTON (James). A Letter to Sir William Garrow on his proposed bill for regulating the practice of surgery. (Pamphleteer, 1819, XII, 125.) (B. B.)

BERNSTEIN (Johann-Gottlob). Geschichte der Chirurgie vom Anfange bis auf die jetzige Zeit. Leipzig, 1822-1823, 2 parties in 8°.

SMITH (John). Dissertatio inauguralis de historia chirurgiæ. Edinburgi, 1826, in 8°. (Ch.)

BELMAS. Essai historique sur les progrès de la chirurgie. (Journal des progrès des sciences médicales, 1828, IX, 206.)

BERTONI (Aug.). Nonnulla de chirurgiæ historia. Pavia, 1835, in 8° de 28 pp. (Ro.)

COLOMBAT (de l'Isère). Dictionnaire historique et iconographique de toutes les opérations et des instruments, bandages et appareils de la chirurgie ancienne et moderne... Paris, 1836-1837, 2 vol. in 8°. Avec 1500 dessins.

ALQUIÉ (Alexis). De l'Influence de la chirurgie militaire sur les progrès de la pathologie chirurgicale. Thèse de concours. Montpellier, 1840, in 4° de 56 pp.

ANDRIEU. De l'Influence de l'érudition et des méthodes philosophiques sur les progrès de la pathologie chirurgicale. Thèse de concours. Montpellier, 1840, in 4° de 63 pp.

WALTHER (Ph.-Fr. von). Ueber das Verhältniss der Medicin zur Chirurgie und die Duplicität im ärztlichen Stande. Eine historische Untersuchung mit dem Endresultat für die betreffende Staatseinrichtung... Carlsruhe und Freiburg, 1841, in 8° de 48 pp.

STREHLER (Max.-Jos.). Randbemerkungen zu Dr P.-F. v. Walther's neuester Schrift: „Ueber das Verhältniss der Medicin zur Chirurgie und die Duplicität im ärztlichen Stande". Ein Beitrag zur Geschichte der Medicin, des Medicinalwesens und der Aerzte... Nürnberg, 1842, in 4°.

MALGAIGNE (J.-F.). Lettres sur l'histoire de la chirurgie, publiées dans la Gazette des hôpitaux, revues et corrigées; suivies des Études sur l'anatomie et la physiologie d'Homère... Paris, 1842, in 8°.

Les Études ont un titre spécial et une pagination particulière.

HEBRA (Ferd.). Geschichtliche Darstellung der grössern chirurgischen Operationen, mit besonderer Rücksicht auf von Wattmans Operationsmethoden. Wien, 1842, in 8°. (Ro.)

LA MONTA (Honoré). Essai sur l'influence de l'anatomie pathologique sur la chirurgie. Thèse, n° 95. Montpellier, 1843, in 4° de 40 pp.

MALGAIGNE (J.-F.). Essai sur l'histoire et la philosophie de la chirurgie. (Mémoires de l'Académie de médecine, 1844, XIII; Revue médico-chirurgicale, 1847, I, 57; et Union médicale, 1847, I, 5 et 21.)

MICHEL. Coup d'œil général sur l'histoire de la médecine opératoire. Ouverture du cours de médecine opératoire. (Gazette médicale de Strasbourg, 1857, XVII, 193 et 241.)

GRÜNDER (J.-W.-L.). Geschichte der Chirurgie von den Urzeiten bis zu Anfang des achtzehnten Jahrhunderts... Breslau, 1859, in 8°.

2te Ausgabe 1865.

HAESER (H.). Uebersicht der Geschichte der Chirurgie und des chirurgischen Standes... Erlangen, 1864, in 8° de 28 pp.

Histoire de la pathologie et de la thérapeutique chirurgicales limitée à certaines époques.

Antiquité.

(GOURAUD [V.-O.].) Coup d'œil philosophique sur la chirurgie Hippocratique . . . (S. l. n. d.,) in 8° de 56 pp. (Revue médicale, novembre 1831.)

WOLZ (Frid.-Car.-Franc.). Antylli, veteris chirurgi, quæ apud Oribasium libro XLIV, XLV et L leguntur fragmenta. Dissertatio inauguralis chirurgico-historica... Jenæ, 1842, in 8° de 52 pp.

DAREMBERG (Charles). Études sur quelques points de la chirurgie de Celse, à l'occasion de la nouvelle édition de M. le Dr Des Étangs. (Gazette médicale de Paris, 1847, II, 43, 104 et 125.)

PÉTREQUIN (J. - É.). Chirurgie d'Hippocrate. Recherches historiques sur l'origine du traité du médecin, suivies d'une traduction nouvelle de ce livre, avec notes et commentaires . . . Paris, 1847, in 8° de 32 pp. (Revue médicale.)

Moyen âge.

SPRENGEL (C.). De sæva pariter ac debili truncaque medii ævi chirurgia. Programma. Halæ, 1825, in 8° de 10 pp. (Ro.)

CHOULANT (L.). Die Chirurgie im frühesten Mittelalter. (Hæser, Archiv für die gesammte Medicin, I, 417.) (Ch.)

MALGAIGNE (J.-F.). Histoire de la chirurgie en Occident du VIe au XVIe siècle. (t. I, p. XVII de Œuvres complètes d'Ambroise Paré . . . Paris, 1840.)

WACHTER (P.-F. de). De la Chirurgie de Me Jehan Ypermann, médecin belge du XIVe siècle... Anvers, 1863, in 8° de 36 pp. (Annales de la Société de médecine d'Anvers.)

Temps modernes.

QUELLMALZ (Sam.-Theod.). Programma, quare operationes chirurgicæ apud nos non sint ita frequentes quam penes exteros. Lipsiæ, 1726, in 4°. (Ch.)

SHARP (Samuel). A critical Inquiry into the present state of surgery... London, 1750, in 8°.
4th ed. 1761.

— Recherches critiques sur l'état présent de la chirurgie, traduites de l'anglois... par A.-F. Jault... Paris, 1751, in 12.

— Critica synopsis de la cirurgia ... traducida por Andr. Vasquez. Madrid, 1753, in 4°. (Ch.)

— Eine kritische Untersuchung des gegenwärt. Zustandes der Wundarznei. Aus dem Englischen. Rostock, 1756, in 8°. (E.)

— Ricerche critiche sopra lo stato presente della chirurgia... tradotta in italiano ed illustrata di note dal Sig. Aug. Nannoni... Siena, 1774, in 8°.

VALENTIN. Recherches critiques sur la chirurgie moderne, avec des lettres à M. Louis... Amsterdam, 1772, in 12.

PAUL. Mémoires pour servir à l'histoire de la chirurgie du XVIIIe siècle, et de supplément aux Institutions chirurgicales de M. Heister, avec un Discours préliminaire contenant un Tableau des principales découvertes dont la chirurgie s'est enrichie, depuis l'établissement de l'Académie, jusqu'à l'année 1770 inclusivement... Avignon, 1773, 2 parties en 1 vol., in 4°.

NIETHAMMER (C.-F.). De statu rei chirurgicæ et obstetriciæ plurimis in terris deplorabili observationibus confirmato. Jenæ, 1779, in 4° de 18 pp. (Ro.)

MANNING (Henry). Modern Improvements in the practice of surgery. London, 1780, in 8°. (W.)

KIRKLAND (Thomas). An Inquiry into the present state of medical surgery ... London, 1783-1786, 2 vol. in 8°.

KIRKLAND (James). An Appendix to an „Inquiry into the present state of medical surgery by the late Thomas Kirkland..." taken from his Mss... London, 1813, in 8°. (W.)

KÖLPIN (Alexander). De chirurgiæ recentioris præ veteri præstantia et progressu oratio. Hafniæ, 1788, in 4°. (Ch.)

LAUTH (Thom.). Notitia auctorum recentiorum Platnero ... (Avec Nosologia chirurgica, Argentorati, 1788.)

MONFALCON. Mémoire sur l'état actuel de la chirurgie, ou Précis des théories, procédés opératoires, bandages, cas rares, etc., publiés depuis la suppression de l'Académie royale de chirurgie... Paris, 1816, in 8°.

RICHERAND (Anthelme). Histoire des progrès récents de la chirurgie... Paris, 1825, in 8°.

Traduit en italien par Giamb. Canini, Milano, 1826, in 8°; et en allemand, Weimar, 1826, in 8°.

DUGÈS (Ant.). De l'Influence des sciences médicales et accessoires sur les progrès de la chirurgie moderne. Paris et Montpellier, 1827, in 8°. (Ch.)

MANDT (M.-W.). Kurzer Umriss der Geschichte der Chirurgie bis zum Anfange unsers Jahrhunderts nebst einem Blick auf die Bildung der Wundärzte in England ... Erstes Programm der königl. medic.-chirurgischen Lehr-Anstalt für Pommern. Greifswald, 1833, in 8° de 68 pp.

FILIPPI (Filippo de). Sullo Stato attuale della chirurgia discorso. Milano, 1835, in 8° de 32 pp. (C.)

CHRESTIEN (A.-T.). De l'Influence des travaux et des découvertes anatomiques depuis Vésale sur les progrès de la pathologie chirurgicale. Thèse de concours. Montpellier, 1840, in 4° de 47 pp.

MÜTTER (J.-D.). On the present Position of some of the most important of the modern operations in surgery. Philadelphia, 1845, in 8° de 34 pp. (Ro.)

Fragments de l'histoire de la chirurgie au XVIIe siècle. Louise Bourgeois. (Revue médico-chirurgicale, 1848, III, 313 et 375.)

Fragments de l'histoire de la chirurgie au dix-septième siècle. Des opérateurs de la taille. — La famille des Colot. — Les religieux de la Charité. (Revue médico-chirurgicale, 1848, IV, 121 et 185.)

MOUTET (F.). De l'Influence des travaux et de l'enseignement du professeur Delpech sur le développement de la chirurgie. Thèse de concours. Montpellier, 1855, in 4°.

GUARDIA (J.-M.). Les Autographes de l'Académie de médecine. Documents sur le charlatanisme chirurgical au XVIIIe siècle. (Gazette médicale de Paris, 1864, XIX, 19 et 33.)

VELPEAU. Coup d'œil sur la chirurgie au XIXe siècle. (Gazette des hôpitaux, 1865, XXXVIII, 285, 289 et 293.)

SIRUS-PIRONDI. Du Mouvement progressif de la chirurgie pendant l'année scolaire 1865-1866. (Résumé de la première leçon du professeur-adjoint de clinique chirurgicale ...) Marseille, 1866, in 8° de 14 pp. (Union médicale de la Provence.)

GUARDIA (J.-M.). Les Mœurs chirurgicales au 18e siècle. Extraits des papiers d'un chirurgien de province (le Dr Lemercier). (Gazette médicale de Paris, 1869, XXIV, 421, 433, 473, 497 et 509.)

Histoire de la pathologie et de la thérapeutique chirurgicales limitée à certaines nations.

Abyssinie.

MEYER-AHRENS. Ueber einige chirurgische Volksheilmethoden der Abessinier und über die daselbst als Strafe übliche Exartikulation des Fusses und die in den Kriegen der Abessinier und Galla übliche Entmannung und ihre Folgen, sowie über das Verhalten der verschiedenen Wunden in Abessinien überhaupt. (Schweiz. Zeitschrift für Medizin, 1847, 423.)

Allemagne.

SLEGEL (Paul-Marquart). De chirurgia apud Germanos minus exercita. Jenæ, 1639, in 4°. (Ch.)

Der wundärztliche Stand in Hannover vor und nach der Einführung der neuen Medicinalverordnung. Hamburg, 1835, in 8° de 32 pp. (Ro.)

SIEBOLD (Jo.-Barth. von). Geschichte und gegenwärtige Einrichtung des chirurgischen Klinicum im Julius-Hospitale zu Würzburg. Würzburg, 1814, in 4°. (Ch.)

Amérique.

Arrest en réglement du Conseil Souverain, sur la Chirurgie. Extrait des Registres du Conseil Souverain de la Guadeloupe. (15-16 juillet 1772.) La Guadeloupe, 1772, in 4° de 16 pp.

Arrêt en réglement du Conseil Souverain, sur la Chirurgie. Extrait des Registres du Conseil Souverain de la Martinique. (9 mars 1772.) Saint-Pierre, 1772, in 4° de 7 pp.

Autriche.

HUNCZOWSKY (Jo.). Medicinisch-chirurgische Beobachtungen über die neuere Geschichte der Chirurgie in den k. k. (österreichischen) Staaten. Wien, 1783, in 4°. (Ch.)

— Rede über die neuere Geschichte der Chirurgie in den österreichischen Staaten. Wien, 1787, in 4°. (Ch.)

Belgique.

Arrêt contradictoire de la Cour de Parlement, rendu en la cause des Chirurgiens Jurés Royaux de Tournay, joint à eux le Procureur fiscal de ladite Ville, représentant le Corps du Magistrat, Demandeurs en requête du 4 novembre 1694 ; contre l'Avocat du Roy du Siége Royal au Bailliage dudit Tournay Tournesis, des terres franches et d'empire, défendeurs, le quatre de février 1695. (S. l.,) 1695, in 4°.

Chine.

SUE (P.). Mémoire sur l'état de la chirurgie à la Chine ; suivi d'une correspondance à ce sujet avec un missionnaire de Pékin . . . Paris, an IX de la république, in 8° de 80 pp. (Recueil périodique de la Société de médecine.)

Danemarck.

BADEN (Gust.-Ludw.). Udsigt over chirurgiens Tilstand i Danmark fra Kjöbenhavns Universitets Reform 1539 til det chir. Academies oprettelse 1785. Kjöbenhavn, 1822, in 12.

France.

Les Statutz et Ordonnances Royalles faictes par les Roys de France, sur l'estat de Barbier Chirurgien par tout le Royaume de France. Et confirmé par le Roy Henry III. de ce nom, Roy de France, et de Pologne. (Mai 1575-13 août 1578.) Imprimez à Paris pour Iehan de Percontal, Escuier valet de chambre du Roy et premier Barbier de Sa Majesté, (1580,) in 4º de 10 f^ts non chiffrés.

Les Statuts et Ordonnances royalles faites par les Roys de France sur l'estat de M. Barbier et Chirurgien, par tout le Royaume de France. Et confirmé par le Roy Henry III. du nom, et par Henry de Bourbon IIII. du nom à present Roy de France et de Navarre. (Octobre 1592-février 1597.) Rouen, chez G. L'Oyselet, pour Pierre le Gendre Escuyer Chirurgien ordinaire du Roy... 1597, in 4º de 8 f^ts non chiffrés.

Statuts, Privileges et Ordonnances, accordez et confirmez par les Roys à leur premier Barbier, ses Lieutenans ou Commis, autres Barbiers et Chirurgiens de ce Royaume. (Mars 1611-4 novembre 1622.) (S. l. n. d.,) in 4º de 11 pp.

Les Statuts, Privileges, et Ordonnances Royalles, accordez et confirmez par les Roys à leur premier Barbier, ses Lieutenans ou Commis, et autres Barbiers Chirurgiens du Royaume de France. (Mars 1611-9 mai 1633.) Paris, P. Des-Hayes, 1639, in 4º de 14 pp.

Les Statuts, Privileges et Ordonnances Royalles, accordez et confirmez par les Roys à leur premier Barbier, ses Lieutenans ou Commis, et autres Barbiers Chirurgiens du Royaume de France. Ensemble tous les Arrests donnez au grand Conseil, concernant ladite Maistrise. (Mars 1611-janvier 1638.) Paris, C. Hulpeau, 1639, in 8º de 28 pp.

Statuts, Privileges et Ordonnances, accordez et confirmez par les Roys à leur premier Barbier, ses Lieutenans ou Commis et autres Barbiers Chirurgiens de ce Royaume. (Avril 1618-décembre 1656.) Paris, imp. de I. Boüillerot, (s. d.,) in 4º de 19 pp.

Les Statuts, Privileges et Ordonnances Royales, accordez et octroyez par les Roys à leur premier Barbier, ses Lieutenans ou Commis, et autres Barbiers Chirurgiens du Royaume de France. (28 mars 1611.) Paris, J. Jacquin, 1667, in 4º de 8 pp.

Extraict des Registres du Conseil Privé du Roy. (4 juillet 1636.) (S. l. n. d.,) in 4º de 8 pp.

Permission donnée par le roi aux chirurgiens des princes de la famille royale d'exercer leur art en chambres hautes, sans tenir boutique.

Declaration du Roy Louis XIII, en faveur de ses Chirurgiens. (26 août 1636.) (S. l. n. d.,) in 4º.

Accordant à ses chirurgiens le droit d'exercer leur art et de tenir boutique dans toutes les villes du royaume.

(Acte royal du 26 août 1636 en faveur du premier chirurgien du roi et des huit chirurgiens par quartier.) Paris, imp. de P. Colin, (s. d.,) in 4º de 8 pp.

Sans titre.

(Acte royal en faveur du premier chirurgien ordinaire du duc d'Orléans et des huit chirurgiens par quartier, du 26 février 1638.) (S. l. n. d.,) in 4º de 4 pp.

Sans titre.

Extraict des Registres du Conseil Privé du Roy. (6 août 1638.) (S. l. n. d.,) in 4º de 4 pp.

Arrêt défendant aux baigneurs et étuvistes de se dire barbiers et de recevoir chez eux des compagnons chirurgiens.

Declaration du Roy, portant pouvoir aux quatre Chirurgiens du Corps de la Reine d'exercer la Chirurgie et tenir boutiques ouvertes avec enseignes de Chirurgien, tant en la Ville de Paris que par toutes les autres Villes du Royaume où ils feront leurs residences, et de jouir par eux des mêmes privileges, franchises et exemptions que les Chirurgiens du Corps de Sa Majesté... (20 octobre 1638.) Paris, 1639, in 4⁰.

Declaration du Roy, donnée en faveur des huit Chirurgiens de Monseigneur le Prince de Condé, Premier Prince du Sang. (29 janvier 1639.) Paris, 1639, in 4⁰.

Extraict des Registres du Conseil Privé du Roy. (16 novembre 1654.) (S. l. n. d.,) in 4⁰ de 4 pp.

Défense aux simples chirurgiens des écuries de roi de faire fonction de barbiers-chirurgiens.

Arrest portant Reglement des Chirurgiens privilegiez. Extraict des Registres du Conseil Privé du Roy. (4 août 1668.) (S. l. n. d.,) in 4⁰ de 16 pp.

Défense aux chirurgiens de la famille royale de tenir boutique.

Arrest du Conseil d'Estat du Roy, du six aoust 1668, portant desunion des droits et Privileges sur et concernant l'Estat et Art de Barberie-Chirurgie dans tout le Royaume, cy-devant attribuez à la Charge de Premier Barbier du Roy; et union d'iceux à celle de premier Chirurgien de Sa Majesté. Ensemble les Lettres patentes expédiées en conséquence . . . avec les anciens statuts. Extrait des registres du Conseil d'Estat. (S. l. n. d.,) in 4⁰ de 36 pp.

Extrait des registres du Conseil d'État. (S. l., 1669,) in 4⁰.

Ordre aux chirurgiens de la famille royale qui veulent tenir boutique de se conformer à l'arrêt du 1er juin 1669.

Extraict des Registres du Conseil d'Estat. (25 août 1670.) (S. l. n. d.,) in 4⁰ de 4 pp.

Confirmation de l'ordonnance du lieutenant de police déchargeant les chirurgiens de la recette des boues et lanternes.

Extrait des Registres du Conseil d'Estat. (28 juillet 1671.) (S. l. n. d.,) in 4⁰ de 12 pp.

Statuts et règlement pour les priviléges du premier chirurgien du roi.

Édits et déclarations du Roi, par lesquelles Sa Majesté donne pouvoir à ses premiers médecins de commettre par toutes les villes et autres lieux de son Royaume, un ou deux Chirurgiens, pour faire tous deux ensemble concurremment, et l'un en l'absence de l'autre, à l'exclusion de tous chirurgiens, les rapports et visitations des corps morts, blessés, mutilés, noyés, prisonniers, et autres qui se font par autorité de justice, sans qu'il puisse être adjugé aucunes provisions, ni jugé aucuns procès, sinon après que lesdits chirurgiens, commis par lesdits premiers Médecins, auront donné leurs rapports, à peine de nullité. Voulant Sadite Majesté, que lesdits Chirurgiens commis pour faire lesdits rapports et visitations, jouissent de pareils honneurs, profits et priviléges que les Chirurgiens de Paris et les lieutenants du premier Barbier et Chirurgien de Sa Majesté. Vérifiés et enregistrés au Grand Conseil. (Janvier 1606 - janvier 1673.) (S. l. n. d.,) in 4⁰ de 68 pp.

Arrêt du Conseil d'État privé du Roi, donné en faveur des Chirurgiens de Sa Majesté, Maison et Famille Royales pour les dissections et démonstrations anatomiques. (3 août 1683.) (S. l. n. d.,) in 4⁰.

(Sentence du lieutenant de police, qui interdit l'exercice de la chirurgie ailleurs que dans les maisons des maîtres chirurgiens, à peine d'amende; datée du 19 janvier 1685; suivie d'un extrait des registres de parlement, en date du 19 mai 1685, qui met à néant l'appel fait de ladite sentence, et commençant par ces mots:) A tous ceux qui ces présentes verront . . . sçavoir faiçons que sur la requeste faite en la Chambre de police par Maistre Jean Tricot, Procureur au lieu de défunt Maistre Antoine Euffoy, des Prevosts, Gardes de la Communauté des Maistres Chirurgiens Jurés de cette Ville et Faux-bourgs de Paris . . . . (S. l. n. d.,) in 4⁰ de 6 pp.

Extraits des Registres du Conseil d'État. (3 janvier 1689.) (S. l. n. d.,) in 4⁰ de 4 pp.

Défense aux quatre barbiers du commun du roi d'exercer la chirurgie.

Édit du Roi, portant création de deux Chirurgiens-jurés dans chacune des grandes Villes, et un dans les autres du Royaume, et d'un Médecin-juré ordinaire du Roi en chacun Ressort. Donné à Versailles au mois de février 1692. (S. l. n. d.,) in 4⁰.

Arrest du Conseil d'Etat du Roy, concernant les Offices des Jurez Chirurgiens dans chacune des Villes principales du Royaume, créez par Edit du mois de Février 1692. Du 22 avril 1692. (S. l. n. d.,) in 4⁰ de 4 pp.

Arrest du Conseil d'État du Roy, Portant que les particuliers qui seront pourveus des Offices de Chirurgiens Jurez avant que d'estre receus Maistres, pourront se faire recevoir par devant le premier Chirurgien de Sa Majesté, ou son Lieutenant en la Chambre de S. Cosme à Paris, ou pardevant les Maistres des Communautez de Chirurgiens des Villes les plus prochaines de celles de leurs residences. Du 29 avril 1692. (S. l. n. d.,) in 4⁰ de 4 pp.

Arrest du Conseil d'Estat du Roy, en faveur des Chirurgiens Royaux, créez dans chacune des Villes du Royaume, par Edit du mois de Fevrier 1692. Du 2 Septembre 1692 ... (S. l. n. d.,) in 4⁰ de 4 pp.

Motifs pour justifier comme les Offices de Chirurgiens jurez, créez par les Edits du mois de Fevrier 1692. doivent estre reünis aux Communautez de Chirurgiens. (S. l. n. d.,) in 4⁰ de 3 pp.

Extraict des registres du Conseil d'État. (6 avril 1694.) — Extrait des registres de Parlement. (17 mai 1694.) (S. l. n. d.,) in 4⁰ de 8 pp.

Réunion à la communauté des maîtres chirurgiens des charges de prévot et de receveur.

Mémoire pour Messieurs les Premier Médecin et Chirurgien de Sa Majesté, Lieutenant, Prévosts et Gardes des Maistres Chirurgiens en l'École de Chirurgie de Saint Cosme à Paris. (S. l. n. d.,) in fol. de 4 pp.

Au sujet de l'obtention du droit de la profession de chirurgien herniaire.

Sentence de Monsieur D'Argenson, Lieutenant General de Police, du 26 aoust 1701, portant que les Chirurgiens des Hôpitaux qui ont acquis leurs Maîtrises devant l'enregistrement des Statuts, auront rang dans la communauté des Maîtres Chirurgiens, de jour et date des certificats qui leur ont été delivrez par les Administrateurs desdits Hôpitaux. (S. l. n. d.,) in 4⁰ de 4 pp.

La Peine et misere des garçons chirurgiens, autrement appellés fratres. Représentez dans un Entretien joyeux et spirituel d'un garçon chirurgien et d'un clerc. Troyes, (1715,) in 8⁰ de 24 pp.

Declaration du Roy pour establir en conformité de celle du 21. Janvier 1710, la Jurisdiction du premier Chirurgien de Sa Majesté, sur les Barbiers, Perruquiers, Baigneurs, Etuvistes, dans toute l'étendue du Royaume, ainsi qu'elle l'est à Paris, et permise pour toutes les autres Villes. Donnée à Paris, le 10 février 1719. Paris, 1719, in 4⁰ de 8 pp.

Edit du Roy, portant desunion des droits et privileges des Chirurgiens Jurez Royaux, et union d'iceux aux Lieutenans du Premier Chirurgien du Roy, rétablis par le présent Edit. Donné à Versailles au mois de septembre 1723. Paris, 1728, in 4⁰ de 28 pp.

Arrest du Conseil d'Estat du Roy

qui ordonne que dans les Villes du Royaume, ou le Premier Chirurgien du Roy n'aura point de Lieutenant, et dans celles où sa Lieutenance sera vacante, il pourra commettre pour procéder à la reception des Aspirans, qui voudront se faire admettre à la Maîtrise en Chirurgie pour ces Villes, tels de ses Lieutenans qu'il jugera à propos. Extrait des registres du Conseil d'Etat. (16 septembre 1727.) Paris, (s. d.,) in 4⁰ de 4 pp.

Déclaration du Roi, concernant les Chirurgiens des Provinces. Donnée à Marly, le 24 février 1730. Paris, 1744, in 4⁰.

Statuts et Reglemens pour les chirurgiens des Provinces établis ou non-établis en Corps de Communauté. Paris, 1731, in 4⁰ de 55 pp.

Autres éd. 1732. Lyon, in 4⁰ de 48 pp.
1742. Auxerre, in 4⁰ de 53 pp.
1745. Paris, in 4⁰ de 44 pp.

Statuts et règlemens pour les Chirurgiens des Provinces, établis ou non établis en Corps de Communauté. Avec une Table chronologique de tous les édits, déclarations, lettres patentes et arrests du Conseil concernant les Médecins, Chirurgiens, Accoucheurs . . . (13 août 1731.) Paris, 1735, in 4⁰.

Statuts et règlemens généraux pour les Maîtres en Chirurgie des Provinces du Royaume, donnés à Marly le 24 février 1730. Cinquième édition, augmentée des édits, arrêts et déclarations qui y ont rapport... par M. Le Blond d'Olbleu... Paris, 1772, in 4⁰.

Sentence de police, qui ordonne que, conformément aux ordonnances et règlements de police, les chirurgiens seront tenus de déclarer au commissaire de leur quartier les blessés qu'ils auront pansés chez eux ou ailleurs; et condamne le sieur Dumont à l'amende pour y avoir contrevenu. Extrait des registres du greffe de l'audience de la Chambre de police du Châtelet de Paris. Du vendredi 2 mars 1736. (S. l. n. d.,) in 4⁰.

Declaration du Roy portant que le premier Chirurgien du Roy sera autorisé à nommer ses Lieutenans et Greffiers dans les communautez des Maîtres Chirurgiens des Villes du Royaume. Donnée à Versailles, le 3 septembre 1736. Paris, 1736, in 4⁰ de 8 pp.

(Quesnay et Médalon.) Recherches critiques et historiques sur l'origine, sur les divers états et sur les progrès de la chirurgie en France. Paris, 1744, in 4⁰.

Par Quesnay et Médalon, d'après une note manuscrite d'un exemplaire de la Bibliothèque nationale.

Autre éd. même année en 2 vol. in 12. Avec portraits. — On trouve page 525 : „Index funereus chirurgorum Parisiensium ab anno 1315 ad annum 1729... opera M.J.D.V..." (Devaux).

— Histoire de l'origine et des progrès de la chirurgie en France. Paris, 1749, 2 vol. in 12. (Ch.)

Arrest de la Cour de Parlement, qui ordonne qu'en conformité des Déclarations des 21. Janvier 1710, et 10. Février 1719, tous Maîtres Chirurgiens, Barbiers-Perruquiers et autres, qui exercent quelque partie de la Chirurgie et de Barberie dans le Royaume, seront tenus de payer au sieur de La Martinière, Premier Chirurgien du Roy, la somme de 21 sols 3 deniers pour une fois seulement, pour son droit d'Avénement à ladite Charge. Du 17 août 1747. Paris, 1747, in 4⁰ de 8 pp.

Quesnay (François). Mémoire présenté au roi par son premier chirurgien, où l'on examine la sagesse de l'ancienne législation sur l'état de la chirurgie en France. (S. l.,) 1749, in 4⁰.

Lettres patentes, portant Reglement pour l'agrégation des Maîtres en Chirurgie dans les Villes du Royaume. Données à Versailles, le 31 décembre 1750. Paris, 1751, in 4⁰.

Arrest de la Cour de Parlement, qui fait défenses à tous Empiriques, Charlatans, vendeurs d'Orviétan et tous autres Particuliers, d'exercer la Chirurgie, sous quelque prétexte que ce soit, comme aussi de vendre et distribuer aucuns Remèdes, Beaumes, Onguents, etc., à moins qu'ils ne soient pourvus de Brevets et Permissions revêtus des formes prescrites par les Reglemens : à peine de 500 liv. d'amende et de saisie de leurs Remèdes, Equipages et Chevaux. Du 15 juillet 1755. Paris, 1755, in 4⁰ de 3 pp.

Arrest du Conseil d'Etat du Roi, et Lettres Patentes sur icelui, qui ordonnent que les Maîtres en l'Art et Science de la Chirurgie du Royaume, qui exerceront purement et simplement leur profession, jouiront en qualité de Notables Bourgeois des Villes et lieux de leur résidence, des honneurs, distinctions et priviléges dont jouissent les autres Notables Bourgeois : qu'ils pourront en conséquence être pourvus des Offices Municipaux des Villes : qu'ils seront exempts de la Collecte de la Taille, de Guet et Garde, de Corvées et autres Charges publiques ; et défendent de les comprendre à l'avenir dans les rôles des Arts et Métiers, et d'assujettir leurs Eléves au sort de la milice. Données à Compiegne le 10 août 1756. Paris, 1756, in 4⁰ de 8 pp.

Declaration du Roi, qui fixe le District ou Département des Lieutenans du premier Chirurgien du Roi dans les différentes Provinces du Royaume. Donnée à Versailles, le 29 mars 1760. Paris, 1762, in 4⁰ de 7 pp.

Déclaration du Roi, concernant l'exercice de la chirurgie dans les maisons de l'ordre de la Charité. Donnée à Marly, le 20 juin 1761. Paris, 1761, in 4⁰ de 8 pp.

VERDIER. La Jurisprudence particulière de la chirurgie en France, ou Traité historique et juridique des établissemens, règlemens, police, devoirs, fonctions, honneurs, droits et priviléges des sociétés de chirurgie et de leurs supôts ; avec leurs devoirs, fonctions et autorité des juges à leur égard... Paris, 1764, 2 vol. in 12.

Declaration du Roy, concernant les Chirurgiens qui s'embarquent sur les navires marchands, et la visite du coffre de Chirurgie. Donnée à Versailles, le 15 novembre 1767. Paris, 1767, in 4⁰ de 7 pp.

Declaration du Roi, portant que le Premier Chirurgien du Roi prêtera serment à l'avenir entre les mains de Sa Majesté, et recevra ceux de ses Chirurgiens ordinaire et de quartier, de la Famille Royale, et du premier Prince du Sang. Donnée à Versailles, le 19 juin 1770... Paris, 1770, in 4⁰ de 4 pp.

Déclaration du Roi en faveur des Chirurgiens-Officiers des Maison et Famille Royales. Donnée à Versailles, le 13 mars 1771... Paris, 1771, in 4⁰.

Déclaration du Roi, concernant les Etudes et Exercices des Eleves en Chirurgie. Donnée à Versailles, le douzieme jour d'Avril 1772... Paris, 1772, in 4⁰ de 4 pp.

LAFLIZE (Dom.). Discours sur les faveurs que Louis le Bien Aimé a accordées à la chirurgie et sur les progrès qu'elle a faits sous son règne. Nancy, 1773, in 4⁰.

(Circulaire du comité de salubrité de l'Assemblée nationale, en date du 24 novembre 1790, pour obtenir des renseignements sur l'exercice de la chirurgie dans les différentes villes de France, commençant par ces mots:) M., le comité de salubrité formé dans le sein de l'Assemblée nationale... (S. l. n. d.,) in fol.

Thébaut (J.-F.). Réflexions sur les moyens les plus simples à employer pour le libre exercice de la chirurgie dans toute la France; présentées à l'Assemblée nationale et à la municipalité de Paris, le 16 août 1790, et adressées de nouveau en septembre 1791 . . . Paris, (s. d.,) in 8⁰ de 19 pp.

Imbert-Delonnes (A.-B.). Progrès de la chirurgie en France, ou Phénomènes du règne animal, guéris par des opérations nouvelles sur la fin du XVIIIe siècle. Publié par ordre du gouvernement. Paris, an VIII-1800, in 8⁰. Avec 4 planches dont 2 gr. in fol. et le portrait de l'auteur.

— New Progress of surgery in France... translated from the french ... by T. Chavernac. London, 1801, in 4⁰. Avec planches. (W.)

Traduit en italien par Fr. Buzzi, Milano, 1802, in 8⁰. (Ro.)

Briot. De l'Influence de La Peyronie sur le lustre et les progrès de la chirurgie française. Ouvrage couronné par la Société de médecine pratique de Montpellier, dans sa séance du 1er juin 1819... Besançon, 1820, in 8⁰.

Ammon (Friedr. - Aug.). Parallele der französischen und deutschen Chirurgie. Nach Resultaten einer in den Jahren 1821 und 1822 gemachten Reise. Leipzig, 1823, in 8⁰. (Ch.)

Suringar (G.-C.-B.)... De Gallorum chirurgia observationum sylloge. Lugduni Batavorum, 1827, in 8⁰.

Berriat - Saint - Prix. Recherches sur la législation et l'histoire des Barbiers-chirurgiens, lues à la Société des antiquaires . . . Paris, 1837, in 8⁰ de 40 pp.

Philippe (A.). Esquisse historique sur les barbiers. (p. 16 de Histoire de la saignée. Vitry, 1855.)

Schapira. Zur Geschichte der modernen französischen Chirurgie. (Wien. med. Halle, 1862, III, 32, 35 et 38.) (S. J.)

Denonvilliers, Nélaton, Velpeau, Guyon, Labbé. Recueil de rapports sur les progrès des lettres et des sciences en France... Rapport sur les progrès de la chirurgie... Paris, 1867, gr. in 8⁰.

Angers.

Lens (de). Mémoire sur l'exercice et l'enseignement de la chirurgie à Angers avant le XIXe siècle. (S. l.,) 1841, in 8⁰ de 32 pp. (Bulletin de la Société industrielle d'Angers.)

Auxerre.

(Housset.) Mémoire présenté et lu dans l'Assemblée des Notables de la Ville d'Auxerre, le 9 novembre 1767, pour réunir la fonction de Chirurgien-Major de l'Hôtel-Dieu, à la Communauté de S. Cosme de la même ville. Auxerre, 1767, in fol. de 8 pp.

Bretagne.

Closmadeuc (G. de). Chirurgie et barberie en Bretagne avant la révolution... Vannes, 1869, in 8⁰ de 64 pp. (Bulletin de la Société polymathique du Morbihan.)

La couverture imprimée sert de titre.

Dauphiné.

Reglement sur le devoir et office des Chirurgiens et Apothiquaires, fait et dressé par Nosseigneurs du Parlement de Dauphiné, selon les Patentes et Commission du Roy... l'année 1607, le dernier jour de May. Paris, Pépingué, 1642, in 4⁰.

Le Mans.

Devillières. (Lettre de M. Devillières, greffier de M. le premier chirurgien du roi, au Mans, pour interdire aux chirurgiens de campagne qui ne sont pas maîtres en chirurgie, de faire des apprentis, datée du 10 avril 1764, et commençant par ces mots :) M., J'ai l'honneur de vous écrire pour vous donner avis . . . (S. l. n. d.,) in 4° de 3 pp.

Lyon.

Arrêt rendu par Nosseigneurs du Grand Conseil, contenant règlement de l'art de Chirurgie en la Ville de Lyon, Pays de Lyonnais, Forêts et Beaujolais, le quatorzième Mars 1644. Paris, 1650, in 4°.

PÉTREQUIN (J.-E.). Essai sur l'histoire de la chirurgie à Lyon, discours de réception prononcé à l'Académie des sciences, belles-lettres et arts de Lyon, dans la séance publique du 22 janvier 1856 ... Lyon, 1856, in 8° de 40 pp.

Montpellier.

Arrest du Conseil d'Etat du Roi, du 6 juillet 1755, Qui déclare l'article XIX de l'Arrêt du Conseil du 4 juillet 1750, commun avec les Maitres en Chirurgie de Montpellier; En conséquence ordonne que lesd. Maitres joüiront des Droits et Privilèges des notables Bourgeois, et seront notamment portés au deuxième Rang et seconde Classe de Consuls dans les Elections Consulaires. Montpellier, 1755, in 4° de 8 pp.

DUGÈS (Ant.). Notice sur l'enseignement de la chirurgie à Montpellier avant sa réunion définitive avec la médecine. (p. 33 de Éloge de Méjan, Poutingon, Montabré et Fages, prononcé publiquement à la rentrée des Cours de la Faculté de médecine de Montpellier . . . Paris, 1836.)

ESTOR. Histoire de l'École chirurgicale de Montpellier. Discours d'ouverture du cours d'opérations et appareils. (Gazette médicale de Montpellier, 1841, II, n°s 24, 26, 28 et 30.)

ARBAUD (Damase). Histoire médicale de Montpellier. Nouveau fragment. État de la chirurgie à Montpellier au XIVe siècle. Guy de Chauliac... (Revue de Montpellier, 2e année.)

Orléans.

CHARPIGNON. Notice sur les maîtres en chirurgie de la ville d'Orléans jusqu'en 1789... Orléans, 1869, in 8° de 32 pp. (Mémoires de la Société d'agriculture, sciences, etc. d'Orléans.)

Paris.

Octroy aux Maistres Chirurgiens de Paris de semblables Privileges que les Supposts, Regens et Docteurs de l'Université de ladite ville. (Janvier 1544.) (S. l. n. d.,) in fol. de 4 pp.

Lettres Patentes du Roy, pour la réunion du Collége des Maistres Chirurgiens Jurez et Communauté des Maistres Barbiers Chirurgiens de cette Ville de Paris, en un seul et mesme corps, pour le bien et utilité du public, avec l'Arrest intervenu sur icelles; ensemble les Examen et Actes que doivent faire et subir ceux qui aspirent à l'avenir au degré de Maistre Chirurgien Juré en cette Ville de Paris, prescrites par la Cour. (Août 1613.) (S. l. n. d.,) in 8°.

Articles pour la Communauté des Maistres Barbiers-Chirurgiens de Paris. (10 juin 1634.) — Confirmation des Statuts pour les Maistres Chirurgiens et Barbiers de Paris. (Juin 1634.) Paris, (s. d.,) in 4° de 8 pp.

Autre éd. 1698, in 4° de 8 pp.

Extraict des Registres du Conseil privé du Roy. (30 avril 1641.) (S. l. n. d.,) in 4° de 4 pp.

Défense aux sieurs Jean Artus, Bernard Delède, Pierre Soucheu et Mathurin Duguay La Saulsaye, barbiers-perruquiers du roi, d'exercer la chirurgie à Paris.

(Acte royal du 24 juillet 1641 confirmant la défense faite aux étuvistes et perruquiers de Paris d'exercer la chirurgie.) (S. l. n. d.,) in 4°.

Sans titre.

Extraict des Registres de Parlement. (7 septembre 1641.) (S. l. n. d.,) in 4° de 3 pp.

Défense aux chirurgiens de Saint-Côme d'exercer l'état de barbier, à Paris.

Extraict des Registres de Parlement. (18 Septembre 1642.) (S. l. n. d.,) in 4° de 2 pp.

Défense aux maîtres chirurgiens de Saint-Côme de faire visite chez les maîtres chirurgiens de Paris.

(Acte royal confirmant la défense faite aux chirurgiens de l'artillerie de tenir boutique ouverte à Paris, 30 mai 1643.) (S. l. n. d.,) in fol. plano.

Sans titre.

Lettres d'octroy aux Chirurgiens de Paris, de semblables priviléges que les supposts, regens et docteurs de l'Université de ladite Ville. Du mois de janvier 1544. — Lettres d'adresse au grand Conseil de plusieurs Lettres patentes et édits, et entr' autres des Lettres du mois de janvier 1544. Du 22 septembre 1611. — Arrest d'enregistrement des Lettres patentes du mois de janvier 1544. Du 11 septembre 1611. — Arrest de reglement du Parlement, qui confirme lesdites Lettres patentes du mois de janvier 1544. Du premier septembre 1640. — Lettres patentes qui confirment nommément les priviléges accordés aux Chirurgiens de Paris par les Lettres de 1544. Du mois de janvier 1644. (S. l. n. d.,) in 4° de 8 pp.

Arrêt de la Cour de Parlement, du deuxième juin 1646, qui déboute de l'établissement en maîtrise. (S. l. n. d.,) in 4°.

Contre les baigneurs-étuvistes de Paris.

(Sentences du lieutenant civil du Châtelet de Paris, en date des 9 août 1647 et 12 août 1648, et arrêt du parlement, du 27 octobre suivant, portant défense aux garçons chirurgiens de quitter un maître pour entrer chez un autre maître du même quartier.) (S. l. n. d.,) in 4°.

Sans titre.

Extraict des Registres du Conseil Privé du Roy. (3 décembre 1647 et 18 septembre 1648.) (S. l. n. d.,) in 4° de 14 pp.

Défense aux barbiers-étuvistes d'exercer la chirurgie à Paris.

A Monsieur le Lieutenant civil. (2 mai 1650.) (S. l. n. d.,) in 4° de 4 pp.

Requête des jurés et gardes de la communauté des maîtres barbiers-chirurgiens de Paris pour qu'il soit interdit aux aspirants à la maîtrise d'exercer la chirurgie.

Extraict des Registres de Parlement. (2 septembre 1650.) (S. l. n. d.,) in 4° de 4 pp.

Défense aux baigneurs-étuvistes de Paris de prendre la qualité de barbiers.

(Acte royal du mois de mars 1652 attribuant au Châtelet la connaissance de toutes les contraventions aux statuts de la communauté des barbiers chirurgiens de Paris.) (S. l. n. d.,) in 4° de 6 pp.

Sans titre.

(Contrat d'union entre les maîtres chirurgiens de Paris et les maîtres barbiers chirurgiens, du 7 janvier 1655.) (S. l. n. d.,) in fol. de 10 pp.

Autre éd. in 4°.

Extrait des Registres du Conseil Privé du Roy. (S. l., 1658,) in 4°.

Arrêt sur la contestation entre les baigneurs-étuvistes et les barbiers-chirurgiens de Paris.

Extraict des Registres de Parlement. (7 septembre 1658.) (S. l. n. d.,) in 4° de 4 pp.

Défense à Simon Brochan, chirurgien ordinaire de la maison du duc d'Orléans d'exercer la chirurgie à Paris.

Extraict des Registres du Grand

Conseil du Roy. (10 novembre 1661.) (S. l. n. d.,) in 4⁰ de 1 f[t].

Défense à Pierre Vitard, l'un des quatre barbiers-chirurgiens ordinaires de la maison du roi, d'exercer la barberie et chirurgie à Paris.

Extraict des Registres du Grand Conseil du Roy. (6 juillet 1662.) (S. l. n. d.,) in 4⁰ de 2 pp.

Défense à Jean Fey, barbier-chirurgien de la chambre du roi, d'exercer la chirurgie à Paris.

Arrest du Conseil contre Ambroise. Du 17. Aoust 1662. Extraict des Registres du Grand Conseil du Roy. (S. l. n. d.,) in 4⁰ de 4 pp.

Défense à Dominique Ambroise, chirurgien du duc d'Anjou, de tenir boutique dans une maison autre que celle où il demeurera à Paris et de louer son privilége.

Moyens et raisons de la Communauté des Maistres Chirurgiens Jurez, et Barbiers... de Paris. Contre le pretendu compromis fait entre le sieur Felix, Premier Chirurgien du Roy, et le sieur de Villeneufve, soy-disant estre pourveu de la charge de Premier Barbier de Sa Majesté, par lequel ledit de Villeneufve, qui a traitté de ladite charge avec François Barnoin, a cedé... audit Felix tous et uns chacuns les Privileges accordez par Sa Majesté, et par les Roys ses precedesseurs, et annexez à ladite charge... Et ledit sieur Felix a consenty que ledit de Villeneufve fust en ladite qualité de Premier Barbier, Chef et Intendant de tous les Barbiers et Baigneurs-Estuvistes et Perruquiers du Royaume. (S. l. n. d.,) in fol. de 6 pp.

Arrest du Conseil d'Estat du Roy, du premier juin 1669, portant reglement du nombre des Chirurgiens des Maisons Royales, qui doivent tenir boutique en la ville et faux-bourgs de Paris. Extraict des Registres du Conseil d'Estat. (S. l. n. d.,) in 4⁰ de 4 pp.

Ordonnance de M. le Prevost de Paris ou son Lieutenant de police, servant de Reglement pour la perception des droicts des Prevosts et Maistres Chirurgiens Jurez de cette Ville de Paris à la reception des Aspirans. (14 mars 1670.) (S. l. n. d.,) in 4⁰ de 4 pp.

Reglement donné contre les particuliers qui ont eu permission d'exercer la Barberie et Chirurgie és Faux-bourgs de Paris, à la charge en second appareil aux choses de consequence d'apeller un Maistre de Chef-d'œuvre de la ville. (8 juillet 1676.) (S. l. n. d.,) in 4⁰ de 20 pp.

Ordonnance du lieutenant de police.

Extrait des Registres du Conseil d'État. (11 août 1685.) (S. l. n. d.,) in 4⁰.

Ordres aux garçons chirurgiens de l'hôpital général de subir les examens ordinaires, pour être reçus chirurgiens.

Explication des jettons d'argent nouvellement frapés par les soins de la Compagnie des Mes Chirurgiens Jurés de Paris. Paris, 1690, in 4⁰ de 12 pp.

Statuts, Reglemens, Arrests du Conseil d'Estat et Lettres Patentes portant confirmation de la Declaration du Roy, du mois de Novembre 1634. Pour les Maistres Operateurs chirurgiens herniaires . . . de Paris. Paris, 1696, in 4⁰ de 24 pp.

Ordonnance de M[r] le Lieutenant General de Police, qui fait deffenses à tous Garçons Barbiers - Perruquiers d'entrer dans l'Amphitéatre de Saint Cosme au temps de l'Anatomie, de l'Histoire des os et des Operations de Chirurgie à peine de prison, même aux Garçons Chirurgiens d'y entrer avec epées, cannes et bâtons, sous les mêmes peines. (17 mars 1696.) (S. l. n. d.,) in 4⁰ de 4 pp.

Statuts pour la communauté de M[es] chirurgiens-jurés de Paris. (Septembre 1699.) Paris, 1701, in 4⁰.

Autre éd. 1732. Paris, in 4⁰.

Sentence de Monsieur D'Argenson, Lieutenant General de Police, du 26. aoust 1701. portant que les Chirurgiens des Hôpitaux qui ont acquis leurs Maîtrises devant l'enregistrement des Statuts, auront rang dans la Communauté des Maîtres Chirurgiens, du jour et date des certificats qui leur ont été delivrez par les Administrateurs desdits Hôpitaux.

Voyez ci-dessus col. 872.

Extrait des Registres du Conseil d'État. (24 juillet 1703.) (S. l. n. d.,) in 4⁰.

Décharge, en faveur des maîtres chirurgiens de Paris, de la taxe de confirmation d'hérédité des offices de prévôts et syndics de leur compagnie.

Arrest du Conseil d'Estat du Roy, Portant décharge de 16000 livres pour la Compagnie des Maîtres Chirurgiens de Paris au sujet de la création de Greffier des Enregistrements. Du 24 octobre 1705 . . . Paris, (s. d.,) in 4⁰ de 8 pp.

Sentence pour la Communauté des Mes Chirurgiens de la Ville de Paris, rendue par Monsieur le Lieutenant General de Police, le quatorze janvier 1718. Paris, 1718, in 4⁰ de 12 pp.

Contre la location des priviléges.

Arrest de la Cour de Parlement, concernant les Maîtres Chirurgiens de la Ville de Paris. Du 27. Juin 1727. Paris, 1727, in 4⁰ de 11 pp.

Catalogue du premier octobre 1731. Contenant les noms, surnoms et demeures des sept cent quatorze barbiers, baigneurs, étuvistes et perruquiers de cette ville, faubourgs et banlieue de Paris, suivant le rang de leur réception; avec la division en quatre classes des anciens syndics sortis de charge, qui doivent assister aux réceptions de maîtres. Paris, (s. d.,) gr. in fol. plano.

En tête des dignitaires de la corporation figure „Georges Maréchal, premier chirurgien du roi, chef et garde des chartes, statuts et priviléges de la chirurgie et barberie du royaume".

Sentence rendue en faveur de la Communauté des Chirurgiens Jurés à Paris, qui permet, entre autres choses, d'emprisonner les Garçons Chirurgiens qui s'attrouperont avec cannes ou bâtons, ou autrement, dans la cour et sous le vestibule de la maison appartenant à la Communauté, sise à Paris, rue des Cordeliers, et de procéder entre eux extraordinairement. Du 1er juillet 1738. (S. l. n. d.,) in 4⁰.

Declaration du Roy, concernant la Communauté des Mes Chirurgiens de la Ville de Paris. Donnée à Versailles le 23. avril 1743. Paris, 1743, in 4⁰ de 6 pp.

Sentence de Police, qui ordonne que tous les Chirurgiens de la Ville et Faubourgs de Paris seront tenus de déclarer dans les vingt-quatre heures au plus tard aux Commissaires de leur Quartier, les blessés qu'ils auront pansés chez eux ou ailleurs. Extrait des Registres de l'audience de la Chambre de Police du Châtelet de Paris. Du vendredi 17 mai 1743. Paris, 1743, in 4⁰.

(Joly.) Au Roi. Extrait des registres du conseil d'État. (26 octobre 1743.) (S. l. n. d.,) in 4⁰.

Signé: Joly, avocat. — Requête des chirurgiens de Paris, demandant la confirmation de leurs priviléges, suivie de l'arrêt confirmatif.

Arrest de la Cour de Parlement, qui fait défenses à tous Charlatans, Empiriques et Vendeurs d'Orviétan, et à toutes autres personnes, surtout qui se disent munies de Brevets de la Commission non revêtus des formalités requises, d'exercer en façon quelconque l'Art de Chirurgie dans la Ville, Prévôté et Vicomté de Paris. Qui fait pareillement défenses à tous Chirurgiens Soldats, ou autres Servants dans les Compagnies des Gardes Françaises ou Suisses, d'exercer la Chirurgie, si ce n'est pour les Soldats de leur Compagnie, et d'avoir d'autres marques extérieures de Chirurgien que celle d'un Bassin attaché à la fenêtre de leur Chambre. Et qui enjoint à tous Garçons Chirurgiens qui sortiront du service de leurs

Maîtres, pour entrer chez les Barbiers, Perruquiers, de déclarer au Bureau des Chirurgiens à St. Côme, qu'ils renoncent pour toujours à la Chirurgie; et fait défenses tant auxdits Garçons qu'aux Barbiers et Perruquiers de se mêler directement ni indirectement de la Chirurgie. Du 4 septembre 1755. (S. l. n. d.,) in 4⁰ de 12 pp.

Arrest de la Cour de Parlement, qui homologue les deux Délibérations générales du Corps et Compagnie des Maîtres en l'Art et Science de Chirurgie de Paris des 25 Février et 26 Mai 1755; en conséquence autorise les Prévôts en exercice à percevoir par chaque année un droit de Visite double sur les différens Membres dudit Corps, lequel sera à cet effet de 12 livres pour chacun des Maitres en Chirurgie et des Veuves des Maitres en Chirurgie, et de 4 livres pour chacun des Experts Dentistes, Oculistes, Herniaires et des Sages-Femmes. Du 12 septembre 1755. Paris, (s. d.,) in 4⁰ de 12 pp.

Arrêt de la Cour de Parlement, qui permet aux premiers élèves de l'Hôtel-Dieu et de l'Hôpital des Incurables de Paris, qui ont gagné et gagneront par la suite leur Maitrise dans lesdits Hôpitaux, d'exercer publiquement, dans la Ville et Faubourgs de Paris, l'art et science de Chirurgie, avec défenses au premier Chirurgien, aux Prévôts, Jurés et Gardes de la Communauté des Maîtres en Chirurgie, de les troubler, sous telles peines qu'il appartiendra. Du 18 juillet 1759. Extrait des registres de Parlement. Paris, 1759, in 4⁰.

Arrêt de la Cour de Parlement, portant défenses à tous Garçons Chirurgiens et autres d'entrer dans les salles de l'Hôpital de la Charité, pour assister aux visites et pansements des malades, qu'au préalable ils n'aient été inscrits sur les registres, et qu'ils n'en aient obtenu la permission du Prieur dudit Hôpital. Extrait des Registres du Parlement, du 23 janvier 1760. Paris, 1760, in 4⁰.

Ordonnance du Roi, pour maintenir la police dans les Écoles de Chirurgie. Du 7 septembre 1760. Paris, 1760, in 4⁰.

Statuts des Maîtres en chirurgie de Paris. Paris, 1765, in 4⁰.

MARKHAM (W.-O.). Remarks on the surgical practice of Paris; an Edinburgh prize thesis. London, 1840, in 8⁰. (B. B.)

SEMEY (J.). Coup d'œil comparatif sur les services chirurgicaux dans les hôpitaux de Paris et de Gand. Gand, 1857, in 8⁰ de 73 pp. (Annales de la Société de médecine de Gand.)

Stains.

Sentence du Bailliage et Châtellenie de Stains, portant défenses à tous Chirurgiens et Barbiers de travailler dans ledit Stains, sans Lettres ni Permission. Du 8 octobre 1737. (S. l.,) 1737, in 4⁰.

Strasbourg.

MICHEL. Essai sur la chirurgie de Strasbourg... lu dans la séance annuelle de la Société de médecine de Strasbourg, le 6 juillet 1854. Strasbourg, 1855, in 8⁰. (Gazette médicale de Strasbourg.)

Toulon.

Déclaration du Roi, portant établissement de quatre places de Professeurs, Démonstrateurs Royaux en Chirurgie, dans la Ville de Toulon. Du 3 février 1754. (S. l.,) 1754, in 4⁰.

Toulouse.

DESBARREAUX-BERNARD. Les Statuts des chirurgiens-barbiers de Toulouse... Toulouse, 1865, in 8⁰.

Grande-Bretagne.

CHEVALIER (Th.). Observations in defense of a bill lately brougt into Parliament for erecting the corporation of surgeons of London into a college and for granting and confirming in such college certain rights and privileges, including a sketch of the history of surgery in England. London, 1797, in 8⁰. (Ch.)

ROUX (Philibert-Jos.). Relation d'un voyage fait à Londres en 1814, ou Parallèle de la chirurgie anglaise avec la chirurgie française, précédée de considérations sur les hôpitaux de Londres. Paris, 1815, in 8⁰.

— Narrative of a journey to London 1814; or a parallel of the English and French surgery. London, 1816, in 8⁰. (W.)

— Parallele der Englischen und Französischen Chirurgie, mit Vorrede von Ludw.-Friedr. von Froriep. Weimar, 1817, in 8⁰. (Ch.)
Autre éd. 1820.

TOPINARD (Paul). Quelques Aperçus sur la chirurgie anglaise... Paris, 1860, in 4⁰.

COURTY (A.). Excursion chirurgicale en Angleterre. Lettres adressées à M. le professeur Bouisson ... Paris, 1863, in 8⁰ de 96 pp. (Moniteur médical.)

DEMARQUAY. Quelques Considérations sur la pratique de la chirurgie anglaise . . . Paris, (1863,) in 8⁰ de 8 pp. (Union médicale.)

Hollande.

VAN MAANEN (P.-J.). Oratio de studio chirurgico nostra in patria melius excolendo et illustrando. Harderovici, 1796, in 4⁰. (Ro.)

Inde.

FAZER (J.). Clinical Surgery in India ... London, 1866, in 8⁰. (B. R.)

TRENDELENBURG (Fridericus). De veterum Indorum chirurgia. Dissertatio inauguralis medica... Berolini, 1866, in 8⁰ de 32 pp.

Italie.

BRAMBILLA (Giov.-Alessandro de). Storia delle scoperte fisico-medico-anatomico-chirurgiche fatte da gli uomini illustri Italiani. (1777-1780.)
Voyez ci-dessus col. 523-524.

PACINI (Luigi). Riflessioni critiche sullo stato attuale della chirurgia italiana. Lucca, 1832, in 8⁰. (C.)

Océanie.

COMEIRAS (de). De la Chirurgie aux îles Marquises. (Revue médico-chirurgicale, 1847, II, 190.)

Prusse.

MURSINNA (Chr.-Ludw.). Rede über die Geschichte der preussischen Chirurgie im achtzehnten Jahrhundert, gehalten am Stiftungstage der medicinisch-chirurgischen Pepiniere am 2. August 1804. Berlin, 1804, in 8⁰. (Ch.)

Russie.

MARTIUS. Ueber den Zustand der Wundarzneikunst bei den sibirischen und asiatischen Nomadenvölkern Russlands. (Gräfe und Walther, Journal, XI, 66.) (Ro.)

Histoire de la pathologie et de la thérapeutique générales.

(Médecine et chirurgie.)

CRULL (Jodoc.). De medicamento veterum universali. Lugduni Batavorum, 1679, in 4⁰. (Ch.)

SCHMIEDERUS (Sigismundus). Dissertatio inauguralis historico - physico-medica de superstitiosa morborum cura christiano atque dogmatico medico indigna... moderante... Christiano-Ludovico Welschio... Lipsiæ, 1710, in 4°.

JAGEMANN (Jo.-Mich.-Aug.). De nostra et priscorum medicina ... Erfordiæ, 1772, in 4° de 28 pp.
Thèse.

HEBENSTREIT (Jo.-Ern.)... Palæologia therapiæ, qua veterum de morbis curandis placita potiora recentiorum sententiis æquantur. Accedit eiusdem ordo morborum caussalis. Nunc primum juncta edidit, præfationem, vitam auctoris, notulas qualescumque indicemque rerum adjecit Chr.-God. Gruner ... Halæ, 1779, in 8°.

FINKE (Leonhard-Ludw.). Von dem verschiedenen Verfahren der Völker bei Kranken, Sterbenden und Gestorbenen. Lingen, 1789, in 8°. (Ch.)

DUBOUCHET (D.-A.). Considérations sur les maladies inconnues aux anciens. Thèse. Montpellier, an XII, in 4° de 28 pp.

ORLAY (Jo.). Dissertatio sistens doctrinæ de viribus naturæ medicatricibus historiam brevem. Dorpati, 1807, in 8° de 96 pp. (Ro.)

CREUTZWIESER (C.-G.-G.). De variis tentaminibus nosologicis. Halæ, 1821, in 8° de 48 pp. (Ro.)

HARLESS (Chr.-Fr.). Historische Einleitung in die Therapie und ihre Schicksale ... Aus Dr Sibergundi's Grundriss einer speciellen Therapie besonders abgedruckt. (S. l.,) 1827, in 8° de 96 pp.

OECONOMUS (Sophocles ab). Specimen pathologiæ generalis veterum Græcorum... Berolini, 1833, in 8°.

STROHL (Chrétien-Émile-Édouard). De l'Influence de l'analyse chimique des humeurs sur les progrès de la médecine. Thèse de concours ... Strasbourg, 1839, in 4°.

RUMPF (Andr.). De indicatione secundum Hippocratis mentem formanda. Dissertatio... Erlangæ, (s. d.,) in 8° de 82 pp.

MARX (C.-F.-H.) et WILLIS (R.). On the Decrease of disease effected by the progress of civilization... London, 1844, in 16.

MÜHRY (A.). Ueber die historische Unwandelbarkeit der Natur und der Krankheiten. Der zweiundzwanzigsten Versammlung deutscher Naturforscher und Aerzte zu Bremen gewidmet... Hannover, 1844, in 8° de 50 pp.

HENOP. Ueber die Geschichte der Natur und der Krankheiten, mit Nachschrift von A. Mühry. (Holscher, hannovrische Annalen, 1845.) (Ro.)

VAN DER HOEVEN (C. P.) ... De historia morborum liber unus... Lugduni Batavorum, 1846, in 8°.

LANGE (Henricus). De recentissima medicorum dissensione, utrum ex liquidis an ex solidis corporis partibus oriatur morbus. Dissertatio inauguralis medico-historica... opponentibus: H. Abegg ... A. Langner... Vratislaviæ, 1848, in 8° de 46 pp.

RAVEL (Henri-Ch.-Ant.). Faculté de médecine de Paris. Thèse... Exposition des principes thérapeutiques de Galien. Paris, 1849, in 4° de 96 pp.

PICTET (Ad.). Die alten Krankheitsnamen bei den Indo-Germanen. (Zeitschrift für vergleichende Sprachforschung, 1856, V, 321.)

ULMA. Die antik-moderne Heilkunde und ihre Nothwendigkeit. Critisch-historische Abhandlung erläutert nach Parallelen der hippocratischen, homöopathischen und hydropathischen Heilmethode... Erlangen, 1857, in 8⁰ de 60 pp.

FARRAT (E.). De l'Analyse en médecine et des éléments morbides au point de vue historique et clinique. Thèse de concours. Montpellier, 1857, in 4⁰.

MANN (Frid.-Alexius). Aretæi Cappadocis therapia. Commentatio quam ... defendet F.-A. Mann... socio ad respondendum assumpto C. Rühlmann ... Halis Saxonum, 1858, in 4⁰ de 36 pp.

VENDRAND (Henri). Aperçu historique sur les origines de la thérapeutique et de la matière médicale. Thèse, n⁰ 56. Paris, 1864, in 4⁰ de 44 pp.

PÉCHOLIER (G.). De la Pathologie générale et la philosophie. Coup d'œil historique sur leurs rapports réciproques ... Paris, 1868, in 8⁰ de 32 pp. (Montpellier médical.)

ANGLADA (Charles). Étude sur les maladies éteintes et les maladies nouvelles, pour servir à l'histoire des évolutions séculaires de la pathologie. Paris, 1869, in 8⁰.

CHAUFFARD (Em.). Faculté de médecine de Paris. Des vérités traditionnelles en médecine. Leçon d'ouverture du cours de pathologie générale ... Paris, 1871, in 8⁰ de 31 pp.

Acupuncture.

PELLETAN fils. Notice sur l'acupuncture, son historique, ses effets et sa théorie, d'après les expériences faites à l'hôpital Saint-Louis... Paris, 1825, in 8⁰ de 32 pp. (Revue médicale et Journal de clinique.)

WOOST (Gust.-Ed.). Quædam de acupunctura Orientalium ex oblivionis tenebris ab Europæis medicis nuper revocata. Dissertatio inauguralis... præside... Car.-Aug. Kuhlio... Lipsiæ, 1826, in 4⁰ de 52 pp. Avec 1 pl.

Aiguës (Maladies).

BOLTEN (Dan.-Henning)... Dissertatione inaugurali medica morbos acutos veterum... præside... G.-E. Stahl... examini... submittit... Halæ, 1709, in 4⁰ de 48 pp.

BARKER (John). Essay on the agreement betwixt ancient and modern physicians, or a comparison between the practice of Hippocrates, Galen, Sydenham and Boerhaave in acute diseases... London, 1747, in 8⁰.

— Essai sur la conformité de la médecine ancienne et moderne, dans le traitement des maladies aiguës. Traduit de l'Anglois... par M. Schomberg ... Nouvelle édition, revue, corrigée et augmentée par M. Lorry... Paris, 1768, in 12.

Traduit en italien par Giac. Panzoni, Venezia, 1773, in 8⁰. (Ch.)

BIANCHINI (Gio.-Fort.). La Medicina d'Asclepiade per ben curare le malattie acute raccolta da varii fragmenti greci, e latini. Venezia, 1769, in 8⁰. Avec portrait d'Asclépiade.

SIEDMOGRODZKI (J.-R.-L.). Sylloge doctrinarum medicarum ex Aureliani libris acutorum morborum excerpta. Dissertatio inauguralis historico-medica... opponentibus F. Adler... F. Neumann, O. Reichel... Berolini, 1825, in 8⁰ de 40 pp.

Alcaline (Médication).

BRUNET (François-Victor). Historique. (p. 5 de De la Médication alcaline. Thèse, n⁰ 195. Paris, 1870.)

Amputation et résection.

POURFOUR DU PETIT (Franç.). Mémoire sur l'amputation, où l'on déduit les différents moyens dont on s'est servi pour faire cette opération et pour arrêter le sang des artères depuis Hippocrate jusqu'à la fin du siècle dernier. (Mémoires de l'Académie des sciences de Paris, 1732, 215.)

ROBBI (Henr.). De via ac ratione qua olim membrorum amputatio instituta est, dissertatio inauguralis . . . Lipsiæ, 1815, in 4⁰ de 56 pp.

LISFRANC (J.). Mémoire sur des méthodes et des procédés nouveaux pour pratiquer l'amputation dans l'articulation scapulo-humérale ... (Paris, s. d.,) in 8⁰ de 32 pp. Avec 1 planche. (Archives générales de médecine.)

SCHWEINBERGER (Karl). Geschichtliche Entwicklung der Resection der Knochen. Inauguralschrift... München, 1843, in 8⁰ de 42 pp.

LACAUCHIE (A.-E.). Esquisse d'une histoire des amputations, et particulièrement de la méthode de Celse. Paris, 1850, in 8⁰ de 64 pp. Avec 12 figures sur bois intercalées dans le texte. (Gazette médicale de Paris.)

La couverture imprimée sert de titre.

VAQUEZ (A.). Histoire de l'amputation sous-astragalienne. (p. 11 de Chirurgie conservatrice du pied. Mémoire sur l'amputation de M. Malgaigne. Paris, 1859.)

MARCUSE (L.). Historia amputationis usque ad turniceti inventionem. Berolini, 1866, in 8⁰. (A. B.)

BOURGEOIS (J.-B.-Achille). Historique. (p. 8 de Convalescence chirurgicale. Résultats définitifs des amputations à la partie inférieure de la jambe. Thèse, n° 158. Paris, 1870.)

Anatomie pathologique.

Voyez ci-dessus col. 773-775.

Anesthésie.

BERGSON (J.). Die medicinische Anwendung der Aetherdämpfe. In Bezug auf Physiologie, operative Chirurgie, Nervenpathologie, Psychiatrie, Geburtshülfe, Zahn- und Thierheilkunde, historisch und kritisch beleuchtet. Leipzig, 1847, in 8⁰. Mit Holzschn. (E.)

LORD. Défense des droits du Dr Charles-T. Jackson à la découverte de l'éthérisation, suivie des pièces justificatives qui réfutent les réclamations de M. W.-T.-G. Morton... (1848.)

Voyez ci-dessus col. 258.

VAN BUREN (Peter). Anæsthesia... (Transactions of the medical Society of the state of New-York, 1858, 49.)

CHAPMAN (John). Chloroform and other anæsthetics; their history and use during childbirth ... London, 1859, in 8⁰ de 51 pp. (B. R.)

LUDGER-LALLEMAND, PERRIN (Maurice) et DUROY (J.-L.-P.). Historique du rôle des anesthésiques dans l'organisme. (p. 234 de Du Rôle de l'alcool et des anesthésiques dans l'organisme. Paris, 1860.)

SMITH (Truman). An Inquiry into the origin of modern anæsthesia ... Hartford, 1867, in 8⁰. Avec portrait.

WARREN (J.-M.). The History of anæsthetics from an american point of view... Edinburgh, 1868, in 8⁰. (B. R.)

SHAW (Parsons). Who discovered anesthesia? . . . Manchester and London, 1868, in 8⁰. (B. R.)

Historical Memoranda relative to the discovery of etherization and to the connection with it of the late Doctor William Morton. Boston, 1871, in 8⁰.

Appareils.

Voyez Instruments et Appareils.

Attelles et bandages.

GEYER (Jo.-Daniel). Meletema in Suetonii Augusti C. LXXX. de harundinatione. Lipsiæ, 1689, in 4⁰. (Ch.)

TRILLER (Dan.-Wilh.). Exercitatio medico-philologica de veterum chirurgorum arundinibus atque habenis ad artus male firmos confirmandos adhibitis, occasioni loci cujusdam Suetoniani obscurissimi. Vitebergæ, 1749, in 4°. (Ch.)

— Exercitatio altera plenior ad quemdam Suetonii locum in vita Augusti de remedio habenarum atque arundinum, in qua probabilis ista emendatio novis argumentis valide confirmatur et a frivolis nuperi cujusdam adversarii objectionibus solide vindicatur. Francofurti, 1751, in 4°.

SPRINGSFELD (G.-C.). Defensio uberior per Dan.-Guil. Trilleri exercitationem alteram pleniorem de remedio habenarum atque arundinum exorta, qua recepta loci cujusdam Suetoniani lectio denuo vindicatur. Halæ, 1752, in 4°. (Ch.)

HÜTTNER (Ern.). Ferularum, quibus fracta ossa componuntur, antiquitates ... præside J.-C. Reilio... Halæ, 1799, in 8° de 32 pp.

ROUBAIX (de). Lettre à l'Académie ... de médecine de Belgique sur la question historique des bandages amovo-inamovibles. (Gazette médicale, 1846, I, 662.)

Auscultation et percussion.

HOFMANN (Julius). De limitanda laude auscultationis. Præmissa est brevis hujus artis historia... Lipsiæ, 1836, in 8° de 76 pp.

PEYRAUD (G.). Histoire raisonnée des progrès que la médecine pratique doit à l'auscultation. Ouvrage couronné par la Société de médecine de Bordeaux ... Paris, 1840, in 8°.

LAFITTE (J.-B.). Examen critique des avantages fournis à la médecine par l'auscultation. Thèse, n° 62. Montpellier, 1844, in 4° de 66 pp.

MAILLIOT (L.). Histoire de la percussion depuis les temps les plus reculés jusqu'à nos jours... Paris, 1852, in 8°.

CASTAING (Jean). De la Percussion et de ses progrès depuis Avenbrugger jusqu'à nos jours. Importance de la percussion médiate (plessimétrisme). Thèse, n° 191. Paris, 1864, in 4° de 48 pp.

GUARDIA (J.-M.). Origines historiques de l'auscultation et de la percussion. (Gazette médicale de Paris, 1866, XXI, 73 et 87.)

Autoplastie.

BURGGRAEVE (A.). Mémoire sur une restauration de la face, précédé d'un aperçu historique sur l'autoplastie depuis son origine jusqu'à nos jours. Gand, 1839, in 8° de 67 pp. (Ro.)

RIBERI (Alessandro). Caso di rino-geno-cheilo-plastia, con alcuni cenni storico-pratici intorno all' autoplastica ed all' autoplastia . . . Torino, (s. d.,) in 8°. (Giornale delle scienze mediche di Torino, 1839.)

INSEGNA. Cenni sulla chirurgia plastica e sopra Branca di Branca da Catania. Catania, 1841, in 8°. (Ro.)

ZEIS (Eduard). Drei chirurgische Abhandlungen, über die plastische Chirurgie des Celsus, über organische Verwachsung, und den in das Fleisch gewachsenen Nagel... Dresden und Leipzig, 1843, in 8° de 84 pp.

VERNEUIL (Ar.). Lettre chirurgicale à M. le professeur Malgaigne sur un point de l'histoire de l'autoplastie. (Gazette hebdomadaire de médecine, 1857, IV, 49, 89, 121, 265 et 281; 1858, V, 393, 410, 465 et 481.)

LUCA (Domenico de). Su' Vianeo di Calabria ed il metodo autoplastico italiano nota storica... Napoli, 1858, in 8° de 20 pp.

ZEIS (Eduard). Die Literatur und Geschichte der plastischen Chirurgie... Leipzig, 1863-1864, 2 parties en 1 vol. in 8°.

Bandages.

Voyez Attelles.

Blessures.

Voyez Plaies.

Cachexie.

HOWITZ (Franc.-Goth.). De variis quas scriptores medici exhibuerunt cachexiæ interpretationibus. Hafniæ, 1814, in 8°. (Ro.)

Carie.

DUMALLE (Louis). Essai et recherches historiques sur la carie. Thèse, n° 72. Montpellier, 1843, in 4° de 32 pp.

Cautère et Cautérisation.

MOLDENHAWER (Car.-Frid.-Guil.). De varia ustionem adhibendi ratione apud Hippocratem. Dissertatio inauguralis medico-chirurgica . . . Berolini, 1818, in 8° de 32 pp.

VARENNES (E.-P.-Ch.). Essai historique sur l'emploi du feu en médecine suivi de quelques considérations sur le traitement de la chlorose. Thèse, n° 167. Montpellier, 1837, in 4° de 32 pp.

LA BARCENA (José de). Étude historique sur l'emploi du feu en médecine. Thèse, n° 3. Montpellier, 1848, in 4° de 36 pp.

SALMON et MAUNOURY. Études historiques, expérimentales et cliniques sur la cautérisation. (Gazette médicale de Paris, 1861, XVI, 43, 62, 129, 143, 189, 237, 265, 472 et 709.)

Chloroformisation.

Voyez Anesthésie.

Circoncision.

FRIEDREICH (J.-B.). Ueber die judaische Beschneidung, in historischer, operativer und sanitäts-polizeilicher Beziehung... Ansbach, 1844, in 8°.

SALOMON (Mor.-Gust.). Die Beschneidung histor. und med. beleuchtet. Braunschweig, 1844, in 8°. (E.)

BERGSON (J.). Die Beschneidung vom histor., kritischen und med. Standpunkt. Mit Bezug auf die neuesten Debatten und Reformvorschläge. Berlin, 1844, in 8°. Avec 1 planche. (E.)

BRECHER (Gideon). Die Beschneidung der Israeliten von der historischen, praktischen, operativen und rituellen Seite, zunächst für den Selbstunterricht dargestellt. Mit einem Approbationsschreiben von H.-B. Fassel und mit einem Anhange über Beschneidung der Muhamedaner von W. Steinschneider. Wien, 1845, in 8°. (Ro.)

MARCHANT (Louis). De la Circoncision au point de vue historique, hygiénique et chirurgical. Thèse, n° 15. Montpellier, 1855, in 4° de 44 pp.

ABRAM (Ernest). De la Circoncision au point de vue historique et médical. Thèse, n° 9. Montpellier, 1864, in 4°.

MARTIN (H.-G.). Historique et bibliographie de la circoncision. (pp. 13 et 81 de De la Circoncision . . . Thèse, n° 90. Paris, 1870.)

Contagion.

Voyez ci-après Épidémies.

Crises et Jours critiques.

BLONDUS (Mich.-Aug.). Ex libris Hippocratis de nova et de prisca medicina epitome de diebus decretoriis. Romæ, 1528, in 8°. (Ch.)

RICHTER (G.-G.). Programma. Crises veterum in morbis propriumque iis tempus breviter expendit. Gottingæ, 1748, in 4° de 16 pp. (Ro.)

AYMEN (J.-B.). Dissertation dans laquelle on examine si les jours critiques sont les mêmes en nos climats qu'ils étoient dans ceux où Hippocrate les a observés, et quels égards on doit y avoir dans la pratique. Pièce qui a remporté le prix proposé par l'Académie royale des sciences de Dijon pour l'année 1751... Paris, 1752, in 8°.

SCHWARZ (Car.-Guil.). Dissertatio exhibens Hippocratica de crisi et de criticis diebus dogmata contra Capevum. Trajecti ad Viadrum, 1787, in 4°. (Ch.)

ECKHARDT (Georg-Guil.). Veritas doctrinæ criseos Hippocratis. Dissertatio inauguralis medica, historica, litteraria, critica... præside E.-G. Baldinger... Marburgi-Cattorum, 1796, in 8° de 64 pp.

LAFONT-GOUZI. Observations sur le système ou doctrine des crises établies par les anciens. (Annales cliniques de la Société de médecine de Montpellier, 1804, XVII, 190.)

KÜHN (Emil.-Car.-Aug.). Dissertatio inauguralis exhibens criseos notionem ex mente veterum ac recentiorum. Jenæ, 1804, in 4°. (Ch.)

LIEBSCH (Guil.). Commentatio de crisibus sive de medicæ crisium doctrinæ in artem medendi influxu. Gottingæ, 1804, in 4° de 58 pp. (Ro.)

HENKE (Ad.). Darstellung und Kritik der Lehre von den Krisen nach der Ansicht der ältern und neuern Aerzte. Nürnberg, 1806, in 8°. (Ro.)

KIST (Anth.). Specimen medicum inaugurale exhibens expositionem doctrinæ Hippocratis de crisibus... Lugduni Batavorum, 1809, in 4° de 68 pp.

HECKER (A.-F.). Neue Darstellung der Lehre von den Krisen und Metastasen, mit Rücksicht auf die neuere Geschichte der Ansichten dieses Gegenstandes. (Annalen der gesammten Medicin, 1810, II, 1 et 97.) (Ro.)

BOUCHEZ (Petr.). Responsio ad quæstionem a Facultate medica universitatis Leodiensis in certamine litterario anni MDCCCXXIII - MDCCCXXIV: Exponatur doctrina crisium nec non dierum criticorum a schola Hippocratica tradita, et opiniones recenseantur tum veterum tum recentiorum medicorum, qui eam doctrinam vel admiserunt, vel rejecerunt, vel mutaverunt; quæ præmio ornata est. (S. l. n. d.,) in 4° de 84 pp.

FABRICIUS (Carolus). Doctrinarum de diebus decretoriis et de urinis, quales restituto semeiotices studio sæculo decimo sexto fuerunt, brevis expositio. Dissertatio inauguralis medico-historica ... opponentibus G. Muzel... H. Ebert ... Vratislaviæ, 1836, in 12 de 66 pp.

THIEDE (Ph.-Aug.). De diebus criticis Hippocratis. Dissertatio inauguralis medica... opponentibus G. Hartmann... J. Schmundt... L. Joers... Berolini, 1839, in 8° de 48 pp.

SCHULZ (H.). Die antike Krisenlehre. (Hufeland, Journal, 1843, XCVI.) (Ro.)

MONARD. Réflexions sur la doctrine des crises dans son application aux maladies du nord de l'Afrique, comprenant le mode de développement des fièvres d'accès et leurs conséquences ... par le Dr Ch. Monard ... et le Dr P. Monard. Metz, 1847, in 8°.

Dérivation.

Voyez Révulsion.

Diagnostic.

WENZEL (Carl). Die Fortschritte und Entdeckungen unserer Zeit im Gebiete der med. und chirurg. Diagnostik, wissenschaftl. und prakt. geordnet. Erlangen, 1836-1838, 3 vol. in 8º. (E.)

Éclisses.

Voyez Attelles et Bandages.

Électricité et Galvanisme.

SUE aîné (P.). Histoire du galvanisme, et analyse des différents ouvrages publiés sur cette découverte, depuis son origine jusqu'à ces jours... Paris, an X-1802, 2 vol. in 8º.

2e éd. an XIII-1805, 4 vol. in 8º.

REINHOLD (Joh.-Christ.-Leop.). Geschichte des Galvanismus. Nach Sue d. A. frey bearbeitet, nebst Zusätzen und einer Abhandlung über die Anwendung des Galvanismus in der praktischen Heilkunde . . . Leipzig, 1803, 2 parties en 1 vol. in 8º. Avec planches.

AUGUSTIN (Friedrich-Ludwig). Versuch einer vollständigen systematischen Geschichte der galvanischen Electricität und ihrer medicinischen Anwendung... Berlin, 1803, in 8º.

RAUCH (Charles-Victor). Coup d'œil historique sur l'application de l'électricité à la médecine. Thèse, 2me série, nº 238. Strasbourg, 1851, in 4º de 35 pp.

DUVAL (A.-J.). Coup d'œil sur l'histoire des applications de l'électricité à la médecine. (Supplément à la Bibliothèque universelle et revue Suisse. Archives des sciences physiques et naturelles, 1856, XXXII, 5.)

GUÉRIN (J.-T.). Précis historique de l'électricité, de l'influence de l'électricité atmosphérique sur le corps humain, de l'électricité médicale . . . Paris, (1858,) in 8º.

Ne consiste que dans le titre. C'est tout ce qui a paru.

TARNEAU (Jean-Léo). Recherches historiques sur l'électricité appliquée à la médecine... (Recueil de mémoires de médecine militaire, 1866-1870, XV, 4.)

VAN HOLSBECK (Henri). Revue historique et bibliographie de l'électricité médicale. (p. 13 de Compendium d'électricité médicale... 3e édition. Bruxelles, 1868.)

Elléborisme.

SCHULZE (Jo.-Henr.). Disputatio de helleborismis veterum . . . respondente Th. Israel. Halæ, 1717, in 4º.

HAHNEMANN (Samuel). Dissertatio historico-medica de helleborismo veterum . . . respondente Frederico Hahnemann... Lipsiæ, 1812, in 8º de 88 pp.

Traduit en français par Schlesinger.

HAUF. Erinnerung an den Helleborismus der Alten. (Medicin. Correspondenz-Blatt des Würtemberger ärztl. Vereins, IV, Nº 18.) (Ro.)

RIBBECK (Paulinus). De helleborismo veterum. Dissertatio inauguralis historico-medica... opponentibus M. Wocke... J. Schultz... V. Weiss... Berolini, 1844, in 8º de 40 pp.

Éthérisation.

Voyez Anesthésie.

Facies Hippocratique.

LANGE (Ch.)... Facies hippocratica levi penicillo adumbrata recudi curavit D. Chr.-God. Gruner . . . Ienæ, 1784, in 8º de 48 pp.

Feu (Emploi du).

Voyez Cautère et Cautérisation.

Fractures.

GUTHRIE (William). Account of the Arabian mode of curing fractured limbs. (Med. com., 1794, XIX, 292.) (W.)

SÉDILLOT (C.-E.). Note sur des appareils à fractures employés par les Arabes de nos possessions d'Afrique. (Gazette médicale, 1838, VI, 135.)

MALGAIGNE (J.-F.). Recherches historiques et pratiques sur les appareils employés dans le traitement des fractures en général depuis Hippocrate jusqu'à nos jours... Paris, 1841, in 8⁰.

DIDIOT. Lettre historique sur le traitement des fractures par la méthode amovo-inamovible, adressée à l'Académie ... de Belgique. (Gazette médicale de Paris, 1846, I, 388.)

GIBERT (Louis). Examen historique des traitements successivement proposés pour la fracture des membres. Thèse, n° 70. Montpellier, 1848, in 4⁰ de 36 pp.

Frictions et Massage.

SELIG (Jo.-Christ.). Iatro-alipticen veterum dissertatione medica præside Jo.-Jac. Baiero... proponet... Altorfii, 1723, in 4⁰ de 28 pp.

COHEN (Hirsch-Marcus). De frictionum usu apud veteres. Dissertatio inauguralis medica. Berolini, 1820, in 8⁰ de 40 pp.

ESTRADÈRE (Jean-Dominique-Joachim). Du Massage. Son historique, ses manipulations, ses effets physiologiques et thérapeutiques. Thèse, n° 21. Paris, 1863, in 4⁰.

Galvanisme.

Voyez Électricité.

Galvanocaustique.

CASTIAU (A.-O.). Historique. (p. 5 de De la Galvano-caustique thermique. Thèse, n° 129. Paris, 1870.)

CAMPOS-BAUTISTA (Francisco). Exposé historique de la galvanocaustique chimique et bases principales de ses applications à la chirurgie. (p. 3 de De la Galvanocaustique chimique comme moyen de traitement des rétrécissements de l'urèthre. Thèse, n° 37. Paris, 1870.)

Helléborisme.

Voyez Elléborisme.

Hémospasie.

FICINUS (Rob.). Die Hämospasie, Geschichte, Beschreibung, Anwendung und Wirkungen der grossen Ventousen Junod's oder d. Schröpfstiefels vom physiolog. und therapeut. Standpunkte aus, nach eigenen und fremden Erfahrungen dargestellt. Leipzig, 1848, in 8⁰. Nebst 1 Taf. (E.)

Humorale (Pathologie).

FLECK (Christianus). Dissertatio inauguralis medica de historia litteraria et critica pathologiæ humorum... Lugduni Batavorum, 1832, in 8⁰.

DANN. Geschichte und Kritik der Lehre von den Schärfen. (Hufeland, Journal, 1842.) (Ro.)

Iatraliptique.

Voyez Frictions et Massage.

Infection.

CHAUVEL (Jules). Essai historique et critique sur les doctrines de l'infection purulente. Thèse, 2me série, n° 701. Strasbourg, 1863, in 4⁰ de 55 pp.

ROY (Faustin). Revue historique des différentes théories qui ont eu cours pour expliquer l'origine des maladies infectieuses. Thèse... Strasbourg, 1869, in 4⁰ de 58 pp.

LACASSAGNE (A.). De la Putridité morbide et de la septicémie. Histoire des théories anciennes et modernes... Paris, 1872, in 8⁰.

PICOT. De l'État de la science dans la question des maladies infectieuses, fermentation, parasitisme... Paris, 1872, in 8⁰.

Infibulation.

De l'Usage de l'infibulation dans l'antiquité et dans les temps modernes. (Union médicale, 1847, I, 609.)

Inflammation.

SCHMIDT (Ge.-Leonh.). Sententiarum de natura inflammationis recensio. Erlangæ, 1806, in 8⁰. (Ro.)

MEYER (Immanuel). Ueber die Natur der Entzündung. Ein historisch-kritischer Versuch. Berlin, 1810, in 8⁰. (Ch.)

SCAVINI (J.-M.). Précis historique de la doctrine de l'inflammation, depuis Hippocrate jusqu'à nos jours... 2ᵉ édition. Revue et augmentée. Turin, 1811, in 8⁰.

CLAUSS (Chr.-Fr.-W.). Dissertatio disquisitionem potiorum inflammationis theoriarum continens, præside Ch.-H.-Theod. Schregerö. Vitebergæ, 1811, in 4⁰. (Ro.)

MEYER (Immanuel). Versuch einer kritischen Geschichte der Entzündungen. I. Theil, oder Einleitung in die Geschichte der speciellen Pathologie und Therapie. Berlin, 1812, in 8⁰.

LÖWENSOHN (Sal.). Quædam ex dissertatione ampliore de methodi antiphlogisticæ historia et singulis remediis. Dissertatio inauguralis historico-medica ... opponentibus A. Raffalowitsch... A. Jusefowitsch... S. Gottheil... Berolini, 1836, in 8⁰ de 64 pp.

HOLLSTEIN (L.). De methodo antiphlogistica remediisque quæ illa amplectitur. Commentatio critico-historica a Facultate medica universitatis Berolinensis præmio aureo ornata... Berolini, 1837, in 8⁰.

JONES (T.-Wharton). Report on the present state of knowledge of the nature of inflammation... (British and foreign medico-chirurgical Review, 1844, XVII, 567.)

BECK (John-B.). History of the origin of the use of mercury in inflammatory complaints. (Avec Essays on infant therapeutics... New-York, 1849.)

LEBERT. Esquisse historique des travaux récents sur l'inflammation, communiquée à la Société de biologie. (Gazette médicale de Paris, 1852, VII, 308 et 326.)

Infusion et Transfusion.

Relazione delle esperienze fatte in Inghilterra, Francia ed Italia intorno la transfusione del sangue. Romæ, 1667, in 8⁰. (Ro.)

Ortus et progressus clysmaticæ novæ, Anfang und Fortgang der neuerfundenen Clystier-Kunst, wie selbige durch allerhand Experimenten sowol an Menschen als Thieren in Teutschland, Engeland, Frankreich und Italien mehr und mehr in den nehstverflossenen Jahren bewehret worden. (O. O.,) 1667, in 4⁰. (Ch.)

MAJOR (Jo.-Dan.). De clysmatibus veterum et novis. Kilonii, 1670, in 4⁰. (Ch.)

STURM (Jo.-Chph.). Transfusionis sanguinis historia. Altorfii, 1676, in 4⁰. (Ch.)

CRÜGENER (Mich.). Ortus et progressus clysmaticæ novæ. (S. l.,) 1677, in 4⁰. (Ro.)

MERCKLIN (Georg-Abraham). Tractatio med. curiosa de ortu et occasu transfusionis sanguinis... Norimbergæ, Ziegerus, 1679, in 8°.

LA CHAPELLE (de). Histoire de la transfusion du sang. (t. I, p. XXVIII de Méthode naturelle de guérir les maladies du corps . . . traduite de l'anglois de M. Cheyne. Paris, 1749.)

SCHEEL (Paul). Die Transfusion des Blutes und Einsprützung der Arzneyen in die Adern. Historisch und in Rücksicht auf die praktische Heilkunde bearbeitet. Kopenhagen, 1802-1803, in 8°.

Dritter Theil, als Fortsetzung von Joh.-Friedr. Dieffenbach. Berlin, 1828, in 8°.

TIETZEL (Bern.-Fred.-Aug.). De transfusione sanguinis. Dissertatio inauguralis medica... opponentibus G. Bennewitz... A. Reichel... O. Zimmermann..., Berolini, 1824, in 8° de 76 pp. Avec 1 pl.

HENKELMANN (A.). Historischer Ueberblick der Transfusion und Infusion. Inaugural-Abhandlung. Würzburg, 1833, in 8°. (Ch.)

BERNARD (Ch.). Histoire de la transfusion du sang. (Union médicale, 1851, V, 41.)

WILKS (Sam.). (Antiquité de la transfusion.) (Brit. med. Journal, sept. 12, 307.) (S. J., 1863.)

ORÉ. Études historiques et physiologiques sur la transfusion du sang... Paris, 1868, in 8°.

BELINA-SWIONTKOWSKI (L. von). Geschichtlicher Entwickelungsgang der Transfusionslehre. (p. 3 de Die Transfusion des Blutes... Heidelberg, 1869.)

ARNAUDET (Louis). Historique. (p. 8 de De la Transfusion du sang. Thèse, n° 23. Paris, 1870.)

Injections.

HÉNOQUE (A.). Origine et histoire des injections veineuses et des transfusions. (1re partie de Revue sur le traitement du choléra par les injections veineuses, traduit de l'anglais [Medical Press and Circular] et annoté par A. Hénoque.) (Gazette hebdomadaire de médecine, 1866, III, 738 et 790.)

Le second article est un travail personnel de M. Hénoque.

LADEVI-ROCHE (François). Histoire des injections dans les veines depuis leur découverte jusqu'à nos jours. Thèse, n° 43. Paris, 1870, in 4° de 94 pp.

Instruments et Appareils.

SCULTET (Jean). *Χειροπλοθήκη*... armamentarium chirurgicum, XLIII tabulis æri elegantissime incisis... exornatum... Cum triplici instrumentorum, curationum, rerumque memorabilium indice. Hagæ-Comitum, Vlacq, 1656, in 8°.

Autres éd. 1662. Amstelodami, officina Janssoniana, in 8°.
1662. Editio tertia. Hagæ-Comitum, Vlacq, in 8°.

— ... Armamentarium chirurgicum, olim auctum triginta novem tabulis... necnon observationum medico-chirurgicarum centuria... collecta a Joh.-Baptista a Lamzweerde . . . nunc vero observationibus quibusdam... locupletatum, et... expurgatum studio Johannis Tilingii... Lugduni Batavorum, Boutesteyn, 1693, 2 parties en 1 vol. in 8°.

— ... Armamentarium chirurgicum, olim auctum triginta novem tabulis, tam veteres quam recentiores machinas et operationes exhibentibus; nec non observationum medico-chirurgicarum centuria collecta a J.-Baptista a Lamzweerde . . . et observationibus Petri-Hadriani-F. Verduin, studio Johannis Tilingii M. D. editis. Nunc vero in meliorem ordinem redactum . . . studio

Johan.-Christophori de Sprögel... Amstelodami, 1741, 2 vol. in 8°.

Avec frontispice gravé et planches.

SCULTET. L'Arcenal de chirurgie... ouvrage postume... renouvellé, corrigé et augmenté. Divisé en deux parties. La première, fait voir en 46. Tables en taille douce les Instrumens, et raporte la manière de s'en servir. La seconde contient 103 observations chirurgicales ... Mis en François par Messire François Deboze... Avec la description d'un monstre humain exposé à Lyon le 5. de mars 1671. Lyon, A. Cellier fils, 1675, in 4°.

Avec frontispice gravé.

— L'Arcenal de chirurgie... Nouvellement traduit en François par un célebre Medecin. Augmenté de plusieurs Réflexions sur la théorie, et de quantité de remedes convenables à chaque maladie; avec un traité des accouchemens... la description de deux monstres humains, et une dissertation sur un autre monstre, né à Lyon le 28. de septembre 1702. Enrichi de 50 figures en taille douce, où sont representez tous les Instrumens de chirurgie anciens & modernes; avec la maniere de faire les operations. Lion, L. de La Roche, 1712, 2 parties en 1 vol. in 4°.

Avec frontispice gravé. — Traduction différente de celle portant le nom de Deboze.

SLEVOGT (Jo.-Hadrian)... Prolusio de instrumentis Hippocratis chirurgicis hodie ignoratis... Jenæ, (1709,) in 4° de 8 pp.

ARNEMAN (Justus)... Uebersicht der berühmtesten und gebräuchlichsten chirurgischen Instrumente älterer und neuerer Zeiten. Göttingen, 1796, in 8°.

RUDTORFFER (Franz-Xav. von). Armamentarium chirurgicum selectum, oder Abbildung und Beschreibung der vorzüglichsten älteren und neueren chirurgischen Instrumente. Mit Abbildungen von Ponheimer. Wien, 1817-1821, in 4°. Avec atlas in fol.

ECKSTEIN (Franz de Paula von). Akologie oder tabellarische Darstellung der gebräuchlichsten chirurgischen Instrumente, Binden und Maschinen älterer und neuerer Zeit systematisch geordnet. Ofen, 1822, in fol. (Ch.)

Autre éd. même année, Budæ, gr. in fol. (E.)

SAVENKO (P.). Die zu Pompeji gefundenen chirurgischen Instrumente. (Froriep, Notizen aus der Natur- und Heilkunde, 1822, II, 57.) (C.)

KÜHN (Car.-Glo.). Programma 1 (-2) de instrumentis chirurgicis veteribus cognitis et nuper effosis. Lipsiæ, 1823, in 4°. (Ch.)

HENRY. Précis descriptif sur les instruments de chirurgie anciens et modernes... Paris, 1825, in 8°. Avec planches.

Autre éd. 1836. Augmentée du modèle et de la description de la scie à molette et du trépan de MM. Thompson et Charrière, et d'une notice sur les instruments de chirurgie modifiés ou confectionnés par Charrière, présentée à l'Institut et au jury de l'exposition de l'industrie. Paris, in 8°. Avec 19 planches.

OTT (Franz-Andr.). Lithographische Abbildungen nebst Beschreibung der vorzüglichern älteren und neueren chirurgischen Werkzeuge und Verbände, nach dem Handbuche der Chirurgie von Chelius, geordnet. München, 1829-1830, in 8°. (Ch.)

SEERIG (Alb.-Wilh.-Hermann). Armamentarium chirurgicum oder Sammlung von Abbildungen chirurgischer Instrumente älterer und neuerer Zeit. Breslau, 1835, in 8°. Mit Abbild. in fol. (Ch.)

OTT (Franz-Andr.). Armamentarium chirurgicum selectum oder Abbildungen der vorzüglichern ältern und neuern Verbände; 44 Steintafeln mit einem kurzen erklärenden Texte. München, 1839-1840, in fol. (Ch.)

VULPES (Benedetto). Illustrazione di tutti gli strumenti chirurgici scavati in Ercolano e in Pompei e che ora conservansi nel reale museo borbonico di Napoli, compresa in sette memorie lette all' Accademia ercolanese . . . Napoli, dalla Stamperia reale, 1847, in 4°. Avec 7 planches.

OLYMPIOS. Instruments de chirurgie des anciens Grecs. (Gazette hebdomadaire de médecine, 1855, II, 693.)

SCOUTETTEN (H.). Histoire des instruments de chirurgie trouvés à Herculanum et à Pompéi... Paris, 1867, in 16 de 15 pp.

FIGUEROA (Franc. de). Aciam, de qua loquitur Celsus V, 26, filum semper, acum nunquam significare, infibulationem et suturam utramque ex acia molli non nimis torta, sive ex molli filo non nimis torto, serico, lineo, vel ex alia materia molli, non autem aereo, ferreo, argenteo aut aureo secundum Celsi mentem semper fieri debere. Hispali, 1633, in 4°. (Ch.)

CHIFFLET (Joannes-Jacobus). Acia Cornelii Celsi propriæ significationi restituta: Alphonsus Nuñez, regius archiater, defensus... Antuerpiæ, officina Plantiniana B. Moreti, 1633, in 4° de 22 pp.

RHODIUS (Joannes). . . De acia dissertatio ad Cornelii Celsi mentem. Patavii, typ. Frambotti, 1639, in 4°.

Autre éd. 1672. Qua simul universa fibulæ ratio explicatur, secundis curis ex autographo auctoris auctior et emendatior, cum judiciis doctorum, edita, a Th. Bartholino. Accedit de ponderibus et mensuris ejusdem auctoris dissertatio et vita Celsi. Hafniæ, Hauboldus, in 4°. Avec portrait de Rhodius.

HAEGER (Jo.-Frid.-Theoph.). Cereolorum historia eorumque usus chirurgicus. Tractatus inauguralis . . . Halæ, (1795,) in 8° de 64 pp.

HAEGER . . . Geschichte der Kerzen und ihres Gebrauchs in der Wundarzneykunde. Aus dem Lateinischen übersetzt. Giessen, 1796, in 8° de 94 pp.

PERCY (Charles-François). Mémoire sur les ciseaux à incision. . . couronné par l'Académie royale de chirurgie . . . Paris, 1785, in 4°. Avec 3 planches.

TRILLER (Dan.-Wilh.) . . . Clinotechnia medica antiquaria, sive de diversis ægrotorum lectis secundum ipsa varia morborum genera convenienter instruendis commentarius medico criticus... Francofurti et Lipsiæ, 1774, in 4°.

TEISSIER. Mémoire sur les stylets ou sondes solides, et sur les sondes cannelées, couronné par l'Académie royale de chirurgie... Paris, 1784, in 4° de 54 pp.

Jours critiques.

Voyez Crises.

Ligature.

DIETERICH (G.-Ludw.). Skizzen zur Geschichte der Unterbindung grösserer Arterien. Inaugural-Abhandlung. Erlangen, 1830, in 8°. (Ch.)

— Das Aufsuchen der Schlagadern behufs der Unterbindung zur Heilung der Aneurysmen, nebst Geschichte der Unterbindungen. Nürnberg, 1831, in 8°. (Ch.)

WALTHER (Jo.-Car.-Guil.). De ligatura carotidis communis commentatio chirurgica. Lipsiæ, 1831, in 4°. (Ch.)

VELPEAU (A.). Recherches historiques et pratiques sur la ligature des artères iliaques et de l'aorte. (Transactions médicales, 1832, IX, 17.)

ZIMMERMANN (Jo.-Mich.). Conspectus chronologicus deligationum arteriarum hucusque factarum. Baruthi, 1833, in 4°. (Ro.)

PIGEAUX. Considérations historiques sur la ligature des artères mise en parallèle avec les premiers procédés hémostatiques employés pour arrêter les hémorrhagies des gros vaisseaux dans les amputations. (Journal des connaissances médico-chirurgicales, 1835, II, 147.)

ROSENBAUM (J.). Nicht nur die Ligatur, sondern auch die Torsion der Gefässe war den Alten bekannt. Ein Beitrag zur Geschichte der Operationen. (Pabst, Allgem. med. Zeitung, 1837, 177 et 193; 1838, n° 59.)

LONGO (Giuseppe). Ricerche storiche sulla legatura delle vene e delle arterie da Celso à Dionis... Torino, 1864, in 8° de 24 pp.

DEROIN (Pierre). Historique. (p. 8 de Du Rétablissement de la circulation après la ligature de l'aorte abdominale. Thèse, n° 192, Paris, 1870.)

Luxations.

GÉLY (J.-A.). Réflexions sur quelques points de l'histoire des luxations et sur les véritables progrès dont s'est enrichie cette branche de la pathologie chirurgicale ... Nantes, (s. d.,) in 8° de 20 pp.

Massage.

Voyez Frictions.

Métastase.

VAN CALCAR (Alb.). Responsio ad quæstionem ab ordine medico propositam: Comparetur veterum doctrina cum recentiorum theoria de ista affectione, quæ vocatur metastasis. Indicetur dein, quænam ex opinionibus, quas recentiores de hac re protulerunt, maxime probabilis videatur? Quæ præmium reportavit. Lugduni Batavorum, (s. d.,) in 8°. (Ch.)

HECKER (Christ.-Gust.). Præcipuæ medicorum de metastasibus sententiæ. Dissertatio inauguralis medica... Berolini, 1817, in 8° de 48 pp.

Moxa.

OEHME (Car.-Guil.). Moxæ historiam adumbrandi specimen. Dissertatio inauguralis medica... partes adversariorum susceperunt H. Schmiegelow... E. Fitzau... Halis, 1845, in 8° de 24 pp.

Nosologiques (Systèmes).

BOUCHHOLTZ (Aug.). Die älteren nosologischen Systeme und die Grundlagen derselben. Inaugural-Dissertation ... Rostock, 1856, in 8° de 46 pp.

Pansements.

DECHAMBRE (A.). Pansement chez les anciens d'après un vase antique: Patrocle pansé par Achille. (Gazette hebdomadaire de médecine, 1865, II, 687.)

AVELLANEDA (Mariano-E.). Résumé historique. (p. 8 de Pansement des plaies ... par l'alcool... Thèse, Paris, 1868.)

Parasites (Théorie des).

QUITZMANN (Ern.-Ant.). Geschichtliche Entwicklung der Parasiten-Theorie und ihre Bedeutung für die Ausbildung der Pathogenie. München, 1842, in 8°. (Ro.)

Percussion.

Voyez Auscultation.

Plaies et blessures.

GOOCH (Benjam.). A practical Treatise on wounds, etc.; and a short historical account of the rise and progress of surgery and anatomy. Norwich, 1767, in 8°. (Ch.)

JÄGER (Joh.-Christ.). Umriss des Zustandes der Wundarzneykunst bey den alten Römern vorzüglich zu den Zeiten des Celsus... Mit einer Vorrede vom Hrn... Gruner. Zweyte vermehrte Auflage. Frankfurt am Mayn, 1799, in 8°.

La 1re édition a paru en 1789.

BERNSTEIN (Johann-Gottlob). Kurze Geschichte der Wundarzneykunst. (t. IV, p. 331 de Praktisches Handbuch für Wundärzte... Leipzig, 1799-1800.)

NELLEN (Georg.-Lud.-Henr.). Specimen inaugurale medico-chirurgico-historicum de vulnerum quæ sclopetis inferuntur curandorum methodis... præside J.-C. Loder... Halæ, 1804, in 8° de 48 pp.

WARNIER (A.). Du Traitement des plaies d'armes à feu chez les Arabes Bédouins de l'Algérie. Thèse, n° 131. Montpellier, 1839, in 4° de 60 pp.

WILLAUME (Ambroise). Recherches historiques sur les armes à feu. Paris, (s. d.,) in 8° de 32 pp.

KÜCHENMEISTER. Ueber das im Homer in Betreff der verschiedenen Arten der Wunden niedergelegte, physiologisch-medizinische Material, zunächst in Rücksicht der Beschreibung der Art des Fallens getroffener Krieger. (Günsburg's Zeitschrift für klinische Medizin, 1854, 30.)

BILLROTH (Th.). Historische Studien über die Beurtheilung und Behandlung der Schusswunden vom 15. Jahrhundert bis auf die neueste Zeit. Berlin, 1859, in 8°. (E.)

Pouls.

(HARVIEU.) Les Secrets de la medecine des Chinois, consistant en la parfaite connaissance du pouls, envoyés de la Chine par un François homme de grand mérite. Grenoble, 1671, P. Charvys, in 12.

Par Harvieu, d'après Choulant.

MENURET (J.-J.). Doctrine de Galien sur les pouls. (p. 1 de Nouveau Traité du pouls... Amsterdam et Paris, 1768.)

GANDINI (C.). Gli Elementi dell' arte sfigmica, ossia la dottrina del pulso ricavata dell' antica e moderna storia della medicina chinesa ad europea. Genova, 1769, in 8°. (Ro.)

SPRENGEL (Kurt)... Beiträge zur Geschichte des Pulses, nebst einer Probe seiner Commentarien über Hippokrates Aphorismen. Leipzig und Breslau, 1787, in 8°.

HECKER (Just.-Frid.-Car.). Sphygmologiæ Galenicæ specimen... Berolini, 1817, in 8° de 50 pp.

SCHAUL (Alexander). Sphygmologiæ Avicennæ conspectus. Dissertatio inauguralis medica... Vratislaviæ, 1828, in 8° de 26 pp. (C.)

GUARRACINO (Nicol.). Saggio sui progressi della sfigmica. Napoli, 1836, in 8°. (Ch.)

MUZEL (Fred.-Guil.-Alex.). Artis sphygmicæ qualis sæculo XVI fuerit, brevis expositio. Dissertatio inauguralis medico-historica... opponentibus J. Kollar... H. Ebert... Vratislaviæ, 1837, in 8° de 60 pp.

GODEFROI (Mich.-Jac.). De pulsu dissertatio historico-medica. Lugduni Batavorum, 1842, in 8°. (E.)

Pronostic.

ERMERINS (Franc.-Zach.). Specimen historico-medicum inaugurale de Hippocratis doctrina a prognostice oriunda... Lugduni Batavorum, 1832, in 4°.

Purgation et Purgatifs.

LOISELEUR-DESLONGCHAMPS (J.-L.-

A.). Recherches sur l'ancienneté des purgatifs et sur les purgatifs indigènes. Paris, 1805, in 4⁰. (Ro.)

SEIDENSCHNUR (C.-O.). De Hippocratis methodo alvum purgandi. Dissertatio inauguralis historico-medica... Lipsiæ, 1843, in 4⁰ de 58 pp.

Résection.

Voyez Amputation.

Révulsion et Dérivation.

GOELICKE (Andr.-Ottom.). Dissertatio de revellentibus ac derivantibus veterum, eorumque rationali explicatione, respondente J.-P. Glasero. Halæ, 1709, in 4⁰. (Ro.)

WATTS (G.-A.). A Dissertation on the ancient and noted doctrine of revulsion and derivation... London, 1754, in 8⁰ de 69 pp.

GERICKE (Jo.-Val.). Dissertatio sistens derivationis et revulsionis historiam et præsidia. Jenæ, 1787, in 4⁰. (Ro.)

PÉCHOLIER (G.). De la Révulsion et de la dérivation, au point de vue historique et clinique. Thèse de concours. Montpellier, 1857, in 4⁰.

Saignée et Sangsues.

DU PRÉ (Guillaume). Quæstio cardinalitia matutinis disputationibus discutienda in scholis medicorum... moderatore... Joanne de Gorris... An medicorum Parisiensium frequentes phlebotomiæ, jure vel injuria accusentur? Lutetiæ, 1625, in fol. plano.

ROTHIUS (Jac.). Historia venæ sectionis... Basileæ, 1662, in 4⁰ de 16 pp.

DETHARDING (Ge.). Enodatio quæstionum spinosarum ad historiam medicorum pertinentium, de missionibus sanguinis artificialibus. Hafniæ, 1738, in 4⁰. (Ro.)

WALBAUM (Jo.-Jul.). Dissertatio inauguralis medico-chirurgica de venæ sectione veterum ac recentiorum... præside A. de Haller... Goettingæ, 1749, in 4⁰ de 80 pp. Avec 1 pl.

Decretum saluberrimæ Facultatis Parisiensis. Latum die Sabbati vigesima sexta mensis Junii anno M.DCC.LVI. M. Joanne-Baptista-Ludovico Chomel, Decano. (S. l. n. d.,) in 12 de 2 pp.

Au sujet d'une lettre publiée dans le „Journal économique" par le Dr Marteau sur l'emploi de la saignée dans les maladies inflammatoires et principalement dans la pleurésie et la péripneumonie.

(BARBEU-DUBOURG.) Lettre à M. Ch*** (Chomel), Doyen de la Faculté de Médecine de Paris, Au sujet d'un Decret du 26 juin, sur la nécessité des saignées réiterées. Par M***, Docteur-Régent de la même Faculté. (S. l. n. d.,) in 12 de 12 pp.

Par Barbeu-Dubourg, d'après une note manuscrite sur un exemplaire de la bibliothèque de Cayrol.

Autre éd. (S. d., et s. l.,) in 12 de 19 pp.

Précis sur l'histoire, les effets et l'usage de la saignée, ou article Saignée (médecine thérapeutique), extrait du „Dictionnaire encyclopédique". Amsterdam et Paris, 1778, in 12.

MEZLER (Franz-Xaver). Versuch einer Geschichte des Aderlasses... Ulm, 1793, in 8⁰.

SALLABA. Beiträge zur Berichtigung und Ergänzung der von Mezler herausgegebenen Geschichte des Aderlasses. (Eyerel, med. Chronik, II, Heft 3; III, Heft 1.) (Ro.)

SCHNEIDER (Peter-Jos.). Die Hämatomanie des ersten Viertels des neunzehnten Jahrhunderts, oder der Aderlass in historischer, therapeutischer und medicinisch-polizeilicher Hinsicht. Tübingen, 1827, in 8⁰. Nebst 1 Steindr. (Ch.)

HÄNFLER (J.). De missione sanguinis

ex venis apud Romanos ignominiosa. Custrini, (s. d.,) in 4⁰ de 22 pp. (Ro.)

MYLIUS (Ad.-Th.). De venæ sectionis historia. Dissertatio inauguralis . . . opponentibus B. Halsband . . . F. Stich . . . H. Nordsiek . . . Berolini, 1835, in 8⁰ de 32 pp.

NICARD (Nicolas-Mamès). Influence des climats du midi et du nord de la France, sur l'emploi des émissions sanguines à haute dose dans les maladies aiguës. Thèse, n° 33. Montpellier, 1836, in 4⁰ de 32 pp.

DUBOIS, d'Amiens (E.-Fréd.). Des Émissions sanguines, de leurs partisans et de leurs détracteurs aux différentes époques de la médecine. (L'Expérience, 1838, II, 305, 356 et 518.)

DUFOUR (Joseph-Thérèse-Ariste). Recherches historiques sur l'emploi des émissions sanguines. Thèse, n° 251. Paris, 1843, in 4⁰ de 48 pp.

STERN (Guil.). De sanguinis missione quid veteres medici censuerint. Dissertatio inauguralis medica... opponentibus S. Badt... L. Lesser... Berolini, 1849, in 8⁰ de 32 pp.

MALGAIGNE (J.-F.). Esquisse historique sur la saignée considérée au point de vue opératoire. (Revue médico-chirurgicale, 1851, IX, 123.)

PHILIPPE (A.). Histoire de la saignée et des révolutions qu'elle a subies depuis les temps les plus reculés jusqu'à nos jours; accompagnée d'une esquisse historique sur les barbiers... Vitry, 1855, in 8⁰ de 52 pp.

BENNIGHAUSS (Car.-Rob.-Guil.). Historia venæ sectionis usque ad Corn. Celsum. Dissertatio inauguralis medico-historica... opponentibus H. Haardt... C. Tiburtius... R. Spielberg... Berolini, 1856, in 8⁰ de 32 pp.

CHAMBERS (Thos.-K.). The Blood-letting question in olden times . . . (British and foreign medico-chirurgical Review, 1858, XXII, 475.)

BUTRY (Th.). De veteriore venæ sectionis historia. Berolini, 1863, in 8⁰.

FINCKENSTEIN (R.). Ueber den Brissot'schen Aderlassstreit. (Deutsche Klinik, 1864.)

BAUER (Jos.). Geschichte der Aderlässe. Gekrönte Preisschrift . . . München, 1870, in 8⁰.

Séméiologie.

HECKER (Fr.-A.). Zur neuesten Geschichte der pathologischen Zeichenlehre und ihrer künftigen Verbesserung. (Annalen der gesammten Medicin, 1811, III, 1 et 143.) (Ro.)

RÉMUSAT (J.-P.-Abel). Dissertatio de glossosemeiotice, sive de signis morborum quæ e lingua sumuntur, præsertim apud Sinenses. Parisiis, 1813, in 4⁰.

PFIZMAIER (A.). Die Erklärung einer alten chinesischen Semiotik. Wien, 1865, in 8⁰ de 82 pp.

Séton.

ALBERTI (Jac.-Dingernaus). Dissertatio chirurgica de setaceo ejusque historia et usu medico. Trajecti ad Rhenum, 1829, in 4⁰. (Ro.)

Sous-cutanée (Méthode).

GUÉRIN (Jules). Essais sur la méthode sous-cutanée... précédés d'une introduction historique sur l'origine et la constitution de cette méthode . . . Paris, 1841, in 8⁰.

VERNEUIL (Ar.). Historique et examen de la méthode sous-cutanée. (Gazette hebdomadaire de médecine, 1857, IV, 137, 154, 178, 209 et 226.)

Sphygmologie.

Voyez Pouls.

Suppuration.

CONTÉ (Jean-Louis). Recherches pour servir à l'histoire de la suppuration . . . (Paris, 1842,) in 8° de 23 pp. (Gazette médicale de Paris.)

Sutures.

SIMPSON (J.-Y.). Metallic Sutures; their history and advantages. (Appendice de Acupressure, a new mode of arresting surgical hæmorrhage . . . Edinburgh, 1865.)

Transfusion.

Voyez Infusion.

Ustion.

Voyez Cautère et Cautérisation.

Ventouses.

KNOX (Georg-Frederick). The Art of cupping: being a brief history of the operation, from its origin to the present time, etc. London, 1831, in 8°. (C.)

Vésicatoires.

Raccoltà di scritture mediche appartenenti alla controversia de' vesicatori; s'aggiugne un saggio di storia intorno al medesimo argomento, in cui a fondo si esaminano l'origine, il progresso ed usu d'un tale remedio. Venezia, 1749, in 4°. (Ch.)

Vomitifs.

LANGE (Jo.). De syrmaismo et ratione purgandi per vomitum ex Ægyptiorum inventione et formula. Paris, 1572, in 8°. (Ch.)

GOLDWITZ (S.). Dissertatio historica de vomitus ortu, progressu et usu ad nostra usque tempora propagato. Bamberg, 1780, in 8°. (Ro.)

Histoire de la clinique médicale et chirurgicale.

BRUTÉ (S.-G.-G.). Essai sur l'histoire et les avantages des institutions cliniques. Paris, 1803, in 8°.

TESTA (Ant.-Giuseppe). Dell' Insegnamento della medicina clinica nel principio del secolo XIX. Discorso inaugurale alla cattedra di medicina clinica... Bologna, 1804, in 8°.

MAHON (P.-A.-O.). Histoire de la médecine clinique, depuis son origine jusqu'à nos jours, et recherches importantes sur l'existence, la nature et la communication des maladies syphilitiques dans les femmes enceintes, dans les enfants nouveau-nés et dans les nourrices; par P.-A.-O. Mahon... Et manière de traiter les maladies syphilitiques dans les femmes enceintes, dans les enfants nouveau-nés et dans les nourrices; par Louis Lamauve... Paris, 1804, in 8°.

Le faux titre porte: „Œuvres posthumes du Dr Mahon.“ — Les Recherches importantes ont un titre particulier.

THIJSSEN (H.-F.). Redevoering over de geschiedenis en strekking der klinische geneeskunde. Amsterdam, 1828, in 4°. (N. M.)

SERRE. Recherches sur l'origine et les progrès futurs de la clinique, et sur la méthode à suivre dans l'enseignement de la partie chirurgicale de cette science . . . Paris, 1833, in 8°.

THORBURN (J.-Stewart). A Sketch of the origin, progress and prospects of clinical medicine and surgery. (Avec Elements of clinical medicine... London, 1838.) (Ro.)

(SIMONIN [E.].) Introduction au cours de clinique chirurgicale. Première leçon. Historique des institutions cliniques. Nancy, (1844,) in 8° de 24 pp.

GUARDIA (J.-M.). De la Tradition dans la médecine clinique. (Gazette médicale de Paris, 1866, XXI, 249, 363, 391 et 743; 1867, XXII, 55, 119, 147 et 161.)

Allemagne.

WURTZ (Adolphe). Ministère de l'Instruction publique. Rapport sur l'enseignement clinique dans les universités allemandes . . . Paris, Imp. impériale, 1869, in 8⁰ de 27 pp.

Angleterre.

TOMMASINI (Giac.). Del Metodo di curare, dell' insegnamento medico-clinico e di alcuni stabilimenti di pubblica beneficenza in Inghilterra discorso; si aggiunge un discorso latino de congruentia et discrepantia inter Anglicam et Italicam medendi rationem. Bologna, 1821, in 8⁰. (Ch.)

D'après Choulant, cet ouvrage aurait donné lieu à une polémique entre l'auteur et James Clark.

— Sull' Insegnamento medico-clinico dell' Inghilterra e dell' Italia... Nuova edizione, ricorretta dall' autore. Bologna, 1822, in 8⁰.

Bonn.

NASSE (Fr.). Das medicinische Klinikum zu Bonn. Coblenz, 1825, in 4⁰ de 36 pp. (Ro.)

Helmstædt.

REMER (Wilhelm). Nachricht von dem Fortgange des medic.-chir. Clinici zu Helmstädt. (Leipzig litt. Zeit. Intelligzbl., 1804, 721.) (C.)

Kœnigsberg.

UNGER (C.). Nachrichten über das Klinikum der K. Universität zu Königsberg. Mit einer lithographischen Zeichnung. Königsberg, 1823, in 8⁰. (Ro.)

Montpellier.

GIRBAL (A.). Essai sur l'esprit de la clinique médicale de Montpellier, précédé d'un aperçu historique . . . Montpellier, 1857, in 8⁰.

Padoue.

MONTESANTO (Giuseppe). Dell' Origine della clinica medica in Padova. Memorie storico-critiche . . . Padova, 1827, in 8⁰.

Russie.

LINDGREN (J.-G.). Ueber die Entwicklung der Hospitalklinik an einigen Universitäten Russlands . . . Casan, 1850, in 8⁰.

Strasbourg.

FORGES (Charles). Ouverture du cours de clinique (novembre 1863.) Coup d'œil historique et statistique sur la clinique médicale de Strasbourg . . . Strasbourg, 1836, in 8⁰ de 24 pp. (Archives médicales de Strasbourg.)

Détails des affections médicales et chirurgicales, par ordre alphabétique.

Abdomen (Affections de l').

VIRCHOW. Historisches, kritisches und positives zur Lehre der Unterleibsaffection. (Virchow's Archiv, 1853, 282.)

Acrodynie.

FRANÇOIS. Notice sur l'épidémie régnante à Paris, depuis le mois de juin 1828... (Paris, s. d.,) in 8⁰ de 6 pp.

ROBERT (L.-J.-M.). Mémoire sur l'identité de l'épidémie de Paris et de l'épidémie des Antilles, diversement connue, selon les localités, sous les noms de dengué, d'el colorado et de girafe . . . (Paris, 1829,) in 8° de 23 pp.

CHARDON fils (A.). De l'Acrodynie, ou Épidémie qui a régné à Paris et dans les environs pendant les années 1828, 1829 et 1830. Paris, 1831, in 8° de 60 pp. (Revue médicale.)

THOLOZAN (J.-D.). De l'Acrodynie qui s'est montrée en octobre et en novembre 1854 à l'armée d'Orient. Observations sur cette maladie, sa complication avec le choléra et la dyssenterie, ses rapports avec le scorbut et la gangrène causée par le froid . . . Paris, 1861, in 8° de 58 pp. (Gazette médicale.)

Albinisme.

BEIGEL (Herm.). Beitrag zur Geschichte und Pathologie des Albinismus partialis und der Vitiligo, und über Nigrismus. Dresden, 1864, in 4°. Avec 1 planche. (E.)

Albuminurie.

ANGER (Joan.-Ant.). Dissertatio inauguralis medica sistens conspectum morbi Brighti historicum, adnexis casibus 6 in nosocomio generali Pragens. observatis . . . Pragæ, 1840, in 8° de 54 pp.

ENGEL (Louis-Charles). Recherches historiques et critiques sur l'albuminurie et la maladie de Bright. Thèse, 2me série, n° 128. Strasbourg, 1844, in 4° de 28 pp.

Aliénation mentale et établissements d'aliénés.

HÖCK (Joh.-Dan.-Albr.). Historische Nachricht über die merkwürdigsten Irrenanstalten, nebst Ideen und Plänen zur Verbesserung derselben. Regensburg, 1802, in 8°. (Ch.)

MOREAU, de la Sarthe (Jacq.-Louis). Fragments pour servir à l'histoire de la médecine des maladies mentales et de la médecine morale. Paris, 1812, in 8°. (Ch.)

OEGG (Jos.). De sede et origine morborum psychicorum commentatio historico-medica. Herbipoli, 1823, in 8°. (Ch.)

TRÉLAT. Aliénation mentale. Recherches historiques. (Journal des progrès des sciences médicales, 1827, V, 158; et VI, 141.)

GUIAUD. Précis historique sur l'aliénation mentale. (Journal universel des sciences médicales, 1829, LVI, 257.)

NASSE (Herm.). De insania commentatio secundum libros Hippocraticos. Dissertatio inauguralis medica . . . Bonnæ, 1829, in 4° de 96 pp.

BUSCHHORN. Historische Andeutungen über den gegenwärtigen Zustand der psychischen Arzneikunde. Inauguralabhandlung. Erlangen, 1831, in 8°. (Ch.)

HERING (Car.-Henri). Epanorthotica de hominibus deliris antiquioris et recentioris aetatis. Dresdæ, et Lipsiæ, 1832, in 8°. (Ch.)

LEUPOLDT (Jo.-Mich.). Ueber den Entwicklungsgang der Psychiatrie und sein Verhältniss nicht bloss zur gesammten Medicin, sondern auch zu den allgemeinsten und wesentlichsten Interessen der gegenwärtigen Zeit überhaupt. Ein Vortrag. Erlangen, 1833, in 8°. (Ch.)

DUBOIS, d'Amiens (E.-Frédéric). Histoire philosophique de l'hypochondrie et de l'hystérie . . . Ouvrage couronné par la Société royale de médecine de Bordeaux. Paris, 1833, in 8°.

LIPPMANN (Nathan). Veterum opiniones de insania. Dissertatio inauguralis historico-medica... opponentibus I. Lippert... D. Rosenkranz... G. Julius... Berolini, 1833, in 8° de 64 pp.

FRIEDREICH (Jo.-Bapt.). Historisch-literarische Skizze von der Mania sine delirio. (Hecker, literar. Annalen, 1834.) (Ro.)

— Historisch-kritische Darstellung der Theorien über das Wesen und den Sitz der psychischen Krankheiten. Leipzig, 1836, in 8°. (Ch.)

TRÉLAT (Ulysse). Recherches historiques sur la folie... Paris, 1839, in 8°.

ARCHAMBAULT (Th.). Introduction historique et statistique. (p. III de Ellis (W.-C.). Traité de l'aliénation mentale ... traduit de l'anglais... Paris, 1840.)

DAMEROW (Heinr.). Ueber die relative Verbindung der Irren-Heil- und Pflege-Anstalten in historisch-kritischer, sowie in moralischer, wissenschaftlicher und administrativer Beziehung. Eine staatsarzneiwissenschaftliche Abhandlung... Leipzig, 1840, in 8°.

AUBANEL (H.) et THORE (A.-M.). Recherches statistiques sur l'aliénation mentale... Paris, 1841, in 8°.

LASÈGUE et MOREL. Études historiques sur l'aliénation mentale. (Annales médico-psychologiques, 1843, III, 40; 1844, I, 157; et 1845, VI, 29.)

BRIERRE DE BOISMONT (A.). Des Hallucinations, ou Histoire raisonnée des apparitions, des visions, des songes, de l'extase, du magnétisme et du somnambulisme... Paris, 1845, in 8°.

2e éd. 1852.
3e éd. 1862.

MAURY (Alfred). De l'Hallucination envisagée au point de vue philosophique et historique, ou Examen critique de l'opinion émise par M. Brierre de Boismont touchant les caractères auxquels on doit reconnaître l'hallucination chez certains personnages célèbres de l'histoire... Paris, 1845, in 8° de 22 pp. (Annales médico-psychologiques.)

La couverture imprimée sert de titre.

HEUSINGER. Ein Beitrag zur Geschichte der Lykanthropie nach Sheik Mohammed El Tounsy. (Henschel, Janus, II, 164.) (Ro.)

FRIEDREICH (J.-B.). Beitrag zur Geschichte der Insania zoanthropica, mit besonderer Beziehung auf die psychische Krankheit des biblischen Königs Nebukadnezar. (3e Partie de Analekten zur Natur- und Heilkunde... Ansbach, 1846.)

Voyez ci-dessus col. 844.

MOREL. Études historiques et physiologiques sur l'aliénation mentale. (Annales médico-psychologiques, 1848, XI, 41 et 181; 1851, III, 222 et 550.)

SZAFKOWSKI (Louis-Rufin). Recherches sur les hallucinations, au point de vue de la psychologie, de l'histoire et de la médecine légale... Montpellier, 1849, in 8°.

BOURQUELOT (F.). Recherches sur la lycanthropie... Paris, 1849, in 8° de 70 pp. (Mémoires de la Société des antiquaires.)

COSSY (J.). Recherches sur le délire aigu des épileptiques... pour servir à l'histoire de l'épilepsie et de la folie ... (1854.)

Voyez ci-après Épilepsie.

ESCAYRAC DE LAUTURE (Cte d'). Mémoire sur le ragle ou hallucination du désert, adressé à l'Académie des sciences... Paris, 1855, in 8° de 30 pp.

LISLE (E.). Du Suicide. Statistique, médecine, histoire et législation ... Ouvrage couronné par l'Académie ... de médecine... Paris, 1856, in 8°.

Hill (Robert-Gardiner). A concise History of the entire abolition of mechanical restraint in the treatment of the insane, and of the introduction, success and final triumph of the non-restraint system, together with a reprint of a lecture delivered on the subject in the year 1838 . . . London, 1857, in 8°. (R. R.)

Claudius (F.). Mélancoliques, hallucinés, épileptiques et aliénés célèbres. (Revue de thérapeutique médico-chirurgicale, 1859, VII, 305, 361 et 473.)

Postel (Eugène). Études et recherches philosophiques et historiques sur les hallucinations et la folie jusqu'à la fin du siècle dernier . . . Caen, 1859, in 8°.

Schlager (L.). Die Psychiatrie in ihrer Entwickelung von der ältesten bis auf die neueste Zeit historisch beleuchtet . . . Wien, 1860, in 4° de 12 pp. (C. J.)

Bushnan (J.-S.). Religious Revivals in relation to nervous and mental disorders . . . London, 1860, in 8° de 46 pp. (B. R.)

Chapman (John). Christian Revivals, their history and natural history . . . (Westminster Review, Jan. 1860.) (B. R.)

Arnould (Jules). Notes pour servir à l'histoire de la folie dans l'armée. (Gazette médicale de Paris, 1863, XVIII, 267, 306, 362 et 394.)

Bonnet (Henry). Revue rétrospective sur la science mentale . . . Paris, 1863, in 8°. (Annales médico-psychologiques.)

Berkhan (Oswald). Beiträge zur Geschichte der Psychiatrie. Neuwied, 1863, in 8° de 44 pp.

1. Heft. Das Irrenwesen der Stadt Braunschweig in den früheren Jahrhunderten.

Danner (L.). Coup d'œil sur les délires épidémiques envisagés aux différents âges de l'histoire. Discours prononcé, le 8 décembre 1864, à la séance de distribution des prix de l'École de médecine et de pharmacie de Tours... Tours, 1864, in 8° de 15 pp.

La couverture imprimée sert de titre.

Brierre de Boismont (A.). Physiologie. Études médico-psychologiques sur les hommes célèbres. Shakespeare, ses connaissances en aliénation mentale. Hamlet, sa mélancolie simple, son ennui de la vie, sa folie simulée... Paris, 1869, in 8° de 46 pp. (Annales médico-psychologiques.)

Canton (Paul-Albert). Historique. (p. 7 de De la Paralysie générale des aliénés. Thèse, n° 231... Paris, 1870.)

Beer. Beitrag zur Geschichte der Lehre vom Brandstiftungstrieb (Pyromanie). (Psychiatrisches Centralblatt, N° 1-2.) (C. J., 1871.)

Antiquité.

Wedel (Geo.-Wolfg.). De contractura dæmoniaca. Jenæ, 1690, in 4°. (Ch.)

Réimprimé dans Exerc. med.-phil., cent. I, ch. 6, n. 2.

(Twells [Leonh.].) Recherches sur ce qu'il faut entendre par les Démoniaques dont il est parlé dans le Nouveau Testament. Par T. P. A. P. O. A. B. J. T. C. O. S. Traduites de l'anglois, sur la seconde édition. Leide, 1738, in 8°.

Suivi de la réponse de Twells, auteur de cet ouvrage d'après Choulant.
Autre éd. 1753, Arnheim. (Ch.)

Hager (J.-G.). Programma I(-III) de dæmoniacis. Chemnitii, 1743, in 4°. (Ro.)

Lardner (Nath.). The Case of the demoniacs mentioned in the N. T. Four discourses upon Mark V, 19. London, 1756, in 8°. (Ro.)

Semler (Jo.-Salom.). Commentatio

de dæmoniacis quorum in N. T. fit mentio. Halæ, 1760, in 8°. (Ch.)

Autres éd. 1769 et 1779.

SEMLER (J.-S.). Umständliche Untersuchung der dämonischen Leute, Besessenen, etc. nebst Beantwortung einiger Angriffe. Halle, 1762, in 8°. (Ch.)

MERKEL (M.). Unpartheiische Untersuchung der dämonischen Leute des neuen Testaments. Leipzig, 1768, in 8°. (Ch.)

ZEIBICH (H.-A.). Beweis, dass die Besessenen zur Zeit Christi und der Apostel nicht natürliche Kranke gewesen. Schleiz, 1775, in 8°. (Ch.)

FARMER (Hugh). Essay on the Demoniacs of the New Testament. London, 1775, in 8°.

Autre éd. 1779.

— Ueber die dämonischen Leute im N. Testament; aus dem Englischen von Jh.-Pt. Bamberger. Berlin, 1776, in 8°.

— Ueber die Dämonischen des N. Testaments; aus dem Englischen übersetzt von L.-T.-O. von Cölln. Mit einer Vorrede vers. von J.-S. Semler. Bremen, 1776, in 8°.

WORTHINGTON (Richard). An impartial Inquiry into the case of the Gospel démoniacs; with an appendix, consisting of an essay on Scripture demonology. London, 1777, in 8°. (W.)

FARMER (Hugh). Letters to the Rev. Dr Worthington, in answer to his late treatise entitled, in „An impartial Inquiry into the case of the Gospel demoniacs“. London, 1778, in 8°. (W.)

— Briefe an Worthington über die Dämonischen in den Evangelien. Aus dem Engl. Mit Zusätzen und einer Vorrede, den Begriff von Inspiration zu bessern von J.-S. Semler. Halle, 1783, gr. in 8°.

ESCHENBACH (Chr.-Ehr.). Programma de obsessis tempore Salvatoris obvenientibus. Rostochii, 1778, in 4°. (Ch.)

LINK. Ueber die Besessenen in der evangelischen Geschichte. Gotha, 1778, in 8°. (Ch.)

WOLZ. Dissertatio in dæmoniacos evangelicæ historiæ. Fuld., 1779, in 8°. (Ch.)

TIMMERMANN (Theod.-Gerhard). Diatribe antiquario-medica de dæmoniacis Evangeliorum. Rintelii, 1786, in 4° de 90 pp.

PETRI (Jo.-Chr.). Programma. Historia duorum Gadarenorum *δαιμονιζομένων*. Erfordii, 1797, in 4°. (Ch.)

THOMÉE (Jo.-Henr.). Historia insanorum apud Græcos. Dissertatio inauguralis medica . . . Bonn, 1830, in 8°.

LIPPMANN (Nathan). Veterum opiniones de insania. Dissertatio inauguralis historico-medica . . . (1833.)

Voyez ci-dessus col. 928.

KIRCHMAYER. De *δαιμονιζομένοις* von Besessenen. Vitebergæ, 1838, in 4°. (Ro.)

MICHÉA. Des Doctrines psycho-physiologiques chez les anciens dans leurs rapports avec les théories de l'aliénation mentale. (Annales médico-psychologiques, 1843, I, 207.)

FALK (Friedr.). Studien über Irrenheilkunde der Alten. (Zeitschrift für Psychiatrie, 1866, XXXIII, 429.)

SEMELAIGNE. Études historiques sur l'aliénation mentale dans l'antiquité . . . Paris, 1869, in 8°.

1re partie.

Moyen âge.

LEUBUSCHER (Rud.). Ueber die

Wehrwölfe und Thierverwandlungen im Mittelalter. Ein Beitrag zur Geschichte der Psychologie . . . Berlin, 1850, in 8⁰ de 70 pp.

Temps modernes.

IDELER (Karl-Wilh.). Langermann und Stahl als Begründer der Seelenheilkunde . . . Berlin, 1835, in 8⁰ de 98 pp.

DIEZ. Die Psychologie beim Anfange des XVI. Jahrh. (Friedreich und Blumröder, Blätter für Psychiatrie, 1837.) (Ro.)

CALMEIL (L.-F.). De la Folie considérée sous le point de vue pathologique, philosophique, historique et judiciaire, depuis la renaissance des sciences en Europe jusqu'au dix-neuvième siècle. Description des grandes épidémies de délire... qui ont atteint les populations d'autrefois et régné dans les monastères. Exposé des condamnations auxquelles la folie méconnue a souvent donné lieu... Paris, 1845, 2 vol. in 8⁰.

SEATON (Joseph). The present State and prospects of psychological medicine . . . London, 1853, in 8⁰ de 23 pp. (B. R.)

TUKE (Daniel-H.). The prize Essay on the changes since the time of Pinel in the moral management of the insane, etc., etc.... in 8⁰. (B. R., 1855.)

Allemagne.

CROMMELINCK (C.). Rapport sur les hospices d'aliénés de l'Angleterre ... et de l'Allemagne... (1842.)

Voyez ci-après col. 943.

POPP (Ge.-Jul.). Kurze Beschreibung mehrerer Irrenanstalten Deutschlands, Englands, Schottlands und Frankreichs. Erlangen, 1844, in 8⁰. (Ro.)

VISZANIK (Michael). Die Irrenheil- und Pflegeanstalten Deutschlands, Frankreichs, sammt der Cretinen-Anstalt auf dem Abendberge in der Schweiz... Wien, 1845, in 8⁰. Avec 1 planche.

MOREAU, de Tours (J.). Notes sur les établissements d'aliénés de Siegburg, Halle, Dresde, Prague, Berlin, et Vienne. Réflexions sur la médecine psychiatrique en Allemagne. Paris, 1854, in 8⁰ de 32 pp. (Union médicale.)

Brunswick.

BERKHAN (O.). Beiträge zur Geschichte der Psychiatrie. I. Heft. Das Irrenwesen der Stadt Braunschweig in den früheren Jahrhunderten... (1863.)

Voyez ci-dessus col. 931.

Francfort-sur-le-Mein.

KRIEGK (G.-L.). Aerzte, Heilanstalten, Geisteskranke im mittelalterlichen Frankfurt a. M. Zwei auf urkundlichen Forschungen beruhende Abhandlungen. Frankfurt a. M., 1863, in 4⁰ de 19 pp.

Schwérin.

FLEMING (C.-F.). Die Irren-Heil-Anstalt Sachsenberg in Schwerin im Grossherzogthum Mecklenburg; Nachrichten über ihre Entstehung... Schwerin und Berlin, 1838, in 8⁰. Avec 4 planches. (Ch.)

Westphalie.

RUER (Wilhelm). Irrenstatistik der Provinz Westphalen mit Hinweisung auf die medicinisch-topographischen Verhältnisse sämmtlicher einzelnen Kreise derselben . . . Berlin, 1837, in 8⁰.

Amérique.

RAMON DE LA SAGRA. Statistique des aliénés dans les États-Unis de l'Amérique du Nord. (Annales médico-psychologiques, 1843, I, 281.)

EARLE (P.). History, description and statistic of the Bloomingdale asylum for the insane... New-York, 1848, in 8º.

RUFZ (E.) et DE LUPPÉ. Mémoire sur la maison des aliénés de Saint-Pierre-Martinique... Paris, 1856, in 8º de 56 pp.

CLARK (J.). A Memoir of John Conolly comprising a sketch of the treatment of the insane in Europa and America . . . (1869.)

Voyez ci-après col. 939.

Autriche.

BORE (Léon). Les Stigmatisées du Tyrol, ou L'extatique de Kaldern et la patiente de Capriana. Relations traduites de l'italien, de l'allemand et de l'anglais... Paris et Lyon, 1843, in 16.

VISZANIK (Mich.). Leistungen und Statistik der k. k. Irrenanstalt zu Wien seit ihrer Gründung im Jahre 1784 bis zum Jahre 1844. Wien, 1845, in 8º. (Ro.)

Belgique.

MAES (chanoine P.-J.). Considérations sur les maisons d'aliénés en Belgique... Avec le plan de l'hospice St-Julien et une vue de celui de Ste-Anne-lez-Courtrai. Bruges, 1845, in 8º.

DONKERSLOOT. Notice sur quelques établissements d'aliénés en France et en Belgique... (1861.)

Voyez ci-après col. 939.

Bengale.

WISE (Thomas). Aliénation mentale au Bengale. Rapport lu à la Société médico-psychologique. (Annales médico-psychologiques, 1853, V, 293 et 655.)

Danemark.

WENDT (J.-C.). Meddelser om anstalten for afsiedige i Tydskland og Danemark. Kjøbenhavn, 1827, in 8º. (Ro.)

SELMER (H.). Om Psychiatriens Tilstand i Danmark med særligt hensyn til St Hans Hospital paa Bidstrupgaard ... Kjøbenhavn, 1841, in 12 de 94 pp.

HÜBERTZ (J.-R.). Statistique des maladies mentales en Danemark, au 1er juillet 1847... Paris, 1853, in 8º. (Annales médico-psychologiques.)

Seeland.

BRUNSMANN (Jean). Energumeni Coagienses sive admirabilis historia de horrenda cacodæmonis tentatione, quacum in Seelandia Daniæ, ejusque urbe Coagio familia civis . . . per annorum aliquot spatium est conflictata: primum sermone Danico aliquoties edita et impressa : nunc vero . . . latine interpretata ... Amstelodami, 1693, in 12.

MARCHER (Hans-Kofod). Dissertatio inauguralis sistens nosocomii vesanorum Sti Johannis in Seelandia Daniæ delineationem. Haloe, 1828, in 4º. Avec une vue. (C.)

Égypte.

MOREAU, de Tours (J.). Établissements d'aliénés au Caire. (Annales médico-psychologiques, 1843, I, 110.)

Espagne.

DESMAISONS. Des Asiles d'aliénés en Espagne. Recherches historiques et médicales... Paris, 1859, in 8º.

ULLERSPERGER (J.-B.). Die Geschichte der Psychologie und der Psychiatrik in Spanien, von den ältesten Zeiten bis zur Gegenwart... Würzburg, 1871, in 8º. Avec 1 tableau.

Europe.

CLARK (J.). A Memoir of John Conolly comprising a Sketch of the treatment of the insane in Europa and America. London, 1869, in 8°. (C. J.)

France.

ESQUIROL. Des Établissements des aliénés en France, et des moyens d'améliorer le sort de ces infortunés. Mémoire présenté à Son Exc. le Ministre de l'intérieur, en septembre 1818 . . . Paris, 1819, in 8° de 43 pp.

LEIGH. Supplément au voyage en France... Montpellier, 1826, in 8° de 36 pp.

Au sujet des établissements d'aliénés.

FERRUS (G.). Des Aliénés. Considérations 1° sur l'état des maisons qui leur sont destinées tant en France qu'en Angleterre, sur la nécessité d'en créer de nouvelles en France... 2° sur le régime hygiénique et moral . . . 3° sur quelques questions de médecine légale... Paris, 1834, in 8°.

BLANCHE. De l'État actuel du traitement de la folie en France . . . Paris, 1840, in 8°.

CROMMELINCK (C.). Rapport sur les hospices d'aliénés de l'Angleterre, de la France... (1842.)

Voyez ci-après col. 943.

POPP (G.-J.). Kurze Beschreibung mehrerer Irrenanstalten Deutschlands ... und Frankreichs... (1844.)

Voyez ci-dessus col. 935.

VISZANIK (M.). Die Irrenheil- und Pflegeanstalten Deutschlands, Frankreichs . . . (1845.)

Voyez ci-dessus col. 935.

DONKERSLOOT. Notice sur quelques établissements d'aliénés en France et en Belgique... Dordrecht, 1861, in 8°.

LINAS (A.). Le Passé, le présent et l'avenir de la médecine mentale en France... Paris, 1863, in 8° de 51 pp. (Gazette hebdomadaire de médecine.)

La couverture imprimée porte en plus: „Les futurs asiles d'aliénés de la Seine."

DUFOUR (E.). De la Folie chez les militaires. Notice statistique sur les militaires admis à l'asile d'Armentières de 1838 à 1872... Paris, 1872, in 8° de 23 pp. (Annales médico-psychologiques.)

Auxerre.

POINTE (J.-P.). Notice sur l'hôpital de Guy à Londres et sur l'hospice départemental d'aliénés d'Auxerre . . . (1842.)

Voyez ci-après col. 945.

Bailleul.

DOREDONVILLE (L.). Notice sur l'asile des aliénés de Bailleul... Hazebrouck, 1866, in 16 de 28 pp.

Bas-Rhin.

DAGONET (H.). Étude statistique sur l'aliénation mentale dans le département du Bas-Rhin . . . Strasbourg, 1855, in 8°. (Gazette médicale de Strasbourg.)

Bicêtre.

MILLET (Alexandre-Auguste). Coup d'œil historique et médical sur Bicêtre (maison d'aliénés). Thèse, n° 189. Paris, 1842, in 4° de 58 pp.

Bordeaux.

LAMOTHE (L. de). Recherches historiques et statistiques sur les asiles d'aliénés de Bordeaux et de Cadillac, suivies de notes pour servir à la rédaction d'un programme général d'asile d'aliénés... Bordeaux, 1844, in 8°.

Châlons-sur-Marne.

DAGONET (G.). Recherches statistiques sur l'aliénation mentale dans le département de la Marne. Première partie. Mouvement de la population de l'asile public d'aliénés de Châlons-sur-Marne, pendant cinq années (1838-1843)... Châlons, 1843, in 8⁰ de 48 pp.

Charenton.

ESQUIROL. Mémoire historique sur la maison royale de Charenton... Paris, 1835, in 8⁰.

Clermont.

WOILLEZ (Eugène-J.). Essai historique, descriptif et statistique sur la maison d'aliénés de Clermont (Oise), accompagné du plan général de cet asile... Clermont, 1839, in 8⁰ de 51 pp. Avec 1 plan.

Deux-Sèvres.

LUNIER. Recherches statistiques sur les aliénés du département des Deux-Sèvres... Niort, 1853, in 8⁰ de 31 pp. Avec tableau. (Mémoires de la Société de statistique des Deux-Sèvres.)

Lille.

SMYTTÈRE (P.-J.-E.). Notice statistique, historique et médicale sur l'asile public d'aliénés de Lille (Nord)... Lille, 1847, in 8⁰ de 40 pp. Avec 1 tableau.

Marseille.

LAUTARD (Jean-Baptiste). La Maison des fous de Marseille. Essai historique et statistique sur cet établissement, depuis sa fondation en 1699 jusqu'en 1837... Marseille, 1840, in 8⁰.

Morzine.

CHIARA. Les Diables de Morzine en 1861, ou Les nouvelles possédées... Lyon, 1861, in 8⁰ de 32 pp. (Gazette médicale de Lyon.)

CONSTANS (A.). Relation sur une épidémie d'hystéro-démonopathie en 1861... Paris, 1862, in 8⁰.

2e éd. 1863.

ARTHAUD. Relation d'une hystéro-démonopathie épidémique observée à Morzine (Haute-Savoie)... Lyon, 1862, in 8⁰. (Gazette médicale de Lyon.)

TISSOT (J.). Les Possédées de Morzine ou le diable qui n'y voit goutte... Paris, 1865, in 8⁰ de 32 pp. (Revue moderne.)

Normandie.

JOLY (A.). Du Sort des aliénés dans la Basse-Normandie avant 1789, d'après des documents inédits... Caen, 1868, in 8⁰ de 58 pp.

Pau.

AUZOUY. Notice sur l'asile Saint-Luc à Pau (Basses-Pyrénées), maison départementale de santé pour le traitement des maladies mentales et nerveuses... Paris, 1869, in 8⁰ de 51 pp. Avec 1 tableau. (Annales médico-psychologiques.)

Rouen.

BALLIN (A.-G.). Notice sur l'asile des aliénés de Rouen... Rouen, 1828, in 8⁰ de 13 pp. (Précis analytique de l'Académie de Rouen.)

Seine-et-Marne.

LE ROY (Émile). Études sur le suicide et les maladies mentales dans le département de Seine-et-Marne, avec points de comparaison pris en France et à l'étranger... Paris, 1870, in 8⁰.

Vollore-Ville.

PLANAT (Félix). Relation d'une épidémie de lypémanie pellagreuse, observée en 1862-63, dans la commune de Vollore-Ville (Puy-de-Dôme)... Bar-sur-Aube, 1863, in 8⁰.

Grande-Bretagne.

Holliday (Andr.). A general View of the present state of lunatics and lunatic asylums in Great-Britain and Ireland, and some other kingdoms. London, 1827, in 8°. (Ro.)

Curchod (Henri). De l'Aliénation mentale et des établissements destinés aux aliénés dans la Grande-Bretagne ... Lausanne, 1845, in 8°.

Schlemm (Th.). Bericht über das britische Irrenwesen in Hinsicht auf Einrichtungen und Bauart der Irrenhäuser, auf Verwaltung und Heilkunde ... Berlin, 1848, in 8°. Avec 2 planches.

Deboutteville (L.) et Mérielle. Rapport sur la visite des asiles d'aliénés de la Grande-Bretagne, présenté à M. Ernest Leroy... préfet de la Seine-Inférieure. Extrait. L. Deboutteville et Mérielle, rapporteurs. Rouen, 1853, in 8°.

Angleterre.

Ferrus (G.). Des Aliénés. Considérations sur l'état des maisons qui leur sont destinées tant en France qu'en Angleterre... (1834.)

Voyez ci-dessus col. 939.

Crommelinck (C.). Rapport sur les hospices d'aliénés de l'Angleterre, de la France et de l'Allemagne. Courtray, 1842, in 8°. (Ch.)

Popp (G.-J.). Kurze Beschreibung mehrerer Irrenanstalten Deutschlands, Englands... (1844.)

Voyez ci-dessus col. 935.

Battelle. Rapport au Conseil général des hospices de Paris sur les établissements d'aliénés d'Angleterre et sur ceux de Bicêtre et de la Salpêtrière. Paris, 1845, in 8° de 68 pp. (Annales médico-psychologiques, 1844.)

Morel. Considérations générales sur les établissements d'aliénés d'Angleterre. (Annales médico-psychologiques, 1847, X, 96.)

Berlié. Traitement de l'aliénation mentale dans les asiles d'Angleterre. (Annales médico-psychologiques, 1849, I, 54 et 224.)

Bristol.

Fox (F. et C.). History and present state of Brislington-House near Bristol, an asylum for the cure and reception of insane persons. Bristol, 1836, in 4° de 10 pp. et tableaux. (Ro.)

Earlswood.

Billod (E.). Relation d'une visite à l'asile des idiots d'Earlswood, comté de Surrey (Angleterre); suivie de quelques réflexions sur le no restraint ... Paris, 1861, in 8° de 15 pp. (Gazette hebdomadaire de médecine.)

Londres.

Bowen (Thomas). An historical Account of the origin, progress and present state of Bethlehem-Hospital, founded by Henry VIII, for the cure of lunatics. London, 1783, in 4°. (Ch.)

Autre éd. 1787.

— Du Traitement des insensés dans l'hôpital de Bethléem de Londres. Traduit de l'Anglais; suivi d'observations sur les insensés de Bicêtre et de la Salpêtrière. Par M. l'abbé Robin, ... Amsterdam; et Paris, 1787, in 8° de 60 pp.

Le titre de départ, page 1, porte: „Histoire de l'origine, des progrès et de l'état actuel de l'hôpital de Bethléem, fondé par Henri VIII, en faveur des insensés, et agrandi par les soins de plusieurs bienfaiteurs. Par Thomas Bowen."

Poole (Richard). Memoranda regarding the Royal lunatic asylum, infirmary and dispensary of Montrose with observations on some other institutions of a like nature and an appendix of documents... prepared at request of the managers... London, 1840, in 8°.

POINTE (J.-P.). Notice sur l'hôpital de Guy à Londres et sur l'hospice départemental d'aliénés d'Auxerre (Yonne); lue dans les séances de la Société de médecine de Lyon... Lyon, 1842, in 8° de 62 pp.

York.

TUKE (Samuel). Description of the Retreat, an institution near York for insane persons of the society of friends, containing an account of its origin and progress, the modes of treatment, and a statement of cases... With an elevation and plans of the building. York, 1813, in 8°.

THURNAM (John). (Historical sketch of the Retreat, near York.) (3e partie de Observations and essays on the statistics of insanity... London, 1845.) (B. R.)

Hollande.

FALRET (Jules). Notice sur les asiles d'aliénés de la Hollande... Paris, 1862, in 8° de 20 pp. (Annales médico-psychologiques.)

Italie.

BRIERRE DE BOISMONT (A.). Des Établissements d'aliénés en Italie... Paris, 1832, in 8° de 44 pp. (Journal complémentaire des sciences médicales.)

MOREL. Pathologie mentale en Italie. A M. le Dr Ferrus. Coup d'œil sur les principaux établissements d'aliénés. Paris, 1846, in 8° de 39 pp. (Annales médico-psychologiques.)

LIVI (C.). Viaggio scientifico ai manicomj d'Italia. Firenze, 1860, in 8°. (S. J.)

BRIERRE DE BOISMONT (A.). Des Asiles d'aliénés en Italie. (Annales médico-psychologiques, 1863, I, 410.)

BRIERRE DE BOISMONT (A.). De l'Organisation des établissements d'aliénés en Italie. (Annales médico-psychologiques, 1864, III, 349.)

VERGA (Andrea). Cenni storici sugli stabilimenti dei pazzi in Lombardia... Milano, 1844, in 8° de 36 pp.

Malte.

MOREAU, de Tours (J.). Établissements d'aliénés à l'île de Malte. (Annales médico-psychologiques, 1843, I, 104.)

AUBANEL. Notice sur l'asile des aliénés de l'île de Malte. (Annales médico-psychologiques, 1844, III, 186.)

Norwège.

HOLST (Frederik). Beretning, Betænkning og Indstilling fra en til at undersoge de Sindssvages Kaar i Norge og giore Forslag til deres Forbedring i Aaret 1825 naadigst nedsat kongelig commission. Med en Samling af Tabeller og tvende tavler i steentryk. I folge kongelig Resolution udgivet... Christiania, 1828, in 8°.

DAHL (L.). Die Irrenzählung in Norwegen am 31. Dec. 1865. (Norsk Mag., 1869, XXIII, 12, p. 705.) (S. J.)

DAHL (L.). Zur Statistik der Schwachsinnigen in Norwegen. (Mon.-Schr. f. med. Statistik, 1871.) (S. J.)

Orient.

MOREAU, de Tours (J.). Recherches sur les aliénés en Orient. Notes sur les établissements qui leur sont consacrés à Malte (île de), au Caire (Égypte), à Smyrne (Asie-Mineure), à Constantinople (Turquie)... Paris, 1843, in 8° de 30 pp.

Pays-Bas.

FEITH (C.-J.) et SCHROEDER VAN DER KOLK (J.-L.-C.). Geschiedkundig overzigt der verbeteringen, in de laatste jaren daargesteld in de verpleging van krankzinnigen in Nederland en tœlichtende opmerkingen nopens de daarbij gevoegde statisticke tabellen betrekkelijk de bevolking in de gestichten voor krankzinnigen aldaar, in de jaren 1844, 1845 en 1846. Aan Zijne Excellentie den Heer Minister van Binnenlandsche Zaken . . . 'S Gravenhage, 1848, gr. in 8⁰.

DUCPÉTIAUX (E.). Notice sur les établissements d'aliénés des Pays-Bas. Bruxelles, 1859, gr. in 8⁰. (Cinquième rapport de la commission permanente d'inspection des établissements d'aliénés, 1857-1858.)

Portugal.

MARCHANT (G.). Note sur l'état des aliénés en Portugal, à Madère et à Ténériffe... Paris, 1844, in 8⁰ de 29 pp. (Annales médico-psychologiques.)

Prusse.

EARLE (Pliny). Institutions for the insane in Prussia, Austria and Germany ... New-York, 1854, in 8⁰. (B. R.)

DAMERON. Notice sur les asiles de Berlin. (Annales médico-psychologiques, 1851, III, 145.)

BROSIUS (C.). Das Asyl für Gehirn- und Nervenkranke zu Bendorf bei Coblenz. (Berl. klin. Wchnschr., VII, 49.) (S. J., 1871.)

Russie.

LASÈGUE. De quelques Établissements d'aliénés dans la Russie occidentale. (Annales médico-psychologiques, 1848, XII, 54.)

HERZOG. Asiles d'aliénés en Russie. (Annales médico-psychologiques, 1863, II, 81.)

Suisse.

MEYER-AHRENS. Statistik der Irren und Taubstummen im Kanton Tessin. (Correspondenzblatt der deutschen Gesellschaft für Psychiatrie, 1855, 137.)

LUNIER (L.). Études sur les maladies mentales et les asiles d'aliénés. De l'aliénation mentale et du crétinisme en Suisse, étudiés au triple point de vue de la législation, de la statistique, du traitement et de l'assistance . . . Paris, 1868, in 8⁰. (Annales médico-psychologiques.)

Alpenstich.

GUGGENBÜHL (J.). Der Alpenstich endemisch im Hochgebirge der Schweiz und seine Verbreitungen . . . Mit Vorwort von Professor Troxler. Zürich, 1838, in 8⁰.

MEYER-AHRENS. Der Stich in den Jahren 1564 und 1565 im Zusammenhange mit den übrigen Epidemien der Jahre 1562-1566 dargestellt... Zürich, 1848, in 8⁰.

FEIERABEND (August). Der Alpenstich in der Schweiz. Ein Beitrag zur Geschichte der Volkskrankheiten . . . Wien, 1866, in 18.

Alvines (Évacuations).

HUTCHINSON (J.). On alvine Fluxes of the natives . . . in a letter adressed to the secretary of the medical and physical Society. Presented september 4, 1830. (Transactions of the medical and physical Society of Calcutta, 1831, V, 38.)

Anévrismes.

ANDRAL fils. Recherches sur quelques points de l'histoire des anévrismes internes, communiquées au Cercle médical... Paris, 1822, in-8⁰ de 23 pp. (Annales du Cercle médical.)

ZECCHINELLI (Giov.-Maria). Comento ad alcuni passi d'Ippocrate tendente a provare ch' egli ha veduto gli aneurismi interni del petto, cosa comunemente negatagli... Padova, 1825, in 4⁰ de 26 pp.

LISFRANC (J.). Des diverses Méthodes et des différents procédés pour l'oblitération des artères dans le traitement des anévrismes; de leurs avantages et de leurs inconvénients respectifs ... Paris, 1834, in 4⁰.

Thèse de concours pour une chaire de clinique chirurgicale.
Autre éd. même année, in 8⁰.

DEZEIMERIS (J.-E.). Quelques Remarques sur l'histoire des méthodes d'opérer l'anévrisme. Réponse aux critiques de M. Lisfranc. Paris, 1834, in 8⁰ de 16 pp.

LISFRANC (J.). Quelques Recherches sur l'histoire chirurgicale des anévrismes, en réponse à M. Dezeimeris. Paris, 1834, in 8⁰ de 60 pp.

DEZEIMERIS (J.-E.). Réplique à M. Lisfranc... — Un dernier mot... en réponse au dernier mot de M. Lisfranc. Paris, 1834, in 8⁰ de 12 pp.

Au sujet de l'histoire des méthodes d'opérer l'anévrisme.

HELMBRECHT. Operatio aneurysmatum in historischer und medicinischer Beziehung. (Holscher, Annalen, 1845.) (Ro.)

BIGOT (G.-P.-F.). Étude historique sur la signification pathologique du mot anévrysme du cœur, et sur son étiologie. Thèse, n⁰ 95. Paris, 1852, in 4⁰ de 39 pp.

PRENGRUELBER (L.). Historique de l'acupressure dans le traitement des anévrysmes externes. (Gazette hebdomadaire de médecine, 1870, VII, 420.)

TERRIER (Félix). Historique. (p. 8 de Des Anévrismes cirsoïdes... Paris, 1872.)

Angéite.

Voyez Vaisseaux (Affections des).

Angine.

CARNEVALE (Jo.-Baptista). De epidemico strangulatorio affectu, in Neapolitanam urbem grassante, et per regna Neapolis et Siciliæ vagante . . . Opus triplici locupletatum indice... Neapoli, S. Bonus, 1620, in 4⁰.

BARTHOLIN (Thomas)... De angina puerorum Campaniæ Siciliæque epidemica exercitationes. Accedit de Laryngotomia Cl. V. Renati Moreau . . . Epistola. Lutetiæ Parisiorum, O. de Varennes, 1646, in 8⁰.

FOTHERGILL (John). An Account of the sore throat attended with ulcers ... London, 1748, in 8⁰. (W.)

Autre éd. 1754.

— Description du mal de gorge, accompagné d'ulcères, qui a paru ces dernières années à Londres, ainsi qu'en différentes contrées d'Angleterre, maladie qui règne actuellement en France, et principalement à Paris. Traduite de l'anglais... par M. de La Chapelle,... sur la seconde édition. Paris, 1749, in 12.

READ. Histoire de l'esquinancie gangréneuse pétéchiale qui a régné dans le village de Moivron, au mois de novembre 1777... On y a joint un Essai sur les affections vaporeuses, et un Mémoire sur les bronchocèles endémiques du pays Messin, du même auteur. Metz, 1777, in 8⁰ de 92 pp.

SAUNDERS (Robert). Observations on the sore throat and fever that raged in the north of Scotland in the year 1777, in a letter to Dr William Grant... London, 1778, in 8⁰.

BÜLAU (Gustav). De angina Hippocratis. Halis, 1822, in 8⁰. (Ch.)

FUCHS (Conr.-Heinr.). Historische

Untersuchungen über Angina maligna und ihr Verhältniss zu Scharlach und Croup... Würzburg, 1828, in 8°.

FISCHER (Ern.). De anginæ membranaceæ origine et antiquitate. Dissertatio inauguralis... opponentibus... E. d'Alton... G.-F. Schwalbe... A.-E. Jæneke. Berolini, 1830, in 8° de 76 pp.

GENDRON (Arsène). Histoire d'une épidémie d'angines couenneuses ou de diphthérites, qui a régné à Artins (Loir-et-Cher), pendant le mois de mars 1829. (Transactions médicales, 1831, III, 293.)

WIPPRECHT (Car.-Leop.). Nonnulla de anginæ membranaceæ historia et pathologia. Dissertatio inauguralis medica... opponentibus: E. Schmidt... F. Hammer... C. Breithaupt... Berolini, 1835, in 8° de 32 pp.

WESTPHAL (Guil.). De angina gangrænosa epidemica. Dissertatio inauguralis medico-historica... opponentibus: H. Rhenio... T. Kloz... F. Valentini... Berolini, 1841, in 8° de 32 pp.

GUÉRÉTIN (J.). Mémoire sur une épidémie d'angine scarlatineuse, observée dans le canton du Lion-d'Angers (Maine-et-Loire), pendant l'année 1841 ... Paris, 1842, in 8° de 23 pp.

DAVIOT (D.-Z.). Relation historique d'une épidémie de diphthéropathie (maladie connue sous les différents noms de stomatite pseudo-membraneuse, angine couenneuse, croup, diphthérite cutanée, etc.), observée dans le département de Saône-et-Loire et de la Nièvre, pendant les années 1841, 1842, 1843 et 1844 ... Autun, 1845, in 8°.

TROUSSEAU. Mémoire sur une épidémie d'angine couenneuse scarlatineuse... (Paris, s. d.,) in 8° de 24 pp. (Archives générales de médecine.)

OULMONT. Relation d'une épidémie d'angine couenneuse qui a régné à l'hôpital Saint-Antoine, pendant les mois de février et mars 1855... (Paris, 1856,) in 8° de 12 pp. (Archives générales de médecine.)

BOUILLON-LAGRANGE. Quelques Remarques sur l'angine couenneuse épidémique (1857 et 1858)... Paris, 1859, in 8°. (Gazette hebdomadaire de médecine et de chirurgie.)

DESMARTIS (Télèphe-P.). Observations sur l'épidémie d'angine couenneuse qui règne dans le département des Landes... Bordeaux, 1859, in 8° de 22 pp.

La couverture imprimée sert de titre.

— Étude sur les épidémies de croup, d'angine couenneuse... qui ont sévi dans le département de la Dordogne en 1859...

Voyez ci-après Croup.

JUGAND. Études pratiques sur l'angine couenneuse, à propos d'une épidémie qui a régné dans l'arrondissement d'Issoudun pendant les années 1856, 1857, 1858 et 1859... Paris, 1861, in 8°.

IGLESIAS (Man.). (Analogies et différences entre le garotillo des anciens médecins Espagnols et l'angine pseudo-membraneuse des modernes. Mémoire couronné.) (Siglo médico, 1862, 434.) (S. J.)

PEYREIGNE (E.)... Études sur une épidémie d'angine couenneuse qui a régné dans la commune de Pibrac, pendant les mois de mars et avril de l'année 1866... Toulouse, (1867,) in 18 de 35 pp. (Revue médicale de Toulouse.)

Angine de poitrine.

MORELLE (H.-L.). Responsio ad quæstionem: Facultas medica desiderat monographiam morbi sic dicti angina pectoris, ideoque ejus exponantur historia, causæ, symptomata, auctorum opiniones de natura illius affectionis, cujus medela varia exacte describatur. Leodii, 1829, in 4°. (Ro.)

ULLERSPERGER (J.-B.). Die Herzbräune (Angina pectoris) historisch, pathologisch und therapeutisch dargestellt. Eine von d. Kais. Akad. zu Paris gekrönte Preisschrift. Neuwied und Leipzig, 1865, in 8°. (C. J.)

Anthrax.

COLLAS (A.). Maladies des Indes orientales. De la nature et du traitement du rajah ou anthrax non pestilentiel endémique à la côte de Coromandel, et particulièrement à Pondichéry . . . Pondichéry, 1860, in 8° de 46 pp.

ANDRIEUX (Alphonse). Historique. (p. 5 de De l'Anthrax... Thèse, n° 67. Paris, 1870.)

Anus (Affections de l').

WEDELIUS (Geo.-Wolfg.). De morbis ani Philistæorum. Jenæ, 1720, in 4°. (Ch.)

Anus artificiel.

MAZERY (L.-E.). Historique. (p. 11 de De l'Anus artificiel chez l'adulte. Thèse, n° 161. Paris, 1870.)

Anus contre-nature.

LÉCUYER (Louis-Henri). Historique du traitement de l'anus contre-nature . . . Thèse, n° 143 . . . Strasbourg, 1868, in 4° de 62 pp. Avec 1 planche.

Anus (Fistule à l').

LE ROI (J.-A.). Récit de la grande opération faite au roi Louis XIV en 1686... (1852.)

Voyez ci-dessus col. 852.

Anus (Ulcérations de l').

PÉAN et MALASSEZ. Historique. (p. 7 de Étude clinique sur les ulcérations anales... Paris, 1872.)

Apoplexie.

PAULI (Arm.-Frid.). Historia apoplexiæ, ab antiquissimis temporibus usque ad finem seculi præteriti. Dissertatio inauguralis medica... adversariorum partes susceperunt A. Lieberkühn ... G. Jacobi. Halis Saxonum, 1860, in 8° de 32 pp.

Artériel (Pathologie du système).

BLOCK (Jo.-G. de). De meritis cum veterum tum recentiorum medicorum ad systematis arteriosi pathologiam stabiliendam. Groningæ, 1827, in 4°. (E.)

HAGEMANN (H.-H.). De meritis cum antiquiorum tum recentiorum medicorum ad systematis arteriosi pathologiam stabiliendam. Groningæ, 1832, in 4°. (Ch.)

Ascite.

LANGGUTH (G.-A.) . . . Panegyrin medicam... indicit; de paracentesi ascitis remedio ad modum probabili ad Celsi L. III. C. XXI. breviter summatimque commentatus. Wittenbergæ, 1765, in 4° de 8 pp.

A l'occasion de la thèse de C.-J. Loescher.

Asthme.

BALDINGER (Ern.-Godofr.). Programma. Aretæi ἄσθμα πνευμῶδες recentioribus non esse ignotum. Jenæ, 1772, in 4°. (Ch.)

— Programma. Aretæi ἄσθμα πνευμῶδες veteribus non fuisse ignotum. Jenæ, 1772, in 4°. (Ch.)

Astragale (Extraction de l').

LE TENNEUR. Mémoire pour servir à l'histoire de l'extraction de l'astragale. (Revue médico-chirurgicale, 1852, XII, 19 et 86.)

Atrabile.

WALTHER (Aug.-Fr.). De atra bile veterum et recentium. Lipsiæ, 1741, in 4°. (Ro.)

FUCHS (Geo.-Frid.-Chr.). Commentatio historico-medica sistens quædam de doctrina atræ bilis ex monimentis veterum eruta. Jenæ, 1783, in 4°. (Ch.)

STERN (Guil.-Christian). Meletemata de atra bile Hippocratis... dissertatio inauguralis medica sistens. Isebergæ, 1794, 8° de 78 pp.

REINHARDT (F.-G.). Quædam de morbo atrabilario veterum, adjecta morbi historia. Dissertatio inauguralis medica... opponentibus F. Schmidt ... E. de Siebold... I. Lindenthal... Berolini, 1826, in 8° de 30 pp.

Asphyxie.

PLISSON (F.-E.). Essai historique et thérapeutique sur les asphyxies, avec quelques réflexions sur la respiration; ... Deuxième édition, revue et enrichie par l'auteur: 1° d'un avant-propos, 2° d'un grand nombre de notes et additions, 3° d'une table alphabétique, synonymique et analytique des matières. Paris, 1826, in 18.

Seconde édition remaniée de la thèse soutenue par l'auteur en 1816.

Bégaiement.

BOURGERY. Recherches historiques sur le traitement chirurgical du bégaiement. (Gazette médicale, 1842, X, 210.)

HUNT (James). A general Account of the various systems for the cure of impediments in speech. (Avec A Treatise on the cure of stammering... Second edition. London, 1856.) (B. R.)

Béribéri.

RIDLEY (J.). Account of an endemic disease of Ceylon, entitled Berri-Berri. (Dublin Hospital reports, 1818, II, 227.) (C.)

Traduction allemande dans „Sammlung für Aerzte“, 1821, XXIX, 400.

RIDLEY (J.). Description d'une maladie endémique à Ceylan, nommée béribéri. (Journal général de médecine, 1820, LXXI, 107.)

MALCOMSON (John-Grant). A practical Essay on the history and treatment of beriberi... Madras, 1835, in 8°. (B. R.)

MEYER-AHRENS. Die Beriberikrankheit unter der Armee des Ælius Gallus in dem Feldzuge nach Arabien im J. 24 vor Chr. Geb. (Janus, 1853, II, 205.)

MAZÉ (Auguste-René). Notice sur le béribéri, maladie endémique dans l'Inde et dans la Mer rouge. (Avec Notice sur la fièvre ictérique grave observée sur les côtes... d'Afrique... Montpellier, 1862.)

DAMMANN. Notice sur le béribéri ... Paris, 1863, in 8° de 14 pp. (Association médicale.)

GUY (Louis-Arthur). Étude sur le béribéri, épidémie observée sur le convoi indien du trois-mâts l'Indien, du 1er mai au 6 juillet 1863. Thèse, n° 47. Montpellier, 1864, in 4° de 48 pp.

SA PEREIRA. O Beriberi em Pernambuco. (Gaz. med. da Bahia, 1871, n° 108.)

LIMA (Silva). Ensaio sobre o beriberi no Brazil... Bahia, 1872, in 12.

Bilieuses (Maladies).

FINKE (Leon.-Ludov.). De morbis biliosis anomalis, occasione epidemiæ, cujus historia præmissa est, ab anno 1776-1780 in Comitatu Tecklenburgensi observatis. Accedit duorum infantum mortis causa per anatomen detecta . . . Monasterii Westphalorum, 1780, in 8°.

Finke (L.-L.). Histoire de l'épidémie bilieuse qui eut lieu dans le Comté de Tecklenbourg, depuis l'année 1776 jusqu'à l'année 1780; suivie de plusieurs histoires de maladies bilieuses anomales observées pendant le cours de l'épidémie ... Ouvrage traduit du latin, avec des remarques et des observations pour servir à l'histoire générale des fièvres bilieuses, par J.-G.-A. Lugol... Paris, 1815, in 8°.

Bouche (Ulcères de la).

Bourcheix (Antoine). Historique. (p. 5 de Des Ulcères tuberculeux de la bouche et de la langue en particulier. Thèse, n° 125. Paris, 1870.)

Bouton d'Alep.

Massip. Essai sur le bouton de Biskara. (Recueil de mémoires de médecine militaire, 1853, XI, 239.)

Willemin (A.). Mémoire sur le bouton d'Alep... Paris, 1854, in 8° de 42 pp. Avec 2 planches.

Weiss (J.). Essai sur l'affection cutanée endémique des Zibans, connue généralement sous le nom de bouton de Biskara... Strasbourg, 1855, in 8° de 23 pp. (Gazette médicale de Strasbourg.)

Netter (A.). De l'Étiologie et de la nature de l'affection connue sous la dénomination de bouton de Biskara... Strasbourg, 1856, in 8° de 13 pp. (Gazette médicale de Strasbourg.)

Hamel (Henri). Étude comparée des boutons d'Alep et de Biskra . . . Paris, 1860, in 8° de 32 pp.

Ruelle (Paul-François de). Du Bouton d'Alep. Thèse, n° 71. Montpellier, 1862, in 4° de 56 pp.

The Delhi boil. (Lancet, 1870, I, 21.)

Dickinson (James-C.). Indian boils, their varieties and treatment. (Lancet, 1870, II, 812 et 882.)

Bras (Paralysie traumatique du).

Fontaine (Alfred). Historique de la paralysie traumatique du membre supérieur. (p. 5 de Des Paralysies traumatiques du plexus brachial. Thèse, n° 38. Paris, 1870.)

Bronchite.

Mahot, Bonamy, Marcé et Malherbe. Relation d'une épidémie de bronchite capillaire, observée à l'Hôtel-Dieu de Nantes, en 1840-41... Nantes, 1842, in 8°.

Leudet. Histoire de la bronchite pseudo-membraneuse. (Gazette hebdomadaire de médecine, 1855, II, 88 et 142.)

Cachets d'oculistes.

Voyez Ophthalmiatrie.

Calculs.

Voyez Pierre.

Calculs salivaires.

Closmadeuc (Gustave-A.-T. de). Recherches historiques sur les calculs des canaux salivaires. Thèse, n° 177. Paris, 1855, in 4° de 66 pp. Avec 1 planche.

Cals.

Documents historiques sur les cals difformes et les opérations qu'ils réclament. (Bulletin chirurgical de Laugier, 1840, II, 225.)

Cancer.

Weinberger (Rud.). Die Behandlung des Krebses und der krebsähnlichen Krankheiten nach Landolfi's neuer Aetzmethode im Vergleiche mit allen seit den ältesten Zeiten bis zur Gegenwart im Gebrauch gestandenen Behandlungsweisen dieser Krankheiten nach eigenen und den als Assistent bei Landolfi gemachten Beobachtungen und Erfahrungen dargestellt und durch Krankheitsfälle erläutert. Wien, 1855, in 8°. (E.)

PEMBERTON (Oliver). Observations on the history, pathology and treatment of cancerous diseases... London, 1858, in 8° de 38 pp.

COCKLE (J.). On intra-thoracic Cancer... London, (1865,) in 8°. (B. R.)
Part. I. Introductory and historic Sketch.

Cancroïde.

HEURTAUX (Alfred). Historique. (p. 8 de Du Cancroïde en général... Paris, 1860.)

Cardialgie.

TRNKA DE KRZOWITZ (Wenc.)... Historia cardialgiæ omnis ævi medica observata continens. Vindobonæ, 1785, in 8°.

Cardiaque (Maladie).

LORDAT. Médecine de Montpellier. Observations cliniques. IIe fragment. Maladie cardiaque des anciens. (Journal général de médecine, an XII, 1804, XX, 46.)

BOEGER (Frider.). De morbo cardiaco veterum. Dissertatio inauguralis medica... opponentibus: C. Benzler... F. Dalmer... C. Boeger... Berolini, 1835, in 8° de 32 pp.

LOBACH (Arm.). Pericarditis rheumaticæ cum morbo cardiaco comparatio. Dissertatio inauguralis medica... opponentibus: E. Krieger... J. Pfeffer... T. Friedrich... Berolini, 1840, in 8° de 32 pp.

ZIEGER (Ottomar-Hugo). Morbus cardiacus veterum nostra pericarditis exsudatoria sanguinolenta in homine scorbuto affecto. Berolini, 1843, in 8° de 30 pp. (Ro.)

Cardite.

Voyez Cœur (Affections du).

Catalepsie.

BRODTBECK (Jo.-Conr.). Catalepsis a Galeno... descripta. Tubingæ, 1660, in 4°. (H.)

BOURDIN (C.-E.-St.). Traité de la catalepsie, contenant des recherches historiques et pratiques sur les symptomes, le diagnostic, l'anatomie pathologique, les causes, le traitement et la nature de cette maladie... Paris, 1841, in 8°.

Cataracte.

Voyez Ophthalmiatrie.

Catarrhes épidémiques.

Voyez Grippe.

Cécité.

Voyez Ophthalmiatrie.

Cellulaire (Pathologie).

TURNER (W.). The present Aspect of the doctrine of cellular pathology: a lecture.... Edinburgh, 1863, in 8°. (B. R.)

TYSON (James). The Cell doctrine: its history and present state... Also a copious bibliography of the subject... With a coloured plate and other illustrations. Philadelphia, 1870, in 12.

JOUSSET (P.). Histologie générale. Étude critique sur Virchow et la pathologie cellulaire... Paris, 1870, in 8°.

Céphalalgie.

NICOLAI (Ern.-Ant.). Ordinis medici H. T. decanus... solemnia inauguralia... G.-C. Stern... habenda indicit. Inest historia cephalalgiæ periodicæ maro offic. sanatæ. Jenæ, 1794, in 8⁰ de 16 pp.

Chancres.

BERTHERAND (E.-L.). Notice sur le chancre du Sahara... Lille, 1854, in 8⁰ de 16 pp.

SALEM (Mohammed). Historique. (p. 10 de Étude comparative des chancres... Thèse, nº 176... Paris, 1870.)

Charbon.

HELBICH (Adamus-Theophilus). De carbunculo Polonico. Dissertatio inauguralis medica... opponentibus Fr. de Hechell... A. de Hoffmann... F. Dworzaczek... Berolini, 1827, in 8⁰ de 48 pp.

GAERTNER (Herm.). De lichene et carbunculo Plinii... (1839.)

Voyez Lichen.

RAIMBERT. Étude historique sur le charbon. (Gazette médicale de Paris, 1867, XXII, 20, 58, 105 et 135.)

Chiloplastie.

SABATTINI (P.). Cenno storico dell' origine ed progressi della rinoplastica ed cheiloplastica... (1838.)

Voyez Rhinoplastie.

Choléra.

Voyez ci-après Épidémies.

Chorée.

HECKER (Just.-Fried.-Carl). Die Tanzwuth, eine Volkskrankheit im Mittelalter. Nach den Quellen für Aerzte und gebildete Nichtärzte bearbeitet. Berlin, 1832, in 8⁰ de 100 pp. Avec 2 planches.

— De Danswœde, eene volksziekte der middeleeuwen in de Nederlanden, Duitschland en Italië. Naar het Hoogd. d. G.-J. Pool. Amsterdam, 1833, in 8⁰. (N. M.)

HECKER (J.-F.-C.). Dancing mania in the fourteenth century, translated from the german by B.-G. Babington. London, (1835,) in 8⁰. (C.)

— Mémoire sur la chorée épidémique du moyen âge... Paris, (s. d.,) in 8⁰ de 80 pp. (Annales d'hygiène publique.)

Traduit par Ferd. Dubois, d'après Choulant.

— La Danzimania, malattie popolare del medio evo. Versione dall' originale tedesco dal Dr Val. Fassetta. Firenze, 1838, in 16. (C.)

ISRAËLS (A.-H.). De Danswoede in de Nederlanden... (S. l., 1856,) in 4⁰. (Nederlandsch Wekblad voor geneeskundigen.)

BOUVIER (H.). De la Chorée ou danse de Saint-Guy. Nomenclature. Nosologie. Chorée du moyen âge. Discours prononcés à l'Académie impériale de médecine, les 30 août et 20 septembre 1859... Paris, 1859, in 8⁰ de 35 pp. (Bulletin de l'Académie de médecine.)

BRICHETEAU (Félix). Relation d'une épidémie de chorée observée à l'hôpital Necker... Paris, 1863, in 8⁰ de 34 pp. (Archives générales de médecine.)

BOUDIN. Sur les Chorées épidémiques de Madagascar, d'Italie et d'Abyssinie. (Bulletins de la Société d'anthropologie de Paris, 1865, VI, 441.)

DEVOISINS (Marie-Albert-Joseph). Observations de chorée rhumatismale. Considérations sur quelques points de l'histoire et de la thérapeutique de la chorée. Thèse, nº 240... Strasbourg, 1869, in 4⁰ de 38 pp.

Cœur (Affections du).

HUBER (Cornelis-Ulrich-Jan). Dissertatio medica inauguralis de carditide, quæ epidemice grassavit inter milites anno 1814, in obsidione castelli Delfzijl... Groningæ, 1819, in 8° de 46 pp. Avec 1 planche.

ELLIOTSON (John). On the recent Improvements in the art of distinguishing the various diseases of the heart; being the Lumbyan lectures for 1829. London, 1830, in fol. (B. B.)

ZECCHINELLI (G.-M.). Sopra alcuni passi d'Ippocrate relativi alle malattie del cuore in seguito all' altra memoria comento al alcuni passi d'Ippocrate... Padova, 1831, in 4° de 15 pp.

KOBELT (Lud.). Disquisitio historica de cordis et præcordiorum vitiis organicis cura Valsalviana et Albertiana persanandis. Dissertatio inauguralis. Heidelbergæ, 1833, in 4°. (Ch.)

PIGEAUX (J.). Traité pratique des maladies du cœur, contenant des recherches historiques, anatomiques et physiologiques spéciales sur cet organe... Paris, 1839, in 8°.

ZECCHINELLI (Gio.-Maria). Degli Insegnamenti di Eustachio Rudio sopra alcune malattie del cuore... Milano, 1839, in 8° de 20 pp. (Annali universali di medicina.)

PHILIPP (P.-J.). Die Kenntniss von den Krankheiten des Herzens im achtzehnten Jahrhundert. Ein Beitrag zur Geschichte der Medicin... Berlin, 1856, in 8°.

COCKLE (John). Lectures upon the historic literature of the pathology of the heart and great vessels... (S. l.,) 1860, in 8°. (B. R.)

Part. I.

OMEROD (E.-L.). A Review of the present state of cardiac pathology: medical address to the British medical Association. Cambridge, 1864, in 8°. (B. R.)

MARTINI (Ferd.). Beiträge zur Geschichte der Lehre vom Herzen und den Herzkrankheiten von den frühesten Zeiten einer wissenschaftlichen Medicin bis zur Begründung der Lehre von den Herzkrankheiten durch Senac... Berlin, 1869, in 8°.

Colique flatulente.

LOHR (Traugott). Disputatio inauguralis medica sistens casum de colica flatulenta incolis Gedanensibus frequentissima... Erfordiæ, 1726, in 4° de 20 pp.

Colique de Poitou et de Devonshire.

CITESIUS (Franc.). De novo et populari apud Pictones dolore colico bilioso diatriba... Augustoriti Pictonum, A. Mesnier, 1616, in 12.

BOUCHER BEAUVAL (J.). Traité de la populaire colique bilieuse de Poitou... La Rochelle, T. de Gouy, 1673, in 8°.

HUXHAM (J.). Opusculum de morbo colico Dammoniensi... (Avec Observationes de aere et morbis epidemicis Plymuthi factæ... Londini, 1739.)

TRONCHIN (T.)... De colica Pictonum. Genevæ, 1757, in 8°.

(BOUVART.) Examen d'un livre qui a pour titre : „T. Tronchin... De colica Pictonum", par un médecin de Paris. Genève, 1758, in 8°.

Par Bouvart, d'après une note manuscrite sur un exemplaire de la Bibliothèque nationale. Autre éd. 1767.

HARDY (James). A candid Examination of what has been advanced on the colic of Poitou and Devonshire; with remarks on the most probable and experiments intended to ascertain the true causes of the gout . . . London, 1778, in 8⁰.

Colique sèche.

FONSSAGRIVES (J.-B.). De la nature et du traitement de la colique nerveuse endémique des pays chauds (colique sèche, colique végétale, etc.)... Paris, 1857, in 8⁰ de 35 pp. (Gazette hebdomadaire de médecine et de chirurgie.)

VIDAL (Émile-Léon). De la Colique sèche à la Guyane Française et de son étiologie. Thèse, n° 89. Montpellier, 1863, in 4⁰.

Combustion spontanée.

FRANK (Benj.). De combustione spontanea humani corporis dissertatio historica, physiologica et medico-forensis, præmio ornata. Gottingæ, 1841, in 4⁰ de 40 pp. (Ro.)

Convulsions.

Observations sur l'origine et le progrès des convulsions qui ont commencé au cimetière de Saint-Médard. (30 décembre 1732.) (S. l. n. d.,) in 4⁰.

Le titre de départ, page 1, porte en plus: „Où l'on montre qu'elles sont des effets naturels, et que rien n'oblige de les regarder comme divines."

NEBEL (Conr.-Dav.)... Commentatio in Hippocratis doctrinam semioticam de spasmis atque convulsionibus. Marburgi Cattorum, 1791, in 8⁰ de 42 pp.

BUDETZIUS (Ph.). Dissertatio historica de convulsione cereali. Vindobonæ, 1814, in 8⁰. (Ro.)

Coqueluche.

COYTARD (Jean). Discours de la coqueluche et autres maladies populaires qui ont heu leurs cours à Poictiers les mois de juin et juillet derniers . . . auquel est adjousté un advertissement . . . pour ceux qui auroyent eu la coqueluche et n'auroyent esté purgez... Poictiers, Mesnier, (1580,) in 8⁰ de 16 f[ts] non chiffrés.

GELLER (C.-G.). Scrutinium physico-medicum de tussi epidemica infantum convulsiva, anno MDCLVII in ducatu Megapolitano furente . . . Rostochii, 1763, in 4⁰.

MELLIN (Christoph-Jakob). Von dem Keichhusten der Kinder, welcher in den Jahren 1768. u. 1769 in Langensalza herrschte . . . Frankfurt und Leipzig, 1770, in 8⁰ de 78 pp.

DANZ (Ferdinand-Georg). Versuch einer allgemeinen Geschichte des Keichhustens... Marburg, 1791, in 8⁰.

GENTIL (Paul). Notice sur la coqueluche qui s'est montrée d'une manière épidémique à Dreux et dans ses environs, pendant les mois de juin, juillet et août 1817... Dreux, 1817, in 8⁰ de 23 pp.

ABERLE (Carolus). Tussis convulsiva, illustrata passim observationibus ex epidemiis Salisburgensibus annorum 1816-40, ab auctoris patre institutis ... Vindobonæ, 1843, in 8⁰.

TURNBULL (Lawrence). Hooping cough, its history, nature and successful treatment . . . Philadelphia, 1855, in 8⁰. (B. R.)

Corémorphose.

Voyez Pupille artificielle.

Corybantisme.

MAURY (Alfred). Du Corybantisme et de l'analogie que certains auteurs ont établie entre cet état et la chorée ou le tarentisme. Paris, (s. d.,) in 8⁰ de 16 pp. (Annales médico-psychologiques.)

Coude (Luxations du).

PÉTREQUIN (J.-E.). Vues nouvelles sur la chirurgie d'Hippocrate touchant les luxations du coude et les poses académiques de l'école de Cos... Anvers, 1864, in 8⁰ de 20 pp.

Coups de vent.

BOUILLET. Mémoire où l'on donne une idée générale de quelques maladies qui règnent particulièrement dans la ville de Bésiers, et que l'on appelle vulgairement coups de vent, lu en 1735 à l'Académie des sciences et belles-lettres de la ville de Bésiers... Bésiers, 1736, in 4⁰ de 14 pp.

Coxalgie.

TRNKA DE KRZOWITZ (W.)... Dissertatio inauguralis medica de morbo coxario. Viennæ, 1770, in 8⁰.

MAISONNEUVE (J.-G.). Historique. (p. 4 de De la Coxalgie ... Paris, 1844.)

VINCENT (J.). Historique. (p. 6 de Du Mécanisme de la luxation spontanée du fémur dans la coxalgie. Thèse, n° 7 ...Paris, 1870.)

Crâne (Auscultation du).

RILLIET (F.). Historische und kritische Untersuchungen über das Behorchen des Schädels bei Kindern ... (Journ. f. Kinderkrankheiten, XXXV, 1.)

Crâne (Blessures du).

PÉTREQUIN (J.-E.). Chirurgie d'Hippocrate. Des effets croisés dans les lésions traumatiques du crâne d'après Hippocrate et les médecins de l'antiquité... Paris, 1868, in 8⁰ de 26 pp. (Gazette médicale de Paris.)

Crânienne (Hémorrhagie intra-).

HECQUET (M.-N.-Anatole). Essai sur l'historique et l'anatomie pathologique des hémorrhagies intra-crâniennes sans altération de l'encéphale. Thèse, n° 173. Paris, 1849, in 4⁰ de 86 pp.

Crétinisme.

MARCHANT (Gérard). Observations faites dans les Pyrénées pour servir à l'étude du crétinisme ... Paris, 1842, in 8⁰ de 83 pp.

1er Mémoire.

MOREL. Pathologie mentale en Allemagne, Belgique, Hollande, Italie, Suisse; traitement du crétinisme. (Annales médico-psychologiques, 1845, VI, 196 et 350; 1846, VII, 168 et 363.)

MEYER-AHRENS. Mittheilungen über die Verbreitung des Kretinismus in der Schweiz nach den der schweizerischen naturforschenden Gesellschaft eingesandten Materialien bearbeitet. (Archiv für die gesammte Medizin, 1845, VII, 357.)

ANCELON (E.-A.). Mémoire sur les causes du goître et du crétinisme endémiques à Rosières-aux-Salines ... (1850.)

Voyez Goître.

MOREL. Considérations sur les causes du goître et du crétinisme endémiques à Rosières-aux-Salines... (1851.)

Voyez Goître.

CARRIÈRE (E.). Résumé des travaux faits sur le goître et le crétinisme ... (1852.)

Voyez Goître.

MEYER-AHRENS. Die Verbreitung des Kretinismus in Südamerika. (Monatsblatt für medicinische Statistik, 1857, 33-37.)

— Geschichtliche Mittheilungen über die Kenntnisse von der Verbreitung des Kretinismus in der Schweiz vor dem Jahr 1840 oder bis zu den von der schweizerischen naturforschenden Gesellschaft angestellten Nachforschungen. (p. 1 de Beobachtungen über den Kretinismus; eine Zeitschrift herausgegeben von K. Rösch. Heft III. Tübingen, 1852.)

Meyer-Ahrens. Übersicht über die geographische Verbreitung des Kretinismus in der Schweiz nach den bis dahin der schweizerischen naturforschenden Gesellschaft eingesendeten Materialien. (Schweizerische Zeitschrift für Medizin, 1853 und 1854.)

— Die Verbreitung des Kretinismus in Asien. (Deutsche Klinik, 1856, VIII, 407.)

— Geschichte der Entwicklung der Kenntnisse von Kretinismus. (Archiv der deutschen Gesellschaft für Psychiatrie, 1858, I, 3-12.)

Lussana (T.). (Crétinisme en Lombardie.) (Gazz. Lomb., 24, 25 et 26.) (S. J., 1861.)

Guy et Dagand. Du Goître et du crétinisme dans le département de la Haute-Savoie... (1863.)

Voyez Goître.

Auzouy. Les Crétins et les cagots des Pyrénées... Paris, 1867, in 8⁰ de 31 pp. (Annales médico-psychologiques.)

La couverture imprimée sert de titre.

Berger (C.-J.). Du Crétinisme et du goître endémiques, notamment dans le département de l'Ain, d'après M. le Dr Saint-Lager, de Lyon... Bourg, 1868, in 8⁰ de 30 pp. (Annales de la Société d'émulation de l'Ain.)

Darnis. Étude sur le goître et le crétinisme dans le Tarn-et-Garonne... (1869.)

Voyez Goître.

Wimpffen. Rapport sur les endémies de goître et de crétinisme dans l'arrondissement de Colmar... (1870.)

Voyez Goître.

Rehm (A.). Über Cretinismus in Thüringen. (Ztschr. für Epidemiologie und öffentliche Gesundheitspflege, n. F. II, 2.) (S. J., 1870.)

Croup.

(Chomel.) Dissertation historique sur l'espèce de mal de gorge gangréneux qui a régné parmi les enfants l'année dernière. Paris, 1749, in 8⁰.

— Historical Dissertation on a particular species of gangrenous sore-throat ... London, 1753, in 8⁰. (Ch.)

Valentin (Louis). Recherches historiques et pratiques sur le croup ... Paris, 1812, in 8⁰.

Lacroix (J.-B.). Tableau d'une épidémie de croup qui a régné à Guéret, sur la fin de 1821 et au commencement de 1822... Paris, 1822, in 8⁰ de 56 pp.

Leviez et Mouronval. Extrait d'un mémoire sur le croup. Arras, (s. d.,) in 8⁰ de 55 pp.

Le titre de départ, page 1, porte: „Extrait d'un mémoire sur une épidémie de croup, uni à une angine pharyngienne, qui a régné dans les communes de Courcelles-le-Comte, Rocquigny, Riencourt, Roclaincourt, Wanquetin ... pendant les années 1822 et 1823 ...“ — La couverture imprimée sert de titre.

Adam (J.). On the epidemic bronchitic Fever of infants and young children prevalent in Calcutta, during the rains, or months of June, July and August 1828 ... Presented in August, 1828. (Transactions of the Medical and physical Society of Calcutta, 1829, IV, 320.)

Becquerel (A.). Relation d'une épidémie d'affections pseudo-membraneuses et gangréneuses qui a régné à l'hôpital des Enfants malades de Paris, dans le cours de l'année 1841 ... Paris, (s. d.,) in 8⁰. (Gazette médicale de Paris.)

Boudet (Ernest). Histoire de l'épidémie de croup qui a régné en 1840 et au commencement de 1841 à l'hôpital des Enfants de Paris ... (Mémoire couronné par la Faculté de médecine de Paris.) Paris, 1842, in 8⁰ de 82 pp. (Archives générales de médecine.)

Handvogel (Hippolyte-Ignace). Du Croup. Nouvelles recherches historiques sur cette maladie. Thèse, n° 32, Paris, 1846, in 4° de 27 pp.

Babu (A.). Considérations pratiques sur le croup en Auvergne . . . Mémoire lu à la Société médicale de Clermont-Ferrand, le 5 janvier 1857. Riom, 1857, in 8°.

Desmartis (Télèphe-P.). Étude sur les épidémies de croup, d'angine couenneuse, de fièvre typhoïde, et de dysenterie qui ont sévi dans le département de la Dordogne en 1859 ... Bordeaux, 1859, in 8° de 24 pp.

Bouvier (H.). Des Canules et des dilatateurs employés dans l'opération de la trachéotomie; rapport lu à l'Académie . . . de médecine, le 23 septembre 1862 . . . Paris, 1862, in 8° de 23 pp. (Bulletin de l'Académie de médecine.)

Bourdillat. Recherches pour servir à l'histoire de la trachéotomie dans le croup. Paris, (1868,) in 8° de 19 pp. (Union médicale.)

Mémoire lu à la Société médicale des hôpitaux, dans les séances des 26 juillet 1867 et 24 janvier 1868.

Cutanées (Affections).

Nebel (Ern.-Lud.-Guil.). Antiquitates morborum cutaneorum. Giessæ, 1793, in 4° de 32 pp.

Rosenbaum (J.). Zur Geschichte und Kritik der Lehre von den Hautkrankheiten, mit besonderer Rücksicht auf die Genesis der Elementarformen. Halle, 1804, in 8°.

— Histoire et critique des doctrines des maladies de la peau considérées particulièrement sous le rapport de la genèse des formes élémentaires ... traduit de l'allemand par le Dr Ch. Daremberg. (S. l. n. d.,) in 8° de 40 pp. (Annales des maladies de la peau et de la syphilis.)

Idzerda (Wigerus-Hendericus). Specimen medicum inaugurale continens doctrinam de morbis cutaneis secundum Hippocratem . . . Groningæ, 1838, in 8° de 54 pp.

Amic (Marius). Notes sur une maladie de la peau endémique dans les provinces du Rio de la Plata. Thèse, n° 22... Montpellier, 1842, in 4° de 44 pp.

Duchesne-Duparc (L.-V.). Examen complet des doctrines médicales qui ont dominé jusqu'ici l'étude des maladies de la peau, suivi de l'exposé des opinions de l'auteur sur la classification et le traitement de ces affections... Paris, 1846, in 8°.

Bellion (Julien-B.). Recherches historiques sur la pathologie et la physiologie des sensations tactiles cutanées. Thèse, n° 107... Paris, 1853, in 4° de 64 pp.

Douchez (J.-C.). De la Fréquence en Algérie des affections phlegmoneuses de la peau, notamment des furoncles, du panaris et de l'anthrax . . . Alger, 1857, in 8° de 22 pp. (Gazette médicale de l'Algérie, 1856.)

Rufz. Note sur la fréquence et la diversité des maladies de la peau à la Martinique . . . Paris, 1859, in 8° de 24 pp.

Rochard (Félix). Considérations historiques sur la pathologie cutanée dans le but spécial d'éclairer l'étiologie et la thérapeutique des dartres ... (1861.)

Voyez Dartres.

Arnould (Jules). Dermatologie africaine. La lèpre Kabyle, la teigne. Considérations générales . . . Paris, 1862, in 8° de 76 pp.

Wilson (Erasmus). (Dermo-pathologie de Celse.) (British medical Journal, 1863, oct. 24, 31.) (S. J.)

BAUDOT. Des Doctrines professées sur les affections de la peau depuis Plenck et Willan jusqu'à nos jours. Leçons professées à l'école pratique de la Faculté de médecine... Paris, 1870, in 8° de 40 pp.

Cystotomie.

Voyez Pierre.

Danse de Saint-Guy.

Voyez Chorée.

Dartres.

HENSLER (Phil.-Gabr.). De herpete seu formica veterum tabis venereæ non prorsus experte. Programma... Kiliæ, 1801, in 8° de 66 pp.

DAUVERGNE (Alph.-Hon.-Alex.). Histoire de l'inflammation dartreuse, suivie de l'historique des dartres depuis les temps hippocratiques jusqu'à nous. Thèse, n° 324. Paris, 1833, in 4° de 77 pp.

ROCHARD (Félix). Considérations historiques sur la pathologie cutanée, dans le but spécial d'éclairer l'étiologie et la thérapeutique des dartres . . . Discours prononcé, le 17 février 1861, pour l'ouverture de son cours sur les maladies de la peau, à son dispensaire ... Paris, 1861, in 8° de 16 pp. (Union médicale.)

Delirium tremens.

GUSTORF (Lud.). Nonnulla ad delirii sic dicti trementis historiam momenta. Dissertatio inauguralis medica... Gottingæ, 1824, in 8° de 48 pp.

Dentistes et Dents.

DUVAL (J.-R.). Recherches historiques sur l'art du dentiste chez les anciens. Paris, 1808, in 8° de 24 pp.

WAITE (Ge.). An appeal to Parliament, the medical profession, and the public on the present state of dental surgery. London, 1841, in 8° de 29 pp. (Ro.)

ROGERS (William). Histoire du dentiste chez les anciens. (p. 58 de l'Encyclopédie du dentiste. Paris, 1845.)
2e éd. même année.

FATTET (G.). Histoire de l'art du dentiste chez les anciens, au moyen âge et dans les temps modernes. (p. 15 de Traité complet de prothèse dentaire, Paris, 1850.)

HÉNOQUE. Esculape et Thémis ou Les dentistes au XIXe siècle... Paris, 1854, in 16 de 64 pp.

AUDIBRAND (Joseph). Traité historique et pratique sur les dents artificielles incorruptibles, contenant les procédés de fabrication et d'application... Paris, 1821, in 8°.

DIDSBURY (Henry). Histoire anecdotique des dents... Paris, 1867, in 18.

MAGITOT (E.). Recherches ethnologiques sur les altérations du système dentaire, lues à la Société de biologie. Paris, 1867, in 8° de 32 pp. Avec 1 carte et figures. (Gazette médicale de Paris.)

Diabète.

Voyez Glycosurie.

Diarrhée.

COSTA. Dissertatio de diarrhœa et dysenteria epidemica quæ grassabatur. Pusclavii Rhætorum, 1747, in 4°. (M. M.)

GOTTHEIL (Sigism.). De emetodiarrhœa epidemica anni MDCCCXXXVII nonnulla. Dissertatio inauguralis pathologico-anatomica ... opponentibus: H. Lode ... A. Jusefowitsch ... B. Redlich . . . Berolini, 1838, in 8⁰ de 32 pp.

KIGALLA (Joseph de). Διατριβὴ περὶ τῆς ἐν Ἑλλάδι ἐπικρατούσης κατὰ τὸ θέρος διαῤῥοίας τῶν βρεφῶν... ἐν Ἑρμουπόλει, 1860, in 8⁰.

Difformités.

KRAUSS (Gustav). Remarks on the late progress of the art of curing deformities. (Avec Cure of club-foot, bentknee, wry-neck, spinal and other deformities... London, 1839.) (B. R.)

PACCHIOTTI (Giacomo). Aperçu historique sur la constitution de la science des difformités et de la méthode sous-cutanée. (Gazette médicale, 1857, XII, 251.)

Digestifs (Affections des organes).

TEISSIER. De l'Influence des découvertes chimiques et physiologiques récentes sur la pathologie et la thérapeutique des maladies des organes digestifs. Rapport sur les mémoires envoyés au concours ouvert par la Société de médecine de Lyon sur cette question... au nom d'une commission... Lyon, 1856, in 8⁰ de 29 pp. (Gazette médicale de Lyon.)

DELORE (X.) et BERNE (A.). Influence des découvertes physiologiques et chimiques récentes sur la pathologie et la thérapeutique des organes digestifs . . . Ouvrage couronné par la Société . . . de médecine de Lyon . . . Paris, 1856, in 8⁰.

Diphthérie.

LESPIAU (Henri). Relation d'une épidémie diphthéritique qui a sévi sur le 75ᵉ régiment d'infanterie de ligne, en garnison à Avignon, depuis le 14 août jusqu'au 31 octobre 1853... Paris, 1854, in 8⁰. (Mémoires de médecine et de pharmacie militaires.)

HART (Ernest). On Diphtheria: its history, progress, symptoms, treatment and prevention . . . London, 1859, in 8⁰ de 36 pp. (Lancet.) (B. R.)

HADDON (J.-W.). Observations on diphtheria as it appeared in Victoria in 1859 . . . (Australian medical Journal, april 1860.)

Première constatation en Australie.

DUTROULAU. Notes pour servir à l'histoire de la diphthérie en Portugal. (Gazette hebdomadaire de médecine, 1861, VIII, 102.)

Analyse d'un article de Gazeta medica de Lisboa, nov. 1860.

BRICHETEAU (Félix). Relation d'une épidémie de diphthérie observée à l'hôpital des Enfants pendant l'année 1859. Paris, 1861, in 4⁰.

LANDEAU. Note sur une épidémie d'affection diphthéritique qui a régné dans deux communes des environs de Bordeaux, au Haillan et à Eysines . . . Bordeaux, 1861, in 8⁰ de 11 pp.

La couverture imprimée sert de titre.

ISRAËLS (A.-H.). De Geschiedenis der diphtheritis . . . (S. l. n. d.,) gr. in 8⁰ de 16 pp. (Nederlandsch Tijdschrift voor Geneeskunde, 1861.)

KÖHNEMANN. Über Diphtheritis, deren Geschichte, Verlauf, Behandlung und Vorbauung. Mit Benutzung der Schrift des Dʳ Ernst Hart in London und deren holländischer Übersetzung von Dʳ S.-H. Vorstmann, sowie der in hiesiger Gegend gemachten Erfahrungen. Hannover, 1862, in 8⁰. (C. J.)

BEER (J.). Zur Geschichte der Diphtheritis. (Allg. med. Centr.-Zeit. 1864, nº 6, S. 48.) (S. J.)

NEIDHARD (Charles). Diphtheria, as it prevailed in the United States, 1860-62, with an historical account of its phenomena, its nature and homœopathic treatment . . . New-York, 1867, in 8°. (C. W.)

Dyscrasie.

SCHÖPF. Über Entstehung und Geschichte der Dyskrasien, nebst einer historischen Skizze der Gicht. (Verhandlungen der K. K. Gesellschaft der Aerzte zu Wien, III.) (Ro.)

Dysenterie.

LAMONIÈRE (Joannes de). Observatio fluxus dysenterici Lugduni Gallo populariter grassantis anno 1625, et remediorum illi utilium... Lugduni, B. Vincentius, 1626, in 12.

LONERUS (Gabriel). Disputatio inauguralis medica de dysenteria maligna urbem Vinariensium depopulante . . . Præside Guernero Rolfingio. Ienæ, 1672, in 4°.

JONES (John). De morbis Hibernorum, speciatim de dysenteria Hibernicâ, exercitatio medica. Londini, 1698, in 4°. (W.)

DEGNERUS (Jo.-Hartm.)... Historia medica de dysenteria bilioso-contagiosa, quæ MDCCXXXVI Neomagi et in vicinis ei pagis epidemice grassata fuit, in qua simul corticis simarubæ et radicis salab effectus exploratur. Accedit relatio historica, cum responso Facultatis medicæ Halensis, de morte per mercurium sublim. in emplastro applicatum inducta. Trajecti ad Rhenum, 1738, in 8°.

VATER (Abr.) et VOGEL (J.-G.). De dysenteria epidemica maxime contagiosa et maligna, superiori anno patriam devastante. Vitebergæ, 1747, in 4°. (M. M.)

LAURICH (J.-T.). De singulari quadam Indorum occidentalium dysenteria, ejusdemque præcipua a nostrate differentia. Halæ, 1752, in 4°. (M. M.)

MEIER (Otto-Frid.). De dysenteriæ curationibus antiquis. Disputatio medica solemnis... præside D. R.-A. Vogel... Gottingæ, 1765, in 4° de 38 pp.

ZIMMERMANN (Jean-George)... Von der Ruhr unter dem Volke im Jahr 1765... Zürich, 1767, in 8°.

— Traité de la dysenterie... Traduit de l'allemand. Nouvelle édition, revue et corrigée par le traducteur (Lefebvre de Villebrune). Paris, 1787, in 12.

Autre éd. 1810. Calais, in 12.

ACKERMANN (Jo.-Christ.-Gottl.). ... De dysenteriæ antiquitatibus liber bipartitus. Lipsiæ et Schleizæ, 1777, in 8°.

MICHEL DU TENNETAR. Lettre à M. P***, doct. méd., sur les flux dyssentériques, épidémiques en Lorraine ... Nancy, 1777, in 8° de 43 pp.

Réflexions lues dans la séance tenue au Louvre, par la Société royale de médecine, le 12 octobre 1779, et publiées par ordre du gouvernement, sur la nature et le traitement de la dyssenterie épidémique qui règne dans plusieurs provinces du royaume. Paris, 1779, in 4°.

VÉTILLART. Histoire médicale des maladies dyssentériques qui affligent la province du Maine en 1779 . . . Au Mans, 1779, in 8° de 74 pp.

CAILLE. Précis historique de l'épidémie dyssenterique qui a régné pendant l'automne de l'année 1779, dans la plupart des provinces du royaume. (Mémoires de la Société royale de médecine, 1780-1782, 32.)

ELOY (N.-F.-J.). Mémoire sur la marche, la nature, les causes et le traitement de la dyssenterie qui a régné dans plusieurs cantons de la province de Hainaut en 1779. Mons, 1780, in 8°.

MOSELEY (Benjamin). Observations on the dysentery of the West-Indies, with a new and successful manner of treating it... Kingston, 1780, in 4° de 22 pp.

2nd ed. London, 1781, in 8° de 24 pp.

CHIFOLIO. Dysenterie qui régnait en Bretagne en 1779. (Dehorne, Journal de médecine militaire, 1785, IV, 441.)

DU BOUEIX. Dysenterie qui régnait en Bretagne en 1779. (Dehorne, Journal de médecine militaire, 1785, IV, 446.)

DE LA BOUJARDIÈRE. Dysenterie qui régnait en Bretagne en 1779. (Dehorne, Journal de médecine militaire, 1785, IV, 457.)

DE GLAND. Dysenterie qui régnait en Bretagne en 1779. (Dehorne, Journal de médecine militaire, 1785, IV, 460.)

MUZAI. Dysenterie qui régnait en Bretagne en 1779. (Dehorne, Journal de médecine militaire, 1785, IV, 463.)

BIRNSTIEL (Franciscus-Henr.)... De dysenteria liber, sistens, præter completam dysenteriarum in annis 1778. 1779. et 1780. epidemicarum historiam, hujus morbi singularem naturam ... una cum perbrevi morborum intercurrentium recensione. Mannhemii, 1786, in 8°.

HIMLY (Carolus). Dissertatio inauguralis medico-practica observationes quasdam circa epidemiam huius anni dysentericam sistens ... Gottingæ, 1794, in 8° de 56 pp. Avec tableau.

VANDORPE. Essai sur la dysenterie épidémique qui a régné en Flandres. Courtray, 1795, in 4°. (M. M.)

PAULI (Theodor) ... Geschichte der Ruhr-Epidemie zu Mainz im Sommer 1794. Erfurt, 1795, in 4°.

HARLES (Chr.-Frid.). Dissertatio analecta de dysenteria et inprimis ejus therapia in antiquitatibus. Erlangæ, 1801, in 8°. (Ch.)

Réimprimé dans „Opera minora academica“, Lipsiæ, 1815.

DEPLACE (L.). Considérations sur la dysenterie des pays chauds. Paris, 1807, in 4°. (M. M.)

TAILLEFER (H.-J.). Dissertation sur la dysenterie observée dans les pays chauds. Paris, 1807, in 4°. (M. M.)

MAC DONNEL (William). Dissertatio inauguralis de dysenteria Indiæ orientalis... Edinburgi, 1810, in 8°. (C.)

DUQUESNEL (L.-F.-X.). Recherches sur la dysenterie, suivies d'une histoire d'une épidémie dysentérique, observée en Portugal sur des blessés français. Thèse, n° 97 ... Paris, 1811, in 4°.

TONNELIER. Précis historique de l'épidémie dissentérique qui a régné dans l'arrondissement de Tournay, département de Jemmapes dans les années 1810 et 1811. (Journal de médecine de Leroux, 1813, XXVIII, 348.)

MICHEL (J.). Réflexions sur l'épidémie dysentérique qui régna en 1811 et 1812 à bord du vaisseau l'Auguste, dans l'escadre de l'Escaut. Thèse, n° 105... Paris, 1814, in 4°.

HENNEQUIN (N.-E.). Dissertation sur l'épidémie dysentérique qui régna en 1811 parmi les soldats du vingt-deuxième régiment léger en garnison à l'île de Porqueroles. Thèse, n° 280 ... Paris, 1815, in 4°.

MC KINNAL (Robert). Tentamen medicum inaugurale, quædam de dysenteriæ Indiæ orientalis complectens ... Edinburgi, 1818, in 8° de 47 pp.

RAMBAUD (J.-C. de). Histoire de

ı dysenterie putride observée en 1776 l'hôpital militaire de Sedan. (Recueil e mémoires de médecine militaire, 824, XV, 83.)

DESGRAVIER. Observations sur les yssenteries qui ont régné épidémiquement pendant l'automne dernier, dans s divers cantons des départements de ı Dordogne, de la Gironde, de la Chaente et Charente-Inférieure; suivies e quelques réflexions sur les préjugés opulaires relativement à la médecine .. Libourne, 1826, in 4⁰ de 28 pp.

CHABANON fils (J.). Observations ur la maladie dyssentérique qui a régné pidémiquement à Uzès (Gard) et dans s environs, suivies des moyens de la révenir et de la traiter... Uzès, 1832, ı 8⁰ de 34 pp.

SALVA (Édouard-Constant). De la)ysenterie des Antilles. Thèse, nº 135 .. Montpellier, 1832, in 4⁰ de 30 pp.

SOUBERBIELLE. Observations sur épidémie dyssentérique qui a régné à École de Mars, au camp des Sablons, ans l'an II de la république (1793). ıvec l'indication des moyens employés our la combattre... Paris, 1832, in ⁰ de 8 pp.

AGNÈS. Mémoire sur une épidémie e dyssenterie observée à Ancenis Loire-Inférieure). (Recueil de mémoires de médecine militaire, 1838, LIV, 320.)

GUILLEMEAU. Extrait analytique e l'Essai sur les dyssenteries, et parculièrement sur celle qui a régné épiémiquement à Niort et dans quelques antons... des Deux-Sèvres, durant les ois d'août et de septembre de l'année 804... Niort, 1838, in 8⁰ de 70 pp.

MAYER (Julius). De dysenteria apud eteres. Dissertatio inauguralis medica .. opponentibus G.-H. de Buenau... H. Schmidt... H. Wollheim... Berolini, 1840, in 8⁰ de 40 pp.

HENRY (Napoléon). Mémoire sur l'épidémie dyssentérique qui a régné dans les communes d'Arnaville et Bayonville (Meurthe), Novéant, Corny et Lory-devant-le-Pont (Moselle), etc. ... Pont-à-Mousson, (1841,) in 8⁰ de 8 pp.

RALEIGH (Walter). Observations on idiopathic dysentery, as it occurs in Europeans in Bengal, particularly in reference to the anatomy of that disease ... Calcutta, 1842, in 8⁰.

WARIN. Notice sur la dyssenterie qui règne épidémiquement dans les départements de la Moselle et de la Meuse. Metz, (1842,) in 8⁰ de 15 pp.

MASSELOT (A.-F.) et FOLLET. Mémoire sur l'épidémie dysentérique qui a régné à Versailles pendant les mois d'août, septembre et octobre 1842. Paris, 1843, in 8⁰ de 82 pp. (M. M.)

DELORD (Arnauld). Quelques Réflexions sur le Sénégal et sur la dysenterie observée dans ce pays. Thèse, nº 48... Montpellier, 1845, in 4⁰ de 72 pp.

PARKES. Remarks on the dysentery and hepatitis of India... London, 1848, in 8⁰.

AGUILHON (J.-J.-Hippolyte). Relation d'épidémie dyssentérique qui a régné dans la commune de Teilhède... (Avec Considérations sur la nature du choléra observé en 1849 dans l'arrondissement de Riom... Paris, 1850.)

SIMONOT (Félix-Paul). De la Dysenterie au Sénégal et aux Antilles. Thèse, nº 107... Montpellier, 1850, in 4⁰ de 48 pp.

CATTELOUP. Recherches sur la dyssenterie du nord de l'Afrique...

Paris, 1851, in 8°. (Recueil de mémoires de médecine militaire.)

Bertrand (E.). De la Dysenterie aux côtes orientales et occidentales d'Afrique. Thèse... Paris, 1852, in 4° de 40 pp.

Dutroulau ... De l'Endémie dysentérique à Saint-Pierre (Martinique) ... Paris, 1852, in 8°. (Revue coloniale.)

La couverture imprimée sert de titre.

Latour (Hippolyte). Considérations sur la dysenterie endémique en Algérie et son traitement. Thèse, n° 136... Paris, 1853, in 4° de 26 pp.

Simon (F.-M.). Relation d'une épidémie de dysenterie observée à Rennes, pendant l'été et l'automne de 1852. Thèse... Paris, 1853, in 4° de 35 pp.

Mirassou (Alexandre). De la Dysenterie dans le nord de l'Afrique. Thèse, n° 275... Paris, 1854, in 4° de 32 pp.

Fouré. Histoire de l'épidémie dysentérique qui a régné dans l'arrondissement de Nantes, en 1854 ... Nantes, 1855, in 8°. (Journal de médecine.)

Fonteneau (A.). De la Dysenterie observée en Algérie. Thèse... Paris, 1857, in 4° de 31 pp.

Bonamy. Rapport sur une épidémie de dyssenterie à la Chapelle-Heulin... Nantes, (1858,) in 8° de 4 pp.

Silvestre. Histoire d'une épidémie de dyssenterie observée à l'hôpital Lariboisière (août-décembre 1857) ... Suivie d'une note sur la mort par l'intestin, par M. Pidoux,... Paris, 1858, in 8° de 38 pp. (Union médicale.)

Desmartis (T.-P.). Étude sur les épidémies de croup ... et de dyssenterie qui ont sévi dans le département de la Dordogne en 1859...

Voyez ci-dessus col. 971.

Leriche. La Dyssenterie et de son traitement dans l'épidemie de 1859... Paris, 1860, in 8° de 14 pp.

Homan (C.) et Hartwig (C.). Om Dysenterie-Epidemien i Kragerö Lægedistrikt i 1859 ... Christiania, 1860, in 8°. Avec cartes et tables. (Norsk Magazin for Lægevidenskaben.) (B. R.)

Barrallier. Note sur une épidémie de dyssenterie observée à l'hôpital de la marine de Toulon, pendant l'année 1859 ... Paris, 1861, in 8° de 11 pp. (Union médicale.)

Catteloup. Étude sur les causes de la dysenterie des Pays chauds et sur la séparation étiologique entre cette maladie et les fièvres palustres ... Toulouse, 1863, in 8° de 50 pp. (Bulletin de la Société de médecine, chirurgie et pharmacie de Toulouse.)

Ledieu (Ludovic). Relation d'une épidémie de dysenterie observée dans le canton de Guer (Morbihan), en 1872. Thèse... Paris, 1873, in 4° de 44 pp.

Éléphantiasis.

Mentzelius (Johannes-Christianus). Dissertatio epistolica... de elephantia Javæ nova quam disputationis publicæ loco, præside Dn Bernhardo Albino... proponit ... Francofurti cis Viadrum, 1683, in 4° de 32 pp.

Raymond. Histoire de l'éléphantiasis, contenant aussi l'origine du scorbut, du feu St Antoine, de la vérole, etc. Avec un précis de l'histoire physique des tems ... Lausanne, 1767, in 8°.

Avis à MM. les médecins et chirurgiens de la dépendance du Cap. Le Cap, Imp. royale, 1785, in 4° de 1ft.

Sur le mal rouge de Cayenne ou Éléphantiasis.

(Poissonnier-Desperrières). Rapport des Commissaires de la Société royale de médecine, sur le mal rouge le Cayenne ou éléphantiasis. Imprimé par ordre du roi. (19 novembre 1784.) Paris, Imp. royale, 1785, in 8⁰.

FODE (Jo.-Clem.). Dissertatio de elephantiasi Norvegica, respondente Jo. Giesleren. Hafniæ, 1785, in 4⁰. (Ro.)

Voyez encore Spedalskhed.

SOARES DE MEIRELLES (J.-C.). Dissertation sur l'histoire de l'éléphantiasis. Thèse, n° 6... Paris, 1827, in 4⁰ de 68 pp.

WARBURG (Dan.-Rud.). Tentaminis historiæ elephantiasis pars prima data morbi ad medium sæc. XIV usque adumbrans... Dissertatio inauguralis antiquario-medica... Halæ, 1828, in 8⁰ de 64 pp.

TAPENIUS (C.-Nils.-And.). Histor. nosograph. Anmärkingen om Elephantiasis nodosa. Helsingfors, 1840, in 8⁰ de 60 pp. (Ro.)

BEEK (J.-P.). De elephantiasi Surinamensi. Lugduni Batavorum, 1841, in 8⁰. (E.)

Faits pour servir à l'histoire de l'éléphantiasis en Algérie. (Recueil de mémoires de médecine militaire, 1851, VIII, 247.)

MESTRE (J.-F.-G.). Essai sur l'éléphantiasis des Arabes et sur l'éléphantiasis des Grecs, observés en Algérie... Montpellier, 1859, in 8⁰. Avec 6 pl.

Autre éd. 1864.

Éléphantiasis des Grecs.

Voyez Lèpre du moyen âge.

Enchondrome.

FAYAU (Olivier). Documents pour servir à l'histoire de l'enchondrome. Thèse, n° 61... Paris, 1856, in 4⁰ de 90 pp.

Enfants (Maladies des).

HECKER (J.-F.-C.). Kinderfahrten. Eine historisch-pathologische Skizze... Berlin, 1845, in 8⁰ de 32 pp.

HÜGEL (Frz.-S.). Beschreibung sämmtl. Kinderheilanstalten in Europa. Nebst einer Anleitung zur zweckmässigen Organisation von Kinder-Krankeninstituten und Kinderspitälern, mit Beiträgen zur Geschichte und Reform sämmtl. Spitäler im Allgemeinen. Wien, 1849, in 8⁰. Avec 1 planche. (E.)

WILLSHIRE (W.-Hughes). Historic data, etc., in reference to some points of infantile pathology... (British and foreign medico-chirurgical Review, 1853, XII, 514.)

Entérite folliculeuse.

Voyez Fièvre typhoïde.

Entérorrhaphie.

LEINER (Ad.-Jul.-Ferd.). Enterorrhaphiæ historia. Dissertatio inauguralis medico-chirurgica... Opponentibus L. de Besser... I. Toelke... G. Behn... Berolini, 1830, in 8⁰ de 28 pp.

JAMAIN (Louis). Recherches historiques et cliniques sur l'entérorrhaphie. Thèse, n° 199... Paris, 1861, in 4⁰.

Épilepsie.

HENNING (Frid.)... Analecta historica ad theoriam epilepsiæ. Dissertatio. Gryphiswaldiæ, 1788, in 4⁰ de 22 pp.

—... Analecta litteraria epilepsiam spectantia. Lipsiæ, 1798, in 4⁰.

COSSY (J.). Recherches sur le délire aigu des épileptiques (Manie intermittente, manie avec fureur) pour servir à l'histoire de l'épilepsie et de la folie... Paris, 1854, in 8⁰ de 96 pp.

LOUAIL (L.-M.). Essai sur l'épilepsie, avec quelques recherches statistiques sur sa fréquence et sur sa distribution géographique en France. Thèse ... Paris, 1856, in 4° de 46 pp.

JOSAT. Recherches historiques sur l'épilepsie, mémoire lu à l'Académie... de médecine, dans la séance du 29 avril 1856... Paris, 1856, in 8° de 35 pp. (Union médicale.)

Ergotisme.

LETEURTRE (A.-H.). Histoire chronologique de l'ergotisme. (p. 7 de Documents pour servir à l'histoire du seigle ergoté... Paris, 1871.)

Érysipèle.

LOYSEL. De l'Érysipèle épidémique qui a régné à Cherbourg en 1867, 1868 et 1869... Paris, 1870, in 8°.

Esquinancie.

Voyez Angine.

Essera Arabum.

CHEMIS DE STRÖMBERG (Mich.-Fr.). Dissertatio de essera Arabum. Hafniæ, 1703, in 4°. (Ro.)

Étranglements internes.

CHARPENTIER (Eugène). Résumé historique de l'intervention chirurgicale dans les étranglements internes. Thèse, n° 168... Paris, 1870, in 4°.

DELAPORTE (Amédée). Historique. (p. 9 de De la Gastrotomie dans les étranglements internes... Paris, 1872.)

Exanthèmes.

HAMEL (Louis). Notice historique et bibliographique sur les exanthèmes. (p. 1 de Du Rash variolique. Thèse, n° 126... Paris, 1870.)

Femmes (Maladies des).

Voyez Accouchement et Gynécologie.

Fémur (Luxations du).

PARISE (J.). Recherches historiques, physiologiques et pathologiques sur le mécanisme des luxations spontanées ou symptomatiques du fémur. Paris, 1842, in 8° de 53 pp. (Archives générales de médecine.)

PHELPS (James-L.). Historic notice of dislocations of the femur... (Transactions of the Medical Society of the state of New-York, 1856, 169.)

Feu sacré.

FUCHS (Conr.-Heinr.). Das heilige Feuer des Mittelalters. Ein Beitrag zur Geschichte der Epidemien. Berlin, 1834, in 8° de 82 pp. (Hecker, Annalen der gesammten Heilkunde.)

FALLOT. Note sur le feu sacré. (Union médicale, 1850, IV, 441.)

BACQUIAS (Eugène). Recherches historiques et nosologiques sur les maladies désignées sous les noms de feu sacré, feu Saint-Antoine, mal des ardents ... Troyes, 1865, in 8° de 16 pp. (Mémoires de la Société académique de l'Aube.)

Feu Saint-Antoine.

RAYMOND. Histoire de l'éléphantiasis, contenant aussi l'origine... du feu St-Antoine... (1767.)

Voyez ci-dessus col. 984.

JUSSIEU (de), PAULET, SAILLANT et TESSIER (l'abbé). Recherches sur le feu Saint-Antoine. (Mémoires de la Société royale de médecine, 1776, 260.)

SPRENGEL (C.). De igne Sti Antonii, medio ævo populari, Programma. Halæ, 1826, in 4° de 6 pp. (Ro.)

Fièvres.

(Généralités.)

BAS (Joannes). Praxis Hippocratis

et Galeni de febribus... Biterris, typ. I. Barbut, 1678, in fol.

HUNAUT. Discours physique sur les fièvres qui ont régné les années dernières... Paris, 1696, in 12.

(CHARLES [René].) Observations sur les differentes especes de fièvre, et principalement sur les Fièvres putrides, malignes et epidémiques, et sur les Pleurésies qui ont regné en Franche-Comté depuis quelques années... Besançon, 1743, 2 parties en 1 vol. in 12.

GRAINGER (Jacobus). Historia febris anomalæ Batavæ annorum 1746, 1747, 1748, etc. Accedunt monita syphilica .. Edinburgi, 1753, in 8⁰.

Autre éd. 1770. Altenburgi, in 8⁰.

POISSONNIER-DESPERRIÈRES. Traité des fièvres de l'île de S.-Domingue... Paris, 1763, in 12⁰.

Autre éd. 1780. Avec un mémoire sur les avantages qu'il y aurait à changer la nourriture des gens de mer. Paris, Imp. royale, in 8⁰. On trouve imprimé page 243: Observations sur le discours de M. Pringle qui termine la relation des voyages de M. Cook, lues à la Société royale de médecine.

GRANT (William). An Enquiry into the nature, rise and progress of the fevers most common in London, as they have succeeded each other in the different seasons for the last twenty years; with some observations on the best method of treating them. London, 1771, in 8⁰. (W.)

Autre éd. London, 2 vol. in 8⁰. (W.)

— Recherches sur les fièvres, selon qu'elles dépendent des variations des saisons, et telles qu'on les a observées à Londres ces vingt dernières années; avec des observations de pratique sur la meilleure manière de les guérir... Traduit de l'anglois par M. Le Febvre, de V... Paris, 1773-1776, 3 vol. in 12.

RENGGER (Albertus). Constitutionis ævi nostri febrilis quædam momenta... Goettingæ, 1788, in 8⁰ de 44 pp.

SPRENGEL (Kurt). Galens Fieberlehre... Breslau und Leipzig, 1788, in 8⁰.

HANDEL (Georg.-Theod.). Dissertatio inauguralis medica de indole, signis diagnosticis caussisque febris ardentis, monumentis præsertim veterum superstructa... Marburgi Cattorum, 1791, in 8⁰ de 58 pp.

JACKSON (Robert). A Treatise on the fevers of Jamaica; with some observations on the intermittent fevers of America... London, 1791, in 8⁰.

— Ueber die Fieber in Jamaika. Aus dem Englischen übersetzt und mit Anmerkungen und Zusätzen von Kurt Sprengel. Leipzig, 1796, in 8⁰. (E.)

BÉGUERIE (J.-M.). Histoire de la fièvre qui a régné sur la flottille française, sortie du port de Tarente dans la mer Ionienne, pendant l'an X, allant au Cap-Français, île St-Domingue, etc. Avec des réflexions sur les principales causes de l'insalubrité du Port-Mahon et du Cap-Français... Montpellier, 1806, in 8⁰.

MATTHEIS (G. de). Dissertazione sul culto reso dagli antichi Romani alla dea Febre... (1814.)

Voyez ci-dessus col. 475.
Traduit en français en 1862, par Haro, Bulletin de la Société archéologique de la Moselle.

JACKSON (Robert). Sketch of the history and cure of febrile diseases; more particularly as they appear in the West-Indies among the soldiers of the British army. (S. l.,) 1817, in 8⁰.

STEEL (Walter). Dissertatio inauguralis de febre insularum Indiæ orientalis. Edinburgi, 1818, in 8⁰. (C.)

ISOARD (Le chevalier Joseph). Dissertation sur la fièvre de Guinée, précédée d'une topographie médicale de cette contrée. Thèse, n° 102... Paris, 1823, in 4° de 27 pp.

GRIERSON (J.). On the endemic Fever of Arracan, with a sketch of the medical topography of that country... presented september 3, 1825. (Transactions of the Medical and physical Society of Calcutta, 1826, II, 201.)

DANIELL (W.-C.). Observations upon the autumnal fevers of Savannah... Savannah, 1826, in 8°.

STENNETT (G.-R.). Dissertatio inauguralis de febribus Indiæ occidentalis ... Edinburgi, 1826, in 8°. (C.)

LUCAS (C.-G.). Observations on the medical topography and endemic fever of Montgomery county, Alabama. (1827.)

Voyez ci-après Topographies médicales.

RHODIER (François). Considérations générales sur les fièvres qui règnent à Bourges pendant l'été et pendant l'automne. Thèse, n° 273... Paris, 1827, in 4° de 24 pp.

ADAMS (W.-R.). An inaugural Dissertation on the medical topography and endemic fever of Limestone county, Alabama. (1829.)

Voyez ci-après Topographies médicales.

DAGOUMER (Thomas). Précis historique de la fièvre, rattaché à l'histoire philosophique de la médecine... Paris, 1831, in 8°.

MOORE (Michael). De Indiæ occidentalis febribus. Dissertatio inauguralis... Edinburgh, 1832, in 8°. (C.)

BANCAL (P.). Des Fièvres du Sénégal. Thèse, n° 157... Montpellier, 1834, in 4°.

COMBES (Hippolyte). Considérations historiques et critiques sur les fièvres. (Revue médicale française et étrangère, 1834, I, 157.)

EVANS (Will.-J.). A clinical Treatise on the endemic fevers of the West Indies; intended as a guide for the young practitioner in those countries. London, 1837, in 8°. (C.)

DAVIDSON (Wilh.). On the continued Fevers of Great Britain and Ireland... London, 1841, in 8°.

— Versuch über die Ursachen und Verbreitungsweise der anhaltenden Fieber in Grossbrittannien und Irland. Gekrönte Preisschrift. Aus dem Engl. übersetzt von Raimund Melzer. Wien, 1842, in 8°. (E.)

— Ueber den Typhus, oder die Quellen und Verbreitungsweise der anhaltenden Fieber in Grossbrittanien und Irland, übersetzt von C. Rosenkranz. Cassel, 1843, in 8°. (E.)

WUNDERLICH. Das Fieber, historisch-physiologische Untersuchungen. (Wunderlich und Roser, Archiv für physiolog. Heilkunde, 1842 et 1843.) (Ro.)

MAC WILLIAM (James-Ormiston). Medical History of the expedition to the Niger during the years 1841-2, comprising an account of the fever which led to its abrupt termination... London, 1843, in 8°. With plates.

FACEN. (Sur l'Origine historique du mot fièvre.) (Memoriale della medicina contemporanea, 1843.) (Ro.)

CONRADI (I.-W.-H.). Ueber die von Hippocrates geschilderten Fieber mit Rücksicht auf Littré's Meinung von denselben... Göttingen, 1844, in 4° de 36 pp. (Abhandlungen der königlichen Gesellschaft der Wissenschaften zu Göttingen.)

BARTLETT (Elisha). The History, diagnosis and treatment of the fevers of the United-States... Second edition. Philadelphia, 1847, in 8°.

4th ed. revised by A. Clark. 1856.

Delpech (A.). Histoire de la fièvre. (p. 112 de De la Fièvre. Thèse de concours... Paris, 1847.)

Lasserre (Hippolyte). Essai sur la pyrétologie romaine. Rome, 1853, in 8° de 80 pp. (M. M.)

Bourely (J.). Observations et réflexions sur une fièvre grave qui s'est montrée dans les salles de l'hôpital St-Éloi de Montpellier, durant les mois de mars et avril 1856... Montpellier, 1856, in 8°. (Annales cliniques de Montpellier.)

Schläfflin (Henri-Alexandre). Études historiques sur les doctrines pyrétologiques anciennes et modernes, sur leur origine et leurs rapports avec les idées philosophiques régnantes. Thèse, n° 541... Strasbourg, 1860, in 4° de 93 pp.

Renier (D.-And.). (De la Fièvre depuis Hippocrate jusqu'à nos jours.) (Annali universali, 1860, CLXXIV, 225.) (S. J.)

Cohn (Bernh.). Historische Beiträge zur Fieberlehre. Inaugural-Dissertation. Berlin, 1867, in 8° de 40 pp. (C. J.)

Fièvre adynamique.

Bazin (P.-E.). Dissertation sur la fièvre continue adynamique, qui a régné épidémiquement pendant l'an 8, dans quelques communes des environs de Montmorency. Thèse, n° 388... Paris, an XII, in 8°

Le Foulon. Essai sur les fièvres adynamiques en général, notamment sur celle qui règne épidémiquement aux Indes occidentales, et sur ses rapports avec les maladies qu'on observe aujourd'hui en Europe; avec une notice sur la fièvre jaune... Paris, 1808, in 8°.

Autre éd. 1816.

Perrin-Delatouche (Emmanuel). Dissertation sur la fièvre gastro-adynamique, observée pendant les mois de septembre et octobre 1812 dans le royaume de Murcie. Thèse, n° 153... Paris, 1814, in 4°.

Ducastaing (J.). Essai sur la fièvre adynamique, observée à Gaëte, place forte du royaume de Naples, et qui a régné d'une manière épidémique parmi les soldats du vingt-deuxième régiment d'infanterie légère, depuis l'automne de l'année 1811 jusqu'à celui de 1812. Thèse, n° 131... Paris, 1815, in 4°.

Tresal (Jean-Baptiste). Essai sur la fièvre adynamique qui a régné dans l'île de Walcheren dans l'année 1809, précédé d'un aperçu topographique de la même île. Thèse, n° 154... Paris, 1815, in 4°.

Monfalcon (J.-B.). Essai pour servir à l'histoire des fièvres adynamiques et ataxiques... Lyon, 1823, in 8°.

Fièvre angioténique.

Navières (P.-M.). Dissertation sur une épidémie de fièvres inflammatoires (angioténiques), observée et décrite pendant l'automne de l'an X (1802), dans une commune près de Mantes, département de Seine-et-Oise. Thèse, n° 174... Paris, an XII, in 4°.

Fièvre bilieuse.

Tissot (S.-A.-D.)... Dissertatio de febribus biliosis; seu Historia epidemiæ biliosæ Lausannensis, an. MDCCLV. Accedit tentamen de morbis ex manustupratione. Lausannæ, 1758, in 8°.

Autres éd. 1761. Venetiis, in 8°.
1780. Basileæ, in 8°.
1813. Parisiis, in 32.

— Dissertation sur les fièvres bilieuses, et histoire de l'épidémie bilieuse qui régna à Lausanne en 1755... Traduit du latin, avec quelques additions, par M. Mahot... Paris, an VIII, in 12.

OPITZ (R.-C.-F.)... Geschichte einer Epidemie galligter, faulender und bösartiger Fieber, die in der Stadt Minden in denen Jahren 1771 und 1772 geherrschet hat, als ein Beytrag zu der Geschichte dieser ganz Teutschland durchgewüteten Epidemie. Nebst einem Anhang Wetterbeobachtungen von dem Jahr 1772. Berlin und Leipzig, 1775, in 8°.

FINKE (Leon.-Ludov.). De morbis biliosis anomalis, occasione epidemiæ cujus historia præmissa est, ab anno 1776-80 in comitatu Tecklenburgensi observatis. Accedit duorum infantium mortis causa per anatomen detecta... Monasterii Westphalorum, 1780, in 8°.

— Histoire de l'épidémie bilieuse qui eut lieu dans le comté de Tecklenbourg, depuis l'année 1776 jusqu'à l'année 1780; suivie de plusieurs histoires de maladies bilieuses anomales observées pendant le cours de l'épidémie... Ouvrage traduit du latin, avec des remarques et des observations pour servir à l'histoire générale des fièvres bilieuses; par J.-G.-A. Lugol ... Paris, 1815, in 8°.

GALLOT (J.-G.). Mémoire historique sur la fièvre catarrhale, bilieuse, etc., qui a régné épidémiquement à La Forêt-sur-Saivre et les environs, en mars, avril et mai 1784... (16 juin 1784.) Poitiers, 1784, in 4° de 11 pp.

PLASSIN (François-Xavier-Auguste). Observations sur des fièvres bilieuses et muqueuses qui ont régné épidémiquement dans le Jura pendant l'an 13. Thèse, n° 43... Paris, 1806, in 4°.

GUASCH (Francisco). Memoria sobre la epidemia de calenturas gastricas y verminosas que ha regnado en la villa de Villarrodona en el verano de MDCCCV ... Barc., 1807, in 4°.

MANRY (Jean). Considérations générales sur la constitution médicale de 1808, et analyse historique des fièvres bilieuses intermittentes qui ont régné épidémiquement à l'hôpital Saint-Louis, pendant cette année, observées sur les militaires de la Garde de Paris. Thèse, n° 96... Paris, 1810, in 4°.

BOILEAU (François). Essai sur les fièvres bilieuses épidémiques observées à Metz parmi les canonniers de la Garde sur la fin de l'année 1813. Thèse, n° 127... Paris, 1814, in 4°.

LOMBARD (H.-C.). Études cliniques sur divers points de l'histoire des fièvres bilieuses et typhoïdes ... Paris, 1838, in 8° de 40 pp. (Gazette médicale de Paris.)

BARTHÉLEMY-BENOIT (P.-E.). De la Fièvre bilieuse hématurique observée au Sénégal... Paris, 1865, in 8°.

Fièvre cérébrale.

DOMENGET (Louis-François-Marie). Essai sur la fièvre cérébrale, observée à Saint-Malo, département d'Ille-et-Vilaine, et qui a régné d'une manière épidémique parmi les militaires du quatre-vingt-sixième régiment d'infanterie de ligne, dans les mois de novembre et décembre 1812, et janvier 1813. Thèse, n° 23... Paris, 1815, in 4°.

Fièvre continue.

MOREAU (Jacques). Lettre écrite à un médecin réfugié en Suisse, qui contient un veritable éclaircissement sur la cause des fièvres continues arrivées en grand nombre depuis Juillet 1709. jusques en Novembre, avec la manière de les traiter... Nancy, 1709, in 12. (H.)

MARTINY. Reponse à M. Moreau, docteur en Médecine à Châlon, sur sa nouvelle Dissertation des fièvres malignés de l'année 1709... Villefranche, 1710, in 12 de 53 pp.

DAVIDSON (W.). On the continued Fevers of Great-Britain and Ireland. (1841.)

Voyez ci-dessus col. 992.

MURCHISON (Charles). A Treatise on the continued fevers of Great Britain. London, 1862, in 8⁰. (Lancet.)

PERROUD (L.). Épidémie de fièvre à type continu à Rive-de-Gier... Rive-de-Gier, 1870, in 8⁰ de 10 pp. (Lyon médical.)

Fièvre épidémique.

Voyez ci-après Épidémies.

Fièvre hectique.

TRNKA DE KRZOWITZ (Wenceslas). ... Historia febris hecticæ, omnis ævi observata medica continens. Vindobonæ, 1783, in 8⁰.

— Geschichte des hektischen Fiebers, welche alle von jeher gemachte med. Beobachtungen enthält. Aus dem Latein. (Von Ad.-Mch. Birkholz.) Leipzig, 1784, in 8⁰. (E.)

NAGEL (Carl-Friedr.). Ueber die Entkräftungsfieber der alten Leute, eine wenig gekannte und bisher noch nicht beschriebene Krankheit. Altona, 1829, in 8⁰. (E.)

THEYS (F.-G.-J.). De febre hectica jam antiquitus accurate distincta. Marburgi, 1834, in 8⁰. (Ro.)

Fièvre hémitritée.

Voyez Fièvre intermittente.

Fièvre de Hongrie.

Voyez ci-après Endémies.

Fièvre ictérique.

MAZÉ (Auguste-René). Notice sur la fièvre ictérique grave, observée sur les côtes orientale et occidentale d'Afrique et sur le béribéri, maladie endémique dans l'Inde et dans la mer rouge. Thèse, nº 32... Montpellier, 1862; in 4⁰ de 38 pp.

Fièvre intermittente.

LENTILIUS (Rosinus). Disputatio inauguralis medica de febre tertiana intermittente epidemia præterito vere septentrionem, subq; ea Curlandiam infestante... Altdorffii, 1680, in 4⁰ de 28 pp.

TITIUS (Johann-Gottlob). Dissertatio inauguralis medica de febre lethifera Hippocratis... Præside... Georgio-Ernesto Stahl... Halæ Magdeb., 1711, in 4⁰ de 44 pp.

SCHULZE (J.-H.). Dissertatio de febrium intermittentium curationibus antiquis. Halæ, 1737, in 4⁰. (Ro.)

Observations sur les fièvres intermittentes et continues épidémiques, qui règnent en Franche-Comté dès la canicule de cette année 1746. Besançon, 1746, in 12 de 32 pp.

Signé: C....

REINHARD (C.-T.-E.)... Carmen de febribus intermittentibus spuriis seu epidemiis anni MDCXXXXXVII. VIII. VIIII. L. et LI. Dresdæ, (s. d.,) in 8⁰ de 30 pp.

— ... De febribus intermittentibus spuriis seu epidemiis carmen. Glogoviæ, 1759, in 8⁰ de 48 pp.

RAYMOND (Jean). Dissertatio inauguralis medica exhibens descriptionem febrium intermittentium autumnalium quotannis Mittelburgi et in vicinis Seelandiæ Batavæ locis grassantium... Duisburgi ad Rhenum, 1767, in 4⁰ de 24 pp.

TRNKA DE KRZOWITZ (Wenceslas).

Historia febrium intermittentium, omnis ævi observata et inventa illustriora medica ad has febres pertinentia complectens... Vindobonæ, 1775, in 8⁰.

Volumen I. De febribus intermittentibus in genere.

TRNKA DE KRZOWITZ (W.). Geschichte der Wechselfieber, oder Sammlung der vornehmsten med. Beobachtungen und Erfindungen zur Erläuterung und Cur der Wechselfieber. Aus dem Latein. Helmstädt, 1781, in 8⁰. (E.)

GARDEIL. Mémoire sur une épidémie qui a régné à Toulouse pendant l'automne de 1772. (Mémoires de la Société royale de médecine, 1776, 14.)

Épidémie de fièvre intermittente.

BAUMGARTEN (Geo.-Frid.). De febris hemitritææ antiquitatibus... præside D. J.-F.-G. Goldhagen... Halis, 1782, in 4⁰ de 28 pp.

MAUDRUX (Thiébaud). Dissertation sur les fièvres intermittentes de la Larg. Strasbourg, an XI-1802, in 4⁰ de 17 pp.

PRUVOST (François). Dissertation médicale sur les fièvres intermittentes qui règnent à l'île d'Oléron. Thèse. Strasbourg, an XII (1803), in 4⁰ de 13 pp.

HUBERT (Jean-Baptiste). Essai sur les fièvres intermittentes pernicieuses de la Martinique. Thèse, n⁰ 376... Paris, an XIII, 4⁰.

MILLET (V.). Dissertation sur les fièvres intermittentes pernicieuses de Rome. Thèse, n⁰ 54... Paris, 1815, in 4⁰.

JULIA-FONTENELLE (J.-S.-E.). Recherches historiques, chimiques et médicales sur l'air marécageux, ouvrage couronné par l'Académie royale des sciences de Lyon... Paris, 1823, in 8⁰.

Mémoire sur les fièvres de la Sologne et généralement de tous les pays marécageux, adressé à la Société des sciences et arts d'Orléans, pour le concours de 1822; par un ami de la vérité et de l'humanité. Orléans, 1823, in 12 de 48 pp.

MONFALCON (J.-B.). Histoire des marais et des maladies causées par les émanations des eaux stagnantes. Ouvrage couronné par l'Académie royale des sciences, belles-lettres et arts de Lyon... Paris, 1824, in 8⁰.

— Histoire médicale des marais, et traité des fièvres intermittentes causées par les émanations des eaux stagnantes. Ouvrage qui a obtenu le prix mis au concours par la Société des sciences d'Orléans... Seconde édition, entièrement refondue, corrigée et augmentée. Paris, 1826-1827, in 8⁰.

VIDALIN (P.-Félix). Mémoire sur les fièvres intermittentes... de la Corrèze... Paris, 1825, in 8⁰ de 30 pp.

LAURENCIN (Théodore-Gustave). Réflexions sur les fièvres intermittentes de Rochefort. Thèse, n⁰ 38... Montpellier, 1827, in 4⁰ de 28 pp.

SCHNURRER (Friedrich). Die geographische Verbreitung und Ursachen des Wechselfiebers. (Heusinger, Zeitschrift für organ. Physik, 1828, II, 599. Avec plan.) (C.)

Traduit en français dans le „Journal des progrès des sciences médicales", 1830, II, 233.

MORISSEAU. Mémoire sur une épidémie de fièvres intermittentes qui a régné en 1828 et 1829 dans six communes de l'arrondissement de la Flèche. (Transactions médicales, 1831, VI, 326.)

SACHERO (Carlo-Giacinto). Dell' Intemperie di Sardegna e delle febbri periodiche perniciose... Torino, 1833, in 8⁰. Avec carte.

BONTÉ. Mémoire sur les fièvres intermittentes du marais de la Vendée, observées de 1830 à 1833. (Recueil de mémoires de médecine militaire, 1834, XXXVI, 140.)

MAILLOT (F.-C.). Recherches sur les fièvres intermittentes du nord de l'Afrique... Mémoire lu à l'Académie royale de médecine, le 30 mai 1835, en séance extraordinaire. Paris, 1835, in 8º de 47 pp.

HERRMANN (Ludw.). Ueber die Wechselfieber in Algier. Frankfurt a. M., 1836, in 8º. (E.)

DUFOUR (C.-F.). Essai sur la topographie de Bone et les fièvres intermittentes pernicieuses qui y règnent endémiquement... (1836.)

Voyez ci-après Topographies médicales.

MORICI (Giovanni - Mina). Sulle Febbri periodiche de' dintorni e della città di Messina. Memoria letta nella seduta del 9 febbraio 1835 alla classe delle scienze fisiche della R. Accademia Peloritana di Messina... Seconda edizione. Messina, 1837, in 8º.

La 1re édition a paru dans „Giornale delle scienze mediche per la Sicilia", août 1836.

(MAINGAULT.) Des Causes et de la fréquence des fièvres intermittentes dans le département d'Indre-et-Loire ... Paris, 1838, in 8º de 15 pp. (Bulletin de l'Académie de médecine.)

HAIME. „Des Causes et de la fréquence des fièvres intermittentes dans le département d'Indre-et-Loire par M. le Dr Maingault". Examen et réfutation de ce mémoire... Tours, 1839, in 8º de 16 pp. (Recueil des travaux de la Société médicale.)

MOLO (Jos. de). Præcipuæ febrium intermittentium epidemiæ primis lineis adumbratæ, dissertatio. Monachii, 1839, in 8º de 16 pp. (Ro.)

CAHUAC DU ROUMÉGA. Fièvres pernicieuses de Calvi (Corse) ... Metz, 1840, in 8º de 32 pp.

MARCHANT (L.). Esquisse historique d'une épidémie de fièvres intermittentes qui a régné à Cubzac (Gironde) en 1842-43; suivie d'un appendice ou relevé chronologique des épidémies qui ont sévi à Bordeaux pendant plusieurs siècles... Bordeaux, 1844, in 8º de 60 pp. (Actes de l'Académie de Bordeaux.)

PÉRIER (J.-N.). De l'Infection palustre en Algérie... Paris, 1844, in 8º de 24 pp. (Journal de médecine.)

La couverture imprimée sert de titre.

OLIVIER (Constantin). De la Fièvre pernicieuse dans les pays marécageux de la Dombe et de la Bresse... Bourg-en-Bresse, 1845, in 8º.

LÉGAL. Essai sur les fièvres intermittentes, et spécialement sur les fièvres endémiques de la basse Seine... Ingouville, 1845, in 8º.

MALAPERT (P.-V.). Observations sur les causes de la fréquence des fièvres intermittentes dans les environs de Charroux... Civray, 1846, in 8º de 43 pp.

La couverture imprimée sert de titre.

THIODET (M.-A.). Des Fièvres pernicieuses en Algérie. Thèse... Paris, 1846, in 4º de 40 pp.

TRUDEAU (A.). Des Fièvres intermittentes en Algérie. Thèse... Paris, 1846, in 4º de 43 pp.

CONTREJEAN (H.-A.-A.). Des Fièvres intermittentes de l'Algérie et de leur traitement. Thèse... Paris, 1849, in 4º de 43 pp.

VÉZIEN (E.). Considérations sur les fièvres de l'Algérie. Thèse ... Paris, 1850, in 4º de 40 pp.

DOIN (H.-A.). Considérations comparatives sur les fièvres endémo-épidémiques paludéennes de la campagne romaine et de la Sologne... (1851.)

Voyez ci-après Topographies médicales.

COINDET (L.). Considérations sur les fièvres de l'Algérie. Thèse . . . Paris, 1851, in 4° de 27 pp.

PUCCINOTTI. Storia delle febbri intermittenti perniciose di Roma... Livorno, 1851, in 8°.

MORAND (J.-S.). Essai sur la topographie médicale de Ténès (Algérie) et principalement sur la fièvre intermittente qui est endémique dans cette contrée... (1851.)

Voyez ci-après Topographies médicales.

LAMBRON (Ernest). Études sur la fièvre intermittente dans le département de l'Indre... Chateauroux, 1852, in 8°.

CATTELOUP. De la Cachexie paludéenne en Algérie... Paris, 1852, in 8° de 82 pp. (Recueil de mémoires de médecine militaire.)

SCHWING (N.-P.). Les Fièvres d'accès dans la vallée de Lutzelbourg (Meurthe)... Strasbourg, 1852, in 8° de 20 pp.

DUMÉRIL (Eugène). Des Fièvres intermittentes de Rome. Thèse, n° 25 ... Paris, 1853, in 4° de 53 pp.

BÖRNER (P.-Albert). Disquisitio historico-literaria de febre intermittente traumatica. Gryphiswaldæ, 1854, in 8° de 31 pp. (C. J.)

FARRAT (E.). Apprécier les travaux des médecins du XIXe siècle sur la nature et le traitement des fièvres intermittentes. Thèse de concours... Montpellier, 1854, in 4°.

MASNOU (J.-A.). Rapport sur l'épidémie de fièvres intermittentes à divers types, qui a régné dans la colonie de Penthièvre (subdivision d'Oran), pendant le 2e et 3e trimestre de 1854. (Recueil de mémoires de médecine militaire, 1855, XVI, 106.)

EYNAUD. Des Fièvres intermittentes qui règnent dans le département de Corrèze. (Recueil de mémoires de médecine militaire, 1855, XVI, 156.)

GILLES DE LA TOURETTE (Léon). Aperçu sur les fièvres pernicieuses endémiques de l'arrondissement de Loudun en Poitou. Thèse, n° 130... Paris, 1855, in 4° de 47 pp.

BOURDIN (Étienne-Paul). De la Fièvre palustre en Sologne. Thèse, n° 253... Paris, 1856, in 4° de 39 pp.

LACROIX . . . Résumé d'un rapport sur la campagne de la corvette à vapeur le Catinat dans l'Océan pacifique... Fièvres intermittentes à Taïti . . . Paris, 1856, in 8° de 12 pp. (Revue coloniale.)

ARMAND. Études étiologiques des fièvres en Algérie et dans l'Italie centrale... Paris, 1857, in 8°.

MAISONNIER. Des Fièvres graves de Xaintrailles, pendant la fin de l'été et l'automne de l'année 1857... Nérac, 1858, in 8° de 15 pp.

NIVET. Rapport sur l'épidémie de fièvres intermittentes simples et pernicieuses qui a régné en 1856 et 1857 à Perignat-ès-Allier (Puy-de-Dôme)... Clermont, 1858, in 8° de 46 pp.

ANIZON. Études sur les fièvres insidieuses et périodiques observées à Nantes . . . Nantes, (1858,) in 8° de 84 pp. (Journal de la section de médecine de la Société académique de la Loire-Inférieure.)

HARVEY (Arthur). On the Appearance and decline of malarious disease in the valley of the Lower Grand River. (Canadian Journal, 1859, IV, 40.)

MORISSEAU (L.). Épidémie. Fièvres intermittentes graves. Paris, 1860, in 8° de 30 pp. (Union médicale.)

PANOU DE FAYMOREAU (Arthur). Nossi-Bé. Fièvres intermittentes. Thèse, nº 77 . . . Paris, 1860, in 4º de 44 pp.

MARTIN DE MOUSSY. Fièvres intermittentes de l'Amérique du sud. (Bulletins de la Société d'anthropologie de Paris, 1860, I, 407.)

BERGERET (L.-F.-E.). La Fièvre intermittente dans le Jura . . . Lons-le-Saunier, 1865, in 8º de 12 pp. (Mémoires de la Société d'émulation du Jura.)

La couverture imprimée sert de titre.

ROBERT DE LATOUR. La Fièvre pernicieuse est-elle rare à Paris?... Paris, 1866, in 8º de 20 pp. (Union médicale.)

BLANC (L.). Des Fièvres pernicieuses observées en Chine. Thèse... Paris, 1868, in 4º de 36 pp.

BIEBUYCK. Note pour servir à l'histoire de la fièvre intermittente au Mexique. (Recueil de mémoires de médecine militaire, 1871, XXVI, 60.)

Fièvre jaune.

Voyez ci-après Épidémies.

Fièvre maligne.

RAVICIO (Domenico). Influsso maligno osservato nella terra e territorio di Guastalla l'anno MDCX... Con l'eccellenza et virtù della pietra Belzoar, e con un soliloquio spirituale... Venetia, A. et B. Dei fratelli, 1613, in 4º.

FERRARI (Giacomo). Cronologiche e fisiche Reflessioni sopra la corrente epidemia, o mali popolari e febri maligne con pettecchie... Mantova, A. e L. Osanna fratelli, 1622, in 4º de 22 pp.

HUNAULD. Dissertation sur les fièvres malignes qui règnent dans les saisons de l'été et de l'automne, et en particulier sur celles de l'année 1710 ... Angers, 1710, in 12.

MILLER (Augustus-Wolfgang). Disputatio medica inauguralis de febre maligna epidemica quæ an. 1715. Lindaviæ, in lacu Acronio sitæ, est grassata... Basileæ, 1716, in 4º de 42 pp.

WARREN (Henry). A Treatise concerning the malignant fever in Barbados and the neighbouring islands; with an account of the seasons there, from the year 1734 to 1738, in a letter to Dr Mead... London, 1740, in 8º.

JOHNSTONE (James). A historical Dissertation concerning the malignant epidemical fever of 1756; with an account of the malignant diseases prevailing since the year 1752, in Kidderminster. London, 1758, in 8º. (W.)

MATTHIEU (Abraham). Febris malignæ morbillosæ annis 1766. et 1767. in inferiori Alsatia epidemicæ historiam . . . defendet . . . Argentorati, 1768, in 4º.

Thèse.

BONTÉ. Description de la fièvre maligne épidémique qui a régné à Coutances et dans ses environs, pendant les années 1772 et 1773. (Mémoires de la Société royale de médecine, 1776, 23.)

ROBIN DE KERIAVALLE. Mémoire sur une fièvre putride, maligne, pétéchiale, épidémique et contagieuse, qui désole depuis plusieurs années la ville de Josselin en Bretagne et les paroisses circonvoisines. (Mémoires de la Société royale de médecine, 1777-1780, 53.)

GEOFFROY. Exposé d'une maladie épidémique qui a régné pendant l'hiver de l'année 1779 à Bois-le-Roy, près d'Anet, en Normandie; communiqué par M. Galeron et rédigé, par M. Geoffroy. (Mémoires de la Société royale de médecine, 1779-1780, 41.)

Épidémie de fièvre maligne.

CHISHOLM (C.). An Essay on the

malignant pestilential fever, introduced into the West Indian Islands from Boullam, on the coast of Guinea, as it appeared in 1793, 1794, 1795 and 1796. Interspersed with observations and facts tending to prove that the Epidemic existing at Philadelphia, New-York, etc. was the same fever introduced by infection imported from the West India Islands . . . The second edition, much enlarged. London, 1801, 2 vol. in 8⁰.

Gonzalez (P.-M.). Dissertacion medica sobre la calentura maligna contagiosa que regno en Cadix el ano de 1800 medio mas adequado para preservarse de ella y de otras enfermedades contagiosas y pestilenciales. Cadix, 1801, in 4⁰. (M. M.)

Ronzel (Étienne). Dissertation sur les fièvres malignes ou ataxiques, avec quelques remarques sur les causes particulières qui favorisèrent leur naissance, en l'an 12, dans le département de la Corrèze. Thèse, n⁰ 12... Paris, 1807, in 4⁰.

Saint-Fresne et Raisin. Rapport fait à la Société de médecine de Caen, dans sa séance extraordinaire du 1er juin 1809 . . . sur une épidémie qui s'est manifestée au printemps dernier dans la commune de la Graverie, arrondissement de Vire, département du Calvados. (Journal général de médecine, 1810, XXXVII, 241.)

Épidémie de fièvre maligne.

Popken (F.-A.-L.). Historia epidemiæ malignæ anno MDCCCXXVI Jeveræ observatæ... Bremæ et Lipsiæ, 1827, in 8⁰.

Ranken (James). Report on the malignant fever, called the pali plague, which has prevailed in some parts of Rajpootana since the month of july 1836; prepared and published by order of the government of India, under the direction of the Bengal medical board ... Calcutta, 1838, in 8⁰.

Fièvre des marais.

Voyez Fièvre intermittente.

Fièvre miliaire.

Fantoni (Jo.). Specimen observationum de acutis febribus miliaribus, cui præmissa est dissertatio de antiquitatibus febris miliaris. Verona, 1747, in 8⁰. (Ro.)

Autre éd. 1762. Nissæ, in 8⁰. (Ro.)

Damilano (Carl-Joseph)... Abhandlung über den Friesel im Piemontesischen, aus dem Italienischen übersetzt von Dr Lebr.-Friedr.-Benj. Lentin . . . Göttingen, 1782, in 8⁰.

Cabernon. Mémoire sur une épidémie appelée fièvre miliaire... observée à Granville (Manche) en août et septembre 1842... Paris, 1844, in 8⁰ de 32 pp. (Gazette médicale de Paris.)

Seitz (Franz). Der Friesel. Eine historisch-pathologische Untersuchung ... Erlangen, 1845, in 8⁰.

2te Ausg. 1852.

Pinali (Vincenzo). Sopra l'antichità del morbo migliare. (Giornale med., 1846.)

Namias (Giacinto). Sopra la comparsa del morbo migliare in Venezia e el soverchio timore che di quello si concepi memoria... (S. l., 1846,) in 8⁰ de 18 pp.

Geik (Franz). Der Friesel. Eine historisch-pathologische Untersuchung ... Erlangen, 1852, in 8⁰.

Hirsch (Aug.). Der Friesel, vom historisch- und geographisch-pathologischen Standpunkte. (Virchow, Archiv, 1855, VIII, 454; IX, 18.)

Cantieri. Cenni storici sull' epidemia migliarosa di Sangimignano dal gennajo 1858 al decembre 1859. (Lo Sperimentale [Gaz. med. Toscana], 1860, n° 7.) (C. J.)

Fièvre muqueuse.

GISLOT (Constant). Dissertation sur la fièvre muqueuse intermittente, à laquelle on a joint quelques considérations hygiéniques sur Carentan et ses environs, où cette maladie est comme endémique. Thèse, n° 84... Paris, 1813, in 4°.

DECHEZELLE (J.). Observations sur la fièvre muqueuse ou adénoméningée, qui a régné épidémiquement à Renosa, petite ville d'Espagne, province de Guipuscoa, an 1809, sur trois cent-cinquante soldats français qui y ont séjourné pendant six mois. Thèse, n° 75 ... Paris, 1815, in 4°.

CLESS (Geo.). Geschichte der Schleimfieber-Epidemieen Stuttgart's von 1783 bis 1836, mit besonderer Berücksichtigung der Epidemie von 1835 bis 1836 ... Mit einer Vorrede von Ferd. von Gmelin... Stuttgart, 1837, in 8°.

Fièvre nerveuse.

WOLFF (Julius). Febrium nervosarum inde ab a. 1827-28 Bonnæ observatarum descriptio brevis. Dissertatio inauguralis medica . . . opponentibus: A. Herr . . . A.-M. Schaffrath . . . A. Willems . . . Bonnæ, 1839, in 8° de 40 pp.

MILLION (Prosper). Mémoire sur une épidémie de fièvre lente nerveuse observée à Saint-Étienne . . . Saint-Étienne, 1861, in 8°.

HOMANN (C.) et HARTWIG (C.). Meddeleser om nervefeberen i Kragerö lœgedistrikt aar 1864... (S. l.,) 1864, in 8° de 68 pp. (Norsk Magazin for lœgevidenskaben.) (B. R.)

Fièvre paludéenne.

Voyez Fièvre intermittente.

Fièvre périodique.

Voyez Fièvre intermittente.

Fièvre pernicieuse.

Voyez Fièvre intermittente.

Fièvre pourprée.

Voyez Purpura.

Fièvre putride.

SCHLAPPRIZI (Antonius). Disputatio medica inauguràlis de febre putrida endemica Indiæ occidentalis... Harderovici, 1740, in 4° de 23 pp.

DAQUIN (Joseph). Mémoire sur la recherche des causes qui entretiennent les fièvres putrides à Chambéry . . . Chambéry, 1774, in 8° de 52 pp.

LANGSVERT (Wenceslas-Joann.-Nepom.)... Historia medica morbi epidemici sive febris putridæ anni MDCCLXXI et MDCCLXXII. Pragæ, 1775, in 8°.

BOUCHER, SALADIN, MERLIN et WARAMBOURG. Mémoire sur la fièvre putride maligne qui a régné dans la ville d'Aire depuis la fin de septembre 1782, rédigé par des médecins de la ville de Lille. Publié par ordre de M. l'intendant. Lille, 1783, in 4° de 22 pp.

SCHROEDER (Theodorus-Guillelmus). . . . Historia febris bilioso-pituitoso-putridæ quæ ab initio mensis decembris MDCCLXXXIII ad finem usque mensis augusti MDCCLXXXIV in variis Hassiæ regionibus epidemice grassata est. Gœttingæ, 1784, in 8° de 35 pp.

Febris querquera.

JÆNICHEN (Sam.). Dissertatio inauguralis medica de querquero veterum ... præside Dr C. Johrenio... Francofurti ad Viadrum, 1710, in 4° de 38 pp.

PEZOLDUS (Nathanael)... Commentatio de febre querquera ex antiquitate cruta, præside A. Brendelio ... Vitembergæ in Saxonibus, 1715, in 4° de 28 pp.

Fièvre récurrente.

VAN DEN CORPUT. L'Épidémie de fièvre récurrente observée à Saint-Pétersbourg en 1865 ... Bruxelles, 1865, in 8° de 18 pp.

HERRMANN et KÜTTNER. Die Febris recurrens in St Petersburg. Beobachtungen aus dem Obuchoff'schen Hospitale ... Erlangen, 1865, in 8° de 56 pp. (Petersburger medicinische Zeitschrift.)

Relapsing fever in Glasgow. (Lancet, 1870, II, 613 et 727.)

Relapsing fever in Tredegar. (Lancet, 1870, II, 684.)

Report of the Lancet sanitary commission on relapsing fever in Liverpool and on the general sanitary condition of the town. (Lancet, 1870, II, 674, 710, 794 et 893.)

LYONS (R.-T.). Historical Account of relapsing fever. (p. 3 de A Treatise or famine fever... London, 1872.)

Fièvre rémittente.

LIND (James). Dissertatio medica inauguralis de febre remittente putrida paludum, quæ grassabatur in Bengalia A. D. 1762. Edinburgi, 1768, in 8°. (W.)

— A Treatise on the putrid and remitting fen fever which raged at Bengal in the year 1762, translated from the latin of a dissertation on that subject ... London, 1772, in 12.

VAN ELSACKER (Petrus). Specimen medico-practicum febrem remittentem continuam bilioso-putridam, anno 1772, Antuerpiæ et per plures Belgii ac Europæ civitates epidemico impetu grassatam exhibens... adauctum, locupletatum ... Antuerpiæ, 1774, in 8°.

WENDT (Frider.). De febribus remittentibus semestris hiberni ann. MDCCXCV-XCVI commentatio... Erlangæ, 1796, in 8°.

REYNAUD (G.). Dissertation sur les fièvres rémittentes pernicieuses qui régnèrent épidémiquement au Port-au-Prince français, dans les hôpitaux des blessés, pendant les mois de germinal, floréal et prairial an II. Thèse, n° 420 ... Paris, an XIII, in 4°.

PRITCHETT (Morris). Some Account of the African remittent fever which occurred on board the Wilberforce in the river Niger. London, 1843, in 8°. (B. B.)

MASSOT (Paul). De l'Éther, comme nouvel agent thérapeutique. Notice sur l'épidémie de fièvres rémittentes pernicieuses qui a régné à Salses (Pyrénées-Orientales), pendant le mois de décembre 1847 ... Perpignan, 1848, in 8° de 23 pp.

BURCHARDT (G.). Rapport sur une épidémie de fièvre rémittente paludéenne qui a régné dans la commune de Lutzelbourg pendant les mois de juillet, août et septembre 1852 ... Strasbourg, 1852, in 8° de 14 pp.

COLIN (L.). Des Fièvres rémittentes d'été observées à Rome. Lecture faite à la Société médicale des hôpitaux de Paris... Paris, 1867, in 8° de 30 pp. (Union médicale.)

La couverture imprimée sert de titre.

Fièvre typhoïde.

OCHS (Franc.-Maur.-Alex.). De malo typhode græcis diversimode descripto. Dissertatio inauguralis historico-pathologica... Lipsiæ, 1827, in 8°.

— Artis medicæ principes de curanda febre typhode, comparatos in conspectum historicum edidit... Præmissa quæstione de auctoribus græcis circa notionem affectus typhodis dissentientibus. Lipsiæ, 1830, in 8°.

MONTAULT (J.-J.). Des Fièvres typhoïdes et du typhus; histoire et description de ces affections; analogies et différences qui existent entr'elles... Ouvrage couronné par l'Académie... de médecine. Paris, 1838, in 4°.

JACKSON (James). A Report founded on the cases of typhoïd fever, or the common continued fever of New-England, which occured in the Massachusetts general hospital, from the opening of that institution, in september 1821, to the end of 1835; communicated to the Massachusetts medical Society, in june 1838... Boston, 1838, in 8°.

FORGET (C.-P.). Recherches historiques et cliniques sur l'état du sang dans l'entérite folliculeuse (fièvre typhoïde)... Paris, (s. d.,) in 8° de 28 pp. (Gazette médicale de Paris.)

LEFÈVRE (A.). Recherches historiques sur la maladie qui a régné au bagne de Rochefort pendant les premiers mois de l'année 1839. Mémoire rédigé sur les documents recueillis par ordre du conseil de santé de la marine, et publié par ordre du ministre... Paris, Imp. royale, 1840, in 8° de 91 pp. (Annales maritimes et coloniales.)

Épidémie de fièvre typhoïde.

FORGET (C.-P.). Historique de l'entérite folliculeuse. (p. 2 de Traité de l'entérite folliculeuse... Paris, 1841.)

BERTRAND. Relation historique de l'affection typhoïde, épidémique, avec lésion profonde du cerveau et de la moelle épinière, qui a régné en 1843 ... dans le village de Chas, Puy-de-Dôme... Clermont, (s. d.,) in 8° de 26 pp. (Annales de l'Auvergne, 1844.)

DOUVILLÉ (J.-F.). Lettre sur l'épidémie de fièvre typhoïde qui a régné à Montiers en 1843; suivie de quelques considérations sur l'épidémie d'entérocolite (dyssenterie) qui a existé à Laneuville-Roy la même année... Montdidier, 1844, in 8° de 40 pp.

SIZAIRE père et fils. Histoire des constitutions épidémiques des fièvres typhoïdes, intermittentes-pernicieuses, qui ont régné dans plusieurs communes du midi de la France et surtout dans celles des arrondissements de Carcassonne et St-Pons, pendant les automnes 1843 et 1844. Carcassonne, (s. d.,) in 8° de 23 pp.

BOUDIN (J.-C.-M.). Études de géologie médicale sur la phthisie pulmonaire et la fièvre typhoïde dans leurs rapports avec les localités marécageuses ... (1845.)

Voyez Phthisie.

BORELLI (Giambattista). Monografia topografica della epidemia tifoidea della valle d'Aosta, e ragionamento critico-patologico intorno alla condizione morbosa essenziale del tifo ... Torino, 1846, in 8°.

ANCELON (E.-A.). Mémoire sur les fièvres typhoïdes périodiquement développées par les émanations de l'étang de Lindre-Basse... Nancy, 1847, in 8° de 73 pp.

CÉSAR (Achille). Mémoire sur l'épidémie de fièvre typhoïde qui a régné dans une partie du canton de Montigny-sur-Aube (Côte-d'Or), pendant l'année 1847... Châtillon-sur-Seine, 1848, in 4° de 36 pp.

La couverture imprimée sert de titre.

HUSS (Magnus). Statistique et traitement du typhus et de la fièvre typhoïde; observations recueillies à l'hôpital Séraphim de Stockholm... depuis et y compris 1840 jusques et y compris 1851 ... (1855.)

Voyez ci-après Typhus.

REMILLY (Émile). Épidémie typhoïde de 1853. Thèse... Paris, 1855, in 4⁰ de 74 pp.

CHEVREUSE (Charles-Auguste)... Histoire médicale de la fièvre typhoïde qui a régné épidémiquement à Savigny (Vosges), depuis le 23 octobre 1854 jusqu'au 18 mai suivant... Épinal, (1855,) in 8⁰ de 26 pp. (Annales de la Société d'émulation des Vosges.)

LARZILLIÈRE. Rapport sur une épidémie de fièvres typhoïdes qui a régné dans les communes de Han-sur-Meuse et de Loupmont, canton de St-Mihiel, arrondissement de Commercy... Saint-Mihiel, 1856, in 8⁰ de 24 pp.

RAGAINE. Académie... de médecine. Commission des épidémies. Médaille d'argent. 1857. Mémoire sur une épidémie de fièvres typhoïdes observées à Moulins-la-Marche pendant les années 1855 et 1856... Paris, 1858, in 8⁰.

CHENEVIER. Épidémie de fièvre typhoïde à Besançon (septembre 1856 à septembre 1857)... Besançon, 1858, in 8⁰ de 16 pp. (Bulletin de la Société de médecine de Besançon.)

La couverture imprimée sert de titre.

DRUHEN (J.). Histoire raisonnée des épidémies de fièvres typhoïdes observées dans le département du Doubs... Paris, 1858, in 8⁰.

DESMARTIS (T.-P.). Étude sur les épidémies de croup... de fièvre typhoïde... qui ont sévi dans le département de la Dordogne en 1859...

Voyez ci-dessus col. 971.

BERTIN (Émile). Étude historique sur la fièvre typhoïde; quelle place cette maladie doit-elle occuper en pyrétologie? Thèse de concours... Montpellier, 1860, in 4⁰.

Autre éd. même année, in 8⁰.

(BRUCHON.)... Épidémie de fièvre typhoïde à Besançon, octobre 1861 à mars 1862. Besançon, 1862, in 8⁰ de 36 pp. (Procès-verbaux de la Société de médecine de Besançon.)

Signé: Bruchon, rapporteur.

ANAYA (Manuel de). Relation d'une épidémie de fièvre typhoïde observée à Guanajuato (Mexique)... Paris, 1864, in 8⁰ de 59 pp.

MANDON (J.-A.). De la Fièvre typhoïde. Nouvelles considérations historiques, philosophiques et pratiques sur sa nature, ses causes et son traitement... Paris, 1864, in 8⁰.

LEGRAND (E.). Relation de l'épidémie de fièvre typhoïde qui a régné à Flanville de 1868 à 1869... Metz, 1870, in 8⁰ de 44 pp. Avec 2 tableaux. (Bulletin du Conseil central d'hygiène publique.)

ROŚCIAKIEWICZ (A.-V.). Notice sur l'épidémie de fièvres typhoïdes qui a sévi pendant l'automne de 1869 à Rive-de-Gier... Lyon, 1870, in 8⁰ de 38 pp.

TESSIER (J.-P.). Historique et causes de la fièvre typhoïde... Paris, 1872, in 8⁰ de 51 pp.

Fistule lacrymale.

Voyez Ophthalmiatrie.

Foie (Affections du).

MATHEWS (Stephen). Observations on hepatic diseases, incidental to Europeans in the East-Indies... London, 1783, in 8⁰.

MOUAT (J.). On the Climate of Bangalore and the prevalence of hepatitis at that station... (1833.)

Voyez ci-après Topographies médicales.

SEMON (Josephus). De hepatis vi et dignitate in morbis. Dissertatio inauguralis historico-medica... opponentibus E. Friedberg... W. Franz...

A. Bruck... Berolini, 1840, in 8⁰ de 28 pp.

Du Barry (Édouard). Essai sur l'hépatite observée dans les pays chauds. Thèse, n° 100... Montpellier, 1844, in 4⁰ de 38 pp.

Morel (E.-E.-H.). Quelques Considérations sur les phlegmasies et les abcès du foie en Algérie. Thèse... Paris, 1852, in 4⁰ de 50 pp.

Mouret (A.). De la Coïncidence de l'hépatite ou des abcès du foie avec la dysenterie dans les pays chauds. Thèse ... Paris, 1853, in 4⁰ de 28 pp.

Berg (A.). Étude sur l'étiologie de l'hépatite observée au Sénégal. Thèse ... Paris, 1860, in 4⁰ de 22 pp.

Rouis (J.-L.). Recherches sur les suppurations endémiques du foie, d'après des observations recueillies dans le nord de l'Afrique... Paris, 1860, in 8⁰.

Castro (S.-V. de). Des Abcès du foie dans les pays chauds et de leur traitement chirurgical... Paris, 1870, in 8⁰.

Folie.

Voyez Aliénation mentale.

Furie infernale.

Hagen (Chr.-Gdfr.). Programma sistens analecta ad historiam furiæ infernalis. Regiomonti, 1790, in 4⁰. (Ro.)

Gale.

Thorner (Marc). Dissertatio historico-critica de acaro scabiei. Berolini, 1840, in 8⁰ de 48 pp. Avec planche. (Ro.)

Gastralgie.

Trnka de Krzowitz (W.). Abhandlung über das Magenweh, worinnen alle bisher bekannt gemachte Beobachtungen enthalten sind. Leipzig, 1788, in 8⁰. (E.)

Gastrique (Fièvre).

Noguès (J.-P.). Des Fièvres intermittentes ou rémittentes gastriques observées au Sig (Afrique) de 1846 à 1848, et leur traitement. Thèse ... Montpellier, 1851, in 4⁰ de 48 pp. Avec plan.

Gastro-entérite.

Ségond (A.). De la Gastro-entérite chronique chez les nègres, vulgairement appelée mal d'estomac ou mal-cœur. (Transactions médicales, 1833, XIII, 156.)

Guilbert. Mémoire sur une épidémie de gastro-entérite typhoïde qui a régné à Bray et s'est développée au milieu de circonstances particulières ... Évreux, (1849,) in 8⁰ de 31 pp.

Gemursa Plinii.

Moegling (Johannes-Theophilus). Disputatio inauguralis medica de gemursa Pliniana clavi pedis maligniori specie, in E. N. C. cent. II. obs. 92. notata, et casu peculiari medico-chirurgico aliisque quadantenus parallelis illustrata, quam sub præsidio... Eliæ Camerarii... publico eruditorum examini submittit... Tubingæ, 1722, in 4⁰ de 16 pp.

Gibbosité.

Bräunert (Car.-Sam.). Historia machinarum ad gibbositatem sanandam, præside Jo.-Chr. Reil. Halæ, 1798, in 8⁰. (Ch.)

Kreuzeder (Anton). Historia machinarum ad gibbositatem sanandam. Landishuti Batavorum, 1823, in 8⁰ de 28 pp. Avec planche. (C.)

Glycosurie.

Trnka de Krzowitz (W.) ... De

diabete commentarius. Vindobonæ, 1778, in 8⁰.

GIRDLESTONE (Th.). A Case of diabetes with an historical sketch of that disease. London, 1809, in 8⁰. (Ro.)

KORSECK (C.). Historica de diabete. Dissertatio inauguralis historico-medica . . . opponentibus Guenth. de Buenau . . . A. Walther . . . W. Thur . . . Berolini, 1840, in 8⁰ de 32 pp.

CHARCOT (J.-M.). Quelques Documents concernant l'historique des gangrènes diabétiques. (Gazette hebdomadaire de médecine, 1861, VIII, 539.)

SALOMON (Max). Geschichte der Glycosurie, von Hippocrates bis zum Anfange des neunzehnten Jahrhunderts. Hamburg, 1871, in 8⁰. (Deutsches Archiv für klinische Medicin.)

Goître.

DARRÉ-LARBONNE (Pierre). Dissertation sur le goître considéré comme endémique dans la vallée de Bigorre, précédée d'un léger aperçu de la topographie médicale de cette contrée. Thèse, n° 133... Paris, 1830, in 4⁰ de 29 pp.

BRAMLEY (M.-J.). Some Account of the bronchocele of Nipaul and of the Cis- and Trans-Himalayan Regions... Calcutta, 1833, in 8⁰. (Transactions of the Calcutta medical College.) (B. R.)

Mc CLELLAND (John). Some Enquiries in the province of Kemaon, relative to geology, including an enquiry into the causes of goître... Calcutta, 1835, in 8⁰. (B. R.)

ANCELON (E.-A.). Mémoire sur les causes du goître et du crétinisme endémiques à Rosières-aux-Salines, lu en séance publique du Congrès scientifique, session de 1850... Nancy, 1850, in 8⁰ de 24 pp.

MOREL. Considérations sur les causes du goître et du crétinisme endémiques à Rosières-aux-Salines... Nancy, 1851, in 8⁰ de 32 pp. Avec 1 planche.

NIEPCE (B.). Statistique des goîtreux et des crétins dans le bassin de l'Isère, en Savoie, dans le département de l'Isère, des Hautes-Alpes et des Basses-Alpes... (à la fin du t. 2 de Traité du goître et du crétinisme . . . Paris, 1851-52.)

CARRIÈRE (Ed.). Résumé des travaux faits sur le goître et le crétinisme et en particulier du mémoire de M. Ferrus sur la question. (Annales médico-psychologiques, 1852, IV, 199.)

VINGTRINIER. Du Goître endémique dans le département de la Seine-Inférieure et de l'étiologie de cette maladie ... Mémoire dont la publication a été ordonnée par M. le préfet et par le Conseil central d'hygiène de la Seine-Inférieure. Rouen, 1854, in 8⁰ de 84 pp. Avec planches.

TOURDES (G.). Du Goître à Strasbourg et dans le département du Bas-Rhin . . . Strasbourg, 1854, in 8⁰ de 72 pp.

FLEURY. Mémoire sur une épidémie de goître qui a régné à Clermont, pendant l'été de 1860 sur les soldats de la garnison... Paris, (s. d.,) in 8⁰ de 10 pp. (Gazette médicale de Paris.)

DOURIF (G.-H.). Note sur quelques cas de goître aigu ou estival épidémique observés à l'Hôtel-Dieu de Clermont-Fd, aux mois d'août et de septembre 1860 ... Clermont-Ferrand, 1862, in 8⁰ de 13 pp. (Mémoires de l'Académie de Clermont-Ferrand.)

VINGTRINIER. Association normande. Communication sur le goître endémique des rives de la Seine . . . Caen, 1862, in 8⁰ de 9 pp. Avec carte. (Annuaire normand.)

ARTANCE. L'Engorgement éphémère de la glande thyréoïde (goître épidémique de certains médecins modernes) était-il inconnu aux anciens ? . . . Clermont, 1862, in 8⁰ de 16 pp.

MITCHELL (Arthur). On the Nithsdale neck or goître in Scotland . . . (British and foreign medico-chirurgical Review, 1862, XXIX, 502.)

GUY et DAGAND. Du Goître et du crétinisme dans le département de la Haute-Savoie, et des moyens pratiques les plus propres à combattre cette affection. Rapport . . . Annecy, 1863, in 8⁰ de 31 pp.

BERGERET, d'Arbois. Le Goître dans le Jura . . . Lons-le-Saunier, 1864, in 8⁰ de 24 pp. Avec carte.

WEISSE (J.-F.). Ueber den endemischen Kropf im Gouvernement Olonetz. (Petersb. med. Ztschr., 1864, VII, 389.) (S. J.)

FUSTER. Du Goître dans le département de la Haute-Savoie. Rapport de la commission médicale instituée par arrêté préfectoral . . . Annecy, 1866, in 8⁰ de 18 pp.

BERGER (C.-J.). Du Crétinisme et du goître endémiques, notamment dans le département de l'Ain . . . (1868.)

Voyez ci-dessus col. 969.

DARNIS. Étude sur le goître et le crétinisme dans le Tarn-et-Garonne . . . Montauban, 1869, in 8⁰ de 45 pp. (Recueil de la Société des sciences, etc. de Tarn-et-Garonne.)

WIMPFFEN. Rapport sur les endémies de goître et de crétinisme dans l'arrondissement de Colmar . . . Colmar, 1870, in 16 de 53 pp. (Recueil des travaux des Conseils d'hygiène publique du Haut-Rhin.)

Goutte.

RHYNE (Guil.-Ten). Beschreibung wie die Chinesen vermittelst des Moxabrennens und Nadelstechens das Podagra curiren. Leipzig, 1690, in 8⁰. (Ch.)

FELTMANNUS (Gerh.) . . . De Dea podagra. Liber singularis. Bremæ, H. Brauerus, 1693, in 8⁰.

BONUCCI (Ant.-Maria). Istoria del martirio di S. Giuliano, Alessandrino, avvocato de' podagrosi. Roma, 1711, in 8⁰. (O.)

THOMPSON (Thomas). An historical, critical and practical Treatise of the gout . . . With a dedicatory discourse concerning the present state of physick in Europe . . . London, 1740, in 4⁰.

SCHÖPF. Ueber Entstehung und Geschichte der Dyskrasien, nebst einer historischen Skizze der Gicht.

Voyez ci-dessus col. 977.

CHARCOT (Jean-Martin). Études pour servir à l'histoire de l'affection décrite sous les noms de goutte asthénique primitive, nodosités des jointures, rhumatisme articulaire chronique (forme primitive), etc. . . . Thèse, n⁰ 44 . . . Paris, 1853, in 4⁰ de 58 pp. Avec 2 planches.

CORRADI (A.). Della odierna Diminuzione della podagra e delle sue cause, saggio di patologia storica. Bologna, 1860, in 4⁰ de 54 pp.

Granulations palpébrales.

Voyez Ophthalmiatrie.

Grippe.

VITI (Lodov.). Dialoghi d'un Romano, e d'un Bolognese professori celebri di medicina sopra la cura de vajuoli e d'altre malattie . . . s'aggiunge in fine un breve discorso dell' influenza catarrale occorsa in Perugia l'anno 1713 . . . Venezia, 1745, in 8⁰.

SAILLANT. Tableau historique et raisonné des épidémies catarrhales, vulgairement dites la grippe, depuis 1510 jusques et y compris celle de 1780; avec l'indication des traitements curatifs ... Paris, 1780, in 12.

Autre éd. 1803.

STRACK (Carolus)... Dissertatio de catarrho epidemico anni 1782. Moguntiæ, 1784, in 8º de 32 pp.

GALLOT (J.-G.). Mémoire historique sur la fièvre catarrhale, bilieuse, etc., qui a régné épidémiquement à la Forêt-sur-Saivre et les environs en mars, avril et mai 1784... Poitiers, 1784, in 4º de 11 pp.

MOJON (Benedetto). Memoria sopra l'epidemia catarrale che ha regnato in Parigi nell' inverno dell' anno XI ... Genova, 1803, in 8º de 22 pp.

BILLEREY (François). Série de propositions sur l'épidémie catarrhale qui a régné à Paris pendant l'hiver de l'an onze. Thèse, nº 384... Paris, an XII, in 8º.

BRUNET. Tableau historique et raisonné de l'épidémie catarrhale de l'an XI, suivi de différentes propositions. Thèse, nº 77... Paris, an XII, in 4º.

CHIAPPA (Giuseppe-Antonio del). Saggio d'istoria sul catarro epidemico, etc., ou Essai historique sur le catarrhe épidémique observé aux bains de Lucques en 1806. Lucca, 1806, in 8º. (C.)

LARUE (J.). Remarques sur l'épidémie catarrhale qui a régné pendant l'hiver de 1806. Thèse, nº 124... Paris, 1806, in 4º.

RICKETSON (Shadrach). A brief History of the influenza which prevailed in 1807. (New-York medical Repository, 1809, VI, 12.) (C.)

MOST (Georg-Friedr.). Influenza Europæa, oder die grösseste Krankheits-Epidemie in der neuern Zeit... Hamburg, 1820, in 8º.

CAMPAIGNAC (J.-A.-J.). Considérations sur la maladie épidémique qui a régné à Paris pendant le mois de juin 1831... Paris, 1831, in 8º de 56 pp.

HEIDENREICH. Die Influenza in den Monaten Juni und Juli 1831 ... Ansbach, 1831, in 8º.

RICHTER (Ad.). Der Catarrh, nebst einer historischen Skizze der Influenza. Wien, 1831, in 8º de 54 pp. (Ro.)

WARD (T.-M.). An Account of the epidemic catarrh which prevailed at Penang, in July and August 1831... Presented 3rd December, 1831. (Transactions of the medical and physical Society of Calcutta, 1833, VI, 124.)

RADIUS (Justus). De influentia morbo anni CIƆIƆCCCXXXIII ... Lipsiæ, 1833, in 4º de 24 pp.

BRIERRE DE BOISMONT (A.). Considérations pratiques sur la grippe, son histoire, sa nature et son traitement... Paris, 1833, in 8º de 16 pp.

ZLATAROVICH (Jos. von). Geschichte des epidemischen Katarrh's (Influenza, Grippe), welcher im Frühjahr 1833 in Wien grassirte und über sein Verhältniss zum stationären Genius der Krankheiten... Wien, 1834, in 8º de 80 pp.

MARTINY (Ed.). Die Influenza oder Grippe, eine contagiös-epidemische Krankheit, in Hinsicht ihrer Geschichte, Entstehung und Verbreitung ... Weimar, 1835, in 8º. (E.)

2te Ausgabe, 1843.

SCHWEICH (Heinrich). Die Influenza. Ein historischer und ätiologischer Versuch... mit einer Vorrede von Dr J.-F.-C. Hecker... Berlin, 1836, in 8º.

HUBATKA (Ge.). Dissertatio sistens brevem catarrhi epidemici conspectum historicum. Viennæ, 1836, in 8º. (Ro.)

Coissard (J.-F.-P.). Histoire de la grippe et de son traitement... Castelnaudary, 1837, in 8⁰ de 32 pp.

Landouzy (H.). Mémoire sur la grippe observée à l'Hôtel-Dieu de Paris, pendant les mois de janvier et février 1837... Paris, 1837, in 8⁰ de 9 pp. (Journal des connaissances médico-chirurgicales.)

La couverture imprimée sert de titre.

Lombard. Note sur l'épidémie de grippe qui a régné à Genève en février 1837... Paris, (s. d.,) in 8⁰ de 13 pp. (Gazette médicale de Paris.)

Gubian (L.). Dispensaire de Lyon. Histoire de la grippe à Lyon en 1837. Rapport demandé par la mairie de Lyon ... Lyon, (s. d.,) in 8⁰. (Gazette médicale de Paris.)

Nonat (Aug.). Recherches sur la grippe et sur les pneumonies observées pendant le mois de février... (Paris, 1837,) 3 parties in 8⁰ de 84 pp. (Archives générales de médecine.)

Pétrequin (J.-É.). Recherches pour servir à l'histoire générale de la grippe de 1837 en France et en Italie, présentées à l'Académie ... de médecine, le 19 décembre 1837... Paris, (s. d.,) in 8⁰ de 32 pp.

Mauricheau-Beaupré. Histoire de l'épidémie de grippe qui a régné à Calais en 1837... Calais, 1837, in 8⁰ de 35 pp.

Leitao (Lima). Notice of the influenza which prevailed in Lisbon during the month of february 1837 ... (British and foreign medico-chirurgical Review, 1838, V, 557.)

Traduction d'un article de „Jornal da Sociedade das sciencias med. de Lisboa", jan. 1837.

Van Der Werk (G.-C.). Dissertatio sistens influenzæ in Belgio septentrionali historiam. Trajecti ad Rhenum, 1837, in 8⁰. (Ch.)

Gluge (Gottlieb). Die Influenza oder Grippe, nach den Quellen historisch-pathologisch dargestellt ... Minden, 1837, in 8⁰.

Lereboullet (A.). Rapport sur l'épidémie de grippe, qui a régné à Strasbourg pendant les mois de janvier, février et mars 1837... Paris, 1838, in 8⁰ de 50 pp.

Pujade (J.). Histoire rapide de la grippe de 1837, dans la vallée du Tech, et description d'une affection fébrile, réputée épidémique, qui a régné à Fort-les-Bains, de 1822 jusqu'en 1836... Perpignan, 1838, in 8⁰ de 66 pp.

Streeten (Robert-J.-N.). Report upon the influenza or epidemic catarrh of the winter of 1836-37... with observations upon the meteorological phenomena by Wm. Addison... (The Transactions of the Provincial medical and surgical Association, 1838, VI, 501.)

Kościakiewicz (A.-W.). Mémoire sur l'épidémie de grippe qui régna en 1837 dans la commune de St-Cyr (Var) ... Lyon, 1840, in 8⁰ de 56 pp.

Van Rossem (Cornel.). Dissertatio historico-medica inauguralis de catarrho epidemico ... Lugduni Batavorum, 1840, in 8⁰.

Caizergues (F.-C.). Rapport présenté à M. le ministre des travaux publics... sur l'épidémie vulgairement connue sous le nom de grippe, qui a régné à Montpellier en 1837... Montpellier, 1841, in 8⁰ de 96 pp.

Peacock (Thomas-A.). On the Influenza or epidemic catarrhal fever of 1847-1848 ... London, 1848, in 8⁰. (B. R.)

(Historical Sketch on influenza.) (British and foreign medico-chirurgical Review, 1849, IV, 90.)

Au sujet de l'ouvrage précédent.

Thompson (Th.). Annals of influenza or epidemic catarrhal fever in Great Britain from 1510 to 1837... London, 1852, in 8°.

Publié par la Société de Sydenham.

Knappich (Franz). Historische Skizze über die Influenza. München, 1854, gr. in 8° de 16 pp. (C. J.)

Laval. Épidémie de grippe en Albanie. (Gazette médicale d'Orient, II, 4.) (S. J., 1859.)

Corradi (Alf.). L'Influenza ovvero febbre catarrale epidemica dell' anno 1580 in Italia, con nuovi documenti illustrata... Milano, 1866, in 8°.

Gwoździec.

Voyez Plique.

Gynécologie.

Voyez ci-après Accouchement et gynécologie.

Hagymaz (morbus Hungaricus).

Voyez ci-après Endémies.

Hallucinations.

Voyez Aliénation mentale.

Hémitritée.

Voyez Fièvre intermittente.

Hémophilie.

Virchow (R.). Eine ältere, bisher unbekannte Beobachtung von Hämophilie. (Virchow's Archiv, XXVIII, 426.)

Hémorrhagies.

Slevogt (J.-A.). Dissertatio. Ligaturas artuum antiquum, necessarium, mite atque tutum hæmorrhagiarum remedium. Jenæ, 1697, in 4°. (H.)

Beaugrand (É.). Remarques historiques sur la théorie des hémorrhagies spontanées, à l'occasion d'un article sur ce sujet publié par M. Arnaud... Paris, 1841, in 8° de 8 pp. (L'Expérience.)

Hémorrhoïdes.

Beyer (Car.-Aug.). De hæmorrhoidibus ex lege Mosaica impuris ad Levit. XV. commentatio... Lipsiæ, 1792, in 4° de 12 pp.

Trnka de Krzowitz (W.)... Historia hæmorrhoidum, omnis ævi observata medica continens. Operis posthumi editionem procuravit Franciscus Schraud... Vindobonæ, 1794-1795, 3 vol. in 8°.

— Abhandlung über die Hämorrhoidalkrankheiten. Aus dem Latein. übersetzt von J.-G. Knebel. Breslau, 1798-1799, 2 vol. in 8°. (E.)

Herrgott (F.-J.). Hippocrate est-il l'auteur des opuscules des hémorrhoïdes et des fistules? Rapport sur les études historiques et critiques sur l'opuscule des hémorrhoïdes et celui des fistules, par M. Pétrequin,... lu à la Société de médecine de Strasbourg... (Gazette médicale de Strasbourg, 1862, XXII, 57.)

Hépatiques (Affections).

Voyez Foie (Affections du).

Hernies.

Arnaud (George). A Dissertation on hernias or ruptures... To which a preface concerning the improvements made by modern surgery in the cure of hernias is prefixed, and a dictionary of terms of art used in the dissertation is subjoined... Translated from the original manuscript, under the inspection of the author. London, 1748, in 8°.

— Traité des hernies ou descentes, divisé en deux parties... Précédé d'une préface où l'on voit l'histoire de ces maladies et les progrès de la chirurgie moderne en ce genre... Paris, 1749, 2 vol. in 12.

Beaugrand (É.). Essai historique sur la cure radicale des hernies de l'aine... Paris, 1837, gr. in 8º de 16 pp.

Raige-Delorme (J.). Les Hernies, notice historique et bibliographique... Paris, 1837, in 8º de 28 pp. (Dictionnaire de médecine en 25 volumes.)

Malgaigne (J.-F.). Examen des doctrines reçues jusqu'à ce jour sur l'étranglement des hernies. Lu à l'Académie... de médecine, le 13 juillet 1840... Paris, (s. d.,) in 8º de 46 pp. (Gazette médicale de Paris.)

Deville (A.). Coup d'œil sur la chirurgie anglaise. Des hernies crurales... Paris, 1855, in 8º. (Gazette des hôpitaux.)

Humérus (Luxations de l').

Jeltes (Pet.-Abr.). Responsio ad quæstionem : Instrumenta varia variis temporibus inventa sunt, quibus humeri luxati in locum reponentur, sed experientia multis in rebus docuit facilem manus ipsius usum fuisse meliorem, quam instrumentorum. Data itaque definitione luxationis ossis humeri eiusque diversarum specierum, breviter exponant, qui velint, diversi situs, diversæque directionis rationem ipsius ossis humeri ad centrum cavitatis scapulæ, nec non musculorum hanc articulationem moventium, in singulis luxationis speciebus et brevem omnis auxilii et instrumentalis historiam literariam omnis ævi in restitutionem humeri luxati, cum eiusdem brevi epicrisi. (Annales Academiæ Lugd. Batav., 1824-1825.) (Ro.)

Hydatiques (Affections).

Guérault (J.-H.). Note sur la maladie hydatique des Islandais. (2e partie de Observations médicales recueillies pendant le voyage scientifique de S. A. I. le prince Napoléon dans les mers du Nord... Paris, 1857.)

Hydrocéphale.

Hecker (Just.-Frid.-Car.). Antiquitates hydrocephali ; addita hydrocephali interni chronici feliciter sanati historia. Berolini, 1817, in 8º. (Ch.)

Hydrophobie.

Voyez Rage.

Hydropisie.

Wilkes (Richard). An historical Essay on the dropsy... to which is added an appendix by N.-D. Falck . . . London, 1777, in 8º.

Traité des hydropisies ascite et leucophlegmatie qui règnent dans les marais du département de la Vendée; suivi de quelques observations particulières sur ces maladies, faites dans les pays circonvoisins. Paris, 1804, in 8º.

Hypochondrie.

Voyez Aliénation mentale.

Hystérie.

Dubois, d'Amiens. Histoire philosophique de l'hypochondrie et de l'hystérie... (1833.)

Voyez ci-dessus col. 928.

Ictère.

Bruning (Georgius-Flor.-Henr.)... Tractatus de ictero spasmodico infantum Essendiæ anno 1772 epidemico. Accessit historia icteri periodici lethalis. Vesaliæ et Lipsiæ, 1773, in 8º.

Fickius (Jo.-Jac.). Programma de ictero Hippocratis. Jenæ, 1796, in 4º. (Ro.)

RAVEL (Charles). Le Phosphore à dose infinitésimale ne serait-il point quelquefois indiqué dans la forme grave de l'ictère essentiel? Recherches historiques et cliniques. Examen de la part que les médecins français ont prise à l'établissement de cette maladie . . . Paris, 1861, in 8° de 64 pp.

POUZOL (Th.). Résumé historique. (p. 8 de Essai sur l'ictère... Thèse... Paris, 1872.)

Iléus.

FORCKE (Fr.-Aug.). Historische Untersuchungen und praktische Betrachtungen über den Ileus, die Invagination und die croupartige Entzündung der Gedärme. Leipzig, 1843, in 8°. (Ro.)

Infarctus viscéraux.

LEFEUVRE (Charles). Historique. (p. 3 de Études physiologiques et pathologiques sur les infarctus viscéraux. Paris, 1867.)

Influenza.

Voyez Grippe.

Inoculation.

Voyez Vaccine.

Intestins (Perforations des).

FAVRE (Henri). Histoire des perforations spontanées de l'appendice iléo-cæcal... Thèse, n° 116... Paris, 1851, in 4° de 64 pp.

Koltun.

Voyez Plique.

Laryngite.

POJOLAT (Lucien). Historique des laryngites. (p. 5 de Modifications imprimées aux laryngites par les diathèses et quelques maladies générales. Thèse, n° 3... Paris, 1870.)

TESSEL (A.). Historique. (p. 6 de De la Laryngite striduleuse. Thèse, n° 5... Paris, 1870.)

Laryngoscope.

Notice sur l'invention du laryngoscope ou miroir du larynx (Garcia's Kehlkopfspiegel du Dr Czermak), par Paulin Richard, servant d'introduction à la seconde édition des „Observations physiologiques sur la voix humaine, par Manuel Garcia“. Traduction française d'un mémoire publié dans les „Proceedings of the Royal Society“, London, vol. VII, n° 13, 1855. Paris, 1861, in 8°.

VERNEUIL. Documents historiques sur l'invention du laryngoscope. (Gazette hebdomadaire de médecine, 1863, X, 201.)

MOURA BOUROUILLOU et VERNEUIL. Correspondance sur l'historique du laryngoscope. (Gazette hebdomadaire de médecine, 1863, X, 306.)

WINDSOR (Thomas). On the Discovery of the laryngoscope... (British and foreign medico-chirurgical Review, 1863, XXXI, 209.)

FOX (Cornelius-B.). On the Laryngoscope and some of its physiological revelations . . . (Quarterly Journal of science, 1866, III, 217.)

Contenant l'histoire du laryngoscope.

Lèpre et Léproseries.

STOLLIUS (Jo.). De elephantiasi Græcorum. Basileæ, 1618, in 4°. (Ro.)

HELVETIUS (Jo.-Balth.). De Græcorum lepra. Lugduni Batavorum, 1678, in 4°. (Ro.)

THOMASIUS (Jenkinus). Dissertatio academica de lepra Græcorum et Judæorum, quam... exponit... respondentis munere functuro Joh.-Rodolpho Zwingero... Basileæ, 1708, in 4° de 8 ffts non chiffrés.

Ouseel (Phil.). De lepra cutis Hebræorum. Francofurti, 1709, in 4°. (Ch.)

Wedel (Geo.-Wolfg.). De lepra in sacris. Jenæ, 1715, in 4°. (Ch.)

Rusmeyer (Mich.-Chr.). De lepra Mosaica seu legali. Gryphiswaldæ, 1723, in 4°. (Ch.)

Immermann (J.-G.)... Dissertatio de lepra, morbo symbolico, actui oratorio ad diem ix maii MDCCXLIII habendo præmissa. Magdeburgi, (s. d.,) in 4° de 36 pp.

Withof (Jo.-Phil.-Laur.). Programma de leprosis veterum Hebræorum. Duisburgi, 1750, in 4°. (Ch.)

Rougnon (Nic.-Fr.). Dissertatio historico-medica de lepra Græcorum et nostratum. Vesuntii, 1764, in 4°. (Ro.)

Eschenbach (Chr.-Ehrenfr.). Programma de lepra Judæorum. Rostochii, 1774, in 4°. (Ch.)

Hensler (Phil.-Gabr.)... Vom abendländischen Aussatze im Mittelalter, nebst einem Beitrage zur Kenntniss und Geschichte des Aussatzes. Hamburg, 1790, in 8°.

Norberg (M.). Dissertatio de medicina Arabum et de lepra Arabum... (1791.)

Voyez ci-dessus col. 496.

Frizzi (Benedetto). Dissertazione sulla lebbra degli Ebrei... Trieste, 1795, in 8° de 66 pp.

Bonorden (Phil.-Henr.). Lepra squamosa. Tentamen antiquario-medicum... speciminis loco inauguralis... Halæ, 1795, in 8° de 52 pp.

Alefeld (Jo.-Aug.-Th.-Chr.). Dissertatio inauguralis medica lepræ historiam succinctam et binas leprosorum nuper observatorum complexa... Giessæ, 1800, in 4° de 32 pp.

Ottner (Leop.). Observata quædam in historiam lepræ, adjecto casu recenti lepræ Græcorum. Tubingæ, 1805, in 8°. (Ro.)

Martius (Heinr. von). Dissertatio inauguralis de lepra Taurica. Lipsiæ, 1816, in 8°. (E.)

— Abhandlung über die Krimm'sche Krankheit und deren ärztliche Behandlung. Freiberg, 1819, in 8°. (E.)

Meyer (Gust.-Eduardus). Quædam de morbo leproso inter rusticos Esthonos endemico. Dissertatio inauguralis medica... Revaliæ Esthonorum, 1824, in 8° de 74 pp.

Wilson (H.-H.). Kushta, or Leprosy as known to the Hindus... presented may 3, 1823. (Transactions of the Medical and physical Society of Calcutta, 1825, I, 1.)

Fuchs (Conr.-Henr.). Dissertatio academica de lepra Arabum in maris Mediterranei littore septentrionali observata. Wirceburgi, 1831, in 8° de 80 pp. Avec 1 carte.

Shapter (Thom.). A few Observations on the leprosy of the middle ages. Exeter, 1837, in 8°. (C.)

Blosfeld. On the Forms of lepra observed in the Russian provinces bordering on the Baltic. (British and foreign medico-chirurgical Review, 1837, IV, 227.)

Traduction d'un article de „Zeitschrift für die gesammte Medicin", 1836, Bd. III, Hft. 4.

Chaponnière (J.-J.). Des Léproseries de Genève au XVe siècle... (Genève, 1841,) in 8° de 36 pp.

Simpson (James-Y.). Antiquarian Notices of leprosy and leper hospitals in

Scotland and England... Edinburgh, 1842, in 8° de 36 pp. Avec 1 pl. (Edinburgh medical Journal.)

Réimprimé t. II, p. 1 de Archæological Essays ... Edinburgh, 1872; avec notes de Joseph Robertson.

FRIEDREICH (J.-B.). Historisches über... Aussatz nach biblischen Stellen. (2e partie de Analekten zur Natur- und Heilkunde... Ansbach, 1846.)

Voyez ci-dessus col. 844.

(HARMANT.) Notice historique sur la léproserie de la ville de Troyes, suivie de la liste des dons faits à cette maison ... avec les noms des bienfaiteurs, et accompagnée de toutes les pièces justificatives... Troyes, 1849, in 8°.

HEFFNER (Ludwig). Beitrag zur Geschichte der abendländischen Lepra in Ostfranken... Würzburg, 1852, in 8° de 32 pp.

GARNIER (Joseph). Notice historique sur la maladière de Dijon... Dijon, 1853, in 8° de 46 pp. Avec 2 pl. (Mémoires de l'Académie de Dijon.)

(ROUIT.)... Maladrerie de la Neuville, abbaye de Montreuil-sous-Laon, Sainte-Face. Laon, (1853,) in 8° de 43 pp. (Bulletin de la Société académique de Laon.)

VIRCHOW (Rud.). Einzelne neue Documente zur Geschichte des Aussatzes. (Virchow's Archiv, 1853, V, 38.)

LABOURT (L.-A.). Recherches sur l'origine des ladreries, maladreries et léproseries... Paris, 1854, in 8°.

BILLAUDEAU. Des Léproseries... Laon, 1854, in 8° de 27 pp.

ISRAËLS (A.-H.). Programma der Commissie voor de geschiedenis der geneeskunde in Nederland. — Rapport der Commissie voor geschiedenis, gelezen op de algemeene vergadering der Maatschappij in 1856. Bijdragen tot de geschiedenis der Lepra in de Noordelijke Nederlanden... (S. l. n. d.,) in 8° de 50 pp.

ROUX (de Brignoles) fils. Des Affections lépreuses dans les régions intertropicales... (Lu à la Société ... de médecine de Marseille.) Marseille, 1858, in 8° de 16 pp.

VIRCHOW (Rud.). Zur Geschichte des Aussatzes und der Spitäler, besonders in Deutschland. (Virchow's Archiv, XVIII, 138 et 273; XIX, 43; XX, 166 et 459.)

HOBSON (Benj.). On the Leprosy of the Chinese. (Medical Times and Gazette, 1860, I, 558.)

BROECKX (C.). Miscellanées pour servir à l'histoire de la lèpre à Anvers ... Anvers, 1860, in 8° de 34 pp. (Annales de l'Académie d'archéologie de Belgique.)

— Note sur la visite des lépreux à Anvers depuis le 11 mai 1517 jusqu'au 14 mars 1524... Anvers, 1860, in 8° de 22 pp. (Annales de l'Académie d'archéologie de Belgique.)

ARGILAGOS (Raphael). Réflexions cliniques sur trois observations de lèpre grecque ou Tsarath (de Moïse). Thèse, n° 222... Paris, 1860, in 4° de 88 pp.

MENDEZ-ALVARO (Fr.). La Lepra en España á mediados del siglo XIX. Sa etiologia y sa profilaxia... Madrid, 1860, in 8°.

VOLZ. Der Aussatz und die Leprosenhäuser. Eine kulturgeschichtliche Skizze. (Vortrag auf der Versammlung der Naturforscher und Aerzte zu Speier, 24. Sept. 1861. — Abdruck im Tageblatt dieser Versammlung, S. 78-83.) (C. J.)

ORNSTEIN (Bernard). Le Spyrocolon, éléphantiasis moderne des Grecs, lèpre des Hébreux. (Revue de thérapeutique médico-chirurgicale, 1861, IX, 34; et 1866, XIV, 367.)

VASSEUR (Charles). Recherches sur la léproserie de Saint-Clair et Saint-Blaise de Lisieux... Caen, 1862, in 8° de 46 pp. Avec 1 planche. (Bulletin monumental.)

ARNOULD (Jules). Dermatologie africaine. La lèpre Kabyle, la teigne. Considérations générales . . . Paris, 1862, in 8° de 76 pp.

LA PARRA (Ricardo-de). Ensayo sobre el zaarah de Moises, ó Espécimen de una obra séria sobre la elefantiasis de los Griegos, que tiene por objeto resolver el problema relativo a la determinacion exacta i precisa de la verdadera causa, et asiento positivo i la verdadera naturaleza de esta espantosa enfermedad... Paris, 1864, in 8°.

CIGALLA (Giuseppe C. de). Dell' Elefantiasi o lebbra greca. Dissertazione... Tradotto per la prima volta dall' originale ellenico. Milano, 1865, in 8° de 94 pp. (Annali universi di medicina.)

ROCHER (l'abbé). Notice historique sur la maladrerie des Châteliers de Saint-Hilaire-Saint-Mesmin. Orléans, 1866, in 8° de 27 pp.

GARNIER (J.). Notice historique sur la maladière de Dijon. Dijon, (s. d.,) in 8°. (Bulletin monumental, 1866, XXII.)

FOX (Tilbury). Leprosy, ancient and modern; with notes taken during recent travel in the East... Edinburgh, 1866, in 8° de 12 pp. (Edinburgh medical Journal.)

MENDL (Ludw.). Ueber die Lepra auf Madeira und den Kanarischen Inseln. (Wien. med. Wchnschr., XVI, 35.) (S. J., 1866.)

TSCHUDI (von). Ueber die Lepra in Brasilien. (Wien. med. Wchnschr., XVI, 40.) (S. J., 1866.)

BRASSAC (P.-J.-M.). Essai sur l'éléphantiasis des Grecs, lèpre phymatode et aphymatode... Paris, 1868, in 8°. (Archives de médecine navale.)

FACEN (Jac.). (De la Lèpre des anciens.) (Annali universali di medicina, 1868, CLXXIV, 281.)

BELCHER (T.-W.). Ueber die Lepra-Hospitäler in Irland im Mittelalter. (Dublin Journal, XLVI, p. 36, aug.) (S. J., 1868.)

STIRLING (D.-H.). Leprosy in Norway. (Med. Times and Gazette, octobr. 30, 514.) (C. J., 1869.)

GORDON (J.-F.-S.). Leprosy in olden times in Glasgow. (Journal of cutaneous medicine, dec., 207.) (C. J., 1870.)

CHEVALIER (J.-A.-Ulysse). Notice historique sur la maladrerie de Voley, près Romans, précédée de recherches sur la lèpre, les lépreux et les léproseries, et suivie de 72 pièces justificatives inédites... Romans, 1870, in 8°. Avec plan.

ADVIELLE (Victor). La Maladrerie de Saint-Antoine de Condé-sur-Risle (Eure). (t. I. p. 9 de Mélanges sur la Normandie. Paris, 1872.)

Leucémie.

KOTTMANN (Aug.). Die Symptome der Leukämie. Eine historische Studie ... Bern, 1871, in 8°.

Leucorrhée.

Voyez ci-après Accouchement et gynécologie.

Lichen.

GAERTNER (Herm.). De lichene et carbunculo Plinii. Dissertatio inauguralis medico-historica... opponentibus

J. Knorr . . . P. Fels . . . Vratislaviæ, 1839, in 8° de 40 pp.

Lithiase.

Voyez Pierre.

Lithotomie et Lithotritie.

Voyez Pierre.

Lupus.

VIRCHOW (R.). Historische Notizen über Lupus. (Archiv, 1866, XXXVII, 143.) (C. J.)

Lycanthropie.

Voyez Aliénation mentale.

Mâchoires (Ankylose des).

VERNEUIL. M. Oscar Heyfelder et l'historique de l'ankylose cicatricielle des mâchoires. (Gazette hebdomadaire de médecine, 1863, X', 729, 747 et 753.)

Mal de Bright.

Voyez Albuminurie.

Mal des montagnes.

GUILBERT (C.-A.). Du Soroche ou mal des montagnes. (p. 23 de De la Phthisie pulmonaire dans ses rapports avec l'altitude... Thèse... 1862.)

Voyez Phthisie.

Mal rouge de Cayenne.

Voyez Éléphantiasis.

Maladie bronzée.

GOËAU-BRISSONNIÈRE (Armand-Léopold). De l'État actuel de nos connaissances sur la maladie d'Addison. Thèse, n° 13... Paris, 1860, in 4° de 38 pp.

CHAVANNE (Al.). Observations et notes pour servir à l'histoire de la peau bronzée... Lyon, 1860, in 8° de 20 pp.

Maladies mentales.

Voyez Aliénation mentale.

Malaria.

Voyez Fièvre intermittente.

Manie.

Voyez Aliénation mentale.

Marais (Fièvre des).

Voyez Fièvre intermittente.

Maxillaire (Luxations du).

LACOUR (Pierre-Jean). Étude sur l'historique et le mécanisme des luxations du maxillaire inférieur. Thèse, n° 242... Paris, 1866, in 4° de 30 pp.

Melæna.

Voyez Morbus niger.

Meliceria Celsi.

WAGNER (Reinhold). De meliceria Celsi, præside C. Bartholino. Hafniæ, 1695, in 4°. (Ch.)

Méningite.

TOURDES (Gabriel). Histoire de l'épidémie de méningite cérébro-spinale observée à Strasbourg en 1840 et 1841 ... Strasbourg, 1842, in 8°. (Gazette médicale de Strasbourg.)

FORGET (C.). Relation de l'épidémie de méningite encéphalo-rachidienne observée à la clinique médicale de la Faculté de Strasbourg, en 1841 ... Paris, (s. d.,) in 8° de 93 pp. (Gazette médicale de Paris.)

BARNOUIN (Henri-Honorine). Mémoire sur la méningite cérébro-spinale épidémique qui a régné à Avignon (Vaucluse), depuis le mois de janvier 1840 jusqu'au mois de mai 1841, et sur son traitement par l'opium à haute dose... 15 juillet 1841. Avignon, 1842, in 8⁰ de 42 pp.

SCHILIZZI. Relation historique de la méningite cérébro-spinale qui a régné épidémiquement à Aigues-Mortes, du 29 décembre 1841 au 4 mars 1842... Montpellier, 1842, in 8⁰ de 80 pp. Avec 1 carte.

BROUSSAIS (Casimir). Histoire des méningites cérébro-spinales qui ont régné épidémiquement dans différentes garnisons en France, depuis 1837 jusqu'en 1842, d'après les documents recueillis par le Conseil de santé des armées... Paris, 1843, in 8⁰. (Recueil de mémoires de médecine militaire.)

MAHOT. Épidémie de méningite cérébro-spinale observée à Nantes, en 1842... Nantes, 1843, in 8⁰ de 32 pp.

FAURE-VILLAR. Histoire de l'épidémie de méningite cérébro-spinale, observée à l'hôpital militaire de Versailles en 1839... Lons-le-Saunier, 1844, in 8⁰.

LAVERAN. Relation de l'épidémie de méningite cérébro-spinale observée à Metz de 1847 à 1849... Metz, 1849, in 8⁰ de 69 pp. (Travaux de la Société des sciences médicales.)

LÉVY (Michel). Histoire de la méningite cérébro-spinale observée au Val-de-Grâce en 1848 et 1849... Paris, 1849, in 8⁰ de 72 pp. (Gazette médicale de Paris.)

CHAYRON (Émile). Relation d'une épidémie de méningite cérébro-spinale observée en Afrique. Thèse, nº 1... Montpellier, 1850, in 4⁰ de 40 pp.

BÉCHET (J.-J.). De la Méningite purulente épidémique. Mémoire sur cette affection, qui a régné à Avignon dans l'hiver 1846-47... Paris, 1852, in 8⁰.

BOUDIN (J.-Ch.-M.). Histoire du typhus cérébro-spinal ou de la maladie improprement appelée méningite cérébro-spinale épidémique... Paris, 1854, in 8⁰.

VALLIN (Émile). L'Épidémie de méningite cérébro-spinale dans le Grand-Duché de Bade. (Gazette hebdomadaire de médecine, 1865, II, 276 et 308.)

HIRSCH (Aug.). Die Meningitis cerebro-spinalis epidemica vom historisch-geographischen und pathologisch-therapeutischen Standpunkte... Berlin, 1866, in 8⁰.

Mentagre.

JOHRENIUS (Conr.). Dissertatio de mentagra, ad locum Plinii Hist. nat. lib. XXVI, c. 1... respondente Fr. Sartorio. Francofurti ad Viadrum, (s. d.,) in 4⁰ de 49 pp. (Ro.)

Moelle épinière (Inflammation de la).

ERMERINS (Franc.)... Commentatio qua respondetur ad quæstionem... qua quæritur: „Quum nostro tempore... multa, eaque egregia, de morbis inflammatoriis medullæ spinalis et nervorum innotuerint, quæritur, ut, præmissa historia literaria, horum morborum causæ, symptomata... cum indole et varia curandi methodo, concinno ordine exponantur..." quæ præmium reportavit... (Groningæ, 1828,) in 4⁰ de 56 pp.

DUJARDIN-BEAUMETZ (G.). Historique. (p. 7 de De la Myélite aiguë. Paris, 1872.)

Morbus campanus.

PLATNER (Jo.-Zach.). Programma de morbo campano Horatii. Lipsiæ, 1732, in 4⁰. (Ch.)

Au sujet d'un passage des Satires, II, 8, v. 9.

Morbus cœliacus.

LOESCHER (Christ.-Imm.). Dissertatio

medica inauguralis de morbo cœliaco singulari a Cornelio Celso descripto... præside D.-W. Trillero... Wittebergæ, 1765, in 4⁰ de 20 pp.

Morbus crassus.

WEDEL (Geo.-Wolfg.)... Propemticon inaugurale de morbo crasso Hippocratis. Jenæ, 1688, in 4⁰ de 8 pp.

Réimprimé dans Wedel, Centuria exercitationum medico-philologicarum...I, Dec. 4, n⁰ 5; et dans Baldinger, Selecta opuscula, Gottingæ, 1782.

BRENDEL (J.-Godofr.)... De morbo crasso Hippocratis pauca præfatus... J.-T. Belii... dissertationem inauguralem... indicit. Gottingæ, 1747, in 4⁰ de 10 pp.

Morbus Hungaricus.

Voyez ci-après Endémies.

Morbus niger.

FAUSIUS (Jo.-Casp.). De morbo nigro Hippocratis. Respondente Laur. Straussio. Heidelbergæ, 1658, in 4⁰ de 16 pp. (Ro.)

HERTIUS (Joh.-Casimirus)... Dissertatio medico-practica de morbo nigro Hippocratis... præside... F. Hoffmanno... Halæ, 1701, in 4⁰ de 28 pp.

GASSER (Theobald-Matth.). De morbo nigro Hippocratis. Argentinæ, 1761. (Ch.)

SCHONINGH (Tob.-Jos.). De morbo nigro Hippocratis. Groningæ, 1768. (Ch.)

HARTMANN (Ph.-Imman.). Dissertatio de morbo nigro Hippocratis. Respondente Jo.-M. Jacobsohn. Trajecti ad Viadrum, 1786, in 4⁰. (Ro.)

ROOY (J. de). De morbo nigro Hippocratis. Dissertatio. Lugduni Batavorum, 1793, in 8⁰. (Ch.)

ZACCHIROLLI (Matt.). Della Melena ossia morbo d'Ippocrate. Fermo, 1793, in 8⁰. (Ro.)

HÖHN (Aug.-Christ.-Frid.). Dissertatio inauguralis medica, sistens cogitata quædam de morbo nigro Hippocratis, vomitu cruento et diarrhœa cruenta... Jenæ, 1796, in 8⁰ de 46 pp.

BREVEL (Frid.-Guil.). Dissertatio inauguralis sistens quædam de morbo nigro Hippocratis... præside C.-G. Kühn... Lipsiæ, 1802, in 4⁰ de 42 pp.

VORLAENDER (Jo.-Dan.). De morbo nigro Hippocratis. Dissertatio inauguralis medica... Bonnæ, 1823, in 8⁰ de 52 pp.

ZEISING (Jo.-Ern.). Dissertatio inauguralis medica de morbo nigro Hippocratis, vomitu cruento et diarrhœa cruenta... Ienæ, 1824, in 4⁰ de 24 pp.

LICHTSCHLAG (Joseph). Melænæ Hippocratis genuinæ imago, indoles et diagnosis specialis. Dissertatio inauguralis... Bonnæ, 1828, in 4⁰ de 30 pp.

GIESECKEN (C.-Hilm.). Dissertatio inauguralis medica de morbo nigro Hippocratis... Gottingæ, 1829, in 8⁰ de 32 pp.

Morbus phœniceus.

WEDEL (Geo.-Wolfg.). Dissertatio de morbo phœniceo Hippocratis. Jenæ, 1702, in 4⁰. (Ch.)

Morbus ructuosus.

GOELICKE (Andr.-Ottom.). De morbo ructuoso Hippocratis (ad I. II. de morbis). Francofurti ad Viadrum, 1734, in 4⁰. (Ch.)

Morbus solstitialis.

WEDEL (Geo.-Wolfg.). De morbo et herba solstitiali. (ad Plauti Trinumm., act. 2, sc. 4, v. 141; et Pseudol., act. 1, sc. 1, v. 36.) Ienæ, 1690, in 4⁰. (Ch.)

Myélite.

Voyez Moelle épinière (Inflammation de la).

Néphrotomie.

Hévin. Recherches historiques et critiques sur la néphrotomie ou taille du rein. (Mémoires de l'Académie de chirurgie, 1819, III, 262.)

Marduel (P.). Historique de la néphrotomie. (p. 6 de Étude sur la néphrotomie... Lyon, 1872.)

Nerveuses (Affections).

Meyer-Ahrens. Ueber einige Nerven- und Geisteskrankheiten im hohen Norden. (Schweizerische Zeitschrift für Medizin, 1856, 330.)

Bergson (J.). Zur historischen Pathologie der Brachial-Neuralgien. Berlin, 1860, in 8°. (E.)

Névralgie faciale.

Pujol. Essai sur la maladie de la face, nommée le tic douloureux, avec quelques réflexions sur le Raptus caninus de Cœlius Aurelianus . . . Paris, 1787, in 12.

Chaponnière (J.-J.). Recherches historiques sur les névralgies de la face. (Recueil des travaux de la Société médicale de Genève, 1853.)

Nez (Scarification du).

Stahl (Geo.-Ern.). De scarificatione narium Aegyptiaca. Programma. Halæ, 1701, in 4°. (Ch.)

Noma.

Samelsohn (Adolph). De noma historica quædam. Dissertatio inauguralis historico-medica... opponentibus W. Franz . . . R. Kriebel . . . M. Fuerstenberg... Berolini, 1840, in 8° de 36 pp.

Obésité.

Schindler (C.-S.). Coup d'œil historique sur le traitement de l'obésité. (p. 1 de Traitement... de l'obésité... par le Dr Labat... Paris, 1869.)

Œsophagotomie.

Terrier (L.-Félix). Historique. (p. 13 de De l'Œsophagotomie externe. Thèse, n° 68... Paris, 1870.)

Ombilic (Fistules de l').

Guéniot. Sur les Fistules urinaires de l'ombilic dues à la persistance de l'ouraque... Paris, 1872, in 8° de 23 pp. (Bulletin de thérapeutique médicale et chirurgicale.)

Contenant un historique.

Ophthalmiatrie.

Généralités.

Beer (G.-Joseph). Geschichte der Augenkunde überhaupt und der Augenheilkunde insbesondere... Wien, (1813,) in 8° de 54 pp.

Erstes Heft.

Mensert (W.) Geschiedkundige Verhandeling over de operatie tot varming van een kunstigen oogappel, benevens de Beschrijving eener nieuwe manier om dezelve door eene tweevoudige of dubbele Schaar te bewerkstelligen. Amsterdam, 1828, in 8°. (Ch.)

Ramaugé (Anatole). Considérations historiques et pratiques sur les progrès de l'ophthalmologie, depuis son origine jusqu'à nos jours. Thèse, n° 305... Paris, 1836, in 4° de 36 pp.

Losen (Éd. de). Coup d'œil historique sur l'ophthalmologie, depuis les temps les plus reculés jusqu'à nos jours. Bruxelles, 1838, in 8° de 11 pp. (Annales de la médecine belge.) (Ro.)

VAN ONSENOORT (A.-G.). Geschiedenis der Oogheelkunde, als inleiding tot het ondervijs derzelve betracht... Utrecht, 1838, in 8° de 80 pp.

— Geschichte der Augenheilkunde ... Aus dem Holländischen übersetzt. Mit einem Vorwort von Dr C.-W. Wutzer. Bonn, 1838, in 8° de 96 pp.

FURNARI (S.). Fragments historiques sur l'ophthalmologie. (L'Esculape, 1840, 33.)

— Histoire de l'ophthalmologie. (Avec Traité pratique des maladies des yeux... Paris, 1841.)

LAURENT (J.-Nazaire)... Étude sur l'histoire de l'art ophthalmologique. Thèse, n° 23... Paris, 1866, in 4° de 96 pp.

Ophthalmiatrie par époques.

WALCH (J.-E.-Im.). Inscriptiones medicorum ocularioruın. (p. 95 de Antiquitates medicæ selectæ.. Jenæ, 1772.)

FRIEDLÄNDER (Hermann). De medicina oculorum apud Celsum commentarius, quem veniam docendi impetraturus... defendet. Halæ, 1817, in 8° de 30 pp.

WALLROTH (Fried.-Guil.). Syntagma de ophthalmologia veterum. Specimen medico-philologicum. Halæ, 1818, in 8°.

LICHTENSTAEDT. Beweis, dass schon 400 Jahr vor Chr. ansteckende Augenkrankheiten bekannt gewesen. (Hecker, Annalen, III, 498.) (Ro.)

GROSS (Alex.-Guil.). De operationibus ophthalmiatricis veterum. Dissertatio inauguralis historico-ophthalmiatrica... opponentibus A. Mueller ... F. Quiring ... G. Leuschner ... Berolini, 1837, in 8° de 32 pp.

ANDREAE (Aug.). Zur ältesten Geschichte der Augenheilkunde... Programm. Magdeburg, 1841, in 8°.

ANDREAE (A.). Zur Geschichte der Augenheilkunde... (Magdeburg,) 1843, in 8°.

Erstes Heft. Zur ältesten Geschichte der Augenheilkunde.
Zweites Heft. Die Augenheilkunde des Hippocrates.

GUARDIA (J.-M.). Les Médecins oculistes et les collyres dans l'antiquité. (Gazette médicale de Paris, 1867, XXII, 441 et 459.)

A propos du „Nouveau Recueil de pierres sigillaires d'oculistes romains par J. Sichel". Voyez ci-après col. 1052.

ANAGNOSTAKIS. Contributions à l'histoire de la chirurgie oculaire chez les anciens... Athènes, 1872, in 4° de 45 pp. Avec figures.

JORDAN (Furneaux). Report on the progress of ophthalmic medicine and surgery... Birmingham, 1858, in 8°. (B. R.)

ROBERTSON (D.-A.). The Progress of ophthalmology. A sketch... Edinburgh, 8°. (B. R., 1862.)

KNAPP (J.-H.). Die geschichtliche Entwickelung der Lehre vom Sehen, sowol des gesunden als des kranken Auges. Ein populär wissenschaftl. Vortrag, gehalten zu Karlsruhe ... Wiesbaden, 1862, gr. in 8°. (E.)

WILLIAMS (Henry-W.). Recent Advances in ophthalmic science. The Boylston prize essay for 1865... Boston, 1866, 8°. (B. R.)

Ophthalmiatrie par nations.

FURNARI (S.). Voyage médical dans l'Afrique septentrionale ou De l'ophthalmologie considérée dans ses rapports avec les différentes races... Suivi d'une appréciation analytique de la médecine chez les Arabes... Paris, 1845, 8°.

ZAGIELL (Le prince). Des Maladies des yeux régnantes en Afrique, en Égypte et en Nubie . . . Paris, 1863, in 8⁰.

AMMON (Friedrich-August von). Kurze Geschichte der Augenheilkunde in Sachsen. Eine medicinisch-historische Skizze bei Eröffnung der neuen Erziehungs- und Arbeitsanstalt für Blinde zu Dresden entworfen. Zum Besten der genannten Anstalt. Leipzig, 1824, in 8⁰ de 76 pp. Avec 1 plan.

KLEIN (Jo.-W.). Geschichte des Blindenunterrichts und der den Blinden gewidmeten Anstalten in Deutschland, sammt Nachrichten von Blindenanstalten in andern Ländern. Wien, 1837, in 8⁰. (Ro.)

FLEMMING (Em.-Fr.). Geschichte der Blindenanstalt zu Hannover. Hannover, 1846, in 8⁰ de 72 pp. Avec 3 tab. (Ro.)

HILLE (C.-A.). De medicis Arabibus ocularìis . . . (1845.)
Voyez ci-dessus col. 71.

CUNIER (F.). Recherches statistiques sur la nature et la cause des maladies oculaires observées en Belgique . . . Bruxelles, 1847, in 8⁰. Avec planches.

WENZEL (J.-Bapt.). Ueber den Zustand der Augenheilkunde in Frankreich, nebst kritischen Bemerkungen über denselben in Deutschland. Nürnberg, 1815, in 8⁰. (Ro.)

DOUMIC (A.-P.). Essai sur les progrès de l'ophthalmologie en Angleterre, en Amérique, en Allemagne, en Belgique, en Italie, en Grèce et en France. (Union médicale, 1858, XII, 293, 305 et 317.)

ANAGNOSTAKIS. Exposé sommaire de l'état de l'ophthalmologie en Grèce et en Égypte. (Gazette hebdomadaire de médecine, 1857, IV, 801.)

MENSERT (W.). Geschiedkundig overzigt omtrent de heerschende en voorkomende Oogziekten in Nederland. Amsterdam, 1827, in 8⁰. (N. M.)
1e Stuk.

CUNIER (Florent). Histoire de l'ophthalmologie en Hollande. Bruxelles, 1844, in 8⁰. (Ro.)

MILHAUSEN. Einige Worte über den Zustand der Okulistik im Orient. (Vermischte Abhandlungen aus dem Gebiete der Heilkunde, von einer Gesellschaft Petersburger Aerzte, 1821.) (Ro.)

SEIDLITZ (Carl-Johann von). Dissertatio inauguralis de præcipuis oculorum morbis inter Esthonos obviis . . . Dorpati Livonorum, 1821, in 8⁰ de 71 pp. (C.)

Cachets d'oculistes.

WALCH (Jo.-Ern.-Imman.). Sigillum medici ocularii Romani nuper in agro Ienensi repertum et observationibus illustratum . . Accedunt reliqua sigilla et inscriptiones medicorum oculariorum veterum. Jenæ, 1763, in 4⁰ de 46 pp. Avec 1 planche.

— Sigilla medicorum oculariorum apud veteres Romanos. (p. 51 de Antiquitates medicæ selectæ . . Jenæ, 1772.)

SAXIUS (Christophor.) . . . Epistola . . . de veteris medici ocularii gemma sphragide, prope Trajectum ad Mosam nuper eruta. Alii simul duodeviginti ejus generis lapilli, quotquot adhuc in notitiam hominum venerunt, recensentur et illustrantur . . . Trajecti ad Rhenum, 1774, in 8⁰ de 72 pp.

SAXIUS (G.). Animadversiones in veteris cujusdam medici ophthalmiatrici gemmam sphragidem. (Verhandelingen uitgegeven door het zeeuwsch Genootschap der wetenschappen te Vliessingen, 1782, IX.) (Ro.)

DOUCE. (Cachet d'oculiste.) (Gentleman's Magazine, 1778.)

GOUGH (Richard). Observations on certain stamps or seals used anciently by the oculists. (Archæologia, or miscellaneous tracts relating to antiquity published by the Society of antiquaries of London, 1788, IX, 227.)

TÔCHON, d'Annecy. Dissertation sur l'inscription grecque Ἰάκονος λύκιον, et sur les pierres antiques qui servaient de cachets aux médecins oculistes . . . Paris, 1816, in 4⁰ de 74 pp. Avec 3 planches.

SAINT-MÉMIN (Fevret de). Description de deux cachets antiques d'oculistes Romains trouvés récemment dans le département de la Côte-d'or; précédée d'une notice sur les autres cachets du même genre découverts et publiés précédemment. (Rapport fait à la Commission départementale d'antiquités de la Côte-d'or, dans sa séance du 10 avril 1833.) . . . Dijon, 1834, in 8⁰ de 38 pp. Avec 1 planche.

— Rapport sur deux cachets inédits d'oculistes Romains . . . Dijon, 1841, in 4⁰ de 24 pp. Avec 1 planche.

Tirage à part, à 25 exemplaires, d'un article de „Mémoires de la Commission des antiquités . . . de la Côte-d'Or". 1832-1833.

— Note additionnelle au Rapport sur les cachets d'oculistes Romains . . . Dijon, (s. d.,) in 4⁰ de 8 pp.

SICHEL (J.). Cinq Cachets inédits de médecins-oculistes Romains, publiés et expliqués . . . Paris, 1845, in 8⁰ de 22 pp. (Gazette médicale de Paris.)

DUCHALAIS (Ad.). Observations sur les cachets des médecins oculistes anciens, à propos de cinq pierres sigillaires inédites . . . Paris, 1846, in 8⁰ de 82 pp. (Mémoires de la Société des antiquaires de France.)

DUFOUR (Ch.). Notice sur un cachet d'oculiste Romain . . . Amiens, 1847, in 8⁰ de 28 pp. (Mémoires de la Société des antiquaires de Picardie.)

SIMPSON (James-Y.). Notices of ancient roman medicine-stamps, etc. found in Great-Britain. (Monthly Journal of medical science, 1851.)

Réimprimé t. II, p. 229 de „Archæological Essays . . . Edinburgh, 1872. Avec 4 planches.

SCHREIBER (H.). Ueber Siegelsteine alter Augenärzte überhaupt und den neuentdeckten Riegler Siegelstein insbesondere. (p. 63 de Mittheilungen des histor. Vereins für Steiermark. Gratz, 1855.)

GROTEFEND (C.-L.). Drei und siebenzig Siegel römischer Augenärzte. (Philologus, 1858, XIII.) (C. J.)

WETZEL. Note sur les cachets d'oculistes Romains, à l'occasion d'un de ces monuments trouvés à Mandeure, en janvier 1860 . . . Montbéliard, 1860, in 8⁰ de 16 pp. (Mémoires de la Société de Montbéliard.)

SICHEL (J.). Nouveau Recueil de pierres sigillaires d'oculistes Romains, pour la plupart inédites, Extrait d'une monographie inédite de ces monuments épigraphiques . . . Paris, 1866, in 8⁰.

DAREMBERG (Charles). (Article sur le „Nouveau Recueil de pierres sigillaires d'oculistes Romains . . . par le Dr J. Sichel.") (Revue critique d'histoire et de littérature, 1867, n⁰ 32.)

CHEREAU (A.). Des Cachets oculistiques Romains. (Union médicale, 1867, II, 253.)

WARLOMONT. Notice sur un cachet inédit d'oculiste Romain, récemment acquis par le musée d'antiquités de Bruxelles. (Annales d'oculistique, 1867, 205.) (C. J.)

GROTEFEND (C.-L.). Die Stempel der Römischen Augenärzte... Hannover, 1867, in 8°.

WRIGHT (Thomas). (Notes sur des cachets d'oculistes trouvés dans les fouilles d'Uriconium.) (p. 171 de Uriconium: a historical account of the ancient roman city... London, 1872.)

DESJARDINS (Ernest). Technologie archéologique. Deux nouveaux cachets d'oculistes Romains. Un mot sur l'ouvrage de M. C.-L. Grotefend, intitulé: „Die Stempel der römischen Augenärzte..." Paris, 1873, in 8° de 15 pp. (Revue archéologique.)

Amaurose.

TRNKA DE KRZOWITZ (Wenc.)... Historia amauroseos, omnis ævi observata medica continens. Vindobonæ, 1781, 2 vol. in 8°.

— Geschichte des schwarzen Staars. Aus dem Lateinischen übersetzt von J.-P. Mogalla. Breslau, 1795, in 8°. (E.)

1. Theil.

Cataracte.

RICHTER (Augustus-Gottlieb). Varias cataractam extrahendi methodos succincte exponit, et ad orationem qua muneris professoris medicinæ extraordinarii ... 1766 aditurus est... invitat... Goettingæ, (s. d.,) in 4° de 26 pp. Avec 1 planche.

FELLER (Christian-Gotthold). De methodis suffusionem oculorum curandi a Casaamata et Simone cultis... Lipsiæ, 1782, in 8° de 31 pp. Avec 2 planches.

PFOTENHAUER (Adolph-Friedr.). Cultrorum ceratotomorum et cystitomorum ad extrahendum cataractam historia. Dissertatio inauguralis... præside D. Guil. Seiler... Vitebergæ, 1805, in 4° de 44 pp.

DUVAL (J.-R.). Notice sur les Français qui se sont occupés à perfectionner l'opération de la cataracte. (Journal général de médecine, 1806, XXV, 193.)

GRÄFE (C.-F.). Ueber das Entstehen und Fortschreiten der Keratonyxis. Ein Beitrag zur Geschichte der Augenheilkunde. (Hecker, Annalen der ges. Medicin, 1811, III, 357.) (Ro.)

AMMON (Fried.-Aug.). Ophthalmoparacenteseos historia, specimen medico-historic., quo commentatur in varias hujus operationis ad cataractam sanandam methodos hucusque institutas et in instrumenta hunc in usum inventa... Gottingæ, 1821, in 8° de 100 pp. Avec 1 planche.

LACHMANN (Henr.). Instrumentorum ad corneæ sectionem in cataractæ extractione perficiendam inventorum descriptio historica. Dissertatio inauguralis. Gottingæ, 1821, in 8°. Avec 3 planches. (Ch.)

Autres éd. 1832. Brunsvigæ. 1834. (E.)

DELMAS (J.-P.-Polydore). Essai historique et pratique sur la cataracte. Thèse, n° 30... Montpellier, 1824, in 4° de 57 pp.

BRETON (Peter). On the native Mode of couching; by Peter Breton, surgeon in the... East India Company's service. (S. l.,) government lithographic press, 1827, in 8° de 50 pp. Avec 2 tableaux et 5 planches. (Transactions of the Medical and physical Society of Calcutta.)

THERET (Silvestre). Essai historique et pratique sur la cataracte. Thèse, n° 69... Paris, 1834, in 4° de 27 pp.

WATSON (A.). Historical and critical Remarks on the operation for the cure of cataract... Edinburgh, 1845, in 8° de 35 pp. (B. R.)

Nouvelles Recherches historiques sur la méthode par succion pour l'opération de la cataracte. (Revue médico-chirurgicale, 1847, I, 187.)

NÉLATON (A.). Parallèle des divers modes opératoires employés dans le traitement de la cataracte. Thèse de concours... Paris, 1850, in 8°.

WINDSON (Thomas). Historical Researches on the use of forceps as a means of fixing the eye in extraction of cataract... (British and foreign medico-chirurgical Review, 1863, XXXII, 219.)

Notes on „Historical Researches on the use of forceps in extraction of cataract". (British and foreign medico-chirurgical Review, 1863, XXXII, 517.)

Signé: Q. E. D.

TERSON. De la Cataracte, analyse critique et indications des anciens et nouveaux procédés opératoires... Toulouse, 1867, in 8° de 80 pp.

Contenant un historique.

HIRSCH (A.). Ein Wort zur Geschichte der Cataract-Extraction im Alterthume... (Berlin, 1869,) in 8° de 10 pp.

Tirage à part, paginé 282-291, de „Klinisches Monatsblatt für Augenheilkunde".

Collyres.

TRILLER (Dan.-Wilh.)... Panegyrin medicam... indicit; præmissa exercitatione medico-critica de variis medicorum oculariorum collyriis, quorum memoria in priscis lapidibus inscriptis adhuc superest. (Vitebergæ, 1772,) in 4° de 16 pp.

JUGLER (Jo.-Henr.). De collyriis veterum variisque eorum differentiis... Bützowii, 1784, in 8° de 52 pp.

GUARDIA (J.-M.). Les Médecins oculistes et les collyres dans l'antiquité... (1867.)

Voyez ci-dessus col. 1048.

Fistule lacrymale.

METZGER (J.-D.). Curationum chirurgicarum quæ ad fistulam lacrymalem hucusque fuere adhibitæ, historia critica ... Monasterii, 1772, in 8° de 76 pp.

SCHABE (E.-G.). Dissertatio de diversis quæ innotuerunt fistulæ lacrymalis curandæ methodis. Trajecti ad Viadrum, 1803, in 8°. (Ch.)

COSTES. Considérations historiques et critiques sur le traitement de la fistule lacrymale... Bordeaux, 1856, in 8° de 88 pp. (Journal de médecine de Bordeaux.)

La couverture imprimée porte: Mémoire sur le traitement de la fistule lacrymale.

Glaucome.

FLESCH (Jacobus-Gustavus). Historica. (p. 10 de De glaucomate. Dissertatio inauguralis... Berolini, 1839.)

SICHEL (J.). Mémoire sur le glaucome... Bruxelles, 1842, in 8°.

Contenant un historique.

Granulations palpébrales.

BORCHARD (Marc). Historique de la scarification des granulations palpébrales. (Gazette hebdomadaire de médecine, 1860, VII, 196.)

Héméralopie.

BARDINET. De l'Héméralopie observée en Limousin sous ses différentes formes, sporadique, endémique et épiémique... Limoges, 1858, in 8⁰ de 1 pp. (Bulletin de la Société de médeine de la Haute-Vienne.)

La couverture imprimée sert de titre.

Leucoma.

BRECHT (Car.-David). Tobiæ leucoata... præside B.-D. Mauchart... ubingæ, 1743, in 4⁰ de 24 pp.

Ophthalmie.

TRNKA DE KRZOWITZ (Wenc.)... istoria ophthalmiæ, omnis ævi obserata medica continens. Vindobonæ, 783, in 8⁰.

SAVARESI (Antonio). Descrizione ell' oftalmia di Egitto, col metodo cuitivo della medesima... In Cairo, amp. nazionale, l'anno VIII, in 8⁰ de 6 pp.

LARREY. Mémoire sur l'ophthalmie ignante en Égypte... Au Caire, imp. ationale, an IX, in 4⁰ de 17 pp.

LASSUS et DESSESSARTZ. Rapport it à l'Institut national des sciences et ts, sur un manuscrit du citoyen Rouslle Chamseru, intitulé: „Recherches ır l'ophthalmie d'Égypte". (S. l. n d.,) 8⁰ de 15 pp. (Recueil périodique la Société de médecine, mois de gerinal an IX, tome X, nº LV.)

GALLAND (Cosme-Désiré-Quentin). issertation sur l'ophthalmie endémie d'Égypte. Thèse, nº 253... Paris, XII (1804), in 4⁰ de 19 pp.

SONNENMAYER (Geo.-Jac.-Friedr.). ie Augenkrankheit der Neugebornen, ch allen ihren Beziehungen, histor., athelog.-diagnost., therapeut. und als egenstand der Staats- und Sanitätsolizei dargestellt... Gelnhausen, 339, in 8⁰.

Autre éd. 1840. Leipzig, in 8⁰. (E.)

FLORIO (Pierre). Description histoique, théorique et pratique de l'ophthalmie purulente observée de 1835 à 1839 dans l'hôpital militaire de Saint Pétersbourg... Paris, 1841, in 8⁰. Avec planches.

LEES (Cathcart). An Account of an epidemic ophthalmia which prevailed among the children of the South Union workhouse during the summer and autumn of 1840... (Dublin Journal of medical science, 1841, nº LIV.) (B. R.)

ROLLET (H.). De l'Ophthalmie purulente en Algérie. Thèse... Strasbourg, 1851, in 4⁰ de 31 pp. (M. M.)

BERTHERAND (E.-L.). Notice sur l'ophthalmie en Algérie et son traitement chez les Arabes. Paris, 1855, in 8⁰ de 11 pp. (M. M.)

MARQUES (J.-A.). Aperçu historique de l'ophthalmie militaire portugaise, suivi de considérations sur la voie d'introduction de cette maladie et de sa diffusion dans l'armée, ainsi que d'une note sur un nouveau traitement des granulations... Bruxelles, 1857, in 8⁰ de 64 pp.

WILLIAMS (John). The Ophthalmia of Ireland; its nature, effects and treatment... Dublin, 1857, in 8⁰ de 44 pp. (B. R.)

Au sujet d'une épidémie qui a duré de 1849 à 1852.

WARLOMONT. L'Ophthalmie militaire à l'Académie royale de médecine de Belgique. Résumé de la discussion et observations additionnelles. Bruxelles, 1859, in 8⁰ de 60 pp. (Annales d'oculistique.) (M. M.)

Ophthalmoscope.

LAURENCE (J.-Z.). The Progress of ophthalmic surgery from the invention of the ophthalmoscope (in 1851) up to the present time... London, 1863, in 8⁰. (B. R.)

NUNNELEY (T.). On the History

and uses of the ophthalmoscope . . . (Quarterly Journal of science, 1864, I, 422.)

Pupille artificielle.

SCHLAGINTWEIT (W.-A.-Jos.) Ueber den gegenwärtigen Zustand der künstlichen Pupillenbildung. München, 1818, in 8°. (Ro.)

LABAT (Pierre-Léon-Auguste). Essai historique sur la pupille artificielle. Thèse, n° 9 ... Montpellier, 1824, in 4° de 67 pp.

2e éd. 1832, in 8°.

MÜLLER (Jo.-Ehrenfried-Maur.). Dissertatio inauguralis sistens methodorum atque instrumentorum ad pupillam artificialem formandam inventorum historiam. Jenæ, 1825, in 4°. Cum tabulis æneis. (Ch.)

MENSERT (W.). Mémoire historique sur l'opération de la pupille artificielle. Amsterdam, 1829, in 8°. Avec 2 planches. (Ro.)

BEESE (Henr.). De coremorphoseos historia et methodis. Gryphiæ, 1861, in 8° de 30 pp.

Scarification oculaire.

HAMPE (Jo.-H.). De scarificatione oculari Hippocratica. Duisburgi, 1721, in 4°. (Ch.)

TRILLER (Dan.-Wilh.)... Panegyrin medicam... indicit; præmissa brevi commentatione de scarificatione et ustione oculorum ab Hippocrate descripta. (Vitebergæ, 1754,) in 4° de 24 pp.

— ... Panegyrin medicam ... indicit; subjuncta commentatione altera de scarificationis historia, antiquitate et origine. (Vitebergæ, 1754,) in 4° de 16 pp.

BORCHARD (Marc.). De la Scarification oculaire. Lettres adressées à M. le Dr Sichel ... Paris, 1860, in 8° de 16 pp. (Gazette hebdomadaire de médecine et de chirurgie.)

Strabisme.

BROCHIN. (Notice historique sur l'opération du strabisme.) (L'Esculape, 1840, 86; et p. 379 de Furnari, Traité des maladies des yeux ... Paris, 1841.)

Yeux artificiels.

BOISSONNEAU (A.). Recherches sur l'histoire des yeux artificiels. (Annales de la Société de médecine de Gand, 1843, XII, 125.)

Oreilles (Affections des).

DANN (Edmund). Skizze einer Geschichte der Ohrenheilkunde... Berlin, 1834, in 8° de 42 pp.

SCHNEPF (B.). Note historique sur l'auscultation appliquée au diagnostic des maladies internes de l'oreille. (Gazette médicale, 1856, XI, 666.)

KRAMER (Wilh.). Die Ohrenheilkunde der Gegenwart (1860). . . Berlin, 1861, gr. in 8°. Mit 2 Taf. und 9 in den Text aufgenommenen Holzschnitten. (E.)

— The aural Surgery of the present day . . . Translated by H. Power . . . (London,) 1863, in 8°. (B. R.)

Publication de la New Sydenham Society.

— Ohrenkrankheiten und Ohrenärzte in England und Deutschland. Ein Nachtrag zur Ohrenheilkunde der Gegenwart... Berlin, 1865, in 8° de 96 pp. (E.)

A Vindication of the present state of aural surgery; by a member of the New Sydenham Society. London, 1865, in 8° de 43 pp. (B. R.)

Contre l'ouvrage de Kramer.

ROOSA (D.-B.-St J.). Recent advances in the diagnosis and treatment of the ear... Albany, 1869, in 8⁰ de 23 pp. (New-York state medical Transactions.)

Voyez encore Surdi-mutité.

Oreillons.

RESSIGUIER (C.). Histoire d'une épidémie d'oreillons qui a régné à Montpellier en 1848. (Revue médico-chirurgicale, 1850, VII, 204 et 329.)

Orthopédie.

TRINQUIER (Victor). Précis historique de l'orthopédie. (Gazette méd. de Montpellier, 1842, III, nos 29, 30 et 31.)

Ostéite.

SÉZARY. Historique. (p. 10 de De l'Ostéite aiguë... Thèse, n° 72... Paris, 1870.)

Ovaires (Affections des).

Voyez ci-après Accouchement et gynécologie.

Paludéenne (Fièvre).

Voyez Fièvre intermittente.

Pancréas (Maladies du).

MOYSE (D.). Étude historique et critique sur les fonctions et les maladies du pancréas. Thèse. (1852.)

Voyez ci-dessus col. 802.

Paralysie.

BARTHOLIN (Thomas)... Paralytici N. T. medico et philologico commentario illustrati. Hafniæ, 1653, in 4⁰.

Autres éd. 1662. Basileæ, in 8⁰.
1673. Hafniæ, in 4⁰.
1685. Lipsiæ, in 8⁰.

RICHTER (Geo.-Glo.). Programma de paralysi, alio sensu priscis, alio recentioribus sumta, ad paralyticos novi Testamenti adplicata. Gottingæ, 1756, in 4⁰. (Ch.)

COOKE (John). History and method of cure of the various species of palsy: being the first part of the second volume of a Treatise on nervous diseases. London, 1821, in 8⁰.

PEARSON (A.). Some Notices illustrative of Chinese medical opinion and practice in paralysis... presented July 2, 1825. (Transactions of the Medical and physical Society of Calcutta, 1826, II, 137.)

DOUTREBENTE (Jules-Alfred-Gabriel). Recherches sur la paralysie générale progressive. (Historique, pathogénie, terminaison.) Thèse, n° 25... Paris, 1870, in 4⁰ de 88 pp.

Peau (Affections de la).

Voyez Cutanées (Affections).

Peau bronzée.

Voyez Maladie bronzée.

Pellagre.

JANSEN (W.-X.). De pellagra, morbo in Mediolanensi ducatu endemio. Lugduni Batavorum, 1788, in 8⁰. (N. M.)

GHERARDINI (Mich.)... Geschichte des Pellagra aus dem Italiänischen. Lemgo, 1792, in 12.

UCCELLI (Gio-Batista-D.). Lettera storico-medico-critica, indiritta a celebre Veneto giornalista sopra le Osservazioni medico-pratiche, che formano la storia esatta di particolar malattia chiamata pellagra, del sig. Luigi D. Soler. (S. l., 1794,) in 4⁰ de 26 pp.

LEVACHER DE LA FEUTRIE. Recherches sur la pellagre, affection cutanée endémique dans la Lombardie... Paris, 1805, in 8⁰.

ROUSSEL (Théophile). De la Pellagre, de son origine, de ses progrès, de son existence en France, de ses causes et de son traitement curatif et préservatif... Paris, 1845, in 8⁰.

MARCHANT (L.). Documents pour servir à l'étude de la pellagre des Landes . . . Bordeaux, 1847, in 8°. Avec 5 planches.

DEMARIA (C.). Relazione dei lavori della Commissione Piemontese nominata dall' ottavo Congresso scientifico italiano per continuar gli studi sulla pellagra, presentata al nono Congresso tenutios in Venezia. Torino, 1847, in 8° de 68 pp. Avec tableaux.

DUPLAN (Dominique). Pellagre. Rapport du Conseil départemental d'hygiène et de salubrité des Hautes-Pyrénées... Tarbes, 1858, in 16.

BILLOD (E.). De la Pellagre en Italie, et plus spécialement dans les établissements d'aliénés, d'après des observations recueillies sur les lieux . . . Rapport à Son Exc. le Ministre de l'intérieur. (25 juin 1860.) Angers, 1860, in 8° de 71 pp.

BOUDIN (J.-C.-M.). Souvenirs de la campagne d'Italie. Observations topographiques et médicales. Études nouvelles sur la pellagre... (1861.)

Voyez ci-après Topographies médicales.

FACEN. (Statistique de la pellagre dans la province de Bellune.) (Gazz. Lombard., 35.) (S. J., 1862.)

GINTRAC (Henri). De la Pellagre dans le département de la Gironde... Bordeaux, 1863, in 8° de 44 pp.

Autre éd. même année.

PEACOCK (Thomas-B.). Notes on hospitals in northern Italy and on Pellagra . . . (British and foreign medico-chirurgical Review, 1863, XXXI, 211.)

Contenant un historique et une bibliographie de la pellagre.

ROBOLOTTI (Francesco). Della Pellagra dominante nella provincia di Cremona e delle sue attuali questioni... Padova, 1865, in 8°. (Gazzetta medica Italiana Provincie di Venete.)

RIEUX (Léon). De la Pellagre observée à Corfou. Rapport... lu à la Société . . . de médecine de Lyon. Paris, 1868, in 8° de 29 pp.

DRUHEN aîné. De la Pellagre en Franche-Comté... Besançon, 1868, in 8° de 40 pp. (Recueil de l'Académie de Besançon.)

Périnéorrhaphie.

Voyez ci-après Accouchement et gynécologie.

Périodiques (Maladies).

MEDICUS (Friedr.-Cas.). Geschichte periodischer Krankheiten... Carlsruhe, 1764, 2 parties en 1 vol. in 8°.

— Geschichte Periode haltender Krankheiten; 2. Ausgabe. Frankfurt a. M., 1794, 2 vol. in 8°. (E.)

— Traité des maladies périodiques sans fièvre, ou histoire de ces maladies, avec la vraie méthode curative qu'il faut suivre pour les guérir . . . Traduit de l'Allemand par M. Lefebvre de Villebrune. Paris, 1790, in 12.

Peste.

Voyez ci-après Épidémies.

Petite Vérole.

Voyez Variole.

Phimosis.

KIRNBERGER (Theod.). Historisch-kritische und pathologisch-therapeutische Abhandlung über die Phimosis und Paraphimosis, mit besonderer Würdigung der v. Walther'schen Lehre über Paraphimosis. Mainz, 1831, in 4°. Mit einer Tafel lithogr. Instrumente. (Ch.)

Autre éd. 1840.

HAESER. Kurze Notiz zur Geschichte der Operation der Phimosis und Paraphimosis. (Pabst, Allgem. med. Zeitung, 1837, N° 64.) (Ro.)

Phlegmasies muqueuses.

Bégin (E.-A.). Lettres sur quelques phlegmasies muqueuses épidémiques qui ont régné depuis deux siècles dans le nord-est de la France... Metz, 1841, in 8°.

Phlegmoneuses (Tumeurs).

Grisolle (A.). Histoire des tumeurs phlegmoneuses des fosses iliaques... Paris, 1839, in 8° de 83 pp. (Archives générales de médecine.)

Marchal, de Calvi. Considérations historiques. (p. 20 de Des Abcès phlegmoneux intra-pelviens. Thèse de concours... Paris, 1844.)

Isnard (Joseph-Achille). Historique du phlegmon diffus. (p. 5 de Étude sur le phlegmon diffus. Thèse, n° 84... Paris, 1870.)

Phrénitis.

Peck (Joh.-Christoph.). Dissertatio inauguralis medica de phrenitide Pannoniæ idiopathica... præside... M. Alberti... Halæ Magdeburgicæ, 1739, in 4° de 24 pp.

Phthiriase.

Sichel (Jul.). Historiæ phthiriasis internæ veræ fragmentum. Dissertatio inauguralis medica opponentibus H. Berkum... Hildebrand... H. Klaproth ... Berolini, 1825, in 8° de 32 pp.

Lochner (M.-F.)... Schediasma de phthiriasi cordis Plinii Valeriani... (S. l. n. d.,) in 4° de 24 pp.

Andry (Félix). Note sur la génération dite spontanée et sur la phthiriase chez les anciens, lue à la Société de médecine de Paris... Paris, (1854,) in 8° de 16 pp.

Phthisie.

Maunoir (Robert-Henri). Essai analytique des travaux de Louis et de Laennec sur la phthisie. Thèse, n° 122... Montpellier, 1835, in 4° de 52 pp.

Boudin (J.-Ch.-M.). Études de géologie médicale sur la phthisie pulmonaire et la fièvre typhoïde dans leurs rapports avec les localités marécageuses. Mémoire qui a obtenu, en 1844, le prix d'hygiène publique institué par les rédacteurs des Annales d'hygiène publique et de médecine légale... Paris, 1845, in 8° de 78 pp.

Bernardeau (Émile). Histoire de la phthisie pulmonaire, nouvelles recherches sur l'étiologie et sur le traitement de cette maladie... Paris, 1845, in 8°.

Hervilly (Maximilien-Sigismond d'). Histoire générale de la phthisie pulmonaire. Thèse, n° 194... Paris, 1847, in 4° de 56 pp.

Parola (Luigi). Della Tuberculosi in genere e della tisi polmenare in specie. Ricerche storiche e teorico-pratiche in risposta ai quesiti 10 stati proposti dalla reale Accademia medico-chirurgica di Torino e dalla medesima coronati col premio Garbiglietti... Torino, 1849, in 4°.

Garimond (Émile). Essai historique et critique sur la connaissance de la phthisie pulmonaire chez les anciens et chez les modernes... Montpellier, 1851, in 8°.

Turnbull (James). The Progress of improvement in the treatment of consumption and other pulmonary and laryngical diseases, etc... London, 1853, in 8° de 74 pp. (B. R.)

Feuillet (J.-J.). Note sur la phthisie pulmonaire en Algérie... Lue en séance publique du Congrès homœopathique de Bruxelles, le 25 septembre

1856. Paris, 1856, in 8⁰ de 16 pp. (Journal de la Société gallicane de médecine homœopathique.)

MORGAN (John-E.). On the non-prevalence of pulmonary consumption in the Hebrides and along the North-Western coast of Scotland... (British and foreign medico-chirurgical Review, 1860, XXVI, 483.)

BERTILLON. Études statistiques de géographie pathologique. Recherches et conclusions statistiques sur la mortalité comparée par phthisie pulmonaire dans le canton de Genève, en Angleterre, en Belgique et dans quelques villes de France, et sur la mortalité phthisique des armées de terre et des marins... Paris, 1862, in 8⁰ de 47 pp. (Annales d'hygiène publique.)

GUILBERT (Charles-Alphonse). De la Phthisie pulmonaire, dans ses rapports avec l'altitude et avec les races au Pérou et en Bolivie. — Du Soroche ou mal des montagnes. Thèse, n⁰ 162... Paris, 1862, in 4⁰ de 83 pp.

Autre éd. même année, in 8⁰.

SAUNOIS. Histoire statistique de la phthisie pulmonaire à Metz, pendant la période décennale de 1850 à 1860 ... Metz, 1864, in 8⁰ de 73 pp. Avec 3 tableaux. (Exposé des travaux de la Société des sciences médicales de la Moselle.)

PERROUD. Recherches statistiques sur la phthisie pulmonaire à l'Hôtel-Dieu de Lyon, pendant les années 1856, 1857, 1858, 1859, 1860 ... Lyon, 1864, in 8⁰ de 16 pp.

BOURLIER (A.). De la Phthisie à Alger. Thèse, n⁰ 71... Montpellier, 1864, in 4⁰ de 52 pp.

HEDINGER (August). Die Entwickelung der Lehre von der Lungenschwindsucht und der Tuberculose von den ältesten Zeiten bis auf die Gegenwart. Eine historisch-kritische Abhandlung. Tübingen, 1864, in 8⁰ de 64 pp.

ULLERSPERGER (Joh.-Bapt.). Di Frage über die Heilbarkeit der Lunge phthisen historisch, pathologisch un therapeutisch untersucht. Würzbur 1867, in 8⁰. (E.)

AZIMONT (Jean-Marie). Nature de lésions essentielles de la phthisie pu monaire. Notice historique. Thèse.. Paris, 1868, in 4⁰ de 30 pp.

BOISSEAU (E.). Historique de l contagion de la phthisie pulmonair (Recueil de mémoires de médecine m litaire, 1869, XXII, 353.)

Pian.

SCHILLING (God.-W.) . . . Diatrib de morbo in Europa pene ignoto, quer Americani vocant yaws. Adjecta es hecas casuum rariorum in praxi medic observatorum... Trajecti ad Rhenum 1770, in 4⁰ de 58 pp.

KUNSEMÜLLER (Frid.-Guil.). D morbo yaws dicto et de vena medinensi Specimen inaugurale medicum... præ side Curtio Sprengelio... Halæ, 1797 in 4⁰ de 28 pp.

MAGNEVAL (Philippe). Le Pia peut-il être confondu avec la vérole Thèse, n⁰ 10... Montpellier, 1824, i 4⁰ de 4 pp.

LEVACHER. Le Pian, épian, yaw ... Extrait de la deuxième édition en core inédite du „Guide médical des An tilles". Paris, (s. d.,) gr. in 8⁰ de pp. (Expérience du 4 avril 1839.)

Pieds (Affections des).

GRIERSON (J.). On the Burning i the feet of natives... Presented novem ber 5, 1825. (Transactions of the Me dical and physical Society of Calcutta 1826, II, 275.)

Maladie de la plante des pieds propre aux in digènes.

MORACHE. Note sur la déformation du pied chez les femmes chinoises ... Paris, 1864, in 8⁰ de 20 pp.

Pierre, taille, cystotomie, lithotomie, lithotritie.

DOUGLAS (James). The History of the lateral operation... first attempted by Frere Jacques in France, and afterwards successfully perform'd by professor Rau in Holland. With a Postscript concerning the introduction and improvement of this method here in London... London, 1726. — An Appendix to the History of the lateral operation for the stone. Containing Mr Cheselden's present method of performing it... London, 1731. Le tout en 1 vol. in 4⁰.

— Lateralis operationis historia, seu descriptio methodi calculum extrahendi ... primum a Fratre Jacobo in Galliis tentatæ, maximo deinde cum successu a clarissimo professore Rau in Hollandia exercitæ. Accedit Appendix de eiusdem methodi apud Londinenses introductione et progressu ... Lugduni Batavorum, 1728, in 4⁰.

— Historiæ lateralis ad extrahendum calculum sectionis appendix, sive cystotomia Cheseldeniana ... quam anglice conscriptam latio donavit Panajota Condoidi, Corcyræus. Lugduni Batavorum, 1733, in 4⁰ de 66 pp. Avec 1 planche.

LE DRAN (Henry-François). Parallèle des différentes manières de tirer la pierre hors de la vessie ... Paris, 1730, in 8⁰.

KESSELRING (Jo.-Henr.). Methodorum administrandi lithotomiam brevis historia. Respondente Jacobo-Franc. Rausch. Regiomonti, 1739, in 4⁰ de 32 pp. (Ro.)

GUNZIUS (Just.-God.)... De calculum curandi viis quas Foubert, Garengeot, Perchet, Ledran et Lecat... repererunt, liber unus. Lipsiæ, 1740, in 8⁰. Avec planche.

SCHURIGIUS (Martinus). Lithologia historico-medica, hoc est, calculi humani consideratio physico-medico-curiosa... nec non varia de calculis brutorum in specie lapidis bezoar... Cum indice locupletissimo ... Dresdæ et Lipsiæ, 1744, in 4⁰.

ILSEMANN (Jo.-Guil.). Dissertatio chirurgica de lithotomiæ Celsianæ præstantia et usu ... præside D. Laur. Heistero ... Helmstadii, 1745, in 4⁰ de 56 pp. Avec 1 planche.

PLATNER (Ern.). Programma. Historia litterario-chirurgica lithotomiæ mulierum. Lipsiæ, 1770, in 4⁰. (Ch.)

SAUCEROTTE (L.-Séb.). Histoire abrégée de la lithotomie. (Paris,) 1790, in 8⁰ de 48 pp.

VAN GESCHER (Dav.). Bijdragen tot de historie des steensnyding van Jan-Janz. de Dood. (Hedendaagsche vaterlandscheLetterœfeniningen, 1791.) (Ro.)

DESCHAMPS (Jos.-Franc.-Louis). Traité historique et dogmatique de la taille... Paris, 1796-1797, 4 vol. in 8⁰.

Autre éd. Avec un supplément présentant le résumé de tous les procédés employés jusqu'à ce jour, par L.-J. Bégin. Paris, 1826, 4 vol. in 8⁰.

MÜLLER (Jo.-Lud.-Arn.). Lithonthrypticorum examen. Dissertatio inauguralis medica ... Halæ, 1797, in 8⁰ de 40 pp.

SCHÜLER (Car.-Frid.-Guil.). Antiquitates lithotomiæ. Speciminis loco inauguralis... Halæ, 1797, in 8⁰ de 38 pp.

MERTENS. Variarum Theoriarum circa lithogenesin historia atque recensio. Erfordiæ, 1799, in 4⁰. (Ch.)

TURCK (Sébast.-Ant.). De l'Incision

pratiquée par Celse dans l'opération de la taille chez les hommes. Dissertation... Strasbourg, 1818, in 4° de 14 pp.

CARPUE (J.-C.). A History of the high operation for the stone. London, 1819, in 8°. (Ro.)

KRAEMER (Jo.). Dissertatio inauguralis medico-chirurgica sistens historiam apparatus lateralis... Ienæ, 1822, in 4° de 38 pp.

KÜHN (Car.-Glo.)... Panegyrin medicam... indicit. Commentatio in Celsi lib. VII, c. 26, de calculi sectione. (I-IV.) (Lipsiæ, 1822-1823,) in 4° de 52 pp.

BEHRE (Geo.-Chph.-Frid.). Dissertatio inauguralis chirurgica de lithotomia muliebri... Kiliæ, 1822, in 4° de 79 pp. Avec 5 planches.

—Versuch einer historisch-kritischen Darstellung des Steinschnittes beim Weibe. Mit einem Vorworte von... Dr Chelius... Heidelberg und Leipzig, 1827, in 8°. Avec 1 planche.

LEROY, d'Étiolles (J.). Exposé des divers procédés employés jusqu'à ce jour pour guérir de la pierre, sans avoir recours à l'opération de la taille ... Paris, 1825, in 8°. Avec 5 pl.

OLLIVIER (C.-P.). Mémoire sur la taille bilatérale, contenant l'exposé des diverses recherches faites sur cette nouvelle méthode, les modifications que Béclard y avait apportées... (Avec Scarpa, Traité de l'opération de la taille ... traduit de l'italien... Paris, 1826.)

MEDICUS (Friedr.). Geschichtliche Darstellung der unblutigen Steinzerstörungsmethoden. Inauguralabhandlung. Würzburg, 1828, in 8°. (Ch.)

WÄNKER (Ludw. von). Inauguralabhandlung über die verschiedenen Methoden den Stein ohne Schnitt aus der Blase zu entfernen, mit besonderer Rücksicht auf die Geschichte und den praktischen Werth der Lithotritie. Freiburg, 1829, in 4°. Mit 11 Steindrucktafeln. (Ch.)

Autre éd. 1837. Sous le titre de Geschichte und praktischer Werth der Lithotritie. Freiburg, in 4°.

TANCHOU (S.). Nouvelle Méthode pour détruire la pierre dans la vessie sans opération sanglante, précédée d'un Examen historique et pratique de tous les procédés de lithotritie employés jusqu'à ce jour... Paris, 1830, in 8°. Avec 8 planches.

LEROY, d'Étiolles (J.). Tableau historique de la lithotritie. Paris, 1831, in fol. plano.

LABAT (Pierre-Aug.-Léon). Traité historique de la lithotritie. Paris, 1833, in 8°.

BAGGIOLINI (Cristoforo). Antica Pergamena figurata, che rappresente una operazione calcolifraga simile al metodo del Dott. Civiale, scoperta ed illustrata. Vercelli, 1834, in 8°. (Ch.)

SCHUETZE (Gustavus-Hermannus). De lithontripticis. Dissertatio inauguralis... Lipsiæ, 1834, in 4° de 40 pp. Cum tabula lithographica.

VITALIS (A.). Réflexions sur les débats de l'Académie... de médecine concernant la valeur de la lithotripsie. Thèse, n° 353... Paris, 1835, in 4° de 36 pp.

Rapport et discussions à l'Académie ... de médecine, sur la taille et la lithotritie; suivis de lettres sur le même sujet, par MM. Delmas, Souberbielle, Rochoux, Civiale, Velpeau. Paris, 1835, in 8°.

DOUBOVITZKI (P.). Reproduction fidèle des discussions qui ont eu lieu sur la lithotripsie et la taille, à l'Académie... de médecine, en 1835, à l'occasion d'un rapport de M. Velpeau sur ces deux opérations. Suivi de lettres sur le même sujet, d'une comparaison entre la méthode ancienne et la méthode actuelle de broiement des calculs, d'un coup d'œil sur l'instrument de Jacobson, et de quelques observations de lithotripsie et taille... Paris, 1835, in 8°.

Civiale. Parallèle des divers moyens de traiter les calculeux, contenant l'examen comparatif de la lithotritie et de la cystotomie... Paris, 1836, in 8°. Avec 3 planches.

Meneghini (Franc.). Della Litotrizia in Italia. Venezia, 1837, in 8° de 66 pp. (Ro.)

Leroy, d'Étiolles (J.). Histoire de la lithotritie, précédée de réflexions sur la dissolution des calculs urinaires... Paris, 1839, in 8°.

Schleiss von Löwenfeld. Die Lithotripsie in Bezug auf Geschichte, Theorie und Praxis derselben unter Benutzung der neuesten Erfahrungen der französischen Aerzte hierüber dargestellt. München, 1839, in 8°. Mit 8 Tafeln Abbildungen. (Ch.)

Hildebrand. Über die Erfindung der Lithotritie. (Medicin. Zeitung des Vereins für Preussen, 1841.) (Ro.)

Schoemann (Ign. - Franç. - Xavier). Commentatio de lithotomia Celsiana critico-chirurgica. Accedunt tabulæ duæ lapidi incisæ. Jenæ, 1841, in 4° de 32 pp.

Ribes (F.). Histoire de la taille bilatérale... (Paris, 1842,) in 8° de 16 pp. (Gazette médicale de Paris.)

Windemuth (F.-Emil). De lithiasi endemica... Marburgi, 1842, in 8° de 79 pp.
Thèse.

Leroy, d'Étiolles (J.). Études historiques sur la lithotritie... Paris, 1843, in 4° de 20 pp.

Civiale. Observations historiques sur la lithotritie. (Paris, 1843,) in 4° de 4 pp.

— Nouvelles Remarques historiques sur la lithotritie. (Paris, 1843,) in 4° de 8 pp.

Heurteloup. Trois Époques pour servir à l'histoire de la lithotripsie... Paris, 1846, in 8°.

Nevermann. Der Steinschnitt, eine der ältesten Operationen der Chirurgie. (Henschel, Janus, 1846, I, 791.) (Ro.)

Civiale (J.). Traité pratique et historique de la lithotritie... Paris, 1847, in 8°. Avec 7 planches.

Pamard... Documents statistiques pour servir à l'histoire de la taille et de la lithotritie... Paris, (1849,) in 8° de 16 pp. (Revue médico-chirurgicale de Paris.)

Malgaigne (J.-F.). Concours pour la chaire de médecine opératoire... Parallèle des diverses espèces de taille. Thèse... Paris, 1850, in 8° de 72 pp.

Günther (Gust.). Der hohe Steinschnitt seit seinem Ursprunge bis zu seiner jetzigen Ausbildung. Leipzig, 1851, in 8°. (E.)

Briau (René). Fait historique nouveau relatif à la lithotripsie. (Gazette hebdomadaire de médecine, 1858, V, 145.)

Goyrand, d'Aix (G.). Histoire de la taille. Franco, lithotomiste. (Gazette médicale de Paris, 1860, XV, 643.)

Tillaux. Historique de la taille périnéale. (Bulletin général de thérapeutique, 1869, LXXVII, 449 et 498.)

Hybord (Paul). Historique. (p. 17

de Des calculs de la vessie chez la femme et les petites filles. Paris, 1872.)

Pleurésies et péripneumonies.

LURDE. Mémoire sur les pleurésies et les péripneumonies qui règnent tous les ans à Auch et dans les environs, avec la manière de les traiter... Auch, 1768, in 4⁰.

BOTTONI (Giuseppe-Antonio). Efemeridi mediche dall' anno MDCCLXXVI all' anno MDCCLXXXIV, seguitate da un saggio storico-critico sulle pleuritidi biliose... Livorno, 1785, in 4⁰.

MASCHKE (Guil.-Theod.). Dissertatio inauguralis medica, qua historia litis de loco venæ sectionis in pleuritide sæculo XVI. inprimis habitæ ventilatur ... præside P.-F. Meckel ... Halæ, 1793, in 8⁰ de 44 pp.

MAILLIOT (L.). Note critique sur un passage du 2ᵉ livre *περί νούσων* (des maladies) d'Hippocrate, ayant pour titre *Ὁ πνεύμων προσπεσῶν ἐς τὸ πλευρόν* (Poumon tombant sur le côté), dans lequel se trouve signalé pour la première fois, dans l'antiquité, sous le nom de bruit de cuir, le phénomène sonore connu sous le nom de bruit de cuir neuf, de bruit de frottement pleurétique, de bruit de frottement ascendant et descendant, etc. (S. l. n. d.,) in 8⁰ de 14 pp.

SÉDILLOT (C.). Examen des doctrines de l'antiquité et des doctrines modernes sur l'opération de l'empyème. (p. 9 de De l'Opération de l'empyème ... Thèse de concours... Paris, 1841.)

GAIRDNER (W.-T.). A nosological Inquiry into the acute diseases of the chest known to the Greeks; viz., the pleuritis and the peripneumonia; with remarks upon the peripneumonia notha of the moderns... (British and foreign medico-chirurgical Review, 1855, XV, 242.)

LAVERAN. Sur les Épidémies de pleuro-pneumonie, à l'occasion d'une épidémie de ce genre développée sur la flotte de la Méditerranée. (Gazette hebdomadaire de médecine, 1865, II, 545.)

Plique.

SAXONIA (Hercules) ... De plica quam Poloni gwoździec, Roxolani koltunum vocant, liber nunc primum ... editus. Pat., L. Pasquatus, 1600, in 4⁰.

GEHEMA (Jan.-Abr. a)... De morbo vulgo dicto plica polonica literulæ ad ... D. Corn. Bontekoe ... Hagæ-Comitis, P. Hagius, 1683, in 8⁰ de 27 pp.
Autre éd. 1683. Hamburgi, G. Schultzius, in 12 de 11 fts non chiffrés.

BONFIGLI (Honophr.). De plica polonica tractatus medico-physicus, cum remediorum methodo, noviter elucidatus ab Honuphrio Bonfigli, liburnensi, dum praxin Cracoviæ exerceret. Accedunt excerpta de eodem affectu ex historia morbor. Vratisl. Cum præfatione C. H. (Christiani de Helwich). Wratislaviæ et Lignitz, 1712, in 4⁰ de 34 pp.

FRANK (Joseph). Mémoire sur l'origine et la nature de la plique polonaise ... Vilna, 1814, in 8⁰ de 29 pp. (C.)

WEESE (Carl). Ueber die Plica polonica, ein historisch-krit. Versuch. (Rust, Magazin für Heilkunde, 1821, X, H. 1, 64; H. 3, 412.) (C.)

VIREY (J.-J.). Nouvelles Considérations sur la plique chez diverses nations du globe, lues à l'Académie ... de médecine le 7 septembre 1824. (Archives générales de médecine, 1824, VI, 214.)

OGONCZYK-ZAHRZEWSKI (Marian-Florian Ritter von). Medicinisch-literärische Geschichte des Weichselzopfes ... Wien, 1830, in 8°.

ROSENBAUM (J.). Der Wichtelzopf, eine alte endemische Krankheit in Deutschland. (Pabst, Allgem. med. Zeitung, 1838, 913.) (Ro.)

ROSENBERG (Heinr.). Der Weichselzopf, eine theor.-prakt. Abhandlung, sammt einer pragmatischen Geschichte desselben. Nach homöopathischen Grundsätzen. München, 1839, in 8°. (Ch.)

ROMANOWSKI (Chrysostôme). De la Nature du trichoma, plique polonaise (koltun), d'après une nouvelle théorie établie pour tout état pathologique, et appliquée dernièrement à cette maladie. (Troisième mémoire présenté à l'Académie ... de médecine, à Paris.) ... Carpentras, 1844, in 8° de 15 pp.

SCHRÖDER (Ferd.). Dissertatio in historiam criticam de plica Germaniæ. Ienæ, 1844, in 8°. (Ro.)

TYRCHOWSKI (Vlad.). De trichomate quod vulgo plica polonica appellatur, commentatio historico-medica... Cracoviæ, 1844, in 8° de 48 pp.

Thèse.

CICHOCKI (Casim.). De historia et natura plicæ polonicæ, dissertatio inauguralis medica ... opponentibus O. Wittike... G. Saro... E. Mueller... Berolini, 1845, in 8° de 32 pp. (E.)

WEESE (Carl). Der Weichselzopf. Ein Beitrag zu seiner Statistik und Geschichte. Mit Beziehung auf Dr Beschorner's Schrift „Der Weichselzopf nach statist. und physiolog. Beziehungen dargestellt". Berlin, 1845, in 8°. (Magazin für die gesammte Heilkunde.) (E.)

Pneumonie.

CATTELOUP. De la Pneumonie d'Afrique... Paris, 1853, in 8°.

GAIRDNER (W.-E.). A nosological Inquiry into the acute diseases of the chest known to the Greeks: viz., the pleuritis and the peripneumonia ... (1855.)

Voyez ci-dessus col. 1075.

FORGET. Une Épidémie de pneumonie... Strasbourg, 1856, in 8° de 32 pp.

ZIEMSSEN (W.). Über die geographische Verbreitung der Pneumonie. (Monatsblatt für med. Statistik.) (S. J., 1857.)

LE BEUF (Jules). Historique et bibliographie de l'expectation dans les maladies et surtout dans la pneumonie. (p. 8 de Étude critique sur l'expectation dans la pneumonie. Thèse, n° 91 ... Paris, 1870.)

Poitrine (Maladies de).

GAGLIARDI (Domenico). Relazione de' mali di petto, che corrono presentemente nell' archi-ospedale di S. Spirito... Roma, 1720, in 16 de 56 pp.

SHEARMAN (Edward-James). The retrospective Address on diseases of the chest, delivered at the fifteenth anniversary meeting of the Provincial medical and surgical Association, held at Derby, 1847... Worcester, 1848, in 8° de 47 pp. (B. R.)

Sur les progrès de la thérapeutique des maladies de poitrine.

Polypes.

KLUG (J.-Chr.-Fr.). Historia instrumentorum ad polyporum exstirpationem, eorumque usus chirurgicus. Tractatus inauguralis... Halæ, 1797, in 8° de 46 pp.

MEISSNER (Fr.-Lud.). Ueber die Polypen in den verschiedenen Höhlen des menschlichen Körpers, nebst einer kurzen Geschichte der Instrumente und Operationen. Leipzig, 1820, in 8°. (Ro.)

Pourpre.

Voyez Purpura.

Prothèse des membres.

KLUGE (C.-A.-F.). Arthroplastik oder die sämmtlichen, bisher bekannt gewordenen künstlichen Hände und Füsse, zum Ersatz dieser verloren gegangenen Gliedmassen, nach Manuscripten des... Dr C.-A.-F. Kluge... bearbeitet und abgebildet von Dr H.-E. Fritze. Lemgo, 1842, in 4°. Mit 26 in Stein gravirten Tafeln.

BROGNIEZ (A.-J.). Aperçu historique sur la prothèse locomotrice humaine depuis le XVIIe siècle jusqu'à nos jours... (S. l. n. d.,) in 8° de 20 pp. (Bulletin de l'Académie de médecine de Belgique, 1847.)

Psychiatrie.

Voyez Aliénation mentale.

Pupille artificielle.

Voyez Ophthalmiatrie.

Purpura.

ROBORETUS (Octav.). De peticulari febre, Tridenti anno 1591 publice vagante, deque vesicatoriorum in ea potissimum usu tractatus... Cum duplici indice... Tridenti, J.-B. Gelminus, 1592, in 4°.

MORELLUS (Joannes)... De febre purpurata, epidemia et pestilenti, quæ ab aliquot annis in Burgundiam et omnes fere Galliæ provincias misere debacchatur, medica dissertatio... Lugduni, J.-A. Huguetan, 1641, in 8°.

MARCHANT (Jean). De febre purpurata hoc anno 1666 per Burgundiam grassante, deque causa... ejus et... curatione tractatus... Divione, P. Palliot, 1666, in 12.

SALZMANN (Joh.-Godofredus). Historiam purpuræ miliaris albæ cumprimis Argentoratum nostrum et viciniam ante biennium fere infestantis... solenni disquisitioni exponet... Argentorati, 1736, in 4° de 80 pp.

SEIP (Jo.-Steph.-Ludw.). De purpura, morbo antiquo. Gottingæ, 1741, in 4° de 32 pp. (Ro.).

Pustule.

RINNE (C.-H.). De pustula livida, morbo Estoniæ endemico, dissertatio. Dorpati, 1809, in 8°. (E.)

Querquera.

Voyez Febris querquera.

Rachis (Luxations du).

RICHET. Historique. (p. 3 de Des Luxations traumatiques du rachis. Thèse de concours... Paris, 1851.)

Rachitisme.

TRNKA DE KRZOWITZ (Wenc.)... Historia rachitidis, omnis ævi observata medica continens. Vindobonæ, 1787, in 8°.

LEVACHER DE LA FEUTRIE (A.-F.-T.). Du Rakitis ou abrégé de son histoire... Thèse, n° 278... Paris, an XI-1803, in 8° de 44 pp.

Radesyge.

DEMANGEON (J.-B.). Notice sur le radesyge de Norwège ou la lèpre du Nord. (Journal général de médecine, an 1806, XXV, 129.)

GEDICKE (Carl-Æmil). Dissertatio inauguralis medica de morbo, quem Radesyge dicunt, in Norvegia endemico... Berolini, 1819, in 8° de 32 pp. (C.)

HÜNEFELD (Ludwig). Die Radesyge, oder das scandinavische Syphiloid. Aus scandinavischen Quellen dargestellt... Leipzig, 1828, in 8°.

HIALTALINUS (J.-J.). Dissertatio de radesyge, lepra et elephantiasi septentrionali . . . Kiliæ, 1839, in 8° de 36 pp. (B. R.)

HJORT. Bidrag til kundskab af de endemiske Hudsygdomme . . . Förste stykke. Christiania, 1840, in 8° de 25 pp. (Norsk Magazin for Lægevidenskaben.) (B. R.)

DELIOUX DE SAVIGNAC. De la Spedalsked et de la radezyge, maladies endémiques dans le nord de l'Europe ... (1857.)

Voyez Spedalsked.

Rage.

PORTAL. Observations sur la nature et sur le traitement de la rage, suivies d'un précis historique et critique des divers remèdes qui ont été employés jusqu'ici contre cette maladie... Yverdon, 1779, in 12.

Autre éd. même année.

LIPSCOMB (G.). The History of canine madness and hydrophobia, with the methods of treatment ancient and modern. London, 1809, in 8°. (Ro.)

MÖLLER (Car.-Aug.Ferd.). Annotationes quædam in Cœlii Aureliani... de hydrophobia tractatum, quas... pro specimine inaugurali proponit... Marburgi, 1817, in 8° de 48 pp.

SPALDING (Liman). History of the introduction and use of scutellaria lateriflora as a remedy for preserving and curing hydrophobia. New-York, 1819, in 8° de 30 pp. (Ro.)

RIBBE (J.-C.). Natur- und medicinische Geschichte der Hundeswuthkrankheit bei Menschen und Thieren etc. Mit Vorrede von J.-Chr. Rosenmüller. Leipzig, 1820, in 8°. (Ro.)

CORCY (Pierre-Chtph.). Recherches historiques et pratiques sur l'hydrophobie. Paris, 1821, in 8°. (Ro.)

HECKER (J.-F.-C.). Ueber das früheste Vorkommen der Hydrophobie beim Menschen. (Graefe und Walther, Journal für Chirurgie, II, 1821, 2, 325.) (Ro.)

HOFMANN (Jul.-Alb.). Rabiei caninæ ad Celsum usque historia critica... Lipsiæ, 1827, in 8° de 60 pp.

Thèse.

ZITTERLAND. Geschichte der Hundswuth im Regierungsbezirk Aachen, von 1816-1836. (Rust, Magazin, XLVII, Hft. 8.) (Ro.)

Traitement de la rage à Mons, durant le XVIIIe siècle. (Archives du nord de la France, 2e série, T. IV; et Le Modérateur, 25 décembre 1842.) (D.)

PHIRÆUS (D.-J.). De maniæ hydrophobicæ historia antiquissima, ætiologia et therapia. Dissertatio inauguralis... Herbipoli, 1859, in 8° de 32 pp.

MAYGRIER (A.). Les Remèdes contre la rage. Aperçu critique, historique et bibliographique depuis le XVIe siècle jusqu'à nos jours... Paris, 1860, in 8° de 16 pp. (La Culture.)

GYOUX (Ph.). De la Rage. Analyse des travaux parus jusqu'à ce jour sur cette maladie, présentée et lue, le 16 juillet 1863, à la Société historique et scientifique de Saint-Jean-d'Angely... Saint-Jean-d'Angely, 1863, in 8°.

AUZIAS-TURENNE. Aperçu historique et philosophique sur les lysses ou vésicules de la rage. (France médicale, 1868, XV, 672, 682 et 695.)

Ragle.

Voyez Aliénation mentale.

Rajah.

Voyez Anthrax.

Raphanie.

DAVIDIS (Godofr.-Guil.). Dissertatio inauguralis medica de morbo convulsivo epidemico Germanorum caritatis annonæ comite, vulgo Die Kriebelkrankheit... Præside Jo.-Gottlob Leidenfrost... Duisburgi ad Rhenum, 1771, in 4⁰.

TAUBE (Joh.). Die Geschichte der Kriebel-Krankheit, besonders derjenigen, welche in den Jahren 1770 und 1771 in den Zellischen Gegenden gewütet hat... Göttingen, 1782, in 8⁰.

RENZI (Car.-Salv. de). Sul Clavismo cancrenoso e sul morbo convolsivo epidemico, ricerche storico-mediche. Napoli, 1841, in 8⁰. (Ro.)

Rate (Affections de la).

WILSON (H.). On the native Treatment of diseased spleen... (Transactions of the Medical and physical Society of Calcutta, 1827, III, 413.)

Voyez encore Splénotomie.

Rhinoplastie.

CARPUE (J.-C.). An Account of two successful operations for restoring a lost nose from two officers of His Majesty's army, to which are prefixed historical and physiological remarks on the nasal operation, including descriptions of the Indian and Italian methods. London, 1816, in 8⁰. With engravings. (Ro.)

Traduit en allemand par H.-S. Michaelis, avec préface de Gräfe, Berlin, 1817, in 4⁰ de 40 pp. (Ro.)

ZEIS. Beitrag zur Geschichte der Rhinoplastik. (Hecker, literarische Annalen, XXXII.) (Ro.)

SABATTINI (Pietr.). Cenno Storico dell' origine ed progressi della rinoplastica ed cheiloplastica. Bologna, 1838, in 8⁰. (Ro.)

BENEDICT (Traug.-Guil.-Gust.). Universitatis litterarum Vratislaviensis novi rectoris... inaugurationem... celebrandam indicit... Præmissa sunt collectanea ad historiam rhinoplastices Italorum. Vratislaviæ, 1843, in 4⁰ de 26 pp.

MILHET-FONTARABIE. Une Opération de rhinoplastie pratiquée avec succès devant la reine des Hovas sur son premier ministre. (Union médicale, 1858, XII, 245; et Revue de thérapeutique médico-chirurgicale, 1858, VI, 332.)

Rhumatisme.

SAALMAN (Ferd.). Descriptio rheumatismi acuti et dilucidatio ducentorum et quinquaginta aphorismorum Hippocratis ad rheumatismum tum acutum, tum chronicum, item ad phrenitidem et paraphrenitidem, ad pleuritidem... pertinentium... Monasterii, 1789, in 4⁰.

FABRICIUS (Frid.-Godofr.-Andr.). Dissertatio inauguralis. De rheumatismo medicorum veterum fragmenta. Erlangæ, 1802, in 8⁰ de 40 pp.

Thèse.

MALCOMSON (John-Grant). Observations on some forms of rheumatism prevailing in India... Madras, 1835, in 8⁰. (B. R.)

BRUCK (Ad.). De veterum arthritide nonnulla. Dissertatio inauguralis medico-historica... opponentibus: G. Hamburger... E. Friedberg... L. Englaender... Berolini, 1840, in 8⁰ de 32 pp.

REIMERS. Untersuchung über die Rheumaarten der Alten. (Pfaff, Mittheilungen, 1840, Hft. 9.) (Ro.)

DAVIS (David-D.). On the History of the employment of cinchona bark in the treatment of acute rheumatism... (Lancet, 1841, n⁰ XXI, fév. 13, p. 1.)

ROUDAIRE (Jean-Baptiste-Félix). Historique. (p. 12 de Des Éruptions dans le cours du rhumatisme aigu. Thèse, n⁰ 99. Paris, 1870.)

Rose épidémique.

HARMAND-MONTGARNY (Jean-Pierre). Précis médical et curatif des maladies éruptives, catarrhales simples, putrides-malignes et malignes-pestilentielles, connues sous le nom de la rose épidémique, qui règnent dans le département de la Meuse... Verdun, 1793-an II, in 4°.

Rougeole.

DICKSON (Thomas). A Defence of Sydenham's history of the measles. (Medical Observations and inquiries, 1770, IV, 256.) (W.)

ÜBERLACHER (Greg.) . . . Über die Gründlosigkeit der ersten Schilderung der Röthel oder Kindsflecken von den Arabern. Wien, 1803, in 8°.

PANUM (P.-L.). Jagltagelser anstillede under maeslinge-epidemien paa Faeroerne i aaret 1846. Kjøbenhavn, 1847, in 8° de 74 pp. (B. R.)

HECQUET (J.-B.). Mémoire sur la rougeole épidémique qui a régné à Abbeville (Somme), pendant l'année 1855... Paris, 1857, in 4° de 72 pp.

LEBLED. Mémoire sur l'épidémie de rougeole et de suette miliaire qui a sévi dans la commune de Rochecorbon pendant les mois de février, mars, avril et mai, lu à la Société médicale . . . d'Indre-et-Loire, dans sa séance du 7 mai 1857... Tours, (s. d.,) in 8° de 16 pp.

RASCOL (V.). Quelques Réflexions sur une épidémie de rougeole observée dans le canton de Murat (Tarn) . . . Toulouse, 1857, in 8° de 47 pp.

CHICOYNE. Mémoire sur l'épidémie de suette miliaire, de rougeole et de scarlatine observée en 1857 à la Chapelle-sur-Loire et dans les communes voisines... (1857.)

Voyez ci-après Épidémies (Suette miliaire).

ZANDYCK. Notice sur l'épidémie de rougeole qui a régné à Dunkerque depuis 1850 jusqu'à 1851... Roulers, 1858, in 8° de 32 pp.

MARIÉ. Rapport particulier sur l'épidémie de rougeole adynamique qui a sévi à Callas (Var) pendant les mois d'avril, mai, juin et juillet 1858 . . . Draguignan, 1858, in 8° de 39 pp.

LE DUC. Étude sur une épidémie de rougeole qui a sévi à Versailles pendant la fin de 1860 et le commencement de 1861... Versailles, (s. d.,) in 8° de 16 pp.

BOURDIN (C.-E.). Rapport sur une épidémie de rougeole qui a régné depuis le 20 octobre jusqu'au 9 décembre 1861 dans la commune de Villeneuve-le-Roi (Seine-et-Oise)... Caen, 1863, in 8° de 55 pp. (Bulletin des travaux de la Société médico-pratique de Paris.)

CHAIROU (E.). Relation d'une épidémie de rougeole et de suette miliaire observée à Rueil (Seine-et-Oise) en 1862... Paris, 1863, in 8° de 47 pp.

MILLION (Prosper). Mémoire sur une épidémie de rougeole observée à Saint-Étienne... Saint-Étienne, 1865, in 4° de 54 pp.

Saburres gastriques.

HILDEBRANDT (Geo.-Friedr.). Geschichte der Unreinigkeiten im Magen und den Gedärmen... Braunschweig, 1789-1790, 3 vol. in 8°.

Sarcocèle.

SAUERHEIMER (Jo.-Paul). Dissertatio inauguralis. Historia sarcocelotomiæ, cum animadversionibus. Erlangæ, 1807, in 8°. (Ch.)

Saturnines (Affections).

TANQUEREL DES PLANCHES (L.).

Traité des maladies de plomb ou saturnines... Paris, 1839, 2 vol. in 8°. Avec figures.

Contenant un historique pour chaque maladie.

TANQUEREL DES PLANCHES (L.). Die gesammten Bleikrankheiten, in historischer, anatomischer, physiologischer, chemischer, ätiologischer, pathologischer und sanitätspolizeilicher Beziehung. Gekröntes Werk, deutsch bearbeitet von Dr Sigm. Frankenberg. Quedlinburg, 1842, in 8°. (Ro.)

Scapulo-humérale (Désarticulation).

CHAMBAUD (J.-G.). Historique. (p. 7 de De la Désarticulation scapulo-humérale. Thèse, n° 62... Paris, 1870.)

Scarification des yeux.

Voyez Ophthalmiatrie.

Scarlatine.

WEDEMEIER (Jo.-Just.). Historia scarlatinæ nuper Gottingæ grassatæ... Gottingæ, (1785,) in 4° de 28 pp.

HENRICI (Henr.-Guil.). Ad historiam scarlatinæ symbolæ nonnullæ, præside Joach.-Frid. Ackermann. Kilonii, 1799, in 8°. (Ch.)

PISTOLLET (Gabriel). Dissertation sur une scarlatine angineuse qui a régné épidémiquement à Langres, dans le courant de l'an IX (1801). Thèse, n° 127... Paris, an X, 8°.

GOEDEN (Fr.-C.-Lud.). Dissertatio sistens scarlatinæ historiam. Jenæ, 1805, in 8°. (Ro.)

BENEDICT (Traugott-Wilh.-Gust.). Geschichte des Scharlachfiebers, seiner Epidemie und Heilmethoden. Mit Rücksicht auf die neuerdings vorgeschlagene Anwendung der Abführmittel in demselben... Leipzig, 1810, in 8°.

GÜTSCHOW (Ph.). Antiquioris scarlatinæ febris historiæ adumbratio... Gottingæ, 1817, in 4° de 32 pp.

Thèse.

MOST (Geo.-Fried.). Versuch einer kritischen Bearbeitung der Geschichte des Scharlachfiebers und seiner Epidemieen, von den ältesten bis auf unsere Zeiten... Leipzig, 1826, 2 vol. in 8°

BEILSCHMIT (Fr.-A.). De scarlatinæ origine et propagatione. Dissertatio inauguralis... opponentibus E. Pommer ... H. Duhm... L. Gerhardy... Berolini, 1834, in 8° de 32 pp.

RUMSEY (Nathaniel). An Account of the scarlatina as it appeared in the town and neighbourhood of Beaconsfield, in Buckinghamshire, in the autumn of 1832. (Transactions of the Provincial medical and surgical Association, 1835, III, 194.)

BÜNAU (Günth. de). Brevis Scarlatinæ historia. Dissertatio inauguralis, historico medica . . . opponentibus F. Samberg... F. de Zschock... H. Wollheim. Berolini, 1839, in 8° de 36 pp.

LANGENHOL (H.). De scarlatinæ origine et propagatione. Dissertatio inauguralis historico-medica... opponentibus A. Soer... F. Prigge... H. Jasper... Berolini, 1840, in 8° de 32 pp.

STIEVENART (A.-F.-A.). Notice historique. (p. 12 de De l'Emploi prophylactique de la belladone dans la scarlatine épidémique... Paris, 1843.)

KENNEDY (Henry). Some Account of the epidemic of scarlatina which prevailed in Dublin from 1834 to 1842. Dublin, 1843, in 8°. (B. B.)

STRATTON (Thomas). Notice of an epidemic of scarlet fever and scarlet sore throat, which prevailed in 1843 1844. (Edinburgh medical and surgical Journal, 1845, LXIII, 333.)

NOIROT (L.). Histoire de la scarlatine... Paris, 1847, in 8⁰ de 36 pp.

CHARLTON (Edward). An Account of the late epidemic of scarlatina in Newcastle and its neighbourhood. Newcastle-upon-Tyne, 1847, in 8⁰. (B. B.)

SCHNIZLEIN (Ed.). Das Scharlachfieber, seine Geschichte, Erkenntniss und Heilung. München, 1851, in 8⁰. (E.)

Autre éd. 1859.

CHICOYNE. Mémoire sur l'épidémie de suette miliaire, de rougeole et de scarlatine observée en 1857 à la Chapelle-sur-Loire et dans les communes voisines... (1857.)

Voyez ci-après Épidémies (Suette miliaire).

CORONEL (S.). De Scarlatina-Epidemie in Zeeland in 1857, 1858 en 1859. Middelburg, 1860, in 8⁰ de 42 pp. (S. J.)

GILLESPIE (James-D.). Epidemic of scarlet fever at Donaldson's Hospital during the autumn and winter of 1861. (Edinburgh medical and surgical Journal, 1861-1862, VII, 1091.)

PONS (Louis). Relation d'une épidémie de scarlatine observée à Nérac (Lot-et-Garonne)... Paris, 1864, in 8⁰ de 24 pp. (Union médicale.)

La couverture imprimée sert de titre.

Report of the Lancet sanitary commission on the epidemic of scarlet fever at Marlborough College. (Lancet, 1870, I, 551.)

Scherlievo.

DOUBLE. Rapport fait au nom d'une commission spéciale sur la maladie dite le scherlievo, ou nouvelle forme de syphilis, qui a régné dans le littoral hongrois; par MM. le baron Heurteloup, Biron, R. de Chamseru, Cullerier et Double. Lu à la Société de médecine, le 6 août 1811. (S. l. n. d.,) in 8⁰ de 30 pp. (Journal général de médecine.)

CAMBIERI (Giamb.). Storia della malattia detta scherlievo, ossia di una particolare forma di sifilide manifestasi in alcuni distretti del littorale Illirico. (Omodei, Annali di medicina, 1819, XII nov. e dicembre.) (C.)

MICHAHELLES (G.-C.-C.-W.). Das malo di scarlievo in historischer und pathologischer Hinsicht... Nürnberg, 1833, in 8⁰ de 66 pp.

BARTH. Du Scherlievo de Fiume en Illyrie... Paris, 1872, in 8⁰ de 15 pp.

Sciatique.

LAGRELETTE (P.-A.). Étude historique, séméiologique et thérapeutique de la sciatique. Thèse, n° 217... Paris, 1869, in 4⁰.

Contenant une bibliographie.

Scorbut.

RONSSÆUS (Balduin.). De magnis Hippocratis lienibus, Pliniique stomacace ac scelotyrbe seu vulgo sic dicto scorbuto libellus... Antwerpiæ, 1564, in 8⁰. (Ch.)

Autre éd. 1585. Vitebergæ.

TINCTORIUS. Dissertatio de scorbuto in Prussia jam frequenti. Regiomonti, 1639, in 4⁰. (M. M.)

BUCHNER (André-Elias). Dissertatio de scorbuto Daniæ endemio. Wittebergæ, 1705, in 4⁰. (M. M.)

Réglement touchant l'ouverture des salles de l'hôpital de Saint-Louis pour les malades du scorbut, arresté en l'Assemblée générale tenuë à l'Archevesché, le samedy treizième d'Avril mil sept cens neuf. Paris, 1709, in fol. plano.

BURCHARD. Programma de scorbuto septentrionalium. Rostochii, 1726, in 4⁰. (M. M.)

— Dissertatio de scorbuto accolis

maris Balthici non endemio. Rostochii, 1735, in 4°. (M. M.)

Wallerius. Dissertatio. Scorbutum Suecis non esse endemium. Laudæ, 1735, in 8°. (M. M.)

Richter (Georg.-Gottl.) ... Ad H.-C. Sartorii ... disputationem inauguralem ... invitatio, præmittens brevem inquisitionem in Hippocraticas scorbuti antiquitates. Gottingæ, 1744, in 4° de 16 pp.

Millioz (Humbert). Essai sur le scorbut qui a régné à Alexandrie en Égypte, pendant le blocus de cette place, en l'an 9. Thèse, n° 198... Paris, an XI, in 8°.

Balme. Observations et réflexions sur le scorbut, d'après celui qui a régné parmi les troupes françaises formant la garnison d'Alexandrie en Égypte, pendant le blocus et le siége de cette ville, en l'an IX (1801), par les armées combinées des Turcs et des Anglais ... (Lyon, 1803,) in 8° de 35 pp.

— Traité historique et pratique du scorbut chez l'homme et les animaux... Lyon, 1819, in 8°.

Même ouvrage que l'article précédent.

Petit (Jean). Dissertation sur le scorbut qui a régné à Zara en l'an 1809. Thèse, n° 108 ... Paris, 1814, in 4°.

Burt (B.). On land Scurvy among the natives... Presented april 7, 1827. (Transactions of the Medical and physical Society of Calcutta, 1829, IV, 14.)

Langheinrich (Arm.). Scorbuti ratio historica. Dissertatio inauguralis historico-pathologica... opponentibus A. Rehfeld... E. Everth ... C. Credé... Berolini, 1839, in 8° de 64 pp.

Krebel (R.). Geschichte und chronologische Uebersicht der Gesammtliteratur des Scorbuts... (1849.)

Voyez ci-dessus col. 39.

Krebel (R.). Der Scorbut in geschichtlich-literarisch., patholog., prophylact., etc. Beziehung. Leipzig, 1862, in 8°. (E.)

Autre éd. 1866.

Meyer-Ahrens. Das Yemengeschwien am rothen Meere, eine Form des Scorbutes. (Schweizerische Zeitschrift für Medicin, 1855, 119.)

Starck (H.-Gust.). De scorbuti historia. Berolini, 1858, in 8° de 32 pp. (C. J.)

Delpech (A.). Le Scorbut pendant le siége de Paris. Étude sur l'étiologie de cette affection, à l'occasion d'une épidémie observée dans la maison de correction de la Santé... Paris, 1871, in 8° de 68 pp.

Hayem (Georges). Relation clinique de l'épidémie de scorbut observée à la Charité (service de M. Bernutz) pendant les mois de janvier, février et mars 1871... Paris, 1871, in 8° de 45 pp. (Gazette hebdomadaire de médecine.)

Bucquoy (J.). Le Scorbut à l'hôpital Cochin pendant le siége de Paris. Paris, 1871, in 8° de 30 pp.

Mémoire lu à la Société médicale des hôpitaux dans la séance du 28 avril 1871.
Autre éd. même année, in 8° de 46 pp.

Leven (Manuel). Une Épidémie de scorbut observée à l'hôpital militaire d'Ivry pendant le siége de Paris 1871 ... Paris, 1872, in 8° de 75 pp. Avec 3 planches. (Comptes rendus des séances et mémoires de la Société de biologie.)

Georgesco (Michel-V.). Du Scorbut, épidémie observée pendant le siége de Paris... Paris, 1872, in 8° de 80 pp.

Scrofules.

Tookerus (Guil.). Charisma Sive Donum Sanationis. Seu Explicatio totius quæstionis de mirabilium Sanitatum Gratia, in qua præcipue agitur de solenni et sacra curatione strumæ, cui Reges Angliæ rite inaugurati, divinitus medicati sunt... Londini, I. Windet, 1597, in 4⁰.

Du Laurens (André). De mirabili strumas sanandi vi solis Galliæ regisbus christianissimis divinitus concessa liber unus et de strumarum natura, differentiis, causis, curatione quæ fit arte et industria medica liber alter... Parisiis, Orry, 1609, in 8⁰.

Barbier (J.). Les miraculeux Effects de la sacrée main des Roys de France tres-Chrestiens: pour la guarison des Malades et conversion des Heretiques. Dedié au Roy... Paris, J. Orry, 1618, in 8⁰ de 75 pp.

Autre éd. même année, Lyon, J. L'Autret, in 8⁰ de 47 pp.

Faroul (Simon). De la Dignité des Roys de France et du privilege que Dieu leur a donné de guérir les escroüelles... Paris, P. Chaudiere, 1633, in 8⁰.

Moreau (René). De manu regia oratio. Parisiis, 1633, in 4⁰ de 22 pp. (Ro.)

Reies (Gasp. a). De gratis data virtute quam Reges Hispaniæ et Galliæ de sanandis scrophulis habere dicuntur. (p. 154 de Elysius iucundarum quæstionum campus . . . Bruxellæ, 1661; et p. 259 de l' éd. de Francofurti ad Moenum, 1670.)

Morhofius (Dan. - G.). Princeps medicus, sive Dissertatio historico-medica de curatione strumarum, quæ a regibus Angliæ et Galliæ fit. Rostochii, 1665, in 4⁰. (Ro.)

Autre éd. 1669, Hamburgi, in 4⁰.

Zentgraff (Johannes - Joachimus). . . . Disputatio prior de tactu regis Franciæ quo strumis laborantes restituuntur, quam in alma Vitteberg. publice disputabunt præses M. Johannes-Joachimus Zentgraff . . . et respondens Georgius-Henricus Petri . . . d. XXVI julii 1667. . . Wittebergæ, litteris M. Henckelii, 1667, in 4⁰.

Autres éd. 1670 et 1675.

Zentgraff (J.-J.). Disputatio posterior de tactu regis Franciæ, quo strumis laborantes restituuntur; quam... præside M. Joh.-Joach. Zentgrafio... defendet Johannes-Adamus Metz... Witebergæ, 1667, in 4⁰.

Autres éd. 1670 et 1675.

Becket (Will.). Inquiry into the antiquity of touching for the king's evil. London, 1722, in 8⁰. (Ch.)

Hilscher (Sim.-Paul). Dissertatio de cura strumarum contactu regis facta. Jenæ, 1730, in 4⁰. (Ch.)

Nisbet (William). An Inquiry into the history, nature, causes, and different modes of treatment hitherto pursued in the cure of scrophula and cancer. Edinburgh, 1795, in 8⁰. (W.)

Choulant (Lud.). Die Heilung der Scrofeln durch Königshand. Denkschrift zur Feier der funfzigjährigen Amtsführung... des Herrn D. J.-A.-W. Hedenus... Dresden, 1833, in 4⁰ de 20 pp.

Corradi (A.). Come oggi le affezioni scrofulotubercolari siansi fatte più comuni. Considerazioni storiche e mediche... Bologna, 1862, in 4⁰ de 75 pp.

Sein (Adénomes du).

Yver (Marius). Historique. (p. 7 de Des Adénomes du sein. Thèse, n⁰ 223... Paris, 1870.)

Septicémie.

Lacassagne (A.). De la Putridité morbide et de la septicémie. Histoire des théories anciennes et modernes... Paris, 1872, in 8⁰.

Contenant une bibliographie.

Soroche.

Voyez Mal des Montagnes.

Spédalskhed.

Om den Norske Spedalskheds kiendetegn. Christiania, 1836, in 8⁰ de 7 pp.

Danielssen (D.-C.) et Boeck (Wilhelm). Traité de la spédalskhed ou éléphantiasis des Grecs . . . Ouvrage publié aux frais du gouvernement norwégien. Traduit du norwégien, sous les yeux de M. D. Danielssen, par L.-A. Cosson (de Nogaret)... Paris, 1848, in 8⁰. Avec atlas de 24 planches in fol.

Le titre de l'atlas porte en plus: „dessinées d'après nature par J.-L. Losting".

Kierulf, de Christiana. Über die norwegische Spedalskhed (Eleph. Græcorum, lepra Arabum). (Virchow, Archiv, 1853, V, 13.)

Guérault (J.-H.). Essai sur l'éléphantiasis grec, lèpre du moyen âge qui règne à l'état endémique en Islande et en Norwége sous le nom de spédalskhed. (Avec Observations médicales recueillies pendant le voyage scientifique de S. A. I. le prince Napoléon dans les mers du nord... Paris, 1857.)

Delioux de Savignac. De la Spédalsked et de la radezyge, maladies endémiques dans le nord de l'Europe, et considérations générales sur la lèpre . . . Paris, (1857,) in 8⁰ de 28 pp. (Archives générales de médecine.)

Voyez encore Éléphantiasis.

Spina bifida.

Morillon (Auguste). Recherches pour servir à l'histoire jusqu'ici incomplète du spina bifida. Thèse, n° 22... Paris, 1865, in 4⁰ de 44 pp. Avec 2 planches.

Spirocolon.

Voyez Lèpre.

Splénotomie.

Magdelain (L.). Historique de la splénotomie. (p. 49 de Des kystes séreux et acéphalocystiques de la rate. Paris, 1868; et p. 21 de Péan, Splénotomie... Paris, 1868.)

Staphylorrhaphie.

Verneuil (Ar.). Découverte de la staphylorrhaphie au dix-huitième siècle. (p. 73 de Documents inédits tirés des archives de l'ancienne Académie de chirurgie... Paris, 1860-1861.)

Stégnose.

Ravel (Charles). Recherches historiques sur la stégnose (sclérème des adultes)... Paris, (1848,) in 8⁰ de 16 pp. (Journal des connaissances médico-chirurgicales.)

Suette.

Voyez ci-après Épidémies.

Suppuration.

Huettner (H.-G.-L.). Nonnullæ Opiniones de suppuratione inde ab Hippocrate usque ad nostra tempora. Dissertatio inauguralis medico-chirurgica . . . opponentibus W. Fackeldey... H. Jacobi... A. Eichelberg. Berolini, 1835, in 8⁰ de 32 pp.

Surdi-mutité.

Trnka de Krzowitz (Wenc.)... Historia cophoseos et baryecoiæ. Vindobonæ, 1778, in 8⁰.

Historische Nachrichten von dem Unterrichte der Taubstummen und Blinden, oder Betrachtungen über die Bildung beider überhaupt und die der ersten insbesondere. Leipzig, 1793, in 8⁰. (Ro.)

Pfingsten (G.-W.). Über den Zustand der Taubstummen der alten und der neuern Zeit. Schleswig, 1817, in 8⁰. (Ro.)

NEUMANN (Ferdinand). Bericht über die kgl. Taubstummen-Anstalt zu Königsberg in Preussen. Im Anhange: Ankündigung und Plan einer Schrift über „Taubstumme und Taubstummen-Anstalten." Königsberg, 1822, in 8°. (C.)

— Die Taubstummen-Anstalt zu Paris im Jahre 1822. Eine historisch-pädagogische Skizze, als Beitrag zur Kenntniss und Würdigung der französischen Methoden des Taubstummen-Unterrichts: nebst Geschichte und Literatur des Taubstummen-Unterrichts in Spanien und Frankreich. Königsberg, 1827, in 8°. (C.)

MANSFELD (David). Das Taubstummen-Institut zu Braunschweig, von seiner Errichtung bis zu Ende des Jahres 1829 beschrieben. Braunschweig, 1830, in 8°. (Ch.)

SCHMALZ (Eduard). Kurze Geschichte und Statistik der Taubstummenanstalten und des Taubstummen-Unterrichts. Dresden, 1830, in 8°. (Ch.)

— Ueber die Taubstummen und ihre Bildung in ärztlicher, statistischer, pädagogischer und geschichtlicher Hinsicht. Dresden und Leipzig, 1838, in 8°. (Ch.)

SAUVEUR (D.). Statistique des sourds-muets et des aveugles de la Belgique ... Bruxelles, 1847, in 4° de 70 pp. Avec 2 pl.

MEYER-AHRENS. Statistik der Irren und Taubstummen im Kanton Tessin ... (1855.)

Voyez ci-dessus col. 947.

KILIAN. Des Sourds-muets. Esquisse historique du surdi-mutisme... Discours prononcé à l'inauguration de l'établissement des jeunes sourds-muets et aveugles protestants de France, fondé à Saint-Hippolyte-du-Fort (Gard). Toulouse, 1856, in 8° de 40 pp.

Syphilis.

Voyez Vénériennes (Affections).

Taille (Opération de la).

Voyez Pierre.

Tanneurs (Maladies des).

BEAUGRAND (É.). Études sur les maladies des artisans. Recherches historiques et statistiques sur les maladies des ouvriers qui préparent les peaux en général et sur celles des tanneurs en particulier ... Paris, 1862, in 8° de 40 pp. (Annales d'hygiène.)

Tatouage.

BERCHON (E.). Recherches sur le tatouage... Paris, 1861, in 8° de 29 pp.

— Histoire médicale du tatouage. (Archives de médecine navale, 1869, XI, 23, 107, 187 et 294.)

Ténia.

SCHIMPER (Wilhelm). Des Médicaments employés en Abyssinie contre le ver solitaire. (Gazette médicale de Strasbourg, 1848, VIII, 747.)

BOUDIN (J.-C.-M.). Notice sur l'endémicité du ténia en Algérie. (Recueil de mémoires de médecine militaire, 2e série, 1848, IV, 204.)

POTIER-DUPLESSY. Documents relatifs au ténia en Algérie. (Recueil de mémoires de médecine militaire, 1856, XVII, 219.)

TARNEAU (J.-L.). Du Ténia en Algérie et de son endémicité dans la ville de Bône (province de Constantine)... Paris, 1860, in 8°.

Tétanos.

STARKE (J.-C.). Commentatio theoretico-practica de tetano, ejusque speciebus præcipuis. Jenæ, 1781, in 8⁰.

Projet d'instruction sur une maladie convulsive, fréquente dans les colonies de l'Amérique, connue sous le nom de tétanos, demandé par le ministre de la marine à la Société royale de médecine. Paris, Imp. royale, 1786, in 8⁰.

SOBERNHEIM (Jos.-Fr.). Nonnulla in Hippocratis aphorism. sect. IV, 57: *ὑπὸ σπασμοῦ ἢ τετάνου ἐχομένῳ πυρετὸς ἐπιγενόμενος λύει τὸ νούσημα.* Dissertatio inauguralis... contra opponentes amicos H. Arendt et J. Lindenhayn . . . Regiomontii Prussorum, 1828, in 8⁰ de 40 pp.

WARNEKE (Georgius). Procemium quo scriptorum graviorum de tetano sententiæ ad conspectum morbi historicum breve exponuntur. (p. 4 de De tetani causa et natura . . . Gottingæ, 1839.)

Tête (Affections et blessures de la).

JOLIET (Caude-Michel). Doctrine des anciens sur les plaies de tête, extraite des livres d'Hippocrate... Paris, 1811, in 8⁰.

CASPARI (C.). Die Kopfverletzungen und deren Behandlung von den ältesten bis auf die neuesten Zeiten. Leipzig, 1833, in 8⁰.(Ro.)

Θηλεία νόσος.

(BAGARD.) Explication d'un passage d'Hippocrate touchant les Scythes qui deviennent eunuques. Nancy, (1761,) in 8⁰ de 24 pp.

BOSE (E.-Glo.). Panegyrin medicam . . . indicit de Scytharum *νόσῳ θηλείᾳ* ad illustrandum locum Herodoti. Lipsiæ, 1778, in 4⁰ de 18 pp.

STARK (Car.-Guil.). De *νούσῳ θηλείᾳ* apud Herodotum, prolusio. Jenæ, 1827, in 4⁰ de 64 pp.

FRIEDREICH (Johann-Baptist). *Θηλεία νοῦσος*, historisches Fragment. (Friedreich, Magazin für Seelenkunde, 1829, 71.) (C.)

GRAFF (Carolus). *Θηλεία νοῦσος* seu morbus fœmineus Scytharum. Dissertatio inauguralis quam . . . præside Philippo-Josepho Horsch . . . defendet . . . Wirceburgi, (s. d.,) in 8⁰ de 52 pp.

Thyreophyma.

FALCK (Car.-Phil.). De thyreophymate endemico per Nassoviam atque Hassiam electoralem. Dissertatio inauguralis medica . . . Marburgi Cattorum, 1843, in 8⁰ de 56 pp.

Trépanation.

MYNORS (Robert). A History of the practice of trepanning the skull, and the after-treatment; with observations upon a new method of cure, illustrated by a case . . . Birmingham, 1785, in 8⁰.

— Geschichte der Trepanation. Aus d. Engl. Leipzig, 1787, in 8⁰. (Ch.)

BAUMGARTEN (Jo.-C.-G.). Viro clarissimo . . . C.-C.-L. Weigelio . . . philosophiæ magistri honores . . . impetratos . . . gratulatur . . . Brevis trepani coronati historia. Lipsiæ, 1789, in 4⁰ de 12 pp.

LAUFFS (Jos.). De variis trepanationis methodis. Dissertatio inauguralis historico-chirurgica... opponentibus M. Troschel . . . C. Weiss . . . B. Vossen . . . Berolini, 1826, in 8⁰ de 36 pp.

EYMANN (Joh.-Pet.-Jos.). Kurzer Abriss der Geschichte der Trepanation. Inaugural-Dissertation . . . Würzburg, 1836, in 8⁰ de 32 pp.

HEBRA (Ferd.). Dissertatio sistens historiam trepanationis cranii. Viennæ, 1841, in 8⁰. (Ro.)

PARIS (Amédée). Mémoire sur la trépanation céphalique pratiquée par les médecins indigènes de l'Aouress (tribus des Ouled-Zian et des Beni-Ferrah), province de Constantine (Algérie)... Paris, 1865, in 8° de 22 pp. Avec 1 planche.

MARTIN (L.-Th.). La Trépanation du crâne telle qu'elle est pratiquée par les Kabyles de l'Aurès. Lettre à un confrère... Montpellier, 1867, in 8° de 13 pp. (Montpellier médical.)

BROCA. Le Trépan au Pérou du temps des Incas. (Gazette médicale de Paris, 1867, XXII, 437.)

Trichiasis.

GERDY (P.-N.). Recherches historiques et pratiques sur le renversement des cils contre le globe de l'œil et sur la possibilité d'enlever une paupière tout entière et au moins une partie de l'autre sans que l'œil reste découvert. Paris, (1844,) in 8° de 16 pp. (Journal de chirurgie de Malgaigne.)

Trichine.

BESNARD (Ant.-Frz.). Zur Geschichte, Therapie, Prophylaxis und Sanitätspolizei der Trichinen. München, 1864, in 8°. (E.)

PAGENSTECHER (H.-Alex.). Die Trichinen. Nach Versuchen im Auftrage des grossherzoglich Badischen Handels-Ministeriums ausgeführt am zoologischen Institute in Heidelberg von ... C.-J. Fuchs und ... H.-A. Pagenstecher ... Mit zwei Kupfertafeln. Leipzig, 1865, in 4°.

2te Auflage 1866.

VAN DEN CORPUT. Histoire naturelle et médicale de la trichine. Recherches sur l'ancienneté de la maladie produite par cet entozoaire; symptômes, diagnostic et traitement de la trichinose... Bruxelles, 1866, in 8° de 44 pp. Avec planche. (Bulletin de l'Académie . . . de médecine de Belgique.)

Trichoma.

Voyez Plique.

Tsarath.

Voyez Lèpre.

Tsömor.

MILLETER (Johannes). Disputatio medica inauguralis de morbo tsömor Hungaris endemio... Lugduni Batavorum, 1717, in 4° de 48 pp.

JACOBOVICS (Maurit.). Morbus tsömor critice illustratus . . . Pestini, 1837, in 8°.

FÁLABÚ. Ueber Csömör (morbus Hungaricus). (Wien. med. Halle, III, 3.) (S. J., 1862.)

Tuberculose.

PAROLA (Luigi). Della Tubercolosi in genere e della tisi polmonare in specie. Ricerche storiche e teorico-pratiche in risposta ai quesiti 10 stati proposti dalla reale Accademia medico-chirurgica di Torino e dalla medesima coronati col premio Garbiglietti... Torino, 1849, in 4°.

BOISSEAU. Quelques Mots sur l'inoculation du tubercule au point de vue historique. (Union médicale, 1868, V, 15.)

SAINT-ANGE BARRIER. Le Tubercule et la phthisie. Étude historique et critique... Paris, 1868, in 8° de 74 pp.

TUREL. Compte-rendu synthétique de la discussion sur la tuberculose à l'Académie de médecine . . . Grenoble, 1868, in 8°. (Journal de médecine du Dauphiné.)

THAON (Louis-Albert). Historique.

(p. 3 de Recherches sur l'anatomie pathologique de la tuberculose... Thèse ... Paris, 1873.)

Tympanite.

TRNKA DE KRZOWITZ (Wenc.) ... Historia tympanitidis, omnis ævi observata medica continens. Vindobonæ, 1788, in 8°.

Typhus.

Voyez ci-après Épidémies.

Ulcères.

DOWNES (E.-J.). Treatment of ulcers in India ... (Indian journal of medical science, juillet 1839.) (B. R.)

AZÉMA (Mazaé). Mémoire sur l'ulcère de Mozambique ... Saint-Denis, île de la Réunion, 1857, in 16 de 32 pp.

— De l'Ulcère de Mozambique ... Suivi d'un rapport lu à la Société de chirurgie de Paris, par M. Aug. Cullerier ... Paris, 1863, in 8°.

LAURE (Louis-Thomas). De l'Ulcère contagieux de Mozambique chez les Cafres et de son traitement. Thèse, n° 128 ... Paris, 1861, in 4° de 24 pp.

ROCHARD (Jules). De l'Ulcère de Cochinchine. (Archives générales de médecine, 1862, XIX, 667.)

CHAPUIS (J.). De l'Identité de l'ulcère observé à la Guyane française avec celui décrit sous les noms de ghé-ham, ulcère de Cochinchine, de Saigon, ulcère annamite. (Archives de médecine navale, 1864, II, 375.)

MOISSON (Louis). Essai sur l'ulcère de Cochinchine. Thèse, n° 88 ... Montpellier, 1864, in 4° de 44 pp.

THALY (Fl.). De l'Ulcère phagédénique des pays chauds à la Guyane française et de son traitement. Thèse, n° 86 ... Montpellier, 1864, in 4° de 44 pp.

Urèthre (Affections de l').

NICOD (P.-A.-L.). Abrégé de l'histoire de la cautérisation de l'urèthre en France avant Ducamp. Paris, 1826, in 8°.

JACOBY (M.-J.). Nonnulla de cereolorum in curanda urethræ strictura usitatissimorum origine et usu, dissertatio. Berolini, 1829, in 8° de 42 pp. (Ro.)

BUSSEMAKER (U.-C.). Über die Behandlung der Harnröhrenverengerungen bei den Alten. (Heige, Wenken en meeningen omtrent geneeskundige Staatsregeling en allgemeene Geneeskunde. I Deel I St.) (Ro.)

MATTEI (Antoine). Coup d'œil historique sur la flexibilité qu'on a donnée aux sondes pour le canal de l'urèthre. (p. 9 de Essai sur une nouvelle sonde élastique pour le canal de l'urèthre. Thèse, n° 103 ... Paris, 1846.)

BOURGAIN (Louis-Marie). Historique. (p. 9 de De l'Uréthrotomie interne sur conducteur. Thèse, n° 88 ... Paris, 1870.)

Urinaire (Pathologie).

MERCIER (L.-Aug.). Mémoire historique sur divers points de la pathologie urinaire ... Paris, (1853,) in 8°.

Utérus (Affections de l').

Voyez ci-après Accouchement et gynécologie.

Vaisseaux (Affections des).

BRESCHET. Histoire des phlegmasies des vaisseaux ou de l'angite ... Paris, 1829, in 8°.

PIGEAUX (J.). Traité pratique des vaisseaux, contenant des recherches historiques spéciales . . . Paris, 1843, in 8⁰.

Varices.

Études statistiques sur les varices et le varicocèle... Paris, 1863, in 8⁰. Avec 2 cartes.

Variole, inoculation, vaccine.

ALBERTI (Mich.). Epistola de ortu et progressu variolarum. Halæ, 1709, in 4⁰. (Ch.)

CASTRO (Jac. de). De methodis inoculationis variolarum, cum criticis notis in varios auctores de hoc morbo scribentes. Leidæ, 1722, in 8⁰. (Ro.)

Autre éd. Hamburg, 1722, in 8⁰.
Trad. en allemand, Hamburg, 1722, in 8⁰; en anglais, London, 1723, in 8⁰; en hollandais, Amsterdam, 1722, in 8⁰.

DETHARDING (Ge.). Historia inoculationis variolarum. Rostochii, 1722, in 4⁰. (Ro.)

LEDUC (Anton.). De Byzantina variolarum insitione. Leidæ, 1722, in 8⁰. (Ro.)

TURIN (James). A Letter to... Caleb Cotesworth . . . containing a comparison between the mortality of the natural small-pox, and that given by inoculation... To which is subjoined an Account of the success of inoculation in New-England; as likewise an extract from several letters concerning a like method of communicating the small-pox, that has been used time out of mind in South Wales. London, 1723, in 8⁰.

CLINCH (William). An historical Essay on the rise and progress of the small-pox; to which is added a short appendix to prove that inoculation is no security from the natural small-pox ... London, 1724, in 8⁰.

Autre éd. 1725.

TODE (J.-Cl.). Programma de variolarum antiquitatibus ex Arabum monimentis. Hafniæ, 1728, in 8⁰. (Ro.)

HAHN (Joannes-Godofredus). Variolarum antiquitates, nunc primum e Græcis erutæ . . . Accedit de Mesuæ Syri scriptis ad . . . Fabricium Epistola. Brigæ, 1733, in 4⁰.

HILLARY (William). A rational and mechanical Essay on the small-pox... to which is prefixed a short history of the first rise and progress of that disease, and an essay on a new method of curing it... London, 1735, in 8⁰.

2d ed. 1740, sous le titre de „A practical Essay on the small-pox..."

WERLHOF (Paul-Gli.). Disquisitio medica et philologica de variolis et anthracibus, de utriusque affectus antiquitatibus, signis et medelis. Hannoveræ, 1735, in 4⁰. (Ch.)

HAHN (J.-Godofredus). Carbo pestilens a carbunculis sive variolis veterum distinctus... Accedunt binæ... Danielis-Wilhelmi Trilleri de eodem argumento epistolæ. Vratislaviæ, 1736, in 4⁰.

Les lettres de Triller ont un titre spécial et une pagination particulière.

HILSCHER (Sim.-Paul.). Historia variarum methodorum defendendi homines a variolis iisdemque medendi, respondente A. Raesved. Jenæ, 1745, in 4⁰. (Ch.)

HAHN (J.-G.). Variolarum ratio exposita... Wratislaviæ, 1751, in 4⁰ de 94 pp.

THOMSON. An Inquiry into the origin of small-pox. London, 1752, in 8⁰. (Ro.)

HAHN (J.-G.). Morbilli variolarum vindices... Wratislaviæ, 1753, in 4⁰ de 52 pp.

LA CONDAMINE (de). Mémoire sur l'inoculation de la petite vérole, lu à l'assemblée publique de l'Académie... des sciences, le mercredi 24 avril 1754 ... Paris, 1754, in 12.

3e éd. 1755.

CANTWEL. Dissertation sur l'inoculation, pour servir de réponse à celle de M. de La Condamine... sur le même sujet... Paris, 1755, in 12.

LA CONDAMINE (de). Second Mémoire sur l'inoculation de la petite vérole, contenant son histoire depuis 1754, lu à l'assemblée publique de l'Académie des sciences de Paris du 15 novembre 1758... Genève, 1759, in 12.

Autre éd. 1761.

— Extrait du „Second Mémoire sur l'inoculation de la petite vérole"... lu en l'assemblée publique de l'Académie des sciences, le 15 novembre 1758. (S. l. n. d.,) in 12.

— Mémoires sur l'inoculation de la petite vérole, lus aux assemblées publiques de l'Académie... des sciences les 24 avril 1754 et 15 novembre 1758 ... (S. l. n. d.,) in 4⁰.

Réimpression des deux mémoires précédents.

SAINT (de). Lettre à M.*** contre l'inoculation, qui combat le Mémoire historique de M. de La Condamine, lu à l'Académie... des sciences, sur l'insertion de la petite vérole; dans laquelle sont insérés des principes pour la connaissance et guérison de cette maladie. Nancy et Paris, 1763, in 12.

LA CONDAMINE (de). Suite de l'histoire de l'inoculation de la petite vérole, depuis 1758 jusqu'en 1765. Troisième mémoire. (S. l. n. d.,) in 4⁰ de 29 pp.

— Mémoires pour servir à l'histoire de l'inoculation de la petite vérole, lus à l'Académie... des sciences en 1754, 1758 et 1765... Paris, Imp. royale, 1768, in 4⁰.

Réimpression des trois mémoires.

— Histoire de l'inoculation de la petite vérole, ou Recueil de mémoires, lettres, extraits et autres écrits sur la petite vérole artificielle... Amsterdam, 1773, 2 parties en 1 vol. in 12.

SCHULZ (Fr.-Aug.). Abhandlung von dem Ursprunge der Inoculirung der Kinderpocken. Lüneburg, 1756, in 8⁰. (Ch.)

Disputatio medica generis historici de variolis. Ratisbonæ, 1763, in 4⁰. (Ro.)

Arrest de la Cour de Parlement sur le fait de l'Inoculation... 8 juin 1763. Paris, 1763, in 4⁰.

BORDEU (Th.). Recherches sur quelques points de l'histoire de la médecine concernant l'inoculation, et qui paroissent favorables à la tolérance de cette opération... Paris, 1764, 2 vol. in 12.

Rapport sur le fait de l'inoculation de la petite vérole, lu en présence de la Faculté de médecine de Paris, et imprimé par son ordre, pour être communiqué à tous ses docteurs, avant qu'elle donne, sur cette question, l'avis que le Parlement lui a demandé par son arrêt du 8 juin 1763. Paris, 1765, in 4⁰.

Signé: G.-J. de Lépine, Astruc, etc.

PETIT (A.). Premier Rapport en faveur de l'inoculation, lu en l'assemblée de la Faculté de médecine de Paris, en l'année 1764 et imprimé par son ordre ... Paris, 1766, in 8⁰.

Supplément au Rapport fait à la Faculté de médecine de Paris contre l'inoculation de la petite vérole. Paris, 1767, in 4⁰.

HOULTON (Robert). Indisputable Facts relative to the Sultonian art of inoculation. Dublin, 1768, in 8⁰. (B. B.)

PAULET (J.-J.). Histoire de la petite vérole, avec les moyens d'en préserver les enfants... Suivie d'une traduction française du Traité de la petite vérole de Rhasès... Paris, 1768, 2 vol. in 12.

— Mémoire pour servir de suite à

l'„Histoire de la petite vérole", dans lequel on démontre la possibilité et la facilité de préserver un peuple entier de cette maladie... Paris, 1768, in 12.

PAULET (J.-J.). Le Secret de la médecine révélé, ou Préservatif contre la petite vérole et l'inoculation. Mémoire pour servir de suite à l'„Histoire de la petite vérole"... Paris, 1768, in 12.

— Petite Vérole anéantie, ou Nouveaux faits et observations qui confirment qu'un particulier, un village, une ville, une province, un royaume peuvent également se préserver de cette maladie en Europe. Troisième mémoire, pour servir de suite à son Histoire... Amsterdam et Paris, 1776, in 12.

— Le seul Préservatif de la petite vérole... Amsterdam et Paris, 1776, in 12.

Même ouvrage que l'article précédent.

GRUNER (Chr.-Godofr.). Variolarum antiquitates ab Arabibus solis repetendæ... Jenæ, 1773, in 4° de 40 pp.

Thèse.

NICOLAS. Précis historique de l'inoculation. (Avec Le Cri de la nature en faveur des enfants trouvés... Grenoble, 1775.)

BLACK (William). Observations medical and political on the small-pox and inoculation, and on the diseases of mankind at every age with a comparative view of the diseases most fatal to London, during ninety years. London, 1781, in 8°. (W.)

GREDING (Car.-Guil.). Epistola de primis variolarum initiis eorumque contagio virulento. Lipsiæ, 1781, in 4°. (Ch.)

GRUNER (C.-G.). De variolis fragmenta medicorum Arabum et Græcorum Rhasis, Haly Abbas, Ebn Sina, Isaac, Serapionis, Alsaharavii, Buchahylyha Byngezla, nec non Synesii. Junctim edidit notulis et glossario instruxit... Jenæ, 1786, in 4° de 68 pp.

GRUNER (C.-G.). De variolis et morbillis fragmenta medicorum Arabistarum: Constantini Africani, Matthæi Silvatici, Bernardi Gordonii, Ioannis Anglici de Gaddesden, Gentilis de Fulgineo, Michaelis Scoti, Rolandi Parmensis, Guidonis de Cauliaco, Guilielmi Varignanæ, Valesci de Taranta, Ioannis de Concoregio, Petri Hispani, Antonii de Gradis, Menghi Faventini, Blasii Astarii et Ioannis Saliceti. Junctim edidit et glossario instruxit... Jenæ, 1790, 4°.

BOUCHHOLTZ (Fr.-Ge.-Aug.). Analecta de variolis. Specimen primum quo continentur variæ de variolarum origine hypotheses et præcipua consilia medico-politica de variolis exstirpandis lata... Gottingæ, 1790, in 8°. (Ro.)

WOODVILLE (Will.). History of the inoculation of the small-pox. London, 1796, in 8°. (Ch.)

PEARSON (John). An Inquiry concerning the history of the cow-pox. London, 1798, in 8°.

— ... Untersuchung über die Geschichte der Kuhpocken in besonderer Hinsicht auf die Ausrottung der Kinderpocken aus dem Englischen übersetzt von J.-F. Küttlinger... Nürnberg, 1800, in 8°.

DEZOTEUX (François) et VALENTIN (Louis). Traité historique et pratique de l'inoculation, dans lequel on a fait entrer les articles les plus importants de l'ouvrage de Gandoger... Paris, an VIII, in 8°.

EYEREL (Jos.). Beiträge zur Geschichte der Kuh- und Kinderpocken. Wien, 1800, in 8°. (Ro.)

HUSSON (Henri-Marie). Recherches

historiques et médicales sur la vaccine ... Paris, an IX-1801, in 8⁰.

2e éd. 1802.
3e éd. 1803.

HUSSON (H.-M.). Historische und medicinische Untersuchungen über die Kuhpockenkrankheit; aus dem Französ. von Sebast.-Joh.-Ludw. Doering. Cassel und Marburg, 1801, in 8⁰. (C.)

D'après Callisen, cet ouvrage aurait aussi été traduit en italien.

MOREAU (J.-L.). Traité historique et pratique de la vaccine... Paris, an IX-1801, in 8⁰.

DOMENJON (Augustin). Réflexions historiques sur la petite vérole et sur son inoculation. Thèse... Montpellier, 1801, in 4⁰ de 47 pp.

FOURNIER DE PESCAY (François). Essai historique et pratique sur l'inoculation de la vaccine... Bruxelles, 1801, in 8⁰. Avec planches.

4e éd. 1802.

TARBÈS (Roch). Mémoire historique et pratique sur la vaccine, contenant un procès-verbal de la contre-épreuve faite authentiquement. Toulouse et Paris, an IX-1801, in 8⁰ de 40 pp. (C.)

KING (John). A Treatise on the cow-pox; containing the history of vaccine inoculation and an account of tho various publications which have appeared on that subject in Great Britain and other parts of the world. (London,) 1801, in 8⁰. (C.)

EHRHART (Gli. von). Geschichte der Kuhpockenimpfung. Memmingen, 1801, in 8⁰. (Ch.)

GOLDSCHMIDT (H.-J.). Allgemeine Übersicht der Geschichte der Kuhpocken und deren Einimpfung. Francf. a. M., 1801, in 8⁰. (Ro.)

FANZAGO (Francesco). Memoria storica e ragionata sopra l'innesto del vaiuolo vaccino... letta all' Accademia di Padova nel febraio del 1801. Padova, (s. d.,) in 4⁰.

JUGLAR (J.). Histoire analytique de la variole, de son inoculation et de celle de la vaccine... Paris, an X-1802, in 8⁰.

BLANCHE (Antoine-Louis). Recherches historiques sur l'ancienneté de la vaccine et de son application à l'espèce humaine comme moyen préservatif de la petite vérole ordinaire. Rouen, 1802, in 8⁰. (C.)

GUENTHER (Johann-Jacob). Geschichte der Vaccine und ihrer Impfung, als des sichersten Mittels die Kinderblattern wieder auszurotten; zur Belehrung der gebildeteren Stände. Cölln, 1802, in 8⁰. (C.)

HECKER (Fr.-A.). Die Pocken sind ausgerottet. Ein Handbuch für Ärzte und Nichtärzte, die die Geschichte der Kuhpocken in ihrem ganzen Umfange kennen lernen und die Impfung der Schutzblattern, die grösste Entdeckung des XVIII. Jahrhunderts zweckmässig anwenden und befördern wollen. Erfurth, 1802, in 8⁰. (Ro.)

HERNANDEZ (Ped.). Origin, descubrimiento y progresos de la vaccina, o vaccano, con arreglo a las ultimas observaciones y noticias de contraprueba par la inoculacion antigua; traducido del Francez. Madrid, 1802, in 8⁰. Avec 4 tableaux. (Ro.)

SCHAFFROTH (Joh.-Adam-Gottlieb). Darstellung der bis izt geschehenen Verhandlungen über die Kuhpockenimpfung und der Resultate, welche ihr das Recht der Benennung Schutzpockenimpfung erworben haben... Rastatt, 1802, in 8⁰.

Report of the Committee on Dr Jenner's petition. London, 1802, in 8⁰. (Ch.)

Trad. en allemand par C.-S. Kramer, Halberstadt, 1802, in 8⁰. (Ch.)

PEARSON (Geo.). Examination of the Report of the Committee on Dr Jenner's petition. London, 1802, in 8°. (Ch.)

JENNER (Geo.-C.). Evidence at large as laid before the Committee on Dr Jenner's petition. London, 1803, in 8°. (Ch.)

CHAPPON (P.). Traité historique des dangers de la vaccine, suivi d'observations et de réflexions sur le rapport du Comité central de vaccine . . . Paris, an XII-1803, in 8°.

BIRAGO. Memoria sopra l'origine del vajuolo costi detto vaccino. Milano e Torino, 1803, in 8°. (Ro.)

WURZER (Ferdinand). Ein Beitrag zur Geschichte der Kuhpocken. (Allg. medic. Annal. Correspondenzbl., 1803, 87.) (C.)

BUNIVA (Michel). Discours historique sur l'utilité de la vaccination... Turin, an XII-1804, in 8°.

DESMONTS (Jean-Antoine). Quelques Recherches historiques et médicales sur la petite-vérole, l'inoculation et la vaccine. Thèse... Montpellier, an XII, in 4° de 24 pp.

PARFAIT. Réflexions historiques et critiques sur les dangers de la variole naturelle, sur les différentes méthodes de traitement, sur les avantages de l'inoculation et les succès de la vaccine pour l'extinction de la variole... Paris, an XIII, in 8°.

SARROIS (Jos.-Hipp.). Histoire analytique et raisonnée de la vaccine. Montpellier, 1805, in 8°. (Ro.)

SCHAUFUS (Friedr.). Neueste Entdeckungen über das Vaterland und die Verbreitung der Pocken und der Lustseuche. Leipzig, 1805, in 8°. (Ch.)

Historisch Verslag von den oorsprong, den voortgang en het nut der Koepskinenting. (Algemeene Konst-en-Letterbode, 1808, 327.) (Ro.)

MURRAY (Charles). Debates in Parliament respecting the Jennerian discovery; with a report of the Royal College of physicians of London, on vaccine inoculation. With introductory remarks. London, 1808, in 8°. (C.)

— Answer to Mr Highmore's objections to the bill before Parliament to prevent the spreading of the infection of small-pox... London, 1809, in 8°. (C.)

FRIDLAENDER. Notes sur l'histoire de la vaccine, recueillies et communiquées au Comité de la vaccine de Paris. Paris, 1809, in 8°. (Ro.)

FLACHSLAND (J.-C.). Fragmente über einige Ansteckungsstoffe, vorzüglich über die Pocken, nebst der Geschichte über die in den Badenschen Ländern verbreitete Vaccination. Stuttgart, 1809, in 8°. (Ro.)

GENSANA (Tommasso). Del Vajuolo vaccino memoria storico-critica. Cuneo, 1809, in 8°. (Ch.)

HALLÉ (J.-N.). Exposition des faits recueillis jusqu'à présent concernant les effets de la vaccination et examen des objections qu'on a faites en différents temps. Paris, 1812, in 8°. (Ro.)

MOORE (James). The History of the small-pox . . . London, 1815, in 8°. Avec 1 planche.

MONTESANTO (Jo.). Considerazioni storico-medico-pratiche sul vajuolo spurio o ravaglione. Padua, 1816, in fol. (Ro.)

MOORE (Jas.). History and practice of vaccination. London, 1817, in 8°. (C. E.)

LUDWIG (Chr.-Fr.). Historia insitionis variolarum vaccinarum. Programma I-XIII. Lipsiæ, 181..., in 4⁰. (Ch.)

WILLAN (Rob.). Miscellaneous Works, comprising an inquiry into the antiquity of the small-pox, measles and scarlet-fever, now first-published, etc. Ed. by Ashby Smith. London, 1821, in 8⁰. (Ch.)

THOMSON (John). Historical Sketch of the opinions of medical men respecting the small-pox, with observations on the security of vaccination against that disease. London, 1822, in 8⁰. (B. B.)

SACHS (Lud.-Guil.). Analecta ad variolarum origines spectantia; dissertatio pro loco. Regiomonti, 1823, in 8⁰. (Ch.)

— De originibus variolarum liber. Regiomonti, 1824, in 8⁰ de 56 pp.

Réimpression de l'article précédent.

WENDT (Jo.-Chr.-W.). Nogle Efterretninger om Börnekopper, Kokopper og de formilded Börnekopper. Kiöbenhavn, 1824, in 8⁰. (Ch.)

Voyez encore ci-après col. 1125.

LÜDERS (Ad.-Fr.). Versuch einer kritischen Geschichte der bei Vaccinirten beobachteten Menschenblattern... Altona, 1824, in 8⁰. (Ro.)

Trad. en flamand par J. de Brauw. Leyden, 1827.

PRELA (Tommaso). Il Boa di Plinio, congettura sulla storia della vaccinazione. Discorso letto all' Accademia deï Lincei di Roma del 5 agosto, 1824. Milano, 1825, in 8⁰ de 46 pp. (Omodei, Annali di medicina.)

KRAUSE (Carl-Fried.-Theod.). Über das Alter der Menschenpocken und anderer exanthematischer Krankheiten, historisch-kritische Untersuchung... Hannover, 1825, in 8⁰.

CRIBB (J.-Jen.). Small-pox and cow-pox, comprehending a concise history of those diseases. Cambridge, 1825, in 8⁰ de 80 pp. (Ro.)

BAHN (C.-F.). Dissertatio sistens quædam de variolis nostri temporis. Berolini, 1826, in 8⁰. (Ro.)

LUDERS (Adolph.-Fred.). Variolarum nativarum historia, cuncta quæ de hoc morbo hucusque innotuerunt continens. Programma... Kiliæ, 1826, in 4⁰ de 36 pp.

LEFÉBURE (J.-T.). Précis théorico-pratique sur la vaccine, précédé d'une notice historique... et suivi des dispositions administratives adoptées dans le département du Nord pour en assurer la propagation ... Lille, 1829, in 8⁰. Avec figures.

AUHAGEN (H.-G.-G.). Historia varioloidum. Göttingæ, 1829, in 8⁰. (Ro.)

BECK (T.-Romeyn). (History of small-pox.) (Anniversary address before the New-York state medical Society, 1830.)

Reproduit dans Transactions of the Medical Society of the State of New-York, 1859, 888.

BARREY (Cl.-Ant.). Histoire impartiale de la vaccine, ou Appréciation du bien qu'on lui attribue et du mal qu'on lui impute; mémoire qui a obtenu le prix proposé... par la Société d'agriculture, sciences, etc.... de l'Eure... Besançon, 1831, in 8⁰ de 92 pp. Avec tableaux.

A few Observations on vaccination, together with testimonies in its favor, extracted chiefly from the reports of medical boards. London, 1831, in 8⁰. (B. B.)

SEEGER (C.-A.). Beiträge zur Geschichte der Pocken bei Vaccinirten. Mit einer besonderen Darstellung der Pockenepidemien, welche in den Jahren 1827 bis 1830 in Würtemberg geherrscht haben. Stuttgart, 1832, in 8⁰. (Ro.)

BOUSQUET (J.-B.). Découverte de la vaccine. (p. 1 de Traité de la vaccine... Paris, 1833.)

GEORGE (Henry). A compendious History of small-pox, with an account of a mode of local treatment which prevents the seaming or scarring of the skin. London, 1833, in 8⁰. (Ro.)

Autre éd. 1852, in 8⁰. (B. R.)

— Précis de l'histoire de la petite vérole, suivi d'un mode de traitement constitutionnel et local... Paris, 1853, in 8⁰.

GARIEL (Marie-Maurice). Recherches sur quelques points de l'histoire de la variole et notamment sur le traitement abortif. Thèse, nº 479... Paris, 1837, in 4⁰ de 31 pp.

History of vaccination. (British and foreign medical Review, 1838, VI, 477.)

A propos de l'ouvrage de John Baron, intitulé: „The Life of Edward Jenner..." London, 1837-1838.

BARON (John), CONOLLY (William) et DODD (A.-T.-S.). Report of the section appointed to enquire into the present state of vaccination, as read at the anniversary meeting of the Provincial medical and surgical Association, held at Liverpool, July 25, 1839... Worcester, 1839, in 8⁰ de 98 pp. (Transactions of the Provincial medical and surgical Association.) (B. R.)

— Der gegenwärtige Zustand der Vaccination. Aus dem Englischen von Gmelin. Stuttgart, 1840, in 8⁰. (Ro.)

REID (Will.). A popular Treatise on vaccination, its history and present state... Glasgow, 1840, in 8⁰ de 40 pp. (C.)

WIEGAND (Ge.-Guil.). Historica de variolarum curatione. Dissertatio inauguralis medica... opponentibus J. Klingebiel... O. Sachse... A. Ehrhardt ... Berolini, 1840, in 8⁰ de 28 pp.

Zur Literatur und Geschichte der Kuhpocken, nach den bis zu Ende des XVIII. Jahrhunderts vorhandenen Thatsachen. (Journal der Erfindungen und Widersprüche, St. XXXII, 44.) (Ro.)

EISFELD (J.-C.). Morbillorum historia, dissertatio. Berolini, 1841, in 8⁰ de 28 pp. (Ro.)

CONRADI (J.-W.-H.). Historisch-medicinische Bemerkungen über angebliche Varioloidenepidemien. Göttingen, 1842, in 4⁰. (Abhandlungen der Königl. Gesellschaft der Wissenschaften zu Göttingen.) (Ro.)

BROWN (Thomas). An Investigation of the present unsatisfactory and defective state of vaccination, etc. ... Edinburgh, 1842, in 8⁰. (B. R.)

PRINZ (Carl-Gottlob). Die Geschichte der Wiedererzeugung der Schutzpockenlymphe. (p. 11 de Praktische Abhandlung über die Wiedererzeugung der Schutzpockenlymphe . . . Dresden, 1844.)

KLÖBER (Geo. von). Der Impfzwang, dessen höchst nachtheiliger Einfluss auf Gesundheit und Leben der Menschen. Ein Beitrag zur Geschichte der Naturheilkunde, dieser neuen Aera der Heilwissenschaft. Nach einem Vortrage in der Versammlung des hiesigen Vereins zur Förderung des Naturheilverfahrens mittelst Wasser und allen Müttern jeden Standes gewidmet. München, 1849, gr. in 8⁰. (E.)

KNOX (Alexander). On the existing State of our knowledge of vaccination and revaccination as preventive of small-pox... London, 1850, in 8⁰ de 57 pp. (B. R.)

HASSE (K.-E.). Die Menschenblattern und die Kuhpockenimpfung, eine geschichtliche Skizze... Leipzig, 1852, in 8⁰ de 54 pp.

GRÜNDER (J.-W.). Über Menschen-

und Kuhpocken und deren Impfung überhaupt, sowie die Geschichte derselben insbesondere. Ein Vortrag gehalten in der Hauptversammlung der naturforschenden Gesellschaft zu Görlitz... Görlitz, 1853, gr. in 8°. (E.)

SEATON (Edward). Small-pox and vaccination. Copy of letters... to Viscount Palmerston; with the enclosed copy of a report on the state of small-pox and vaccination in England and Wales and other countries and on compulsory vaccination... Presented to the... Epidemiological Society by the Small-pox and vaccination Committee. (Parliamentary papers, 3rd may, 1853.) (B. R.)

LOUSTALOT (F.). De la Vaccine. Quelques points de son histoire. Thèse, n° 122... Paris, 1854, in 4° de 36 pp.

GALABERT (Victorin-Pierre Paul). Essai historique sur la variole, ou Histoire de la variole d'après les auteurs anciens, Rhazès, Sydenham, Morton, Van-Swieten, Borsieri, etc. Thèse, n° 38... Montpellier, 1854, in 4°.

GRANDVILLIERS (A.-N.). Essai historique sur l'inoculation de la variole. Thèse, n° 157... Paris, 1854, in 4° de 46 pp.

HARSCH (Otto). Analecta ad variolarum historiam. Dissertatio inauguralis historico-medica... opponentibus P. Jochmann... G. Jung... C. Schultz ... Berolini, 1854, in 8° de 36 pp.

BERTIN (Eugène). Essai historique et critique sur les attaques dirigées contre la vaccine... Paris, 1856, in 8° de 32 pp.

BERTILLON (A.). Conclusions statistiques contre les détracteurs de la vaccine, ou Essai sur la durée comparative de la vie humaine au XVIII° et au XIX° siècle... Paris, 1857, in 18.

COLLINSON (Alfred). Small-pox and vaccination historically and medically considered... London, 1860, in 8° de 85 pp. (B. R.)

BÉHIER. Document pour servir à l'histoire de la vaccine. Une lettre autographe de Jenner. (Union médicale, 1861, X, 38.)

STRICKER. Pockenpoesie. (Virchow, Archiv, 1861, XX, 394. (C. J.)

Au sujet des poésies et des œuvres dramatiques relatives à l'inoculation.

CHEVALIER (J.-P.). La Médecine au XIX° siècle. Considérations générales sur les erreurs physiologiques et sur les conséquences funestes de la vaccine... Paris, 1861, in 12 de 48 pp.

AUZIAS-TURENNE. Jenner et la vaccine... Paris, 1862, in 8° de 16 pp.

HERBET (H.) et LENOEL (J.). Recherches historiques sur la petite vérole et la vaccine... Ouvrage honoré d'une médaille d'or par l'Académie... de médecine... Amiens, 1863, in 8°.

DEPAUL. Nouvelles Recherches sur la véritable origine du virus-vaccin... Paris, 1863, in 8° de 46 pp.

— De l'Origine du virus vaccin. Réponse aux objections qui ont été faites à mes „Nouvelles Recherches sur la véritable origine du virus-vaccin..." Paris, 1864, in 8° de 44 pp.

CHEREAU (A.). De l'Origine du vaccin d'après les premiers observateurs (1798-1803). (Union médicale, 1864, XXI, 65, 97 et 114.)

FRAT (V.). Essai historique sur la vaccine, son origine et sa nature. Thèse, n° 58... Montpellier, 1864, in 4° de 96 pp.

ROHR (Alph.-Em.). Die Varioloiden oder die Pocken der neuern Zeit und die sichersten Schutzmittel gegen dieselben. Geschichtliche Studien und Beurtheilungen vom Standpunkte einer unbefangenen Naturbeobachtung aus.

Mit Berücksichtigung schweizerischer Verhältnisse und dem Verständnisse des gebildeten Publikums möglichst angemessen. Aarau, 1865, in 8⁰. (E.)

LORAIN (P.). Conférences historiques. Jenner et la vaccine. Paris, 1870, in 8⁰ de 48 pp.

QUERTIER (Joseph). Histoire des opinions diverses énoncées par les auteurs sur l'incubation de la variole. (p. 11 de De l'Incubation de la variole. Thèse, n° 15 ... Paris, 1870.)

DOP (Gustave). Historique. (p. 5 de De la Variole hémorrhagique. Thèse, n° 64... Paris, 1870.)

GUARDIA (J.-M.). La Variole, l'inoculation et la vaccine. (Le Temps, décembre 1870, janvier et février 1871.)

Afrique.

CASSEM AGA. Relation of the like method of giving the small-pox, as it is practised in the kingdoms of Tunis, Tripoli and Algier. Written in arabic ... done into english from the french of M. Dadichi ... by John-Casper Scheuchzer... (Avec An Account of the success of inoculating the small-pox in Great Britain... 1727-1728.)

Arabes.

KALL (M.-W.). Historia variolarum apud Arabes. Programma. Hafniæ, 1784, in 8⁰. (Ro.)

SALLE (Eusèbe de). De la Variole chez les médecins arabes ... Paris, 1829, in 8⁰ de 19 pp. (Journal complémentaire du Dictionnaire des sciences médicales.)

PHILIPPE (F.-F.-P.). De la Propagation de la vaccination chez les Arabes par l'entremise des thebibs (médecins africains). (Akbar, juillet 1854.) (M.M.)

Allemagne.

(KEATE et BRANDE.) Aperçu des expériences sur l'inoculation de la vaccine faites à Hanovre, à Vienne et à Berlin. Traduit de l'allemand. (S. l. n. d.,) in 8⁰ de 45 pp.

Le titre de départ, page 3, porte en plus: „Réponses des Drs Keate et Brande aux questions proposées par le D. Stöller à Langensalze". — Traduction d'un article de „Neues Journal der praktischen Arzneykunde und Wundarzneykunst, herausg. von Hufeland", X.

Bade.

MALER (Friedr.-Wilh.). Geschichte der Kuhpockenimpfungen in dem Churfürstenthume Baden. Carlsruhe, 1804, in 8⁰. (Ch.)

MADER. Geschichtliche Darstellung der im Grossherzogthum Baden von 1801-1825 geschehenen Schutzpockenimpfungen und deren Resultate. (Annalen der gesammten Heilkunde, 1827, III.) (Ro.)

Bavière.

WETZLER (Joh.). Aktenstücke über die Schutzpocken-Impfung in den kgl. Baierschen Provinzen in Schwaben. Nebst einer Abhandlung über die Maassregeln und Anstalten, welche die Regierungen in Hinsicht der Schutzpockenimpfung treffen sollen. Ulm, 1807, in 8⁰. (E.)

HIRSCH (Christoph-Friedrich). Geschichte der Vaccine im Fürstenthum Bayreuth. (Horn, Archiv für medicin. Erfahr., 1808, VII, 74.) (C.)

GIEL (Franz-Seraphin). Die Schutzpockenimpfung in Bayern vom Anbeginn ihrer Entstehung und gesetzlichen Einführung bis auf gegenwärtige Zeit, dann mit Beobachtung derselben in auswärtigen Staaten. München, 1830, in 8⁰. (Ch.)

LIPPL. Über den gegenwärtigen Zustand der Schutzpockenimpfung im Allgemeinen, mit besonderer Rücksicht auf Bayern. (Henke, Zeitschrift, IV. Ergänzungsheft.) (Ro.)

Esweilerthal.

WENZ (J.-D.). Geschichte der Kuhpockenimpfung im Esweilerthal ... Kaiserslautern, 1811, in 8⁰ de 80 pp.

Heidelberg.

HÖFLE (Marcus-Aurelius). Epidemia variolosa Heidelbergensis annorum MDCCCXLIII et MDCCCXLIV... Heidelbergæ, 1844, in 8⁰ de 46 pp.

Helmstaedt.

BRÜEL (August-Wilhelm). Dissertatio inauguralis sistens historiam variolarum quæ sub initio anni 1807 Helmstadii epidemice vagabantur. Helmstadii, 1807, in 8⁰. (C.)

Leipzig.

HUTH (Christ.-Frid.). Animadversiones quædam de morbillis Lipsiæ anno 1827 epidemice grassatis. Dissertatio inauguralis medica ... Lipsiæ, 1829, in 4⁰ de 24 pp.

POHL (Fridericus-Augustus). Variolarum Lipsiæ annis 1827-1828 epidemice grassatarum observationes ... Lipsiæ, 1829, in 4⁰ de 28 pp.

Weimar.

HUFELAND (Chr.-Wilh.). Bemerkungen über die natürlichen und geimpften Blattern zu Weimar im Jahre 1778... Leipzig, 1789, in 8⁰.

Autres éd. 1793 et 1798.

Wurtemberg.

HEIM (Franz). Historisch-kritische Darstellung der Pockenseuchen, des gesammten Impf- und Revaccinationswesens im Königreiche Würtemberg innerhalb fünf Jahre Juli 1831 bis Juni 1836. Stuttgart, 1838, in 8⁰. (Ch.)

NITTINGER (C.-G.-G.). Über die 50jährige Impfvergiftung des württembergischen Volkes. (Ansichten über die physische Lage unserer Zeit.) Erste Ansicht. Stuttgart, 1850, in 8⁰. (E.)

Amérique.

An Account of the method and success of inoculating the small-pox in Boston in New-England, in a letter from a gentleman there to his friend in London. London, 1722, in 8⁰ de 31 pp.

DETHARDING (Georgius). Pestem variolosam in Grönlandia enarrare et decadem porismatum ad historiam variolarum medico-clinicam spectantium ... sistere voluit, respondente Roberto-Stephano Henrici... Havniæ, 1739, in 4⁰ de 36 pp.

BOYLSTON (Zardiel). An historical Account of the small pox inoculated in New England, upon all sorts of persons, whites, blacks... London, 1726, in 4⁰. (C. S.)

MITCHELL (John) et BELL (John). Histoire de la petite vérole naturelle et modifiée, ou Des maladies varioleuses et varioloïdales qui ont régné à Philadelphie dans les années 1823 et 1824. (Journal général de médecine, 1829, CVI, 195.)

Autriche.

PORTENSCHLAG-LEDERMAYER (Joseph Edler von). Ein Beitrag zur Geschichte der Kuhpocken in Österreich. Wien, 1801, in 8⁰ de 15 pp. (C.)

Bohême.

ROTTENBERGER (Jos.). Geschichte der Vaccination in Böhmen. Prag, 1804, in 8⁰. (C.)

Geschichte der Vaccination in Böhmen. Auf hohen Befehl herausgegeben von der in Schutzpockenimpfungsanstalten niedergesetzten kgl. medicinischen Polizeicommission. Prag, 1804-1805, 2 vol. in 8⁰.

Hongrie.

FISCHERUS (Dan.). De remedio rusticano variolas per balneum primo aquæ dulcis, post vero seri lactis feliciter curandi, in comitatu Arvensi, Hungariæ superioris, cum optimo successu adhibito, commentatio. Accedunt I. Relatio de variolis annorum 1740. 41 et 42. durante grassatione pestilentiæ veræ in Hungaria, epidemice grassantibus. II. Observationes de usu lactis dulcis interno in variolis... Erfordiæ, (s. d.,) in 4⁰.

Vienne.

RECHBERGER (Ant. - Joh.). Vollständige Geschichte der Einimpfung der Blattern in Wien, nebst der besten Art sie vorzunehmen. Wien, 1788, in 8⁰. (E.)

Belgique.

VRANCKEN (L.-H.-J.). La Cinquantaine. Notice historique et statistique sur la vaccine depuis son introduction à Anvers en 1801 jusqu'à ce jour... Anvers, 1854, in 8⁰.

BROECKX (C.). Introduction de la vaccine à Malines... Anvers, 1856, in 8⁰ de 42 pp. (Annales de la Société de médecine d'Anvers.)

Danemark.

WENDT (Joh.-Chr.-Wilh.). Beiträge zur Geschichte der Menschenpocken, Kuhpocken und modificirten Menschenpocken im dänischen Staate. Kopenhagen, 1824, in 8⁰. (Ch.)

— Bidrag til Børnekoppernes og Vaccinationens historie i Danmark og om de sidste herskende Koppe-Epidemier. Kjøbenhavn, 1836, in 8⁰ de 82 pp. (C.)

Égypte.

PERRON. Note sur quelques caractères particuliers de la variole en Égypte. (Gazette médicale, 1839, VII, 342.)

Espagne.

O SCALAN (Timot.). Practica moderna de la inoculacion y un compendio historico de su origin y de su estado actual, particularmente in España con un Catalogo de algunos inoculados. Madrid, 1801, in 8⁰. (Ro.)

BANCES (Diego de). Trattado de la vacuna, con observaciones relativas a su origin, progreso y variedades en España. Madrid, 1802, in 8⁰. (Ro.)

France.

LASSONE (de). Rapport des inoculations faites dans la famille royale, au château de Marli, lu à l'Académie... des sciences, le 20 juillet 1774... Paris, imp. royale, 1774, in 4⁰ de 12 pp.

COLON (François). Histoire de l'introduction et des progrès de la vaccine en France... Paris, an IX-1801, in 8⁰.

CARNOT (H.). Essai de mortalité comparée avant et depuis l'introduction de la vaccine en France... Autun, 1849, in 8⁰ de 28 pp.

— La Vaccine en France, à Paris et dans le département de la Sarthe. Paris, 1854, in 8⁰ de 15 pp. (Revue médicale française et étrangère.)

ANCELON (É.-A.). Une Création de Louis XVIII, simple histoire racontée au Congrès scientifique d'Arras... Dieuze, 1853, in 16 de 14 pp.
Au sujet de la vaccine.

HAESER (H.). Die Vaccination und ihre neuesten Gegner. Mit besonderer Rücksicht auf Carnot's „Essai de mortalité comparée avant et depuis l'introduction de la vaccine en France..." Berlin, 1854, in 8° de 56 pp.

Ain.

PACOUD (D.-F.). Notice historique sur la propagation de la vaccine dans le département de l'Ain, de 1808 à 1839 ... Bourg, 1840, in 8° de 35 pp.

Auray.

CLOSMADEUC (G. de). Examen critique des documents relatifs à l'épidémie de syphilis vaccinale d'Auray en 1866... Paris, 1870, in 8° de 38 pp. (Gazette hebdomadaire de médecine.)

Besançon.

BULLOZ. Rapport sur l'épidémie de petite vérole qui a régné à Besançon et dans plusieurs communes du département, pendant l'année 1840... Besançon, 1841, in 8° de 19 pp.

Bordeaux.

DESMARTIS (Télèphe). Une Épidémie de variole à Bordeaux... Bordeaux, 1870, in 8° de 8 pp. (Revue d'Aquitaine et de Languedoc.)

Chelles.

JOHANNET. Épidémie de petite vérole qui a régné à Chelles dans les derniers mois de 1868... Paris, 1869, in 8° de 48 pp.

Clermont-Ferrand.

NIVET et LEDRU. Note sur une épidémie de variole qui a régné à Clermont-Ferrand à la fin de 1868 et au commencement de 1869... Clermont-Ferrand, 1870, in 8° de 10 pp.

BLATIN (A.). Contribution à l'histoire de la variole. L'épidémie de 1870-1871 spécialement observée au camp de Clermont-Ferrand... Lyon, 1873, in 8° de 21 pp.

Confolens.

LAGARDE (H.). Rapport sur l'épidémie de varioloïde survenue à Confolens pendant les mois de juillet, août et septembre 1842. A M. le préfet de la Charente. (S. l. n. d.,) in 8° de 10 pp. (Journal de Confolens.)

Côte-d'Or.

CROUIGNEAU (J.). Aperçu historique sur le service de la vaccine dans le département de la Côte-d'Or . . . Dijon, 1867, in 8°.

Dunkerque.

ZANDYCK. Essai sur l'épidémie de variole et de varioloïde qui a régné à Dunkerque (Nord) en 1848 et 1849 . . . Roulers, 1857, in 8° de 68 pp. (Annales médicales de la Flandre occidentale.)

Épône.

BROSSARD (A.). Rapport adressé à son Excellence Monsieur le ministre de l'agriculture et du commerce sur l'épidémie de variole qui a sévi à Épône (Seine-et-Oise) en 1865-66... Mantes, (1867,) in 8° de 14 pp.

Gironde.

DUBREUILH (Charles). La Vaccine dans la Gironde et devant le congrès scientifique de Bordeaux... Bordeaux, 1862, in 8° de 30 pp.

Haut-Rhin.

Précis historique de l'établissement de la vaccine dans le département du Haut-Rhin. Colmar, 1811, in 8°.

Landes.

HIARD (T.). La petite Vérole dans les Landes. Mont-de-Marsan, (1854,) in 8⁰ de 7 pp.

Lyon.

BRION et BELLAY. Tableau historique de la vaccine pratiquée à Lyon depuis le 13 germinal de l'an IX jusqu'au 31 décembre 1809. Lyon, 1811, in 8⁰.

Marseille.

SEGAUD. Précis historique de la vaccination pratiquée à Marseille, depuis son introduction en France jusqu'à ce jour... Marseille, 1812, in 8⁰ de 30 pp.

GENDRIN (A.-N.). Sur l'Épidémie de variole qui règne à Marseille. (Journal général de médecine, 1828, CIV, 197.)

GILLY (A.). Coup d'œil sur l'épidémie de petite vérole et de varioloïde qui s'est manifestée à Marseille depuis fin mars 1828 jusqu'en septembre même année, et quelques réflexions sur la vaccine... Marseille, 1828, in 8⁰ de 24 pp.

ROBERT (L.-J.-M.). Précis historique de l'épidémie qui règne à Marseille, et vues nouvelles sur la vaccine considérée comme une simple petite vérole locale... suivies d'un aperçu sur les moyens de prévenir dorénavant l'irruption de cette dernière maladie. Lettre à M. le docteur Desgranges... Marseille, août 1828, in 8⁰.

2e éd. décembre 1828.
3e éd. 1829, sous le titre de „Vues nouvelles sur la vaccine."

— Blattern, Varioloiden, Kuhpocken und ihr Verhältniss zu einander; auf Grund neuer in der jüngsten Epidemie von Marseille gewonnener Erfahrungen. Nach dem Französischen bearbeitet und mit Zusätzen und Noten versehen von Ed.-Wilh. Güntz. Leipzig, 1830, in 8⁰. (C.)

Meurthe.

VALENTIN (Louis). Résultats de l'inoculation de la vaccine dans les départements de la Meurthe, de la Meuse, des Vosges et du Haut-Rhin, précédés d'un discours préliminaire, et suivis de ceux de la vaccination sur divers animaux... Nancy, an X-1802, in 8⁰ de 96 pp.

SERRIÈRES. Notice historique sur les progrès de la vaccine dans le département de la Meurthe... Nancy, 1829, in 8⁰ de 48 pp.

Millau.

FONTANEILLES (F.-Philibert). Description de la varicelle qui a régné épidémiquement et conjointement avec la variole dans la ville de Millau (Aveyron) en 1817... Montpellier, 1818, in 8⁰ de 92 pp.

Montigny-sur-Aube.

LAMBERT (J.-C.-H.). Histoire de l'épidémie variolique de Montigny-sur-Aube... Paris, 1842, in 4⁰ de 24 pp.

Montpellier.

BÉRARD (F.) et LAVIT (de). Essai sur les anomalies de la variole et de la varicelle; avec l'histoire analytique de l'épidémie éruptive qui a régné à Montpellier en 1816... Montpellier, 1818, in 8⁰.

Mormant.

CONSTANS (P.). Relation d'une épidémie de variole observée dans le canton de Mormant... Paris, 1872, in 8⁰ de 26 pp.

Nantes.

BLIN (F.-P.). Quelques Remarques

sur l'épidémie varioleuse qui a régné à Nantes en l'an 6. (Recueil périodique de la Société de médecine de Paris, an 7, VI, 426.)

PIHAN-DUFEILLAY. Remarques sur l'épidémie de variole qui a régné dans l'arrondissement de Nantes en 1861 et 1862 . . . Nantes, 1862, in 8° de 54 pp. (Journal de la section de médecine de la Société académique de Nantes.)

Nersac.

GIGON. Mémoire sur l'épidémie de variole grave qui a frappé la commune de Nersac dans les années 1848-1849, adressé à M. le préfet de la Charente; suivi d'un autre mémoire sur les polypes du rectum dans l'enfance... Angoulême, 1849, in 8° de 68 pp.

Nord.

BERTHERAND (E.-L.). Études historiques et statistiques sur la vaccine et la variole dans le département du Nord de 1803 à 1856... Paris, 1858, in 8° de 51 pp.

— Rapport sur l'état de la propagation de la vaccine dans le département du Nord en 1856... Lille, 1857, in 8° de 54 pp.

Orne.

RENAULT (A.). Observations sur la propagation de la vaccine dans le département de l'Orne, présentées à l'Académie . . . de médecine . . . Alençon, 1853, in 8° de 15 pp.

Paris.

DELPECH (A.). Histoire d'une épidémie de varicelle à l'hôpital Necker, (1843-1844), et considérations sur la nature de cette maladie... Paris, 1846, in 8° de 24 pp.

La couverture imprimée sert de titre. — Extrait d'un mémoire couronné par la Faculté de médecine de Paris.

The Epidemic of small-pox. (Paris.) (Lancet, 1870, II, 30.)

Rive-de-Gier.

KOŚCIAKIEWICZ (A.). Mémoire sur les épidémies de la variole et de la varioloïde de 1861 et 1871 (à Rive-de-Gier [Loire])... Saint-Étienne, 1872, in 8° de 40 pp.

Rueil.

CHAIROU (E.). Relation d'une épidémie de variole et de varioloïde observée à Rueil (Seine-et-Oise) pendant l'année 1863... Paris, 1866, in 8° de 47 pp.

Saint-Jouin.

RAGAINE. Académie . . . de médecine de Paris . . . Mémoire sur une épidémie de variole observée dans les communes de Saint-Jouin et de Coulimer pendant les années 1857 et 1858 . . . Bruxelles, 1861, in 8° de 48 pp.

Strasbourg.

ROBERT (A.). Histoire de l'épidémie de variole et de suette miliaire qui a régné au Neuhof (banlieue de Strasbourg) en décembre 1856 et en janvier 1857... Strasbourg, 1857, in 8° de 26 pp.

Tarn.

LALAGADE (Paul). La Vaccine et la petite vérole dans le département du Tarn en 1870 et 1871. Rapport... à M. le préfet du Tarn... Albi, 1872, in 8° de 63 pp.

Grande-Bretagne.

JURIN (James). An Account of the success of inoculating the small-pox in Great Britain... with a comparison between the miscarriages in that practice and the mortality of the natural small-pox . . . London, 1724-1729, 4 vol. in 8⁰.

1723-1725. By James Jurin, ...
1727 and 1728. To which are subjoined: I. An account of the success of inoculation in foreign parts; II. A relation of the like method of giving the small-pox, as it is practised in the kingdoms of Tunis, Tripoli and Algier. Written in arabic by Cassem Aga, ambassador from Tripoli, done into english from the french of M. Dadichi,... by John-Gasper Scheuchzer,...

— Relation du succès de l'inoculation de la petite verole dans la Grande-Bretagne... Traduit de l'anglois. Cet ouvrage est augmenté d'un Discours préliminaire sur la petite verole et d'une dissertation sur la transpiration, par M. Noguez... Paris, 1725, in 8⁰.

Friese (Friedr.-Gotthlf.). Versuch einer historisch-kritischen Darstellung der Verhandlungen über die Kuhpocken-Einimpfung in Grossbritanien... Breslau, 1809, in 8⁰. (E.)

Julius (Nicolaus-Heinrich). Zustand der Kuhpockenimpfung in den Britischen Inseln. (Gerson und Julius, Magazin der ausl. Heilkunde, 1821, II, 378.) (C.)

An Address to parents on the present state of vaccination in this country, etc. London, 1822, in 8⁰. (B. B.)

Angleterre.

La Coste (de). Lettre sur l'inoculation de la petite vérole, comme elle se pratique en Turquie et en Angleterre ... (1723.)

Voyez ci-après col. 1139.

Power. Précis historique de la nouvelle méthode d'inoculer la petite vérole, avec une exposition abrégée de cette méthode. Ouvrage destiné à montrer comment elle s'est établie en Angleterre... et qu'elle est due... à M. Sutton... Amsterdam et Paris, 1769, in 12.

Waterhouse (Benjamin). A Prospect of exterminating the small-pox, being the history of variolæ vaccinæ or kine-pox, commonly called the cow-pox, as it has appeared in England; with an account of a series of inoculations performed for the kine-pox in Massachusetts. Boston, 1800-1802, 2 vol. in 8⁰. (C.)

Aubert (A.). Rapport sur la vaccine, ou Réponse aux questions rédigées par les commissaires de l'École de médecine de Paris, sur la pratique et les résultats de cette nouvelle inoculation en Angleterre et dans les hospices de Londres, où on l'a adoptée . . . Paris, an IX, in 8⁰ de 80 pp.

Autre éd. même année.

Hardy. Aperçu sur quelques points de l'histoire de la vaccine en Angleterre, pour servir à l'histoire de la vaccination . . . (Paris, 1838,) in 8⁰ de 8 pp. (L'Expérience.)

Dublin.

Papers relating to vaccination in Dublin. Ordered by the House of Commons to be printed july 14, 1811. (S. l. n. d.,) fol. (C.)

Écosse.

Monro père (Alexander). An Account of the inoculation of small-pox in Scotland . . . Edinburgh, 1765, in 8⁰.

— Nachricht von der Einpfropfung der Kinderblattern in Schottland. Aus dem Engl. von J.-E. Wichmann. Altenburg, 1766, in 8⁰. (E.)

— État de l'inoculation de la petite vérole en Écosse... Traduit de l'anglois par M.***, D. M. P. Edimbourg et Paris, 1766, in 8⁰ de 76 pp.

Traduit par Solier, d'après une note manuscrite sur l'exemplaire de la Bibliothèque nationale.

Édimbourg.

Thomson (John). An Account of the varioloid epidemic which has lately prevailed in Edinburgh and other parts of Scotland, etc. London, 1820, in 8°. (B. B.)

Londres.

Report of a medical committee on the cases of supposed small-pox after vaccination, which occurred in Jullwood's Rents, Holborn, in Aug. and Sept. 1804; with an account of some subsequent inoculations. London, 1804, in 8°. (B. B.)

Report of the Royal College of physicians in London on vaccination, with an appendix containing the opinions of the Royal Colleges of physicians in Edinburgh and Dublin and of the Royal Colleges of surgeons in London, Dublin and Edinburgh. London, 1807, in fol. (Ch.)

Small-pox in the metropolis. (Lancet, 1870, II, 868.)

Small-pox in London. (Lancet, 1870, II, 932 et 934.)

South-Shields.

LEGAT (Andrew). History of the small-pox epidemic in South-Shields, 1871... South-Shields, 1871, in 8°.

Grèce.

CARRO (J. de). Histoire de la vaccination en Turquie, en Grèce ... (1804.)

Voyez ci-après col. 1140.

Indes.

HOLWELL. Account of the manner of inoculation for the small-pox in the East-Indies. London, 1767, in 8°. (Ch.)

KEIR (Geo.). Account of the introduction of the cow-pox into India. Bombay, 1803, in 8°. (C. E.)

CARRO (J. de). Histoire de la vaccination en Turquie, en Grèce et aux Indes orientales... (1804.)

Voyez ci-après col. 1140.

BLUME (Carl-Ludwig). Bericht über den Zustand der Kuhpockenimpfung in den niederländisch-indischen Besitzungen, dem Generalgouverneur abgestattet. (Henke, Zeitschrift für Staatsarzneikunst, 1823, V, 207.) (C.)

Traduction, par F.-J.-Ch. Sebastian, d'un article de „Zeitung von Batavia", 13 octobre 1821.

BUSSEUIL. Propagation de la vaccine dans les Indes. (Journal général de médecine, 1827, XCVIII, 400.)

CHEREAU (A.). La Variole dans l'Inde. (Union médicale, 1851, n° 77.)

PRINGLE (Robert). On Small-pox and vaccination in India. (Lancet, 1869, I, 44 et 81.)

SHOOLBRED (John). Report on the progress of vaccine inoculation in Bengal, 1802-4. Calcutta, 1802-1805, in 8°. (C. E.)

CAMERON (William). Report on the present state of vaccine inoculation in Bengal, submitted to the Med. Board at Fort William ... Calcutta, 1832, in 8°. (Transactions of the med. and phys. Society of Calcutta.)

Autre éd. 1832. With an appendix. Calcutta, in 8°. (C.)

STEWART (Duncan). Report on small-pox in Calcutta, 1833-4, 1837-8, 1843-4, and vaccination in Bengal, from 1827 to 1844. Calcutta, 1844, in 8°. (C. E.)

KINNIS (J.). A Letter to the inhabitants of Ceylon, on the advantages of vaccination ... Ceylon, 1837, in 8° de 28 pp. (B. R.)

Italie.

RUBINI. Discours sur les progrès de la vaccine dans le département du Taro. Parma, 1813, in 8°. (Ro.)

Zur Geschichte der Kuhpocken in Italien. (Harless, Journal der ausländischen Literatur, I, 51, 173.) (Ro).

SCANDELLARI. Rapport historico-médical sur l'épidémie de variole qui a régné à Bologne en 1840. (Bolletino delle scienze mediche, 1851.)

MIGLIETTA (Antonio). Statistica vaccinica Napolitana, ossia prospetto politico della progressione dell' esercizio vaccinico ne' dominj del regno delle due Sicilie al di qua del Faro . . . Napoli, 1820, in 4° de 94 pp. (C.)

SCHÖNBERG (Albrecht). Uebersicht der Fortschritte der Vaccination im Königreiche Neapel. (Hecker, litt. Annalen der Heilkunde, 1827, VII, 211.) (C.)

BIANCHINI (Luigi). Rapporto storico-medico delle inoculazioni Jenneriane eseguite in Pistoja. Firenze, 1808, in 8°. (Ro.)

PAITONI (Giovambatista). Relazione dell' inoculazione del vaiuolo eseguita in Venezia nel novembre del 1768... (Avec Terminazione degl' illustrissimi ed eccellentissimi signori sopraprovveditori . . . alla sanità . . . Venezia, 1768.)

Java.

Verlag van den staat de Koepockinenting af Java. (Algemeene Konst-en-Letterbode, 1820, Deel II, 194.) (Ro.)

BLUME (Carl-Ludwig). Über die Fortschritte der Kuhpockenimpfung auf der Insel Java... (Hufeland, Journal der Heilk., 1824, LIX, 77.) (C.)

Minorque.

HERNANDEZ (Rafael). Observaciones historicas del origen, progreso y estado actual de la vacuna en Minorca. Mahon, 1804, in 4°. (Ch.)

Prusse.

WOLFF (Salomo). De morbillorum epidemia, annis MDCCCXXIX et MDCCCXXX Bonnæ et in agro Bonnensi grassante. Dissertatio inauguralis medica... Bonnæ, 1831, in 8° de 62 pp.

HAGEN (Johannes-Henricus). Disputatio solemnis medico-practica tradens historiam variolarum epidemice Halæ grassantium quam... præside... Friderico Hofmanno... submittit. Halæ Magdeburgicæ, 1699, in 4° de 40 pp.

OPITZ (Rud.-Carl-Fr.). Geschichte der in Minden eingepfropften Einpfropfung der Kinderblattern. Minden, 1774, in 8°. (E.)

FINKE (Leonh.-Lud.). Specimen medicum historiam sistens insitionis variolarum in comitatibus Tecklaburgensi atque Lingensi exercitæ. Lingæ, 1792, in 4° de 60 pp. (Ch.)

REYMANN (Johann). Beitrag zur Geschichte der Inoculation in Schlesien; ein Auszug aus denen an Dr Zadig mitgetheilten Berichten. (Zadig und Friese, Archiv der Heilkunde für Schlesien, 1799, I, 52.) (C.)

HANNES (Chr.-Rud.). De insitione variolarum in urbe patria Vesaliensi tentata. Vesaliæ et Lipsiæ, 1772, in 12.

Réunion (Ile de la).

AZÉMA (Mazaé). La Variole à l'île de la Réunion... Paris, 1863, in 8° de 48 pp. (Archives générales de médecine.)

Russie.

Von der Unschädlichkeit der Pocken

in Russland und von Russlands Bevölkerung überhaupt. Göttingen und Gotha, 1768, in 8⁰.

La préface est signée : A. L. S.

SCHIEMANN (Carl-Christian). Vaccination in Curland. (Hufeland, Journal der Heilkunde, 1802, XV, 19.) (C.)

TÖRNGREN (Jo.-Agapet). De præcipuis insitionis variolarum tutoriarum in Finlandia fatis. Pars 1(-2). Abo, 1817, in 4⁰. (Ch.)

Suède.

MURRAY (Joannes-Andreas)... Historia insitionis variolarum in Suecia, ad novissimum tempus protracta. Gottingæ, 1763, in 8⁰.

Autre éd. 1767.

BUSCH (Von dem). Courte notice historique de l'épidémie de variole qui a régné en Suède dans les années 1823, 1824 et 1825. (Journal hebdomadaire de médecine, 1829, III, 432.)

Traduction d'un article de „Journal der practischen Heilkunde", décembre 1828.

ZETTERSTRÖM (C.). Initia historiæ vaccinationis in Suecia. Holm, (s. d.,) in 8⁰. (Ch.)

Suisse.

ODIER (Louis). Memoria sopra l'inoculazione della vaccina in Ginevra... tradotta dal francese, con aggiunte concernenti i successi della vaccina. Padova, 1801, in 4⁰.

L'ouvrage original a paru en 1800.

DUFRESNE (Édouard). La Variole à Genève pendant l'année 1858 ... Paris, 1859, in 8⁰.

Turquie.

LA COSTE (de). Lettre sur l'inoculation de la petite vérole, comme elle se pratique en Turquie et en Angleterre, adressée à M. Dodart, ... premier médecin du roi; avec un appendix qui contient les preuves et répond à plusieurs questions curieuses ... Paris, 1723, in 12.

CARRO (Jean de). Histoire de la vaccination en Turquie, en Grèce et aux Indes orientales... Vienne, 1804, in 8⁰.

— Geschichte der Kuhpockenimpfung in der Türkei... aus d. Franz., mit Zusätzen des Verfassers und Anmerkungen von F.-G. Friese. Liegnitz, 1804, in 8⁰. Mit des Verfassers Portrait. (E.)

Vénériennes (Affections).

MAYNWARINGE (Everard). The History and mystery of the venereal lues ... with animadversions upon various methods of cure ... London, 1664, in 8⁰.

Autre éd. 1673.

— Historia et mysterium luis venereæ... Francofurti et Hamburgi, 1675, in 8⁰.

Traduit par J. Lange, d'après Haller.

PATIN (Charles). Luem veneream non esse morbum novum, oratio habita in archilyceo Patavino die 5 nov. 1687. Patavii, 1687, in 4⁰. (Ch.)

(DES GOUGES.) Epistola medicinalis historica, exhibens argumenta quædam refellentia res effusas in epistola insigniores a doctore medico ad alium medicum scripta VII. kal. jan. an. MDCXXCVII. et addita an. MDCXCIII. observationibus prelo subjectis de lue venerea. (Auctore Cæsonio, aliter de Cæsis [Des Gouges].) Lutetiæ, 1705, in 4⁰ de 16 pp.

— Réponse à la critique insérée au „Journal des savants" du lundi 21 décembre 1705. Paris, 1706, in 4⁰ de 4 pp.

Au sujet de l'article précédent.

LEAULTÉ (Jean-François). Quæstio medica ... M. Joanne-Baptista-Fausto

Alliot de Mussay... præside. An morbus antiquus syphilis? Parisiis, 1717, in 4⁰ de 8 pp.

SCHLICHTING (Jo.-Dan.). Syphilidis mnemosynum criticum. Amstelodami, 1746, in 8⁰. (Ro.)

(SANCHÈS [Ant.-Nunez-Ribeiro].) Dissertation sur l'origine de la maladie vénérienne, pour prouver que ce mal n'est pas venu d'Amérique, mais qu'il a commencé en Europe par une épidémie. Paris, 1750, in 12.

Sans nom d'auteur.

Autres éd. 1752. Paris, in 12.
1765. par M. S**, D. M. Paris, in 8⁰.
1777. Suivi de l'examen historique sur l'apparition de la maladie vénérienne en Europe et sur la nature de cette épidémie, par A.-R. Sanchès... nouvelle édition, revue et corrigée. (Par Gaubius.) Leide, in 12.

Traduit en anglais, London, 1751, in 8⁰; et en allemand par Geo.-Henr. Weber, Bremen, 1775, in 8⁰. (Ch.)

Parallèle des différentes méthodes de traiter la maladie vénérienne. Amsterdam, 1764, in 8⁰.

(LINGUET [Simon-Nicolas-Henri].) La Cacomonade: histoire politique et morale. Traduite de l'allemand du Dr Pangloss, par le docteur lui-même, depuis son retour de Constantinople. Cologne, 1766, in 12.

Sans nom d'auteur.

— La Cacomonade: ou Histoire politique et philosophique du mal de Naples... Cologne, 1766, et Paris, 1797, in 24.

BERDOE (Mermaduke). Essay on the pudendagra... Bath, 1771, in 8⁰ de 80 pp.

(SANCHÈS [A.-N.-R.].) Examen historique sur l'apparition de la maladie vénérienne en Europe et sur la nature de cette épidémie. Lisbonne, 1774, in 8⁰.

Traduit en anglais par Jos. Skinner, London, 1792, in 8⁰. (Ch.)

BARONIO (G.). Lettera al Sr. Fr. Milanese sull' antichità del mal venerio. Poschiavo, 1782, in 4⁰. (Ro.)

HENSLER (Phil.-Gabr.)... Geschichte der Lustseuche, die zu Ende des XV. Jahrhunderts in Europa ausbrach. Altona, 1783-1789, in 8⁰.

Tome I, et 2e partie du tome II. C'est tout ce qui a paru.

La America vindicada de la calumnia de haber sido madre del mal venereo; por el autor de la Idea del valor de la isla española. Madrid, 1785, in 4⁰ de 88 pp.

TURNBULL (William). An Inquiry into the origin and antiquity of the lues venerea, with observations on its introduction and progress in the Islands of the South Sea. London, 1786, in 8⁰.

3rd ed. 1797.

— Ursprung und Alter der Lustseuche und ihre Einführung und Verbreitung auf den Inseln der Südsee... Aus dem Englischen übersetzt von Dr Christian-Friedrich Michaelis. Zittau und Leipzig, 1789, in 8⁰.

SARMIENTO (Martin). Antiguedad de las bubas. Extracto de un discurso ... Madrid, 1787, in 8⁰ de 32 pp.

HOWARD (Jo.). Practical Observations on the nature, history and cure of the venereal diseases. London, 1787, 3 vol. in 8⁰. (Ro.)

2d ed. 1806.

— ... Praktische Bemerkungen über die Lustseuche. Aus dem Englischen übersetzt von Dr Christian-Friedrich Michaelis... Leipzig, 1790-1789, 2 parties en 1 vol. in 8⁰. Mit Kupfern.

PERENOTTI DI CIGLIANO (Pietro-Anton.). Storia generale e ragionata dell' origine e dell' essenza e specifica qualità della infezzione venerea ... Torino, 1788, in 8⁰.

— ... Von der Lustseuche. Aus

dem Italienischen mit Zusätzen von Kurt Sprengel. Leipzig, 1791, in 8°.

GIRTANNER (Chph.). Abhandlung über die venerische Krankheit... Göttingen, 1788-1789, 3 vol. in 8°.

Autre éd. 1803-1798. Mit Zusätzen und Anmerkungen herausgegeben von L.-C.-W. Cappel... Göttingen, 3 vol. in 8°.

ARNEMANN (Just.). De morbo venereo analecta quædam ex manuscriptis Musei Britannici Londinensis. Gottingæ, 1789, in 4°. (Ch.)

HENSLER (Phil.-Gabr.). Über den Westindischen Ursprung der Lustseuche ... Hamburg, 1789, in 8° de 92 pp.

SCHMIDT (Mart.-Sam.-Gottl.). De ulceribus virgæ, tentamen historico-chirurgicum... præside P.-F. Meckel... Halæ, 1790, in 8° de 52 pp.

GRUNER (Christ.-Gottfr.). Morbi gallici origines Maranicæ. (Avec De morbo gallico scriptores medici et historici... Jenæ, 1793.)

SCHLEGEL (Jul.-Henr.-Gli.). Dissertatio inauguralis sistens historiam litis de identitate miasmatis venerei ac gonorrhoici... Jenæ, 1795, in 4° de 35 pp. (C.)

— ... Versuch einer Geschichte des Streites über die Identität des Venus- und Trippergiftes. Jena, 1796, in 8°.

SICKLER (Guil.-Ern.-Chr.-Aug.). Dissertatio inauguralis medica exhibens novum ad historiam luis venereæ additamentum ... Jenæ, 1797, in 8° de 32 pp.

REES (G.). A Treatise on the primary symptoms of lues venerea, with a concise critical and chronological account of all the english writers on this subject, from the year 1735 (being the period at which Dr Astruc concluded his historical account) to 1785. To which is added an analysis of a course of lectures delivered by the author... London, 1802, in 8°.

SCHAUFUS (Friedr.). Neueste Entdeckungen über das Vaterland und die Verbreitung der Pocken und der Lustseuche. Leipzig, 1805, in 8°. (C.)

SOUTHEY (Henry-Herbert). Dissertatio inauguralis de origine syphilidis. Edinburgi, 1806, in 8°. (Ch.)

TÖRNBERG (Car.-Sam.). Dissertatio inauguralis sistens sententiarum de vera morbi Gallici origine synopsin historicam. Jenæ, 1807, in 8°. (Ch.)

ROUSSEAU (J.-B.-C.). New Observations on syphilis, tending to settle the disputes about its importation, by proving that it is a disease of the human race, that has and will always exist among the several nations of the globe. (Coxe Philadelph. med. Museum, 1808, IV, 1.) (Ro.)

ROBERTSON (H.-A.). Historical Inquiry into the origin of the venereal disease. (London medical Repository, 1814, II, 112 et 185.) (Ro.)

Traduit en allemand dans Pierer, Allgem. med. Ann., 1817.

JOURDAN (A.-J.-L.). Considérations historiques et critiques sur la syphilis. (Journal universel des sciences médicales, 1816, I, 336; II, 78; III, 29, 193 et 288.)

HAMILTON. On the early History and symptoms of lues. (Edinburgh medical and surgical Journal, 1818, XIV, 485.)

WERNER (Gust.-Adolph). De origine ac progressu luis venereæ animadversiones quædam. Dissertatio inauguralis medica... præside Jo.-Christ. Rosenmuellero... Lipsiæ, 1819, in 4° de 30 pp.

BARBANTINI (Niccola). Notizie istoriche concernente il contagio venereo ... Lucca, 1820, in 8°.

DUBLED (Alexand.). Coup d'œil historique sur la maladie vénérienne. Paris, 1825, in 8⁰. (Ch.)

HUBER (V.-A.). Bemerkungen über die Geschichte und Behandlung der venerischen Krankheiten . . . Stuttgart und Tübingen, 1825, in 8⁰.

JOURDAN (A.-J.-L.). Traité complet des maladies vénériennes... avec l'histoire critique des théories et des méthodes curatives . . . Paris, 1826, in 8⁰.

JURGENEN (A.-Peter de). Dissertatio sistens luis venereæ apud veteres vestigia. Dorpati, 1826, in 8⁰. (Ch.)

SIMON (Friedr.-Alexand.). Über den Sublimat und die Inunctionscur. Ein historisch-kritischer Versuch. Hamburg, 1826, in 8⁰. (Ch.)

BEER (S.-J.). Beiträge zur Geschichte der Syphilis. (Isis von Oken, 1826, XIX, 728.) (C.)

HERGT (F.-Carl). Geschichte, Erkenntniss und Heilung der Lustseuche. Eine Inauguralabhandlung. Hadamar, 1826, in 8⁰. (Ch.)

CAZENAVE (Alph.). Examen critique des ouvrages qui ont été publiés en France sur la non-existence du virus vénérien... Paris, 1828, in 8⁰ de 48 pp. (Journal hebdomadaire de médecine.)

DEVERGIE aîné (P.-N.). Examen des critiques publiées depuis 1827 sur la nouvelle doctrine de la syphilis et le traitement antiphlogistique . . . Paris, (1830,) in 8⁰ de 72 pp.

CHOULANT (Lud.). Prolegomena ad historiam morbi gallici facientia. (Fracastor, Syphilis, Lipsiæ, 1830.)

SIMON jun. (Friedr.-Alex.). Versuch einer kritischen Geschichte der verschiedenartigen, besonders unreinen Behaftungen der Geschlechtstheile und ihrer Umgegend, oder der örtlichen Lustübel, seit der ältesten bis auf die neueste Zeit und ihres Verhältnisses zu der Ende des XV. Jahrhunderts erschienenen Lustseuche. Hamburg, 1830 -1846, 3 vol. in 8⁰.

HENTSCHEL (Jo.-Guil.). Quædam de historia et natura syphilidis. Dissertatio inauguralis medica . . . Halæ, 1834, in 8⁰ de 78 pp.

JAUDT (Math.). De lue veterum et recentium dissertatio inauguralis. Monachii, 1834, in 8⁰. (Ch.)

SCHRANK (Max.-Ludov.). De luis venereæ antiquitate et origine dissertatio inauguralis. Ratisbonæ et Monachii, 1834, in 8⁰. (Ch.)

TOLIFREE. (Quelques Observations pour l'histoire de la syphilis.) (Baltimore med. and surgical Journal and Review, 1834.) (Ro.)

DEVERGIE aîné (P.-N.). Recherches historiques et médicales sur l'origine, la nature et le traitement de la syphilis . . . Suivi du Rapport à l'Académie de médecine par M. Cullerier . . . Paris, (1834,) in 8⁰ de 60 pp. (Annales de la médecine physiologique.)

— Historical and medical Researches into the origin, nature and treatment of syphilis, translated by J.-Sinclair Innes ... Edinburgh, 1837, in 8⁰. (B. B.)

GIBERT. Sur l'Origine de la maladie vénérienne. (Revue médicale française et étrangère, 1835, IV, 421.)

Procès-verbaux des séances tenues par les médecins de Nantes pour discuter la valeur des doctrines nouvelles relativement à la nature et au traitement de la syphilis. Nantes, 1835, in 8⁰.

RÉPIQUET (C.-V.). Notice historique sur la syphilis, suivie de quelques considérations sur l'hospice de l'Antiquaille. Discours prononcé, en séance publique, à l'ouverture du cours de clinique de cet hospice, le 2 mai 1835 ... Lyon, 1835, in 8⁰ de 39 pp.

THIENE (Domenico). Sulla Storia de' mali venerei, lettere ... Venezia, 1836, in 8⁰. Avec pl.

OESTERLEN (Jo.Friedr.). Historisch-kritische Darstellung des Streits über die Einheit oder Mehrheit der venerischen Contagien... Stuttgart und Augsburg, 1836, in 8⁰.

MASAREI (Jos.-Ferd.). Dissertatio sistens argumentum, morbos venereos esse morbos antiquos. Viennæ, 1837, in 8⁰. (Ch.)

NAUMANN. Zur Pathogenie und Geschichte des Trippers. (Schmidt, Jahrbücher der Medicin, 1837, XIII, 94.)

ZENNARO (Aug.). Dissertatio inauguralis de syphilidis antiquitate et an sit semper contagio tribuenda. Patavii, 1837, in 8⁰. (Ch.)

ELBE (Fr.-Jul.-Ed.). De syphilidis origine et curatione, dissertatio. Berolini, 1838, in 8⁰ de 25 pp. (Ro.)

FRANCESCO (P.). Dissertatio sistens pauca de origine atque propagatione syphilidis. Patavii, 1839, in 8⁰. (Ro.)

ROSENBAUM (Jul.). Einige Fragen, die Lustseuche und ihre Geschichte betreffend. (Frike und Oppenheim, Zeitschrift, XIV, 437.) (Ro.)

— Geschichte der Lustseuche. 1. Theil: Die Lustseuche im Alterthume... Halle, 1839, in 8⁰.

Un second titre en regard porte: „Die Lustseuche im Alterthume, für Ärzte und Alterthumsforscher...“
2. Abdr. 1845.

— Histoire de la syphilis dans l'antiquité... traduite de l'allemand par Jos. Santlus... Bruxelles, 1847, in 8⁰. (Archives de la médecine belge.)

NITSCHKE (Henr.). Morbi venerei, qualis sæculis tribus proximis fuerit brevis expositio. Dissertatio inauguralis pathologico-historica... opponentibus W. Kramarkiewicz... A. Ravenstein... W. Runge... Berolini, 1840 in 8⁰ de 40 pp.

FRIEDBERG (Ed.-Guil.). De origine syphilidis. Dissertatio inauguralis medica... opponentibus H. Sachs... G. Hamburger... A. Bruck... Berolini 1840, in 8⁰ de 30 pp.

HOLDING (Jos.). Dissertatio sistens historiam morbi venerei. Pragæ, 1841, in 8⁰ de 23 pp. (Ro.)

KUGLER (C.-Theod.). De origine morbi syphilitici. Dissertatio inauguralis historico-medica... opponentibus C. Mantey...W. Naumann... E. Wundsch ... Berolini, 1841, in 8⁰ de 32 pp.

WUCHERER (Otho). De mutationibus quas syphilis ejusque medendæ ratio subiit. Dissertatio inauguralis medica... præside F.-G. de Gmelin... Tubingæ, 1841, in 8⁰ de 26 pp.

WEATHERHEAD (George-Hume). The History of the early and present state of the venereal disease examined: wherein is shewn that mercury never was necessary for its cure, as well as the injurious consequences that result from its employment; at the same time pointing out approved modes of treatment founded on its pathology. London, 1841, in 8⁰. (Ro.)

MOECKEL (C.-H.-Aug.). Quæ fuerit syphilidis forma ad seculi decimi quinti finem quæritur. Dissertatio inauguralis historico-medica... Lipsiæ, 1841, in 8⁰ de 52 pp.

SCHNEIDER (Franc.). Dissertatio de morbo venereo apud antiquos. Vindobonæ, 1842, in 8⁰. (Ro.)

FRANÇOIS (Achille). Histoire de la syphilis. Thèse, n⁰ 145...Paris, 1842, in 4⁰ de 58 pp.

GAUTHIER (L.-P.-A.). Recherches nouvelles sur l'histoire de la syphilis ... Paris et Lyon, 1842, in 8⁰ de 66 pp.

— Examen historique et critique des nouvelles doctrines médicales sur le traitement de la syphilis. Discours prononcé devant l'administration de l'hospice de l'Antiquaille de Lyon, dans sa séance publique du premier juin 1842, pour l'ouverture des cours de clinique sur les maladies syphilitiques, cutanées et mentales... Paris, 1843, in 8⁰.

CHILDS (G.-B.). Gonorrhœa and its consequences, with a short historical sketch of the general disease. London, 1843, in 8⁰. (Ro.)

MITTMANN (Eugenius). De syphilidis historia notæ quædam. Dissertatio inauguralis historico-medica... opponentibus O. Roland... W. Hoevel ... F. Adler... Berolini, 1844, in 8⁰ de 36 pp.

LITTRÉ (É.). Note sur la syphilis au XIIIe siècle. (Gazette médicale, 1846, I, 928.)

Traduction d'un article publié dans le Janus.

TAILLEFER (L.). Nouvel Exposé de la maladie vénérienne envisagée au point de vue de son histoire, de ses symptômes, de son traitement et de sa préservation... Paris, 1851, in 18.

LANGLEBERT (Edmond). Recherches historiques sur la doctrine des maladies vénériennes. Paris, 1852, in 8⁰ de 16 pp. (Union médicale.)

MANDON (J.-A.). Histoire de la syphilis des nouveau-nés et des enfants à la mamelle. Thèse, n⁰ 158... Paris, 1853, in 4⁰ de 56 pp. Avec tableau.

GROSSER (Emmanuel). De luis venereæ apud antiquos vestigiis. Dissertatio inauguralis medico-historica. Vratislaviæ, 1854, in 8⁰ de 36 pp. (C. J.)

GÜNSBURG (Fr.). Zur Geschichte der Syphiloiden. (Zeitschrift für klinische Medicin, 1856, VII, 331.) (C. J.)

PAULI (Carolus). De historia syphilidis. Dissertatio inauguralis medica ... opponentibus A. Liedhegener... O. Lange... I. Dietzer... Bonnæ, 1856, in 8⁰ de 30 pp.

LEBERT. Über Ursprung und Entwicklung der Doctrinen über Syphilis. Ein Vortrag. (Prager Vierteljahrsschrift, 1857, LVI, 123.) (C. J.)

REUSS. Zur Geschichte der Syphilis. (Anzeigen für Kunde der deutschen Vorzeit, 1857, 81.) (C. J.)

SIMON (Friedrich-Alexander). Kritische Geschichte des Ursprungs, der Pathologie und Behandlung der Syphilis, Tochter und wiederum Mutter des Aussatzes... Hamburg, 1857-1860, 3 vol. in 8⁰.

GEIGEL. Zur Geschichte der Syphiliden. (Günsburg's Zeitschrift für klin. Med., 1858, IX, 105.) (C. J.)

DIDAY (P.). Exposition critique et pratique des nouvelles doctrines sur la syphilis... Paris, 1858, in 18.

SIMON (Friedr.-Alex.). Der Kampf mit einem Lindwurm, oder unerwiesene Existenz der constitutionellen Syphilis vor dem Jahre 1495. Vgl. Dr Lindwurm (nomen et omen!) Canstatt's Jahresbericht u. s. w. 1858, Bd. IV, p. 432; Prof. Lebert, Prager Vierteljahrsschrift, 1857, Bd. IV, p. 123-134. Hamburg, 1859, in 8⁰.

— Geschichte und Schicksale der Inunktionskur nebst Anweisung zu ihrer zweckmässigen Anwendung mit besonderer Beziehung auf Prof. Sigmund's nicht überall zweckmässige Einreibungskur mit grauer Salbe bei Syphilisformen. Hamburg, 1860, in 8⁰. (E.)

CHABALIER (Jean-Louis-Charles)

... Preuves historiques de la pluralité des affections dites vénériennes. (Hygiène et prophylaxie.) Thèse, n° 52... Paris, 1860, in 4°.

POYET (C.-F.). De la Syphilis envisagée sous le rapport des mœurs orientales. Thèse, n° 34... Paris, 1860, in 4° de 70 pp.

PADILLA (Mario). (Recherches historiques sur les maladies vénériennes.) (El Siglo medico, dec. 1860, febrero 1861.) (S. J.)

FINCKENSTEIN (R.). Paracelsus und die Syphilis. (Zeitschrift für Chirurgie und Geburtsh., XIV, I, p. 27.) (S. J., 1861.)

PICARD (P.). Doctrines modernes de la syphilis. (Gazette hebdomadaire de médecine, 1862, IX, 243, 273 et 308.)

GIBERT. Résumé clinique des points litigieux de l'histoire de la syphilis... cours à l'hôpital Saint-Louis, 1861. Paris, (1862,) in 8° de 30 pp. (Revue médicale.)

ALBERTETTI (G.). (La Syphilographie dans la seconde moitié du XIXe siècle.) (Gazz. Sarda, 17, 19-21, 23, 25.) (S. J., 1862.)

PRAGER. Kurze Mittheilungen zur Geschichte der Syphilis und der Pest. (Virchow, Archiv, 1862, XXIV, 210.)

GUARDIA (J.-M.). Document à consulter sur l'histoire de la syphilis. (Gazette médicale de Paris, 1863, XVIII, 173.)

FRIEDBERG (Hermann). Ein Fall von constitutioneller venerischer Erkrankung (Syphilis) aus dem 14. Jahrhundert... (Virchow, Archiv, 1864, XXXI, 527.)

— Morbus gallicus. (Virchow, Archiv, XXXIII, 286.)

LADUREAU. Lettres sur la syphilis. L'état actuel de la science. (Gazette hebdomadaire de médecine, 1865, II, 19 et 52.)

FRIEDBERG (Hermann). Die Lehre von den venerischen Krankheiten in dem Alterthume und Mittelalter klinisch und geschichtlich dargestellt. Berlin, 1865, in 8°.

DAVASSE (Jules). Histoire et tradition. (p. 5 de La Syphilis... Paris, 1865.)

BREHM. Ruiz Dias de Isla. Ein Beitrag zur Geschichte der Syphilis. (Leopoldina, 1865, n°s 12-15.)

LANCEREAUX (É.). Traité historique et pratique de la syphilis... Paris, 1866, in 8°. Avec 3 planches.

Traduit en anglais par G. Whitley, London, 1868.

MILLET (E.). Étude statistique sur la maladie syphilitique, le chancre simple et la blennorrhagie... Paris, 1866, in 4° de 76 pp.

LAFONT-GOUZI... La Syphilis est d'origine moderne... Toulouse, (1867,) in 8° de 4 pp. (Revue médicale de Toulouse.)

BACH (Gustave). Aperçu historique de la syphilis et résumé des principales opinions émises de nos jours sur cette maladie. Thèse, n° 262... Paris, 1867, in 4°.

LAGNEAU (Gustave). Recherches comparatives sur les maladies vénériennes dans les différentes contrées... Paris, 1867, in 8° de 74 pp. (Annales d'hygiène publique et de médecine légale.)

MOUSSOUS. Étude historique et pratique sur le traitement de la syphilis ... Bordeaux, 1867, in 8° de 30 pp. (Mémoires et bulletins de la Société médico-chirurgicale des hôpitaux et hospices de Bordeaux.)

Delzenne (Adolphe). Des Doctrines et des connaissances nouvelles en syphiliographie . . . Paris, 1867, in 8° de 86 pp.

Gaskoin (G.). Notes on the history of syphilis. (Medical Times and Gazette, 1867, II, 62, 89, 115 et 200.)

Geigel (A.). Geschichte, Pathologie und Therapie der Syphilis . . . Würzburg, 1867, in 8°.

Kirchhoffer (Fried.-Jul.). Über die venerischen Krankheiten bei den Alten. Ein Beitrag zur Geschichte der Syphilis im Allgemeinen und insbesondere zur Frage über das muthmassliche Alter derselben . . . Zürich, 1868, in 8° de 44 pp.

Chereau (A.). Un Chapitre inédit de l'histoire de la syphilis. (Union médicale, 1868, VI, 333.)

Daremberg (Ch.). Lettre au Dr Chereau sur un point de l'histoire de la syphilis. (Union médicale, 1868, VI, 377.)

Legrand. Lettre au Dr Chereau . . . (Union médicale, 1868, VI, 377.)

Daremberg (Ch.). Nouveaux documents pour servir à l'histoire de la syphilis au moyen âge. A M. le Dr Chereau. (Union médicale, 1868, VI, 465.)

Renault (Charles). La Syphilis au XVe siècle. Thèse, n° 92 . . . Paris, 1868, in 4°.

Autre éd. même année, in 8°.

Castelo y Sera (Euseb.). (Histoire de la syphilis.) (Il Siglo med., 736, 740, 744, febr., marzo.) (S. J., 1868.)

Corradi (A.). Intorno la Storia delle malattie veneree . . . Padova, 1868, in 8° de 8 pp. (Gazzetta medica Italiana delle Provincie Venete.)

Güntz (Edmund). Beiträge zur Geschichte der Medicin. Über Alter und Ursprung der Syphilis . . . Leipzig, 1868, in 8° de 29 pp.

Simon (Friedr.-Alex.). Declaratio defensiva cujusdam positionis de mala Franzos nuper per professorem Leporinum oppugnatæ. Der Morbus gallicus sive neapolitanus ist im J. 1495, nicht früher und zuerst in Italien ausgebrochen. Offenes Sendschreiben an Hrn. Prof. Haeser. Hamburg, 1869, in 8°. (E.)

Salem (M.). Historique des chancres. (p. 10 de Étude comparative des chancres . . .) (1870.)

Voyez ci-dessus col. 961.

Poignet (Constant). Recherches historiques sur la blennorrhagie et la syphilis. (p. 31 de Conférences sur l'hygiène intime . . . Paris, 1871.)

Bertherand (A.). Sur l'Origine historique de la syphilis. (Gazette médicale de l'Algérie, 1871, 73.)

Labarthe (Paul). Historique. (p. 5 de Le Chancre simple chez l'homme et chez la femme . . . Paris, 1873.)

Desprès (Armand). Historique. (p. 1 de Traité théorique et pratique de la syphilis . . . Paris, 1873.)

Ricord (Ph.). La Syphilisation devant l'Académie de médecine . . . Paris, 1852, in 8° de 48 pp.

Saurel (Louis-J.). Exposé historique et critique de la vaccination syphilitique et de la syphilisation . . . Montpellier, 1852, in 8° de 26 pp. (Revue thérapeutique du Midi.)

De la Syphilisation et de la contagion des accidents secondaires de la syphilis. Communications à l'Académie . . . de médecine par MM. Ricord, Bégin, Malgaigne, Velpeau, Depaul, Gibert, Lagneau, Larrey, Michel Lévy,

Gerdy, Roux. Avec les communications de MM. Auzias-Turenne et C. Sperino à l'Académie des sciences de Paris et à l'Académie de médecine de Turin. Paris, 1853, in 8⁰.

SPERINO (C.). Esame critico del rapporto della commissione incaricata dalla R. Accademia medico-chirurgica di Torino di studiare la sifilizzatione applicata a l'uomo come mezzo curativo e preservativo delle malattie veneree... Torino, 1854, in 8⁰.

KAUFMANN (Ernst). Kurze Geschichte der Syphilisation ... Paris, (1856,) in 8⁰ de 8 pp.

GUÉRAULT (J.-H.). Note sur la syphilisation en Norwége (Avec Observations médicales recueillies pendant le voyage scientifique de S. A. I. le prince Napoléon dans les mers du Nord ... Paris, 1857.)

HUET (G.-O.-L.). (Coup d'œil historique sur la syphilisation.) (Nederl. Tijdschr., 1862, VI, 17.) (S. J.)

Rapport et discussion de la Société médicale de Clermont-Ferrand sur la syphilisation... Clermont, 1863, in 8⁰ de 76 pp.

BOECK (W.). Upon the History, theory and practice of syphilisation. (Medical Times and Gazette, 1865, I, 594.)

Allemagne.

FUCHS (C.-H.). Die ältesten Schriftsteller über die Lustseuche in Deutschland, von 1495 bis 1510, nebst mehreren Anecdotis späterer Zeit, gesammelt und mit literarhistorischen Notizen und einer kurzen Darstellung der epidemischen Syphilis in Deutschland... Göttingen, 1843, in 8⁰.

Suivi d'un supplément ayant pour titre : „Theodorici Ulsenii, Phrisii, vaticinium in epidemicam scabiem..." daté de 1850.

STRICKER (W.). Zur Geschichte der Syphilis in Deutschland. (Virchow Archiv, 1864, XXXI, 530.)

Arabes.

DAGA. Documents pour servir à l'histoire de la syphilis chez les Arabes ... Paris, 1864, in 8⁰ de 40 pp. (Archives générales de médecine.)

Belgique.

VLEMINCKX (M.-J.-F.). Du Mal vénérien en Belgique... Bruxelles, 1862, in 8⁰ de 20 pp. (Presse médicale.)

La couverture imprimée sert de titre.

Canada.

SWEDIAUR (F.). Account of a new venereal disease in Canada. (p. 172 de Practical Observations on venereal complaints... Third edition... Edinburgh, 1788.)

Chine.

THIN (George). On the early History of syphilis in China. (Edinburgh medical Journal, 1868, XIV, 47.)

Danemark.

WENDT (J.-C.-W.). Bidrag til historien af den veneriske sygdoms begyndelse og fremgang i Danmark, indtil midten af det 18de aarhundrede. Indledning til en forelæsning ... Kjøbenhavn, 1820, in 8⁰ de 48 pp. Avec 2 planches.

Espagne.

RENGIFO (Pio). Étude sur les premiers syphilographes espagnols. Thèse, n° 17... Paris, 1863, in 4⁰ de 72 pp.

FINCKENSTEIN (Raphael). Zur Geschichte der Syphilis. Die ältesten spanischen Nachrichten über diese Krankheit und das Gedicht des Francesco Lopez de Villalobos vom Jahre 1498 zum ersten Mal in deutsche Verse übertragen... Breslau, 1870, in 8⁰.

Europe.

SPITTA (Heinrich). Beitrag zur Geschichte der Verbreitung der Lustseuche in Europa. (Hecker, Litt. Annalen der Heilkunde, 1826, IV, 371.) (C.)

CAILLAU (J.-M.). Remarques sur l'époque de la première apparition du mal vénérien en Europe. (Capelle, Journal de la Société de santé et d'histoire naturelle de Bordeaux, II, 351.) (Ro.)

AUZIAS-TURENNE. Esquisse historique et critique sur l'origine de la syphilis en Europe. (Courrier médical, 1869, XIX, 335.)

France.

PÉTREQUIN (J.-É.). Histoire spéciale de la syphilis à l'Hôtel Dieu de Lyon depuis son invasion en France. (p. 56 de Mélanges de chirurgie, Lyon, 1845.)

Grande-Bretagne.

SIMPSON (James-Y.). Antiquarian Notices of syphilis in Scotland. (The Transactions of the epidemiological Society of London, 1862, I, 2e partie.)

Tiré à part à très petit nombre à Édimbourg la même année et réimprimé t. II, p. 301 de „Archæological Essays"... Edinburgh, 1872.

— Sur l'Introduction de la syphilis en Écosse au XVe siècle. (Gazette médicale de Paris, 1861, XVI, 389.)

Hollande.

FOKKER (A.-A.). (Histoire de la syphilis en Hollande.) (Nederl. Tijdschr. 1860, IV, 419; 1861, V, 451.) (S. J.)

Indes.

KLEIN (F.-G.). De morbi venerei curatione in India orientali usitata. Hafniæ, 1795, in 8°. (Ch.)

FRIEDBERG. Die venerischen Krankheiten in der indischen Medicin. (Virchow, Archiv, XXX, 251.)

Italie.

CORRADI (Alfonso). Storia delle epidemie. Nuovi documenti per la storia delle malattie veneree in Italia, dalla fine del quattrocentto alla meta del cinquecento... 2a edizione... Milano, 1871, in 8° de 38 pp.

Pays-Bas.

ALI-COHEN (L.). Études sur l'histoire ancienne de la syphilis en général et sur l'histoire de cette maladie dans les Pays-Bas en particulier... Traduites du manuscrit hollandais par le Dr Ph.-J. Van Meerbeck, (S. l. n. d.,) in 8° de 30 pp. (Annales de la Société de médecine d'Anvers.)

Suisse.

MEYER-AHRENS. Geschichtliche Notizen über das erste Auftreten der Lustseuche in der Schweiz und die gegen die weitere Verbreitung der Krankheit in der Schweiz und namentlich im Kanton Zürich getroffenen Maassregeln, nebst einigen Notizen über den Aussatz. Zürich, 1841, in 8°.

Vermineuses (Affections).

VAN DEN BOSCH (J.-J.). Historia constitutionis epidemicæ verminosæ, quæ annis 1760, 1761, 1762 et initio 1763, per insulam Overflacque et contiguam Goedereede grassata fuit; cum perpetuis fere commentariis in præcipuos verminantium morbos, ac ... capitum et sectionum elencho ... Lugduni Batavorum, 1769, in 8°.

ANDERSON et DUBOIS. History of the Guinea worm and the method of cure employed by the Hindoos. (Edinburgh medical and surgical Journal, 1806, II, 300.)

Verruga.

Dounon (Paul-Louis-Victor). Étude sur la verruga, maladie endémique dans les Andes Péruviennes. Thèse... Paris, 1871, in 4⁰ de 58 pp. Avec planche.

Vésicule biliaire (Cancer de la).

Bertrand (Léopold). Historique. (p. 7 de Étude sur le cancer de la vésicule biliaire. Thèse, nº 102... Paris, 1870.)

Vieillards (Affections des).

Wedelius (Geo.-Wolfg.). De morbis senum Salomonæis. Jenæ, 1686, in 4⁰. (Ch.)

Vestus (Justus). De affectionibus senum Salomonæis. (Respondente A. Stegmann.) Erfordiæ, 1692, in 4⁰. (Ch.)

Warlitzius (Christ.)... Exercitatio medico-sacra de senio Salomonæo, ad Ecclesiastæ cap. XII. Lipsiæ, 1700, in 4⁰ de 56 pp.

Ebert (Euseb.-Traug.). Imago senii Salomonei. Lipsiæ, 1770, in 4⁰. (Ch.)

Triller (Dan.-Wilh.). Dissertatio I(-II) de senilibus morbis diverso modo à Salomone et Hippocrate descriptis atque inter se comparatis. Vitebergæ, 1771, in 4⁰. (Ch.)

Yaws.

Voyez Pian.

Yeux artificiels.

Voyez Ophthalmiatrie.

Zaarah.

Voyez Lèpre.

13.

Histoire de l'obstétrique et de la gynécologie.

Généralités.

Knolle (Frid.). Epistola de artis obstetriciæ historia. Argentinæ, 1738, in 4⁰. (Ch.)

Autre éd. 1773.

Astruc (J.). Histoire sommaire de l'art d'accoucher, et Lettre sur la conduite qu'Adam et Ève durent tenir à la naissance de leurs premiers enfants. (p. XXVII et 342 de L'Art d'accoucher... Paris, 1766.)

Rizzo (Seb.). Dell' Origine e de' progressi nell' arte ostetricia. Venezia, 1776, in 4⁰. (Ro.)

Leroy (Alph.-Louis-Vincent). La Pratique des accouchements. Première partie contenant l'histoire critique de la doctrine et de la pratique des principaux Accoucheurs qui ont paru depuis Hippocrate jusqu'à nos jours; pour servir d'introduction à l'étude et à la pratique des accouchements... Paris, 1776, in 8⁰.

— Literar.-histor. und prakt. Unterricht in der Entbindungskunst. Ins Teutsche übersetzt von J. Nusche. Frankfurt a. M., 1779, in 8⁰. (E.)

Schützercranz (Herm.). Tal om den tilväxt och de hinder, som barnförlossnings-vetenshapenhaft. Stockholm, 1777, in 8⁰. (Ro.)

Sue (Pierre). Essays historiques, littéraires et critiques sur l'art des accouchements, ou Recherches sur les coutumes, les mœurs, les usages des anciens et des modernes dans les accouchements, l'état des sages-femmes, des accoucheurs et des nourrices chez les uns et les autres... Paris, 1779, 2 parties en 2 vol. in 8⁰.

Sue (P.). Gelehrte und kritische Versuche einer Geschichte der Geburtshülfe, oder Untersuchungen über die Gebräuche, Sitten und Gewohnheiten der Ältern und Neuern bei den Entbindungen ihrer Frauen. Aus dem Franz. von K.-H. Spohr. Altenburg, 1786-1787, 2 parties in 8°. (E.)

Mederer von Wethwer (Matth.). Hebarzneigeschichte und Kunst. Herausgegeben von Rehmann. Freiburg, 1797, in 8°. (Ro.)

Osiander (Friedr.-Benj.). Lehrbuch der Entbindungskunst. 1. Theil. Litterarische und pragmatische Geschichte dieser Kunst. Göttingen, 1799, in 8°. (Ch.)

Abel (Jo.-Jos.). Historisches Gemälde der Lage und des Zustandes des weiblichen Geschlechts unter allen Völkern der Erde von den ältesten bis auf die neuesten Zeiten. Entworfen nach Meiners. Zwickau und Leipzig, 1802, in 8°. (Ch.)

Schweighæuser. Tablettes chronologiques de l'histoire de la médecine puerpérale... Strasbourg, 1806, in 12.

Autre éd. 1808.

Capuron. Tableau historique de l'art des accouchements... Paris, 1810, in 8°. (Da.)

Sernicoli (Felice). Saggio storico dell' ostetricia. (t. 1, p. V de Asdrubali, Trattato generale di ostetricia. 2ª ed. Roma, 1812.)

Sazyma (Franz). Dissertatio inauguralis medica sistens tentamen historiæ medicæ, speciali respectu habito ad artem obstetriciam. Pragæ, 1814, in 8° de 56 pp. (Ch.)

Maygrier (J.-P.). Histoire de la science des accouchements. (t. 1, p. X de Nouveaux Éléments de la science et de l'art des accouchements, 2e éd. Paris, 1817.)

Greening (Th.). An introductory Lecture on the theorie and practice of midwifery, being an historical account of that subject. London, 1832, in 8°. (Ro.)

Velpeau (Alf.). Notice historique sur l'origine et les progrès de l'art des accouchements. (t. 1, p. XXV de Traité complet de l'art des accouchements, 2e éd. Paris, 1835.)

Naegele (Herm.-Franz). Die Lehre vom Mechanismus der Geburt nebst Beiträgen zur Geschichte derselben... Mainz, 1838, in 8°.

Kilian (Hermann-Fr.). Tabellarische Übersicht der Geschichte der Geburtshülfe. (p. 19 de Die Geburtslehre ... Frankfurt am Main, 1839-1842.)

Siebold (Ed.-Casp.-Jac. von). Versuch einer Geschichte der Geburtshülfe. Berlin, 1839-1845, 2 vol. in 8°.

Sestini (Serafino). Cenni storici sull' origine e sui progressi dell' ostetricia . . . Firenze, 1840, in 8° de 20 pp. (C.)

Andrieux, de Brioude. Histoire des accouchemens. (Annales d'obstétrique, 1842, I, 58 et 129.)

Geschichte der Forschungen über den Geburtsmechanismus . . . Giessen, 1854-1859, 2 vol. in 8°.

Von der ersten Zeit zur Mitte des 16. Jahrhunderts. Inaugural-Dissertation... vorgelegt von Carl Stammler... Präses... Dr V. Ritgen. 1854.

Von der Mitte des 16. bis zur Mitte des 17. Jahrhunderts. Von . . . Gustav Knoes. 1854.

Während des dritten Viertels des 17. Jahrhunderts. Von... Moritz Fresenius... 1855.

Während des letzten Viertels des 17. Jahrhunderts. Von... Gustav Brüel... 1855.

Während der zwei ersten Jahrzehnde des 18. Jahrhunderts. Von... Karl Zimmermann ... 1855.

Während des dritten Jahrzehndes des 18. Jahrhunderts. Von Theodor Fuchs... 1855.

Während des vierten Jahrzehnds des 18. Jahrhunderts. Von Ferdinand Schad... 1855.

Während des neunten Lustrums des 18. Jahrhunderts. Von David Bennighof... 1856.

Während des zehnten Lustrums des 18. Jahrhunderts. Von Hugo Stammler... 1856.

1751-1753. Von W. Brüel, Melchior und Weiffenbach unter dem Präsidium des... Dr V. Ritgen... 1859.

PERNICES (Hugo-Car.-Ant.). Operationum in arte obstetricia examinatio critica et historica. Pars prima, quam ad veniam doc. impetrandam, etc., defendet, etc. Halæ, 1855, gr. in 8⁰ de 53 pp. (C. J.)

VOLLE (P.-Adrien). Réflexions historiques et synthétiques sur les accouchements en général et sur le mécanisme de l'accouchement naturel et spontané en particulier. Thèse... Paris, 1864, in 4⁰ de 92 pp.

LEISHMAN (William). An Essay historical and critical on the mechanism of parturition... London, 1864, in 8⁰.

VERRIER. École pratique de la Faculté de médecine. Cours public d'accouchements... (4e année). Historique de l'art des accouchements. Leçon d'ouverture (3 décembre 1866-67), recueillie par M. A. Violli et revue par le professeur. Paris, 1867, in 8⁰ de 30 pp.

DEGOTT. Des Progrès accomplis dans l'art des accouchements. Discours prononcé le 26 mai 1868 à la séance générale de la Société des sciences médicales de la Moselle . . . Metz, 1868, in 8⁰ de 36 pp. (Exposé des travaux de la Société des sciences médicales de la Moselle.)

SOYRE (Louis-Antoine de). Étude historique et critique sur le mécanisme de l'accouchement spontané. Thèse, nº 144... Paris, 1869, in 4⁰.

Autre éd. même année, in 8⁰.

Histoire de l'obstétrique et de la gynécologie limitée à certaines époques.

Antiquité.

BARTHOLIN (Thomas)... Antiquitatum veteris puerperii synopsis... Hafniæ, typ. Martzan, 1646, in 8⁰ de 8[illegible] pp.

1676. A filio Casparo Bartholino commentari[illegible] illustrata, cum Thomæ Bartholini a[illegible] filium epistola. Amstelodami, in 12.

BARTHOLIN (Casp.)... Expositio veteris in puerperio ritus ex arca sepulcrali antiqua desumpti. Romæ, 1677, in 8⁰ de 64 pp. Avec pl.

LOCHNER (Mich.-Fr.). Festum Tithenidiorum Dianæ Corythalliæ a nutricibus Spartanis celebratum; commentariolo dilucidatum. (Ephemerides Academiæ naturæ curiosorum, cent. V.-VI append. 201.) (Ro.)

SLEVOGT (Jo.-Hadrian). Prolusio de embryulcia Hippocratis. Jenæ, 1709, in 4⁰. (Ch.)

DUVERNOY (J.-G.). Dissertatio de colenda Lucina in puerperio. Tubingæ, 1716, in 4⁰. (Ro.)

SCHLAEGER (M.-J.-C.). Dissertatio epistolaris de Diana λυσιζώνῳ. Hamburgi, 1735, in 4⁰ de 70 pp. (Ro.)

PLATNER (Jo.-Jach.)... Panegyrin medicam indicit et de arte obstetricia veterum disserit. Lipsiæ, 1735, in 4⁰ de 16 pp.

Réimprimé dans Opuscula, II, 58.

WELCKER (F.-G.). Zu den Alterthümern der Heilkunde bei den Griechen. Entbindung. (Hecker, Wiss. Annalen, XXVII, 129.) (Ro.)

LANGBEIN (Aug.-Chph.). Specimen embryulciæ antiquæ ex Q. Septim. Flor. Tertulliani lib. de anima cap. 25. Halæ, 1754, in 4⁰. (Ch.)

(SCHLOSSER.) De divis obstetricantibus et circa partum recens editum occupatis ex antiquitate romana nonnihil. Francofurti ad Mœnum, 1767, in 4⁰. (Ch.)

TRILLER (D.-W.). De brassica, puerperis ipso festo Amphidromiorum die, in commodum alimentum et salutare simul remedium oblata atque apposita. Vitebergæ, 1781, in 4° de 16 pp. (Ro.)

FRANZ (Jo.-Geo.-Fridr.). Archæologia artis obstetriciæ et puerperii. Lipsiæ, 1784, in 4°. (Ch.)

MEURSIUS (Joh.) . . . De puerperio Græcorum syntagma, cum historia monstrosæ partium genitalium conformationis in adolescente, animadversionibus illustrata, edidit Joh.-Georg.-Frid. Franzius. Lipsiæ, 1785, in 8° de 80 pp.

FAUST (Bernh.-Chph.). Guter Rath an Frauen, etc. Nebst einem Schreiben von Böttiger über das Gebären der Alten und den Fragmenten eines chinesischen Hebammenkatechismus. Hannoveræ, 1811, in 8°. (Ch.)

BAUER (Car.-Chr.). Dissertatio inauguralis de arte obstetricia Hippocratis, præside Leop.-Socr. Riecke. Tubingæ, 1823, in 8°.

BENEDIX (Gust.). De partu Agrippino. Dissertatio inauguralis medica obstetricia... opponentibus L. Kersten ... A. Berlin... L. Mac-Lean... Berolini, 1828, in 8° de 32 pp.

BRANDENBURG-SCHAEFFER (Herm.-Jo.-Chr.-Frid.). De arte obstetricia Aul.-Corn. Celsi commentatio historico-obstetricia... Gœttingæ, 1837, in 4° de 66 pp.

PINOFF (Isidorus). Artis obstetriciæ Sorani Ephesii doctrina ad ejus librum περὶ γυναικείων παθῶν nuper repertum exposita. Dissertatio inauguralis historico-obstetricia . . . opponentibus F. Guensburg... I. Pauly... Vratislaviæ, 1841, in 8° de 72 pp.

HERDTMANN (J.-J.-G.-G.-E.). De arte obstetricia apud Celsum. Dissertatio inauguralis historico-medica . . . adversariorum partes susceperunt Ed. Matthaei... Fr. Isermann... Halis Saxonum, 1844, in 8° de 38 pp.

FRIEDREICH (J.-B.). Beitrag zur Geschichte der Geburtshülfe aus der Bibel. (1re partie de Analekten zur Natur- und Heilkunde... Ansbach, 1846.)

Voyez ci-dessus col. 844.

GUARDIA (J.-M.). Les Sages-femmes, les nourrissons et les nourrices dans l'antiquité. (Le Temps, 13 et 14 mai 1870.)

Moyen âge.

BEER (Julius). Das Hebammenwesen im Mittelalter im Reflex des Alterthums und unserer Zeit. (Deutsche Klinik, 1862, XIV, 329 et 341.)

Temps modernes.

CHAPMAN (Ed.). A Treatise of the improvement of midwifery. London, 1753, in 8°. (Da.)

NIETHAMMER (C.-F.). De statu rei chirurgicæ et obstetriciæ plurimis in terris deplorabili observationibus confirmato. (1779.)

Voyez ci-dessus col. 862.

VAN DER EEM (Nicolaus). Dissertatio medica inauguralis de artis obstetriciæ hodiernorum præ veterum præstantia, ratione partus naturalis... Lugduni Batavorum, 1783, in 4° de 88 pp.

VAN LEEUWEN (L.). Dissertatio de artis obstetriciæ hodiernorum præ veterum præstantia, ratione partus difficilis et præternaturalis. Præside Ed. Sandifort. Lugduni Batavorum, 1783, in 4°. Avec planches. (N. M.)

RICHTER (W.-Mich.). Commentatio de incrementis artis obstetriciæ post obitum Roederi. Moscovæ, 1790, in 4°. (Ro.)

VAN SOLINGEN (Adrianus)... Oratio inauguralis de præstantia recentiorum in arte obstetricia progressuum, publice dicta Medioburgi... quum artem obstetriciam publice prælegendi munus sollemni ritu auspicaretur. Additæ sunt adnotationes aliquot, quibus elementa recentiorum demonstrantur. Medioburgi, 1792, in 8°.

SCHMIDTMÜLLER (Jo.-Ant.). Jahrbuch der Geburtshülfe, oder kritische Übersicht der Literatur und des Standes der Geburtshülfe vom Jahre 1805 bis Ostern 1806. Erfurt, 1807, in 8°. (Ro.)

I. Bändchen.

NEVERMANN. Die Geburtshülfe in verschiedenen Welttheilen. (Siebold, Journal für Geburtshülfe, XVII.) (Ro.)

OSIANDER (F.-B.). Beiträge zur Geburtshülfe geschichtlichen und praktischen Inhaltes. (Busch, Neue Zeitschrift für Geburtshülfe, XVII; et Henschel, Janus, I, 753.) (Ro.)

MEISSNER (Fried.-Ludw.). Forschungen des neunzehnten Jahrhunderts im Gebiete der Geburtshülfe, Frauenzimmer- und Kinderkrankheiten... Leipzig, 1826-1833, 6 vol. in 8°. (Da.)

LAMBRECHT (Ern.-Fr.-H.-Car.). De incrementis quæ physiologia uteri hoc seculo ceperit eorumque in artem obstetriciam vi commentatio, physiologico-gynæcologica... Halæ, 1832, in 8° de 88 pp.

OUTREPONT (Jos. d'). Programma de artis obstetriciæ statu præsenti. Virceburgi, 1839, in 4°. (C.)

WEST (Charles). Report on the progress of practical medicine in the departements of midwifery and the diseases of women and children during the years 1842-6... (British and foreign medico-chirurgical Review, 1844, XVII, 533, 1845, XX, 525; 1847, XXIII, 277.)

HAHN (Antonius). Dissertatio inauguralis historico-obstetricia de Justinæ Sigmondin meritis in artem obstetriciam. Vratislaviæ, (1849,) in 8°.

KIETER (Alex. von). Die Geburtshülfe der neuesten Zeit, oder kritische Übersicht der Leistungen in der Geburtshülfe während der letzten 15 Jahre. St-Petersburg, 1850, in 8°. (E.)

NOEGGRATH (E.) et JACOBI (A.). Report on the progress of obstetrics and uterine and infantile pathology in 1858. (Avec Contributions to midwifery... New-York, 1859.) (B. R.)

Histoire de l'obstétrique et de la gynécologie limitée à certaines nations.

Allemagne.

JOERG (Jo.-Chr.-Godfr.). Über den Standpunkt der Geburtshülfe im Jahre 1809 in Deutschland. (N. Journal der Erfindungen und Widersprüche, I, 41.) (Ro.)

OSIANDER (F.-B.). Wie es vor 200 Jahren in Deutschland um die Geburtshülfe bestellt gewesen sein mag. (Busch, Neue Zeitschrift für Geburtshülfe, XV.) (Ro.)

NOLDE (A.-F.). Die neuesten Systeme deutscher Geburtshelfer seit dem Anfange des neunzehnten Jahrhunderts ... Zweite Ausgabe. Erfurt, 1811, in 8°.

NOLDE (Adolf-Friedr.). Notizen zur Culturgeschichte der Geburtshülfe in dem Herzogthume Braunschweig. Erfurt, 1807, in 8°. (Ch.)

RITGEN (Fr.-A.). Jahrbücher der Entbindungsanstalt zu Giessen, enthaltend eine Beschreibung der Entbindungsanstalt und der Hebammenschule, Darstellung der Organisation des Landhebammenwesens und des Unterrichts der Hebärzte. Giessen, 1820, in fol. (Ro.)

SIEBOLD (Ed.-Casp.-Jac. von). Die akademische Entbindungsanstalt zu

Göttingen in ihrer Wirksamkeit seit der Gründung derselben 1792 bis zum Schluss des Jahres 1855. Göttingen, 1856, in 8⁰ de 16 pp. (C. J.)

FUNK. Die neuen Hebammen-Lehranstalten zu Hannover und Hildesheim, insbesondere die Heizungs- und Ventilationsanlagen derselben. Hannover, 1864, in fol. Avec planches. (E.)

STEIN (Georg-Wilhelm). Was war Hessen der Geburtshülfe, was die Geburtshülfe Hessen?... Mit dem Brustbilde G.-W. Steins des ältern. (S. l.,) 1819, in 4⁰ de 88 pp.

Memoriam anniversariam . . . Rud.-Ferdinandi Liberi Baronis de Sylverstein et Pilnickare . . . recolendam indicunt trium superiorum ordinum Acad. Lips. decani seniores... (Lipsiæ, 1811,) in 4⁰ de 10 pp.

De artis obstetriciæ in Academia et civitate Lipsiensi incrementis..

JÖRG (Joh.-Chrn.-Gfried.). Über den Stand der Geburtshülfe in Leipzig, von der Mitte des vorigen Jahrhunderts bis jetzt. Geschichtliche Andeutungen bei der feierlichen Grundsteinlegung zu dem neuen Gebäude in der königl. Entbindungsschule zu Leipzig am 18. Mai 1852 gesprochen. Leipzig, 1852, gr. in 8⁰. (E.)

MARTIN (Anselm). Geschichte und Lehrmethode der k. Hebammenschule, dann Jahresbericht der Gebäranstalt zu München... München, 1848, in 8⁰. (E.)

— Die neue Gebäranstalt in München, ihre Geschichte und Erfahrungen. Mit Bemerkungen über bauliche und innere Einrichtung von Hospitälern... Mit 3 Stahlstichen. München, 1857, in 8⁰.

ROTH (Jo.-Ferd.). Fragmente zur Geschichte der Bader, Barbiere, Hebammen, ehrbaren Frauen und geschwornen Weiber in der freien Reichsstadt Nürnberg. Nürnberg, 1792, in 4⁰. (Ch.)

RITTER. Über den misslichen Zustand des Geburtshelfens im Königreich Würtemberg, ein Beitrag zur Geschichte dieses Fachs in Würtemberg. (Schneider, Annalen der Staatsarzneikunde, 1843.) (Ro.)

Amérique.

CADEAU-FESSEL (Benita-Paulina). Relation del estado actual del arte obstetriz en esta capital... Lima, 1836, in 4⁰ de 20 pp.

Asie.

WISE (Thomas-A.). Remarques sur le traitement des femmes pendant la grossesse et l'accouchement chez les peuples asiatiques. (Union médicale, 1854, VIII, 461.)

Traduction d'un chapitre de „Commentary on the Hindu system of medicine."

Autriche.

STREINZ. Geschichte der Gebäranstalt und des Hebammenwesens im Herzogthum Salzburg. (Medicin. Jahrb. des Österreich. Staates, XIV.) (Ro.)

Belgique.

MEYER (de). Recherches historiques sur la pratique de l'art des accouchements à Bruges depuis le XVIe siècle jusqu'à nos jours. Bruges, 1843, in 8⁰ de 56 pp. Avec portrait de Corn. Kelderman. (Ro.)

Chine.

Abhandlung über die Geburtshülfe. Aus dem Chinesischen. Herausgeg. von Heinrich von Martius. Moskwa, 1812, in 8⁰. (Ch.)

Autre éd. 1820, Freiberg.

Égypte.

DANZ (Geo.-Ferd.). Programma de

arte obstetricia Ægyptiorum. Giessæ, 1791, in 4°. (Ch.)

Esquimaux.

SMITH (Charles-Edward). The Midwifery and diseases of the Esquimaux ... (Edinburgh medical Journal, 1868, XIII, 858.)

France.

Declaration du Roy, portant defenses à ceux de la Religion pretendue reformée, de faire les fonctions de Sages-Femmes. Du vingtieme Février 1680. Paris, 1680, in 4° de 4 pp.

BIGESCHI (Giovanni). Lettera sullo stato attuale della ostetrica in Francia ... Firenze, 1808, in 8° de 54 pp. (Collezione d'opuscoli scientifici e letterarj che si stampa in Firenze.)

OSIANDER (J.-F.). Bemerkungen über die französische Geburtshülfe, nebst einer ausführlichen Beschreibung der Maternité in Paris ... Hannover, 1813, in 8°. (Da.)

ARNETH (F.-H.). Über Geburtshülfe und Gynäkologie in Frankreich, Grossbritannien und Irland. Grossentheils nach Reiseergebnissen... Wien, 1853, in 8°.

LE ROY. Un Accouchement royal. (Union médicale, 1856, X, 197, 209.)

Accouchement de la dauphine Anne-Marie-Victoire de Bavière par Julius Clément en 1682.

MATTEI (A.). La Vérité sur le premier accoucheur des dames de la cour des rois de France. (Union médicale, 1861, X, 593.)

Paris.

Reiglement (du Prévôt de Paris) pour les Sages Femmes. (26 avril 1587.) (S. l. n. d.,) in 8° de 5 pp.

Statuts et Reiglemens ordonnez pour toutes les Matronnes ou Saiges femmes de la Ville, Faulxbourgs, Prevosté, et Vicomté de Paris, accoustumez de tout temps, estre gardez et iurez par lesdictes Matronnes, avant d'estre admises à l'exercice de leur estat, pardevant Monsieur le Prevost de Paris, ou Monsieur le Lieutenant Criminel, sur ce au prealable eu le consentement de Monsieur le Procureur du Roy, au Chastellet de Paris. (S. l. n. d.,) in 8° de 22 pp.

Suivi du „Rolle des Matronnes ou Saiges femmes qui ont juré garder les Statuts et Reiglemens ci-devant escrits..." (1576-1601.)

Declaration du Roy verifiée en Parlement, portant que les Sages-Femmes seront doresnavant reçeuës à Saint-Cosme par le Corps de la Chirurgie, en presence de la Faculté de Médecine, sur la presentation, conduite et instruction qui en sera faite par Marie Garnier, femme du sieur Bureau, Jurée Sage-Femme en titre d'office aux deux Chastelets de Paris. (Septembre 1664.) — Arrest de verification de la Declaration du Roy... (19 août 1666.) — Arrest de Parlement, portant cassation de toutes les receptions des Sages Femmes faites au prejudice de la Declaration du Roy. (15 octobre 1667.) — Arrest de Reglement de la Cour de Parlement pour la Reception des Sages-Femmes de cette Ville et fauxbourgs de Paris; portant cassation des Receptions des Jurées, et de toutes les autres Sages-Femmes reçuës au Chastelet au prejudice de la Declaration du Roy et Arrest de verification d'icelle . . . (7 août 1674.) (S. l. n. d.,) in 4° de 8 pp.

Arrests de la Cour de Parlement. Portant Reglement pour les Apprentissages et Receptions des Sages-Femmes, avec defense à la nommée Bureau de troubler ny d'empêcher les fonctions des Maistresses et Jurés Sages-Femmes de la Ville et Fauxbourgs de Paris, qui ont esté reçeuës au Chastelet. (16 février 1675 — 19 août 1680.) Paris, 1683, in 4° de 10 pp.

Arrest de la Cour de Parlement sur

la fait dés grossesses recelées. (2 juillet 1716.) (Paris,) 1716, in 4° de 8 pp.

Ordonnance de M. le Lieutenant criminel, qui renouvelle les anciens Reglements concernant les Sages-Femmes. Du 16 septembre 1722. Paris, 1722, in 4° de 4 pp.

Arrest de la Cour de Parlement, concernant la réception et prestation de serment des Sages-Femmes. Du douzième décembre 1726. (S. l. n. d.,) in 4° de 4 pp.

Sentence de M. le Lieutenant criminel, renduë contre plusieurs Sages-Femmes y dénommées, qui, sans avoir esté reçûës, ni presté le serment au Chastelet, exercent publiquement ladite profession, au préjudice des deffenses portées par les Arrests du Parlement, Sentences et Règlements de Police. Du 14 janvier 1728. (S. l. n. d.,) in 4° de 4 pp.

Arrest de la Cour de Parlement, qui ordonne que les maistresses Sages-Femmes prêteront serment au Chastelet, à faute de quoy elles demeureront interdites de leurs Maistrises. Du troisième septembre 1728. (S. l. n. d.,) in 4° de 4 pp.

Sentence de M. le Lieutenant criminel, contre plusieurs Sages-Femmes qui n'ont point presté serment au Chastelet. Du quinze juillet 1729. (S. l. n. d.,) in 4° de 4 pp.

Sentence rendue par M. le Lieutenant criminel sur les conclusions de M. le Procureur du Roy, contre plusieurs Sages-Femmes qui n'ont point presté serment au Chastelet. Extrait des registres du greffe criminel du Chastelet de Paris. Du 24 mars 1730. (Paris, s. d.,) in 4° de 4 pp.

Arrests de la Cour du Parlement, rendus en faveur des jurées Sages-femmes en titre d'office et leurs aspirantes, contre les Prévôts, Gardes et Communauté des Maîtres Chirurgiens de Saint-Cosme, et tous démonstrateurs anathomiques. Des 29 mars et 5 mai 1732. Paris, 1732, in 4° de 4 pp.

Sentence de police, rendue par M. le Lieutenant criminel au Chastelet de Paris. Contre plusieurs Sages-Femmes, et qui les déclare déchües de leur Maistrise, faute d'avoir exhibé leurs lettres de capacité, et d'avoir presté serment devant M. le Procureur du Roy au Chastelet de Paris. Du 17 novembre 1733. (Paris, s. d.,) in 4° de 4 pp.

Sentence de M. le Lieutenant criminel, qui fait deffenses à toutes Femmes ou Filles de s'immiscer dans les fonctions de Matrones-Sages-Femmes, sans avoir été examinées ès Écoles de Saint-Cosme, et avoir presté serment devant M. le Lieutenant criminel, à peine de trois cens livres d'amende. Du 21 mars 1736. (Paris, s. d.,) in 4° de 4 pp.

Sentence de M. le Lieutenant criminel, concernant les Sages-Femmes. Extrait des Registres du greffe criminel du Chastelet de Paris. Du 7 mars 1742. (S. l. n. d.,) in 4° de 4 pp.

Sentence de M. le Lieutenant criminel, concernant les Sages-Femmes. Extrait des Registres du greffe criminel du Chastelet de Paris. Du 5 avril 1742. (S. l. n. d.,) in 4° de 4 pp.

Sentence de M. le Lieutenant criminel. Concernant les Sages-Femmes... du 12 may 1742. (Paris,) 1742, in 4° de 4 pp.

Sentence de M. le Lieutenant criminel, concernant les Sages-Femmes. Du 22 septembre 1745. (Paris,) 1745, in 4° de 4 pp.

Arrest de la Cour de Parlement, qui ordonne qu'à l'avenir les Femmes et les Filles ne pourront être agrégées dans l'état d'Herniaires et Dentistes, ni dans aucune autre partie de la Chirurgie, excepté à celle qui concerne les Accouchemens, sous quelque pretexte que ce soit. Du 19 avril 1755. Extrait des registres de Parlement. Paris, 1755, in 4⁰ de 4 pp.

TOLVER (A.). The present State of midwifery in Paris. With a theory of the cause and mechanism of labour... London, 1770, in 8⁰ de 88 pp.

WIEDEMANN (C.-R.-W.). Über Pariser Gebäranstalten und Geburtshelfer, den letzten Schamfugenschnitt und einige andere zu Paris beobachtete Geburtsfälle . . . Braunschweig, 1803, in 8⁰.

BOCK (J.-A.). Beschreibung der neuen Pariser Entbindungs- und Findelanstalt und der mit derselben verbundenen Hebammenschule. Berlin, 1804, in 8⁰. (Ro.)

MATTEI (A.). Des Circonstances dans lesquelles l'obstétrique est passée à Paris à l'état de science pendant les XVIe et XVIIe siècles . . . (p. 28 de Fragments d'obstétrique publiés dans le journal „La Tribune médicale" . . . 4e fascicule... Paris, 1873.)

Strasbourg.

Vermehrte und verbesserte Ordnung des Hebammen-Meisters und sämbtlicher Hebammen der Stadt Strassburg. Strassburg, 1757, in fol. de 20 pp.

FRIED (Geo.-Alb.). De jure obstetricum secundum statuta Argentoratensia. Præside Kugler. Pars 1(-2.). Argentorati, 1758-1760, in 4⁰. (Ch.)

Grande-Bretagne.

DOUGLAS (John). A short Account of the state of midwifery in London and Westminster . . . London, 1736, in 8⁰. (W.)

FISCHER (C.-E.). Bemerkungen über die englische Geburtshülfe . . . Göttingen, 1797, in 8⁰. Avec 1 planche.

ELLIOT. Die Entbindungskunst in England und Irland. (Hygiea, medic.-pharmaceut. Monatsschrift. Stockholm, 1842 et 1843.) (Ro.)

ARNETH (F.-H.). Über Geburtshülfe und Gynäkologie in Frankreich, Grossbritannien und Irland... (1853.)

Voyez ci-dessus col. 1171.

DUNCAN (T.-M.). On the Advancement of midwifery education in Scotland... Edinburgh, 1856, in 8⁰. (B. R.)

Inde.

VULLERS (J.-A.). Altindische Geburtshülfe. (Henschel, Janus, I, 225.) (Ro.)

De la Pratique des accoucheurs dans l'Inde. (Gazette médicale de Paris, 1836, IV, 571.)

Traduction d'un article de „The India Journal of medical science."

ROBERTON (John). On Hindu Midwifery. (Edinburgh medical and surgical Journal, 1846, LXV, 308.)

Italie.

MELI (Domenico). Dell' antichissima Origine della Italiana ostetricia e dei molti illustri medici d'Italia che dettero opera al suo incremento e ne sostennero la gloria. Prolusione letta nel dare solenne cominciamento alle lezioni d'ostetricia in Ravenna il di dicembre 1822 ... Ravenna, 1823, in 8⁰ de 50 pp.

MATTEI (A.). L'Obstétrique en Italie, notice historique par le professeur Alfonse Corradi... (p. 18 de Fragments d'obstétrique publiés dans le Journal „La Tribune médicale"... 4e fascicule ... Paris, 1873.)

Japon.

SIEBOLD (Ph.-F. von). Beantwortung einiger Fragen über die japanische Geburtshülfe, durch dessen Schüler Munazunza. (Journal für Geburtskunde, 1826, VI, 687.) (Ro.)

Java.

Histoire de l'obstétrique chez les Javanais. (Nederlandsche Tijdschrift voor Verlaaskunde, 1845.) (Ro.)

Juifs.

SLEVOGT (Jo.-Hadrianus). Prolusio inauguralis de partu Thamaris difficili et perinaeo inde rupto... Jenæ, 1700, in 4°.

GUDIUS (Gottlob-Frid.). Dissertatio de Ebraica obstetricum origine quæ Exod. I, 15, commemoratur, respondente Jo.-Chr. Wendt. Lipsiæ, 1724, in 4°. (Ch.)

HORWEIN (Joach.-Gli.). De partu Ebræorum et speciatim de corona boni nominis. Vitebergæ, 1730, in 4°. (Ch.)

KALL. De obstetricibus matrum Hebræorum in Ægypto. Hamburgi, 1746, in 4°. (Ro.)

ESCHENBACH (Chr.-Ehrenfried). Programma de gemellorum partu, Genes., XXXVIII., v. 27-30. Rostochii, 1771, in 4°. (Ch.)

REDSLOB (Aug.-Maur.). Commentatio de Hebræis obstetricantibus. Lipsiæ, 1835, in 4°. (Ch.)

ISRAËLS (Abrahamus-Hartog). Dissertatio historico-medica inauguralis, exhibens collectanea gynæcologica ex Talmude Babylonico . . . Groningæ, 1845, in 8°.

IMBERT (F.). Accouchement de Thamar. Dissertation lue à l'Académie de Lyon, dans sa séance du 6 décembre 1845... Lyon, 1846, in 8° de 24 pp.

VAN LEYNSEELE (Ch.). De l'Obstétrique chez les Juifs. (Annales de la Société de médecine de Gand, 1854.)

MATTEI (A.). La Maternité et l'obstétrique chez les anciens Hébreux. Paris, 1857, in 8°. (Gazette médicale de Paris.)

SPIELBERG. Der Kaiserschnitt im Talmud. (Virchow, Archiv, 1865, XXXV, 480.)

ISRAËLS. Der Kaiserschnitt im Talmud. (Virchow, Archiv, 1866, XXXVI, 290.)

Norvége.

FOYE (F.-C.) et SCHÖNBERG (E.). Statistiske Undersögelser angaaende der operative Födselshjœlp i Norge i Tidsrummet fra 1853 til 1863 . . . Christiania, 1866, in 8° de 63 pp. (B. R.)

Orient.

ERAM (Paul). Quelques Considérations pratiques sur les accouchements en Orient... Paris, 1860, in 8°.

Pays-Bas.

SAUVEUR (H.). État de la science en Hollande et en Allemagne sur la question de savoir s'il peut être quelquefois utile de provoquer l'accouchement avant terme. Liége, 1828, in 4° de 9 pp. (Ro.)

BROERS (H.-J.). Über die Ausübung der Geburtshülfe und über den geburtshülflichen Unterricht in unserem Vaterlande. (Bijdragen tot geneeskundige Staatsregeling, 1842.) (Ro.)

— Beitrag zur Geschichte der Geburtshülfe in den Niederlanden. (Nederlandsche Tijdschrift, 1844.) (Ro.)

Pologne.

MICHAELIS (Jacob-F. von). Rozprawa historyczna o sztuce polozniczcy, jey wzrosce i potrzebie wydoskonalenia oney. Wilna, 1811, in 8⁰. (Ch.)

Prusse.

STEIN (G.-W.). Die Lehranstalt der Geburtshülfe zu Bonn, ihr Anfang und Fortgang, ihre wissenschaftlichen Hülfsmittel, ihre Ausdehnung auf Stadtpraxis und Weiberkrankheiten, ihre Erfahrungen wie Lehren, ihre Theilnahme am Fache nah und fern. Elberfeld, 1823, in 8⁰. Avec 2 tableaux. (Ro.)

SENFF (C.-V.). Über Vervollkommnung der Geburtshülfe von Seiten des Staates, nebst einer Geschichte der Entbindungsschule zu Halle. Halle, 1812, in 8⁰. (Ro.)

SENFF (Karl-Friedr.). Über das Verhältniss der Hebammen zum Staate nebst einer Geschichte des Hebammeninstituts zu Halle. Halle, 1812, in 8⁰. (Ch.)

Race jaune.

HUREAU DE VILLENEUVE (Abel). De l'Accouchement dans la race jaune... Thèse, n° 81... Paris, 1863, in 4⁰ de 42 pp.

Autre éd. même année.

Russie.

REHMANN (Jo.). Zwei chinesische Abhandlungen über die Geburtshülfe. Aus dem Mandschurischen ins Russische und aus dem Russischen ins Deutsche übersetzt. Petersburg, 1810, in 8⁰. (Ch.)

RICHTER (G.-M. de). De artis obstetriciæ origine et progressu imprimis Russiam spectante, oratio. Mosquæ, 1820, in 4⁰. (E.)

Suède.

Reglemente for jorde-gummorne... [Règlements pour les sages-femmes, confirmés par Sa Majesté Royale.] Stockholm, Imprimerie royale, (1777,) in 4⁰.

Suisse.

MEYER-AHRENS. Zur Geschichte des Zürcherischen Hebammenwesens vom J. 1554 bis zum Jahr 1782. (Schweizerische Zeitschrift für Natur- und Heilkunde, 1838, III, 174.)

Wallis.

BRIQUÈLOT (A.). Une Scène d'accouchement à Wallis (mer du Sud). (Revue de thérapeutique médico-chirurgicale, 1860, VIII, 447.)

Détails de l'histoire de l'obstétrique et de la gynécologie.

SIMON (Jo.-Geo.). De juribus obstetricum, wie viel ihren Zeugnissen in Ehe-, Schwängerungs- und Geburtsfällen Glauben beizumessen; respondente Jo.-H. Lots. Jenæ, 1671, in 4⁰. (Ch.)

Autre éd. 1740.

PORTZ (David de). Disputatio historico-medica de partu numeroso Lausdunensi quam... sub præsidio... Bartholomæi de Moor... publice defendendam suscipit... Harderovici, 1716, in 4⁰ de 24 pp.

TRILLER (D.-W.)... Panegyrin medicam... indicit; præmissa Exercitatione ad emendandum obscurissimum hactenus et corruptissimum quendam Hippocratis locum ex libro de septimestri partu desumptum. Vitebergæ, 1772, in 4⁰ de 12 pp.

A l'occasion de la thèse de J.-G. Aland.

DEUTSCH (Christ.-Fridericus). De gravitate abdominali singulari observatione ad tab. IV. æneas illustrata, cum quibusdam ad historiam litterariam additamentis huc facientibus... Halæ, 1792, in 4⁰ de 58 pp.

Thèse.

GRUNER (Chr.-G.). Antiquitas

amnii chirurgica quodam Jo. Cinnami et Nicetæ loco comprobata. Programma. Jenæ, 1805, in 8⁰ de 12 pp. (Ro.)

CASSEBEER (J.-Guil.). De capitis fœtus humani pelvim intrantis situ vario varioque ejusdem pelvi exeuntis. Sectio I. Pars historica. Marburg, 1816, in 8⁰. (Ro.)

REISINGER (Franz). Die künstliche Frühgeburt, als ein wichtiges Mittel in der Entbindungskunst und vorzüglich als Beitrag zur Charakteristik der englischen Geburtshülfe historisch und kritisch dargestellt. Augsburg und Leipzig, 1820, in 8⁰. (Ch.)

SADLER (Carolus). Varii perforationis modi descripti et enarrati. Descriptio medico-obstetricia... Accedunt tabulæ XII lithographicæ. Carlsruhæ, 1826, in 4⁰ de 64 pp.

LIPPERT (Geo.). Dissertatio inauguralis obstetricia historica de perinaei ruptura inter parturiendum præcavenda. Lipsiæ, 1826, in 8⁰. (Ch.)

— Historisch-kritische Darstellung der einzelnen zu verschiedenen Zeiten vorgeschlagenen und in Anwendung gebrachten Methoden zur Unterstützung des Dammes während der Geburt. (Siebold, Journal für die Geburtshülfe, 1828, VIII, 746.) (Ch.)

VILLENEUVE (A.-C.-L.). Mémoire historique sur l'emploi du seigle ergoté pour accélérer ou déterminer l'accouchement ou la délivrance dans le cas d'inertie de la matrice ... Paris, 1827, in 8⁰. Avec planche.

DELACOUX (A.). Considérations historiques sur l'art des accouchemens entre les mains des femmes. (p. 1 de Biographie des sages-femmes célèbres ... Paris, 1834.)

KLOOSS (H.-F.-G.). Nonnulla prognosin prolapsus funiculi umbilicalis spectantia, annotationes historicæ de hujus dystociæ doctrina. Rostochii, 1835, in 8⁰. (Ro.)

KRAUTHAUSEN (Jo.-G.-Rud.). Fragmenta ad historiam rumpendarum in partu aquarum. Dissertatio inauguralis obstetricia... opponentibus Z.-O.-T. Staub... B.-U.-J.-R. Krafft... M. Foehr ... Berolini, 1835, in 8⁰ de 36 pp.

PETERSEN (Ed.-Henr.). Nonnulla ad historiam et methodum partus præmaturi artificialis spectantia. Dissertatio inauguralis medica... adversariorum partes susceperunt J. Schotte... H.-G. Runge... Halæ, 1836, in 8⁰ de 40 pp.

BLOM (P.-J.). Historische Übersicht der Auscultation bei Schwangern und Gebärenden. (p. 1 de Abhandlung über die Auscultation, oder den Gebrauch des Laennec'schen Stethoscops angewandt auf die Geburtshülfe... Aus dem Holländischem übersetzt durch F.-W. Schröder. Emden, 1837.)

KYMMELL (I.-Lunsingh) ... Commentatio qua respondetur ad quæstionem a nobilissimo ordine medico Academiæ Groninganæ propositam: „Quæritur expositio eorum quæ tum veteres, tum inprimis recentiores nos docuerint de exploratione obstetricia externa, qua ratione hæc possit et debeat institui, ut certum inde de graviditate feramus judicium“, quæ præmium reportavit... Groningæ, 1837, in 4⁰ de 32 pp.

PUCHELT (Benj.-Rud.). Quæ fuerint doctrinæ de tumoribus in pelvi partum impedientibus fata. Heidelbergæ, 1839, in 8⁰ de 28 pp. (Ro.)

LACOUR (A.). Recherches historiques et critiques sur la provocation de l'accouchement prématuré ... Paris, 1844, in 8⁰ de 58 pp.

SMITH (Protheroe). Scriptural Authority for the mitigation of the pains of labour by chloroform and other anæsthetic agents... London, 1848, in 8° de 52 pp. (B. R.)

KRIBS (G.-J.). Disquisitiones historico-physiologicæ de membrana, quæ dicitur decidua Hunteri. Lugduni Batavorum, 1853, in 8°. (E.)

LEISHMAN (W.). An Essay historical and critical on the mechanism of parturition. London, 1854, in 8°.

SILBERT, d'Aix (P.). Historique de l'accouchement prématuré artificiel. (p. 13 de Traité pratique de l'accouchement prématuré artificiel... Paris, 1855.)

DUNAL (Benjamin). Historique de l'hémorrhagie produite par l'insertion du placenta sur le segment inférieur et le col de l'utérus... (p. 9 de De l'hémorrhagie produite par l'insertion du placenta... Montpellier, 1855.)

AUBÉ (C.-L.). Historique de l'accouchement prématuré artificiel. (p. 15 de De l'Accouchement prématuré artificiel... Paris, 1859.)

MARTIN (Eduard). Geschichtliche Bemerkungen über die Transfusion im Allgemeinen und die Transfusion bei anämischen Neuentbundenen insbesondere. (p. 1 de Über die Transfusion bei Blutungen Neuentbundener... Berlin, 1859.)

FRANKE (Gualtherus). De versione fœtus in pedes pelvi angusta. Pars prior historica. Halle, 1861, in 8°. (E.)

— Die Wendung auf die Füsse bei engem Becken. Ein historisch-kritischer Versuch. Halle, 1862, in 8°. (E.)

READ (William). Placenta prævia; its history and treatment... Philadelphia, in 8°. (B. R., 1862.)

COHN (Armin.-Lud.). Quomodo omnium temporum medici obstetricii infantis situs ad partum exhibuerint, modo historico-critico exponitur. Pars I. Dissertatio inauguralis medica. Berolini, 1863, in 8° de 29 pp. (C. J.)

ROUSSEAU. Question historique de l'avortement. (Gazette médicale de Paris, 1864, XIX, 199.)

PERRET (Félix-M.-J.). Historique. (p. 5 de Des Tumeurs sanguines intrapelviennes pendant la grossesse normale et l'accouchement... Paris, 1864.)

SCHWARZSCHILD (Heinr.). Zange oder Wendung bei verengtem Becken? Frankfurt a. M., 1866, in 8° de 97 pp. (C. J.)

Contenant un aperçu critico-historique.

FAURE (Gustave). Historique de l'anesthésie obstétricale. (p. 5 de Considérations pratiques sur l'anesthésie obstétricale... Paris, 1866.)

FREDET (G.-E.). Historique de l'anesthésie obstétricale. (p. 7 de De l'Emploi du chloroforme dans les accouchements simples... Paris, 1867.)

GUÉNIOT. Coup d'œil historique sur les luxations congénitales et spontanées du fémur considérées au point de vue des accouchements. (p. 12 de Des Luxations coxo-fémorales... au point de vue des accouchements... Paris, 1869.)

CHANTREUIL (Gustave). Historique des déformations du bassin chez les cyphotiques. (p. 15 de Étude sur les déformations du bassin chez les cyphotiques... Paris, 1869.)

KALINDERO (Nicolas). Historique de la céphalotripsie. (p. 6 de la thèse, n° 150; et p. 9 de Mémoire sur la céphalotripsie intra-crânienne. Paris, 1870.)

TACHARD. Historique de l'application de l'électricité aux accouchements. (p. 16 de De l'Électricité appliquée aux accouchements... Thèse. Paris, 1871.)

SUCHARD (A.-P.). Aperçu historique sur l'emploi des manœuvres externes dans les accouchements... (p. 15 de De l'Expression utérine appliquée au fœtus... Paris, 1872.)

Appareils et instruments obstétricaux.

SIMEONS (Siméon). De re universa instrumentaria in arte obstetricia commentatio systematico-historico-critica. Marburgi, 1792, in 8°. (Ch.)

HINZE (Aug.-Heimbert). Versuch einer chronologischen Übersicht aller für die Geburtshülfe erfundenen Instrumente, mit dem Namen des Erfinders, der Beschreibung der Erfindung oder Verbesserung, und einer Anzeige derjenigen Schriften, worin des erfundenen oder verbesserten Instruments Erwähnung geschehen ist. Von Hippokrates an, bis auf unsere Zeiten, oder bis zum Jahre 1792 ... Liegnitz und Leipzig, 1794, in 8°.

SAXTORPH (Matth.). Examen armamentarii Lucinæ dissertatione inaugurali sub præsidio Matthiæ Saxtorph... instituit Johannes-Sylvester Saxtorph... Havniae, 1795, in 8°.

LANGSDORF (G.-H.). Commentatio medico-obstetricia sistens phantasmatum sive machinarum ad artem obstetriciam exercendam facientium vulgo fantôme dictarum brevem historiam... Gottingæ, 1797, in 4° de 62 pp.

SCHREGER. Uebersicht der geburtshülflichen Werkzeuge und Apparate... Ein Seitenstück zu Arnemans Uebersicht der chirurgischen Werkzeuge. Erlangen, 1810, in 8°.

KILIAN (Herm.-Fr.). Armamentarium Lucinæ novum oder umfassende Sammlung von Abbildungen der in der Geburtshülfe gebräuchlichen älteren und neueren Instrumente. Nebst Erläuterung und Angabe der Autoren. 47 Taf. enth. 355 Abbildungen. Bonn, 1856, in fol.

KÜHN (Carolus-Gottlob). De forcipibus obstetriciis recens inventis ... Lipsiæ, 1783, in 4° de 31 pp. Avec 1 planche.

Thèse.

DANZ (Georgius-Ferdinand). Brevis forcipum obstetriciarum historia. Dissertatio inauguralis medico-obstetricia... Giessæ, 1790, in 8° de 94 pp. (Da.)

MULDER (Johannes). Historia litteraria et critica forcipum et vectium obstetricorum quam... pro gradu doctoratus ... publicæ disquisitioni submittit ... Franequeræ, 1794, in 8°. Avec planches. (Da.)

— Litterärische und kritische Geschichte der Zangen und Hebel in der Geburtshülfe. Aus dem Lateinischen übersetzt und mit einigen Anmerkungen versehen von Johann-Wilhelm Schlegel. Leipzig, 1798, in 8°. Mit 12 Kupfern und 4 Tabellen.

BAUR (Guil.-Frid.). Historia forcipum obstetriciarum recentissima. Commentatio inauguralis. Marburgi, 1803, in 8°. Avec 2 planches. (Ch.)

REISS (L.-J.-Ch.-Fr.-Ant.). Recherches historiques sur le forceps, et considérations sur l'utilité de cet instrument. Thèse... Strasbourg, an XIII (1805), in 4° de 26 pp.

HORRE (Aug.-H.). Dissertatio sistens recentissimarum forcipum obstetriciarum historiam. Marburgi, 1815, in 8°. (Ro.)

RIST (Ignace). Essai historique et critique sur le forceps. Thèse... Strasbourg, 1818, in 4° de 60 pp. Avec tableau.

MARTENS (F.-A.). Dissertatio sistens criticen forcipum in arte obstetricia usitatorum. Jenæ, 1820, in 8⁰. Avec planche. (Ro.)

Jélin jeune. Dissertation sur l'application du forceps, précédée de son historique, et suivie de quelques propositions sur le toucher dans la pratique des accouchemens. Thèse, nº 145... Paris, 1821, in 4⁰ de 24 pp.

Roy (Joseph-Édouard). Considérations historiques et pratiques sur le forceps. Thèse, nº 90... Paris, 1835, in 4⁰ de 36 pp.

Kymmell (Joachimus-Lunsingh). Historia litteraria et critica forcipum obstetriciarum, ab anno 1793 ad nostra usque tempora quam... pro gradu doctoris... publico... examini offert... Groningæ, 1838, in 8⁰. Avec 8 planches.

Glum (Otto). Brevis forcipum obstetriciarum historia... Dissertatio inauguralis medico-obstetricia... opponentibus W. Kuhn... H. Kuess... W. Heintz... Berolini, 1838, in 4⁰ de 24 pp. Avec 7 planches.

Broeckx (C.). Notice sur l'invention du forceps... Bruxelles, 1846, in 8⁰ de 34 pp. (Bulletin de l'Académie de médecine de Belgique.)

— Encore un Mot sur l'invention du forceps... Malines, 1848, in 8⁰ de 16 pp.

Quaranta (Bern.). Illustrazione di una ostagra disotterrata in Pompei e falsamente chiamata forcipe Ercolanese. Lettera... Napoli, 1848, in 8⁰ de 14 pp.

— Osservazioni intorno ad una memoria del Cav. B. Vulpes, intitolata: „Illustrazione di un forcipe a branche curve. Lettera"... (S. l., 1848,) in 8⁰ de 20 pp.

— Notizie sincere di una memoria... sopra un antico forcipe chirurgico disoterrato in Pompei... (S. l., 1849,) in 8⁰ de 12 pp.

Sonntag (Léon-Joseph). Histoire et critique des modifications du forceps de 1817-1850. Description du forceps de M. le professeur Stoltz. Thèse, nº 285... Strasbourg, 1853, in 4⁰ de 42 pp.

Delore (X.). Du Forceps au point de vue historique et critique... Lyon, 1867, in 8⁰ de 20 pp.

Chassagny. Du Forceps, aperçu historique. (p. 13 de Méthode des tractions soutenues... Paris, 1872.)

Sutthoff (Nicolaus-Joachim). Dissertatio inauguralis medico-obstetricia sistens vectis Roonhuysiani historiam, fata et usum... Gottingæ, 1786, in 8⁰ de 48 pp.

Uhthoff (J.-G.-H.). Cephaloductor, oder Versuch eines neuen Entbindungsinstrumentes, als Beitrag zur Geschichte der Geburtshülfe. Hannover, 1842, in 4⁰. Avec planche. (Ro.)

Marchant. Aperçu sur l'Histoire de l'introduction en France du levier... (p. 3 de Du Levier dans les accouchements... Paris, 1870.)

Lauth (J.-F.-Édouard). De l'Embryothlasie et en particulier de la céphalotripsie. Thèse, nº 696... Strasbourg, 1863, in 4⁰.

Historique et indication de tous les instruments destinés à broyer le fœtus.

Andreini (R.). Chronologie des céphalotribes. (p. 9 de Notes et observations sur la crânioclasie... Alger, 1869.)

Kist (Florentius-Cornelis). Historia critica pelvimensorum... Lugduni Batavorum, 1818, in 8⁰ de 90 pp. Avec planches.

Thèse.

Siebold (Geo.-Chph.). Commentatio de cubilibus sedibusque usui obstetricio inservientibus. Gottingæ, 1790, in 4⁰ de 84 pp. Avec 1 planche.

Opération césarienne.

NETTMANN (Jo.-Fried.). Specimen inaugurale medicum, sistens sectionis cæsareæ historiam . . . Halæ, 1805, in 8⁰ de 50 pp.

MANSFELD (David). Ueber das Alter des Bauch- und Gebär-Mutter-Schnitts an Lebenden; ein Beitrag zur Geschichte der Geburtshülfe . . . Braunschweig, 1824, in 8⁰ de 24 pp.

2te Auflage 1825.

FULDA (L.). Beitrag zur Geschichte des Kaiserschnitts, mit besonderer Beziehung auf die Schrift des Herrn Mansfeld „Ueber das Alter des Bauch- und Gebär-Mutterschnittes an Lebenden". (Siebold, Journal für Geburtsh., 1826, VI, 1.) (C.)

DAVIDSOHN (Israel-Sam.). Historia sectionis cæsareæ. Dissertatio inauguralis . . . contra opponentes amicos G. Dinter . . . et L. Salinger . . . Regimontii Prussorum, 1827, in 8⁰ de 36 pp.

SPRENGEL (C.). Kurze Uebersicht der Geschichte des Kaiserschnittes und chronologische Anzeige der über diese Operation bis 1700 herausgekommenen Schriften. (Pyl, Repertorium II, St. I, 115, St. II, 228.) (Ro.)

Traduit en français dans les „Archives des accouchements de Schweighæuser".

REINHARDT (L.-F.) Der Kaiserschnitt an Todten. Eine gekrönte Preis-Abhandlung . . . Nebst einer Vorrede von L.-S. Riecke . . . Tübingen, 1829, in 8⁰.

HEYMAN. Die Entbindung lebloser Schwangern mit Beziehung auf die Lex regia . . . Coblenz, 1832, in 8⁰ de 70 pp.

MICHAELIS (Gustav-Adolf). Abhandlungen aus dem Gebiete der Geburtshülfe . . . Kiel, 1833, in 8⁰. Mit 8 Kupfertafeln.

Contenant un historique de l'opération césarienne.

ROSENBAUM (Jul.). Analecta quædam ad sectionis cæsareæ antiquitates. Commentatio quam . . . defendet . . . socio ad respondendum assumpto D^re^ Ludovico Krahmer. Halæ, 1836, in 8⁰ de 32 pp. Avec 1 planche.

KNOPS (Leon.). De sectionis cæsareæ historia, methodis uterique cicatrice critica quædam. Dissertatio inauguralis medico-obstetricia . . . opponentibus G. Guenther . . . F. Franck . . . F. Heyse . . . Berolini, 1845, in 8⁰ de 32 pp.

LETENNEUR. Historique de l'opération césarienne. (p. 5 de De l'Opération césarienne après la mort . . . Nantes, 1861.)

DEVILLIERS (C.). Observations nouvelles sur l'opération césarienne après la mort, adressées à l'Académie . . . de médecine . . . Paris, 1861, in 8⁰ de 16 pp. (Union médicale.)

Le faux titre porte en plus: Suivies de notes historiques et bibliographiques.

SPIELBERG. Der Kaiserschnitt im Talmud . . . (1865.)

Voyez ci-dessus col. 1178.

ISRAELS. Der Kaiserschnitt im Talmud . . . (1866.)

Voyez ci-dessus col. 1178.

WACHS (Ottomar). Der Wittenberger Kaiserschnitt von 1610, die erste vollständige sectio cæsarea in Deutschland. Ein Beitrag zur Geschichte der operativen Geburtshülfe . . . Leipzig, 1868, in 4⁰ de 40 pp.

Opération de la symphyse du pubis.

Res gestæ in saluberrima Facultate Parisiensi circa sectionem symphiseos ossium pubis, supra muliere dicta Souchot, celebratam... Paris, 1777, in 4° de 14 pp.

Latin-français.

SIGAULT (Jean-René). Mémoire ... lu aux assemblées du 3 et du 6 décembre 1777. Paris, (s. d.) — Rapport de MM. Grandclas et Descemet, au sujet de la section de la symphyse des os pubis faite par M. Sigault ... la nuit du premier octobre 1777. Paris, 1777. Le tout in 4° de 16 pp.

LE ROY (Alphonse). Recherches historiques et pratiques sur la section de la symphyse du pubis pratiquée, pour suppléer à l'opération césarienne, le 2 octobre 1777, sur la femme Souchot ... Paris, 1778, in 8°.

ROUSSEL DE VAUZESME (Auguste). De sectione symphyseos ossium pubis admittenda, quæstio medico-chirurgica, Parisiis discussa in Scholis medicorum, die Jovis septima mensis maii 1778. Nova editio, aucta et emendata ... Lutetiæ Parisiorum, 1778, in 8°.

PIET. Réflexions sur la section de la symphyse du pubis... La Haye; et Paris, 1778, in 8° de 36 pp.

Examen des faits relatifs à l'opération de la symphyse pratiquée à Arras par M. Retz, ... et M. Louis Lescardé, ... ou Réponse faite par nous, médecins et chirurgiens de cette ville, au détail de cette opération, publiée dans les „Affiches de Picardie" etc., n° 19, page 74 et 75... (15 mai 1778.) Arras, (s. d.) in 4°.

Signé: Delarsé, Willemez, Durut.

RETZ. Observations intéressantes en faveur de la section de la symphyse du pubis. Ouvrage dont le but est de répondre à un mémoire des médecins et chirurgiens d'Arras, intitulé: „Examen des faits relatifs à cette opération," etc... et de servir de suite aux „Recherches historiques et pratiques" sur la même matière, de M. Alphonse Leroy ... (S. l.,) 1778, in 8°.

SIGAULT (Jean-René). Discours sur les avantages de la section de la symphyse, qui devait être lu dans la séance publique de la Faculté de médecine de Paris, le jeudi 5 novembre 1778 ... Paris, (s. d.,) in 8°.

JUMELIN. Précis historique de ce qui a été fait pour et contre l'opération de la symphyse du pubis. Paris, 1778, in 8°. (Ro.)

SIGAULT (J.-R.). Analyse de trois procès-verbaux faits à l'occasion de l'opération de la symphyse sur la femme Vespres, avec des réflexions sur ces procès-verbaux et sur cette opération... Paris, (s. d.,) in 8° de 17 pp.

Le faux titre porte: Procès-verbaux et réflexions à l'occasion de la section de la symphyse.

LAUVERJAT. Examen d'une brochure qui a pour titre: „Procès-verbaux et réflexions à l'occasion de la section de la symphyse, etc." ... Amsterdam, 1779, in 8° de 83 pp.

Séances publiques de l'Académie royale de chirurgie, où l'on traite de diverses matières intéressantes et particulièrement de la section de la symphyse des os pubis. Paris, 1779, in 4°.

LA PLANCHE. Lettre... aux auteurs du „Journal de médecine", sur l'origine de la section du pubis. (S. l. n. d.,) in 8°.

Journal de médecine, juillet 1781.

MICHELL (Janus-Petersen). Synchondrotomiæ pubis historia. (p. 4 de De synchondrotomia pubis commentarius... Amstelodami, 1785.)

Fièvre puerpérale.

BUTTER (William). An Account of puerperal fevers, as they appear in Derbyshire and some of the counties adjacent... London, 1775, in 8°.

GORDON (Alex.). A Treatise on the epidemic puerperal fever of Aberdeen... London, 1795, in 8°.

SÉDILLOT (A.-J.). Recherches historiques sur la fièvre puerpérale. Thèse n° 71... Paris, 1817, in 4° de 76 pp.

CAMPBELL (William). A Treatise on the epidemie puerperal fever, as it prevailed in Edinburgh in 1821, 22, with an appendix containing the essay of the late Dr Gordon on the puerperal fever of Aberdeen in 1789, 90, 91, 92. Edinburgh, 1822, in 8°. (B. B.)

LEVIÉ (Leo). De febre puerperali epidemica, ab ultimo aprili hujus anni per menses duos Bonnæ, tum per urbem, tum in clinico obstetricio, grassata. Accedit febrium puerperalium aliarum quæ hoc sæculo in Germaniæ pluribus urbibus epidemice sævierunt, memorabilium conspectus. Bonnæ, 1833, in 4°. (Ro.)

LITZMANN (C.-T.-Carl). Das Kindbettfieber in nosologischer, geschichtlicher und therapeutischer Beziehung... Halle, 1844, in 8°.

BIDAULT et ARNOULT. Note sur l'épidémie de fièvre puerpérale qui a régné à l'Hôtel-Dieu, à l'Hôtel-Dieu annexe et à l'hôpital St-Louis pendant les années 1843 et 1844... Paris, (s. d.,) in 8°. (Gazette médicale de Paris.)

CHARRIER (Amédée). De la Fièvre puerpérale, épidémie observée en 1854 à la Maternité de Paris... Paris, 1855, in 4°.

ZANDYCK. Étude sur la fièvre puerpérale épidémique, et en particulier sur l'épidémie qui a régné à Dunkerque, du mois de juin 1854 au mois de mars 1855... Paris, 1856, in 8°. (Revue médicale.)

TARNIER (Stéphane). De la Fièvre puerpérale observée à l'hospice de la Maternité... Paris, 1858, in 8°.

AUBER (T.-C.-E.-Édouard). De la Fièvre puerpérale devant l'Académie ... de médecine de Paris et des principes du vitalisme hippocratique appliqués à la solution de cette question... Paris, 1858, in 8°.

FLEURY (Louis). La Fièvre puerpérale et l'Académie... de médecine... Paris, 1858, in 8° de 31 pp. (Le Progrès.)

SILBERSCHMIDT (H.). Historisch-kritische Darstellung der Pathologie des Kindbettfiebers von den ältesten Zeiten bis auf die unsrige. Von der medicinischen Facultät zu Marburg gekrönte Preisschrift... Erlangen, 1859, in 8°.

MARTINENQ (L.-L.-J.-F.). De la Fièvre puerpérale devant l'Académie de médecine ... Paris, 1860, in 8°.

PIHAN-DUFEILLAY. Observations pour servir à l'histoire des rapports qui existent entre la fièvre puerpérale et l'érysipèle épidémique... Paris, 1861, in 8° de 20 pp. (Union médicale.)

SIEFFERMANN (G.-Ed.). Description de l'épidémie de fièvre puerpérale qui a régné, en 1860-61, à l'hôpital civil de Strasbourg... Thèse, n° 613... Strasbourg, 1862, in 4°.

HERVIEUX (E.). Historique des épidémies puerpérales. (t. I, p. 33 de Traité clinique et pratique des maladies puerpérales... Paris, 1870.)

Maternités et Écoles d'accouchement.

DEMANGEON (J.-B.) Tableau historique d'un triple établissement réuni en un seul hospice à Copenhague pour assurer des secours à la maternité et à l'enfance ... Paris, an VII, in 8° de 72 pp.

LEFORT (Léon). Des Maternités. Études sur les maternités et les institutions charitables d'accouchement à domicile dans les principaux états de l'Europe... Paris, 1863, in 4°. Avec 1 planche.

Ritgen (F.-A.). Jahrbücher der Entbindungsanstalt zu Giessen, enthaltend eine Beschreibung der Entbindungsanstalt und der Hebammenschule ... (1820.)

Voyez ci-dessus col. 1168.

Siebold (E.-C.-T. von). Die akademische Entbindungsanstalt zu Göttingen... (1865.)

Voyez ci-dessus col. 1168.

Kerner (Geo.). Ueber das Hamburgische Entbindungshaus und das Entbindungswesen der Armenanstalt. Hamburg, 1810, in 8°. (E.)

Funk. Die neuen Hebammen-Lehranstalten zu Hannover und Hildesheim ... (1864.)

Voyez ci-dessus col. 1169.

Michaelis. Geschichte der Kieler Hebammen- und Gebäranstalt... (Pfaff, Mittheilungen, 1832.) (Ro.)

Crede (C.-S.-F.). Bericht über die Vorgänge in der Entbindungsschule zu Leipzig, seit ihrer Gründung am 5. Febr. 1820 bis zum 30. Septbr. 1859 ... Leipzig, 1860, gr. in 8°. Avec plans. (Da.)

Billi (F. de). Sulla I. A. Scuola di ostetricia ed annesso ospizio delle partoriente in Milano... Milano, 1844, in 8°. Avec plan. (Da.)

Saisset (A.-L.-H.). Notice historique sur l'hospice de la Maternité de Montpellier et nouveaux documens pour servir de complément à son histoire... Montpellier, 1841, in 8° de 90 pp.

Autre éd. 1845.

Martin (A.). Die neue Gebäranstalt in München... (1857.)

Voyez ci-dessus col. 1169.

Plessmann (Frédéric). La Médecine puerpérale de la Maternité ... Paris, 1797, in 12.

Avity. Mémoire sur l'hospice de la Maternité à Paris. (Sédillot, Recueil périodique, an VI, III, 165.)

Marcet (Al.). On the Hospice de la Maternité at Paris. (Monthly Magazine, 1801.) (Ro.)

Mémoire historique et instructif sur l'hospice de la Maternité. Paris, 1808, in 4°.

Hugenberger (T.). Bericht aus dem Hebammeninstitute zu St. Petersburg, von 1845 bis 1859... St. Petersburg, 1863, in 8°. (Da.)

Streinz. Geschichte der Gebäranstalt und des Hebammenwesens im Herzogthum Salzburg...

Voyez ci-dessus col. 1170.

Gynécologie.

Georgiades (Theod.) Dissertatio inauguralis medico-antiquaria de morbis uteri secundum librum Hippocratis περὶ γυναικείης φύσιος ... Jenæ, 1797, in 4° de 28 pp.

Naumann (Maur.). Solemnia natalitia ... Friderici Wilhelmi III ... ab Universitate Fridericia Wilhelmia Rhenana ... celebranda ... indicit ... Insunt de veterum medicorum Græcorum cognitione morborum uteri nonnulla. Bonnæ, 1838, in 4° de 22 pp.

Chrestien. Esquisse historique de l'étude des maladies des femmes. (Gazette médicale de Montpellier, 1843, IV, 114.)

Herff (Ferdinand von). Die Gynäkologie des Franz v. Piemont. Inauguralabhandlung... Giessen, 1843, in 8° de 92 pp.

FORGET (P.-L.-Eugène). Coup d'œil historique sur l'utérus et ses maladies. (p. 13 de Étude pratique et philosophique du col de la matrice... Paris, 1849.)

BENNET (James-Henry). A Review of the present state of uterine pathology... London, 1856, in 8° de 99 pp.

WRIGHT (Henry-G.). On the early History of uterine pathology and use of the speculum among the ancients... (British and foreign medico-chirurgical Review, 1865, XXXVI, 178.)

GUARDIA (J.-M.). Soranus et son traité des maladies des femmes. Étude historique. (Gazette médicale de Paris, 1869, XXIV, 587 et 603.)

GALLARD (T.). Maladies des femmes. Considérations historiques. Introduction aux leçons cliniques. (Union médicale, 1870, IX, 799 et 904; et X, 134, 213, 309 et 322.)

HERVIEUX (E.). Revue historique et critique des principales doctrines qui ont régné sur l'ensemble des maladies puerpérales. (t. I, p. 1 de Traité clinique et pratique des maladies puerpérales... Paris, 1870.)

MIGON (Adolphe). Histoire de l'eclampsie puerpérale. Thèse, n° 201... Paris, 1851, in 4° de 38 pp.

DECORNIÈRE (A.). Historique de l'endocardite puerpérale. (p. 3 de Essai sur l'endocardite puerpérale... Paris, 1869.)

HERRGOTT. Études historiques sur l'opération de la fistule vésico-vaginale...

Voyez ci-après col. 1199.

TRNKA DE KRZOWITZ (Venc.)... Historia leucorrhœæ, omnis ævi observata medica continens. Vindobonæ, 1781, in 8°.

CHEREAU (A.). Esquisse historique sur l'ovariotomie. (Union médicale, 1847, I, 394, 398 et 402.)

FOCK. Historique du traitement des kystes de l'ovaire. (Gazette hebdomadaire de médecine, 1856, III, 786.)

WORMS (Jules). Étude historique et critique sur l'extirpation des tumeurs ovariques. (Gazette hebdomadaire de médecine, 1860, VII, 642, 658, 690 et 744.)

DUTOIT (Eug.). Die Ovariotomie in England, Deutschland und Frankreich. Würzburg, 1864, in 8°. (E.)

FEHR (M.). Die Ovariotomie geschichtlich und kritisch bearb. Heidelberg, 1864, in 8°. (E.)

KŒBERLÉ (E.). Une Ovariotomie en 1701. (Gazette hebdomadaire de médecine, 1866, III, 436.)

TILLAUX. Historique de l'ovariotomie. (Bulletin général de thérapeutique, 1869.)

GRENSER (Paul-W.-Th.). Die Ovariotomie in Deutschland historisch und kritisch dargestellt... Leipzig, 1870, in 8°.

IMBERT-GOURBEYRE. Historique des paralysies puerpérales. (p. 2 de Des Paralysies puerpérales... Paris, 1861.)

HERRGOTT. Périnéorraphie. Question historique. (Gazette hebdomadaire de médecine, 1862, IX, 417.)

LIÉGEARD (Gustave). Historique de la phlegmatia alba dolens. (p. 7 de De la Phlegmatia alba dolens. Thèse, n° 165... Paris, 1870.)

BOIVIN (Mme Vve). Notice historique sur le traitement des hémorrhagies utérines. (p. III de Rigby et Duncan, Nouveau Traité sur les hémorrhagies de l'utérus... Paris, 1818.)

BEYERLE (Friedr.-Jos.). Ueber den Krebs der Gebärmutter, ein historisch-klinischer Versuch. Mannheim, 1818, in 8°. (Ch.)

HENDRIKSZ (Wybrandus). Descriptio historica atque critica variarum uteri prolapsum curandi methodorum. Commentatio medico-chirurgica... adjectis tribus tabulis aeneis. Berolini, 1838, in 4° de 84 pp.

LANGENBECK (Max.). De totius uteri exstirpatione dissertatio historica. Gottingæ, 1842, in 4° de 79 pp. Avec planche. (Ro.)

BASTIN (A.) Historique et bibliographie. (p. 9 de De la Congestion utérine pendant la grossesse... Paris, 1861.)

HERRGOTT. Études historiques sur l'opération de la fistule vésico-vaginale et examen de quelques perfectionnements récents dont elle a été l'objet. Avec cinq observations de guérison et six gravures... Paris, 1864, in 8° de 60 pp.

VISCA (P.-F.). Historique et bibliographie du vaginisme. (p. 7 de Du Vaginisme. Thèse, n° 66... Paris, 1870.)

Affections des nouveau-nés.

DETHARDING (Geo.-Chph.). Dissertatio de cura recens natorum penes Hebræos diu usitata, occasione dicti Ezechielis XVI, 4. Rostochii, 1766, in 4°. (Ch.)

BASSIGNOT. Histoire de la maladie connue sous le nom de crinons, qui attaque les nouveau-nés à Seyne en Provence. (Mémoires de la Société royale de médecine, 1776, 173.)

14.

Histoire de la médecine militaire.

Généralités.

LE BEGUE DE PRESLE. Recherches sur les progrès de la médecine d'armée. (t. I, p. IV de Monro, Médecine d'armée, traduction de l'anglais... Paris, 1769.)

AUDOUIN (Xavier). Histoire de l'administration de la guerre... Paris, 1811, 4 vol. in 8°.

Contenant l'histoire du service de santé dans l'armée depuis les temps les plus reculés.

RUMÈBE (E.). Aperçu historique sur la chirurgie et les chirurgiens des armées. Discours prononcé à la séance publique de la Société de médecine de Toulouse, le 17 juillet 1817... Toulouse, (s. d.,) in 8° de 16 pp.

NIEMANN (Adolphus). De medicinæ militaris incrementis præsertim ex remediis quibusdam novis tempore recentiore captis. Dissertatio inauguralis medica... Berolini, (1828,) in 8° de 54 pp.

PASCAL (J.-J.). Discours sur l'histoire de la médecine militaire. Paris, 1835, in 8° de 43 pp. (M. M.)

LARREY (Hippolyte). Notice sur la chirurgie militaire. Paris, (s. d.,) in 8° de 16 pp. (Dictionnaire de médecine usuelle.)

Histoire de la médecine militaire limitée à certaines époques.

Antiquité.

LE BEAU. Dix-huitième Mémoire sur

la légion romaine. Des diverses sortes de personnes attachées au service de la légion. (Mémoires de l'Académie des inscriptions et belles-lettres, 1767-69, XXXVII, 222.)

HENRICI (J.-Chr.). Quæstio quibus modis militibus in pugna vulneratis succurrerint Romani (I-VI.). Vitebergæ, 1807-1809, in 4°.

KÜHN (Car.-Glo.) . . . De medicinæ militaris apud veteres Græcos Romanosque conditione I-XI. Lipsiæ, 1824-1827, in 4°.

DESGENETTES (René-Nicolas-Dufriche). Remarques sur les Institutions militaires de Végèce, dans leurs rapports constants avec l'hygiène spéciale des troupes . . . Paris, 1827, in 8°.

ZIMMERMANN (C.-A.). De militis curatione apud veteres. Dissertatio inauguralis... opponentibus H. Thienemann... E. Laehr... O. Massalien... Berolini, 1834, in 8° de 32 pp.

KERKHOVEN (Petrus). Dissertatio medica inauguralis de Machaone et Podalirio, primis medicis militaribus . . . Groningæ, 1837, in 8° de 88 pp.

ΚΥΡΙΑΚΟΣ (Κ.-Π.-Γ.). Πραγματεία περὶ στρατιωτικῶν ἰατρῶν παρὰ τοῖς Ἀρχαίοις... (S. l. n. d.,) in 8°.

Paginé 277-292.

SIMPSON (J.-Y.). Was the roman Army provided with any medical officers? Edinburgh, 1851, in 8° de 18 pp. Avec 1 pl.

Autre éd. 1856, in 8° de 30 pp.
Réimprimé t. II, p. 197 de Archæological Essays... Edinburgh, 1872.

— Des Médecins attachés aux armées romaines... Traduit de l'anglais et augmenté d'une note additionnelle par le Dr C.-A. Buttura . . . Paris, 1857, in 8° de 30 pp. (Gazette médicale de Paris.)

SCHMIEDT (M.). Ueber das Militär-Sanitäts-Wesen der Alten. (Allg. mil.-ärztl. Ztg., 32, 33, 34, 35.) (S.J., 1866.)

BRIAU (René). Du Service de santé militaire chez les Romains . . . Paris, 1866, in 8° de 97 pp.

GUARDIA (J.-M.). Le Service de santé des armées dans l'antiquité. (Le Temps, décembre 1870.)

Temps modernes.

BELL (John). Memorial concerning the present state of military surgery. Edinburgh, 1800, in 8°. (W.)

SEDILLOT (C.). De l'État actuel de la médecine militaire. (Gazette médicale de Strasbourg, 1847, VII, 153.)

VALCOURT (de). Conditions sanitaires des armées pendant les grandes guerres contemporaines . . . Paris, 1865, in 8° de 31 pp.

Histoire de la médecine militaire limitée à certaines nations.

Allemagne.

BISCHOF (C.-H.-E.). Ueber das Heilwesen der deutschen Heere. Elberfeld, 1815, in 8°. (Ro.)

Amérique.

A Record of the metropolitan fair in aid of the United States sanitary Commission, held at New-York, in april 1864. New-York, 1867, gr. in-8°. With photograph.

The United States sanitary Commission. A sketch of its purposes and its work. Compiled from documents and private papers. Boston, 1863, in 16.

The sanitary Commission of the United States army: a succinct narrative of its works and purposes... New-York, 1864, in 8°.

History of the Brooklyn and Long Island fair, february 22, 1864. Brooklyn, 1864, in 8⁰.

STEINER (Lewis-H.). A Sketch of the history, plan of organization and operations of the U. S. sanitary Commission. Philadelphia, 1866, in 8⁰ de 13 pp.

GOZE (E.). La Médecine militaire en France et en Amérique... (1867.)

Voyez ci-après col. 1210.

STILLÉ (Charles-J.). History of the United States sanitary Commission, being the general report of its work during the war of the rebellion. New-York, 1868, in 8⁰.

Autriche.

Reglement für die Kaiserl. Königl. Feldchirurgen . . . auf Befehl seiner kaiserl. königl. apostol. Majestät Joseph des Zweiten. Von J.-A. v. Brambilla. Zweite Auflage. Wien, 1794, 2 parties en 1 vol. in 4⁰.

ARMAND (Adolphe). Service de santé en Autriche. (Gazette médicale de Paris, 1866, XXI, 683.)

D'après „L'Autriche et ses institutions militaires, par le colonel Favre".

Danemark.

WENDT (Joh.-Chr.-Wilh.). Oversigt over medicinalräsent ved Land-Militair-Etaten i kongeriget Danmark. Kjöbenhavn, 1825, in 8⁰. (Ro.)

— Uebersicht des Medicinalwesens in der dänischen Armee. Copenhagen, 1826, in 8⁰. (E.)

RICHTER (H.). Ueber das Civil- und Militärmedicinalwesen in Schweden und Dänemark . . . (1845.)

Voyez ci-dessus col. 539.

Espagne.

RODRIGUEZ (M.). Notice sur... l'état actuel de la médecine militaire en Espagne . . . (1820.)

Voyez ci-dessus col. 504.

Europe.

FALLOT (L.). Coup d'œil sur la situation des officiers de santé militaires dans plusieurs pays de l'Europe . . . Bruxelles, 1856, in 8⁰.

France.

Extrait des ordres du Roy, pour le Régiment de ses Gardes Françaises, du 22 novembre 1687. (S. l. n. d.,) in 4⁰ de 4 pp.

Défense aux chirurgiens des compagnies de tenir boutique ouverte dans les quartiers.

Edit du Roy, portant création d'Offices de Conseillers de Sa Majesté, Medecins et Chirurgiens Inspecteurs Généraux, et Majors à la suite des armées, dans tous les Hôpitaux, Villes Frontieres, et anciens Regiments. Donné à Versailles, au mois de janvier 1708. (S. l. n. d.,) in 4⁰ de 14 pp.

Declaration du Roy en explication de l'Edit du mois de Janvier 1708, portant création des Offices de Medecins et Chirurgiens des Armées. Donnée à Versailles, le 19. janvier 1709. Paris, 1709, in 4⁰ de 4 pp.

2 autres éd. même année.

Edit du Roy, portant suppression des Offices de Medecins et de Chirurgiens-Majors des Armées de Terre, et Hospitaux des Villes Frontieres et Places de Guerre. Donné à Paris, au mois de Juin 1716. Paris, imp. royale, 1716, in 4⁰ de 4 pp.

Edit du Roy, portant suppression des charges de Medecins et de Chirurgiens, créés par Edit du mois de janvier 1708. Donné à Paris, au mois de juin 1716. Paris, 1716, in 4⁰ de 4 pp.

Reglement par lequel le Roi ordonne

que tous les Chirurgiens qui doivent être embarqués sur les vaisseaux marchands de vingt hommes et au-dessus seront examinés et approuvés par des Chirurgiens Jurés nommés à cet effet. (5 juin 1717.) Paris, 1717, in 4⁰.

Lettres Patentes sur reglement, concernant les Chirurgiens dans la Marine. Données à Paris, le 8. Juin 1717. Paris, 1717, in 4⁰ de 4 pp.

Edit du Roy portant creation de quatre Chirurgiens Majors des quatre Compagnies des Gardes du Corps du Roy. Donné à Fontainebleau, au mois d'Octobre 1728. Paris, 1728, in 4⁰ de 4 pp.

Arrest du Conseil d'Etat du Roy, qui fait défenses aux Chirurgiens entretenus pour la Marine, de faire aucuns pansemens ni autre opération de Chirurgie sur les Habitans des Villes où ils sont établis, à peine de 500 livres d'amende pour la première fois, à moins qu'ils ne se soient fait aggréger dans les Communautez de Chirurgiens, dans la forme prescrite dans cet Arrest. Extrait des Registres du Conseil d'Etat, du 25. Octobre 1738. Paris, (s. d.,) in 4⁰ de 4 pp.

Lacombe. (Lettre circulaire, en date du 10 décembre 1746, adressée par le chirurgien-major du régiment de Limosin, à tous les chirurgiens-majors des régiments contenant un projet de concordat pour MM. les chirurgiens-majors des diverses troupes qui composent les armées du roi et commençant par ces mots :) M., j'ai été chargé par un grand nombre de nos Confreres... (S. l. n. d.,) in 4⁰ de 8 pp.

Dejan. Réponse à M. Lacombe . . . au sujet d'une phrase qu'on trouve dans sa Lettre écrite à MM. les Chirurgiens-Majors des Regiments, pour leur projet de concordat. (15 janvier 1747.) (S. l. n. d.,) in 4⁰ de 4 pp.

Arrest du Conseil d'État du Roy, qui fait défenses aux Chirurgiens Majors des Hopitaux Militaires, de faire aucuns Pansemens ni autres Opérations de Chirurgie sur les Habitans des Villes ou ils sont établis, à peine de 500 liv. d'amende pour la première fois; à moins qu'ils ne se soient fait aggréger dans les Communautés de Chirurgiens dans la forme prescrite par cet Arrêt. . . . Du 28 septembre 1749. Paris, 1749, in 4⁰ de 4 pp.

Reglement fait par ordre du roi, pour établir dans les Hôpitaux militaires de Strasbourg, Metz et Lille, des amphithéâtres destinés à former en médecine, chirurgie et pharmacie, des Officiers de santé pour le service des Hôpitaux militaires du royaume et des armées. Du 22 septembre 1775. Paris, 1775, in 4⁰.

Observations relatives à la chirurgie militaire et au projet de décret présenté à l'Assemblée nationale constituante par les comités militaires et de salubrité réunis. (S. l. n. d.,) in 8⁰ de 4 pp.

La Poterie (Élie). Examen du projet de décret sur l'organisation du service de santé des Hôpitaux de la marine et de l'armée navale, présenté par M. Michel, membre de l'Assemblée nationale législative; pour servir de suite au Mémoire sur la médecine et aux Recherches sur l'état de la pharmacie, dans les départements de la marine. Brest, 1792, in 4⁰ de 36 pp.

Les Chirurgiens de l'armée des côtes de Brest, à la Convention nationale. (5 octobre 1793.) (S. l. n. d.,) in 8⁰ de 4 pp.

Contre les commissaires des guerres.

Coup d'œil sur la classification des officiers de santé des armées et des hôpitaux militaires, sur les fonctions de chacun d'eux, et sur le traitement qu'il convient de leur accorder. — Projet de classification des officiers de santé des armées et des hôpitaux militaires de la république. (Paris, s. d.,) in 8° de 16 pp.

Les Officiers de santé de l'armée du Rhin, à la Convention nationale. (10 ventôse an III.) (S. l., 1795,) in 8° de 4 pp.

Réclamation relative à leurs appointements.

GILBERT (Nicolas-Pierre). Le Cri de la vérité, ou Réflexions sur la résolution du Conseil des Cinq-Cents, en date du 18 prairial an V, relative au traitement des officiers de santé des hôpitaux militaires, présentées au Conseil des Anciens (25 prairial an V)... (Paris, s. d.,) in 8° de 16 pp.

WEDEKIND (G.). Nachrichten über das französische Kriegs-Spitalwesen. Leipzig, 1797-1798, 2 vol. in 8°. (Ro.)

LAFONT-GOUZI (G.-G.). Matériaux pour servir à l'histoire de la médecine militaire en France . . . Paris, 1809, in 8°.

LARREY (Dominique-Jean). Mémoires de chirurgie militaire et campagnes . . . Paris, 1812-1817, 4 vol. in 8°. Avec planches.

— Medicinisch-chirurgische Denkwürdigkeiten, übersetzt von Gfr.-Wilh. Becker. Leipzig, 1813-1819, 2 vol. in 8°. (Ch.)

— Medicinisch chirurgische Abhandlungen als Nachtrag, etc., übersetzt und mit prakt. Anmerkungen begleitet von Heinr. Robbi. Leipzig, 1824, in 8°. (Ch.)

BIRON et CHAMBERET. Précis historique sur la médecine militaire, sur le service de santé et les hôpitaux des troupes depuis leur origine en France jusqu'en 1812... (Encyclopédie méthodique. Dictionnaire de médecine, IX, 219.)

Projet sur l'organisation des chirurgiens des armées et des hôpitaux militaires, concernant les moyens d'avoir des chirurgiens instruits sans qu'il en coûte au gouvernement; les grades, le rang attaché à chacun et la répartition des chirurgiens, la subordination, les différents postes pendant les batailles, l'avancement, la solde, le traitement de non-activité, la retraite et l'uniforme. (Paris, 1815,) in 8° de 15 pp.

Signé: P.....

BIRON (Vinc.-Paul-J.). Discours sur le perfectionnement de la médecine militaire en France depuis un demi-siècle. (Recueil de mémoires de médecine militaire, 1815, I, 1.)

BRIOT. Histoire de l'état et des progrès de la chirurgie militaire en France pendant les guerres de la Révolution. Ouvrage couronné par la Société médicale de Paris, dans sa séance solennelle du 6 décembre 1815 . . . Besançon, 1817, in 8°.

BENOISTON DE CHATEAUNEUF. Essai sur la mortalité dans l'infanterie française... Paris, 1833, in 8° de 80 pp. Avec 4 tableaux.

SHRIMPTON (Charles). Considérations sur l'état du service de santé de l'armée. (Gazette médicale, 1836, IV, 1.)

GAMA (J.-P.). Esquisse historique du service de santé militaire en général, et spécialement du service chirurgical depuis l'établissement des hôpitaux militaires en France . . . Paris, 1841, in 8°.

ACKERMANN (P.). Résumé historique de la chirurgie militaire en France, comme complément du Mémoire sur l'appareil portatif connu sous le nom de sac chirurgical . . . Paris, 1844, in 4°.

Lettre sur l'organisation du service de santé militaire. (Gazette médicale, 1846, I, 827 et 981.)

Bégin (L.-J.). Études sur le service de santé militaire en France ou son passé, son présent, son avenir . . . Paris, 1849, in 8°.

Latour (Amédée). Sur le décret qui supprime les hôpitaux militaires d'instruction. Paris, 1850, in 8° de 8 pp. (Union médicale.)

Pellarin (C.-J.). Aperçu sur le service de santé de la marine. Thèse, n° 71... Paris, 1853, in 4° de 28 pp.

Législation sanitaire de l'armée de terre, contenant les lois, décrets, ordonnances, règlements... concernant les médecins militaires dans les hôpitaux et les corps de troupes, recueillis, mis en ordre et publiés par V. Rozier... Paris, 1853—1855, 4 parties en 4 vol. in 8°.

Boudin (J.-C.-M.-F.-J.). Système des ambulances des armées française et anglaise, instructions qui règlent cette branche du service administratif et médical. Paris, 1855, in 8°. Avec 3 planches. (Annales d'hygiène publique.)

Pincoffs (P.). Observations on the English, French and other medical departments, and the organization of military medical schools and departments . . . (1857.)

Voyez ci-après col. 1211.

Marcel (André). La Médecine militaire française . . . Lyon, 1859, in 4° de 15 pp.

Gama (J.-P.). Lettre (1—2) sur le service de santé militaire . . . Vaugirard, 1859—1860, in 8°.

Les Médecins de la marine. Paris, 1863, in 8° de 44 pp.

Dechambre (A.). Organisation du corps de santé de l'armée de mer. (Gazette hebdomadaire de médecine, 1865, II, 497 et 513.)

Didiot. Histoire statistique du corps de santé militaire en France de 1846 à 1866. (Recueil des actes du Comité médical des Bouches-du-Rhône, 1866, VI, 91.)

Lefevre (A.). Histoire du service de santé de la marine militaire et des écoles de médecine navale en France, depuis le règne de Louis XIV jusqu'à nos jours (1666—1867). Paris, 1867, in 8°. Avec 13 plans, cartes et fac-simile. (Archives de médecine navale.)

Goze (E.). La Médecine militaire en France et en Amérique, d'après le livre de M. Vigo-Roussillon sur la „Puissance militaire des États-Unis“... Paris, 1867, in 8°.

Lévy (Michel). Recueil de rapports sur les progrès des lettres et des sciences en France . . . Rapport sur les progrès de l'hygiène militaire . . . Paris, 1867, gr. in 8°.

Lespiau (H.). Les Médecins de l'armée de terre . . . Paris, 1869, in 8° de 12 pp. (Abeille médicale.)

Jeannel (J.). Intendance, médecine et pharmacie militaires . . . Paris, 1870, in 8° de 8 pp. (Union médicale.)

Cochin (Auguste). Le Service de santé des armées avant et pendant le siége de Paris . . . Paris, 1871, in 18. (Revue des Deux Mondes.)

Médecine militaire. Recrutement des officiers de santé. Paris, 1872, in 8° de 31 pp.

(Broca.) Académie de médecine. Rapport sur la réorganisation du service de santé militaire, en réponse aux questions de M. le Ministre de la guerre. Paris, 1873, in 8° de 23 pp.

Signé : Broca, rapporteur.

Grande-Bretagne.

Jackson (Robert). Remarks on the constitution of the medical department of the British army; with a detail of hospital management. London, 1803, in 8°. (M. M.)

FALLOT (L.). Organisation du service de santé dans l'armée anglaise. (Bulletin médical Belge, 1841.) (Ro.)

— Notice sur le service de santé des armées en Angleterre et en Hollande. Bruxelles, 1841, in 4°. (M. M.)

BOUDIN (J.-C.-M.-F.-J.). Études d'hygiène publique sur l'état sanitaire, les maladies et la mortalité des armées anglaises de terre et de mer en Angleterre et dans les colonies. Traduit de l'anglais d'après les documents officiels ... Paris, 1846, in 8°.

An Exposition of the case of the assistant surgeons of the Royal navy. By a naval medical officer. Second edition. London, 1849, in 8° de 28 pp. (B. R.)

THOLOZAN. Position des médecins militaires dans l'armée anglaise. (Gazette médicale de Paris, 1856, XI, 199.)

PINCOFFS (Peter). Observations on the English, French and other medical departments, and the organization of military medical schools and departments ... (Avec Experiences of a civilian in Eastern military hospitals. London, 1857.) (B. R.)

BROWN (F.-J.). Requisitions of the naval medical officers, based on the principle of equality with the army ... London, 1865, in 8° de 40 pp. (B. R.)

Hollande.

VAN ONSENOORT (A.-G.). De militaire Chirurgie, geschiedkundig beschouwd en met betrekking tot derzelver uitoefening, zoo bij de Land-en zeemagt als in de Koloniale dienst onderling vergeleken, etc. Utrecht, 1832, in 8°. (Ch.)

FALLOT (L.). Notice sur le service de santé des armées en Angleterre et en Hollande ... (1841.)

Voyez ci-dessus col. 1211.

VAN DOMMELEN (G.-J.). Geschiedenis der militaire geneeskundige Dienst in Nederland met inbegrip van die zijner Zeemagt en obenzeesche bezittingen, van af den vroegsten tijd tot ep heden. Nijmegen, 1858, in 8°. (C. J.)

Indes.

BELL (B.). On the Diseases of the army in the West-Indies ... London, 1795, in 8°. (M. M.)

MARTIN. (État de la médecine militaire dans l'armée des Indes.) (Johnson, Medico-chirurgical Review, 1842, 74.) (Ro.)

Prusse.

BALTZ (Th.-Fr.). Freimüthige Worte über die innern und äussern Verhältnisse in der K. Preuss. Militär-Medicinal-Verfassung, nebst versuchten Andeutungen zu einer wünschenswerthen Abhülfe einiger Gebrechen. Berlin, 1820, in 8°. (Ro.)

HOFFMANN (Ern.). Einige Bemerkungen über die von Theod.-Fr. Baltz herausgegebene Schrift, betitelt: „Freimüthige Worte" ... Coblenz, 1820, in 8° de 36 pp. (Ro.)

WASSERFUHR (Aug.-Ferd.). Beiträge für die Reform der K. Preuss. Militär-Medicinalverfassung, mit Bezug auf die „Freimüthigen Worte" des Regimentsarztes Dr Baltz. Coblenz, 1820, in 8° de 59 pp. (Ro.)

RICHTHOFEN (E.-K.-H. von). Die Medicinaleinrichtungen des K. Preuss. Heeres. Berlin, 1836, in 8°. (Ro.)

1. Thl. Historische Darstellung der Preuss. Militär-Medicinalverfassung bis zum Jahre 1835.

RICHTER (A.-L.). Die Reform des

ärztlichen Personals der K. Preuss. Armee. Berlin, 1844, in 8°. (Ro.)

METZIG (D.-J.-Chr.-H.). Ein Beitrag zur Verständigung über die Reformen des Preuss. Militär-Medicinalwesens. Lissa, 1845, in 8°. (Ro.)

RICHTER (Adolf-Leop.). Geschichte des Medicinalwesens der Königl. Preussischen Armee bis zur Gegenwart. Ein Beitrag zur Armee- und Cultur-Geschichte Preussens. Erlangen, 1860, in 8°. (E.)

PRAGER (C.-J.). Das preussische Militär-Medicinalwesen in seiner gegenwärtigen Gestalt, systematisch dargestellt. Berlin, 1864, in 8°. (E.)

Ergänzungs-Heft, 1865.

RICHTER (Adolf-Leop.). Das Militär-Medicinalwesen Preussens. Nach den Bedürfnissen der Gegenwart dargestellt. Darmstadt, 1867, in 8°. (E.)

Russie.

HEINE. Ueber das Militärmedicinalwesen in Russland. (Medicin. Zeitung Russlands, 1844, No. 4.) (Ro.)

Saxe.

NEUBERT (Fr.-Jul.). Darstellung der ärztlichen Bildung der Militärärzte der k. sächs. Armee, zugleich als Erwiderung auf die von Jörg gegen dieselbe gerichteten Angriffe. Dresden, 1845, in 8° de 27 pp.

Suède.

RICHTER (H.). Ueber das Civil- und Militärmedicinalwesen in Schweden und Dänemark . . . (1845.)

Voyez ci-dessus col. 539.

Relations médico-chirurgicales des expéditions.

Afrique.

Esquisse historique et médicale de l'expédition d'Alger en 1830, par un officier de santé attaché au quartier général de l'armée d'Afrique. Paris, 1831, in 8°. Avec 4 pl.

Signé : le Dr L.

GUYON. Histoire médicale et chirurgicale de l'expédition dirigée sur Constantine en 1837. (Recueil de mémoires de médecine militaire, 1838, XLIV, 235.)

SÉDILLOT (C.). Campagne de Constantine de 1837 . . . Paris, 1838, in 8°. Avec 1 carte.

GUYON. Observations médicales faites à la suite de l'armée, qui en 1839 a traversé les Portes-de-fer . . . Paris, 1840, in 8°.

ANTONINI. Relation médicale de l'expédition de Milianah et de Médéah en juin 1840. (Recueil de mémoires de médecine militaire, 1840, XLIX, 52.)

AUBAS DE MONTFAUCON (Édouard). Relation de l'expédition du Djebel-Bou-taleb (en janvier 1846). Congélation. Thèse, n° 208... Paris, 1847, in 4°.

SHRIMPTON (Charles). Relation médico-chirurgicale de l'expédition du Bou-Thaleb (Province de Constantine). Constantine, 1846, in 8°. (Recueil de mémoires de médecine militaire.)

MAILLOT. Documents pour servir à l'histoire des maladies de l'armée d'Afrique . . . Paris, (1850,) in 8° de 24 pp. (Gazette médicale de Paris.)

QUESNOY (F.). Relation médico-chirurgicale de l'expédition de Zaatcha; suivie d'une note sur ce travail par M. Marchal (de Calvi). Paris, 1851, in 8° de 64 pp. (Recueil de mémoires de médecine militaire.)

ANCINELLE. Relation médicale de l'expédition et de la prise de Laghouat, et aperçu topographique des régions parcourues par les troupes expéditionnaires. (Recueil de mémoires de médecine militaire, 1854, XIII, 271.)

Baelen. Notice sur l'expédition de Tuggurt. (Recueil de mémoires de médecine militaire, 1856, XVII, 31.)

Scoutetten (L.). Relation médico-chirurgicale succincte de la campagne de Kabylie en 1857 . . . Metz, 1858, in 8⁰ de 47 pp.

Bertherand (A.). Campagnes de Kabylie. Histoire médico-chirurgicale des expéditions de 1854, 1856 et 1857 . . . Alger, 1861, in 8⁰. Avec carte.

Molinier (Henri). Souvenirs des ambulances de l'armée d'Afrique . . . Toulouse, 1864, in 8⁰ de 15 pp. (Bulletin de la Société de médecine de Toulouse.)

Allemagne.

Coste (J.-Franç.). Notices sur les officiers de santé de la grande armée morts en Allemagne . . . (1806.)

Voyez ci-dessus col. 57.

Kerckhoffs (J.-R.-L.). Observations médicales faites pendant les campagnes de Russie en 1812, et d'Allemagne en 1813 . . . (1814.)

Voyez ci-après col. 1220.

Anvers.

Paillard (Alexandre). Relation chirurgicale du siége de la citadelle d'Anvers . . . Paris, 1832, in 8⁰. (Journal universel de médecine.)

Traduit en allemand par Kalisch. Berlin, 1833, in 8⁰. (Ro.)

Larrey (Hippolyte). Histoire chirurgicale du siége de la citadelle d'Anvers . . . Paris, 1833, in 8⁰. (Recueil de mémoires de médecine militaire.)

Chine.

Castano (F.). L'Expédition de Chine. Relation physique, topographique et médicale de la campagne de 1860 et 1861 . . . Paris, 1864, in 8⁰.

Laure (F.). Histoire médicale de la marine française, pendant les expéditions de Chine et de Cochinchine de 1859 à 1862 . . . Paris, 1864, in 8⁰.

Cochinchine.

Didiot (A.). Relation médico-chirurgicale de l'expédition de Cochinchine en 1861-1862 . . . Paris, 1865, in 8⁰ de 98 pp. (Recueil de mémoires de médecine militaire.)

Crimée.

Scrive (G.). Esquisse historique et philosophique des maladies qui ont sévi sur les soldats de l'armée d'Orient, depuis le début de la campagne jusqu'à ce jour . . . Paris, 1856, in 8⁰ de 34 pp.

— Relation médico-chirurgicale de la campagne d'Orient, du 31 mars 1854 . . . au 6 juillet 1856 . . . Paris, 1857, in 8⁰.

Grellois (Eugène). Contribution à l'histoire médicale de l'armée d'Orient... Metz, 1857, in 8⁰. (Travaux de la Société des sciences médicales de la Moselle.)

Baudens (J.-B.-L.). Souvenirs d'une mission médicale à l'armée d'Orient . . . Paris, 1857, in 8⁰. (Revue des Deux Mondes.)

— La Guerre de Crimée : les campements, les abris, les ambulances, les hôpitaux . . . Paris, 1858, in 8⁰.

Autre éd. même année, in 18.

Quesnoy (F.). Souvenirs Historiques, militaires et médicaux de l'armée d'Orient . . . Paris, 1858, in 8⁰. (Recueil de mémoires de médecine militaire.)

Armand (A.). Histoire médico-chirurgicale de la guerre de Crimée, d'après les travaux des médecins militaires ... Paris, 1858, in 8⁰.

Autre éd, 1859.

The medical and surgical History of the British army which served in Turkey and the Crimea during the war against Russia. Blue book. London, 1858, 2 vol. in 4⁰. (S. J.)

CAZALAS (Louis). Maladies de l'armée d'Orient (campagnes de 1854-55-56). Statistique de l'hôpital de l'École militaire à Constantinople . . . Paris, 1860, in 8⁰. (Gazette médicale de l'Algérie.)

MARROIN (A.). Histoire médicale de la flotte française dans la Mer Noire pendant la guerre de Crimée ... Paris, 1861, in 8⁰.

CHENU (J.-C.). Rapport au conseil de santé des armées sur les résultats du service médico-chirurgical aux ambulances de Crimée et aux hôpitaux militaires français en Turquie, pendant la campagne d'Orient en 1854-1855-1856 . . . Paris, 1865, gr. in 4⁰.

WILLEMIN. „Rapport au Conseil de santé des armées . . ." Paris, (s. d.,) in 8⁰ de 13 pp.

Sur l'ouvrage du Dr Chenu.

Égypte.

MAC-GREGOR (James). Medical Sketches of the expedition to Ægypt from India. London, 1804, in 8⁰. (M. M.)

Espagne.

LIXON (L.-J.-M.). Médecine à l'armée d'Espagne en 1808, 1809 et 1810... Paris, 1814, in 8⁰.

COSTE (U.). Observations sur la campagne d'Espagne en 1823, pour servir à l'histoire de la médecine militaire . . . Paris, 1825, in 8⁰. (Recueil de mémoires de médecine militaire.)

ALCOCK (Rutherford). Notes on the medical history and statistics of the British legion of Spain. London, 1838, in 8⁰. (B. B.)

Grèce.

ROUX (Gasp.). Histoire médicale de l'armée française en Morée, pendant la campagne de 1828 . . . Paris, 1829, in 8⁰.

Italie.

JACQUOT (Félix). Histoire médico-chirurgicale de l'expédition française dans les États Romains et études médicales sur Rome, Naples et la Toscane... Paris, 1854, in 8⁰.

— Lettres médicales sur l'Italie, comprenant l'histoire médicale du corps d'occupation des États Romains... Paris, 1857, in 8⁰. (Gazette médicale de Paris.)

BERTHERAND (A.). Campagne d'Italie de 1859. Lettres médico-chirurgicales écrites au grand quartier général de l'armée . . . Paris, 1860, in 18.

CAZALAS (L.). Maladies de l'armée d'Italie . . . Paris, 1864, in 8⁰ de 78 pp.

CHENU (J.-C.). Statistique médico-chirurgicale de la campagne d'Italie en 1859 et 1860. Service des ambulances et des hôpitaux civils et militaires . . . Paris, 1869, 3 vol. in 4⁰ dont 1 d'atlas.

LE FORT (Léon). La Campagne d'Italie en 1859 au point de vue médico-chirurgical et administratif. „Statistique médico-chirurgicale de la campagne d'Italie, par M. le Dr Chenu". Paris, 1869, in 8⁰ de 29 pp. (Gazette hebdomadaire de médecine.)

Naples.

SAVARESI. Histoire médicale de

l'armée de Naples . . . Paris, (s. d.,) in 8⁰ de 52 pp. (Journal de médecine.)

Publiée par Desgenettes.

Niger.

M'William (James-Ormiston). Medical History of the expedition to the Niger, during the years 1841 and 1842 . . . (1843.)

Voyez ci-dessus col. 992.

Cormac. Note on the Niger Expedition. (Edinburgh medical and surgical Journal, 1845, LXIV, 341.)

Orient.

Desgenettes (René - Nicolas - Dufriche). Notes sur les maladies de l'armée d'Orient en nivôse, pluviôse et ventôse an VII . . . (S. l. n. d.,) in 4⁰ de 15 pp. (Décade égyptienne.)

— Histoire médicale de l'armée d'Orient . . . Paris, an X-1802, in 8⁰.

2e éd. 1830.
3e éd. 1835.

— Geschichtliche Darstellung der Krankheitsereignisse bei der französischen Armee im Orient, nebst dazu gehörigen Topographien und Tabellen; übersetzt von F.-J. Tschöpern. Prag, 1812, in 8⁰. (Ch.)

Larrey (Jean-Dominique). Relation historique et chirurgicale de l'expédition de l'armée d'Orient, en Égypte et en Syrie . . . Paris, 1803, in 8⁰. Avec figures.

Portugal.

Der Feldzug von Portugal in den Jahren 1811 u. 1812 in historischer und medicinischer Hinsicht beschrieben von einem Arzte der französischen Armee von Portugal. Stuttgart, 1816, in 8⁰. (Ch.)

Prusse.

Gilbert (Nicolas-Pierre). Tableau historique des maladies internes de mauvais caractère qui ont affligé la grande armée dans la campagne de Prusse et de Pologne, et notamment de celles qui ont été observées dans les hôpitaux militaires et les villes de Thorn, Bromberg, Fordon et Culm dans l'hiver de 1806 à 1807, le printemps et l'été de 1807; suivi de réflexions sur les divers modes de traitement de ces maladies adoptés par les médecins français et allemands. Berlin, 1808, in 8⁰.

Gilbert (N.-P.). Ueber die Krankheiten, welche während des preussisch-polnischen Feldzuges bei der französischen Armee herrschten. Uebersetzt von J.-A. Bock, mit Vorrede und Anmerkungen von Formey. Erfurt, 1808, in 8⁰. (Ch.)

Rhin.

Lorentz (Joseph-Adam). Morbi deterioris notæ Gallorum castra trans Rhenum sita ab anno 1757 ad 1762 infestantes . . . Selestadii, 1765, in 12.

Russie.

Kerckhoffs (Jos. - Rom. - Louis). Observations médicales faites pendant les campagnes de Russie en 1812 et d'Allemagne en 1813 . . . Maestricht, 1814, in 8⁰.

— Histoire des maladies observées à la grande armée française, pendant les campagnes de Russie en 1812 et d'Allemagne en 1813 . . . Troisième édition. Anvers, 1836, in 8⁰.

Moricheau-Beaupré. Aperçu historique et médical sur la campagne de Russie . . . (p. 108 de Des Effets et des propriétés du froid . . . Montpellier, 1817.)

Traduit en anglais par John Clendinning. Edinburgh, 1826, in 8⁰. (B. T.)

Lemazurier (M.-J.). Relation médicale de la campagne de Russie en 1812. (Recueil de mémoires de médecine militaire, 1817, III, 161.)

LEMAZURIER (M.-J.). Medicinische Geschichte des russischen Feldzuges von 1812 . . . Aus dem Französischen von K.-F. Heusinger . . . Jena, 1823, in 8⁰. (Ch.)

LARREY (Dominique-Jean). Surgical Memoir of the Russian campaign. Philadelphia, 1831, in 8⁰. (Ch.)

Traduction partielle de „Mémoires de chirurgie militaire et campagnes", ci-dessus col. 1207.

Saint-Domingue.

GILBERT (Nicolas-Pierre). Histoire médicale de l'armée française à Saint-Domingue, en l'an dix, ou Mémoire sur la fièvre jaune . . . Paris, an XI-1803, in 8⁰.

— Medicinische Geschichte der französischen Armee zu St. Domingo i. J. X . . . mit Anmerkungen. Uebersetzt von J.-E. Aronsson. Berlin, 1806, in 8⁰. (Ch.)

Saragosse.

RÉVEILLÉ-PARISE (Jos.-Henr.). Relation médicale du siége de Saragosse en 1808 et 1809 ou Tableau des maladies qui ont régné, à cette époque, dans cette ville et dans les camps de l'armée française. Thèse, nº 11 . . . Paris, 1816, in 4⁰.

Sénégal.

MARGAIN (Jules-Prosper) et BÉRENGUIER. Relation médicale de l'expédition de Podor (Sénégal) . . . Paris, 1856, in 8⁰. (Revue coloniale.)

Torgau.

MASNOU. Histoire médicale du siége de Torgau, en Saxe. Rapports adressés à M. le baron Desgenettes, le 31 décembre 1813 . . . (S. l. n. d.,) in 8⁰.

RICHTER (Georg-August). Medizinische Geschichte der Belagerung und Einnahme der Festung Torgau, und Beschreibung der Epidemie, welche daselbst in den Jahren 1813 und 1814 herrschte . . . Berlin, 1814, in 8⁰.

Toul.

BANCEL (Émile). Relation médico-chirurgicale du siége de Toul, août-septembre 1870 . . . Nancy, 1873, in 8⁰. (Travaux de la Société de médecine de Nancy.)

Turquie.

CZETYRKIN. Die Pest in der russischen Armee zur Zeit des Türkenkrieges im Jahre 1828 und 1829 . . . Aus dem Russischen übersetzt. Berlin, 1837, in 8⁰ de 72 pp.

SIMON (Friedr.-Alex.). Medicinische Geschichte des russisch-türkischen Feldzugs in den Jahren 1828 und 1829 von Seidlitz, Petersenn, Rinck und Witt neu herausgegeben und mit kritischen Anmerkungen begleitet . . . Hamburg, 1854, in 12. Mit zwei Kupfertafeln.

Waterloo.

VRANCKEN (L.-H.-J.). Un Mot sur les secours donnés à Anvers aux blessés de la bataille de Waterloo . . . Anvers, 1852, in 8⁰ de 62 pp. Avec portrait de l'auteur.

15.

Histoire de la matière médicale et de la pharmacie.

Généralités.

BORRICHIUS (Olaus) . . . Lingua pharmacopœorum, sive de accurata vocabulorum in pharmacopoliis usitatorum pronunciatione. Hafniæ, Hauboldus, 1670, in 4⁰.

HOTTON (Petrus). Sermo academicus, quo rei herbariæ historia et fata adumbrantur, publice habitus VII id. maii 1695 . . . quum inauguraretur ad medicinæ et botanices professionem in Academia Lugduno-Batava iterato capessendam. Lugduni Batavorum, Elzevier, 1695, in 4⁰.

NEUKRANZ (Jo.-Theod.). Programma de pharmaciæ statu prisco et moderno. Vitebergæ, 1724, in 4⁰ de 12 pp. (Ro.)

RIBIEZ et RENZ. Dissertatio historico-medica de prærogativis, officio et privilegiis pharmacopœorum. Viennæ, 1729, in 4⁰. (Ch.)

BRADLEY (R.). A Course of lectures upon the materia medica antient and modern, read in the physick Schools at Cambridge upon the collections of Dr Attenbroock and Signor Vigani, deposited in Catharine-Hall and Queen's-College . . . London, 1730, in 8⁰.

HILL (John). A History of the materia medica, containing descriptions of all the substances used in medicine, their origin, their characters when in perfection, the signs of their decay, their chymical analysis, and an account of their virtues . . . London, 1751, in 4⁰.

Traité de matière médicale contenant quelques aperçus historiques.

BERGEN (Car.-Aug. de). Dissertatio medico-historica sistens chronologiam formularum medicarum et remediorum chirurgicorum, respondente Car.-Steph.-Lud. Wesenfeld. Francofurti ad Viadrum, 1754, in 4⁰. (Ch.)

VOGEL (Rud.-Augustin) . . . Historia materiæ medicæ ad novissima tempora producta. Lugduni Batavorum, 1758, in 8⁰.

Autres éd. 1760, 1764, 1774, 1784.
Compendium de la matière médicale ancienne et moderne, contenant beaucoup de renseignements historiques.

BECKMANN (J.). Geschichte der Apotheken. (Beiträge zur Geschichte der Erfind., II, 490.) (Ro.)

KHITTEL (Car. a). Doctrinæ de viribus medicamentorum fata. Halæ, 1792, in 8⁰. (Ch.)

GOOD (John-Mason). On the History of medicine, as far as it relates to the profession of the apothecary; from the earliest accounts to the present period; the origin of druggists, their general encroachments on compound pharmacy . . . London, 1795, in 12. (W.)

BRADNEY (Jos.). Murepsologia, or the art of the apothecary traced up to its original source in history; and the antiquity and consequence of the druggits and drug-merchants, asserted and maintained against the mis-representations of the author of a late history of medicine. London, 1796, in 8⁰. (Ch.)

VIREY (J.-J.). Esquisse historique rapide sur les accroissements successifs de la matière médicale jusqu'à nos jours. (Journal de la Société des pharmaciens de Paris, an V, I, 481.)

LINK (Jo.-Wilh.). Grundsätze der Pharmacie nebst Geschichte und Literatur derselben. Wien, 1800, in 8⁰.

DEMPWOLFF (Aug.-Frid.). Dissertatio inauguralis philosophico-pharmaceutica de origine, progressu et hodierno statu pharmaciæ ejusque emendandæ ratione . . . Gottingæ, 1802, in 8⁰ de 96 pp.

SCHREGER (Chr.-H.-Theod.). Programma 1(-III) sistens succinctam pharmacologiæ systematum historiam. Vitebergæ, 1811, in 4⁰. (Ro.)

VOIGTEL (Friedr.-Gotthilf). Vollständiges System der Arzneymittellehre. Herausgegeben von Karl-Glo. Kühn. Leipzig, 1816, in 8⁰. (Ch.)

1. Bd. contenant une introduction historique et bibliographique.

SCHMID. Versuch einer Geschichte der Apotheken. (S. l.,) 1817, in 8⁰. (Ro.)

VIREY (J.-J.). Discours sur l'histoire et les progrès des sciences pharmaceutiques ou naturelles et chimiques jusqu'aux temps actuels; lu dans la première séance publique de la section de pharmacie, mars 1825. (Mémoires de l'Académie de médecine, 1828, I, 323.)

Bley (Ludw.-Franz). Fortschritte und neue Entdeckungen im Gebiete der Chemie und Pharmacie und der damitverbundenen Hülfswissenschaften. Halle, 1834-1836, 2 vol. in 8⁰.

Avec un autre titre portant: „Versuch einer wissenschaftlichen Würdigung der Chemie und Pharmacie auf ihrem jetzigen Standpunkte oder Beleuchtung der Frage: Was haben diese Wissenschaften seit Ende des 18. Jahrhunderts geleistet?"

Biltz (Heinr.). Welchen Einfluss hat der Wechsel der Systeme in der Arzneiwissenschaft auf die Ausübung der Pharmacie? Erfurth, 1835, in 8⁰. (Ch.)

Cottereau (P.-L.). Histoire de la pharmacie. (p. 4 de Traité élémentaire de pharmacologie . . . Paris, 1835.)

Dierbach (J.-H.). Beiträge zur Geschichte der Pharmacie überhaupt, und der Pharmacopöen insbesondere. (Annalen der Chemie und Pharmacie, von J. Liebig, Wöhler und Kopp, 1838, XXVII, 201.)

Pereira (J.). Tabular View of the literature and history of the materia medica. (1840.)

Voyez ci-dessus col. 48.

Henry et Guibourt. Histoire de la pharmacie. (Avant-propos de Pharmacopée raisonnée . . . Troisième édition. Paris, 1841.)

Ehrmann (M.-S.). Erörterung der über die pharmazeutischen Zustände, Wünsche und Vorschläge erschienenen Schriften und Aufsätze. Olmütz und Wien, 1845, in 8⁰. (Ro.)

Pypers (J.-H.-J.). Discussion de quelques faits historiques relatifs à la séparation de la médecine avec la pharmacie. Anvers, 1845, in 8⁰. (Ro.)

Cap (Paul-Antoine). Histoire de la pharmacie et de la matière médicale, depuis les temps les plus reculés jusqu'à nos jours . . . Paris, 1847, in 8⁰.

Autre éd. 1850, Anvers, in 8⁰. Fasc. 1 du t. I.

Philippe (A.). Histoire des apothicaires chez les principaux peuples du monde, depuis les temps les plus reculés jusqu'à nos jours; suivie du tableau de l'état actuel de la pharmacie en Europe, en Asie, en Afrique et en Amérique... Paris, 1853, in 8⁰.

— Geschichte der Apotheker bei den wichtigsten Völkern der Erde seit den ältesten Zeiten bis auf unsere Tage, nebst einer Uebersicht des gegenwärtigen Zustandes der Pharmacie in Europa, Asien, Afrika und Amerika... Jena, 1859, in 8⁰.

Ollivier. Considérations générales sur le passé, le présent et l'avenir de la matière médicale. Discours d'ouverture du cours de matière médicale . . . Toulon, 1861, in 8⁰ de 36 pp.

Brousse (Jules). Aperçu historique sur la pharmacie... Paris, 1862, in 8⁰ de 32 pp.

Le Perdriel (Charles). Du Passé, du présent et de l'avenir de la pharmacie... Paris, 1862, in 8⁰ de 16 pp.

Discours prononcé à l'Hôtel-de-Ville dans la séance du 14 novembre 1862 de la Société des sciences industrielles, arts et belles-lettres de Paris. — La couverture imprimée sert de titre.

Chevreul (E.). Considérations sur l'histoire de la partie de la médecine qui concerne la prescription des remèdes, à propos d'une communication faite à l'Académie des sciences, dans sa séance du 29 d'août 1864, par M. Claude Bernard, sur les propriétés organoleptiques de six principes immédiats de l'opium; précédées d'un examen des Archidoxia de Paracelse et du livre de Phytognomonica de J.-B. Porta. Paris,

Imp. impériale, 1865, in 4°. (Journal des savants.)

GUARDIA (J.-M.). De la Matière médicale dans l'histoire de la médecine. (Gazette médicale de Paris, 1865, XX, 711 et 729.)

CHIERLONE (Quintin) et MALLAINE (Carlos). Historia de la farmacia. 2ª ed. . . . Madrid, 1865, gr. in 4°.

PENNÈS (J.-A.). Notice pour servir à l'histoire générale de la pharmacie, présentée... devant l'Assemblée générale des pharmaciens de la Seine . . . Paris, 1869, in 8° de 22 pp.

La couverture imprimée sert de titre.

CRÉTEUR (L.). Esquisse générale de l'histoire de la pharmacie depuis les temps les plus reculés jusqu'en 1803. (p. 1 de Lois et règlements sur la pharmacie en Belgique . . . Bruxelles, 1870.)

Histoire de la matière médicale et de la pharmacie limitée à certaines époques.

Antiquité.

BLONDUS (Mich.-Angelus). Compendiosa de medicamentis quae apud pharmacopolas reperiuntur quorum usus est Romanis . . . Romæ, H. de Cartularijs, 1544, in 8°.

NEANDER (Mich.). *Σύνοψις* mensurarum et ponderum, ponderationisque mensurabilium secundum Romanos, Athenienses, *γεωργοὺς, καὶ ἱπποϊατρους*, ex præstantissimis authoribus huius generis contracta... Accesserunt ... quæ apud Galenum hactenus extabant de ponderum et mensurarum ratione vehementer depravata, nunc Græce et Latine multo correctiora... Basileæ, per I. Oporinum, (1554,) in 4°.

QUATROCCHI (Albert). Disputatio... de officinæ pharmaceuticæ veris et legitimis antiquorum ponderibus, in qua comprobatur pondera monetaria Veneta respondere iis, quibus ætate Galeni utebatur antiquitas. Huic . . . accedit epitome mensurarum Græcis, Romanis et Arabibus medicis olim familiarium. Venetiis, Pinellus, 1617, in 4° de 92 pp.

GÜNZIUS (J.-G.). De auctore operis de re medica, vulgo Plinio Valeriano adscripti libellus . . . Lipsiæ, 1736, in 4° de 40 pp.

LAVIN (Otto-Fr.). Numina rei medicæ apud veteres tutelaria. Upsaliæ, 1763, in 4°. (Ro.)

LUCAS (Davides-Georg.). Materia medica Hippocratica. Specimen inaugurale medicum... Halæ, 1815, in 8° de 30 pp.

DIERBACH (Jo.-Heinr.). Die Arzneimittel des Hippokrates oder Versuch einer systematischen Aufzählung der in allen Hippokratischen Schriften vorkommenden Medicamente. Heidelberg, 1824, in 8°. (Ch.)

BOUROS (Jo.). Dissertatio inauguralis de pharmacologia Græcorum veterum in genere . . . Halis Saxonum, 1829, in 8° de 80 pp. Avec 1 pl.

FÉE (Ant.-Laur.-Apoll.). Commentaires sur la botanique et la matière médicale de Pline... Paris, 1833, 3 vol. in 8°.

Imprimé pour la Collection Panckoucke et tiré à 50 exemplaires numérotés.

DIERBACH (J.-H.). Übersicht der gebräuchlichsten Arzneimittel des Alterthums. (Isis, oder Encyclopädische Zeitung, von Oken, 1838, col. 130, 232 et 389; 1840, col. 312; 1841, col. 221 et 717; 1842, col. 101; et 1843, col. 364.)

GOHREN (Fr.-Lud.-Aug.-Herm. de). Medicorum priscorum de signatura imprimis plantarum doctrina. Commentationis de necessitudine quæ inter morphologiam et pharmacologiam regni vegetabilis intercedit pars prima quam... defendet . . . Jenæ, 1840, in 8⁰.

Thèse.

RAUDNITZ (Jos.-Mendel). Materia medica Hippocratis. Dissertatio inauguralis medica. Dresdæ, 1843, in 8⁰. (E.)

Coup d'œil sur l'état de la pharmacie dans les temps anciens. (Union médicale, 1849, III, 25.)

CAP (Paul-Antoine). Pharmacie des Grecs et des Romains. (Gazette médicale de Paris, 1850, V, 355 et 389.)

LORIQUET (Charles). Marque pharmaceutique inscrite sur une fiole en verre appartenant au musée de Reims. Note lue à l'Académie ... de Reims... Reims, 1863, in 8⁰ de 16 pp. (Annales de l'Académie de Reims.)

Moyen âge.

ISENSEE (Em.). Die Apotheken im Mittelalter. (Wildberg, Jahrbuch, VII.) (Ro.)

CHOULANT (L.). Zur Geschichte der Pharmacie im Mittelalter. (Henke, Zeitschrift, 1832, 451.)

CHEREAU (Achille). Un Herbarium de la fin du XVe siècle. (Bulletin du bouquiniste, 1864, n° 180.)

MENIÈRE (Ch.). Notes pour servir à l'histoire de la pharmacie dans les monastères au IXe siècle. (Répertoire de pharmacie, août 1866.)

GILBERT (E.). Esquisse sur la pharmacie au moyen âge. (A la suite de Œuvres diverses. Essai historique sur les poisons . . . Moulins, 1868.)

— Étude sur le moine Basile Valentin, bénédictin d'Erfurth, ses découvertes et son influence sur la chimie pharmaceutique. (p. 77 de Études diverses. Passe-temps scientifique et historique... Moulins, 1869.)

CAP (Paul-Antoine). La Pharmacie au moyen âge et au XIXe siècle. (Gazette médicale de Paris, 1869, XXIV, 659 et 671.)

Temps modernes.

BEUGHEM (Cornelius a). Syllabus recens exploratorum in re medica physica et chymica prout in Miscellaneis medico-physicis naturæ curiosorum Germaniæ, Galliæ, Daniæ et Belgii sparsim extant in ordinem redactus... Amstelodami, Janssonio-Waesbergii, 1696, in 12.

VATER (Abrah.). De incrementis artis medicæ ex remediis exoticis noviter detectis expectandis. Vitebergæ, 1718, in 4⁰. (Ch.)

HARDUNG (Otto-Virdung ab). De pharmaceuticæ recentioris præstantia. Altorfii, 1720, in 8⁰. (Ch.)

WEIDNER (Jo.-Henr.). Dissertatio inauguralis medica de augmentis, quæ ab initio inde nostri sæculi ad finem usque anni nuper elapsi materiæ medicæ contigerunt... Vratislaviæ, 1819, in 4⁰ de 55 pp.

CAP (Paul-Antoine). Mémoire sur cette question: Déterminer si, dans l'état actuel de nos connaissances, on peut établir une classification régulière des médicaments fondée sur leurs propriétés médicales. Ouvrage auquel la Société de médecine de Paris a décerné une médaille d'or... Lyon, 1823, in 8⁰.

DIERBACH (Jo.-Heinr.). Die neuesten Entdeckungen in der Materia medica. Für praktische Aerzte geordnet... Heidelberg, 1827-1828, 2 vol. in 8⁰.

Autre éd. 1837-1847, 4 tomes en 3 vol. in 8⁰.

— Einrichtung der Apotheken im XVI. Jahrhundert. (Buchner, Repertorium der Pharmazie, 1829.) (Ro.)

GAILHARD (Armand). Discours sur la pharmacie, considérée par rapport aux idées actuelles . . . lu à la Société d'émulation, le 19 avril 1837. Tarbes, 1837, in 8⁰ de 24 pp.

MEYER-AHRENS. Kurze Mittheilungen über die Zürcherischen Apotheken im XVI. und XVII. Jahrhundert. (Janus, 1848, III, 98.)

CAZAC (Louis) . . . Essai d'études rétrospectives sur la pharmacie au XVIIe siècle . . . Toulouse, 1866, in 8⁰ de 7 pp. (Bulletin de la Société de médecine de Toulouse.)

CHATIN (Ad.). Exposition universelle de 1867, à Paris. Rapports du jury international, publiés sous la direction de M. Michel Chevalier. L'histoire naturelle médicale à l'exposition universelle . . . Paris, 1867, in 8⁰.

SOUBEIRAN (J.-Léon) et DELONDRE (Augustin). La Matière médicale à l'exposition de 1867 . . . Paris, 1868, in 8⁰ de 39 pp. (Journal de pharmacie et de chimie.)

Histoire de la matière médicale et de la pharmacie limitée à certaines nations.

Allemagne.

KRAUT. Apotheken zu Anfange des XV. Jahrhunderts in Deutschland. (Hannoversches Magazin, 1786, 128.) (Ro.)

NOLDE (A.-F.). Über die Verhältnisse des Apothekers und die sich darauf beziehenden Pflichten der Staatsregierer. Rostock, 1805, in 8⁰. (Ro.)

BRANDES (Rud.). Der Apotheker-Verein im nördlichen Deutschland, geschildert nach seinem Wirken im ersten Decennium seines Bestehens. Rede, gehalten in der Berzelius'schen Versammlung zu Minden am 8. September 1830. Lemgo, 1831, in 8⁰. (Ch.)

SUNDHEIM (Carl). Geschichte der Gesetzgebung über das Apothekerwesen in Deutschland und der Verhandlungen in dem Grossherzogthume Hessen über das Selbstausgeben homöopathischer Heilmittel durch die Aerzte, nebst juridischer Entwickelung der Rechtsverhältnisse neuer Erfindungen und insbesondere derjenigen des homöopathischen Heilverfahrens. Giessen, 1834, in 8⁰. (Ch.)

KARE (R.). (De l'État actuel de la pharmacie en Allemagne.) (Dublin Journal of medical science, 1837, n⁰ 33.) (Ro.)

PROBST (J.-M.-A.). Beleuchtung der Verhältnisse des deutschen Apotheker zum Staate, zur Gesetzgebung und zum Arzte. Heidelberg, 1841, in 8⁰. (Ro.)

MÜLLER (Jo.). Das Apothekerwesen in den k. k. österreichischen, preussischen, baierschen, würtembergischen, sächsischen Staaten, mit besonderer Rücksicht auf die Bildung, das Pflichtverhältniss und die Gewerbsrechte des pharmaceutischen Personals, die deutschen Landespharmakopöen und landesüblichen Arzneitaxen. Wien, 1844, in 8⁰. (Ro.)

Denkschrift über den derzeitigen Standpunkt und die Verhältnisse der Pharmazie in Deutschland überhaupt, insbesondere in den Staaten, in welchen sich der norddeutsche Apothekerverein verbreitet, entworfen von dem Directorio dieses Vereins. Hannover, 1845, in 8⁰ de 83 pp. (Ro.)

ABENDROTH (O.-R.). Programm über die Entstehung und den dermaligen Wirkungskreis des pharmazeutischen Instituts zu Dresden. Dresden, 1845, in 8⁰ de 51 pp. Avec 11 tab. (Ro.)

(KRÜGER [Fr.-Wilh.].) Die gegenwärtige Stellung der Apotheker des Grossherzogthums Mecklenburg-Schwerin. Nebst Anhang über das zeitgemässe Bedürfniss der Befolgung neuer Grundsätze bei Entwerfung einer Apothekertaxe und die Nothwendigkeit einer Repräsentation durch Sachverständige, von H.-L. von Santen. Rostock, 1839, in 4⁰. (Ch.)

(Roth [Jo.-Ferd.].) Versuch einer Geschichte des Apothekerwesens in der freien Reichsstadt Nürnberg... Nürnberg, 1792, in 4⁰ de 60 pp.

Reichard (Carl-Ludw.). Beiträge zur Geschichte der Apotheken unter vorzüglicher Berücksichtigung der Apotheker und Apotheken zu Ulm, mit urkundlichen Belegen... Ulm, 1825, in 8⁰.

Amérique.

Schoepf (Jo.-David.)... Materia medica americana, potissimum regni vegetabilis. Erlangæ, 1787, in 8⁰.

Barton (Benjamin-Smith). Collections for an essay towards a materia medica of the United-States... Philadelphia, 1798, in 8⁰.

2nd ed. 1801-1804, 2 vol. in 8⁰.

Bailey (M.-J.). Report on the practical operation of the law relating to the importation of adulterated and spurious drugs, medicines, &c. New-York, 1849, in 8⁰. (S. D.)

Soubeiran (J.-L.). La Pharmacie aux États-Unis. (Journal de pharmacie et de chimie, 1871.)

Arabes.

Roehl (Joan.-Henr.). Arabum merita in materiam medicam. Dissertatio inauguralis medica... Erfordiæ, 1807, in 12 de 32 pp.

Sontheimer. Zusammengesetzte Heilmittel der Araber nach dem fünften Buch des Canons von Ebn Sina, aus dem Arabischen übersetzt... Freiburg im Breisgau, 1845, in 8⁰.

Bertherand (E.-L.). Des Ressources que la matière médicale arabe peut offrir aux pharmacopées française et algérienne... Alger, 1859, in 8⁰ de 36 pp. (Gazette médicale de l'Algérie.)

Cap (Paul-Antoine). La Pharmacie chez les Arabes. (Gazette médicale de Paris, 1868, XXIII, 551; 1869, XXIV, 53, 209, 221 et 385.)

Autriche.

Macher (Math.). Das Apothekerwesen in den k. k. österreich. Staaten; eine Darstellung der Geschichte des Apothekerwesens, etc. Wien, 1840, in 8⁰. (Ro.)

Heerlein (C.). Zustand der Pharmazie in Österreich. Hannover, 1844, in 8⁰ de 24 pp. (Ro.)

Gründliche Erörterung der Beweise, vermittelst welcher die Chirurgi oder Barbirer zu Prag bei dem Magistrate eine favorabilem sententiam zu erhalten gesucht. Prag, 1729, in 4⁰. (Ch.)

Belgique.

Broeckx (C.). Essai sur la limitation du nombre des pharmaciens en Belgique... Anvers, 1851, in 8⁰ de 58 pp.

Créteur (L.). Lois et règlements sur la pharmacie en Belgique depuis les temps les plus reculés jusqu'à nos jours ou Code annoté à l'usage des pharmaciens praticiens... Bruxelles, 1870, in 8⁰.

Broeckx (C.). Note sur le Liggere

des apothicaires d'Anvers. Anvers, 1861, in 8° de 16 pp. (Annales de l'Académie d'archéologie d'Anvers.)

BROECKX (C.). Une Page de l'histoire de la pharmacie d'Anvers, la pharmacopée de 1661... Anvers, 1869, in 8° de 24 pp. (Journal de pharmacie d'Anvers.)

MEYER (de). Origine des apothicaires de Bruges... Bruges, 1842, in 8° de 88 pp.

Chine.

YVAN. Lettre sur la pharmacie en Chine... Paris, 1847, in 8° de 46 pp.

SMITH (Frederik-Porter). Contributions towards the materia medica and natural history of China, for the use of medical missionaries and native medical students... London, (s. d.,) in 8°.

DEBEAUX (J.-O.). Essai sur la pharmacie et la matière médicale des Chinois... Paris, 1865, in 8°.

SOUBEIRAN (J.-L.). Études sur la matière médicale Chinoise. (Journal de pharmacie et de chimie, 1866, IV, 5.)

GUBLER (A.). „Études sur la matière médicale des Chinois". Rapport fait à l'Académie de médecine... Paris, 1872, in 8° de 11 pp.

Au sujet de „Études sur la matière médicale des Chinois par MM. Dabry de Thiersant et le Dr Léon Soubeiran".

SOUBEIRAN (J.-Léon) et DABRY DE THIERSANT. La Matière médicale chez les Chinois . . . Précédé d'un rapport à l'Académie de médecine de Paris par M. le professeur Gubler. Paris, 1874, in 8°.

Cochinchine.

ÉTIENNE (Théodore). Étude sur la matière médicale de la Cochinchine. (Archives de médecine navale, 1869, XI, 256.)

Danemark.

HERHOLDT (Jo.-Dan.). Bidrag til pharmaciens og medicinaltaxtens historie i Danmark. Kjøbnhavn, 1811, in 8°. (Ch.)

SCHMIDT (Dav.-Pet.-Hermann). Versuch einer geschichtlichen Uebersicht der Entstehung der Apotheken in Schleswig, Holstein und den übrigen dänischen Provinzen. Altona und Schleswig, 1816-1822, in 8°. (Ch.)

Avec un autre titre portant: „Historisches Taschenbuch der Pharmacie".

Égypte.

CLOT-BEY et DESTOUCHES. De la Médecine et de la pharmacie en Égypte ... (1835.)

Voyez ci-dessus col. 503.

France.

(Contestations entre les médecins et les apothicaires, 1605-1780.)

Voyez ci-dessus col. 696-698.

Reglements, Statuts et Ordonnances que les Maistres Apothicaires observeront. (26 février 1635.) (S. l. n. d.,) in 4° de 7 pp.

Edit du Roy, Arrest et Commission, portant Etablissement de l'Art des Apoticaires par toutes les Villes de France non jurées. Ensemble les Reglements, Statuts et Ordonnances dudit art. Des 14. Octobre 1619, 11. Août 1635, 27. Juin 1636 et 20. Janvier 1637. (S. l. n. d.,) in 4°.

Statuts, pour la Iurande et Maistrise des Apothicaires, Espiciers, Ciriers, Droguistes et Confiseurs pour les Villes, Bourgs et lieux du Royaume où il n'y a point d'Université de Medecine, Maistrise et Iurande, establie par Statuts et Concessions de Sa Majesté, ou les Roys ses Predecesseurs. (30 septembre 1661-1er août 1671.) (S. l. n. d.,) in 4° de 8 pp.

Reglement donné par le Roy entre ses Apothicaires, leurs Aides et Garçons d'Offices. (14 août 1671.) (S. l. n. d.,) in 4°.

Reglemens pour la visite des Boutiques et pour les Examens et Receptions des Apoticaires-Epiciers du Roy, privilegiez suivans la Cour, sous la charge de Monsieur le Grand Prevost de l'Hôtel. (29 décembre 1631-30 juin 1672.) (S. l. n. d.,) in 4° de 22 pp.

(Contestations entre les chirurgiens et les apothicaires, 1671-1761.)

Voyez ci-dessus col. 707.

Privileges et reglements concernant les Apoticaires des maisons royales, recueillis et imprimez sous le syndicat de MM. Habert et Goubier . . . Paris, 1688, in 8°.

Declaration du Roy portant reünion au Corps des Marchands Épiciers, des Offices de Maistres et Gardes de leur Communauté ; avec désunion du Corps de l'Épicerie de celuy de l'Apothiquairerie . . . (24 octobre 1691.) Paris, 1691, in 4° de 8 pp.

Lettres Patentes du Roy, qui accordent au Sieur Fagon, premier Medecin de Sa Majesté, et à ses successeurs en ladite charge, le pouvoir de commettre un ou plusieurs Medecins pour establir la Jurande et Maistrise de l'Art d'Apoticaire, visiter dans l'étendue des lieux où ils seront commis, les maisons, boutiques et magasins des Apoticaires, ou autres qui se mêlent directement ou indirectement de vendre et distribuer drogues et marchandises propres et convenables audit art, ès villes et lieux seulement où il n'y a point d'Université de Medecine, Maistrise et Jurande d'Apoticaire; permettent audit Sieur Fagon de donner des Lettres de Maîtrises d'Apoticaires dans lesdites villes, sur les examens des Medecins et Apoticaires qui auront esté par lui pour ce commis, lesquelles auront leur execution, comme si elles estoient émanées des Maistrises et Jurandes establies par Lettres Patentes, et font deffenses aux Chirurgiens et autres de s'immiscer en l'Art de Pharmacie, à peine de quinze cens livres d'amende, et aux Apoticaires de faire la Barberie et Chirurgie, à peine de pareille amende. Données au mois de septembre 1708 . . . Paris, (s. d.,) in 4° de 4 pp.

Arrest du Conseil d'Estat du Roy, qui deffend à toutes sortes de personnes de distribuer des Remedes specifiques et autres, sans en avoir obtenu de nouvelles permissions. Du 3. Juillet 1728. Paris, Imp. royale, 1728, in 4° de 3 pp.

Arrest de la Cour du Parlement, concernant la vente de l'Arsenic, du Reagal, de l'Orpiment et du Sublimé. Du 19. juin 1744. Paris, 1744, in 4° de 4 pp.

Arrest du Conseil d'État du Roy, concernant les Distributeurs de remèdes, et la police des trois Corps de la Médecine. Du 13 Octobre 1752. Paris, Imp. royale, 1752, in 4° de 6 pp.

(Contestations des apothicaires entre eux, 1764-1783.)

Voyez ci-dessus col. 707-709.

Le Camus. Mémoire sur l'état actuel de la pharmacie... (Paris, 1765,) in 12.

Arrêt du Conseil d'État du Roi, concernant les Remèdes pour la distribution desquels on demanderait des Lettres patentes, Brevets ou Permissions. Du 5 mai 1781... Paris, 1783, in 4° de 8 pp.

Extrait des registres du Grand Conseil, du 20 décembre 1782. Paris, 1788, in 4° de 8 pp.

Arrêt maintenant les statuts du 2 juin 1642, relatifs au corps des apothicaires.

Bonaventure (G.). Observations sur la pharmacie en général, sur son exercice en France, depuis la suppression des maîtrises ; sur les abus qui s'y sont glissés et sur les moyens d'y remédier ; établies par suite de 35 ans d'expérience ; rédigées d'après la lecture réfléchie des divers discours et rapports de nos plus célèbres écrivains ... Metz, 1818, in 8⁰ de 27 pp.

LEBOUIDRE DE LA LANDE (L.-J.). Mémoire sur l'état actuel de la pharmacie, traitant des abus qui se sont introduits dans l'exercice de cette savante et utile profession, et de la possibilité de les réprimer en supprimant les jurys de médecine et réorganisant les écoles spéciales qui ont été créées par la loi du 21 Germinal an IX. Paris, 1827, in 8⁰ de 36 pp.

MÈZE (M.-P. de) et CHEVALLIER (A.). Faites de la pharmacie française. Exposé des travaux scientifiques publiés depuis quarante années par les pharmaciens français, avec l'indication des ouvrages dans lesquels ces travaux ont été consignés... Précédé d'un annuaire ... présentant par ordre alphabétique le nom des pharmaciens dont les travaux ont enrichi la science . . . Paris, 1830, in 8⁰.

LAUGIER (Adolphe) et DURUY (Victor). Pandectes pharmaceutiques, ou Recueil de tous les statuts, édits . . . concernant les pharmaciens civils et militaires, histoire des colléges et des écoles de pharmacie de France, de 1312 à 1837... Paris, 1837, in 8⁰.

MAGNES-LAHENS. Résumé de l'histoire de la pharmacie en France. (Mémoires de l'Académie de Toulouse, 1846, 135.)

GUIBOURT (N.-J.-B.-G.). Manuel légal des pharmaciens et des élèves en pharmacie ou Recueil des lois, arrêtés, règlements et instructions concernant l'enseignement, les études et l'exercice de la pharmacie, et comprenant le programme des cours de l'École de pharmacie de Paris... Paris, 1852, in 18.

CHAUVEL aîné. Histoire de la pharmacie professionnelle en France. (p. 1 de Essai de déontologie pharmaceutique... Saint-Brieuc, 1854.)

MIRAMONT-GRAUX. Le Passé, le présent et l'avenir de la pharmacie en France, ou Considérations sur les causes de la décadence de la pharmacie, ainsi que de la désuétude du Codex, et sur les moyens d'y remédier... Paris, 1863, in 8⁰.

DORVAULT. La Pharmacie française en présence de ses réformes... Paris, 1865, in 8⁰ de 44 pp. (Union pharmaceutique.)

La couverture imprimée sert de titre.

MALBRANCHE (A.). Sur les anciennes Réceptions des maîtres en pharmacie (1721-1800)... (Bulletin des travaux de la Société libre des pharmaciens de Rouen, 1866, 44.)

Angers.

MÉNIÈRE (Ch.). Notes pour servir à l'histoire des pharmaciens d'Angers. (Gazette médicale de Paris, 1859, XIV, 409.)

Dijon.

Extrait des registres des délibérations de la Chambre du Conseil et de Police de la Ville et Commune de Dijon. Du samedi 26 octobre 1782. (S. l. n. d.,) in 4⁰.

Règlement pour l'exercice de la profession de maître apothicaire.

Lyon.

Statuts, Reglemens, Ordonnances et Privileges des Maistres Apothicaires de la ville de Lyon, ensemble les confirmations des Roys tres-chrestiens, Henry III. Henry IV. et Louis XIII. à present regnant. Lyon, imp. de N. Jullieron, 1624, in 4⁰ de 33 pp.

Statuts et règlemens des marchands et maistres apoticaires... de Lyon, reformés en l'année mil six cens soixante ... Lyon, 1738, in 4⁰ de 24 pp.

Marseille.

Tariffe des medicamens que les Apoticaires tiennent dans leurs Boutiques, dressée sur le prix-courant des drogues qui entrent en chaque composition... Par les Medecins aggrégez de Marseille. En faveur du public. Marseille, C. Garcin, 1663, in 4⁰ de 67 pp.

Melun.

Sentence de Police du Châtelet de Melun, en faveur des Marchands, Maîtres Apothicaires de Melun, contre les Marchands Épiciers de la même Ville. (7 janvier 1774.) (S. l. n. d.,) in 4⁰.

Montpellier.

PLANCHON (J.-E.). La Pharmacie à Montpellier depuis son origine jusqu'à la fondation des écoles spéciales. Discours... Montpellier, 1861, in 8⁰ de 40 pp.

Normandie.

Arrest de la Cour de Parlement de Rouen, qui fait inhibitions et défenses à tous Colporteurs et autres, de vendre et transporter dans la Province aucunes Drogues, excepté les Drogues simples, ni Compositions officinales et pharmaceutiques de quelque espèce que ce soit; et à tous Echopiers d'en acheter et revendre, directement ou indirectement, à peine contre les uns et contre les autres, de mille livres d'amende, dont la moitié appartiendra aux Dénonciateurs, etc. Du 21 Mars 1755. Paris, (s. d.,) in 4⁰ de 6 pp.

Paris.

Statuts et ordonnances pour les Marchands Apotiquaires Espiciers, et les Marchands Espiciers des Faux-bourgs S. Iacques et S. Michel, Territoire du Bailliage du Palais à Paris. (23 août 1599.) (S. l. n. d.,) in 4⁰ de 7 pp.

Statuts et Ordonnances des Maistres Apoticaires et espiciers de la Ville et Bourg de Saint Germain des Prez les Paris. (28 juin 1611.) (Paris,) imp. de A. Champenois, (s. d.,) in 4⁰ de 11 pp.

On lit à la fin: „Imprimé en septembre 1635, par Nicolas Borin, maître et garde de l'apothicairerie et épicerie dudit Faubourg Saint-Germain".

Extraict des registres de Parlement. (22 mars 1622.) (S. l. n. d.,) in 4⁰ de 4 pp.

Arrêt ordonnant que les examens des maîtres apothicaires n'auront lieu qu'en présence de deux docteurs désignés par la Faculté de médecine.

Pièces qui concernent le jardin des Apothicaires et l'enseignement de la pharmacie en ladite maison. Ces pièces sont extraites, tant des Archives et Titres dudit Jardin, que de l'„Histoire de la ville de Paris", par dom Félibien, in fol., tome III, page 721 et suiv.; et tome V, page 5. (Octobre 1576—octobre 1624.) (S. l. n. d.,) in 4⁰ de 12 pp.

Statuts et Ordonnances pour les Marchands Espiciers, et Marchands Apoticaires et Espiciers de la Ville, Forsbourgs et Banlieue de Paris. (28 novembre 1638 — 8 juillet 1639.) Paris, imp. de la Vᵉ C. Ribot, 1649, in 4⁰ de 32 pp.

Autre éd. 1656. Paris, D. Thierry, in 4⁰ de 32 pp.

Statuts et Ordonnances pour les Marchands Apoticaires-Epiciers et Marchands Epiciers de la Ville, Fauxbourgs, et Banlieuë de Paris. (28 novembre 1638—27 février 1657.) Paris, J.-B. Coignard, 1673, in 4⁰ de 35 pp.

Autre éd. 1687, in 4⁰ de 35 pp.

(Arrêt du grand conseil du roi, en date du dernier septembre 1644, portant défense à Dantan et à Bossancair, apothicaires de la famille royale, de tenir boutique à Paris.) (S. l. n. d.,) in 4⁰ de 11 pp.

Sans titre.

Extrait des registres de Parlement. (1er décembre 1646.) (S. l. n. d.,) in 4⁰ de 4 pp.

Règlement sur les visites à faire dans les boutiques d'apothicaires, épiciers et huiliers du faubourg Saint-Germain à Paris.

Tarif pour la Taxe des Drogues des Apoticaires-Epiciers, avec l'Ordonnance de Monsieur le Lieutenant Général de Police, pour la vente d'icelles. (25 septembre 1678.) Paris, imp. de D. Thierry, 1678, in 4⁰ de 8 pp.

Reglement pour les Maistres Apothicaires de Paris. Paris, imp. de J.-B. Coignard, 1680, in 8⁰ de 8 pp.

Le titre de départ, page 3, porte en plus: „Suivent les Articles qui ont esté presentez par les Gardes Jurez et Maistres Apothicaires de Paris, à Maistre René Moreau, Docteur Régent et Doyen de la Faculté de Médecine, le 3e jour de Septembre 1631, pour estre observez de leur part, en cas que ladite Faculté les ait pour agreables."

Arrest de la Cour de Parlement, portant Reglement entre les Marchands-Espiciers et Apoticaires-Espiciers et les Maistres Fruitiers de Paris. Du 4 septembre 1689. Paris, 1689, in 4⁰ de 12 pp.

Arrests contradictoires du Conseil Privé du Roy concernant l'exercice des Privileges d'Apothicaires qui tiennent Boutique à Paris: Ensemble la forme des Visites que les Maistres et Gardes de l'Apothicairerie de Paris ont droit de faire chez lesdits Apothicaires privilégiez, leur Syndic seul present ou appellé; avec deffenses à eux de louer leurs Privileges, et de tenir d'autre Boutique que celle qu'ils occuperont en personne, soit qu'ils ayent un seul Privilege, ou plusieurs, et sur les contraventions les Parties renvoyées pardevant Monsieur le Lieutenant général de Police. Des 17 octobre 1662, 4 août 1665, 14 décembre 1689 et 7 juillet 1694. (S. l. n. d.,) in 4⁰ de 8 pp.

Jugement de police portant reglement pour les Garçons Apothicaires. Du 14 mars 1697. (S. l. n. d.,) in 4⁰.

Sentence de M. le Lieutenant général de Police, en faveur des Marchands Apothicaires-Épiciers de la ville de Paris, contre le sieur Villeau, faisant l'Apothicairerie sans qualité, se disant médecin spargirique. Du vendredi 18 novembre 1729. Extrait des registres du Greffe de l'audience de la Chambre de Police du Châtelet de Paris. (S. l. n. d.,) in 4⁰.

Sentence de M. le Lieutenant général de Police, en faveur des Marchands Apothicaires-Épiciers de la Ville de Paris, contre Gehard, Garçon Chirurgien. Du vendredi 21 juillet 1730. Extrait des Registres du Greffe de l'audience de la Chambre de Police du Châtelet de Paris. Paris, 1731, in 4⁰.

Arrest de la Cour du Parlement, concernant les Marchands Apothiquaires et Épiciers Droguistes. (12 septembre 1730.) Paris, 1730, in 4⁰ de 5 pp.

Au sujet des drogues dangereuses.

Sentence de règlement, rendue en faveur du corps des Marchands Apothicaires, contre plusieurs Épiciers; et contre les Maîtres et Gardes du Corps des Marchands Épiciers: qui fait défenses à tous les Épiciers d'entreprendre aucune chose sur l'état et profession des Apothicaires, et de vendre et débiter les Eaux, Huiles et Sirops qui servent à la Médecine; qui leur défend pareillement de vendre et débiter le Sel végétal, le Sel de Glauber, le Tartre émétique; et généralement toutes les préparations de Chimie servant à l'usage de la Médecine; d'avoir en leurs Boutiques aucun étalage d'Apothicaireries. Du 29 décembre 1736. (S. l. n. d.,) in 4⁰.

Statuts et Ordonnances pour les Marchands Apoticaires-Epiciers et les Marchands Epiciers de la Ville, Fauxbourgs et Banlieue de Paris. Paris, 1746, in 4⁰ de 32 pp.

Memoire pour les Herboristes de Paris. Paris, 1752, in 4⁰ de 16 pp.

Signé: Maillet de Lacroix, procureur. — Pour obtenir l'autorisation d'établir une communauté.

Sentence rendue par M. le Lieutenant Général de Police, qui déclare valable la saisie en contravention faite à la requête des Maîtres et Gardes Apothicaires à Paris, sur les Révérends Pères Jésuites de la Maison professe de la rue Saint-Antoine à Paris, de trois boîtes de Thériaque et trois de Confection d'Hyacinte; leur fait défenses et à toutes communautés séculières et régulières, de vendre, débiter, faire vendre aucunes marchandises d'Apothicairerie; les condamne à cent livres d'amende, et mille livres de dommages-intérêts envers le Corps des Apothicaires et Épiciers Droguistes, et en tous les dépens. Du mardi 2 septembre 1760. (S. l. n. d.,) in 4⁰.

Au Roi et à Nosseigneurs de son Conseil. Paris, 1774, in 4⁰ de 32 pp.

Signé: J.-C. Habert, Jamart, Martin, Forgeot. — Requête des quatre apothicaires du Roi, sur l'instance entre les épiciers droguistes et les apothicaires.

Mémoire pour les Gardes-Épiciers Grossiers-Droguistes de la Ville de Paris, sur le Règlement des limites entre le commerce de l'Épicerie et l'art de l'Apothicairerie. (Signé: Mᵉ Goulleau, avocat.) — Observations sur deux libelles imprimés et distribués clandestinement, sous le titre de Mémoires à consulter et consultations. Paris, 1774, in 4⁰ de 46 pp.

A Messieurs les Doyen et Docteurs régens de la Faculté de médecine. Précis pour la Compagnie des Maîtres Apothicaires. (S. l. n. d.,) in 4⁰ de 16 pp.

Signé: Laborie, Desprès, Trevez, gardes en charge.

Supplément au Précis pour les Maîtres Apothicaires. (S. l. n. d.,) in 4⁰ de 12 pp.

Signé: Desprez, Trevez, Simonet, Gardes en Charge du Corps des Maîtres Apothicaires.

Reponse des Maistres et Gardes de l'Épicerie-Droguerie au Précis imprimé des Apothicaires. Paris, 1774, in 4⁰ de 13 pp.

Signé: Me Goulleau, avocat.

Réponse pour les Maîtres et Gardes de l'Épicerie-Droguerie de la Ville de Paris. A la Requête signifiée de la part des quatre Apothicaires du Roi, le 5 Octobre 1774. Paris, 1775, in 4⁰ de 62 pp.

Signé: Goulleau, avocat.

Déclaration du Roi, portant règlement pour les professions de la pharmacie et de l'épicerie à Paris. Donnée à Versailles, le 25 avril 1777; registrée en Parlement, le 13 mai 1777. Paris, 1777, in 4⁰ de 4 pp.

Règlement pour la visite et les réceptions des maîtres apothicaires. Extrait des registres du Parlement. (Septembre 1672.) Paris, 1778, in 4⁰ de 4 pp.

Mony (E.-M.). Pétition des herboristes de Paris, adressée à MM. les doyen et docteurs-régents de la Faculté de médecine... Au nom de ses confrères. Paris, 1790, in 8⁰ de 16 pp.

Lettre du Docteur Aplopharmaque à son ami le docteur Botanophile, sur la pétition présentée à Son Exc. le comte de Montalivet, ministre de l'intérieur, par MM. les pharmaciens de Paris. (Au jardin de Rhizotomie, l'an 2440.) Paris, 1810, in 8⁰ de 34 pp.

Contre une pétition publiée dans le „Bulletin de pharmacie", du mois d'avril 1810, et tendant à faire supprimer une partie des officines de Paris.

Les Pharmaciens de Paris, soussignés, à MM. les députés de la Chambre des départements. (10 février 1825.) (Paris,) in 8⁰ de 8 pp.

Sollicitant une loi organique sur l'exercice de la pharmacie.

Roye.

Arrest de la Cour de Parlement, concernant l'exercice de la Pharmacie dans la Ville de Roye. Du trente Avril 1760. Paris, 1760, in 4⁰ de 7 pp.

Strasbourg.

Bibliographie médico-pharmaceutique rétrospective ou Fragments pour servir à l'histoire de la médecine et de la pharmacie à Strasbourg depuis le XVIe siècle... (1862.)

Voyez ci-dessus col. 516.

Vannes.

CLOSMADEUC (G. de). La Pharmacie à Vannes avant la révolution... Vannes, 1862, in 8⁰ de 32 pp.

La couverture imprimée sert de titre.

Grande-Bretagne.

CHAMBERLAINE (William). History of the proceedings of the Committee of apothecaries, chemists and druggists, in London, for the purpose of obtaining relief from the hardships imposed on the dealers in medicine, by certain clauses and provisions contained in the new Medicine act... London, 1804, in 8⁰. (B. B.)

A Letter on the state and condition of apothecaries; with proposals for making their offices more respectable and more beneficial to the publick. London, 1812, in 8⁰. (B. D.)

Abstract of the new Apothecaries act, commencing Aug. 1, 1815. In 8⁰. (B. T.)

BELL (Jacob). A concise historical Sketch of the progress of pharmacy in Great Britain, from the time of its partial separation from the practice of medicine until the establishment of the Pharmaceutical Society. Intended as an introduction to the Pharmaceutical Journal. London, 1843, in 8⁰.

DORVAULT. La Pharmacie et les pharmaciens en Angleterre. (Union médicale, 1851, V, 541 et 553.)

MOORE (William-D.). An Outline of the history of pharmacy in Ireland ... Dublin, 1848, in 8⁰ de 40 pp. (The Dublin quarterly Journal of medical science.)

TROMMSDORF. Über den unvollkommenen Zustand der Apotheken in London. (Taschenbuch für Chemiker und Apotheker, 1828.) (Ro.)

Guinée.

AFZELIUS (Adam). Remedia Guineensia. Collectio 1.-10. Upsaliæ, 1813-1817, in 4⁰. (Ch.)

Guyane.

CADET DE GASSICOURT (C.-L.). Matière médicale des Galibis et des Guaripons, peuples naturels de la Guyane. (Journal de pharmacie, 1816, II, 310.)

Inde.

AINSLIE (Whitelaw). Materia medica of Hindoostan, and artisan's and agriculturist's nomenclature. Published by special permission of the Government of Madras. Madras, printed at the Government press, 1813, in 4⁰.

— Materia indica; or, some account of those articles which are employed by the Hindoos, and other eastern nations, in their medicine, arts, and agriculture; comprising also formulæ, with practical observations, names of diseases in various eastern languages, and a copious list of oriental books immediately connected with general science... London, 1826, 2 vol. in 8°.

Soubeiran (J.-L.). La Pharmacie de l'Inde. (Journal de pharmacie et de chimie, 1869, IX, 295.)

Italie.

Collegii aromatariorum almæ Urbis, Nominis Pharmacopolæ et Seplasiarii pro defensione animadversio. Romæ, Facciottus, 1603, in 4° de 38 pp.

Savi (Gaetano). Materia medica vegetabile Toscana... Firenze, 1805, in fol.

Storia ed origine della farmacia in Milano. Milano, 1812, in 8° de 36 pp.

Garzia (Vincenzo). Prefazione storica intorno l'origine, progresso, e stato presente dell' arte farmaceutica in Venezia. (Avec Capello (J.-B.). Lessico farmaceutico-chimico... Napoli, 1775.)

Mexique.

Ensayo para la materia medica Mexicana, arreglado por una comission nombrada por la Accademia medico-quirurgica de esta capital . . . Puebla, 1833, in 8°.

Norvége.

Martins (Ch.). Rapport sur l'organisation de la pharmacie en Norvége, adressé à M. le ministre de l'instruction publique. (Paris, 1839,) in 8° de 8 pp. (Journal des connaissances médicales et pharmacologiques.)

Perses.

Seligmann (Romeo). Dissertatio inauguralis pharmacologico-historica de re medica Persarum. Vindobonæ, 1830, in 8°. (C.)

Avec un second titre portant: „Liber fundamentorum pharmacologiæ, auctore Abu Mansur Mowafik ben Ali al Herni. Epitome codicis manuscripti persici Bibl. Cæsar. Reg. Viennensis inediti. Primus latio donavit"...

Prusse.

Flashoff (F.-W.). Über den Zustand des Apothekerwesens, besonders in Hinsicht des Apothekerexamens und der Apothekervisitationen. Duisburg, 1808, in 8° de 51 pp. (Ro.)

Meerfels (C.-G.). Die Pharmacie. Ihr Zustand im Jahre 1835. Magdeburg, 1835, in 8°. (Ch.)

Scharlau (Gust.-W.). Über das Zeitgemässe einer durchgreifenden Reform des Apothekerwesens in den Preuss. Staaten. Berlin, 1841, in 8° de 52 pp. (Ro.)

Hayn (Leop.). Documenta ad historiam rei pharmaceuticæ Silesiæ. Dissertatio inauguralis medico-historica... opponentibus H. Cohnsberg... J. Rother . . . Vratislaviæ, 1847, in 8° de 36 pp.

Russie.

Claus. Skizze der Entwickelungsgeschichte der Pharmacie in Russland. (Med. Ztg. Russl., 1855, 28.) (C. J.)

Suède.

Sacklén (Jo.-Fred.). Sveriges apotekare-historia, ifrän konung Gustaf 1: still närvarandte tid: Ett bihang till sveriges Läkare-historia. Nyköping, 1833, in 8°. (Ch.)

Suisse.

Köchlin (Joh.-Rud.). Über das Apothekerwesen und die nothwendige Umgestaltung und Verbesserung desselben im Kanton Zürich. Zürich, 1830, in 8° de 36 pp. (Ro.)

Thibet.

Rehmann (Jos.). Beschreibung einer thibetanischen Handapotheke, ein Beitrag zur Kenntniss des Orients. St Petersburg, 1810, in 8°. (E.)

Médicaments.

Généralités.

DANTZIUS (Joannes). Tabulæ simplicium medicamentorum, quæ apud Dioscoridem, Galenum et Plinium sunt, omnium, exceptis iis quæ ab animalibus sumuntur, facultates... continentes... Basileæ, Henricpetri, 1543, in fol.

VATER (Abrahamus). Lectiones publicas de incrementis artis medicæ ex remediis exoticis noviter detectis expectandis habendas intimat... Vitembergæ, (1718,) in 4° de 8 f[ts] non chiffrés.

SCHEFFEL (Chr.-Steph.). Programma de fatis medicamentorum roborantium. Gryphiswaldi, 1745, in 4°. (Ch.)

— Programma de fatis medicamentorum in genere, et in specie vomitoriorum, purgantium, lapidosorum et martialium, ex supposita illorum vi absoluta. Gryphiswaldi, 1747, in 4°. (Ch.)

— Dissertatio de fatis medicamentorum sinistris ex immodicis illorum laudibus. I-II. Gryphiswaldi, 1753, in 4°. (Ch.)

NOTH (Jo.-Traug.). Optima Medicamenta barbaris deberi gentibus. Vitebergæ, 1787, in 4°. (Ch.)

Aconit.

ENCONTRE (Dan.) et CANDOLLE (Aug.-Pyrame de). Mémoire sur l'aconit des anciens. Montpellier, 1813, in 8°. (Ch.)

Ætite.

LAUREMBERGIUS (Giulielmus)... Historica descriptio ætitis seu lapidis aquilæ, in qua de ejus natura, proprietatibus et virtutibus... disseritur... Rostochii, Ferberus, 1627, in 12.

Angustura.

Notice historique sur l'angustura; suivie de l'analyse chimique, des observations, notes et expériences sur cette écorce... Lyon, 1806, in 8° de 44 pp.

Antimoine.

(Contestations entre les médecins de Paris au sujet de l'antimoine, 1666-1668.)

Voyez ci-dessus col. 649-652.

JACQUET. Histoire abrégée de l'antimoine, et particulièrement de sa préparation et des cures surprenantes qu'il opère... Paris, 1767, in 12.

Autre éd. 1784.

BRESSLER (Heimannus). Antimonii ejusque præparatorum officinalium historia. Dissertatio inauguralis medica ... opponentibus H. Heutzfeld... H. Friedeberg... S. Simson... Berolini, 1828, in 8° de 36 pp.

Recherches historiques sur le vin émétique. (Revue de thérapeutique médico-chirurgicale, 1859, VII, 365.)

Arsenic.

PATRIX (Emmanuel). Notes historiques sur l'emploi de l'arsenic, comme médicament, dans la pathologie humaine. (p. 1 de L'Art d'appliquer la pâte arsenicale... Paris, 1816.)

LOLLIOT (Jules). Étude physiologique de l'arsenic, applications thérapeutiques. Thèse, n° 212 ... Paris, 1868, in 4°.

Contenant un historique et une bibliographie.

EYCHENNE (M.-J.-Hippolyte). Historique de l'emploi de l'arsenic depuis les temps les plus reculés jusqu'à nos jours. (p. 7 de Essai clinique sur l'emploi de l'arsenic dans le traitement des fièvres intermittentes. Thèse, n° 52 ... Paris, 1851.)

Asperge.

FRANZ (Jo.-Geo.-F.). Dissertatio

inauguralis medica de asparago ex scriptis medicorum veterum... Lipsiæ, 1778, in 4⁰ de 42 pp.

Baume.

Döring (Michael). Διατριβή de opobalsamo Syriaco, Judaico, Ægyptio, Peruviano, Tolutano et Europæo... Jenæ, hæred. Eyring et Perfertus, 1620, in 8⁰.

Pona (Giov.). Del vero Balsamo degli antichi, nel quale si prova che il solo balsamo arabico è il legitimo e s'esclude ogn' altro licore abbracciato sotto il nome di balsamo. Venezia, 1623, in 4⁰. (Ch.)

Vesling (Joannes)... Opobalsami veteribus cogniti vindiciæ. Patavii, typ. Frambotti, 1644, in 4⁰.

Belladone.

Bemich (Fr.-Conr.). Geschichte und Anwendung der Belladonna in der Medicin. Würzburg, 1831, in 8⁰ de 75 pp. (Ro.)

Cazin (F.-J.). Monographie médico-pratique et bibliographique de la belladone... Paris, 1856, in 8⁰.

Bézoard.

Horto (Garcias ab). Discours de la pierre de bezar, avec ses facultez et manière d'en user et de la cognoistre, par Jean Coignet... Paris, Benoist, 1587, in 8⁰.

Le titre de départ porte: „Discours... pris du livre que Barcias abhorto... a escrit... Traduit en françois par Jean Coignet..."

Bauhin (Casp.)... De lapidis bezaar orient. et occident. cervini item et germanici ortu, natura, differentiis veroque usu, ex veterum et recentiorum placitis, liber hactenus non editus. Basileæ, 1613, in 8⁰.

Autre éd. 1625. Basileæ, sumptibus L. Regis, in 8⁰.

Catelan (Laurens). Traité de l'origine, vertus, proprietés et usage de la pierre bézoar... Montpellier, Pech, 1623, in 8⁰.

Guybert (Philibert). Les Tromperies du bezoard découvertes... Seconde édition. Paris, 1629, in 12.

Bromure de potassium.

Voisin (Auguste). Étude historique et thérapeutique sur le bromure de potassium... Paris, 1873, in 8⁰ de 38 pp. (Archives générales de médecine.)

Calomel.

Hegar. Beitrag zur Geschichte der Anwendung des Calomels in den Krankheiten der Menschen. Darmstadt, 1830, in 8⁰ de 30 pp. (Ro.)

Camphre.

Eichstädt (Laurent). De camphora, an Hippocrati et aliis priscis nota fuerit et quid de eius ortu et natura recentiores medici prodiderint. Dantisci, 1650, in 4⁰. (Ch.)

Castoréum.

Heusinger (C.-F.). Meletemata quædam de antiquitatibus castorei et moschi. Marburgi Cattorum, (1852,) in 4⁰ de 31 pp.

Cérat.

Magnes-Lahens. Note sur le cérat de Galien. (Revue médico-chirurgicale, 1852, XI, 51.)

Chloral.

Lecacheur (Alfred). Bibliographie et histoire de l'usage du chloral. (pp. 8 et 72 de De l'Hydrate de chloral et de son emploi dans les accouchements. Thèse, nº 228... Paris, 1870.)

Collodion.

Petit (Marie-Joseph). Essai sur

l'histoire du collodion et son emploi en médecine et en chirurgie. Thèse, n° 159... Paris, 1868, in 4° de 40 pp.

Cousso.

Notice sur le Kousso. Historique, préparation, caractères botaniques, propriétés physiologiques et thérapeutiques, mode d'administration. Paris, (1855,) in 8° de 7 pp.

Signé: P. E. D.

Cundurango.

TRIANA. Notice historique et botanique. (Avec Buisson, Étude sur le cundurango de Loja... Paris, 1872.)

Dentelaire.

JACQUINET (Pascal-Aristide). Précis historique sur les propriétés de la dentelaire. Thèse, n° 71...Montpellier, 1824, in 4° de 16 pp.

Ellébore.

TOURNEFORT. Bestimmung des Helleborus der Alten. (Hecker, Annalen der gesammten Medicin, 1811, III, 258.) (Ro.)

SONNTAG (Car.-Frid.). Dissertatio inauguralis botanico-medica de helleboro veterum, cui epimetrum de veratro albo a recentioribus usitato accedit... Jenæ, 1822, in 4° de 34 pp.

Épithèmes.

CASSOLA (Scipio)... Disceptatio an epithematum usus antiquis medicis fuerit cognitus. Parmæ, Seth Viottus, MDLXV, in 4° de 56 pp.

Ergot.

GRANDCLÉMENT (J.-M.). Notice historique sur l'ergot de blé... Clermont-Ferrand, (1863,) in 8° de 14 pp.

GONOD (E.). Lettre au Dr Grandclément, en réponse à sa „Notice historique sur l'ergot de blé"... Clermont, 1863, in 8° de 11 pp.

LETEURTRE (Auguste-Henri). Documents pour servir à l'histoire du seigle ergoté. Thèse, n° 106... Paris, 1871, in 4°.

Éther.

ORLOWSKI (Franciscus). Historia ætheris sulphurici inventionis ejusque vaporum in arte medica usus. (p. 9 de De inhalationum ætheris sulphurici usu in arte obstetricia. Dissertatio inauguralis... Dorpati Livonorum, 1848.)

Hachisch.

VILLARD (Ferdinand). Historique. (p. 5 de Du Hachisch. Étude clinique, physiologique et thérapeutique. Thèse ... Paris, 1872.)

Iodure de fer.

GILLE (F.). Monographie thérapeutique et pharmacologique de l'iodure de fer, comprenant quelques considérations sur la médication iodée en général et sur l'huile de foie de morue, un bulletin bibliographique de tous les travaux médicaux et pharmaceutiques sur l'iode et ses composés... Paris, 1856, in 18.

Herbe britannique.

Voyez Patience.

Lémithochorton.

(STÉPHANOPOLI [Dim.].) Précis historique et observations nouvelles... sur la plante lémithochorton, improprement appelée coralline de Corse, reconnue depuis quelques années vermifuge spécifique. (S. l. n. d.,) in 8° de 24 pp.

Lykion.

SIMPSON (James-Y.). Notes on some

ancient greek medical vases for containing lykion and on the modern use of the same drug in India... Edinburgh, 1853, in 8⁰ de 10 pp. Avec 1 pl. (Proceedings of the Society of antiquaries of Scotland, 1852.)

Réimprimé dans „Archæological Essays..." Edinburgh, 1872, II, 185.

Manne.

O'RORKE. Recherches sur la manne des Hébreux... Paris, 1860, in 8⁰ de 16 pp. (Recueil des travaux de la Société d'émulation pour les sciences pharmaceutiques.)

Mercure.

BALDINGER (Ern.-Godofr.). Historia mercurii et mercurialium medica. Libellus primus (-secundus) . . . Gottingæ, 1783-1785, 2 vol. in 8⁰.

SPRENGEL (Curt)... Prolusione hac, hydrargyri antiquitates illustrante, disputationem . . . C.-G.-A. Buhle . . . et B.-J. Kohn... indicit. Halæ, 1823, in 8⁰ de 16 pp.

ZWICKLITZ (Pincus). Dissertatio inauguralis medico-historica continens usum et præparata mercurii apud veteres, primam historiæ partem libelli a... medicorum ordine Universitatis Berolinensi præmio ornati . . . opponentibus A.-F. Pott... I.-W. Becker... B. Meyer ... Berolini, 1831, in 8⁰ de 40 pp.

Miel.

VENTURI (Albert). De mellis origine et usu dissertatio historico-medica ... Venetiis, 1763, in 4⁰ de 36 pp.

Musc.

KÜHN (Car.-Gottl.)... Panegyrin medicam... indicit. Moschi antiquitates. (Lipsiæ, 1833,) in 4⁰ de 16 pp.

A l'occasion de la thèse de C.-A. Weinlich.

Myrrhe.

GUIBERT (Nicolas). Assertio de murrhinis, sive de iis quæ murrhino nomine exprimuntur, adversus quosdam de iis minus recte disserentes... Francofurti, Marnius et Aubrius, 1597, in 8⁰.

GRETSER (Jac.). Mantissa de vino myrrhato et vasis murrhinis. Ingolstadii, 1608, in 4⁰. (Ch.)

Népenthès.

PETITUS (Petrus)... Homeri nepenthes, sive de Helenæ medicamento, luctum animique omnem ægritudinem abolente, et aliis quibusdam eadem facultate præditis, dissertatio. Trajecti ad Rhenum, R. a Zyll, 1689, in 8⁰.

WEDELIUS (Georg.-Wolfg.). Propemticon inaugurale de nepenthe Homeri. Ienæ, 1692, in 4⁰.

Nitrate d'argent.

KRAHMER (Lud.). Analecta historica de argento nitrico pharmaco. Disputatio ... Halæ, 1838, in 8⁰ de 40 pp.

Opium.

KLUPSCH (Jo.-Sam.). De effectibus opii analecta historica. Dissertatio inauguralis. Halæ, 1804, in 8⁰. (Ch.)

HORN (Ern.). Dissertatio de opii abusu tam respectu veteris quam novæ medicorum doctrinæ. Vitebergæ, 1804, in 4⁰. (Ch.)

JUNGHANNSS (Car.-Guil.). Dissertatio inauguralis medica de opio analecta quædam historica proponens... præside C.-F. Ludwigio . . . Lipsiæ, 1815, in 4⁰ de 26 pp.

CHRISTEN (Chph.-Andr.). Opium historice, chemice et pharmacologice investigatum. Dissertatio inauguralis. Pesthi, 1819, in 8⁰. (Ch.)

Autre éd. 1820. Vindobonæ, in 8⁰. (Ch.)

QUERTON (Lud.). De opio, historice, chemice et pharmacologice investigato. Lovanii, 1830, in 8°. (Ro.)

Patience.

MUNTING (Abraham). De vera antiquorum herba britannica, ejusdemque efficacia contra stomacaccen, seu scelotyrben, Frisiis et Batavis de scheurbuyck, dissertatio historico-medica . . . Amstelodami, Sweerts, 1681, in 4°.

— . . . Dissertatio historico-medica de vera herba britannica. Adjuncta est ejusdem aloidarum historia. Amstelodami, Wolters, 1698, in 4°.

L'Historia aloidarum a un titre spécial et une pagination particulière.

Pavot.

LOCHNER (Mich.-Frid.) . . . *Μηκωνοπαίγνιον* sive papaver ex omni antiquitate erutum, gemmis, nummis, statuis et marboribus æri incisis illustratum. Norimbergæ, 1713, in 4°.

La dédicace est signée : Periander, nom sous lequel Lochner était membre de l'Académie des curieux de la nature.
2a ed. 1719.

Perchlorure de fer.

MUNARET. Notes historiques et médicales sur le perchlorure de fer . . . Paris, 1861, in 8° de 14 pp. (Gazette hebdomadaire de médecine.)

Philtres.

BOKELIUS (Joh.). De philtris, utrum animi hominum his commoueantur, nec ne . . . Hamburgi, 1599, in 4° de 36 pp.

GILBERT (E.). Étude synoptique et succincte sur les philtres et les boissons enchantées ayant pour base les plantes pharmaceutiques, depuis l'antiquité jusqu'au moyen âge et à la renaissance inclusivement... Moulins, 1870, in 16.

Purgatifs.

REQUIN (A.-P.). Coup d'œil historique. (p. 1 de Des Purgatifs... Thèse de concours... Paris, 1839.)

Quinquina.

STEHR (Car.-Jos.). De mutatis per usum corticis peruviani systematibus medicis. Halæ, 1799, in 4°. (Ch.)

VIREY (J.-J.). De l'État actuel de nos connaissances sur l'histoire naturelle des quinquinas et de leurs différentes espèces, mémoire pour servir à leur étude... (S. l. n. d.,) in 8° de 19 pp.

Radix amara Homeri.

WEDELIUS (Georg-Wolfg.). Propemticon inaugurale de radice amara Homeri. Jenæ, 1692, in 4°.

Rhubarbe.

STEPHANITZ. De rhabarbaro dissertatio geographico-historica. Berolini, 1838, in 8°. (Ro.)

COSTE. Précis historique de l'importation et de la naturalisation en France du reum palmatum-Linné, de le Tartarie chinoise, c'est-à-dire de la rhubarbe de première qualité. Paris, an XIV, in 8°.

Tartre stibié.

TÉALLIER (P.-J.-S.). Histoire du tartre stibié. (p. 33 de Du Tartre stibié et de son emploi dans les maladies... Paris, 1832.)

Tebaschir.

LÜDGERS (Marc.-Stanisl.-Jos.). Dissertatio inauguralis de medicamento novantiquo Arabum tebaschir dicto. Gottingæ, 1791, in 8°. (Ch.)

Thapsia.

Documents historiques sur la thapsia. (Revue de thérapeutique médico-chirurgicale, 1868, 39.)

Thériaque.

Butner (Andreas). De theriaca et mithridato Græcorum... (S. l.,) 1549, in 8° de 19 f^ts^.

Bagard (Ch.). Discours sur l'histoire de la thériaque, avec le poème d'Andromaque sur la thériaque. Nancy, 1725, in 4°. (Ch.)

Thyon Homeri.

Wedelius (Georg.-Wolfg.). Propempticon inaugurale de thyo Homeri. Ienæ, 1707, in 4°.

16.

Histoire de l'hydrologie médicale.

Généralités.

Karass (Car.). De aquæ usu in medicina commentatio historica. Dissertatio inauguralis medico-historica... contra adversarios C. Gottwald... L. Arndt... Vratislaviæ, 1845, in 8° de 36 pp.

Delmas (P.). Recherches historiques et critiques sur l'emploi de l'eau en médecine et en chirurgie. Thèse, n° 113... Paris, 1859, in 4°. Avec 2 tableaux.

Lersch (B.-M.). Geschichte der Balneologie, Hydroposie und Pegologie, oder des Gebrauchs des Wassers zu religiösen, diätetischen und medicinischen Zwecken. Ein Beitrag zur Geschichte des Cultus und der Medicin... Würzburg, 1863, in 8°. Avec 3 planches.

Balnéologie.

Floyer (John). History of hot and cold bathing, ancient and modern; with an appendix by Dr Edw. Baynard. London, 1702, in 8°. (W.)

Autres éd. 1706, 1709, 1715, 1722.
Trad. en allemand, Breslaw, 1729, in 8°. (W.)

Macquart. De l'Eau et des bains chez les anciens. (p. 294 de Manuel sur les propriétés de l'eau... Paris, 1783.)

Wichelhausen (Engelb.). Über die Bäder des Alterthums, insonderheit der alten Römer, ihren Verfall und die Nothwendigkeit, sie allgemein wieder einzuführen. Ein Beitrag zur nöthigen Reformation der pract. Medicin. Mannheim und Heidelberg, 1807, in 8°.

Bruni (Franc.). Sopra i Bagni degli antichi e sù la necessità di riassumerne la pratica a' tempi nostri, con un quadro su le principali acque dell' Impero e della Toscana memoria... Firenze, 1811, in 8°.

Franceschi (Giacomo). De' Bagni degli antichi e della varia foggia di bagnarsi presso alcune estere nazioni. (p. 1 de Igea de' bagni... edizione seconda... Lucca, 1820.)

Azemar (Victor-Joseph). Essai sur l'histoire, la nature et l'usage des bains. Thèse, n° 72... Montpellier, 1823, in 4° de 34 pp.

Girard (P.-S.). Recherches sur les établissements de bains publics à Paris depuis le VIe siècle jusqu'à présent... Paris, 1832, in 8° de 59 pp. (Annales d'hygiène publique et de médecine légale.)

Lambert (C.). Précis sur l'origine des bains d'étuve russes et orientaux. (p. 1 de Traité sur l'hygiène et la médecine des bains russes et orientaux... ...Paris, 1836.)

Raymond (V.). Histoire des bains chez les peuples anciens et modernes. (p. 2 de Manuel des baigneurs..., Paris, 1840.)

Autre éd. 1841.

Guenther (Otto). De balneis veterum. Dissertatio inauguralis historico-medica ... opponentibus Prieger ... Lorenz... Schroeder... Berolini, 1844, in 8° de 48 pp.

Corbel-Lagneau. Notice historique sur les bains chez les anciens et au moyen âge. (p. 1 de Traité complet des bains... Paris, 1845.)

Teissier-Rolland. Des Bains et thermes chez les anciens, des bains romains de Nîmes et du Temple-de-Diane ... Nîmes, 1850, in 8°.

Henry (Emmanuel-Ossian). Historique des bains. (p. 9 de Essai sur l'emploi médical et hygiénique des bains. Thèse, n° 302 ... Paris, 1855.)

Zappert (G.). Über das Badewesen mittelalterlicher und späterer Zeit. Wien, 1858, in 8°. (Archiv für Kunde österreich. Geschichtsquellen.)

Helfft. Über den Gebrauch der Bäder bei den Römern und Griechen. (Deutsche Klinik, 1858, n° 36.)

Heffner (Ludw.). Über die Baderzunft im Mittelalter und später, besonders in Franken. Würzburg, 1864, in 8° de 94 pp. (Archiv des histor. Ver. von Unterfranken und Aschaffenburg.)

Finckenstein. Zur Geschichte der Bäder und der Hospitäler im Morejon. (Virchow, Archiv, XXII, 243.)

Lefebvre (L.). Considérations historiques sur l'art des bains. (p. 42 de Hygiène et thérapeutique. De la sudation... Paris, 1868.)

Hydrothérapie.

Cocchi (Antonio). Dissertazione ... sopra l'uso esterno appresso gli antichi dell' acqua fredda sul corpo umano. (Firenze, 1747,) in 12 de 36 pp.

— De l'Usage des bains froids chez les anciens; traduit de l'italien ... (S. l. n. d.,) in 12.

Baldini (Filippo). Dell' Origine, e dell' uso de' bagni freddi gli antichi e moderni. (p. 5 de Opuscoli di vario argomento... Napoli, 1783.)

Zweigel (J.-F.). Dissertatio inauguralis medica de aquæ frigidæ usu secundum doctrinam veterum... præside J.-F.-G. Goldhagen. Halæ, 1786, in 8° de 46 pp.

Oertel (Euchar.-Ferd.-Chr.). De aquæ frigidæ usu Celsiano dissertatio philologico-medica, in qua præcipuos A.-Corn. Celsi locos de aqua frigida illustrare conatur. Monachii, 1826, in 4° de 48 pp.

— Geschichte der Wasserheilkunde von Moses bis auf unsere Zeiten: zum Beweise, dass das frische Wasser ein Allheilmittel ist ... Leipzig, 1835, in 8°. Mit dem Bildniss des Verfassers.

Mauthner (Ludw.-Wilh.). Die Heilkräfte des kalten Wasserstrahls. Mit einem Rückblick auf die Geschichte und mit besonderer Rücksicht auf das Staubregenbad und kalte Bäder ... Wien, 1837, in 8°. Mit 4 Kupfertafeln.

Gross (Jean). Geschichte der Kaltwasserheilkunde. Wien und München, 1839, in 8°. (Ro.)

— Histoire de l'hydriatrique ou De l'usage hygiénique et curatif de l'eau fraîche. (p. 9 de De l'Eau fraîche comme excellent diététique... Ouvrage traduit de l'allemand d'après la troisième édition ... Leipzic, 1840.)

Hirschel (B.). Geschichte und Literatur der Wasserheilkunde. (Hydriatica, Leipzig und Dresden, 1840.) (Ro.)

Engel. Esquisse historique de l'hydrothérapie. (p. 11 de De l'Hydrothérapie... Paris, 1840.)

Rensop (E.-W.). Abriss der Geschichte und Literatur der Wasserheilkunde und ein Verzeichniss der bekannten Wasserheilanstalten. (p. 159 de Die Heilkraft des kalten Wassers... Glogau, 1842.)

Boyer (A.-L.). Recherches historiques et critiques sur l'hydrothérapie ... chez les anciens et les modernes... Strasbourg et Paris, 1843, in 8⁰ de 68 pp. (Gazette médicale de Strasbourg.)

La couverture imprimée sert de titre.

Scoutetten (H.). Histoire de l'hydrothérapie. (p. 70 de De l'Eau sous le rapport hygiénique et médical... Paris, 1843.)

— Rapport sur l'hydrothérapie, adressé à M. le maréchal ministre de la guerre, après un voyage fait en Allemagne... Strasbourg, 1843, in 8⁰ de 47 pp.

Autre éd. 1844.

Zimmermann (Herm.-Henr.-Frid.). De aquæ usu Celsiano particulari, dissertatio inauguralis historico-medica... Adversariorum partes susceperunt J. Herdtmann... E. Matthaei... F. Schmidt ... Halis Saxonum, 1844, in 8⁰ de 44 pp.

Lubanski. Historique de l'hydrothérapie en France. (p. 21 de Manuel de l'hydrothérapie... Paris, 1852.)

Fleury (Louis). Historique et critique des applications chirurgicales et médicales de l'eau froide. (p. 3 de Traité pratique... d'hydrothérapie... Paris, 1852.)

Macario (M.). Historique. (p. 1 de Leçons d'hydrothérapie ... Paris, 1857.)

2e éd. 1860.
3e éd. 1871.

Arqué (Al.-Em.). Considérations générales et pratiques sur l'hydrothérapie, précédées de quelques recherches sur l'emploi de l'eau froide chez les anciens. Thèse ... Paris, 1858, in 4⁰ de 72 pp.

Courcelle-Duvignaud (Alfred). Historique de l'hydrothérapie... (p. 17 de Manuel d'hydrothérapie ... Bordeaux, 1858.)

Bottentuit. Hydrothérapie, son histoire, sa théorie, principales maladies auxquelles s'applique l'hydrothérapie méthodique... Paris, 1858, in 18.

James (Constantin). De l'Hydrothérapie sous Auguste et Néron. (Union médicale, 1859, I, 353.)

Derome (A.). Coup d'œil historique et critique sur l'hydrothérapie. Le Havre, 1864, in 8⁰ de 27 pp.

La couverture imprimée sert de titre.

Bottentuit. Histoire de l'hydrothérapie. (p. 11 de Hygiène et thérapeutique au point de vue de l'hydrothérapie... Paris, 1866.)

Eaux minérales.

Lettres Patentes du Roy qui unissent la sur-intendance des Eaux Minerales et Medicinales du Royaume à la Charge de Premier Medecin du Roy. Données à Versailles le 19 Août 1709. Paris, 1709, in 4⁰ de 4 pp.

Monnet. Dissertation historique sur les eaux minérales. (p. VII de Traité des eaux minérales ... Paris, 1768.)

Arrest du Conseil d'Etat du Roi, concernant les Eaux minérales du Royaume. Du 1er avril 1774 ... Paris, 1774, in 4⁰ de 4 pp.

Arrêt du Conseil d'État du Roi, concernant l'examen et la distribution des Eaux minérales et médicinales du Royaume. Du 5 mai 1781 ... Paris, 1781, in 4⁰ de 8 pp.

Alibert (J.-L.). Précis historique sur les eaux minérales... Paris, 1826, in 8⁰.

France (J.-L.). Précis historique et thérapeutique des eaux minéro-thermales des Hautes-Pyrénées. Thèse, nº 154... Montpellier, 1837, in 4º de 55 pp.

GREPPO (J.-G.-H.). Études archéologiques sur les eaux thermales ou minérales de la Gaule à l'époque romaine ...Paris, 1846, in 8º.

STRÄTER. De quelle Manière prenait-on les bains du temps de Charles-Quint à Aix-la-Chapelle... Aix-la-Chapelle, 1858, in 8º de 10 pp. Avec 1 planche.

BLANCHON (P.). Les Bains thermaux au point de vue historique, physiologique, hygiénique et médical ... Paris, 1866, in 16.

DELACROIX (Émile). De l'Emploi des eaux minérales chez les anciens... Besançon, (1866,) in 8º de 11 pp. (Mémoires de la Société d'émulation du Doubs.)

BONNEJOY. Études bibliographiques. L'hydrologie au XIVe siècle. Notice sur une monographie d'eaux minérales composée vers 1345, et imprimée à Venise en 1490... Paris, 1868, in 8º de 23 pp. (Annales de la Société d'hydrologie médicale de Paris.)

Contenant une traduction de „Propriétés de l'eau des bains de Porecta, rédigées par maitre Thura de Castello..."

— Comment autrefois on faisait usage des eaux minérales ... Paris, 1873, in 8º de 23 pp. (Annales de la Société d'hydrologie médicale de Paris.)

17.

Histoire de la médecine astrologique, magique, alchimique, etc.

LENGLET DUFRESNOY (l'abbé Nicol.). Histoire de la philosophie hermétique, accompagnée d'un Catalogue raisonné des écrivains de cette science. Paris, 1742, 3 parties en 2 vol. in 12.

WIEGLET (Jo.-Chr.). Historisch-kritische Untersuchung der Alchemie oder der eingebildeten Goldmacherkunst, von ihrem Ursprunge sowohl als Fortgange, und was nun von ihr zu halten sey. Weimar, 1777, in 8º. (Ch.)

Autre éd. 1793.

TIEDEMANN (Diet.)... Disputatio de quæstione, quæ fuerit artium magicarum origo, quomodo illæ ab Asiæ populis ad Græcos atque Romanos et ab his ad ceteras gentes sint propagatæ...? Marburgi, 1787, in 4º.

SCHMIEDER (Karl-Christ.). Geschichte der Alchemie... Halle, 1832, in 8º.

WACKENRODER. Historische Skizze der Alchemie. (Archiv der Pharmacie, 1838, XV; et 1839, XVI.) (Ro.)

BRECHER (Gideon). Das Transcendentale, Magie und magische Heilarten im Talmud. Wien, 1850, in 8º.

FRANCK. Paracelse et l'alchimie au XVIe siècle... (1853.)

Voyez ci-dessus col. 333.

MICHÉA. De la Médecine occulte et des médecins superstitieux au seizième siècle. (Revue de thérapeutique médico-chirurgicale, 1853, I, 418, 448 et 586.)

POSTEL (E.). Étude philosophique, historique et critique sur le magnétisme des médecins spagiristes au XVIe siècle; ... Caen, 1860, in 8º.

SIMPSON (James-Y.). On some Scottish magical Charm-stones or Curing-stones. (Proceedings of the Society of antiquaries of Scotland, 1861, IV, 211.)

Réimprimé t. I, p. 199 de „Archæological Essays" ... Edinburgh, 1872.

GERMAIN (A.). De la Médecine et

des sciences occultes à Montpellier dans leurs rapports avec l'astrologie et la magie... Montpellier, 1872, in 4⁰ de 48 pp. (Mémoires de l'Académie des sciences et lettres de Montpellier.)

18.

Histoire de l'homœopathie.

... Dissertatio de indole et fatis artis homœopathice medendi... (1829.)

Voyez ci-dessus col. 235.

MÜLLER (Mor.-Wilh.). Zur Geschichte der Homöopathie. Aus Akten gezogen. Mit Anmerkungen. Quedlinburg, 1830-31, in 8⁰. (Archiv für die Homöopathie.) (E.)

Autre éd. 1837.

BOMPARD (Al.). Cours... de médecine... précédé d'un abrégé de l'histoire de la médecine... (1833.)

1re livraison. Homœopathie. C'est tout ce qui a paru. Voyez ci-dessus col. 453.

Lettre sur les progrès de la médecine homœopathique en Allemagne, en Russie et en France. (Gazette médicale de Paris, 1833, I, 569.)

Signé: E. E.

RAU (Gottl.-Ludw.). Geschichte und Bedeutung des homöopathischen Heilverfahrens im kurzen Abrisse dargestellt. Giessen, 1833, in 8⁰ de 28 pp. (C.)

— Den homöopathiske Loegemethodes Historie... oversat fra Tydsk og udgivet af H.-C. Lund. Kjøbenhavn, 1833, in 8⁰ de 32 pp. (C.)

FRÄNKEL (Hieron.). Das homöopathische System in seinem Zusammenhange mit der Geschichte der Medicin und dem jetzigen Zeitgeiste. Leipzig, 1833, in 8⁰. (Ch.)

HAHN (S.). Über den Ursprung und Werth der Homöopathie. Hamburg, 1834, in 8⁰ de 60 pp. (Ro.)

BLEEKRODE (Salomon-Abrahamus). Commentationis medicæ inauguralis pars prior, sistens palæologiam regulæ therapeuticæ: similia similibus curantur... Groningæ, 1835, in 8⁰.

LOBETHAL (Jul.). Die Homöopathie in ihrem Ursprunge, ihrer Entwicklung und ihrem Werthe betrachtet. Leipzig, 1835, in 8⁰ de 69 pp. (Ro.)

ENDERS. Kritische Bemerkungen über den gegenwärtigen Zustand der Homöopathie. Ulm, 1835, in 8⁰ de 68 pp. (Ro.)

BORET. Notice sur la médecine homœopathique, ou Exposé de la nouvelle doctrine médicale... Paris, 1837, in 8⁰ de 24 pp.

RUMMEL (Fr.). Dem hochverehrten ... Herrn Georg-August-Heinrich Mühlenbein... bei der Jubelfeier des Tages, an dem er vor fünfzig Jahren zu Helmstädt die höchste medicinische Würde erlangte... (S. l., 1839,) in 4⁰ de 44 pp.

Contenant Einen Hinblick auf die Geschichte der Homöopathie im letzten Jahrzehend.

SEIDEL (Eduard). Geschichte der homöopathischen Heilanstalt zu Leipzig... Grimma, 1840, gr. in 8⁰. (C.)

DEVERGIE aîné. Historique de la propagande homœopathique. (p. 16 de L'Homœopathie mise à la portée des médecins... Paris, 1842.)

MOSTHOFF (Fr.). Die Homöopathie in ihrer Bedeutung für die Entwicklung der Medicin, als Kunst und Wissenschaft. Heidelberg, 1842, in 8⁰. (Ro.)

DARLEY. Homœopathy in Ireland. (Dublin medical Press, 1842, march.) (Ro.)

(DALIBERT.) Histoire de l'homœopathie en Sicile. Paris, (s. d.,) in 8⁰ de 7 pp.

OTT (Fr.-Andr.). Die wahren Ursachen der langsamen Ausbreitung des homöopathischen Heilverfahrens. München, 1843, in 8⁰ de 57 pp. (Ro.)

MÜHRY (A.). On the present State of homœopathy in Germany... Extract of a letter to Dr Forbes. (British and foreign medico-chirurgical Review, 1846, XXII, 565.)

RAPOU (Auguste). Histoire de la doctrine médicale homœopathique. Son état actuel dans les principales contrées de l'Europe. Application pratique des principes et des moyens de cette doctrine au traitement des maladies . . . Paris, 1847, 2 vol. in 8⁰. Avec portrait d'Hahnemann.

— De l'ancienne et de la nouvelle Médecine. Premier chapitre de l'„Histoire de la doctrine médicale homœopathique", ouvrage en deux volumes... Lyon, 1847, in 8⁰.

Progress of homœopathy. London, 1847, in 8⁰.

Published by the Homœopathic Association.

Introduction et propagande de l'homœopathie dans l'ouest de la France. (p. 22 de De la vieille Médecine et de ses erreurs... Nantes, 1849.)

BIGEL. Notice historique sur l'homœopathie. Paris, 1854, in 8⁰ de 8 pp.

En vers. — Suivi d'une notice biographique sur Bigel, par Nicolas Pavlitheheff.

FLEURY (Armand de). L'Homœopathie dans la Charente, ce qu'elle vaut, comme doctrine, comme progrès, comme profession... Angoulême, 1857, in 8⁰ de 50 pp.

KLEINERT (Geo.-Otto). Geschichte der Homöopathie. Leipzig, 1861-1862, gr. in 8⁰. Mit 1 Steintafel in Tondruck. (E.)

1. Abth. 7. Liefg.

GABORIAU (Vincent-de-Paul). Propagande de l'art de guérir en France selon Hahnemann... Nantes, 1863, in 8⁰ de 10 pp.

LECOUPEUR (V.-E.). De l'Homœopathie et de son état actuel . . . Paris, 1867, in 8⁰ de 32 pp.

19.

Histoire de la médecine légale et de la toxicologie.

Médecine légale.

GOELICKE (A.-O.). Introductio in historiam litterariam scriptorum qui medicinam forensem commentariis suis illustrarunt... (1723.)

Voyez ci-dessus col. 45.

CHRISTIANI (G.-E.). Prolusio illustrans memorabile medii ævi monumentum, quod ad medicinam forensem spectat, Responsum Ictorum Moguntinorum datum in causa illustri, elogii medicorum aliorumque naturæ scrutatorum habito respectu. Kilonii, 1786, in 4⁰. (Ch.)

SUE aîné. Aperçu général, appuyé de quelques faits, sur l'origine et le sujet de la médecine légale. (Recueil périodique de la Société de médecine de Paris, an VIII, VIII, 3.)

GILBERT (N.-P.). Quelques Réflexions sur la médecine légale et sur son état actuel en France; lues à la séance publique de la Société de médecine de Paris, du 22 pluviôse an IX. Paris, an IX, in 8⁰ de 20 pp.

CHAUMETON (Franc.-P.). Esquisse historique de la médecine légale en France. Paris, 1806, in 8⁰. (Ch.)

MENDE (Ludw.-Jul.-Casp.). Ausführliches Handbuch der gerichtlichen Medicin. Leipzig, 1819, in 8⁰. (Ch.)

1. Theil. Kurze Geschichte der gerichtlichen Medicin.

ANSIAUX (Nic.). De medicinæ forensis historia eiusque dignitate. Leodii, 1822, in 4⁰. (Ch.)

KAHN (Ignaz). Über den medicinisch-polizeilichen Sinn der Mosaischen Gesetze. Inauguralabhandlung. Augsburg, 1825, in 8⁰. (Ch.)

Autre éd. 1833.

Histoire de la médecine légale. (Annales d'hygiène publique et de médecine légale, 1829, I, IX.)

DUMAS (François-Marie-Pascal-Isidore). Concours pour la chaire de médecine légale... Exposition historique et appréciation des secours empruntés par la médecine légale à l'anatomie et à la physiologie. Thèse... Strasbourg, 1838, in 4⁰ de 66 pp.

FAURE (Raymond). Concours pour la chaire de médecine légale... Exposition historique et appréciation des secours empruntés par la médecine légale à la médecine proprement dite. Thèse ... Strasbourg, 1838, in 4⁰ de 71 pp.

MALLE (P.). Concours pour la chaire de médecine légale . . . Exposition historique et appréciation des secours empruntés par la médecine légale à la physique et à la chimie. Thèse... Strasbourg, 1838, in 4⁰.

TOURDES (Gabriel). Concours pour la chaire de médecine légale... Exposition historique et appréciation des secours empruntés par la médecine légale à l'obstétricie. Thèse... Strasbourg, 1838, in 4⁰ de 94 pp.

TRINQUIER (F.-Victor). Concours pour la chaire de médecine légale... Exposition historique des secours empruntés par la médecine légale à la chirurgie ... Thèse... Strasbourg, 1838, in 4⁰ de 88 pp.

PFORDTEN (Gustav-Adolph von). Beiträge zur Geschichte der gerichtlichen Medicin aus den Justinianeischen Rechtssammlungen. Inaugural-Abhandlung... Würzburg, 1838, in 8⁰ de 56 pp.

DUMAS (F.-M.-P.-I.). Rapports de la médecine légale avec la législation. Thèse de concours... Strasbourg, 1840, in 4⁰.

Contenant un historique depuis les temps les plus reculés.

BAYARD (H.). Exposé historique de l'état actuel de la médecine légale pratique dans les différents états de l'Europe, considérations sur les moyens à employer pour former des médecins et des chimistes rapporteurs près les tribunaux. Paris, 1841, in 8⁰. (Ro.)

MAAS. Historisch-kritische Forschungen über die ersten Anfänge der gerichtlichen Medicin. (Heige, Archiv voor de Geneeskunde, 1841.) (Ro.)

MÜLLER. Über die Vernachlässigung der gerichtlichen Medicin in den Niederlanden. (Boerhaave, Tijdschrift, 1841.) (Ro.)

GLEITSMANN. Darstellung der Fortschritte der Staatsarzneikunde im letzten Decennium und des gegenwärtigen Standes derselben. (Haeser, Archiv, V.) (Ro.)

SCHVOB (Alex.). Essai sur la médecine légale chez les Hébreux. Thèse, nº 561... Strasbourg, 1861, in 4⁰ de 86 pp.

RIQUE (C.). Études sur la médecine légale chez les Arabes. (Gazette médicale de Paris, 1863, XVIII, 156.)

BERTHERAND (E.). La Médecine légale en Algérie... Alger, 1868, in 8⁰.

1re Livraison.

MAHIER (Ém.). Les Questions médico-légales de Paul Zacchias, médecin romain. Études bibliographiques . . . . . . Paris, 1872, in 8⁰.

Toxicologie.

BUZINKAI (Georgius). Dissertatio historico-medica de venenis eorumque antidotis... præside Wyero-Gulelmo Muys... Franequeræ, 1733, in 4° de 84 pp.

SCHULZE (J.-E.-Ferd.). Dissertatio inauguralis medica sistens toxicologiam veterum, plantas venenatas describentem veteribus cognitas... Halæ, 1788, in 4° de 80 pp.

TAYLOR (Alfred-S.). Report on the progress of toxicology in relation to medical jurisprudence, medical police, chemistry and pharmacy for the years 1843-4... (British and foreign medico-chirurgical Review, 1844, XVIII, 533.)

HILLAIRET (J.-E.). Notice historique sur l'empoisonnement par l'arsenic, sur l'emploi de l'appareil de Marsh et des autres moyens de doser ce toxique ... Paris, 1846, in 8° de 100 pp.

RABBINOWICZ (J.-M.). Études historiques de l'empoisonnement. Thèse... Paris, 1865, in 4° de 70 pp.

GILBERT (E.). Œuvres diverses. Essai historique sur les poisons, suivi d'une Esquisse sur la pharmacie au moyen âge et d'une Dissertation sur la manne du désert ... Moulins, 1868, in 8°.

20.

Histoire de la médecine vétérinaire.

Généralités.

ZANON (Antonio). Saggio di storia della medicina veterinaria... In Venezia, 1770, in 8°.

ERXLEBEN (Jo.-Chr.-Polycarp.). Oratio de arte veterinaria veteribus maxime æstimata, diu neglecta, hodie lætissime efflorescente. Gottingæ, 1771, in 4°. (Ch.)

(LUDWIG [Chr.-F.].) Tabellarische Übersicht der Geschichte der Thierheilkunde. Leipzig, 1794, in 8°. (Ch.)

NEBEL (Ern.-Lud.-Wilh.)... Solemnia inauguralia indicit, atque historiam artis veterinariæ a rerum initio usque ad ævum Caroli V præmittit. Giessæ, 1806, in 4° de 44 pp.

AMOREUX (Pierre-Jos.). Précis historique de l'art vétérinaire pour servir d'introduction à une bibliographie vétérinaire générale ... Montpellier, 1810, in 8°.

ECKEL (Geo.-Franz). Über den Nutzen und die Wichtigkeit der Thierheilwissenschaft, nebst kurzer geschichtlicher Darstellung derselben. Wien, 1823, in 8°. (Ch.)

PLANK. Über die Fort- und Rückschritte der Thierarzneiwissenschaft in gegenwärtiger Zeit. (Henke, Zeitschrift, 1828, I, 209.) (Ro.)

HECKER (J.-F.-C.). Histoire de la médecine vétérinaire dans l'antiquité; extrait de son histoire de la médecine, traduit de l'allemand par le Dr L.-P.-A. Gauthier... Paris, 1835, in 8° de 27 pp. (Ro.)

RYCHNER (J.-J.). Stand und Fortgang der Thierheilkunde bis zum Jahre 1837. Eine Berichterstattung an die Versammlung schweizerischer Thierärzte zu Olten am 11. September 1837. Bern, 1837, in 8°. (Ch.)

HEUSINGER (Carl-Friedr.). Theomnestus, Leibthierarzt Theodorichs des Grossen, Königs der Ostgothen... (Giessen, 1843,) in 4° de 8 pp.

— Recherches de pathologie comparée. Cassel, 1844, in 4°. (Ro.)

TISSERANT. Histoire abrégée de la médecine vétérinaire depuis les temps anciens jusqu'à la création des écoles ... Discours de réception lu à l'Académie ... des sciences, belles-lettres et arts de Lyon ... Lyon, 1855, gr. in 8° de 48 pp. (Mémoires de l'Académie ... de Lyon.)

Histoire de la médecine vétérinaire limitée à certaines nations.

Algérie.

BONZOM. La Médecine vétérinaire en Algérie. (Gazette médicale de l'Algérie, 1870, 55, 62, 91 et 108.)

Allemagne.

WALCH (C.). Darstellung des Veterinärwesens in den einzelnen deutschen Staaten. In administrativer und ökonomischer Hinsicht historisch erörtert. Hersfeld, 1838, in 8°. (Ch.)

Espagne.

SCHRADER. Beitrag zur Geschichte der Thierheilkunde in England und Spanien...

Voyez ci-après col. 1278.

France.

VOGELI (F.). Les Vétérinaires militaires en France... Besançon et Paris, 1835, in 8°. (Ro.)

HAMONT. Aperçu général sur l'état actuel de la médecine vétérinaire en France. Mémoire lu à l'Académie de médecine ... Paris, 1845, in 8° de 28 pp.

MAGNE (J.-H.). Recueil de rapports sur les progrès des lettres et des sciences en France. Rapport sur les progrès de la médecine vétérinaire depuis vingt-cinq ans ... Paris, Imp. impériale, 1867, gr. in 8°.

Grande-Bretagne.

SCHRADER. Beitrag zur Geschichte der Thierheilkunde in England und Spanien. (Magazin für Thierheilkunde, III, 465.) (Ro.)

Prusse.

DOEHL (C.). Die Veterinair-Polizei des Preussischen Staates... Potsdam, 1864, in 8°.

Histoire des épizooties.

PAULET (Jo.-Jacq.). Recherches historiques et physiques sur les maladies épizootiques... Paris, 1776, 2 vol. in 8°.

Traduit en allemand par G.-L. Rumpelt. Dresden, 1776, in 8°.

FLEISCHMANN (Gdf.). Geschichte der Rindviehpest und der Heilung derselben, nebst einem Verzeichniss der vorzüglichsten Schriften über diese Krankheit. Aus dem Lat. von J.-A. Schmidtmüller. Nürnberg, 1801, in 8°. (Ro.)

LAUBENDER (Bernh.). Seuchengeschichte der landwirthschaftlichen Hausthiere von den ältesten Zeiten herab bis auf das Jahr 1811. München, 1811, 2 vol. in 8°. (Ro.)

DUPUY. Traité historique et pratique sur les maladies épizootiques des bêtes à cornes et à laine, ou sur la picote et la clavelée ... Paris, 1836, in 8°.

HUSEMANN (Th.). Epizootien der Wuthkrankheit aus älterer Zeit und das Vorkommen der Lyssa in der Bibel und im Talmud. (Deutsche Klinik, 1859, 36.)

Ministère de l'agriculture et du commerce. Documents sur la peste bovine (1714-1871). Paris, Imp. nationale, 1872, in 4° de 83 pp.

BOULEY (H.). Institut de France. L'Importation et la propagation de la peste bovine... lue dans la séance publique annuelle des cinq Académies... Paris, 1873, in 4º de 29 pp.

Allemagne.

FRANQUE (Jo.-Bened.). Geschichte der Seuchen, welche in dem Herzogthum Nassau seit dem Ende des vorigen Jahrhunderts unter den Hausthieren geherrscht haben. Frankf. a. M., 1834, in 8º. Mit 10 tabb. (Ch.)

France.

Observations sur la maladie qui a attaqué les bestiaux dans plusieurs provinces de France et remèdes éprouvés contre cette maladie. Juin 1763. Paris, Imp. royale, 1763, in 4º de 7 pp.

Instructions et avis aux habitans des Provinces méridionales de la France sur la maladie putride et pestilentielle qui détruit le bétail. Publiées par ordre du Roi. Paris, Imp. royale, 1775, in 4º.

Ordonnance du Roi concernant l'exécution des mesures ordonnées par Sa Majesté contre les progrès de la maladie épizootique, dans les Provinces qui en sont affligées. Du 1er novembre 1775. Paris, 1775, in 4º de 3 pp.

(MÉRAT [F.-R.].) Rapport et observations sur l'épizootie contagieuse, régnant sur les bêtes à cornes de plusieurs départements de la France. Paris, 1814, in 8º.

Extrait d'un Rapport fait à la Société de la Faculté de médecine de Paris, le 28 avril 1814, par M. Huzard... sur une épizootie... rédigé par F.-R. Mérat.

RAINARD. Mémoire sur l'épizootie des chevaux qui a régné et qui règne encore en France et dans divers autres pays de l'Europe... Lyon, 1825, in 8º de 44 pp.

BOULEY (H.). De la Péripneumonie épizootique du gros bétail. Rapport général des travaux de la Commission scientifique instituée près le Ministère de l'agriculture... Paris, 1854, in 8º.

PETIT-LAFITTE. L'Épizootie de 1774. Bordeaux, 1864, in 18.

Discours d'ouverture des leçons de l'exercice 1863-64 du cours d'agriculture de Bordeaux.

BOULEY (H.)... Peste bovine. Rapport adressé à S. Exc. M. le Ministre de l'agriculture... Paris, 1867, in 8º de 43 pp. (Moniteur universel.)

Auvergne.

Observations sur une maladie qui attaque les bêtes à cornes dans la généralité d'Auvergne et qui s'est introduite sur la fin du mois d'avril 1731 dans l'élection de Gannat, généralité de Moulins. (S. l. n. d.,) in fol. plano.

Brie.

AUDOUIN DE CHAIGNEBRUN (H.). Relation d'une maladie épidémique et contagieuse qui a régné l'été et l'automne 1757 sur des animaux de différentes espèces dans quelques villes et plus de soixante Paroisses de la Brie... Paris, 1762, in 12 de 59 pp.

Calvados.

Enquête relative au typhus contagieux de l'espèce bovine, faite dans les divers arrondissements du Calvados, du 10 au 17 avril 1871. Caen, 1871, in 8º.

Deux-Sèvres.

PLASSE (L.-E.). Des Épizooties et des épidémies typhoïdes infectieuses dans les Deux-Sèvres en 1860... Niort, (s. d.,) in 8º de 5 pp. (Revue de l'Ouest.)

Douai.

DELPLANQUE (E.). Le Typhus dans l'arrondissement de Douai. Documents présentés à l'Association vétérinaire des départements du Nord et du Pas-de-Calais... Douai, 1866, in 8°.

Eure.

HEUYER. Rapport sur les maladies épizootiques, enzootiques, et contagieuses qui ont régné dans le département de l'Eure pendant l'année 1863-64... Évreux, 1865, in 8°.

Languedoc.

Consultation de l'Université de médecine de Montpellier sur la maladie épidémique qui règne parmi les bêtes à cornes et qui menace d'une invasion prochaine la province de Languedoc. Montpellier, 1775, in 4° de 19 pp.

Laon.

DU FOT (Augier). Mémoire sur la maladie épizootique du pays Laonnois ... Laon, 1771, in 8° de 54 pp.

Le Perche.

DARREAU. Rapport et mémoire au comice agricole de Châteaudun sur l'épizootie qui affecte les troupeaux du Perche ... (mars 1846.) Châteaudun, (1846,) in 8° de 22 pp.

Mayenne.

PICHON (S.). Étude sur l'hématurie bovine dans le département de la Mayenne... Paris, 1865, in 8° de 46 pp. (Mémoires de la Société impériale et centrale d'agriculture de France.)

Nord.

POMMERET... Résumé des épizooties qui ont régné dans le département du Nord pendant l'année 1870, présenté au Conseil central de salubrité ... Lille, (1871,) in 8°.

Oise.

DUBOS (Ernest). La Peste bovine dans le département de l'Oise pendant les années 1870, 1871 et 1872 ... Beauvais, 1873, in 8° de 52 pp.

Picardie.

VICQ D'AZYR. Précis historique de la maladie épizootique qui a régné dans la généralité de Picardie en 1779. (Mémoires de la Société royale de médecine, 1779-1782, 343.)

Rhône.

GOHIER (J.-B.). Mémoire sur la maladie épizootique qui règne en ce moment (1814) sur les bêtes à cornes dans le département du Rhône et ailleurs... Lyon, 1814, in 8° de 63 pp.

Toul.

HUSSON. Ville de Toul. Rapport sur la peste bovine en 1871, du 15 juin au 31 décembre. Toul, 1872, in 8° de 13 pp.

Valenciennes.

HUART père et fils. Peste bovine dans l'arrondissement de Valenciennes ... Valenciennes, 1871, in 4° de 7 pp.

La couverture imprimée sert de titre. — Rapport lu au comice de Valenciennes.

Hollande.

CAMPER. Mémoire sur l'épizootie de la Hollande. (Mémoires de la Société royale de médecine, 1776, 321.)

Italie.

LANCISI (Jo.-Maria)... Dissertatio historica de bovilla peste, ex Campaniæ finibus anno MDCCXIII Latio importata ... Accedit consilium de equorum epidemia quæ Romæ grassata est anno MDCCXII. Romæ, 1715, in 4°.

FRANK (Luigi). Storia succincta della malattia de' bovini nella Lombardia negli anni 1795 e 96... Firenze, 1796, in 8⁰ de 30 pp.

Suisse.

Ordonnance tendante à prévenir les ravages de l'épizootie. (24 janvier 1797.) Berne, 1797, in 4⁰ de 19 pp.

21.

Histoire des établissements hospitaliers.

(Pour les Établissements d'aliénés, les Léproseries, les Maisons d'accouchement, voyez ci-dessus col. 927-948, 1034-1038, et 1194-1196.)

MONGIARDINI (G.-A.). Saggio sugli spedali... Genova, 1803, in 8⁰.

MURAT (J.-A.). Des Causes et de l'origine de l'établissement des hôpitaux civils et militaires. Mémoire qui a concouru le 31 juillet 1812, à la Société des sciences, arts et belles lettres de Mâcon. Montpellier, 1813, in 8⁰.

FODÉRÉ (F.-E.). Essai historique et moral sur la pauvreté des nations, la population, la mendicité, les hôpitaux et les enfants trouvés... Paris, 1825, in 8⁰.

TRÉLAT (U.)... Mémoire historique et critique sur les hôpitaux examinés comme moyen de secours et d'enseignement... Paris, 1828, in 8⁰ de 38 pp. (Journal des progrès des sciences et institutions médicales.)

MORELLI (Luigi). Sull' Origine degli ospedali, discorso accademico. Firenze, 1837, in 8⁰. (Ro.)

GAUTHIER (L.-P.-Aug.). Recherches historiques sur la médecine dans les temples chez les peuples de l'antiquité ... et sur l'origine des hôpitaux... (1844.)

Voyez ci-dessus col. 477.

ANIZON. De l'Origine des hôpitaux. (Journal de la section de médecine de la Société académique de la Loire-Inférieure, 1847, XXIII, 189.)

ROUBAUD (Félix). Des Hôpitaux au point de vue de leur origine et de leur utilité, des conditions hygiéniques qu'ils doivent présenter, et de leur administration... Paris, 1853, in 8⁰.

JACQUOT (Félix). Quelques Mots sur l'origine de la médecine, des hôpitaux et des ordres hospitaliers; à propos du livre du Dr Roubaud: „Des Hôpitaux au point de vue de leur origine et de leur utilité." (Gazette médicale, 1853, VII, 541.)

MONNIER (Alex.). Histoire de l'assistance dans les temps anciens et modernes... Paris, 1856, in 8⁰.

2e éd. 1857.

HUSSON (Armand). Étude sur les hôpitaux considérés sous le rapport de leur construction, de la distribution de leurs bâtiments, de l'ameublement, de l'hygiène et du service des salles de malades... Paris, 1862, in 4⁰. Avec planches.

Société de chirurgie de Paris. Discussion sur l'hygiène et la salubrité des hôpitaux... Paris, 1865, in 8⁰.

BROCHIN. Histoire générale de l'assistance. (Gazette hebdomadaire de médecine, 1867, IV, 225, 273 et 289.)

LORENZ (Chr.-Heinr.). Programma. Publicæ pauperum apud veteres curæ specimina. Altenburgi, 1797, in 4⁰ de 46 pp. (Ro.)

PERCY et WILLAUME. Mémoire couronné par la Société des sciences, belles-lettres et arts de Mâcon, en 1812, sur la question suivante : Les anciens avaient-ils des établissemens publics en faveur des indigens, des enfans orphelins ou abandonnés ; des malades et des militaires blessés ; et, s'ils n'en avaient point, qu'est-ce qui en tenait lieu?... Paris, 1813, in 8⁰.

DUMAS (J.-B.). Des Secours publics en usage chez les anciens... Mémoire sur cette question : Les anciens avaient-ils des établissemens publics en faveur des indigens, des enfans orphelins ou abandonnés ; des malades et des militaires blessés ; et, s'ils n'en avaient point, qu'est-ce qui en tenait lieu ? . . . Paris, 1813, in 8⁰.

MATTHAEI (Gius. de). Sulle Infermerie degli antichi e loro differenza dai moderni. Roma, 1829, in 8⁰. (Ro.)

MONE (F.-J.). Über Armen- und Krankenpflege früherer Zeit mit Urkunden... Karlsruhe, 1861, in 8⁰.

KRAUT. Einrichtung der Armenanstalten im Mittelalter. (Hannoverisches Magazin, 1786, 141.) (Ro.)

BENSEN (Henr.-W.). Ein Hospital im Mittelalter. Beitrag zu der Geschichte der Wohlthätigkeitsstiftungen ... Regensburg, 1853, in 8⁰.

Allemagne.

Bade.

VOLZ (Rob.). Das Spitalwesen und die Spitäler des Grossherzogthums Baden. Nach ihrem jetzigen Bestande und ihrer geschichtlichen Entwicklung geschildert.... Karlsruhe, 1861, in 8⁰. (S. J.)

Bamberg.

MARCUS (Adalb.-Fr.). Kurze Beschreibung des allgemeinen Krankenhauses zu Bamberg. Weimar, 1797, in 8⁰. (Ro.)

PFEUFER (Chr.). Geschichte des allgemeinen Krankenhauses zu Bamberg, von seiner Entstehung bis auf gegenwärtige Zeit. Bamberg, 1825, in 8⁰. (Ch.)

LANDGRAF (M.). Das Kloster Michaelsberg und das Elisabethen-Katharinenspital zu Bamberg. Mit dem Bildnisse, dem Grabmale und dem Stammbaume des heil. Otto. Bamberg, 1837, in 8⁰. (Ch.)

Dresde.

HILLE (Karl-Chr.). Das Königl. Krankenstift zu Dresden (Friedrichsstadt) nach seiner Geschichte, Einrichtung und seinen Leistungen. Dresden, 1833, in 8⁰. (Ch.)

Hambourg.

Nachricht von der neu errichteten medicinischen Anstalt für kranke Hausarme zu Hamburg. 1-2. Sammlung. Hamburg, 1719-1784, in 4⁰. (Ro.)

GÜNTHER (J.-Arn.). Nachrichten von der Errichtung und dem Fortgang der Hamburgischen Armenanstalt. Hamburg, 1794, in 4⁰. (Ro.)
1r Band.

Das Hamburgische allgemeine Krankenhaus. Hamburg, 1830, in 4⁰. Avec 6 plans in fol. (Ch.)

Hanovre.

ANDREÄ. Beschreibung des neuen Krankenhauses der Stadt Hannover. Hannover, 1838, in 8⁰. Avec 3 planches. (Ch.)

Leipzig.

RADIUS (J.). Skizze der Geschichte des Georgenhospitals zu Leipzig als Heilanstalt. (Festprogramm der med. Gesellschaft zu Leipzig zum 50jähr.

Doctorjubiläum des Geh. Medicinalrath J.-C.-A. Clarus.) Leipzig, 1851, in 4°. (E.)

Mayence.

Das allgemeine Krankenhaus in Mainz. Frankfurt, 1788, in 8°. (Ch.)

Munich.

MARTIN (Anselm). Geschichtliche Darstellung der Kranken- und Versorgungsanstalten zu München. München, 1834, in 12. (Ch.)

— Beschreibung des allgemeinen Krankenhauses zu München. München, 1834, in 8°. (Ro.)

Nuremberg.

GEIST (Lor.). Das allgemeine Krankenhaus der Stadt Nürnberg in den ersten 20 Jahren seines Bestehens. Nürnberg, 1866, in 8°. (E.)

Ratisbonne.

Nachricht von der Entstehung und dem gegenwärtigen Zustande des katholischen Krankenhauses zum heiligen Joseph in Regensburg. Augsburg, 1806, in 8°. (Ch.)

Autriche.

GRECO (A.). Coup d'œil sur les hôpitaux . . . en Italie, à Vienne . . . (1830.)

Voyez ci-dessus col. 506.

MARTIN (Anselm). Die Kranken- und Versorgungsanstalten in Wien, Baden, Linz und Salzburg. Mit Vorrede von F.-R. von Hæberl. München, 1832, in 8°. (Ro.)

WITTELSHÖFER (L.). Wien's Heil- und Humanitäts-Anstalten, ihre Geschichte, Organisation und Statistik. Nach amtl. Quellen. Wien, 1856, in 8°. (E.)

WAGNER (Jos.). Geschichte des Fremdenhospitals für arme Kranke aller Nationen in Karlsbad. Karlsbad, 1842, in 8°. (E.)

KNOLZ (Jos.-J.). Darstellung der Humanitäts- und Heilanstalten im Erzherzogthum Österreich unter der Enns. Wien, 1840, in 8°. (Ro.)

Amérique.

ARMSBY (J.-H.). Hospitals of the United States; an address. New-York, 1853, in 8°. (S. D.)

A brief Account of the New-York hospital. New-York, 1804, in 8° de 72 pp. (C.)

Some Account of the Medical School in Boston, and of the Massachusetts general hospital... (1824.)

Voyez ci-dessus col. 558.

RAWSON (Ch.-J.). (La Santé et les hôpitaux dans le Mississippi.) (Americ. med. Times.) (S. J., 1862.)

COATES (Benjamin-H.). Brief Account of the history and present state of the Pennsylvania hospital. (Chapman Philad. Journal of med. and phys. Society, 1824, IX, 30.) (C.)

MALIN (W.-G.). Some Account of the origin, objects and present state of the Pennsylvania Hospital. Philadelphia, 1828, in 12 de 24 pp.

MEIGS (Charles-D.). (Notice sur Pennsylvania Hospital.) (Pennsylvania Hospital, Reports, 1868, I, 17. (S. J.)

Histoire de l'Hôtel-Dieu de Quebec. Montauban et Paris, (1751,) in 12.

Rédigée par sœur Françoise Jucherau de St-Ignace, d'après les mémoires des mères Forestier de St-Bonaventure, St-Augustin, et de la Nativité.

Belgique.

CARTER (H.-W.). A short Account of the principal hospitals of France, Italy... and the Netherlands... (1819.)

Voyez ci-après col. 1291.

SCHULTES (Jul.-Herm.). De nosocomiis quibusdam Belgicis, Britannicis, Gallicis commentariolum. Dissertatio inauguralis. Landishuti, 1825, in 4°. (Ch.)

(KERCHOVE [H. de].) Législation et culte de la bienfaisance en Belgique, d'après des documents authentiques, depuis le commencement du christianisme jusqu'à nos jours, par H. D. K... Louvain, 1852, in 8°.

Statistique des hospices et des bureaux de bienfaisance du royaume de Belgique. Bruxelles, 1857, gr. in 4°.

VANDERSTRAETEN (Edm.). Chronique de l'hôpital d'Audenarde (1415-16 à 1589-90). Gand, 1857, in 8° de 24 pp. (Annales de la Société royale des Beaux-Arts de Gand.)

UYTTERHOEVEN (André). Notice sur l'hôpital Saint-Jean de Bruxelles, ou Étude sur la meilleure manière de construire et d'organiser un hôpital de malades . . . Bruxelles, 1852, in 8°. Avec 1 plan.

VAN DER REST. Aperçu historique sur les établissements de bienfaisance de la ville de Bruxelles. Bruxelles, 1860, in 8°.

SAINT-GÉNOIS (Baron J. de). Histoire de l'hospice de Wenemaer, à Gand, et de ses fondateurs. Gand, 1854, in 8° de 47 pp. (Messager des sciences historiques.)

N'a pas été mis en vente.

DEVILLERS (L.). L'Église et l'hôpital du Béguinage à Mons. (Annales de l'Académie d'archéologie de Belgique, XVII.) (D.)

DEVILLERS (L.). Notes sur l'origine, l'emplacement et la statistique des hospices de Mons. (Petites Affiches du Hainaut, 26 juillet et 2 août 1853.) (D.)

Cappadoce.

HECKER (J.-F.-C.). Nachrichten über den Ursprung der christlichen Krankenpflege, insbesondere über die vom heiligen Basilius im IV. Jahrhundert gegründeten Krankenanstalten in Kappadocien. (Medicin. Zeitung des Vereins für Preussen, 1834, N° 21.) (Ro.)

Chine.

PARKER (Peter). Sur l'établissement d'hôpitaux en Chine. (Gazette médicale, 1841, IX, 561.)

Danemark.

WENDT (Jo.-Chr.-W.). Almindeligt hospital i Kjøbenhavn, dets indretning og forfadning, pengevæsen, legater, historie, etc. Kjøbenhavn, 1833, in 8° de 82 pp. Avec 3 tableaux. (Ro.)

BANG (J.-L.). Det kongelige Frederik Hospital i Kjøbenhavn. Kjøbenhavn, 1840, in 4° de 65 pp. (Ro.)

VERNOIS (Max.). Notice sur l'hôpital communal de Copenhague . . . Paris, 1866, in 8° de 20 pp. Avec 4 planches.

GAD (C.-A.). Sanct Hans Hospital og Claudi Rossets stiftelse. Et mindeskrift udgivet 1866 ved Kjøbenhavns Magistrats foranstaltning til Erindring om stiftelsens Bestaaen i 100 Aar og Hospitalets virksomhed som sindssygeanstalt paa Bestrupgaard i 50 Aar... Kjøbenhavn, (s. d.,) in 4° de 52 pp. Avec 9 planches ou plans.

Égypte.

MACRIZI... Beschreibung der Hospitäler in el-Cahira, aus den arabischen Handschriften übersetzt von Wüstenfeld. (Hentschel, Janus, I, 28.) (Ro.)

— Description des hôpitaux du Caire.

(Revue médico-chirurgicale, 1848, III, 250.)

Reproduction de l'article précédent traduit en français par le Dr Malherbe dans le „Journal de la Société de médecine de la Loire-Inférieure."

Espagne.

LLORACH (P.). (Les Hôpitaux en Espagne.) (El Siglo médico, 1862, 467.) (S. J., 1863.)

Europe.

ANDRÉE (C.-Marx). Neuester Zustand der vorzüglichsten Spitäler und Armenanstalten in einigen Hauptorten des In- und Auslandes. Leipzig, 1810-1811, 2 vol. in 8°. (Ro.)

CARTER (H.-W.). A short Account of the principal hospitals of France, Italy, Switzerland and the Netherlands, with remarks upon the climate and diseases of those countries. London, 1819, in 8°. (Ro.)

2nd ed. 1821.

REMACLE (Bern.-Benoit). Des Hospices d'enfans trouvés en Europe, principalement en France, depuis leur origine jusqu'à nos jours. Ouvrage couronné... Paris, 1828, in 8°.

DIETL (J.). Kritische Darstellung europäischer Krankenhäuser... Wien, 1853, in 12.

HÜGEL (Frz.-S.). Die Findelhäuser und das Findelwesen Europa's, ihre Geschichte, Gesetzgebung, Verwaltung, Statistik und Reform. Wien, 1863, in 8°. (E.)

EMMINGHAUS (A.). Das Armenwesen und die Armengesetzgebung in europäischen Staaten. Unter Mitwirkung der Herren A. Bammel... M.-M. v. Baumhauer... Fr. Bitzer... M. Block ... I. Bodio... V. Boehmert... E. Bruch ... A. Grumrecht... P. Kollmann... F. Kleinwächter... A. Lammers... P. Lotheisen... W. Lotz... F. Makowiczka... D.-H. Meier... J.-C.-F. Nessmann... H. Rentzsch... A. Rindfleisch ... K. Scholz... H. Schwabe... W. Geelig... L. Strackerjan... A. Warrentrapp... O. Wachenhusen... Berlin, 1870, in 8°.

France.

Edictz Royaulz faictz iusques en l'an mil cinq cens cinquante trois. Pour les Hospitaulx, Maisons Dieu, Leprosareries et Ausmosneries de ce Royaume. (15 janvier 1545 — 12 fevrier 1553.) Paris, 1553, in 8°.

Recueil des Edits et Declarations concernant les Hospitaux et Maladreries de France. Ensemble divers Arrests rendus en la Chambre Royale en exécution de l'Edit du mois de Decembre 1672. Paris, 1675, in fol.

Abregé des edicts, arrests et reglemens faits depuis cent ans sur l'administration generale des Hospitaux et Maladreries de France, comme aussi de ceux faits en faveur des Estropiez pour le service de la couronne; par Henry le Grand: et de ceux que le sieur grand Ausmonier a obtenus par surprise pour les revoquer et aneantir, au grand preiudice de l'Estat. (S. l., 1728,) in 4° de 8 pp.

DEHORNE. Précis historique des hôpitaux militaires. (Journal de médecine militaire, 1782, I, 1.)

RECALDE (de). Abrégé historique des hôpitaux, contenant leur origine, les différentes espèces d'hôpitaux, d'hospitaliers et d'hospitalières, et les suppressions et changemens faits dans les hôpitaux en France par les édits et les règlements de nos rois. Paris, 1784, in 12. (Ch.)

Autre éd. 1785. (C.)

CARTER (H.-W.). A short Account

of the principal hospitals of France... (1819.)

Voyez ci-dessus col. 1291.

CLARK (J.). Medical Notes on climate, diseases, hospitals... in France... (1820.)

Voyez ci-après Topographies médicales.

SCHULTES (J.-H.). De nosocomiis quibusdam Belgicis... Gallicis... (1825.)

Voyez ci-dessus col. 1289.

REMACLE (B.-B.). Des Hospices d'enfans trouvés en Europe, principalement en France... (1828.)

Voyez ci-dessus col. 1291.

JOHNSTON (David). General medical and statistical History of the present condition of public charity in France. Edinburgh, 1829, in 8°.

POINTE (J.-P.). Lettre sur quelques hôpitaux de France. (Gazette médicale de Paris, 1834, II, 225.)

Hôpitaux de France et d'Angleterre; leurs ressources et leurs charges. (Gazette médicale, 1835, III, 785.)

TERME et MONFALCON. Histoire statistique et morale des enfants trouvés, suivie de 100 tableaux... Paris, 1837, in 8°.

LAMOTHE (L. de). Études sur la législation charitable. Vues de réformes financières et administratives dans le régime des établissemens de bienfaisance... Paris, 1845, in 8° de 86 pp.

MARTIN-DOISY. De l'Union des hôpitaux opérée sous le règne de Louis XIV, de 1695 à 1705... Paris, 1854, in 8°. (Annales de la charité.)

LE GLAY (Jules). Recherches historiques sur les anciens hospices ruraux du nord de la France... Lille, 1858, in 8° de 29 pp.

LEFORT (Léon). Note sur quelques points de l'hygiène hospitalière en France et en Angleterre... Paris, 1862, in 8° de 48 pp. (Gazette hebdomadaire de médecine.)

BONNAFONT. Hygiène comparée des hôpitaux en France et à l'étranger. Discours prononcé à l'Académie... de médecine... Paris, 1862, in 8° de 7 pp. (Union médicale.)

Situation administrative et financière des hôpitaux et hospice de l'empire. Documents recueillis et mis en œuvre par les inspecteurs généraux des établissements de bienfaisance... Paris, Imp. impériale, 1869, 2 vol. in 4°.

Abbeville.

LOUANDRE. Notice historique sur l'Hôtel-Dieu d'Abbeville (1155-1855). Abbeville, 1856, in 8° de 72 pp.

Aix.

Institution et règlements de l'hôpital Notre-Dame-de-Miséricorde établi dans la ville d'Aix pour le soulagement des Pauvres malades, des Honteux et des Invalides. Aix, 1688, in 8°.

Albi.

CROUZET (G.). Notice historique de l'hospice d'Albi... Albi, 1853, in 4° de 62 pp.

Alise.

Recueil de diverses pièces et mémoires servant à l'histoire de l'hôpital de Sainte-Reine-d'Alize en Bourgogne, diocèse d'Autun. Paris, 1692, in fol.

Amiens.

MORGAN-FRONDEVILLE (Baron de). Essai sur l'histoire de l'assistance à Amiens... Amiens, 1867, in 8° de 68 pp. (Mémoires du congrès scientifique de France, 34e session.)

Angers.

BERNIER (l'abbé). Inauguration des

peintures murales de la chapelle de l'hospice Sainte-Marie d'Angers.. Discours... Angers, 1857, in 8⁰.

PORT (Célestin). Notice historique sur l'hôpital Saint-Jean d'Angers. (p. I de Inventaire des archives anciennes de l'hôpital Saint-Jean d'Angers, Paris, 1870; et de Cartulaire de l'hôpital Saint-Jean d'Angers, ibid.)

Arc-en-Barrois.

POULLAIN (A.). Notice historique sur l'hôpital d'Arc-en-Barrois (Haute-Marne)... Chaumont, 1868, in 8⁰ de 29 pp.

Arras.

PROYART (l'abbé Lievain-Bonaventure). Notices historiques sur les établissements de bienfaisance anciens et modernes de la ville d'Arras et de sa banlieue... Arras, 1847, in 8⁰.

Aubrac.

BOUSQUET (l'abbé). L'ancien Hôpital d'Aubrac (Aveyron)... Deuxième édition. Rodez, 1845, in 8⁰. (Mémoires de la Société des lettres...de l'Aveyron.)

Autun.

CHARMASSE (A. de). Notice sur les anciens hôpitaux d'Autun. (Annales de la Société Éduenne, 1860-62.)

Avranches.

BEAUREPAIRE (Ch. de). Notice sur l'hospice d'Avranches... Avranches, 1858, in 8⁰.

Bayeux.

PLUQUET (Frédéric). Mémoire historique sur l'Hôtel-Dieu de Bayeux... Caen, 1825, in 8⁰ de 24 pp.

Beaufort-en-Vallée.

DENAIS (J.-R.). Histoire de l'Hôtel-Dieu de Beaufort-en-Vallée (1412-1810)... Paris et Angers, (1871,) in 8⁰.

Beaune.

Notice sur l'hôpital de Beaune. Beaune, 1854, in 8⁰ de 34 pp. Avec une vue.

Extrait de l'histoire de Beaune.

Berck-sur-mer.

Notice sur l'Hôpital Napoléon, édifié à Berck-sur-mer (Pas-de-Calais). Paris, (1869,) in 8⁰ de 16 pp.

Bigorre.

CURIE-LASSUS (l'abbé). La Charité dans la Bigorre ou Les hôpitaux de Tarbes pendant ces trois derniers siècles... Paris, 1864, in 18.

COUARAZE DE LAA (F.). Étude historique sur la charité dans la Bigorre ... Auch, 1865, in 8⁰ de 18 pp. (Revue de Gascogne.)

Bordeaux.

DUBREUILH (Charles). Recherches historiques sur les établissements et régimes hospitaliers à Bordeaux depuis les temps les plus reculés jusqu'à nos jours... Bordeaux, 1864, in 8⁰ de 48 pp.

BANCAL (A.-P.). Lettres médicales sur le grand hôpital Saint-André et les hospices civils de Bordeaux; suivies d'aperçus philosophiques sur les mœurs médicales... Bordeaux, 1834, in 8⁰.

MANÈS (W.). Notice sur l'hôpital St-André de Bordeaux. (Actes de l'Académie de Bordeaux, 1865, XXVII, 109.)

SOUS (G.). Histoire des Enfants-Trouvés de Bordeaux... Bordeaux, 1865, in 8⁰ de 32 pp.

Bourg.

EBRARD (E.). Misère et charité

dans une petite ville de France de 1560 à 1862. Essai historique et statistique sur les établissements et institutions de bienfaisance de la ville de Bourg... Bourg, 1866, in 8⁰.

Caen.

TROUVÉ. Mémoire sur la topographie médicale de l'Hôtel-Dieu de Caen ... Caen, 1826, in 8⁰ de 48 pp.

— Hôtel-Dieu de Caen. (Annuaire normand des cinq départements de l'ancienne Normandie, 1836, 225.)

Cambray.

WILBERT (Alc.). Notice historique sur l'ancien hôpital Saint-Jean de Cambray... (S. l. n. d.,) in 8⁰. (Mémoires de la Société de Cambray, 1862.)

Chambéry.

CHAPPERON (T.). Hôpitaux de Chambéry à la fin du XIVe siècle. (p. 273 de Chambéry à la fin du XIVe siècle... Paris, 1863.)

Champagne.

BARTHÉLEMY (Édouard de). Notice sur les établissements des hospitaliers militaires en Champagne . . . Paris, 1850, in 8⁰ de 18 pp. (Bulletin monumental publié à Caen par M. de Caumont.)

Chantelle.

MIGNOT (Antoine). Histoire de la fondation de l'hôpital cantonal de Chantelle... Chantelle, 1862, in 8⁰.

Chartres.

DURAND (Paul). Deux Lectures sur l'ancien Hôtel-Dieu de Chartres détruit en 1868... Chartres, 1869, in 8⁰ de 16 pp Avec 2 planches.

Châteaudun.

MERLET (Lucien). Inventaire sommaire des archives hospitalières antérieures à 1790. Hospices de Châteaudun... Châteaudun, 1867, in 4⁰.

Châteauneuf.

Dotation Colbert. Note historique. Situation régularisée et complétée de la rente de la dotation, son avoir actuel; règlement pour l'admission à l'hôpital de Châteauneuf des malades pauvres appartenant aux communes qui composent l'ancienne seigneurie de Châteauneuf... Bourges, 1871, in 4⁰ de 20 pp.

La couverture imprimée sert de titre.

Cherbourg.

PONTAUMONT (de). Précis historique sur l'hôpital de la marine à Cherbourg . . . Cherbourg, 1851, in 8⁰ de 9 pp. (Mémoires de la Société académique de Cherbourg.)

Clermont-Ferrand.

PEGHOUX (A.). Recherches sur les hôpitaux de Clermont-Ferrand, précédées de considérations générales sur l'origine des établissements de bienfaisance . . . Clermont-Ferrand, 1845, in 8⁰. (Annales de l'Auvergne.)

Dijon.

Fondation, construction, oeconomie et reglements des Hospitaux du S. Esprit et de Nostre-Dame de la Charité en la ville de Dijon. Dijon, 1649, in 4⁰.

PEIGNOT (G.). Histoire de la fondation des hôpitaux du Saint-Esprit de Rome et de Dijon, représentée en 22 sujets gravés d'après les miniatures d'un manuscrit de la bibliothèque de l'hôpital de la Charité de Dijon, accompagnée d'une description et d'un précis chronologique. Dijon, 1838, in 4⁰ de 100 pp. Avec planches.

D'ARBAUMONT (Jules). Notice historique sur la Chapelle et l'Hôpital-aux-Riches... Dijon, 1868, in 4°.

Domfront.

Notice sur l'hospice de Domfront, diocèse de Beauvais (département de l'Oise). Paris, (1853,) in 8° de 8 pp.

Douai.

BROSSART. Notes historiques sur les hôpitaux et établissements de charité de la ville de Douai . . . Douai, 1843, in 8°. Avec 1 lithographie.

Dourdan.

BOIVIN (E.). Notice sur l'Hôtel-Dieu et sur le bureau de bienfaisance de Dourdan (Seine-et-Oise). Étampes, 1854, in 4° de 24 pp.

La couverture imprimée sert de titre. — Rapport fait à la Commission administrative.

Gironde.

LAMOTHE (L. de). Recherches historiques et statistiques sur les institutions de bienfaisance dans le département de la Gironde. (Actes de l'Académie de Bordeaux, 1846, VIII, 121.)

Les Montils.

BEAUCORPS (Maxime de). Les Montils, ses ruines, son Hôtel-Dieu au XIIIe siècle... Orléans, 1868, in 8° de 15 pp.

Le Perron.

PHILIPEAUX (E.-R.). Notice historique et médicale sur l'hospice des Incurables du Perron . . . Lyon, 1850, in 8° de 39 pp.

Libourne.

BURGADE (J.-B.-J.-Eugène). Histoire de l'hôpital de Libourne... Bordeaux, 1867, in 8°. Avec 1 planche.

Lisieux.

VASSEUR (Charles). Notice historique et archéologique sur la Maison-Dieu et les Mathurins de Lisieux . . . Caen, 1864, in 8° de 82 pp. Avec 1 planche. (Bulletin monumental.)

Lyon.

HURÉ jeune. Revue et critique sur l'Hôtel-Dieu, la Charité, l'Antiquaille et autres établissements du même genre existant à Lyon... Lyon, 1829, in 12.

Privileges en faveur du grand Hôtel-Dieu ou Hôpital général de Nôtre-Dame-de Pitié du Pont du Rône de la Ville de Lyon. (Xbre 1698.) (S. l. n. d.,) in 4° de 24 pp.

DAGIER (Étienne). Histoire chronologique de l'Hôpital général et grand Hôtel-Dieu de Lyon, depuis sa fondation, mêlée de faits historiques concernant l'Aumône générale et la ville de Lyon ... Paris et Lyon, (s. d.,) 2 vol. in 8°.

POINTE (J.-P.). Histoire topographique et médicale du grand Hôtel-Dieu de Lyon, dans laquelle sont traitées la plupart des questions qui se rattachent à l'organisation des hôpitaux en général . . . Paris et Lyon, 1842, in 8°. Avec pl.

Lettres patentes accordées... à l'Hôpital général de la Charité et Aumône générale de Lyon, au mois de septembre 1729. Lyon, 1755, in 4° de 28 pp.

Statuts et règlements de l'Hôpital général de la Charité, et Aumône générale de Lyon. Lyon, 1766, in 4°.

ACHARD-JAMES (J.-M.). Histoire de l'hospice de l'Antiquaille de Lyon ... Lyon, 1834, in 8°.

POMMET. L'Antiquaille... Lyon, (1838,) in 8° de 19 pp. Avec planche.

Extrait de Lyon ancien et moderne.

Potton (F.-F.-Ariste). De l'Hospice de l'Antiquaille, des vices de son organisation présente; des changements, des réformes qu'il réclame pour répondre à l'esprit de la loi, au vœu des fondateurs et aux besoins de la population lyonnaise... Lyon, 1845, in 8⁰.

Nouvelle Notice sur l'hospice des vieillards de la Guillotière. Lyon, 1841, in 4⁰ de 12 pp.

Marseille.

Documents statistiques sur les hôpitaux et hospices civils et militaires de Marseille, 1825-1834. Marseille, 1837, in 8⁰.

Fabre (Aug.). Histoire des hôpitaux et des établissements de bienfaisance de Marseille. Marseille, 1854, 2 vol. in 8⁰. (B. L.)

Statuts et règlemens pour la police, gouvernement, direction, administration de l'hôpital général de la Charité de Marseille . . . Marseille, 1771, in 4⁰. (B. L.)

Lettres patentes et règlemens de l'hôpital des Paralitiques incurables de la ville de Marseille. Marseille, 1703, in 8⁰. (B. L.)

Statuts et règlements de l'hôpital des Pauvres passans et malades convalescens fondé dans la ville de Marseille. Aix, 1675, in 18 de 35 pp. (B. L.)

Dissertation sur l'origine et la qualité de l'hôpital érigé anciennement dans la ville de Marseille et qui en l'année 1732 porte le titre d'Hôpital des Hydropiques, ou de Ste Eutrope. Arles, 1732, in 4⁰. (B. L.)

Mortreuil. Monographie de monuments marseillais. L'Hôpital Ste Marthe. Marseille, 1856, in 8⁰. (B. L.)

Melun.

Grésy (Eugène). Ancien Hôtel-Dieu Saint-Nicolas de Melun... Paris, 1854, in 8⁰ de 23 pp. (Recueil de la Société de sphragistique.)

Metz.

Larchey (Lorédan). Mémoire historique sur l'hôpital Saint-Nicolas de Metz au moyen âge... Metz, 1854, in 8⁰ de 62 pp.

Meuse.

Baillot. Notice historique et statistique sur les établissements de bienfaisance du département de la Meuse ... Bar-le-Duc, 1872, in 8⁰ de 71 pp. (Mémoires de la Société des lettres, sciences et arts de Bar-le-Duc.)

Montpellier.

Germain. Charité publique et hospitalière à Montpellier au moyen âge ...Montpellier, 1859, in 4⁰.

Mortagne.

Ragaine. Notice sur l'Hôtel-Dieu de Mortagne...Caen, 1843 (sic 1845), in 8⁰ de 23 pp. (Annuaire normand pour 1844.)

Mulhouse.

Notice sur l'hospice et les établissements de bienfaisance de Mulhouse. Mulhouse, (1852,) in 8⁰ de 8 pp.

Nancy.

La Flize. Notice historique de l'hôpital militaire de Nancy . . . Nancy, 1848, in 8⁰ de 36 pp. Avec 1 plan.

Leclerc. Hospices civils de Nancy. Rapport fait à la Commission des trois hospices civils de Nancy... sur le projet d'édification d'un nouvel hôpital et de la réorganisation des deux autres hospices. Juin 1873. Nancy, 1873, in 4⁰ de 30 pp.

Nantes.

MAITRE (Léon). Le Casuel des hôpitaux de Nantes. (Revue de Bretagne et de Vendée, 1872, XXXI, 52.)

Napoléon-Vendée.

SAINTE-HERMINE (M[quis] de). De l'Hôpital général de Napoléon-Vendée et de l'assistance publique dans la Vendée ... Napoléon-Vendée, 1864, in 8⁰ de 28 pp.

Niort.

CASIMIR (Prosper). Les Pages douloureuses de la guerre. L'Hôpital-hospice de Niort en 1870-71 ... Niort, 1872, in 8⁰. Avec photographies.

Contenant un historique de l'hôpital.

Nogent-le-Rotrou.

GOUVERNEUR (A.). Un Coin du vieux Nogent. L'Hôtel-Dieu. Esquisse historique... Nogent-le-Rotrou, 1868, in 8⁰.

Paris.

Tableau de l'humanité et de la bienfaisance, ou Précis historique des charités qui se font dans Paris, contenant les divers Établissements en faveur des pauvres, et de toutes les personnes qui ont besoin de secours... Paris, 1769, in 12.

TENON. Mémoires sur les hôpitaux de Paris... imprimés par ordre du roi. Paris, 1788, in 4⁰. Avec figures en taille-douce.

AUDIN-ROUVIÈRE. Description des hôpitaux de Paris. (Avec Essai sur la topographie physique et médicale de Paris... Paris, an II.)

FRIEDLÄNDER (Mich.). Entwurf einer Geschichte der Armen- und Krankenanstalten, nebst einer Nachricht von dem jetzigen Zustande der Pariser Armenanstalten und Hospitäler, insbesondere im Nov. 1803. Leipzig, 1804, in 8⁰.

CLAVAREAU (L.-J.). Mémoire sur les hôpitaux et hospices de Paris... Paris, 1805, in 8⁰.

SCHWEIGGER (A.-Fr.). Über Kranken- und Armenanstalten zu Paris, herausgegeben mit Zusätzen von J.-G. Langermann. Baireuth, 1810, in 8⁰. (Ro.)

Autre éd. 1818. Leipzig, in 8⁰. (Ro.)

Table alphabétique, chronologique et analytique des règlements relatifs à l'administration des hôpitaux, hospices, enfants-trouvés et secours de la ville de Paris. Paris, 1815, in 8⁰.

BARTLETT (Elisha). Account of the Hôpital de la Pitié, Hôpital de St-Antoine, Hôpital Necker, Hôpital Cochin and Hôpital Beaujon at Paris. (Americ. Journ. of med. sc., 1829, IV, 117.) (C.)

GRECO (A.). Coup d'œil sur les hôpitaux ... en Italie ... à Paris ... (1830.)

Voyez ci-dessus col. 506.

ΒΟΥΡΟΣ (Ιωανν.)... Περὶ νοσοκομείων σχεδίασμα. Ἐν Παρισίοις, 1831, in 8⁰.

ANDRADE. Breve Noticia do los hospitales y hospices civiles de Paris. (Periodico de la Academia de medicina de Mègico, 1836, I, 129 et 161.)

BOUCHARDAT (A.). Notice sur les hôpitaux, hospices civils, et secours à domicile de la ville de Paris. (En tête de Nouveau Formulaire magistral. Paris, 1840.)

2e-18e édition, 1843-1873.

STEWART (F.-Campbell). The Hospitals and surgeons of Paris, an historical and statistical account of the civil hospitals of Paris, with miscellaneous information and biographical notices of some of the most eminent of the living Parisian surgeons. New-York, 1843, in 8°. (Ro.)

Ducamp (Maxime). Les Hôpitaux à Paris. (Revue des Deux Mondes; et t. IV, p. 167 de Paris, ses organes, ses fonctions et sa vie... Paris, 1873.)

Einrichtungen und Anstalten in dem Hospice de Charité zu Paris. Leipzig, 1780, in 8°. (Ro.)

Jourdan (P.). Notice sur l'hôpital de la Charité de Paris, précédée de quelques observations générales sur les institutions charitables . . . Paris, 1837, in 8°.

Description topographique de l'hôpital des Enfants malades . . . Paris, 1805, in 8° de 15 pp. (Journal de médecine, chirurgie, etc.)

Edict du Roy, Portant Establissement de l'Hospital Général, pour le renfermement des Pauures Mandians de la Ville et Faux-bourgs de Paris. Donné à Paris au mois d'Avril, mil six cent cinquante six . . . Paris, Imp. royale, 1661, in 4°.

Suivi de plusieurs règlements, ordonnances et règlements confirmatifs, dont le dernier est du 7 septembre 1660.

Procès-verbal de Messieurs les Commissaires députés par la Cour pour reconnaître l'état de l'Hôpital général de la ville de Paris et ses urgentes nécessités; ensemble les arrêts de la dite Cour, rendus sur icelui. Paris, Le Prest, 1663, in 4° de 32 pp.

Histoire de l'établissement de l'Hôpital général, avec les actes et pièces justificatives. Paris, 1676, in 4°.

Desmagny. Code de l'Hôpital général de Paris ou Recueil des principaux édits, arrêtés, déclarations et règlements qui le concernent, ainsi que les maisons et hôpitaux réunis à son administration ... Paris, 1786, in 4°.

Lettres patentes, Arrests, Reglements et autres Titres pour l'Hostel-Dieu de Paris. (Mars 1208-mars 1554.) (S. l. n. d.,) in 4° de 33 pp.

Avis sur la pressante pauvreté de l'Hostel-Dieu, causée tant par la disette et cherté des bleds, beurre, œufs et autres vivres et douceurs necessaires pour les malades, que par l'extraordinaire abondance de pauvres malades, dont il se trouve chargé depuis plus de six ans et notamment en la présente année 1661. (S. l. n. d.,) in 8°.

Estat au vray du bien et du revenu ... de l'Hostel-Dieu de Paris et de sa dépense journaliere . . . Paris, 1663, in fol.

Relation de l'incendie de l'Hôtel-Dieu de Paris, arrivé la nuit du 29 au 30 decembre 1772. Paris, (s. d.,) in 8°.

Récit de ce qui s'est passé tendant à la construction d'un nouvel Hôtel-Dieu, année 1773. Paris, 1773, in 4° de 20 pp.

Extrait des registres de l'Académie royale des sciences. Du 22 novembre 1786. Rapport des commissaires chargés par l'Académie, de l'examen d'un projet d'un nouvel Hôtel-Dieu. Imprimé par ordre du roi. Suivant la copie imprimée au Louvre. Paris, 1787, in 8°.

Rondonneau de La Motte. Essai historique sur l'Hôtel-Dieu de Paris; ou Tableau historique de sa fondation et de ses accroissemens successifs, des règlemens . . . des Édits, Lettres-patentes, Arrêts, &c., concernant les privilèges, franchises et exemptions... Terminé par une notice des divers projets qui ont été proposés depuis 1737 jusqu'en 1787 pour son déplacement et sa reconstruction . . . Paris, 1787, in 8⁰. Avec frontispice gravé.

Administration générale des hôpitaux, hospices civils . . . de Paris. Notice historique sur l'Hôtel-Dieu. Paris, 1832, in 4⁰ de 54 pp. Avec 1 plan.

Observations adressées à M. le Ministre de l'intérieur par les médecins et chirurgiens de l'Hôtel-Dieu de Paris, sur le projet de destruction partielle ou totale de cet hôpital. Paris, (1838,) in 4⁰ de 16 pp.

Signé: Petit, doyen, Blandin, Breschet . . . 25 juin 1838.

Souvenirs historiques de l'Hôtel-Dieu de Paris. (L'Esculape, 1840, 61, 72 et 137.)

Signé: Dr Ed. C.

TRÉLAT (Ulysse). Étude critique sur la reconstruction de l'Hôtel-Dieu... Paris, 1864, in 8⁰ de 40 pp.

CHEREAU (A.). Un Coin du tableau de l'Hôtel-Dieu de Paris au XVIᵉ siècle. (Union médicale, 1865, XXVII, 241.)

PIETRA SANTA. L'Hôtel-Dieu de Paris. Son passé, son avenir. (Union médicale, 1866, XXXII, 65, 97, 113, 193, 209 et 305.)

BRIÈLE (Léon). Notes pour servir à l'histoire de l'Hôtel-Dieu de Paris... Paris, 1870, in 8⁰ de 40 pp. (Union médicale.)

HUTIN (F.). Fragmens historiques et médicaux sur l'Hôtel national des Invalides... Paris, 1851, in 8⁰ de 88 pp.

VACHER. Étude médicale et statistique sur les grands hôpitaux. L'Hôtel des Invalides... Paris, 1870, in 8⁰ de 41 pp. (Gazette médicale de Paris.)

RIFFARD-S.-MARTIN (F.-G.). Rapport sur l'hôpital des Quinze-Vingts... imprimé par ordre de la Convention nationale. Paris, (1792,) in 8⁰ de 43 pp.

Notice statistique sur l'hospice royal des Quinze-Vingts. (Paris, 1843,) in 4⁰ de 2 pp.

Fondation de l'Hospital Saint-Jacques aux Pelerins à Paris. (S. l. n. d.,) in 4⁰ de 9 pp.

Bulle du pape Jean XXII, du 18 juillet 1321.

Fulmination ou publication de la bulle Fondation de l'Hospital et chapelle de Saint-Jacques aux Pelerins (1321). (S. l. n. d.,) in 4⁰ de 27 pp.

Recueil de pièces concernant l'état et fondation de l'hôpital Saint-Jacques aux Pelerins, faite à Paris l'an 1321, jusqu'en 1712. Paris, (s. d.,) in 4⁰.

BOUNET (Jules). Notice sur l'hôpital Saint-Merry... Paris, (s. d.,) in 8⁰ de 8 pp.

TROCHE. Notice sur l'ancien hôpital de Sainte-Catherine, premièrement de Sainte Opportune, rue Sᵗ-Denis, nᵒ 72, à Paris . . . Paris, 1853, in 8⁰ de 8 pp. (Revue archéologique.)

BAUDENS (J.-B.-L.). Histoire archéologique du Val-de-Grâce... Paris, 1843, in 8⁰ de 38 pp. (Recueil de mémoires de médecine militaire.)

Perpignan.

SIRVEN (Joseph-Emmanuel). Notice sur la fondation de l'hôpital Saint-Jean, de l'hospice de la Miséricorde et du dépôt de charité de Perpignan . . . Perpignan, 1856, in 8⁰ de 20 pp. (Bulletin de la Société... des Pyrénées-Orientales.)

Provins.

Recueil des titres et pieces concernant l'établissement d'un Hôpital général en la Ville de Provins, au lieu et place du Monastere des Religieuses de Ste-Claire, dites Cordelieres du Mont-Sainte-Catherine-lès-Provins. Paris, 1750, in 4º de 82 pp.

Reims.

Copie de la fondation de l'Hospital Saint-Anthoine de Reims. — Copie de l'amortissement de la fondation dessus dite. (S. l. n. d.,) in 4º de 3 fts non chiffrés.

Gonzalle (J.-L.). Souvenirs historiques. Fragments extraits de l'histoire des hospices et hôpitaux de Rheims... Rheims, (1868,) in 18 de 24 pp.

Rennes.

Notice sur l'origine municipale des hospices de la ville de Rennes. Rennes, (1841,) in 8º.

Delacroix (l'abbé). Notice sur l'hospice des Incurables de Rennes. Rennes, (1859,) in 8º de 10 pp.

Revigny.

Gaudé (J.-F.). Notice historique sur l'hôpital de Revigny (Meuse) . . . Nancy, 1865, in 8º de 23 pp.

Rodez.

Viallet. Histoire de l'hôpital Saint-Jacques, Hôtel-Dieu de Rodez, depuis sa fondation en 1346, jusqu'à nos jours ... Rodez, 1864, in 8º de 40 pp.

Romans.

Chevalier (J.-A.-Ulysse). Essais historiques sur les hôpitaux et les institutions charitables de la ville de Romans... Valence, 1865, in 8º.

Rouen.

Recit de ce qui s'est passé en l'Establissement des Hospitaux de Saint Louis et de S. Roch de la ville de Rouën; pour les malades et convalescents de la peste. Avec la Description particuliere, et la figure de tous les bastimens commencés en l'année 1654. Paris, C. Savreux, 1654, in 4º de 28 pp. Avec 1 plan.

Rouergue.

Viallet. Documents pour servir à l'histoire des hôpitaux et des institutions charitables existant ou ayant existé en Rouergue en 1790... Caen, 1864, in 8º de 16 pp.

Saint-Germain-en-Laye.

Recueil de pieces concernant l'hospital royal de Saint-Germain-en-Laye. Paris, Imp. royale, 1734, in 4º de 48 pp.

Saumur.

Ratouis (Paul). Études historiques sur l'Hôtel-Dieu et les anciens établissements charitables de... Saumur. Saumur, 1868, in 16 de 98 pp.

Gaulay fils. Description topographique de l'hospice de la Providence de Saumur. Saumur, (s. d.,) in 12 de 27 pp.

Strasbourg.

Kenzinger (Ant. de). Des Hospices civils de Strasbourg et de l'hôpital en particulier... Strasbourg, 1823, in 8º de 96 pp.

Marchal (L.-J.-A.). Essai de topographie médicale de l'hôpital civil de Strasbourg et de son annexe. Thèse... Strasbourg, 1829, in 4º. Avec planches.

Troyes.

Les anciens Statuts de l'Hôtel-Dieu-le-Comte de Troyes, publiés pour la première fois et annotés par Ph. Guignard... Troyes, 1853, in 8⁰.

Valenciennes.

Reglement de Messieurs du Magistrat de la Ville de Valenciennes concernant le service des Médecins et Chirurgiens pensionnaires de cette Ville à l'Hôtel-Dieu pour les pauvres malades qui y sont reçus. Du 15 novembre 1784. Valenciennes, 1784, in 4⁰ de 5 pp.

Verdun.

Notice historique sur les hôpitaux de Verdun. (p. 1 de Règlement pour le service intérieur de l'hospice Ste-Catherine... de Verdun, 1850.)

Villefranche.

Missol (Léon). Notice historique sur l'ancien hôpital de la Quarantaine ou des pestiférés de Villefranche en Beaujolais et sur les épidémies de peste qui ont affligé la ville, d'après les archives de la Commune et de l'Hôtel-Dieu... Lyon, 1873, in 8⁰ de 74 pp.

Grande-Bretagne.

Schultes (J.-H.). De nosocomiis quibusdam Belgicis, Britannicis... (1825.)

Voyez ci-dessus col. 1289.

Hôpitaux de France et d'Angleterre, leurs ressources et leurs charges... (1835.)

Voyez ci-dessus col. 1293.

Lefort (Léon). Note sur quelques points de l'hygiène hospitalière en France et en Angleterre... (1862.)

Voyez ci-dessus col. 1293.

Supplement to the memoranda relating to the royal hospitals; consisting of original documents from the Record office, the British Museum, the Privy Council, the archives of the City, &c. now first made public. London, 1867 in 8⁰.

Coventry.

Sharp (Thomas). Some Account of St-John's hospital... Coventry. (Coventry,) 1820, in 4⁰. (M. B.)

Tiré à 6 exemplaires pour la collection d'ouvrages relatifs à l'histoire de Coventry.

Édimbourg.

Statutes of the Trinity Hospital of Edinburgh. Edinburgh, 1720, in 8⁰.

Gairdner (Andrew). Historical Account of Old people's Hospital, commonly called the Trinity Hospital in Edinburgh... Edinburgh, 1728, in 8⁰.

The History and statutes of the Royal Infirmary of Edinburgh. Edinburgh, 1778, in 8⁰. (Ro.)

Statutes of the Trinity Hospital and acts of the governors, with respect to the government and internal economy of the hospital. Edinburgh, 1792, in 8⁰.

Report of the Committee of contributors to the Royal Infirmary of Edinburgh, appointed to inquire into the state of the hospital, by the general Court of contribution, held on the 5th of january 1818. Edinburgh, 1818, in fol.

Forrest (George). An Account of the history and antiquities of St-Leonard's, Edinburgh, its chapel and hospital. Edinburgh, 1865, in 4⁰.

Way (Edward-Willis). A concise History of the Royal Infirmary, Edinburgh: being an address read before the Royal medical Society of Edinburgh, 1st dec. 1871... (Edinburgh medical Journal, 1872, XVII, 884.)

Glasgow.

Buchanan (Mos.-St.). History of the Glasgow R. Infirmary, from its commencement in 1787 to the present time. Glasgow, 1833, in 4°. (Ch.)

Greenwich.

(COOKE et MAULE.) An historical Account of the Royal Hospital for seamen at Greenwich. London, 1789, in 4°. Avec 1 planche. (Ch.)

Description of the Royal Hospital for seamen at Greenwich. London, 1802, in 8°. (M. M.)

Irlande.

PHELAN (Dennis). A statistical Account into the present state of the medical charities of Ireland; with suggestions for a medical poor-law, by which they may be rendered much more extensively efficient. Dublin, 1835, in 8°. Avec pl. (C.)

Kilmainham.

BURTON (W.). History of the Royal Hospital, Kilmainham, near Dublin. Dublin, 1843, in 8°. (Ro.)

Londres.

(FAULKNER [Thomas].) An historical and descriptive Account of the Royal Hospital and the Royal Military Asylum at Chelsea, to which is prefixed an account of St-James College at Chelsea... With biographical anecdotes. London, 1805, in 8°. Avec planche. (Ch.)

GRECO (A.). Coup d'œil sur les hôpitaux en Italie .... et à Londres ... (1830.)

Voyez ci-dessus col. 506.

LEE (E.). Coup d'œil sur les hôpitaux de Londres ... (1836.)

Voyez ci-dessus col. 517.

BAUMÈS. Coup d'œil sur les hôpitaux de Londres. (Gazette médicale de Paris, 1835, III, 305, 321 et 337.)

WILSON (Erasmus). The History of the Middlesex-hospital during the first century of its existence... London, 1845, in 8°. (B. R.)

LEE (Edwin). Notes exemplifying the state of the medical profession, comprising some account of the mismanagement of St-George's Hospital. Third series supplementary to the „St-George's hospital medical staff" ... London, 1861, in 8° de 64 pp.

BLONDEL et SER. Rapport sur les hôpitaux civils de la ville de Londres au point de vue de la comparaison de ces établissements avec les hôpitaux de la ville de Paris... Paris, 1862, in 4°.

BARRINGER (George-Alfred). Les Hôpitaux de Londres. L'hôpital Saint-Barthélemy, l'hôpital de Guy, l'hôpital Saint-Thomas. (Journal officiel de la République française, 1872, 6519; et Bulletin général de thérapeutique, 1872, LXXXIII, 474 et 520.)

York.

ALLEN (Oswald). History of the York dispensary, containing an account of its origin and progress to the present time, comprising a period of fifty-seven years... York, 1845, in 8°. (B. R.)

Hollande.

DAIGNAN (Guill.). Réflexions sur la Hollande, où l'on considère principalement les hôpitaux et les autres établissements de charité. Paris, 1778, in 12.

Autre éd. 1812.

Beschreibung des Hospitals, Findelhauses, Tollhauses, Pesthauses in Amsterdam. (Deutsches Museum, 1781, 367.) (Ro.)

MARJOLIN (R.). Notice sur l'hôpital de Rotterdam, suivie de considérations sur l'hygiène des hôpitaux, adressée à l'Académie de médecine... Paris, 1862, in 8⁰ de 44 pp. Avec 1 plan.

Italie.

CARTER (H.-W.). A short Account of the principal hospitals of France, Italy... (1819.)

Voyez ci-dessus col. 1291.

CLARK (J.). Medical Notes on climate, diseases, hospitals... in... Italy ... (1820.)

Voyez ci-après Topographies médicales.

MORGAN (T.-C.). On the State of medicine in Italy; with brief notices of some of the universities and hospitals ... (1821.)

Voyez ci-dessus col. 524.

HORN (G.). Dissertatio inauguralis sistens Italiæ nosocomiorum descriptionem. Berolini, 1830, in 4⁰. Avec planches. (C.)

GRECO (A.). Coup d'œil sur les hôpitaux... en Italie, à Vienne, à Paris et à Londres... (1830.)

Voyez ci-dessus col. 506.

FOUCHER. Notice sur les principaux établissemens charitables de l'Italie. (Gazette médicale, 1840, VIII, 65.)

Florence.

PARIGI ESTENSORE (Vincenzio). Compendio istorico dell' origine, progressi, regolamenti e stato attuale dell' ospizio degli orfani di S. Filippo Neri di Firenze... Firenze, 1808, in 4⁰ de 20 pp.

BRUNI (Francesco). Storia degli I.-R. spedale di S. Maria degl' Innocenti di Firenze e di molti altri pii stabilimenti... Firenze, 1819, 2 vol. in 4⁰. Avec plans et tableaux.

BIGESCHI. Breve Cenno intorno all' ospizio della Maternità di Fiorenza. Fiorenza, 1824, in 8⁰ de 32 pp. (Ro.)

Milan.

Ordini appartementi al governo del Hospidale grande di Milano e di tutti gli altri Hospidali questo uniti. Milano, 1602, in fol. (Ro.)

JAPIS (Gius.). Sulla Medicina e sugli spedali di Milano. Milano, 1844, in 8⁰. (Ro.)

BUFFINI (P.-Andrea). Raggionamenti storici, economico-statistici e morali intorno all' Ospicio dei Trovatelli in Milano... Milano, 1844-1845, 2 parties in 8⁰.

Naples.

BARBARISI (G.). Sul novelle Ospedale delle cliniche di Gesù e Maria. Napoli, in 8⁰ de 43 pp. (S. J., 1864.)

Pesaro.

MONTANARI (G.-J.). L'Ospicio di San Benedetto in Pesaro; breve memorie. Estratte dal Raccolta medica di Fano... Fano, 1839, in 8⁰ de 8 pp. (C.)

Rome.

TOSTI (Antoine). Notice concernant l'origine et les progrès de l'hospice apostolique de Saint-Michel à Rome... traduite de la nouvelle édition italienne de 1835, augmentée d'additions importantes dans le texte, ainsi que de suppléments et de notes, et continuée jusqu'à la présente année 1842... Paris, 1842, in 8⁰ de 78 pp. Avec plans.

CHEREAU (A.). Hôpitaux et administrations de bienfaisance à Rome. (Union médicale, 1850, IV, 492.)

SCHAEÜFFELE (Étienne-Joseph-Adolphe). Étude sur les hôpitaux de Rome, suivie de quelques observations critiques. Thèse... Paris, 1868, in 4⁰ de 94 pp. Avec plans.

Turin.

Trompeo (Benedetto). Cenni storico-statistici intorno all' ospedale della pia opera di S. Luigi Gonzaga... Torino, 1866, in 8° de 32 pp.

Norvége.

Holst (Frid.). Historisk Underretning om Rigshospital et i Christiania, indtit udgang of aaret 1826. Christiania, 1827, in 8°. Avec 1 planche. (Ch.)

Occident.

Heusinger (C.-F.). Ein Beitrag zur ältesten Geschichte der Krankenhäuser im Occident. (Henschel, Janus, I, 771 et 873; II, 393.) (Ro.)

Pologne.

Köstler. Die Spitäler zu Warschau. (Östreich. medicinische Wochenschrift, 1842, N° 42.) (Ro.)

Portugal.

(Barringer [George-Alfred].) Les Établissements hospitaliers de Lisbonne. (Journal officiel de la République française, 1872, 6970.)

Prusse.

Esse (C.-H.). Geschichtliche Nachrichten über das Königl. Charité-Krankenhaus zu Berlin. Berlin, 1850, in 8°. Mit 1 Abbildung. (Annalen des Charité-Krankenhauses.) (E.)

— Das Augusta-Hospital und das mit demselben verbundene Asyl für Krankenpflegerinnen zu Berlin... Berlin, 1873, in fol.

Zirtzow (F.). Geschichte des Instituts für arme kranke Kinder in Breslau. Breslau, 1765. (Ch.)

Sans indication de format.

Klose (Wolfg.-Fr.-Wilh.). Geschichte, Verfassung und Gesetze des Breslauer Hausarmen-Medicinal-Instituts. Breslau, 1808, in 8°. (E.)

Hesekiel (Chph.-Friedr.). Das neue Hospital und Krankenhaus zu Halle, in seiner Begründung und gegenwärtigen Verfassung. Halle, 1827, in 8°. (Ch.)

Eckstein (Friedr.-Aug.). Geschichte des Hospitals St-Cyriaci zu Halle... Halle, 1841, in 8°. (E.)

(Vangerow [Wilh.-Gli. von].) Geschichte und Verfassung des Armen-, Waisen- und Krankenhauses und der damit verbundenen Armenanstalt in Magdeburg. Magdeburg, 1793, in 8°. (Ch.)

Historia succincta hospitalis Sanctæ Elisabethæ extra muros imperialis monasterii S. Maximi, ordinis S. Benedicti, prope Treviros. Londini, 1786, in 8°. (Ch.)

A brief Account of the Hospital of St-Elisabeth, annexed to the imperial monastery of S. Maximi of the Benedictines in the Electorate of Treves. Translated from the latin by Capel Lofft. London, 1786, in 8°. (Ch.)

Russie.

Schnepf (B.). De l'Assistance publique en Russie. (Gazette médicale, 1858, XIII, 157, 185 et 229.)

Herrmann (F.). Über das Obuchoff'sche Hospital zu St-Petersburg. (Petersb. med. Zeitschr., 1862, II, 176 et 212.) (S. J.)

Suisse.

Carter (H.-W.). A short Account of the principal hospitals of France... Switzerland... (1819.)

Voyez ci-dessus col. 1291.

Clark (J.). Medical Notes on climate, diseases, hospitals... in France ...and Switzerland... (1820.)

Voyez ci-après Topographies médicales.

Notice sur les hôpitaux de Berne en Suisse. (Sedillot, Recueil périodique, XXXVII, 471.)

Hotz. Beschreibung des allgemeinen Krankenhauses in Solothurn. (Museum der Heilkunde, IV, 270.) (Ro.)

IV.

Histoire des épidémies.

1.

Épidémies non déterminées.

Généralités.

(Astruc.) Dissertation sur l'origine des maladies épidémiques et principalement sur l'origine de la peste. Montpellier, 1721, in 8°.

Gebler (Gerh.). Dissertatio. Migrationes celebriorum morborum contagiosorum. Gottingæ, 1780, in 4°.

Adamus (Paulus)... Bibliotheca loimica. Vindobonæ, 1784, in 8°.

Pars 1a, chronologiam epidemiarum et cum primis pestium omnis ævi complectens (auctore Fr.-Max. Valentics).

Webster (Noah). A brief History of epidemic and pestilential diseases ...Hartford, 1799, 2 vol. in 8°.

Autre éd. 1800. London.

Kritische Blätter für die Geschichte der Epidemien und pestartigen Krankheiten. Rudolstadt, 1805, in 8°. (E.)

1. Stück.

Knoblauch (W.). Epidemion, oder Annalen der Epidemieen, Endemieen, Contagien, Constitutionen und des Genius der Krankheiten ... Leipzig, 1814-1815, 2 parties in 8°.

Haffner (C.-A.). Ad doctrinæ de contagiis originem quædam spectantia. Dissertatio. Berolini, 1817, in 8° de 38 pp. (Ro.)

Vogel (G.). Beiträge zur Geschichtskunde der epidemischen Krankheiten, besonders des Typhus. (Pierer, allgem. acad. Annalen, 1817, 722.) (Ro.)

Recamier (J.-C.-A.). Discours sur l'établissement et le plan d'une Bibliothèque nosocomiale et de fastes épidémiques... Paris, 1819, in 8° de 30 pp.

Schnurrer (Fried.). Chronik der Seuchen in Verbindung mit den gleichzeitigen Vorgängen in der physischen Welt und in der Geschichte der Menschen... Tübingen, 1823-1825, 2 vol. in 8°.

Un second titre en regard porte: „Die Krankheiten des Menschengeschlechts historisch und geographisch betrachtet..."

Wagner (Rudolph). Die weltgeschichtliche Entwickelung der epidemischen und contagiösen Krankheiten und die Gesetze ihrer Verbreitung. Inaugural-Abhandlung. Würzburg, 1826, in 8°. (Ch.)

Gräfe (Car.-Gtthelf). Dissertatio inauguralis exhibens brevem quarundam veterum et recentiorum de origine constitutionis epidemicæ opinionum comparationem. Jenæ, 1827, in 4⁰. (Ch.)

MARX (C.-F.-H.). Origines contagii, cum additamentis . . . Caroliruhæ, 1827, in 8⁰.

— Die Lehre von den Giften, in medicinischer, gerichtlicher und polizeylicher Hinsicht. Göttingen, 1827-1829, in 8⁰. (E.)

Avec un second titre portant: „Geschichtliche Darstellung der Giftlehre."

BARTH (Matth.-Joseph). De nonnullis epidemiis et epizootiis simul regnantibus earumque mutua indole contagiosa. Dissertatio inauguralis medica ... opponentibus E. Pochhammer . . . M. Graeff . . . J. Mertens . . . Berolini, 1835, in 8⁰ de 32 pp.

D'HAME (Const.). Der constitutionelle Arzt. Cöln, 1835, in 8⁰. (Ro.)

Histoire abrégée et bibliographie des constitutions épidémiques.

LITTRÉ (M.-P.-É.). Des grandes Épidémies. (Revue des Deux Mondes, 1836, XXVII, 220.)

MARCHANT (Léon). Esquisse sur l'étude et les causes des grandes épidémies... Paris, 1836, in 8⁰ de 48 pp.

— Étude sur les maladies épidémiques... avec une réponse aux quelques réflexions sur le mémoire de l'angine épidémique... seconde édition... Paris, 1861, in 12.

HAESER (H.). Historisch-pathologische Untersuchungen. Als Beiträge zur Geschichte der Volkskrankheiten ... Dresden und Leipzig, 1839-1841, 3 parties in 8⁰.

— Geschichte der epidemischen Krankheiten . . . Zweite . . . Auflage. Jena, 1865, in 8⁰.

Un second titre en regard porte: „Lehrbuch der Geschichte der Medicin und der epidemischen Krankheiten . . . Zweiter Band . . ." — Voyez ci-dessus col. 457.

WACKER (Lud.). Beantwortung und Lösung der von der med. Facultät zu München 1837 bekannt gemachten Preisaufgabe: Quinam morbi epidemici, testante historia, præcesserunt febrium intermittentium epidemias, quinam easdem comitati sunt, quinam insecuti, quemnam inde nexum pathologicum inter has epidemias colligere licet? Dillingæ, 1841, in 8⁰. (Ro.)

MOREL DE GANY. Histoire de la médecine moderne (Épidémies). (Union médicale, 1848, II, 37, 103, 127, et 155.)

BASCOME (Edw.). A History of epidemic pestilences from the earliest ages, 1495 years before the birth of our Saviour to 1848; with researches into their nature, causes and prophylaxis... London, 1851, in 8⁰.

MARCHAL, de Calvi. Énumération historique et synoptique des épidémies stationnaires depuis l'an 1491 avant J. C. jusqu'en 1820. (p. 202 de Des Épidémies. Thèse de concours . . . Paris, 1852.)

— Énumération historique et synoptique des épidémies progressives depuis J. C. jusqu'en 1849. (Ibidem, p. 208.)

MILCENT (A.). Des Épidémies; des principales distinctions qu'on doit établir entre elles. Thèse pour l'agrégation . . . Paris, 1853, in 4⁰ de 30 pp.

ANGLADA (Charles). Traité de la contagion, pour servir à l'histoire des maladies contagieuses et des épidémies ... Paris, 1853, 2 vol. in 8⁰.

BAERENSPRUNG (F.-V.). Über die Folge und den Verlauf epidemischer Krankheiten... Halle, 1854, in 4⁰ de 66 pp. Avec 1 planche.

FINCKENSTEIN (R.). De furoribus epidemicis commentatio inauguralis historico-medica . . . cum respondente L. Jany... opponentibus H. Hirschberg

... M. Fayans... R. Doering... Vratislaviæ, 1858, in 8⁰ de 60 pp.

Milroy (Gavin). On the geographical and chronological Distribution of some epidemic diseases... (British and foreign medico-chirurgical Review, 1863, XXXII, 475.)

Depautaine (Léon). Des grandes Épidémies et de leur prophylaxie internationale, avec le texte des lois, décrets, arrêtés, ordonnances et instructions qui s'y rattachent... Paris, 1868, in 8⁰.

Poznanski. Études épidémiologiques. La Conférence sanitaire internationale de Constantinople . . . Paris, 1869, in 8⁰ de 86 pp.

Histoire des épidémies limitée à certaines époques.

Menzer (Jo.-Casp.). De morbis epidemicis antiquis. Basileæ, 1704, in 4⁰. (Ch.)

Ferrario (Alexand.). Dissertatio inauguralis de veterum ignorantia circa doctrinam contagii in morbis epidemicis. Ticini, 1826, in 8⁰. (Ch.)

Mauriac (Émile). Étude historique et critique sur les maladies épidémiques de l'antiquité. Thèse, n° 317... Paris, 1872, in 4⁰ de 100 pp.

Mersseman (J. de). Discours sur les grandes épidémies qui ont régné dans les premiers siècles du moyen âge . . . Bruxelles, 1850, in 8⁰ de 18 pp. (Bulletin de l'Académie de médecine de Belgique.)

Hecker (J.-F.-K.). Die grossen Volkskrankheiten des Mittelalters . . . gesammelt und in erweiterter Bearbeitung herausgegeben von Dr August Hirsch... Berlin, 1865, in 8⁰.

Hecker (J.-F.-K.). The Epidemics of the middle ages, from the german..., translated by B.-G. Babington... Philadelphia, (s. d.,) in 12. Avec planches.
3rd ed. London, 1869.

Rittmann (A.). Die grossen Volkskrankheiten des Mittelalters. (Allgem. Wiener med. Zeit., 1867.) (C. J.)

Marchand (Ernest). Étude historique et nosologique sur quelques épidémies et endémies du moyen âge. Thèse... Paris, 1873, in 8⁰.

Stenglius (Lucas). Theses. De natura, causis et curatione morbi epidemici anni MDLXXX . . . Augustæ Vindelicorum, Vª P. Ulhardi, (s. d.,) in 4⁰.

Morbus epidemius anni 1643, or The new disease, with the signes, causes, remedies, etc. Published by command. Oxford, Lichfield, 1643, in 4⁰ de 25 pp.

Morley (Ch.-Love). De morbo epidemico tam hujus quam superioris anni, id est 1678 et 1679, narratio... Cui accessit... Lucæ Schacht... de eodem morbo ad auctorem epistolica narratio... Londini, J. Gay, 1680, in 8⁰.

Sydenham (Thomas). Epistolæ responsoriæ duæ . . . prima de morbis epidemicis, ab anno 1675 ad annum 1680, ad... Robertum Brady... secunda de luis venereæ historia et curatione, ad... Henricum Paman... Londini, W. Kettilby, 1680, in 8⁰.

A Treatise of the epidemical disease of these times. London, 1701, in 8⁰. (B. B.)
Par J. C.

Rigler (Nic.)... Constitutio epidemica annorum 1775, 76, 78, 79. Adiectis nonnullis selectioribus casibus practicis. Vratislaviæ, 1780, in 8⁰.

Arnal (B.). Épidémies et éphémérides des années 1806, 1807 et des six premiers mois de 1808. Thèse... Montpellier, 1808, in 4°.

BRESLAU (H.) et GASC (J.-C.). Épidémie de 1813 et 1814... (S. l. n. d.,) in 8° de 35 pp.

BEAUMONT (B^on de). Conjectures sur la formation et la multiplication des épidémies actuelles... Paris, 1832, in 8° de 32 pp.

SIMON (Max.). Étude pratique, rétrospective et comparée sur le traitement des épidémies au XVIIIe siècle. Appréciation des travaux et éloge de Lepecq de La Clôture, médecin épidémiographe de la Normandie. Paris, 1854, in 8°. Avec un portrait de Lepecq de La Clôture.

WINN (J.-M.). (Météorologie et épidémiologie du XVIIe siècle.) (Journ. of publ. health, 1856, March.)

FINCKENSTEIN (R.). Die Epidemien des 15. und 16. Jahrhunderts. (Deutsche Klinik, 1864.)

Histoire des épidémies limitée à certaines localités.

Afrique.

DUCOUX (F.-J.). Esquisse des maladies épidémiques du nord de l'Afrique; examen des causes qui les ont occasionnées et entretenues, suivi de considérations hygiéniques applicables à l'armée d'occupation... Paris, 1837, in 8° de 66 pp.

GUYON (J.-L.-G.). Histoire chronologique des épidémies du nord de l'Afrique depuis les temps les plus reculés jusqu'à nos jours. Alger, 1849, in 8°. (M. M.)

Autre éd. 1855.

Agen.

MAGEN (Adolphe). La Ville d'Agen pendant l'épidémie de 1628 à 1631, d'après les registres consulaires... Agen, 1862, in 8° de 56 pp. (Bulletin de la Société de médecine d'Agen.)

Alep.

RUSSELL (Alex.). On epidemic Diseases at Aleppo. (t. II, p. 298 de The natural History of Aleppo... London, 1794.)

Amérique.

LEBLOND (J.-B.). Voyage aux Antilles et à l'Amérique méridionale commencé en 1767 et fini en 1802. Contenant... le récit des maladies épidémiques particulières à chaque climat.. (1813.)

Voyez ci-après col. 1327.

Andalousie.

PARROISSE (J.-B.). Notice sur l'épidémie qui a régné dans l'Andalousie en 1800. (p. 310 de Opuscules de chirurgie ... Paris, 1806.)

Angleterre.

Morbus epidemius anni 1643, or The new disease, with the signes, causes, remedies, etc. Published by command.

Voyez ci-dessus col. 1324.

MORLEY (Ch.-Love). De morbo epidemico, tam hujus, quam superioris Anni, id est 1678, et 1679, narratio ... Cui accessit... Lucæ Schacht... de eodem morbo ad auctorem epistolica narratio... (1680.)

Voyez ci-dessus col. 1324.

BATEMAN (Thomas). An Account of the contagious fever of this country. London, 1818, in 8°. (B. B.)

Antilles.

PUGNET (J.-F.-X.). Mémoires sur les fièvres de mauvais caractère du Levant et des Antilles... (1804.)

Voyez ci-après col. 1345.

LEBLOND (J.-B.). Voyage aux Antilles et à l'Amérique méridionale, commencé en 1767 et fini en 1802. Contenant... le récit des maladies épidémiques particulières à chaque climat ... Paris, 1813, in 8⁰.

T. I.

Argenteuil.

PINTÉ (F.-L.-J.). Essai sur l'épidémie qui a régné à Argenteuil pendant les hivers de l'an 12 et de 1806. Thèse, n° 73... Paris, 1806, in 4⁰.

Asperg.

HOVEN (Friedrich-Wilhelm von). Geschichte eines epidemischen Fiebers, welches in den Jahren 1792 und 1793 in dem Wirtembergischen Marktflecken Asperg geherrscht hat; nebst Bemerkungen über die Natur dieses Fiebers ... Jena, 1795, in 8⁰.

Athènes.

ROTHLAUF. Die Epidemie in Athen im Sommer 1835. Athen, 1836, in 8⁰ de 92 pp. (C.)

Auch.

CAMPARDON. Aperçu sur les maladies qui ont régné épidémiquement à Auch pendant les premiers mois de 1841 ... Auch, 1841, in 8⁰ de 20 pp.

La couverture imprimée sert de titre.

Autun.

GUYTON (L.-M.). Notice sur les maladies épidémiques, contagieuses et pestilentielles qui ont affligé Autun pendant les XVIe, XVIIe et XVIIIe siècles ... Autun, 1863, in 8⁰ de 48 pp. (Annales de la Société Éduenne.)

Auvergne.

PEGHOUX (A.). Sur les Épidémies qui ont ravagé l'Auvergne depuis le commencement de l'ère chrétienne jusqu'à nos jours... Clermont-Ferrand, 1835, in 8⁰ de 80 pp. (Annales de l'Auvergne.)

La couverture imprimée sert de titre.

Bari.

ARRIETA (Filippo de). Raguaglio historico del contaggio occorso nella provincia di Bari negli anni 1690, 1691 e 1692... Napoli, stamp. delli socii D.-A. Parrino e M.-L. Mutii, 1694, in 4⁰.

Belgique.

TORFS (L.). Fastes des calamités publiques survenues dans les Pays-Bas et particulièrement en Belgique depuis les temps les plus reculés jusqu'à nos jours... (1859-1862.)

Épidémies, famines, etc. etc.
Voyez ci-après col. 1354.

Bohème.

SAGAR (J.-B.-M.). Historia morbi epidemici in circulo Iglaviensi et adjacentibus regni Bohemiæ plagis observati annis 1771 et 1772. (1773.)

Voyez ci-après col. 1341.

HAUFF (Emanuel). Conspectus historicus omnium epidemiarum regni Bohemiæ. Dissertatio inauguralis... Vindobonæ, 1841, in 8⁰ de 24 pp.

Bordeaux.

PERY (G.). Les Épidémies de Bordeaux pendant les XVe, XVIe et XVIIe siècles... Ouvrage auquel l'Académie des sciences, belles-lettres et arts de Bordeaux a accordé une médaille d'argent. Bordeaux, 1867, in 8⁰ de 46 pp.

Bourg-d'Oysans.

CLAPPIER. Épidémie... Grenoble, 1768, in 8⁰ de 15 pp.

Le titre de départ, page 3, porte: „Maladie épidémique observée au Bourg-d'Oysans et à La Grave."

Breda.

VANDER MYE (Fredericus)... De

morbis et symptomatibus popularibus Bredanis tempore obsidionis, et eorum immutationibus pro anni victusque diversitate, deque medicamentis in summa rerum inopia adhibitis, tractatus duo. Ejusdem dissertationes duæ medico-physicæ de contagio, et cornu monocerotis quondam in aquis circa Bredam reperto. Antverpiæ, officina Plantiniana, 1627, in 4°.

Autre éd. 1792. Recudi curavit C.-G. Gruner. Ienæ, in 4°. (N. M.)

VANDER MYE (F.). Twee Verhandelingen Over de heerschende volkszeektens te Breda... naa de uitg. van C.-G. Gruner. Uit h. Latyn. Breda, 1793, in 8°. (N. M.)

Brest.

FONSSAGRIVES (J.-B.). Recherches historiques sur l'épidémie qui ravagea l'escadre de l'amiral Dubois de Lamothe et la ville de Brest en 1758... Paris, (1859,) in 8° de 20 pp. (Annales d'hygiène et de médecine légale.)

Bristol.

PRICHARD (James-Cowles). History of the epidemic fever at Bristol in 1817, 18 and 19. London, 1820, in 8°. (B. B.)

Calcutta.

MELLIS (James). Remarks on the inflammatory fever or epidemic lately prevalent in Calcutta and its environs ... Presented oct. 2, 1824. (Transactions of the Medical and physical Society of Calcutta, 1825, I, 310.)

TWINING (W.). Observations on the fever which prevailed in Calcutta in June, July and August 1824. (Transactions of the medical and physical Society of Calcutta, 1826, II, 1.)

CAVELL (H.). Observations on the epidemic of June, July and August 1824 ... (Transactions of the Medical ... Society of Calcutta, 1826, II, 32.)

Californie.

KUNKLER. (Maladies épidémiques de la Californie.) (Pacific Journal, 16.) (S. J., 1859.)

Campanie.

CAVALLARIUS (J.-B.)... De morbo epidemiali qui Nolam et Campaniam universam vexavit... discursus. (1602.)

Voyez ci-après col. 1350.

Cap-Cizun.

GIGAUD. Observations sur la maladie épidémique qui dépeupla les communes du Cap-Cizun, au département du Finistère, arrondissement de Pontcroix, en l'an XII. (Journal général de médecine, 1805, XXII, 353.)

Cerisiers.

GASTELLIER (René-Georges) et TONNELLIER (Louis-François-Jean). Histoire de l'épidémie qui a régné à Cerisiers, Theil et Vaumort, l'an 2e de la République. Sens, an III, in 8° de 89 pp.

Chapelle-sur-Loire.

CHICOYNE. Mémoire sur l'épidémie de suette miliaire, de rougeole et de scarlatine observée en 1857 à la Chapelle-sur-Loire et dans les communes voisines ... Tours, 1857, in 8° de 16 pp.

La couverture imprimée sert de titre.

Châlons-sur-Marne.

NAVIER. Dissertation en forme de lettre, sur plusieurs maladies populaires qui ont régné depuis quelques années à Châlons-sur-Marne et dans une partie du royaume ... Paris, 1753, in 12.

Champsaur.

VILLAR (D.). Observations de médecine sur une fièvre épidémique qui a régné dans le Champsaur et le Valgaudemar, en Dauphiné, pendant les années 1779 et 1780, contenant la description topographique de ces pays, leurs maladies endémiques, celles des animaux, de nouvelles observations sur l'origine et la formation de la bile et sur son influence dans les maladies putrides pestilentielles, et sur l'effet des topiques, des vésicatoires et autres remèdes externes dans les fièvres malignes... Grenoble, Imp. royale, 1781, in 8⁰.

Chatham.

BURNETT (William). An Account of a contagious fever which occurred at Chatham in the years 1813, 14. London, 1831, in 8⁰. (B. B.)

Clermont-Ferrand.

NIVET (V.). Documents sur les épidémies qui ont régné dans l'arrondissement de Clermont-Ferrand de 1849 à 1864; angines pseudo-membraneuses et croups; fièvres intermittentes simples et pernicieuses; goître épidémique; choléra-morbus... Paris, 1865, in 8⁰.

— Notice historique sur les épidémies de l'arrondissement de Clermont, suivie d'un Rapport sur l'épidémie de Mezel. (Choléra-morbus, suettes miliaires, varioles et fièvres intermittentes.) Clermont-Ferrand, 1869, in 8⁰ de 20 pp.

Coimbatore.

AINSLIE (Whitelaw), SMITH (A.) et CHRISTY. Medical Report of a committee appointed to inquire into the causes of the epidemic fever in the provinces of Coimbatore, Madura, Dindugal and Tinnivelly... London, 1816, in 8⁰. (B. B.)

Colombie.

ANTISELL (Thomas). Report on the climatology and epidemic diseases of the district of Columbia. (Transactions of the American Medical Association, 1868, XIX, 245.)

Commercy.

DENIS (Prosper-Sylvain). Rapport fait à M. le sous-préfet du 2e arrondissement de la Meuse sur les épidémies qui ont régné à Commercy et aux environs de cette ville pendant les six derniers mois de 1831 et les deux premiers de 1832... Commercy, 1832, in 8⁰.

Copenhague.

SALOMONSEN (Martin). Udsigt over Kjøbenhavns Epidemies i den sidste halvdeel af det attende Aarhundrede. Kjøbenhavn, 1854, in 8⁰. (C. J.)

Croydon.

On the epidemic Fever, at Croydon. London, 1853, in 8⁰ de 100 pp.

Danemark.

MANSA (Frid.-Guil.). Historisk Udsigt over de mest bekjendte Epidemier i Danmark fra aar 1539 til 1588. (Molbech, Nordisk Tidschrift for Histor. Lit., 1830, IV, 73.) (Ch.)

— Dissertatio inauguralis sistens disquisitionem de epidemiis maxime memorabilibus quæ in Dania grassatæ sunt, et de medicinæ statu... Hafniæ, 1831, in 8⁰.

Dartmoor.

BODEAU (A.). Description de l'épidémie qui a régné parmi les prisonniers français pendant l'hiver de 1809 à 1810 à Dartmoor, dans le comté de Devon. Thèse, n° 67... Paris, 1815, in 4⁰.

Dauphiné.

NICOLAS. Histoire des maladies épidémiques qui ont régné dans la province du Dauphiné, depuis l'année 1775 ... Grenoble, 1780, in 8⁰.

NICOLAS. Mémoires sur les maladies épidémiques qui ont régné dans la province de Dauphiné depuis l'année 1780, avec des observations sur les eaux minérales, sur l'histoire naturelle de cette province, et quelques consultations de médecine . . . Grenoble, Imp. royale, 1786, in 8⁰.

Dindugal.

AINSLIE (W.). Medical Report of a committee appointed to inquire into the causes of the epidemic fever in the provinces of Coimbatore ... Dindugal ... (1816.)

Voyez ci-dessus col. 1331.

Dôle.

COZE (P.). Constitutions épidémiques de Dôle, en Franche-Comté. (Deborne, Journal de médecine militaire, 1786, V, 167.)

Dutchess County.

SHERRILL (Hunting). An Essay on epidemies, as they appeared in Dutchess County from 1809 to 1825; also a paper of diseases of the jaw-bones. With an appendix containing an Account of the epidemic cholera, as it appeared in Poughkeepsie in 1832 ... New-York, 1832, in 8⁰.

L'Appendix a une pagination particulière.

Eboracum.

Voyez York.

Écosse.

WARDELL (John-R.). The Scotch epidemic fever of 1843-1844; its history, pathology and treatment ... London, 1848, in 8⁰. (London medical Gazette.) (B. R.)

Édimbourg.

YULE (J.). Observations on the cure and prevention of the contagious fever now prevalent in the city of Edinburgh and its environs. Edinburgh, 1818, in 8⁰. (B. B.)

HENDERSON (William). Report of the epidemic fever of Edinburgh. An account of the symptoms and treatment . . . (Edinburgh medical and surgical Journal, 1839, LII, 429.)

CORMACK (John-Rose). Natural History, pathology and treatment of the epidemic fever at present prevailing in Edinburgh and other towns. London, 1843, in 8⁰. (B. B.)

PATERSON (Robert). An Account of the epidemic fever of 1847-8 (in Edinburgh)... (Edinburgh medical and surgical Journal, 1848, LXX, 371.)

Eisenach.

GRIMM (Johann-Friedrich-Carl). Sendschreiben an ... Albrecht von Haller ... von der Epidemie zu Eisenach, in der ersten Hälfte des Jahres 1767, und den Mitteln wider dieselbe ... Hildburghausen, 1768, in 8⁰.

Ercole.

CHAVASSIEU-D'AUDEBERT. Rapport sur l'épidémie d'Ercole, suivi d'un essai topographique sur la ville de Caserte et le palais de S. M. (Journal général de médecine, 1815, XLI, 290 et 402.)

Espagne.

VILLALBA (Joaquin de). Epidemiologia Española, ó historia cronológica de las pestes, contagios, epidemias y epizootias, que han acaecido en España desde la venida de los Cartagineses hasta el año 1801. Con noticia de algunas otras enfermedades de essa especie que han sufrido los Españoles en otros reynos, y de los autores nacionales que han escrito sobre esta materiá, así en la peninsula como fuera de ella ... Madrid, 1803, 2 vol. in 4°.

Europe.

Ozanam (J.-A.-F.). Histoire médicale générale et particulière des maladies épidémiques, contagieuses et épizootiques qui ont régné en Europe depuis les temps les plus reculés, et notamment depuis le XIVe siècle jusqu'à nos jours... Paris, 1817-23, 5 vol. in 8°.

2e éd. 1835, 4 vol. in 8°.

— Allgemeine und besondere medicinische Geschichte der epidemischen, ansteckenden und epizootischen Krankheiten, die in Europa seit den frühesten Zeiten, besonders seit dem 14. Jahrhundert, bis auf unsere Tage geherrscht haben. Aus dem Franz. mit berichtigenden Anmerkungen und Zusätzen versehen von H. Brandeis. Stuttgart, 1820, in 8°. (E.)

Tome I.

Montbrion. Détails curieux sur les principales épidémies qui ont ravagé l'Europe, comparées avec le choléra-morbus actuel. — Grands détails sur le choléra-morbus . . . (Extrait du Mémoire historique publié à Paris . . .) Nantes, (s. d.,) in 4° de 2 pp.

Hecker (J.-F.-K.). Discours sur les diathèses morbides qui ont successivement affecté les peuples de l'Europe ... trad. par M. Martins. (Revue médicale, 1838, I, 12.)

Fuchs (Caspar-Friedrich). Die epidemischen Krankheiten in Europa, in ihrem Zusammenhange mit den Erscheinungen des Erdmagnetismus, den Vorgängen in der Atmosphäre und der Geschichte der Kulturvölker dieses Erdtheils... Weimar, 1860, in 8°.

Fontaine.

Frier (F.). Observations sur les causes, les symptômes et les moyens propres à prévenir et à guérir les maladies épidémiques qui ont régné dans les communes de Saint-Georges-de-Comiers... de Fontaine... (1818.)

Voyez Saint-Georges-de-Comiers.

France.

(Rapports faits à l'Académie de médecine sur les épidémies qui ont régné en France, et publiés dans les Mémoires de l'Académie.)

1771-1830. Par le Dr Villeneuve. III, 377.
1830-1836. Par le Dr Piorry. VI, 1.
1836-1838. Par le Dr Piorry. VII, 141.
1839-1840 Par le Dr Bricheteau. XI, 31.
1841-1846. Par le Dr Gaultier de Claubry. XIV, 1.
1847. Par le Dr Gaultier de Claubry. XV, 1.
1848. Par le Dr Gaultier de Claubry. XVI, 1.
1849. Par le Dr Gaultier de Claubry. XVI, 21.
1850. Par le Dr Michel Lévy. XVII, LXII.
1851. Par le Dr Gaultier de Claubry. XVII, CIX.
1852. Par le Dr Gaultier de Claubry. XVIII, LXVI.
1853. Par le Dr Gaultier de Claubry. XIX, XLI.
1854. Par le Dr Barth. XX, CXXII.
1855. Par le Dr Barth. XXI, CIII.
1856. Par le Dr Trousseau. XXII, LXXI.
1857. Par le Dr Trousseau. XXIII, XXIX.
1858. Par le Dr Trousseau. XXIV, XXXI.
1859. Par le Dr Jolly. XXV, LXI.
1860. Par le Dr Jolly. XXV, CXLIX.
1861. Par le Dr Jolly. XXVI, LXXXI.
1862. Par le Dr Lejumeau de Kergaradec. XXVI, CXCII.
1863. Par le Dr Lejumeau de Kergaradec. XXVII, LXXXVII.
1864. Par le Dr Lejumeau de Kergaradec. XXVII, CCLXXI.
1865. Par le Dr Bergeron. XXVIII, LI.
1866. Par le Dr Bergeron. XXVIII, CCXXVII.
1867. Par le Dr Briquet. XXIX, LIV.
1868. Par le Dr Briquet. XXIX, CCIII.

Plusieurs de ces rapports ont été tirés à part.

Réflexions lues dans la séance tenue au Louvre par la Société royale de médecine, le 27 mai 1785, et extraites des registres de cette compagnie, sur la nature et le traitement des épidémies qui ont régné en différentes provinces de la France pendant le printemps de cette année. Paris, 1785, in 4° de 31 pp.

Le titre de départ, page 1, porte: „Observations générales sur le caractère des épidémies qui ont régné en différentes provinces de France..."

Frier (F.). Observations relatives aux causes des maladies épidémiques qui affligent divers cantons de la France et aux moyens propres à en prévenir les atteintes, suivies d'une instruction importante pour l'humanité, concernant le devoir des gardes-malades . . . Grenoble, an XI, in 8⁰.

COLAS (E.). Règne épidémique de 1842, 1843, 1844, 1845 . . . Paris, 1845, in 8⁰.

MARCHAL, de Calvi. Législation sanitaire en France concernant les épidémies. (p. 211 de Des Épidémies. Thèse de concours... Paris, 1852.)

MAUD'HEUX. Notice historique sur les épidémies qui ont régné dans l'est de la France... Épinal, (1857,) in 8⁰ de 57 pp.

Fredericktown.

BALTZELL (John). History of the epidemic fever, as it prevailed in Frederick's Town and country in the summer and autumn of 1804. (Barton's Philad. med. and physic. Journ., 1805, I, 37.) (C.)

Frise.

COULON (J.-Vitringa). Een Woord aan de jongere Vriesche Geneeskundigen over de behandeling der thans in deze Provincie heerschende ziekte. Leeuwarden, 1826, in 8⁰. (R.)

RIDDER (G.-L.). Het Woord aan de jongere Wriesche Geneeskundigen, over de behandeling der thans in deze Provincia heerschende ziekte, van J.-Vitringa Coulon, onderzocht en als bijdrage tot de geschiedenis dezer ziekte aangeboden. Breda, 1827, in 8⁰. (R.)

FOLKERSMA (W.). Kort Verslag der ziekten, welke in den maanden Julij, Augustus, September en October in de Provincie Vriesland gewoed hebben, waargenomen, in haren loop nagegaan en behandeld in Leeuwarden en deszelfs ommestreken. Leeuwarden, 1827, in 8⁰. (R.)

Gênes.

RASORI (Giovanni). Storia dell' epidemia di Genova negli anni 1799 e 1800; aggiontive alcuni cenni sull' origine della petechiale. Milano, an IX-1801, in 8⁰. (C.)

2e éd. 1806.
3e éd. 1812.

— Geschichte des epidemischen Fiebers, das 1799 und 1800 zu Genua geherrscht hat; aus dem Italienischen. Wien, 1803, in 8⁰. (C.)

— Histoire de la fièvre pétéchiale de Gênes, pendant les années 1799 et 1800, et quelques idées sur l'origine de cette fièvre. Troisième édition... Traduit de l'Italien avec des notes par F.-Ph. Fontaneilles . . . Paris, 1822, in 8⁰.

Glasgow.

MILLAR (Richard). Statements relative to the present prevalence of epidemic fever among the poorer classes of Glasgow, together with some suggestions, both for affording more adequate assistance to the sick, and for checking the farther progress of the contagion, in a letter addressed to the honourable the lord Provost of Glasgow . . . Glasgow, 1818, in 8⁰ de 48 pp.

ORR (R.-S.). Historical and statistical Sketch of the progress of epidemic fever in Glasgow during the year 1847 . . . (Edinburgh medical and surgical Journal, 1848, LXIX, 371.)

Grande-Bretagne.

CAIUS (Joh.) . . . De ephemera Britannica Liber unus, summa cura recognitus. Londini, 1721, in 12.

AUTENRIETH (H.-F.). Übersicht über die Volkskrankheiten in Grossbritanien, mit daraus entstehenden Eigenthümlichkeiten der englischen Heilkunde. Tübingen, 1823, in 8⁰. (R.)

Grez (Canton de).

BAUGNIET (Maximilien-Joseph). Dissertation sur l'épidémie qui a régné dans le canton de Grez, département de la Dyle, pendant les deux premiers trimestres de l'an 13. Thèse, n° 122 ...Paris, 1806, in 4°.

Groningue.

BAKKER (G.). Epidemia quæ anno CIƆIƆCCCXXVI urbem Groningam adflixit ... Groningæ, 1826, in 8° de 64 pp.

— De Volksziekte, welke in het jaar 1826 te Groningen geheerscht heft, in het kort beschreven. 2e verm. Druk. Groningen, 1827, in 8°. (R.)

NYHOFF (Isaacus). Specimen medicum inaugurale exhibens observationes de epidemia Groningana anni 1826 ... Trajecti ad Rhenum, 1827, in 8°.

THUESSINK (E.-J.-Thomassen a). Algemeen Overzigt der epidemische ziekte, welche in het jaar 1826 geheerscht heeft. Groningen, 1827, in 8°. (R.)

— Beschreibung der epidemischen Krankheit zu Gröningen im Jahre 1826 ... Aus dem Holländischen. Mit einer Vorrede und Anmerkungen herausgegeben von Dr J.-W. Gittermann ... Bremen, 1827, in 8°. Avec 1 tableaux.

MARCQ (Philippe-Antoine). Épidémie de Groningue et réflexions sur les rapports relatifs à cette épidémie. (Bibliothèque médicale nationale et étrangère, 1827, IV.) (C.)

Verslag van de in het jaar 1826 te Groningen waargenomene ziekten; gegeven door de plaatselijke Commissie van Geneeskundig toevoorzigt aan de Regering der Stadt. enz. Groningen, 1828, in 8°. (R.)

PETERS (M.-Nanta). Specimen exhibens collectanea quædam medico-practici argumenti, epidemiam anni 1826 et 1827 Groninganam spectantia. Groningæ, 1828, in 8°. (R.)

POPTA (S.-P.). Dissertatio historico-medica de morbis epidemicis, qui in urbe et regione Groningana imprimis tractuque Frisico vicino sec. XIII-XVIII grassati sunt. Groningæ, 1838, in 8°. (N. M.)

Hainaut.

LACROIX (A.). Notice chronologique et analytique sur les épidémies et les épizooties qui ont régné en Hainaut, à diverses époques, de 1006 à 1832. Bruxelles, 1844, in 8°. (D.)

Halle.

HOFFMANN (Frider.)... Observationes barometrico meteorologicæ et epidemicæ Hallenses anni MDCC. Præmissæ sunt... meditationes circa ventorum causas, vires et operationes in corpora humana ac barometron ... Halæ-Magdeburgicæ, 1701, in 4°.

Harz.

LENTIN (Lebrecht-Friedrich-Benjamin). Beobachtungen der epidemischen und einiger sporadischen Krankheiten am Oberharze: vom Jahre 1777 bis incl. 1782 ... Dessau und Leipzig, 1783, in 8°. Mit einem Kupfer.

Hedjaz.

DAGUILLON (L.). Le Hedjaz (pélérinage à la Mecque). Sa géographie, ses caravanes, ses épidémies. (Annales des voyages, 1866, I, 50.)

Heidelberg.

DIERBACH. Geschichte der Epidemieen und Pesten, die seit dem XII. Jahrhundert in Heidelberg geherrscht haben. (Heidelberger kleine Annalen, 1831, VII.) (Ro.)

Hollande.

MULDER (G.-J.) et REELANTS (J.-M.-A.). Bijdrage tot de geschiedenis der thans in ons Vaderland heerschende ziekte. Rotterdam, 1826, in 8⁰. (R.)

BANGA (J.). Verhandeling over de epidemische ziekte, welke gedurende in de Noordelijke Provincien der Nederlanden geheerscht heeft. Amsterdam, 1828, in 8⁰. (R.)

SIEGENBEEK (M.). Eenige Berigten omtrent vroeger in ons Vaderland geheerscht hebbende besmettelijke ziekten. Leiden, 1832, in 8⁰. (N. M.)

ISRAËLS (A.-H.). Twee Epidemiën in Nederland. Eene historische-pathologische Studie. Amsterdam, 1853, in 4⁰. (N. M.)

Hongrie.

LOEW (Andreas). Historia epidemica Hungariæ... nunc vero... communicata a filio Carolo-Friderico Loew ...(1688-1709.) (S. l. n. d.,) in 4⁰.

Iéna.

MAYER (Christian-Theophilus) ... Abriss der Epidemie zu Jena und auf denen umliegenden Dörfern am Ende des 1771. und bey dem Anfange des 1772. Jahres... Jena, 1772, in 4⁰ de 48 pp.

Iglawa.

SAGAR (Joa.-Bapt.-Mich.). Historia morbi epidemici in circulo Iglaviensi et adjacentibus regni Bohemiæ plagis, observati annis 1771 et 1772. Viennæ, 1773, in 8⁰. (E.)

Inchy.

GERNEZ (Amable-Joseph). Considérations sur les épidémies en général et Histoire d'une fièvre épidémique qui a régné pendant l'hiver de l'an onze (1803) dans un canton du département du Pas-de-Calais. Thèse ... Strasbourg, 1808, in 4⁰ de 17 pp.

Épidémie du village d'Inchy.

Irlande.

BARKER (F.) et CHEYNE (J.). An Account of the epidemical fever in Ireland ... Dublin, 1821, 2 vol. in 8⁰. (B. B.)

STOKER (W.). A Sketch of the medical and statistical history of epidemic diseases in Ireland from 1798 to 1835. (London medical and surgical Journal, 1835, n° 196.) (B. R.)

Isola.

BALESTRA (Giuseppe). Gli Accidenti piu gravi del mal contagioso osservati nel lazzaretto all' Isola, con la specialità de' medicamenti profittevoli, esperimentati... Roma, 1657, in 4⁰.

Italie.

CORRADI (Alfonso). Preleminare della storia dei morbi popolari in Italia dalle prime memorie sino a noi... Milano, 1861, in 8⁰ de 20 pp. (Annali universali di medicina.)

— Annali delle epidemie occorse in Italia dalle prime memorie fino al 1850 ... Bologna, 1865-1867, 2 vol. in 8⁰.

Parte I. Dalle prime memorie fino al 1500.
Parte II. Dal 1501 a tutto il 1600.

— Degli Annali delle epidemie in Italia cenno... Bologna, 1871, in 8⁰.

Jamaïque.

MAXWELL (James). Account of the febrile and eruptive Epidemics prevalent in the Island of Jamaica between 1821 and 1832. (Edinburgh medical and surgical Journal, 1839, LII, 147.)

Katch.

Mc ADAM (J.). A Report on a disease which prevailed in parts of Katch and Kattywer in the years 1815 and 1816, addressed to the secretary of the Medical Board... Presented 26th December 1836. (Transactions of the Medical and physical Society of Bombay, 1838, I, 183.)

La Alcarria.

IBAÑES (Don Felix). Topografia hipocratica, o descripcion de las epidemias en la provincia de la Alcarria. Madrid, 1792, in 4°. (C.)

La Barbade.

HILLARY (William). Observations on the changes of the air and the concomitant epidemical diseases in the island of Barbadoes; to which is added a treatise on the putrid bilious fever, commonly called the yellow fever, and such other diseases as are indigenous or endemial in the West India islands or in the torrid zone. The second edition. London, 1766, in 8°.

La Châtaigneraye.

PALLU. Recueil d'observations ou Mémoires sur l'épidémie qui a régné en 1784 et 1785 dans la subdélégation de La Châtaigneraye, en bas Poitou; suivi d'un supplément sur les maladies régnantes pendant l'année 1786; accompagné de notices sur les mêmes maladies dans les différents départements de la généralité de Poitiers; extraites de la correspondance de M. Pallu ... Ouvrage qui a remporté un des premiers prix de la Société royale de médecine de Paris, le 29 août 1786. Publié par ordre du gouvernement... Par M. J.-G. Gallot... Poitiers, 1787, in 4°.

La Grave.

CLAPPIER. Épidémie... (1768.)

Maladie épidémique observée au Bourg-d'Oysans et à La Grave.

Voyez ci-dessus col. 1328.

Landreville.

AMYOT (Pierre-Aimé). Épidémie des villages de Landreville, de Loches, etc. (dans la vallée de l'Ource, département de l'Aube.) Thèse, n° 196... Paris, 1832, in 4°.

Languedoc.

BANAU et TURBEN. Mémoire sur les épidémies du Languedoc adressé aux États de cette province... Paris, 1786, 2 mémoires en 1 vol. in 8°.

Laonnais (Pays).

DUFOT. Mémoire sur les maladies épidémiques qui depuis cinq ans ont régné dans le pays Laonnais... Laon, 1770, in 8°.

La Rochelle.

CROUIGNEAU (J.). Recherches sur les épidémies de La Rochelle et particulièrement sur celle qui a régné en 1843... Paris, 1848, in 8° de 100 pp. (Recueil de mémoires de médecine militaire.)

La Valentine.

FODÉRÉ. Rapport historique et médical de la maladie qui a régné ce printemps 1810, dans le quartier de la Valentine, territoire de Marseille, fait à la Société de médecine de cette ville, au nom d'une commission spéciale... Marseille, 1810, in 8° de 44 pp.

DUGAS (T.-T.). Précis historique sur la maladie contagieuse qui a régné au hameau de La Valentine dans le courant du mois d'avril 1810... Marseille, 1810, in 8°.

Laxenbourg.

LAUTTER (Franc.-Jos.). Historia medica biennalis morborum ruralium, qui a verno tempore anni MDCCLIX usque ad finem hyemis anni MDCCLXI Laxenburgi et in vicinis undique oppidis pagisque dominati sunt, complectens memorabilem rarioremque febrium intermittentium et de earum genere remittentium epidemiam... Vindobonæ, 1761, in 8⁰.

Le Havre.

LECADRE. Rapport sur les affections épidémiques qui ont régné au Havre et dans ses environs durant l'année 1859 ... Havre, 1860, in 8⁰ de 24 pp. (Publications de la Société Havraise d'études diverses.)

La couverture imprimée sert de titre.

— Étude sur le mouvement de la population et sur les affections épidémiques qui ont régné au Havre durant les années 1871 et 1872 . . . Paris, 1873, in 8⁰ de 72 pp. (Recueil des publications de la Société Havraise d'études diverses.)

Leipzig.

OTTO (Henricus-Eduardus). Descriptio morborum epidemicorum qui mensibus decbr. 1808 et januar. 1809 Lipsiæ grassati sunt. Dissertatio inauguralis medica... Lipsiæ, 1810, in 4⁰ de 40 pp.

Les Cabanes.

BONNANS. Lettre au docteur Vergé, ... sur la double épidémie qui a ravagé le canton des Cabannes du 5 septembre au 30 octobre 1854 . . . Foix, 1854, in 8⁰ de 20 pp.

Levant.

PUGNET (J.-F.-X.). Mémoires sur les fièvres pestilentielles et insidieuses du Levant, avec un aperçu physique et médical du Sayd . . . Lyon, an X-1802, in 8⁰.

— Mémoires sur les fièvres de mauvais caractère du Levant et des Antilles, avec un aperçu physique et médical du Sayd, et un essai sur la topographie de Sainte-Lucie . . . Lyon et Paris, an XII-1804, in 8⁰.

Le Villard-de-Lans.

FRIER (F.). Observations sur les causes, les symptomes et les moyens propres à prévenir et à guérir les maladies épidémiques qui ont régné dans les communes de Saint-Georges-de-Comiers... du Villard-de-Lans... (1818.)

Voyez ci-après col. 1356.

Leyde.

DELEBOE SYLVIUS (Franciscus)... De affectus epidemii A. MDCLXIX Leidensem civitatem depopulantis . . . causis naturalibus oratio, VIII februarii MDCLXX, cum Academiæ Lugduno-Batavæ rectoratum deponeret, habita. Lugduni Batavorum, Vª J. Carpenterii, 1670, in 12.

FANOISIUS (Guido). Dissertatio medica de morbo epidemico hactenus inaudito, præterita æstate anni 1669 Lugduni Batavorum grassante... Lugduni Batavorum, Lothus de Haes, 1671, in 12.

VAN SWIETEN (Ger.-L.-B.)... Constitutiones epidemicæ, et morbi potissimum Lugduni Batavorum observati, ex ejusdem adversariis. Edidit Maximilianus Stoll... Vindobonæ et Lipsiæ, 1782, 2 vol. in 8⁰.

Autre éd. 1783. Coloniæ Allobrogum, in 4⁰.

Lille (Arrondissement de).

GOSSELET (A.). Statistique des maladies épidémiques dans l'arrondissement de Lille, de 1832 à 1843. Rapport à M. le préfet du département du Nord... Lille, 1844, in 8⁰ de 81 pp.

— Rapport sur différentes épidémies observées dans l'arrondissement de

Lille pendant l'année 1852 . . . Lille, (1853,) in 8° de 12 pp.

Extrait du Rapport général des travaux du Conseil central de salubrité.

Lima.

VALDES (José-Manuel). Memoria sobre las enfermedades epidemicas que se padecieron en Lima el año de 1821, estando sitiada por el ejercito libertador . . . Lima, 1827, in 4°.

Livourne.

BARZELLOTTI (Giacomo). Parere intorno alla malattia che ha dominato maggiormente in Livorno nei mesi di settembre, ottobre e novembre del 1804, fondato sulla storia della medesima e sull' analogia di altre malattie, all' illustrissimo signore D. Luigi Targioni . . . E lettera seconda relativa alla malattia febbrile manifestatasi in Livorno l'anno 1804, scritta dal sig. D. Luigi Targioni . . . al sig. D. Giacomo Barzellotti . . . (S. l. n. d.,) in 8°.

Loches.

AMYOT (P.-A.). Épidémie des villages de Landreville, de Loches, etc. (dans la vallée de l'Ource, département de l'Aube.) . . . (1832.)

Voyez ci-dessus col. 1344.

Lorraine.

SIMONIN père. Coup d'œil sur les épidémies qui ont régné en Lorraine. (Mémoires de la Société royale . . . de Nancy, 1838, XL.)

Madura.

AINSLIE (W.). Medical Report of a committee appointed to inquire into the causes of the epidemic fever in the provinces of Coimbatore, Madura . . . (1816.)

Voyez ci-dessus col. 1331.

Marseille.

AUBERT (J.-M.). Quelques Considérations sur une épidémie qui se déclara à l'Hôtel-Dieu de Marseille en 1830. Thèse, n° 104 . . . Montpellier, 1833, in 4°.

BERTULUS (Évariste). Marseille et son intendance sanitaire à propos de la peste, de la fièvre jaune, du choléra et des événements de Saint-Nazaire (Loire-inférieure) en 1861. Études historiques et médicales. Paris, 1864, in 8°.

Melun.

LEROY (G.). Notice sur les épidémies qui ont sévi à Melun . . . Melun, 1866, in 8° de 24 pp.

Metz.

MARÉCHAL (Félix). Tableau historique, chronologique, et médical des maladies endémiques, épidémiques et contagieuses qui ont régné à Metz et dans le pays Messin depuis les temps les plus reculés jusqu'à nos jours . . . (1850.)

Voyez ci-après Endémies.

Meurthe (Département de la).

THOUVENEL (P.-S.). Traité analytique des fièvres contagieuses et sporadiques, simples et compliquées, qui ont régné dans le département de la Meurthe vers la fin de 1813 et au commencement de 1814 . . . Pont-à-Mousson, 1814, in 8°.

Mezel.

NIVET (V.). Notice historique sur les épidémies de l'arrondissement de Clermont, suivie d'un rapport sur l'épidémie de Mezel . . . (1869.)

Voyez ci-dessus col. 1331.

Michigan.

BEECH (J.-H.). Report on the topography and epidemic diseases of Michigan . . . (1859.)

Voyez ci-après Topographies médicales.

Minorque.

Cleghorn (George). Observations on the epidemical diseases in Minorca, from the year 1744 to 1749; to which is prefixed a short account of the climate, productions, inhabitants and endemial distempers of that island... London, 1751, in 8⁰.

Autres éd. 1762, 1768 et 1799.

— Beobachtungen über die epidemischen Krankheiten, die in den Jahren 1744-49 in Minorca geherrscht haben. Aus dem Englischen. (Von J.-C.-G. Ackermann.) Gotha, 1776, in 8⁰. (E.)

— Mémoire sur la topographie médicale et sur les maladies épidémiques de l'île de Minorque, traduit de l'anglais. (Avec Œuvres posthumes de M. Bidault de Villiers... Paris, 1828.)

Montargis.

Gastellier (R.-G.). Mémoire sur l'épidémie qui a régné en 1785 dans la subdélégation de Montargis, en Gâtinais. Ouvrage qui a remporté un des premiers prix de la Société royale de médecine de Paris, le 29 août 1786... Orléans, 1789, in 8⁰ de 72 pp. Avec 1 tableau.

Moscou.

Mertens (Charles de). Constitutio epidemica Moscuæ annis 1768, 1769 et 1770 observata. (p. 1 de Observationes medicæ de febribus putridis, de peste... Vindobonæ, 1778.)

Autre éd. 1791, Ticini, t. 1, p. 17.

Nantes.

Mareschal. Notice sur les fièvres épidémiques qui règnent à Nantes depuis plusieurs années... Nantes, (1849,) in 8⁰ de 35 pp.

Le Borgne (G.). Recherches historiques sur les grandes épidémies qui ont régné à Nantes depuis le VIᵉ jusqu'au XIXᵉ siècle... Nantes, 1852, in 8⁰.

Pihan-Dufeillay. Étude sur la constitution médicale de Nantes en 1862 (-1864) et sur les épidémies qui ont régné dans son arrondissement... Nantes, 1863-1865, in 8⁰. (Journal de la section de médecine.)

Naples.

Vito (Joannes de)... De causis nostrarum calamitatum, et de morbis epidem. qui vulgabantur per totum regnum Neap. anno Domini 1600; cum pronosticis usque ad annum 1608. Neapoli, J.-J. Carlinus, 1602, in 4⁰.

Fasano (Tommaso). Della Febbre epidemica sofferta in Napoli l'anno 1764, libri III... In Napoli, 1765, in 8⁰.

Nassau.

Franque (J.-B. von). Beiträge zur Geschichte der Epidemieen in Nassau. (Nass. Jahrb., 1861, XV et XVI.) (C. J.)

Navarre.

Godefroy (Édouard-Alexandre). Essai sur la maladie qui a régné épidémiquement en Navarre en 1812. Thèse, nº 253... Paris, 1815, in 4⁰.

New-York.

Bayley (Richard). An Account of the epidemic fever which prevailed in the city of New-York, during part of the summer and fall of 1795... New-York, 1796, in 8⁰. (S. D.)

Nole.

Cavallarius (Jo.-Baptista)... De morbo epidemiali qui Nolam et Campaniam universam vexavit curativus et præservativus discursus. Neapoli, 1602, in 4⁰.

Nord (Département du).

BRIGANDAT. Rapport fait au Conseil central de salubrité du Nord sur les maladies épidémiques qui ont régné dans le département pendant l'année 1853 (-1863)... Lille, 1854 (-1864,) in 8°.

PILAT... Résumé des maladies épidémiques qui ont régné dans le département du Nord, pendant l'année 1870, d'après les tableaux statistiques dressés par les médecins des épidémies . . . (S. l., 1871,) in 8° de 12 pp.

Extrait du Rapport sur les travaux du Conseil central de salubrité du département du Nord.

Norique.

APINUS (Johannes-Ludovicus). Febris epidemicæ, anno 1694. et 95. in Noricæ ditionis oppido Herspruccensi et vicino tractu grassari deprehensæ, tandemque petechialis redditæ, historica relatio . . . Norimbergæ, 1697, in 8°.

Novi.

CAPURRI (Pagenino). Istoria delle febbre epidemiche che corsero nella città di Novi l'anno 1783. Milano, 1786, in 8°. (C.)

Nuremberg.

KIEFHABER (Joh.-Karl-Siegmund). Historisch-chronologisches Verzeichniss der mit dem Anfang dieses Jahrhunderts bis jetzt in der Reichsstadt Nürnberg und deren Gebiet herrschend gewesenen Epidemieen unter den Menschen und Thieren. Nürnberg, 1796, in 8°. (Ch.)

Oise (Département de l').

DUBUN DE PEYRELONGUE (J.-B.-Auguste). De l'Épidémie qui a spécialement régné durant l'été de 1821 dans une portion assez étendue du département de l'Oise et quelques communes seulement de celui de Seine-et-Oise... Paris, 1822, in 8°.

2e éd. 1824.

Orbec.

LACROIX (E.-P.). Essai sur la topographie médicale d'Orbec, comprenant les épidémies qui y ont régné, ainsi que dans les campagnes environnantes depuis 1826 jusqu'en 1840 exclusivement... (1841.)

Voyez ci-après Topographies médicales.

Padoue.

PENADA (Jacopo). Delle Osservazioni medico-pratico-meteorologiche inservienti alla intelligenza delle constituzioni epidemiche di Padova quinquennio primo (-terzo, 1786-1800)... Padova, 1792-1802, 3 vol. in 8°.

— Tavole meteorologiche e necrologiche, inservienti alla intelligenza del secundo quinquennio delle osservazioni medico - meteorologiche, dall' anno 1791 fino all' anno 1795, instituite in Padova... Padova, 1796, in 4°.

Palatinat.

FONSECA (Antonius) . . . De epidemia febrili grassante in exercitu regis catholici in inferiori Palatinatu, anno 1620 et 21, tractatus, in quo febris malignæ essentia, causæ, signa diagnostica et methodus curativa philosophice et medice elucidantur. Mechliniæ, H. Iaye, 1623, in 4°.

RHUMELIUS (Janus-Chunradus). Historia morbi qui ex castris ad rastra, a rastris ad rostra, ab his ad aras et focos in Palatinatu superioris Bavariæ se penetravit anno MDCXXI, et permansit MDCXXII, MDCXXIII... Norimbergæ, typ. S. Halbmayeri, 1625, in 8°.

Pantin.

CAILLARD (J.-L.). Mémoire sur les dangers des émanations marécageuses, et sur la maladie épidémique observée à Pantin et dans plusieurs autres communes voisines du canal de l'Ourcq, en 1810, 1811, 1812, 1813 . . . Paris, 1816, in 8⁰.

Paris.

POTEL (G.). Discours des maladies epidemiques advenues en ceste ville de Paris és annees 1596 et 17, et és annees 1606 et 7. . . Ensemble une loüange à MM. de la police, sur l'establissement de la maison de la santé en l'an mil six cens six . . . Paris, D. Binet, (s. d.,) in 8⁰ de 35 pp.

Autre éd. 1623, Paris, N. Callemont, in 8⁰.

Description des épidémies qui ont régné depuis quelques années dans la généralité de Paris, avec la topographie des paroisses qui en ont été affligées. Précédée d'une instruction sur la manière de prévenir et traiter ces maladies dans les campagnes. Publiée par ordre de M. l'intendant. Paris, Imp. royale, 1783, in 8⁰.

Description des épidémies qui ont régné en 1783 dans la généralité de Paris. Publiée par ordre de M. l'intendant. Paris, Imp. royale, 1785, in 8⁰.

RUETTE (F.). Observations cliniques sur une maladie épidémique qui a régné en l'an 7 à l'hôpital S.-Louis ... Paris, (s. d.,) in 8⁰ de 39 pp.

— Observations cliniques sur une maladie épidémique qui a régné cette année à l'hospice du Nord, ci-devant St-Louis . . . Paris, an VIII, in 8⁰ de 39 pp.

Même ouvrage que le précédent.

BUET. De l'Épidémie qui a régné à Paris et dans les environs en mai et juin 1831. Paris, (s. d.,) in 8⁰ de 15 pp. (Journal complémentaire des sciences médicales.)

CHEREAU (Achille). Étude sur les épidémies Parisiennes. (p. 9 de Les Ordonnances faictes et publiées à son de trompe par les carrefours de ceste ville de Paris pour éviter le dangier de peste, 1531... Paris, 1873.)

Pays-Bas.

TORFS (Louis). Fastes des calamités publiques survenues dans les Pays-Bas et particulièrement en Belgique depuis les temps les plus reculés jusqu'à nos jours... Paris et Tournai, 1859-1862, 2 vol. in 8⁰.

I. Épidémies. — Famines. — Inondations.
II. Hivers. — Tremblements de terre.

Pensylvanie.

AGNEW (Samuel). History of the epidemic disease which prevailed in Adams County (Pensylvania) in the summer and autumn of 1804. (New-York medical Repository, hexade 2, vol. II, p. 345.) (C.)

Philadelphie.

DEVEZE (Jean). An Enquiry into and observations upon the causes and effects of the epidemic disease which raged in Philadelphia from the month of august till towards the middle of december 1793 ... Philadelphia, 1794, in 8⁰.

Pise.

LINOLI (Odoardo). Storia di un' epidemia costituzionale negli anni 1834 e 1837 ... Pisa, 1838, in 8⁰ de 52 pp.

Plymouth.

HUXHAM (Joannes). Observationes de aere et morbis epidemicis Plymuthi factæ; his accedit opusculum de morbo colico Damnoniensi. Londini, 1739, in 8⁰. (B. B.)

2a ed. 1752, 2 vol. in 8⁰.

Poitiers.

COYTARD (J.). Discours de la coqueluche et autres maladies populaires qui ont heu leurs cours à Poictiers les mois de juin et juillet derniers... (1580.)

Voyez ci-dessus col. 965.

Portugal.

PIMENTEL (O.). (Histoire des épidémies de Portugal.) (Gaz. med. de Lisboa, 126.) (S. J., 1858.)

Provence.

GIRAUD, de Seillans. Exposé succinct des grandes épidémies qui ont sévi dans la Basse-Provence, de leurs causes probables et des moyens mis en usage pour empêcher leur propagation . . . Nice, 1866, in 8°.

Ratisbonne.

SCHÄFFER (Jac. - Christ. - Gottlieb). Die Zeit- und Volkskrankheiten der Jahre 1806 und 1807 in und um Regensburg... Regensburg, 1808, in 8°.

Rhin (Bords du).

WITTMANN (F.-G.). Die neuesten am Rheine herrschenden Volkskrankheiten oder Nachrichten und Beobachtungen über das stehende Fieber der Jahre 1806, 1807, 1808 und 1809... Mainz, 1811, in 8°.

Rochefort.

RETZ. Précis d'observations sur la nature, les causes, les symptômes et le traitement des maladies épidémiques qui règnent tous les ans à Rochefort et qu'on observe de temps en temps dans la plupart des provinces de France... Paris, 1784, in 12.

Rochester.

VAUGHAN (Walter). An Account of the epidemic and sporadic disorders at Rochester in 1818. London, 1819, in 8°. (B. B.)

Rome.

CAGNATUS (Marsilius). De Tiberis inundatione medica disputatio . . . epidemią romana, disputatio scilicet de illa populari ægritudine, quæ anno 1591. et de altera, quæ anno 1593 in urbem Romam invasit, eodem auctore. Romæ, A. Zannettus, 1599, in 4° de 22 pp.

MURRAY (Jo.-Andr.)... De febribus epidemicis Romæ falso in pestium censum relatis. Goettingæ, 1782, in fol. de 8 pp.

Par C.-G. Heyne, d'après Choulant.

VALENTINI (Pier-Luigi). Costituzione epidemica di gennajo, febrajo, marzo, aprile, e maggio dell' anno 1818 . . . Roma, 1818, in 8° de 72 pp.

Rouen (Arrondissement de).

VINGTRINIER (A.-B.). Des Épidémies qui ont régné dans l'arrondissement de Rouen de 1814 à 1850... Rouen, 1850, in 8° de 62 pp.

Saint-Domingue.

LE MONNIER (René). Observations sur quelques épidémies de Saint-Domingue, compliquées de symptômes de la fièvre dite jaune. Thèse, n° 10 . . . Paris, 1810, in 4°.

Saint-Georges-de-Comiers.

FRIER (F.). Observations sur les causes, les symptômes et les moyens propres à prévenir et à guérir les maladies épidémiques qui ont régné dans les communes de Saint-Georges-de-Comiers, de Saint-Pierre, de Fontaine, de Tencin, de Theys, du Villard-de-Lans et autres... Grenoble, 1818, in 8°.

Saint-Ours.

AGUILHON (J.-J.-Hippolyte). Recherches sur les causes d'insalubrité de la commune de Saint-Ours (canton de Pontgibaud, Puy-de-Dôme), notamment sur celles des fièvres épidémiques observées dans le village de ce nom ... Paris, 1856, in 8°.

Saint-Pierre.

FRIER (F.). Observations sur les causes, les symptômes et les moyens propres à prévenir et à guérir les maladies épidémiques qui ont régné dans les communes de Saint-Georges-de-Comiers, de Saint-Pierre ... (1818.)

Voyez ci-dessus col. 1356.

RENAUD. Lettre ... (10 mars 1819.) Grenoble, (s. d.,) in 8°.

Au sujet d'une épidémie sévissant à Saint-Pierre d'Entremont. La couverture imprimée sert de titre.

San-Stefano.

BERETTA (Francesco). Memoria istorica delle febbre epidemica, che ebbe corso nella terra di S. Stefano, ducato di Milano, dal principii di ottbr. 1783 al compiersi di giugno 1784. Milano, 1787, in 8°. (C.)

Seine-et-Oise (Département de).

GUILLABERT (Aug.). Coup d'œil sur l'épidémie de 1849 dans le département de Seine-et-Oise ... Paris, 1849, in 18 de 18 pp.

Séville.

SOUCRAMPE (Raymond-Jean). Extrait d'une lettre ... en date du 27 décembre 1800, sur l'épidémie qui a régné à Séville. (Recueil périodique de la Société de médecine de Paris, X, 264.)

Sierra-Leone.

BRYSON (Alexander). An Account of the origin, spread and decline of the epidemic fevers of Sierra Leone; with observations on Sir William Pym's Review of the „Report on the climate and diseases of the African station" ... London, 1849, in 8°. (B. R.)

Souye.

DEFFIS (J.-F.). Épidémie de Souye ... Pau, 1829, in 8° de 34 pp.

Épidémie qui a régné à Souye, petite commune du canton de Morlaas, à trois lieues de Pau, pendant le printemps de 1829.

Spalato.

FRARI (A.-A.). Storia della febbre epidemica che regnò a Spalato e luoghi vicini nell' anno MDCCCXVII ... In Padova, 1818, in 8°.

Tencin.

FRIER (F.). Observations sur les causes, les symptômes et les moyens propres à prévenir et à guérir les maladies épidémiques qui ont régné dans les communes de Saint-Georges-de-Comiers ... de Tencin ... (1818.)

Voyez ci-dessus col. 1356.

Theil.

GASTELLIER (R.-G.) et TONNELLIER (L.-F.-J.). Histoire de l'épidémie qui a régné à Cerisiers, Theil ... (an III.)

Voyez ci-dessus col. 1330.

Theys.

FRIER (F.). Observations sur les causes, les symptômes et les moyens propres à prévenir et à guérir les maladies épidémiques qui ont régné dans les communes de Saint-Georges-de-Comiers ... de Theys ... (1818.)

Voyez ci-dessus col. 1356.

Tinnivelly.

AINSLIE (W.). Medical Report of a committee appointed to inquire into the causes of the epidemic fever in the provinces of Coimbatore ... and Tinnivelly ... (1816.)

Voyez ci-dessus col. 1331.

Tunis.

MESTRE (J.-F.-G.). Notes et observations sur les causes de l'épidémie qui a sévi contre les habitants de Tunis pendant l'été de 1863. Quel est le traitement que l'on doit opposer à ce genre de maladie. Notice sur les avantages et les inconvénients de la Tunisie ... Bone, 1864, in 8° de 86 pp.

Turin.

RICHA (Carolus)... Morborum vulgarium historia, seu constitutio epidemica Taurinensis... (1720-1722.) Augustæ Taurinorum, 1722-1723, 3 parties en 1 vol. in 4°.

Turquie.

OPPENHEIM (Fr.-Wilh.). Über den Zustand der Heilkunde und über die Volkskrankheiten in der europäischen und asiatischen Türkei... (1833.)

Voyez ci-dessus col. 541.

Ukraine.

CLERC (N.-G.). Moyen de prévenir la contagion et d'y remédier, avec l'histoire des maladies épidémiques qui ont régné en Ukraine en 1760. Moscou, (s. d.,) in 8°. (M. M.)

Valgaudemar.

VILLAR (D.). Observations de médecine sur une fièvre épidémique qui a régné dans le Champsaur et le Valgaudemar en Dauphiné, pendant les années 1779 et 1780...(1781.)

Voyez ci-dessus col. 1330.

Vaumort.

GASTELLIER (R.-G.) et TONNELLIER (L.-F.-J.). Histoire de l'épidémie qui a régné à Cerisiers... et Vaumort... (an III.)

Voyez ci-dessus col. 1330.

Verdunois.

BUVIGNIER (C.). Recherches historiques sur les maladies épidémiques et contagieuses qui ont régné dans le Verdunois... Verdun, 1853, in 8°.

White Plains.

TRASK (J.-D.). (Rapport médico-topographique sur les épidémies et les endémies de White Plains.) (1858.)

Voyez ci-après Topographies médicales.

Virginie.

TENNENT (John). An Epistle to Dr Richard Mead concerning the epidemical diseases of Virginia, etc. Edinburgh, 1738, in 8°. (B. B.)

THOMPSON (J.-W.). An Inquiry into the medical topography and epidemic fevers of the valley of Virginia... (1825.)

Voyez ci-après Topographies médicales.

York.

WINTERINGHAM (Clifton). Commentarium nosologicum, morbos epidemicos et aeris variationes in urbe Eboracensi locisque vicinis ab anno 1715 usque ad finem anni 1725 grassantes complectens... Londini, 1727, in 8°.

Zélande.

FOKKER (A.-A.). Onderzoek naar den aard van de epidemische en contagieuse ziekten, die vroeger in Zeeland geheerscht hebben. Prijsverhandeling. Middelburg, 1860, in 8°. (Zeeuwzch Genootschap.) (N. M.)

2.

Épidémies de peste.

Généralités.

SPANGENBERG (Cyriac.). Historia von der flüchtenden Krankheit der Pestilenz, wie sie von Anfang her vmb unserer Sünde willen inn der Welt gewütet hat, das ist alle schwinde Pestileische Sterben, derer inn Historien und Chroniken gedacht wird. (S. l.,) 1552, in 4⁰. (Ro.)

GRATIOLO (Andrea). Discorso di peste . . . con un catalogo di tutte le peste più notabili de' tempi passati ; et appresso un Trattato di peste... di Saladino Ferro . . . Vinegia, G. Polo, 1576, in 4⁰.

Le traité de Saladino Ferro a un titre spécial qui porte en plus: „Tradotto di latino in italiano da Salustio Viscanti."

KIRCHER (Athanase). Chronologia pestium magis insignium celebriorumque, quæ post diluvium ad præsentem usque annum orbem terrarum infestarunt, ex plurimis qua sacris, qua profanis authoribus concinnata. (p. 225 de ...Scrutinium physico-medicum contagiosæ luis quæ pestis dicitur... Romæ, 1658.)

Autres éd. 1659 et 1671.

MAROLT (Justin-Ortholph). Loemographia oder Pest-Discurs, über etlich von viel hundert Jahren, wegen dero gantz heimlich-verborgenen vielerley Ursachen... Nebst einer kurtz-gefassten Pest-Ordonnance... vorgestellet werden ... Schleusingen, S. Göbel, 1680, in 4⁰ de 96 pp.

HAHN (Jo.-Chph.). *Μάστιξ Θεήλατος*, Gottes Hand und Geissel oder warhaffte Darstellung und Beschreibung der meisten denckwürdigen Pest-Seuchen und gifftigen Kranckheiten. Leipzig, 1681, in 12. (Ch.)

Énumération des maladies pestilentielles qui ont sévi depuis l'ère chrétienne.

LEBENWALDT (Ad. a). Chronik aller denkwürdigen Pesten... (Avec Land-Stadt- und Hauss-Artztney-Buch . . . Nürnberg, 1695.) (Ro.)

SCHULZE (Ge.-Pet.). De remediis ad pestilentiam, tum a recentioribus, tum a veteribus quæsitis. Francofurti, 1711, in 4⁰ de 44 pp. (Ro.)

Catalogo di tutte le pestilenze più celebri venute in tutto il mondo . . . (p. 219 de Relazione del contagio stato in Firenze l'anno 1630. e 1633 . . . In Firenze, 1714.)

GAGNA (Petrus-Michael). De peste tractatus historico-medicus, latino ac italico idiomate descriptus... Augustæ Taurinorum, 1715, in 8⁰.

WEBSTER (N.). A brief History of epidemic and pestilential diseases . . . (1799.)

Voyez ci-dessus col. 1319.

PEREZ DE ESCOVAR (Antonio). Historia de todos los contagios, etc. Madrid, 1800, in 8⁰. (C.)

PAPON (J.-P.). De la Peste, ou époques mémorables de ce fléau, et les moyens de s'en préserver . . . Paris, an VIII, 2 vol. in 8⁰.

FENGER (H.-J.). Dissertatio sistens historiam pestilentiarum. Vindobonæ, 1817, in 8⁰. (Ro.)

NAUMANN (Maur.). De pestibus nonnulla. Prolusio academica . . . Bonnæ, 1828, in 4⁰ de 16 pp.

Lesefrüchte über frühere Pestzeiten. Mit Rücksicht auf die Cholera. Berlin, 1831, in 8⁰. (Ch.)

COPPI (A.). Cenni storici di alcune pestilence . . . Roma, 1832, in 8⁰ de 84 pp.

EL SOUBKY (Mostafa). Dissertation historique et médicale sur la peste. Thèse, nº 401 . . . Paris, 1837, in 4⁰ de 61 pp.

FUCHS (Ed.). Dissertatio de præstantissimis pestibus. Monachii, 1839, in 8⁰ de 16 pp. (Ro.)

FRARI (A.-A.). Storia generale della peste, contenente cenni storici delle pestilenze più memorabili, cominciando dai più remoti tempi e discendendo in serie cronologica fino al presente. (t. 1, parte II de Della Peste e delle pubblica amministrazione sanitaria... Venezia, 1840.)

Rossi (E.). Brano di una chronologia stor.-crit. dell' istoria della peste ... Livorno, 1844, in 8⁰.

Documents historiques sur les foyers de la peste. (Gazette médicale, 1845, XIII, 49.)

Prus (Cl.-R.). Rapport à l'Académie ... de médecine sur la peste et les quarantaines, fait au nom d'une commission ... accompagné de pièces et documents, et suivi de la discussion dans le sein de l'Académie. Paris, 1846, in 8⁰.

Rochoux (J.-A.). Opinion émise ... dans la discussion du Rapport de la commission de la peste. Paris, 1846, in 8⁰ de 30 pp. (Bulletin de l'Académie de médecine.)

— ... Opinion émise ... dans la discussion de détails, concernant les mesures sanitaires à employer contre la peste. Paris, (1846,) in 8⁰ de 10 pp. (Bulletin de l'Académie de médecine.)

Cohnsberg (Herm.). Analecta ad pestilentiæ historiam. Dissertatio inauguralis medico-historica ... opponentibus S. Asch ... L. Stadthagen ... Vratislaviæ, 1847, in 8⁰ de 40 pp.

Dalché d'Esplanels (Léopold). Des grandes Épidémies, de la peste noire, de la syphilis et du choléra. Thèse, n° 112 ... Montpellier, 1851, in 4⁰ de 40 pp.

Bascome (Edward). A History of epidemic pestilences from the earliest ages, 1495 years before the birth of our Saviour, to 1848; with researches into their nature, causes and prophylaxis... London, 1851, in 8⁰.

Rittmann (Alexander). Die Cultur-Krankheiten der Völker. Geschichtliche Untersuchungen über die Pesten und die Heilkunst der Vorzeit ... Brünn, 1867, in 8⁰.

Proust (Adrien). Histoire des épidémies de peste. (p. 75 de Essai sur l'hygiène internationale ... Paris, 1873.)

Épidémies de peste limitées à certaines époques.

Johrenius (C.). Apollo λοιμώδης in peste... (1713.)

Voyez ci-dessus col. 471.

Wedel (Geo.-Wolfg.). De pestilentia in Sacris. Jenæ, 1714, in 4⁰. (F.)

Kuppermann (Georg.). Disputatio inauguralis medica de Philistæorum plaga, I. Sam. 5. vers. 6 ... præside C. Johrenio ... Francofurti ad Viadrum, 1715, in 4⁰ de 32 pp.

Hecker (Just.-Frid.-Car.). De peste Antoniniana commentatio ... Berolini, 1835, in 8⁰ de 32 pp.

Traduit en allemand dans Hecker, „Annalen der Heilkunde", 1835.

Friedreich (J.-B.). Historisches über Pest ... nach biblischen Stellen. (2ᵉ partie de Analekten zur Natur- und Heilkunde ... Ansbach, 1846.)

Voyez ci-dessus col. 844.

Sprengel (C.). De pestibus sæculi sexti analecta. (Götting. gelehrte Anzeigen, 1793, 889.) (Ro.)

Walchner (Carl). Die grosse Pest im Jahre 1348 und ihre Folgen. (Münch, Deutsches Museum, 1824, III, 3.)

Hecker (Just.-Frid.-Car.). Die Pest im sechsten Jahrhunderte. Berlin, 1828, in 8⁰. (Annalen d. ges. Heilk.)

Trad. en italien par Valentino Fassetta. Venezia, 1834, in 8⁰.

HECKER (J.-F.-C.). Der schwarze Tod im vierzehnten Jahrhundert. (Nach den Quellen für Ärzte und gebildete Nichtärzte bearbeitet.) Berlin, 1832, in 8°.

— The black Death in the fourteenth century; from the german... translated by B.-G. Babington. London, 1833, in 8°.

2d ed. 1834.

BERNT (J.). Beitrag zur Geschichte der in den nördlichen Ländern unter dem Namen der schwarze Tod bekannten Pest des XIV. Jahrh. (Medicin. Jahrb. des österreich. Staats. Neue Folge, II, 67.) (Ro.)

LITTRÉ (M.-P.-É.). Opuscule relatif à la peste de 1348, par un contemporain. (Bibliothèque de l'École des chartes, 1841, II, 201.)

VAN GENNEP (A.). De morte nigra pandemia sæculo XIV. Lugduni Batavorum, 1846, in 8°.

PHILIPPE (A.). Histoire de la peste noire (1346-1350) d'après des documents inédits, et augmentée d'extraits empruntés à l'ouvrage allemand de Hecker... Paris, 1853, in 8°. Avec 1 planche allégorique.

SEIBEL (Val.). Die grosse Pest zur Zeit Justinians I. und die ihr voraus und zur Seite gehenden ungewöhnlichen Natur-Ereignisse. Ein Beitrag zur Geschichte des sechsten Jahrhunderts christlicher Zeitrechnung... Dilingen, 1857, in 4° de 46 pp.

MICHON (L.-A.-Joseph). Documents inédits sur la grande peste de 1348 (consultation de la Faculté de Paris, consultation d'un praticien de Montpellier, description de Guillaume de Machaut), publiés, avec une introduction et des notes... Paris, 1860, in 8°.

MASSA (M.-Nicolo). Ragionamento sopra le infermità che vengono dall' aere pestilentiale del presente anno MDLV. Venetia, G. Zilettus, 1556, in 8°.

BURLACCHINI (M.-Burlacchino). Ragionamento sopra la peste dell' anno MDLXXVI... Firenze, B. Sermartelli, 1577, in 8°.

ROCHAS (Henry de). Discours tres-utile sur la maladie contagieuse de ce temps... Paris, N. Bourdin, 1619, in 8° de 48 pp.

GALESIUS (Barthol.). Epistola responsiva ad... Aloysium card. Capponium... super morbo hisce temporib. grassante, cum suis antidotis et præservativis... (S. l.,) F. Cataneus, 1630, in 4°.

IMPERIALIS (Joannes). Pestis anni MDCXXX historico-medica... Vicentiæ, hæres F. Grossi, 1631, in 4°.

KANOLD (Johann). Jahrhistorie der grossen Menschenpest von 1701 bis 1716. (Annal. Vratisl., 1718, novembr.) (F.)

INGRAM (Dale). An historical Account of the several plagues that have appeared in the world since 1346; with an inquiry into the present prevailing opinion that the plague is a contagious distemper capable of being transported in merchandize from one country to another; account of its ressemblance to the yellow fever, &c. London, 1755, in 8°. (W.)

NUTRIZIO (Pietro). Lettera sopra il morbo pestilenziale del 1783. Venezia, 1789, in 12. (F.)

ALLE (J.-L.). Kurze Geschichte der im 18ten Jahrhundert so schrecklich verheerenden Pest; nebst den damals angewandten Präservativ- und Heilmitteln. Aus den besten Schriften, aus ärztlichen und amtlichen Nachrichten jener Zeit gezogen. Gmünd, 1831, in 8° de 96 pp. (C.)

MILROY (Gavin). Sketch of the geography, &c., of the plague during the present century... (British and foreign medico-chirurgical Review, 1864, XXXIII, 463.)

Épidémies de peste limitées à certaines localités.

Afrique.

OSANN (F.). Disputatio de loco Rufi, ephesii medici, apud Oribasium servato, sive de peste Libyca. Giessæ, 1833, in 4°. (Ch.)

Agen.

MAGEN (Adolphe). La Ville d'Agen pendant l'épidémie de 1628 à 1631, d'après les registres consulaires... Agen, 1862, in 8° de 56 pp. (Bulletin de la Société de médecine d'Agen.)

Ahmedabad.

WHYTE (Thomas). A Report on the disease which prevailed in Kattywar and in parts of the Zillah of Ahmedabad in the years 1819-20... (1838.)

Voyez Kattywar.

Aix.

Copie d'une lettre écrite d'Aix à Mme la duchesse de *** à Paris. (31 janvier 1721.) — Seconde (-cinquième) Lettre à Mme la duchesse de *** à Paris. (20 mars — 2 octobre 1721.) Paris, (s. d.,) 5 parties en 1 vol. in 4°.

Au sujet de la peste.

SCHEUCHZER (J.-J.). Von der Marsillianischen Pest-Seuche. Erste Zugab: enthaltend . . . IV. Beschreibung der Pest zu Aix, vom Anfang des Augusti bis zu End des Jahres 1720... (1721.)

Voyez Marseille.

MARTIN (A.). Histoire de la dernière peste de Marseille, Aix . . . (1732.)

Voyez Marseille.

Alep.

RUSSELL (Patrick). A Treatise of the plague; an historical journal and medical account of the plague at Aleppo, in the years 1760-1762; also remarks on quarantines, etc. London, 1791, in 4°.

Alexandrie.

LEMAIGRE (Martial). Réflexions sur la peste qui a régné à Alexandrie (Égypte) en l'an 7. Thèse, n° 71... Paris, 1806, in 4°.

Algérie.

Relazione della peste di Algeri degli anni di Cristo 1752, 1753. Napoli, 1757. (F.)

Sans indication de format.

BERBRUGGER (Adrien). Mémoire sur la peste en Algérie depuis 1552 jusqu'en 1819... (t. 2, p. 201 de Exploration scientifique de l'Algérie pendant les années 1840, 1841, 1842... Sciences médicales. Paris, Imp. royale, 1847.)

Allemagne.

BRATSCH (Ed.). Geschichtliche Entwickelung des Beginns und Fortgangs der Pest in Deutschland und den angränzenden Ländern im XVIII. Jahrhundert, nebst den ihr vorhergehenden und sie begleitenden meteorologischen, physischen und politischen Ereignissen. Dillingen, 1839, in 8° de 27 pp. (Ro.)

Amiens.

Rapport des médecins d'Amiens sur les ayriements qui se doivent faire des maisons et meubles infectés en ladite Ville, par Henry de La Cointe... Paris, Sarradin, 1635, in 4° de 48 pp.

PONTHIEU (Alexandre de). La Réfutation de l'écrit composé par Me Simon Dufresne... en approbation du parfum employé aux ayriements des maisons contagiées par Henry Le Cointe... Ensemble le décret des médecins... contre ledit parfum, la réplique dudit de Ponthieu à l'invective . . . dudit Dufresne. L'Isle, Beys, 1635, in 8⁰.

Au sujet de l'article précédent.

Estat de la ville d'Amiens . . . touchant le mal contagieux. (27 octobre-7 decembre 1669.) (S. l. n. d.,) 4 affiches in fol.

DUBOIS (A.). Les Pestes ou Contagions à Amiens pendant les XVe, XVIe et XVIIe siècles . . . Amiens, 1873, in 8⁰ de 44 pp. (Mémoires de la Société des antiquaires de Picardie.)

Angoulême.

CASTAIGNE (J.-F.-Eusèbe). Notice sur la peste générale de 1348 et 1349, et sur les épidémies qui ont paru à Angoulême. (Annales de la Société d'agriculture, arts et commerce de la Charente, 1832, XIV, 75.)

Anjou.

FARGE (E.). La Peste noire en Anjou (1348-1362). Angers, (s. d.,) in 8⁰ de 16 pp. (Revue de l'Anjou, 1854.)

Arles.

Acte déclaratif de l'état de la santé dans la ville d'Arles et son vaste terroir (18 décembre 1721.) (S. l. n. d.,) in 4⁰.

MARTIN (A.). Histoire de la dernière peste de Marseille... Arles... (1732.)

Voyez Marseille.

Athènes.

THUCYDIDE. Von der Pest in Athen, aus dem Griechischen übersetzt von Jos. Eyerel, mit Zusätzen und Anmerkungen und mit einem Anhang über die Pest in Egypten während der französischen Feldzüge von Paul Assalini. Wien, 1810, in 8⁰. (Ch.)

THUCYDIDE. The History of the plague of Athens, translated... with remarks by Charles Collier . . . London, 1857, in 8⁰ de 86 pp. (B. R.)

PAULINUS (Fabius). Prælectiones Marciæ, sive commentaria in Thucydidis historiam seu narrationem de peste Atheniensium. Ex ore Fabii Paulini, utinens . . . in veneto gymnasio, ad D. Marci bibliothecam excepta et edita; cum triplici indice... Venetiis, Juntæ, 1603, in 4⁰.

GEORGIADES (Theodosius). De peste Atheniensi a Thucydide descripta dissertatio inauguralis medica. Halæ, 1815, in 8⁰ de 34 pp.

Attribué à Curt Sprengel par Choulant.

GRIMM (H.-F.-E.). Dissertatio inauguralis de peste Atheniensium a Thucydide descripta. Rostochii, 1829, in 8⁰. (Ch.)

KRAUSS (Aug.). Disquisitio historico-medica de natura morbi Atheniensium a Thucydide descripti . . . Stuttgartiæ, 1831, in 8⁰ de 56 pp.

VAN MEURS (P.). Dissertatio historico-medica inauguralis de natura morbi a Thucydide descripti. Lugduni Batavorum, 1843, in 8⁰.

BRANDEIS (H.). Die Krankheit zu Athen nach Thucydides. Mit erläuternden Anmerkungen... Stuttgart, 1845, in 8⁰ de 76 pp.

VAN GENNEP (A.). Dissertatio historico-medica de natura morbi a Thucydide descripti. Lugduni Batavorum, 1846, in 8⁰. (N. M.)

OSBORNE (J.). (De la Peste d'Athènes décrite par Thucydide.) (Dublin Journal, may.) (S. J., 1858.)

SPRAT (Thom.). The Plague of Athens. London, 1676, in 8⁰. (Ro.)

SMITH (E.-H.). Essay on the plague of Athens, c'est-à-dire Essai sur la peste d'Athènes. (Recueil périodique de littérature médicale étrangère, an VII, I, 74, 81 et 228.)

Traduction d'un article du Répertoire de médecine de New-York.

MEISTER (Joh.-Chr.-Fr.). Eines T. Lucretius Carus Schauergemälde der Kriegspest in Attika . . . Züllichau, 1816, in 8°.

SCHOENCKE (Chr.-Aug.). De peste Periclis ætate Athenienses affligente. Dissertatio inauguralis medico-historica ... præside D. Car.-Gottl. Kuehnio ... Lipsiæ, 1821, in 4° de 44 pp.

IRELAND (John). The Plague of Athens, compared with the plague of the Levant, and the plague of Milan in 1630 ... London, 1832, in 4° de 34 pp.

HEIS. Die Finsternisse während des peloponnesischen Krieges. Schulprogr. Cöln, 1834, in 4°. (Ro.)

BIEDERLACK (Car.-Christ.-Herm.). De pestis atheniensis indole typhosa. Dissertatio inauguralis medica . . . opponentibus T. Tieden ... H. Jasper ... Th. Michelis ... Berolini, 1841, in 8° de 32 pp.

HOUDART (M.-S.). Réfutation d'une opinion sur la peste d'Athènes émise par M. Petersen dans sa nouvelle dissertation ayant pour titre: „Zeit- und Lebensverhältnisse des Hippokrates" insérée dans le Philologus ... Angoulême, 1852, in 8° de 22 pp.

Pour l'ouvrage de Petersen, voyez ci-dessus col. 250.

LANDSBERG. Über die in Attica zur Zeit des peloponnesischen Krieges herrschende Pest. Eine Nachlese ... (S. l., 1853,) in 8° de 84 pp.

Autriche.

HILTPRAND (Johann). Ordnung bey der österreichischen Pestilenz. Passau, 1607, in 8°. (F.)

BRIETIUS (Philippus). Pestis in Austria, Styria et Bohemia. (Annales mundi, Vindobonæ, 1677.)

WERLOSCHNIG (J.-B.) et LOIGK (A.). Historia pestis quæ ab anno 1708 ad 1713 Transylvaniam ... Austriam ... depopulabatur ... (1715.)

Voyez Transylvanie.

BENSA (Franciscus-Xaverius). Historica Relatio pestis anni hujus sæculi XII, XIII et XIV Austriam et conterminas partes infestantis, exhibens causas, differentias, signa . . . Viennæ Austriæ, 1717, in 8°.

Avignon.

Souverain remede contre l'épidimye, bosse ou maulvais air, composé de plusieurs docteurs et grans clerz en médicine dedans Avignon, au temps que la grant pestilence y estoit. (A la fin:) Imprimé à Lyon, par Claude Nourry. (S. d.,) in 4° de 3 f[ts] non chiffrés. Avec 2 gravures sur bois. Caractères gothiques.

LAUGIER (L'abbé). Histoire de la peste d'Avignon en 1721 ... Avignon, 1721, in 12.

En vers.

Baltique (Mer).

TAGG (Heinrich-L.). Disquisitio medico-historica pestis quæ initio sæculi decimi octavi in Maris Baltici accolas sæviebat. Dissertatio inauguralis. Kiliæ, 1829, in 4° de 20 pp. (C.)

Barbarie.

JACKSON. Some Account of peculiar species of plague which depopulated West-Barbary in 1799 and 1800. (Hannover. Magazin, XVII, 669.) (F.)

Bari.

AMITA. Istoria del contagio della

provincia di Bari negli anni 1590. 91. e 92. Napoli, 1649, in 4⁰. (F.)

Belgique.

HECKIUS (Joannes). Disputatio unica . . . de peste et quare præcipue grassetur tot abhinc annis in Belgio . . . cum descriptione electuarii lyncæi, cujus usu auctor . . . salvus evasit . . . Daventriæ, J. Cloppenburch, 1605, in 4⁰ de 16 f[ts] non chiffrés.

Blankenbourg.

LADEY (M.). Tropheum medicum de peste in comitatu Blankenburgensi creatum. Halberstadii, 1684, in 8⁰. (F.)

Bohême.

BRIETIUS (P.) Pestis in Austria, Styria et Bohemia . . . (1677.)

Voyez ci-dessus col. 1372.

JOHN (Jo.-D.). Verzeichniss der Pesten und andern allgemeinen Volkskrankheiten in Böhmen. (Riegger's Materialien zur Statistik von Böhmen. Heft X, 1789, 204; Heft XII, 299.) (Ro.)

KOZDERA (Franc.-Jul.). Dissertatio inauguralis exhibens brevem pestium regni Bohemiæ historiam. Vindobonæ, 1825, in 8⁰. (Ch.)

Bologne.

MARIANUS (Andreas). De peste anni MDCXXX Bononiæ, cujus generis fuerit, et an ab aere. Prælectio . . . Bononiæ, typ. C. Ferronii, 1631, in 4⁰ de 76 pp.

Raccolta di tutti li bandi, ordini e provisioni fatte per la città di Bologna in tempo di contagio imminente e presente... li anni 1628, 1629, 1630 et 1631 . . . Bologna, Donini, 1631, in 4⁰.

MORATTI (Pietro). Racconto de gli ordini e provisioni fatte ne' lazaretti in Bologna e suo contado, in tempo del contagio dell' anno 1630 . . . Bologna, Ferroni, 1631, in 4⁰.

Bordeaux.

BRIET (Guillaume). Discours sur les causes de la peste survenue à Bourdeaux cest an 1599, avec la preservation et curation d'icelle . . . Bourdeaus, par S. Millanges, 1599, in 8⁰.

Bourgogne.

ROBIN (Vincent). Advis sur la peste recognue en quelque endroit de la Bourgogne, avec chois des remedes propres pour la preservation et guerison de ceste maladie. Dijon, Spirinx, 1628, in 8⁰ de 80 pp.

Brescia.

BORTOLI (Bartholameo). Scielta de secreti particolari per preservare e curar la peste, raccolti . . . dalli scritti del reverendo P. Elzeario Marchetti, et pratticati . . . al lazaretto di Brescia nel fiero contagio dell' anno corrente 1630 . . . Brescia, gli Sabbi, (s. d.,) in 4⁰.

Burzenland.

NEUSTAEDTER (Michael). Die Pest in Burzenland 1786, nebst einigen vorausgeschickten Bemerkungen . . . Hermandstadt, 1793, in 8⁰. (F.)

Céphalonie.

TULLY (J.-D.). History of the plague as it has lately appeared in the island of Malta . . . Cephalonia . . . (1822.)

Voyez Malte.

Chambéry.

CHAPPERON (T.). De la Peste à Chambéry de 1348 à 1640. (p. 261 de Chambéry à la fin du XIVe siècle . . . Paris, 1863.)

Château-Salins.

SCHMIT (J.-A.). Un Témoin de la peste de 1630 à Château-Salins . . . Nancy, 1871, in 8° de 9 pp. Avec 1 planche. (Journal de la Société d'archéologie lorraine.)

Cologne.

MERING (von). Die Pest in Köln im J. 1665-66. (Annalen des historischen Vereins für den Niederrhein, 1858.) (C. J.)

Constantinople.

Della Peste di Constantinopoli del 1778; osservazioni sulle medesima e riflessioni dell' autore. Yverdun, 1779, in 8°. (F.)

VALLI (Eusebio). Sulla Peste di Constantinopoli. Mantova, 1805, in 8°. (F.)

CHOLET (F.). Mémoire sur la peste qui a régné épidémiquement à Constantinople en 1834, et sur sa non-contagion ... Paris, 1836, in 8°.

Copenhague.

BOETTICHER (Jo.-Gottl.). Tractatus de peste Hafniensi. (Acta eruditorum Lipsiens., 1715, mensis januar.) (F.)

--- Pestis per nonnullos menses anno MDCCXI et XII Hafniæ sævientis brevis et historica descriptio... (p. 82 de... Morborum malignorum inprimis pestis explicatio genuina... Hafniæ, 1736.)

MANSA (F.-V.). Pesten i Helsingör og Kjobenhavn 1710 og 1711 . . . (1854.)

Voyez ci-après col. 1377.

Cordillères.

BALDOU. Peste des Cordillères. (Gazette des hôpitaux, 1865, XXXVIII, 226.)

Corfou.

TULLY (J.-D.). History of the plague as it has lately appeared in the island of Malta... Corfu... (1822.)

Voyez Malte.

Cronstadt (District de).

NEUSTAEDTER (Michael). Die Pest im Kronstaedter Districte in Siebenbürgen. Wien, 1788, in 8°. (F.)

Dacie.

AZEVEDO (Petrus). Pestis Daciæ anni 1709 scrutinium et cura. Cibiniæ, 1709, in 12. (F.)

Dalmatie.

BAJAMONTI (Guglielmo). Storia della peste che regno in Dalmazia 1783-84. Venezia, 1786, in 8°. Avec 2 cartes. (C.)

Dantzick.

GOTTWALD (Christian). Description of the plague at Dantzic in 1709. (Phil. Trans., 1713, Abr. VI, p. 23.) (W.)

Digne.

GUICHARD (Firmin). Essai sur l'histoire de Digne pendant la peste de 1629 ... Digne, 1845, in 8°.

Égypte.

SOTIRA (Gaetan). Mémoire sur la peste observée en Égypte, pendant le séjour de l'armée d'Orient dans cette contrée. (S. l. n. d.,) in 4° de 24 pp.

ANTES (Johann). Anmerkungen über die Pest in Ägypten. (p. 35 de Beobachtungen über die Sitten und Gebräuche der Ägypter... Aus dem Englischen... übersetzt. Gera und Leipzig, 1801.)

L'ouvrage original a paru en 1800.

ASSALINI (Petr.). Riflessioni sopra

la peste d'Egitto con i messi di preservarsene... Torino, an. IX, in 12.

ÉMANGARD (F.-P.). Mémoire sur la peste observée en Égypte . . . Paris, 1837, in 8⁰.

CLOT-BEY (A.-B.). De la Peste observée en Égypte; recherches et considérations sur cette maladie... Paris, 1840, in 8⁰.

GAETANI (F.). Sulla Peste che afflisse l'Egitto l'an. 1835 . . . Napoli, 1841, in 8⁰.

GROHMANN (J.-F.-Reinhold). Das Pest-Contagium in Egypten und seine Quelle, nebst einem Beitrage zum Absperr-System... Wien, 1844, in 8⁰.

CLOT-BEY (A.-B.). Leçon sur la peste d'Égypte et spécialement sur ce qui concerne la contagion ou non-contagion de cette maladie, donnée à l'hôpital de la Pitié . . . Marseille, 1862, in 8⁰ de 19 pp.

Elseneur.

MANSA (F.-V.). Pesten i Helsingör og Kjøbenhavn 1710 og 1711. En historisk Beretning. Kjøbenhavn, 1854, in 8⁰. (C. J.)

Espagne.

CALDERA DE HEREDIA. De peste Hispalensi. (p. 176 de Tribunal medicum... Lugduni Batavorum, 1658.)

Europe.

BROOKES (Richard). History of the most remarkable pestilential distempers that have appeared in Europe for 300 years past . . . London, 1721, in 8⁰. (W.)

HOWARD (John). An Account of the principal lazzarettos in Europe, with various papers relative to the plague, together with farther observations, on some foreign prisons and hospitals and additional remarks on the present state of those in Great-Britain and Ireland. London, 1789-1793, in 8⁰. (F.)

Trad. en allemand, 1791, Leipzig; et en italien, 1814, Venezia.

HOWARD (J.). Histoire des principaux lazarets de l'Europe, accompagnée de différens mémoires relatifs à la peste, et suivie d'observations ultérieures sur quelques prisons et hôpitaux, ainsi que de remarques additionnelles sur l'état présent de ceux de la Grande-Bretagne et de l'Irlande. Paris, an VII, in 8⁰.

ECKSTRÖM (C.-J.). Om den sa kallade digerdöden, som omkring medlet of XIV. de seklet härjade Europa. (Sv. läk. sällsk. Arberättl. För. 1817, 116.) (Ro.)

SICK (Geo.-Friedr.). Kritische Beleuchtung und Würdigung der europäischen Pestkrankheiten fremden Ursprungs. Leipzig, 1822, in 8⁰. Mit 2 illum. Karten. (Ch.)

Florence.

RONDINELLI (Franc.). Relazione del contagio stato in Firenze l'anno 1630. e 1633. con un breve ragguaglio della miracolosa Immagine delle Madonna dell' Impruneta . . . Fiorèza, G.-B. Landini, 1634, in 4⁰.

Relazione del contagio stato in Firenze l'anno 1630. e 1633. Coll' aggiunta del Catalogo di tutte le pestilenze più celebri, che sono state nel mondo, delle quali si trovi fatta memoria. Nuova edizione. In Firenze, 1714, in 4⁰.

CARRIÈRE (Ed.). La Peste de Florence. (Union médicale, 1850, IV, 277, 305, 329, 341, 353, 365, 389, 413, 429, 471, 501, 567 et 591.)

Franche-Comté.

BILLEREY (Claude-Nicolas). Traité sur la maladie pestilentielle dépeuplant la Franche-Comté en 1707... Besançon, 1721, in 12.

Frari indique sur le même sujet des ouvrages de Ballery et La Pellerye (Claude-Nicolas), imprimés aussi à Besançon; ne s'agit-il pas du même traité?

Gênes.

PALLIANI (Gio-Battista). Trattato della pestilenza in Genova, etc. Genova, 1653, in 4º. (F.)

Genève.

MALLET (Édouard). Notice sur les anciennes pestes de Genève, lue à la Société de physique et d'histoire naturelle le 19 mars 1835. (Paris, s. d.,) in 8º de 20 pp.

Gévaudan.

LEMOINE et BAILLY. Lettre de MM. Lemoine et Bailly... députés de la Cour pour les maladies pestilentielles de Gévaudan. A Mme ***. (10 novembre 1721.) (Paris, s. d.,) in 4º de 8 pp.

— Responsio a prædictis medicis facta illustrissimo ac dignissimo D. Josepho de Fornès, olim in civitate barcinonensi primario artis medicæ professori, speciali mandato proregis Gotholoniæ Monspelium delegato. (XIII kal. novembris 1721.) (S. l. n. d.,) in 4º de 7 pp.

GOIFFON. Relations et dissertation sur la peste du Gévaudan ... Lyon, 1722, in 8º.

Le titre de départ de la Dissertation, page 35, porte en plus: „pour servir de réponse à MM. Lemoine et Bailly."

BLANQUET. Lettre de M. Blanquet, docteur en médecine de la Faculté de Montpellier, employé dans le Gévaudan pour les maladies pestilentielles, écrite à M. Dodard, premier médecin du roi, au sujet de la peste. (23 mars 1722.) Paris, 1722, in 4º de 10 pp.

LA DEVEZE. Acte déclaratif général de la santé des villes et lieux du Gévaudan qui ont été attaqués de la contagion, et auxquels l'on a donné la liberté, suivant l'ordonnance de M. le duc de Roquelaure du 30 août 1722 ...(S. l. n. d.,) in 4º.

SILHOL (J.). Pièces et documents sur la dernière peste Languedocienne de 1721-22. (Gévaudan, Vivarais et Bas-Languedoc...) (1872.)

Voyez ci-après col. 1384.

Glasgow.

ORR (S.). Historical and statistical Sketch of the progress of epidemic fever in Glasgow during the year 1847. (Edinburgh Journal, 1848, LXIX, 363.)

Gozzo.

TULLY (J.-D.). History of the plague as it has lately appeared in the island of Malta, Gozo ... (1822.)

Voyez ci-après col. 1386.

PIRO (G.-M. de). Ragguaglio storico della pestilenza che afflisse le isole di Malta e Gozo negli anni 1813 e 1814 ... (1833.)

Voyez ci-après col. 1387.

Grande-Bretagne.

Orders thought meet by His Majestie to be observed against the infection of the plague; with an advice set down by the physicians. London, 1625, in 4º. (B. B.)

Grèce.

DEMETRIUS (Polychronius). De febre λοιμικῇ Græcis epidemica... præside D. Ern.-Gottl. Bose ... Lipsiæ, 1778, in 4º de 32 pp.

GOSSE (L.-A.). Relation de la peste qui a régné en Grèce en 1827 et 1828, contenant des vues nouvelles sur la marche et le traitement de cette maladie... Paris, 1838, in 8º.

Halbrestadt.

HORN (Wilhelm). Actenmässige Ge-

schichte der Pest zu Halberstadt in den Jahren 1681 und 1682... Berlin, 1836, in 8°. (Archiv für medicin. Erfahrung.)
Avec portrait de Purman.

Hambourg.

BOCKEL (Joannes). De peste quæ Hamburgum 1565 gravissime afflixit. Henricopolis, 1577, in 8°. (F.)

CASTRO (Rodericus a). Tractatus brevis de natura et causis pestis quæ hoc anno MDXCVI Hamburgensem civitatem affligit, in quo... demonstratur quænam in præsenti lue præcavendi et curandi ratio sit observanda . . . Hamburgi, J. Lucius junior, 1596, in 4°.

BEERWINCKEL (Joh.-Franc.). Excerpta quædam ex observatis in nupera peste Hamburgensi . . . sub præsidio Rudolphi-Guilielmi Crausii... tanquam specimen inaugurale . . . exposita . . . Ienæ, 1714, in 4° de 20 pp.

Hof.

HECHTEL (Johann-Leonhard). Historia Pestis Sæcularis Curiana, oder Historische Pest-Beschreibung, Wie die Pest in dreyen Sæculis oder Jahr-Hundert in der Stadt Hof gewütet, was der Uhrsprung gewesen, und was vor Politische und Medicinische Anstalten sowohl in Papistischen als Evangelischen Zeiten gemachet worden sind . . . Hof, 1723, in 4° de 16 f[ts] non chiffrés.

Hollande.

Résolution des hauts et puissants Seigneurs les États de Hollande et de West-Frise, touchant les moyens et précautions contre l'augmentation de la peste. Suivant la copie imprimée à La Haye, 1664, in 4° de 4 ff[ts] non chiffrés.

Hongrie.

RULANDUS (Martinus). De perniciosæ luis Ungaricæ tecmarsi et curatione tractatus, historicis curis atque observationibus triginta, necnon quæstionibus aliquot... locupletatus... Francofurti, N. Bassæus, 1600, in 8°.

GENSELIUS (Jo.-Adr.). Historia pestis Hungaricæ et Viennensis anni 1711. (Miscellanea naturæ curiosorum, cent. VI et VII.) (F.)

WERLOSCHNIG (J.-B.) et LOIGK (A.). Historia pestis quæ ab anno 1708 ad 1713 Transylvaniam, Hungariam . . . depopulabatur... (1715.)
Voyez ci-après col. 1407.

Indes.

CHISHOLM (C.). An Essay on the malignant pestilential fever introduced into the West Indian islands from Boullam, on the coast of Guinea, as it appeared in 1793 and 1794... London, 1795, in 8°.

FORBES (Frederick). Thesis on the nature and history of plague, as observed in the north-western provinces of India, for which a gold medal was awarded by the Faculty of medicine of the University of Edinburgh. To which are added remarks on the present state of the quarantine laws... Edinburgh, 1840, in 8°.

HIRSCH. Die indische Pest und der schwarze Tod, eine historisch-pathologische Skizze. (Virchow, Archiv, 1853, V, 508.)

Italie.

CARRARINO (Antonio). Delle Pestilenze et prodigii che sono stati in Italia auanti N. S. è doppo. Incominciando dall' anni del mondo 4465. fino à quest' anno di nostra salute 1591. essendo corsi anni del mondo 6791. Raccolte per M. Antonio Carrarino, Oruetano. In Orvieto, per Antonio Coladi, M.D.XCI, in 4° de 4 f[ts] non chiffrés.

GROSSI (Thomas). Quæstio, an

morbi, qui in Italia, et præsertim in Gallia Cisalpina hoc anno vagantur, sub nomine pestis veniant, an vero inter febres pestilentiales numerari debeant. Venetiis, 1631, in 4°. (F.)

Relationi di varie pesti in Italia sin' all' anno... 1630, con tutti li segni di quelle e rimedij... con il modo di purgar le robbe e case infette... stampate per ordine del magistrato della sanità in Venetia, e ristampate in Napoli, ad instanza d'Andrea Paladino. Napoli, O. Beltrano, 1631, in 4°.

TAURELLUS (Andreas)... De peste Italica libri duo, quibus discutiuntur ortus, progressus, causæ . . . remedia, cum in genere pestilentiæ, tum in specie epidemiæ quæ anno MDCXXX contagiose grassari cœpit... Addita narratione præsidiorum politicorum quibus ...Bononia languentem populum sustinuit. Opus historicum, medicum, politicum. Bononiæ, typ. N. Tebaldini, 1641, in 4°. Avec un plan.

Jassy.

ASCH. Beschreibung der Heilart der Pest zur Zeit der ersten Ansteckung in Jassy im Jahre 1770. (Baldinger, Magazin, VI.) (F.)

ORRÆUS (Gustavus) . . . Descriptio pestis quæ anno MDCCLXX in Jassia, et MDCCLXXI in Moscua grassata est. Petropoli, 1784, in 4°.

Kattywar.

WHYTE (Thomas). A Report on the disease which prevailed in Kattywar and in parts of the Zillah of Ahmedabad in the years 1819-20... addressed to the medical Board. Presented 12th nov. 1836. (Transactions of the Medical and physical Society of Bombay, 1838, I, 155.)

Kitzingen.

VOLGNAD (Jacob). Unterricht bey der Pestilenz für die Stadt Kittzing. Nürnberg, 1598, in 4°. (F.)

Kurdistan.

THOLOZAN (J.-D.). Note sur le développement de la peste bubonique dans le Kurdistan en 1871... Paris, 1871, in 8° de 10 pp. (Gazette médicale de Paris.)

Languedoc.

SILHOL (Jules). Pièces et documents sur la dernière peste Languedocienne de 1721-22 (Gévaudan, Vivarais et Bas Languedoc), suite de celle de Marseille... Montpellier, 1872, in 8° de 97 pp.

Contenant une bibliographie.

Laon.

COTTIN (J.). Traité de la peste, fait en faveur de MM. de la ville de Laon... (S. l.,) 1635, in 12.

Autres éd. 1718 et 1722.

La Rochelle.

POUPARD (Olivier). Conseil divin touchant la maladie divine et peste en la ville de La Rochelle. Item deux notables histoires: l'une de la scorzonere, l'autre de la pierre Bezaar, qui sont deux excellens theriaques... Faict premierement latin, puis français . . . La Rochelle, Portau, 1583, in 8°.

Leipzig.

RIVINUS (Andr.). Philologica de peste, præside Joh. Michaelis. Lipsiæ, 1638, in 4°. (Ch.)

Au sujet de la peste de Leipzig en 1637.

RIVINUS (Augustus-Quirinus)... Dissertatio de Lipsiensi Peste Anni 1680. (Lipsiæ, s. d.,) in 8°.

Levant.

PUGNET. Mémoires sur les fièvres pestilentielles et insidieuses du Levant, avec un aperçu physique et médical du Sayd... Lyon, an X-1802, in 8⁰.

IRELAND (G.). The Plague of Athens compared with the plague of the Levant... (1832.)

Voyez ci-dessus col. 1371.

Limoges.

DAVID. Traité de la peste de Limoges, 1595. Limoges, 1596, in 16. (F.)

Londres.

HODGES (Nathaniel). *Λοιμολογία*, sive pestis nuperæ apud populum Londinensem narratio historica... Londini, J. Nevill, 1672, in 8⁰.

Autre éd. 1675. (W.)

— Loimologia, or An historical account of the plague in London in 1665; with precautionary directions against the like contagion... To which is added an essay of the different causes of pestilential diseases... with remarks on the infection now in France; by John Quincy... The third edition, with large additions. London, 1721, in 8⁰.

The History of the great plague in London in the year 1665. London, 1754, in 8⁰. (F.)

DEFOÉ. History of the great plague, which visited London in the year 1665. London, 1819, in 8⁰. (C.)

HANCOCK (John). Researches into the laws and phenomena of pestilence; including a medical sketch and review of the plague of London in 1665, etc. London, 1821, in 8⁰. (F.)

Lyon.

RUBYS (Cl. de). Discours sur la contagion de peste qui a esté ceste presente annee en la ville de Lyon, contenant les causes d'icelle, l'ordre, moyen et police tenue pour en purger, nettoyer et delivrer la ville. Lyon, par J. D'Ogerolles, 1577, in 8⁰ de 44 pp.

Advis salutaire contre la maladie épidimique et pestilente qui regne dans la Ville de Lyon, dressé à la requeste de MM. les Commissaires et Deputez pour la santé, par les Docteurs Medecins du College de ladite Ville. Lyon, par Cayne, 1628, in 8⁰ de 32 pp.

Autre éd. 1721, Lyon, in 8⁰ de 24 pp.

DRU (Claude). Ordre et appareil tres-utile, comprenant les remedes... contre la maladie qui à present travaille la ville de Lyon... A Messieurs les Commissaires et Deputez pour le fait de la Santé, par Loys de La Grive, Apothicaire... Lyon, Roussin, 1628, in 8⁰ de 20 pp.

GRILLOT (Joannes). Lugdunum lue affectum et refectum annis 1628-29. Lugduni, 1629, in 8⁰. (F.)

L'Ordre public pour la ville de Lyon, pendant la maladie contagieuse. Augmenté de plusieurs observations, et d'un Traitté de la Peste: avec quelques Questions curieuses. Lyon, Valançol, 1670, in 4⁰ de 86 pp.

Malaga.

SALGADN (Diego-Blanco). Trattado de la epidemia pestilente, que padese de la ciudad de Malaga an. 1678 et 79. Malaga, 1679, in 4⁰. (F.)

Malte.

PARISI (Pietro). Aggiunta a gli avvertimenti sopra la peste... per l'occasione della peste di Malta, gli anni 1592, 1593, insino all' anno 1603... con un breve discorso sopra il medicamento di vino et oglio per guarire ogni sorte di ferite. Con due tavole... Palermo, per G.-A. de Franceschi, 1603, in 4⁰.

Le Medicamento di vino a un titre spécial.

TULLY (J.-D.). History of the plague as it has lately appeared in the island of Malta, Gozo, Corfu, Cephalonia, etc.; detailling important facts illustrative of the specific contagion of the disease with particulars of the means adopted for its eradication. London, 1822, in 8⁰. (C.)

Piró (Giuseppe-Maria de). Ragguaglio storico della pestilenza che afflisse le isole di Malta e Gozo negli anni 1813 e 1814... Livorno, 1833, in 8⁰.

Burrell (W.-H.). Report on the plague of Malta in 1813 in the appendix to the second report on quarantine (General Board of health). London, 1854, in 8⁰. (B. R.)

Mantoue.

Susio (Gio-Batt.). Libro del conoscere la pestilenza . . . dove si mostra che in Mantova non e stato male di simil sorte l'anno MDLXXV... Mantova, G. Ruffinello, 1576, in 4⁰.

Marseille.

Boyer. Dissertation abregée sur la maladie de Marseille; avec la maniere de la traiter et les preservatifs qui lui conviennent . . . Toulon, 1720, in 8⁰ de 22 pp.

Chicoyneau, Verny et Soulier. Relation succincte touchant les accidens de la peste de Marseille, son pronostic et sa curation. Paris, 1720, in 8⁰ de 31 pp.

Chicoyneau (François). A succinct Account of the plague at Marseilles, its symptoms and the methods and medicines used for curing it, drawn up by M. Chicoyneau, Verny and Soullier; translated from the french. London, 1721, in 8⁰. (B. B.)

— Relation touchant les accidens de la peste de Marseille, son prognostic et sa curation... sur l'imprimé à Marseille, Lyon, 1721, in 12 de 48 pp.

Chicoyneau, Verny et Soulier. Relation exacte et fidelle de ce qui s'est passé de plus remarquable à Marseille au sujet de la peste . . . Sur l'imp. de Marseille, Nancy, (s. d.,) in 8⁰ de 32 pp.

Chicoyneau, Verny et Soulier. Relation de la peste de Marseille . . . Jouxte la copie imprimée à Marseille . . . 1721, in 24 de 38 pp.

— Observations et réflexions propres à confirmer ce qui est avancé. . . dans la Relation du 10 décembre 1720, touchant la nature, les événements et traitement de la peste de Marseille... Jouxte la copie imprimée à Aix, Toulouse, (s.d.,) in 8⁰.

— Observations et réflexions touchant la nature, les evenemens, et le traitement de la peste de Marseille, pour confirmer ce qui est avancé dans la Relation touchant les accidens de la peste . . . du 10 decembre 1720 . . . Lyon, 1721, in 12.

Chicoyneau (Francois). Lettre... écrite à M. de La Moniere, Doyen du College des Medecins de Lyon, pour prouver ce qu'il a avancé dans ses Observations et Reflexions touchant la nature, les évenemens et le traitement de la peste de Marseille et d'Aix, du 10. Decembre 1720. Lyon, 1721, in 12 de 36 pp.

Scheuchzer (Joh.-Jacobus). Λοιμογραφία Massiliensis. Die in Marseille und Provence eingerissene Pest-Seuche . . . Zürich, 1720, in 8⁰ de 96 pp.

— Von der Marsillianischen Pest-Seuche. Erste Zugab: Enthaltend I. Derselben vollständige Beschreibung durch Herren Chicoyneau, Verny, Soullier. II. Ein Schreiben an Herren de Fornes von Herren Chicoyneau, Verny und Deidier. III. Ein Schreiben an Herren de Bon von Herren Pons. IV. Beschreibung der Pest zu Aix, vom Anfang des Augusti bis zu End des Jahres

1720. Verteutschet... Zürich, 1721, in 8⁰ de 56 pp.

Relazione del male contaggioso come fu introdotto nella città di Marsiglia. Scritta da uno di quei cirusici il di 28. Settembre 1720. In Napoli, 1721, in 4⁰ de 4 f^ts non chiffrés.

DEIDIER. Lettre sur la maladie de Marseille . . . du quinzième janvier 1721, écrite à M. Fizes, Conseiller du Roy . . . Montpellier, 1721, in 8⁰ de 14 pp.

VICTORIN. Lettre . . . à un de ses amis sur la maladie contagieuse de Marseille. (6 mars 1721.) (S. l. n. d.,) in 8⁰ de 18 pp.

Acte déclaratif de l'état de la santé dans la ville de Marseille, du dernier septembre 1721. (S. l.,) 1721, in 4⁰ de 4 pp.

Il en a paru trois autres éditions.

PESTALOSSI. Avis de précaution contre la maladie contagieuse de Marseille, qui contient une idée de la peste et de ses accidents . . . Lyon, 1721, in 8⁰.

2e éd. Lyon, 1723, in 8⁰. Le faux titre porte: „Opuscules sur la maladie contagieuse de Marseille de l'année 1720 . . .“

BERTRAND. Relation historique de la peste de Marseille en 1720 . . . Cologne, 1721, in 12.

Autre éd. 1779. Amsterdam et Marseille, in 12.

— An historical Relation of the plague at Marseille in the year 1720, translated from the french Mscr. by Plumptre. London, 1806, in 8⁰. (C.)

BERTRAND et MICHEL. Observations faites sur la peste qui règne à présent à Marseille et dans la Provence. Avec un Avertissement. Lyon, 1721, in 12.

Une note manuscrite, sur l'exemplaire de la Bibliothèque nationale, attribue l'Avertissement à Goiffon, médecin de Lyon.

BOECLER. Recueil des observations qui ont été faites sur la maladie de Marseille, et des remèdes qui ont été reconnus les plus efficaces dans le traitement des malades en Provence par les plus habiles médecins de Montpellier; avec diverses lettres contenant des réflexions intéressantes tant sur la cause de la maladie que sur l'idée qu'on doit avoir de la contagion . . . Strasbourg, 1721, in 8⁰.

PICHATTY. Journal abregé de ce qui s'est passé en la ville de Marseille depuis qu'elle est affligée de la contagion, tiré du Mémorial de la Chambre du conseil de l'Hôtel de ville... Paris, 1721, in 12.

KANOLD. Tractatus de peste Massiliensi. (Acta eruditorum Lipsiensium, 1721, 404.) (F.)

MURATORI (Lodovico-Antonio). Dettaglio della peste che ultimamente hà desolatat Marsiglia, pubblicato da i medici che hanno operato in essa, e con alcune osservazioni dell' autore. (Avec Li tre Governi . . . in tempo di peste . . . Milano, 1721.)

— Relazione della peste di Marsiglia. (Avec Del Governo della peste... edizione seconda. Modena, 1722.)

NORMAND (Claude-Joseph). Theses medicæ de pestis Massiliensis contagione, et remediis eidem prævertendæ idoneis. . . præside . . . Johanne-Francisco Le Fevre . . . Vesontione, 1722, in 8⁰ de 70 pp.

MARTIN (A.). Histoire de la dernière peste de Marseille, Aix, Arles et Toulon... Paris, 1732, in 12.

DEIDIER (Antoine). Traité de la peste de Marseille. Paris, 1744. (F.)

Sans indication de format.

Sur la Peste de Marseille en 1720. Londres et Paris, 1786, in 8⁰ de 27 pp.

VILLENEUVE (Cte de). Notice sur la peste de 1720. . . Marseille, 1819, in 8⁰ de 30 pp.

Pièces historiques sur la peste de Marseille et d'une partie de la Provence, en 1720, 1721 et 1722, trouvées dans les archives de l'Hôtel de ville, dans celles de la préfecture, au bureau de l'administration sanitaire et dans le cabinet des manuscrits de la bibliothèque de Marseille, publiées en 1820, à l'occasion de l'année séculaire de la peste; avec le portrait de M. de Belsunce et un fac-simile de son écriture. Marseille, 1820, 2 vol. in 8°.

PAPON (J.-P.). Relation de la peste de Marseille en 1720, et de celle de Montpellier en 1629 . . . Suivie d'un avis sur les moyens de prévenir la contagion et d'en arrêter les progrès. Publié par ordre du gouvernement. Montpellier, 1820, in 8°.

IRELAND (John). The Plague of Marseilles in the year 1720. From documents preserved in the archives of the city and published by authority in the year 1820 . . . Read at the Royal College of physicians, may 26, 1834. London, 1834. (M. B.)

BOUCHARLAT (J.-L.). Le Choléra-morbus, les Monati de Milan, et la mort noire, poëmes précédés d'un précis historique sur le choléra, et suivis de l'histoire de la peste de Marseille . . . (1834.)

Voyez ci-après Choléra.

LEMAZURIER. Précis historique de la peste de Marseille et considérations sur l'origine, les symptômes et le traitement de cette épidémie, d'après les mémoires et les relations du temps; suivis de lettres inédites écrites en 1721 et 1722 par un habitant de cette ville (Joseph-Henri Langlois) . . . Versailles, 1860, in 8° de 24 pp.

LAFORET (Aug.). La Peste de 1720. Marseille, 1863, in 8°. (B. L.)

Récit populaire de la peste de 1720 à Marseille. Marseille, 1867, in 8°. (B. L.)

Maurienne (Diocèse de).

Notice sur la peste qui a affligé le diocèse de Maurienne en 1630. (Mémoires de la Société académique de Savoie, 1837, VIII, 191.)

Mésopotamie.

THOLOZAN (J.-D.). Une Épidémie de peste en Mésopotamie en 1867 . . . Paris, 1869, in 8° de 78 pp.

Messine.

TURRIANO (Orazio). Memoria istorica del contagio della città di Messina dell' anno MDCCXLIII . . . con l'istruzione che si osservò nello spurgo praticatosi nella medesima città . . . Napoli, 1745, in 12.

TESTA (Francesco). Relazione istorica della peste, che attaccossi a Messina, nell' anno mille settecento quarantatre. Coll' aggiunta degli ordini, editti, istruzioni, e altri atti pubblici fatti in occasione della medesima. In Palermo, 1745, in fol.

MELANI (E.-G.). La Peste di Messina, accaduta nell' anno 1743, fedelmente rapportata in versi sdruccioli. Venezia, 1747, in 8°. (F.)

Metz.

ROLLAND. Le Cadet d'Apollon, nay, nourry et eslevé sur les ramparts de la Citadelle de Metz, pendant la contagion de l'annee passée 1625. endoctriné des meilleurs preceptes . . . pour s'opposer à la furie de la plus cruelle maladie . . . qui est la peste. Presenté à Messieurs . . . de Metz . . . Vic, imprimé par Félix, (s. d.,) in 8°.

Milan.

ORTENSI (Ascanio degli). Libri V della peste di Milano dell' anno 1576-77. Venezia, 1589, in 4°. (F.)

RIPAMONTI (Josepho) . . . De Peste

quæ fuit anno MDCXXX. Libri V. Desumpti ex annalibus urbis quos LX decurionum autoritate scribebat. Mediolani, Malatestæ, (1640,) in 4⁰.

RIPAMONTI (Jos.). La Peste di Milano del 1630 libri V cavati dagli annali della città... Volgarisati dall' originale latino da Franc. Cusani, con introd. e note. Milano, 1641, in 4⁰.

TADINO (A.). Raguaglio dell' origine et giornali successi della gran peste contagiosa venefica et malefica seguita nella città di Milano et suo ducato dall' anno 1629 fino all' anno 1632... Aggiontovi un breve compendio delle più segnalate specie di peste in diversi tempi occorse ... con diversi antidoti ... Milano, 1648, in 4⁰.

MAZZUCCHELLI (Carlo). Memorie de' provvedimenti ordinati dal supremo maestrato della sanità dello stato di Milano, per difesa della pubblica salvezza, durante il contagio nella Provenza, Linguadocca, e ne' vicini paesi, negli anni 1720 e 1721 ... Milano, 1722, in 4⁰.

IRELAND (J.). The Plague of Athens, compared with the plague of the Levant and the plague of Milan in 1630 ... (1832.)

Voyez ci-dessus col. 1371.

Montpellier.

PAPON (J.-P.). Relation de la peste de Marseille en 1720, et de celle de Montpellier en 1629... (1820.)

Voyez ci-dessus col. 1391.

Moravie.

JORDANUS (Thomas)... Brunno-gallicus, seu luis novæ in Moravia exortæ descriptio... Francofurti, hæredes A. Wecheli, 1577, in 8⁰.

Autres éd. 1580 et 1583.

Morée.

BOBILLIER. Rapport sur la peste observée à Calavrita et à Vrachuy en Morée. (Journal général de médecine, 1829, CVI, 401.)

Moscou.

SAFNONSKY. Beschreibung der vom Jahre 1770 bis 1772 in Moskau herrschenden Seuche, nebst Anzeige aller zur Abwendung derselben genommenen Maassregeln. Moskau, 1776, in 4⁰. (F.)

METZLER (F.-L.). Beschreibung der Pest in den J. 1770 und 1772 zu Moskau. Moskau, 1776, in 8⁰. (E.)

MERTENS (Charles de). Historia pestis Moscuensis anni 1771. (p. 66 de Observationes medicæ de febribus putridis, de peste... Vindobonæ, 1778.)

Autre éd. 1791, Ticini, t. I, p. 83.

— Histoire de la peste qui a régné à Moscou en 1771. (p. 1 de Traité de la peste ... Vienne et Strasbourg, 1784.)

SAMOÏLOWITZ (D.). Mémoire sur la peste qui en 1771 ravagea l'empire de Russie, surtout Moscou... (1783.)

Voyez ci-après col. 1403.

ORRAEUS (G.)... Descriptio pestis quæ anno MDCCLXX in Jassia, et MDCCLXXI in Moscua grassata est... (1784.)

Voyez ci-dessus col. 1383.

SAMOÏLOWITZ (D.). Opuscules sur la peste qui en 1771 ravagea Moscou, avec un discours aux élèves des hôpitaux de l'empire de Russie ... Paris, 1787, in 8⁰.

GÉRARDIN (A.) et GAIMARD (P.). Précis historique et médical de la peste de Moscou en 1771, comparée à l'épidémie de choléra qui a régné, dans cette ville, en 1830 et 1831... (Avec Du Choléra-morbus en Russie... Deuxième édition, Paris, 1832.)

HECKER (Just.-Friedr.-Carl). Die

Pest in Moskau in den Jahren 1770-71 ... Berlin, 1838, in 8°. (C.)

Naples.

Breve Compendio del contagio della città di Napoli. Napoli, 1656. (F.)

Sans indication de format.

CASTRO (Petrus a). Pestis Neapolitana, Romana et Genuensis annorum 1656 et 1657, fideli narratione delineata et commentariis illustrata ... Veronæ, typ. Rubeanis, 1657, in 12.

GATTA (Geronimo). Di una gravissima Peste, che nella passata primavera et estate dell' anno 1656 depopulò la città di Napoli, suoi borghi e casali, e molte altre città e terre del suo regno. Familiar discorso medicinale, in tre libri diviso ... Napoli, per L. A. di Fusco, 1659, in 4°.

PALLAVICINO (Cardinale Sforza). Descrizione del contagio che da Napoli si comunicò a Roma ... nell' anno 1656, e de' saggi provvedimenti ordinati allora da Alessandro VII, estratta della vita del medesimo pontefice ... Opera inedita ... (Vulgato da Tito Cicconi.) Roma, 1837, in 8°.

Autre éd. 1839.

RENZI (Salvatore di). Napoli nell' anno 1656 ... Napoli, 1867, in 12.

Nice.

GENTILE (François). Description succincte, historique, physique et pratique de la cure de quelques pestiférés. Nizza, (1800,) in 8° de 51 pp. (C.)

Nimègue.

DIEMERBROECK (Isbrandus). De peste Neomagensi. Aranaci, 1644, in 4°. (F.)

Autres éd. 1665. Amstelodami, in 4°.
1721. Genevæ, in 4°.

Noja.

VENTIGNANO (Duca di). Ragguaglio istorico della peste di Noja nel 1815. Napoli, 1816, in 8°. (F.)

ONOFRIO (Arcangelo). Dettaglio istorico della peste di Noja, in provincie di Bari suiluppatasi a novembre del 1815. Con appendice sulla petechiale corrente. Napoli, 1817, in 4° de 78 pp. (C.)

MORREA (Vitangelo). Storia della peste di Noja. Napoli, 1817, in 8°. (F.)

SCHÖNBERG (Albrecht). Over Pesten i Noja 1815 og 1816. Kjøbenhavn, 1817, in 8°. (C.)

— Über die Pest zu Noja in den Jahren 1815-16, aus officiellen Quellen und aus Beobachtungen von Augenzeugen; herausgegeben und mit Anmerkungen und einer Vorrede begleitet von J.-Chr.-Fr. Harless. Nürnberg, 1818, in 8°. (C.)

— Nachtrag zu der Geschichte der Pest zu Noja, in den Jahren 1815 und 1816, mit den Originalschriften (von Arc. d'Onofrio und Vitang. Morrea.) verglichen von Ch.-Fr. Harless. Bonn, 1819, in 8°. (Harless, N. Jahrbuch der teutsch. Medic. und Chir.) (C.)

Odessa.

RAFALOVITCK (Atlémy). Lettre sur la peste d'Odessa de 1837, adressée à M. le secrétaire perpétuel de l'Académie ... de médecine de Paris ... ($\frac{13}{25}$ novembre 1846.) Tours, (s. d.,) in 8° de 14 pp.

Orient.

GAUDEREAU (L'abbé). Relation des différentes espèces de peste que reconnaissent les Orientaux, des remèdes et précautions qu'ils prennent pour en empêcher la communication et le progrès ... Paris, 1721, in 12.

POUQUEVILLE (François-Charles-

Hugues-Laurent). De febre adeno-nervosa, seu de peste orientali; dissertatio inauguralis... Parisiis, an XI, in 8° de 49 pp.

LORINSER (C.-J.). Die Pest des Orients, wie sie entsteht und verhütet wird... Berlin, 1837, in 8°.

BULARD (A.-F.). De la Peste orientale, d'après les matériaux recueillis à Alexandrie, au Caire, à Smyrne et à Constantinople, pendant les années 1833, 1834, 1835, 1836, 1837 et 1838... Paris, 1839, in 8°.

— Über die orientalische Pest ... aus d. Franz. übersetzt von Herm. Müller. Leipzig, 1839, in 8°. (E.)

AUBERT-ROCHE (L.). De la Peste ou typhus d'Orient, documents et observations recueillis pendant les années 1834 à 1838, en Égypte, en Arabie, sur la mer Rouge, en Abyssinie, à Smyrne et à Constantinople; suivis d'un essai sur le hachisch et son emploi dans le traitement de la peste ... Paris, 1840, in 8°.

Autre éd. 1843.

I Documenti ed atti intorno alla peste orientale prodotti al congresso scientifico di Milano nel settembre 1844 passati in rivista dalle commissione a ciò istuita notificati al pubblico ed illustrati da un membro della medesima. Milano, 1845, in 4°.

HEINE (Maximilian). Beiträge zur Geschichte der orientalischen Pest ... St-Petersburg, 1846, in 8°.

1. Das Urtheil der pariser Akademie der Medicin über die orientalische Pest.
2. Die Pest zu Odessa im Jahr 1837.
3. Einiges über die Pest in der Türkei. Nach eigenen Erfahrungen.
4. Chronologische Übersicht der bekanntesten Pestepidemien.

NAUMANN. Über die geographische Verbreitung der orientalischen Pest und des Typhus. (Berl. klin. Wchnschr., I, 7.) (S. J., 1864.)

Padoue.

LANDUS (Bassianus). De Origine et causa Pestis Patavinæ, Anni MDLV... Venetiis, B. Constantinus, MDLV, in 8° de 27 fts non chiffrés.

Publié par Blasius Sylva.

FRIGIMELEGA (Francesco). Consiglio sopra la pestilentia qui in Padoa dell' anno MDLV ... Padoa, per Perchacino, 1555, in 8°.

PASINUS (Ludovicus) ... De pestilentia Patavina anno 1555. Patavii, G. Perchacinus, 1556, in 8°.

CANOBBIO (Alessandro). Il Successo della peste occorsa in Padoua l'anno MDLXXVI ... Venetia, P. Megietti, 1577, in 4°.

MERCURIALIS (H.). De pestilentia lectiones habitæ Patavii ... in quibus de peste in universum, præsertim vero de Veneta et Patavina tractatur ... (1577.)

Voyez ci-après col. 1409.

BARBATO (Bartolommeo). Il Contagio di Padova dell' anno 1630 al 1631. Rovigo, 1640, in 4°. (F.)

Palerme.

INGRASSIA (Giovan.-Filippo). Informatione del pestifero et contagioso morbo, il quale affligge et have afflitto questa città di Palermo, et molte altre città e terre di questo regno di Sicilia, nell' anno 1575 et 1576 ... col regimento preservativo et curativo ... Palermo, G. Mayda, 1576, in 4°.

ALAYMO (Marc-Antonio). Discorso ... intorno alla preservazione del morbo contagioso e mortale, che regna ... in Palermo e in altre città e terre della Sicilia ... Palermo, Orlandi, 1625, in 4°.

RISCIA (Vincentius). Oratio de pestilente febre Panormitanam urbem obsidente. Messanæ, 1647, in 4°. (F.)

ALAYMO (Marc-Antonio). Consigli medico-politici del senato Palermitano per l'occorrente necessità della peste. Palermo, 1652, in 4°. (F.)

CRESCENZO (F.). De morbis epidemicis qui Panormi vagabantur anno 1595, seu de peste eiusque natura et precautione, tractatus... nunc... impressus cura... Fr. Crescentis, authoris filii... Panormi, 1824, in 4°.

GILIBERTO (Giuseppe). Sul Lazzaretto di Palermo. Palermo, 1840, in 8°. Avec 1 planche.

Paris.

Les Ordonnances faictes et publiées à son de trompe par les carrefours de cette ville de Paris pour éviter le dangier de peste année 1531. Précédées d'une étude sur les épidémies Parisiennes par le Dr Achille Chereau. Paris, 1873, in 12. Avec 3 planches.

Copie d'une missive envoyee de Paris à Lyon, par un Quidam a son bon amy, Contenant nouvelles de la santé et du nombre des morts de la contagion, audict lieu et cité de Paris. Avec autre recit memorable, le tout receu nouvellement. A Lyon, par Benoist Rigaud, 1580, in 8° de 4 fts non chiffrés.

POTEL (Guillaume). Traicté de la Peste advenue en ceste ville de Paris, l'an mil 96. 1606. 1619. et 1623; avec les remedes... Paris, N. Callemont, 1624, in 8°.

Le Discours de la peste de 1623 a une pagination particulière.

Pérouse.

MASSARI (Cesare). Saggio storico-medico sulle pestilenze di Perugia e sul governo sanitario di esse dal secolo XIV fino ai giorni nostri... Perugia, 1838, in 8°.

Polésine.

TIRELLI (Maurizio). Della Peste della Badia del Polesine. Rovigo, 1631, in 4°. (F.)

Poros.

Ἠπίτης (Π.-Κ.). Ἡ πανώλη εἰς Πόρον ἢ Ἡμερολόγιον τῶν εἰς ταύτην τὴν νῆσον κατὰ τὸν ἀπρίλιον, μαίον καὶ ἰούνιον τοῦ ἔτους 1837 διατρεξάντων... Ἐν Ἀθῆναις, 1837, in 8° de 59 pp. Avec 1 carte.

Prague.

WERLOSCHNIG (J.-B.) et LOIGK (A.). Historia pestis quæ ab anno 1708 ad 1813 Transylvaniam... Pragam... depopulabatur... (1715.)

Voyez ci-après col. 1407.

WEITENWEBER (Wilhelm-Rud.). Mittheilungen über die Pest zu Prag in den Jahren 1713-1714. Ein Beitrag zur medicinischen Geschichte Böhmens ... Prag, 1852, in 4° de 32 pp.

Provence.

SCHEUCHZER (J.-J.). *Λοιμογραφία* Massiliensis. Die in Marseille und Provence eingerissene Pest-Seuche... (1720.)

Voyez ci-dessus col. 1388.

(VALLANT [C.].) Consultation sur la maladie de Provence, faite le vingt-unième novembre 1720; par C.V., médecin du roi... Lyon, 1721, in 8° de 47 pp.

Instruction generale pour executer les premieres décisions du Conseil de Santé, sur la maniere de secourir la Provence. Paris, Imp. royale, 1721, in 4° de 62 pp.

(ASTRUC [Jean.].) Dissertation sur la peste de Provence, par M. A****. Dissertatio de peste Provinciali ex gallico idiomate latine reddita et notis illustrata a Joh.-Jacobo Scheuchzer..., Tiguri, 1721, in 4° de 72 pp.

Autre éd. 1722, Monspelii, in 8°.

(ASTRUC.) Beschreibung der provençalischen Peste aufgesetzet von Hr A*** D. und P. M... übersetzet und mit Anmerkungen begleitet von Joh.-Jacob Scheuchzer... Zürich, 1721, in 4°.

BERTRAND et MICHEL. Observations faites sur la peste qui règne à présent à Marseille et dans la Provence... (1721.)

Voyez ci-dessus col. 1389.

(BAUX.) Lettre de M. B***, médecin de Nisme, à M. L. F. M. A. U., au sujet de la maladie de Provence. (S. l., 1721,) in 4° de 8 pp.

Par Baux, d'après Barbier.

Avis au public. (Mars 1723.) (S. l. n. d.,) in fol. plano.

Annonçant une messe solennelle et un Te Deum à Valenciennes à l'occasion de la cessation de la peste en Provence.

Pièces historiques sur la peste de Marseille et d'une partie de la Provence, en 1720, 1721 et 1722... (1820.)

Voyez ci-dessus col. 1391.

Prusse.

Funftzehen nützliche Fragen von der zehenjahrigen, vnd noch anietzo schleichenden Pestilentz in Preüssenland... nebenst einem Bericht von dem Schlangen-Pulver vnd dreyen bewerten einheimischen Pestmitteln... (S. l.,) L. Segebaden, 1630, in 4°.

KANOLD (Johann). Einiger Medicorum Sendschreiben von dem anno 1708 in Preussen, und 1709 in Danzig grassirten Pestilentz, etc. Breslau, 1711, in 4°. (F.)

Rajpootana.

RANKEN (Jas.). Report on the Pali plague at Rajpootana since july 1836. Calcutta, 1838, in 8°. (C. E.)

Ratisbonne.

WERLOSCHNIG (J.-B.) et LOIGK (A.). Historia pestis quæ ab anno 1708 ad 1713 Transylvaniam... et Ratisbonam ... depopulabatur... (1715.)

Voyez ci-après col. 1407.

Rennes.

Notice sur le vœu fait à Notre-Dame-de-Bonne-Nouvelle par les habitants de Rennes, l'an 1632, à l'occasion de la peste qui ravageait cette ville. Rennes, (1853,) in 16 de 15 pp.

Riete.

COLANTONII (Gioseppe). Raguaglio della peste scuoperta nella Città di Riete li 25. ottobre 1656... Roma, per gl' heredi del Mancini, 1658, in 4° de 76 pp. Avec frontispice gravé.

Romains (États).

BINDIUS (Jo.-Baptista). Loemographiæ centumcellensis, sive de historia pestis contagiosæ quæ anno intercalari MDCLVI in Ecclesiastica Ditione primum Civitatem Veterem invasit, et inde in Pontificiarum Triremium Ducem fuit illata, libri quinque... Romæ, typ. Varesii, 1658, in 4°.

Rome.

JOHANNES ITRENSIS. Johannis Itrenſis philoſophi ac medici p̃stan‖tiſſimi Ad Marcellū caput đ ferro Patritiū‖Romanū uirū clariſſimum Libellus de peſte‖huius anni Milleſimi. CCCC.LXXVI. (A la fin:) Rome Die. X. Maii. M.CCCC.LXXVI. ‖ Io. Bardi Corſonis Carmen... (S. l. n. d.,) in 4° de 10 fts non chiffrés.

PALLAVICINO (Cardinale Sforza). Descrizione del contagio che da Napoli si communicò a Roma... nell' anno 1656 ...opera inedita... (1837.)

Voyez ci-dessus col. 1395.

Rouen.

Ordonnances cōtre la peste faictes par la court de leschiq̃er et publiees a lassise a rouen tenue par maistre Loys dare lieuteñ gñal de mõsieur le bailli de rouẽ le XXVI iour d̄ nouẽbre mil CCCCCXII. Auec plusieurs autres ordõnãces par lad court de leschiq̄er . . . Lesq̄lles ordõnãces ont este baillees ⁊ mãdees īprimer ⁊ vẽdre a maistre martī morī demourãt deuant Saint Lo. le xii iour de septẽbre lã mil cinq cẽs ⁊ traize. In 4⁰ gothique de 8 ff. à longues lignes.

Quelques exemplaires ont été tirés sur vélin – D'après Frère, Manuel du bibliographe normand.

Ordonnances contre la peste et autres ordonnances concernant la salubrité publique dans la ville de Rouen, rendues par la cour de l'Échiquier de 1507 à 1513, et réimprimées d'après une éd. de Martin Morin. Introduction par Ch. Lormier. Rouen, 1864, in 8⁰ de 34 pp.

Publié par la Société des Bibliophiles normands.

Du 5 octobre 1668 jusqu'au 12 ensuivant. Estat des Personnes affligées de la Maladie Contagieuse, tant dans la Ville de Roüen que Fauxbourgs d'icelle ... Et le nombre des Personnes qui sont mortes en quelques Paroisses de ladite Ville et Fauxbourgs, tant de contagion que de diverses Maladies, pendant ledit temps. (S. l.,) imp. de J. Viret, (s. d.,) in 4⁰ de 2 pp.

Estat general de ceux qui sont morts de Peste au lieu de santé et dans la ville de Rouen. De toutes les Personnes qui ont fait leur retraitte dans l'Esvent et de Maisons qui ont esté affligées de Peste châque mois depuis le 14. de Juillet que la Peste a commencé jusques ce dernier jour de l'Année Mil six cens soixante et huit... Reveu et corrigé de nouveau. Seconde edition. Rouen, Machuel, (s. d.,) in 8⁰ de 30 pp.

Russie.

SAMOÏLOWITZ (D.). Mémoire sur la peste qui en 1771 ravagea l'empire de Russie, surtout Moscou ... et où sont indiqués les remèdes pour la guérir... Paris, 1783, in 8⁰.

SAMOÏLOWITZ (D.). Abhandlung über die Pest, welche 1771 das russische Reich, besonders aber Moskau. . . verheerte . . . Aus dem Französischen . . . Leipzig, 1785, in 8⁰. (E.)

HEINE. Zur Geschichte der Pest-Epidemieen in Russland. (Med. Zeit. Russl., 1858.) (C. J.)

Sarmatie.

LÆLIUS (Lucius) . . . De Sarmatica lue consultatio. Ferrariæ, V. Baldinus, 1600, in fol. de 10 f^ts^ non chiffrés.

Lælius est le pseudonyme de Julius Recalchus.

Sarragosse.

ESTICTHE (Joseph). Tratado de la peste de Çaragoça, en el año 1652... Pamplona, D. de Zabala, 1655, in 8⁰.

Savone.

ROSSI (Giac.-Tomm.). Trattato della pestilenza di Savona. Savona, 1647, in 4⁰. (F.)

Sedan.

Reiglement de la police pour le temps de peste, fait en l'an 1580, reveu et confirmé és annees 1590 et 1596. Avec recepte et remede contre ladite peste. (S. l.,) au Lys royal, 1596, in 8⁰ de 39 pp.

Le titre de départ, page 3, porte: „Reiglement de la police de Sedan. Pour le temps de peste."

Serveste.

SCHONBORNIUS (Bartholomæus). Dialogus de peste, a Bartholomæo Schonbornio, medicinæ doctore Servestæ, grassante ibidem peste anno 1582, conscriptus, mense novembr. et decembr., et M.-Balthasari Kiswettero dialogistæ donatus, hujusque opera et studio publicatus. Witebergæ, typ. L. Seuberl, 1613, in 8⁰.

Sicile.

INGRASSIA (G.-P.). Informatione del pestifero et contagioso morbo, il quale affligge et have afflitto questa città di Palermo, et molte altre città e terre di questo regno di Sicilia, nell' anno 1575 et 1576...

Voyez ci-dessus col. 1398.

ALAYMO (M.-A.). Discorso alla preservazione del morbo contagioso e mortale che regna... in Palermo e in altre città e terre della Sicilia...(1625.)

Voyez ci-dessus col. 1399.

Silésie.

GRASSIUS. Historia pestis anni 1708 in confiniis Silesiæ grassantis. (Ephemerides naturæ curiosorum, cent. I et II; et append. cent. III et IV.) (F.)

Sirmich.

SCHRAUD (Franz von)... Geschichte der Pest in Sirmien in den Jahren 1795 und 1796. Nebst einem Anhange, welcher die Geschichte der Pest in Ostgalizien, Vorschriften der Pestpolizei, und Ideen über die Ausrottung einiger ansteckenden Krankheiten enthält... Pest, 1801, 2 parties in 8⁰. Avec 2 planches.

SCHRAUD (Fr. von). Historia pestis Sirmiensis anno 1795 et 1796. Budæ, 1802, 3 vol. in 4⁰. Avec figures. (E.)

Sleswig.

MAHR (C.-C.). Denkschrift zur Jubelfeier des fünfzigjährigen Doctorats des königl. dänischen Staatsrathes... Franz-Hermann Hegewisch, begleitet von einigen Erinnerungen an den schwarzen Tod in den Herzogthümern Schleswig und Holstein vor nunmehr fünfhundert Jahren. Hamburg, 1855, in 8⁰ de 60 pp. (C. J.)

Smyrne.

VALLI (Eusebio). Memoria della peste di Smirne del 1784, con l'esame e il confronto di molte altre accadute in diverse epoche; ove si vede il metodo, con cui la trattarono finora i più gran medici, ed ove è indicato uno specifico onde preservarsi da una malattia si crudele. Losanna, 1788, in 8⁰. (F.)

Spalato.

Relazione della peste di Spalato dell' anno 1784, esposta in lettera dall' uffiziale N. N. ad un suo concittadino in Venezia. Con alcune tavole esprimenti gli effetti del morbo sopra i popoli che ne andarono soggetti dal suo principio sino al fine. Venezia, 1784, in 8⁰.

PINELLI (Paolo). Ragionamento medico sopra il principio della peste della città di Spalato scoppiata li 28 marzo 1784. Venezia, 1785, in 4⁰. (F.)

Stoerzingen.

PARACELSUS (Fr.). Von der Pest an die Stadt Stoerzingen geschrieben. Frankfurt, 1622, in 4⁰. (F.)

Stuttgard.

HERLITZ (David). Pestilentz-Ordnung für die Stadt Stuttgard. Stettin, 1599, in 4⁰. (F.)

Styrie.

BRIETIUS (P.). Pestis in Austria, Styria...(1677.)

Voyez ci-dessus col. 1372.

Suède.

HEDIN (Sv.). Supplement till Handboken för praktiska Läkare Vetenskapen, vorande epidemiske och smittosamma sjukdomar i allmänhet och serdales de pestilentialiske. Stockholm, 1805, in 8⁰. (Ro.)

Pestes de la Suède de 1186 à 1710, et index des auteurs qui ont écrit sur ce sujet de 1570 à 1770.

Tanger.

GRÅBERG DI HEMSÖ. Lettera... sulla peste di Tangeri negli anni 1818-19. Genova e Tangeri, 1820, in 8° de 94 pp. (Omodei, Annali universali di medicina.)

— Sur la Peste de Tanger... Traduit de l'italien, avec des additions par l'auteur. Tanger, 1820, in 4°. (R. S.)

Toulon.

MARTIN (A.). Histoire de la dernière peste de Marseille... et Toulon ... (1732.)

Voyez ci-dessus col. 1390.

D'ANTRECHAUS. Relation de la peste dont la ville de Toulon fut affligée en 1721... Paris, 1756, in 12.

LAMBERT (Gust.). Histoire de la peste de Toulon en 1721... Toulon, 1861, in 8°. (Bulletin de la Société des sciences... du Var.)

PELABON (Louis). La Peste de Toulon en 1721. Poëme provençal en quatre chants... Toulon, 1873, in 8° de 56 pp.

Tours.

NANCEL (Nicol. de). Discours tres-ample de la peste, divisé en trois livres, adressant à MM. de Tours... Tours, D. Du Val, 1581, in 8°.

GIRAUDET (Alex.). Des anciennes Pestes de Tours (580 à 1659)... Tours, 1854, in 8° de 76 pp.

Transylvanie.

WERLOSCHNIG (Joannes-Baptista) et LOIGK (Antonius). Historia pestis quæ ab anno 1708 ad 1713 Transylvaniam, Hungariam, Austriam, Pragam et Ratisbonam... depopulabatur; per epistolas ... conscripta... Styræ, 1715, in 8°.

CHENOT (Adam)... Historia pestis Transilvanicæ annorum 1770 et 1771. Opus posthumum jussu regio edidit et præfatus est Franciscus Schraud... Budæ, 1799, in 8°.

Troyes.

BOUTIOT (E.). Études historiques. Recherches sur les anciennes pestes de Troyes... Paris, 1857, in 8° de 60 pp.

Turin.

ROFFREDUS (Philippus-Maria). Pestis et calamitatum Taurini... anno MDXCIX descriptio ... pestis originem, causas, singulariaque remedia... continens... e quarto libro tractatus sui de indignis translata ... Taurini, A. Pizzamilius, 1600, in 4°.

FIOCHETTO (Gio.-Francesco). Trattato della peste e pestifero contagio di Torino ... In Torino, G.-G. Tisma, 1631, in 8°.

Turquie.

HELDIUS. Observationes de peste Turcarum. (Miscellanea Academiæ Cæsar. Leopoldinæ, cent. VII et VIII.) (F.)

Udine.

DACIANO (Gioseffo). Trattato della peste et delle petecchie ... opera singolare, et due volte esperimentale nella magnifica città di Udine gli anni ... 1556 et 1572, et più altre volte in diversi luoghi della patria del Friuli felicemente adoperata... Venetia, C. Zanetti, 1576, in 4°.

Ukraine.

SCHREIBER (Joannes-Fredericus). Observationes et cogitata de peste, quæ annis MDCCXXXVIII et MDCCXXXIX in Ukrainia grassata est... Petropoli, (1740,) in 4° de 45 pp.

Autres éd. 1744. Berolini, in 8° de 80 pp.
1750. Petropoli, in 4°.
Traduit en allemand par Paul-Fr. Harmens, 1752. (E.)

Uster.

Meyer-Ahrens. Die Pest zu Uster oder der Ustertod. (Hufeland's Journal der praktischen Arzneikunde, 1839, XXXIX, 60.)

Valence.

Gil (J.-Batt.-Vicent.). Relacion y discurso de la essencia, preservacion, y curacion de las enfermedades pestilentes, que tuevo in la ciudad de Valencia an. 1647. Valencia, 1648, in 4°. (F.)

Valenciennes.

Stiévenart. Histoire médicale des pestes à Valenciennes. Valenciennes, (s. d.,) in 8° de 20 pp.

Venise.

Stabilis (Franciscus) . . . Brevis quædam defensio contra nonnullos asserentes pudendorum inflammationem non esse pestis signum; cum brevi quadam enarratione eorum quæ. . . observavit dum mensibus elapsis multi in . . . Venetiarum Civitate febre correpti interirent, brevique quodam discursu an hæc constitutio pestis dici posset. Venetiis, G. Perchacinus, 1576, in 4° de 15 f^ts non chiffrés.

Mercurialis (Hieronymus). De pestilentia lectiones, habitæ Patavii anno 1573 in quibus de peste in universum, præsertim vero de Veneta et Patavina tractatur. Venetiis, 1577, in 4°. (H.)

Autre éd. 1578, in 8°. (H.)

—. . . De peste in universum, præsertim vero de Veneta et Patavina. Item de morbis cutaneis, et omnibus humani corporis excrementis. Prælectiones Pat. . . Basileæ, (1577,) in 8°.

Publié par H. Zacchas. Le traité De morbis cutaneis a un titre spécial portant en plus: „Libri V. opera Pauli Aicardij primo in lucem editi. . .“ La pagination est particulière, mais la signature typographique continue.

— De pestilentia . . . lectiones, habitæ Patavii MDLXXVII . . . in quibus de peste in universum, præsertim vero de Veneta et Patavina . . . tractatur. (Edente Hieronymo Zaccha.) Ejusdem Tractatus de maculis pestiferis et de hydrophobia. Patavii, P. Meietus, 1580, in 4°.

Autre éd. 1601. Venetiis, Juntæ, in 4° de 48 ff. Le Tractatus de maculis pestiferis a un titre spécial et une pagination particulière.

Réimprimé dans „Tractatus varii de re medica. . .“ (edente G. Bauhino) . . . 1617 et 1623.

Garnerus (Georgius). Ἐπιτομή seu Βραχυλογία λοιμώδης. Desumpta ex magno libro . . . de Peste quæ grassata est Venetiis Año Dñi 1576. et Brunstruti Anno Dñi 1582 . . . Brunstruti, C. Krakau, 1610, in 8.

Raccolta di avvertimenti e ricordi per conoscer la peste, per guarirsi e preservarsi; mandata alle stampe per ordine del magistrato di sanità di Venezia. Venezia, 1630, in 4°. (F.)

Rota (Michael-Angelus). De peste Veneta, anno MDDXXX . . . quæstiones disputatæ, sive apologeticum ad syllogisticam disputationem. Venetiis, G. de Imbertis, 1634, in 4°.

Le titre de départ, page 1, porte en plus: „Adversus . . . Vivianum Vivianum.“

Vérone.

Pona (Francesco). Il gran Contagio di Verona nel milleseicento e trenta . . . Verona, per B. Merlo, 1631, in 4°.

Ragioniere (Ruozi-Luigi). La Pestilenza avvenuta in Verona l'anno 1630 . . . Verona, 1838, in 8° de 29 pp.

Vienne.

Genselius (J.-A.). Historia pestis Hungaricæ et Viennensis anni 1711 . . .

Voyez ci-dessus col. 1382.

Historische Schilderung der Pestseuchen in Wien, in den Jahren 1679 und 1713, dann der im Jahr 1495 aus Amerika zu uns gekommenen ganz fremdartigen Seuche in Vergleichung mit den jetzigen Zeitumständen. Mit den Sterbetabellen von 1679 und 1713 sowohl von Wien als von den umliegenden Ortschaften. Wien, 1832, in 8⁰. (Ch.)

Villefranche.

DURAND. Manifeste de ce qui s'est passé en la maladie de la peste à Ville-Franche de Rouërgue; avec quelques questions curieuses de cette meme maladie... Tolose, par R. Colomiez, 1629, in 12.

MISSOL (Léon). Notice historique sur les épidémies de peste qui ont affligé la ville de Villefranche en Beaujolais. (p. 5 de Notice historique sur l'ancien hôpital de la Quarantaine, ou des pestiférés de Villefranche en Beaujolais... Lyon, 1873.)

Voyez ci-dessus col. 1311.

Vivarais.

SILHOL (J.). Pièces et documents sur la dernière peste Languedocienne de 1721-22. (Gévaudan, Vivarais et Bas-Languedoc...) (1872.)

Voyez ci-dessus col. 1384.

Volhynie.

MINDERER (Joh.-Mart.). Geschichte der Pest in Volhynien im J. 1798. Berlin, 1806, in 8⁰. (E.)

Wurtemberg.

MOLL (Albert). Der schwarze Tod in Würtemberg. Eine historisch-pathologische Studie. (Med. Correspondenzblatt des Württemb. ärztl. Vereins, 1857, nᵒˢ 32, 33, 34.)

3.

Épidémies de suette.

Généralités.

GRUNER (Ch.-Godofr.). Scriptorum de sudore Anglico superstitum editio hactenus desiderata et adornata... Jenæ, (1804,) in 8⁰ de 16 pp.

KÖNIG (Georg). Der englische Schweiss. Inaugural-Abhandlung... Würzburg, 1837, in 8⁰ de 48 pp.

FOUCART (A.). Analyse de toutes les épidémies de suette observées jusqu'à nos jours. (p. 298 de De la Suette miliaire... Paris, 1854.)

— Quelques Considérations pour servir à l'histoire de la suette et du choléra et des rapports qui ont existé entre l'épidémie de 1849 et celle de 1854 ... Extrait du mémoire lu à l'Académie de médecine. Paris, 1855, in 8⁰ de 46 pp.

BORCHARD (Marc). Commentaires historiques, critiques et pratiques sur la suette. Fragment... Paris, 1856, in 8⁰.

RAPP (Louis-Auguste). Considérations sur quelques points litigieux dans l'histoire de la suette miliaire. Thèse, nᵒ 53 ... Strasbourg, 1867, in 4⁰ de 52 pp.

Épidémies de suette limitées à certaines époques.

HECKER (Just.-Fried.-Carl). Der englische Schweiss. Ein ärztlicher Beitrag zur Geschichte des XV. und XVI. Jahrhunderts. Berlin, 1834, in 8⁰.

— Eccitamento allo studio dell' epidemie e cenni sul sudore inglese del 1485. Versione dall' originale tedesco di Val. Dr Fassetta. Venezia, 1835, in 8º de 28 pp.

HECKER (J.-F.-C.). English sweating sickness in the fourteenth century; translated from the german by B.-J. Babington. London, 1836, in 8º. (C.)

— Il Sudore anglicano, supplimento medico alla storia del decimoquinto e decimosesto secolo... versione dall' originale tedesco con note storico-critiche del dott. Val. Fassetta ... Venezia, 1842, in 8º.

VAN MEERBEECK (P.-J.). Coup d'œil général sur l'épidémie de suette au XVIe siècle. (Annales de la Société de médecine d'Anvers.)

HÄSER (H.). Eine neue Flugschrift über den englischen Schweiss des Jahres 1529. Nürnberg (1866,) in 8º de 8 pp.

Sonderabdruck aus dem Anzeiger für Kunde der deutschen Vorzeit. — Comprenant: „Regimen morbi istius nuper exorti, qui per sudorem exitium affert... ex vernacula lingua latinitati donatum per Bartholomeum Zehner..."

Observations sur la suette de 1782, faites avec attention par un médecin, et sur les malades qu'il a vus et sur lui-même. (S. l. n. d.,) in 4º de 4 pp.

Épidémies de suette limitées à certaines localités.

Beauvais.

BOYER. Méthode indiquée par M. Boyer... envoyé par ordre de Sa Majesté à Beauvais. Paris, Imp. royale, 1750, in 4º de 10 pp.

Épidémie de suette.
Autre éd. 1760. Beauvais, in 4º.

Brie.

MAGNIER (Armand). De la Suette miliaire. Historique d'une épidémie observée dans une commune du département de la Somme en mai 1849. Thèse, nº 186... Paris, 1849, in 4º de 29 pp.

Épidémie de Brie, près Péronne.

Castelnaudary.

Observations sur la maladie miliaire et épidémique qui a régné à Castelnaudary, et qui est actuellement répandue à Toulouse et dans les principales villes du Languedoc ... (29 mars - 30 avril 1782.) Toulouse, 1782, in 8º de 32 pp.

GALTIER (L.). Rapport sur l'épidémie de suette miliaire qui a régné dans l'arrondissement de Castelnaudary (Aude) pendant l'année 1864... Toulouse, 1866, in 8º de 72 pp.

Charente (Département de la).

GIGON. Essai sur la suette éruptive épidémique du département de la Charente. Mémoire qui a obtenu une mention honorable au concours de la Faculté de médecine de Paris ... Angoulême, (1843,) in 8º de 46 pp.

Cherbourg (Arrondissement de).

PAYEN (E.) et LOYSEL. Moyens préservatifs et traitement curatif de la suette miliaire régnant épidémiquement dans l'arrondissement de Cherbourg. Cherbourg, (1851,) in 4º.

Commercy.

DECHILLY. Mémoire de la Société médicale de Commercy sur le choléra et la suette de 1854. Rapport...

Voyez ci-après Choléra.

Coulommiers.

BARTHEZ, GUÉNEAU DE MUSSY et LANDOUZY. Histoire de l'épidémie de suette miliaire qui a régné dans plusieurs communes de l'arrondissement de Coulommiers, pendant les mois de mai et juin 1839. (Paris, s. d.,) in 8º de 40 pp. (Gazette médicale de Paris.)

Dordogne (Département de la).

BORCHARD (Marc). Histoire de l'épidémie de suette miliaire qui a régné en 1841 dans le département de la Dordogne. Rapport lu, au nom d'une commission, à la Société royale de médecine de Bordeaux... Bordeaux, 1842, in 8⁰ de 76 pp.

PARROT (H.). Histoire de l'épidémie de suette miliaire qui a régné en 1841 et 1842 dans le département de la Dordogne . . . Suivie du rapport de M. Martin Solon, lu à l'Académie . . . de médecine de Paris, dans la séance du 4 octobre 1842. Paris, 1843, in 8⁰.

LAVAU (Adolphe). Mes Souvenirs sur l'épidémie de la suette miliaire de l'année 1842 . . . Bordeaux, 1861, in 8⁰ de 18 pp.

Au sujet de l'épidémie du département de la Dordogne.

Draguignan.

GIRAUD, de Seillans. De la Suette miliaire, de son traitement. Épidémie de suette à Draguignan (Var)... Nice, 1861, in 8⁰.

DUMAS. Histoire d'une épidémie de suette miliaire qui a régné pendant les mois de mars, avril et mai 1860 à Draguignan... Montpellier, 1866, in 4⁰ de 61 pp. (Mémoires de l'Académie des sciences et lettres de Montpellier.)

Hardivilliers.

TESSIER (L'abbé). Mémoire sur la suette qui a régné à Hardivilliers en Picardie au mois de mai 1773. (Mémoires de la Société royale de médecine, 1777-1780, 46.)

Hérault (Département de l').

(BARRE [L.].) Rapport de la commission médicale de la Faculté de Montpellier, à M. le préfet du département de l'Hérault, sur l'épidémie de suette miliaire qui a régné dans ce département, depuis le 19 mars 1851 jusqu'à ce jour. (25 juin 1851.) Montpellier, 1851, in 8⁰ de 30 pp.

Signé : Les membres de la commission médicale de la Faculté : le professeur Alquié, président de la commission ; Fuster, professeur de clinique médicale ; L. Barre, professeur agrégé, rapporteur de la commission.

ALBOUY (L.). Histoire de la suette miliaire de l'Hérault (1851). Thèse, n° 83 . . . Montpellier, 1858, in 4⁰ de 52 pp.

La Chapelle-sur-Loire.

CHICOYNE. Mémoire sur l'épidémie de suette miliaire, de rougeole et de scarlatine, observée en 1857 à La Chapelle-sur-Loire et dans les communes voisines . . . Tours, 1857, in 8⁰ de 15 pp.

La couverture imprimée sert de titre.

Landes (Département des).

CAZENAVE (J.-S.). Rapport sur la suette miliaire et le choléra, présenté à M. le préfet des Landes . . . Bayonne, 1855, in 8⁰ de 7 pp.

Languedoc.

Réflexions sur la nature et le traitement de la maladie qui regne dans le Haut Languedoc ; lues dans la séance tenue au Louvre par la Société royale de médecine, le 4 juin 1782, et publiées par ordre de Nosseigneurs les États de Languedoc. Paris, 1782, in 4⁰ de 17 pp.

Au sujet d'une espèce de suette miliaire.

Observations sur la maladie miliaire et épidémique qui a régné à Castelnaudary et qui est actuellement répandue à Toulouse et dans les principales villes du Languedoc... (1782.)

Voyez ci-dessus col. 1414.

Lons-le-Saunier.

Thevenin (L.-F.). Notice sur l'épidémie de suette miliaire observée en 1833 et 1834 aux environs de Lons-le-Saunier... précédée de considérations sur les constitutions médicales... Lons-le-Saunier, 1837, in 8⁰ de 64 pp.

Montagnac (Canton de).

Sabatier. Lettre sur l'épidémie de suette vésiculaire ou miliaire qui règne dans les cantons de Montagnac et de Pézenas . . . (Hérault) . . . (25 mai 1851.) Béziers, (s. d.,) in 8⁰ de 43 pp.

La couverture imprimée sert de titre.

Neuhof.

Robert (A.). Histoire de l'épidémie de variole et de suette miliaire qui a régné au Neuhof (banlieue de Strasbourg) en décembre 1856 et en janvier 1857...

Voyez ci-dessus col. 1132.

Oise (Département de l').

Baudon et Mabille. Aperçu historique de ce qui s'est passé dans la partie du département de l'Oise affectée de l'épidémie connue sous le nom de suette éruptive . . . Paris, 1821, in 8⁰ de 12 pp.

Rayer (P.). Histoire de l'épidémie de suette miliaire qui a régné en 1821 dans les départements de l'Oise et de Seine-et-Oise; précédée d'un aperçu sur la statistique et l'état sanitaire du département de l'Oise, et suivie d'un tableau comparatif de quelques épidémies analogues; avec une carte topographique... Paris, 1822, in 8⁰.

Verneuil (A.). Note sur l'épidémie de suette observée en 1849 dans le département de l'Oise. Paris, (1852,) in 8⁰ de 24 pp. (Gazette médicale de Paris.)

Pérenchies.

Houzé de L'Aulnoit. Rapport sur l'épidémie qui a régné à Pérenchies pendant les mois de septembre et octobre 1866... Lille, 1867, in 8⁰ de 14 pp. (Mémoires de la Société des sciences, de l'agriculture et des arts de Lille.)

Pézenas (Canton de).

Sabatier. Lettre sur l'épidémie de suette vésiculaire ou miliaire qui règne dans les cantons de Montagnac et de Pézenas... (1851.)

Voyez ci-dessus col. 1417.

Poitou.

Arlin (M.-V.-Stanislas). Mémoire ou Essai sur la suette épidémique observée dans le département de la Vienne pendant l'année 1845... Paris, 1845, in 8⁰ de 41 pp.

Gaillard (F.-L.). Considérations sur l'épidémie de suette miliaire qui a régné à Poitiers . . . Poitiers, 1845, in 8⁰ de 89 pp.

Loreau (Alphonse). Simples Causeries sur une grave question. De la suette du Poitou considérée d'une manière générale... Poitiers, 1846, in 8⁰ de 64 pp.

Rochecorbon.

Lebled. Mémoire sur l'épidémie de rougeole et de suette miliaire qui a sévi dans la commune de Rochecorbon pendant les mois de février, mars, avril et mai... (1857.)

Voyez ci-dessus col. 1084.

Rueil.

Chairou (E.). Relation d'une épidémie de rougeole et de suette miliaire observée à Rueil (Seine-et-Oise) en 1862...

Voyez ci-dessus col. 1086.

Saint-Chinian.

Coural. Histoire de la suette miliaire qui a régné à Saint-Chinian pendant les années 1866 et 1867. (Mémoire honoré d'une médaille d'argent par l'Académie . . . de médecine . . .) Lettre adressée à M. le professeur Dumas... Montpellier, 1868, in 8⁰ de 83 pp. (Montpellier médical.)

Seine-et-Oise (Département de).

Rayer (P.). Histoire de l'épidémie de suette miliaire qui a régné en 1821 dans les départements de l'Oise et de Seine-et-Oise... (1822.)

Voyez ci-dessus col. 1417.

Suisse.

Guggenbühl. Der englische Schweiss im Jahre 1529 in der Schweiz. Inaugural-Dissertation. Bern, 1838, in 8⁰ de 12 pp. (Ro.)

Meyer-Ahrens. Geschichtliche Notizen über die Verbreitung des englischen Schweisses in der Schweiz im Jahre 1529. (Archiv für die gesammte Medicin, 1843, V, 307.)

Toulouse.

Observations sur la maladie miliaire et épidémique qui a régné à Castelnaudary, et qui est actuellement répandue à Toulouse et dans les principales villes du Languedoc... (1782.)

Voyez ci-dessus col. 1414.

Vienne (Département de la).

Arlin (M.-V.-S.). Mémoire ou Essai sur la suette épidémique observée dans le département de la Vienne pendant l'année 1845...

Voyez ci-dessus col. 1418.

4.

Épidémies de typhus.

Généralités.

Brandhorst (Frid.). Historia febris castrensis petechialis epidemicæ. Lugduni Batavorum, 1746, in 4⁰. (Ch.)

Wawruch (Andreas). Tentamen inaugurale philologico-medicum sistens antiquitates typhi contagiosi... Viennæ, 1812, in 4⁰ de 74 pp.

Autre éd. 1813. Brünn, in 4⁰.

Hufeland (Chph.-Wilh.). Über die Kriegspest alter und neuer Zeit, mit besonderer Rücksicht auf das Aderlassen in derselben. Berlin, 1814, in 8⁰. (Ch.)

Vogel (G.). Beiträge zur Geschichtskunde der epidemischen Krankheiten, besonders des Typhus... (1817.)

Voyez ci-dessus col. 1320.

Palazzini. Storia del tifo epidemico. Cremona, 1818, in 8⁰. (Ro.)

Pfeufer (Karl). Beiträge zur Geschichte des Petechialtyphus... Inauguraldissertation . . . Bamberg, 1831, in 8⁰ de 70 pp.

Naumann. Über die geographische Verbreitung der oriental. Pest und des Typhus... (1864.)

Voyez ci-dessus col. 1397.

Maurin (Amédée). Le Typhus exanthématique ou pétéchial. Typhus des Arabes (épidémie de 1868)... Ouvrage couronné par l'Institut... et par l'Académie de médecine. Paris, Imp. nationale, 1872, in 4⁰.

Épidémies de typhus limitées à certaines localités.

Ahaus.

Vogtt (Jos.). Versuch einer geschichtlichen Darstellung des ansteckenden Typhus, welcher vom Jahre 1819 bis 1824 im Kreise Ahaus, Regierungsbezirk Münster, herrschte. Coesfeld, 1828, in 8⁰. (E.)

Algérie.

ARNOULD (Jules). Origine et affinités du typhus d'après l'épidémie algérienne de 1868... Paris, 1869, in 8⁰ de 82 pp. (Gazette médicale de Paris.)

MAURIN (A.). Le Typhus exanthématique ou pétéchial. Typhus des Arabes (épidémie de 1868.)... (1872.)

Voyez ci-dessus col. 1420.

Algésire.

NETTER (A.). Études rétrospectives sur le typhus. Épidémie d'Algésire... Strasbourg, 1858, in 8⁰ de 31 pp. (Gazette médicale de Strasbourg.)

Amérique.

ROBERTSON (R.). Observations on the jail, hospital or ship fever... from the 4th april 1776 until the 30th april 1789, made in various parts of Europe and America and on the intermediate seas... (1789.)

Voyez ci-après col. 1422.

Bourges.

BOIN (A.). Mémoire sur la maladie qui régna en 1809 chez les Espagnols prisonniers de guerre à Bourges... Paris, 1815, in 8⁰.

Carlisle.

HEYSHAM (John). An Account of the jail fever, or typhus carcerum, as it appeared at Carlisle in the year 1781 ... London, 1782, in 8⁰ de 63 pp.

Constantine (Province de).

VITAL (A.). Rapport au Conseil de santé des armées sur la situation générale du service médical dans la province de Constantine et sur le typhus qui a régné épidémiquement dans cette province en 1868... Paris, 1870, in 8⁰.

Crimée.

Société impériale de médecine de Constantinople. Discussion sur le typhus observé dans les armées pendant la guerre d'Orient. Constantinople, 1856, in 8⁰.

NETTER (A.). Mémoire sur le typhus observé à l'armée d'Orient. Strasbourg, 1857, in 8⁰ de 47 pp. (Gazette médicale de Strasbourg.)

THIBAUT (L.). Considérations sur le typhus qui a régné sur quelques bâtiments de l'escadre de la mer Noire en 1856... Paris, 1858, in 8⁰ de 35 pp. (Union médicale.)

JACQUOT (Félix). Du Typhus de l'armée d'Orient... Paris, 1858, in 8⁰.

Europe.

ROBERTSON (Robert). Observations on the jail, hospital or ship fever... from the 4th april 1776 until the 30th april 1789, made in various parts of Europe and America and on the intermediate seas... London, 1789, in 8⁰.

Irlande.

LINDWURM (Joseph). Der Typhus in Irland beobachtet im Sommer 1852 ... Der medicinischen Facultät zu München vorgelegt zu seiner Habilitation als Privatdocent. Erlangen, 1853, in 8⁰ de 100 pp.

Mayence.

LAURENT (Ch.). Considérations sur le typhus, qui a régné à Mayence après la campagne de 1813, et pendant le blocus de cette place en 1814. Thèse, n⁰ 59... Paris, 1814, in 4⁰.

ARDY (Pierre-Alexandre). Dissertation sur le typhus contagieux, observé à Mayence après la campagne de 1813, et pendant le blocus de cette ville en 1814. Thèse, n° 289... Paris, 1815, in 4°.

Meulan (Canton de).

LARCHE (P.-J.). Description de la fièvre pestilentielle épidémique, appelée fièvre de camp, d'hôpital, de prison, etc., observée au canton de Meulan (Seine-et-Oise); lue à l'Académie de médecine de Paris; précédée de notions sur l'importance de la médecine, et terminée par l'exposé des moyens préservatifs des fièvres épidémiques contagieuses ... Paris, 1815, in 12.

Mexico.

JIMENEZ (Miguel-F.). Apuntes para la história de la fiebre petequial ó tabardillo que se observa en Mexico. Memoria presentada à la Sociedad filoiátrica, en la sesion de 31 de octobre de 1844... México, 1846, in 8°.

Padoue.

ZECCHINELLI (G.-M.). Narrazione dell' origine, propagazione, andamento, cura, esito del tifo contagioso che ha regnato nella R. città di Padova ... 1817. Padova, 1818, in 8° de 30 pp.

Pforderthale.

WINTER. Die Typhus-Epidemie in Pforderthale. (Österr. Ztschr. für prakt. Heilk., 1862, VII, 49.) (S. J.)

Plancher-les-Mines.

POULET (V.). Épidémie typhique de Plancher-les-Mines (1854-1855). De sa nature, de son traitement par les frictions stibiées... Paris, 1857, in 8° de 64 pp. (Union médicale.)

Reims.

LANDOUZY (H.). Mémoire sur l'épidémie de typhus carcéral qui a régné à Reims en 1839 et 1840... (Couronné par la Faculté de Paris au concours de 1841.) Reims, 1842, in 8°.

Riantec.

GILLET (Paul-Louis). Quelques Considérations sur le typhus de Riantec (Morbihan). Thèse, n° 126 ... Paris, 1872, in 4° de 80 pp.

Sarreguemines.

DAVID. Notice sur le typhus qui s'est développé à Sarreguemines pendant l'hiver 1827-1828. (Recueil de mémoires de médecine militaire, 1830, XXIX, 265.)

Torgau.

GILLES DE LA TOURETTE (J.-P.). Remarques et observations sur le typhus contagieux qui a régné épidémiquement à Torgau en Saxe, depuis le mois de septembre 1813 jusqu'au mois de mars 1814. Thèse, n° 71... Paris, 1815, in 4°.

KOEPPE (W.). Der Abdominaltyphus in Torgau im Jahre 1843, in Bezug auf Entstehung, Erscheinung und Verlauf, zum grossen Theile ein Widerspruch bekannter Ansichten, mit nothwendiger Rücksicht auf die epidemischen Verhältnisse der Gegend ... Eilenburg, (s. d.,) in 8° de 72 pp.

Toulon.

VILLERS (Gustave-Adolphe). Essai historique sur le typhus qui a régné au bagne de Toulon dans l'année 1833. Considérations théoriques sur cette affection. Thèse, n° 352... Paris, 1834, in 4° de 43 pp.

BARRALLIER (A.-M.). Du Typhus épidémique et histoire médicale des épidémies de typhus observées au bagne de Toulon en 1855 et 1856... Paris, 1861, in 8⁰.

Tours.

CHARCELLAY. Recherches sur l'épidémie de typhus de la ville de Tours en 1814 . . . Tours, (1852,) in 8⁰ de 14 pp. (Journal d'Indre-et-Loire.)

Udine.

MARCOLINI (M.-F.). Delle principale Febbre tifiche di Udine nel secolo XVI. Venezia, 1817, in 8⁰. (Ro.)

Vérone.

FRACASTOR et BERTI. Notizie storiche intorno al tifo carcerate di Verona dell 1817. Verona, 1818, in 8⁰. (C.)

Vienne.

HASENÖHRL (Joann.-Georg.). Historia medica morbi epidemici sive febris petechialis quæ ab anno 1757. fere finiente usque ad annum 1759. Viennæ grassata est. Cui adjecta notabilium observationum anatomicarum decas... Vindobonæ, 1760, in 8⁰.

Volterra.

RAIKEM e BIANCHI. Sulle Malattie che hanno regnato in Volterra negli anni 1816 e 1817 e particolarmente sul tifo contagioso... Firenze, 1818, in 8⁰.

5.

Épidémies de fièvre jaune.

Généralités.

CHAUFEPIÉ (Joan.-Henn.). Historia febris flavæ americanæ. Specimen inaugurale . . . Halæ, 1794, in 8⁰ de 64 pp.

CRUIKSHANK (W.-A.). A Sketch of the rise and progress of the yellow fever. Philadelphia, 1800, in 8⁰. (Ro.)

SCHIOFESSIE. An historical Essay on the yellow fever of America. Translated by Dr Coco. Parmo, 1805, in 8⁰. (C.)

DALMAS. Recherches historiques et médicales sur la fièvre jaune... précédées d'un rapport de la Société de l'École de médecine de Paris sur cet ouvrage. Paris, an XIII-1805, in 8⁰.
Autre éd. 1822.

OUVIÈRE (Fél.-Pascal). Pyroloimologie ou Recherches sur la pestilence appelée fièvre jaune, contenant l'histoire de ses symptômes, les différents lieux du monde où elle a régné, l'état comparatif de toutes les controverses concernant son origine, ses modes de propagation et son traitement . . . New-York, 1807, in 8⁰. (Ro.)

MOREAU DE JONNÈS (Alexandre). Observations pour servir à l'histoire de la fièvre jaune. (Bulletin de la Société médicale d'émulation, 1817.)

— Recherches historiques sur les irruptions de la fièvre jaune pendant les quinzième, seizième, dix-septième et dix-huitième siècles ; lues à l'Académie royale. Extrait. (Nouveau Journal de médecine, 1820, VIII, 113.)

ROCHOUX (J.-A.). Recherches sur la fièvre jaune, et preuve de sa non-contagion dans les Antilles . . . Paris, 1822, in 8⁰.

BEHRMANN (J.-H.-C.). Zusammenstellung der merkwürdigsten Ausbrüche des gelben Fiebers seit der Entdeckung von Amerika. (Oken, Isis, 1822.) (Ro.)

BARTHOLOMÆI (F.-C.). Dissertatio de febre flava tropica. Berolini, 1822, in 8⁰ de 67 pp. (Ro.)

AUDOUARD (F.-M.). Considérations

sur l'origine et les causes de la fièvre jaune, d'après l'observation de cette maladie à Barcelone en 1821 et au Port-du-Passage en 1823 ... Paris, 1824, in 8°. (Revue médicale et journal de clinique.)

Moreau de Jonnès (Alex.). Notice sur les enquêtes officielles constatant la contagion de la fièvre jaune et de la peste, lue à l'Académie ... des sciences, dans ses séances des 16 août et 3 septembre 1825... Paris, (s. d.,) in 8° de 27 pp. (Revue encyclopédique.)

Audouard (F.-M.). Examen critique des opinions qui ont régné sur l'origine et les causes de la fièvre jaune... (août 1826.) Paris, (s. d.,) in 8°.

Matthaei (Carl-Chr.). Untersuchung über das gelbe Fieber. Mit einer Übersichtskarte der Verbreitung des gelben Fiebers. Gekrönte Preisschrift. Hannover, 1827, 2 vol. in 8°. (Ch.)

(Coutanceau.) Académie ... de médecine. Rapport lu à l'Académie ... de médecine, dans les séances des 15 mai et 19 juin 1827, au nom de la commission chargée d'examiner les documents de M. Chervin, concernant la fièvre jaune. (Signé: Coutanceau, rapporteur.) — ... Éclaircissements communiqués à l'Académie... de médecine dans sa séance générale du 5 juin 1827, par M. Pariset, en réponse aux allégations consignées dans le Rapport précédent contre la commission médicale envoyée à Barcelone en 1821. Paris, 1827, in 4°.

Autre éd. 1828. Publié textuellement d'après l'édition de l'Académie et accompagné de remarques par le Dr Chervin. Paris, in 8°.

Audouard (F.-M.). Discours sur la fièvre jaune à l'occasion des documents de M. le Dr Chervin ... et du Rapport auquel ils ont donné lieu à l'Académie... de médecine... Paris, 1827, in 8°. (Journal général de médecine.)

Le titre de départ, page 9, porte: „Discours destiné à être prononcé à l'Académie... de médecine en juillet 1827."

Chervin (N.). Réponse au Discours de M. le Dr Audouard contre le Rapport fait à l'Académie ... de médecine ... sur mes documents concernant la fièvre jaune... Paris, 1827, in 8° de 36 pp. (Journal général de médecine.)

— De la Nullité des prétendus faits de contagion observée à Barcelone en 1821, ou Deuxième réponse à M. Audouard... Paris, 1827, in 8° de 35 pp.

Sédillot. Académie royale de médecine, séance du 4 septembre 1827. Discours... sur le Rapport de la commission chargée d'examiner quelle est la valeur des documents recueillis par M. Chervin, relativement à la solution du problème de la contagion ou de la non-contagion de la fièvre jaune. Paris, 1827, in 8° de 24 pp.

Collineau. Analyse du discours prononcé à l'Académie... de médecine, séances du 4 septembre et du 2 octobre 1827... sur le Rapport de la commission chargée d'examiner quelle est la valeur des documents recueillis par M. Chervin ... Paris, 1827, in 8° de 24 pp. (Revue médicale.)

Chervin (N.). Examen critique des prétendues preuves de contagion de la fièvre jaune observée en Espagne, ou Réponse aux allégations de M. Pariset contre le Rapport fait à l'Académie ... de médecine ... Paris, 1828, in 8°.

Rochoux (J.-A.). Lettre à M. Raymond, de la Guadeloupe, suivie de réflexions à l'appui du Rapport de la commission chargée d'examiner les documents Chervin, présentées à l'Académie... de médecine, dans sa séance du 8 octobre 1827... Paris, (s. d.,) in 8° de 8 pp.

DESGENETTES (R.-N.-Dufriche). Discours relatif à la fièvre jaune, prononcé ... dans la séance du 6 novembre 1827 de l'Académie ... de médecine, les trois sections réunies. (Paris,) (s. d.,) in 8°.

CHERVIN (N.). Réponse aux allégations de M. le Dr Gérardin contre le Rapport de la commission de l'Académie ... de médecine, chargée de l'examen de mes documents... Paris, juin 1828, in 8° de 12 pp. (Archives générales de médecine.)

TROLLIET. Examen critique du Rapport de l'Académie ... de médecine sur les documents de M. Chervin relatifs à la fièvre jaune. Lu à la Société de médecine de Lyon, le 16 novembre 1829... Lyon, 1830, in 8° de 43 pp.

ROCHOUX (J.-A.). Recherches sur les différentes maladies qu'on appelle fièvre jaune... Paris, 1828, in 8°.

FERMON (J.-C. de). Revue critique de quelques écrits publiés en France sur la fièvre jaune... Paris, 1829, in 8°.

Domaine géographique de la fièvre jaune. (Gazette médicale, 1831, II, 197.)

Signé L. V., chirurgien-major de la marine.

ANDRÉ-MICHAUX. Mémoire sur les causes de la fièvre jaune. Le concours simultané de trois causes est nécessaire au développement de la fièvre jaune, ou Résultat d'observations faites dans les ports de mer des États-Unis de l'Amérique du Nord . . . Paris, 1852, in 12 de 22 pp.

LA ROCHE (R.). Yellow fever, considered in its historical, pathological, etiological and therapeutical relations, including a sketch of the disease as it has occurred in Philadelphia from 1699 to 1854... Philadelphia, 1855, 2 vol. in 8°.

Hygiène et médecine. Renseignements sur les effets de l'inoculation préservative de la fièvre jaune pratiquée à la Havane. Paris, 1856, in 8° de 4 pp. (Revue coloniale.)

SÉNARD . . . Note sur l'inoculation préventive de la fièvre jaune... Paris, 1856, in 8° de 26 pp. (Revue coloniale.)

VALDÈS Y MARTINEZ (Carlos). Considérations historiques, théoriques, pratiques et critiques sur la fièvre jaune. Thèse, n° 40 . . . Montpellier, 1857, in 4°.

LALLEMANT (Rob.-C.-B.-A.). Das gelbe Fieber, nach dessen geographischer Verbreitung, Ursachen, Verschleppbarkeit, Haupterscheinungen, Behandlung und anderen wissenschaftlichen Beziehungen. Aus eigenen Beobachtungen und Erfahrungen dargestellt. Nebst einem Anhang: Behandlung des gelben Fiebers auf Schiffen, wenn kein Arzt zugegen ist. Breslau, 1857, in 8°. (E.)

DUTROULAU. Mémoire sur la fièvre jaune... Paris, 1858, in 4°. (Mémoires de l'Académie de médecine.)

MANZINI (Nic.-B.-L.). Histoire de l'inoculation préservative de la fièvre jaune pratiquée par ordre du gouvernement espagnol à l'hôpital militaire de la Havane... Paris, 1858, in 8°.

ARCHAMBAULT (Louis). Sur quelques Épidémies de fièvre jaune. Thèse, n° 67... Paris, 1860, in 4° de 38 pp.

BISCH (Louis-Gustave). Étude sur l'origine, l'importation et la contagion de la fièvre jaune. Thèse, n° 20 . . . Montpellier, 1864, in 4° de 42 pp.

MILROY (Gavin). Sketch of the geography of epidemic yellow fever since the close of last century. (British and foreign medico-chirurgical Review, 1864, XXXIV, 174.)

Épidémies de fièvre jaune limitées à certaines localités.

Amérique.

Anderson (James). A few Facts and observations on the yellow fever of the West-Indies: in which it is shown that there have existed two species of fever in the West-India islands for several years past, indiscriminately called yellow fever, but which here proceeded from very different causes . . . Edinburgh, 1798, in 8°. (W.)

Fergusson (W.). An Inquiry into the origin and nature of the yellow fever as it has lately appeared in the West-Indies, with official documents relating to this subject. (Medico-chirurgical Transactions, VIII, 108.) (L. R.)

Andalousie.

Berthe (J.-N.). Précis historique de la maladie qui a régné dans l'Andalousie en 1800... contenant un aperçu du voyage et des opérations de la commission médicale envoyée en Espagne par le gouvernement français, ainsi que diverses observations sur la nature de la fièvre jaune... Paris, an XI-1802, in 8°.

Cabanillas (Miguel). Memoria sobre la epidemia de Andalusia de 1800 hasta 1819. Cadiz, 1820, in 4°. (L. R.)

O'Halloran (Thomas). A brief View of yellow fever as it appeared in Andalusia during the epidemic of 1820. London, 1821, in 8°. (L. R.)

— Aperçu succinct de la fièvre jaune, telle qu'elle a régné dans l'Andalousie en 1820, avec le mode de traitement adopté à cette époque; précédé d'une courte esquisse topographique du pays. Traduit de l'anglais... par M. ***... Paris, 1824, in 8°.

Avis à l'humanité, ou Notices sur la fièvre jaune; par le Cte D***, témoin oculaire des ravages qu'elle a faits en Andalousie en 1800, 1801, 1802. Nîmes, 1822, in 8° de 51 pp.

Antigua.

Musgrave (Anthony). History of the progress and inquiry into the causes of the yellow fever as it appeared in the island of Antigua in the year 1816. Communicated by Dr Fergusson, inspector of hospitals... (London med. and chir. Transactions, 1818, IX, 93.) (C.)

Oleary (Ed.). Observations upon the yellow fever of Antigua. (Medical Journal, XVI, 491.) (L. R.)

Antilles.

Moreau de Jonnès (Alexandre). Observations pour servir à l'histoire de la fièvre jaune des Antilles; suivies de tables de la mortalité des troupes européennes dans les Indes-Occidentales... (Paris, 1817,) in 8° de 12 pp. Avec 1 tableau. (Bulletin de la Société médicale d'émulation.)

— Monographie historique et médicale de la fièvre jaune des Antilles, et recherches physiologiques sur les lois du développement et de la propagation de cette maladie pestilentielle, lues à l'Académie royale des sciences de l'Institut de France, dans ses séances du 6 décembre 1819, 17 avril et 19 juin 1820... Paris, 1820, in 8°.

Bally (Victor). «Monographie historique et médicale de la fièvre jaune des Antilles... par Al. Moreau de Jonnès...» Paris, 1821, in 8° de 24 pp. (Revue médicale.)

Compte rendu de l'article précédent.

Kéraudren (P.-F.). De la Fièvre jaune, observée aux Antilles et sur les vaisseaux du roi, considérée principalement sous le rapport de sa transmission ... Paris, Imp. royale, 1823, in 8⁰ de 70 pp. Avec 1 planche.

Lefort (Pierre). Quelques Remarques sur un mémoire de M. le Dr Kéraudren... ayant pour titre: „De la Fièvre jaune..." Saint-Pierre, 1824, in 8⁰ de 39 pp.

Baltimore.

Drysdale. Account of the yellow fever in Baltimore in 1794. (Coze's Museum, I, 22, 121, 241, 361.) (L.R.)

A Series of letters and other documents relating to the late epidemic of yellow fever in Baltimore. By a Baltimore physician ... Baltimore, 1820, in 8⁰. (S. D.)

Barcelone.

Bahi (Juan-Francesco). Relacion médico-política sobre la aparicion de la fiebre amarilla, à últimos de julio y principios de agosto de 1821 en las tripulaciones de las bugnes del puerto de Barcelona, y sus progressos en la Barceloneta é introduccion en la ciudad ... Barcelona, 1821, in 4⁰ de 34 pp.

Pierquin. Mémoires et observations sur la fièvre qui a régné à Barcelone en 1821. Traduit de l'espagnol ... Montpellier, 1822, in 8⁰.

Le faux titre porte: „Pièces pour servir à l'histoire de la fièvre jaune d'Europe."

Rapport sur l'origine, les progrès, la propagation par voie de contagion et la cessation de la fièvre jaune qui a régné en 1821 à Barcelone, par l'Académie nationale de médecine de Barcelone. Traduit de l'espagnol par Pierre Rayer. Paris, 1822, in 8⁰.

Manifeste touchant l'origine et la propagation de la maladie qui a régné à Barcelone en l'année 1821, présenté à l'auguste congrès national par une réunion libre de médecins étrangers et nationaux; traduite de l'espagnol par J.-A. Rochoux ... Paris, 1822, in 8⁰ de 35 pp.

Rochoux (J.-A.). Dissertation sur le typhus amaril ou maladie de Barcelone, improprement appelé fièvre jaune ... Paris, 1822, in 8⁰ de 59 pp.

Audouard (F.-M.). Rapport sur l'épidémie de fièvre jaune qui a régné à Barcelone en 1821. (Recueil de mémoires de médecine militaire, 1822, XII, 375.)

— Relation historique et médicale de la fièvre jaune qui a régné à Barcelone en 1821... Paris, 1822, in 8⁰.

Bally, François et Pariset. Rapport présenté à S. Exc. le ministre secrétaire d'État au département de l'intérieur, par la commission médicale envoyée à Barcelone. Marseille, 1822, in 8⁰ de 44 pp. (Recueil administratif du département des Bouches-du-Rhône.)

Henry (D.-M.-J.). Relation historique des malheurs de la Catalogne, ou Mémoires de ce qui s'est passé à Barcelone en 1821, pendant que la fièvre jaune y a exercé ses ravages; suivis de pièces officielles communiquées par MM. les préfets, les consuls, les intendants et les médecins de la Catalogne ... Paris, 1822, in 8⁰.

Rochoux (J.-A.). Notice sur l'épidémie de Barcelone... (S. l., 1824,) in 8⁰ de 15 pp. (Nouvelle Bibliothèque médicale.)

Costa-Sicre (L.-F.-R.). Considérations générales sur l'épidémie qui ravagea Barcelone en 1821, et sur les mesures que notre gouvernement avait prises pour nous en garantir. Mémoire lu à l'Académie... des sciences, dans sa séance du 4 juillet 1825, suivi du rapport de M. le baron Dupuytren... Paris, 1827, in 8⁰.

Le faux titre porte: „De la Non-contagion de la fièvre jaune et des dangers du système sanitaire."

DUPUYTREN (G.). Académie... des sciences. Rapport... sur un mémoire de M. Costa, ayant pour titre: „Considérations générales sur l'épidémie qui ravagea Barcelone en 1821..." Paris, 1826, in 4⁰.

GUARRO (Joachim). Dissertation sur la non-contagion de la fièvre jaune observée à Barcelone en 1821. Thèse, nº 238... Paris, 1829, in 4⁰ de 36 pp.

BAILLY. Épidémie de la fièvre jaune à Barcelone. Notes... Paris, 1857, in 8⁰ de 8 pp.

Yellow fever at Barcelona. (Lancet, 1870, II, 483, 517, 585, 616, 728, 841 et 903.)

Brooklyn.

GILLESPIE. Report on the yellow fever which prevailed at Brooklyn in the summer of 1809. (Medical and philosophical Register, I, 101.) (L. R.)

— Answer to Dr Roger's strictures on his Report of the fever of Brooklyn in 1809. (Medical and philosophical Register, I, 269.) (L. R.)

Cadix.

Discorso sobre el origen, progressos, methodos curativos y demas circonstantias, relativas a la enfermedad maligna contagiosa en la ciudad de Cadiz. Cadiz, 1800, in 12. (L. R.)

AMELLER (Don Carlos-Francesco). Descripcion de la enfermedad epidemica que turo principio en la ciudad de Cadiz. Cadiz, 1800, in 4⁰. (C.)

CIBAT (Antonio). Memoria sobre la calentura amarilla contagiosa, escrita en M.DCCC., tiempo en que invadió a Cadiz y Sevilla... Barcelona, 1804, in 16.

ARDITI (Valerio). Memoria sopra l'epidemia di febbre gialla, che regno in Cadici nel 1800. Lisbona, 1804. (L. R.)

Sans indication de format.

MELLADO (Bartholomeo). Historia de la epidemia en Cadiz, el anno de 1810. Cadiz, 1811, in 8⁰. (L. R.)

MARIA (Alfonso da). Memoria sobre la epidemia de Andalusia de 1800 al 1819. Cadiz, 1820, in 4⁰. (L. R.)

PARISET et MAZET. Observations sur la fièvre jaune, faites à Cadix, en 1819... Paris, 1820, in 4⁰.

Canaries (Iles).

ESPINOSA (B.). Mémoire sur la fièvre jaune qui régna en 1810 et 1811 dans quelques points des îles Canaries, et principalement à Sainte-Croix de Ténériffe, présenté à l'Académie... de médecine... Paris, 1826, in 8⁰.

Catalogne.

BALLY, FRANÇOIS et PARISET. Histoire médicale de la fièvre jaune observée en Espagne et particulièrement en Catalogne... (1822.)

Voyez ci-après col. 1437.

Charleston.

SIMONS (Th.-Y.). A Report on the history and causes of the stranger's or yellow fever of Charlestown, read before the Board of health... Charlestown, 1839, in 8⁰ de 24 pp. (C.)

— An Essay on the yellow fever, as it occurred in Charleston, including its origin and progress up to the present time. (Charleston medical Journal, VI, 798.) (L. R.)

CHISOLM (J.-J.). A brief Sketch of the epidemic yellow fever of 1854 in Charleston. (Charleston medical Journal, X, 4, 433.) (L. R.)

Côte-d'Or.

SARROUILLE (B.-E.-J.). De la Fièvre jaune épidémique dans les possessions françaises de la Côte-d'Or (Afrique occidentale). Thèse, n° 150 . . . Paris, 1869, in 4°.

Covington.

GILPIN (J.). An Account of the yellow fever that prevailed in Covington, Louisiana, in 1847. (New-Orleans medical Journal, V, 216.) (L. R.)

Cuba.

COWLEY (Angel-J.). Memoria sobre el tratamiento empleado en la isla de Cuba para combatir la fiebre amarilla . . . Paris, 1860, in 8°. (Emulacion médica.)

La couverture imprimée sert de titre.

Dominique.

CLARK (James). A Treatise on the yellow fever as it appeared in the island of Dominica in the years 1793-4-5-6; to which are added observations on the bilious remittent fever, on intermittents, dysentery, and some other West-India diseases; also the chemical analysis and medical properties of the hot mineral waters in the same island . . . London, 1797, in 8°.

Espagne.

POUMIER. Réflexions thérapeutiques et hygiététiques sur la maladie qui a ravagé l'Espagne . . . Bayonne, floréal an XIII-avril 1805, in 8° de 86 pp.

Lettre sur l'origine de la fièvre jaune en Espagne, les difficultés de son passage en France, et le cordon sanitaire établi dans les Pyrénées, à l'occasion du Rapport présenté . . . par la commission médicale envoyée à Barcelone. Paris, 1822, in 8° de 16 pp.

O'HALLORAN (Thomas). Remarks on the yellow fever of the south and east coasts of Spain. London, 1823, in 8°. (L. R.)

BALLY, FRANÇOIS et PARISET. Histoire médicale de la fièvre jaune, observée en Espagne et particulièrement en Catalogne, dans l'année 1821 . . . Paris, Imp. royale, 1823, in 8°.

— Med. Geschichte des gelben Fiebers, welches in Spanien und besonders in Catalonien . . . 1821 beobachtet wurde. Aus dem Französischen von A. Limann. Berlin, 1824, in 8°. (E.)

États-Unis.

WATS. An Account of the yellow fever which appeared in various parts of the United-States during the summer and autumn of 1819 . . . New-York, 1819, in 8°. (L. R.)

BARTLETT (Elisha). The History, diagnosis, and treatment of the fevers of the United-States. (1847.)

Voyez ci-dessus col. 992.

Europe.

BERTULUS (Évariste). De l'Importation de la fièvre jaune en Europe et de la possibilité de son développement par 48° 25′ 14″ de latitude boréale. Mémoire qui établit, sur des faits authentiques, le danger des relations avec les Antilles et l'incertitude de quelques théories médicales . . . Toulon, 1840, in 8°.

CHERVIN (N.). Réponse à diverses allégations de M. le Dr Bertulus . . . touchant le mode de propagation de la fièvre jaune . . . Paris, 1843, in 8° de 35 pp. (Bulletin de l'Académie de médecine.)

Au sujet de l'article précédent. — La couverture imprimée sert de titre.

MERCIER (A.). La Fièvre jaune, sa manière d'être à l'égard des étrangers à la Nouvelle-Orléans et dans les campagnes, quelques mots sur son passé et son avenir en Europe... (1860.)

Voyez ci-après col. 1449.

PROUST (Adrien). Histoire des épidémies de fièvre jaune en Europe. (p. 177 de Essai sur l'hygiène internationale... Paris, 1873.)

Galveston.

SMITH (A.). An Account of the yellow fever which appeared in the city of Galveston, republic of Texas, in 1839 ... Houston, 1839, in 8⁰ de 78 pp. (B. R.)

Gibraltar.

GILPIN (Jos.-D.-A.). Account of an epidemic fever which occurred at Gibraltar in the years 1804, 1810 and 1813 ... (Medico-chirurgical Transactions, V, 303.) (L. R.)

AMIEL. Answer to queries relative to the epidemic at Gibraltar in 1814. (p. 254 de Johnson, On tropical Climates.) (L. R.)

CHERVIN (N.). Lettre à M. le Dr Monfalcon, de Lyon, sur la fièvre jaune qui a régné à Gibraltar en 1828 ... Paris, 1830, in 8⁰ de 38 pp.

WILSON (Peter). Historical Sketch of the epidemic yellow fever which prevailed at Gibraltar in the autumn of 1828. (Lancet, 1830, II, 325 et 377.)

— Précis historique de l'épidémie de fièvre jaune qui a régné à Gibraltar pendant l'automne de 1828... Traduit de l'anglais et accompagné de notes, par N. Chervin... Paris, 1830, in 8⁰ de 80 pp.

Documents recueillis par MM. Chervin, Louis et Trousseau, membres de la commission médicale française envoyée à Gibraltar pour observer l'épidémie de 1828; et par M. le Dr Barry ... Paris, Imp. royale, 1830, 2 vol. in 8⁰.

AMIEL. Answer to queries from the Army medical Board on the epidemic at Gibraltar in 1828. (Edinburgh Medical and surgical Journal, 1831, XXXV, 258.)

CHERVIN (N.). De l'Origine locale et de la non-contagion de la fièvre jaune qui a régné à Gibraltar en 1828, ou Réponse à quelques assertions émises par M. Guyon, dans la vue d'établir que cette maladie eut une origine exotique... Paris, mars 1832, in 8⁰ de 68 pp. (Annales maritimes.)

ARDEVOL (Jaime). Apuntes acerca la cardite intertropical clamada vulgarmente fiebre amarilla, y vomito negro de los Españoles; con indication de los principales incidentes que precedieron a la ultima epidemia de Gibraltar ... Paris, 1833, in 8⁰.

REY (H.-J.-M.). Essai sur la topographie médicale de Gibraltar et sur les épidémies de fièvre jaune qui ont régné dans cette place... (1833.)

Voyez ci-après Topographies médicales.

Gorée.

BEL. Mémoire sur l'épidémie de fièvre jaune qui a sévi sur l'île de Gorée pendant le quatrième trimestre de l'année 1859 ... Paris, 1861, in 8⁰ de 47 pp. (Revue maritime et coloniale.)

Guadeloupe.

FLORY (A.). Dissertation sur la maladie dite fièvre jaune qui règne à la Guadeloupe. Montpellier, 1820, in 4⁰. (L. R.)

ANGELIN (J.-P.). Mémoire sur l'épidémie de fièvre jaune qui a régné en 1838 à la Guadeloupe et particulièrement à la Pointe-à-Pitre ... Toulon, 1839, in 8⁰ de 34 pp.

Guyane.

Blair (Daniel). Some Account of the last yellow fever epidemic of British Guiana . . . edited by John Davy . . . London, 1850, in 8°. (B. R.)

— On the local Origin of the yellow fever epidemic of British Guiana. In a letter... to John Davy... with appended documents. London, 1851, in 8° de 36 pp. (B. R.)

— Report on the first eighteen months of the fourth yellow fever epidemic of British Guiana . . . (British and foreign medico-chirurgical Review, 1856, XVII, appendix.)

Havane.

Maher (C.). Relation médicale de deux épidémies de fièvre jaune à bord de la frégate l'Herminie en 1837 et 1838, à la Havane et à Véra-Cruz... Paris, 1839, in 8°.

Belot (Charles). La Fièvre jaune à la Havane, sa nature et son traitement ...Paris, 1865, in 8°.

Jamaïque.

Watson (J.). Some Observations on the epidemic yellow fever as it appeared in Port-Royal, Jamaica, from december 1852, to june, 1853. (Monthly Journal, VIII, 283.) (L. R.)

Lisbonne.

Guyon. Un Mot sur la fièvre jaune de Lisbonne en 1857 . . . Paris, 1858, in 8° de 32 pp. (Gazette médicale.)

Relatorio da epidemia de febre amarilla em Lisboa lo anno 1857 feito pelo Conselho extraordinario de saude publica do reino. Lisboa, 1859, in 8°. (B. R.)

Costa Alvarenga (Pedro-Francisco da). Anatomie pathologique et symptomatologie de la fièvre jaune qui a régné à Lisbonne en 1857; mémoire présenté à l'Académie... des sciences de cette ville... Traduit du portugais par le Dr P. Garnier. Paris, 1861, in 8°.

Simonot . . . Analyse de l'ouvrage de M. le Dr Pedro-Francisco da Costa Alvarenga sur l'„Anatomie pathologique et la symptomatologie de l'épidémie de fièvre jaune qui a régné à Lisbonne en 1857...“ Paris, (1863,) in 8° de 11 pp. (Union médicale.)

Livourne.

Lacoste (C.-Alexis). Dissertation historique sur la fièvre régnante à Livourne. Livourne, 1804, in 8°. (L. R.)

Barzellotti (Giacomo). Parere intorno alla malattia che ha dominato maggiormente in Livorno... fondato sulla storia della medesima e sull' analogia di altre malattie, all' illustrissimo signore D. Luigi Targioni... E lettera seconda relativa alla malattia febbrile manifestatasi in Livorno l'anno 1804, scritta dal sig. D. Luigi Targioni . . . al sig. D. Giacomo Barzellotti...

Voyez ci-dessus col. 1347.

Palloni (Gaetano). Osservazioni mediche sulla malattia febrile dominante in Livorno... Livorno, 1804, in 8° de 34 pp. Avec 1 tableau.

— Observations médicales sur la fièvre régnante à Livourne... Ouvrage traduit de l'italien et augmenté de notes par E.-B. Revolat... Nice, 1805, in 8°.

— Medicinische Beobachtungen über die zu Livorno herrschende Fieberkrankheit. Aus dem Ital. mit Zusätzen von J.-J. Römer und Balth. Zwingli. Zürich, 1805, in 8°. (E.)

— — — übersetzt von J.-C.-A. Heinroth. Leipzig, 1805, in 8°. (E.)

— — — übersetzt von Al. Weissenbach. Salzburg, 1805, in 8°. (E.)

LACOSTE (C.-Alex.). Historische Abhandlung über die 1804 herrschenden Fieber in Livorno nebst Palloni's medicinischen Beobachtungen. Leipzig, 1805, in 8⁰. (E.)

TOMMASINI (J.). Sulla Febbre di Livorno del 1804. Sulla febbre gialla americana e sulla malattia di genio analogo ricerche patologiche. 3ª ed. Bologna, 1826, 2 vol. in 8⁰. (L. R.)

La 1re édition a paru en 1805.

— Recherches pathologiques sur la fièvre de Livourne de 1804, sur la fièvre jaune d'Amérique et sur les maladies qui leur sont analogues... Ouvrage traduit de l'italien par A. M. D. D. M. Paris, 1812, in 8⁰.

GUIGOU (P.). Dissertation sur la fièvre qui a régné à Livourne en 1804 ... Paris, 1810, in 8⁰ de 48 pp.

Malaga.

GENDRIN (A.-N.). Recherches historiques sur les épidémies de fièvre jaune qui ont régné à Malaga depuis le commencement de ce siècle ... Paris, 1824, in 8⁰.

Marseille.

ROBERT. Observations sur la fièvre jaune importée de Malaga à Pomègue et au lazaret de Marseille... (1822.)

Voyez ci-après col. 1451.

BARRAL. Fièvre jaune de Marseille, observée au lazaret. Montpellier, 1827, in 8⁰. (L. R.)

Martinique.

MOREAU DE JONNÈS (Alexandre). Précis historique sur l'irruption de la fièvre jaune à la Martinique en 1802. Paris, 1817, in 12. (Journal de médecine.)

RUFZ. On the epidemic yellow fever of Martinique in 1839. (Medical Examiner, III.) (L. R.)

CATEL. Rapport sur l'épidémie de fièvre jaune qui a éclaté à Saint-Pierre (Martinique) dans les premiers jours du mois d'octobre 1838, et qui continue à régner dans cette ville... Paris, Imp. royale, 1840, in 8⁰. (Annales maritimes.)

CHERVIN (N.). De la Fièvre jaune qui a régné à la Martinique en 1838 et en 1839. Rapport fait à l'Académie ... de médecine sur un mémoire de M. le Dr Catel ... Paris, 1840, in 8⁰ de 23 pp.

— De l'Identité de nature des fièvres d'origine paludéenne de différents types, à l'occasion de deux mémoires de M. le Dr Rufz sur la fièvre jaune qui a régné à la Martinique de 1838 à 1841, et de l'urgence d'abolir les quarantaines relatives à cette maladie. Rapport fait à l'Académie... de médecine ... Paris, 1842, in 8⁰. (Gazette médicale de Paris.)

CATEL. Considérations sur la fièvre jaune à la Martinique en 1844. (Annales maritimes, 1844, IV, 220.)

BALLOT. Épidémie de fièvre jaune à Saint-Pierre (Martinique), 1855-1857. Faits de transmission. Études sur les urines dans la fièvre jaune; résultats pratiques ... Paris, 1858, in 8⁰ de 15 pp. (Gazette hebdomadaire de médecine.)

CORNILLIAC (Y.-J.-J.). Études sur la fièvre jaune à la Martinique de 1669 à nos jours... Fort-de-France, 1864, in 8⁰.

Matamoras.

LAFON (Antonio). Report on the yellow fever in the city of Matamoras, from september, 1853, to january, 1854. (Report of the Sanitary commission of New-Orleans, 1854.) (L. R.)

Mobile.

NOTT (Josiah-C.). Sketch of the

epidemic of yellow fever of 1847 in Mobile. (Charleston medical Journal, III, 1.) (L. R.)

NOTT (J.-C.). The epidemic yellow fever of Mobile in 1853, communicated to the sanitary commission of New-Orleans. (New-Orleans medical and surgical Journal, X, 571.) (L. R.)

Montevideo.

BRUNEL (Adolphe). Mémoire sur la fièvre jaune qui en 1857 a décimé la population de Montevideo ... Mémoire lu à l'Académie ... de médecine. Paris, 1860, in 8⁰ de 78 pp.

Natchez.

PERLEE (A.). An Account of the yellow fever at Natchez, as it prevailed in the autumn of 1817 and 1819. (Philadelphia medical and physical Journal, I, 1.) (L. R.)

TOOLEY (Henry). History of the yellow fever as it appeared in the city of Natchez in 1823. Natchez, 1823, in 8⁰. (L. R.)

2d ed. même date, Washington.

MERRILL (A.-P.). On the yellow fever of 1823 in Natchez, Mississipi. (Philadelphia medical and physical Journal, IX, 235.) (L. R.)

MONETTE (J.-W.). The epidemic yellow fever of Natchez. An essay read before the Jefferson College and Washington Lyceum, december 2, 1837. Natchez, 1838, in 12. (L. R.)

— Observations on the epidemic yellow fever of Natchez, and the South-West. Louisville, 1842, in 8⁰. (L. R.)

CARTWRIGHT (Samuel). On the yellow fever of Natchez, Mississipi, in 1847. (New-Orleans medical Journal, V, 225.) (L. R.)

STONE (C.-H.). The History of the mild yellow fever, which prevailed in the city of Natchez in 1848. (New-Orleans medical and surgical Journal, V, 549.) (L. R.)

New-York.

SEAMAN (V.). An Account of the epidemic yellow fever, as it appeared in the city of New-York in the year 1795. (Webster's Collection, 1.) (L. R.)

HOSACK (Alexander). History of the yellow fever as it appeared in the city of New-York in 1795. New-York, 1797, in 8⁰. (L. R.)

MILLER (Edward). Report on the malignant disease which prevailed in the city of New-York in the autumn of 1805, addressed to the governor of the State of New-York ... (January 12th 1806.) (S. l. n. d.,) in 8⁰ de 48 pp.

— Histoire de la maladie maligne appelée fièvre jaune, avec ses effets pendant l'automne de 1805 à New-York, qui prouvent qu'elle n'est nullement contagieuse, écrite en forme de lettre ... Traduit de l'anglais par J.-D. Dupont. On a joint à cet intéressant ouvrage le rapport qui en a été fait à la Société de médecine par MM. Pinel et Moreau (de la Sarthe). Paris, 1806, in 8⁰.

DRAKE (C.). An Account of the endemic yellow fever, as it occurred in the city of New-York during the summer and autumn of 1819. (New-York medical Repository, XXI, 125.) (L. R.)

HARDIE (James). An Account of the yellow fever which occurred in the city of New-York in the year 1822. New-York, 1822, in 12. (L. R.)

TOWNSEND (Peter-S.). Account of the introduction of the yellow fever into Pensacola and New-York in the year 1822...

Voyez ci-après col. 1449.

TOWNSEND (P.-S.). An Account of the yellow fever, as it prevailed in the city of New-York in the summer and autumn of 1822. New-York, 1823, in 8°. (B. B.)

Yellow fever at New-York. (Lancet, 1870, II, 589.)

Norfolk (Virg.).

ARCHER (Robert). History of the yellow fever, as it appeared at Norfolk during the summer and autumn of 1821. (Medical Recorder, V, 60.) (L. R.)

FORREZT (W.-S.). The great Pestilence in Virginia; being an historical account of the origin, general character and ravages of the yellow fever in Norfolk... in 1855...

Voyez ci-après col. 1454.

ARMSTRONG (George-D.). The Summer of the pestilence, a history of the ravages of the yellow fever in Norfolk, Virginia, A. D. 1855... Philadelphia, 1856, in 18.

2nd ed. même année.

BRYANT (J.-D.). The Epidemic of yellow fever in Norfolk, Portsmouth and Virginia, in 1855... Philadelphia, 1856, in 8° de 39 pp. (B. R.)

Nouvelle-Orléans.

GROS et GIRARDIN. Rapport fait à la Société médicale (de la Nouvelle-Orléans) sur la fièvre jaune qui a régné d'une manière épidémique pendant l'été de 1817. New-Orleans, 1817, in 8°. (L. R.)

BAXTER. Statement of the yellow fever as it occurred in New-Orleans in 1819. (New-York medical Repository, XXI, 1.) (L. R.)

Rapport, publié au nom de la Société médicale de la Nouvelle-Orléans, sur la fièvre jaune qui a régné épidémiquement durant l'été et l'automne de 1819. Lu dans sa séance du 21 mai 1820... Nouvelle-Orléans, 1820, in 8°.

Par Thomas (P.-Fr.), d'après Callisen.

THOMAS (Pierre-Frédéric). Essai sur la fièvre jaune d'Amérique... avec l'histoire de l'épidémie de la Nouvelle-Orléans en 1822, et le résultat de nouvelles recherches d'anatomie pathologique entreprises pour en déterminer le siége... Précédé de considérations hygiéniques sur la Nouvelle-Orléans, par J.-M. Picornell . . . Nouvelle-Orléans, 1823, in 8°.

SABIN-MARTIN. Rapport fait à la Société médicale de la Nouvelle-Orléans sur l'épidémie de la fièvre jaune qui a régné dans cette ville, pendant l'été et l'automne de l'année 1839; par MM. A. Bahier, E. Fortin, H. Daret, Sabin-Martin . . . Paris, Imp. royale, 1840, in 8°. (Annales maritimes.)

THOMAS (P.-F.). Relation de l'épidémie de fièvre jaune qui a régné pendant l'été et l'automne de 1841 à la Nouvelle-Orléans, États-Unis d'Amérique . . . Paris, 1842, in 8° de 24 pp. (Bulletin de l'Académie de médecine.)

— Traité pratique de la fièvre jaune observée à la Nouvelle-Orléans... Paris, 1848, in 8°.

AXSON (A.-F.). Report on the origin and spread of the epidemic in New-Orleans in 1853. (Report of the sanitary commission of New-Orleans, for 1853, 477.) (L. R.)

FENNER (E.-D.). History of the epidemic yellow fever at New-Orleans in 1853... New-York, 1854, in 8°. (B. R.)

BARTON (E.-H.). Report of the sanitary commission of New-Orleans on the epidemic yellow fever of 1853. Published by authority of the city council of New-Orleans. (S. l.,) 1854, in 8°. (S. D.)

— The Cause and prevention of yellow fever, contained in the report of the sanitary commission of New-Orleans ... Philadelphia, 1855, in 8°. (S. D.)

3rd ed. New-York, 1857, in 8°.

Sketches of the epidemic yellow fever of 1854 in New-Orleans. (New-Orleans medical and surgical Journal, XI, 415.) (L. R.)

CARTIER (A.-J.-F.). La Fièvre jaune de la Nouvelle-Orléans... Paris, 1859, in 8° de 47 pp.

MERCIER (Alfred). La Fièvre jaune, sa manière d'être à l'égard des étrangers à la Nouvelle-Orléans et dans les campagnes, quelques mots sur son passé et son avenir en Europe; lettres adressées à la Gazette des hôpitaux de Paris, avec un avant-propos et un appendice ...Paris, 1860, in 8° de 32 pp.

Opelousas.

COOKE (T.-A.). Practical Remarks on the epidemic of yellow fever, which prevailed at Opelousas in the years 1837, 1839 and 1842. (New-Orleans Medical Journal, III, 27.) (L. R.)

Pampelune.

ORTIZ (Man.). Discorso sobre la epidemia de Pampluna. Pampluna, 1798, in 4°. (L. R.)

Passage (Le).

AUDOUARD (F.-M.). Relation historique de la fièvre jaune qui a régné au port du Passage en 1823 . . . (S. l. n. d.,) in 8° de 42 pp.

BALLY (Victor). Rapport fait au Conseil supérieur de santé sur la fièvre jaune qui a régné au port du Passage en 1823... Paris, 1824, in 8°.

Pensacola.

TOWNSEND (P.-S.). Account of the introduction of the yellow fever into Pensacola and New-York in the year 1822. (New-York medical and physical Journal, II, 315.) (L. R.)

Pérou.

SMITH (Archibald). Geographical Summary of the yellow fever epidemics of Peru. (British and foreign medico-chirurgical Review, 1865, XXXV, 210.)

Philadelphie.

DEVÈZE (Jean). An Enquiry into and observations upon the causes and effects of the epidemic disease which raged in Philadelphia from the month of august till towards the middle of december 1793 . . . Philadelphia, 1794, in 8°.

RUSH (Benjamin). An Account of the bilious remitting yellow fever, as it appeared in the city of Philadelphia in the year 1793... Philadelphia, 1794, in 8°.

— Relacion de la calentura biliosa, remitente amarilla, que se manifesto en Filadelfia en el año de 1793 . . . Traducida de la segunda edicion publicada in Filadelfia en 1794, con varias notas criticas... y se añaden varias observaciones de la historia de la misma calentura que se manifesto en dicha ciudad en 1794 y en 1798... Madrid, Imp. real, 1804, 2 vol. in 8°.

History of the yellow fever that broke out in the city of Philadelphia in july 1797. Philadelphia, 1797, in 8°. (L. R.)

PASCALIS. An Account of the contagious epidemic yellow fever which prevailed in Philadelphia in the summer and autumn of 1797. Philadelphia, 1798, in 8°. (L. R.)

OUVIERE (Felix-Pascalis). An Account of the contagious epidemic yellow fever, which prevailed in Philadelphia in the summer and autumn of 1797... Philadelphia, 1798, in 8⁰.

CONDIE (Thomas) et FOLWELL (Richard). History of the pestilence commonly called yellow fever, which almost desolated Philadelphia in the months of august, september, and october 1798. Philadelphia, (s. d.,) in 8⁰. (L. R.)

CURRIE (W.). Memoir on the yellow fever which prevailed in Philadelphia in the year 1798. Philadelphia, 1798, in 8⁰. (L. R.)

DEVÈZE (Jean). Dissertation sur la fièvre jaune qui régna à Philadelphie en 1793, depuis le mois d'août jusques vers le milieu du mois de décembre. Thèse, n° 132... Paris, an XII, in 4⁰.
Autre éd. même année, in 8⁰.

JACKSON (Sam.). An Account of the yellow, or malignant fever which appeared in the city of Philadelphia in the summer and autumn of 1820. Philadelphia, 1821, in 8⁰. (Philadelphia medical and physical Journal.) (L. R.)

LA ROCHE (R.). Yellow fever, considered in its historical . . . and therapeutical relations, including a Sketch of the disease as it has occurred in Philadelphia from 1699 to 1854 . . . (1855.)
Voyez ci-dessus col. 1429.

Pomègue.

ROBERT. Observations sur la fièvre jaune importée de Malaga à Pomègue et au lazaret de Marseille en septembre 1801, août 1802, octobre et novembre 1804; recueillies par MM. les Drs Labric, Robert, Muraire et Gérard . . . Marseille, 1822, in 8⁰.

SUE (G.-A.-T.). Examen critique des »Observations sur la fièvre jaune importée de Malaga à Pomègue et au lazaret de Marseille . . .« rédigées au nom des médecins et chirurgiens du lazaret de Marseille, par . . . M. Robert ... Marseille, 1822, in 8⁰ de 14 pp.

Portsmouth (Virg.).

BRYANT (J.-D.). The Epidemic of yellow fever in Norfolk, Portsmouth and Virginia in 1855 . . .
Voyez ci-dessus col. 1447.

FORREZT (W.-S.). The great Pestilence in Virginia; being an historical account of the origin, general character and ravages of the yellow fever in Norfolk and Portsmouth in 1855...
Voyez ci-après col. 1454.

Rhode-Island.

BROWN (Moses). Brief Remarks on the origin of the yellow fever in some parts of the state of Rhode-Island. (New-York Medical Repository, 1805, III, 267.) (C.)

Rodney.

WILLIAMS (W.-G.) et ANDREWS. An Account of the yellow fever which prevailed at Rodney, Mississipi, during the autumn of 1843. (New-Orleans medical Journal, I, 35.) (L. R.)

Saint-Domingue.

VINCENT (I.). Dissertation sur la fièvre jaune qui a régné épidémiquement à Saint-Domingue, et qui a fait tant de ravages dans l'armée expéditionnaire, en l'an X et en l'an XI, et sur les causes qui l'ont rendue si funeste. Thèse, n° 109... Paris, 1806, in 4⁰.

MOULIÉ (P.). Essai sur la fièvre jaune, observée au Cap-Français, Ile St-Domingue, pendant les années 10 et 11... Thèse, n° 155... Paris, 1812, in 4⁰.

Saint-Nazaire.

CHÉROT (Aug.). Note sur la fièvre jaune à Saint-Nazaire... Paris, 1861, in 8⁰ de 19 pp.

DUTROULAU. Sur la Fièvre jaune de Saint-Nazaire... Paris, 1863, in 8⁰ de 26 pp. (Gazette hebdomadaire de médecine.)

MÉLIER (F.). Relation de la fièvre jaune survenue à Saint-Nazaire en 1861, lue à l'Académie ... de médecine ... Suivie d'une réponse aux discours prononcés dans le cours de la discussion, et de la loi anglaise sur les quarantaines ... Paris, 1863, in 4⁰. Avec 3 planches.

SERÉE (J.-F.). Dissertation sur l'épidémie de Saint-Nazaire et sur la discussion dont elle a été l'objet au sein de l'Académie de médecine... Pau, 1863, in 8⁰ de 40 pp.

Saint-Pierre.

Voyez Martinique.

Séville.

CIBAT (Antonio). Memoria sobre la calentura amarilla contagiosa, escrita en M.DCCC., tiempo en que invadió a Cadiz y Sevilla... (1804.)

Voyez ci-dessus col. 1435.

Valence.

LARREY (Hippolyte). Académie ... de médecine. Tableau de la fièvre jaune à Valence peint par J. Aparicio, présenté à l'Académie... de médecine le 17 mai 1870. Paris, 1870, in 8⁰ de 8 pp.

Véra-Cruz.

MAHER (T.). Relation médicale de deux épidémies de fièvre jaune à bord de la frégate l'Herminie en 1837 et 1838, à la Havane et à Véra-Cruz... (1839.)

Voyez ci-dessus col. 1441.

LEGRIS (Martin-Hyacinthe). Quelques Mots sur l'épidémie de fièvre jaune de 1862 à Véra-Cruz. Thèse, n° 219 ... Paris, 1864, in 4⁰ de 54 pp.

BOUFFIER. Considérations sur les épidémies de fièvre jaune et les maladies de la Véra-Cruz... Paris, 1865, in 8⁰ de 30 pp.

Virginie.

BRYANT (J.-D.). The Epidemic of yellow fever in Norfolk, Portsmouth and Virginia in 1855... (1856.)

Voyez ci-dessus col. 1447.

FORREZT (W.-S.). The great Pestilence in Virginia; being an historical account of the origin, general character and ravages of the yellow fever in Norfolk and Portsmouth in 1855; together with sketches of some of the victims, incidents of the scourge, etc. New-York, 1856, in 12. (C. J.)

Washington (Mississipi).

MONETTE (J.-W.). Epidemic yellow fever of Washington, Mississipi, 1825. (Western medical and physical Journal and american Journal, I, 243.) (L. R.)

Wilmington.

WRAGG (William-T.). Report on the epidemic of yellow fever, which prevailed at Wilmington, North-Carolina, in the fall of 1862... (New-York medical Journal, août 1869.)

Woodville.

KILPATRICK (Andrew-R.). An Account of the yellow fever which prevailed in Woodville, Mississipi, in the year 1844. (New-Orleans medical Journal, II, 40.) (L. R.)

STONE (C.-H.). Report of the origin of yellow fever in the town of Woodville, Mississipi, in the summer of 1844. (New-Orleans medical Journal, I, 520.) (L. R.)

6.

Épidémies de choléra.

Généralités.

MORING (Fr.-Gust.). Dissertatio de historia choleræ. Lipsiæ, 1830, in 4°. (Ro.)

LEMASSON (Th.). Aperçu historique et médical sur le choléra-morbus ... Paris, 1831, in 8° de 30 pp. (Transactions médicales.)

FODÉRÉ (F.-E.). Recherches historiques et critiques sur la nature, les causes et le traitement du choléra-morbus d'Europe, de l'Inde... spécialement appliquées à l'hygiène publique ... (1er septembre 1831.) Paris, 1831, in 8°.

HANCOCK (John). Observations on the origin and treatment of cholera and other pestilential diseases, and on the gaseous oxide of nitrogen as a remedy in such diseases, as also in cases of asphyxia from suffocation and drowning, and against the effects of narcotic poisons . . . (October 1831.) London, 1831, in 8°.

ARNAUD (J.). Mémoire à consulter sur le choléra-morbus, la peste, la pustule maligne, suivi de quelques réflexions sur ce qui a été dit ou écrit par les anciens et les modernes sur la nature et les caractères de ces maladies... Paris, 1831, in 8° de 64 pp.

BORCHARD (J.-S.). Kurze Darstellung der Cholera und unfehlbare Heilmethode derselben nach den Grundsätzen des Talmud bearbeitet. Berlin, 1831, in 8°. (Ro.)

DOUBLE. Rapport sur le choléra-morbus, lu à l'Académie . . . de médecine, en séance générale, les 26 et 30 juillet 1831. Paris, Imp. royale, 1831, in 8°.

DURINGE. Observations et notes sur le choléra-morbus oriental . . . Paris, 1831, in 8° de 24 pp.

GAUTHIER (L.-P.-Aug.). Rapport sur le choléra-morbus fait à la Société de médecine de Lyon, au nom d'une commission... Lyon, 1831, in 8°.

HARLESS (Chr.-Fr.). Die indische Cholera nach allen ihren Beziehungen, geschichtlich, pathologisch, diagnostisch, therapeutisch und als Gegenstand der Staats- und Sanitätspolizei dargestellt. Braunschweig, 1831, 2 parties in 8°. (Ro.)

HOVASSE. Notice sur le choléra-morbus . . . Nancy, 1831, in 8° de 16 pp.

LEURET (F.). Mémoire sur l'épidémie actuelle désignée sous le nom de choléra-morbus de l'Inde, contenant une analyse de tout ce que les auteurs les plus estimés ont écrit sur les causes... de cette maladie, et sur les moyens de s'en préserver . . . Paris, 1831, in 8°. (Annales d'hygiène publique.)

MOREAU DE JONNÈS (Alex.). Rapport au Conseil supérieur de santé sur le choléra-morbus pestilentiel... Paris, 1831, in 8°. Avec 1 carte.

SCHNEEMANN (C.). Beiträge zur Geschichte und Behandlung der asiatischen Cholera. Hannover, 1831, in 8° de 52 pp. (Ro.)

SCOUTETTEN (H.). Histoire médicale et topographique du choléra-morbus . . . Metz, 1831, in 8° de 91 pp. Avec 1 carte.

TROY (Dominique). Précis historique sur le choléra-morbus, ou Précautions à prendre contre ce... fléau... Paris, 1831, in 8° de 60 pp.

WINKLER (Jos.-Magn.). Die orientalische Cholera, ihre Geschichte, Entstehung und bisherige Verbreitung,

Verlaufsweise, Symptomen... Olmütz, 1831, in 8⁰. (E.)

1. Theil.

Notizie, memorie ed istruzioni riguardante il cholera-morbus, raccolte dalle opere più accreditate recentemente emanate per cura delle pubbliche autorità estere e da giornali moderni. Napoli, 1831, in 8⁰.

KENNEDY (James). The History of the contagious cholera, with facts explanatory of its origin, and laws for its rational method of cure. London, 1831, in 8⁰. (C.)

3rd ed. 1832.

BUET (J.-A.). Histoire générale du choléra-morbus depuis 1817 jusqu'en août 1831... Paris, 1831, in 8⁰. (Journal complémentaire des sciences médicales.)

RIECKE (Vict.-Ad.). Mittheilungen über die morgenländische Brechruhr. Stuttgart, 1831-1832, 3 vol. in 8⁰. (Ro.)

BUEK (H.-W.). Die Verbreitungsweise der epidemischen Cholera mit besonderer Rücksicht auf den Streit über die Contagiosität derselben, historisch und kritisch bearbeitet; mit nachträglichen Zusätzen und Anmerkungen. Halle, 1832, in 8⁰. (C.)

BURDACH (K.-Fr.). Historisch-statistische Studien über die Choleraepidemie. Königsberg, 1832, in 8⁰. (Ro.)

CLOT-BEY. Quelques Mots sur le choléra à l'Institut et à l'Académie de médecine de Paris; suivis d'une réponse à la Gazette de France et à M. Grimaud de Caux et d'une Relation de l'épidémie de choléra qui a régné, en 1831, en Arabie et en Égypte... Paris, (s. d.,) in 8⁰ de 68 pp.

La couverture imprimée sert de titre. Chaque partie a une pagination particulière. — Avec une note sur la non-contagion du choléra et un plan de la vallée d'Arafat et de la Mecke.

Autre éd. S. d. — Paris, in 8⁰ de 52 pp. Comprenant seulement les Quelques Mots et la Relation.

DERAN (C.). Dissertatio historiam choleræ morbi sistens. Pesthi, 1832, in 8⁰. (Ro.)

DOUCET (Francesco-O.). Tratado del cholera-morbus de la India... Vera-Cruz, 1832, in 4⁰.

DUBOIS (H.). Recherches sur l'origine et la nature du choléra d'Asie, et traitement de cette maladie... Soissons, 1832, in 8⁰ de 79 pp.

GENDRIN (A.-N.). Documents sur le choléra-morbus épidémique, transmis par lettre à un médecin de province ... Paris, 1832, in 8⁰.

GÉRARDIN (A.) et GAIMARD (P.). Documents officiels sur la marche du choléra et sur l'histoire des cordons sanitaires. (Avec Du Choléra-morbus en Russie ... Deuxième édition, Paris, 1832.)

JANCOWICH (A.). Die epidemische Cholera in den Jahren 1817-1832. Ofen, 1832, in 8⁰. (Ro.)

LEPELLETIER (A.). Principes généraux sur la nature ... du choléra-morbus ... précédés d'une notice sur l'itinéraire de cette maladie ... Le Mans, 1832, in 12 de 36 pp.

2e éd. même année.

LOMBARD (H.-C.). Notes historiques sur le choléra-morbus et sur les principales épidémies de cette maladie depuis 1817 jusqu'au mois d'octobre 1831. Genève, 1832, in 8⁰. Avec planches. (Bibliothèque universelle.) (Ro.)

MONTBRION. Mémoire historique et statistique sur l'origine et la propagation du choléra-morbus asiatique dans toutes les parties du globe... Deuxième édition... Paris, 1832, gr. in 4⁰ de 34 pp. (Journal des travaux de l'Académie de l'industrie.)

La 1re édition a paru dans le nᵒ 7 du Journal.

OTTAVIANI (Vincenzo). Intorno all'

Origine del cholera indiano ed e varie controversie insorte fra gli scrittori di queste malattia, considerazioni... Urbino, 1832, in 8⁰ de 64 pp.

PROST (P.-A.). Traité du choléra-morbus... contenant l'analyse critique de tout ce que les auteurs anciens et modernes ont écrit sur le choléra-morbus... Paris, 1832, in 8⁰.

PRUYS VAN DER HOEVEN (E.). Historische Lessen over de cholera. Leiden, 1832, in 8⁰. (N. M.)

(SANDER [Geo.-Carl-Heinr.].) Tabulæ chronologicæ hydrodromicam pestis gangeticæ dissipationem explicantes. Accedit tabula geographica. Braunschweig, 1832, in fol. (E.)

SMITH (Edward-Herbert). Discours académique sur le mot colera. Paris, 1832, gr. in 8⁰ de 12 pp.

Le titre de départ, page 1, porte: „Recherches étymologiques sur le colera-morbus." — Discours adressé à l'Académie des sciences, arts et belles-lettres de Caen, le 31 juillet 1832.

WOLOWSKI. Documents sur le choléra-morbus, communiqués à la Revue médicale . . . Paris, 1832, in 8⁰ de 10 pp.

Histoire détaillée du choléra-morbus, son origine... et extrait de l'acte officiel indiquant d'après les plus habiles médecins le moyen de s'en préserver. Paris, (1832,) in 12 de 12 pp.

Détails historiques sur le choléra-morbus . . . suivis de la manière aisée de le reconnaître et des moyens faciles à toutes les classes de s'en préserver. Paris, (1832,) in 8⁰ de 4 pp.

BOUCHARLAT (J.-L.). Précis historique sur le choléra. (En tête de Le Choléra-morbus... Paris, 1834.)

WILDE (P.-G.-B. de). Dissertatio continens epidemiæ choleræ asiaticæ historiam. Lugduni Batavorum, 1834, in 8⁰. (Ro.)

FABRE (Augustin) et CHAILAN (Fortuné). Histoire du choléra-morbus asiatique, depuis son départ des bords du Gange, en 1817, jusques à l'invasion du midi de la France en 1835; accompagnée de tableaux statistiques dressés d'après des documents officiels... Marseille, 1835, in 8⁰.

2e éd. Marseille, 1836, in 8⁰.

CASSESE. Brevissima Storia del cholera... Napoli, 1836, in 8⁰.

FRIZON (A.-B.). Coup d'œil sur les diverses opinions émises concernant les causes productrices du choléra-morbus épidémique... Marseille, 1836, in 8⁰ de 59 pp.

ISENSÉE (Æmil.). Generalcharte der geographischen Verbreitung und des Ganges der Cholera vom Ende des Jahres 1816 bis zum Anfange des Jahres 1836... Berlin, 1836, in fol. plano.

RICHTER (Ge.-Aug.). Die orientalische Cholera, nach fremden und eigenen Ansichten und Erfahrungen monographisch dargestellt. Nach dessen Tode herausgegeben von Dr Hermann Stannius. Berlin, 1836, in 8⁰. (Ro.)

I. Abth. Geschichte der Cholera bis zu ihrem ersten Auftreten in Frankreich.

PERONE (Antonio). Repertorio generale storico-analitico-terapeutico del colera, e delle più notevoli cose che intorno a questo morbo si esposero da che Ippocrate visse fino all' anno 1836. Napoli, 1837, in 8⁰. (C.)

WIERRER (C.-Matth.). Itinerarium der indischen Choleraepidemie in chronologischen Tabellen von ihrem ersten Ausbruche in Indien im Jahre 1817 bis zu ihrem jüngsten Auftreten innerhalb der Grenzen unseres deutschen Vaterlandes... Würzburg, 1837, in 8⁰ de 87 pp.

GRAVES. Essay on the progress of asiatic cholera. (Dublin Journal of medical science, 1840, 355.)

Merriman (S.-W.-J.). Some statistical Records of the progress of the asiatic cholera over the globe. London, 1844, in 8⁰ de 29 pp. (Transactions of the Medico-chirurgical Society.) (Ro.)

Milroy (Gavin). The Cholera not to be arrested by quarantine; a brief historical sketch of the great epidemic of 1817, and its invasions of Europe in 1831-2 and 1847... London, 1847, in 8⁰ de 51 pp. (B. R.)

Königsfeld (G.-A.). Kurze Darstellung des Weltganges der Cholera vom August 1817 bis zum Januar 1837 und der gegen dieselbe durch die Erfahrung am meisten erprobten Schutzmaassregeln. Nebst kurzem Hinblick auf ihre neuesten Wanderungen und Fortschritte ... Aachen, 1848, in 8⁰. (E.)

D'Agar de Bus. Théorie des causes physiques qui produisent le choléra-morbus asiatique et déterminent sa marche constante des frontières sud et sud-est de l'Indostan et de la Chine vers le pôle nord-ouest de l'Europe, présentée à l'Académie des sciences... Issoudun, 1849, in 4⁰ de 44 pp.

Coventry (C.-B.). Epidemic Cholera, its history, causes, pathology and treatment... Buffalo, 1849, in 12.

Knox (Alex.). Inquiry into the actual state of our knowledge of cholera ...Dublin, 1849, in 8⁰. (B. R.)

Jacquez (Pierre). Histoire du choléra, de ses causes, des moyens propres à préserver de cette maladie ... Mémoire lu à la Société d'agriculture de la Haute-Saône, dans ses séances du 28 avril et du 26 mai 1849. Vesoul, décembre 1849, in 8⁰ de 40 pp.

La couverture imprimée sert de titre.

Mc Culloch (George) et Maclaren (A.-C.). The Phenomena of pestilential cholera in relation to the grade of attack and the treatment; its pathology, origin and spread, and the means of prevention ... London, 1850, in 8⁰. (B. R.)

Bushnan (J.-Stevenson). Cholera and its cures. An historical sketch... London, 1850, in 8⁰. (B. R.)

Baleguer (F.). History of asiatic cholera morbus; its courses, symptoms, progress, prognosis, termination and treatment ... being a result of seventeen years observation in the presidency of Madras ... Agra, (s. d.,) in 8⁰ de 41 pp.

Coghlan (John). Practical Observations on the history, nature and treatment of cholera asphyxia ... Dublin, 1853, in 8⁰. (B. R.)

Baly. On the Cause and mode of diffusion of epidemic cholera... London, 1854, in 8⁰.

Giraud (A.). Précis historique et guérison du choléra épidémique ... Paris, 1855, in 18.

Autres éd. 1857 et 1858.

Nourse (W.-E.-C.). A short and plain History of cholera, its causes and prevention... London, 1857, in 8⁰ de 16 pp. (B. R.)

Dechambre (A.). Coup d'œil historique sur la période prémonitoire du choléra. (Gazette hebdomadaire de médecine, 1865, II, 805.)

Milroy (Gavin). Sketch of the geography of epidemic cholera... (British and foreign medico-chirurgical Review, 1865, XXXVI, 434.)

Bonnafont (J.-P.). Le Choléra et le congrès sanitaire diplomatique international ... Paris, 1866, in 8⁰ de 44 pp.

Didiot (P.-A.). Étude nouvelle du choléra, historique, dynamique, prophylactique . . . Paris, 1866, in 8° de 67 pp.

ERICHSEN (J.). Über die Ausbreitungsart und den Gang der Cholera. (Petersb. med. Ztschr., X, 6, 309.) (S. J., 1866.)

FAUVEL (A.). Conférence sanitaire internationale. Rapport sur les questions du programme relatives à l'origine, à l'endémicité, à la transmissibilité et à la propagation du choléra... Constantinople, 1866, in 4° de 99 pp.

La couverture imprimée sert de titre.

MAURIN (Sélim-Ernest). Analyse et synthèse de l'épidémicité cholérique. Question sociale. Origine, développement, propagation des épidémies de choléra . . . Marseille, 1866, in 8°. Avec 2 cartes.

MACPHERSON (J.). Early History of cholera. Desiderata. Letter... (Medical Times, 1867, II, 133.)

GASKOIN (George). Contributions to the current literature of cholera... London. (British and foreign medico-chirurgical Review, 1867, XL, 217.)

FAUVEL (A.). Le Choléra, étiologie et prophylaxie, origine, endémicité, transmissibilité, propagation, mesures d'hygiène, mesures de quarantaine et mesures spéciales à prendre en Orient pour prévenir de nouvelles invasions du choléra en Europe, exposé des travaux de la Conférence sanitaire internationale de Constantinople, mis en ordre et précédé d'une introduction... Paris, 1868, in 8°. Avec 1 carte coloriée indiquant la marche du choléra en 1865.

HIRSIGER. Choléra. Notices historiques sur la cause du choléra, observations sur les symptômes de cette maladie, moyens de le guérir et de s'en préserver . . . Paris, 1868, in 8° de 31 pp.

MACNAMARA (C.). Historical Account of cholera. (p. 2 de A Treatise on asiatic cholera... London, 1870.)

SCOUTETTEN (H.). Histoire chronologique, topographique et étymologique du choléra, depuis la haute antiquité jusqu'à son invasion en France en 1832 ... Paris, 1870, in 8°. Avec 2 planches. (Gazette hebdomadaire de médecine.)

TACHERON (Louis-Edmond). Historique du choléra. (p. 11 de Considérations sur le choléra dit nostras ... Thèse, n° 18 ... Paris, 1870.)

RECKE (Wilhelm, Baron de). Die Cholera, die Ruhr, das Wechselfieber und die Helminthiasis auf Grundlage fünfundzwanzigjähriger Erfahrung, als verwandte, nach einem und demselben Principe zu behandelnde Krankheiten dargestellt... Leipzig und Heidelberg, 1873, in 8°.

Contenant un historique des différentes épidémies de choléra.

Épidémies de choléra limitées à certaines époques.

BLUMENBACH (Mart.). Nonnulla quæ de choleræ diagnosi et curatione in Romanis Græcisque scriptoribus inveniuntur. Dissertatio inauguralis medico-literaria . . . opponentibus H. Bresler ... S. Liebinger... K. Malisch... Berolini, 1831, in 8° de 32 pp.

NICOLAI (Jo.-Aug.-H.). Quædam de cholera, quam Celsus descripsit, ejusque similitudine cum cholera asiatica ...Berolini, (1832,) in 4° de 16 pp.

SCHÜTTE (J.-A.-V.). De cholera veterum. Casselis, 1832, in 8°. (Ro.)

WAWRUCH (Andr.-Ign.). Disquisitio medica choleræ, cujus mentio in sacris Bibliis occurrit. (Numeri, cap. XI.) Vindobonæ, 1832, in 4° de 8 pp.

NAGEL (Car.-Frid.). Antiquitates cholericæ, sive tentamen disquirendi: quatenus cholera hodierna maligna veteribus medicis cognita fuerit. Tractatus epistolicus... Altona, 1833, in 8⁰ de 50 pp.

Examen de deux passages du livre de l'Ecclésiastique, où il est question du choléra. Lyon, 1835, in 8⁰ de 16 pp.

SCHWARZ (Arm.-Gottwaltus). Cholera asiatica inflammatio toxica veterum. Dissertatio inauguralis medica . . . opponentibus J. Lazarus... C. Kluge... F. Zacher... Berolini, 1849, in 8⁰ de 30 pp.

BALDOR (D. José-Saco). Estudios sobre el coléra de los siglos pasados. Madrid, 1859, in 4⁰. (C. J.)

Réflexions sur quelques mots de la Bible au sujet du choléra. Marseille, 1865, in 8⁰ de 23 pp.

ABBATE (Onofrio). Sul cholera-morbus nel 1848. Teoremi e pensieri ...Caira, 1848, in 8⁰ de 75 pp.

REIS (Paul). Notice historique et pratique sur le choléra-morbus et particulièrement sur l'épidémie de 1849 ... Paris, 1849, in 8⁰ de 16 pp. (Le Siècle.)

Autre éd. même année, Nancy.

RENDU (Alph.). Remarques sur l'épidémie de choléra de 1849... Compiègne, 1849, in 8⁰ de 25 pp.

ROUSSET (C.). Traité du choléra-morbus de 1849, contenant l'historique, les causes... suivi de quelques observations sur l'assainissement de la ville de Paris... Paris, 1851, in 4⁰.

2e éd. 1853, in 8⁰.

MEYER-AHRENS. Die Verbreitung der Cholera in den Jahren 1854 und 1855 mit Ausschluss des orientalischen Kriegsschauplatzes. (Monatsschrift des wissenschaftlichen Vereines in Zürich, 1856, 237.)

ESPAGNE (Adolphe). Le Choléra et les quarantaines en 1865 . . . Paris, 1865, in 8⁰ de 54 pp. (Gazette hebdomadaire de médecine.)

RASPAIL (F.-V.). Le Choléra en 1865... Paris, 1865, in 8⁰ de 39 pp.

2e éd. 1866. Le Choléra en 1865 et 1866, in 8⁰ de 48 pp.
3e éd. 1866, in 8⁰ de 48 pp.

SOLARI (L.-J.-M.). Choléra de 1865. Sa marche, son mode de transmission, moyens de le faire disparaître ou d'en arrêter la propagation... Paris, 1865, in 8⁰ de 45 pp.

JOBERT (Armand). Notice sur l'épidémie cholérique de 1865, contenant: 1⁰ la pathogénie du choléra; 2⁰ le tableau météorologique du déclin de l'épidémie à Marseille . . . Avec la carte de la marche générale de l'épidémie concentrée dans le bassin de la Méditerranée par M. Frédéric Rigodit, lieutenant de vaisseau. Paris, 1866, in 8⁰ de 60 pp. Avec 2 cartes.

PELLARIN (Charles). Le Choléra et le typhus indien. Épidémie de 1865. Prophylaxie et traitement . . . Paris, 1866, in 8⁰ de 80 pp. (Presse scientifique et industrielle des deux mondes.)

PIETRA-SANTA (Prosper de). Épidémie cholérique de 1865. Rapport lu à la Société médico-chirurgicale de Paris... Paris, 1866, in 8⁰ de 31 pp. (Union médicale.)

MILROY (Gavin). Notes on the geographical diffusion of epidemic cholera in 1866 and 1867. (British and foreign medico-chirurgical Review, 1868, XLII, 209.)

ROBBE (Louis-Albert). Du Choléra épidémique, épidémie de 1865-66.

Essai sur les formes cliniques et les indications thérapeutiques... Thèse, n° 94 ... Paris, 1871, in 4°. Avec 2 tableaux.

Épidémies de choléra limitées à certaines localités.

Abbeville (Arrondissement d').

VÉSIGNIÉ (J.-B.). Documents sur le choléra-morbus asiatique considéré comme maladie contagieuse ou communicable, recueillis dans l'arrondissement d'Abbeville en 1832 et 1833... Abbeville, 1847, in 8°. (Mémoires de la Société d'émulation d'Abbeville.)

La couverture imprimée sert de titre.

Afrique.

WEILAND (C.-F.). Cholera-Karte, oder Übersicht der progressiven Verbreitung der Cholera seit ihrer Erscheinung im Jahre 1817 über Asien, Europa und Africa... (1832.)

Voyez ci-après col. 1472.

RAU (C.-F. von). Geschichte der Verbreitung der Cholera und ihrer Verheerungen in Asien, Africa und Europa vom Jahre 1817 bis zum Ende des Jahres 1831... (1832.)

Voyez ci-après col. 1472.

AUDOUARD (F.-M.). Histoire du choléra-morbus qui a régné dans l'armée française au nord de l'Afrique et parmi les autres habitants de cette contrée, en 1834 et en 1835... Paris, 1836, in 8° de 72 pp.

Aigues-Mortes.

SCHILIZZI. Exposé pratique sur l'épidémie du choléra-morbus qui a régné à Aigues-Mortes du 6 juillet au 14 septembre 1854... Montpellier, 1855, in 8° de 92 pp.

Aix (Arrondissement d').

BOURGUET. Étude sur la marche et le mode de propagation du choléra dans l'arrondissement d'Aix en 1865... Aix, 1867, in 8° de 54 pp.

Aix-la-Chapelle.

HARTUNG (Jos.). Die Cholera-Epidemie in Aachen, in Folge höheren Auftrages beschrieben. Aachen, 1833, in 8°. (E.)

Alexandrie.

FRIAS (R.). Cenni sul cholera-morbus sviluppatosi in Alessandria 1831 ... Lucca, 1832, in 8°.

DUMESTHE. Un Mot sur le choléra d'Alexandrie... Alexandrie, 1865, in 8° de 24 pp.

Alger (Province d').

VINCENT (A.) et COLLARDOT (V.). Le Choléra d'après les neuf épidémies qui ont régné à Alger depuis 1835 jusqu'en 1855... Paris, 1867, in 8°. Avec 1 carte.

PÉRIER (Jules). Rapport adressé à Son Exc. le Maréchal de Mac Mahon ... gouverneur général de l'Algérie, sur l'épidémie de choléra de 1866 dans la province d'Alger. (Bulletin des travaux de la Société de médecine d'Alger, 1867, VI, 52.)

Algérie.

ÉLY (C.). Remarques sur le choléra épidémique observé en Algérie. Thèse ... Paris, 1851, in 4° de 30 pp.

BERTHERAND (E.-L.). Le Choléra en Algérie (années 1849, 1850 et 1851). Rapport fait à la Société de médecine d'Alger... Alger, 1852, in 8°.

Allemagne.

SANDRAS (C.-M.-S.). Du Choléra épidémique observé en Pologne, en Allemagne et en France... (1832.)

Voyez Pologne.

BEHR (Otto). Die Cholera in Deutschland. Populäre Belehrungen über das Auftreten und die Bekämpfung dieser Seuche. Leipzig, 1848, in 8°. (E.)

RIECKE (C.-F.). Die Cholera-Epidemie in Norddeutschland im Jahre 1850, mit besonderer Rücksicht auf die Epidemie zu Torgau. (3e partie de Beiträge zur Staatsgesundheitspflege . . . Nordhausen, 1850-1851.)

Alpes Dauphinoises.

BALLY (V.). Documents et mélanges à l'occasion de la maladie asiatique introduite dans les États-Romains et les Alpes Dauphinoises... (1855.)

Voyez Romains (États).

Amange (Commune d').

BILLOT. Rapport à l'Académie de médecine sur l'épidémie du choléra qui a régné, depuis le 20 juillet jusqu'au 15 octobre 1854, dans les communes de Dôle... Amange...

Voyez ci-après col. 1487.

Amérique.

LONGUEVILLE (P.-F.-Thomas). Recherches sur le choléra asiatique observé en Amérique et en Europe . . . Paris, 1857, in 8°.

PETERS (J.-C.). On the Conveyance of cholera from Hindostan through Asia to Europe and America... (1868.)

Voyez ci-après col. 1500.

MILROY (G.). Notes on the cholera epidemic of 1865-66 in Europe and America... (1868.)

Voyez ci-après col. 1492.

Amiens.

PETIT (J.). Histoire du choléra-morbus asiatique, avec les mesures administratives auxquelles il donna lieu en 1832, à Amiens et dans le département de la Somme, etc. . . . Amiens, 1833, in 8°.

Angers.

BALLY (V.). Topographie médicale d'Angers (le choléra dans cette ville) ... (1850.)

Voyez ci-après Topographies médicales.

Angleterre.

(GREY [W.-H.].) Dysenteria serosa, or Convulsive nervous cholera of Hindostan, an essay containing a short statement of its progress from Asia in 1817, to its suspected appearance in England in 1831, wherein a new view of the essential principles, symptoms and operation of that disease is shewn ... By Philanthropos (W.-H. Grey). (December 14th 1831.) London, 1832, in 8° de 28 pp.

DELPECH (J.). Étude du choléra morbus en Angleterre et en Écosse pendant les mois de janvier et février 1832 ... Paris, 1832, in 8°.

DUBOUCHET. Observations sur le choléra-morbus, faites... pendant son séjour en Angleterre, en Écosse et à Paris... (1er mai 1832.) Paris, 1832, in 8°.

COSTE et LÖWENHAYN. Mémoire sur le traitement du choléra-morbus, observé en Angleterre et en Écosse... Paris, 1832, in 8° de 23 pp.

LÖWENHAYN (Heinr.-A.-M.-J.). Beobachtungen über die Cholera-Asphixie in England und Schottland. Mit einer Vorrede von F.-A. Ritgen. Giessen, 1833, in 8°. (E.)

Choléra, sa marche en France . . . Angleterre... (1849.)

Voyez ci-après col. 1494.

Report on the mortality of cholera in England, 1848-49. London, 1852, in 8°.

Report on the cholera epidemic of 1866 in England . . . London, 1868, in 8°. (B. R.)

Antibes.

RAPHEL. Réflexions sur le choléra qui règne à Antibes. Avis aux Antibois relativement à cette épidémie. Grasse, 1835, in 12 de 12 pp.

La couverture imprimée sert de titre.

Anvers.

BROECKX (C.). Note sur le choléra-morbus asiatique qui a régné épidémiquement à Anvers, pendant les mois de juillet, août, septembre et octobre 1859 ... Anvers, 1859, in 8° de 16 pp. (Annales de la Société de médecine.)

Arabie.

CLOT-BEY. Quelques Mots sur le choléra à l'Institut et à l'Académie de médecine de Paris; suivis ... d'une relation de l'épidémie de choléra qui a régné en 1831 en Arabie et en Égypte ...

Voyez ci-dessus col. 1457.

Arbroath.

TRAILL (T.). The Outbreak of cholera at Arbroath, in Scotland, in october 1853 ... (British and foreign medico-chirurgical Review, 1854, XIII, appendix, 298.)

Ariége (Département de l').

JOBERT (Armand). Dissertation sur le choléra asiatique en Europe, à propos de l'épidémie de l'Ariége (1854) ... Paris, 1855, in 8° de 16 pp.

Arles.

MEISSONNIER (Casimir). Considérations sur le choléra d'Arles, adressées à M. le maréchal ministre de la guerre et à MM. les inspecteurs du conseil de santé des armées ... Avignon, 1855, in 8° de 23 pp.

MARTIN (F.). Du Choléra épidémique, dit asiatique, observé dans la ville d'Arles, en Provence, en 1832, 1835, 1837 et 1849; avec des observations cliniques importantes ... suivies d'un court traité de principes d'hygiène privée ... Arles, 1850, in 8°.

Armentières.

JOIRE. Rapport sur le choléra dans la ville d'Armentières en 1866, lu au Conseil central d'hygiène ... Lille, 1867, in 8° de 20 pp.

2e éd. même année.

Art-sur-Meurthe (Commune d').

TOUSSAINT (F.). Description du choléra-morbus épidémique qui s'est manifesté dans les villes de Saint-Nicolas ... et dans les communes de ... Art-sur-Meurthe ... (1835.)

Voyez Saint-Nicolas.

Asie.

WEILAND (C.-F.). Cholera-Karte, oder Übersicht der progressiven Verbreitung der Cholera seit ihrer Erscheinung im Jahre 1817 über Asien, Europa und Afrika. Mit der Übersicht der Verbreitung der Cholera in Hindostan und Decan von ihrer Erscheinung in Jessore 1817 bis zu Ende des Jahres 1820. Weimar, 1832, in fol. (E.)

RAU (Carl-Ferd. von). Geschichte der Verbreitung der Cholera und ihrer Verheerungen in Asien, Afrika und Europa, vom Jahre 1817 bis zum Ende des Jahres 1831. Berlin, 1832, in 8°. Avec 1 carte. (Horn, Archiv für med. Erfahrungen.) (E.)

C'est l'ouvrage mis par Rosenbaum sous le nom de Ban.

Asie Mineure.

HENRIQUES (A.). Etiological, pathological and therapeutical Reflections on asiatic cholera, as observed in Europe, Asia minor ... (1848..)

Voyez ci-après col. 1492.

Authume (Commune d').

Billot. Rapport à l'Académie de médecine sur l'épidémie du choléra qui a régné, depuis le 20 juillet jusqu'au 15 octobre 1854, dans les communes de Dôle, Authume... (1854.)

Voyez ci-après col. 1487.

Autriche.

Gérardin (A.) et Gaimard (P.). Du Choléra-morbus en Russie... et en Autriche pendant les années 1831 et 1832...(1832.)

Voyez Russie.

Analyse de quelques ouvrages récemment publiés sur le choléra-morbus épidémique observé en France... en Autriche...(1832.)

Voyez ci-après col. 1493.

Knolz (J.-J.). Darstellung der Brechruhr-Epidemie in der k. k. Haupt- und Residenzstadt Wien, wie auch auf dem flachen Lande in Österreich unter der Enns in den Jahren 1831 und 1832 ...(1834.)

Voyez Vienne.

Avignon.

Gérard (François). Notice sur le choléra-morbus observé à Avignon pendant les mois de juillet, août et septembre 1835... Avignon, 1835, in 8° de 31 pp.

Bade.

Volz (Rob.). Die Cholera auf dem badischen Kriegsschauplatze im Sommer 1866. Amtlicher Bericht. Mit einem Beilagenhefte, enthaltend 3 Ortspläne, 1 topographische Karte und 1 Tableau. Karlsruhe, 1867, in 8°. (E.)

Bade (Suisse).

Nieriker (P.). Die Cholerafälle im Bezirk Baden (Kanton Aargau) im Jahre 1867. Aarau, 1867, in 8°. (E.)

Bar-le-Duc.

Baillot. Quelques Réflexions sur l'épidémie cholérique de 1854 dans la ville de Bar-le-Duc... Bar-le-Duc, 1855, in 8° de 40 pp.

Barbade (La).

The Cholera in Barbadoes. (British and foreign medico-chirurgical Review, 1854, XIV, 566.)

Bari (Province de).

Brandonisio (R.). Il Cholera-morbus che nel 1835 e 1837 travagliò Bari ed altri luoghi della provincia sotto l'impero delle analisi delle soluzione di alcuni importanti problemi in medicina. Bari, 1839-1844, 2 vol. in 8°.

Bavière.

Martin (A.). Hauptbericht über die Cholera-Epidemie des Jahres 1854 im Königreich Bayern, erstattet von der königl. Commission für naturwissenschaftliche Untersuchungen über die indische Cholera... München, 1857, in 8°. Avec atlas in fol. (E.)

Belgique.

Suerman (Alexander-Carl-Wilhelm). Specimen historico-medicum de choleræ asiaticæ itinere per Belgium septentrionale, annis 1832-34, tabulis statisticis et geographicis illustrato. Trajecti ad Rhenum, 1835, in 8°. Avec 2 cartes. (C.)

Besuchet (J.-C.). Le Choléra, sa marche, ses progrès, son traitement appuyé sur des faits nombreux observés en France et en Belgique, pendant l'épidémie de 1832... (1837.)

Voyez ci-après col. 1494.

Choléra, sa marche en France, Belgique... (1849.)

Voyez ci-après col. 1494.

Bengale.

DEVILLE (J.-J.). Mémoire et observations sur l'épidémie de choléra-morbus qui a régné au Bengale pendant l'été de 1818 . . . Paris, 1819, in 8° de 52 pp.

JAMESON (James). Report on the epidemic cholera morbus as it visited the territories subject to the presidency of Bengal in the years 1817, 18 and 19. Drawn up by order of the government . . . Calcutta, 1820, in 8°. Avec carte. (C.)

Trad. en allemand dans „Sammlung der wichtigsten Abhandlungen über die jetzt herrschende Cholera-Seuche . . .“ Stuttgart, 1831. (E.)

LAMARE-PICQUOT. Observations faites sur le choléra-morbus dans l'Inde, au Bengale . . . (1831.)

Voyez ci-après col. 1502.

CORBYN (Fred.). On the epidemic Cholera; with reports of the medical officers to the Bengal, Madras and Bombay Medical Boards. Calcutta, 1832, in 8°. (C. E.)

Histoire médicale du choléra-morbus dans le quartier de l'Hôtel de Ville; suivie d'un aperçu de cette même maladie observée au Bengale et comparée à l'épidémie de Paris . . . (1833.)

Voyez Paris.

Bercy.

LANESSAN (de). Rapport statistique sur le choléra épidémique à Bercy, pendant les mois de mars, avril, mai, juin et juillet 1849 . . . Paris, (s. d.,) in 8° de 16 pp.

Berig.

CHALOT. Relation de l'épidémie de choléra qui a régné dans les villages d'Erstroff . . . et Berig . . . (1866.)

Voyez ci-après col. 1490.

Berlin.

BURGHARDT (Carl). Bericht über die in Berlin herrschende Cholera-Seuche. Erfurt, 1831, in 4° de 12 pp. (C.)

HEILBRONN (Dav.). Mittheilungen über die Cholera-Epidemie in Berlin. Aus Berichten an die königl. Regierung zu Minden. Minden, 1831, in 8°. (E.)

REICH (Gottfr.-Chrst.). Die Cholera in Berlin, mit Andeutungen zu ihrer sichern Abwehr und Heilung. Berlin, 1831, in 8°.

SACHS (Alb.). Tagebuch über das Verhalten der bösartigen Cholera in Berlin 1831. Septbr.(14.)-Decbr. 94 Nrn. Berlin, 1831, in 4°. (E.)

SINOGOWITZ (H.-S.) . . . De cholera epidemica 1831 anno Dantisci et Berolini observata . . . (1831.)

Voyez ci-après col. 1486.

EBERMAIER (Carl-Heinr.). Bericht über die während eines mehrwöchentlichen Aufenthalts in Berlin und Magdeburg gesammelten Beobachtungen und Erfahrungen in Betreff der asiatischen Cholera. Düsseldorf, 1832, in 8°. (E.)

GRECK (P. de). Über die asiatische Cholera in Berlin. Reisebericht an die Königl. Hochlöbl. Regierung zu Köln, als Resultat seiner Beobachtungen. Köln, 1832, in 8°. (E.)

LIEBER (Gust.). Die Cholera im neuen Hospitale zu Berlin. Berlin, 1832, in 8°. (E.)

ROMBERG (Mor.-Heinr.). Bemerkungen über die asiat. Cholera. Mitgetheilt in einem Bericht über das Cholera-Hospital N° I zu Berlin. Berlin, 1832, in 8°. (Hufeland und Osann, Journal.)

SCOUTETTEN (H.). Relation historique et médicale de l'épidémie de choléra qui a régné à Berlin en 1831 . . . Paris, 1832, in 8°. Avec planche.

ROMBERG (Mos.-Heinr.). Bericht

über die Cholera-Epidemie des Jahres 1837. Berlin, 1848, in 8°. (Casper's Wochenschrift.) (E.)

LAMPREY (J.). Remarks and observations on the cholera at present epidemic in Berlin... London, 1848, in 12 de 64 pp.

SCHÜTZ (W.). Vergleichende statistische Übersicht der in Berlin in den vier Epidemien 1831, 1832, 1837 und 1848 vorgekommenen Cholerafälle nach den Wohnungen der Erkrankten aus den amtlichen Listen zusammengestellt und erläutert. Nebst einem Grundriss von Berlin. Berlin, 1849, in 8°. (E.)

MAHLMANN (H.). Die Cholera zu Berlin in den zehn Jahren 1831, 32, 37, 48, 49, 50, 52, 53, 54, 55, mit besonderer Rücksicht auf ihre räumliche Ausbreitung. (Göschen und Neumann, Monatsblatt für medicinische Statistik und öffentliche Gesundheitspflege, 1856.) (C. J.)

RIEDEL (Thdr.). Sterblichkeits-Verhältnisse in der jüngsten Berliner Cholera-Epidemie, nebst einer Übersicht der einzelnen Cholera-Sterbefälle nach ihrer räumlichen Verbreitung. Berlin, 1856, in 4°. (Ärztlicher Volksbote.) (E.)

GUTTSTADT (Alb.). De signis anatomicis in epidemia choleræ asiaticæ Berolini anno 1866 orta observatis. Dissertatio inauguralis medica. Berlin, 1867, in 8°. (E.)

MÜLLER (E.-H.). Die Cholera-Epidemie zu Berlin im Jahre 1866. Amtlicher Bericht, erstattet im Auftrage der Königl. Sanitäts-Commission. Mit 1 colorirten, die Ausbreitung der Epidemie darstellenden Plane. Berlin, 1867, in 4°. (E.)

Bernay (Arrondissement de).

NEUVILLE. Relation sur le choléra-morbus observé à Paris dans le mois d'avril 1832 ; suivie d'un rapport sur l'épidémie cholérique qui a régné dans l'arrondissement de Bernay... (1832.)

Voyez Paris.

Bicêtre.

ROCHOUX (J.-A.). Notice sur le choléra-morbus en général, et en particulier sur celui de Bicêtre... Paris, 1833, in 8° de 92 pp. (Archives générales de médecine.)

Bombay.

CORBYN (F.). On the epidemic Cholera; with reports of the medical officers to the Bengal . . . and Bombay Medical Boards... (1832.)

Voyez ci-dessus col. 1475.

BIRD (James). Contributions to the pathology of cholera, embracing its history, modifications, stages and treatment, as the disease appeared in the Bombay Presidency from 1818 to 1842 . . . London, 1849, in 8° de 48 pp. (B. R.)

Bordeaux.

MABIT (J.). Rapport sur le choléra-morbus asiatique qui a été observé à Bordeaux depuis le 4 août 1832 jusqu'à ce jour, et sur la nécessité du complet assainissement de la ville . . . Fait au nom d'une commission de l'intendance sanitaire de la Gironde... Bordeaux, septembre 1832, in 8° de 65 pp.

CHATARD. Rapport sur le choléra, lu à la Société... de médecine de Bordeaux, dans la séance du 16 juillet 1866 . . . Bordeaux, (s. d.,) in 8° de 12 pp.

Bosserville (Commune de).

TOUSSAINT (F.). Description du choléra-morbus épidémique qui s'est manifesté dans les villes de Saint-Nicolas, etc.... et dans les communes de... Bosserville... (1835.)

Voyez Saint-Nicolas.

Boston.

Report of the cholera in Boston (U. S.) in 1849. Presented to the Health commissioners in Boston. Boston, 1850, in 8°. (B. R.)

Brescia.

MANZINI (Benedetto). Cenni storici intorno al cholera-morbus che afflisse Brescia nel giugno, luglio ed agosto 1836. Brescia, 1837, in 8° de 36 pp. Avec 1 planche. (C.)

MENIS (G.). Notizie storico-statistiche sul colera epidemico-contagioso che desolò la città e provincia di Brescia nell' anno 1836. (t. 2, p. 161 de Saggio di topografia... della provincia di Brescia. Brescia, 1837.)

Voyez ci-après Topographies médicales.

Breslau.

Die asiatische Cholera in Breslau während der Monate October, November und December 1831, beschrieben von den in den öffentlichen Cholera-Hospitälern zu Breslau angestellt gewesenen Oberärzten... Breslau, 1832, in 8°. Avec 7 tableaux et 1 planche. (E.)

Brest.

DUVAL (Marcellin). Mémoire sur le choléra-morbus asiatique. Description du bagne de Brest, avec plan ou tracé; relation d'une épidémie de choléra qui a régné, en 1849, dans cet établissement. — Comparaison avec d'autres épidémies de même nature qui ont sévi, en France, soit en 1832, soit en 1849, (Salpêtrière, Val-de-Grâce, Charité). — Tableaux relatifs à l'anatomie pathologique du choléra, à la durée de la maladie, aux âges, aux professions et au régime alimentaire des forçats... Brest, 1853, in 8° de 84 pp.

Bristol.

SYMONDS (John-Addington). Remarks upon the progress and causes of cholera as it occurred in Bristol, in 1832... (Transactions of the Provincial med. and surg. Association, 1835, III, 170.)

BUDD (William). Cholera and disinfection. Cholera in Bristol in 1866 ... Bristol, 1871, in 4° de 24 pp. Avec 2 cartes.

Bromberg.

OLLENROTH (Johann-Carl-Friedrich). Die asiatische Cholera im Reg.-Bez. Bromberg während 1831... Bromberg, 1832, in 4° de 53 pp. Avec 7 planches. (C.)

Brünn.

ELSÄSSER (C.-L.). Die epidemische Cholera nach eigenen, aus Auftrag der Kgl. Würtemberg. Regierung angestellten Beobachtungen in Wien und Mähren, besonders Brünn... (1832.)

Voyez Vienne.

ZELLER (C.). Die epidemische Cholera, beobachtet in Wien und Brünn im Herbste 1831... (1832.)

Voyez Vienne.

Burthecourt (Commune de).

TOUSSAINT (F.). Description du choléra-morbus épidémique qui s'est manifesté dans les villes de Saint-Nicolas... et dans les communes de... Burthecourt... (1835.)

Voyez Saint-Nicolas.

Caen.

LE ROY. Société de médecine de Caen. Rapport sur l'épidémie de choléra-morbus qui a régné à Caen, en 1865-1866, fait à la Société de médecine... Caen, 1868, in 8° de 47 pp.

Denis-Dumont. Simple Rectification à propos de l'épidémie cholérique de Caen en 1865-1866. Réponse à M. le Dr Le Roy... Caen, 1868, in 8° de 31 pp.

La couverture imprimée sert de titre.

Le Roy. Épidémie de choléra-morbus de 1865-1866. Réponse... à M. le Dr Denis. Caen, 1868, in 8° de 24 pp.

Caire (Le).

Coluccy-Bey (J.). Quelques Notes sur le choléra qui sévit au Caire en 1850 et 1855... Paris, (1862,) in 4° de 7 pp. (Mémoires de l'Institut égyptien.)

La couverture imprimée sert de titre.

Patterson (John). On the late Pestilence (of cholera) in Cairo, Egypt. (Medical Times, 1865, II, 543.)

Calais.

Gasté (L.-F.). Notice historique et médicale sur le choléra-morbus épidémique de Calais, depuis la fin de mars 1832 jusqu'en juillet suivant... Paris, 1832, in 8° de 39 pp. (Annales de la médecine physiologique.)

Calcutta.

Hachard (Victor-Noël). Description du choléra-morbus qui a régné épidémiquement à Calcutta pendant l'été de 1818; suivie de quelques observations sur la nature de cette maladie. Thèse, n° 140... Paris, 1820, in 4° de 43 pp.

Wilson (H.-H.). On the native Practice in cholera, with remarks... Presented sept. 3, 1825. (Transactions of the Med. and phys. Society of Calcutta, 1826, II, 282.)

Reynaud. Coup d'œil sur Calcutta et sur le choléra-morbus. (Annales maritimes, 1850, XLI, 788.)

Bryden (James-S.). A Report on the cholera of 1866-68. Calcutta, 1869, in fol.

Blue Book.

Calvados (Département du).

Denis-Dumont. Le Choléra dans le département du Calvados en 1865 et 1866. Rapport présenté à M. le préfet... Caen, 1867, in 8° de 61 pp.

La couverture imprimée sert de titre.

Camaret.

Delioux de Savignac (Olivier-Claude-Auguste). Une Épidémie de choléra à Camaret, en Bretagne. Thèse, n° 34... Montpellier, 1837, in 4° de 20 pp.

Carniole.

Pettenkofer (Max v.). Die Cholera und die Bodenbeschaffenheit in der k. k. österreichischen Provinz Krain. Mit besonderer Rücksicht auf die Angaben hierüber in Drasche's monographischer Arbeit: «Die epidemische Cholera». München, 1861, in 4°. (Ärztl. Intelligenzblatt.) (E.)

Ceprano.

Piazzoli (Cesare). Sulla Costituzione epidemico-contagiosa cholerica che ha dominato nel comune di Ceprano ne' mesi di luglio, agosto 1837. Cenno storico-medico... Roma, 1837, in 8° de 61 pp.

Cerda.

Tripi (Abbate Biaggio). Sull' Andamento del colera-morbo e suo metodo curativo nella comune di Cerda. Rapporto... Palermo, 1837, in 8° de 18 pp.

Cesenatico.

Fedeli (Dario-Barbacciani). Storia sul cholera-morbus indiano sviluppatosi nella terra e circondario del Cesenatico nell' estate dell' anno MDCCCXXXVI

... (17 dicembre 1836.) Pesaro, 1837, in 8°.

Charente (Département de la).

CHAPELLE (A.). De l'Épidémie de choléra qui a régné dans le département de la Charente, pendant l'année 1855... Paris, 1856, in 8°.

La couverture imprimée sert de titre.

Charenton (Commune de).

RAMON (L.-J.). Description du choléra-morbus qui a régné épidémiquement dans les communes de Charenton et de Charenton-Saint-Maurice en 1832, et réflexions sur cette maladie . . . Paris, 1833, in 8°.

Château-Voué.

ANCELON (É.-A.). Le Choléra-morbus épidémique, à Château-Voué ... Dieuze, 1850, in 8° de 39 pp.

Châtenois (Commune de).

BILLOT. Rapport à l'Académie de médecine sur l'épidémie du choléra qui a régné depuis le 20 juillet jusqu'au 15 octobre 1854, dans les communes de Dôle... Châtenois... (1854.)

Voyez ci-après col. 1487.

Chatham.

STRATTON (Thomas). History of the epidemic cholera in Chatham, Rochester and Strood, in 1849. (Edinburgh medical Journal, 1851, LXXV, 253.)

Cheminon.

CHEVILLION (Od.). Le Choléra à Cheminon, en 1854 . . . Paris, 1854, in 8° de 36 pp.

Chine.

LIVINGSTONE (J.). Observations on the epidemic cholera as it appeared in China... (Transactions of the Medical and physical Society of Calcutta, 1825, I, 204.)

Christiania.

Actstykker angaaende cholera navnlig epidemien i Christiania i 1850. Christiania, 1851, in 12. (B. R.)

STEFFENS, LUND et LOCHMANN. Cholera i Christiania i 1866. Beretninger til sundheds-Commissionen. Christiania, 1867, in 8° de 80 pp. (B. R.)

Clichy-la-Garenne.

SOUCHAL. Rapport du Dr... envoyé à Clichy-la-Garenne par la commission sanitaire du département de la Seine, au Conseil municipal, en son assemblée du 13 mai 1832. Paris, 1832, in 8° de 13 pp.

Cochinchine.

ARMAND (A.). Du Choléra observé en Cochinchine et de son traitement... Paris, 1865, in 8° de 36 pp. (Gazette hebdomadaire de médecine.)

Cologne.

HEIMANN (F.). Die Cholera-Epidemie in Köln im Jahre 1849. Resultate der Beobachtung und Behandlung im dortigen Bürger-Hospital. Nebst numer. Zusammenstellungen über die Erfolge der Gendrin'schen Behandlungs-Methode und Einfluss der allgemeinen Blutentziehungen insbesondere ... Köln, 1850, in 8°.

Commercy (Arrondissement de).

COLSON (Ad.). Le Choléra en 1854 dans l'arrondissement de Commercy... Commercy, 1855, in 8° de 87 pp.

DECHILLY. Mémoire de la Société médicale de Commercy sur le choléra et la suette de 1854. Rapport... lu et adopté dans sa séance du 22 novembre 1855. Commercy, (1856,) in 8⁰ de 40 pp.

Compiègne.

DEVIVIER et VILLETTE. Choléra-morbus observé à Compiègne, et spécialement à l'Hôtel-Dieu de cette ville. Compte rendu... Compiègne, 1832, in 8⁰ de 52 pp.

Condé (Commune de).

BOURGOGNE fils. Épidémie cholérique observée dans les communes de Condé, Vieux-Condé, Fresnes et Escaupont, pendant l'année 1866... Bruxelles, 1871, in 8⁰. (Journal publié par la Société des sciences médicales et naturelles de Bruxelles.)

Constantine.

BESNARD (J.-T.-F.). Notice sur l'épidémie de choléra qui a régné à Constantine pendant les mois d'août, septembre et octobre 1854. (Recueil de mémoires de médecine militaire, 1855, XVI, 217.)

REBOULLEAU. Rapport sur l'épidémie de choléra qui a régné à Constantine en juillet, août et septembre 1867, adressé à M. le maire... de Constantine... (4e partie de Commune de Constantine... Rapports du maire au Conseil municipal ... Constantine, 1869.)

Constantinople.

MONNERET (E.). Note sur le choléra-morbus observé à Constantinople en 1847 et 1848... Lecture faite à l'Académie... de médecine, le 21 mars 1848. Paris, 1848, in 8⁰ de 16 pp. (Bulletin de l'Académie de médecine.)

Copenhague.

HÜBERTZ (J.-R.). Beretning om cholera-epidemien i Kjøbenhavn, 12 juni -1 october 1853, udarbeidet og udgiven for den overordentlige sundhedscommission for Kjøbenhavn... Kjøbenhavn, 1855, in 8⁰. Avec 1 carte et 1 diagramme.

Corbeil.

VIALLE. Le Choléra-morbus à Corbeil et dans la banlieue... Corbeil, (s. d.,) in 8⁰ de 16 pp.

Côte-d'Or (Département de la).

Histoire du choléra de la Côte-d'Or. (Précis analytique des travaux de la Société médicale de Dijon, 1833, 157.)

Cracovie.

JAKUBOWSKI (Joseph). Quædam de cholera indica Cracoviæ observata ... Cracoviæ, 1834, in 8⁰ de 27 pp.

Crécy.

ADRIEN (A.). Choléra-morbus. Relation historique et médicale de l'épidémie de Crécy et des villages circonvoisins... Paris, 1832, in 8⁰ de 24 pp.

ROBINSON (C.). Considérations sur le choléra-morbus observé à Paris et à Crécy... (1833.)

Voyez Paris.

Cronstadt.

BELGRAVE (T.-B.). The Cholera in St-Petersburg and Cronstadt... (1866.)

Voyez Saint-Pétersbourg.

Danemark.

BRICKA (Theod.). Cholera-Epidemien i Kongeriget Danmark i aaret 1853. Kjøbenhavn, 1855, in 8⁰. Avec 5 plans. (B. R.)

BUSCH (Gerhard von dem). Mittheilungen über die Cholera-Epidemie im Königreich Dänemark im Jahre 1853. Bremen, 1858, in 8⁰. (E.)

Dantzick.

SINOGOWITZ (Henr.-Sig.)... De cholera epidemica 1831 anno Dantisci et Berolini observata, tractatus pathologico-therapeuticus. Gedani, 1831, in 8° de 66 pp.

DANN (Edmund-Otto). Die Cholera-epidemie in Danzig, während des Sommers 1831. Danzig, 183?, in 8° de 62 pp. (C.)

STROMEYER (L.). Skizzen und Bemerkungen von einer Reise nach Danzig und dessen Umgegend im August und September 1831, im Auftrage der königl. Hannov. Immediat-Commission gegen die Cholera unternommen. Hannover, 1832, in 8°. (E.)

HAMET (John). Extracts from medical reports founded on actual observation and communicated to the government on the cholera-morbus which prevailed at Dantzig, between the end of may and first part of september 1831 . . . (London, s. d.,) in 8° de 16 pp. (Medico-chirurgical Review.)

LA BOUTRAYE (de). Documents sur le choléra-morbus envoyés à l'intendance sanitaire . . . de la Gironde; par M. de La Boutraye, consul général de France à Dantzig. (19 septembre 1831.) Bordeaux, 1832, in 8°.

LIÉVIN (A.). Danzig und die Cholera. Ein statistisch-topographischer Versuch... Danzig, 1868, in 4°. Avec 1 plan. (S. J.)

Decan.

WEILAND (C.-F.). Cholera-Karte, oder Übersicht der progressiven Verbreitung der Cholera seit ihrer Erscheinung im Jahre 1817 über Asien... mit der Übersicht der Verbreitung der Cholera in Hindostan und Decan von ihrer Erscheinung in Jessore 1817 bis zu Ende des Jahres 1820... (1832.)

Voyez ci-dessus col. 1472.

Dôle (Commune de).

BILLOT. Rapport à l'Académie de médecine sur l'épidémie du choléra qui a régné, depuis le 20 juillet jusqu'au 15 octobre 1854, dans les communes de Dôle, Authume, Jouhe, Rochefort, Châtenois, Amange, arrondissement de Dôle; et Pont-du-Navoy, Monnet-la-Ville, Montigny, Le Pasquier, Ney, arrondissement de Poligny . . . Poligny, 1854, in 8° de 26 pp.

Dombasle (Commune de).

TOUSSAINT (F.). Description du choléra-morbus épidémique qui s'est manifesté dans les villes de Saint-Nicolas . . . et dans les communes de . . . Dombasle... (1835.)

Voyez Saint-Nicolas.

Dorpat.

SCHMIDT (C.). Charakteristik der epidemischen Cholera... Mit 4 graphischen Darstellungen des Ganges der Cholera und der gleichzeitigen Witterungsverhältnisse in Riga, Mitau und Dorpat... (1850.)

Voyez Riga.

Écosse.

COSTE et LÖWENHAYN. Mémoire sur le traitement du choléra-morbus, observé en Angleterre et en Écosse . . . (1832.)

Voyez ci-dessus col. 1470.

DELPECH (J.). Étude du choléra-morbus en Angleterre et en Écosse... (1832.)

Voyez ci-dessus col. 1470.

DUBOUCHET. Observations sur le choléra-morbus, faites... pendant son séjour en Angleterre, en Écosse . . . (1832.)

Voyez ci-dessus col. 1470.

LÖWENHAYN (H.-A.-M.-J.). Beobachtungen über die Cholera-Asphixie in England und Schottland... (1833.)

Voyez ci-dessus col. 1470.

Égypte.

Clot-Bey. Relation des épidémies de choléra-morbus qui ont régné à l'Heggiaz... et en Égypte... (1832.)

Voyez ci-après col. 1499.

— Quelques Mots sur le choléra à l'Institut et à l'Académie de médecine de Paris; suivis ... d'une relation de l'épidémie de choléra qui a régné en 1831 en Arabie et en Égypte...

Voyez ci-dessus col. 1457.

Angelin (Justin-Pascal). Du Choléra en Égypte: Observations faites sur cette maladie et sur son traitement pendant l'expédition du Luxor. Thèse, n° 123... Paris, 1834, in 4° de 26 pp.

Henriques (A.). Etiological, pathological and therapeutical Reflections on asiatic cholera, as observed in Europe... and Egypt... (1848.)

Voyez ci-après col. 1492.

Zagiell (Prince J.). Choléra-morbus en Égypte... Marseille, 1865, in 8° de 16 pp.

Colucci-Bey (J.). Le Choléra en Égypte... Paris, 1866, in 8° de 24 pp.

Du Vivier (E.). Égypte et choléra ... Paris, 1866, in 8° de 31 pp.

Einchwiller.

Chalot. Relation de l'épidémie de choléra qui a régné dans les villages d'Erstroff, Einchwiller... (1866.)

Voyez ci-après col. 1490.

Elberfeld.

Pagenstecher (C.). Die asiatische Cholera in Elberfeld vom Herbst 1849 bis zum Frühling. Elberfeld, 1850, in 8°. (E.)

Brisken (C.-E.). Die Epidemie der asiatischen Cholera im Kreise Elberfeld im Jahre 1859, nebst tabellarischen Übersichten über die vorgekommenen Erkrankungen und Sterbefälle... in den Jahren 1849, 1850 und 1859... Elberfeld, 1860, in 8° de 61 pp. (E.)

Erfurt.

Pettenkofer (Max von). Über Ursachen und Gegenwirkungen von Cholera-Epidemien in Erfurt ... Erfurt, 1867, in 8° de 20 pp. (E.)

Erstroff.

Chalot. Relation de l'épidémie de choléra qui a régné dans les villages d'Erstroff, Einchwiller, Landroff, Harprich et Bérig (arrondissement de Sarreguemines, canton de Grostenquin.)... Paris, 1866, in 8° de 23 pp.

Escaupont (Commune de).

Bourgogne fils. Épidémie cholérique observée dans les communes de Condé, Vieux-Condé, Fresnes et Escaupont, pendant l'année 1866...

Voyez ci-dessus col. 1485.

Espagne.

Ullersperger. Geschichte der Cholera in Spanien. (Bayer. ärztl. Intell.-Bl., 1861, 46; 1862, 11.) (C. J.)

Étampes (Arrondissement d').

Bourgeois. Coup d'œil sur les deux épidémies de choléra asiatique qui ont sévi à Étampes et dans son arrondissement pendant les années 1832 et 1849 ... Puy, 1850, in 8° de 91 pp.

États-Unis.

Wynne. Report on epidemic cholera, as it prevailed in the United States in 1849 and 1850. London, 1852, in 8°.

Woodward (J.-J.) ... Report on epidemic cholera and yellow fever in the army of the United States during the year 1867. Washington, 1868, in 4°.

Eure-et-Loir (Département d').

Durand, Greslou et Maunoury. Rapport fait à la Commission centrale de salubrité du département d'Eure-et-Loir . . . sur le choléra-morbus et son traitement. Chartres, (s. d.,) in 4⁰ de 7 pp.

Europe.

Histoire du choléra-morbus, ou Tableau synoptique du choléra oriental et du choléra indigène en Europe. Par un médecin... du Jura. Paris, (1831,) in 8⁰ de 57 pp.

Published by authority of the lords of His Majesty's most honourable privy council. Papers relative to the disease called cholera spasmodica in India, now prevailing in the north of Europe, with extracts of letters, reports and communications received from the continent. London, 1831, in 8⁰ de 77 pp.

Rapport du Conseil de santé d'Angleterre sur la maladie appelée dans l'Inde choléra spasmodique, et qui règne aujourd'hui dans le nord de l'Europe, publié par ordre des lords composant le conseil privé de Sa Majesté Britannique. (Signé: H. Halford, président.) Suivi d'une lettre adressée à sir H. Halford, ... sur la contagion du choléra (septembre 1831), par W. Macmichael . . . Traduit de l'anglais. Paris, 1831, in 8⁰.

Traduction de la 1re partie de l'article précédent.

Rau (C.-F. von). Geschichte der Verbreitung der Cholera und ihrer Verheerungen in Asien, Africa und Europa, vom Jahre 1817 bis zum Ende des Jahres 1831... (1832.)

Voyez ci-dessus col. 1472.

Weiland (C.-F.). Cholera-Karte, oder Übersicht der progressiven Verbreitung der Cholera seit ihrer Erscheinung im Jahre 1817 über Asien, Europa... (1832.)

Voyez ci-dessus col. 1472.

Souty (J.-J.-A.). Rapport . . . sur le choléra-morbus observé dans l'Inde en 1829 et 1830, et comparé à l'épidémie qui règne en Europe... (1832.)

Voyez ci-après col. 1502.

Milroy (Gavin). The Cholera not to be arrested by quarantine: a brief historical sketch of the great epidemic of 1817, and its invasions of Europe in 1831-2 and 1847... (1847.)

Voyez ci-dessus col. 1461.

Le Choléra à Paris en 1847; sa marche actuelle en Europe... (1847.)

Voyez Paris.

Henriques (A.). Etiological, pathological and therapeutical Reflections on asiatic cholera, as observed in Europe, Asia minor and Egypt . . . London, 1848, in 8⁰ de 50 pp.

Monneret. Lettre sur le choléra-morbus en Orient et dans le nord de l'Europe... (1848.)

Voyez ci-après col. 1502.

Delioux de Savignac. Étude comparative du choléra épidémique observé dans l'Inde en 1845 et 1846, en Europe en 1849... (1855.)

Voyez ci-après col. 1502.

D'Espine (Marc). Esquisse géographique des invasions du choléra en Europe; rôle joué par la Suisse en particulier et théorie de la propagation du choléra. (Archives générales de médecine, 1857, IX, 641.)

Longueville (P.-F.-T.). Recherches sur le choléra asiatique observé en Amérique et en Europe... (1857.)

Voyez ci-dessus col. 1469.

Milroy (Gavin). Notes on the cholera epidemic of 1865-66 in Europe and America... (British and foreign medico-chirurgical Review, 1868, XLI, 167.)

Vacher (L.). Statistique du choléra de 1865 à 1867 en Europe . . . Strasbourg, 1868, in 8⁰ de 14 pp. (Journal de la Société de statistique.)

PETERS (J.-C.). On the Conveyance of cholera from Hindostan through Asia to Europe... (1868.)

Voyez ci-après col. 1500.

THOLOZAN (J.-D.). Nouvelles Preuves de l'origine européenne du choléra épidémique . . . Paris, 1873, in 8⁰ de 10 pp. (Gazette hebdomadaire de médecine.)

PROUST (Adrien). Histoire des épidémies de choléra hors de l'Inde ; avec une carte indiquant la marche des épidémies de choléra, par les routes de terre et la voie maritime. (p. 234 de Essai sur l'hygiène internationale . . . Paris, 1873.)

Exeter.

SHAPTER (Thomas). History of the cholera in Exeter in 1832... London, 1849, in 8⁰. (B. R.)

Ferrare.

Relazione storica del colera-morbus nella provincia Ferrarese, l'anno 1855. Ferrara, 1857, in 4⁰. (S. J.)

France.

PAILLARD (H.). Histoire statistique du choléra-morbus qui a régné en France en 1832 ; suivie de réflexions sur les causes et la propagation de cette épidémie, de 40 tableaux contenant les résultats obtenus par chacun des médecins de l'Hôtel-Dieu, et le chiffre des malades et des morts en France, classés par jour et par arrondissement... Paris, 1832, in 8⁰.

Analyse de quelques ouvrages récemment publiés sur le choléra-morbus épidémique observé en France, en Russie, en Autriche et en Prusse. Paris, 1832, in 8⁰. (Ro.)

SANDRAS (C.-M.-S.). Du Choléra épidémique observé en Pologne, en Allemagne et en France... (1832.)

Voyez Pologne.

HEYFELDER (Joh.-Ferd.-Mart.). Die Cholera in Frankreich, besonders im Mosel-, Maas-, Marne- und Marne-Seine- und Oise-Departement, sowie in Paris ... Bonn, 1832, in 8⁰. (E.)

DELPECH DE FRAYSSINET. Mémoire sur le choléra-morbus, pour servir à l'histoire de cette maladie sur le territoire français... Lyon, 1833, in 8⁰.

DUBREUIL et RECH. Rapport sur le choléra-morbus asiatique, qui a régné dans le midi de la France en 1835 ; présenté à MM. les ministres du commerce et de l'instruction publique . . . Montpellier, 1836, in 8⁰.

BESUCHET (J.-C.). Le Choléra, sa marche, ses progrès, son traitement appuyé sur des faits nombreux observés en France et en Belgique, pendant l'épidémie de 1832... Paris, 1837, in 8⁰ de 52 pp.

HERGT (Carl). Geschichte der beiden Cholera-Epidemien des südlichen Frankreichs in den Jahren 1834 und 1835... Coblenz, 1838, in 12.

Choléra, sa marche en France, Belgique, Hollande, Angleterre, Irlande, Russie. (Gazette médicale de Paris, 1849, IV, 1, 15, 21, 41, 61, 75, 95, 194, 215, 235, 254, 275, 295, 315, 335, 355, 375, 395, 415, 435, 455, 475, 495, 515, 535, 555, 575, 709, 729 et 749.)

JACQUOT (Félix). Le Choléra dans l'est de la France, notamment dans les Vosges et la Haute-Marne. Sites affectés ou épargnés. Mode de développement et de propagation. (Gazette médicale, 1854, IX, 529, 565, 579 et 651.)

LÉLUT. Quelques Traits de l'histoire du choléra en province. (Gazette médicale, 1855, X, 115.)

Documents statistiques et administratifs concernant l'épidémie de choléra de

1854, comparée aux précédentes épidémies cholériques qui ont sévi en France; publiés par ordre de S. Exc. le Ministre de l'agriculture . . . Paris, Imp. impériale, 1862, gr. in 4⁰.

Armieux. Répartition du choléra en France . . . Toulouse, 1867, in 8⁰ de 16 pp. Avec 1 carte. (Revue médicale de Toulouse.)

Huette (Ch.). Recherches sur l'importation, la transmission du choléra en province par les nourrissons de Paris... Montargis, 1867, in 8⁰ de 22 pp. Avec 1 carte.

Briquet (P.). Rapport sur les épidémies du choléra-morbus qui ont régné de 1817 à 1850, fait au nom d'une commission... Paris, 1868, in 4⁰. (Mémoires de l'Académie de médecine.)

Barth (J.-B.). Résumé des rapports sur les épidémies de choléra-morbus des années 1854 et 1865, lu à l'Académie . . . de médecine dans les séances des 4, 11 et 25 mai 1869... Paris, 1869, in 8⁰ de 38 pp. (Bulletin de l'Académie de médecine.)

Fresnes (Commune de).

Bourgogne fils. Épidémie cholérique observée dans les communes de Condé... Fresnes... pendant l'année 1866...

Voyez ci-dessus col. 1485.

Galicie.

Prchal (J.-M.). Die Cholera beobachtet in Galizien im Jahre 1831. Prag, 1831, in 8⁰. (E.)

Sophianopoulo. Relation des épidémies du choléra-morbus observées en Hongrie . . . Gallicie . . . pendant les années 1831 et 1832... (1832.)

Voyez ci-après col. 1501.

Riedel (Jos.-G.). Die asiatische Brechruhr, nach den in Galizien gemachten Erfahrungen und Beobachtungen. Prag, 1832, in 8⁰. (E.)

Gateshead.

Report of the commissioners appointed to inquire into the causes which have led to, or have aggravated, the late outbreak of cholera in the towns of Newcastle-upon-Tyne, Gateshead and Tynmouth... (1854.)

Voyez Newcastle.

Genève.

Rilliet (F.). Le Choléra à Genève pendant les mois de septembre et d'octobre 1855. Paris, 1856, in 8⁰ de 29 pp. (Union médicale.)

Gérardcourt (Commune de).

Toussaint (F.). Description du choléra-morbus épidémique qui s'est manifesté dans les villes de Saint-Nicolas... et dans les communes de... Gérardcourt... (1855.)

Voyez Saint-Nicolas

Gerchsheim.

Anné (F.). Die Cholera-Epidemie in den grossherzoglich badischen Ortschaften Schönfeld... und Gerchsheim ...(1867.)

Voyez Schönfeld.

Giromagny.

Benoit (H.). Du Choléra dans la vallée de Giromagny et des moyens qui ont réussi à arrêter les progrès de l'épidémie en 1854 . . . Strasbourg, 1855, in 8⁰ de 46 pp.

Gironde (Département de la).

Levieux (Ch.). Rapport fait au Conseil central d'hygiène et de salubrité publique du département de la Gironde, sur l'épidémie cholérique qui a régné dans ce département pendant l'année

1849... Bordeaux, 1852, in 8° de 70 pp.

Gorze (Canton de).

PETITGAND (A.). Rapport sur l'épidémie de choléra qui a éclaté dans le canton de Gorze en 1849 . . . Metz, 1850, in 8° de 32 pp. (Travaux de la Société des sciences médicales.)

Grande-Bretagne.

Report of the general Board of health on the epidemic cholera of 1848 and 1849. London, 1850, in 8°. (B. R.)

Avec deux appendices contenant les rapports des Drs Sutherland et Grainger.

Report on the cholera epidemic of 1854. London, 1855, in 8° de 27 pp. Avec carte et tableaux.

Report of the medical Council to... sir Benjamin Hall . . . president of the general Board of health... in relation to the cholera epidemic of 1854. Presented to both Houses of Parliament by command of Her Majesty. London, 1855, in 8° de 9 pp. (B. R.)

Report of the committee for scientific inquiries in relation to the cholera epidemic of 1854. Presented to both Houses of Parliament by order of Her Majesty. London, 1857, in 8°. (B. R.)

Avec un appendice.

Gray.

EUVRARD (A.-P.-M.). Du Choléra-morbus épidémique observé à Paris... en 1849, à Gray et aux environs... en 1854... (1860.)

Voyez Paris.

Guadeloupe.

CUZENT (Gilbert). Épidémie de la Guadeloupe (1865-1866) . . . Paris, 1867, in 8°.

PELLARIN (A.). Hygiène des pays chauds. Contagion du choléra démontrée par l'épidémie de la Guadeloupe. Conditions hygiéniques de l'émigration dans les pays chauds... Paris, 1872, in 8°.

Gy.

NIOBEY (P.-Al.). Histoire médicale du choléra-morbus épidémique qui a régné en 1854 dans la ville de Gy (Haute-Saône); suivie de tableaux statistiques... Paris, 1858, in 8°. Avec un plan de la ville de Gy.

Hambourg.

FRICKE (J.-C.-G.). Geschichtliche Darstellung des Ausbruches der asiatischen Cholera in Hamburg. Nach Acten und amtlich angestellten Untersuchungen. Hamburg, 1831, in 8°. Avec plan. (C.)

ZIMMERMANN (Carl-Gottfried). Die Cholera-Epidemie in Hamburg während des Herbstes 1831. Historisch nach ihrer Entwickelung und Verbreitung, sowie in ihrem pathologischen und therapeutischen Verhalten dargestellt. Hamburg, 1831-1832, 2 vol. in 8°. (E.)

— Nachtrag zu der geschichtlichen medicinischen Darstellung der Cholera-Epidemie zu Hamburg im Herbste und Winter 1831-1832. Hamburg, 1832, in 8° de 52 pp. (C.)

BUCHHEISTER (J.-C.) et NOODT (C.). Erfahrungen über die Cholera asiatica in Hamburg im Herbste 1831. Altona, 1832, in 8°. Avec 1 planche. (E.)

ROTHENBURG (Johann-Nicolaus-Carl). Die Cholera-Epidemie des Jahres 1832 in Hamburg... Hamburg, 1836, in 8° de 60 pp. Avec 4 tableaux et 1 carte. (C.)

Haraucourt (Commune de).

TOUSSAINT (F.). Description du choléra-morbus épidémique qui s'est manifesté dans les villes de Saint-Nicolas... et dans les communes de... Haraucourt... (1835.)

Voyez Saint-Nicolas.

Harprich.

CHALOT. Relation de l'épidémie de choléra qui a régné dans les villages d'Erstroff... Harprich... (1866.)

Voyez ci-dessus col. 1490.

Havane.

LA SAGRA (Ramon de). Tablas necrológicas del colera-morbus en la ciudad de la Habana y sus arrabales formadas a escitacion del escmo señor intendente de ejército conde de Villanueva... Habana, 1833, in 4º oblong.

Havre (Le).

LECADRE (Ad.). Le Choléra-morbus au Havre en 1832... Havre, 1862, in 8º de 22 pp.

— Histoire des trois invasions épidémiques du choléra-morbus au Havre en 1832, 1848 et 1849, 1853 et 1854 ... Paris, 1863, in 8º de 89 pp.

La couverture imprimée sert de titre.

— Le Choléra-morbus épidémique au Havre et dans l'arrondissement en 1865 et 1866... Paris, 1867, in 8º de 34 pp.

Hedjaz.

CLOT-BEY. Relation des épidémies de choléra-morbus qui ont régné à l'Heggiaz, à Suez et en Égypte... Marseille, mars 1832, in 8º de 60 pp.

BUEZ (A.). Une Mission au Hedjaz (Arabie). Contributions à l'histoire du choléra. Le pélérinage de la Mecque, les services sanitaires et les institutions quarantenaires de la mer Rouge, les épidémies de choléra de 1865 et de 1871-1872 au Hedjaz; le commerce des esclaves dans la mer Rouge; ethnologie; géographie de la péninsule arabique... Paris, 1873, in 8º. (Gazette hebdomadaire de médecine.)

Hindoustan.

Reports on the epidemic cholera, which has raged throughout Hindostan and the peninsula of India since august 1817. Published under the authority of the Bombay government. Bombay, 1819, in 4º. (C.)

WEILAND (C.-F.). Cholera-Karte, oder Übersicht der progressiven Verbreitung der Cholera seit ihrer Erscheinung im Jahre 1817 über Asien... Mit der Verbreitung der Cholera in Hindostan... von ihrer Erscheinung in Jessore 1817 bis zu Ende des Jahres 1820 ...(1832.)

Voyez ci-dessus col. 1472.

PETERS (John-C.). On the Conveyance of cholera from Hindostan through Asia to Europe and America. (American Medical Association, 1868, XIX, 307.)

Hollande.

Choléra, sa marche en France... Hollande... (1849.)

Voyez ci-dessus col. 1494.

JACOBI (H.). Die Cholera in Nordholland. (Nederl. Tijdschr., 2 afd., 1 aflev., 117.) (S. J., 1867.)

BEDUIN (Scheltema). Zur Geschichte der Cholera in den Niederlanden. (Nederl. Tijdschr., 2 afd., 3 aflev., 320.) (S. J., 1868.)

Holstein.

PFAFF (C.-H.). Die asiatische Cholera-Epidemie im Herzogth. Holstein in dem Jahre 1850, nebst einem Rückblick auf ihr früheres Auftreten daselbst in den Jahren 1831, 1832 und 1848, nach den bei dem Schleswig-Holstein'schen Sanitäts-Collegio eingegangenen ärztlichen Berichten dargestellt. Kiel, 1851, in 8º. (E.)

Hongrie.

SOPHIANOPOULO. Relation des épidémies du choléra-morbus observées en Hongrie, Moldavie, Gallicie, et à Vienne en Autriche pendant les années 1831 et 1832 ; avec une histoire générale de cette maladie et son traitement préservatif et curatif . . . avec des notes du professeur Broussais. Paris, 1832, in 8°.

— Relacion de las epidemias de la colera-morbus observadas en Hungria, Moldavia, Gallicia . . . en los años de 1831 y 1832... (p. 109 de Broussais, La Colera-morbus epidemica . . . Paris, 1832.)

Huddersfield.

TAYLOR (John). On the Mode of origin and propagation of the epidemic cholera in Huddersfield and the neighbourhood, in the autumn of 1849. London, 1851, in 12 de 36 pp. (B. R.)

Hull.

ALDERSON (James). A brief Outline of the history and progress of cholera at Hull, with some remarks on the pathology and treatment of the disease. London, 1832, in 8° de 38 pp. (C.)

Ile-de-France.

LAMARE-PICQUOT. Observations faites sur le choléra-morbus dans l'Inde ... et à l'Ile-de-France... (1831.)

Voyez ci-après col. 1502.

Illmspan.

ANNÉ (F.). Die Cholera-Epidemie in den grossherzoglich badischen Ortschaften Schönfeld, Illmspan... (1867.)

Voyez Schönfeld.

Inde.

Reports on the epidemic cholera, which has raged throughout Hindostan and the peninsula of India since august 1817... (1819.)

Voyez ci-dessus col. 1500.

LAMARE-PICQUOT. Observations faites sur le choléra-morbus dans l'Inde, au Bengale et à l'Ile-de-France... Paris, 1831, in 8° de 20 pp.

SOUTY (J.-J.-A.). Rapport à M. le vice-amiral comte de Rigny, ministre de la marine... sur le choléra-morbus observé dans l'Inde, en 1829 et 1830, et comparé à l'épidémie qui règne en Europe . . . Paris, mai 1832, in 8° de 52 pp.

DICKSON (Samuel). On the epidemic Cholera and other prevalent diseases of India. Edinburgh and London, 1832, in 8°. (C.)

ROGERS (Samuel). Report on asiatic cholera in regiments of the Madras army from 1828 to 1844; with introductory remarks on its mode of diffusion and prevention and summary of the general method of treatment in India... London, 1848, in 8°. (B. R.)

DELIOUX DE SAVIGNAC. Étude comparative du choléra épidémique observé dans l'Inde en 1845 et en 1846, en Europe en 1849. Thèse . . . Paris, 1855, in 4° de 54 pp.

MONTGOMERY (Howard-B.). The Treatment of cholera in India. Letter ...(Medical Times, 1866, I, 262.)

THOLOZAN (J.-D.). De l'Antiquité du choléra dans l'Inde. (Gazette médicale de Paris, 1868, XXIII, 339 et 355.)

— Du Choléra dans l'Inde depuis le 16e siècle jusqu'à la fin du 18e siècle. (Gazette médicale de Paris, 1868, XXIII, 431, 487, 579, 657 et 679.)

Suite du mémoire précédent.

— Observations sur le choléra . . . Paris, 1868, in 8° de 50 pp. (Gazette médicale de Paris.)

Comprenant les deux mémoires précédents.

CAZALAS (L.). „Le Choléra dans l'Inde" par M. le Dr Tholozan... Rapport fait à la Société médicale d'émulation de Paris... Paris, 1873, in 8° de 12 pp. (Union médicale.)

La couverture imprimée sert de titre. — Au sujet des deux avant-derniers articles.

PETTENKOFER (Max von). Verbreitungsart der Cholera in Indien. Ergebnisse der neuesten ätiologischen Untersuchungen in Indien . . . Braunschweig, 1871, 2 vol. in 8° dont 1 d'atlas de 16 planches.

BRYDEN (J.-L.). Memorandum on the cholera epidemic of 1872 in northern India . . . Simla, 1872, in 8°. (B. R.)

Irlande.

Choléra, sa marche en France... Irlande... (1849.)

Voyez ci-dessus col. 1494.

CORRIGAN (Dominic). The Cholera map of Ireland, with observations . . . Dublin, 1866, in 8°. (B. R.)

Is-sur-Tille.

BEULET. Note sur la marche et le traitement du choléra d'Is-sur-Tille. Dijon, (1854,) in 8° de 8 pp.

Ismaïlia.

COMPANYO (Louis). Rapport sur le choléra à Ismaïlia. . . Paris, 1865, in 8° de 24 pp. Avec 1 tableau.

Italie.

MELI (D.). Il Cholera asiatico in Italia. (Avec Risultamenti degli studij fatti in Parigi sul cholera-morbus . . . Napoli, 1836.)

CAPOZZI (Domenico). (Rapport sur les dernières épidémies de choléra en Italie.) (Il Morgagni, VIII, 2-3, p. 188.) (S. J., 1866.)

Jamaïque.

PARKIN (John). Statistical Report of the epidemic cholera in Jamaïca... London, 1852-1853, 2 parties in 8°.

MILROY (Gavin). Report made... to the Colonial office on the cholera epidemic in Jamaica 1850-51... ordered by the House of Commons to be printed ... London, 1854, in fol. (B. R.)

Japon.

POMPE VAN MEERDERVOORT (J.-L.-C.). Über Behandlung der Cholera in Japan mit Chininsulphat. (Nederl. Tijdschrift, 1. afd., 449.) (S. J., 1866.)

Java.

TEITGE. Beschreibung der asiatischen Cholera, wie sie auf der holländisch-ostindischen Insel Java, in Asien gelegen, in Bezug auf Ursachen und Zeichen vorkommt, nebst allgem. Behandlung. Neuhaldensleben, 1831, in 8°. (E.)

Jouhe (Commune de).

BILLOT. Rapport à l'Académie de médecine sur l'épidémie du choléra qui a régné, depuis le 20 juillet jusqu'au 15 octobre 1854, dans les communes de Dôle... Jouhe... (1854.)

Voyez ci-dessus col. 1487.

Jura.

GERMAIN. Mémoire sur le choléra de 1854 dans le Jura salinois... Lons-le-Saunier, 1855, in 12 de 32 pp.

Kiev.

HÜBBENET (C. de). Bericht über die im Kiew'schen Militärhospitale im Jahre 1848 beobachtete Cholera-Epidemie... Riga, 1850, in 8°. Avec 4 tableaux et 1 planche.

CAFFE (P.). Choléra, sa contagion. Rapport fait à la Société médicale d'émulation de Paris... Paris, 1853, in 12 de 13 pp. (Journal des connaissances médicales pratiques.)

Le titre de départ, page 1, porte en plus: Rapport... sur un ouvrage ayant pour titre: „Observations relatives à l'épidémie de choléra, faites en 1848, à l'hôpital de Saint-Wladimir, Russie, par M. le Dr von Hübbenet.“

Kœnigsberg.

UNGER (Carl). Die asiatische Cholera zu Königsberg in Preussen im Sommer und Herbste 1831. Königsberg, 1832, in 8⁰. (E.)

MÖLLER. Vorläufiger Bericht über die Choleraepidemie zu Königsberg im Jahre 1866. (Berl. klin. Wchnschr., 1867, III, 470.) (S. J.)

Krain.

Voyez Carniole.

Kreuzbourg.

ROSENBAUM (A.). Resultate meiner Beobachtungen während der Cholera-Epidemie in Landsberg und Kreuzburg... (1853.)

Voyez ci-après col. 1506.

La Calmette.

ROUX (Jules). Relation d'une épidémie cholérique qui a régné à La Calmette... pendant les mois de septembre, octobre et novembre 1855 ... Nîmes, (s. d.,) in 8⁰ de 19 pp.

Lacaune (Canton de).

MOZIMAN. Observations pratiques sur le choléra-morbus qui s'est développé, pendant le mois de juillet de l'année 1835, dans quelques communes du canton de Lacaune ... Castres, 1836, in 8⁰ de 80 pp.

Landroff.

CHALOT. Relation de l'épidémie de choléra qui a régné dans les villages d'Erstroff... Landroff... (1866.)

Voyez ci-dessus col. 1490.

Landsberg.

ROSENBAUM (A.). Resultate meiner Beobachtungen während der Cholera-Epidemie in Landsberg und Kreuzburg. Ratibor, 1853, in 12. (E.)

La Neuveville (Commune de).

TOUSSAINT (F.). Description du choléra-morbus épidémique qui s'est manifesté dans les villes de Saint-Nicolas... et dans les communes de... Lenoncourt et La Neuveville... (1835.)

Voyez Saint-Nicolas.

La Seyne.

DOMINIQUE (A.). Étude historique et statistique sur le choléra de 1865, à Toulon, à la Seyne...

Voyez Toulon.

PRAT. La Seyne et son épidémie cholérique en 1865... Toulon, 1866, in 8⁰ de 38 pp.

Leipzig.

SCHMIEDER (Cölestin). Die ärztlich constatirten Cholera-Todesfälle der Stadt Leipzig im Jahre 1866. Leipzig, 1866, in 8⁰. (E.)

Lemberg.

ROHRER (M.). Die epidemische Brechruhr zu Lemberg, beobachtet und beschrieben. Brünn, 1831, in 8⁰. (E.)

BERRES (Jos.). Praktische Erfahrungen über die Natur der Cholera in Lemberg und Behandlung derselben. Lemberg, 1831, in 8⁰. (E.)

Lenoncourt (Commune de).

TOUSSAINT (F.). Description du choléra-morbus épidémique qui s'est manifesté dans les villes de Saint-Nicolas... et dans les communes de... Lenoncourt... (1835.)

Voyez Saint-Nicolas.

Le Pasquier (Commune de).

BILLOT. Rapport à l'Académie de médecine sur l'épidémie du choléra qui a régné, depuis le 20 juillet jusqu'au 15 octobre 1854, dans les communes de Dôle... Le Pasquier... (1854.)

Voyez ci-dessus col. 1487.

Levier.

ROUGET (A.). Le Choléra de Levier (1855) . . . Poligny, 1872, in 8° de 8 pp. (Bulletin de la Société d'agriculture, sciences et arts de Poligny.)

Lille.

LESTIBOUDOIS (Thém.). Rapport général sur l'épidémie du choléra qui a régné à Lille en 1832... Lille, 1833, in 8°.

Rapport fait au Conseil central de salubrité du Nord au nom d'une commission.

PILAT. Choléra de 1866. Rapport sur le choléra qui a régné à Lille et dans le département du Nord en 1866, par une commission... Lille, 1867, in 8° de 89 pp.

Lillebonne.

LECHAPTOIS (D.). Notice sur le choléra à Lillebonne (1849)... Fécamp, 1850, in 8° de 12 pp.

La couverture imprimée sert de titre.

Lima.

VALDES (Jose-Manuel). Memoria sobre el colera-morbus, escrita de orden del supremo gobierno... Lima, 1838, in 8° de 33 pp.

Lisbonne.

ALVARENGA (Pedro-Francisco da Costa). Relatorio sobre a epidemia de cholera morbus no hospital de Sant' Anna em 1856... Lisboa, 1858, in 8°.

Livourne.

CARBONARO (G.). Epitome sul cholera-morbus asiatico osserv. in Livorno nel 1835. Napoli, 1836, in 8°.

Loire-et-Cher (Département de).

MARIN-DESBROSSES (J.-C.-M.). Histoire de l'épidémie de choléra-morbus dans le département de Loir-et-Cher... Paris, 1833, in 8° de 94 pp.

Loire-Inférieure (Département de la).

BONAMY (E.). Rapport sur l'épidémie de choléra-morbus asiatique observée à Nantes et dans diverses parties de la Loire-Inférieure... (1850.)

Voyez ci-après col. 1519.

Londres.

HALMA-GRAND. Relation du choléra-morbus épidémique de Londres... accompagnée d'un plan de Londres indiquant la marche de l'épidémie. Paris, 1832, in 8°.

MARSDEN (William). Symptoms and treatment of malignant diarrhœa, better known by the name of Asiatic or malignant cholera, as treated in the Royal free hospital during the years 1832, 1833 and 1834 . . . London, 1834, in 32.

2d ed. 1848, in 12 de 62 pp.

SUTHERLAND. Report on epidemic cholera in the metropolis in 1854 . . . Presented to Parliament 1855. (London, 1855,) in 8°. (B. R.)

Lubeck.

CORDES (E.). Die Cholera in Lübeck. Einige Worte an den Patriotismus und die Behörden. Nebst einem Plan der Stadt, enthaltend die Todesfälle in den einzelnen Strassen.. Lübeck, 1861, in 8°. (E.)

— Vergangenheit und Zukunft der Cholera in Lübeck. Lübeck, 1866, in 8°. (E.)

Lupcourt (Commune de).

TOUSSAINT (F.). Description du choléra-morbus épidémique qui s'est manifesté dans les villes de Saint-Nicolas... et dans les communes de... Lupcourt... (1835.)

Voyez Saint-Nicolas.

Lyon.

La Vérité sur le choléra à Lyon, avertissements et conseils ; par M. T., ex-chirurgien de la marine. Lyon, décembre 1849, in 8⁰ de 16 pp.

DUMÉNIL (Charles). Rapport sur le choléra-morbus de Lyon et principalement de l'hôpital militaire... épidémie de 1849. Lyon, 1850, in 8⁰ de 48 pp.

BALLY (V.). Lyon à l'occasion de la maladie asiatique... Paris, 1850, in 8⁰ de 22 pp. (Gazette des hôpitaux.)

Madère.

BRANCO (A.). (Le Choléra à Madère.) (Gaz. med. de Lisboa, III, 112.) (S. J., 1858.)

Madras.

Report of the Madras medical Board on epidemic cholera. Drawn up by order of government. (S. l.,) 1824, in 8⁰. (C.)

CORBYN (F.). On the epidemic Cholera; with reports of the medical officers to the Bengal, Madras... medical Boards... (1832.)

Voyez ci-dessus col. 1475.

Magdebourg.

Die asiatische Cholera in der Stadt Magdeburg, 1831-32. Geschichtlich und ärztlich dargestellt nach amtlichen Nachrichten auf höhere Veranlassung. Magdeburg, 1832, in 4⁰. Mit einem lithogr. Grundriss von Magdeburg. (E.)

EBERMAIER (C.-H.). Bericht über die, während eines mehrwöchentlichen Aufenthalts, in Berlin und Magdeburg gesammelten Beobachtungen und Erfahrungen in Betreff der asiatischen Cholera... (1832.)

Voyez ci-dessus col. 1476.

Mähren.

Voyez Moravie.

Malte.

STÍLON (Giuseppe). The Cholera at Malta in 1837. From the italian ... by Seth-B. Watson ... London, 1848, in 8⁰. (B. R.)

Manchester.

LEIGH (John) et GARDINER (Nev.). History of the cholera in Manchester in 1849... London, 1850, in 8⁰ de 35 pp. (B. R.)

Manheim.

ZERONI (H.). Erstes Lehrjahr in der Behandlung der Cholera-Epidemie in Mannheim im Jahre 1849... Mannheim, 1850, in 8⁰ de 69 pp.

Mansles (Canton de).

MALLEZ (F.). Rapport sur une épidémie de choléra, qui a régné dans le canton de Mansles... en septembre et octobre 1855. A M. le sous-préfet de l'arrondissement de Ruffec. Paris, 1856, in 4⁰ de 19 pp.

Marne (Département de la).

HEYFELDER (J.-F.-M.). Die Cholera in Frankreich, besonders im ... Marne... Departement... (1832.)

Voyez ci-dessus col. 1494.

Marne (Département de la Haute-).

JACQUOT (F.). Le Choléra dans l'est de la France, notamment dans les Vosges et la Haute-Marne... (1854.)

Voyez ci-dessus col. 1494.

Maroc.

BEAUMIER (Auguste). Le Choléra au Maroc, sa marche au Sahara jusqu'au Sénégal en 1868 . . . Paris, 1872, in 8⁰ de 20 pp. (Bulletin de la Société de géographie.)

Maroim.

ASSCHENFELDT (Friedr.). Die Cholera in Maroim (Brasilien) im März und April 1863. (Virchow, Archiv, XXVIII, 414.) (S. J., 1864.)

Marseille.

SUE (G.-A.-T.). Relation de l'épidémie de choléra-morbus qui a régné à Marseille pendant l'hiver de 1834 à 1835... Marseille, 1835, in 8⁰.

FRAISSE, RAMADIER et BOYRON. Du Choléra-morbus de Marseille... Paris, 1835, in 8⁰ de 68 pp.

BARTHÉLEMY. Coup d'œil sur la seconde invasion du choléra à Marseille, notice lue en séance de la Société de statistique... Marseille, 1835, in 8⁰.

Histoire du choléra asiatique, observé à Marseille pendant les mois de juillet et août 1835, par les vingt et un membres de la commission lyonnaise, MM. Monfalcon... Colrat (Adolphe)... Élisée Levrat... Aillaud... Brezard, Chantelot, Colrat (Louis), Denis, Feuillant, Gelas, Girardon, Grandvoinet, Lassaigne, Lièvre, Mabboux, Marguerith, Monet, Revol... Girard... Arnaud, Guillon... Lyon, octobre 1835, in 8⁰.

FRANC (J.) et MÉRY (L.). Le Choléra à Marseille. Seconde invasion, 1835, pour faire suite au Choléra à Marseille, première invasion, 1834-35 ... Marseille, 1836, in 8⁰ de 59 pp.

DUCROS aîné. Quelques Considérations topographiques et médicales sur le choléra de Marseille en 1837... Marseille, 1837, in 8⁰ de 72 pp.

MÉLI (H.). Du Choléra asiatique dans la ville de Marseille en 1849. Rapport... Marseille, 1850, in 8⁰ de 86 pp.

SIRUS-PIRONDY. Remarques sur le choléra de Marseille en 1855... Marseille, 1855, 2 parties in 8⁰ de 16 pp. (Revue thérapeutique du Midi.)

— Relation historique et médicale de l'épidémie cholérique qui a régné à Marseille pendant l'année 1854... Paris, 1859, in 8⁰.

LAUGIER et OLLIVE. Étude sur le choléra de Marseille en 1865 . . . Marseille, 1865, in 8⁰.

GRIMAUD DE CAUX (G.). Études sur le choléra, faites à Marseille en septembre et octobre 1865... Paris, 1865, in 4⁰ de 24 pp.

DIDIOT (P.-A.). Le Choléra à Marseille en 1865. Des causes essentielles qui ont présidé à son développement à l'état épidémique . . . Paris, 1866, in 8⁰.

DIDIOT (P.-A.) et GUÈS (Ch.). Choléra épidémique de 1865. Rapports sur l'origine du choléra à Marseille en 1865 lus... à la commission scientifique du Comité médical des Bouches-du-Rhône. Avec des notes complémentaires et des aperçus généraux sur la pathogénie du choléra . . . Marseille, 1866, in 8⁰ de 72 pp.

SECCA (V.). Le Choléra dans les hôpitaux civils de Marseille pendant l'épidémie de 1865 . . . Paris, 1866, in 8⁰.

JOBERT (A.). Notice sur l'épidémie cholérique de 1865, contenant . . . le tableau météorologique du déclin de l'épidémie à Marseille... (1866.)

Voyez ci-dessus col. 1466.

MÉNÉCIER (Charles) . . . Historique

de l'épidémie de choléra à Marseille, 1865... Paris, 1866, in 8° de 64 pp. (Actes du Comité médical des Bouches-du-Rhône.)

MÉNÉCIER (C.). Sur la nouvelle Épidémie de choléra de 1866 à Marseille. (Union méd. de la Provence, 1866.)

BERTIN (Émile). Le Choléra de Marseille en 1865 et les travaux de M. le Dr Seux... Montpellier, 1867, in 8° de 18 pp. (Montpellier médical.)

Massachussets.

A Report on spasmodic cholera, prepared by a committee under the direction of the councellors of the Massachussets medical Society. Boston, 1832, in 8°. Avec tableaux. (C.)

Mauguis.

NOURRIGAT (Auguste). Relation de l'épidémie cholérique qui a régné à Mauguis en septembre et octobre 1865 ...Montpellier, 1865, in 8° de 28 pp.

Mazamet.

DÉCAZIS (Pierre). Quelques Réflexions sur l'épidémie cholérique qui a régné à Mazamet dans le courant de l'année 1854... Castres, 1855, in 8° de 42 pp.

Mecklembourg-Schwérin.

SPITTA (Heinrich). Die asiatische Cholera im Grossherzogthume Mecklenburg-Schwerin im Jahre 1832. Amtliche Berichte, im Auftrage der Grossherzoglichen Medicinal-Commission, redigirt und herausgegeben. Rostock und Schwerin, 1833, in 8°. (C.)

ACKERMANN (Th.). Die Cholera-Epidemie des Jahres 1859 im Grossherzogth. Mecklenburg-Schwerin. Nach officiellen Mittheilungen und nach Berichten der Prediger, Ärzte und Physiker des Landes im Auftrage des hohen Grossherzogl. Ministeriums beschrieben. Rostock, 1860, in 8°. Avec atlas. (E.)

Méditerranée.

LARREY (J.). Notice sur l'épidémie du choléra-morbus indien qui a régné dans les ports méridionaux de la Méditerranée et dans toute la Provence, pendant les mois de juillet et d'août 1835... Paris, 1835, in 4° de 11 pp.

Autre éd. (S. d.) Paris, in 8° de 20 pp.

RIGODIT (Frédéric). Carte de la marche générale de l'épidémie (de choléra) concentrée dans le bassin de la Méditerranée. (Avec Jobert [A.], Notice sur l'épidémie cholérique de 1865 ... Paris, 1866.)

Voyez ci-dessus col. 1466.

Messine.

PENNA (Antonio). Osservazioni cliniche sul cholera-morbus in Messina... Messina, 1854, in 8° de 29 pp.

Metz.

PASCAL (J.-J.). Mémoire sur le choléra-morbus qui a régné épidémiquement... à Metz et lieux circonvoisins, pendant l'année 1832... Paris, 1836, in 8°. Avec tableaux.

MARÉCHAL (Félix). Rapport statistique et médical sur l'épidémie de choléra qui a régné à Metz et dans le département de la Moselle en 1832... Metz, 1839, in 8° de 71 pp. (Mémoires de la Société des sciences médicales ... de la Moselle.)

Meuse (Département de la).

HEYFELDER (J.-F.-M.). Die Cholera in Frankreich, besonders im ... Maas... Departement... (1832.)

Voyez ci-dessus col. 1494.

Milan.

Il Colera in Milano nell' anno 1867.

Relazione della commissione straordinaria di sanità. Milano, 1868, in fol. (B. R.)

Mitau.

SCHMIDT (C.). Charakteristik der epidemischen Cholera... Mit 4 graphischen Darstellungen des Ganges der Cholera und der gleichzeitigen Witterungsverhältnisse in Riga, Mitau und Dorpat... (1850.)

Voyez Riga.

Mittenwald.

PFEUFER (Karl). Bericht über die Cholera-Epidemie in Mittenwald. München, 1837, in 8°. Avec 1 planche et 1 plan. (E.)

Moldavie.

SOPHIANOPOULO. Relation des épidémies du choléra-morbus observées en Hongrie, Moldavie... pendant les années 1831 et 1832... (1832.)

Voyez ci-dessus col. 1501.

Monnet-la-Ville (Commune de).

BILLOT. Rapport à l'Académie de médecine sur l'épidémie du choléra qui a régné, depuis le 20 juillet jusqu'au 15 octobre 1854, dans les communes de Dôle... Monnet-la-Ville... (1854.)

Voyez ci-dessus col. 1487.

Montbéliard (Arrondissement de).

TUEFFERD fils. Mémoire sur l'épidémie de choléra et de suette qui a régné dans l'arrondissement de Montbéliard, depuis le mois d'août jusqu'à celui de novembre 1854... Montbéliard, (s. d.,) in 8°.

EUVRARD (A.-P.-M.). Du Choléra-morbus épidémique observé à Paris... en 1849... à Montbéliard et aux environs... en 1854... (1860.)

Voyez ci-après col. 1530.

Montbrehain.

LUNEL (B.). Relation de l'épidémie cholérique de Montbrehain (Aisne)... Saint-Quentin, 1854, in 8° de 32 pp.

Monte-Fano et Monte-Fiore.

TERENZI (Alessandro). Saggio istorico sul cholera-morbus di Monte Fano e frazione di Monte Fiore nel Piceno, esposto con lettera diretta ad un amico in Roma... Macerata, 1837, in 8° de 42 pp. Avec 1 tableau.

Montigny (Commune de).

BILLOT. Rapport à l'Académie de médecine sur l'épidémie du choléra qui a régné, depuis le 20 juillet jusqu'au 15 octobre 1854, dans les communes de Dôle... Montigny... (1854.)

Voyez ci-dessus col. 1487.

Montréal.

JACKSON, MEIGS et HARLAN. Report of the commission appointed by the Sanitary Board of the City councils, to visit Canada, for the investigation of the epidemic cholera prevailing in Montreal and Quebeck. Philadelphia, 1832, in 8° de 27 pp. (C.)

Moravie.

ELSÄSSER (C.-L.). Die epidemische Cholera nach eigenen, aus Aufträgen der kgl. Würtembergischen Regierung angestellten Beobachtungen in Wien und Mähren... (1832.)

Voyez Vienne.

WOLFSTEIN (Giuseppe-Carlo). Trattato sul cholera dietro ad osservazioni fatte in generale, e particolarmente in Moravia, negli anni 1831 e 1832... Vienna, (s. d.,) in 8° de 93 pp.

Moscou.

ROBERT (L.-J.-M.). Lettre à M. de Tourgueneuf... directeur des cultes à

St-Pétersbourg, sur le choléra-morbus de l'Inde importé à Moscou et sur son analogie avec l'horrible contagion connue sous le nom de peste noire, qui partit de la Chine au milieu du XIVe siècle et vint ravager l'Europe pendant 17 ans ...Marseille, 1831, in 8° de 27 pp.

ZSCHOKKE (Carl-Joseph-Theodor). Moskau und Petersburg beim Ausbruch der Cholera-morbus. Blätter aus dem Tagebuche eines Reisenden. Mit Bemerkungen über die bisher gemachten Erfahrungen von dieser Krankheit. Aarau, 1831, in 12 de 96 pp. (C.)

GÉRARDIN (A.) et GAIMARD (P.). Précis historique et médical de la peste de Moscou en 1771, comparée à l'épidémie de choléra qui a régné, dans cette ville, en 1830 et 1832... (Avec Du Choléra-morbus en Russie... Deuxième édition, Paris, 1832.)

MARKUS (F.-C.-M.). Rapport sur le choléra-morbus de Moscou... Moscou, 1832, in 4°.

POLUNIN (A.). Abhandlung über die Cholera, vorzüglich auf Beobachtungen gegründet, die in der therapeutischen Hospital-Klinik der kaiserlich-russischen Universität zu Moskau in den Jahren 1847 und 1848 gemacht wurden. Aus dem Russischen übersetzt. Leipzig, 1849, in 8°. (E.)

Moselle (Département de la).

HEYFELDER (J.-F.-M.). Die Cholera in Frankreich, besonders im Mosel-... Departement... (1832.)

Voyez ci-dessus col. 1494.

MARÉCHAL (F.). Rapport statistique et médical sur l'épidémie de choléra qui a régné à Metz et dans le département de la Moselle en 1832 ... (1839.)

Voyez ci-dessus col. 1514.

WARIN. Rapport sur le choléra de 1854 dans le département, lu et adopté dans la séance du 12 juin 1855 ... Metz, 1855, in 8° de 44 pp. (Travaux de la Société des sciences médicales de la Moselle.)

La couverture imprimée sert de titre.

TOUSSAINT. Rapport sur l'épidémie cholérique qui a régné en 1866 dans le département de la Moselle... Metz, 1867, in 8° de 31 pp. (Exposé des travaux de la Société des sciences médicales de la Moselle.)

Mostaganem (Subdivision de).

PINGRENON (F.-S.-J.). Relation, sous le point de vue de l'hygiène publique, de la marche du choléra dans la subdivision de Mostaganem, province d'Oran... depuis son invasion jusqu'à sa terminaison en 1851, accompagnée de notes relatives à la mortalité dans l'armée ... Paris, 1862, in 8° de 50 pp. Avec tableaux.

Munich.

KOPP (Frz.-Xav.). Generalbericht über die Cholera-Epidemie in München, einschlüssig der Vorstadt Au im Jahre 1836-37. München, 1837, in 8°. Avec 2 cartes et 10 tableaux. (E.)

SPRING (A.-Fr.). Über Ursprung, Wesen und Verbreitung der wandernden Cholera. Mit Beziehung auf die Epidemie in München 1836-1837. München, 1837, in 8°. (E.)

SCHLAGINTWEIT (Wilh.-Aug.-Jos.). Praktische Erfahrungen und Beobachtungen über die epidemische Brechruhr in München. München, 1837, in 8°. (E.)

Plan über die Verbreitung der Cholera in der königl. Haupt- und Residenzstadt München 1836-37 gezeichnet und gestochen von C. Wenng... München, 1838, gr. in fol. (E.)

RAMPOLD (Friedr.). Die orientalische Brechruhr in München und andern Orten. Stuttgart, 1838, in 8°. (E.)

Weissbrod (Joh.-Bapt. von). Aphoristische Bemerkungen über die Epidemie vom Jahre 1836 in München. (p. 93 de Denkschrift über die asiatische Cholera... München, 1852.)

Mahir (Osc.). Die Cholera in München 1854. Deren Entstehung, Verbreitung, Verhütung und homöopathische Behandlung. München, 1854, in 8°. (E.)

Stein (Jul.). Ärztliche Notizen über die Cholera-Epidemie in München im Jahre 1854. Frankfurt a. M., 1854, in 8°. (E.)

Gietl (Fr.-X. von). Die Cholera nach Beobachtungen auf der I. medicin. Klinik und Abtheilung im städtischen Hospital zu München. München, 1855, in 8°. (E.)

— Geschichtliches zur Cholera-Epidemie in München im Jahre 1854, als Zusatz zu der Schrift: „Die Cholera nach Beobachtungen auf der I. medicin. Klinik"... München, 1855, in 8°. (E.)

Murcie.

Benavente. (L'Épidémie de choléra à Murcie.) (El Siglo médico, agosto, 294.) (S. J., 1859.)

Nantes.

Bonamy (Eugène). Rapport sur l'épidémie de choléra-morbus asiatique observée à Nantes et dans diverses parties du département de la Loire-Inférieure... Nantes, 1850, in 8°.

Naples.

Vulpes (Benedetto). Sul Cholera asiatico osservato in Napoli nell' autunno dell' anno 1836 ... Napoli, 1836, in 8° de 63 pp. Avec 1 planche.

2a ed. même année.

Meli (D.). Itinerario del cholera fino al regno di Napoli. (Appendice de Resultamenti degli studij fatti a Parigi sul cholera-morbus... Napoli, 1836.)

Bidera (Giovanni-Emmanuele). Gli ultimi novanta giorni del 1836, ossia il colera in Napoli. Racconti ... Seconda edizione. Napoli, 1837, in 12.

Renzi (Salvatore de). Relazione statistica e clinica degl' infermi di colera-morbo trattati nell' ospedale di Santa-Maria di Loreto, contenente la diagnosi, il prognostico, la cura, le note cadaveriche, ec., rilevate in quell' ospedale, e preceduta da un sunto storico dell' epidemia di colera della città di Napoli... Napoli, 1837, in 8°.

Gentile (Francesco). Sul Colera asiatico curato nello spedal militare della cristalliera di Napoli. Memoria ...Napoli, 1837, in 8° de 93 pp. Avec 1 tableau.

Sterlich (C. de). Quadri storici del cholera di Napoli... Napoli, 1837, in 16.

Maldacea (Gennaro). Storia del colera della città di Napoli... Napoli, 1839, in 8°.

Barracano (G.). Osservazioni sul coléra-morbo asiatico fatte nel corso delle due invasioni a Napoli negli anni 1836 e 1837. Napoli, 1849, in 8°.

Narbonne.

Labadié. Lettre sur le choléra-morbus épidémique observé à Narbonne en 1854... Narbonne, 1854, in 8° de 32 pp.

Newcastle.

Molison (Thomas). Remarks on the epidemic disease called cholera, as it occurred in Newcastle... Edinburgh, 1832, in 8° de 40 pp.

Dubuc (É.). Rapport adressé à l'intendance sanitaire de Rouen sur le choléra-morbus observé à Sunderland, Newcastle et les environs... (1832.)

Voyez Sunderland.

Report of the commissioners appointed to inquire into the causes which have led to, or have aggravated, the late outbreak of cholera in the towns of Newcastle-upon-Tyne, Gateshead and Tynemouth. Presented to both Houses of Parliament by command of Her Majesty. London, 1854, in fol. (B. R.)

New-York.

Report of the proceedings of the sanatory committee of the Board of health, in relation to the cholera, as it prevailed in New-York in 1849. New-York, 1849, in 8°.

Ney (Commune de).

BILLOT. Rapport à l'Académie de médecine sur l'épidémie du choléra qui a régné, depuis le 20 juillet jusqu'au 15 octobre 1854, dans les communes de Dôle... Ney... (1854.)

Voyez ci-dessus col. 1487.

Nijnei-Nowogorod.

LINDGREEN (Joh.-Gust.). Der epidemische Brechdurchfall, beobachtet zu Nishni-Nowgorod. Dorpat, 1831, in 8°. (E.)

Nîmes.

GIRARD (F.) et FONTAINES (C.). Rapport sur l'épidémie de choléra-morbus, qui a régné à Nismes, pendant les mois d'août et de septembre 1835 ...Nismes, 1835, in 4°. Avec 1 plan.

TRIBES (Ed.). Rapport sur l'épidémie de choléra-morbus qui a régné à Nîmes pendant les mois de septembre, d'octobre et de novembre 1849... Nîmes, 1850, in 4°.

— Rapport historique et statistique sur les épidémies de choléra-morbus, qui ont régné à Nîmes pendant les années de 1854 et de 1865... Nîmes, 1866, in 4° de 75 pp.

MAZEL (Élie). Rapport sur le dernier choléra, lu à la Société de médecine de Nîmes, le 27 décembre 1865 ... Nîmes, 1866, in 12 de 24 pp.

DELOCHE. Étude sur le choléra. Théorie sur la manière dont ce fléau distribue ses coups dans les localités qu'il ravage. Application de cette théorie à la mortalité cholérique due aux quatre épidémies que la ville de Nîmes a subies... Paris, 1867, in 8° de 90 pp. Avec un plan de Nîmes. (Mémoires de l'Académie du Gard.)

Nogent-le-Rotrou.

BROCHARD. Du Mode de propagation du choléra et de la nature contagieuse de cette maladie. Relation médicale de l'épidémie de choléra qui a régné pendant l'année 1849 à Nogent-le-Rotrou... Mémoire présenté à l'Académie... de médecine, dans sa séance du 13 août 1850... Paris, 1851, in 8°.

Nord (Département du).

DUPONT (J.-B.). Tableau synoptique du choléra asiatique observé à Paris et dans les départements du Nord et du Pas-de-Calais... (1832.)

Voyez ci-après col. 1526.

PILAT. Choléra de 1866. Rapport sur le choléra qui a régné à Lille et dans le département du Nord en 1866 ...(1867.)

Voyez ci-dessus col. 1507.

Norrois.

Relation d'un cas de choléra observé à Norrois; rapport lu à la commission sanitaire, le 23 avril dernier, par P. D. M. Vitry-le-François, 1832, in 8° de 11 pp.

Norwége.

Actstykker angaaende cholera-epidemien i Norge i 1853. Christiania, 1854, in 8⁰. (B. R.)

Nossi-Bé.

BARNIER (J.-B.). Note sur l'épidémie de choléra qui a sévi dans l'île de Nossi-Bé pendant les mois de septembre, octobre et novembre 1870. (Archives de médecine navale, 1871, XVI, 190.)

Nouvelle-Orléans.

HALPHEN (Michel). Mémoire sur le choléra-morbus, compliqué d'une épidémie de fièvre jaune, qui a régné simultanément à la Nouvelle-Orléans en 1832 ... Paris, 1833, in 8⁰.

Novi.

(CAIELLI [N.].) Nuovi Fatti a conferma del contagio choleroso, ossia Schizzo della cholera asiatica che dominó in una vallata della prov. di Novi nella statè del 1836. Lettera del Dr N. C. all' egregio suo amico Dr E. Solari. Genova, 1837, in 8⁰ de 24 pp.

Oberwiesenthal.

ETTMÜLLER (Gust.). Die Cholera-Epidemie in Oberwiesenthal im October und November 1836 beobachtet und beschrieben. Leipzig, 1837, in 8⁰ de 53 pp. (E.)

Oise (Département de l').

EUVRARD (A.-P.-M.). Du Choléra-morbus épidémique observé à Paris et dans le département de l'Oise en 1849 ... (1860.)

Voyez ci-après col. 1530.

Oran.

VIGNES (P.). Histoire du choléra-morbus qui a régné épidémiquement à Oran (Afrique) pendant les mois d'octobre, de novembre 1834 et de janvier 1835... Paris, 1836, in 8⁰ de 92 pp.

Orel.

GUTTCEIT (H.-L. v.). Die Cholera in Orel im Jahre 1847. Ein Beitrag zur Kenntniss dieser Krankheit. Leipzig, 1848, in 8⁰. (E.)

Orient.

MONNERET. Lettre sur le choléra-morbus en Orient et dans le nord de l'Europe . . . Paris, (1848,) in 8⁰ de 30 pp. (Gazette médicale de Paris.)

THOLOZAN (J.-D.). Prophylaxie du choléra en Orient. L'hygiène et la réforme sanitaire en Perse . . . Paris, 1869, in 8⁰ de 64 pp.

Osnabruck.

DROOP (E.). Die Cholera-Epidemie zu Osnabrück in den Monaten Julius, August, September und October 1859. Osnabrück, 1860, in 8⁰. (E.)

Oxford.

ACLAND (Henry-Wentworth). Memoir of the cholera at Oxford, in the year 1854 ... London, 1856, in 4⁰.

Palerme.

(CERVELLO [Niccolò].) Rapporto sul cholera-morbus che regnò in Palermo in giugno, luglio ed agosto del 1837, presentato al governo dalla R. Accademia delle scienze mediche. Palermo, 1837, in 8⁰ de 49 pp.

RACIOPPI (Antonio). Del Cholera che invase la guarnigione di Palermo nell' esta' del 1837, rapporto officiale ... al signor cavaliere D. Antonio-Alvarez-y-Lobo, generale ispettore degli ospedali militari. Palermo, reale Stamp., 1837, in 8⁰ de 15 pp.

Tommasi (Corrado). Il Cholera di Palermo nel 1866... Palermo, 1867, in 4° de 32 pp. Avec 2 plans.

Paris.

Pierson (L.-F.). Quelques Réflexions sur le choléra observé à Paris en mars et avril 1832 ... Nevers, 1832, in 8° de 42 pp.

Dudon. Recherches sur le siége, les causes et le traitement du choléra-morbus épidémique observé à Paris en avril et mai 1832 ... Paris, Gabon, 1832, in 8° de 32 pp.

Fabre (Augustin). Du Choléra-morbus de Paris, ou Guide des praticiens dans la connaissance et le traitement de cette maladie ... Paris, mai 1832, in 12.

— Die Cholera in Paris... aus dem Französischen und mit einer Vorrede begleitet von Jos. Schuler. Mannheim, 1832, in 12. (E.)

Moulin (E.). Hygiène et traitement du choléra-morbus, coup d'œil historique sur l'épidémie de Paris de 1832 ...Paris, 1832, in 8°.

Perdrix. Rapport sur le choléra-morbus observé dans le 4e arrondissement de Paris, adressé à M. le comte de Bondy ... (20 mai 1832.) Paris, 1832, in 8° de 16 pp.

Caffe (P.). Considérations sur l'histoire médicale et statistique du choléra-morbus de Paris... Paris, mai 1832, in 8° de 48 pp. (Journal universel et hebdomadaire de médecine et de chirurgie pratiques.)

Trolliet, Polinière et Bottex. Rapport sur le choléra-morbus de Paris ... Lyon, mai 1832, in 8°.

Cauvière, Rey et Rousset. Rapport de la commission médicale envoyée à Paris par l'administration municipale de Marseille pour étudier le choléra-morbus... Marseille, mai 1832, in 8° de 72 pp.

Foy (F.). Histoire médicale du choléra-morbus de Paris, et des moyens thérapeutiques et hygiéniques sur cette épidémie, appuyés sur des observations recueillies à Paris, en Pologne et en Angleterre... Paris, juin 1832, in 8°. Avec planche coloriée.

Petit (C.-F.). Rapport sur le choléra-morbus observé à Paris... Avallon, 1832, in 8° de 67 pp.

Relation médicale de la commission envoyée à Paris par la chambre de commerce et par l'intendance sanitaire de Marseille pour observer le choléra-morbus; par MM. les docteurs Ducros, Giraud, Martin et P.-M. Roux. (6 juillet 1832.) Marseille, 1832, in 8°.

Dupont (J.-B.). Tableau synoptique du choléra asiatique observé à Paris et dans les départements du Nord et du Pas-de-Calais. Extrait du Mémoire de M. Roche, imprimé dans le Journal hebdomadaire, et des ouvrages publiés sur cette maladie ... Lille, (1832,) in fol. plano.

Patrix (E.-G.). Lettres (1-9) sur le choléra-morbus observé à Paris, au faubourg Saint-Antoine ... (7 avril-18 juillet 1832.) Paris, 1832, in 8°.

Chaque Lettre a un titre spécial et une pagination particulière.

Guichard (J.). Relation statistique et pathologique du choléra-morbus dans le quartier des Invalides ... Paris, 1832, in 8° de 64 pp.

Gendrin (A.-N.). Monographie du choléra-morbus épidémique de Paris, rédigée spécialement sur les observations cliniques de l'auteur à l'Hôtel-Dieu de Paris ... (25 juillet 1832.) Paris, 1832, in 8°.

Boulay, de la Meurthe (H.). Histoire du choléra-morbus dans le quartier du Luxembourg, ou Précis des travaux de la commission sanitaire et du bureau de secours de ce quartier; suivi de documents statistiques sur les ravages que le choléra y a exercés . . . Paris, août 1832, in 8°.

Bouillaud (J.). Traité pratique, théorique et statistique du choléra-morbus de Paris, appuyé sur un grand nombre d'observations recueillies à l'hôpital de la Pitié... Paris, 1832, in 8°.

Tacheron. Statistique médicale de la mortalité du choléra-morbus dans le XIe arrondissement de Paris, pendant les mois d'avril, mai, juin, juillet et août 1832; ou documens et observations hygiéniques devant servir à l'étude de cette épidémie... Paris, 1832, in 8° de 72 pp.

Neuville. Relation sur le choléra-morbus observé à Paris dans le mois d'avril 1832; suivie d'un rapport sur l'épidémie cholérique qui a régné dans l'arrondissement de Bernay...depuis le 29 avril jusqu'au 27 septembre 1832 ... Paris, 1832, in 8°.

Deville (J.-J.). Compte rendu des travaux de la commission sanitaire du quartier de l'Hôtel-de-ville, depuis son institution jusqu'à l'invasion du choléra-morbus, et depuis cette époque jusqu'au 30 septembre 1832, présenté à la commission centrale de salubrité, par la commission sanitaire dudit quartier, composée de MM. Loiseleur-Deslongchamps, président, Fautrel . . . et Deville, secrétaire rapporteur. Paris, 1832, in 8° de 42 pp.

Brismontier (G.-L.). Moyens efficaces de guérison du choléra-morbus sans médecin. Instruction populaire... accompagnée d'un tableau de Paris pendant les plus grands sévices de la maladie, et terminée par un aperçu statistique et exact du nombre des décès à Paris et dans les départements . . . Paris, 1832, in 12 de 90 pp.

Examen historique de l'épidémie de choléra-morbus qui s'est déclarée à Paris; exposé des traitements divers employés... Paris, 1832, in 8° de 68 pp. (Archives générales de médecine.)

Fleury et Peghoux. Rapport sur le choléra-morbus de Paris, fait à la commission sanitaire... Clermont-Ferrand, 1832, in 8° de 34 pp.

Van Mons (C.-J.) et Marcq (P.-A.). Rapport sur le choléra-morbus, adressé au Conseil supérieur de santé de la Belgique, par C.-J. Van Mons... et P.-A. Marcq . . . membres de la commission envoyée à Paris pour observer le choléra-morbus... Bruxelles, 1832, in 8° de 92 pp. Avec 1 tableau.

Roche (L.-Ch.). Mémoire sur le choléra-morbus observé à Paris... Paris, 1832, in 8°.

Canstatt (Carl). Die Cholera in Paris. Auszüge aus Briefen über Entstehung, Verlauf und Behandlung der Cholera in Paris. N^r^ 1-3. Regensburg, 1832, in 8°. (E.)

Dubouchet. Observations sur le choléra-morbus, faites... pendant son séjour en Angleterre... et à Paris... (1832.)

Voyez ci-dessus col. 1470.

Heyfelder (J.-F.-M.). Die Cholera in Frankreich, besonders im Mosel- . . . Departement, sowie in Paris . . . (1832.)

Voyez ci-dessus col. 1494.

Moreau (F.-Marc). Histoire statistique du choléra-morbus dans le quartier du faubourg Saint-Denis . . . pendant les mois d'avril, mai, juin, juillet, août et septembre . . . Paris, 1833, in 8° de 76 pp. Avec 1 planche.

Cappello (Agostino) et Lupi (Achille). Storia medica del cholera indiano osservato a Parigi; da Agostino Cappello e da Achille Lupi, colà inviati dal sommo pontefice Gregorio XVI, nell'anno 1832. Roma, stamp. camerale, (1833,) in 8⁰.

SOUZA VAZ (Francisco-d'Assis). Relação historica, statistica e medica da cholera-morbus em Paris, precedida da topographia desta capital . . . Paris, 1833, in 8⁰. Avec 1 planche.

PRÉVOST (L.-Ch.). Tableau graphique, états, notice et observations concernant les ravages occasionnés par le choléra-morbus dans le huitième arrondissement de Paris, pendant la durée de cette épidémie en 1832 . . . Paris, 1833, in 4⁰ de 8 pp. Avec 1 tableau.

La couverture imprimée sert de titre.

ROBINSON (Charles). Considérations sur le choléra-morbus observé à Paris et à Crécy, arrondissement de Meaux... Paris, 1833, in 8⁰ de 62 pp.

DEVILLE (J.-J.). Histoire médicale du choléra-morbus dans le quartier de l'Hôtel-de-ville; suivie d'un aperçu de cette même maladie observée au Bengale et comparée à l'épidémie de Paris . . . Paris, 1833, in 8⁰ de 86 pp. (Transactions médicales.)

MELI (Domenico). Risultamenti degli studij fatti a Parigi sul cholera-morbus, per ordine di Sua Santità Papa Gregorio XVI... Roma, 1833, in 8⁰.

Autre éd. 1836. Napoli, con... una nuova parte sul contagio cholerico in Italia ... in 8⁰. Avec titre spécial portant: „Il Cholera asiatico in Italia . . . con appendice sull' itinerario del cholera fino al regno di Napoli". Avec pagination particulière.

BENOISTON DE CHATEAUNEUF. Rapport sur la marche et les effets du choléra-morbus dans Paris et les communes rurales du département de la Seine, par la commission nommée... par MM. les préfets de la Seine et de police. Année 1832. (28 mai 1834.) Paris, Imp. royale, 1834, in 4⁰. Avec cartes et tableaux.

BURKART (Eduard). Die Cholera in Paris, ihr Entstehen, ihre Verbreitung, Ursachen und Behandlung. Inaugural-Abhandlung. Constanz, 1835, gr. in 8⁰ de 48 pp. (C.)

Le Choléra à Paris en 1847; sa marche actuelle en Europe, ses préservatifs et ses remèdes infaillibles. Paris, 1847, in 12 de 47 pp.

CANDY. Rapport sur le choléra-morbus de Paris, présenté à M. le maire et au conseil municipal de Lyon, au nom d'une commission médicale... Épidémie de 1849. Lyon, 1849, in 8⁰ de 79 pp.

Le Choléra asiatique n'a jamais existé dans Paris, ou Un mot sur l'épidémie régnante; par F.-J. D...... Paris, 1849, in 8⁰ de 8 pp.

BARTH. Histoire médicale du choléra-morbus épidémique observé à l'hospice de la Salpêtrière pendant les mois de mars et avril 1849 ... Paris, 1849, in 8⁰ de 48 pp. (Archives générales de médecine.)

BLONDEL. Administration générale de l'assistance publique à Paris. Rapport sur les épidémies cholériques de 1832 et de 1849 dans les établissements dépendant de l'administration générale de l'assistance. Paris, 1850, in 4⁰.

MOREAU (F.-Marc). Histoire statistique du choléra asiatique de 1849 dans le ve arrondissement municipal de Paris... Paris, 1850, in 8⁰ de 64 pp.

DUCHESNE (E.-A.). Histoire statistique du choléra-morbus dans le xie arrondissement de Paris pendant l'épidémie de 1849 ... Paris, 1851, in 8⁰.

EUVRARD (Alfred-P.-M.). Du Choléra-morbus épidémique observé à Paris et dans le département de l'Oise en 1849, à Gray et aux environs (Haute-Saône), à Montbéliard et aux environs

(Doubs) en 1854. Thèse, n° 523... Strasbourg, 1860, in 4° de 37 pp.

Préfecture du département de la Seine. Tableaux statistiques de l'épidémie cholérique à Paris pendant les mois de septembre, octobre, novembre et décembre 1865. Paris, 1872, in 4°.

Pas-de-Calais (Département du).

DUPONT (J.-B.). Tableau synoptique du choléra asiatique observé à Paris et dans les départements du Nord et du Pas-de-Calais... (1832.)

Voyez ci-dessus col. 1526.

Pesth.

PÓLYA (Jos.) et GRÜNHUT (J.-Car.). Summa observationum quas de cholera orientali a die XXIV. julii usque ad diem XX. sept. anni MDCCCXXXI in ... civitatis Pesth nosocomiis collectas etc. Pestini, 1831, in 8°. Avec 4 planches. (E.)

— Beobachtungen über die orient. Cholera, angestellt und gesammelt in den Spitälern der Stadt Pesth . . . Meissen, 1832, in 8°. Avec 4 planches. (E.)

ECKSTEIN (Friedrich von). Die epidemische Cholera beobachtet in Pesth in den Monaten Juli, August, September 1831... Leipzig, 1832, in 8°. (E.)

Philadelphie.

Reports of the College of physicians of Philadelphia, to the Board of health, on epidemic cholera. Philadelphia, 1832, in 8° de 36 pp. (C.)

Piémont.

BERRUTI et TROMPEO. Rapporto della regia commissione medica piemontese sul cholera-morbus... Torino, 1832, in 8°.

Pill.

TIBBITS (R.-W.). On the Prevention of the spread of cholera as illustrated by the epidemic at Pill, near Bristol. (Medical Times, 1867, II, 457.)

Poggibonsi.

BURRESI (Pietro). Sul Coléra epidemico dellà commonità di Poggibonsi nel 1855 . . . Firenze, 1855, in 8°. (B. R.)

Pologne.

GNUSCHCKE (Eduard). Die Cholera in Polen, auf einer Reise durch einen Theil dieses Landes beobachtet. Berlin, 1831, gr. in 8° de 24 pp. (C.)

PULST (C.-Wilh.). Die asiatische Cholera im Königreich Polen. Ein Versuch, ihre Heilung nach rationellen Principien zu begründen. Auf eigene, während einer amtlichen Reise in Polen gesammelte Erfahrungen und Ansichten gestützt. Breslau, 1831, in 8°. (E.)

Rapport lu à l'Académie . . . de médecine, et remis à M. le ministre du commerce et des travaux publics, en décembre 1831, par MM. Casimir Allibert, Boudart, Dalmas, Dubled et Sandras, membres de la commission envoyée en Pologne pour étudier le choléra-morbus. Paris, 1832, in 8°.

SANDRAS (C.-M.-Stanislas). Du Choléra épidémique observé en Pologne, en Allemagne et en France, avec quelques remarques sur les mesures prises par l'administration, et quelques conseils à l'autorité, aux gens du monde et aux médecins . . . Paris, avril 1832, in 8°.

BRIERRE DE BOISMONT (A.). Relation historique et médicale du choléra-morbus de Pologne . . . Paris, 1832, in 8°. Avec 1 carte.

CHAMBERET et TRACHEZ. Du Choléra-morbus de Pologne; renseignements sur cette maladie, recueillis par la commission des officiers de santé militaires envoyée à Varsovie par M. le maréchal duc de Dalmatie, ministre de la guere. Paris, 1832, in 8°. (Mémoires de médecine militaire.)

FOY (F.). Du Choléra-morbus de Pologne, ou Recherches anatomico-pathologiques, thérapeutiques et hygiéniques sur cette épidémie... Paris, 1832, in 8°. Avec planche.

KORABIEWICZ. Notice sur le choléra-morbus et les différents modes de traitement essayés dans le royaume de Pologne... Strasbourg, 1832, in 8° de 30 pp.

GOSSE (L.-A.). Rapport sur l'épidémie de choléra en Prusse ... et en Pologne... (1833.)

Voyez ci-après col. 1535.

Pont-du-Navoy (Commune de).

BILLOT. Rapport à l'Académie de médecine sur l'épidémie du choléra qui a régné, depuis le 20 juillet jusqu'au 15 octobre 1854, dans les communes de Dôle... Pont-du-Navoy... (1854.)

Voyez ci-dessus col. 1487.

Posen.

Bericht über die Cholera in Posen im Jahre 1848, zusammengestellt nach den Erfahrungen der DD[r] C. Van Baren, Fliess, Freudenreich, Hantke, Herzog, Jaffé, Jagielski, Kramarkiewicz, Laube, Lehmann, Mayer, Neustadt, Ordelin, Rehfeld, Suttinger und Wernicke zu Posen. Posen, 1849, in 8°. (E.)

Poughkeepsie.

SHERRILL (H.). An Account of the appeared in Poughkeepsie in 1832. (Avec an Essay on epidemics as the epidemic cholera, as it appeared in Dutchess County... New-York, 1832.)

Voyez ci-dessus col. 1333.

Prague.

FISCHER (Geo.-Friedr.). Über die epidemische Cholera, mit besonderer Rücksicht auf die Epidemie zu Prag. Nürnberg, 1832, in 8°. Avec 1 planche. (E.)

KROMBHOLZ (Jul.-Vinz. Edler von). General-Rapport über die asiatische Cholera zu Prag im Jahre 1831 und 1832, nach den in den Cholerahospitälern gewonnenen Erfahrungen, nebst Bemerkungen über die Abweichungen dieser Krankheit bei ihrem Wiederauftreten daselbst im September 1836. Prag, 1836, in 4°. (E.)

WAGNER (Jos.). Medicinisch-praktische Abhandlung über die asiatische Cholera. Nach Beobachtungen und Erfahrungen am Krankenbette in den Prager Cholerahospitälern während der Epidemie von 1831-32 und 36. Nach der lateinischen umgearbeiteten und vermehrten Ausgabe. Prag, 1836, in 8°. (E.)

LÖSCHNER. Schlussbericht über die vom 21. Mai 1849 bis Ende December 1851 in Prag beobachtete Cholera-Epidemie, nebst einer Abhandlung: Die Cholera der Kinder. Prag, 1854, in 8°. Avec 2 tableaux et 1 carte. (E.)

Provence.

LARREY (J.). Notice sur l'épidémie du choléra-morbus indien qui a régné dans les ports méridionaux de la Méditerranée et dans toute la Provence... (1835.)

Voyez ci-dessus col. 1514.

LAUVERGNE. Choléra-morbus en Provence... Suivi de la biographie du Dr Fleury... Toulon, 1836, in 8°.

Prusse.

(Cholera-)Karte vom Preussischen Staate. (Mit genauer Bezeichnung der Gegenden, wo die Cholera geherrscht hat.) Berlin, 1827, gr. in fol. (E.)

Übersichts-Karte der Verbreitung der

Cholera-morbus im Preussischen Staate bis zum 1. October 1831. Danzig, 1831, in fol. (C.)

WAGNER (Wilh.). Karte über die Verbreitung der Cholera im Preussischen Staate, bis zum 15. Mai 1832. Berlin, 1832, in fol. (E.)

BECKER (F.-W.). Letters on the cholera in Prussia... Letter I, to John Thomson ... on the causes and prevention of cholera. London, 1832, in 8° de 68 pp.

Analyse de quelques ouvrages récemment publiés sur le choléra-morbus épidémique observé en France... et en Prusse. (1832.)

Voyez ci-dessus col. 1493.

GÉRARDIN (A.) et GAIMARD (P.). Du Choléra-morbus en Russie, en Prusse ... pendant les années 1831 et 1832 (1832.)

Voyez Russie.

HOFFMANN (Johann-Gottfried). Die Wirkungen der asiatischen Cholera im Preussischen Staate während des Jahres 1831 nach den bei dem statistischen Bureau eingegangenen Nachrichten. Der k. Academie der Wissenschaften vorgelegt den 22. November 1832. Berlin, 1833, gr. in 4°. (C.)

GOSSE (L.-A.). Rapport sur l'épidémie de choléra, en Prusse, en Russie et en Pologne... Genève, 1833, in 8°.

BRAUSER (H.). Die Cholera-Epidemie des Jahres 1852 in Preussen. Statistische Zusammenstellung aus den Acten des königlichen Ministeriums der geistlichen, Unterrichts- und Medicinal-Angelegenheiten mit hoher Genehmigung des königlichen geheimen Staatsministers Herrn von Raumer Excellenz. Mit einem Vorwort von Barez. Berlin, 1854, in 8°. Avec 1 carte et 2 tableaux. (E.)

— Statistische Mittheilungen über den Verlauf der Cholera-Epidemien in Preussen, aus den Acten des königlichen Ministeriums der geistlichen, Unterrichts- und Medicinal-Angelegenheiten zusammengestellt. Mit einem Vorwort von Housselle. Berlin, 1862, in 8°. Avec 8 tableaux. (E.)

Puy-de-Dôme (Département du).

NIVET (V.) et AGUILHON (H.). Notice sur l'épidémie de choléra-morbus qui a ravagé le département du Puy-de-Dôme en 1849, adressée à M. le ministre de l'agriculture et du commerce... Paris, 1851, in 8° de 67 pp. (Annales de l'Auvergne, 1850.)

Pyrénées (Département des Basses-).

CAZAUX (J.-B[te]). Notice sur le choléra des Basses-Pyrénées en 1855 ... Pau, 1856, in 8° de 27 pp.

Pyrénées-Orientales (Départem. des).

BOCAMY (J.). Rapport sur le choléra épidémique qui a sévi dans les Pyrénées-Orientales pendant les mois de juillet, août, septembre, octobre et novembre 1854; précédé de la relation sommaire des épidémies du choléra qui ont régné dans le département des Pyrénées-Orientales en 1835 et 1837... Perpignan, 1856, in 8°.

Quebec.

JACKSON, MEIGS et HARLAN. Report of the commission appointed by the Sanitary Board of the city councils, to visit Canada, for the investigation of the epidemic cholera prevailing in Montreal and Quebeck... (1832.)

Voyez ci-dessus col. 1516.

Quedlinbourg.

WOLFF. Bericht über die Cholera-Epidemie des Jahres 1866 in Quedlinburg vom Standpunkte der öffentlichen Gesundheitspflege. Quedlinburg, 1867, in 8° de 92 pp. Avec 1 plan de Quedlinbourg. (E.)

Reichshoffen.

KUHN (J.) et LANGENHAGEN (O. de). Rapport médical sur l'épidémie de choléra qui a régné à Reichshoffen et dans les environs en 1855 . . . Strasbourg, 1857, in 8° de 29 pp. (Gazette médicale de Strasbourg.)

Réunion (Ile de la).

PETIT (L.-A.). Mémoire sur l'épidémie de choléra-morbus qui a régné à la Réunion en 1859 . . . Paris, 1862, in 8° de 27 pp. (Revue maritime et coloniale.)

La couverture imprimée sert de titre.

Revel (Canton de).

PICCIONI (Antoine). Mémoire relatif à l'épidémie cholérique observée dans le canton de Revel . . . pendant les mois de septembre et octobre 1854 ... Bastia, 1854, in 4° de 16 pp.

Riga.

Protocoll-Extracte der 1-6. Sitzung sämmtlicher Ärzte Riga's, in Betreff der daselbst herrschenden Cholera-Epidemie vom 30. May bis 4. July 1831. Hamburg, 1831, in 8°. (E.)

Protocoll-Extracte der vier letzten Sitzungen sämmtlicher Ärzte Riga's in Betreff der daselbst herrschenden Cholera-Epidemie vom 11. July bis 1. August 1831. Hamburg, 1831, in 8°. (E.)

MÜLLER (C.-J.-G.). Die Cholera in Riga im Jahre 1848. Collectivarbeit ... Riga, 1849, in 8°. Avec 2 planches. (Beiträge zur Heilkunde.)

SCHMIDT (Carl). Characteristik der epidemischen Cholera . . . Mit 4 graphischen Darstellungen des Ganges der Cholera und der gleichzeitigen Witterungsverhältnisse in Riga, Mitau und Dorpat... Leipzig, 1850, in 8°. (E.)

Rio-de-Janeiro.

CANDIDO (Francisco de Paula). Relatorio ácerca do cholera-morbus precedido de considerações sanitarias aos portos do imperio . . . Rio de Janeiro, 1855, in 4° de 51 pp. Avec tableaux.

Rive-de-Gier (Canton de).

KOŚCIAKIEWICZ. Mémoire sur l'épidémie du choléra-morbus asiatique qui a régné en 1854 dans le canton et la ville de Rive-de-Gier. . . Paris, 1855, in 8° de 30 pp.

Rochefort (Charente-Inférieure).

LEFÈVRE (A.). Société d'agriculture, sciences et belles-lettres. Recherches sur la marche et les effets du choléra asiatique à Rochefort, pendant les différentes épidémies dont cette ville a été le théâtre en 1832, 1834 et particulièrement en 1849... Mémoire remis au Conseil d'hygiène de l'arrondissement. Rochefort, 1850, in 8° de 72 pp. Avec 1 tableau.

Rochefort (Jura).

BILLOT. Rapport à l'Académie de médecine sur l'épidémie du choléra qui a régné, depuis le 20 juillet jusqu'au 15 octobre 1854, dans les communes de Dôle... Rochefort... (1854.)

Voyez ci-dessus col. 1487.

Rochester.

STRATTON (T.). History of the epidemic cholera in Chatham, Rochester ... in 1849 ... (1851.)

Voyez ci-dessus col. 1483.

Rodi.

BACULO (Bartolommeo). Il Cholera-morbus in Rodi, cenno pronunziato in pubblica adunanza li 4. dicembre 1836

... Seconda edizione. Foggia, 1837, in 8⁰ de 35 pp.

Romains (États).

Bally (Victor). Documents et mélanges publiés à l'occasion de la maladie asiatique introduite dans les États-Romains et les Alpes dauphinoises... Paris, 1855, in 8⁰.

Rome.

Statistica di coloro che furono presi dal cholera asiatico in Roma nell' anno 1837, umiliata alla Santità di nostro signore papa Gregorio XVI dalla commissione straordinaria di pubblica incolumità. Roma, 1838, in 4⁰.

Rosières.

Toussaint (F.). Description du choléra-morbus épidémique qui s'est manifesté dans les villes de Saint-Nicolas et de Rosières... (1835.)

Voyez ci-après col. 1542.

Rostock.

Krüger-Hansen (Bogislav-Conr.). Praktische Erfahrungen und Bemerkungen über die Cholera in Rostock. Güstrow, 1832, in 8⁰. (E.)

Rouen.

Hellis. Souvenirs du choléra en 1832 . . . Paris, 1833, in 8⁰. Avec 1 plan de Rouen.

La couverture imprimée porte: „Souvenirs du choléra à Rouen et dans le département de la Seine-Inférieure..."

Russie.

Lichtenstädt (J.-R.). Die asiatische Cholera in Russland in den Jahren 1829 und 1830. Berlin, 1831, in 8⁰. Avec 1 planche.

Buek (Heinr.-Wilh.). Die bisherige Verbreitung der jetzt besonders in Russland herrschenden Cholera, erläutert durch eine Karte und eine dieselbe erklärende kurze Geschichte dieser Epidemie. Hamburg, 1831, gr. in 8⁰ de 39 pp. (C.).

2te Aufl. même année.

Observations sur le choléra-morbus, recueillies et publiées par l'ambassade de France en Russie. Paris, octobre 1831, in 8⁰ de 55 pp.

Hawkins (Francis-Bisset). History of the epidemic spasmodic cholera of Russia, including a copious account of the disease which has prevailed in India, and which has travelled under that name from Asia into Europe. Illustrated by numerous official and other documents, explanatory of the nature, treatment and prevention of the malady. London, 1831, in 12. Avec 1 carte de la marche du choléra. (C.)

Gérardin (Augustin) et Gaimard (Paul). Du Choléra-morbus en Russie, en Prusse et en Autriche pendant les années 1831 et 1832... Paris, 1832, in 8⁰. Avec 2 planches.

2e éd. Avec un Précis historique et médical de la peste de Moscou, en 1771, comparée à l'épidémie de choléra, qui a régné, dans cette ville, en 1830 et 1831; des documens officiels sur la marche du choléra, et sur l'histoire des cordons sanitaires... Paris, 1832, in 8⁰. Avec 3 planches.

Crichton (Sir William). An Account of the introduction and progress of the cholera-morbus in Russia to the end of the year 1830, exhibiting the principal facts, which strengthen the belief of its being a contagious disorder... (Johnson, Med. chir. Review, 1832, XX, 168.) (C.)

Analyse de quelques ouvrages récemment publiés sur le choléra-morbus épidémique observé en France, en Russie ... (1832.)

Voyez ci-dessus col. 1493.

Gosse (L.-A.). Rapport sur l'épidémie de choléra en Prusse, en Russie ... (1833.)

Voyez ci-dessus col. 1535.

Massaris. Histoire du choléra-morbus qui éclata en Russie, suivi du traitement et du mode de s'en préserver. Verceil, 1835, in 8°. (C.)

Cervellerie (F.). Riflessioni patologiche e pratiche sul colera-morbus di Russia e delle Indie; precedute da un cenno geostoriografico dell' invasione della malattia dall' Asia nella Russia Europea... Napoli, 1835, in 8°.

Choléra, sa marche en France . . . Russie... (1849.)

Voyez ci-dessus col. 1494.

Saint-Bonnet-de-Mure.

Frestier (L.). Note sur l'épidémie cholérique qui a régné à Saint-Bonnet-de-Mure (Isère) en septembre 1855... Lyon, (s. d.,) in 8° de 15 pp. (Gazette médicale de Lyon.)

Saint-Cast.

Notice sur le choléra qui s'est manifesté à Saint-Cast, arrondissement de Dinan. Dinan, 1832, in 8° de 16 pp.

Saint-Georges (Fort).

Scot (William). Report on the epidemic cholera as it has appeared in the territories subject to the presidency of St-George, drawn up by the order of government . . . Madras, 1824, in fol. Avec 1 carte. (C.-E.)

Autre éd. 1849. Abridged from the original Report printed at Madras in 1824, with introductory remarks by the author... in 8°. (B. R.)

— Traité complet du choléra-morbus de l'Inde, ou Rapport sur le choléra épidémique, tel qu'il s'est montré dans les territoires soumis à la présidence du fort Saint-Georges . . . Traduit de l'anglais par F.-P. Blin... Nantes, 1831, in 8°.

Saint-Julien-du-Sault.

Hatin (Jules). Relation historique sur le choléra-morbus épidémique qui a ravagé la ville de Saint-Julien-du-Sault (Yonne) en mai et juin 1832; précédée de la topographie médicale du pays . . . Paris, juillet 1832, in 8° de 48 pp.

Saint-Nicolas.

Toussaint (F.). Description du choléra-morbus épidémique qui s'est manifesté dans les villes de Saint-Nicolas et de Rosières, et dans les communes de Tonnoy, Burthecourt, Lupcourt, Gérardcourt, Dombasle, Art-sur-Meurthe, Bosserville, Haraucourt, Lenoncourt et Laneuveville. Suivie de considérations topographiques sur ces communes... St-Nicolas, 1835, in 8°.

Saint-Pétersbourg.

Zschokke (C.-J.-T.). Moskau und Petersburg beim Ausbruche der Cholera-morbus... (1831.)

Voyez ci-dessus col. 1517.

Mayer (Car.). Skizze einiger Erfahrungen und Bemerkungen über die Cholera-Epidemie zu St-Petersburg. Abdruck aus den Mittheilungen über die Epidemie von praktischen Ärzten. Petropoli, 1832, in 8°. (E.)

Tabelle über den Gang der Cholera in Petersburg. St-Petersburg, 1832, in fol. (C.)

Crawford (A.). Observations on the asiatic cholera during a residence in St-Petersburg in 1848. London, 1848, in 8°.

Die Cholera-Epidemie in St-Petersburg 1848, beobachtet im Obuchowschen Hospital. St-Petersburg, 1849, in 8°. Avec 1 planche. (E.)

Poznanski (Fr.-X.). De la Nature, du traitement et des préservatifs du choléra... avec une table graphique de l'état barométrique à St-Pétersbourg pendant les années 1830-1853. Saint-Pétersbourg, 1856, in 8⁰ de 48 pp.

2e éd. 1857. Avec des tables du rapport de différentes épidémies cholériques avec l'excès de pression de l'atmosphère. Paris, in 8⁰ de 51 pp.

BELGRAVE (T.-B.). The Cholera in St-Petersburg and Cronstadt. Letter... (Medical Times and gazette, 1866, II, 459.)

Sainte-Menehould (Arr. de).

PETIT (J.). Recherches sur la propagation, les causes ... du choléra-morbus épidémique; suivies d'une statistique de l'épidémie observée en 1832 dans l'arrondissement de Sainte-Menehould ... Sainte-Menehould, 1848, in 8⁰.

Santiago.

HOPFFER. (Épidémie de choléra à Santiago.) (Gazetta medica de Lisboa, 1859, 5 et 6.) (S. J.)

Saratow.

HUBER. Rettung von der Cholera. Tagebuch aus Saratow vom 10. bis 31. August 1830. Dessau, 1830, in 8⁰. (E.)

Nachrichten über die Cholera-morbus und ihre schrecklichen Verheerungen im Jahre 1830, mitgetheilt von zwey evangelischen Pastoren im russischen Gouvernement Saratow, nebst einem Anhang über die Entstehung und Verbreitung dieser Krankheit, sowie einige Heilmittel gegen dieselbe. Strassburg, 1831, in 8⁰ de 36 pp.

Autre éd. 1831, Basel. (E.)

Sardes (États).

TIMERMANS (G.). Sulle Epidemie cholerose degli Stati Sardi, relazione alla consulta centrale dell' Associazione medica... Torino, 1857, in 8⁰.

Sarthe (Département de la).

ETOC-DEMAZY (F.). Du Choléra-morbus et de ce qu'on a fait dans le département de la Sarthe pour se préserver de cette maladie ... Le Mans, 1833, in 8⁰ de 56 pp.

Mémoire présenté à M. Vor Tourangin, préfet ... de la Sarthe.

Sassari.

DU JARDIN (Giovanni). Memorie storico-cliniche sul colera indico, osservate in Sassari nell' epidemia del 1855. Genova, 1858, in 16. (C. J.)

Savoie.

Rapport de la Société médicale de Chambéry pour résumer l'histoire du choléra en Savoie en 1854. Chambéry, 1858, in 8⁰.

Saxe.

GÜNTHER (Rud.). Die indische Cholera in Sachsen im Jahre 1865. Mit 1 Atlas, enthaltend 1 Karte, 7 Pläne und 11 Tabellen. Leipzig, 1866, in 8⁰. (E.)

Schönfeld.

ANNÉ (Frz.). Die Cholera-Epidemie in den grossherzoglich badischen Ortschaften Schönfeld, Illmspan und Gerchsheim im Spätsommer 1866 mit besonderer Berücksichtigung auf die Behandlung dieser gefürchteten Krankheit. Würzburg, 1867, in 8⁰. (E.)

Seine (Département de la).

BENOISTON DE CHATEAUNEUF. Rapport sur la marche et les effets du choléra-morbus dans Paris et les communes rurales du département de la Seine... (1834.)

Voyez ci-dessus col. 1529.

Seine-et-Oise (Département de).

HEYFELDER (J.-F.-M.). Die Cholera in Frankreich, besonders im Seine-und-Oise-Departement... (1832.)

Voyez ci-dessus col. 1494.

Seine-Inférieure (Département de la).

HELLIS. Souvenirs du choléra (à Rouen et dans le département de la Seine-Inférieure) en 1832... (1833.)

Voyez ci-dessus col. 1539.

VINGTRINIER. De l'État sanitaire du département de la Seine-Inférieure en 1866, et particulièrement de l'épidémie du choléra. Rapport présenté à M. le préfet... Rouen, 1867, in 8° de 32 pp. (Bulletin des travaux du Conseil central d'hygiène publique de la Seine-Inférieure.)

Sicile.

LINARES (Antonino e Vincenzo). Biografie e ritratti d'illustri Siciliani morti nel cholera l'anno 1837... Palermo, 1838, in 12.

Smyrne.

BURGUIÈRES (E.). Études sur le choléra-morbus observé à Smyrne. Sa marche, ses causes et son traitement. Rapport adressé à M. le ministre du commerce... Paris, 1849, in 8° de 92 pp.

Solliès-Pont.

DOMINIQUE (A.). Étude historique et statistique sur le choléra de 1865 à Toulon... et à Solliès-Pont...

Voyez ci-après col. 1549.

Somme (Département de la).

PETIT (J.). Histoire du choléra-morbus asiatique, avec les mesures administratives auxquelles il donna lieu en 1832, à Amiens, et dans le département de la Somme... (1833.)

Voyez ci-dessus col. 1469.

Stettin.

Die Cholera-Epidemie in Stettin, im Jahre 1831, von einem Vereine praktischer Ärzte. Stettin, 1832, in 8°. (E.)

GOEDEN. Bericht über die Cholera-Epidemie in Stettin 1866. Stettin, 1867, in 8°. (E.)

Stötteritz.

LOTZE (Carl-Rich.). Die Cholera-Epidemie von 1866 in Stötteritz bei Leipzig. Leipzig, 1867, in 8°. Avec tableaux. (E.)

Stralsund.

HASELBERG (E. von). Die asiatische Cholera im Regierungsbezirk Stralsund. Ein Beitrag zur Contagiositätsfrage. Stralsund, 1851, in 8°. (E.)

Strasbourg.

SPINDLER (J.-B.-Auguste). Le Choléra à Strasbourg en 1849, envisagé sous le point de vue de son mode de propagation. Thèse, n° 207... Strasbourg, 1850, in 4° de 88 pp.

Stroud.

STRATTON (T.). History of the epidemic cholera in Chatham... and Strood in 1849... (1851.)

Voyez ci-dessus col. 1483.

Suède.

BERG (Fr.-Th.). Sammandrag af officiella Rapporter om Cholerafarsoten i Sverge år 1850 efter uppdrag af kongl. Maj:ts sundhets-Collegium utarbetadt... Stockholm, 1851, in 8°. Avec carte et tableau.

Suez.

CLOT-BEY. Relation des épidémies de choléra-morbus qui ont régné à l'Heggiaz, à Suez... (1832.)

Voyez ci-dessus col. 1499.

AUBERT-ROCHE. Rapport sur le choléra dans l'isthme de Suez en juin et juillet 1865 . . . Paris, 1865, in 8⁰ de 56 pp. Avec 2 tableaux.

La couverture imprimée sert de titre.

Suisse.

LEBERT (Hermann). Die Cholera in der Schweiz und das über dieselbe im Züricher Kantons-Spital Beobachtete. Ein Bericht an die Medicinal-Direction. Frankfurt a. M., 1856, in 8⁰ de 93 pp. (E.)

D'ESPINE (M.). Esquisse géographique des invasions du choléra en Europe ; rôle joué par la Suisse en particulier... (1857.)

Voyez ci-dessus col. 1492.

Sunderland.

AINSWORTH (William). Observations on pestilential cholera (asphyxia pestilenta) as it appeared in Sunderland in the months of november and december 1831, and the measures taken for its prevention and cure. London, 1831, in 8⁰. (C.)

HASLEWOOD (W.) et MORDEY (W.). History and medical treatment of cholera, as it appeared in Sunderland in 1831, illustrated by numerous cases and dissections... London, 1832, in 8⁰.

CLANNY (Will.-Reid). Historical, pathological and chemical investigation on the nature of the Sunderland cholera. London, (1832,) in 8⁰. (C.)

DUBUC (Émile). Rapport adressé à l'intendance sanitaire de Rouen sur le choléra-morbus observé à Sunderland, Newcastle et les environs . . . Rouen, 1832, in 8⁰ de 66 pp. Avec 2 tableaux.

Syracuse.

La Scoverta del cholera in Siracusa, ossia il racconto fedele degli originali fatte ivi avvenuti nel luglio 1837. Scritto da un Siracusano. Palermo, 1848, in 8⁰.

Teheran.

BELL (Charles-W.). Report on the epidemic ague or fainting fever of Persia, a species of cholera occurring in Teheran in the autumn of the year 1842 ... (British and foreign medical Review, 1843, XVI, 558.)

Thuringe.

PFEIFFER (L.). Die Cholera-Verhältnisse Thüringens. Mit 1 Karte über die Verbreitung der Cholera in Thüringen, 1 Karte über die täglichen Sterbefälle in den Hauptcholeraorten, 1 Stadtplan, 4 Situationsplänen und mehreren Tabellen. München, 1867, in 8⁰ de 96 pp. (Zeitschrift für Biologie.) (E.)

Tonnoy (Commune de).

TOUSSAINT (F.). Description du choléra-morbus épidémique qui s'est manifesté dans les villes de Saint-Nicolas ... et dans les communes de Tonnoy ... (1835.)

Voyez ci-dessus col. 1542.

Torgau.

RIECKE (C.-F.). Die Cholera-Epidemie in Norddeutschland im Jahre 1850, mit besonderer Rücksicht auf die Epidemie zu Torgau... (1850.)

Voyez ci-dessus col. 1469.

Toscane.

BETTI (Pietro). Dei venti medici morti in Toscana durante l'invasione colerica degli anni 1854-55. Cenni biografici con note . . . Firenze, 1856, in 8⁰ de 99 pp.

Toulon.

Aperçu historique sur l'invasion, la marche et les effets du choléra à Toulon. Résumé de la correspondance d'un ex-administrateur du bureau central de secours, du 20 juin au 31 août 1835. Toulon, 1835, in 8⁰ de 76 pp.

Layet. Aperçu historique et médical sur le choléra-morbus à Toulon ... Toulon, (1836,) in 8⁰ de 36 pp. (Bulletin de la Société des sciences de Toulon.)

Reynaud. Mémoire sur le choléra-morbus asiatique qui a régné à Toulon pendant l'année 1835 ... Paris, Imp. royale, août 1838, in 8⁰.

Martinenq (L.-L.-J.-F.). Choléra de Toulon. Appréciation des causes qui le rendirent si terrible, et moyens d'en atténuer les funestes effets en cas de réapparition ... Toulon, 1848, in 8⁰ de 72 pp.

— Additions au Choléra de Toulon de 1835, qui a été imprimé en entier dans les Bulletins de l'Académie en août 1848 ... Grasse, 1848, in 8⁰ de 19 pp.

— Appendice au Choléra de Toulon de 1835... A propos de l'épidémie de Marseille de 1865. Grasse, 1866, in 8⁰ de 46 pp.

Dominique (A.). Étude historique et statistique sur le choléra de 1865, à Toulon, à la Seyne et à Solliès-Pont... Toulon, (s. d.,) in 8⁰.

Toulouse.

Armieux. Le Choléra à Toulouse ... Toulouse, 1866, in 8⁰ de 31 pp. (Bulletin de la Société de médecine de Toulouse.)

Tours.

Huot (P.). Le Choléra au pénitencier de Tours... Paris, 1849, in 8⁰ de 63 pp. (Revue médicale.)

Charcellay. Histoire médicale topographique des épidémies de choléra qui ont régné en 1832, 1849 et 1854 dans la ville de Tours et le département d'Indre-et-Loire... Tours, (s. d.,) in 8⁰ de 48 pp. (Recueil des travaux de la Société médicale d'Indre-et-Loire.)

Trieste.

Moulon (Amedeo-Mathieu). Il Cholera asiatico in Trieste negli anni 1835 e 1836... Marsiglia, 1839, in 8⁰.

Goracuchi (G.-Alessandro). Studi sul cholera asiatico, con ispeciale riguardo all' epidemia che regnò in Trieste l'anno 1849... Aggiuntovi un' appendice in lingua italiana, tedesca, francese ed inglese, indicante il metodo per preservarsi e curarsi da se nella pluralità dei casi ... Trieste, 1850, in 8⁰. Avec 1 planche.

Troyes.

Blampignon (J.-N.-A.). Mémoire sur le choléra-morbus épidémique de Troyes, en 1832 ... Troyes, (1835,) in 8⁰ de 48 pp.

Tunis.

Lumbroso (A.). Cenni storico-scientifici sul cholera-morbus asiatico che invase la reggenza di Tunis nel 1849-1850... Marsiglia, 1850, in 8⁰.

Tynemouth.

Report of the commissioners appointed to inquire in the causes which have led to... the outbreak of cholera in the towns of Newcastle-upon-Tyne, Gateshead and Tynemouth... (1854.)

Voyez ci-dessus col. 1521.

Greenhow (E.-H.). Cholera in Tynemouth in 1831-2, 1848-9, and 1853 ... London, 1855, in 8⁰ de 26 pp. (B. R.)

Tyrol.

Flora (Ant.). Erzählungen aus der Cholera-Epidemie in Südtirol 1855, nebst einer Studie über die krankhaften

Vorgänge in der Cholera und über zweckmässige und unzweckmässige Heilverfahren. Wien, 1857, in 8⁰. (E.)

Utrecht.

SNELLEN (H.). Über die Ausbreitung der Cholera zu Utrecht im Jahre 1866. (Nederl. Archiv, II, 4, p. 431.) (S. J., 1868.)

Varazze.

MAURIZIO (Antonio). Storia del cholera-morbus in Varazze l'anno 1837 ... Genova, (s. d.,) in 8⁰ de 29 pp.

Varsovie.

ANTOMMARCHI (F.). Mémoire et observations sur le choléra-morbus régnant à Varsovie ... Paris, 1831, in 8⁰ de 36 pp.

PFEIFFER (Louis). Erfahrungen über die epidemische Cholera, gesammelt in den Hospitälern zu Warschau im Sommer 1831. Kassel, 1831, in 8⁰. (E.)

REMER (R.-Jul.-Wilh.-P.). Beobachtungen über epidemische Cholera, gesammelt in Folge einer in amtlichem Auftrage gemachten Reise nach Warschau, und mit höheren Orts eingeholter Genehmigung herausgegeben. 3. Aufl. Breslau, 1831, in 8⁰. (E.)

HILL (Karl-Christ.). Beobachtungen über die asiatische Cholera, gesammelt auf einer nach Warschau im Auftrage der k. Sächs. Landesregierung unternommenen Reise. Leipzig, 1831, in 8⁰. Avec 1 carte. (E.)

REIN (Joh.-Gottfr.-Mac. von). Die orientalische Cholera. Ergebniss einer mit Genehmigung der hochfürstlichen Landesregierung zu Schwarzburg-Rudolstadt vom Monat Juni bis December 1831 in Warschau gemachten Untersuchung. Mit einer Vorrede von D.-G. Kieser. Jena, 1832, in 8⁰. (E.)

Velaine-en-Haye.

SCHACKEN. Notice sur l'épidémie de Velaine-en-Haye, juin-juillet 1832. Traitement du choléra-morbus ... Nancy, (s. d.,) in 8⁰ de 36 pp.

Vénétie.

CAFFI (Tebaldo). Cenni sulla irruzione del colera nelle provincie venete, contegno tenuto dai medici durante il suo dominio, e compendio analitico di alcune opere sullo stesso ... Venezia, 1837, in 8⁰ de 61 pp.

Verdun (Arrondissement de).

MADIN. Carte sur l'itinéraire de l'épidémie de choléra de 1849, dans l'arrondissement de Verdun. (p. 81 de Considérations sur la nature et le traitement du choléra et de la suette ... 3ᵉ édition. Verdun, 1854.)

Vernazza.

ROSSI (Gaetano). Del Cholera in Vernazza l'autunno del 1855, a consiglio sanitario provinciale, relazione... Genova, 1855, in 8⁰ de 26 pp.

Vico.

SANTINI (Francesco). Cenni storico sul colera che domino in Vico nel settembre 1837. Ferentino, 1838, in 8⁰ de 84 pp. (C.)

Vienne.

REIDER (Joh.-Adam Edler von). Die Cholera zu Wien. Ein Sendschreiben an C.-F. v. Gräfe. Berlin, 1831, in 8⁰. (Gräfe's und Walther's Journal.) (E.)

ZELLER (Car.). Die epidemische Cholera, beobachtet in Wien und Brünn im Herbste 1831... Tübingen, 1832, in 8⁰. Avec 3 tableaux. (E.)

ZUBER (Jean). Bemerkungen für

Ärzte über die Cholera in Wien . . . Mülhausen, 1832, in 8⁰ de 15 pp.

SOPHIANOPOULO. Relation des épidémies du choléra-morbus observées en Hongrie . . . et à Vienne en Autriche pendant les années 1831 et 1832 . . . (1832.)

Voyez ci-dessus col. 1501.

MONTBEL (Baron de). Lettre . . . sur le choléra de Vienne, en Autriche; avec des notes, par M. Guyon . . . Paris, avril 1832, in 8⁰ de 22 pp.

ZINK (Aug.). Geschichtliche Bemerkungen über die epidemische Cholera während ihres Eintrittes und Herrschens in Wien, nebst einem Versuche, die ätiologischen Verhältnisse derselben aufzuklären. Wien, 1832, in 8⁰. Avec 1 tableau. (E.)

ELSÄSSER (C.-L.). Die epidemische Cholera nach eigenen, aus Aufträgen der königlich Würtembergischen Regierung angestellten Beobachtungen in Wien und Mähren, besonders Brünn. Stuttgart, 1832, in 8⁰. (E.)

GRAF (Karl). Versuch einer Darstellung der Cholera-morbus, nach eigenen während der Sommermonate des Jahres 1832 zu Wien gemachten Beobachtungen. München, 1832, in 8⁰. (E.)

BASTLER (A.-D.). Die Cholera in Wien. Ein Beitrag zur Lösung der wichtigen Fragen: Worin besteht das wahre Wesen dieser Krankheit? Wie wird ihr zuverlässig vorgebeugt? etc. . . . Wien, 1832, in 8⁰. (E.)

KNOLZ (Jos.-Joh.). Darstellung der Brechruhr-Epidemie in der k. k. Haupt- und Residenzstadt Wien, wie auch auf dem flachen Lande in Österreich unter der Enns in den Jahren 1831 und 1832, nebst den dagegen getroffenen sanitätspolizeilichen Vorkehrungen. Wien, 1834, in 8⁰. Avec 2 tableaux. (E.)

Vizagapatam.

DONALDSON (James). Some Account of the cholera epidemic of 1861, as it appeared at Vizagapatam, Madras presidency, East Indies. (Edinburgh medical Journal, 1864, IX, 507.)

Voncq.

BRÉBANT (Louis). De l'Épidémie cholérique de 1854, à Voncq, canton d'Attigny . . . (Ardennes). Vouziers, 1855, in 8⁰ de 89 pp.

Vosges.

JACQUOT (F.). Le Choléra dans l'est de la France, notamment dans les Vosges... (1854.)

Voyez ci-dessus col. 1494.

Weimar.

PETTENKOFER (Max von). Die Cholera vom Jahre 1866 in Weimar. Ein Gutachten. Weimar, 1867, in 8⁰. (E.)

Wolverhampton.

WARD (T.-Ogier). Observations upon cholera, as it appeared in Wolverhampton and its neighbourhood in august, september and october 1832... (Transactions of the Provincial med. and surg. Association, 1834, II, 368.)

Würseln.

KREMERS (Carl). Die asiatische Cholera in der Bürgermeisterei Würseln, Landkreis Aachen. Ein von der kgl. Regierung zu Aachen zum Druck beförderter Bericht. Aachen, 1833, in 8⁰. (E.)

Yorkshire.

WRIGHT (Thomas-G.). Report on the origin and progress of pestilential cholera in the West Yorkshire Lunatic Asylum during the autumn of 1849... London, 1850, in 8⁰. (B. R.)

Zélande.

VAN DEN BROECK (J.-C.) et DE MAN (J.-C.). De cholera asiatica in Zeeland, haar oorsprong en hare verspreiding gedurende de jaren 1832-1833, en 1848-1849. Middleburg, 1850, in 8⁰. (C. W.)

Zurich.

LEBERT (Herm.). Vorträge über die Cholera, gehalten in Zürich am Ende des Sommer-Semesters 1854. Erlangen, 1854, in 8⁰. (E.)

LEBERT (H.). Die Cholera in der Schweiz und das über dieselbe im Züricher Kantons-Spital Beobachtete . . . (1856.)

Voyez ci-dessus col. 1547.

ZEHNDER (C.). Bericht über die Cholera-Epidemie des Jahres 1867 im Kanton Zürich... Zürich, 1871, in 8⁰.

V.

Géographie médicale.

1.

Généralités.

READ. Lettre... à l'auteur des Réflexions sur un projet de géographie médicale à l'usage des troupes. Metz, 1787, in 8⁰ de 23 pp.

Les Réflexions faites par Retz ont paru dans les „Nouvelles instructives, historiques et critiques de médecine..."

FINKE (Leonhard-Ludwig) . . . Versuch einer allgemeinen medicinisch-praktischen Geographie, enthalt. den histor. Theil der einheimischen Völker- und Staaten-Arzneikunde. Leipzig, 1792-1795, 3 vol. in 8⁰.

SCHNURRER (F.). Geographische Nosologie, oder die Lehre von den Veränderungen der Krankheiten in den verschiedenen Gegenden der Erde, in Verbindung mit physischer Geographie und Naturgeschichte des Menschen. Stuttgart, 1814, in 8⁰. (E.)

— Charte der Krankheiten, über deren geographische Ausbreitung, mit einem Suppl.-Kärtchen der Verbreitung der Cholera-morbus vom August 1817 bis Ende Julius 1831. München, 1831, in fol. (E.)

ISENSEE (Æmile). Elementa nova geographiæ et statistices medicinalis... Berolini, 1835, in 8⁰.

BOUDIN (J.-Ch.-M.). Essai de géographie médicale, ou Études sur les lois qui président à la distribution géographique des maladies ainsi qu'à leurs rapports topographiques entre elles. Lois de coïncidence et d'antagonisme ... Paris, 1843, in 8⁰.

— Versuch einer medicinischen Geographie, oder Studien über die Gesetze der geographischen Verbreitung der Krankheiten... Deutsch nebst mehreren Bemerkungen von A. Drey. Erlangen, 1844, in 8⁰. (E.)

FUCHS (Casp.-Frdr.). Medicinische Geographie . . . Berlin, 1853, in 8⁰. Avec 11 planches.

JOHNSTON (Alexander-Keith). On the geographical Distribution of health and disease. The article introductory to plate 35 of and at p. 117 of „The physical Atlas of natural phenomena“ ... a new and enlarged edition. Edinburgh, 1856, in 8⁰. (B. R.)

MÜHRY (A.). Die geographischen Verhältnisse der Krankheiten, oder Grundzüge der Noso-Geographie, in ihrer Gesammtheit und Ordnung und mit einer Sammlung der Thatsachen dargelegt. Leipzig und Heidelberg, 1856, 2 parties en 1 vol. in 8⁰. Avec 1 carte.

BOUDIN (J.-Ch.-M.). Traité de géographie et de statistique médicales et des maladies endémiques, comprenant la météorologie et la géologie médicales, les lois statistiques de la population et de la mortalité, la distribution géographique des maladies et la pathologie comparée des races humaines... Paris, 1857, 2 vol. in 8⁰. Avec 9 cartes et tableaux.

JACQUOT (Félix). Géographie médicale, statistique médicale et pathologie comparée des différentes régions du globe et des races humaines. (Fragments.) (Gazette médicale de Paris, 1857, XII, 329 et 357.)

HIRSCH (Aug.). Handbuch der historisch-geographischen Pathologie... Erlangen, 1859-1864, 2 vol. in 8⁰.

2.

Topographies médicales.

(Par ordre de localités.)

Abbeville (Somme).

HECQUET (A.). Topographie physique et médicale de la ville d'Abbeville... Ouvrage honoré d'une médaille d'or par la Société médicale d'Amiens, dans sa séance du 20 septembre 1857. Amiens, 1857, in 8⁰.

Abbeville (South-Carolina).

TENNENT (Gilbert). An inaugural Dissertation on the medical topography of Abbeville district, South-Carolina; with observations on bilious fever, as it occurred there in the summer of 1828. Lexington, 1829, in 8⁰. (C.)

Abyssinie.

COURBON (A.). Observations topographiques et médicales recueillies dans un voyage à l'isthme de Suez... et en Abyssinie... (1861.)

Voyez Suez.

Afrique.

KNOX (Robert). Über das Klima von Süd-Africa; nebst einer Anzeige der zu Graaf Reynet gehaltenen meteorologischen Tabellen. (Froriep, Notizen aus der Natur- und Heilkunde, 1821, I, 225.) (C.)

STORMONT (Charles). Essai sur la topographie médicale de la côte occidentale d'Afrique, et particulièrement sur celle de la colonie de Sierra-Leone. Thèse, n⁰ 72 ... Paris, 1822, in 4⁰ de 70 pp.

BOYLE (James). A practical medico-historical Account of the western coast of Africa; embracing a topographical description of its shores, rivers and settlements, with their seasons and comparative healthiness; together with the causes, symptoms and treatment of the fevers of western Africa, and a similar account respecting the other diseases which prevail there. London, 1831, in 8⁰. (C.)

DELAHOUSSE (René). Essai sur l'influence du climat d'Afrique. Thèse, n⁰ 87... Paris, 1840, in 4⁰ de 25 pp.

BRYSON (Alexander). Report on the climate and principal diseases of the African station, compiled from documents in the office of the directorgeneral of the department and from other sources, in compliance with the direction of the... lords commissioners of the Admiralty under the immediate of direction of Sir Wm. Burnett... London, 1847, in 8°. (B. R.)

CASTELNUOVO (G.). (Climat du nord de l'Afrique.) (Annali universali, CXCII, p. 3, aprile.) (S. J., 1865.)

HORTON (James Africanus B.). Physical and medical Climate and meteorology of the west coast of Africa... Edinburgh, 1867, in 8°. (B. R.)

HARTMANN (Rob.). Medicinische Erinnerungen aus dem nordöstlichen Africa. (Archiv für anatomische, physiologische und wissenschaftliche Medicin, I, p. 90.) (S. J., 1868.)

Aigues-Mortes.

DAX (Marc). Mémoire pour servir à la topographie médicale d'Aigues-Mortes. Thèse... Montpellier, an VII, in 4° de 34 pp.

Ain-Schongga.

VIDAL. Notice sur Héliopolis et Ain-Schongga Nech-Meya... (1855.)

Voyez Héliopolis.

Ain-Temouchent.

DESCHAMPS (Victor). Essai sur la topographie médicale d'Ain-Temouchent, province d'Oran (Algérie). Thèse, n° 74... Montpellier, 1853, in 4° de 36 pp.

Aix-en-Savoie.

DESPINE (Charles-Humbert-Antoine). Essai sur la topographie médicale d'Aix-en-Savoie (D[t] du Mt-Blanc), et sur ses eaux minérales. Thèse... Montpellier, an X-1802, in 4°.

Ajmeer.

IRVINE (Robert-H.). Some Account of the general and medical topography of Ajmeer... Calcutta, 1841, in 8°.

Alabama.

Southern medical Reports: consisting of general and special reports of the medical topography... in the following states (Louisiana, Alabama...) (1849-1850.)

Voyez Louisiane.

Albi.

COUTÈLE. Observations sur la constitution médicale de l'année 1808 à Albi, précédées d'un coup d'œil général sur la ville, son territoire, sur la météorologie et le climat qui lui sont propres, sur ses habitants... avec des vues d'hygiène publique... Albi, 1809, in 8°.

Alep.

RUSSELL (Alexander). The natural History of Aleppo and parts adjacent ... with an account of the climate, inhabitants and diseases, particularly the plague... London, 1756, in 4°.

2nd ed. revised ... by Pat. Russell. London, 1794, 2 vol. in 4°. (B. B.)

Alexandrie.

ΔΙΚΑΙΟΣ (Κ.-Δ.). *Περὶ τῆς τοπογραφίας τῆς πόλεως Ἀλεξανδρείας καὶ τῶν ἐν αὐτῇ ἐπικρατούντων νοσημάτων* ... Paris, 1862, in 4° de 15 pp. (Mémoires de l'Institut égyptien.)

La couverture imprimée sert de titre.

Alger.

† LAUVERGNE. Lettre topographique et médicale sur Alger. (Annales maritimes et coloniales, 1829, II, 469.)

SCHÖNBERG (Albrecht von). Skizze über Algier in medicinischer Rücksicht. Zwei in der k. medicinischen Gesellschaft zu Kopenhagen gehaltene Vorträge... Kopenhagen, 1837, in 8°.

BONNAFONT (J.-P.). Géographie médicale d'Alger et de ses environs... Alger, 1839, in 8⁰.

COLLARDOT (Victor). Aperçu sur le climat d'Alger et quelques-unes de ses maladies. Thèse, n° 43 ... Montpellier, 1858, in 4⁰ de 84 pp.

Alger (Province d').

FOUCQUERON (J.). Essai topographique et médical sur la régence d'Alger... Paris, 1833, in 8⁰. (Recueil de mémoires de médecine militaire.)

TROLLIET (L.-F.). Statistique médicale de la province d'Alger, mêlée d'observations agricoles . . . Lyon, 1844, in 8⁰.

Algérie.

ANTONINI. Rapport médical sur l'Algérie. (Recueil de mémoires de médecine militaire, 1841, I, 181.)

Aperçu topographique de l'Algérie, de ses maladies et de leurs causes. (Extrait d'un document officiel.) Paris, (1848,) in 8⁰ de 4 pp.

ARMAND (Adolphe). Esquisse topographique de l'Algérie. (Gazette médicale, 1853, VIII, 29, 57 et 153.)

— L'Algérie médicale: topographie, climatologie, pathogénie, pathologie, prophylaxie, hygiène, acclimatement et colonisation... Paris, 1854, in 8⁰. Avec 1 carte de l'Algérie.

— Médecine et hygiène des pays chauds, et spécialement de l'Algérie et des colonies. Topographie, climatologie, pathogénie, pathologie, prophylaxie, acclimatement et colonisation... Paris, (1859,) in 8⁰. Avec 1 carte de l'Algérie.

Même ouvrage que l'article précédent.

JACQUOT (Félix). L'Algérie médicale. (Gazette médicale, 1854, IX, 515.)

A propos de l'ouvrage du Dr Armand.

HELFFT. Das Klima und die Bodenbeschaffenheit Algeriens. (Gumprecht, Zeitschrift für allgemeine Erdkunde, 1855, V, 383.)

MITCHELL (Arthur). Algeria: its climate and merits as a resort for the invalid... (British and foreign medico-chirurgical Review, 1856, XVIII, 194.)

AGNÉLY (H.). Le Climat de l'Algérie... Alger, (1866,) in 16 de 22 pp.

Allemagne.

CONRINGIUS (H.). De Germanicorum corporum habitus antiqui ac novi causis. Helmstadii, 1645, in 4⁰. (R.)

Almazan.

SOTELA (Ventura-Maria). (Topographie médicale de la ville d'Almazan.) (El Siglo médico, 620, nov.) (S. J., 1866.)

Amboine.

VAN HATTUM (J.). Extract uit de proeve eener geneesk.-geographische plaatsbeschrijving van het eiland Amboina. (Nederl. Tijdschrift vor geneeskunde, 1858.) (N. M.)

Amélie-les-Bains.

BOUYER (Achille). Notice sur le climat d'Amélie-les-Bains . . . Paris, 1867, in 16 de 47 pp.

FORNÉ. Amélie-les-Bains. Topographie et climatologie, indications thérapeutiques. . . Paris, 1867, in 16 de 67 pp.

Amérique.

SWAN (C.). Some Account of the country and climate of the north western lakes (of America). (New-York medical Repository, 1800, I, 515.) (C.)

MARTINEAU (F.). Considérations sur la topographie médicale et les maladies de la côte occidentale d'Amérique. Thèse, n° 32 . . . Montpellier, 1849, in 4° de 92 pp.

HELFFT. Die geographische Verbreitung der Krankheiten in Nordamerika. (Monatsblatt für medicinische Statistik, 1859, 19. März.) (S. J.)

MANTEGAZZA (P.). (Lettres médicales sur l'Amérique du sud.) (Gazz. Lomb., 1, 3, 4, 13.) (S. J., 1862.)

WELLS (Th.-Spencer). (Voyage médical en Amérique.) (Brit. med. Journal, 1868, jan. 18, feb. 18.) (S. J.)

Amsterdam.

NIEUWENHUYS (Christian-Ignatz). Proeve eener geneeskundige plaatsbeschrijving der stad Amsterdam. Amsterdam, 1816-1820, 4 parties in 8°. Avec plans et tableaux. (C.)

MULDER (G.-J.). Verhandeling over de wateren en lucht der stad Amsterdam en aangrenzende deelen van ons vaderland. Amsterdam, 1827, in 8°. (N. M.)

Andalousie.

DUREAU DE LA MALLE. Climatologie comparée de l'Italie et de l'Andalousie anciennes et modernes... (1849.)

Voyez Italie.

Andes.

SCRIVENER. République Argentine. De la salubrité du climat des Andes... Angers, (s. d.,) in 8° de 18 pp.

Andreasberg.

KLINGE (Johann-Heinrich-Wilhelm). Einige physisch-medicinische Bemerkungen über die Gegend und das Klima der churhannöverischen freien Bergstadt St-Andreasberg, sowie auch über die Lebensweise und Krankheiten der Bewohner derselben. (Hufeland, Journal der Heilkunde, 1798, VI, 880.) (C.)

Angers.

BALLY (V.). Topographie médicale d'Angers (le choléra dans cette ville)... Paris, 1850, in 8° de 15 pp. (Gazette des hôpitaux.)

Angleterre.

CLAROMONT (Charles) . . . De aere, locis et aquis terræ Angliæ; deque morbis Anglorum vernaculis. Cum observationibus ratiocinatione et curandi methodo illustratis. Londini, J. Martyn, 1672, in 12.

HIGGINS (C.). Observations on climate, diet, and medical treatment in France and England... (1835.)

Voyez France.

WHISTLECRAFT (C.). On the Climate of England. London, 1841, in 8°.

RUSSELL (James). (État sanitaire de l'Angleterre au Moyen-âge.) (Brit. med. Journal, febr. 17.) (S. J., 1866.)

HAVILAND (A.). Lectures on the geographical distribution of diseases in England and Wales. (Brit. med. Journal, 5, 57, 140.) (C. J., 1871.)

LABAT (A.). Étude sur le climat et les eaux de l'Angleterre . . . Paris, 1872, in 8° de 32 pp. (Annales de la Société d'hydrologie médicale de Paris.)

La couverture imprimée sert de titre.

Antilles.

MOSELEY (B.). A treatise on tropical diseases and on the climate of the West-Indies... (1787.)

Voyez ci-après Endémies.

CASSAN (J.). Mémoires sur le climat des Antilles et sur les maladies qui sont particulières à la zone torride. (Mémoires de la Société médicale d'émulation, 1803, V, 25.) (L. R.)

— Mémoire sur le climat des Antilles. (Mémoires de la Société médicale d'émulation de Paris, 1805, V, 25.)

Trad. en allemand dans Neues Journal der ausländischen medicin.-chirurg. Literatur, 1807, VII, 127. (C.)

JOUBERT (Aristide). Aperçu philosophique et médical des Antilles. Thèse, n° 5 . . . Montpellier, 1836, in 4° de 39 pp.

Appenzell.

RÜSCH (Gabr.). Historisch-geographische Darstellung des Cantons Appenzell, mit besonderer Berücksichtigung seiner Krankenanstalten, etc. St-Gallen, 1844, in 8°. (Ro.)

Ardres.

SOUVILLE. Topographie médicale d'Ardres et de l'Ardresis. (Dehorne, Journal de médecine militaire, 1784, III, 257.)

Argentine (République).

BRUNEL (Adolphe). Observations topographiques, météorologiques et médicales faites dans le Rio de La Plata pendant le blocus de Buenos-Ayres. Présentées à l'Académie de médecine de Paris, le 7 décembre 1841... Paris, 1842, in 8°.

BURMEISTER (Herm.). Über das Klima der Argentinischen Republik. Nach 3jährigen Beobachtungen während einer Reise durch die La Plata-Staaten geschildert und mit neuen Angaben der gefundenen Werthe belegt. Halle, 1861, in 4°. (E.)

Arkansas.

Southern medical Reports: consisting of general and special reports on the medical topography... in the following states (Louisiana . . . Arkansas . . .) (1849-1850.)

Voyez Louisiane.

Arkhangel.

RICHTER (Rudolph). Versuch einer medicinischen Topographie der Gouvernements- und Hafenstadt Archangelsk. Inaugural-Abhandlung. Dorpat, 1828, in 8°. Avec plan. (C.)

Arles.

PICHOT (Amédée). Aperçu sur les diverses espèces de pays marécageux et sur la ville d'Arles en Provence... Thèse, n° 34 . . . Montpellier, 1817, in 4° de 16 pp.

Arracan.

GRIERSON (J.). On the endemic Fever of Arracan, with a sketch of the medical topography of that country... (1826.)

Voyez ci-dessus col. 991.

BURNARD (Richard-N.). Sketch of the medical topography of Arracan, and observations on the diseases prevalent there, embracing a period from the Ist of april 1825 to the 20th of january 1826... (Transactions of the Medical and physical Society of Calcutta, 1827, III, 25.)

STEVENSON (W.). Remarks on the sickness which prevailed among the European troops in Arracan, in 1825, and on the medical topography of that country... Presented aug. 5, 1826. (Transactions of the Medical and physical Society of Calcutta, 1827, III, 86.)

CORBYN (Fred.). Medical Topography of Arracan. (Indian Journal of medical science, 1836, I, 217 et 331.)

Ashantee.

BOWDITCH (T.-Edward). Account of the climate . . . of the kingdom of Ashantee and some of the territories adjacent. (Philosophical Magazine, edited by Alex. Tilloch, 1819, LIV, 26.)

Asie.

HUMBOLDT (A. de). Fragmens de géologie et de climatologie asiatiques ... Paris, 1831, 2 vol. in 8°.

FRIEDEL (C.). Beiträge zur Kenntniss des Klimas und der Krankheiten Ost-Asiens, gesammelt auf der preuss. Expedition in den Jahren 1860, 1861 und 1862... Berlin, 1863, in 8°.

LIÉTARD (G.). Asie et Asie mineure: géographie médicale... Paris, 1867, in 8°. (Dictionnaire encyclopédique des sciences médicales.)

Askern.

LANKESTER (Edwin). An Account of Askern and its mineral springs; together with . . . a brief topography of the neighbourhood. London, 1844, in 8°. (B. B.)

Aspe (Vallée d').

BARINGOU (Jean). Essai sur la topographie physique et médicale de la vallée d'Aspe, suivi d'un coup-d'œil sur les principales maladies qu'on y observe. Thèse, n° 160... Paris, 1832, in 4°.

Assam.

MAC COSH (John). The Topography of Assam. Printed by order of government. Calcutta, 1837, gr. in 8°. (C.)

Assinie.

LE GRAIN (T.-M.). Aperçu topographique et médical sur les comptoirs de Grand-Bassam et d'Assinée (côte occidentale d'Afrique)... (1858.)

Voyez Grand-Bassam.

Astrakan.

MEYERSON (H.). Medico-topographische Mittheilungen über Astrakhan. (Medicin. Zeitung für Russland, 20 et 21.) (S. J., 1859.)

Asturies.

CASAL (Gaspar). Historia natural y medica de el principado de Asturias. Obra posthuma . . . La saca a luz el doct. Juan-Joseph Garcia . . . Madrid, 1762, in 4°.

BOBILLIER. Aperçu sur la topographie des Asturies, et observations sur la gale qui affecte les habitans de cette province. (Recueil de mémoires de médecine militaire, 1819, VI, 238.)

Atlas.

GUYON. Notice médicale sur un voyage dans le petit Atlas et le Bélad-el-Djérid ou pays des dattes de 1832 à 1836. (Gazette médicale de Paris, 1838, VI, 753.)

Aubin.

MURAT. Topographie physique et médicale du territoire d'Aubin, et analyse des eaux minérales de Cransac... Imprimé par ordre de M. le préfet du département de l'Aveyron. Rodez, an XIII, in 8° de 55 pp. Avec tableaux.

Auch.

MOLAS (Louis). Esquisse d'une topographie médicale de la ville d'Auch et de ses environs . . . Auch, 1821, in 8°.

2e éd. 1836.

Aude (Département de l').

PÉRUY. Études statistiques sur le recrutement et la géographie médicale du département de l'Aude. (Recueil de mémoires de médecine militaire, 1867, XVIII, 81.)

Auge (Pays d').

DUFRESNE (A.). Essai sur la statistique médicale du pays d'Auge. Thèse, n° 148 . . . Paris, 1832, in 4° de 41 pp.

Aurungabad.

Young (D.-S.). The medical Topography of Aurungabad. (Transactions of the Medical and physical Society of Calcutta, 1826, II, 325.)

Australie.

Archer (William-H.) et Howitt (William). The Climate of Australia ... (London, 1854,) in 8°. (Times et Athenæum.) (B. R.)

Bird (S.-Dougan). On australasian Climates and their influence in the prevention and arrest of pulmonary consumption ... London, 1863, in 8°. (B. R.)

Autun.

Guyton (L.-M.). Topographie et statistique médicales de la ville et de la commune d'Autun ... Autun, 1852, in 8°.

Le faux titre porte: „Conseil d'hygiène publique et de salubrité de l'arrondissement d'Autun.“

Auvergne (Haute-).

Brieude. Topographie médicale de la Haute-Auvergne (aujourd'hui le département du Cantal)... (Mémoires de la Société royale de médecine, 1782-1783, 257.)

Autre éd. 1821. Aurillac, in 8°.

Avesnes.

Leroy-Dupré. Avesnes. Essai de topographie médicale... Avesnes, 1849, in 8° de 21 pp.

Avignon.

Pamard. Topographie physique et médicale d'Avignon et de son territoire ... Imprimée par ordre et aux frais de l'administration municipale. Avignon, an X, in 8° de 80 pp.

Yvaren. Esquisse d'une statistique médicale de la commune et de l'arrondissement d'Avignon ... Paris, 1873, in 8°.

Ay (Canton d').

Plonquet (J.-L.). Essai sur la topographie médicale du canton d'Ay (Marne) ... Paris, 1855-1856, 2 vol. in 8°.

Badajoz.

Legros de Méricourt (Armand-Claude). Considérations sur la topographie médicale de Badajoz. Thèse, n° 164... Paris, 1826, in 4° de 31 pp.

Baddicombe.

Shapter (T.). Short Account of ...Baddicombe... (Avec Climate of the south of Devon... London, 1842.)

Voyez Devon.

Baden (Argovie).

Rüsch (Gabr.). Baden, im Kanton Aargau, historisch, topographisch, medicinisch beschrieben. St-Gallen, 1842, in 12. (E.)

Badenweiler.

Wever (Gust.). Badenweiler mit seinen Umgebungen, topographisch, historisch, naturhistorisch und medicinisch beschrieben. Freiburg, 1843, in 12. Mit 6 lithograph. Ansichten und 1 Grundriss der römischen Bäder. (E.)

Bâgé.

Verney (Louis-Jean-Élie). Topographie médicale de la ville de Bâgé, en Bresse. Thèse, n° 321 ... Paris, 1835, in 4° de 54 pp.

Bagnères-de-Bigorre.

Pambrun (A.). Bagnères-de-Bigorre et ses environs considérés sous le rapport historique, topographique... Bagnères, 1834, in 12.

Bagnoles.

Estienne (E.). Notice topographique et médicale sur Bagnoles (Orne).

(Recueil de mémoires de médecine militaire, 1823, XIII, 1.)

Bahama.

TOWNSEND (P.-S.). Memoir on the topography, weather and diseases of the Bahama islands . . . New-York, 1826, in 8° de 80 pp.

Bakel (Fort de).

BEAUMONT (Jacques-Constantin). Deux Mots sur la topographie médicale du fort de Bakel, royaume de Galam. Thèse, n° 85 . . . Paris, 1834, in 4° de 18 pp.

Bangalore.

MOUAT (F.-G.). On the Climate of Bangalore and the prevalence of hepatitis at that station . . . presented 5th nov. 1831. (Transactions of the Medical and physical Society of Calcutta, 1833, VI, 1.)

Barcelone.

PIORRY (P.-A.). Note relative à la topographie médicale de Barcelone. (Journal général de médecine, 1821, LXXVII, 271.)

PARADIS (Claude-Alexandre). Recherches sur la topographie de Barcelone considérée comme cause de l'épidémie de 1821 . . . Thèse, n° 74 . . . Montpellier, 1828, in 4° de 56 pp.

Barèges (Vallée de).

BAUDENS (A.). Eaux thermales et topographie physique et médicale de la vallée de Barèges, contenant la description de Saint-Sauveur, de la vallée de Gavarnie, de la vallée du Bastan, du bourg de Barèges et du pic du Midi; la manière dont les eaux doivent être administrées... Paris, 1843, in 18.

Barèges (Ville de).

ARMIEUX. Topographie médicale de Barèges. Le sol, le climat, les eaux ... Paris, 1870, in 8°. Avec 1 plan. (Recueil de mémoires de médecine militaire.)

Barnaoul.

GEBLER (Friedrich-August). Medicinisch-topographische Nachrichten von der Sibirischen Bergstadt Barnaul, im Russischen Gouvernement Tomsk. (Allgemeine medicinische Annalen, 1813, 326.) (C.)

Barraux (Fort).

DUPIN. Aperçu topographique sur le fort Barraux et sur la vallée de Grésivaudan. (Recueil de mémoires de médecine militaire, 1822, XII, 60.)

Bastan (Vallée du).

BAUDENS (A.). Eaux thermales et topographie physique et médicale de la vallée de Barèges, contenant la description . . . de la vallée du Bastan . . . (1843.)

Voyez ci-dessus col. 1571.

Bastia.

LORENTZ (J.-A.). Aperçu médico-topographique de la ville de Bastia, avec des observations sur son climat et sur les fièvres intermittentes malignes. (Dehorne, Journal de médecine militaire, 1787, VI, 417.)

Bavière.

KROPF (F.-G.). Studien zu einer medicinischen Topographie des Königreichs Bayern und zur Anwendung der Mortalitäts-Tabellen auf Pathogenese. München, 1858, in 8°. Avec 5 tableaux et 6 planches. (E.)

BRAUNWART (A.). Beiträge zur medicinischen Geschichte Bayerns. Würzburg, 1865, in 8°. (A. B.)

Bayonne.

LABORDE. Topographie médicale

ou Description de la situation, de l'air, des eaux de Bayonne et de la nourriture de ses habitants. (Dehorne, Journal de médecine militaire, 1782, I, 274.)

LESAUVAGE. Essai topographique et médical sur Bayonne et ses environs ...Paris, 1825, in 8⁰. (Recueil de mémoires de médecine militaire.)

Bayreuth.

HIRSCH (Christoph-Friedrich). Kurze Topographie der Stadt Bayreuth, zur Beurtheilung nachstehender Schilderung der seit 1810 daselbst herrschenden Zeit- und Volkskrankheiten. (Marcus, Ephemeriden der Heilkunde, 1811, III.) (C.)

Bazas.

RICHARD. Topographie médicale de Bazas. (Histoire de la Société royale de médecine, 1776, 198.)

Bedford.

BLOWER (W.). (Topographie médicale de Bedford et de ses environs.) (British medical Journal, august 28.) (S. J., 1858.)

Bélad-el-Djérid.

GUYON (J.-L.-G.). Notice médicale sur un voyage dans le petit Atlas et le Bélad-el-Djérid... (1838.)

Voyez ci-dessus col. 487.

Belle-Ile-en-Mer.

BOYER. Description topographique de Belle-Ile-en-Mer. (Dehorne, Journal de médecine militaire, 1785, IV, 125.)

CABROL. Topographie médicale de Belle-Ile-en-Mer... Paris, 1850, in 8⁰ de 44 pp. (Recueil de mémoires de médecine militaire.)

Bencoolen.

TYTLER (R.). On the Climate and diseases of Bencoolen... Presented december 4, 1824. (Transactions of the Medical and physical Society of Calcutta, 1826, II, 181.)

Bengale.

MOUAT (Fred.-J.). Observations on the nosological arrangement of the Bengal medical returns; with a few cursory remarks on medical topography and military hygiene... Calcutta, 1845, in 8⁰ de 64 pp. (B. R.)

MACKINNOR (Kenneth). A Treatise on the public health, climate, hygiene and prevailing diseases of Bengal and the northwest provinces... Cawnpore, 1848, in 8⁰. (B. R.)

Bentheim.

PLAGGE (Mart.-Wilh.). Topographisch-medicinische Beschreibung der Schwefelquelle bei Bentheim und der dabei errichteten Badeanstalt. Münster, 1822, in 12. Avec 1 planche. (E.)

Berfay.

CHARBONNIER (C.). Douze Années de médecine des pauvres dans la 97me circonscription de médecine cantonale du département de la Sarthe (comprenant Saint-Calais... Berfay...). Esquisse de géographie et de topographie médicales ... (1870.)

Voyez Saint-Calais.

Berlin.

FORMEY (Joh.-Ludw.). Versuch einer medicinischen Topographie von Berlin. Berlin, 1796, in 8⁰. (E.)

WOLLHEIM (H.). Versuch einer medicinischen Topographie und Statistik von Berlin, mit Vorwort von Dr J.-L. Casper. Berlin, 1844, in 8⁰. (C.)

Bermudes (Iles).

GODET (Theodore-L.). Bermuda:

its history, geology, climate . . . London, 1860, in 16.

Bernay.

Bardet (Ad.). Essai de topographie médicale de Bernay et sa banlieue ... Caen, 1864, in 8° de 28 pp. (Annuaire normand.)

Besançon.

Billot (Napoléon-Rodolphe). Essai sur la topographie médicale de la ville de Besançon. Thèse, n° 218... Paris, 1832, in 4° de 23 pp.

Artigues. Topographie médicale de Besançon. (Recueil de mémoires de médecine militaire, 1854, XIII, 1.)

Forgemol. Topographie physique et médicale de Besançon et de ses environs. (Recueil de mémoires de médecine militaire, 1854, XIII, 50.)

Bessarabie.

Tschetirkin. Medicinisch-topographische Beschreibung des jenseits des Kaukasus gelegenen Landes, Bessarabiens, der Moldau, der Walachei und Bulgariens. Ein Auszug aus dem Manuscripte: Versuch einer russischen Militair-Medicinal-Polizei, aus dem Russischen von Dr M. Magaziner. (Hecker, Wissenschaftl. Annalen der Heilkunde, 1833, XXVII, 1.) (C.)

Bhooj.

Burnes (James). Remarks on the medical topography of Bhooj. (p. 243 de A Narrative of a visit to the court of Sinde... Edinburgh, 1831.)

Moore (W.-J.). Remarks on the medical topography of Bhooj... (S. l. n. d.,) in 8°. (B. R., 1861.)

Bielefeld.

Consbruch (G.-W.-C.). Medicinische Topographie der Städte Harford und Bielefeld... (1793.)

Voyez Harford.

Bigorre (Vallée de).

Darré-Larbonne (P.). Aperçu de la topographie médicale de la vallée de Bigorre. (En tête de Dissertation sur le goître... (1830.)

Voyez ci-dessus col. 1019.

Bilin.

Seiche (Jos.). Topographische, historische und therapeutische Schilderung des Sauerbrunnens zu Bilin in Böhmen. 2. verb. und verm. Aufl. Meissen, 1855, in 8°. Avec 2 planches. (E.)

Biscara.

Bédié (Joseph-Henry). Essai de topographie médicale sur Biscara (Afrique). Thèse, n° 222 . . . Paris, 1849, in 4° de 36 pp.

Beylot. Notice topographique et médicale sur Biscara. (Recueil de mémoires de médecine militaire, 1853, XI, 210.)

Bishnath.

Macleod (A.). A Sketch of the medical topography of Bishnath and its immediate neighborhood: with an account of the diseases generally prevailing in Assam . . . Calcutta, 1837, in 8° de 42 pp.

Bitche.

Reignier. Topographie physique et médicale de la ville de Bitche, de son fort et de ses environs. (Recueil de mémoires de médecine militaire, 1826, XIX, 1.)

Bocage (Le).

Roussel. Topographie rurale, économique et médicale de la partie méridionale des départements de la Manche et du Calvados, connue ci-devant sous le nom de Bocage . . . Paris, an VIII, in 8°..

Bolton.

Black (James). A medico-topographical, geological and statistical Sketch of Bolton and its vicinity. London, 1837, in 8°. Avec 1 carte. (Transactions of the Provincial medical and surgical Association.) (C.)

Bone.

Dufour (Charles-François). Essai sur la topographie de Bone et les fièvres intermittentes pernicieuses qui y règnent endémiquement. Thèse, n° 205. . . Paris, 1836, in 4° de 32 pp.

Regniard (Jean-Baptiste-Marie-Alain). Topographie de Bone et de ses environs; des maladies propres à ce pays, et de leur traitement. Thèse, n° 65... Paris, 1841, in 4° de 55 pp.

Bonn.

Pelman (C.). Versuch einer medicinischen Topographie der Stadt Bonn. (Monatsblätter f. medicinische Statistik, 1861, 10; 1862, 11, 12.) (S. J.)

Bordeaux.

Betbeder. Description topographique de la ville de Bordeaux, avec des observations sur les maladies de ses habitans. (Histoire de la Société royale de médecine, 1776, 185.)

Saincric (J.-B.-M.). Essai sur la topographie physico-médicale de Bordeaux. Thèse... Montpellier, 1810, in 4° de 66 pp.

Marmisse. Essai analytique de statistique mortuaire pour la ville de Bordeaux, expliquant les causes naturelles, accidentelles et morbides des décès, avec les influences générales qui les régissent... renfermant une monographie sur la longévité, un tableau du mouvement annuel de la population de la ville depuis 1793 jusqu'en 1861, et un résumé du recensement officiel de 1861... Paris, 1861, in 8°.

Bosphore.

Verrollot. (Climatologie du Bosphore.) (Gazette médicale d'Orient, II, 2.) (S. J., 1859.)

Bougie.

Anselin (Jules-René). Essai de topographie médicale sur la ville de Bougie et le pays Kabyle limitrophe (Algérie). Thèse, n° 31... Paris, 1855, in 4°. Avec tableaux et plans.

Boulogne-sur-Mer.

Desmars. Mémoire sur l'air, la terre et les eaux de Boulogne-sur-Mer, nouvelle édition . . . à laquelle on a joint: Constitution épidémique observée suivant les principes d'Hippocrate à Boulogne-sur-Mer en l'année 1759, avec des dissertations sur la maladie noire ... Amiens, 1759, in 12.

La 1re éd. a paru la même année.

— De l'Air, de la terre et des eaux de Boulogne-sur-Mer et des environs; nouvelle édition, corrigée et considérablement augmentée . . . Paris, 1761, in 12.

Souquet. Essai sur l'histoire topographique physico-médicinale du district de Boulogne-sur-Mer, département du Pas-de-Calais . . . Boulogne, an II, in 12.

Bertrand (P.-J.-B.). Précis de l'histoire physique, civile et politique de la ville de Boulogne-sur-Mer et de ses environs, depuis les Morins jusqu'en 1814; suivie de la topographie médicale, de considérations sur l'hygiène publique, d'une analyse de l'histoire naturelle du Boulonnais, d'un traité sur les bains de mer et d'une biographie des hommes distingués nés dans ce pays. Orné de gravures et de cartes... Boulogne, 1828-1829, 2 vol. in 8°.

Bourbon-Lancy (Canton de).

BERNARD-LANGLOIS. Études topographiques, historiques, hygiéniques ... sur le canton de Bourbon-Lancy... département de Saône-et-Loire... Moulins, 1865, 2 vol. in 8°. Avec carte.

Bourbourg.

DEDIGNEULLE (P.-F.-M.). Dissertation médico-topographique sur la ville de Bourbourg et ses environs. Thèse... Strasbourg, 1816, in 4° de 23 pp.

Bourg (Commune de).

(SAINCRIC.) Essai sur la topographie physique et médicale de la commune de Bourg, département de la Gironde. Bordeaux, (s. d.,) in 8° de 23 pp.

Par un membre de la Société médicale d'émulation de Bordeaux.

HUDELLET (Émile). Essai sur la topographie physique et médicale de Bourg et ses environs, suivi de quelques considérations sur les fièvres intermittentes. Thèse, n° 226... Paris, 1829, in 4° de 60 pp.

Bourg-Saint-Andéol.

MADIER. Mémoire sur la topographie médicale de Bourg-Saint-Andéol. (Mémoires de la Société royale de médecine, 1780-1785, 95.)

Bourges.

MORGON. Essai topographique sur Bourges et ses environs. (Recueil de mémoires de médecine militaire, 1865, XIV, 369.)

Bourgoin (Marais de).

BOISSAT (Jules-César). Notice médicale sur les marais de Bourgoin, département de l'Isère... Vienne, 1808, in 4° de 20 pp.

Bouxviller.

DEISS (Dominique). Essai d'une topographie de la ville de Bouxviller. Thèse, n° 876 . . . Strasbourg, 1828, in 4° de 42 pp.

Bouzaréa.

LIAUTAUD. Notice topographique sur Bouzaréa... Alger, 1872, in 8° de 47 pp. Avec 1 plan.

Bozen.

BERGMEISTER (Andrä-Joh.). Physisch-medicinisch-statistische Topographie der Stadt Bozen mit den drei Landgemeinden Zwölf-Malgreien, Gries und Leifers, oder des ehemaligen Magistratsbezirkes Bozen. Nach Quellen und eigenen Beobachtungen und Erfahrungen bearbeitet. Bozen, 1854, in 12. (E.)

Brême.

HEINEKEN (Ph.-Korn). Die freie Hansestadt Bremen und ihr Gebiet in topographischer, medicinischer und naturhistorischer Hinsicht geschildert... Bremen, 1836-1837, 2 vol. in 8°. (E.)

Brenne (La).

FRANQUELIN (L.). Topographie médicale de la Brenne, suivie de quelques considérations sur les causes de l'insalubrité de ce pays marécageux, et sur les moyens propres à y remédier. Thèse, n° 30... Paris, 1809, in 4° de 54 pp.

BOITARD (Emmanuel). De la Brenne, au point de vue médical. Thèse, n° 27 ...Paris, 1857, in 4° de 44 pp.

HELLAINE (Edmond). De la Brenne au point de vue médical. Thèse, n° 180 ... Strasbourg, 1869, in 4° de 45 pp.

Brescia (Province de).

MENIS (Guglielmo). Saggio di topografia statistico-medica della provincia di Brescia; aggiuntovi le notizie storico-statistiche sul colera epidemico che la desolò nell' anno 1836... Brescia, 1837, 2 vol. in 8°.

Brésil.

PISO (Guilielmus) . . . De medicina Brasiliensi libri quatuor: I. de aere, aquis et locis; II. de morbis endemiis III. de venenatis et antidotis; IV. de facultatibus simplicium. Et Georgi Marcgravii de Liebstad, misnici germani, historiæ rerum naturalium Brasiliæ libri octo. Amstelodami, 1648, in fol.

SIGAUD (J.-F.-X.). Du Climat et des maladies du Brésil... ou Statistique médicale de cet empire... Paris, 1844, in 8°.

HORNER (G.-R.-B.). Medical topography of Brazil and Uruguay, with incidental remarks . . . Philadelphia, 1845, in 8°.

RENDU (Alp.). Études topographiques, médicales et agronomiques sur le Brésil... Paris, 1848, in 8°.

PAPILLAUD (L.). Lettre médicale sur le Brésil... (1848.)

Voyez ci-dessus col. 499.

MARTIUS (K.-Fr.-Ph.). Das Naturell, die Krankheiten, das Arztthum und die Heilmittel der Urbewohner Brasiliens... München, (s. d.,) in 18.

Bresse (Étangs de la).

CHARDON (C.-B.). Des Étangs et des marais de la Bresse, et des rapports de cette contrée avec Lyon. (S. l., 1839,) in 8° de 24 pp.

Brest.

TAXIL. Topographie physique et médicale de Brest et de sa banlieue... Paris, 1834, in 4°.

Breteuil.

ROCHÉ (J.-P.). Histoire topographique, médicale et statistique de la ville de Breteuil et de ses environs... Breteuil, 1845, in 8°.

Breuberg.

KLEIN (L.-G.)... De aere, aquis et locis agri Erbacensis atque Breubergensis... (1754.)

Voyez Erbach.

Briançon.

BOUILLARD. Mémoire topographique et médical de la ville de Briançon. (Dehorne, Journal de médecine militaire, 1788, VII, 151.)

Brighton.

WIGAN (Arthur-Ladbroke). Brighton and its three climates; remarks on its medical topography... London, 1842, in 8° de 72 pp. (B. R.)

KEBBELL (W.). The Climate of Brighton . . . London, 1860, in 8° de 58 pp. (B. R.)

Brignoles.

AMIC (A.). Considérations médico-topographiques sur la ville de Brignoles, accompagnées de réflexions critiques sur la plupart de ses établissements publics, suivies d'une table chronologique des hommes distingués dans tous les genres qu'elle a fournis à la société, et d'une nomenclature synonymique botanique française, provençale et latine... Brignoles, 1837, in 8°.

Brisach (Neuf-).

CHAMBÉ. Notice géographique et médicale sur Neuf-Brisach... Mémoire couronné par la Société de médecine de Strasbourg. (Gazette médicale de Strasbourg, 1864, XXIV, 195.)

Bristol.

CARRICK (Andrew) et SYMONDS (John-Addington). Medical Topography of Bristol... (Transactions of the Provincial medical and surgical Association, 1834, II, 148.)

Bristol en Pennsylvanie.

GREGG (Amos). A topographical and medical Sketch of Bristol, in Pennsylvania. (Barton, Philadelphia medical and physical Journal, 1804, I, 15.) (C.)

Brives.

LESTOURGIE (C.-A.). Considérations pour servir à la topographie de la ville de Brive et à la conservation de ses habitants. Thèse, n° 232 . . . Paris, an XI-1803, in 8⁰ de 31 pp.

Brody.

FRIEDLÄNDER (D.-J.). Skizze einer medicinischen Topographie der kk. freien Handelsstadt Brody in Gallizien. Nebst Beobachtungen und Bemerkungen über die sowohl in der Stadt, als in dem israelitischen Krankenhause seit einigen Jahren vorgekommenen Krankheiten. (Beobachtungen und Abhandlungen österr. Ärzte, 1828, VI, 197.) (C.)

Bromberg.

BOURGES. Aperçu topographique de la ville de Bromberg, dans le grand duché de Varsovie, avec un précis historique des maladies qui ont été observées dans les hôpitaux militaires de cette place, et qui ont régné parmi les habitans en 1807. (Journal général de médecine, 1809, XXXVI, 71 et 184.)

Brou.

COMBETTE (J.-M.). Essai sur la topographie médicale de Brou... département d'Eure-et-Loir. Thèse, n° 75... Paris, 1806, in 4⁰ de 20 pp.

Brouage (Marais de).

FLEURY (Élie-Jérôme). Aperçu historique et médical des marais de Brouage. Thèse, n° 139 . . . Montpellier, 1835, in 4⁰ de 23 pp.

Brunswick (New-).

BOYLE (Alexander). Some Remarks on the fever most prevalent in New-Brunswick, North-America; with a sketch of the topography and climate of that province. (Edinburgh medical Journal, 1826, XXVI, 1.)

New Brunswick and Nova Scotia company. Practical information respecting New Brunswick, including details relative to its... climate... London, 1834, in 8⁰ de 19 pp. Avec 1 carte.

Practical Information respecting New Brunswick, its soil, climate, etc. . . . London, 1843, in 8⁰. (B. B.)

Bruxelles.

JANSSENS (E.). Topographie médicale et statistique démographique de la ville de Bruxelles... Mémoire couronné. Bruxelles, 1868, in 4⁰. Avec cartes. (S. J.)

Buch (la Teste-de-).

HAMEAU (Jean). Essai sur la topographie physico-médicale de La Teste-de-Buch (Dépt de la Gironde). Thèse ...Montpellier, 1807, in 4⁰ de 40 pp.

LALESQUE (F.-A.). Topographie médicale de La Teste-de-Buch, département de la Gironde, suivie de considérations hygiéniques applicables aux pays marécageux... Bordeaux, 1835, in 8⁰ de 68 pp.

Bude-Ofen.

JANKOWICH (A.). Pesth und Ofen ...(1838.)

Voyez Pesth.

SCHLESINGER (J.). Medicinische Topographie der k. Freistädte Pesth und Ofen... (1840.)

Voyez Pesth.

Budleigh-Satterton.

SHAPTER (T.). Short Account of ... Budleigh-Satterton... (Avec Climate of the south of Devon ... London, 1842.)

Voyez Devon.

Buitenzorg.

SWAVING (C.). Proeve eener climatographische Plaatsbeschrijving der Hoofdplaats Buitenzorg op het eiland Java. (Tijdschrift voor wis. en nat. Wetensch., 1851.) (N. M.)

Bulgarie.

TSCHETIRKIN. Medicinisch-topographische Beschreibung des jenseits des Kaukasus gelegenen Landes, Bessarabiens... und Bulgariens... (1833.)

Voyez ci-dessus col. 1575.

Burmah.

MURCHISON (Charles). Medical Notes on the climate of Burmah, and on the fevers and other diseases which have there prevailed among European troops. (London, 1855,) in 8⁰. (Edinburgh Journal.)

Cabrera.

THILLAYE (A.-J.). Dissertation topographique sur Cabrera, l'une des îles Baléares. Thèse, n⁰ 122 ... Paris, 1814, in 4⁰ de 24 pp.

Caen.

LIÉGARD (Léon). Vents d'est et d'ouest. Étude sur la topographie médicale de la ville de Caen ... Caen, 1870, in 8⁰ de 36 pp. (Académie des sciences, arts et belles-lettres de Caen.)

Caire (Le).

PRUNER (F.). Topographie médicale du Caire, avec le plan de la ville et des environs. Munich, 1847, in 8⁰. (E.)

EUZIÈRE (F.). Topographie médicale du Caire... Marseille, 1853, in 8⁰.

Calaisis.

DAIGNAN (Guillaume). Topographie médicale du Calaisis... Calais, 1778, in 8⁰.

PIERS. Hygiène du Calaisis; considérations topographiques. (Almanach de Calais, 1849, 49.)

Calcutta.

MARTIN (James-Randal). Notes on the medical topography of Calcutta... Calcutta, 1837, in 8⁰. Avec 2 cartes.

— Official Report of the medical topography and climate of Calcutta; with brief notices of its prevalent diseases, endemic and epidemic. Calcutta, 1839, in 4⁰. (C.)

— A brief topographical and historical Notice of Calcutta; with a sketch of the rise and progress of sanitary improvement in the East Indies... London, 1847, in 12 de 82 pp. (Lancet.) (B. R.)

Caldonat.

MORONI (Francesco). Dissertatio inauguralis medica sistens specimen topographiæ medicæ Caldonatii, oppidi Tyrolensis. Patavii, 1836, in 8⁰ de 80 pp. (C.)

Calédonie (Nouvelle-).

Pénard. Considérations physiologico-médicales sur les habitants de la Nouvelle-Calédonie. (Gazette médicale, 1856, XI, 171 et 185.)

Vinson (L.-P.-Eugène). Eléments d'une topographie médicale de la Nouvelle-Calédonie et de l'île des Pins. Thèse, nº 59... Paris, 1858, in 4⁰ de 95 pp.

Rochas (Victor de). Essai sur la topographie hygiènique et médicale de la Nouvelle-Calédonie. Thèse, nº 250 ... Paris, 1860, in 4⁰ de 36 pp.

Caurant (Louis-Ernest). Relation médicale d'un voyage de France à la Nouvelle-Calédonie, à bord de la frégate Iphigénie. Thèse, nº 66 ... Paris, 1869, in 4⁰ de 88 pp.

Californie.

Southern medical Reports: consisting of general and special reports on the medical topography... in the following states (Louisiana ... California) ... (1849-1850.)

Voyez Louisiane.

Blake (James). On the Climate and diseases of California. (American Journal of the medical sciences, july 1852.)

Stillman (J.-D.-B.). Observations on the medical topography and diseases (especially diarrhœa) of the Sacramento Valley, California, during the years 1849, 1850. (Edinburgh medical Journal, 1852, LXXVIII, 275.)

Garnier (P.). Voyage médical en Californie... (1854.)

Voyez ci-dessus col. 499.

Bartlett (George). Observations on the climates of California. (American Journal of science and arts, by Silliman, 1856, XXII, 291.)

Praslow (J.). Der Staat Californien in medicinisch-geographischer Hinsicht. Göttingen, 1857, in 8⁰. (E.)

Gibbons (H.). (Climat et maladies de la Californie.) (American Journal, 465.) (S. J., 1858.)

Behr (Herm.). Zur pathologischen Geographie Californiens. (Virchow, Archiv, XXIII, 57.) (S. J., 1862.)

Callao.

Ruschenberger (W.-S.-W.). Observations on the medical topography of Callao; with an account of disease of the liver as it appeared on board of the United State's frigate Brandywine, during a cruise in the Pacific Ocean 1826-1829. (American Journal of the medical sciences, 1830, VI, 342.) (C.)

Calvados (Département du).

Roussel. Topographie rurale, économique et médicale de la partie méridionale des départements de la Manche et du Calvados, connue ci-devant sous le nom de Bocage... (an VIII.)

Voyez ci-dessus col. 1576.

Calvi.

Gasté (J.-F.). Notice sur la topographie physique et médicale de Calvi. (Recueil de mémoires de médecine militaire, 1822, XI, 19.)

Armieux. Essai de statistique médicale sur Calvi (Corse)... Paris, 1859, in 8⁰ de 43 pp.

Camenz.

Bönisch (Johann-Gottfried). Historisch-geographisch-statistische Topographie, oder geschichtliche Beschreibung der Stadt Camenz und der benachbarten Ortschaften; herausgegeben zum Besten der kranken Armen des Barmherzigkeitsstifts zu Camenz. Camenz, 1824-1826, 3 parties gr. in 8°. Avec 3 planches. (C.)

Campêche.

THORNE (Richard-V.-W.). A brief Account of the situation and diseases of Campeachy town, on the isthmus of Darien; shewing the efficacy of calcarious earth (carbonate of lime), in overcoming the existing cause of fevers; from a communication to Dr Mitchill... (New-York medical Repository, 1805, IV, 48.) (C.)

Canada.

DOUGLAS (John). Medical Topography of Upper Canada. London, 1819, in 8°. (R. S.)

RAMEAU. Documents sur le Canada. (Bulletins de la Société d'anthropologie de Paris, 1861, II, 7.)

LANDRY. Documents sur le Canada. (Bulletins de la Société d'anthropologie de Paris, 1861, II, 12.)

Canara (Province de).

Report on the medical topography and statistics of the provinces of Malabar and Canara... (1844.)

Voyez Malabar.

Canaries (Iles).

BELCASTEL (G. de). Les Iles Canaries et la vallée d'Orotava, au point de vue hygiénique et médical... Paris, 1862, in 8° de 39 pp.

BUSTO Y BLANCO (F. del). Topografia medica de las islas Canarias... Sevilla, 1864, in 8°. Avec carte.

Candeish.

WILLIAMSON (T.). On the Unhealthiness of some parts of Candeish at certain seasons... (Transactions of the Medical and physical Society of Bombay, 1838, I, 333.)

Cannes.

CAIRE (C.). Topographie médicale de Cannes (Alpes-maritimes)... sous le rapport de la phthisie pulmonaire, de ses formes et de son traitement... Nice, 1869, in 8° de 70 pp. Avec plan géographique.

Cantal (Département du).

BRIEUDE. Topographie médicale de la Haute-Auvergne (aujourd'hui le département du Cantal)... (Mémoires de la Société royale de médecine, 1782 -1783, 257.)

Voyez ci-dessus col. 1569.

Canton.

SMART (W.-R.-E.). Climatologie, topographie et maladies de Hong-Kong et de Canton... (1861.)

Voyez Hong-Kong.

Cap (Le).

ARTHAUD. Description de la ville du Cap, pour servir à l'histoire des maladies que l'on y observe. (Avec Discours prononcé à l'ouverture de la première séance publique du Cercle des Philadelphes... Paris, 1785.)

Capbern.

TAILHADE (J.-P.). Lettres médico-topographiques à un ancien condisciple, sur Capbern et ses eaux minérales... Toulouse, 1836, in 8°.

Carlsbad.

GERLE (Wolfg.-Adolf). Karlsbad in topographischer, naturgeschichtlicher, pittoresker und medicinischer Hinsicht. Prag, 1830, in 12. Avec 1 carte. (E.)

Fleckles (Leop.). Karlsbad, seine Gesundbrunnen und Mineralbäder in geschichtlicher, topographischer, naturhistorischer und medicinischer Hinsicht dargestellt. Stuttgart, 1838, in 8°. Avec 1 planche. (E.)

Hlawáček (Edm.). Karlsbad in medicinischer, topographischer und geselliger Beziehung . . . Prag, 1838, in 12. (E.)

— Geschichte von Karlsbad, in medicinischer, topographischer und geselliger Beziehung. Prag, 1839, in 8°. (E.)

Mannl (Rod.). Karlsbad in medicinischer, topographischer und geselliger Beziehung dargestellt. Karlsbad, 1850, in 8°. Avec 2 plans et 1 carte. (E.)

Hlawáček (Edm.). Abriss einer medicinischen Geschichte von Karlsbad. Prag, 1863, in 8° de 44 pp. (E.)

Fleckles (Ferd.). Karlsbad. Historisch-topographisch-naturhistorisch-medicinisches Handbuch mit einer vollständigen Diätetik. Dresden, 1864, in 8°. (E.)

Caroline.

Chalmers (Lionel) . . . Account of the weather and diseases of South-Carolina... London, 1776, 2 vol. in 8°.

Budd (J.). Short Account of the climate, etc. of South-Carolina. (American Museum, 1790, 105.) (C.)

Ramsay (David). A Sketch of the soil, climate, weather and diseases of South-Carolina, read before the Medical Society of that state . . . Charleston, 1796, in 8° de 32 pp. Avec 2 tableaux.

Southern medical Reports: consisting of general and special reports on the medical topography... in the following states (Louisiana . . . North Carolina, South Carolina...) (1849-1850.)

Voyez Louisiane.

Dickson (James-H.). Report on the medical topography and epidemics of North Carolina. (Transactions of the American medical Association, 1860, XIII, 273.)

Caserte.

Chavassieu d'Audebert. Essai topographique sur la ville de Caserte. (Journal général de médecine, 1811, XLI, 290 et 402.)

Cassel.

Smyttère (P.-J.-E.). Topographie historique, physique, statistique et médicale de la ville et des environs de Cassel (département du Nord)... Paris, 1828, in 8°. Avec cartes géographiques en taille-douce et vues lithographiées.

Castel-Jaloux.

Richard. Topographie médicale de Castel-Jaloux. (Histoire de la Société royale de médecine, 1776, 199.)

Castelnaudary.

Rouget (A.-D.). Précis de la topographie médicale de la ville de Castelnaudary et de ses environs . . . (Avec Méthode sure... pour prévenir les maladies occasionnées par les eaux stagnantes... Paris, 1824.)

Caucase.

Liebau. Medicinisch-topographische Skizze des Kaukasus. (Petersburger medicinische Zeitschrift, XI, 4 et 5, p. 281.) (S. J., 1867.)

Caudebec (Canton de).

Lechaptois. Notice sur la topographie et les constitutions médicales de la ville de Caudebec et ses environs.

(Avec Traité des maladies qui ont régné épidémiquement en 1828 dans les cantons de Duclair, Caudebec et Lillebonne ... Rouen, 1829.)

Cayenne.

BAJON. Mémoires pour servir à l'histoire de Cayenne et de la Guiane françoise, dans lesquels on fait connoître la nature du climat de cette contrée, les maladies qui attaquent les Européens nouvellement arrivés, et celles qui règnent sur les blancs et les noirs... Paris, 1777-1778, 2 vol. in 8°. Avec des planches.

— ... Nachrichten zur Geschichte von Cayenne und französischen Guiane. Erfurt, 1780-1784, 2 vol. in 8°.

SÉGOND (Alexandre). Aperçu sur le climat et les maladies de Cayenne, suivi de l'hygiène à observer à la Guiane. Thèse, n° 133 . . . Paris, 1831, in 4° de 40 pp.

Ceuta.

GARCIA VAZQUEZ (Santiago). Apuntes medico-topográficos de la ciudad de Ceuta. Memoria presentada à la real Academia de medicina de Madrid . . . Malaga, 1855, in 8°.

Ceylan.

MARSHALL (Henry). Notes on the medical topography of the interior of Ceylon, and on the health of the troops employed in the Kandyan provinces, during the years 1815, 1816, 1817, 1818, 1819 and 1820; with brief remarks on the prevailing diseases . . . London, 1821, in 8°.

Chalon-sur-Saône.

SUCHET (L.). Topographie physico-médicale de Chalon-sur-Saône ... Chalon, 1819, in 8°.

Autre éd. 1820.

Châlons-sur-Marne.

JOLLY. Essai sur la statistique et la topographie médicale de la ville de Châlons-sur-Marne . . . Cet Essai a obtenu de la Société d'agriculture, commerce, sciences et arts de la Marne, dans sa séance du 30 août 1819, une médaille de première classe. Châlons, 1820, in 8°.

Chambéry.

DAQUIN (Joseph). Topographie médicale de la ville de Chambéry et de ses environs; à laquelle la Société royale de médecine de Paris a décerné un prix d'un jeton d'or... Chambéry, 1787, in 8°.

Champsaur.

VILLAR. Mémoire sur la topographie médicale du Champsaur... Avec des détails sur les maladies qui y règnent le plus souvent. (Mémoires de la Société royale de médecine, 1777-80, 141.)

NICOLAS (Jean). Essai sur la topographie physique et médicale du Champsaur (Hautes-Alpes). Thèse, n° 119 ... Montpellier, 1824, in 4° de 50 pp.

Chang-Hai.

CASTANO. Esquisse topographique de la ville de Shanghai et de ses environs. (Recueil de mémoires de médecine militaire, 1860, IV, 289.)

FRANCE. Notice sur la ville de Shanghai et son hôpital militaire. (Recueil de Mémoires de médecine militaire, 1860, IV, 304.)

Charente-Inférieure (Départ. de la).

MORÉ (Philippe-Eutrope). Essai sur la topographie médicale du département de la Charente-Inférieure. Thèse, n° 80... Paris, 1835, in 4° de 26 pp.

Charlemont.

MICHEL. Description médico-topographique des deux Givet et Charlemont... (1787.)

Voyez Givet.

Charolais.

PÉZERAT (P.). Topographie médicale du Charolois et de la ville de Charolles. Thèse, n° 6 . . . Paris, 1811, in 4° de 55 pp.

Château-Gonthier (Arrondissem. de).

MAHIER (Em.). Topographie médicale, recherches hydrologiques sur l'arrondissement de Château-Gonthier (Mayenne) . . . Paris, 1868, in 8°. Avec carte géologique et hydrotimétrique.

Cheltenham.

NASH (D.-W.). The medical Topography and statistics of Cheltenham... (Transactions of the Provincial medical and surgical Association, 1838, VI, 251.)

Chenango (County of).

MITCHELL (Henry). A Treatise on the diseases and topography of the county of Chenango. (Transactions of the Medical Society of New-York, 1814.)

Cher (Département du).

CARRÉ. Essai sur la topographie physique et médicale du département du Cher. (Recueil de mémoires de médecine militaire, 1820, VII, 133.)

Cherchell.

PETIT (Augustin). Essai sur la topographie médicale de Cherchell (Algérie). Thèse, n° 109 ... Montpellier, 1853, in 4° de 32 pp.

Chikuldah.

BRADLEY (W.-H.). Some Account of the topography and climate of Chikuldah, situated on the table land of the Gawil range. (Transactions of the Bombay geographical Society, 1846, VII, 167.)

Chine.

ROSE (John). Medical and topographical Notes on China. (Lancet, 1862, I, 631.)

GORDON (Charles-Alexander). China from a medical point of view, in 1860 and 1861, to which is added a chapter on Nagasaki as a sanitarium ... (1862.)

Voyez ci-dessus col. 501.

Chiozza.

RENIER (Domenico-Andrea). Cenni topografici fisico-medici di Chiozza. Padova, 1836, in 8° de 88 pp. (C.)

Chittagong (District de).

MACDOUGALL (A.). Medical Sketch of the topography of the south-eastern part of the Chittagong district and of the sickness which has lately prevailed to a serious extent among the troops serving therein . . . Presented march 6, 1824. (Transactions of the Medical and physical Society of Calcutta, 1825, I, 190.)

Chota (District de).

BRETON (P.). Medico-topography of the districts of Khamghur, Chota... (1826.)

Voyez Khamghur.

Civita-Vecchia.

JACQUOT (Félix). Civita-Vecchia. Topographie médicale, histoire de l'endémo-épidémie de 1850, et notice sur les eaux thermales... Paris, 1853, in 8° de 65 pp. (Recueil de mémoires de médecine militaire.)

Clausthal.

LENTIN (Lebr.-Frid.-Benj.). Memorabilia circa aërem, vitæ genus, sanitatem, et morbos Clausthaliensium, annorum 1774-1777, propouit... Gottingæ, 1779, in 4°.

Clinton County.

POWELL (Horatio). Topographical and geological Description of Clinton County. (Transactions of the Medical Society of New-York, 1808.)

Coblentz.

WEGELER (Jul.). Versuch einer medicinischen Topographie von Koblenz... Koblenz, 1835, in 8° de 51 pp.

Cobourg.

EBERHARD (Ernst-Friedr.). Zur Klimatographie Koburgs und seiner Umgebungen. Einladungsschrift zur Feier des Stiftungsfestes des Gymnasii Casimiriani... Koburg, 1846, in 4°. (E.)

Cochinchine.

RICHAUD. Essai de topographie médicale de la Cochinchine française. (Archives de médecine navale, 1864. I, 198 et 340.)

GIRARD LA BARCERIE (Eugène). Considérations médicales sur la Cochinchine, son climat et ses maladies. Thèse, n° 60... Montpellier, 1868, in 4° de 64 pp.

GIMELLE (Jules). La Cochinchine géographique et médicale... Paris, 1869, in 8° de 32 pp. (Union médicale.)

GUEIRARD (A.). Essai de topographie médicale de la Basse Cochinchine ... Toulon, 1872, in 8° de 85 pp.

Suivi d'une bibliographie.

Coeslin.

PITSCH (Chr.-Wilh.). Materialien zu einer medicinischen Topographie des Regierungsbezirks Cöslin... Berlin, 1841, in 8°. (C.)

Coléah.

BOUFFAR et LAPREVOTTE. Notice topographique sur Coléah. (Recueil de mémoires de médecine militaire, 1850, VI, 39.)

Cologne.

GUENTHER (Joh.-Jac.). Einige vorläufige Bemerkungen über Köln und seine Bewohner, in medicinisch-physischer Hinsicht, als Einleitung zu einer vollständigen medicinischen Topographie desselben. Köln, 1824, in 8°. (E.)

WERRES (Carl-Anton). Beiträge zur medicinischen Topographie des Landkreises Köln. (Harless, Neues Jahrbuch der Teutschen Medicin, 1826, XII.) (C.)

GUENTHER (Joh.-Jac.). Versuch einer medicinischen Topographie von Köln am Rhein. Nebst mehreren, die Erhaltung der bestehenden und Herstellung der verlorenen Gesundheit betreffenden Bemerkungen. Berlin, 1833, in 8°. (E.)

Columbie.

HAZLELT (William-Carew). British Columbia and Vancouver's Island, comprising... a survey of... climate... London, 1858, in 16.

ANTISELL (T.). Report on climatology and epidemic diseases of the district of Columbia... (1868.)

Voyez ci-dessus col. 1331.

Condé.

EUSTACHE et GUILLAUME. Essai sur la situation, l'air, les eaux et les habitants de la ville de Condé en Haynault.

(Dehorne, Journal de médecine militaire, 1786, V, 419.)

Constantine.

REBOULLEAU. Essai de topographie médicale de la ville de Constantine... Constantine, 1867, in 8°.

Constantinople.

BRAYER (A.). Neuf Années à Constantinople. Observations sur la topographie de cette capitale, l'hygiène et les mœurs de ses habitans, l'islamisme et son influence, la peste, ses causes, ses variétés, sa marche et son traitement; la non contagion de cette maladie; les quarantaines et les lazarets... Paris, 1836, 2 vol. in 8°. Avec 1 carte de Constantinople et du Bosphore de Thrace.

BARUDEL. Esquisse d'une topographie médicale de Constantinople... (Gazette médicale de Strasbourg, 1856, XVI, 92.)

Coorg.

BAIKIE (R.). Notes on the climate of Coorg. (Madras Journal of literature and science, 1838, IV, 338; et Bibliothèque universelle des sciences, 1838, XV, 143.)

Report on medical topography; the ceded districts, Coorg and Neilgherry Hills. Madras, 1844, in 8°. (C. E.)

Copenhague.

BARTHOLIN (Erasme)... De aere Hafniensi dissertatio. Francofurti, D. Paulli, 1679, in 8° de 32 pp.

CALLISEN (Henri). Physisk medizinske Betragtninger over Kiøbenhavn... Kiøbenhavn, 1807-1809, 2 vol. in 8°.

OTTO (C.). Topography of Copenhagen... (Transactions of the Provincial and surgical Association, 1839, VII, 140.)

Corfou (Ile de).

BOTTA (Carlo). Storia naturale e medica dell' isola di Corfù... Milano, an VII, 2 vol. in 12.

Autre éd. 1823, in 12. (vol. 137 de Biblioteca scelta...)

Cork.

POPHAM (John). Notes on the climate and diseases of the city of Cork. (Edinburgh medical Journal, 1853, LXXX, 38.)

Coromandel (Côte de).

NÉGRIN (Joseph-Saliés). Essai sur la topographie et le climat de la côte de Coromandel, sur les maladies qui règnent le plus communément à Pondichery et à Karikal, et notamment sur le choléra indien. Thèse, n° 46... Montpellier, 1834, in 4° de 76 pp.

Corrèze (Département de la).

VIAL. Coup d'œil sur la topographie physique et médicale du département de la Corrèze... Paris, (1826,) in 8°.

Corse.

VANNUCCI (A.). Tableau topographique et médical de l'île de Corse, présenté à l'Académie... de médecine de Paris... Bastia, 1838, in 8°.

COSTA, de Bastelica (F.-M.). Topographie médicale de la Corse. (p. 23 de La Corse et son recrutement... Paris, 1873.)

Côte-d'or de Guinée.

CLARKE (Robert). Remarks on the topography and diseases of the Gold Coast, west coast of Africa. London, 1860, in 8° de 54 pp. Avec 1 plan et 1 carte. (Transactions of the Epidemiological Society of London.)

MORIARTY (Thomas-B.). Observations on the topography, climate and prevalent diseases of the Gold Coast, west Africa. (The Medical Times and Gazette, 1866, II, 663.)

Michel (Joseph-Alfred) . . . Notes médicales recueillies à la Côte-d'or (Golfe de Guinée). Géographie et pathologie exotique. Thèse... Paris, 1873, in 4⁰ de 43 pp.

Colin (Léon). L'Expédition anglaise de la Côte-d'or. Étude d'hygiène militaire et de géographie médicale... Paris, 1874, in 8⁰ de 20 pp. (Gazette hebdomadaire de médecine.)

Côte-Saint-André.

Robin. Essai de topographie médicale de la Côte-Saint-André, mémoire présenté à la Société de médecine de Lyon... Lyon, 1855, in 8⁰.

Courlande.

Bidder (H. von). Beiträge zur medicinischen Statistik und Topographie Curlands im Jahre 1831. (Mitauer Zeitung, Beilage, 1832.) (C.)

Courmayeur.

Giachino (Jean-Louis). Topographie de Courmayeur. (p. 3 de Courmayeur, valeur thérapeutique de son altitude. Thèse... Paris, 1873.)

Cournonterral.

Coste (U.). Cournonterral (Hérault). Statistique et topographie médicale des campagnes. Mémoire lu à l'Association des médecins du département de l'Hérault . . . Montpellier, 1869, in 8⁰. (Montpellier médical.)

Cuneo.

Parola (Luigi). Cenni topografico-sanitari sulla città di Cuneo... Cuneo, 1852, in 8⁰ de 58 pp.

Cusset.

Giraudet (Alex.). Topographie physique et médicale de Cusset... Paris, 1827, in 8⁰.

Dacca.

Taylor (James). A Sketch of the topography and statistics of Dacca... Printed by order of Government. Calcutta, 1840, in 8⁰.

Dantzick.

Dann (Edmund-Otto). Topographie von Danzig, besonders in physischer und medicinischer Hinsicht. Berlin, 1835, gr. in 8⁰. (C.)

Danubiennes (Principautés).

Caillat (J.-M.). Voyage médical dans les provinces Danubiennes . . . (1854.)

Voyez ci-dessus col. 502.

Champouillon. Esquisse topographique des Principautés Danubiennes. (Recueil de mémoires de médecine militaire, 1868, XX, 177.)

Darjéling.

Chapman. On the Climate of Darjéling. (Journal of the Asiatic Society of Bengal, 1837, V, 104.)

Davoserthal.

Meyer-Ahrens. Kurze Mittheilungen über das Klima des Davoserthales. (Schweizer Zeitschrift für Medicin, 1845, 91.)

Dawlish.

Shapter (T.). Short Account of... Dawlish... (Avec Climate of the south of Devon... London, 1842.)

Voyez ci-après col. 1603.

Daya.

Dours (Jean-Antoine). Essai de

topographie médicale sur Daya (province d'Oran). Thèse, n° 33... Montpellier, 1851, in 4° de 32 pp.

Delaware (État de).

TILTON (James). Account of the climate and diseases of the state of Delaware... (Columbian Magazin, 1792, 302.) (C.)

Devon.

SHAPTER (Thomas). The Climate of the south of Devon, and its influence upon health; with short accounts of Exeter, Torquay, Teignmouth, Dawlish, Exmouth, Budleigh-Satterton, Sidmouth, etc. London, 1842, in 8°. (C.)

2nd ed. 1862.

Deyrah-Dhoon.

SHORE (Hon.-F.-J.). A short Account of the climate of the Deyrah Dhoon ... Presented july 5, 1828. (Transactions of the Medical and physical Society of Calcutta, 1829, IV, 344.)

Die.

BARETY. Essai sur la topographie médicale de la ville de Die en Dauphiné, etc., indiquant des remèdes nouveaux, renfermant quelques observations intéressantes, etc., etc. ... Montpellier, 1788, in 8° de 22 pp.

Dieppe.

MOREL (Pierre-François-Siméon). Essai sur la topographie physique et médicale de la ville de Dieppe, suivi de quelques propositions sur les bains de mer, sur les conditions les plus favorables à leur emploi, et les maladies auxquelles ils ont paru le mieux convenir jusqu'à présent. Thèse, n° 34... Paris, 1824, in 4° de 68 pp. Avec 1 planche.

Digne.

BARDOL (J.). Mémoire sur la topographie médicale de Digne et sur les eaux thermales de cette ville ... (Recueil de mémoires de médecine militaire, 1818, IV, 1.)

Dijon.

GRUÈRE (N.-V.). Essai de topographie médicale sur la ville de Dijon (département de la Côte-d'or). Thèse, n° 55... Paris, 1820, in 4° de 43 pp.

NOIROT (L.). Études statistiques sur la mortalité et la durée de la vie dans la ville et l'arrondissement de Dijon depuis le 17e siècle jusqu'à nos jours... Paris, 1850, in 8° de 92 pp.

Djigelli.

CORNE (G.-G.-Hippolyte). Topographie médicale de Gigelly (Afrique). Intoxication limnéique. Thèse, n° 114 ... Paris, 1847, in 4° de 40 pp.

PERRIN (Prosper). Topographie médicale de Djidjeli (Algérie). Thèse, n° 33... Paris, 1852, in 4° de 27 pp.

Dôle.

COZE (P.). Topographie médicale de Dôle en Franche-Comté. (Dehorne, Journal de médecine militaire, 1786, V, 154.)

GUILLAUME (Claude-François). Essai topographique et médical de la ville de Dôle, département du Jura. Thèse... Strasbourg, an XII (1804), in 4° de 35 pp.

GOUGET (Charles-Joseph). Essai sur la topographie médicale de la ville de Dôle... département du Jura. Thèse, n° 119... Paris, 1818, in 4° de 29 pp.

MACHARD (C.-H.). Essai sur la topographie médicale de la ville de Dôle ... Dôle, 1823, in 8°.

Dominique (Ile de la).

ATWOOD (Thomas). The History of the island of Dominica, containing a description of its... climate... London, 1791, in 8°.

Dorat (Le).

LACHAULME (Gui-Théobal). Essai sur la topographie physique et médicale de la ville et des environs du Dorat. Thèse, n° 121 . . . Paris, 1808, in 4° de 20 pp.

Dordogne (Département de la).

BEYLOT (Jean-Joseph). Essai sur la topographie physique et médicale de la partie méridionale du quatrième arrondissement du département de la Dordogne. Thèse, n° 123 ... Paris, 1806, in 4°.

Dorpat.

MORITZ (Carl-Ludwig). Specimen topographiæ medicæ Dorpatensis. Dissertatio inauguralis... Dorpati Livonorum, 1823, gr. in 8° de 80 pp. (C.)

Dorunda.

DUNBAR (W.). Some Observations on the topography, etc., of Dorunda, in Chota Nagpore. (Indian Journal of medical science, 1836, I, 440.)

Douai.

LANNOY (G.-A.-Th. de). Essai sur la topographie médicale de Douay, département du Nord, et sur la phthisie pulmonaire, qui est commune dans cette ville. Thèse, n° 103... Paris, 1807, in 4° de 37 pp.

Doubs (Département du).

GIROD - CHANTRANS. Essai sur la géographie physique, le climat et l'histoire naturelle du département du Doubs... Paris, 1810, 2 vol. in 8°.

Drenthe (Province de).

VAN LIER (F.-A.). Positiones de aere, aquis, locis et incolis regionis Drenthiæ, eorumque diæta, moribus, sanitate et morbis. Lugduni Batavorum, 1784, in 4°. (N. M.)

AMSHOFF (F.-K.). Specimen exhibens collectanea quædam topographiam medicam provinciæ Drenthinæ spectantia. Groningæ, 1843, in 8°. (N. M.)

BOER (P.-L. de). Specimen topographiæ et statisticæ medicæ provinciæ Drenthinæ lineamenta exhibens. Groningæ, 1848, in 8°. (N. M.)

Dresde.

FICINUS (Heinrich). Beiträge zur Topographie von Dresden. (Dresdener Zeitschrift für Natur- und Heilkunde, 1819, I, 82.) (C.)

MEYER (Ernst-Julius-Jacob). Versuch einer medicinischen Topographie und Statistik der Haupt- und Residenzstadt Dresden. Stollberg am Harz und Leipzig, 1840, gr. in 4°. Avec 1 plan de Dresde et trois vues lithographiées.

Dublin.

RUTTY (John). A chronological History of the weather and seasons, and of the prevailing diseases in Dublin. With their various periods, successions and revolutions, during the space of forty years. With a comparative view of the difference of the Irish climate and diseases, and those of England and other countries . . . London, 1770, in 8°.

Dunkerque.

GIGOT. Essai sur la topographie physique et médicale de la ville de Dunkerque. (Recueil de mémoires de médecine militaire, 1815, I, 73.)

ZANDYCK. Histoire météorologique

et médicale de Dunkerque (Nord), de 1850 à 1860... (Mémoire honoré en 1860 d'une médaille d'argent par l'Académie... de Paris.) Dunkerque, 1861, in 8⁰.

Durango.

PONCET. Lettre médicale sur Durango. (Recueil de mémoires de médecine militaire, 1865, XVI, 411.)

Dutchess County.

WHEELER (William). Topographical and geological Description of Dutchess County. (Transactions of the Medical Society of New-York, 1808.)

Eaux-Chaudes.

IZARIÉ. Aperçu historique, topographique et médical sur les Eaux-Chaudes (Basses-Pyrénées)... Pau, 1852, in 12 de 84 pp.

Égypte.

ANTES (Johann). Beobachtungen über das Klima und die Jahreszeiten in Ägypten. (p. 86 de Beobachtungen über die Sitten und Gebräuche der Ägypter... Aus dem Englischen... übersetzt. Gera und Leipzig, 1801.)

L'ouvrage original a paru en 1800.

YATES (W.-Holt). The modern History and condition of Egypt; its climate, diseases... London, 1842, 2 vol. in 8⁰.

État hygiénique de la Basse-Égypte. (Union médicale, 1848, II, 451 et 463.)

BARCLAY (Thomas). The Climate of Egypt. (Edinburgh medical and surgical Journal, 1854, LXXXI, 656.)

DALRYMPLE (Donald). Meteorological and medical Observations on the climate of Egypt... London, 1861, in 8⁰ de 80 pp. (B. R.)

ROSSI BEY (Elia). Geografia medica dell' Egitto... Livorno, 1870, in 8⁰.

Eichstädt.

WIEDMANN (Franz). Medicinisch-topographische Beschreibung der Stadt Eichstädt; nebst den vom Jahre 1798 und 1799 daselbst beobachteten Krankheiten und angewandten Arzneien. (Hufeland, Journal der Heilkunde, 1800, XI, 155.) (C.)

Eilsen.

LINDINGER (Herm.). Eilsen und seine Heilquellen in topographischer, physikalisch-chemischer, therapeutischer, ökonomischer und socialer Beziehung. Bückeburg, 1859, in 8⁰. (E.)

El-Miliah (Cercle d').

BERNARD. Études sur la petite Kabylie; données climatologiques et médicales sur le cercle d'El-Miliah (Kabylie orientale). (Recueil de mémoires de médecine militaire, 1872, XXVIII, 417 et 529.)

Elbogen (Cercle d').

GLÜCKSELIG (August-Maria). Der Elbogner Kreis des Königreichs Böhmen. In medicinischer, naturhistorischer und statistischer Hinsicht geschildert... Mit einer geognostischen Kreis-Karte. Karlsbad und Elbogen, 1842, in 8⁰.

Erbach.

KLEIN (Lud.-Gotofr.)... De aere, aquis et locis agri Erbacensis atque Breubergensis, largi Odenwaldiæ tractus, tentamen physico-medicum; anteit præfatio historica quædam tradens. Accedunt figuræ in æs incisæ. Francofurti et Lipsiæ, 1754, in 8⁰. Avec 1 planche.

Erfurt.

HORN (Wilh.). Zur Charakterisirung der Stadt Erfurt. Medicinisch-statistischer Beitrag. Erfurt, 1843, in 8°. Avec 1 planche. (E.)

Ergenzingen.

BAUR (Ferdinand). Dissertatio inauguralis medica sistens topographiam medicam pagi Ergenzingen, quam defendet præses Jo.-Heinr.-Ferd. Autenrieth. Tubingæ, 1810, in 8° de 36 pp. (C.)

Eschwege.

SCHREIBER (Carl). Physisch-medicinische Topographie des Physikatsbezirks Eschwege. Preisschrift . . . Marburg, 1859, in 8°. Avec 1 planche. (Schriften der Gesellschaft zur Beförderung der gesammten Naturwissenschaften zu Marburg.) (E.)

Espagne.

WILLAUME (A.). Notice physique, médicale et historique sur le climat, le sol et les productions de l'Espagne, considérés particulièrement sous le rapport de leur influence sur les armées étrangères qui y font ou qui y ont fait la guerre... Paris, 1812, in 8°.

CADET. De l'Air insalubre, et de la fièvre d'Espagne... Paris, 1822, in 8° de 66 pp.

La couverture imprimée sert de titre.

— Du Sol, de l'air et des eaux d'Espagne. Précautions qu'ils exigent... Paris, 1823, in 8° de 66 pp.

Même ouvrage que le précédent.

HOFFMANN (J.-F.). Specimen geographico-medicum de Hispania et insulis quibusdam maris Mediterranei. Lugduni Batavorum, 1838, in 8°. (C.)

BENNET (J.-H.). On the physical Geography and climate of Spain and of its health-resorts. (British medical Journal, sept. 23, p. 346.) (C. J., 1871.)

Essex (Comté d').

MORSE. Dissertation on the topography, mineralogy and diseases of the county of Essex. (Transactions of the Medical Society of New-York, 1809.)

États-Unis.

VOLNEY (C.-F.). Tableau du climat et du sol des États-Unis d'Amérique... Paris, an XII-1803, 2 vol. in 4°.

FORRY (Samuel). The Climates of the United States, and its endemial influences, based chiefly on the records of the Medical department and Adjutant generals office, U. S. army. New-York, 1842, in 8°. (L. R.)

HARRIS (J.-C.). An Essay on the climate and fevers of the Southwestern, Southern Atlantic and Gulf-states. New-Orleans, 1858, in 8°. (S. J.)

Ettlingen.

SCHNEIDER (Joh.-Jos.). Versuch einer medicinischen Topographie von Ettlingen und deren nächsten Umgebungen. Mit 6 Tab. Carlsruhe, 1818, in 8°. (E.)

Eure-et-Loir.

COSME (L.-R.-A.). Essai de topographie médicale du département d'Eure-et-Loir. Thèse, n° 346 . . . Paris, an XI-1803, in 8° de 48 pp.

Europe.

HOFFMANN (J.-F.). Specimen geographico-medicum de Europa australi. Lugduni Batavorum, 1838, in 8°. (E.)

Tome I.

Exeter.

SHAPTER (Thomas). On the medical Topography of Exeter and the neighbourhood, being a sketch of the geology, climate, natural productions and statistics of that district... (Transactions of the Provincial medical and surgical Association, 1838, VI, 123; 1839, VII, 283; 1842, X, 107.)

SHAPTER (T.). Short Account of Exeter... (Avec Climate of the south of Devon... London, 1842.)

Voyez ci-dessus col. 1603.

Exmouth.

SHAPTER (T.). Short Account of ...Exmouth... (Avec Climate of the south of Devon... London, 1842.)

Voyez ci-dessus col. 1603.

Fécamp.

MARCHAND (Eugène). Climatologie de la ville de Fécamp ou Résumé général des observations météorologiques faites en cette ville pendant les années 1853 à 1862... (Mémoire publié par la Société Havraise d'études diverses.) Fécamp, 1863, in 8° de 47 pp. Avec 1 tableau.

Fernand-Vaz (Lagune de).

LARTIGUE. Contributions à la géographie médicale. La lagune de Fernand-Vaz et le delta de l'Ogo-Wé... Paris, 1870, in 8° de 32 pp. (Archives de médecine navale.)

Féroé (Iles).

THOMSEN (J.). Über Krankheiten und Krankheits-Verhältnisse auf Island und den Faröerinseln... (1855.)

Voyez ci-après Endémies.

Finistère (Département du).

CARADEC (Louis). Topographie médico-hygiénique du département du Finistère ou Guide sanitaire de l'habitant... Brest, 1860, in 8°.

Floride.

STORK (William). An Account of East-Florida, with a Journal kept by John Bartram of Philadelphia, botanist to His Majesty for the Floridas; upon a journey from St-Augustine up the river St-John's. London, (s. d.,) in 8°.

PENDERGRAST (G.-E.). A physical and topographical Sketch of the Mississipi territory, Lower Louisiana, and a part of West-Florida... (1803.)

Voyez ci-après col. 1651.

Southern medical Reports: consisting of general and special reports on the medical topography . . . in the following states (Louisiana... Florida...) (1849-1850.)

Voyez ci-après col. 1640.

HORNER (G.-R.-B.). (Topographie médicale de la Floride.) (American medico-chirurgical Review, V, 577.) (S. J., 1861.)

Foochow.

ROSE (John). Notes médicales et topographiques sur Foochow (Chine). (Archives de médecine navale, 1864, II, 88.)

Traduction d'un article de „Pacific medical and surgical Journal", octobre 1862.

Forez (Plaine du).

POYET (F.). Esquisse de la topographie médicale de la plaine du Forez ... Saint-Étienne, 1863, in 8°. (Compte-rendu de la XXIXe session du congrès scientifique de France et Annales de la Société de Saint-Étienne et de la Loire.)

France.

Travaux proposés aux médecins et physiciens régnicoles et étrangers, par la Société royale de médecine . . . (1778.)

Au sujet d'une description topographique et médicale de la France.

Voyez ci-dessus col. 611.

BATARD (T.). De l'Influence des saisons dans les contrées de l'ouest de la France; essai médical. Thèse, n° 110ter... Paris, 1817, in 4° de 25 pp.

Clark (James). Medical Notes on climate, diseases, hospitals and medical schools in France, Italy and Switzerland; comprising an inquiry into the effects of a residence in the south of Europe in cases of pulmonary consumption, and illustrating the present state of medicine in those countries. London, 1820, in 8°. (C.)

Autre éd. 1822.

— Über Südeuropa, in climatischer Hinsicht... Nach dem Englischen, mit Zusätzen und Beilagen begleitet von Prof. Chr.-Aug. Fischer . . . Hamm, 1826, in 8°. (C.)

Boitelle (Alexandre). Des Côtes de la France et de leur influence sur la santé des habitans. Thèse, n° 312 ...Paris, 1833, in 4° de 20 pp.

Higgins (Charles). Observations on climate, diet and medical treatment, in France and England... London, 1835, in 12.

2nd ed. 1837. Paris, in 12.

Fuster (J.). Des Maladies de la France dans leurs rapports avec les saisons, ou Histoire médicale et météorologique de la France... Ouvrage qui a reçu de l'Académie des sciences de Paris un prix de 3000 francs. Paris, 1840, in 8°.

— Des Changements dans le climat de la France. Histoire de ses révolutions météorologiques... Paris, 1845, in 8°.

Helfft. Das Klima und die Gesundheits-Verhältnisse des südlichen Frankreichs. (Günsburg, Zeitschrift für klinische Medicin, 1856, VIII, 260.)

Bertrand (H.). De la Géographie médicale et de la carte médicale de la France. (Recueil de mémoires de médecine militaire, 1869, XXII, 177.)

France (Ile de).

Voyez Maurice (Ile).

Francfort-sur-le-Mein.

Burggravius (Joannes-Philippus). ... De aere, aquis et locis urbis Francofurtanæ-ad-Mænum commentatio. Accedit disquisitio de origine et indole animalculorum spermaticorum. Francofurti-ad-Mænum, 1751, in 8°.

Behrends (J.-A.). Der Einwohner in Frankfurt am Mayn in Absicht auf seine Fruchtbarkeit, Mortalität und Gesundheit geschildert. . . Frankfurt am Main, 1771, in 8°. Avec 2 planches. (R.)

Franzensbrunn.

Gerle (Wolfg.-Adf.). Franzensbrunn in topographischer, naturgeschichtlicher, pittoresker und medicinischer Hinsicht. Prag, 1830, in 12. Avec 1 carte. (E.)

Fulda.

Schneider (Joh.-Joseph). Versuch einer medicinischen Topographie der Residenzstadt Fulda und ihrer zunächst liegenden Gegend. Fulda, 1806, in 8°. (C.)

Gabel.

Hamburger (W.). Medicinische Topographie und Geschichte der . . . Herrschaft Lämberg und der. . . Stadt Gabel... (1837.)

Voyez ci-après col. 1637.

Gabon.

Lestrille (J.-F.-D.-Alphonse). Essai médical sur le comptoir du Gabon (côte occidentale d'Afrique). Thèse, n° 54... Paris, 1859, in 4° de 78 pp.

Abelin (Auguste-Charles-Germain). Contribution à la géographie médicale. Étude sur le Gabon. Thèse, n° 129 ...Paris, 1872, in 4° de 31 pp.

Galles (Principauté de).

Haviland (A.). Lectures on the

geographical distribution of diseases in England and Wales... (1871.)

Voyez ci-dessus col. 1564.

Galles (Île du Prince-de-).

WARD et GRANT. On the medical Statistics and topography of Malakka and Prince of Wales Island... (1830.)

Voyez ci-après col. 1643.

Galles du Sud (Nouvelle-).

TRIMMER (James). On the Climate of New-South-Wales. (Thomson, Annals of philosophy, 1820, XVI, 278.) (C.)

THOROWGOOD (J.-C.). On the Climate of Sydney and New-South-Wales ... (1871.)

Voyez Sydney.

Galveston.

SMITH (Ashbel). Medical Topography of the city of Galveston, Texas, with an account of the symptoms and pathology of the yellow fever which prevailed in that city in the autumn of 1839. (American Journal of the medical sciences, XXIV, 183 et XXV, 499.) (L. R.)

DAWELL (Greensville). (Topographie médicale de Galveston.) (Galveston medical Journal, I, p. 123, april.) (S. J., 1866.)

Gamaches (Bourg de).

MALAPERT (Alphonse). Essai de topographie médicale du bourg de Gamaches, suivi de quelques observations sur plusieurs autres communes du canton de Gamaches... Amiens, (1858,) in 8⁰ de 31 pp.

Ouvrage couronné par la Société médicale d'Amiens, dans sa séance publique de 1857.

Gambier (Iles).

LE BORGNE (Jean-Paul-Marie). Géographie médicale de l'archipel des iles Gambier (Océanie). Thèse, nº 243 ... Paris, 1872, in 4⁰ de 32 pp.

Gar-Rouban.

CASTEX. Essai topographique sur les mines métallifères de Gar-Rouban (province d'Oran, subdivision de Tlemcen). (Recueil de mémoires de médecine militaire, 1855, XVI, 164.)

Garonne (Département de la Haute-).

SAINT-ANDRÉ (J.-A.-D.). Topographie médicale du département de la Haute-Garonne, contenant la description générale de toutes ses communes, et la topographie plus particulière de celle de Toulouse; ouvrage basé sur les rapports qu'ont les diverses circonstances locales avec la santé des habitants. Il a remporté le prix au jugement de la Société de médecine de cette ville, dans sa séance publique du 12 novembre 1812 ... Toulouse, 1813, in 8⁰.

Gascogne (Golfe de).

THORE (J.). Promenade sur les côtes du golfe de Gascogne, ou Aperçu topographique, physique et médical des côtes occidentales de ce même golfe... Bordeaux, 1810, in 8⁰. Avec 1 carte.

Gavarnie (Vallée de).

BAUDENS (A.). Eaux thermales et topographie physique et médicale de la vallée de Barèges, contenant la description ... de la vallée de Gavarnie ... (1843.)

Voyez ci-dessus col. 1571.

Gemenos.

RAMEL fils (M.-F.-B.). Mémoire sur l'air de Gemenos... (p. 353 de Consultations de médecine ... La Haye, 1785.)

Gênes.

CEVASCO. Climat, état physique et

hygiène publique de Gênes. (t. 1, p. 15, 44 et 264 de Statistique de la ville de Gênes... Gênes, 1838.)

BUNNETT (Henry-Jones). A Description historical and topographical of Genoa, with remarks on the climate and its influence upon invalids. London, 1844, in 8°. (B. B.)

Georgie.

BRICKELL (John). Letter on the climate of Georgia. (American Museum, 1789, 244.) (C.)

WHITE (Josuah-E.). Cursory Observations on the soil, climate and diseases of the state of Georgia. (New-York medical Repository, 1806, III, n° 4, 349; 1807, IV, n° 2, 117.) (C.)

Southern medical Reports: consisting of general and special reports on the medical topography... in the following states (Louisiana... Georgia...) (1849-1850.)

Voyez ci-après col. 1640.

Gera.

JANI (Christian-Heinrich). Beiträge zu einer medicinischen Topographie von Gera. (Hufeland, Journal der Heilkunde, 1799, VII, 47.) (C.)

Gérardmer (Canton de).

JACQUOT (J.-B.). Essai de topographie physique et médicale du canton de Gérardmer... Strasbourg, 1826, in 8°.

Gersfeld.

FEUCHTER. Zur Klimatologie von Gersfeld an der Rhön. (Archiv für die gesammte Naturlehre, von K.-M.-G. Kastner, 1829, XVII, 486.)

Gibraltar.

GUYON. Notice médicale sur Gibraltar, suivie de quelques réflexions sur l'origine de la maladie de cette ville en 1828. (Annales maritimes, 1830, XLI, 746.)

HENNEN (J.). Sketches of the medical topography of the Mediterranean; comprising an account of Gibraltar... (1830.)

Voyez ci-après col. 1647.

KELAART (Edward-Frederick). Flora calpensis; contributions to the botany and topography of Gibraltar and its neighbourhood. London, 1846, in 8°. (B. B.)

REY (Hyacinthe-Jean-Marie). Essai sur la topographie médicale de Gibraltar, et sur les épidémies de fièvre jaune qui ont régné dans cette place. Thèse, n° 238... Paris, 1833, in 4° de 51 pp.

Gironde (Département de la).

CHABANNES (A.). Essai sur la topographie médicale de cette partie du département de la Gironde, qui portait ci-devant le nom du Médoc... (1805.)

Voyez ci-après col. 1648.

Girone.

GELABERT (François) et RIERA. Essai sur la topographie médicale de Girone. Thèse... Montpellier, an X, in 4° de 68 pp.

Givet.

MICHEL. Description médico-topographique des deux Givet et Charlemont. (Dehorne, Journal de médecine militaire, 1787, VI, 151.)

Glaris.

SIMMLER (R.-Th.). Physiognosie des Stachelberger Mineralwassers im Kanton Glarus. Eine Beschreibung seiner topographischen, historischen, physikalischen und chemischen Verhältnisse... Chur, 1860, in 8°. Avec frontispice gravé et plusieurs planches. (E.)

Gmünd.

WERFER (W.). Versuch einer medicinischen Topographie von Gmünd an der Rems im Königreich Würtemberg. Gmünd, 1813, in 8°. Avec 2 planches. (C.)

Gœttingue.

DEICHMANN (A.-P.). Dissertatio de salubri aere et aqua Gottingensi, respondente J.-C.-L. Seip. Gottingæ, 1738, in 4°. (R.)

PICKHARD (Christoph-Jonathan). Commentarii de aere, aquis et locis Gottingensibus specimen 1. Topographia physico-medica urbis et regionis Gottingensis. Gottingæ, 1805, gr. in 8°. (C.)

MARX (Car.-Frid.-Henr.). Göttingen in medicinischer, physischer und historischer Hinsicht geschildert... Göttingen, 1824, in 8°. Avec 1 planche.

Goslar.

TRUMPHIUS (Johannes-Conradus). Dissertatio medica inauguralis agens de aere, aquis et locis Goslariensibus quam... sub moderamine... Joh.-Caroli Spies... publico examini submittet ...Helmstadii, 1724, in 4° de 52 pp.

Gouda.

BÜCHNER (W.-F.). Bijdragen tot de geneeskundige topographie en statistick van Gouda. Gouda, 1842, in 8°. (N. M.)

Gowhattee.

LESLIE (John). A Sketch of the medical topography of Gowhattee, and an account of the prevailing diseases of the natives at that station... Presented 2d July 1831. (Transactions of the Medical and physical Society of Calcutta, 1833, VI, 33.)

Grand-Bassam.

LE GRAIN (Toussaint-Michel). Aperçu topographique et médical sur les comptoirs de Grand-Bassam et d'Assinée (côte occidentale d'Afrique). Thèse, n° 21... Montpellier, 1858, in 4° de 56 pp. Avec 1 carte.

Grande-Bretagne.

WILLIAMS (John). The Climate of Great Britain: or Remarks on the changes it has undergone, particularly within the last fifty years; accounting for the increased humidity and consequent cloudiness of our springs and summers ... London, 1806, in 8°. (C.)

Granville.

LE MARCHANT. Topographie physique et médicale de Granville et ses environs, département de la Manche. (Recueil de mémoires de médecine militaire, 1826, XVIII, 1.)

Gravenhage (S').

Voyez La Haye.

Gray.

RAYMOND. Notice sur la topographie physique et médicale de la ville de Gray (Haute-Saône). (Recueil de mémoires de médecine militaire, 1817, III, 256.)

Greene (County of).

HAMLIN. Topographical Description of the county of Greene, with a history of the diseases of the same. (Transactions of the Medical Society of New-York, 1813.)

Greeneville.

PILLSON (G.). On the Topography and diseases of Greeneville on Ter River (North-Carolina). (New-York medical Repository, 1802, V, 137.) (C.)

Grenoble.

VILLAR (D.). Aperçu sur la topographie médicale de la ville de Grenoble. (Dehorne, Journal de médecine militaire, 1786, V, 281.)

Grésivaudan (Vallée de).

DUPIN. Aperçu topographique sur le fort Barraux et sur la vallée de Grésivaudan... (1822.)

Voyez ci-dessus col. 1572.

Gries.

BERGMEISTER (A.-J.). Physisch-medicinisch-statistische Topographie der Stadt Bozen mit den drei Landgemeinden Zwölf-Malgreien, Gries und Leifers... (1854.)

Voyez ci-dessus col. 1580.

Groningue.

VAN DOEVEREN (Gualtherus)... Sermo academicus de sanitatis Groninganorum præsidiis ex urbis naturali historia derivandis. Groningæ, 1770, in 4°.

— Academische Redevoering over de gunstige gesteldheid van Groningen voor de gezondheid... Uit het lat... door M. Van Geuns. Groningen, 1771, in 8°. (N. M.)

MIGNON (J.-D.). Specimen sistens observationes quasdam patrium solum spectantes. Groningæ, 1805, in 8°. (R.)

STRATINGH (S.-E.). Groningen als woonplaats beschouwd. Eene bijdrage tot de geneeskundige plaatsbeschrijving van deze stad. Groningen, 1858, in 8°. (N. M.)

Guadarrama.

MEUNIER (V.). Compte rendu d'une mission médicale au Guadarrama (Espagne)... (1863.)

Voyez ci-dessus col. 505.

Guadeloupe.

ROALDÈS (Pierre-Étienne-Guillaume-Marie-Joseph). Essai sur la topographie médicale de la partie de la Guadeloupe, connue sous le nom de Grande Terre, et du quartier du petit canal en particulier. Thèse, n° 111... Montpellier, 1824, in 4° de 48 pp.

PELLARIN (A.). Considérations sur la topographie médicale de la Guadeloupe pour servir à l'histoire de l'épidémie de choléra qui a éclaté dans cette île en 1865. (Archives de médecine navale, 1868, IX, 417; 1868, X, 5.)

— Topographie médicale de la Guadeloupe. (p. 5 de Hygiène des pays chauds. Contagion du choléra . . . Paris, 1872.)

Guelma (Cercle de).

CUVELLIER. Notice topographique et médicale sur le cercle de Guelma. (Recueil de mémoires de médecine militaire, 1855, XVI, 47.)

Guerche (Canton de La).

GASZTOWTT. Aperçu général sur le climat du canton de La Guerche, suivi d'un traité sur les fièvres intermittentes et d'autres états morbides qui y régnaient pendant l'année 1839-1840; accompagné des observations pratiques... Nevers, 1841, in 8°.

Guinée.

ISOARD (J.). Topographie médicale de la Guinée. (En tête de Dissertation sur la fièvre de Guinée... 1823.)

Voyez ci-dessus col. 990.

Guinée (Golfe de).

DANIELL (Will.-F.). Sketches of the medical topography and native diseases of the gulf of Guinea, western Africa... London, 1849, in 8°. (B. R.)

Gummersbach.

SCHÜTTE (Daniel). Beiträge zur medicinischen Topographie des Kreises Gummersbach, im königlich Preussischen Regierungsbezirk Cöln. (Harless, N. Jahrbuch der teutschen Medicin, 1826, XII, 13.) (C.)

Guyane.

[BANCROFT (Edward).] An Essay on the natural history of Guiana... interspersed with a variety of... medical observations. In several letters from a gentleman of the medical Faculty during his residence in that country. London, 1769, in 8°. (S. D.)

Trad. en allemand, Frankfurt et Leipzig, 1769, in 8°; en hollandais, Utrecht, 1782, in 8°. (S. D.)

BAJON. Mémoires pour servir à l'histoire de Cayenne et de la Guiane françoise, dans lesquels on fait connoître la nature du climat... les maladies... (1777-1778.)

Voyez ci-dessus col. 1593.

HANCOCK (John). Observations on the climate, soil and productions of British Guiana; with incidental remarks on the diseases, their treatment and prevention... London, 1835, in 8° de 89 pp. (B. R.)

ROUX (F.-A.). Études sur la Guiane française. Thèse, n° 79... Montpellier, 1837, in 4° de 48 pp.

Guzerat (Province de).

GIBSON (A.). A general Sketch of the province of Guzerat from Deesa to Damaun... Presented august 28th, 1836. (Transactions of the Medical and physical Society of Bombay, 1838, I, 1.)

Haguenau.

GÉRARD. Topographie médicale de la ville d'Haguenau. (Dehorne, Journal de médecine militaire, 1784, VII, 138.)

Hambourg.

MENURET (J.-J.). Essai sur la ville d'Hambourg considérée dans ses rapports avec la santé ou Lettres sur l'histoire médico-topographique de cette ville... Hambourg, 1797, in 8°.

— Versuch über die Stadt Hamburg, in Hinsicht auf die Gesundheit betrachtet, oder Briefe über die medicinisch-topographische Geschichte dieser Stadt. Verdeutscht durch M.-G. Herrmann. Hamburg, 1797, in 8°. (R.)

RAMBACH (Joh.-Jak.). Versuch einer physikalisch-medicinischen Beschreibung von Hamburg. Hamburg, 1801, in 8°. (E.)

BUEK (Heinr.-Wilh.). Hamburgs Klima und Witterung; ein Beitrag zur medicinischen Topographie von Hamburg, wie zur Klimatologie von Deutschland überhaupt, nach vieljährigen Beobachtungen bearbeitet. Hamburg, 1826, gr. in 8°. Avec planche. (C.)

SCHMIDT (Philipp-Friedrich). Hamburg in naturhistorischer und medicinischer Beziehung. Hamburg, 1831, in 8°. Avec 2 vues et 2 plans. (C.)

ZIMMERMANN (Karl-Gottfr.). Hamburgs Klima, Witterung und Krankheits-Constitution, oder Versuch über den Einfluss der Temperatur; des Luftdrucks, der Luftströmung, etc. Hamburg, 1846, in 8°. (E.).

Hammam-Meskhoutine.

GRELLOIS (Eugène). Esquisse sur la topographie médicale d'Hammam-Meskhoutine et rapport sur les propriétés thérapeutiques de ses eaux minéro-thermales. (Recueil de mémoires de médecine militaire, 1846, LX, 313.)

Hanau.

KOPP (Johann-Heinrich). Medicinische Topographie der Stadt Hanau, in

Beziehung auf den Gesundheits- und Krankheitszustand der Einwohner. Frankfurt am Main, 1807, in 8⁰. Avec 20 tableaux. (C.)

Harford.

CONSBRUCH (G.-W.-C.). Medicinische Topographie der Städte Harford und Bielefeld. (Avec Medicinische Ephemeriden... Chemnitz, 1793.)

Hatten (Commune de).

ECKERT (Charles). Topographie médicale de la commune de Hatten. Thèse, nº 839 . . . Strasbourg, 1865, in 4⁰ de 48 pp.

Havane (La).

ANDRÈS Y ESPOLA (Greg.). (Notices médicales sur la Havane et le Mexique.) (El Siglo médico, 440.) (S. J., 1862.)

Hawaï (Iles).

DUMAS (Pierre-Mesmin). Une Station aux îles Hawaï. Thèse, nº 228 ... Paris, 1861, in 4⁰ de 48 pp.

Héliopolis.

VIDAL. Notice sur Héliopolis et Aïn-Schongga, Nech-Meya (cercle de Guelma). (Recueil de mémoires de médecine militaire, 1855, XVI, 56 et 64.)

Hérault (Département de l').

DURAND. Note sur la topographie du département de l'Hérault, accompagnée d'observations sur le recrutement, et de la relation d'une épidémie essuyée à Nîmes par le 49ᵉ de ligne. (Recueil de mémoires de médecine militaire, 1840, XLIX, 64.)

Hereford (Comté d').

YORKE (Philipp). Observations on the climate of Herefordshire compared with that of the neighbourhood of London, with meteorological tables . . . (Transactions of the Provincial medical and surgical Association, 1842, X, 171.)

Hesdin.

VIVENS (Jean-Baptiste-Alexandre). Dissertation sommaire sur la topographie de la ville d'Hesdin et de ses environs, et sur les maladies les plus communes dans ces contrées. Thèse, nº 24 . . . Paris, an XI (1803), in 4⁰ de 14 pp.

Hesse.

GRAVIUS (J.-J.). Specimen de salubritate Hassiæ. Halæ Magdeburgicæ, 1706, in 4⁰. (R.)

Hobart-Town.

HALL (Edward-Swarbeck). On the medical Topography and vital statistics of the city of Hobart-Town, Tasmania, and its southern sub-districts for 1855. (Australian Medical Journal, 1856, I, 161; II, 81; III, 85.)

Hodna (Le).

BRÉGEAUT (C.-A.). Essai de topographie médicale du Sahara Algérien et particulièrement du Hodna... (1852.)
Voyez Sahara.

Hohenstein.

Die Mineralquelle und die Badeanstalt bei Hohenstein, historisch-topographisch, physikalisch-chemisch und medicinisch-praktisch beleuchtet. Leipzig, 1834, in 12. Avec 1 planche. (E.)

Hollande.

BOOGERT (F.). Dissertatio de constitutione atmosphæræ Hollandiæ ejusque efficacia in corpus humanum. Lugduni Batavorum, 1755, in 4⁰. (R.)

GUISLAIN (J.). Lettre médicale sur la Hollande... (1842.)

Voyez ci-dessus col. 520.

Hong-Kong.

SMART (W.-R.-E.). (Climatologie, topographie et maladies de Hong-Kong et de Canton.) (Brit. med. Journal, april 27, 453.) (S. J., 1861.)

Hongrie.

FUKER (Frid.-Jac.). De salubritate et morbis Hungariæ... Lipsiæ, 1777, in 8⁰.

Hougue (Fort La).

CARPON (A.). Notice topographique sur Saint-Waast . . . et le fort La Hougue... (1817.)

Voyez Saint-Waast.

Howe (Ile de Lord).

MACDONALD (J.-D.). Notes sur la topographie et l'histoire naturelle de l'île de Lord Howe. (Archives de médecine navale, 1872, XVII, 241.)

Huddersfield (District de).

WALKER (J.-K.). A Sketch of the medical and general topography of Huddersfield and its adjacent district. (London medical Repository, 1818, X.) (C.)

Hudson (Baie d').

UMFREVILLE (Edward). The present State of Hudsons-Bay. London, 1790, in 8⁰. (C.)

— Über den gegenwärtigen Zustand der Hudsonsbai, etc.; mit Erläuterungen von E.-A.-W. Zimmermann. Helmstädt, 1791, in 8⁰. (C.)

Hyderabad.

Report on the medical topography of the Northern, Hyderabad, and Nagpore divisions, the Tenasserim provinces, and the Eastern settlements. Madras, 1844, in 8⁰. (C. E.)

Hyères.

GENSOLLEN (Honoré-Zénon). Essai historique, topographique et médical sur la ville d'Hières, en Provence . . . Paris, 1820, in 8⁰ de 96 pp.

ERNSTS (A.). Nizza und Hyères in medicinisch-topographischer Hinsicht ... (1839.)

Voyez ci-après col. 1658.

BARTH. Notice topographique et médicale sur la ville d'Hyères... Paris, 1841, in 8⁰. (Archives générales de médecine.)

2e éd. 1846, in 8⁰ de 56 pp.

AUFAUVRE (Amédée) . . . Hyères et sa vallée; guide historique, médical, topographique; carte, plan, dessins... Paris, (1861,) in 18.

Jéna.

ZENKER (J.-C.). Historisch-topographisches Taschenbuch von Jena und seiner Umgebung, besonders in naturwissenschaftlicher und medicinischer Beziehung. Herausgegeben unter Mitwirkung der Herren Brehm, Döbereiner, Friez, Göttling, Huschke, Kieser, Krause, Renner, Schmid, Schrön, Stark, Suckow, Thon, Voigt, Wackenroder u. A. Mit dem Plane von Jena und einem geognostischen Profile. Jena, 1836, in 8⁰. (E.)

Ilmenau.

SCHMIDT (Joh.-Aug.-Friedr.). Gesundheits- und Krankheits-Character von Ilmenau. (p. 167 de Historisch-topographische Beschreibung der Beystadt Ilmenau... Ilmenau, 1839.)

Immenstädt.

GEIGER (Sebastian). Physikalisch-medicinische Topographie des k. Baier. Landgerichtsbezirks Immenstädt im

Ober-Donaukreise. Mit statistischer Rücksicht bearbeitet. Kempten, 1819, gr. in 8°. (C.)

Inchy.

GERNEZ (Amable-Joseph). Topographie médicale d'Inchy (Pas-de-Calais). (p. 7 de Considérations sur les épidémies en général . . . Thèse . . . Strasbourg, 1808.)

Inde.

SCHLAGINTWEIT-SAKÜNLÜNSKI (Hermann de). Meteorology of India . . . first part: distribution of the temperature of the air, and isothermal lines, with considerations on climate and sanitary conditions. (t. IV de Results of a scientific mission to India and high Asia... Leipzig, 1856.)

VAN LEENT. Les Possessions néerlandaises des Indes orientales. Topographie médicale. (Archives de médecine navale, 1867-1873, VII-XIX.)

Indre-et-Loire (Département d').

Observations météorologiques et médicales, recueillies dans le département d'Indre-et-Loire, et publiées par la Société médicale de Tours. (Janvier-mars 1812.) Tours, (s. d.,) in 8° de 20 pp.

Ingolstadt.

LEVELING (H.-Palmaz von). Medicinische Ortsbeschreibung von Ingolstadt in Baiern. Ingolstadt, 1797, in 8°. (R.)

Ioniennes (Iles).

HENNEN (J.). Sketches of the medical topography of the Mediterranean: comprising an account of the Ionian islands... (1830.)

Voyez ci-après col. 1647.

Irlande.

PATTERSON (William). Observations on the climate of Ireland and researches concerning its nature from very early periods to the present time . . . Dublin, 1804, in 8°. (W.)

Ischl.

POLLAK (Jos.). Ischl, sous le rapport médical, topographique et pittoresque. Wien, 1848, in 8°. Avec 1 carte.

Autre éd. 1863.

Islande.

SCHLEISNER (P.-A.). Island undersögt fra lægevedenskabeligt synspunct . . . Kjøbenhavn, 1850, in 8°. (B. R.)

BEAUGRAND (É.). Contribution à la géographie et à la statistique médicales de l'Islande d'après des documents plus ou moins récents. Paris, (s. d.,) in 8° de 16 pp. (Annales d'hygiène et de médecine légale, 1866.)

Italie.

(THOUVENEL [Pierre].) Traité sur le climat de l'Italie considéré sous ses rapports physiques, météorologiques et médicinaux, par le Dr T***, ancien inspecteur des hôpitaux militaires et des eaux minérales de France. . . Vérone, 1797-1798, 4 vol. in 8°.

Par Pierre Thouvenel, d'après Barbier.

CLARK (J.). Medical Notes on climate, diseases... in France, Italy... (1820.)

Voyez ci-dessus col. 1613.

CARRIÈRE (Ed.). Le Climat de l'Italie sous le rapport hygiénique et médical... Paris, 1849, in 8°.

DUREAU DE LA MALLE. Climatologie comparée de l'Italie et de l'Andalousie anciennes et modernes... Paris, 1849, in 8°.

BOUDIN (J.-Ch.-M.). Souvenirs de la campagne d'Italie. Observations topographiques, médicales et administratives sur la Haute-Italie. (Annales d'hygiène publique, 1860, XIV, 319; XV, 5.)

BOUDIN (J.-C.-M.). Souvenirs de la campagne d'Italie. Observations topographiques et médicales. Études nouvelles sur la pellagre... Paris, 1861, in 8° de 65 pp. Avec 1 carte.

CHAMBERS (Thomas-King). Some Effects of the climate of Italy... (London,) 1865, in 8°. (B. R.)

LOMBROSO (Cesare). (Géographie médicale de l'Italie.) (Gazzetta Lomb., 1865, 26, 28, 29, 40, 46 et 48.) (S. J., 1865 et 1866.)

Jamaïque (Ile de la).

TRAPHAM (Thomas). A Discourse of the state of health in the island of Jamaica. With a provision therefore calculated from the air, the place, and the water, the customs and manners of living, etc. ... London, R. Boulter, 1679, in 8°.

LEMPRIÈRE (William). Practical Observations on the diseases of the army in Jamaica during the years 1792-1797, on the situation, climate and diseases of that island... London, 1799, 2 vol. in 8°. (W.)

RENNY (Robert). An History of Jamaica, with observations on the climate ... diseases of Europeans... London, 1807, in 4°. Avec 1 carte.

Java (Ile de).

JULIUS (Nicolaus-Heinrich). Das Klima und die Krankheiten der Insel Java. (Gerson und Julius, Magazin der ausländischen Heilkunde, 1829, XVII, 393.) (C.)

SWAVING (C.). De invloed van Java's klimaat op den gezonden Europeaan, en gezondheids regelen voor den nieuw uitgekomene. (Van Hoevell's Tijdschrift voor Nederl. Indie, 1845-46.) (N. M.)

Jefferson County.

HENDERSON (Hugh). A topographical Description of Jefferson County, in the state of New-York; read before the Medical Society of the commonwealth... (New-York medical Repository, 1811, XIV, 21.) (C.)

Jersey (Ile de).

HOOPER (George-S.). Observations on the topography, climate and prevalent diseases of the island of Jersey; the result of meteorological observations and general practice during thirteen years... London, 1837, in 8°. (B. R.)

Jérusalem.

TOBLER (Titus). Beitrag zur medicinischen Topographie von Jerusalem ... Berlin, 1855, in 8° de 74 pp.

On the Climate of Jerusalem. (Journal of the Scottish meteorological Society, 1867, n° XVI.) (B. R.)

Jura (Département du).

ROLAND (P.-S.). Essai d'un tableau physique et moral du Jura, ou Considérations médico-philosophiques sur ce département. Thèse... Strasbourg, an XIII (1805), in 4° de 25 pp.

PASTEUR (Théodore). Essai sur la constitution physique et morale, le genre de vie et les maladies des habitans du Haut-Jura, précédé de quelques considérations sur le climat. Thèse, n° 69... Paris, 1820, in 4° de 29 pp.

Jyntea Hills.

BEADON (H.-L.). On the Climate of the Jyntea Hills... Presented June 7, 1828. (Transactions of the Medical and physical Society of Calcutta, 1829, IV, 315.)

Kabylie.

VÉDRENNE. Climatologie générale de la Grande Kabylie et topographie physique et médicale de Tizi-Ouzou. (Recueil de mémoires de médecine militaire, 1859, II, 213.)

Kahla.

KLEBE (Friedrich-Alb.). Medicinisch-topographische Nachrichten von Kahla. (Medic. National-Zeit., 1798, 395.) (C.)

Kalee Kemaoon.

DOLLARD (W^{m}). General and medical Topography of Kalee Kemaoon and Shore Valley, with sketches of the cantonments of Lohooghaut and Petoragurh as also of the roads, rivers, bungalows, etc., of part of the district .... Printed by order of government. Calcutta, 1840, in 8⁰ de 43 pp. Avec 3 plans.

Karikal.

GODINEAU (L.). Études sur l'établissement de Karikal (côte de Coromandel) ; topographie, climat, population, maladies, mortalité, hygiène . . . Paris, 1858, gr. in 8⁰ de 91 pp. Avec 4 cartes. (Revue coloniale.)

Kazan.

ERDMANN (Johann-Friedrich). Medicinische Topographie des Gouvernements und der Stadt Kasan, nebst mehreren darauf Bezug habenden historischen, geographischen, statistischen und ethnographischen Notizen ... Riga und Dorpat, 1822, in 8⁰. Avec 1 carte.

1re partie de „Beiträge zur Kenntniss des Innern von Russland...“

Khamghur (District de).

BRETON (P.). Medico-topography of the ceded provinces south-west frontier... Calcutta, Gov^{t} lithographic press, 1826, in 8⁰ de 46 pp. (Transactions of the Medical and physical Society of Calcutta.)

Le titre de départ, page 1, porte : „Medico-topography of the districts of Khamghur, Chota, Nagpore, Surgooja, and Sumbhulpore, in reply to the queries of Dr. Lempriere to the faculty in the service of the honorable East India Company.“

Kinderhook.

VAN DYCK (Andrew). An inaugural Dissertation on the topography and diseases of Kinderhook. New-York, 1822, in 8⁰. (C.)

Kingston.

COMSTOCK (Joseph). Topography of South Kingston, in Washington county, Rhode Island. (New-York medical Repository, 1811, XIV, 226.) (C.)

Königswart.

WANTUCH (Jul.). Die neu gegründete Bade- und Trink-Heilanstalt in Königswart (bei Marienbad). Medicinisch-topographisch-historisch dargestellt und beleuchtet . . . Eger, 1857, in 8⁰. (E.)

Kreuznach.

SCHNEEGANS (Ed.). Historisch-topographische Beschreibung Kreuznach's und seiner Umgebungen, mit Beziehung auf seine Heilquellen, zugleich als Beitrag zur vaterländischen Geschichte nach Urkunden, Manuscripten und Quellen bearbeitet. Mit 6 Ansichten und Abbildungen. Koblenz, 1839, in 8⁰. (E.)

Kurrachee.

GRIERSON (D.) Note on the climate of Kurrachee. (Bombay Med.-phys. Society's Transactions, 1859, V, IV.)

La Calle.

LEFRANC (Edmond). La Calle. Topographie, botanique et climatologie ... Paris, 1867, in 8⁰ de 26 pp. (Bulletin de la Société botanique de France.)

La couverture imprimée sert de titre.

Laghouat.

Notes topographiques et médicales sur Laghouat. (Recueil de mémoires de médecine militaire, 1854, XIII, 370.)

Marit (J.-J.). Note sur la topographie médicale de Laghouat. (Recueil de mémoires de médecine militaire, 1854, XIII, 394.)

La Haye.

Schick (J.-W.). Over den gesondheitstoestand van s'Gravenhage. S'Gravenhage, 1852, in 8°. (N. M.)

Land's-End.

Forbes (W.). Observations on the climate of Penzance and the district of Land's-End... (1821.)

Voyez Penzance.

— Sketch of the medical topography of the hundred of Penwith, comprising the district of the Land's-End in Cornwall... (1834-1836.)

Voyez Penwith.

Landshut.

Bernhuber (Franz-Xaver). Fragmenta quædam ad topographiam physico-medicam urbis Landishutanæ; dissertatio inauguralis. Landishuti, 1823, in 4° de 14 pp. (C.)

Langenbrücken.

Lutz. Das Amalienbad zu Langenbrücken mit seinen Umgebungen im Grossherzogthum Baden. Eine historisch-topographische und chemisch-medicinische Darstellung. Heidelberg, 1826, in 8°. (E.)

Langon.

Graullau. Topographie médicale de Langon. (Histoire de la Société royale de médecine, 1776, 192.)

Langres (Arrondissement de).

Lacordaire (N.-G.). Essai sur la topographie médicale de l'arrondissement de Langres, département de la Haute-Marne. Thèse, n° 71... Paris, 1814, in 4° de 28 pp.

La Rochelle.

Romieux (Edme-Louis-Dominique). Essai historique et médical sur la topographie de la ville de La Rochelle. Thèse, n° 79... Paris, 1819, in 4° de 59 pp. Avec 1 plan.

La Teste-de Buch.

Voyez Buch (La Teste-de-).

Lauchstädt.

Koch (Joh.-Er.-Andr.). Topographie des Städtchens Lauchstädt. (Avec Der Gesundbrunnen und das Bad zu Lauchstädt. Halle, 1813.) (E.)

Laybach.

Lippich (Friedrich-W.). Topographie der k. k. Provinzial-Hauptstadt Laibach, in Bezug auf Natur- und Gesundheitskunde, Medicinal-Anordnung und Biostatik. Laibach, 1834, gr. in 8°. (C.)

Layssac.

Toussain-Bastide (F.-X.). Essai sur la topographie physique et médicale de Layssac (Aveyron)... Thèse, n° 60... Montpellier, 1828, in 4° de 54 pp.

Leeuwarden.

Memorie betr. maatregelen ter bevordering van den algemeenen gezondheidstoestand in de gemeente Leeuwarden... Leeuwarden, 1856, in 8°. (N. M.)

Leifers.

Bergmeister (A.-J.). Physisch-medicinisch-statistische Topographie der Stadt Bozen mit den drei Landgemeinden Zwölf-Malgreien, Gries und Leifers... (1854.)

Voyez ci-dessus col. 1580.

Leipzig.

PLATNER (E.). Topographiæ medicæ urbis Lipsiæ specimen, dissertatio inauguralis, respondente C.-G.-C. Braune. Lipsiæ, 1793, in 4°. (R.)

KILIAN (C.-J.). Anleitung zur Erhaltung und Verbesserung der Gesundheit in Leipzig für die Bewohner, Nachbarn und Fremden dieser Stadt. Nebst einer besonderen Anweisung zur Pflege der Gesundheit für Mütter, Ammen und Kinder in den ersten Jahren des Lebens. Leipzig, 1800, in 8°. (R.)

SCHWÆGRICHEN (Friedrich). Topographia naturalis Lipsiensis ad anthropologiam et medicinam applicata ... dissertatio quam defendet ... respondente Justo Radio. Lipsiæ, 1819, in 4° de 44 pp. (C.)

ORCIER (Louis-Victor). Rudimentorum topographiæ Lipsiensis programma I. Lipsiæ, 1829, in 4°. (C.)

Lemberg.

HAMBURGER (Wolfg.). Medicinische Topographie und Geschichte der Excell. Gräflich Clam-Gallas'schen Herrschaft Lämberg und der benachbarten Stadt Gabel. Prag, 1837, in 8°. Avec 1 carte. (E.)

Lerins (Iles de).

L'HUILLIER (J.-M.). Mémoire statistique et historique sur les îles de Lerins, Sainte-Marguerite et Saint-Honorat. (Recueil de mémoires de médecine militaire, 1825, XVII, 135.)

Leucade (Ile de).

FERRARA (Alph.). Coup d'œil sur les maladies les plus importantes qui règnent dans une des îles les plus célèbres de la Grèce, ou Topographie médicale de l'île de Leucade, ou Sainte-Maure... Paris, 1827, in 8° de 70 pp.

Levant.

HASSELQUIST (Frederic). Iter Palæstinum eller Resa til Heliga landet, förättad ifrån ar 1749 til 1752, utgifven af C. Linnæus. Stockholm, 1757, in 8°. (W.)

— Voyages and travels in the Levant ... containing observations in natural history, physic ... translated from the swedish, published by Charles Linnæus. London, 1766, in 8°. (W.)

Lexington.

DUDLEY (Benjamin-W.). An inaugural Dissertation on the medical topography of Lexington (Kentucky), and its vicinity. Philadelphia, 1806, in 8°. (C.)

Leyde.

VAN GROENEVELT (J.). Dissertatio de salubritate aeris urbis Lugduni Batavorum. Lugduni Batavorum, 1712, in 4°. (N. M.)

Ligny.

ROULY (J.-L.). Topographie physico-médicale de la ville de Ligny et de ses environs, département de la Meuse... Bar-sur-Ornain, 1810, in 8° de 27 pp.

Lille (Arrondissement de).

DUPONT (J.-B.). Topographie historique, statistique et médicale de l'arrondissement de Lille... Paris, 1833, in 8°.

Lille (Ville de).

MOLIN. Topographie médicale de la ville de Lille. (Dehorne, Journal de médecine militaire, 1785, IV, 1.)

BRAULT (J.-A.). Essai sur la topographie physique et médicale de la ville de Lille, chef-lieu du département du Nord. (Recueil de mémoires de médecine militaire, 1820, VII, 1.)

Limagne.

TACHARD (Hippolyte). Essai sur la topographie physique et médicale de la partie du département du Puy-de-Dôme, connue spécialement sous le nom de Limagne. Thèse, n° 62... Paris, 1828, in 4° de 43 pp.

Limestone County.

ADAMS (William-Kelsay). An inaugural Dissertation on the medical topography and endemic fever of Limestone County, Alabama. Lexington, 1829, in 8°. (C.)

Linthal.

TRÜMPY (Joh.). Das Stachelbergbad bei Linthal im Kanton Glarus und dessen Umgebungen. Ein topographisch-medicinischer Versuch. Glarus, 1831, in 8°. (E.)

2. Aufl. 1837. Zürich.

Lisieux.

HUE (Joseph-Jacques-Vincent). Essai sur la topographie médicale de Lisieux. Thèse, n° 163 . . . Paris, 1824, in 4° de 85 pp.

Livonie.

BERGMANN (A.). De ruricolarum Livoniæ statu sano et morboso. Lipsiæ, 1762, in 4°. (R.)

HUHN (Otto von). (Beitrag zur medicinisch-topographischen Beschreibung von Livland; mit Vaccinationstabellen und Kupfern von Bauerhäusern und Badestuben. Aus dem deutschen [Manuscripte] übersetzt von Wassil Dchunkowsky.) St-Petersburg, 1814, in 4°. (C.)

En russe.

Livourne.

GUIGOU (P.). Mémoire sur la topographie de Livourne et ses bains de mer. Livourne, 1814, in 8°. (B. B.)

Llandudno.

RODEN (T.-C.). (Topographie et climatologie de Llandudno [North Wales].) (Brit. med. Journal, may 8.) (S. J., 1858.)

Lodève.

RAME. Essai historique et médical sur Lodève... Lodève, 1841, in 8°.

Lohooghaut.

DOLLARD (W.). General and medical Topography of Kalee Kemaoon... with sketches of the cantonments of Lohooghaut and Petoragurh... (1840.)

Voyez ci-dessus col. 1633.

Longwy.

GORCY. Topographie médicale de Longwy. (Dehorne, Journal de médecine militaire, 1787, VI, 283.)

Lorraine.

JADELOT. Mémoire sur la Lorraine. (Mémoires de la Société royale de médecine, 1776, 73.)

Louisiane.

HEUSTIS (J.-Wiggins). Physical Observations and medical tracts and researches on the topography and diseases of Louisiana. New-York, 1717, in 8°. (C.)

FOURNIER (L.-M.). Topographie ou Description succincte, naturelle et médicale de la Louisiane . . . Paris, (1826,) in 8°.

Prospectus. — L'ouvrage ne figure pas dans la „Bibliographie de la France.“

RIVIÈRE (Jean-Alexandre). Essai

sur la topographie médicale de la Basse-Louisiane. Thèse, n° 70 . . . Montpellier, 1831, in 4° de 38 pp.

Southern medical Reports: consisting of general and special reports on the medical topography, meteorology and prevalent diseases in the following states (Louisiana, Alabama, Mississipi, North Carolina, South Carolina, Georgia, Florida, Arkansas, Tennessee, Texas, California). Edited by E.-D. Fenner . . . New-Orleans, 1849-1850, 2 vol. in 8°. (B. R.)

BARTON (E.-H.). Report to the Louisiana state medical Society, on the meteorology, vital statistics and hygiene of the state of Louisiana . . . to which is added an appendix, showing the experience of life insurance companies in Louisiana, with tables of mortality... by H.-G. Heartt... New-Orleans, 1871, in 8°. Avec tabl. in fol. (S. D.)

Lunéville (Arrondissement de).

SAUCEROTTE (Constant). Topographie médicale de Lunéville et de son arrondissement, ou Étude des rapports dans lesquels se trouvent la santé et les maladies des habitans, avec les circonstances physiques environnantes. Ouvrage auquel la Société . . . des sciences, lettres et arts de Nancy a décerné la médaille d'or . . . Lunéville, 1833, in 8°.

Lunéville (Ville de).

SAUCEROTTE (C.). Lunéville et sa division de cavalerie. Topographie. Statistique. Hygiène. Maladies . . . Paris, 1858, in 8°.

Lyon.

DUBOUCHET (L.). Essai sur la topographie physique et médicale de la ville de Lyon. Thèse, n° 223... Paris, 1821, in 4° de 54 pp.

MARMY (M.-J.) et QUESNOY (F.). Hygiène des grandes villes. Topographie et statistique médicales du département du Rhône et de la ville de Lyon ...(1866.)

Voyez Rhône.

Madagascar.

COLLAS DE COURVAL (Arthur). Notes médicales recueillies devant une station dans les parages de Madagascar. Thèse, n° 13... Paris, 1862, in 4° de 86 pp.

Madère.

GOURLAY (William). Observations on the natural history, climate and diseases of Madeira, during a period of eighteen years. London, 1811, in 8°. (R.)

HEINEKEN (Charles). Of Madeira, its visitors, its climate and its diseases. (London medical Repository, 1824, XXII.) (C.)

KAEMPFER. Notice topographico-médicale sur l'île de Madère. (Union médicale, 1847, I, 417.)

MASON (S.-A.). A Treatise on the climate and meteorology of Madeira... Edited by James-Sheridan Knowles... London, 1850, in 8°. (B. R.)

VIEIRA (P.-J.). Études médicales sur le climat de Madère. Thèse, n° 45 ... Montpellier, 1852, in 4° de 91 pp.

BLOXAM (J.-M.). The Climate of Madeira, or, The errors and mis-representation on this subject contained in a recent work on climate by T.-H. Burgess... London, 1855, in 8° de 72 pp. (B. R.).

BRANDT (G.-H.). Notes on the climate of Madeira. (Lancet, 1866, I, 133.)

Mahabuleshwur Hills.

MURRAY (J.). Observations on the climate of the Mahabuleshwur Hills...

Presented november 13th 1836. (Transactions of the Medical and physical Society of Bombay, 1838, I, 79.)

Malabar (Province de).

Report on the medical topography and statistics of the provinces of Malabar and Canara. Madras, 1844, in 8°. (C. E.)

Malacca.

WARD et GRANT. On the medical Statistics and topography of Malakka and Prince of Wales' Island, etc. Edinburgh, 1830, in fol. (C.)

Malte.

HENNEN (J.). Sketches of the medical topography of the Mediterranean: comprising an account of Gibraltar... and Malta... (1830.)

Voyez ci-après col. 1647.

ADAMS (A.-L.). Notes of a naturalist on the Nile Valley and Malta . . . (1870.)

Voyez ci-après col. 1658.

Malvern.

ADDISON (William). Observations on the topography of Malvern, having reference to its temperature and salubrity. (Midland medical and surgical Reporter, 1830-1831, II, 131-139.)

— On the medical Topography, statistics, etc. of Malvern and of the district at the base of the Malvern Hills . . . (Transactions of the Provincial medical and surgical Association, 1836, IV, 87.)

Manche (Département de la).

ROUSSEL. Topographie rurale, économique et médicale de la partie méridionale des départements de la Manche et du Calvados connue ci-devant sous le nom de Bocage... (an VIII.)

Voyez ci-dessus col. 1576.

BOISTARD-PRÉMAGNY (Auguste). Remarques générales sur la topographie du département de la Manche, histoire abrégée de ses productions, tant végétales qu'animales ou minérales, des maladies régnantes, et des mœurs et coutumes de ses habitans. Thèse, n° 264 ... Paris, 1820, in 4° de 19 pp.

Manille.

(KNUTH [Friedrich-Gustav].) Dissertatio inauguralis sistens memorabilia circa aërem, vitæ genus, sanitatem et morbos Manilensium. Gryphiæ, 1818, in 4° de 22 pp. (C.)

Mans (Le).

LEBRUN (J.-C.). Essai de topographie médicale de la ville du Mans et de ses environs... Le Mans, 1812, in 8°.

Mantouan (Le).

FODÉRÉ (F.-E.). Mémoires de médecine pratique, sur le climat et les maladies du Mantouan; sur le quinquina; sur la cause fréquente des diarrhées chroniques des jeunes soldats; et sur l'épidémie actuelle de Nice . . . Paris, an VIII-1800, in 8°.

Mantoue.

SORESINA (G.-B.). Cenni di topografia medico-igienica sulla città di Mantova. Mantova, 1857-1858. (S. J., 1859.)

Maranhao (Province de).

PLAGGE (Th.). Zur medicinischen Geographie der brasilianischen Provinz Maranhao. (Monatsblatt für medicinische Statistik u. s. w., 10, Oct. 24.) (S. J., 1858.)

Marciac.

CARRÈRE (Antoine-Marie-Clément). De l'Influence des marais sur l'économie vivante, précédée de la topographie médicale de Marciac. Thèse, n° 9... Paris, 1818, in 4° de 45 pp.

Marçon (Commune de).

Gousson (Henri). Histoire topographique, statistique et médicale de la commune de Marçon. Mémoire honoré d'une médaille d'or par la Société d'agriculture, sciences et arts de la Sarthe (concours de topographie médicale)... Château-du-Loir, 1852, in 8° de 82 pp. Avec carte et plans.

Maremme (La).

Martelli (Carlo). La Maremma Toscana... Bastia, 1846, in 8° de 72 pp. Avec 1 tableau.

Marennes.

Constans (A.). Topographie de Marennes, suivie de l'influence des marais sur l'économie animale. Thèse, n° 213... Paris, 1836, in 4° de 24 pp.

Marienbad.

Gerle (Wolfg.-Adf.). Die Quellen und Bäder von Marienbad in topographischer, naturgeschichtlicher, pittoresker und medicinischer Hinsicht dargestellt. Pilsen und Marienbad, 1830, in 12. Avec 1 carte. (E.)

2te Aufl. 1838.

Danzer (Adalb.-Ed.). Topographie von Marienbad, als Führer am Kurorte selbst und in dessen Umgebungen... Mit der Ansicht von Marienbad, dem Situationsplane, der Karte der Umgebungen, etc. Leipzig, 1847, in 8°. (E.)

Kratzmann (Emil). Der Kurort Marienbad und seine Umgebungen, medicinisch, historisch und topographisch dargestellt... Prag, 1857, in 16. (E.)

Autre éd. 1862.

Marquises (Iles).

Comeiras (Jules-Raymond-Auguste de). Topographie médicale des îles Marquises... Montpellier, 1846, in 8°. (Journal de la Société de médecine de Montpellier.)

Marseille.

Raymond. Mémoire sur la topographie médicale de Marseille et de son territoire et sur celle des lieux voisins de cette ville. (Mémoires de la Société royale de médecine, 1777-1780, 66.)

Flavard. Lettres sur Marseille, hygiène, mœurs, topographie, constructions, climat, épidémies... Marseille, 1853, in 8°. (B. L.)

Martigues.

Castagny. Opuscule médical sur la ville de Martigues... Aix, 1835, in 8° de 26 pp.

Mascara.

Haspel. Notice topographique sur la ville et le territoire de Maskara. (Recueil de mémoires de médecine militaire, 1851, VIII, 83.)

Maurice (Ile).

Chapotin (Ch.). Topographie médicale de l'île de France. Thèse, n° 96... Paris, 1812, in 4°.

Autre éd. même année, in 8°.

Michel (Charles-Évariste). Essai d'une topographie médicale de l'île Maurice. Thèse, n° 88... Paris, 1842, in 4°.

Maurienne (Haute-).

Fuset-Pouget. Aperçu topographique de la Haute-Maurienne... (Recueil de mémoires de médecine militaire, 1815, I, 200.)

Mayenne (Département de la).

Lemercier. Aperçu sur la statistique et sur la topographie médicales du département de la Mayenne, avec quelques notions d'hygiène publique et spéciale aux professions les plus nombreuses et les plus insalubres . . . Laval, (1842,) in 8⁰ de 85 pp.

Mayotte (Ile).

MARROIN (A.). Observations sur Nossi-Bé, Mayotte... (1843.)

Voyez ci-après col. 1659.

GÉLINEAU (Jean-Baptiste-Édouard). Aperçu médical sur l'île Mayotte. Thèse, n° 70 . . . Montpellier, 1858, in 4⁰ de 48 pp.

HENRIOT (P.-G.-Joseph). Quelques Considérations sur le climat de l'île Mayotte et sur les fièvres intermittentes qui y règnent. Thèse, n° 31 . . . Montpellier, 1860, in 4⁰ de 48 pp.

Meaux.

Topographie médicale de la ville de Meaux, précédée de quelques réflexions sur l'origine de cette antique cité, et suivie de différents projets pour des établissements réclamés par l'hygiène publique. Meaux, 1825, in 12.

Médéah.

RIETSCHEL. Note sur la topographie médicale de la ville de Medeah, et sur les maladies qui y ont régné pendant les mois d'avril, mai, juin, juillet, août et septembre 1841. (Recueil de mémoires de médecine militaire, 1843, LV, 180.)

Méditerranée.

BLACK (William). A Sketch of the climate of the Mediterranean, with remarks on its medical topography. (Edinburgh new philosophical Journal, by Robert Jameson, 1828, V, 243.)

HENNEN (John). Sketches of the medical topography of the Mediterranean: comprising an account of Gibraltar, the Ionian islands, and Malta; to which is prefixed a sketch of a plan for memoirs on medical topography... Edited by his son, J. Hennen... London, 1830, in 8⁰.

Médoc.

CHABANNES (Antoine). Essai sur la topographie médicale de cette partie du département de la Gironde, qui portait ci-devant le nom du Médoc. Thèse, n° 397 . . . Paris, an XIII (1805), in 4⁰ de 24 pp.

Médoc (Fort).

MAINVIELLE. Description topographique du fort Médoc. (Recueil de mémoires de médecine militaire, 1826, XIX, 26.)

Meerutt.

JACKSON (Thomas). A Sketch of the general and medical topography of Meerut. (Transactions of the Medical and physical Society of Calcutta, 1825, I, 292.)

MURRAY (John). On the Topography of Meerutt, and the principal diseases which prevailed in the Ist brigade of horse artillery at that place... Printed by order of government. Calcutta, 1839, in 8⁰.

Mékong (Vallée du).

THOREL (C.). Notes médicales du voyage d'exploration du Mékong . . . (1870.)

Comprenant une topographie de la vallée du Mékong.

Voyez ci-dessus col. 501.

Memel.

MORGEN (Friedr.-Jul.). Beiträge zu einer medicinischen Topographie des Kreises und der Stadt Memel. Memel, 1843, in 8⁰. (E.)

Memmingen.

EHRHART (Theoph. de). Physisch-medicinische Topographie der königl. Baierischen Stadt Memmingen im Iller-kreis. Memmingen, 1813, in 8⁰. (E.)

Meran.

Über die Stadt Meran in Tyrol, ihre Umgebungen und ihr Klima. Nebst Bemerkungen über Milch-, Molken- und Traubenkur und nahe Mineralquellen. Wien, 1837, in 8⁰. Avec 1 carte. (E.)

Metz.

BRAULT (J.-Ch.). Topographie physique et médicale de Metz et de ses environs. (Recueil de mémoires de médecine militaire, 1827, XXII, 1.)

Mexique.

ANDRÈS Y ESPOLA (G.). (Notices médicales sur la Havane et le Mexique, 1862.)

Voyez ci-dessus col. 1625.

BUEZ. Lettres médicales sur le Mexique... (1863.)

Voyez ci-dessus col. 533.

COINDET (L.). Études médicales sur le Mexique... (1863-1864.)

Voyez ci-dessus col. 533.

DUGÈS (Eugène). De l'Influence du climat des altitudes Mexicaines sur l'organisme humain. Thèse, nº 58 ... Paris, 1865, in 4⁰ de 28 pp.

COINDET (Léon). Le Mexique considéré au point de vue médico-chirurgical... Paris, 1867-1869, 3 vol. in 8⁰.

— Climatologie ou Climat des altitudes du Mexique. (Recueil de mémoires de médecine militaire, 1868, XXI, 1.)

DOUILLÉ (A.). Quelques Mots sur le Mexique. Observations médicales ...Montpellier, 1872, in 8⁰ de 54 pp. (Montpellier médical.)

Mèze.

PEYTAL (Bernard-Antoine). Essai sur la topographie médicale de Mèze (département de l'Hérault). Thèse... Montpellier, an X, in 4⁰ de 52 pp. Avec tableau.

Michigan.

BEECH (J.-H.). Report on the topography and epidemic diseases of Michigan. (Transactions of the American medical Association, 1859, XII, 183.)

Middelbourg.

FOKKER (A.-A.) et MAN (J.-C. de). De Gestichten en openbare gebourven van Middelburg. Middelburg, 1857, in 8⁰. (N. M.)

Mièges (Val de).

CORTAMBERT (L.). Aperçu médico-topographique sur le val de Mièges, canton de Nozeroy (Jura). (Comptes-rendus des travaux de la Société d'agriculture, sciences et belles-lettres de Mâcon, 1841, 209.)

Milhaud (Vallée de).

TRINQUIER (Jean). Essai sur la topographie médicale de la vallée de Milhaud (Aveyron). Thèse, nº 21... Montpellier, 1826, in 4⁰ de 20 pp.

Milianah.

BRUGUIÈRE. Notice sur la topographie médicale de la ville de Milianah. (Recueil de mémoires de médecine militaire, 1844, LVI, 143.)

GODOT (E.-F.-Constant). Notice sur Milianah (Algérie). Quelques considérations pratiques sur le traitement des fièvres pernicieuses d'Afrique. Thèse, nº 86... Montpellier, 1853, in 4⁰ de 56 pp.

LEGUEN (Mathurin). Quelques Considérations sur la topographie médicale de Milianah. Thèse, n° 98... Montpellier, 1853, in 4° de 30 pp.

Millesimo.

JOURDAN (F.-A.). Notice sur Millesimo et sur Petit (cercle de Guelma). (Recueil de mémoires de médecine militaire, 1855, XV, 53.)

Minorque (Ile de).

CLEGHORN (G.). Observations on the epidemical diseases of Minorca, from 1744 to 1749; containing a short account of the climate, productions, inhabitants, and endemial distempers of Minorca... (1751.)

Voyez ci-dessus col. 1549.

— Mémoire sur la topographie médicale et sur les maladies épidémiques de l'île Minorque, traduit de l'anglais. (Avec Œuvres posthumes de M. Bidault de Villiers... Paris, 1828.)

Miskoltz.

BENKOE (Samuel). Topographia oppidi Miskoltz, historico-medica. Cassovii, 1792, in 4°. (E.)

Mississipi.

PENDERGRAST (Garrett-Elliott). A physical and topographical Sketch of the Mississipi territory, Lower Louisiana and a part of West-Florida. Dissertation inaugural. Philadelphia, 1803, in 8°. (C.)

Southern medical Reports: consisting of general and special reports on the medical topography in the following states (Louisiana . . . Mississipi . . .) (1849-1850.)

Voyez ci-dessus col. 1641.

FOSTER (J.-W.). The Mississipi valley, its physical geography, including sketches of the topography, botany, climate... Chicago, 1869, in 8°.

Mitidja (Plaine de la).

VILLETE. Topographie médicale de la Métidja. (Recueil de mémoires de médecine militaire, 1842, LIII, 125.)

BORREL (Bernard-Michel-Alexandre). Essai sur une topographie médicale de la plaine de la Mitidjah (Afrique). Thèse, n° 84 . . . Montpellier, 1843, in 4° de 54 pp.

QUESNOY. Topographie médicale de la plaine de la Mitidja (Algérie). (Recueil de mémoires de médecine militaire, 1865, XIV, 97, 216 et 318.)

Mogador.

SEUX (V.). Mogador et son climat . . . Marseille, 1870, in 8° de 33 pp. (Marseille médical.)

Moldavie.

TSCHETIRKIN. Medicinisch-topographische Beschreibung des jenseits des Kaukasus gelegenen Landes, Bessarabiens, der Moldau... (1833.)

Voyez ci-dessus col. 1575.

WITT (C.). Über die Eigenthümlichkeit des Klima's der Walachei und Moldau . . . Aus dem Russischen übersetzt von W. Thalberg... (1844.)

Voyez Valachie.

Montauban.

CAZE et PRÉVOST DE LA CAUSSADE. Topographie médicale de Montauban. (Histoire de la Société royale de médecine, 1776, 201.)

Montbrison.

ROYÈRE (J.-T.-E.). Topographie physique et médicale de la ville de Montbrison, chef-lieu du département de la Loire. (Recueil de mémoires de médecine militaire, 1831, XXX, 1.)

Mont-Cenis.

DESGAULTIÈRE (P.). Essai sur la topographie médicale du Mont-Cenis. (Recueil de mémoires de médecine militaire, 1817, III, 81.)

Montdidier.

MANGOT (Ernest). Essai sur la topographie médicale de la ville de Montdidier... Amiens, 1858, in 8° de 51 pp.

Ouvrage couronné par la Société médicale d'Amiens, dans sa séance publique de 1857.

Monténégro.

TEDESCHI. Notice médicale sur le Monténégro. (Recueil de mémoires de médecine militaire, 1860, III, 273.)

Montévidéo.

SAUREL (Louis-Jules). Essai d'une climatologie médicale de Monte-Vidéo et de la République orientale de l'Uruguay (Amérique du sud). Thèse, n° 16 ... Montpellier, 1851, in 4°.

Montgomery County.

SHELDON (Alexander). Topographical and geological Description of Montgomery County. (Transactions of the Medical Society of New-York, 1808.)

LUCAS (Charles-S.). Observations on the medical topography and endemic fever of Montgomery County, Alabama. (American Journal of medical sciences, 1827, I, 77.) (C.)

Montmorency.

COTTE (le R. P.). Mémoire sur la topographie médicale de Montmorency et de ses environs. (Mémoires de la Société royale de médecine, 1779-1782, 61.)

PERROCHET. Essai sur la thérapeutique des eaux minérales d'Enghien et sur la topographie physico-médicale de la vallée de Montmorency... Paris, 1839, in 8°.

Réponse à l'Essai sur la topographie physico-médicale de la vallée de Montmorency, du docteur Perrochet, par les habitants de Montlignon. Saint-Denis, (1839,) in 8° de 8 pp.

PERROCHET. Réplique à un imprimé publié à Montlignon. A MM. les soussignés de la Réponse à mon article Montlignon, dans la topographie physico-médicale. Saint-Denis, (1839,) in 4° de 8 pp.

Montpellier.

MURAT (J.-A.). Topographie médicale de la ville de Montpellier, ouvrage qui a remporté le prix, au jugement de la Société des médecins et des naturalistes de Souabe, le 14 juillet 1808... Montpellier, 1810, in 8°.

MARIÉ-DAVY. Considérations sur le climat de Montpellier. Thèse, n° 119 ... Montpellier, 1851, in 4° de 28 pp.

RODRIGUES (D.-Hubert). Clinique médicale de Montpellier . . . Clinique. Constitutions médicales et épidémiques. Climat de Montpellier. Montpellier, 1855, in 8°.

— Étude clinique sur le climat et les constitutions médicales de Montpellier . . . Deuxième tirage. Montpellier, 1868, in 8°.

Mont-Saint-Michel.

LEDAIN (H.). Essai sur la topographie médicale du Mont-Saint-Michel... Paris, 1833, in 8°.

Mooltan.

LYONS (R.-T.). The Station of Mooltan . . . Calcutta, 1864, in 8°. (Indian Annals of medical science.) (B. R.)

Morvan.

GAGNIARD (E.). Topographie médicale du Morvan Avallonnais. Thèse, n° 249... Paris, 1859, in 4° de 43 pp.

Moscou.

WICHELHAUSEN (Engelb.). Züge zu einem Gemälde von Moskau, in Hinsicht auf Klima, Cultur etc., vorzüglich aber statistische, physische und medicinische Verhältnisse. Berlin, 1803, in 8°. (E.)

Mülhausen.

ALTENBURG (Christian-Gottlieb). Topographisch-historische Beschreibung der Stadt Mülhausen in Thüringen; aus verschiedenen alten Handschriften zusammengetragen (herausgegeben von W.-G. Tilesius). Mülhausen, 1825, in 8°. Avec 2 cartes et 20 planches. (C.)

Mullie.

TYTLER (John). Remarks on the climate and the diseases of Mullie... (Transactions of the Medical and physical Society of Calcutta, 1829, IV, 358.)

Munich.

Topographie und Ethnographie, medicinische, der k. Haupt- und Residenzstadt München, herausgegeben von einer Commission des ärztlichen Vereins in München. München, in 8°. (E.)

1.-2. Heft. Von Carl Wibmer. 1862-1863.

Nagasaki.

GORDON (C.-A.). China from a medical point of view... to which is added a chapter on Nagasaki as a sanitarium... (1863.)

Voyez ci-dessus col. 501.

Nagpore.

BRETON (P.). Medico-topography of the districts of Khamghur... Nagpore... (1826.)

Voyez ci-dessus col. 1633.

Report on medical topography of the Northern, Hyderabad, and Nagpore divisions... (1844.)

Voyez ci-dessus col. 1627.

Nancy.

SIMONIN père (J.-B.). Recherches topographiques et médicales sur Nancy... Nancy, 1854, in 8°.

Nantes.

MOREAU. Fragmens d'une topographie physique et médicale de Nantes. (Recueil périodique de la Société de médecine de Paris, 1797-98, III, 277.)

BALDINI (Filippo). Ricerche fisico-mediche sulla costituzione del clima della città di Napoli... Napoli, 1787, in 8°.

Naples.

RENZI (Salvadore di). Topografia e statistica medica della città di Napoli. Napoli, 1832, in 8°. (C.)

2a ed. 1833.
3a ed. 1838.

MARTINEZ (J.-P.). Notice sur la topographie médicale de Naples. Thèse, n° 214... Paris, 1834, in 4° de 37 pp.

REQUIN (A.-P.). Notice médicale sur Naples... Paris, 1834, in 8° de 23 pp. (Gazette médicale de Paris.)

COX (J.-C.). Hints for invalid, about to visit Naples; being a sketch of the medical topography of that city. Also, an account of the mineral waters of the bay of Naples... London, 1841, in 8°. (B. R.)

Narbonne.

MARTIN (Joseph de). Essai sur la topographie physique et médicale de la ville de Narbonne. Thèse, n° 78...

Montpellier, 1859, in 4°. Avec tableau.

Autre éd. même année, in 8°.

Nauplie.

GASSAUD (Prosper). Aperçu topographique de Nauplie (Grèce). (Recueil de mémoires de médecine militaire, 1836, XL, 1.)

Navarre (Basse-).

SAUREL (Alfred). Essai sur la topographie médicale de la Basse-Navarre (Basses-Pyrénées). Thèse, n° 68... Montpellier, 1854, in 4° de 40 pp.

Nebraska.

Nebraska, its soil, climate and people. Lincoln, 1869, in 8°.

Neilgherries.

YOUNG (D.-S.). An Account of the general and medical topography of the Neelgerries mountains... presented 7th july 1827. (Transactions of the Medical and physical Society of Calcutta, 1829, IV, 36.)

HOUGH (James). Letters on the climate, inhabitants, productions, &c. &c. of the Neilgherries, or blue mountains of Coimbatoor, South India... London, 1829, in 8°.

BAIKIE (R.). Observations on the Neilgherries, including an account of their topography, climats, soil, and productions, and of the effect of the climate on the European constitution. Calcutta, 1834, gr. in 8°. Avec plan et cartes.

Report on medical topography; the ceded districts, Coorg and Neilgherry Hills... (1844.)

Voyez ci-dessus col. 1599.

Neuf-Brisach.

Voyez Brisach (Neuf-).

Nevada.

CADWALADER (A.). Map and guide to the White Pine mines and the region of country adjacent in Eastern Nevada ... (1869.)

Voyez White Pine Mines.

New-Brunswick.

Voyez Brunswick (New-).

Newcastle.

CHARLTON (Edward). (Topographie médicale de Newcastle.) (British medical Journal, aug. 13.) (S. J., 1870.)

Nice.

FODÉRÉ (Fr.-Em.). Voyage aux Alpes maritimes, ou Histoire naturelle, agraire, civile et médicale du comté de Nice et pays limitrophes ... Paris, 1821, 2 vol. in 8°.

ERNSTS (A.). Nizza und Hyères in medicinisch-topographischer Hinsicht ... Bonn, 1839, in 12. (E.)

Niederbronn.

CUNIER (D.-G.-H.). Niederbronn dans la Basse-Alsace. Description topographique... et sanitaire de cette commune, analyse et heureux effets de ses eaux minérales salines... Strasbourg, 1827, in 18.

Nil.

CERESOLE. Extrait des observations ... dans un voyage sur la rive occidentale du Nil, du Caire à Siout. (Recueil périodique de littérature médicale étrangère ou supplément au Recueil périodique de la Société de médecine de Paris, an VII, II, 229.)

HARTMANN (R.). Naturgeschichtlich-medicinische Skizze der Nilländer. Berlin, 1866, gr. in 8°. (E.)

ADAMS (Andrew-Leith). Notes of

a naturalist in the Nile Valley and Malta... Edinburgh, 1870, in 8°.

Niort.

MOULLIÉ (G.). Essai de topographie de la ville de Niort et de ses environs. (Recueil de mémoires de médecine militaire, 1860, III, 15 et 96.)

Nordheim.

RÜLING (J.-P.). Physikalisch-medicinisch-ökonomische Beschreibung der zum Fürstenthum Göttingen gehörigen Stadt Nordheim und ihrer umliegenden Gegenden. Göttingen, 1779, in 8°. (R.)

Nossi-Bé.

MARROIN (Auguste). Observations sur Nossi-Bé, Mayotte et Sainte-Marie de Madagascar. Thèse, n° 74... Paris, 1843, in 4° de 28 pp.

DAULLÉ. État sanitaire de Nossi-Bé. Paris, (1855,) in 8° de 8 pp. (Revue coloniale.)

Nouvelle-Calédonie.

Voyez Calédonie (Nouvelle-).

Obladis.

GASTEIGER (Friedr. von). Der Säuerling und die Schwefelquelle von Obladis, Bezirksamtes Ried in Tirol, in ge schichtlicher, topographischer, chemischer und therapeutischer Beziehung dargestellt... Innsbruck, 1858, in 8°. Avec 1 planche. (E.)

Océan Pacifique (Littoral de l').

LANTOIN (F.-H.). Notes concernant la topographie médicale de différentes localités du littoral de l'Océan Pacifique. (Archives de médecine navale, 1872, XVII, 161.)

Océanie.

PROUST (J.-F.-A.). Voyage en Océanie. (1848 à 1852.)

Voyez ci-dessus col. 633.

Oesel (Ile d').

LUCE (J.-W.-L.). Topographische Nachrichten von der Insel Oesel in medicinischer und ökonomischer Hinsicht. Riga, 1824, in 8°. (C.).

Ohio (État de l').

FORSYTH (Gideon-C.). Geological, topographical and medical Information concerning the eastern part of the state of Ohio... (New-York medical Repository, 1808, XI, 147.) (C.)

ATWATER (Caleb). Facts and remarks relating to the climate, diseases ... of parts of the state of Ohio, &c. (American Journal of science and arts by B. Silliman, 1826, XI, 224-231.)

Oléron (Ile d').

BRIDAULT. Description topographique de l'île d'Oléron et de l'île de Ré. (Dehorne, Journal de médecine militaire, 1782, I, 413.)

Ontario (County of).

HART. On the Topography and medical history of the county of Ontario. (Transactions of the Medical Society of New-York, 1810.)

Oran (Oasis de la Province d').

BRYON (Septime). Essai sur la topographie médicale des Oasis de la province d'Oran. Thèse, n° 23... Montpellier, 1854, in 4° de 64 pp.

Orange County.

ARNELL (David-R.). A geological and topographical History of Orange County, New-York; drawn up for the

State medical Society... New-York medical Repository, 1809, VI, 313.) (C.)

Hoornbeck. On the Topography and medical history of the county of Orange. (Transactions of the Medical Society of New-York, 1810.)

Orbec.

Lacroix (E.-P.). Essai sur la topographie médicale d'Orbec, comprenant les épidémies qui y ont régné, ainsi que dans les campagnes environnantes, depuis 1826 jusqu'en 1840 exclusivement... Lisieux, 1841, in 8°.

Orégon (Territoire de l').

Glisan (R.). (Climat et maladies du territoire de l'Orégon.) (American Journal, XCVII, p. 73, jan.) (S. J., 1865.)

Orissa.

Shorftt (J.). (Topographie d'Orissa.) (The Indian Ann. of med. science, 9.) (S. J., 1858.)

Orizaba.

Thomas. Essai topographique sur Orizaba et ses environs (Mexique). (Recueil de mémoires de médecine militaire, 1866, XVII, 331, 427 et 518; 1867, XVIII, 42.)

Orléansville.

Pontier (R.). Souvenirs de l'Algérie ou Notice sur Orléansville et Ténez... Valenciennes, 1850, in 18 de 78 pp. Avec plan d'Orléansville.

Dussourt. Notice topographique et médicale sur Orléansville. (Recueil de mémoires de médecine militaire, 1853, XII, 75.)

Barby. Notes et documents pour servir à la topographie médicale d'Orléansville... Paris, 1854, in 8° de 32 pp. (Recueil de mémoires de médecine militaire.)

Orotava (Vallée d').

Belcastel (G. de). Les Iles Canaries et la vallée d'Orotava, au point de vue hygiénique et médical... (1862.)

Voyez ci-dessus col. 1589.

Ostende.

Hartwig (G.). Notice médicale et topographique sur les bains de mer d'Ostende, ou Vade-mecum du baigneur. Anvers, 1846, in 16. (E.)

Oude (District d').

Butter (Donald). Outlines of the topography and statistics of the southern districts of Oude and of the cantonment of Sultampur-Oud'h... Printed by order of Government. Calcutta, 1839, in 8°.

Oudypoor.

Hardie. On the Malaria and medical topography of Oudypoor... Presented september 5, 1829. (Transactions of the Medical and physical Society of Calcutta, 1831, V, 1.)

Oued-R'ir.

Limayrac (E.). Notes médicales sur l'Oued-R'ir et sur Tuggurt (Sahara algérien). (Recueil de mémoires de médecine militaire, 1856, XVII, 88.)

Ouessant (Ile d').

Beaufils. Topographie physique et médicale de l'île d'Ouessant. (Recueil de mémoires de médecine militaire, 1819, VI, 1.)

Padoue.

Salmon. Topographie médicale de Padoue, suivie d'un tableau des maladies observées dans les hôpitaux militaires de cette place pendant le trimestre de messidor an 5e. Padoue, 1797, in 8° de 65 pp. Avec 1 plan.

Pæstum.

Ely. Topographie médicale de Pæstum... Paris, 1855, in 8° de 12 pp. (Gazette médicale.)

Palerme.

Scina (Domenico). La Topografia di Palermo e de' suoi contorni. Palermo, 1818, gr. in 8°. Avec 1 carte de Palerme et de ses environs. (C.)

Schirò (Giovanni). Topografia medica di Palermo . . . Palermo, 1846, in 8°.

Palma-Nova.

Cotterel (François-Frédéric). Observations médicales sur Palma-Nova (département de Passarino, ci-devant Frioul italien) et l'épidémie de 1807. Thèse, n° 90... Paris, 1810, in 4°.

Pampelune.

Briant (Louis-François). Essai sur la topographie physique et médicale de la ville et des environs de Pampelune, capitale de la Navarre espagnole. Thèse, n° 61 . . . Paris, 1829, in 4° de 21 pp.

Paris.

Beaurains (Petrus de). Quæstio medica cardinalitiis disputationibus... discutienda in Scholis medicorum... Renato Charterio... moderatore... An pars Lutetiæ australis septentrionali, occidentalis orientali salubrior? Lutetiæ, 1615, in fol. plano.

De Caën (Antoine). Quæstio medica quodlibetariis disputationibus . . . discutienda in Scholis medicorum . . . Edmondo Charrier... præside. An Parisini ab aquilone tussi obnoxii? Lutetiæ, 1659, in fol. plano.

Menuret de Chambaud. Essais sur l'histoire médico-topographique de Paris, ou Lettres à M. D'Aumont, professeur en médecine à Valence, sur le climat de Paris, sur l'état de la médecine, sur le caractère et le traitement des maladies, et particulièrement sur la petite vérole et l'inoculation... Paris, 1786, in 12.

Autre éd. augmentée de quelques Lettres sur les changements . . . que Paris présente depuis 1785, sur la vaccine, le galvanisme... 1804.

Audin-Rouvière. Essai sur la topographie physique et médicale de Paris, ou Dissertation sur les substances qui peuvent influer sur la santé des habitants de cette cité. Avec une description de ses hôpitaux . . . Paris, an II, in 8°.

Nacquart. Considérations topographiques et médicales sur la division des Arcis faisant partie du 7e arrondissement municipal de Paris, lues à la séance de rentrée de la Société de médecine de Paris, le 31 octobre 1809. (Journal général de médecine, 1810, XXXVIII, 371.)

Lachaise (C.). Topographie médicale de Paris, ou Examen général des causes qui peuvent avoir une influence marquée sur la santé des habitants de cette ville, le caractère de leurs maladies, et le choix des précautions hygiéniques qui leur sont applicables... Paris, 1822, in 8°.

Souza Vaz (Francisco-d'Assis). Relação historica... e medica da cholera-morbus em Paris, precedida da topographia desta capital... (1833.)

Voyez ci-dessus col. 1529.

Bayard (Henri). Mémoire sur la topographie médicale du IVe arrondissement de Paris; recherches historiques et statistiques sur les conditions hygiéniques des quartiers qui composent cet arrondissement... Paris, 1842, in 8°. Avec 5 plans de cet arrondissement.

— Mémoire sur la topographie médicale des Xe, XIe et XIIe arrondissemens de Paris. Recherches historiques et statistiques sur les conditions hygiéniques des quartiers qui composent ces arrondissemens . . . Paris, 1844, in 8⁰ de 75 pp. Avec 2 cartes.

MÉDING (Henri). Essai sur la topographie médicale de Paris, examen général des conditions de salubrité dans lesquelles cette ville est placée . . . Paris, 1852, in 18. Avec 1 plan.

Parkstein.

STEINER (Joseph). Versuch einer medicinischen Topographie vom Landgerichtsbezirke Parkstein und Weyden, in der obern Pfalz. Sulzbach, 1808, gr. in 8⁰. (C.)

Patras.

JUDAN (A.-E.). Considérations sur la topographie médicale de Patras. Thèse . . . Strasbourg, 1834, in 4⁰ de 39 pp.

Pau.

SCHAER (F.). Climatologische Skizze über Pau, Hauptstadt im Departement des Basses-Pyrénées. Bremen, 1864, in 8⁰. Avec 1 planche. (E.)

Pays-Bas.

RETZ. Météorologie appliquée à la médecine et à l'agriculture, ouvrage qui a remporté le prix au jugement de l'Académie . . . des sciences et belles-lettres de Bruxelles, le 12 octobre 1778, sur le sujet proposé en ces termes: Décrire la température la plus ordinaire des saisons aux Pays-Bas, et en indiquer les influences tant sur l'économie animale que végétale; marquer les suites fâcheuses que peuvent avoir des changements notables dans cette température, avec les moyens d'y obvier... On y a joint le Traité du nouvel hygromètre comparable, du même auteur... avec figures. Paris, 1779, in 8⁰.

Le Traité du nouvel hygromètre a un titre spécial et une pagination particulière.
Autre éd. 1784.

Pékin.

MARTIN. Pékin, sa météorologie, son édilité, sa population ... Abbeville, 1873, in 8⁰ de 28 pp. (Bulletin de la Société de géographie.)

Péloponèse.

GITTARD (Paul-Émile). Considérations générales sur la constitution physique du Péloponèse et son influence sur le caractère et les maladies de ses habitans. Thèse, n° 197 . . . Paris, 1834, in 4⁰ de 18 pp.

Pennsylvanie.

MORRIS (Caspar). Contributions to the medical history of Pennsylvania... (Memoirs of the Historical Society of Pennsylvania, 1826, I, 347.)

CALLAGHAN (L.). On the Topography and diseases of Western Pennsylvania. (American Journal of medical science, 1828, III, 34.) (C.)

Penwith.

FORBES (John). Sketch of the medical topography of the hundred of Penwith, comprising the district of the Land's End in Cornwall... (S. l. n. d.,) in 8⁰. (Transactions of the Provincial medical and surgical Association, 1834, II, 32; 1836, IV, 152.)

Penzance.

FORBES (W.). Observations on the climate of Penzance and the district of Land's End in Cornwall; with an appendix containing meteorological tables, and a catalogue of the rare indigenous plants. London, 1821, in 8⁰ de 64 pp. (C.)

Pernambuco.

MAVIGNIER (S.-A.). Du Climat de Pernambuco. Thèse, n° 87... Paris, 1829, in 4° de 66 pp.

Perpignan.

CHÉRON (P.-N.-A.). Sommaire sur la topographie physique et médicale de la citadelle de la ville de Perpignan, département des Pyrénées-Orientales ...Perpignan, 1828, in 8° de 15 pp.

Pesth.

JANKOVICH (Anton). Pesth und Ofen mit ihren Einwohnern, besonders in medicinischer und anthropologischer Hinsicht... Ofen, 1838, in 8°.

SCHLESINGER (J.). Medicinische Topographie der königlichen Freistädte Pesth und Ofen. Eine von der löblichen medicinischen Facultät zu Pesth gekrönte Preisschrift... Pesth, 1840, in 8°.

TORMAY (Karl). Medicinische Topographie der königl. Freistadt Pesth, etc. Pesth, 1854, in 8°. (E.)

GLATTER (Ed.). Zur medicinischen Topographie des Pesth-Pilischer Comitats. (Österr. Zeitschrift für praktische Heilkunde, VII, 48 et 51.) (S. J., 1862.)

Petit.

JOURDAN (F.-A.). Notice sur Millesimo et sur Petit (cercle de Guelma) ...(1855.)

Voyez ci-dessus col. 1651.

Petoragurh.

DOLLARD (W.). General and medical Topography of Kalee Kemaoon... with sketches of the cantonments of Lohooghaut and Petoragurh... (1840.)

Voyez ci-dessus col. 1633.

Pforzheim.

ROLLER (Joh.-Chr.). Geschichte und Beschreibung der Stadt Pforzheim, mit besonderer Beziehung auf medicinische Versuche. Mit 1 Kupfer und 4 Tabellen. Heidelberg, 1812, in 8°. (E.)

Autre éd. 1817.

Phalsbourg.

LEJEAN. Mémoire topographique de la ville de Phalsbourg en 1781. (Dehorne, Journal de médecine militaire, 1782, I, 282.)

CHÉRON. Mémoire sur la topographie physique et médicale de la ville de Phalsbourg (département de la Meurthe). (Recueil de mémoires de médecine militaire, 1822, XII, 79.)

Philadelphie.

BRUNER (Isaac). An inaugural Dissertation on medical topography and epidemics. Philadelphia, 1826, in 8°. (C.)

LA ROCHE (R.). Medical Topography of Philadelphia. (p. 17 de Yellow fever... Philadelphia, 1855.)

Voyez ci-dessus col. 1429.

Philippines (Iles).

CODORNIU. Topografia de las Islas Filipinas . . . Madrid, 1857, in 8°. (S. J.)

Pins (Ile des).

VINSON (L.-P.-E.). Éléments d'une topographie médicale de la Nouvelle-Calédonie et de l'île des Pins . . . (1858.)

Voyez ci-dessus col. 1567.

Pise.

CARTEGNI (Gio.-Batista). Trattato de venti, in quanto si appartiene al medico, e del sito della città di Pisa... Pisa, L. Zeffi, 1628, in 4°.

Pointe-à-Pitre (La).

Derbau (Jules-Alexandre). Quelques Considérations médicales sur la ville de La Pointe-à-Pitre, à la Guadeloupe (Antilles françaises) et sur les maladies qui y règnent le plus fréquemment. Thèse, n° 43 . . . Montpellier, 1833, in 4⁰ de 16 pp.

Policzka.

Eiselt (Joa.-Nep.). Policzka, kgl. böhmische Leibgedingsstadt, in historisch-medicinisch-topographischer Beziehung dargestellt. Prag, 1833, in 8⁰. Avec 2 planches. (E.)

Poligny (Bailliage de).

Devillaine. Description topographique-médicale de Champagnole, de son canton et des montagnes au bailliage de Poligny . . . publiée d'après le manuscrit original par M. Achille Chereau . . . Poligny, 1869, in 8⁰ de 26 pp. (Bulletin de la Société de Poligny.)

Pondichéry.

Lequerré (Joseph-François-René). Quelques Considérations sur Pondichéry et ses habitants. Thèse, n° 262 . . . Paris, 1837, in 4⁰ de 45 pp.

Huillet. Topographie médicale de Pondichéry. (Archives de médecine navale, 1867, VIII, 321 et 401; 1868, IX, 5 et 81.)

Extrait d'un article du Moniteur des établissements français dans l'Inde, sous le titre de „Hygiène des blancs, des mixtes et des Indiens à Pondichéry."

Pontivy.

Pommier (J.). Essai sur la topographie physique et médicale de la ville de Pontivy . . . département du Morbihan . . . (Recueil de mémoires de médecine militaire, 1830, XXIX, 1.)

Pooree.

Brander. On the Climate, etc. of Pooree . . . Presented september 6, 1828. (Transactions of the Medical and physical Society of Calcutta, 1829, IV, 377.)

Port Philip.

Clutterbuck (J.-B.). The Climate of Port Philip . . . London, 1850, in 12. (B. R.)

Posen.

Magener (A.). Das Klima von Posen . . . Posen, 1868, in 8⁰. Avec 2 cartes. (A. B.)

Poulo-Condore (Ile de).

Viaud. L'Ile de Poulo-Condore. Topographie médicale et rapport sur sa situation. Avec 1 carte. (Archives de médecine navale, 1864, I, 80.)

Prague.

Stelzig (Franz-Alois). Versuch einer medicinischen Topographie von Prag. Prag, 1824, 2 vol. gr. in 8⁰. (C.)

— Antikritik über die in der Medicinisch-chirurgischen Zeitung 1825 . . . befindliche Recension des Werkes: „Versuch einer medicinischen Topographie von Prag." Prag, 1825, in 8⁰. (C.)

Krombholz (J.-V. von). Topographisches Taschenbuch von Prag, zunächst für Naturforscher und Ärzte . . . Prag, 1837, in 8⁰. Avec planches et plan.

Pleischl (Ad.-Mart.). Beiträge zu einer medicinischen Topographie Prags, der Hauptstadt Böhmens . . . Prag, 1836-1838, gr. in 8⁰. (C.)

Autre éd. 1839.

Weitenweber (Wilh.-Rud.). Die Medicinal-Anstalten Prags, nach ihrem gegenwärtigen Zustande geschildert. Mit 12 Ansichten in Aquatinta auf

Stahl und einem medicinisch-topographischen Grundrisse von Prag. Prag, 1845, in 16. (E.)

2. Ausg. 1850.

Prenzlau.

HERZ (S.). Versuch einer medicinischen Ortsbeschreibung der Uckermärkischen Hauptstadt Prenzlau. Berlin, 1790, in 8°. (R.)

Provence.

BUREL. Topographie médicale de la Provence. (Dehorne, Journal de médecine militaire, 1783, II, 11 et 107.)

Provins.

NAUDOT. Essai sur la topographie médicale de Provins et de ses environs. (p. 1 de Notice sur les eaux minérales ... de Provins... Provins, 1841.)

Puy (Le).

ARNAUD (J.-A.-M.). Mémoire sur la mortalité parmi les habitants du Puy, la durée moyenne de leur vie et les maladies auxquelles ils sont sujets. (Annales de la Société d'agriculture, sciences... du Puy, 1826, 103.)

Puy-de-Dôme (Département du).

TACHARD (H.). Essai sur la topographie physique et médicale de la partie du département du Puy-de-Dôme, connue... sous le nom de Limagne... (1828.)

Voyez ci-dessus col. 1639.

BERTRAND. Mémoire sur la topographie médicale du département du Puy-de-Dôme... Clermont, 1849, in 8°.

Pyrmont.

MENKE (Karl-Theod.). Pyrmont und seine Umgebungen, mit besonderer Hinsicht auf seine Mineralquellen; historisch, geographisch, physikalisch und medicinisch dargestellt... Pyrmont, 1818, in 8°. Avec carte. (E.)

Autre éd. 1840. (E.)

Queenstown.

SCOTT (David-H.). The medical Topography of Queenstown: being an examination into the climate and the influence it exercises on disease, especially pulmonary... Cork, 1849, in 8°. (B. R.)

Querfurth.

SCHRAUBE. Medicinisch-topographische Skizze des Kreises Querfurth. (Monats-Blatt für medicinische Statistik, 8-10.) (S. J., 1864.)

Quillebœuf.

BOISMARE... Mémoire sur la topographie et les constitutions médicales de la ville de Quillebeuf et des lieux circonvoisins dont elle reçoit des influences. Rouen, 1812, in 8° de 38 pp. Avec 1 plan. (Actes de l'Académie des sciences, belles-lettres et arts de Rouen.)

La couverture imprimée sert de titre.

Rabastens (Canton de).

BÉRENGUIER (Adrien). Topographie physique, statistique et médicale du canton de Rabastens (Tarn)... Toulouse, 1850, in 8°.

Rangoon.

CHRISTISON (Alexander). Register of the weather and climate of Rangoon for september 1852. (Edinburgh new philosophical Journal, 1853, LIV, 377.)

Ratisbonne.

SCHÄFFER (J.-C.-G.). Versuch einer medicinischen Ortsbeschreibung der Stadt Regensburg, nebst einer kurzen Übersicht der Krankheiten, welche in den Jahren 1784, 5 und 6 daselbst geherrscht haben. Regensburg, 1787, in 8°. (R.)

Ravenne.

DONATUS (Antonius). De aere Ravennati opusculum . . . Ravennæ, typ. P. de Paulis, 1641, in 4° de 63 pp.

Ravensberg.

CONSBRUCH (Georg-Wilhelm-Christ.). Medicinische Ephemeriden; nebst einer medicinischen Topographie der Grafschaft Ravensberg. Chemnitz, 1793, in 8°. Avec 5 tableaux. (C.)

Comprenant 1. Allg. Topographie der Grafschaft Ravensberg . . . 2. Medicinische Topographie der Städte Harford und Bielefeld.

Ré (Ile de).

BRIDAULT. Description topographique de l'île d'Oléron et de l'île de Ré... (1782.)

Voyez ci-dessus col. 1660.

Reichenfels.

SCHMIDT (Julius). Medicinisch-physikalisch-statistische Topographie der Pflege Reichenfels. Ein Beitrag zur Charakteristik des voigtländischen Landvolks. Leipzig, 1837, in 8°. (C.)

Reichenhall.

OSTERHAMMER (Jos.). Topographie und Geschichte der kgl. Baierischen Salinenstadt Reichenhall und deren Umgebung; nebst Anhang über das dortige Soolbad und dessen Heilkräfte, von J.-G. Osterhammer. Passau, 1822, in 8°. (E.)

2. Aufl. 1825.

LIEBIG (Geo. v.). Reichenhall, sein Klima und seine Heilmittel... München, 1861, in 16. (E.)

Rennes.

BALLY. Note sur la topographie médicale de Rennes, lue à l'Académie de médecine... Paris, (1849,) in 8° de 7 pp.

Reutlingen.

MEMMINGER (Friedrich-August). Versuch einer topographisch-statistischen Beschreibung der Stadt Reutlingen. Reutlingen, 1805, in 8°. (C.)

Rhin (Département du Bas-).

STŒBER (V.) et TOURDES (G.). Topographie et histoire médicale de Strasbourg et du département du Bas-Rhin ... (1864.)

Voyez ci-après col. 1690.

Rhinau.

FRÖLICH (Auguste). Quelques Considérations sur la topographie médicale de la ville de Rhinau (arrondissement de Sélestat, dépt du Bas-Rhin). Thèse, n° 849... Strasbourg, 1828, in 4° de 30 pp.

Rhône (Département du).

MARMY (M.-J.) et QUESNOY (Ferdinand). Hygiène des grandes villes. Topographie et statistique médicales du département du Rhône et de la ville de Lyon... Lyon, 1866, in 8°.

Riga.

HUHN (Otto von). (Topographische Beschreibung der Stadt Riga, mit hinzugefügten ärztlichen Beobachtungen: verfasst im Jahre 1798 . . . Aus dem deutschen (Manuscripte) übersetzt von Wassil Dschunkowsky.) St-Petersburg, 1804, in 4°. (C.)

En russe.

LEITHANN (Heinrich-Johann). Adumbratio medica topographica urbis Rigæ. Dissertatio inauguralis medica. Dorpati, 1828, gr. in 8° de 76 pp. (C.)

Rio Essequebo.

RODSCHIED (Ern.-Karl). Medicinische und chirurgische Bemerkungen über das Klima, die Lebensweise und Krankheiten der Einwohner der holländischen Kolonie Rio Essequebo . . . Frankfurt, 1796, in 8⁰.

Rive-de-Gier.

HERVIER (Paul). Esquisse de la topographie médicale de Rive-de-Gier . . . Lyon, 1859, in 8⁰ de 43 pp. (Gazette médicale de Lyon.)

Rochefort.

THÉVENOT (F.). Esquisse médicale sur la ville de Rochefort, ou Considérations sur les fièvres intermittentes. Thèse, n° 16 . . . Paris, 1828, in 4⁰ de 58 pp.

CORNAY (Joseph-Émile). Topographie médicale de Rochefort . . . Paris, 1846, in 8⁰ de 30 pp. (Recueil de mémoires de médecine militaire.)

Rome.

CAGNATI (Marsilio). De romani aeris salubritate commentarius . . . Romæ, A. Zannettus, 1599, in 4⁰.

LANCISI (G.-M.). Dissertatio de nativis, deque adventitiis Romani cœli qualitatibus . . . Romæ, 1711, in 4⁰. (R.)

MICHEL (J.-B.). Recherches médico-topographiques sur Rome et l'agro romano, divisées par mémoires et ornées de cartes topographiques coloriées . . . Rome, 1813, in 8⁰.

Tome I.

BROCCHI (G.). Dello Stato fisico del suolo di Roma. Memoria per servire d'illustrazione alla carta geognostica di questa città . . . con due tavole in rame. Romæ, 1820, in 8⁰.

DOIN (Henri-Armand). Essai sur la topographie et la climatologie médicales de la campagne Romaine et de celles de la Sologne, quelques considérations comparatives sur les fièvres endémo-épidémiques paludéennes de ces deux localités. Thèse, n° 89 . . . Montpellier, 1851, in 4⁰ de 63 pp.

ARMAND. Climatologie et constitution médicale de la campagne et de la ville de Rome, en 1849 et 1850 . . . Paris, 1851, in 8⁰ de 31 pp.

RIVOIRE (Alfred-A.-J.-B.). Essai sur la topographie et le climat de la ville de Rome et du bassin romain. Thèse, n° 125 . . . Montpellier, 1853, in 4⁰ de 64 pp.

THOLOZAN (J.-D.). Histoire médicale de l'ancienne Rome. Épidémiologie, hygiène publique. (Gazette médicale, 1856, XI, 143.)

D'après un article publié par le Dr Alfred Haviland dans le Journal d'hygiène publique de Londres.

Ronnebourg.

KÖNIGSDÖRFER (Joh.-Heinr.). Historisch-topographisch-physikalisch-chemische und medicinische Beschreibung der Heilquellen zu Ronneburg und seiner romantischen Umgebungen. Mit 1 lithographischen Ansicht des Bades. Ronneburg, 1834, in 8⁰. (E.)

Rouge (Mer).

COURBON (A.). Observations topographiques et médicales recueillies dans un voyage à l'isthme de Suez, sur le littoral de la Mer Rouge... (1861.)

Voyez ci-après col. 1690.

Roye.

COËT (Émile). Topographie médicale et statistique de la ville de Roye . . . Ouvrage couronné par la Société médicale d'Amiens. Arras, 1861, in 8⁰ de 100 pp.

Rozoy.

TRESSE (Bon.-Théodore). Dissertation sur la topographie médicale de

Rozoy, n° 364... Paris, an XI-1803, in 8° de 64 pp.

Rumbourg.

Claussnitzer (Adam-August). Medicinisch-topographische Beschreibung des berühmten offenen Handlungsstädtchens Rumburg. (Allgem. medicin. Annalen, 1802, 155.) (C.)

Sahara.

Brégeaut (Charles-Amédée). Essai de topographie médicale du Sahara Algérien, et particulièrement du Hodna. Thèse, n° 153 . . . Paris, 1852, in 4° de 26 pp.

Armieux. Topographie médicale du Sahara de la province d'Oran . . . Ouvrage couronné par la Société de climatologie algérienne. Alger, 1866, in 8°.

Saïd.

Pugnet (J.-F.-X.). Aperçu physique et médical du Sayd. (p. 221 de Mémoires sur les fièvres pestilentielles du Levant... Lyon, 1802.)

Saint-Antoine-de-Guagno.

Thiriaux (J.-B.-J.). Essai sur la topographie physique et médicale de Saint-Antoine-de-Guagno (Corse) . . . Thèse . . . Strasbourg, 1829, in 4° de 27 pp.

Saint-Calais.

Charbonnier (C.). Douze Années de médecine des pauvres dans la 97me circonscription de médecine cantonale du département de la Sarthe (comprenant Saint-Calais, Saint-Gervais de Vic, Berfay et Valennes). Esquisse de géographie et de topographie médicales . . . Le Mans, 1870, in 8° de 36 pp. (Bulletin de la Société d'agriculture, sciences et arts de la Sarthe.)

Saint-Claude.

Guichard (J.-Ph.-E.). Topographie médicale de la ville de Saint-Claude... St-Claude, 1869, in 8°.

Saint-Denis-du-Sig.

Armieux. Notice statistique et médicale sur la colonie de Saint-Denis-du-Sig... Toulouse, 1850, in 8° de 32 pp. (M. M.)

Saint-Domingue.

Gilbert (C.-N.-P.). Aperçu de la topographie médicale de St-Domingue. (Avec Histoire médicale de l'armée française à St-Domingue) . . . Paris, 1803.

Voyez ci-dessus col. 1221.

Roux (Ch.-Fréd.). Topographie médicale de Saint-Domingue... Venise, 1807, in 8°. (L. R.)

Christine (Marius). Considérations médicales sur Saint-Domingue. Thèse, n° 1 . . . Montpellier, 1853, in 4° de 96 pp.

Saint-Étienne.

Béroud (Ph.). Étude sur l'hygiène et la topographie médicale de la ville de Saint-Étienne... (1862.)

Voyez ci-dessus col. 818.

Saint-Fargeau.

Careau (J.-B.-François). Essai de topographie physico-médicale de la ville de Saint-Fargeau, département de l'Yonne. Thèse, n° 57... Paris, 1817, in 4° de 23 pp.

Saint-Gervais-de-Vic.

Charbonnier (C.). Douze Années de médecine des pauvres dans la 97me circonscription de médecine cantonale du département de la Sarthe (comprenant Saint-Calais, Saint-Gervais-de-

Vic . . .). Esquisse de géographie et de topographie médicales... (1870.)

Voyez ci-dessus col. 1677.

Saint-Honorat (Ile).

L'Huillier (J.-M.). Mémoire statistique et historique sur les îles de Lerins... et Saint-Honorat... (1825.)

Voyez ci-dessus col. 1637.

Saint-Julien-du-Sault.

Hatin (J.). Topographie médicale de Saint-Julien-du-Sault (Yonne). (p. 13 de Relation historique sur le choléra-morbus épidémique qui a ravagé la ville de Saint-Julien-du-Sault... Paris, 1832.)

Voyez ci-dessus col. 1541.

Saint-Lô.

Bridet (Jules). Remarques sur le climat de Saint-Lô, et les maladies de ses habitans. Thèse, n° 201... Paris, 1820, in 4° de 17 pp.

Saint-Marcouf (Ile).

Carpon (A.). Notice topographique sur Saint-Vaast, les iles Saint-Marcouf ... (1817.)

Voyez ci-après col. 1680.

Saint-Pétersbourg.

Attenhover (Heinrich-Ludwig v.). Medicinische Topographie der Haupt- und Residenzstadt St-Petersburg... Zürich, 1817, in 8°.

Dubois, d'Amiens (E.-Frédéric). Essai sur la topographie médicale de Saint-Pétersbourg. Thèse, n° 111... Paris, 1828, in 4° de 31 pp.

Heine (Maximilian). Medicinisch-topographische Skizze von St-Petersburg... St-Petersburg, 1844, in 8° de 80 pp.

Saint-Pierre-Martinique.

Mourraille (Joseph-Louis). Essai sur la topographie médicale de la ville de Saint-Pierre (île Martinique), suivi de quelques mots sur les maladies observées le plus communement à l'hôpital militaire de ce port. Thèse, n° 79 ...Montpellier, 1838, in 4° de 36 pp.

Saint-Poelten.

Strohmayr (Fr.). Versuch einer physikalisch-medicinischen Topographie der I. F. Kreisstadt St Pölten in Nieder-Östreich. Wien, 1810, in 8°. Avec 10 planches. (C.)

Saint-Sauveur.

Baudens (A.). Eaux thermales et topographie physique et médicale de la vallée de Barèges, contenant la description de Saint-Sauveur... (1843.)

Voyez ci-dessus col. 1571.

Saint-Vaast.

Carpon (A.). Notice topographique sur Saint-Vaast, les îles Saint-Marcouf, Tatihou et le fort la Hougue (Manche). (Recueil de mémoires de médecine militaire, 1817, III, 140.)

Saint-Valery-en-Caux.

Angot (J.-J.). Topographie sommaire de la ville de Saint-Valery-en-Caux. Département de la Seine Inférieure. Thèse, n° 223... Paris, 1820, in 4°.

Sainte-Lucie (Ile).

Pugnet (J.-F.-X.). Essai sur la topographie de l'île de Sainte-Lucie. Thèse, n° 183... Paris, an XII (1804), in 4° de 41 pp.

Sainte-Marguerite (Ile).

L'Huillier (J.-M.). Mémoire statistique et historique sur les îles de Lerins, Sainte-Marguerite... (1825.)

Voyez ci-dessus col. 1637.

Sainte-Marie de Madagascar.

MARROIN (A.). Observations sur Nossi-Bé . . . et Sainte-Marie de Madagascar... (1843.)

Voyez ci-dessus col. 1659.

HIRIART (Jean-Baptiste). Topographie médicale de l'île Sainte-Marie de Madagascar. Thèse, nº 14 . . . Montpellier, 1863, in 4º de 44 pp.

Sainte-Maure (Ile).

Voyez Leucade (Ile de).

Salisbury.

SMITH (H.). A brief Sketch of the medical topography of Salisbury; with a list of the medicinal plants found in its vicinity. (London medical Repository, 1816, VI, 106.) (C.)

Samara.

UCKE (Jul.). Das Klima und die Krankheiten der Stadt Samara. Berlin, 1863, in 8º. Avec 1 plan. (E.)

San-Luis-Potosi.

DENCAUSSE. Extrait de mes tablettes d'outre-mer, ou Mémoire sur des matériaux pour servir à l'histoire, la statistique et la topographie médicales de la ville de San-Luis-Potosi et ses environs, dans la République mexicaine, lu à la Société de médecine de Toulouse, en séance extraordinaire, le 22 mars 1851... Toulouse, 1851, in 8º.

San Remo.

ONETTI (Fr.). San Remo e suoi dintorni; discorso topografico, storico, medico, scientifico ... San Remo, 1860, in 8º. (S. J.)

San Salvador.

WYNNE (Jam.). (Climat de San Salvador.) (Americ. med. Times, N. S., VII, 2 July.) (S. J., 1863.)

GUZMAN (David-L.). Essai de topographie physique et médicale de la République du Salvador (Amérique centrale). Thèse, nº 255... Paris, 1869, in 4º.

Sanauer.

IRELAND (W.-W.). Notes and remarks on the medical topography of Sanauer, and the mountains around the Simla sanitaria... (Edinburgh medical Journal, 1863, VIII, 612.)

Sancergues (Canton de).

MACARIO. Topographie médicale du canton de Sancergues . . . Bourges, 1850, in 8º de 33 pp.

Sandwich (Iles).

BECHTINGER (J.). Ein Jahr auf den Sandwich-Inseln (Hawaïsche Inseln). Land, Leute, Sitten und Gebräuche, Import, Export, mit Berücksichtigung der klimatischen Verhältnisse, vorkommenden Krankheiten . . . Wien, 1869, in 8º. Avec planches.

Voyez encore Hawaï (Iles).

Saône-et-Loire (Département de).

JEANDET (J.-P.-Abel). Essai sur la topographie médicale du département de Saône-et-Loire... Paris, 1851, in 4º.

Saratoga.

STEARNS (John). A topographical Description of the county of Saratoga (New-York), with an account of the origin and treatment of some of its endemic diseases, communicated to the Medical Society of the state of New-York . . . (New-York medical Repository, 1809, XII, 130.) (C.)

Saratow (Gouvernement de).

HAUROWITZ (Harry-Valentin-Harald). Topographisch - medicinische Beobachtungen über den südlichen Theil des Saratow'schen Gouvernements. St-Petersburg, 1836, gr. in 8°. (C.)

KOCH (Th.). Topographische Skizze des Saratow'schen Gouvernements. (Medicin. Ztg. Russl., 9.) (S. J., 1858.)

Sarun.

RANKINE (Robert). Notes on the medical topography of the district of Sarun . . . Calcutta, 1839, in 8° de 79 pp. Avec 1 carte.

Savannah.

WHITE (Joshua-E.). Topography of Savannah and its vicinity: being a report to the Georgia medical Society . . . To which is added an appendix containing a few remarks on the weather and diseases of 1805. (New-York Medical Repository, 1807, IV, n° 1, 12.) (C.)

Savoie.

PORTE (Jean-Charles). Le Climat de la Savoie sous le rapport hygiénique et médical. Thèse, n° 220 . . . Paris, 1861, in 4° de 42 pp.

Scarborough.

FOX (C.-M.). Meteorological Observations on the humidity of the air of Scarborough; with chapters on rain . . . and on the humidity of the atmosphere in relation to disease . . . London, 1867, in 8° de 41 pp. (B. R.)

Schélestadt.

LORENTZ. Mémoire médico-topographique de la ville de Schelestadt. (Deborne, Journal de médecine militaire, 1784, III, 125.)

REIGNIER. Topographie médicale de la ville de Schelestat (Bas-Rhin). (Recueil de mémoires de médecine militaire, 1824, XIV, 262.)

Schönau.

URBANI (H.). Teplitz und Schönau . . . (1840.)

Voyez ci-après col. 1694.

Schwalbach.

GENT (E.-Ad.). Der Kurort Schwalbach. Eine historisch-topographische Skizze. Mit 9 Steintafeln und 2 Stahlstichen. Wiesbaden, 1864, in 8°. (E.)

Schwandorf.

SCHLEIS VON LÖWENFELD (C.-R.). Medicinische Ortsbeschreibung der Stadt Schwandorf im Nordgau. Salzburg, 1799, in 8°. (R.)

Schwérin.

BRÜCKNER (A.). Topographisch-meteorologische Schilderung der Stadt Schwerin. (Archiv für wissenschaftliche Heilkunde, III, 160.) (S. J., 1867.)

Scutari.

AITKEN (W.). On the physical Climate of Scutari, and on the nature of the diseases of the allied troops during the Russian war . . . Glasgow, 1857, in 8°. (B. R.)

Sedan.

MARSEILHAN. Notice topographique sur la ville et les établissemens militaires de Sedan. (Recueil de mémoires de médecine militaire, 1824, XV, 41.)

BRÉGI (Jules). Essai sur la topographie médicale de la ville de Sedan . . . Paris, 1874, in 8° de 34 pp.

Sénégal.

BOONE. An Account of the climate and diseases in Africa, upon the great river Senegal, and farther up than the island of Senegal. (p. 310 de Brocklesby: Œconomical and medical Observations ...tending to the improvement of military hospitals... London, 1764.)

THÉVENOT (J.-P.-F.). Traité des maladies des Européens dans les pays chauds, et spécialement au Sénégal, ou Essai statistique, médical et hygiénique sur le sol, le climat et les maladies de cette partie de l'Afrique... Paris, 1840, in 8°.

HERVÉ (Pierre-Marie). Topographie médicale du Sénégal. Un mot sur l'hépatite. Thèse, n° 95... Paris, 1845, in 4° de 35 pp.

DUPRAT (Hippolyte). Considérations hygiéniques et pathologiques sur le Sénégal. Thèse, n° 240... Paris, 1860, in 4° de 36 pp.

MONDOT (Émile). Études sur le Sénégal, d'après des observations recueillies pendant une campagne de deux ans sur la côte occidentale d'Afrique. Thèse, n° 270... Paris, 1865, in 4° de 34 pp.

THALY (Fl.). Étude sur les habitants du Haut-Sénégal. (Archives de médecine navale, 1866, VI, 368.)

Serampour.

VOIGT (Joachim-Otto). Medicinsk-topographisk Beskrivelse af det danske Etablissement Frederiksnagor (Serampore) og Bemærkninger over de der herskende sygdomme. (Bibl. for Læger, 1833, XVIII, 1, XIX, 1; 1834, XX, 281.)

Shanghai.

Voyez Chang-Hai.

Shenandoah (Vallée de la).

HORNER (F.). Medical Topography of the valley of the Shenandoah. (Va. Philad. med. and surg. Reporter, aug. 12, p. 143.) (C. J., 1871.)

Shervaroy Hills.

CORNISH (William-Robert). A Notice of the Shervaroy Hills, including their medical history and topography. (Madras quarterly Journal of medical science, 1861, III, 307.)

Shore Valley.

DOLLARD (W.). General and medical Topography of Kalee Kemaoon and Shore Valley... (1840.)

Voyez ci-dessus col. 1633.

Shrewsbury.

WARD (T.-Ogier). Medical Topography of Shrewsbury and its neighbourhood... (Transactions of the Provincial medical and surgical Association, 1841, IX, 247; 1842, X, 189.)

Sidi-Bel-Abbès.

RODES. Essai topographique sur Sidi-Bel-Abbès (province d'Oran). (Recueil de mémoires de médecine militaire, 1847, II, 1.)

FROUSSART. Essai de topographie médicale sur Sidi-Bel-Abbès. (Recueil de mémoires de médecine militaire, 1847, II, 92.)

Sidmouth.

SHAPTER (T.). Short Account of . . . Sidmouth... (Avec Climate of the south of Devon... London, 1842.)

Voyez ci-dessus col. 1603.

JEFFERY (J.-D.). Medical Topography of Sidmouth, being a sketch of the medico-topography, geology, natural productions, and statistics of that district... (Transactions of the Provincial medical and surgical Association, 1843, XI, 157.)

MACKENZIE (J.-S.). Remarks on the climate of Sidmouth . . . (London,) 1868, in 8°. (B. R.)

Siegmaringen.

METZLER (Fr.-Xav.). Versuch einer medicinischen Topographie der Stadt Siegmaringen... Freiburg, 1822, in 8°. Avec plan et planches. (E.)

Sierra-Leone (Colonie de).

STORMONT (C.). Essai sur la topographie médicale de la côte occidentale d'Afrique, et particulièrement sur celle de la colonie de Sierra-Leone . . . (1822.)

Voyez ci-dessus col. 1558.

Silésie.

ADOLPHI (Christ.-Mich.). De salubritate Silesiæ, dissertatio . . . respondente Henrico Freude . . . Lipsiæ, 1719, in 4° de 36 pp.

Simla.

IRELAND (W.-W.). Notes and remarks on the medical topography of Sanauer, and the mountains around the Simla sanitaria... (1863.)

Voyez ci-dessus col. 1682.

Sinope.

RADCLIFFE (J.-N.). (Topographie, météorologie et hygiène de Sinope...) (Journal of publ. health, july, 145.) (S. J., 1858.)

Smalkalde.

DANZ (C.-F.) et FUCHS (C.-F.). Physisch-medicinische Topographie des Kreises Schmalkalden. Preisschrift... Marburg, 1848, in 8°. Avec 8 planches. (Schriften der Gesellschaft zur Beförderung der gesammten Naturwissenschaften zu Marburg.) (E.)

Smyrne.

CHASSAUD (W.). (Topographie médicale de Smyrne.) (Gazette médicale d'Orient, III, 8, 9.) (S. J., 1860.)

Société (Archipel de la).

COMEIRAS (Jules-Raymond-Auguste de). Topographie médicale de l'archipel de la Société. Thèse, n° 56 . . . Montpellier, 1845, in 4°.

Sologne.

TESSIER (l'abbé). Mémoire sur la Sologne. (Mémoires de la Société royale de médecine, 1776, 61.)

BIGOT DE MOROGUES (P.-M.-S.). Essai sur la topographie de la Sologne et sur les principaux moyens d'amélioration qu'elle présente relativement à sa salubrité et à ses productions. (Bulletin des sciences physiques, médicales et d'agriculture d'Orléans, 1811, III, 181.)

DOIN (H.-A.). Essai sur la topographie et la climatologie médicales de la campagne romaine et de celles de la Sologne... (1851.)

Voyez ci-dessus col. 1675.

Somerset.

HARAN (T.-J.). Somerset, cap York, Australie septentrionale. Géographie physique, météorologie et topographie médicale. (Archives de médecine navale, 1868, X, 321.)

Somme (Département de la).

HECQUET (A.). Société médicale d'Amiens. Topographie médicale du département de la Somme. Abbeville (par A. Hecquet), Gamaches (par Alphonse Malapert), Montdidier (par Ernest Mangot). Amiens, 1857, in 8°.

Trois mémoires pour un concours de topographie médicale, précédés d'un Rapport du Dr Andrieu.

Soudan.

QUINTIN (Louis-Joseph). Contributions à la géographie médicale. (Extrait d'un voyage dans le Soudan.) Thèse, n° 212... Paris, 1869, in 4°.

Spalato.

LEFEBURE. Topographie médicale du territoire et de la ville de Spalato, capitale de la Dalmatie vénitienne. (Journal général de médecine, 1810, XXXVIII, 387.)

Sparte.

MONTGOMERY (Robert). An inaugural Dissertation on the medical topography of Sparta. Lexington, 1822, in 8°. (C.)

Spire.

EHRMANN dit STELLWAG. Essai sur la topographie médicale de la ville de Spire... Mayence, 1808, in 12 de 24 pp.

Staraja-Russa.

SACHAROW. Kurze medicinisch-topographische Übersicht der Salzquellen zu Staraja-Russa. Aus dem Russischen. Petersburg, 1837, in 8°. (E.)

Résumé de notions médico-topographiques sur les sources salines de Stara-Roussa. Saint-Pétersbourg, 1837, in 8° de 32 pp. (B. R.)

Stettin.

MÜLLER (E.-H.). Entwurf einer medicinisch-topographischen Skizze der Stadt Stettin. Berlin, 1843, in 8°. (E.)

Steuben.

NILES (Noah). History of the county of Steuben and the diseases which usually prevail... with his method of treating them. (Transactions of the Medical Society of New-York, 1815.)

Stourport.

WATSON (Kenrick). A topographical Account of Stourport, Worcestershire and its immediate neighbourhood ... (Transactions of the Provincial medical and surgical Association, 1834, II, 181.)

Strasbourg.

HOLTZBERGER (Geo.-Valentin). Dissertatio de aere, aquis et locis Argentinæ. Argentorati, 1758, in 4°. (E.)

GRAFFENAUER (J.-P.). Topographie physique et médicale de la ville de Strasbourg... Paris, 1816, in 8°. Avec des tableaux statistiques, 1 vue et 1 plan de la ville.

RENNES. Topographie médicale de Strasbourg... Paris, 1828, in 8°. (Recueil de mémoires de médecine militaire.)

STŒBER (V.) et TOURDES (G.). Topographie et histoire médicale de Strasbourg et du département du Bas-Rhin ... Paris et Strasbourg, 1864, in 8°.

Stuttgart.

CLESS (Gust.-M.) et SCHÜBLER (Gust.). Versuch einer medicinischen Topographie von Stuttgart. Mit 1 Steindr. und Tab. Stuttgart, 1815, in 8°. (E.)

Styrie.

MACHER (Matth.). Medicinisch-statistische Topographie des Herzogthums Steiermark. Gekrönte Preisschrift. Graz, 1860, in 8°. (E.)

Suez (Isthme de).

COURBON (Alfred). Observations topographiques et médicales recueillies dans un voyage à l'isthme de Suez, sur le littoral de la Mer Rouge, et en Abyssinie. Thèse, n° 33... Paris, 1861, in 4° de 74 pp. Avec 1 carte.

Suisse.

SCHEUCHZER (Joh.-Jac.). De Helvetiæ aeribus, aquis, locis. Specimen I (-II) . . . Tiguri, 1728-1729, in 4° de 60 pp.

CLARK (J.). Medical Notes on climate, diseases . . . in France . . . and Switzerland... (1820.)

Voyez ci-dessus col. 1618.

Sultampur-Oud'h.

BUTTER (D.). Outlines of the topography and statistics of the southern districts of Oude and of the cantonment of Sultampur-Oud'h... (1839.)

Voyez ci-dessus col. 1662.

Sulz.

WUNDERLICH (Georg-Reinhold). Versuch einer medicinischen Topographie der Stadt Sulz am Neckar, im Königreich Würtemberg. Tübingen, 1809, in 8° de 72 pp. (C.)

Sulzbach.

SCHLEISS VON LÖWENFELD (Ch.-Raph.). Medicinische Topographie vom Landesgerichtsbezirke Sulzbach in der Oberpfalz. Sulzbach, 1806, in 8°. (E.)

Sumbhulpore.

BRETON (P.). Medico-topography of the districts of Khamghur . . . and Sumbhulpore...(1826.)

Voyez ci-dessus col. 1633.

Surgooja.

BRETON (P.). Medico-topography of the districts of Khamghur . . . Surgooja... (1826.)

Voyez ci-dessus col. 1633.

Surinam.

KUHN (F.-A.). Beschouwing van den toestand der Surinaamsche plantagieslaven. Eene œconomisch-geneeskundige bijdrage tot verbetering derzelven. Amsterdam, 1728, in 8°. (R.)

Swansea.

COLLINS (John-Charles). A Sketch of the medical topography of Swansea. (London medical Repository, 1815, IV, 94.) (C.)

GUTCH (J.-W.-G.). On the medical Topography, statistics, climatology and natural history of Swansea, Glamorganshire . . . (Transactions of the Provincial medical and surgical Association, 1839, VII, 249.)

Sydney.

THOROWGOOD (J.-C.). On the Climate of Sydney and New-South-Wales. (Brit. med. Journal, octobr. 14, p. 433.) (C. J., 1871.)

Szliacs.

ZIPSER (Chr.-Andr.). Der Badegast zu Sliatsch in Nieder-Ungarn. Ein topographisch-medicinischer Wegweiser für Fremde. Mit einer lithograph. Ansicht. Neusohl, 1827, in 8°. (E.)

HASENFELD (Eman.). Der Kurort Szliács nächst Neusohl in Ungarn in topographischer, historischer, physikalisch-chemischer Hinsicht . . . Wien, 1867, in 8°. Avec 2 vues et 2 cartes. (E.)

Taïti (Ile de).

PRAT (E.). Topographie médicale de l'île de Taïti (Océanie)... Toulon, 1869, in 8° de 100 pp.

Tatarie-Dobroutcha.

ALLARD (Camille). Mission médicale dans la Tatarie-Dobroutcha. (Union médicale, 1857, XI, 345, 355, 359, 383, 395, 407, 419, 431, 435, 443 et 455.)

Topographie médicale de ce pays.

Tatihou (Ile).

Carpon (A.). Notice topographique sur Saint-Vaast, les îles Saint-Marcouf, Tatihou... (1817.)

Voyez ci-dessus col. 1680.

Taunton.

Peebles (J.-H.). Observations on the climate and sanitary condition of Taunton and its neighbourhood, and on the health of towns. (Edinburgh medical Journal, 1849, LXXI, 47.)

Teignmouth.

Shapter (T.). Short Account of... Teignmouth . . . (Avec Climate of the south of Devon... London, 1842.)

Voyez ci-dessus col. 1608.

Tenasserim.

Report on medical topography of the Northern, Hyderabad and Nagpore divisions, the Tenasserim provinces . . . (1844.)

Voyez ci-dessus col. 1627.

Tenez.

Pontier (R.). Souvenirs de l'Algérie ou Notice sur Orléansville et Tenez... (1850.)

Voyez ci-dessus col. 1661.

Morand (J.-S.). Essai sur la topographie médicale de Ténès (Algérie) et principalement sur la fièvre intermittente qui est endémique dans cette localité. Thèse, n° 41... Montpellier, 1851, in 4° de 32 pp.

Tennessee.

Southern medical Reports: consisting of general and special reports of the medical topography... in the following states (Louisiana . . . Tennessee . . .) (1849-1850.)

Voyez ci-dessus col. 1640.

Bailey (F.-K.). Topographical Note of East Tennessee. (Va. Philad. med. and surg. Reporter, jun. 3, p. 453.) (C. J., 1871.)

Teplitz.

Gerle (Wolfg.-Adf.). Teplitz in topographischer, naturgeschichtlicher, pittoresker und medicinischer Hinsicht. Prag, 1830, in 12. Avec 1 carte. (E.)

Urbani (Heinrich). Teplitz und Schönau, mit ihren Umgebungen, in historischer, topographischer, medicinischer und pittoresker Beziehung, und nach den neuesten Verhältnissen beschrieben. Prag, 1840, in 18. Avec 20 vues. (C.)

Autre éd. 1864.

Richter (T.-L.). Les Eaux thermales de Teplitz, en Bohême. Essai topographique et médical. Prague, 1840, in 12. (E.)

— A medical and topographical Sketch of the thermal springs of Teplitz. Meissen, 1853, in 16. (E.)

Texas.

Southern medical Reports: consisting of general and special reports on the medical topography ... in the following states (Louisiana... Texas...) (1849-1850.)

Voyez ci-dessus col. 1640.

Heard (T.-J.). Report on medical topography, meteorology and epidemic diseases of Texas. (Transactions of the American medical Association, 1868, XIX, 255.)

Thionville.

Allaire. Essai topographique sur Thionville et ses environs. (Recueil de mémoires de médecine militaire, 1861, V, 257 et 353.)

Thuringe.

PFEIFFER (L.). Beiträge zur medicinischen Topographie, zur Morbilitäts- und Mortalitätsstatistik von Thüringen. Jena, 1873, in 8°.

Tirhoot.

EVANS (J.). Observations on the medical topography of Tirhoot . . . (Transactions of the Medical and physical Society of Calcutta, 1829, IV, 241.)

Tivoli.

NERIS (Thomas de). De Tyburtini aeris salubritate commentarius . . . Romæ, 1622, A. Zannettus, in 8°.

CAPELLO (Agostino). Saggio su la topografia fisica del suolo di Tivoli. Roma, 1824, in 8°. (C.)

Tizi-Ouzou.

VÉDRENNE. Climatologie générale de la Grande-Kabylie et topographie physique et médicale de Tizi-Ouzou... (1859.)

Voyez ci-dessus col. 1633.

Tlemcen.

CAMBAY (Charles). Topographie médicale de la province de Tlemcen... Paris, 1844, in 8° de 65 pp. (Recueil de mémoires de médecine militaire.)

La couverture imprimée sert de titre. — Traduit en espagnol dans „Boletin de medecina“... de Madrid, 1845.

CATTELOUP. Essai d'une topographie médicale du bassin de Tlemcen... Paris, 1854, in 8° de 71 pp. (Recueil de mémoires de médecine militaire.)

Tonnerre.

MARQUIS (P.-J.). Observations sur la topographie de la ville de Tonnerre et sur les maladies qui y ont régné, ainsi que dans les communes environnantes, pendant les années XI, XII et XIII. Thèse, n° 15... Paris, 1806, in 4° de 17 pp.

Torquay.

SHAPTER (T.). Short Account of . . . Torquay. . . (Avec Climate of the south of Devon... London, 1842.)

Voyez ci-dessus col. 1603.

VIVIAN (Edward). The Climate of Torquay. London, 1846, in 8°. (B. B.)

Toul (Arrondissement de).

LECLERC (N.). Topographie médicale de l'arrondissement de Toul, département de la Meurthe, ou Examen général des causes qui peuvent avoir une influence marquée sur la santé des habitants de cet arrondissement, le caractère de leurs maladies, et le choix des remèdes et des précautions hygiéniques qui leur sont applicables. Ouvrage qui a remporté le prix proposé par la Société . . . des sciences, lettres et arts de Nancy... Paris, 1824, in 8°.

BANCEL (Émile). Topographie médicale et hygiène de l'arrondissement de Toul... Toul, 1866, in 8° de 84 pp.

Toul (Ville de).

CUYNAT. Topographie physique et médicale de la ville de Toul... département de la Meurthe. (Recueil de mémoires de médecine militaire, 1822, XI, 42.)

NAQUARD (Adolphe). Topographie médicale de la ville de Toul. Toul, 1864, in 8°.

Toulon.

PELLICOT (A.). Essai sur la topographie médicale de Toulon . . . Montpellier, an X, in 4° de 36 pp.

Toulouse.

SAINT-ANDRÉ (J.-A.-D.). Topographie de Toulouse. (Avec Topographie médicale du département de la Haute-Garonne... Toulouse, 1813.)

Voyez ci-dessus col. 1616.

Tours.

DUVERGÉ. Mémoire topographique, physique et médicinal, ou Traité sur la situation de la ville de Tours, sur la nature de son sol, sur la nourriture, le tempérament, le caractère, les maladies de ses habitants et des troupes qui y sont en garnison... Tours, 1774, in 12.

BOURIAT (B.-F.). Notices sur la salubrité de l'air, des eaux et du site de Tours, ou Réponse aux questions faites par M. Joseph Wilhs . . . Tours, 1816, in 8⁰ de 14 pp.

BALLY. Topographie médicale de Tours... Paris, 1850, in 8⁰ de 19 pp. (Gazette des hôpitaux.)

Trente.

LUPIS (Giuseppe de). Topografia medica della città di Trento. Trento, 1831, gr. in 8⁰. (C.)

Vol. I.

Tripoli.

TESSON. Note médicale sur Tripoli de Barbarie. (Recueil de mémoires de médecine militaire, 1836, XXXIX, 146.)

Tropicales (Régions).

DUTROULAU. Topographie médicale des climats intertropicaux . . . Paris, 1858, in 8⁰. (Annales d'hygiène publique et de médecine légale.)

GASTON (Pierre-Adolphe). Des Climats de la zone tropicale. Influence de ces climats sur les Européens et préceptes d'hygiène à l'usage de tous les Européens qui vont habiter cette zone. Thèse, n⁰ 5 . . . Montpellier, 1862, in 4⁰ de 80 pp.

Tschachwitz.

TIRSCH (Joh.-Vinz.). Das St-Wenzels-Bad zu Tschachwitz im Saazer Kreise Böhmens. In topographischer, geognostischer, geschichtlicher, chemischer und medicinischer Hinsicht beschrieben und mit Beobachtungen über dessen Heilkräfte belegt. Prag, 1830, in 8⁰. (E.)

Tuggurt.

LIMAYRAC (E.). Notes médicales sur l'Oued-R'ir et sur Tuggurt . . . (1856.)

Voyez ci-dessus col. 1662.

Tunbridge Wells.

POWELL (Robert-Hutchinson). A medical Topography of Tunbridge Wells. Tunbridge Wells, 1846, in 8⁰.

Tunis.

LUMBROSO (A.). Lettres médico-statistiques sur la régence de Tunis... Mémoire couronné, le 12 juin 1856, par la Société de statistique de Marseille. Marseille, 1860, in 8⁰.

FERRINI (Giov.). Saggio sul clima e sulle precipue malattie della città di Tunisi e del regno. Milano, 1860, in 8⁰. (S. J.)

CASTELNUOVO (G.). (Climat de Tunis.) (Annali universali, CXCII, p. 97, 542, guigno-luglio.) (S. J., 1865.)

Turquie.

RIGLER (Lor.). Die Türkei und deren Bewohner in ihren naturhistorischen, physiologischen und pathologischen Verhältnissen vom Standpunkte Constantinopels geschildert. Wien, 1852, 2 vol. in 8⁰. (E.)

HUBSCH et MUHLIG. La Turquie et ses habitants au point de vue médical.

(Gazette médicale, 1854, IX, 451, 473, 487, 579 et 599.)

A propos de l'ouvrage du Dr Rigler, „Die Türkei und deren Bewohner..." Wien, 1852.

GOODELL (W.). De la Turquie au point de vue médical. (Gazette médicale, 1861, XVI, 439.)

Traduction d'un article de „North American medico-chirurgical Review."

Überkingen.

BURGER (Wilh.-Fr.). Historisch-statistisch-topographische Beschreibung des Dorfes Überkingen im ehemaligen Ulmischen Gebiet ... Ulm, 1809, in 8°. (E.)

Urner-Land.

ELSENER (Anton). Medicinisch-topographische Bemerkungen über einen Theil des Urner-Landes. Altorf, 1811, in 8°. (C.)

Uruguay.

HORNER (G.-R.-B.). Medical Topography of Brazil and Uruguay ... (1845.)

Voyez ci-dessus col. 1581.

SAUREL (L.-J.). Essai d'une climatologie médicale de Monte-vidéo et de la République orientale de l'Uruguay... (1851.)

Voyez ci-dessus col. 1653.

MAURIN (François). Souvenirs de la climatologie et de la constitution médicale de l'Uruguay de 1845 à 1849. Thèse, n° 16... Montpellier, 1853, in 4° de 40 pp.

Val (Le).

DESMICHELS (Théophile-Marie). Esquisse de la topographie physique et médicale du Val (département du Var). Thèse, n° 119 ... Paris, 1828, in 4° de 33 pp.

Valachie.

TSCHETIRKIN. Medicinisch-topographische Beschreibung des jenseits des Kaukasus gelegenen Landes, Bessarabiens... der Walachei... (1833.)

Voyez ci-dessus col. 1575.

WITT (Chrétien). Über die Eigenthümlichkeit des Klima's der Walachei und Moldau und die sogenannte walachische Seuche unter der 2. russischen Armee während des letzten türkischen Krieges. Aus dem Russischen übersetzt von W. Thalberg. Leipzig, 1844, in 8°.

Valenciennes.

STIÉVENART (Abel). Topographie historique et médicale de Valenciennes ... Valenciennes, 1846, in 8°.

Ouvrage couronné par la Société d'agriculture, sciences et arts de l'arrondissement de Valenciennes, dans sa séance publique du 28 septembre 1845, et extrait de ses Mémoires.

Valennes.

CHARBONNIER (C.). Douze Années de médecine des pauvres dans la 97me circonscription de médecine cantonale du département de la Sarthe (comprenant Saint-Calais ... et Valennes). Esquisse de géographie et de topographie médicales... (1870.)

Voyez ci-dessus col. 1677.

Valgaudemar.

VILLAR (D.). Description topographique du Valgaudemar et du Champsaur en Dauphiné et leurs maladies endémiques. (p. 1 de Observations de médecine sur une fièvre épidémique qui a régné dans le Champsaur et le Valgaudemar... Grenoble, 1781.)

Voyez ci-dessus col. 1330.

Vancouver (Ile de).

HAZLELT (W.-C.). British Columbia and Vancouver's Island... (1858.)

Voyez ci-dessus col. 1598.

Varsovie.

Wolff (August-Ferdinand). Über die medicinische Topographie Warschau's. (Froriep, Notizen aus der Natur- und Heilkunde, 1830, XXVI, 208.) (C.)

Vaucluse (Département de).

Guérin (J.). Fragments d'une topographie physique et médicale du département de Vaucluse... Montpellier, (s. d.,) in 4° de 56 pp.

Autre éd. de la thèse soutenue en 1807.

Vendée (Département de la).

Gaudineau (Jean-Augustin). Topographie médicale des marais orientaux du département de la Vendée. Thèse, n° 162... Paris, 1819, in 4° de 23 pp.

Vénétie.

Cavalli (F.). Lavori per l'illustrazione topografica, idraulica, fisica ... e medica delle provincie Venete. (Atti delle adunanze dell' I. R. Istituto Veneto di scienze, lettere ed arti, 1857--58, 43, 91, 233 et 353; 1858-59, 288.)

Venise.

Testi (Lodovico). Disinganni, overo ragioni fisiche fondate sù l'autorità, ed esperienza, che provano l'aria di Venezia intieramente salubre... Con una dichiarazione d'alcune particolarità, non da tutti intese, poste nella lettera al lettore... Colonia, G.-W. Schell, 1694, in 4°.

Berti (A.). Studij del clima di Venezia, tratte dalle osservazioni meteorologiche del ventennio 1836-1855, ed accompagnati da tavole numeriche e grafiche. Venezia, 1860, in 8°. (C. J.)

Vera Cruz.

Thorne (Richard-V.-W.). An Account of the situation and diseases of La Vera Cruz; being an abstract of two letters dated respectively at La Vera Cruz on the 7th of march and the 13th of april 1799, addressed to Dr Mitchill. (New-York medical Repository, 1805, III, 46.) (C.)

Verdun.

Madin (J.). Essai sur la topographie médicale de la ville de Verdun sur Meuse et de ses environs. Thèse, n° 16... Paris, 1822, in 4° de 21 pp.

Vérone.

Chiochi (Andr.) ... De cœli veronen. clementia ... Veronæ, H. Discipulus, 1597, in 4°.

Vervins (Arrondissement de).

Penant (G.-E.-Auguste). Topographie médicale de l'arrondissement de Vervins et aperçu des maladies épidémiques qui y ont été observées depuis un certain nombre d'années ... Vervins, 1865, in 4° de 54 pp.

Vesoul.

Cuynat. Topographie physique et médicale de la ville de Vesoul ... département de la Haute-Saône. (Recueil de mémoires de médecine militaire, 1818, V, 1.)

Vic-Dessos (Vallée de).

Jolieu (Jean-Jacques). Essai sur la topographie de la vallée de Vic-Dessos, sur les mines de fer qui lui sont particulières, et sur les maladies des mineurs et des forgeurs de cette contrée. Thèse, n° 67... Montpellier, 1824, in 4° de 36 pp.

Vichy.

Noyer (Victor). Lettres topographiques et médicales sur Vichy, ses eaux minérales et leur action thérapeutique sur nos organes... Paris, 1833, in 8⁰.

Barthez (F.). Topographie de Vichy et de ses environs. (En tête de Guide pratique des malades aux eaux de Vichy... 7ᵉ édition... Paris, 1864.)

Vienne.

Wertheim (Zacharias). Versuch einer medicinischen Topographie von Wien... Wien, 1810, in 8⁰. Avec 5 tableaux.

Müchlibach (Nic.-Theod.). Wien von seiner übelsten Seite betrachtet, oder welches sind die den Bewohnern Wiens für Gesundheit und Leben vorzüglich gefährlichen, aus den Ortsverhältnissen entspringenden Einflüsse und wie kann denselben vorgebeugt werden? Ein Beitrag zur ärztlichen Erhaltungs- und Sicherheitspflege dieser Hauptstadt. Wien, 1815, in 8⁰. (Ro.)

Sachs (J.-J.). Mittheilungen über Wien in naturwissenschaftlicher und ärztlicher Beziehung und die sämmtlichen allgemeinen und speciellen Verhandlungen der neuerlich daselbst stattgehabten 10. Versammlung deutscher Ärzte und Naturforscher. Berlin, 1832, in 8⁰. (Ro.)

Grimaud, de Caux (G.). Note sur le climat de la ville de Vienne (Autriche). (Union médicale, 1862, XIII, 317.)

Glatter (Ed.). Beiträge zur ärztlichen Topographie Wiens mit besonderer Berücksichtigung der Mortalität im Jahre 1862. Wien, 1864, in 8⁰ de 63 pp. (E.)

Vigan (Canton du).

Rouger (François-Alexandre). Topographie statistique et médicale de la ville et canton du Vigan, chef-lieu d'arrondissement du département du Gard ... Montpellier, 1819, in 8⁰.

Vire (Arrondissement de).

Asselin (Michel). Examen analytique de la topographie et de la constitution médicale de l'arrondissement de Vire, département du Calvados... Caen, 1819, in 8⁰.

Virginie.

Thompson (James-W.). An inaugural Dissertation on the medical topography of Virginia. Philadelphia, 1825, in 8⁰. (C.)

— An Inquiry into the medical topography and epidemic fevers of the valley of Virginia. (Chapman, Philad. Journal of med. and physic. science, 1825, X, 96.) (C.)

Hildreth (E.-A.). Report on topography, climatology and epidemic diseases of West Virginia. (Transactions of the American medical Association, 1868, XIX, 209.)

Vitry-le-Français.

Mangin. Topographie médicale de Vitry-le-Français et de ses environs. (Dehorne, Journal de médecine militaire, 1785, IV, 257.)

Vosges (Département des).

Didelot. Description topographique et médicale des montagnes de la Vôge; topographie des villes situées dans cet arrondissement; maladies épidémiques dans ce pays. (Histoire de la Société royale de médecine, 1777-1780, 107.)

Martinet (J.-F.). Topographie physico-médicale du département des Vosges. (p. 81 de Traité des maladies chroniques et des moyens les plus efficaces de les guérir qui sont les différentes manières d'user des eaux de Plombières... Paris, 1803.)

Walcheren (Ile de).

GRANIER (Joseph). Topographie médicale de l'île de Walcheren, suivie d'une exposition clinique des principales maladies, qui ont paru dans les hôpitaux de Middelbourg (île de Walcheren) depuis l'automne de 1811, jusqu'au milieu de l'été de 1812... Breda et Paris, 1813, in 8⁰.

TRESAL (J.-B.). Essai sur la fièvre adynamique qui a régné dans l'île de Walcheren... précédé d'un aperçu topographique de la même île... (1815.)
Voyez ci-dessus col. 994.

Waldeck.

ROERIG (Carl). Die medicinisch-geographischen Verhältnisse im Fürstenthum Waldeck mit Berücksichtigung der Ätiologie der daselbst herrschenden Krankheiten. Eine vom Verein für gemeinschaftliche Arbeiten zur Förderung der wissenschaftlichen Heilkunde gekrönte Preisschrift. Göttingen, 1857, in 8⁰. (Archiv für wissenschaftliche Heilkunde.) (E.)

Wartemberg.

GISTEL (Johs.). Das Heilbad zum heiligen Kreuzbrunnen bei Wartemberg mit seinen Umgebungen. Eine medicinisch-naturhistorisch-topographische Skizze. Straubing, 1856, in 8⁰. (Vacuna.) (E.)

Washington County.

HILDRETH (S.-P.). On the Climate and diseases of Washington County, Ohio. Read before the ... Medical Society of Ohio... (American Journal of medical science, 1830, V, 321.) (C.)

Waynesborough.

WHITE (Joshua-E.). Topography of Waynesborough (Georgia) and its vicinity; with the state of the thermometer and weather for part of the year 1802. To which is added some account of the diseases which prevailed, and a few observations on yellow fever and the principal remedies of fever. (New-York medical Repository, 1806, III, n° 1, 36, n° 140; n° 3, 241.) (C.)

Weiden.

STEINER (J.). Versuch einer medicinischen Topographie vom Landgerichtsbezirke Parkstein und Weiden ... (1808.)
Voyez ci-dessus col. 1665.

Weilbourg.

HERZ (Heinr.). Medicinische Topographie des herzogl. Nassauischen Amtes und der Stadt Weilburg. Als Anhang ein Verzeichniss der in der Umgebung vorkommenden Mineralien, Pflanzen und Thiere. Weilburg, 1841, in 8⁰. (E.)

Westchester County.

COOK (Lyman). Topographical and geological Description of Westchester County. (Transactions of the Medical Society of New-York, 1808.)

Westmoreland.

DAVY (John). Remarks on the climate and physical characters of the lake districts of Westmoreland. (Edinburgh new philosophical Journal, 1855, III, 1.)

Westphalie.

NICOLAI (Joh.-Ant.-Heinr.). Medicinische und topographische Mittheilungen und Beobachtungen über den nordöstlichen Theil von Westphalen. Berlin, 1833, in 8⁰. (Rust's Magazin.) (E.)

White Pine Mines.

CADWALADER (Allen). Map and

guide to the White Pine mines and the region of country adjacent in Eastern Nevada, with complete data to april 1869, regarding the topography, climate ... San Francisco, 1869, in 16 de 31 pp.

White Plains.

TRASK (J.-D.). (Rapport médico-topographique sur les épidémies et les endémies de White Plains.) (American Journal, april, 462.) (S. J., 1858.)

Wiesbaden.

RICHTER (Gustav-Heinrich). Wiesbad, ses thermes et ses environs; ou Traité sur la topographie de ses eaux ... Berlin, 1838, in 12. (E.)

MÜLLER (A.). Medicinische Topographie der Stadt Wiesbaden, nebst einem Beitrag zur Kenntniss der Heilwirkungen ihrer Thermalquellen. Wiesbaden, 1846, in 8°. (E.)

Wight (Ile de).

MARTIN (George-A.). The Undercliff of the isle of Wight; its climate, history and natural productions ... London, 1849, in 8°. (B. R.)

Wildbad.

SCHNITZLEIN. Das Wildbad bei Wemding, eine medicinisch-topographische Skizze. Herausgegeben von Badbesitzer Schoch. Mit 1 lith. Ansicht. Nördlingen, 1830, in 8°. (E.)

HEIM (F.). Wildbad, dans le royaume de Wurtemberg, et ses eaux thermales. Traité topographique et médical ... traduit du manuscrit allemand par ... J.-M. Gérard ... Orné de cinq gravures et d'une carte des environs de Wildbad. Stuttgart, Paris et Londres, 1839, in 16.

Wildungen.

ROERIG (Carl). Die Heilquellen zu Wildungen in ihren topographischen, geognostischen, physikalischen etc. Verhältnissen, in ihrer Wirkung und Anwendung. Leipzig, 1867, in 8°. (E.)

Wissembourg.

BUCHHOLTZ (Philippus-Fridericus). Prodromus topographiæ medicæ Weissenburgensis. Thèse. Argentorati, an XII (1803), in 4° de 36 pp.

Worthing.

BARKER (Walter-Goodyer). The Climate of Worthing, its remedial influence in disease, especially of the lungs ... London, 1860, in 8° de 71 pp. (B. R.)

2nd ed. 1867, in 8° de 95 pp.

Wurzbourg.

HORSCH (Phil.-Jos.). Versuch einer Topographie der Stadt Würzburg, in Beziehung auf den allgemeinen Gesundheitszustand und die dahin zielenden Anstalten. Arnstadt, 1805, in 8°. (E.)

Yucatan.

COURAL (F.). Souvenirs médicaux de deux années de campagne sur les côtes du Yucatan (Mexique) ... Montpellier, 1866, in 8° de 47 pp.

Zanzibar.

SEMANNE (Constantin-Abel). Essai d'une topographie médicale sur l'île de Zanzibar (côte orientale d'Afrique). Thèse, n° 205 ... Paris, 1864, in 4° de 34 pp.

Zélande (Nouvelle-).

SWAINSON (William). Observations on the climate of New-Zealand; principally with reference to its sanative character . . . London, 1840, in 8⁰ de 79 pp.

TUKE (John-Batty). Medical Notes on New-Zealand. (Edinburgh medical Journal, 1864, IX, 721.)

Zeulenroda.

STEMLER (Joh.-Gottl.). Entwurf einer physikalisch-medicinischen Topographie von Zeulenroda. Neustadt, 1820, in 8⁰. (E.)

2. Aufl. 1821.

Zibans.

VERDALLE (Aristide). Quelques Notes sur le climat des Zibans, désert de la province de Constantine (Algérie). Thèse, nº 37 . . . Montpellier, 1851, in 4⁰ de 52 pp.

Zoppot.

BRANDSTÄTER (F.-A.). Der See-Bade-Ort Zoppot bei Danzig in historischer, topographischer, naturwissenschaftlicher, balneologischer und socialer Hinsicht geschildert. Danzig, 1859, in 8⁰. (E.)

Zurich (Afrique).

FONTEZ (Pierre). Histoire topographique et médicale de la colonie agricole de Zurich (Afrique, province d'Alger). Thèse, nº 64... Montpellier, 1852, in 4⁰ de 36 pp.

Zwölf-Malgreien.

BERGMEISTER (A.-J.). Physisch-medicinisch-statistische Topographie der Stadt Bozen mit den drei Landgemeinden Zwölf-Malgreien, Gries und Leifers... (1854.)

Voyez ci-dessus col. 1580.

3.

Endémies.

(Par ordre de localités.)

Abyssinie.

MEYER-AHRENS. Die Krankheiten der Abessinier (Vierteljahrsschrift für die praktische Heilkunde. Herausgegeben von der medicinischen Facultät in Prag, 1855, IV, 71.)

Afrique.

LAVERAN. Documents pour servir à l'histoire des maladies du nord de l'Afrique. (Recueil de mémoires de médecine militaire, 1842, III, 1.)

MEYER-AHRENS. Die Krankheiten auf den ostafrikanischen Inseln. (Deutsche Klinik, 1857, IX, Nr 1-5.)

MAHÉ (J.-H.). Étude sur les maladies endémiques au Sénégal et à la côte occidentale d'Afrique... (1865.)

Voyez ci-après col. 1751.

FRITSCHE. Die herrschenden Krankheiten Süd-Africas. (Archiv für Anatomie und Physiologie, 1868, VI, 733.)

ARNOULD (J.). Dermatologie africaine. La lèpre Kabyle, la teigne... (1862.)

Voyez ci-dessus col. 972.

CATTELOUP. Recherches sur la dysenterie du nord de l'Afrique . . . (1851.)

Voyez ci-dessus col. 982.

BERTRAND (E.). De la Dysenterie aux côtes orientales et occidentales d'Afrique... (1852.)

Voyez ci-dessus col. 983.

MIRASSOU (A.). De la Dysenterie dans le nord de l'Afrique... (1854.)

Voyez ci-dessus col. 983.

MAILLOT (F.-C.). Recherches sur les fièvres intermittentes du nord de l'Afrique... (1835.)

Voyez ci-dessus col. 1001.

PRITCHETT (Morris). Some Account of the African remittent fever... (1843.)

Voyez ci-dessus col. 1012.

DUDON (Jean-Charles). Notes et observations sur les affections paludéennes à la côte occidentale d'Afrique. Thèse, n° 41... Paris, 1869, in 4° de 66 pp.

ROUIS (J.-L.). Recherches sur les suppurations endémiques du foie, d'après des observations recueillies dans le nord de l'Afrique... (1860.)

Voyez ci-dessus col. 1017.

Ain (Département de l').

BERGER (C.-J.). Du Crétinisme et du goître endémiques, notamment dans le département de l'Ain... (1868.)

Voyez ci-dessus col. 960.

Alep.

RUSSELL (Alex.). Of the Mal d'Aleppo. (t. II, p. 307 de The natural History of Aleppo... London, 1794.)

WILLEMIN (A.). Mémoire sur le bonton d'Alep...

Voyez, pour cet ouvrage et pour tous autres relatifs à cette endémie, ci-dessus col. 957.

Alger.

HERRMANN (Ludovicus). De morbis qui Algerii occurrunt, eorum natura et sanatione... Herbipoli, 1833, in 8° de 44 pp.

— Über die Wechselfieber in Algier ... (1836.)

Voyez ci-dessus col. 1001.

Algérie.

CAMBAY (Charles). Traité des maladies des pays chauds, et spécialement de l'Algérie... Paris, 1847, in 8°.

1re partie. De la dyssenterie et des maladies du foie qui la compliquent ... — C'est tout ce qui a paru.

JACQUOT (F.). Lettres d'Afrique (Feuilletons de la Gazette médicale de Paris). Quelques mots sur les maladies de l'Algérie, hygiène du soldat et de l'indigène; médecine et médecins arabes; le chirurgien militaire; eaux thermales; philosophie et critiques; faits curieux, etc... Paris, 1847, in 8°.

HASPEL (Aug.). Lettre sur les maladies de l'Algérie. (Gazette médicale, 1854, IX, 629.)

HÉLYE, de Daugy (A.-M.). De la Maladie en Algérie et dans les pays chauds... Paris, 1864, in 8°.

Première partie. Aperçu sommaire de l'endémie de l'Algérie et des pays chauds, énumération de ses principales formes, son siége, sa nature...

LEONARD (N.) et FOLEY. Recherches sur l'état du sang dans les maladies endémiques de l'Algérie. (Recueil de mémoires de médecine militaire, 1846, LX, 135.)

LATOUR (H.). Considérations sur la dysentérie endémique en Algérie... (1853.)

Voyez ci-dessus col. 983.

Faits pour servir à l'histoire de l'éléphantiasis en Algérie... (1851.)

Voyez ci-dessus col. 985.

MESTRE (J.-F.-G.). Essai sur l'éléphantiasis des Arabes et sur l'éléphantiasis des Grecs, observés en Algérie...

Voyez ci-dessus col. 985.

CAPPÈS. Lettre de M. Cappès, directeur des mines du Kef-oum-Theboul, province de Constantine, à M. Fournet, de Lyon, au sujet de l'ozone atmosphérique et de ses relations avec les fièvres de l'Algérie, présentée à la Société ... d'agriculture, d'histoire naturelle et des arts utiles de Lyon, dans la séance du 23 janvier 1857. Lyon, (s. d.,) gr. in 8⁰ de 4 pp. (Annales de la Société.)

PÉRIER (J.-N.). De l'Infection palustre en Algérie... (1844.)

Voyez, pour cet ouvrage et pour tous autres relatifs à cette endémie, ci-dessus col. 1002-1004.

DOUCHEZ (J.-C.). De la Fréquence en Algérie des affections phlegmoneuses de la peau... (1857.)

Voyez ci-dessus col. 972.

BOUDIN (J.-C.-M.). Notice sur l'endémicité du ténia en Algérie... (1848.)

Voyez ci-dessus col. 1098.

POTIER-DUPLESSY. Documents relatifs au ténia en Algérie... (1856.)

Voyez ci-dessus col. 1098.

Allemagne.

ROSENBAUM (J.). Der Wichtelzopf, eine alte endemische Krankheit in Deutschland... (1838.)

Voyez ci-dessus col. 1077.

Amérique.

DRAKE (Daniel). A systematic Treatise, historical, etiological and practical, of the principal diseases of the interior valley of North-America, as they appear in the Caucasian, African, Indian, and Esquimaux varieties... Edited by S.-Hanbury Smith ... and Francis-G. Smith ... Philadelphia, 1850-1854, 2 vol. in 8⁰.

MEYER-AHRENS. Die Verbreitung des Kretinismus in Südamerika ... (1857.)

Voyez ci-dessus col. 968.

MARTIN DE MOUSSY. Fièvres intermittentes de l'Amérique du sud ... (1860.)

Voyez ci-dessus col. 1005.

Projet d'instruction sur une maladie convulsive, fréquente dans les colonies de l'Amérique, connue sous le nom de tétanos, demandé par le ministre de la marine à la Société royale de médecine ...(1786.)

Voyez ci-dessus col. 1099.

Antilles.

TOWNE (Richard). A Treatise of the diseases most frequent in the West-Indies, and herein more particularly of those which occur in Barbadoes. London, 1726, in 8⁰.

An Essay on the more common West-India diseases and the remedies which that country itself produces; to which are added some hints on the management, etc. of negros. By a physician in the West-Indies. London, 1764, in 8⁰ de 76 pp.

Practical Remarks on West-India diseases. London, 1776, in 8⁰. (R.)

Letters and essays on various diseases of the West-Indies by different practitioners. London, 1778, in 8⁰. (B. B.)

CLARK (J.). A Treatise of the yellow fever as it appeared in the island of Dominica... to which are added observations on the bilious remittent fever, on intermittents, dysentery, and some other West-India diseases...(1797.)

Voyez ci-dessus col. 1437.

GRAINGER (James). An Essay on the more common West-Indian diseases; 2nd edit. with notes by W. Wright. Edinburgh, 1802, in 8⁰. (B. B.)

DUPONT (N.-J.). Essai sur les maladies des Antilles. Thèse, nº 316... Paris, an XII (1804), in 4⁰ de 28 pp.

MUSGRAVE (Anthony). Dissertatio inauguralis de præcipuis morbis Indiæ occidentalis ... Edinburgi, 1814, in 8⁰. (C.)

LEVACHER (G.). Guide médical des

Antilles, ou Études sur les maladies des colonies en général et sur celles qui sont propres à la race noire . . . Paris, 1834, in 8°.

2e éd. 1840.
3e éd. 1847.

LAURICH (J.-T.). De singulari quædam Indorum occidentalium dysenteria ejusdemque præcipue a nostrate differentia, præside A.-E. Büchnero . . . (1752.)

Voyez ci-dessus col. 977.

MOSELEY (B.). Observations on the dysentery of the West-Indies...(1780.)

Voyez ci-dessus col. 979.

BARTON (J.). Dissertatio de dysenteria contagiosa, præcipue de illa specie quæ in Indiis occidentalibus observatur. Lugduni Batavorum, 1788, in 4°. (R.)

SALVA (É.-C.). De la Dysenterie des Antilles... (1832.)

Voyez ci-dessus col. 981.

SIMONOT (F.-P.). De la Dysenterie au Sénégal et aux Antilles... (1850.)

Voyez ci-dessus col. 982.

SCHLAPPRIZI (A.). Disputatio medica inauguralis de febre putrida endemica Indiæ occidentalis... (1740.)

Voyez ci-dessus col. 1010.

PUGNET (J.-F.-X.). Mémoires sur les fièvres de mauvais caractère... des Antilles... (1804.)

Voyez ci-dessus col. 1345.

CARTER. Dissertatio de febre endemica Indiarum occidentalium. Edinburghi, 1818, in 8°. (L. R.)

STENNETT (G.-R.). Dissertatio inauguralis de febribus Indiæ occidentalis... (1826.)

Voyez ci-dessus col. 991.

MOORE (M.). De Indiæ occidentalis febribus... (1832.)

Voyez ci-dessus col. 991.

EVANS (W.-J.). A clinical Treatise on the endemic fevers of the West-Indies... (1837.)

Voyez ci-dessus col. 992.

Arabes.

CHEMIS DE STRÖMBERG (M.-F.). Dissertatio de essera Arabum...(1703.)

Voyez ci-dessus col. 987.

Argentine (République).

AMIC (M.). Notes sur une maladie de la peau endémique dans les provinces du Rio de la Plata... (1842.)

Voyez ci-dessus col. 972.

Arracan.

GRIERSON (J.). On the endemic Fever of Arracan... (1825.)

Voyez ci-dessus col. 991.

Asie.

MEYER-AHRENS. Die Verbreitung des Kretinismus in Asien... (1856.)

Voyez ci-dessus col. 969.

Assam.

MACLEOD (A.). An Account of the diseases generally prevailing in Assam... (Avec A Sketch of the medical topography of Bishnath... Calcutta, 1837.)

Voyez ci-dessus col. 1576.

Barbade.

TOWNE (R.). A Treatise of the diseases most frequent in the West-Indies and herein more particularly of those which occur in Barbadoes . . . (1726.)

Voyez ci-dessus col. 1714.

HILLARY (William). Observations on the changes of the air and the concomitant epidemical diseases in the island of Barbadoes; to which is added a treatise on the putrid bilious fever commonly called the Yellow Fever and such other diseases as are indigenous or endemial, in the West India islands, or in the torrid zone . . . The second edition. London, 1766, in 8°.

HILLARY (W.). Beobachtungen über die Veränderungen der Luft, und die damit verbundenen epidemischen Krankheiten auf der Insel Barbados; nebst einer Abhandlung von dem fäulichten Gallen- oder dem sogenannten gelben Fieber; und von andern Krankheiten, die in den westindianischen Inseln, oder im heissen Erdgürtel einheimisch sind. Aus dem Englischen nach der 2en Ausgabe nebst einer Vorrede und einigen erklärenden Anmerkungen von J.-C.-G. Ackermann. Leipzig, 1776, in 8°. (R.)

WARREN (H.). A Treatise concerning the malignant fever in Barbados and the neighbourings islands... (1740.)

Voyez ci-dessus col. 1006.

HENDY (J.). A Treatise on the glandular disease of Barbadoes: proving it to be seated in the lympathic system. London, 1784, in 8°. (R.)

HENDY (J.) et ROLLO (J.). Über die Drüsenkrankheit in Barbadoes, oder über W. Hillary's Elephantiasis ... Aus dem Englischen. Frankfurt am Main, 1788, in 8°. (R.)

Belgique.

DOLLEMANN (Menno). Disquisitiones historicæ de plerisque apud Belgas septentrionales endemicis morbis... Amstelodami, 1824, in 4°.

Autre éd. 1831.

Bengale.

WADE (J.-P.). Diseases of Bengal. London, 1791, 3 vol. in 8°. (C. E.)

LIND (James). Dissertatio medica inauguralis de febre remittente putrida paludum, quæ grassabatur in Bengalia A. D. 1762. (1768.)

Voyez ci-dessus col. 1011.

Bésiers.

BOUILLET. Mémoire où l'on donne une idée générale de quelques maladies qui règnent particulièrement dans la ville de Bésiers et que l'on nomme vulgairement coups du vent... (1736.)

Voyez ci-dessus col. 967.

Bigorre (Vallée de).

DARRÉ-LARBONNE (P.). Dissertation sur le goître considéré comme endémique dans la vallée de Bigorre . . . (1830.)

Voyez ci-dessus col. 1019.

Biscara.

NETTER (A.). De l'Étiologie et de la nature de l'affection connue sous la dénomination de bouton de Biskara... (1856.).

Voyez, pour cet ouvrage et pour tous autres relatifs à cette endémie, ci-dessus col. 957.

Bone.

DUFOUR (C.-F.). Essai sur la topographie de Bone et les fièvres intermittentes pernicieuses qui y règnent endémiquement... (1836.)

Voyez ci-dessus col. 1577.

TARNEAU (J.-L.). Du Ténia en Algérie et de son endémicité dans la ville de Bône... (1860.)

Voyez ci-dessus col. 1098.

Boréales (Régions).

MANICUS (Cl.). Annotationes in historiam et ætiologiam morborum quorundam borealium. Dissertatio inauguralis medica . . . Halæ, 1832, in 8° de 40 pp.

MEYER-AHRENS. Über einige Nerven- und Geisteskrankheiten im hohen Norden. (1856.)

Voyez ci-dessus col. 1045.

— Die Krankheiten im hohen Norden d. h. in den Ländern um den 60. Grad und jenseits des 60. Grades nördlicher Breite. (Vierteljahrsschrift für die praktische Heilkunde, herausgegeben von der medicinischen Facultät in Prag, 1857, II, 117; III, 125, et IV, 73.)

Bourges.

RHODIER (François). Considérations générales sur les fièvres qui règnent à Bourges... (1827.)

Voyez ci-dessus col. 991.

Brésil.

LIMA (S.). Ensaio sobre o beriberi no Brazil... (1872.)

Voyez ci-dessus col. 956.

WUCHERER. (De l'Hématurie du Brésil.) (Gaz. med. da Bahia, 1869, 77-79.) (C. J.)

TSCHUDI (von). Über die Lepra in Brasilien... (1866.)

Voyez ci-dessus col. 1037.

Bresse.

OLIVIER (C.). De la Fièvre pernicieuse dans les pays marécageux de la Dombe et de la Bresse... (1845.)

Voyez ci-dessus col. 1002.

Bretagne (Basse-).

SALAUN PENQUER (Auguste-Charles-François). De quelques Maladies communes en Basse-Bretagne et de leurs causes. Thèse, n° 246 ... Paris, 1835, in 4° de 20 pp.

Brives.

MATHOU. Éthiologie des maladies de la ville de Brive ... Brive, 1793, in 8° de 24 pp.

Cafrerie.

LAURE (L.-T.). De l'Ulcère contagieux de Mozambique chez les Cafres ...(1861.)

Voyez ci-dessus col. 1103.

Californie.

BEHR (Herm.). Zur pathologischen Geographie Californiens.

Voyez ci-dessus col. 1588.

Calvi.

CAHUAC DU ROUMÉGA. Fièvres pernicieuses de Calvi (Corse)...(1840.)

Voyez ci-dessus col. 1001.

Canaries (Iles).

MENDL (L.). Über die Lepra auf Madeira und den kanarischen Inseln... (1866.)

Voyez ci-dessus col. 1037.

Canton.

GAUTHIER (Gustave). Deux Années de pratique médicale à Canton (Chine). Thèse, n° 117 ... Paris, 1863, in 4° de 54 pp.

Cap Français (Le).

ARTHAUD. Discours prononcé à l'ouverture de la première séance publique du Cercle des Philadelphes, tenue au Cap-français le 11 mai 1785; avec une description de la ville du Cap pour servir à l'histoire des maladies que l'on y observe... Paris, 1785, in 8°. (S. D.)

Caraïbes.

SMITH (M.). Dissertatio de colica apud incolas Caribienses endemia. Lugduni Batavorum, 1727, in 4°. (R.)

Carentan.

GISLOT (C.). Dissertation sur la fièvre muqueuse intermittente, à laquelle on a joint quelques considérations hygiéniques sur Carentan et ses environs, où cette maladie est comme endémique... (1813.)

Voyez ci-dessus col. 1009.

Carthagène.

MIMAUT. Mémoire sur la nature

des maladies endémiques à Carthagène et dans le midi de l'Espagne, et particulièrement sur celle de la fièvre jaune ...Paris, 1819, in 8⁰ de 71 pp.

Cayenne.

MUTRU (Egide). Quelques Mots sur les maladies de Cayenne. Thèse, n° 32... Montpellier, 1835, in 4⁰ de 28 pp.

Avis à MM. les médecins et chirurgiens de la dépendance du Cap. (1785.)

Au sujet du mal rouge de Cayenne.
Voyez ci-dessus col. 984.

(POISSONNIER-DESPERRIÈRES). Rapport des commissaires de la Société royale de médecine sur le mal rouge de Cayenne ou éléphantiasis... (1785.)

Voyez ci-dessus col. 984.

Ceylan.

RIDLEY (J.). Account of an endemic disease of Ceylan, entitled Berri-Berri... (1818.)

Voyez, pour cet ouvrage et pour tous autres relatifs à cette endémie, ci-dessus col. 955-956.

Chambéry.

DAQUIN (J.). Mémoire sur la recherche des causes qui entretiennent les fièvres putrides à Chambéry... (1774.)

Voyez ci-dessus col. 1010.

Charroux.

MALAPERT (P.-V.). Observations sur les causes de la fréquence des fièvres intermittentes dans les environs de Charroux... (1846.)

Voyez ci-dessus col. 1002.

Chine.

BLANC (L.). Des Fièvres pernicieuses observées en Chine... (1868.)

Voyez ci-dessus col. 1005.

HOBSON (B.). On the Leprosy of the Chinese... (1860.)

Voyez ci-dessus col. 1036.

Cochinchine.

THIL (Auguste). Quelques Remarques sur les principales maladies de la Cochinchine. Thèse, n° 235... Paris, 1866, in 4⁰ de 38 pp.

MESNY (A.-M.). De la Diarrhée chronique en Cochinchine et de son traitement par le régime lacté. Thèse, n° 466... Paris, 1872, in 4⁰ de 52 pp.

ANTOINE (Ferdinand). Essai sur la diarrhée endémique de Cochinchine. Thèse... Paris, 1873, in 4⁰ de 60 pp.

LENOIR (Jacques-Marie-Hippolyte). De la Diarrhée chronique de Cochinchine. Thèse... Paris, 1874, in 4⁰ de 42 pp.

JACQUET (Alphonse). Considérations sur l'étiologie des fièvres paludéennes de la Cochinchine (accès pernicieux). Thèse, n° 23... Paris, 1871, in 4⁰.

HARMAND (J.). De la Rectite dysentérique endémique en Cochinchine. Thèse, n° 180... Paris, 1872, in 4⁰ de 36 pp.

ROCHARD (J.). De l'Ulcère de Cochinchine... (1862.)

Voyez, pour cet ouvrage et pour tous autres relatifs à cette endémie, ci-dessus col. 1103.

Colmar (Arrondissement de).

WIMPFFEN. Rapport sur les endémies de goître et de crétinisme dans l'arrondissement de Colmar... (1870.)

Voyez ci-dessus col. 1021.

Colombie.

HALL (Colonel Francis). Diseases of Colombia. (p. 97 de Colombia, its present state... London, 1825.)

Coromandel (Côte de).

Collas (A.)... De la Nature et du traitement du rajah ou anthrax non pestilentiel endémique à la côte de Coromandel, et particulièrement à Pondichéry... (1860.)

Voyez ci-dessus col. 953.

Corrèze (Département de la).

Vidalin (P.-F.). Mémoire sur les fièvres intermittentes... de la Corrèze ...(1825.)

Voyez ci-dessus col. 1000.

Eynaud. Des Fièvres intermittentes qui règnent dans le département de la Corrèze...(1855.)

Voyez ci-dessus col. 1003.

Côte-d'or de Guinée.

Meredith (Henry). Diseases among the natives of the Gold Coast. (p. 233 de An Account of the Gold Coast of Africa... London, 1812.)

Lajoux (André-Théobald). Considérations sur les maladies de la Côte d'Or (côtes occidentales d'Afrique). Thèse, n° 79... Montpellier, 1857, in 4° de 40 pp.

Croydon.

Bottomley (G.). (Maladies régnantes à Croydon et dans ses environs.) (Brit. Medical Journal, 1861, 530.) (S. J.)

Dacie.

Haidenreich (Johann-Ludwig). Medicina aradiensis. Tractatus de morbis in Dacia frequentioribus et de singulari eos tractandi methodo ... Pestini et Lipsiæ, 1783, in 4° de 86 pp.

Danemark.

Buchner (A.-E.). Dissertatio de scorbuto Daniæ endemio... (1705.)

Voyez ci-dessus col. 1090.

Dantzick.

Lohr (T.). Disputatio inauguralis medica sistens casum de colica flatulenta incolis Gedanensibus frequentissima... (1726.)

Voyez ci-dessus col. 964.

Danubiennes (Provinces).

Wutzer. Über endemische, epidemische Krankheiten in den Donauländern. (Med. Central-Zeitung, XXXI, 28, 29.) (S. J., 1862.)

Leconte (E.-S.). Considérations sur la pathologie des provinces du bas Danube. Thèse... Montpellier, 1870, in 4° de 54 pp.

Dayaks.

Van Swygenhoven (Ch.). Coup d'œil sur les maladies les plus communes des Dayakois de la côte sud et ouest de Bornéo, accompagné de quelques considérations sur l'état de la médecine chez cette peuplade ... Gand, 1844, in 8° de 12 pp. (Bulletin de la Société de médecine.)

Delhi.

The Delhi boil... (1870.)

Voyez ci-dessus col. 958.

Devonshire.

Baker (George). An Essay concerning the cause of the endemial colic of Devonshire, which was read in the theater of the College of physicians in London, on the twenty-ninth day of june 1767... London, 1767, in 8°.

2d ed. 1814.

Hardy (J.). A candid Examination of what has been advanced on the colic of Poitou and Devonshire... (1778.)

Voyez ci-dessus col. 964.

Baker (Sir George). An Enquiry concerning the endemial fever of Devonshire. (Medical Transactions, 1768, I, 175.) (W.)

Dillenbourg.

MEDER (Joh.-Henr.) . . . De morbis endemiis Dillenburgensium. Marburgi-Cattorum, 1797, in 8⁰ de 80 pp.

Dombe.

OLIVIER (C.). De la Fièvre pernicieuse dans les pays marécageux de la Dombe... (1845.)

Voyez ci-dessus col. 1002.

Douai.

DESHAYES (Édouard-Bernardin-Joseph). Dissertation sur les maladies les plus communes et les plus habituelles du canton de Douay, département du Nord, et quelques observations sur le moxa. Thèse, nº 140... Paris, 1806, in 4⁰ de 27 pp.

Dunkerque.

TULLY. Essai sur les maladies de Dunkerque... Dunkerque, 1760, in 12.

Écosse.

MITCHELL (A.). On the Nithsdale neck, or goître in Scotland . . . (1862.)

Voyez ci-dessus col. 1021.

Égypte.

FRANK (L.). De peste, dysenteria et ophthalmia Ægyptiaca. Viennæ, 1820, in 8⁰. (R.)

CHAFEY REFA'Y (Mohammed). Essai sur la dyssenterie considérée comme endémique en Égypte . . . Thèse . . . Paris, 1837, in 4⁰ de 47 pp.

GALLAND (C.-D.-Q.). Dissertation sur l'ophthalmie endémique d'Égypte ... (1804.)

Voyez ci-dessus col. 1057.

Espagne.

MIMAUT. Mémoire sur la nature des maladies endémiques à Carthagène et dans le midi de l'Espagne... (1819.)

Voyez ci-dessus col. 1720.

Esquimaux.

SMITH (C.-E.). The Midwifery and diseases of the Esquimaux... (1868.)

Voyez ci-dessus col. 1171.

Esthonie.

BAER (Carl-Ernst von). Dissertatio inauguralis medica de morbis inter Esthonos endemicis. Dorpati, 1814, in 8⁰ de 88 pp. (C.)

BANG (Fr.-Ludw.). Dissertatio inauguralis medica de morbis inter Esthonos endemicis. Dorpati, 1814, in 8⁰. (E.)

MEYER (G.-E.). Quædam de morbo leproso inter rusticos Esthonos endemico... (1824.)

Voyez ci-dessus col. 1034.

RINNE (C.-H.). De pustula livida, morbo Estoniæ endemico... (1809.)

Voyez ci-dessus col. 1080.

Eszek.

ZECHMEISTER. Die endemischen Krankheiten in der Malariagegend Esseggs. (Wien. med. Halle, 1862, II, 45.) (S. J.)

États-Unis.

CURRIE (William). Historical Account of the diseases which occur in the different parts of the United States of America; with an explanation of their nature and causes, and an account of the most successful method of treatment. Philadelphia, 1792, in 8⁰. (C.)

Autre éd. 1794.

— A View of the diseases most prevalent in the United States of America at different seasons of the year... Philadelphia, 1811, in 8⁰. (C.)

BARTLETT (E.). The History, diagnosis and treatment of the fevers of the United States... (1847.)

Voyez ci-dessus col. 992.

Europe.

WEBER (F.-A.). Von den Scropheln, einer einheimischen Krankheit vieler Provinzen Europens. Salzburg, 1793, in 8⁰. (R.)

Th. I.

DELIOUX DE SAVIGNAC. De la Spedalsked et de la radezyge, maladies endémiques dans le nord de l'Europe... (1857.)

Voyez ci-dessus col. 1095.

Féroé (Iles).

THOMSEN (Jul.). Über Krankheiten und Krankheitsverhältnisse auf Island und den Faröer-Inseln. Ein Beitrag zur medicinischen Geographie. Nach dänischen Originalarbeiten von P.-A. Schleisner, Eschricht, Panum und Manicus bearbeitet. Schleswig, 1855, in 8⁰. Avec 1 planche.

Fimuorbo (Canton de).

DAXELHOFER. Considérations générales sur les maladies des cantons de Fimuorbo et de Sorba en Corse... Montpellier, 1828, in 4⁰ de 71 pp.

Frise.

BRA (Henricus a). Epistola... de novo quodam morbi genere, Frisiis et Westphalis peculiari; una cum D. Johannis Heurnii ad eum responsione. (p. 414 de Forestus, Observationum et curationum medicinalium liber XIX... Lugduni Batavorum, 1595.)

Gabon.

TOUCHARD (François). Rivière du Gabon et ses maladies. Thèse, n° 18... Montpellier, 1864, in 4⁰ de 52 pp.

Gironde (Département de la).

LADEVÈZE (J.-M.). Mémoire sur la question suivante proposée par la Société royale de médecine de Bordeaux, et couronné dans la séance publique du 30 août 1823: Quelles sont les maladies qui règnent le plus communément dans le département de la Gironde? En établir les causes et les moyens de les prévenir... Bordeaux, (1824,) in 8⁰ de 48 pp.

Grande-Bretagne.

MILLAR (John). Observations on the prevailing diseases in Great-Britain: together with a review of the history of those of former periods, and in other countries... London, 1770, in 4⁰.

Autre éd. 1798.

DAVIDSON (W.). On the continued Fevers of Great-Britain and Ireland... (1841.)

Voyez ci-dessus col. 992.

MURCHISON (C.). A Treatise on the continued fevers of Great-Britain... (1862.)

Voyez ci-dessus col. 997.

Grèce.

STOLLIUS (J.). De elephantiasi Græcorum... (1618.)

Voyez ci-dessus col. 1032.

HELVETIUS (J.-B.). De Græcorum lepra... (1678.)

Voyez ci-dessus, pour cet ouvrage et pour tous autres relatifs à cette endémie, col. 1032-1038.

ORNSTEIN (B.). Le Spyrocolon, éléphantiasis moderne des Grecs... (1861.)

Voyez ci-dessus col. 1036.

Groningue.

GOUT (J.). De morbis regioni Groningo-Omlandicæ maxime familiaribus eorumque causis præcipuis. Groningæ, 1762, in 4°. (N. M.)

Guadeloupe.

BATBY-BERQUIN (Charles-Théodore). Notes sur quelques maladies observées à la Guadeloupe. Thèse ... Paris, 1873, in 4° de 52 pp.

Guinée.

ISOARD (J.). Dissertation sur la fièvre de Guinée... (1823.)

Voyez ci-dessus col. 990.

Guyane.

COTHOLENDY (François-J.-B.-G.). Quelques Considérations sur les endémies de la Guyane. Thèse, n° 52... Paris, 1857, in 4° de 34 pp.

Die Krankheiten Guyana's. (Medic. Central-Zeitung, 34.) (S. J., 1858.)

LAURE (Jules). Considérations pratiques sur les maladies de la Guyane et des pays marécageux situés entre les tropiques... Paris, 1859, in 8° de 88 pp.

CHAPUIS (J.). De l'Identité de l'ulcère observé à la Guyane française avec celui décrit sous les noms de ghé-ham, ulcère de Cochinchine, de Saigon, ulcère annamite... (1864.)

Voyez ci-dessus col. 1103.

THALY (F.). De l'Ulcère phagédénique des pays chauds à la Guyane française... (1864.)

Voyez ci-dessus col. 1103.

Harlem.

VAN DEN BOSCH (Iman.-Jacob). Verhandelingen uitgegeeven door de Hollandsche Maatschappye der weetenschappen opgericht te Haarlem: vervattende het antwoord op de vraage: welken syn de ziekten onder de menschen, die uit de natuurlyke gesteldheid van het vaterland voortvloeijen? Hoe kan men zich tegen dezelve behoeden? En door welke middelen kunnen zy geneezen worden? ... te Harlem, 1778, in 8°.

Harz supérieur.

BROCKMANN (Karl-Heinr.). Die metallurgischen Krankheiten des Oberharzes... Osterode, 1851, in 8°.

Hesse-Cassel.

FALCK (C.-P.). De thyreophymate endemico per Nassoviam atque Hassiam electoralem... (1843.)

Voyez ci-dessus col. 1100.

Himalaya.

BRAMLEY (M.-J.). Some Account of the bronchocele of Nipaul and of the Cis- and Trans-Himalayan regions... (1833.)

Voyez ci-dessus col. 1019.

Hollande.

MENSERT (W.). Geschiedkundig Overzigt omtrent de heerschende en voorkomende oogziekten in Nederland. Amsterdam, 1827, in 8°. (R.)

1 Stuk.

FOKKER (Adrian-Abrah.). Dissertatio medica inauguralis de morbis endemicis patriæ... Lugduni Batavorum, 1833, in 8°.

KETELAAR (V.). Commentarius de aphthis nostratibus, seu Belgarum sprouw... Amstelodami, 1715, in 8°.

THOMSON (Johannes). Dissertatio medica inauguralis de febri endemica Bataviæ... Edinburgi, 1828, in 8° de 46 pp.

Honduras.

HAMILTON (J.-B.). (Maladies endémiques du Honduras.) (Dublin Journal, XXXVI, 105.) (S. J., 1863.)

Hongrie.

BATY (J.). Specimen sistens descriptionem quorundam morborum Hungariæ endemiorum et remediorum iisdem familiarium et quasi domesticorum. Trajecti ad Rhenum, 1775, in 4°. (R.)

SCHÜLLER (Jo.-Georg). Dissertatio inauguralis medica de morbo Hungariæ Hagymaz, ejusque cura præcipue per specificum... præside... Mich. Alberti ... Halæ Magdeburgicæ, 1726, in 4° de 42 pp.

AGATS (Gustav.). De morbo Hungarico. Dissertatio inauguralis medica ... opponentibus F. Stockhausen... A. Soer ... F. Prigge ... Berolini, 1840, in 8° de 32 pp.

MILLETER (J.). Disputatio medica inauguralis de morbo tsömor Hungaris endemio... (1717.)

Voyez, pour cet ouvrage et pour tous autres relatifs à cette endémie, ci-dessus col. 1102.

Inde.

CLARK (John). Observations on the diseases in long voyages to hot countries, and particularly on those which prevail in the East-Indies... London, 1773, in 8°.

Autre éd. 1779.

HUHN (Joan.-Christ.). Observationes nonnullæ medico-chirurgicæ in India orientali collectæ ... Erlangæ, (1774,) in 4° de 20 pp.

Dissertatio inauguralis.

ANNESLEY (James). Sketches of the most prevalent diseases of India, comprising on the epidemic cholera of the East; statistical and topographical reports of the diseases... and practical observations on the effects of calomel on the alimentary canal, and on the diseases most prevalent in India. London, 1825, in 8°. Avec figures.

GEDDES (William). Clinical Illustrations of the diseases of India, as exhibited in the medical history of a body of European soldiers, for a series of years from their arrival in that country ... London, 1846, in 8°.

WEBB (Alban). Pathologia indica or the anatomy of Indian diseases, based upon morbid specimens, from all parts of the Indian empire, in the museum of the Calcutta Medical College, illustrated by detailed cases with the prescriptions and treatment employed and comments, physiological, historical and practical... Second edition. Calcutta, 1848, in 8°.

MOREHEAD (Charles). Clinical Researches on disease in India... London, 1856, 2 vol. in 8°.

Autre éd. 1860.

MOORE (W.-J.). A Manual of the diseases of India ... London, 1861, in 8°. (B. R.)

MAZÉ (A.-R.)... Notice sur le béribéri, maladie endémique dans l'Inde et dans la Mer Rouge... (1862.)

Voyez ci-dessus col. 956.

DICKINSON (J.-C.). Indian boils... (1870.)

Voyez ci-dessus col. 958.

DU BUISSON (S.). Disputatio de dysenteria Indica. Lugduni Batavorum, 1720, in 4°. (R.)

MAC DONNEL (W.). Dissertatio inauguralis de dysenteria Indiæ orientalis... (1810.)

Voyez ci-dessus col. 980.

MAC KINNAL (R.) Tentamen medicum inaugurale, quædam de dysenteria Indiæ orientalis complectens . . . (1818.)

Voyez ci-dessus col. 980.

PARKES. Remarks on the dysentery and hepatitis of India... (1848.)

Voyez ci-dessus col. 982.

HUTCHINSON (J.). On alvine Fluxes of the natives... (1831.)

Voyez ci-dessus col. 948.

STEEL (W.). Dissertatio inauguralis de febre insularum Indiæ orientalis... (1818.)

Voyez ci-dessus col. 990.

BALFOUR (F.). Observations respecting the remarkable effects of sol-lunar influence in the fevers of India; with a scheme of an astronomical ephemeris for the purposes of medicine and meteorology. (Asiatick Researches: or Transactions of the [Bengal] Society..., 1805, VIII, 1.)

EPP (Joh.-Matth.-Franc.). Dissertatio inauguralis medica sistens monographiam febris in India orientali endemicæ . . . Heidelbergæ, 1841, in 4° de 12 pp.

FOX (J.). Fungus-fort of India. (Transactions of the Pathological Society, XXI, 411; XXII, 320.) (C. J., 1871.)

MURRAY (A.). Commentatio de hepatide maxime Indiæ orientalis. Gottingæ, 1779, in 8°. (R.)

MATHEWS (S.). Observations on hepatic diseases incidental to Europeans in the East-Indies. (1783.)

Voyez ci-dessus col. 1016.

GIRDLESTONE (T.). Dissertatio de hepatide Indiæ orientalis. Lugduni Batavorum, 1787, in 4°. (R.)

HOGG (J.). The Madura-foot of India. (Med. Times and Gazette, july 22, p. 93.) (C. J., 1871.)

GRIERSON (J.). On the Burning in the feet of natives... (1826.)

Voyez ci-dessus col. 1068.

COLLAS (A.). Maladies des Indes orientales. Leçon sur la dégénération endémique des os du pied . . . Pondichéry, 1861, in 8° de 63 pp.

TIRISSYN (G.). Specimen de morbo singulari Indorum varioloso. Harderovici, 1760, in 4°. (R.)

Indre (Département de l').

LAMBRON (E.). Études sur la fièvre intermittente dans le département de l'Indre... (1852.)

Voyez ci-dessus col. 1003.

Indre-et-Loire (Département d').

LEJAU (Jean). Dissertation sur l'intempérie humide, cause de plusieurs maladies dans le département d'Indre-et-Loire... Strasbourg, an XI, in 4° de 26 pp.

(MAINGAULT.) Des Causes et de la fréquence des fièvres intermittentes dans le département d'Indre-et-Loire... (1838.)

Voyez ci-dessus col. 1001.

Irlande.

JONES (J.). De morbis Hibernorum, speciatim de dysenteria Hibernica . . . (1698.)

Voyez ci-dessus col. 977.

Islande.

THORNSTENSEN (Johannes). Tractatus de morbis in Islandia frequentissimis. (Mémoires de l'Académie de médecine, 1840, VIII, 28.)

THOMSEN (J.). Über Krankheiten und Krankheitsverhältnisse auf Island und den Faröerinseln. (1855.)

Voyez ci-dessus col. 1727.

Guérault (J.-H.). Essai sur l'éléphantiasis grec, lèpre du moyen âge qui règne à l'état endémique en Islande ... (1857.)

Voyez ci-dessus col. 1095.

— Note sur la maladie hydatique des Islandais. (1857.)

Voyez ci-dessus col. 1029.

Jamaïque (Ile de la).

Trapham (T.). A Discourse of the state of health in the island of Jamaica ... (1679.)

Voyez ci-dessus col. 1631.

Jackson (R.). A Treatise on the fevers of Jamaica ... (1791.)

Voyez ci-dessus col. 990.

Java (Ile de).

Mentzelius (J.-C.). Dissertatio epistolica ... de elephantia Javæ ... (1683.)

Voyez ci-dessus col. 984.

Juifs.

Ouseel (P.). De lepra cutis Hebræorum ... (1709.)

Voyez, pour cet ouvrage et pour tous autres relatifs à cette endémie, ci-dessus col. 1033.

Jura.

Bergeret (L.-F.-E.). La Fièvre intermittente dans le Jura ... (1865.)

Voyez ci-dessus col. 1005.

— Le Goître dans le Jura ... (1864.)

Voyez ci-dessus col. 1021.

Kabyles.

Vincent. Exposé clinique des maladies des Kabyles traitées à l'hôpital militaire de Dellys. Mémoire lu à la Société de médecine d'Alger ... Paris, 1862, in 8° de 80 pp. (Bulletin de la Société de médecine d'Alger.)

Karikal.

Négrin (J.-S.). Essai sur la topographie ... de la côte de Coromandel, sur les maladies qui règnent le plus communément ... à Karikal ... (1834.)

Voyez ci-dessus col. 1600.

Kemaon.

Mc Clelland (J.). Some Enquiries in the province of Kemaon, relative to geology, including an enquiry into the causes of goitre ... (1835.)

Voyez ci-dessus col. 1019.

Kiew.

Bunge (Christian-Gottlieb). Dissertatio de morbis endemicis Kiowiensibus ... Ienæ, 1798, in 4°. (C.)

La Barbade.

Hillary (W.). Observations on the changes of the air and the concomitant epidemical diseases in the island of Barbadoes: to which is added a Treatise on the putrid bilious fever ... and such other diseases as are indigenous or endemial in the West India islands or in the torred zone ... (1766.)

Voyez ci-dessus col. 1343.

Landes.

Marchant (L.). Documents pour servir à la pellagre des Landes ... (1847.)

Voyez ci-dessus col. 1063.

Languedoc.

Castelbon (H.). Étude sur les saisons et les maladies correspondantes dans le Languedoc. Thèse, n° 38 ... Montpellier, 1850, in 4° de 60 pp.

Larg (La).

Maudrux (T.). Dissertation sur les fièvres intermittentes de la Larg ... (1802.)

Voyez ci-dessus col. 999.

Leucade (Ile).

Ferrara (A.). Coup d'œil sur les

maladies les plus importantes qui règnent dans une des îles les plus célèbres de la Grèce; ou Topographie médicale de l'île de Leucade ou Sainte-Maure... (1827.)

Voyez ci-dessus col. 1637.

Levant.

LEFÈVRE (Amédée). Observations sur les maladies les plus fréquentes dans les Échelles du Levant. Thèse, n° 84 . . . Montpellier, 1827, in 4° de 24 pp.

PUGNET (J.-F.-X.). Mémoires sur les fièvres de mauvais caractère du Levant et des Antilles... (1804.)

Voyez ci-dessus col. 1345.

Lima.

CANALS (Tomas). Tratado domestico de algunas enfermedades bastante comunes en esta capital... Lima, in 4°.

Limestone County.

ADAMS (W.-K.). An inaugural Dissertation on the medical topography and endemic fever of Limestone county, Alabama... (1829.)

Voyez ci-dessus col. 1639.

Lombardie.

LEVACHER DE LA FEUTRIE. Recherches sur la pellagre, affection cutanée endémique dans la Lombardie... (1805.)

Voyez ci-dessus col. 1062.

Loudun (Arrondissement de).

GILLES DE LA TOURETTE (L.). Aperçu sur les fièvres pernicieuses endémiques de l'arrondissement de Loudun en Poitou... (1855.)

Voyez ci-dessus col. 1004.

Lutzelbourg (Vallée de).

SCHWING (N.-P.). Les Fièvres d'accès dans la vallée de Lutzelbourg (Meurthe)... (1852.)

Voyez ci-dessus col. 1003.

Madagascar.

DAULLÉ (Dominique-J.). Cinq Années d'observation médicale dans les établissements français de Madagascar (côte ouest). Thèse, n° 179... Paris, 1857, in 4° de 67 pp.

Madère.

MENDL (L.). Über die Lepra auf Madeira und den Kanarischen Inseln... (1866.)

Voyez ci-dessus col. 1037.

Mans (Le).

GOUPIL (Clément-Jacques). Essai sur les causes et la nature de quelques maladies fréquentes dans la ville du Mans. Thèse, n° 67... Paris, 1810, in 4° de 27 pp.

Martinique.

HUBERT (J.-B.). Essai sur les fièvres intermittentes pernicieuses de la Martinique. (an XIII.)

Voyez ci-dessus col. 909.

RUFZ. Note sur la fréquence et la diversité des maladies de la peau à la Martinique... (1859.)

Voyez ci-dessus col. 972.

Maurice (Ile).

BOURON (Pierre-Félix). Considérations pratiques sur quelques maladies de l'île Maurice. Thèse, n° 81 . . . Paris, 1836, in 4° de 32 pp.

Mayotte (Ile).

HENRIOT (P.-G.-J.). Quelques Considérations sur le climat de l'île Mayotte et sur les fièvres intermittentes qui y règnent... (1860.)

Voyez ci-dessus col. 1647.

Méditerranée (Littoral de la).

BALLY (Victor). Recherches sur les maladies épidémiques et endémiques des bords de la Méditerranée, et notamment sur la choladrée lymphatique... Paris, 1849, in 4⁰. (Mémoires de l'Académie de médecine.)

BURNETT (William). A practical Account of the Mediterranean fever... London, 1816, in 8⁰. (B. B.)

Messin (Pays).

READ. Mémoire sur les bronchocèles endémiques du pays Messin. (Avec Histoire de l'esquinancie gangréneuse pétéchiale qui a régné dans le village de Moivron... Metz, 1777.)

Voyez ci-dessus col. 950.

Messine.

MORICI (G.-M.). Sulle Febbri periodiche de'intorni e della città di Messina... (1837.)

Voyez ci-dessus col. 1001.

Metz.

MARÉCHAL (Félix) et DIDION (Jules). Tableau historique, chronologique et médical des maladies endémiques, épidémiques et contagieuses, qui ont régné à Metz et dans le pays Messin, depuis les temps les plus reculés jusqu'à nos jours . . . Metz, 1850-1851, 2 parties en 1 vol. in 8⁰.

Mexico.

WUILLOT. (Constitution médicale de Mexico et endémies de cette localité.) (Presse médicale, XVIII, 40, 41, 43.) (S. J., 1866.)

Mexique.

BIEBUYCK. Note pour servir à l'histoire de la fièvre intermittente au Mexique... (1871.)

Voyez ci-dessus col. 1005.

Middelbourg.

RAYMOND (J.). Dissertatio inauguralis medica exhibens descriptionem febrium intermittentium autumnalium quotannis Mittelburgi et in vicinis Seelandiæ Batavæ locis grassantium . . . (1767.)

Voyez ci-dessus col. 998.

Milanais.

JANSEN (W.-X.). De pellagra, morbo in Mediolanensi ducatu endemio . . . (1788.)

Voyez ci-dessus col. 1062.

Minorque.

CLEGHORN (G.). Observations on the epidemical diseases in Minorca... to which is prefixed a short account of the endemial distempers of that islands ...(1751.)

Voyez ci-dessus col. 1349.

Montgomery County.

LUCAS (C. S.). Observations on the medical topography and endemic fever of Montgomery county, Alabama . . . (1827.)

Voyez ci-dessus col. 1653.

Montpellier.

SAINTPIERRE (Camille). Essai historique et médical sur les constitutions propres au climat de Montpellier... Montpellier, 1859, in 8⁰ de 44 pp. Avec 2 tableaux. (Montpellier médical.)

Mozambique.

AZÉMA (Mazaé). De l'Ulcère de Mozambique... (1863.)

Voyez, pour cet ouvrage et pour tous autres relatifs à cette endémie, ci-dessus col. 1103.

Nassau.

FALCK (C.-P.). De thyreophymate endemico per Nassoviam atque Hassiam electoralem... (1843.)

Voyez ci-dessus col. 1100.

Nègres.

DAZILLE. Observations sur les maladies des nègres, leurs causes, leurs traitements et les moyens de les prévenir... Paris, 1776, in 8°.

2e éd. 1792, 2 vol. in 8°.

CARTWRIGHT (Samuel-A.). The Diseases and physical peculiarities of the Negro race. (Charleston medical Journal and Review, 1851, VI, 643.)

CHASSANIOL. Contributions à la pathologie de la race nègre. (Archives de médecine navale, 1865, III, 505.)

SÉGOND (A.). De la Gastro-entérite chronique chez les nègres, vulgairement appelée mal d'estomac ou malcœur... (1833.)

Voyez ci-dessus col. 1018.

Nepaul.

BRAMLEY (M.-J.). Some Account of the bronchocele of Nipaul and of the Cis- and Trans-Himalayan regions ... (1833.)

Voyez ci-dessus col. 1019.

Niger.

OLDFIELD (K.-A.-K.). On the Diseases of the natives of the banks of the river Niger... (London medical and surgical Journal, 1835, n° 195.)

Nîmes.

PHELIP (H.). Sur la Constitution physique des habitants de Nîmes et sur leurs maladies. Nîmes, 1823, in 8°. (C.)

Norwége.

GUÉRAULT (J.-H.). Essai sur l'éléphantiasis grec, lèpre du moyen âge qui règne à l'état endémique en Islande et en Norwége... (1857.)

Voyez ci-dessus col. 1095.

FODE (J.-C.). Dissertatio de elephantiasi Norwegica... (1785.)

Voyez ci-dessus col. 985.

STIRLING (D.-H.). Leprosy in Norway... (1869.)

Voyez ci-dessus col. 1038.

DEMANGEON (J.-B.). Notice sur le radesyge de Norwége... (1806.)

Voyez, pour cet ouvrage et pour tous autres relatifs à cette endémie, ci-dessus col. 1080-1081.

KIERULF. Über die norwegische Spedalskhed.

Voyez, pour cet ouvrage et pour tous autres relatifs à cette endémie, ci-dessus col. 1095.

Nossi-Bé.

PANOU DE FAYMOREAU (A.). Nossi-Bé. Fièvres intermittentes... (1860.)

Voyez ci-dessus col. 1004.

Oléron (Ile d').

PRUVOST (F.). Dissertation médicale sur les fièvres intermittentes qui règnent à l'île d'Oléron... (1803.)

Voyez ci-dessus col. 999.

Olonetz.

WEISSE (J.-F.). Über den endemischen Kropf im Gouvernement Olonetz. (1864.)

Voyez ci-dessus col. 1021.

Onondaga County.

JONES (D.-T.). On the Diseases of Onondaga county... (Transactions of the Medical Society of the state of New-York, 1849, 22.)

Oran (Province d').

HASPEL (Aug.). Maladies de l'Algérie. Des causes, de la symptomatologie, de la nature et du traitement des maladies endémo-épidémiques de la province d'Oran... Paris, 1850-1852, 2 vol. in 8°.

Orient.

(DELLON [C.].) Traité des maladies particulières aux pays Orientaux et dans la route et leurs remèdes. Par M. C. D. D. E. M. (Appendice du t. II de Dellon, Relation d'un voyage des Indes orientales... Paris, 1685.)

Édition à part, 1699, Amsterdam, in 12. Traduit en anglais, 1698, Londres, in 12; et en allemand, 1700, Dresde, in 12.

— Traité des maladies particulières aux pays orientaux et dans la route et de leurs remèdes; par Mr D. L. F. docteur en médecine . . . (p. 199 de Luillier, Nouveau Voyage aux Grandes Indes... Rotterdam, 1726.)

Même ouvrage que l'article précédent.

RÖSER (Jacob von). Über einige Krankheiten des Orients. Beobachtungen gesammelt auf einer Reise nach Griechenland, in die Türkei, nach Ägypten und Syrien. Mit 4 Tafeln Abbildungen. Augsburg, 1837, in 8°.

PRUNER (F.). Die Krankheiten des Orients vom Standpunkte der vergleichenden Nosologie betrachtet . . . Erlangen, 1847, in 8°. Avec 1 planche.

BARBIER (E.). L'Orient au point de vue médical, ses maladies régnantes et les eaux minérales de Vichy appliquées au traitement qu'elles comportent ... Paris, 1862, in 18.

Pannonie.

PECK (J.-C.). Dissertatio inauguralis medica de phrenitide Pannoniæ idiopathica... (1739.)

Voyez ci-dessus col. 1065.

Pau.

LAHILLONNE (R.). Essai de critique médicale. Pau et ses environs au point de vue des affections paludéennes ... Paris, 1867, in 8° de 92 pp. Avec 1 tableau.

Pennsylvanie.

CONDIE (Francis). Report on the diseases of Pennsylvania. (Transactions of the American medical Association, 1868, XIX, 293.)

Pernambuco.

SA PEREIRA. O Beriberi em Pernambuco... (1871.)

Voyez ci-dessus col. 956.

Pérou.

SMITH (Archibald). Practical Observations on the diseases of Peru, described as they occur on the coast and in the Sierra . . . (Edinburgh Medical Journal, 1840, nos 143 et 144.)

DOUNON (P.-L.-V.). Étude sur le verruga, maladie endémique dans les Andes Péruviennes... (1871.)

Voyez ci-dessus col. 1169.

Philistins.

WEDELIUS (G.-W.). De morbis ani Philistæorum... (1720.)

Voyez ci-dessus col. 953.

Poitiers.

VILLAIN (J.-C.). Remarques sur les maladies qu'on observe le plus communément sous le climat de Poitiers, et en particulier des fièvres miasmatiques simples ou compliquées, considérées au point de vue pratique; avec l'indication explicative des règles à suivre dans le traitement qui leur convient... Poitiers, 1848, in 8° de 54 pp.

Poitou.

CITESIUS (F.). De novo et populari apud Pictones dolore colico bilioso diatriba... (1616.)

Voyez, pour cet ouvrage et tous autres relatifs à cette endémie, ci-dessus col. 964.

Pologne.

SAXONIA (H.) . . . De plica quam Poloni gwoźdźiec... vocant...

Voyez, pour cet ouvrage et pour tous autres relatifs à cette endémie, ci-dessus col. 1076-1077.

HELBICH (A.-T.). De carbunculo polonico... (1827.)

Voyez ci-dessus col. 961.

Poméranie.

RAU (Joan.-Adam.). De morbo pseudosyphilitico sive dithmarsico Pomeraniæ trans-panensis. Dissertatio inauguralis medica . . . opponentibus C.-E. Kelsch . . . A. Hofmann . . . A. Brueggemann... Berolini, 1824, in 8° de 44 pp.

Pondichéry.

NÉGRIN (J.-S.). Essai sur la topographie. . . de la côte de Coromandel, sur les maladies qui règnent le plus communément à Pondichéry... (1834.)

Voyez ci-dessus col. 1600.

COLLAS (A.) ... De la Nature et du traitement du rajah ou anthrax non pestilentiel endémique à la côte Coromandel, et particulièrement à Pondichéry... (1860.)

Voyez ci-dessus col. 953.

Prusse.

TINCTORIUS. Dissertatio de scorbuto in Prussia jam frequenti...(1639.)

Voyez ci-dessus col. 1090.

Purmerende.

LANDSKROON (B.). Verslag van de afgaande vooren najaarskoortsen, en derzelver complicatie, welke in de stad Purmerende en in derzelver omtrek in Noord-Holland, gedurende den tijd van vijftien jaren zijn waargenomen. Amsterdam, 1823, in 8°. (R.)

Réunion (Ile de la).

MORIZOT (Joseph). Coup d'œil sur quelques-unes des maladies les plus communes chez les noirs de cette colonie. (Avec Considérations historiques et médicales sur l'état de l'esclavage à l'île Bourbon (Afrique)... Thèse, n° 85 ... Montpellier, 1838.)

Revel.

BLUHM (Hermann)... Versuch einer Beschreibung der hauptsächlichsten in Reval herrschenden Krankheiten. Marburg, 1790, in 8°.

Rhin (Département du Bas-).

TOURDES (G.). Du Goître à Strasbourg et dans le département du Bas-Rhin... (1854.)

Voyez ci-dessus col. 1020.

Rochefort.

LUCADOU. Mémoire sur les maladies les plus familières à Rochefort; avec des observations sur les maladies qui ont régné dans l'armée navale combinée, pendant la campagne de 1779... Paris, 1787, in 8°.

LAURENCIN (T.-G.). Réflexions sur les fièvres intermittentes de Rochefort... (1827.)

Voyez ci-dessus col. 1000.

Rome.

MILLET (V.). Dissertation sur les fièvres intermittentes pernicieuses de Rome... (1815.)

Voyez ci-dessus col. 999.

WEBSTER (Joan.). Observationes de aere per Italiam insalubri deque febre inde oriunda Romæ endemica. Dissertatio inauguralis medica... oppugnantibus C.-A. Wall... C.-G. Tottien ... Berolini, 1820, in 8° de 40 pp.

Folchi (G.). Sulla Origine delle febbri periodiche in Roma e sua campagna memoria seconda. Roma, 1845, in 8⁰.

Doin (H.-A.). Essai sur la topographie et la climatologie médicales de la campagne Romaine et de celles de la Sologne; quelques considérations comparatives sur les fièvres endémo-épidémiques paludéennes de ces deux localités... (1851.)

Voyez ci-dessus col. 1675.

Puccinotti. Storia delle febbri intermittenti perniciose di Roma . . . (1851.)

Voyez ci-dessus col. 1003.

Gleizes (Raphael). Recherches sur les causes des fièvres endémo-épidémiques de Rome. Thèse, n° 10... Paris, 1852, in 4⁰ de 37 pp.

Lasserre (H.). Essai sur la pyrétologie romaine... (1853.)

Voyez ci-dessus col. 993.

Duméril (E.). Des Fièvres intermittentes de Rome... (1853.)

Voyez ci-dessus col. 1003.

Balley (F.). Endémo-épidémie et météorologie de Rome. Études sur les maladies dans leurs rapports avec les divers agents météorologiques... Paris, 1863, in 8⁰. Avec un atlas in 4⁰ de 15 pl. et des tableaux. (Recueil de mémoires de médecine militaire.)

Rosières-aux-Salines.

Ancelon (E.-A.). Mémoire sur les causes du goître et du crétinisme endémiques à Rosières-aux-Salines... (1850.)

Voyez, pour cet ouvrage et pour tous autres relatifs à ces endémies, ci-dessus col. 1019.

Rouge (Mer).

Meyer-Ahrens. Das Yemengeschwien am rothen Meere, eine Form des Scorbutes. (1855.)

Voyez ci-dessus col. 1092.

Mazé (A.-R.)... Notice sur le béribéri, maladie endémique... dans la Mer Rouge... (1862.)

Voyez ci-dessus col. 956.

Russie.

Meyer-Ahrens. Die nosologischen Verhältnisse im russischen Amerika. (Vierteljahrsschrift für die praktische Heilkunde, herausgegeben von der medicinischen Facultät in Prag, 1856, IV, 1.)

Sahara.

Bertherand (E.-L.). Notice sur le chancre du Sahara... (1854.)

Voyez ci-dessus col. 961.

Saint-Domingue.

Chevalier. Lettres à M. de Jean ... I, sur les maladies de St-Domingue; II, sur les plantes de la même île; III, sur le remora et les alcyons... Paris, 1752, in 8⁰.

Pouppé-Desportes. Histoire des maladies de St-Domingue . . . Paris, 1770, in 12.

Lafosse (J.-F.). Avis aux habitans des colonies, particulièrement à ceux de l'isle de St-Domingue, sur les principales causes des maladies qu'on y éprouve le plus communément et sur les moyens de les prévenir. Paris, 1787, in 8⁰. (R.)

Poissonnier-Desperrières. Traité des fièvres de l'isle de St-Domingue... (1763.)

Voyez ci-dessus col. 989.

Saint-Kilda.

Morgan (John-E.). The Diseases of St-Kilda... (British and foreign medico-chirurgical Review, 1862, XXIX, 176.)

Saint-Pétersbourg.

BUDDEUS (Aurel.). Zur Kenntniss von St-Petersburg im kranken Leben ...Stuttgart und Tübingen, 1846, 2 vol. in 8⁰.

Saint-Pierre-Martinique.

RUFZ DE LAVISON. Chronologie des maladies de la ville de Saint-Pierre (Martinique), depuis l'année 1837 jusqu'à l'année 1856... Paris, 1869, in 8⁰. (Archives de médecine navale.)

DUTROULAU (A.-F.)... De l'Endémie dyssentérique à Saint-Pierre (Martinique)... (1852.)

Voyez ci-dessus col. 983.

SAINT-VEL. Des Fièvres endémiques à Saint-Pierre-Martinique . . . Paris, 1863, in 8⁰ de 11 pp. (Gazette hebdomadaire de médecine.)

Saint-Pierre-sur-Dives.

BELLAIS (Pierre-Isidore). Coup d'œil historique sur la miliaire, sur la topographie médicale de Saint-Pierre-sur-Dives et de ses alentours, où cette maladie règne endémiquement, ses symptômes, son traitement. Thèse, n⁰ 110... Paris, 1833, in 4⁰ de 27 pp.

Sainte-Maure (Ile de).

Voyez Leucade (Ile de).

Saragosse.

SAN IUAN et DOMINGO (Nicol.-Franc. de)... De morbis endemicis Cæsar-Augustæ... Cæsar-Augustæ, hæredes D. Dormeri, 1686, in 4⁰.

Saratoga County.

LEE (James). Diseases of Saratoga county... (Transactions of the Medical Society of the state of New-York, 1859, 226.)

Sardaigne.

MORIS. Notice sur les principales maladies qui règnent dans l'île de Sardaigne... Paris, 1826, in 8⁰ de 32 pp.

SACHERO (C.-G.). Dell' Intemperie di Sardegna e delle febbri periodiche perniciose... (1833.)

Voyez ci-dessus col. 1000.

Savannah.

DANIELL (W.-C.). Observations upon the autumnal fevers of Savannah... (1826.)

Voyez ci-dessus col. 991.

Savoie (Département de la Haute-).

FUSTER. Du Goître dans le département de la Haute-Savoie... (1866.)

Voyez ci-dessus col. 1021.

GUY et DAGAND. Du Goître et du crétinisme dans le département de la Haute-Savoie... (1863.)

Voyez ci-dessus col. 1021.

Scythes.

BOSE (E.-G.). De Scytharum νόσῳ θηλείᾳ... (1778.)

Voyez, pour cet ouvrage et pour tous autres relatifs à cette endémie, ci-dessus col. 1090-1100.

Seille (La).

ANCELON (E.-A.). Pathogénie comparée des endémies et des enzooties produites par les marais de la Seille (Meurthe) . . . Paris, 1858, in 8⁰ de 27 pp. (Gazette hebdomadaire de médecine.)

Seine (Basse-).

LÉGAL. Essai sur les fièvres intermittentes, et spécialement sur les fièvres endémiques de la Basse-Seine . . . (1845.)

Voyez ci-dessus col. 1002.

Seine (Rives de la).

VINGTRINIER... Communication sur le goître endémique des rives de la Seine... (1862.)

Voyez ci-dessus col. 1020.

Seine-Inférieure (Département de la).

VINGTRINIER. Du Goître endémique dans le département de la Seine-Inférieure . . . (1854.)

Voyez ci-dessus col. 1020.

Sénégal.

BERVILLE (Nathanaël). Remarques sur les maladies du Sénégal. Thèse, n° 139... Paris, 1857, in 4° de 47 pp.

BÉAL (Benjamin-Augustin). Quelques Considérations sur les maladies observées au Sénégal. Thèse, n° 107 ... Paris, 1862, in 4° de 48 pp.

GAUTHIER (Léon). Des Endémies au Sénégal. Thèse, n° 67 . . . Paris, 1865, in 4° de 51 pp.

MAHÉ (Jacques-Henri). Étude sur les maladies endémiques au Sénégal et à la côte occidentale d'Afrique. Thèse, n° 8 . . . Montpellier, 1865, in 4° de 59 pp.

DELORD (A.). Quelques Réflexions sur le Sénégal et sur la dysenterie observée dans ce pays... (1845.)

Voyez ci-dessus col. 982.

SIMONOT (F.-P.). De la Dysenterie au Sénégal et aux Antilles... (1850.)

Voyez ci-dessus col. 982.

BANCAL (P.). Des Fièvres du Sénégal... (1834.)

Voyez ci-dessus col. 991.

BARTHÉLEMY-BENOIT (P.-E.). De la Fièvre bilieuse hématurique observée au Sénégal... (1865.)

Voyez ci-dessus col. 996.

BERG (A.). Étude sur l'étiologie de l'hépatite observée au Sénégal . . . (1860.)

Voyez ci-dessus col. 1017.

BÉRENGER-FÉRAUD (L.-J.-B.). De la Fièvre bilieuse mélanurique des pays chauds comparée avec la fièvre jaune. Étude clinique faite au Sénégal . . . Paris, 1874, in 8°.

Sicile.

ZIERMANN (J.-C.-L.). Über die vorherrschenden Krankheiten Siciliens, nebst einleitenden Bemerkungen über die Ärzte, die Medicinalverfassung und die Aufklärung dieses Landes, mit besonderer Beziehung auf den Zeitraum vom Jahre 1808 bis 1814. Ein Beytrag zur medicinischen Länder- und Völkerkunde... Hannover, 1819, in 8°.

CORRADI (Alf.). (Nosographie de la Sicile.) (Gazz. Lomb., 40.) (S. J., 1865.)

Sig (Le).

NOGUÈS (J.-P.). Des Fièvres intermittentes ou rémittentes gastriques observées au Sig (Afrique)... (1851.)

Voyez ci-dessus col. 1018.

Sindhy.

WILSON (H.-H.). Kushta, or Leprosy as known to the Hindus . . . (1825.)

Voyez ci-dessus col. 1034.

Sologne.

Mémoire sur les fièvres de la Sologne... (1823.)

Voyez ci-dessus col. 990.

DOIN (H.-A.). Essai sur la topographie et la climatologie médicales de la campagne Romaine et de celles de la Sologne; quelques considérations comparatives sur les fièvres endémo-épidémiques paludéennes de ces deux localités... (1851.)

Voyez ci-dessus col. 1675.

Bourdin (É.-P.). De la Fièvre palustre en Sologne... (1856.)

Voyez ci-dessus col. 1004.

Sorba (Canton de).

Daxelhofer. Considérations générales sur les maladies des cantons de Fimuorbo et de Sorba en Corse... (1828.)

Voyez ci-dessus col. 1727.

Soudan.

Peney. Mémoires, notices, etc. Études sur l'ethnographie, la physiologie, l'anatomie et les maladies des races du Soudan... Paris, (s. d.,) in 8⁰. (Bulletin de la Société de géographie, mai et juin 1859.)

Tirage à part paginé 321-355.

Strasbourg.

Tourdes (G.). Du Goître à Strasbourg et dans le département du Bas-Rhin... (1854.)

Voyez ci-dessus col. 1020.

Suède.

Huss (Magnus). Om sverges endemiska sjukdomar... Stockholm, 1852, in 8⁰. (B. R.)

— Über die endemischen Krankheiten Schwedens... Aus dem Schwedischen übersetzt und mit einigen Anmerkungen versehen von Gerhard von dem Busch... Bremen, 1854, in 8⁰.

Bergman (F.-A.-G.). Om Sveriges folks-jukdomar... Upsala, 1869, in 8⁰. (B. R.)

Suisse.

Guggenbühl (J.). Der Alpenstich endemisch im Hochgebirg der Schweiz ...(1838.)

Voyez, pour cet ouvrage et pour tous autres relatifs à cette endémie, ci-dessus col. 948.

Meyer-Ahrens. Mittheilungen über die Verbreitung des Kretinismus in der Schweiz... (1845.)

Voyez ci-dessus col. 968.

Burdet (Pierre). Histoire d'une fièvre endémique dans la vallée du Rhône en Suisse. Thèse, n° 33... Paris, 1811, in 4⁰.

Freitag (Joh.-Henricus). Dissertatio medica inauguralis de oscheoentero et bubonocele Helvetiæ incolis frequentibus... Argentorati, 1721, in 4⁰ de 20 pp.

Surinam.

Fermin (Philippe). Traité des maladies les plus fréquentes à Surinam et des remèdes les plus propres à les guérir; suivi d'une dissertation sur le fameux crapaud de Surinam, nommé pipa ... Maestricht, 1764, in 8⁰. Avec figures.

Autre éd. 1765, Amsterdam, in 8⁰.

Schöler (G.). Dissertatio sistens observationes super morbos Surinamensium. Gœttingæ, 1781, in 4⁰. (R.)

Nissæus (H.-W.). Specimen de nonnullis in colonia Surinamensi observatis morbis. Harderovici, 1791, in 4⁰. (R.)

Beek (J.-P.). De elephantiasi Surinamensi... (1841.)

Voyez ci-dessus col. 985.

Tarn-et-Garonne (Département de).

Darnis. Étude sur le goître et le crétinisme dans le Tarn-et-Garonne... (1869.)

Voyez ci-dessus col. 1021.

Tasmanie.

Bedford (E.-S.-P.). On the Diseases of Tasmania. (Lancet, 1864, I, 121.)

Ténès.

MORAND (J.-S.). Essai sur la topographie médicale de Ténès (Algérie) et principalement sur la fièvre intermittente qui est endémique dans cette localité... (1851.)

Voyez ci-dessus col. 1698.

Thetford.

BAILEY (H.-W.). Atmospherical Diseases at Thetford, Norfolk. (Transactions of the Meteorological Society, 1839, I, 119.)

Thibet.

SAUNDERS (Robert). (Maladies du Tibet et traitements suivis par les indigènes.) (p. 407 de Turner [Samuel], An Account of an embassy to... Tibet. London, 1800.)

Thuringe.

REHM (A.). Über Cretinismus in Thüringen... (1870.)

Voyez ci-dessus col. 960.

Tropicales (Régions).

MOSELEY (Benjamin). A Treatise on tropical diseases and on the climate of the West-Indies... London, 1787, in 8°.

— Abhandlung von den Krankheiten zwischen den Wendezirkeln und von dem Klima in Westindien. Aus dem Englischen. Nürnberg und Altdorf, 1790, in 8°. (R.)

LEBLOND (J.-B.). Observations sur la fièvre jaune et sur les maladies des tropiques... Paris, 1805, in 8°.

HEYMANN (S.-L.). Versuch einer pathologisch-therapeutischen Darstellung der Krankheiten in den Tropenländern... Würzburg, 1855, in 8°.

MEYER-AHRENS. Die Krankheiten in den tropischen Ländern des Cordillerensystems mit Einschluss Chile's. (Monatsblatt für medicinische Statistik, 1858.)

MEYER-AHRENS. Die physischen Verhältnisse der tropischen Länder des Cordillerensystems, in ihren Beziehungen zum Vorkommen der Krankheiten. (Oesterlens Zeitschrift für Hygieine, Ergänzung zu Nr 35.)

DUTROULAU (A.-F.). Traité des maladies des Européens dans les pays chauds (régions tropicales). Climatologie, maladies endémiques... Paris, 1861, in 8°.

2e éd. 1868.

SAINT-VEL (O.). Traité des maladies des régions intertropicales... Paris, 1868, in 8°.

POPIS (Félix). Les Endémies intertropicales au point de vue de l'unité miasmatique. Thèse, n° 27... Paris, 1871, in 4° de 39 pp.

HESTRÈS (P.). Étude sur le coup de chaleur, maladie des pays chauds ... Paris, 1872, in 8°.

Suivi d'un index bibliographique.

ROUX fils. Des Affections lépreuses dans les régions intertropicales ... (1858.)

Voyez ci-dessus col. 1036.

Turquie.

WITTMAN (William). Travels in Turkey, Asia minor, Syria and across the desert into Egypt ... 1799-1801 [with] observations on the plague and on the diseases prevalent in Turkey. London, 1803, in 4°. (C. W.)

Autre éd. 1804, Philadelphia, in 8°.

SANDWITH (H.). Court Aperçu des maladies de la Turquie septentrionale. (Gazette hebdomadaire de médecine, 1853-1854, I, 610 et 666.)

Traduction d'un article de „Association medical Journal", 19 mai 1854.

Van Diémen (Terre de).

Voyez Tasmanie.

Vendée (Département de la).

Traité des hydropisies ascite et leucophlegmatie qui règnent dans les marais du département de la Vendée . . . (1804.)

Voyez ci-dessus col. 1030.

Rochet. Étude clinique sur les affections vermineuses dans la Vendée ...Fontenay-le-Comte, 1873, in 8° de 47 pp.

Vera-Cruz.

Bouffier. Considérations sur les épidémies de fièvre jaune et les maladies de la Vera-Cruz... (1865.)

Voyez ci-dessus col. 1454.

Victoria.

Richardson (W.-Lindesay). Notes on some diseases prevalent in Victoria, Australia. (Edinburgh medical Journal, 1869, XIII, 525; XIV, 802.)

Westphalie.

Ehrlich (C.-T.). Dissertatio de morbis et affectibus quibusdam Westphalis familiaribus. Duisburgi ad Rhenum, 1723, in 4°. (R.)

Bra (H. a). Epistola . . . de novo quodam morbi genere Frisiis et Westphalis peculiari... (1595.)

Voyez ci-dessus col. 1727.

White Plains.

Trask (J.-D.). (Rapport médico-topographique sur les épidémies et les endémies de White Plains.) (1858.)

Voyez ci-dessus col. 1707.

Wurzbourg.

Friedreich (N.). Entzündung der endemischen Charaktere im Würzburgischen. Würzburg, 1794, in 8°. (R.)

Zélande.

Raymond (J.). Dissertatio inauguralis medica exhibens descriptionem febrium intermittentium autumnalium quotannis Mittelburgi et in vicinis Seelandiæ Batavæ locis grassantium . . . (1767.)

Voyez ci-dessus col. 998.

Maatjes (A.-Bruinvis). Specimen de febre biliosa autumnali, maxime Zelandica. Groningæ, 1779, in 4°. (R.)

Zélande (Nouvelle-).

Meyer-Ahrens. Die Krankheiten der Neuseeländer. (Deutsche Klinik, 1858, 49 et 51; 1859, 2 et 4.)

Zibans.

Weiss (J.). Essai sur l'affection cutanée endémique des Zibans connue généralement sous le nom de bouton de Biskara... (1855.)

Voyez ci-dessus col. 957.

FIN.

Table des Auteurs.

A.

B.

C.

D.

E.

F.

G.

H.

I.

K.

L.

M.

N.

Q.

R.

S.

T.

W.

Y.

Z.

Leipzig, imprimé par Walter Wigand.